U0281933

"十三五"国家重点图书出版规划项目

李照国 著

中医对外翻译传播研究

上册

STUDY ON INTERNATIONAL TRANSLATION AND DISSEMINATION OF TRADITIONAL CHINESE MEDICINE

上海科学技术出版社

图书在版编目 (CIP) 数据

中医对外翻译传播研究 / 李照国著 . — 上海：上海科学技术出版社，2020.1
ISBN 978-7-5478-4572-1

Ⅰ.①中… Ⅱ.①李… Ⅲ.①中医学—翻译—研究
Ⅳ.①R-05

中国版本图书馆 CIP 数据核字 (2019) 第 186011 号

中医对外翻译传播研究
李照国 著

上海世纪出版(集团)有限公司
上 海 科 学 技 术 出 版 社 出版、发行
(上海钦州南路71号 邮政编码200235 www.sstp.cn)
上海雅昌艺术印刷有限公司印刷
开本 787×1092 1/16 印张 100.5
字数 1800千字
2020年1月第1版 2020年1月第1次印刷
ISBN 978-7-5478-4572-1 / R·1915
定价：1180.00元

内容·提要

自20世纪以来，中医已经传播到了全球180多个国家和地区，并在大多数国家和地区建立了学术团体、学术机构和学术组织，推动了各地医疗保健事业的发展。在中医走向世界的过程中，翻译始终发挥着不可取代的桥梁作用。

本书对中医各个时期，以及在世界不同地域的翻译和传播状况进行了系统、客观的总结、分析和研究，探索了中医对外翻译传播历程中值得借鉴的方法和手段，总结中医对外翻译传播的历史规律和经验教训，指出在翻译传播中存在的问题和不足，并提出了今后中医对外传播的展望和设想。

对中医对外翻译传播进行研究，对推动当前我国实施的“一带一路”倡议，促进中华传统文化“走出去”，提高中华文化软实力和中华文化自信，最终使我国成为文化大国、文化强国具有重要的历史意义和学术价值。

前言

2016年国务院颁布的《中国的中医药》白皮书中指出："人类在漫长发展进程中创造了丰富多彩的世界文明，中华文明是世界文明多样性、多元化的重要组成部分。中医药作为中华文明的杰出代表，是中国各族人民在几千年生产生活实践和与疾病做斗争中逐步形成并不断丰富发展的医学科学，不仅为中华民族繁衍昌盛做出了卓越贡献，也对世界文明进步产生了积极影响。中医药在历史发展进程中，兼容并蓄、创新开放，形成了独特的生命观、健康观、疾病观、防治观，实现了自然科学与人文科学的融合和统一，蕴含了中华民族深邃的哲学思想。随着人们健康观念变化和医学模式转变，中医药越来越显示出独特价值。"中医作为"中华文明的杰出代表""蕴含了中华民族深邃的哲学思想"，说明中医不仅仅是扎针用药治百病，更传承、传扬和传播了中华文明、中华文化和中华思想。

春秋时期，中医已经传播到了神州大地的东南西北；汉唐时期，中医已经传播到了东南亚的一些地区；明清时期，中医已经传播到了欧洲诸国；改革开放以来，中医已经传播到了世界各地。由于理论先进、方法科学、药物自然、效果神奇，中医这门古老的医学体系虽历经千秋万代而始终昌盛不衰，为中华民族的繁衍、为中华文化的发展、为中华文明的传播做出了巨大的贡献。同时，通过民间交流、民族融合和文化辐射，中医很早便东传高丽扶桑，西传西域高原，南传南洋列岛，北传朔方诸部，为这些地区医药的创建和发展奠定了理论和实践基础，促进了该地区社会的进步和文明的昌兴，也为中国与阿拉伯世界以及欧洲、拉丁美洲和非洲的交往开辟了蹊径。

最早在秦汉时期，中国的医药学就已传入东南亚诸国。然而在那时的医药交流中，却鲜有翻译活动的记载。这主要是因为中国的文化科学技术当时居于世界领先地位，亚洲的一些国家（如日本、朝鲜、越南等）在同中国的文化交流中，不但接受了中国医药学，而且接受了中国的文字，因此基本上不存在翻译的问题。公元 8 世纪前后，中国医药传入阿拉伯诸国，那时翻译才成了交流的必要手段，所以从某种意义上讲，中医药对外翻译史当始于向阿拉伯世界传入的那个时期。但由于当时翻译活动不多，文献记录并不完整，中医药传入阿拉伯世界时期的翻译实践，如今难有痕迹可考。但从阿维森纳的《医典》中，可看到包含有一定的中医信息。翻看历史，真正能够为我们今天研究中医翻译提供详尽资料的，只有中医传入欧洲的那一历史时期了，中医对外翻译的历史也往往被认为始于此时。尽管这一看法存在争议，但从翻译的角度来看，还是有一定道理的。另外，中医的西传在中医对外传播中影响最大、成果最多，所以中医对外翻译传播研究主要也是对中医英译的研究。

中医西传的历史有300余年了。在这300多年的发展过程中，中医翻译从最初以拉丁语翻译为主逐步发展到以英语翻译为主，这一变化与西方文化、社会和科技的发展息息相关。这一变化，也为中医英译的顺利发展提出了诸多亟待解决的问题，尤其是中医名词术语的翻译及其标准化。在当代的中医英译实践中，这样的问题已愈来愈严峻，成为中医英译所面临的最大挑战。

为了向国人介绍、说明和分析中医对外传播、发展和影响，根据明清以来的文献资料和国际组织的交流合作，我们对中医国际传播的历史、现状和未来进行了比较深入的总结、分析和研究，尤其是对中医国际传播中的语言和文化的表达和释义进行了重点阐释。本书共15章，主要总结和分析了中医西传的历史，传教士对中医的西传，明清以来中医在西方的传播和应用，民国以来中医的对外传播和翻译及其面临的问题和挑战，中医对外翻译的西方流派和中方流派，中医国际传播和翻译的原则、标准和方法以及中医典籍对外传播和翻译的历史和发展。

当年王吉民和伍连德撰写《中国医史》（*History of Chinese Medicine*）时，深感可用的信息来源极为匮乏与分散，必须查阅与爬梳流布于多个国家、以各种语言写就的海量杂志、书籍与报道，才能获得所需之信息。本书的编写亦是如此，明清以来中医对外传播和翻译的文献资料非常缺乏，明清之前现存的外文中医记载更是寥寥，因此本书在研究中自然存在一定的缺陷，敬请读者批评指正。

李照国

黄帝纪元 4717 年 7 月 2 日

西方纪元 2019 年 8 月 2 日

总目录

上册·目录

第二章

传教士对中医的传播 039

第三章

明清以来中医在西方传播和发展的文献资料 103

第一章

中医西传的历史回顾

第一节
概 述

一、中医的风采

中医是中国医药学的简称，是中国特有的一门与天文、地理和人文密切交融的古典医学体系。中医以中国的传统文化、古典哲学和人文思想为理论基础，融合诸子之学和百家之论，综合自然科学和社会科学的理论与实践，构建了独具特色的理论体系、思辨模式和诊疗方法。中医重视人与自然的和谐共处，强调天人相应的基本观念，提倡人与社会的和谐发展，重视形与神的自然统一，为中华民族的健康、繁衍与发展，为周边地区医药的创建、文化的传播和文明的提升，开辟了广阔的路径。

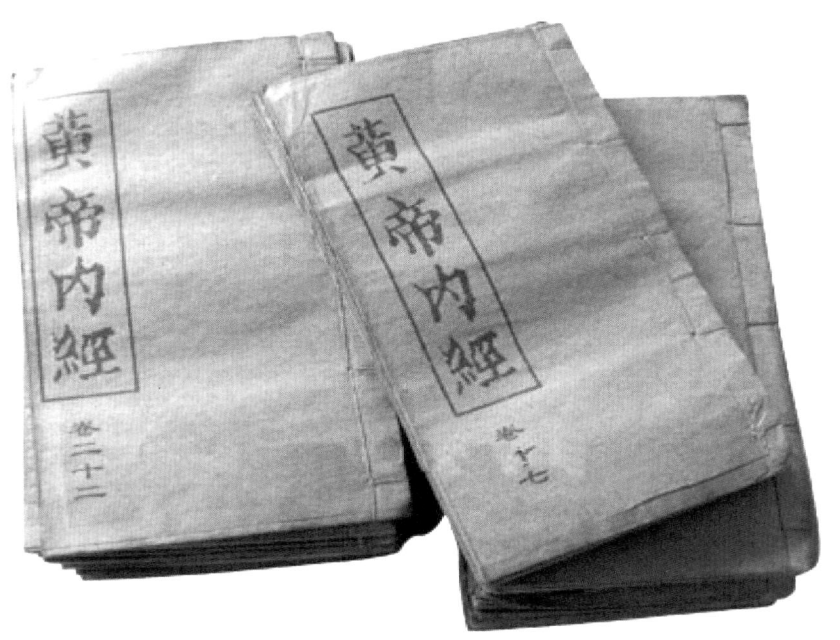

图 1-1 中医典籍《黄帝内经》

中医是目前世界上历史最为悠久、体系最为完整、疗效最为显著、应用最为广泛、发展最为迅速的一门传统医学体系。早在秦汉时期，中医已经逐步传入周边地域，20 世纪以来更是走出亚洲，传扬世界，为世界医药的发展，为各国民众的健康，做出了巨大的贡献。即便在现代医学高度发达的今天，中医在人类医药保健事业中仍然发挥着不可替代的作用，并且日益走向世界，造福人类。据国家有关方面统计，中医目前已经传播到了全球 180 多个国家和地区，并在大多数国家不仅建立了自己的学术团体、学术机构和学术组织，而且还建立了颇具特色的高等院校、培训基地和出版机构，极大地推动了各国医疗保健事业的发展。有些国家——如澳大利亚和泰国——经过多年的努力推进以及与中国的交流合作，已经先后完成了中医的立法，赋予了中医相应的法律地位、学术规范和发展要求，从而保证了其在本国的健康发展，同时也促进了中医在全球范围的传播、发展和应用。

由于理论先进、方法科学、药物自然、效果神奇，中医这门古老的医学体系虽历经千秋万代而始终昌盛不衰，为中华民族的繁衍、为中华文化的发展、为中华文明的传播做出了巨大贡献。同时，通过民间交流、

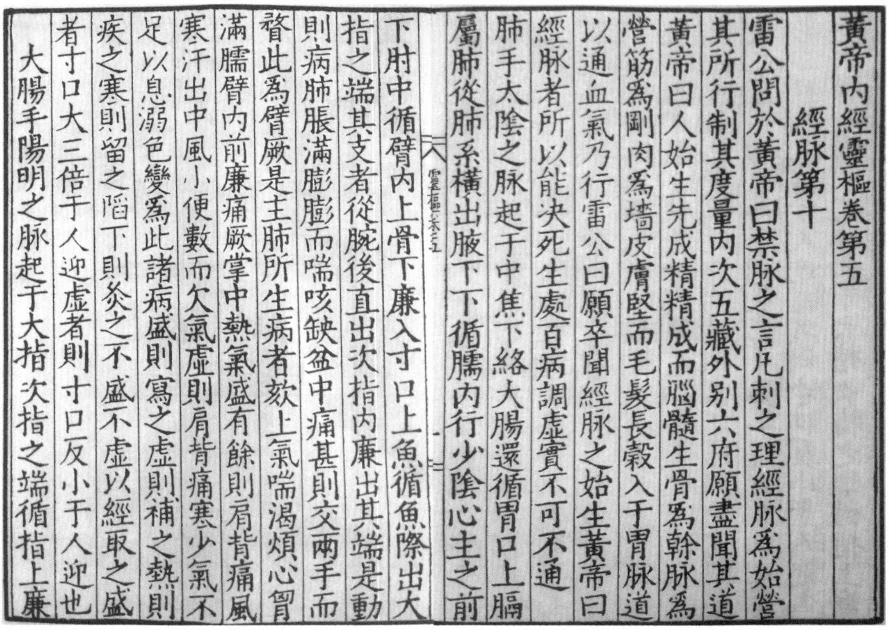

黃帝內經靈樞卷第五

經脉第十

雷公問於黃帝曰禁脉之言凡刺之理經脉爲始營其所行制其度量內次五藏外別六府願盡聞其道黃帝曰人始生先成精精成而腦髓生骨爲幹脉爲營筋爲剛肉爲墻皮膚堅而毛髮長穀入于胃脉道以通血氣乃行雷公曰願卒聞經脉之始生黃帝曰經脉者所以能決死生處百病調虛實不可不通

肺手太陰之脉起于中焦下絡大腸還循胃口上膈屬肺從肺系橫出腋下下循臑內行少陰心主之前下肘中循臂內上骨下廉入寸口上魚循魚際出大指之端其支者從腕後直出次指內廉出其端是動則病肺脹滿膨膨而喘咳缺盆中痛甚則交兩手而瞀此爲臂厥是主肺所生病者欬上氣喘渴煩心胷滿臑臂內前廉痛厥掌中熱氣盛有餘則肩背痛風寒汗出中風小便數而欠氣虛則肩背痛寒少氣不足以息溺色變爲此諸病盛則寫之虛則補之熱則疾之寒則留之陷下則灸之不盛不虛以經取之盛者寸口大三倍于人迎虛者則寸口反小于人迎也

大腸手陽明之脉起于大指次指之端循指上廉

图 1-2 《黄帝内经》内文

民族融合和文化辐射，中医很早便东传高丽扶桑，西传西域高原，南传南洋列岛，北传朔方诸部，为这些地区医药的创建和发展奠定了理论和实践基础，促进了该地区社会的进步和文明的昌兴，也为中国与阿拉伯世界以及欧洲、拉丁美洲和非洲的交往开辟了蹊径。

要探索和研究如何英译中医基本名词术语的问题，尤其是英译的原则、方法和标准，就必须系统深入地总结和分析中医西传的历史和发展，并对不同历史时期、不同地域、不同译者的翻译背景、翻译目的、翻译理念、翻译方法和翻译经验进行系统的分析、归纳和总结。只有这样，才能比较客观实际地梳理清楚中医基本名词术语英译的思路和方法，才能比较准确地把握中医基本名词术语英译应遵循的原则和标准。

中医西传的历史有 300 多年了，在这 300 多年的发展过程中，中医翻译从最初以拉丁语翻译为主逐步发展到以英语翻译为主，这一变化与西方文化、社会和科技的发展息息相关。这一变化，也为中医英译的顺利发展提出了诸多亟待解决的问题，尤其是中医名词术语的翻译及其标准化。在当代的中医英译实践中，这样的问题已愈来愈严峻，成为中医英译所面临的最大挑战，因为英语语言中缺乏中医基本名词术语的对应语。

对于这一问题，1997 年笔者曾在《上海科技翻译》杂志（现《上海翻译》杂志）发表专题文章，总结了中医西传 300 年的历史发展，尤其是翻译在中医西传过程中所发挥的不可替代的作用，同时对其存在的颇值反思的问题，也进行了初步的梳理和分析。通过对中医西传历史的总结和分析，不仅能使我们了解中医翻译发展过程中所遭遇的各种语言、文化、医理以及民族心理的挑战，而且也使我们对中医翻译的作用和意义有更为深刻的认识，同时更为全面地了解、更为深刻地思考、更为准确地把握中医基本名词术语英译及其标准化所面临的问题和挑战。

二、中医的外传

据文献记载，唐宋时期，有关中医的信息已经通过阿拉伯世界传入了欧洲。据史学界专家对阿拉伯人阿维森纳所编写的《医典》的分析研究，当时中国的脉诊技术就是通过阿拉伯世界传入欧洲的，为欧洲医药的发展注入了东方元素。在唐代，由于中国文化的高度发达和巨大影响，吸引了很多国家的商人和学者来华学习大唐文化。日本的遣唐使就是其中最具代表性的来华留学群体之一。他们不但将中华文化、语言和文字传播到了本国，而且也将中华民族的各种创造和发明——包括医药学说——都带回了本国。今日日本的“汉方”和韩国的“四象医学”，就是其中最具代表性的发展。正如美国人威斯（Ilza Veith）在她所翻译的《黄帝内经》（*The Yellow Emperor's Classic of Internal Medicine*）《素问》前 34 章的前言中所指出的那样：

In the beginning of the 7th century many young Japanese were sent to China in order to study the language of the scriptures. It was inevitable, however, that during their stay in China they should come in contact with all aspects of Chinese culture. Chinese medicine at the time of the Tang dynasty was highly developed compared with the medical practices of the Japanese. Buddhist scholars returned to their island not only with a knowledge of the Chinese script but also enriched by the knowledge of the medical art of the Chinese. Chinese medicine soon came to supplant indigenous Japanese practices, particularly after the study of the ideographs had made Chinese medical texts available to many Japanese. From then on—with slight modifications—Chinese medicine ruled supreme in Japan until, in the late 16th century, Portuguese priests and, in the 17th century, the physicians' of the Dutch East India Company introduced European medicine（Ilza Veith，1997：72-73）.

大致意思是说：

公元 7 世纪初的时候，很多日本青年被派往中国学习中国语言。毫无疑问，在中国学习期间，他们当然会接触到中国文化的各个方面。在大唐时期，中国医药得到了极大的发展，这是日本医学所无法比拟的。当日本佛界的学者从中国返回其岛屿时，他们不仅带回了中国的语言文化知识，而且也带回了中国医学的理法方药。中医很快便替代了日本本土的医学实践，中国语言文化的传入使很多的日本人都有机会和条件了解和掌握中国医学。从此以后，中国医药学——当然也有一定的调整——在日本一直居于统治地位。直到荷兰传教士于16世纪后期和荷兰东印度公司的医务人员于17世纪将欧洲医学介绍到了日本。

威斯的总结，显然是参照了唐代以来的历史记载和日本的历史发展，因此是颇为符合实际的。在世界卫生组织（World Health Organization，简称WHO）2009年所启动的ICD-11-ICTM（疾病国际分类第11版传统医学部分）工程以及世界标准化组织（International Standard Organization，简称ISO）2010年所建立的TC 249（中医药国际标准化技术委员会）的过程和发展中，如果日本和韩国的代表团及其专家能牢记其所谓传统医学的历史渊源与历史发展，就不应该坚决反对将中医翻译为Traditional Chinese Medicine，更不应该否认他们的所谓传统医学源自中国这一历史事实。

到了元明时期，随着中西方贸易和文化交流的开展，中医通过中国本土和周边其他区域开始传入欧洲。此时的欧洲，正处在文艺复兴的滚滚洪流之中，各种新的思想和思潮风起云涌。而中医理论和实践的传入，无疑为变革时期的西方注入了异域华彩。同时，西方商人和传教士的东来，也为古老的中华帝国带来了别样文明的火种，为古老的中华文化输入了西方的思想和理念。以利玛窦（Matteo Ricci，1552—1610）为代表的明代来华传教士，不但将基督教的教义和法理传入了中国，也为当时的中国带来了西方最为先进的科技和文化。而这些科技和文化也在一定程度上影响了中国文化——包括中医药——的发展。例如，一些源自西洋的药物传入中国之后，便逐步按照中医理法方药的理论和实践纳入了中药的范畴之中。

到了清代，特别是鸦片战争之后，中西方之间的商贸、外交和文化交流更加频繁广泛。大部分来华的西方人士——包括外交人员——皆通晓中国文化和语言，他们在向中国传播西洋宗教和文明的同时，也将西

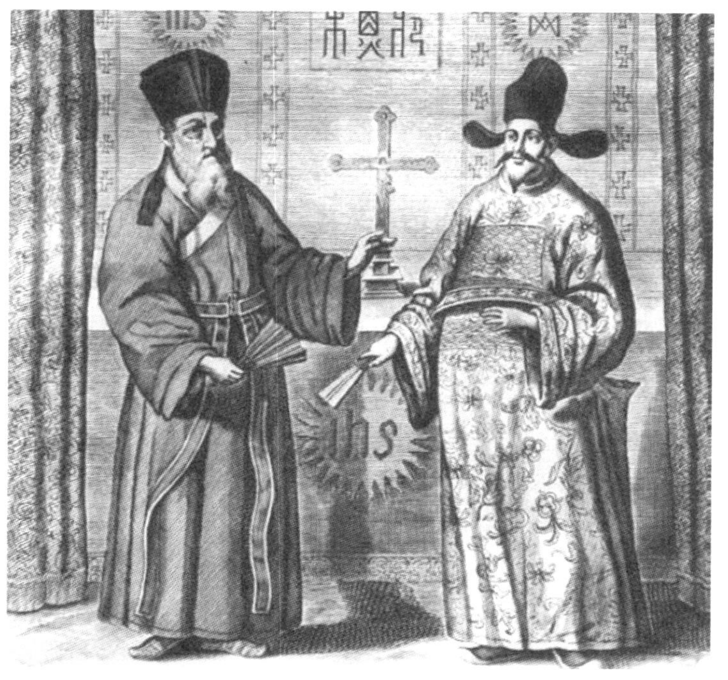

图 1-3 利玛窦（左）与徐光启

方医药作为传教的辅助手段介绍到了中国。关于这一点，威斯在其所翻译的《黄帝内经·素问》前 34 章的前言中，对此曾做了较为客观的记述。她说：

Western medicine reached China in the early 17th century, when the Jesuit fathers who had been trained in medicine and the physicians employed by the East India Companies began to extend their activities to Chinese patients. The first organized effort to introduce Western medicine into China was made upon the realization by the American Board of Commissioners for Foreign Missions that medicine could serve as an aid in the spreading of Christianity. Following the inauguration of the Medical Missionary Society in China in 1838, the scope of activity of Western medicine increased rapidly, and in the last third of the 19th century a considerable number of Chinese cities had well-run hospitals of fair size. The same impetus contributed to the founding of several small medical schools, some of which, during the 20th century, grew to impressive proportions（Ilza Veith，1997：1）.

大致意思是说：

西医是在公元 17 世纪早期，由受过医学训练的传教士和荷兰东印度公司所雇佣的医生传入中国的，为的是拓展他们与中国患者的交流活动。首次有组织向中国介绍西方医学的是美国的对外传教机构，目的是将医学作为传播基督教的辅助工具。1838 年在中国创建了医学传教协会之后，西方医学在中国的活动发展迅速。19 世纪末期，相当多的中国城市都建立了一定规模的西医医院。同时，还建立了几所小型的西医学校，有些在 20 世纪得到了很大的发展。

将医药作为传教手段，这是明清时期西方来华传教士们逐步形成的一个共识。关于这一点，J. B. Du Halde 在其 1738 年出版的《中华帝国全志》（*A Description of the Empire of China*）一书中，就有明确的论述。当然，这些传教士们在向中国传播基督教义和西方医药的同时，也间接地将中国文化——包括中医——的某些理论和实践介绍到了欧洲，无意间为此后中医药在西方的传播和发展做出了一定的有益探索。在此后的百年之中，通过不同的途径，中医在西方得到了较为广泛的传播。

三、针灸西传的历史

自明清以来，中医的传播和发展主要体现在针灸。针灸在 16 世纪末 17 世纪初传入西方以后，经过西方一些学者的努力在 19 世纪初得到了一些医生的临床应用并取得了较为理想的疗效。这在当时的西方引起了一定的轰动，许多人开始关注针灸和使用针灸，一些有关针灸的书籍也相继出版，从而形成了西方的第一次“针灸热”。

第一次“针灸热”在西方持续的时间并不长，由于急功近利和不切实际的宣传，针灸当时被用来治疗一切疾病，其疗效也被无限夸大。结果，曾一度风行西方的针灸很快就被遗忘了。正如 1869 年出版的《医学辞典》在谈到针灸疗法时所说的那样：“针灸在今天已经失去了信誉，被人们完全遗忘了。这是当初过分夸大其辞的后果。”西方掀起的第一次“针灸热”就这样被冷却了。

针灸在西方经历了19世纪中后期的衰落后，于20世纪初又渐渐复兴起来，给西方针灸带来这一根本转机的原因是多方面的，如东西方文化交流的深入、欧洲中心论的衰落以及伴随着工业化而产生的自然主义思潮，等等。20世纪70年代初由于我国针刺麻醉术的研究成功以及中西方关系的改善，针灸疗法再次引起西方人士的注意。改革开放以来，中西方在针灸方面的交流不断加强，针灸学术组织、针灸学院以及针灸刊物在西方各国不断涌现，几乎每年都有各种国际性的针灸学术会议召开，从而形成了西方的第二次“针灸热”。

针灸20世纪以后在西方复兴有其深刻的社会、思想和人文基础。

1. 针灸在西方复兴的社会基础　20世纪以来，西医学在取得辉煌成就的同时，也暴露出了许多不足之处。首先由于疾病谱的改变，一些疾病颇为西医学感到棘手，而合成药品的毒副作用日益为医学界和整个社会所注意。另外，随着科学的发展，旧有的医学观念的不足已成为阻碍医学发展的桎梏。对此德国医学家许米特在他的著作中做了较为深入的分析。他说：“欧洲比以前较容易接受针灸的思想是有其原因的。最近30年来医学的根本思想逐步有了变化。75年前，魏尔啸于罗马的国际医学会讲演时说，‘世界中没有所谓的整体性的疾患，有的是各个细胞，或是各个器官的疾病’云云。这一细胞病理学观点，在今日已失去其优越的地位。我们今天的见解是‘有的是只有整个身体的疾病，所谓各个细胞，各个器官的病理变化，不过是整个身体疾病在局部的出现’。魏尔啸的思想在今日已成过去。各个细胞决不能独立存在，各个细胞间有着密切的关联，且其作用受着血液和神经系统的控制。”

德国慕尼黑大学东方医史研究所所长文树德（Paul Unschuld）在谈到针灸疗法在西方的再度兴起时说：“近百年来，欧洲人、日本人无不被化学、物理学等高科技发展所强烈地吸引，从厨房里的微波炉到登月火箭，人们已强烈地意识到科技成果应用于人类生活的强大动力。化学工业的发展已经为人类提供了极大的可能性来生产新的物质、食物和药物。

然而，如今化学不仅被认为是一种有益的科学，而且也被认为对我们的环境和生活造成一定的危害与威胁……欧美有越来越多的人认为，科技在高度发展的同时，也破坏了人类自下而上的环境……人们一旦有了这些否定意识，不仅化学与科技的价值需要被重新评价，而且西医也并不被认为是完全有益的。越来越多的人害怕化学污染环境，害怕化疗会伤害人的机体。化疗曾一度被认为是治疗许多疾病的良好方法，如今已被一些人认为是造成疾病的原因之一。”

而针灸疗法在西方人看来是“自然疗法”，既无污染环境之害，也无损害机体之忧，不失为一种可以选择的疗法。在西方有人将针灸疗法称为“替代疗法”，集中地反映了一些西方人对针灸疗法的认识。

2. *针灸在西方复兴的思想基础* 20世纪针灸在西方的复兴还有其深刻的思想基础。自第二次世界大战以来，特别是20世纪60年代以来，西方乃至整个世界开始重新审视长期以来被西方思想界奉为真理的现代科学及其思维方式。首先从科学界掀起了一股向全世界扩展并广泛波及自然科学和社会科学的“新科学”思潮，其目标是推动整个科学体系的革命性发展。这种新科学思潮所冲击的是自牛顿、笛卡尔以来的科学世界观和方法论（还原论），主张“超越还原论，走向系统论（整体论）”。因为经过百年来的发展，还原论已经逐渐失去了其曾经具有的启迪思想、揭示自然规律、探索微观世界的活力，日益走向僵化。科学界迫切需要突破固有思维模式的旧框框，构建新的认知方式和思想体系。这是促使新科学思潮产生的根本原因。

新科学思潮发展的一个特点是对东西方思想进行比较研究，对近代西方科学方法论进行深刻的反思。中国传统文化和哲学思想是古老东方思想的代表，在中医学的理论和实践中有着最为深刻、最为集中的反映。所以新科学思潮的先驱们，很自然地发现古老的中医学之基本思维方式——整体动态平衡，与这种最先进的科学世界观有着明显的平行性。此外，在新科学发展中形成的一些新理论和新学说，如全息论、模糊集合论等，都可以用来说明中医理论和实践的合理性和科学性。这样，中国医学的基本思维模式——整体动态平衡观及其理论体系，便顺应了

“新科学”思潮。

后现代主义（postmodernism）对现代科学技术的批判更为深刻地揭示了传统的科学观对人类自身的异化。后现代科学认为，现代科学是建立在机械论和还原论的基础上认识世界的。这本来是祛除封建时代的自然神性的一种进步，但是现代科学走得过头了，它将世界的因果性完全归结于还原论的非人性过程。现代科学这种奠基于物理学的世界观，有如一种“完美机器”的理想。为了“科学”的理想，科学家们不再把世界当作一个可以直观理解的整体来看待，反而把自己的工作局限于发展一种精确的形式，以应付实验室和技术的需要。正如后现代科学理论家大卫·伯姆所指出的那样，如果人们继续推崇这种“精确机器”形象中蕴涵的性质，那么最终导致人类丧失自发性、创造性和责任感，其后果是使生命的普遍意义作为一个整体不复存在。

长期以来西医学推崇量化分析，然而通过对中西医方法论的比较后人们发现，西医所推崇的量化分析在一定条件下远逊色于中医的模糊分析法。有人对此做了如下比较分析。

例如把血红蛋白在12.2%以下的人（男性）定义为“贫血”似乎比中医所说的“血虚”要精确些。但事实上，前者不过是一种人群统计学的均数。千差万别的个人生理状况的判定，只能以他本人以往常态为基准。如果一个人的常态水平不在均数以内，那么西医的量化并不会认识其主体，也不会有清晰性。而中医辨证从“面色苍白”（色）、“有气无力”（行为）、“脉细弱”（血流动力学）、“舌淡唇白”（外周循环）、“头晕眼花”（神经系统症状）等多维度的一系列功能信息，来做出一个模糊集合的判断，其实比边界严格清晰的西医标准更适合于每一个具体和“运动中”的人。

从以上分析可以看出，针灸20世纪在西方的复兴，特别是20世纪70年代以后在西方的广泛传播，与西方科学新思维的发展以及人们对以中国为代表的东方古典思维方式与哲学体系的深入研究与了解是分不开的。

3. 针灸在西方复兴的人文基础　20世纪针灸在西方的复兴，除了上面谈到的科学思想和社会发展等方面的原因外，还有其深刻的认识因素。

第二次世界大战以来，西方科学技术得到了突飞猛进的发展，高科技的成果已渗透到了社会生活的各个方面。高科技在给人们带来前所未有的便利和享受的同时，也异化了自然，异化了人们的传统生活方式。

18 世纪中叶，法国伟大的思想家拉·梅特里写了一本影响深远的书《人是机器》（*L'homme Machine*）。这本惊世骇俗的书给当时宗教统治下的西方学术界带来了新时代的曙光，吹响了解放思想的号角。梅特里在书中写道："如果脑子构造得很好，同时又受到很好的教育，那么它就是一块肥沃的并且很好地播了种的土地，将会百倍地把它所接纳到的又重新生产出来。或者，如果我们不用比喻的话……那就是说，想象作用当受到艺术和教育的提高，达到一种可贵的、美好的、天赋高度的时候，能够准确地把握到它所容纳的那些观念之间的一切关系，能毫不困难地统摄和掌握一批数量惊人的对象，而从这些对象里最后抽绎出一长串有次序的关系来，这些关系不是别的，而只是原先的那些关系经过排列比较而产生的一些新的关系。这些新的关系心灵觉得和它自己是完全一样的东西。"

西方社会经过近 200 年的发展，实现了梅特里当年的预言。现代的西方思想得到了空前的解放，人们的创造力得到了前所未有的发挥，人们改造自然、认识自然的能力得到了最大程度的施展。在现代的西方，人们的确"能毫不困难地统摄和掌握一批数量惊人的对象"，然而在惊喜之余却发现，"这些新的关系"心灵却并不"觉得和它自己是完全一样的东西"。

以医学为例，X 线和 CT 等的应用在医学界被多数人认为是一种进步，但是不少西方人抱怨西医大夫不再检查和"照顾"患者，而代之以"机器冷漠的技术"检查，随后以屏幕上显示的数据或拍出的片子向医生"报告"。这实际上是无视患者的存在，完全把患者视为机器，而不是看作是一个活生生的、富有感情的人。这无疑是高科技对传统医患关系的异化。扩而广之，也是对人类感情世界的异化。随着科学技术的发展，对人类日常生活冲击越来越大，人们的恐惧心理也与日俱增。他们希望能有一种不依赖化学和科技的手段来诊断和治疗疾病的医学。他们不喜欢“冷漠”“无情”的医疗仪器，非常愿意接受能与医生在诊断与治疗时直接接触的治疗方法，这样可使患者与医生之间多一份人情味，少一份隔膜。而中国医学，特别是作为一种“自然”而无毒副作用的针灸疗法，自然受到西方一些人士的青睐。

在当今世界上，和平与发展已成为全球压倒一切的主题，而中医的理论和实践不经意间成为这一主题中一个闪亮的音符。对此，德国慕尼黑大学的文树德曾有过一段精辟的论述，他说：“东方医学吸引欧美人还有另外一个主要原因。西医经常用军事语言来描述免疫学和病毒学的概念，如‘机体的生物战’‘杀伤细胞’，等等。中医学所用的军事语言追溯到很早以前，如‘用药如用兵’‘正邪抗争’等。然而，现代对东方医学的解释很少涉及这种说法。对西方公众的介绍主要是说它是一种寻求保持或重建人体内各部分之间以及机体与宇宙和谐状态的治疗方法。人们厌恶战争，希望和平与和谐。现代免疫学与病毒学解释疾病时所涉及的往往是机体内的战争，而东方医学却把疾病描述成暂时失去和谐的一种表现，治疗是为了重新建立和谐。当人体产生疾病时，希望获得一种和谐局面，而不是看到机体的一种战争。”

中医虽然也讲“正邪相争”，但更讲究平衡与协调，这也是现代人们努力寻求解决国际争端、社会矛盾以及自身健康的思路和方法。从后现代主义的观点来看，中国医学的阴阳平衡、整体观念、天人相应等观念，无疑有助于以还原论为基础的西医学走出困扰其发展的误区。在后现代主义的影响下，西医学开始反思其占据辉煌地位的追本求源的精确研究方法，再度把人看成物质与精神的统一体，“克服已成为西医学羁绊的异化的非人性化”。这种对人与疾病的认识与中医对人与疾病的看法何其相似！美国后现代世界中心主任大卫·格里芬在谈到后现代医学身体健康与精神相互依托的观点时毫不掩饰地说，这一观点受到中国和印度的启发。

的确，心身相关、整体有机、因人因地因时制宜等方法在中国医学中已经实践了数千年了，而精神因素致病也是中医病因学说的重要组成部分。这些观念与思想与后现代科学不无契合之处，这也许正是中国医学，特别是针灸学在 20 世纪 70 年代以后在西方能够逐渐被人们所理解和接受的原因之一吧。

四、中医外传的挑战

在现代医学高度发达的今天，中医在西方各国的医疗保健事业中仍然发挥着不可替代的作用。在 1982 年，WHO 委托亚太西区（World Health Organization Western Pacific Region）组织中、日、韩等国的专家，就针灸经穴名称的国际标准化问题进行了广泛的研究和商讨，于 1991 年颁布了《针灸经穴名称国际标准》。在 2009 年，WHO 启动 ICD-11（The Eleventh Edition of International Classification of Diseases，疾病国际分类第 11 版），专门设立了第 23 章，首次将中医纳入其中。在 2010 年，ISO 成立了中医药国际标准化技术委员会（TC 249）。这两个重要国际组织先后启动的这三项重要的工程，充分说明了中医在世界上传播的深度和广度，也充分说明了中医在养生保健和防病治病中所发挥的重要作用。

由于中医是源自中国本土且以中国传统文化为其理论基础和实践指南的传统医学体系，其理论和实践自然与西医学迥然不同。虽然中

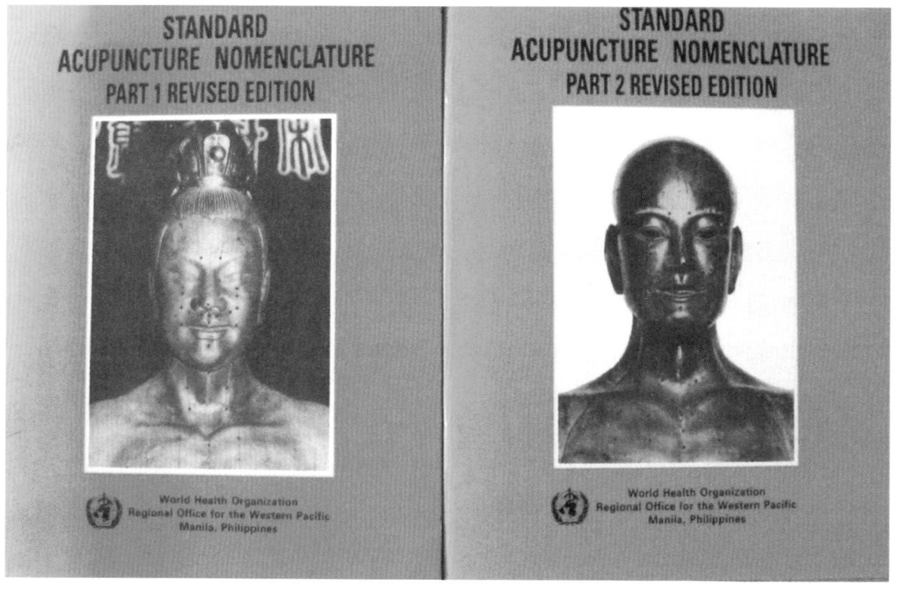

图 1-4 WHO 公布的《针灸国际标准》

西医均以研究人体的生理、病理和健康问题为目标，但在对人体各个部位的生理功能、病理变化和相互关系的认识方面，却存在着巨大的差异，因此形成各具特色的理论体系和实践规范。所以在西方各国语言中，一般都缺乏中医对应语，给中医的对外翻译和国际交流造成了极大的困难。

为了从根本上解决中医对外交流和传播过程中的语言问题，20 世纪 70 年代以来，海内外不少学者开始对中医英语翻译——特别是基本名词术语的翻译——进行实践总结和理论研究，提出了许多颇具建设性的意见和建议，编写出版了一些较为规范的中医英文教材和汉英中医词典。有的学者还发表了较为系统的研究文章，撰写出版了构建中医翻译理论体系和标准体系的研究专著，探讨了中医基本术语英语翻译存在的问题及应采取的应对策略，在中医英语翻译的理论研究方面做了许多开创性的工作，为此后中医英语翻译的深入发展奠定了学术基础。

中医术语英译的国际标准化问题，很早就引起了中国政府有关部委和 WHO 的关注，并积极采取措施指导和推进这一工作的开展。例如 20 世纪 70 年代末 80 年代初，为了加快中医药在世界各国的传播，促进各国的医疗保健事业，在《阿拉木图宣言》精神的鼓舞下，WHO 在中国及其他一些国家设立了不少传统医学合作中心，为世界各国培养针灸医师。为了配合 WHO 开展国际针灸师的培训工作，中国政府有关方面组织专家和翻译人员编写和翻译了《中国针灸学》一书，较为全面地介绍了中医的基本理论和实践方法，特别是经络学说和针灸理法。这是我国第一部由国家有关机构组织专家编写和翻译的英文版中医教科书，语言较为规范，翻译较为统一，为此后中医基本名词术语的英译奠定了实践基础。

在中医西传的历史中，在中医国际传播的过程中，翻译始终发挥着不可替代的桥梁作用。通过对中医西传的历史和中医国际传播过程的回顾，不仅能使我们深刻地认识到中医在中华文化西传及走向世界过程中发挥的排头兵的重要作用，而且能使我们清楚地看到翻译在中医西传及其国际化进程中所发挥的作用、面临的困难和面对的挑战。

第二节
中医西传的历史发展

中医对外交流和传播的历史，可谓源远流长。早在秦汉时期，中国医药学的理论和实践已经传播到了东南亚一些地区。当时的中国，文化先进，经济发达，社会昌明，引领着世界文明发展的潮流和方向。东南亚一些国家、地区和部族在与中国的文化交流中，不但接受了中国的文化，而且还接受了中国的文字。作为中国文化的一个重要组成部分的医药学，自然也随之传入了这些地区，主导着这些地区医药理论与实践的发展。这种状况一直持续到 19 世纪末。例如在日本，直至明治维新之后，西方医药才取代中医药的独尊地位。其他各地的情况也大致如此。

由于东南亚诸国在历史上接受了中国文化和文字，所以当时中医药的理论和实践实际上以汉语语言在当地传播和应用，基本上不存在翻译的问题。只有当中国医药在公元 8 世纪左右传入阿拉伯世界时，翻译才成为彼此之间进行交流的必要途径。所以从某种意义上讲，中国医药对外翻译的历史大概始起于其传入阿拉伯世界的那个时期。但由于时间久远，且缺乏必要的文献记录，中医药传入阿拉伯世界时期的翻译实践，如今已无迹可考了。但从阿维森纳公元 8 世纪所撰写的《医典》来看，其中似乎包含有一定的中医信息。这说明中医在此之前就已经传入了阿拉伯世界。事实上，在汉唐时期，中国与阿拉伯世界的交流就一直持续进行。这种交流不仅仅是商业，也包括文化，文化中自然包括医药。中医药所包含的来自阿拉伯世界的药物和药方，即从另外一个角度充分地说明了这一点。可惜，这方面的文献资料现在已经无从查考了。

能为我们今天研究中医翻译提供某些文献资料的，只有中医传入欧洲的那一段历史时期了。事实上，有关中医药的信息和实践很早就通过阿拉伯世界传入了欧洲，但中医药从中国直接传入欧洲的历史，大约始于 16 世纪。不过，从现有的文献资料来看，中医在西方的早期传播是极其缓慢的，甚至是非常偶然的，范围也是十分有限的。

一、传教士在早期中医西传进程中的作用

有关中医药的信息大约在 16 世纪通过传教士直接从中国传入了欧洲。据现有史料记载，1575 年西班牙传教士来到我国的福建省进行传教活动时，接触到了中国医学并搜集了大量的资料。两年后他们携带了大量的中医古籍和文献回到欧洲。在此之前，来华的意大利传教士利玛窦在其传送给欧洲的著述中，也对中国医学的基本理论和方法做了一定的介绍。所以学界有人认为，利玛窦是第一个比较准确地向西方介绍中国医学的西方人士。从历史的发展来看，这样的说法确实是有一定道理的。尽管利玛窦并没有刻意地向西方传播中医，但在向西方介绍中国的历史、文化和社会时，还是传递了不少有关中国医药和卫生的信息。

就传入地域而言，中医主要是通过日本和中国本土传入西方的，特别是针灸学。就传入者而言，向西方介绍中医的主要是来华或来亚的传教士及医务人员。从 16 世纪开始，随着西方商人和传教士的东来，西方一些科学和医药信息就开始传入中国，中国的医药知识也开始传入西方。西方的传教士在中医西传过程中的确发挥了一定的积极作用。应当指出的是，西方来华的传教士之所以在中国传播西方医药，其目的就是为了更加顺利地在中国传教。他们向西方介绍中医药知识，也主要是为了让西方了解中国文化，以便于其制定对华传教策略和方略。如美国第一位来华的传教士裨治文（Elijah Coleman Bridgman，1801—1861），就曾说过这样一段话："欲介绍基督教于中国，最好的办法是通过医药；欲在中国扩充商品的销路，最好的办法是通过传教士。"

裨治文的自白明白说出了来华传教士介绍医药知识的目的和企图。所以传教士不会，也不可能承担起向西方传播中医的任务。他们向西方传递了一些有关中国医药的信息，提前了中医西传的历史。

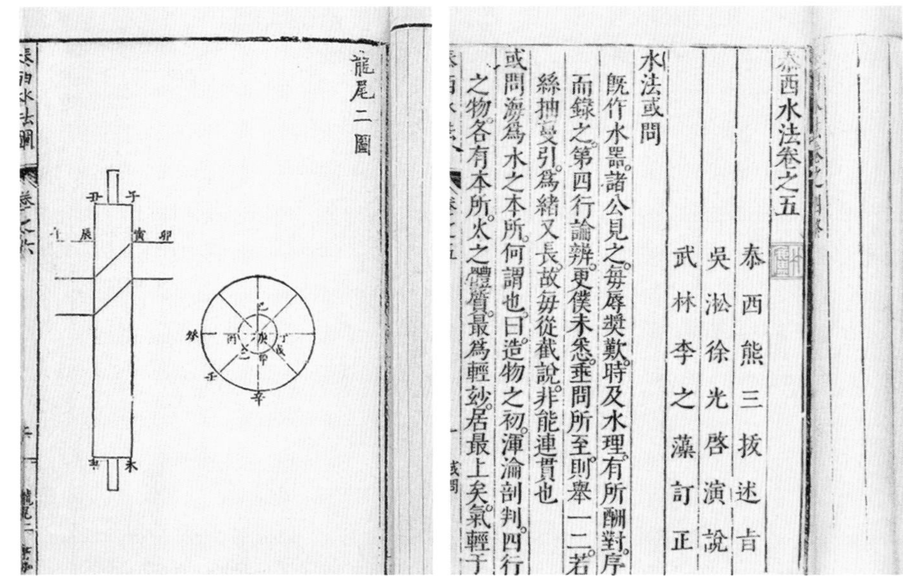

图 1-5 《泰西水法》内文

《泰西水法》由徐光启与传教士熊三拔合译，成书于明万历四十年（1612），共 6 卷。第 1 卷为龙尾车，用挈江河之水；第 2 卷为玉衡车，用挈井泉之水；第 3 卷为水库记，用蓄雨雪之水；第 4 卷为水法附余，讲寻泉作井之法，并附以疗病之水；第 5 卷为水法或问，备言水性；第 6 卷为诸器之图式。总目又对传入中国的西方科学进行了比较，对水利学做了较高的评价。

二、中医西传的时代背景

16 世纪的欧洲正处在“文艺复兴”的滚滚洪流之中，封建制度开始走向灭亡，资产阶级在欧洲各主要国家掌握了政权。在资产阶级的革命洪流中，西方近代科学也随之蓬勃发展起来。光学、力学、电学、磁学、热学等的兴起与迅速发展，对世界科学文化的发展产生了深远的影响。作为自然科学的医学，随着哲学和自然科学所取得的一系列成就，也在西方得到了飞速发展。西方医学从 13 世纪费里德里希允许实行人体解剖，14 世纪初蒙迪诺在蒙披利埃正式实行人体解剖并著《解剖学教科书》，至 16 世纪 30 年代维萨里著《解剖图谱》、40 年代著《人体的构造》，奠定了近代人体解剖学的基础。16 世纪末，巴拉塞尔萨斯开辟了制药化学研究方向。17 世纪在解剖、生理方面又取得了一系列的辉煌成就，如 1616 年哈维发现血液循环；1662 年贝利尼发现肾脏排泄管；1664 年格拉夫研究了胰液的消化作用；1667 年岱尼斯首次在人体进行输血实验，胡克用人工呼吸法阐释肺的呼吸功能；1669 年海厄又证明静脉血液在肺部获取空气，梅犹认识到呼吸和燃烧都靠氧进行，等等。

这一系列成就冲破了中世纪宗教势力的神圣权威，对西方社会、科学和人文方面，都产生了深刻的影响，使西方医学在对人体循环、消化、呼吸、泌尿系统方面的认识有了质的飞跃。此时的西方世界正处在专制向民主、迷信向科学的迅速转折时期。从认识论上讲，中国医学的思想与西方人所推崇的"科学观"颇有差异，所以中医当时并不为西方学界人士所接受，是有其时代原因的。拜尔敦（P. E. Baldry）的著作《针灸、穴位与肌肉骨骼系统疼痛》（*Acupuncture, Trigger Points and Musculoskeletal Pain*）一书，即对此进行了颇为客观的介绍。

拜尔敦在该书中指出："当中国医学传入西方时，正值盖伦禁锢人们思想的错误理论刚刚结束，哈维的新循环理论刚刚诞生的时期。而中医理论体系中的阴阳、气、精、经络等概念显得晦涩难懂，充满了神秘色彩，很容易使人把它与长期束缚人们思想、刚刚被抛弃了的盖伦理论联系在一起，这无形中降低了中医的可信度，使那时大多数的西方人都将其拒之门外。"这显然是对中国文化和医学的误解。这种误解很不利于中医药在西方的传播。但西方人对待中国医学的这种先入为主的偏见并未从根本上阻止中医在西方的传播。事实上在 17 世纪以后，特别是 19 世纪初，中医的重要学科针灸学不但没有被西方拒之门外，反而得到了一定程度的传播、发展和应用。这一方面归功于西方一些有识之士的不懈努力，另一方面也归功于针灸疗法本身所具有的显著疗效。

三、西方医师在早期中医西传中的贡献

谈到中医在西方的早期传播，人们习惯于将其归功于传教士的努力。

其实真正将中医当成一门医学并有意识地向西方传播相关信息和知识的，并不是传教士，而是当时来亚的一些西方医生，特别是17世纪游历亚洲的几位西方医务人员。荷兰医生瑞尼（W. Ten Rhyne）就是其中的代表人物之一。

瑞尼曾为荷兰东印度公司的医生。在1673年他从爪哇抵达日本长崎的出岛（Dejima）。该岛是当时闭关锁国的日本唯一一处允许外国人进入的地方。在出岛上，瑞尼看到当地的日本医生经常使用针灸治疗疾病，且疗效显著，这引起了他对针灸学的极大兴趣。瑞尼很想深入了解这种完全不同于他所掌握和了解的医术，但在当时闭关锁国的日本，他的这一愿望却很难实现。跟明清时期的中国一样，当时的日本面对外来文化的影响，也曾经采取了闭关锁国的消极政策。经过多方努力，瑞尼终于搜集到了一些中文和日文资料，甚至还收集到了一些经络挂图。但瑞尼既不识中文，又不会日语，无法破译这些资料。当时的日本闭关锁国，与外国人的接触是非常谨慎的。所以，瑞尼很难找到愿意为他翻译的人。

正在他一筹莫展之际，日本政府派遣了一位名叫杂户（Iwanango Zoko）的医生来向他了解有关西医的问题。他趁机向对方提出交换条件，要求对方帮他翻译所收集的资料。因其有求于瑞尼，所以杂户不得不同意为其翻译。于是杂户帮瑞尼将中文资料翻译成了日文。后来瑞尼又请了一位叫双代夫（Mottongi Sodaio）的日本人帮他将日文材料翻译成荷兰文。最后他本人再将翻译成荷兰文的材料翻译成拉丁文，并据此编写了一本名为《针刺术》的专著，该书于1683年出版，是西方出版的第一部有关中医的学术著作。

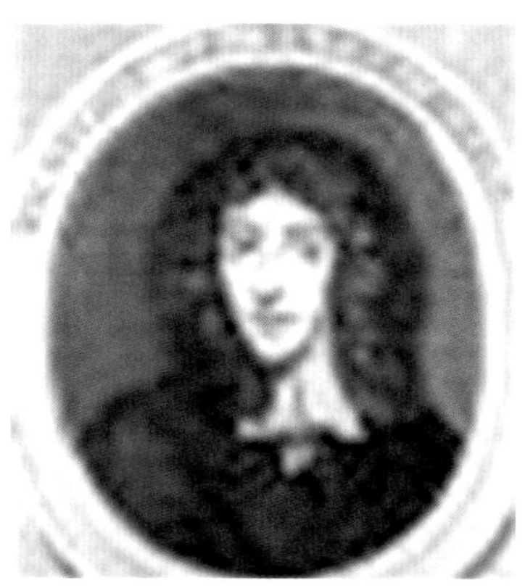

图1-6 荷兰医生瑞尼

除了瑞尼之外，当时向西方介绍中医的还有其他一些西方医务人员，如丹麦人旁特（Dane Jacob Bondt）、布绍夫（H. Bushof）和甘弗（E. Kaempfer）等。虽然他们均非翻译家，也从未研究过翻译，但却无意间开启了中医在西方翻译和传播的先河。之前虽有一些传教士在向西方传递有关中国和亚洲的信息时，对中医有过点滴介绍，但就其对中医在西方传播和翻译的影响而言，远不及这些医生们所做的努力。

17 世纪下半叶，丹麦人旁特在担任荷兰东印度公司驻巴达维亚外科总医师时，曾与当地的中国医生和日本医生有过一些接触。在与他们的交往中，他了解到了中医，并观察了中医用银针刺扎人体的一定部位以治疗疾病的过程。对于这种闻所未闻的医术，旁特颇感惊讶，他在 1658 年出版的一本关于印度自然史和医学的书中，介绍了中国的针刺术，并认为这一神奇的治疗方法值得研究。所以有学者认为，旁特在其著作中对中医针刺术的介绍，是西方最早的、较为确实的有关中国医术的资料。其他几位西方医师也做了类似的工作，出版了各自有关中医针灸的著作。由于他们的努力，中医的一些基本概念被翻译到了西方语言中。如现在普遍使用的 acupuncture（针刺）、moxibustion（灸法）、moxa（艾绒）等，都是他们当年翻译介绍中医时所创造的词语，一直沿用至今，并且给后来的翻译人员以极大的启迪。据文献记载，这些词语是旁特、布绍夫及瑞尼等人为翻译中医基本概念而仿造的词语。

据文献记载，从 17 世纪中叶到 18 世纪末的一个半世纪中，仅有十几部有关中医药的著作在欧洲问世，大部分为针灸学，少部分为脉学和药学。这种情况到了 19 世纪后才有了很大的改观。据记载，从 18 世纪末到 19 世纪末的一个世纪中，中医药在欧洲的传播有了较大的发展，先后有 100 多部有关中医药理论和实践的书籍在欧洲出版。这些书的编撰者自然都是清一色的欧洲人，大部分都是来亚的传教士和医务人员。但这些书的内容，大部分都是有关中医药的记述性或介绍性的文字，鲜有直接将中医典籍翻译成西文的记载。不过，当时所翻译的个别术语却流传至今，对今日的中医翻译产生了深远的影响。

四、中国人在早期中医西传中潜在的作用

中国人在早期中医西传中有没有发挥显著的作用，史无记载。但从

早期来华传教士和来亚洲的西方医师对中医的了解和对西方的介绍来看，一定会有中国的教徒、学者和医师的配合和帮助。当年利玛窦在向中国翻译介绍西方的《几何原本》时，徐光启的配合和帮助就是颇具启发意义的一例。

据史料记载，1711—1723 年马国贤（Matteo Ripa，1682—1746）以传教士身份在华生活 12 年，1724 年带着 5 位中国青年回到那不勒斯（Naples），其中两人以拉丁语接受教育。1732 年创立了中国神学院（Collegio de' Cinesi），由其培养的另外两名传教士（中国人）曾在马戛尔尼（George Macartney）手下担任英国派驻大清国使团翻译。1818 年伦敦传道会的马礼逊（Robert Morrison）在梁阿发的帮助下在马六甲建立"英华书院"。梁阿发可能是中国第一个新教徒。1708 年 1 月 14 日山西青年教徒樊守义离开澳门，途经南美，第二年到达欧洲，1709 年 12 月 15 日在罗马做耶稣会见习修士，1720 年 7 月 12 日回到广州，同年 10 月 12 日向康熙禀报了他的游记《身见录》。

这些中国人和西方传教士接触的时候，尤其是在西方学习和生活的时候，在文化方面与西方人一定会有所交流。只是由于文献的缺乏，如今已经很难了解中国的教徒、学者和医师在中医西传过程中所发挥的实际作用。如果沿着中国古代僧人西天取经的足迹去考察，也许会从另外一个角度发现一些值得探究的信息。东晋时期中国高僧法显（337—422）的西天取经，就是典型一例。

法显于公元 399 年离开长安，西出玉门，徒步 4 载到达天竺（古印度）。在印度停留了 8 年后（412），法显带着自己寻访抄写的 6 部逾百万言的大乘佛经，在狮子国（今斯里兰卡）搭乘一条从大秦（罗马帝国）返航的中国船回国。该船起航 2 日后便遭遇风暴，致使船迷失方向。在海上漂流了 9 日后，船来到了一个名叫耶婆提的地方。法显在耶婆提住了 5 个月后搭乘了另外一只中国航船，经过 90 余日的航行回到山东崂山。

法显这次取经跟中医西传有什么关系呢？历史地考察法显的这次旅行，可能会发现一些相关的蛛丝马迹。据史书记载，他所到达的地方叫

“耶婆提”。“耶婆提”到底在哪里呢？过去人们多以为是爪哇。20 世纪美国的考古发现证明，中国人早在 2 000 年前就已经到达美洲。同时中国学者经过研究，也找到了一些较为确凿的证据。如连云山经过 40 多年的多学科考证，证实法显当年所到之“耶婆提”确系美洲，并在纪念法显到达美洲 1580 年和哥伦布到达美洲 500 年之际，出版了研究专著。

如果法显确系到达美洲并在该地留居了 5 个月，那么毫无疑问他一定无意间将中国的医药知识带到了美洲。因为古代的僧人多精于医术，在宣讲佛法普度众生的同时，也广施医术救死扶伤。但中国古代的僧人同西方后来的传教士一样，只是将医术作为传播教义的一种辅助手段。所以可以这样讲，将中国医学传入西方，既不是中国古代僧人所能承担的义务，也不是近代西方传教士所能完成的任务，而是中西方学者和医务人员的使命。

五、早期传入西方的中医文献

早在 17 世纪的时候，来华或来亚的传教士已将一些有关中医的知识传递给了西方世界，那时所使用的语言基本上都是拉丁语。据文献记载在西方出版的第一部非拉丁语撰写的、涉及中医学理论与实践的书，是 1735 年法国出版的《中华帝国全志》，法文名称为 *Description de l' Empire de la Chine*，编著者为杜赫德（Jean-Baptiste Du Halde，1674—1743）。第二年该书即被翻译成英文在伦敦出版。该书第 3 卷即为中医专辑，编译了《脉经》《脉诀》《本草纲目》《神农本草经》《名医别录》《医药汇录》等著作和许多中医处方，介绍了中国医学的独特理论和实践。

1874 年南宋人宋慈撰写的一部有关法医学的专著《洗冤集录》由英国汉学家翟理斯（H. A. Giles）博士翻译，部分发表于《中国评论》（全文于 1924 年刊载于《英国皇家医学会志》）。1871 年美国人史密斯（F. P. Smith）编译的《中国药料品物略释》（*Contributions towards the Materia Medica & Natural History of China*）出版，该书大部分取材于《本草纲目》。1893 年英国传教士德贞（J. Dudgeon）将清人王清任的《医林改错》译成英文，发表于《博医会报》。此外，德贞还翻译了古代养生书《遵生八笺》，刊行于《北京东方学会刊》（*The Journal of Peking Oriental Society*）1895 年第 3 卷第 4 期。

从 17 世纪初到 19 世纪末，是中国医药传入西方的初始阶段。据统计，在 17 世纪中叶到 18 世纪末长达一个半世纪的时期内，在欧洲仅出版了 19 部有关中医的译著。就译语而言，拉丁语 5 部，法语 5 部，英语 4 部，德语 4 部，荷兰语 1 部。从 18 世纪末到 19 世纪末这百年间，西方研究、介绍和翻译中医的主要内容依然集中在针灸学方面，但范围却有了明显的拓展，先后出版了 137 部有关中医的书籍，英语 50 部，法语 46 部，拉丁语 21 部，意大利语 4 部，德语 10 部，俄语 4 部，荷兰语 2 部。可见，英文版中医著作的数量在这两个多世纪中终于有了显著的增加，中医西传的重点仍为针灸学。

从 17 世纪初到 19 世纪末的这一时期，在西方出版的为数不多的有关中医的书籍，节译了一些中医文献，介绍了一些中医的理论和方法。这些节译的文献和介绍的理论和方法均与临床、药物和针灸有关，基本没有涉及《黄帝内经》等中医经典著作。对中医经典著作的翻译和研究，尚未提到议事日程。

第三节
中医西传的跌宕起伏

中医的西传，一如今天的中医国际化一样，从来都不是一帆风顺的，甚至可以说是风云变幻的。在中医界，首先传入西方并且逐步国际化的，便是针灸学。“针灸热”曾经是中医界非常流行的一个话题，也是中医界非常自豪的一件大事。但从历史的角度来看，西方的“针灸热”并不是

20 世纪 70 年代才首次出现的。事实上 19 世纪中叶的时候，针灸在西方就曾经一度广为流行，其热度甚至超过了 20 世纪 70 年代的“针灸热”。

一、首次“针灸热”的出现及其迅速的衰亡

中医学在 16 世纪末 17 世纪初传入西方以后，经过西方一些学者的努力终于在 18 世纪末和 19 世纪初得到了一些西方医生的临床应用。这一时期针灸之所以能逐渐为西方医学界所接受，与西方当时的社会发展有一定的关系。进入 19 世纪以后，西方资本主义发展迅速。随着西方资本主义对外的不断扩张，其在经济和文化领域与中国的接触愈来愈多，使得西方人士有机会更多地了解中国文化和中国医学。据统计，这一时期西方出版了 60 多种有关中医药的书籍，大部分是有关针灸学的，从而形成了西方的第一次“针灸热”，其热度甚至超过了 20 世纪 70 年代。据文献记载，那个时期的欧洲，甚至理发师都普遍发展成了针灸师。由此可见，针灸当时在西方的传播和应用是多么地广泛和普及。但到了 19 世纪的中期，针灸在西方衰亡了。

西方首次出现的“针灸热”之所以很快便衰亡了，原因是多方面的。德国慕尼黑大学东方医学史研究所所长文树德（Paul Unschuld）认为，造成针灸术 19 世纪中期在西方的衰亡有三个原因，这三个原因均与中国政府有密切的关系。第一，与 20 世纪相比，18 世纪到 19 世纪期间针灸在中国国内陷入名声扫地的境地；第二，与现在的情形相比，18 世纪到 19 世纪期间针灸得不到中国政府的支持；第三，当时中国教育机构对国际教学与交流缺乏经济意识。从清代宫廷对针灸的限制和排斥来看，文树德的看法确有一定的道理。但这个道理似乎带有一定的臆想成分，不一定符合历史的实际。

夫克（Volker Scheid）则认为，19 世纪中期针灸在西方衰亡的主要原因在于，首先，欧洲的针灸师认为中医缺乏一定的理论模式，主要是针刺局部的阿是穴，具有较好的临床效果；其次，也与当时欧洲对中国的总的态度有关。夫克的看法，似乎比文树德的看法更客观一些，但还

是有所偏颇。其实针灸在西方的首次盛传及迅速衰亡，与西方人对中医理论与方法——尤其是经络学和针灸学的理论和方法——缺乏实质性的了解，有着很大的关系。

中医针灸传入西方以后，经过一个多世纪的努力才逐渐为西方医学界所接受。许多医生和研究人员为研究和推广针灸疗法做了大量的工作并取得了很大的进展。他们在一定程度上也推动了针灸这门古老医术在西方的发展。但是，由于这些医生和研究人员对中国医学的理论缺乏了解，将针灸视为像理发一样的一种手艺而不是一门科学。其在临床上的应用也不过是按痛施灸，照猫画虎。对针灸的原则、手法、适应证等几乎一无所知，导致了针灸的滥用。一些医生急功近利，不加区分地将针灸用来治疗一切疾病，对其疗效也做了不切实际的夸大。

这种情况的出现，与中西方缺乏充分的交流有一定的关系。由于中西方之间缺乏交流，西方对中医药的理论与实践缺乏起码的了解。由误解导致误用，由误用导致误伤。中医认为，通则不痛，痛则不通。中医在西方传播过程中出现的“阵痛”，恰好说明了当时中西方之间沟通和交流的欠缺。

当时在西方，系统介绍中医和针灸的书籍并不多。大部分介绍中国医药的都属见闻式的报道。如此一来，西方医务人员就很难接触到正宗的中国医学了。一些介绍中医的书在内容上不是道听途说就是曲解原义，西方应用与研究中医针灸的人员难免不受其误导。例如，在 1863 年出版的《中国的医学》一书，据认为是一部系统地向西方介绍针灸学的专著，作者是在中国作过领事的法国人达勃利（P. Dabry）。法国人拉几里（Marel Lavergne）在 70 年后评价这部专著时指出，达勃利不是医生，而且他的写作无疑是借助于翻译人员的。在该书里可以看到中国医学的各个方面，但其中有很多观点没有被很好地表达出来，看起来有些幼稚，而且内容模糊，因此不能供实际应用。中国现代学者马堪温在评价该书时指出，该书“谬误甚多”。这样的劣质译本如何能准确系统地介绍中医？西方医务人员若以此书“按图索骥”，岂能不南辕北辙？

在针灸的临床应用中，西方的针灸师们对循经取穴、经穴配伍等要求一无所知，完全想当然地在患者身上随意用针。他们将很长的针深刺入脏器之中，而且留针时间达 20 ～ 30 小时。他们并不知道，他们所施行的并不是中国的针术。在临床实践的同时，当时的西方人还对针灸进行了一定的试验研究。他们所做的试验研究，有些还是很有实际意义的。电针的发明，就是其试验研究的成果之一。但他们的试验也导致了一系列严重的后果。比如他们通过试验，居然发现针刺时断针可以增强疗效，于是有人在针刺时就刻意将针折断在患者体内。这无疑会导致严重的医疗事故。再比如在施行灸法时，他们不懂施灸的方法和用料。材料滥用，方法粗暴，使好不容易才掀起的针灸热潮，数年之后即趋于衰落。

法国人日诺默（J. Jeunhomme）数年后回忆起自己亲身参与的一次“灸治疗法”时，还有些毛骨悚然。他称其为一场“悲剧”。他说：“这件事发生在好久之前，当时我是法国曼次城军医医院的住院医生。根据主治医师的命令，我应该在一位患者上臂部施行灸术治疗。一切准备完毕后，我用拉兰氏执灸器将一小卷缓慢燃烧着的棉絮放置于选定的皮肤上面。患者立即呻吟起来，继而狂叫、咒骂，拼命地挣扎；而我则用力吹旺燃着的棉絮，因为主治医生的命令是：产生一个二度的烧伤，以后再将其转化为人造溃疡。当时我非常激动，觉得这是一种野蛮的方法。”这种施灸方法的确很野蛮。如此滥用灸法，怎么能不使其衰亡呢？说到底，这还是中西方之间在中医药领域缺乏直接和广泛的交流所造成的。

日诺默所提到的拉兰氏执灸器，是法国人拉兰（Larrey）发明的一种施灸器具。拉兰是拿破仑军中的外科主任，在行军打仗中常用灸术治疗伤病员。在他的回忆录中，有许多关于灸术的记载。为了提高对伤员的治疗效果，他在军中推广使用针灸治疗法，尤其是灸法。他用艾灸治疗麻痹、破伤风、眼疾、关节炎，特别是脊椎骨伤，据说效果很好。在当时西方的针灸研究和应用中，拉兰的工作最为突出。由于他出色的工作使得灸术在西方大为风行了数十年。拉兰曾多次报道用灸术治愈了麻痹。他亦曾用灸术治疗眼科疾病。他曾报道在视神经的主要分支上施灸来治疗黑内障及白内障。

由此可见，拉兰为灸法在西方的使用做出了一定的贡献。他不但大力推广灸法，而且还改革了灸具，为灸法在西方的传播、研究与应用方面做出了特殊的贡献。但在当时的欧洲灸术都是施行于病变部位或附近，因为大多数人并不知道选穴施灸的道理与方法，长此以往，导致了针刺术和灸疗术在西方的滥用，并最终导致了中医药在西方的全面衰落。倘若当年中西方的交流深入广泛，中医的西传系统完整，中医的西译忠实规范，西方人对中医理法方药认识就一定会明确深刻，断不至于导致如此严重的后果。

二、中医在西方的复苏和发展

以针灸为代表的中医在19世纪的西方一度火热。但由于当时的西方人对中医的理论和针灸的原理缺乏必要的了解，随意滥用针法和灸法，从而造成了非常严重的后果。这是中医西传过程中一段非常值得深思的经历。从此之后，中医在西方销声匿迹，甚至被西方人视为邪恶的骗术。直到20世纪之后，中医在西方才逐步地复苏起来。

20世纪给中医和针灸在欧洲带来转机的原因是多方面的，如东西方文化交流的深入、欧洲中心论的衰落以及伴随着高度工业化而产生的自然主义思潮，等等。法国人苏理耶（Soulie de Morant，1878—1955）对针灸在西方的复兴发挥了重要的作用，因此他被看作是促使这一转机产生的关键人物。苏理耶于1907至1927年间在中国任外交官，学会了中文与针灸。回国后不久便辞去外交职务，专门从事针灸的临床实践和宣传推广工作，并在1934年出

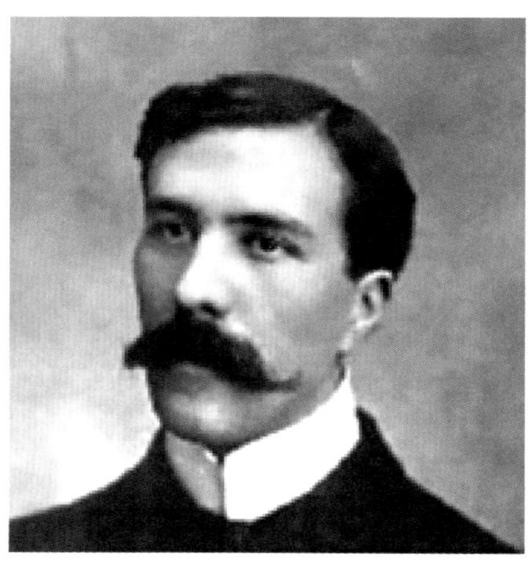

图1-7 苏理耶像

版了《真正的中国针刺术》一书，在法国与欧洲产生了深远的影响。

苏理耶在一次演讲中详细地介绍了他在中国学习针灸的经过。他说："我在庚子年间充当北京法国公使馆职员，忽然当地霍乱流行，情势很为严重。法国公使馆附近特设临时医院，专为容纳和治疗霍乱患者之用。当时西医治疗此病的方法成绩不好，一百人治好了的只有十几个。同时北京天主教会，在非使馆区由主教主持，又开了一个霍乱医院，主教是法国人，常常和我说，他的医院治疗的成绩相当满意，一百个人当中倒有八十个人左右治愈。我就觉得奇怪，特地到他的医院里去看看。一看之后，更觉得奇怪，因为治疗的方法不过是针刺，并不用药。我因为好奇之心，就和那位针科专家谈谈。这位先生颇有学者风度，并不守秘，交谈数次之后，就教我治疗霍乱的针法。我觉得这个学问颇有研究的价值，我就跟这位先生学习……我在中国服务约有 20 年之久，可以说对于针灸的研究从未间断。"

苏理耶献身于针灸事业既是偶然的又是必然的，因为他正是西方针灸界长期以来呼之欲出的人物。针灸 19 世纪中后期在西方由盛而衰，促使西方一些学者对其进行反思和研究，试图找出深层的主、客观原因来。例如法国学者拉凡里在《什么是中国的针术》(*Qu'est-ce que l'acupuncture Chinoise?*）一文中，就比较深入地探讨了针灸 19 世纪中后期在西方衰落的原因，并且提出了重新使法国人接受针灸疗法必备的条件。拉凡里在他的文章中指出："要使针灸在法国被采用，需要有四个条件：第一，需要一位完全懂得中国语文的法国人；第二，他曾在中国长期居住；第三，他曾在实际中向中医学习过针灸方法；最后，他应该做出广博的考证与综合的工作。四个条件都在苏理耶身上实现了……此外，尚需要第五个条件，就是苏理耶必须肯将他的工作成果介绍给法国医师们。"

谈到苏理耶对中医在西方传播的贡献时，拉凡里说："事实上，他非常诚意地传授他的方法，使很多人现在已能成功地运用这种技术。从 1931 年起有关这方面所发表的著作，都应该归功于他的启发。"

拉凡里在这篇文章中虽然探讨的是如何复兴法国的针灸事业，但对于欧洲及整个西方又何尝不是如此！针灸19世纪中后期之所以在西方由盛而衰，与没有杰出的针灸师指导临床应用与把握发展方向不无关系。这已经是历史反复证明了的一个事实。拉凡里所提出的这五个条件很重要，也是塑造西方杰出中医人才的必备条件。正是由于苏理耶等西方学者和有识之士的大力宣传和推广，才使针灸在欧洲和西方逐渐复兴起来。有关学术组织在20世纪40年代先后建立并开始举办国际学术会议。正是从那时起，中医和针灸在西方才逐步发展起来。但其发展道路却非常艰辛，因为很多西方人并不了解中医，所以也很难接受中医和针灸疗法。

20世纪70年代以前，尽管针灸在西方得到了有识之士的重视，但并未得到医学界的认可。这种状况一直持续到20世纪70年代以后才得到了基本的改变。其改变的契机，便是中国针刺麻醉术的研究成功以及中西方关系的改善。由于针刺麻醉术的研究成功，针灸疗法再一次引起了西方人士的注意。1972年美国总统尼克松访华，是当代中医西传历史上具有里程碑意义的大事件。

随行的私人医生塔卡（Walter R. Thach）在中国参观了针麻手术，一名随行记者还亲身体验了针刺的感受。塔卡和那位记者回国后，撰文详细地介绍了中国的针灸疗法，在美国和西方引起了较大的反响。自从中国实行改革开放政策以来，中西方在针灸方面的交流不断加强，交流形式已从纯民间形式逐步转化为官方形式。中医和针灸的学术组织、教育机构和学术刊物在西方各国不断涌现出来。目前世界上已有100多个国家和地区建立了自己的中医和针灸学术组织，几乎每年都有各种国际性的中医和针灸学术会议召开，从而形成了西方的第二次“针灸热”。

即便西方有些医学专著的题目上并没有“中医”（即traditional Chinese medicine或Chinese medicine）这样的概念和名称，但实际上还是向西方介绍中医，传播中医，发挥中医。比如于1991年在英国伦敦、美国纽约、澳大利亚悉尼、加拿大蒙特利尔、南非开普敦所出版的《替代医学》（*Alternative Medicine*）这部内容极其丰富的400页医学书，其实就是讲的中医，特别是针灸学。

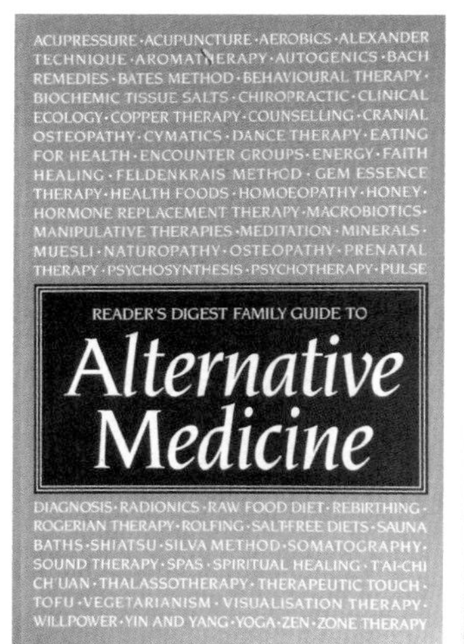

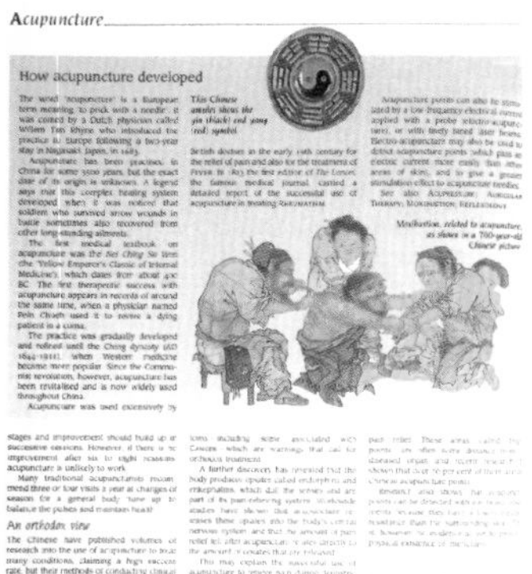
Acupuncture

How acupuncture developed

ADDICTION
Vicious cycle of dependence

16

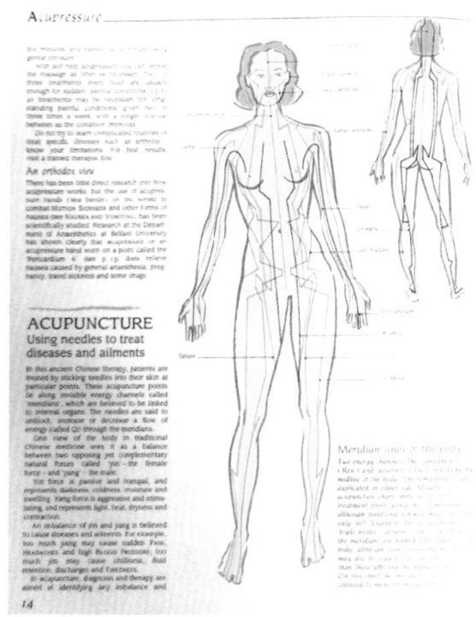
Acupressure

ACUPUNCTURE
Using needles to treat diseases and ailments

14

图 1-8 《替代医学》

从这部内容极其丰富的书可以看出，其内容完全是介绍、说明中医针灸学的功能、作用和疗效的。首先向西方人说明了针灸是源自中国的。谈到针术时，该书指出：

In this ancient Chinese therapy, patients are treated by sticking needles into their skin at particular points. These acupuncture points lie along invisible energy channels called "meridians", which are believed to be linked to internal organs. The needles are said to unblock, increase or decrease a flow of energy (called Qi) through the meridians.

One view of the body in traditional Chinese medicine sees it as a balance between two opposing yet complementary natural forces called "yin" —the female force and "yang"—the male. Yin force is passive and tranquil, and represents darkness, coldness, moisture and swelling. Yang force is aggressive and stimulating, and represents light, heat, dryness and contraction.

In imbalance of yin and yang is believed to cause disease and ailments. For example, two much yang may cause sudden pain, headaches and high blood pressure; too much yin may cause chilliness, fluid retention, discharges and tiredness.

In acupuncture, diagnosis and therapy are aimed at identifying any imbalance and correcting it by inserting needles at appropriate points. There are by tradition 365 points, but many more have been discovered over the centuries and there are up to 2,000 on modern charts (see illustration).

该书指出，针术是中国古代形成的治疗法，非常符合实际。将“经脉”首次译为 channel，非常有道理，之后按照国际标准将其再译为 meridian。将“气”音译为 Qi，非常自然，因为当时国内外很多人都将“气”译为 energy 或 vital energy，颇不自然。将“阴”和“阳”音译为 yin 及 yang，颇为符合实际，对“阴”和“阳”含义的解释，也有一定的道理。对针灸学中的穴位定位为 365 个，并将其译为 point，也是国际比较通用的译法。

谈到针灸学的形成与发展的历史，该书指出：

The word “acupuncture” is a European term meaning “to prick with a needle”. It was coined by a Dutch physician called Willem Ten Rhyne who introduced the practice to Europe following a two-year stay in Nagasaki, Japan, in 1683.

Acupuncture has been practiced in China for some 3,500 years, but the exact date of its origin is unknown. A legend says that this complex healing system developed when it was noticed that soldiers who survived arrow wounds in battle sometimes also recovered from other long-standing ailments.

The first medical textbook on acupuncture was *the Nei Ching Su Wen* (*the* “*Yellow Emperor's classic of Internal Medicine*”), which dates from about 400 BC. The first therapeutic success with acupuncture appears in records of around the same time, when a physician named Pein Cheh used it to revive a dying patient in a coma.

The practice was gradually developed and refined until the Ching Dynasty (AD 1644—1911), when Western medicine became more popular. Since the Communist revolution, however, acupuncture has been revitalized and is now widely used throughout China.

该书指出：中国的针灸术是 17 世纪荷兰东印度公司的瑞尼从日本介绍到欧洲的。作者认为，中国 3 500 年前便有针术施行，但其创建的时期还不明确。同时强调，第一部介绍了针灸术的中医典籍，就是《黄帝内经》。认为中国针灸术自远古以来一直发展到明清时期，疗效显著。同时指出，中华人民共和国建立之后，中医针灸学的发展更为辉煌。

三、中医西传中的文化主权争辩

从16世纪到20世纪80年代，中医西传表面上只存在理论和实践上的争议，而不存在文化主权方面的争辩。但20世纪以来，由于日、韩的参与，中医西传中文化主权的争夺已经开始显现出来了，只是还没有引起中国方面的注意而已。自从WHO西太区从20世纪80年代启动了针灸经穴名称国际标准化工程以来，特别是WHO 2009年初启动了ICD－11（其中的第23章为中医）工程和ISO 2010年建立了TC 249，中医国际化过程中的文化主权之争便成了公开的秘密。

从理论上讲，中医名词术语英译及其国际标准化是一个纯学术的问题，或者说纯语言学和翻译学的问题，与政治似乎毫无关系。然而，从近些年来的发展来看，这样的认识似乎过于理想化。事实是，中医名词术语英译及其国际标准化问题目前已经与一些地缘政治纠葛在一起，这一点在WHO和ISO所推动的中医国际标准化的有关工作中，就得到了充分的体现。事实上在WHO 1982年开始启动针灸经穴名称的国际标准化工程时，这一问题就已经显现出来。

20世纪60年代中期，中国针刺麻醉术的研究成功引起了世界许多国家和组织的关注。后来WHO在北京专门召开了一次会议，号召其成员国推广使用针刺疗法以促进各国基础医疗保健事业的发展。在WHO的主持下，与会各国专家在这次会议上还确定了针刺疗法的43种适应证。会议之后，WHO在不少国家设立了WHO合作中心，开展针灸国际培训工作，为各国培养针灸师。由于针灸在以往的国际传播中术语翻译极不统一，给国际交流与合作造成了很大的困难，也在一定程度上妨碍了进一步国际传播和发展。

为了从根本上解决针灸经穴名称的国际标准化问题，WHO于1982

年启动了针灸经穴名称国际标准化工程。在此之前的1980年10月，日本人Andree Nakajima博士作为WHO的短期顾问访问了中国，希望与中国方面商讨确立一个标准化方案。从1981到1982年间，中、日两国有关方面就此问题举行了研讨，试图就制定国际标准化针灸经穴名称的指导方针求得共识，但由于两国对此问题的认识存在较大的差距，最终没能达成协议。这其中所涉及的除了学术问题之外，更多的是关于针灸经穴名称国际标准化的理念与方法。换句话说，这涉及谁有资格用英文或中文之外的其他语言给针灸经穴名称和概念进行解释和定义的问题。这就触及问题的另一个方面，即中医的文化主权和知识产权问题。

事实上，目前在WHO和ISO就中医药学的名称及其基本术语和概念的国际标准化问题上，中国与周边一些国家之争就集中地反映在中医药的文化主权和知识产权这一问题上。这就是为什么某些国家在这两个国际组织所推动的有关中医标准的过程中推行“去中国化”的根本原因。对此，我们必须要有清醒的认识。

目前，WHO正在推进ICD-11传统医学部分的研制工作，而这部分工作的核心内容便是中医药学问题。这也是近年来中国与某些国家在中

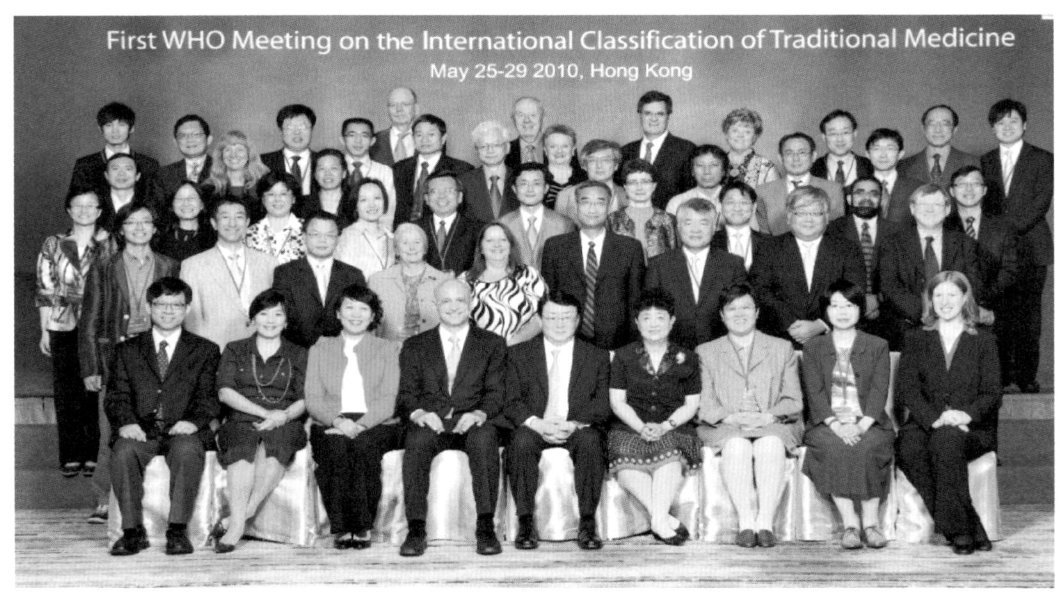
First WHO Meeting on the International Classification of Traditional Medicine
May 25-29 2010, Hong Kong

图1-9 WHO第一次传统医学国际分类大会在香港召开

医药问题上不断交锋的主战场。为了说明问题，本章便以 ICD-11 作为个案，对有关问题的背景、现状与发展做概要分析，希望引起国内学术界对这一问题的重视。特别希望引起国内语言学和翻译学界的专家和学者们对这一问题的了解和认识，希望有更多的语言学和翻译学专家和学者关心、指导和帮助我们开展有关研究，以便能更有效地保卫我国在中医药学领域的文化主权和知识产权。

ICD 是 International Classification of Diseases（国际疾病分类）的缩写，由 WHO 主持编写和发布，作为权威的国际标准供世界各国医务人员从事医疗、教学和科研工作使用。在以往的 ICD 10 个版本中，所有的疾病名称、定义和编码均为西医学所使用，传统医学的相关内容一直没有纳入其中。从 2008 年 WHO 决定编写 ICD 的第 11 个版本（即 ICD-11），同时决定在 ICD 的第 11 个版本中，专门开辟第 23 章节，将传统医学纳入其中。这对于 ICD 而言，的确是一件开天辟地的大事件，必将为传统医学的发展和国际空间的拓展创造良好的条件。为此，WHO 专门成立了研究协调机构，组织相关国家专家召开会议，讨论制定将传统医学纳入 ICD-11 的思路、方法和程序，并努力协调各国之间的意见和分歧。

根据两次日内瓦非正式会议、两次中国香港和一次日本正式会议的讨论情况来看，所谓的传统医学，实际上就是中医药学，因为其他国家（如印度等国）的传统医学因种种原因尚未具备进入 ICD-11 的条件。在日内瓦和香港会议上，各参加国（无论日本、韩国、英国，还是美国）所讨论的只有中医。这对于中医的国际化，自然具有十分重要的意义。对此，中国政府的态度是非常积极的，先后组建代表团出席了历次会议，并对 ICD-11 的研制和发展做出了郑重的承诺。为此，国家中医药管理局曾召集国内各方专家先后召开了多次会议，研究相应的对策和方案，并组建了国际和国内专家组，系统深入地研究与之相关的分类、术语、干预和信息等问题。

经过专家组的多方努力和协调，中国推荐方案的中文草案在 2010 年 5 月基本完成。顾问组、专家组和工作组对此又进行了充分讨论和研究，进一步完善了草案的内容和体例。之后，国家中医药管理局又组织有关专家对草案进行了论证和审定，提出了许多修改意见和建议。专家组根据审定意见和建议，对草案又做了多处调整和修正，形成了中国推荐的最终方案。这一方案在充分考虑到 WHO 关于 ICD-11 的基本模式以及传统医学的录入要求的同时，也充分表达了中国方面对有关问题的原则和立场，特别是中医药学纳入 ICD-11 的内容结构和技术框架。

在国际方面，围绕将中医纳入 ICD-11 的问题，有关国家展开了紧锣密鼓的外交工作，坚决反对以国际通用的英文形式 TCM（即"Traditional Chinese Medicine"的简写）翻译中医药学。他们提出以"Oriental Traditional Medicine"或"East Traditional Medicine"来翻译"中医药学"这个名称，并且不遗余力地宣示他们的所谓"traditional medicine"。其实这些国家所谓的传统医学的理论和实践，都来自中医药学。自汉唐以来，中国医药学逐步传入这些国家，并在当地得到了普遍的传播和应用。在西方医学传入这些国家以前，其一统天下的医药就是中医药学。直到近代，这些国家才废除了中医药学，全盘接受了西方医学。

但在现今的国际医药舞台上，某些国家看到了中医药学的现实和潜在的文化、商业和学术价值，拼命地牟取其利。与此同时，又努力地淡化其与中国文化、历史和人文密不可分的关系，处心积虑地在中医药学领域大搞"去中国化"。反对将中医药学英译为"Traditional Chinese Medicine"，就是其近年来一再使用的伎俩之一。

对某些国家"去中国化"的做法，中国表示了明确的反对。但考虑到国际合作的需要，中国决定对 ISO/TC 249 的名称问题暂时搁置，留待以后讨论。其实在 ISO/TC 249 申请设立之时起，这一争议便被日、韩所挑起，给筹备工作造成了极大的困难。根据 2009 年 ISO 南非开普敦会议精神，暂以 TCM（即"中医药"）命名 ISO/TC 249，正式名称留待讨论后决定。在 ISO/TC 249 的成立大会上，由于某些国家的反对，使得大会很难做出 ISO/TC 249 命名的决定，只好宣布继续"暂时以 TCM 命名，正式名称以后再议"。

在 WHO 的舞台上，某些国家对 TCM 的反对似乎收到了一定的成效。

为了协调各国立场，WHO 决定既不使用“Traditional Chinese Medicine”，也不使用“Oriental Traditional Medicine”或“East Traditional Medicine”，而是采用“Traditional Medicine”这一名称来称呼时下正在研制的 ICD-11 中有关中医药的相关部分。中国方面考虑到国际合作的因素，特别是 WHO 相关工作的开展，最后默认了 TM（即“Traditional Medicine”）这样一个模糊的概念和名称。

第二章 传教士对中医的传播

西方的传教士自明清时期来到中国，主要是向中国介绍和传播西方的宗教。为了传教，传教士们自然就要掌握好医学，以便通过为民服务的方式传播宗教。传教士们在西方自然都学好了西方的医学，到中国自然也传播和发扬西方医学的精神。为了更好地了解中华民族的精气神韵，他们也努力地了解和学习中国的医学。为了向西方介绍中华民族的历史、文化和思想，以便能更好地对华传播西方宗教，传教士们也向西方介绍了中国的医学。其中最为重要的传教士，就是明代来华的传教士卜弥格。本次研究将以卜弥格为中心向大家介绍传教士们对中医的西传和影响。

卜弥格（Michal Boym，1612—1659）来自波兰，出身望族，在中西文化交流史和中国医学对外传播史上，做出了突出的贡献。他第一次

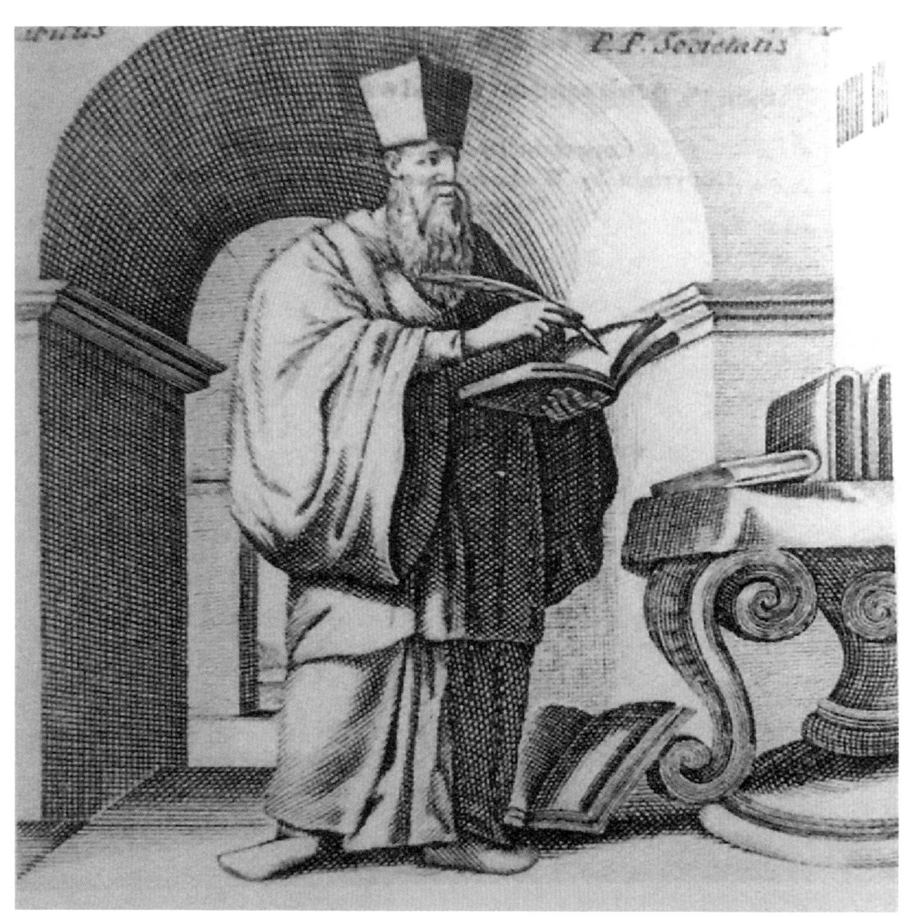

图 2-1 卜弥格像

比较系统地向西方介绍了中医、中药和方剂，总体上比较客观地分析和说明了中医、中药和方剂的文化背景和实际意义。为了比较准确地向大家介绍中医药对外传播史，笔者特意以卜弥格为基础向大家介绍和说明。其他传教士也以各种形式介绍和传播中医，但比较系统和全面的，则只有明代传教士卜弥格。了解了卜弥格对中医的理解和传播，可以比较清楚地明白明清时期中医在西方传播的路径和影响。

卜弥格 1643 年离开葡萄牙首都里斯本，经过多月的海上航行，直到 1644 年来到了中国的澳门。当时西方的一些人士在澳门建立了一个中文书院，帮助来华的西方人士学习中华语言和文化。卜弥格到澳门后，就在该书院认真学习中华语言和文化。但是所学的中华语言，都是古文。只有学好了古文，才能真正地了解中华文化，才能真正成为中华学人。经过 3 年的学习，1647 年卜弥格被在华的耶稣会派到海南岛传教。经过几年的传教，他的作用和影响自然比其他传教士还要深厚。耶稣会的副会长曾德昭（Andre-Xavier Koffler，1585—1658）特意安排卜弥格到南明王朝传播基督教。南明王朝消亡之后，卜弥格就继续在中国南方传播基督教，学习中医，对外传播中医，其贡献最为突出。

第一节 卜弥格对中华思想文化的传播

向西方介绍中医时，卜弥格首先说明了中医与中华传统文化和思想是紧密结合在一起的。他认为《黄帝内经》162 章都深入地分析和说明了中国哲学的理论、原则和观点。他说，他一开始就想具体地向西方介绍中国哲学的基本知识和观点，认为很有必要向西方说明中华文化中的基本规律和现实情况。他认为，中国古代的医学哲学以阴阳学说、五行学术和精气学说为基础。虽然这些概念和原则与西方完全不同，但中国人自己却完全承认，完全明确，完全发扬。

卜弥格觉得中国传统文化的哲学思想在神州大地的各个领域，都得到了自古以来的学者们的权威性的支持。他们对中华思想文化的传承和发扬，不仅体现在思想和理念，而且也为此努力创建和发展了科学。他注意到，中华思想文化在各个领域的技艺方面都得到了普遍的运用，经过历朝历代认真的努力和实践，创造了中华民族伟大的科学专业。对于这个领域，抗战期间，英国皇家学会会员李约瑟到中国来考察，很有可能到中国图书馆或古籍所看到了中国远古时期的科学发展，令他非常感动。李约瑟觉得中国古代的科学发展得非常辉煌，是世界各地最为伟大和先进的科学。所以回到英国以后，李约瑟就不再研究自己的专业了，而是全心全意地研究中国古代的文化和科学史。明清时期在华的卜弥格，对中华科学的认识，应该也与李约瑟的感受一致。

卜弥格所著的《中国报告》成为当时欧洲畅销的著作。在中国传播西方的基督教时，卜弥格学习中华语言和文化时，自然也注意到中华医学和科学。在向西方介绍中华医学的时候，卜弥格也非常重视中国的哲

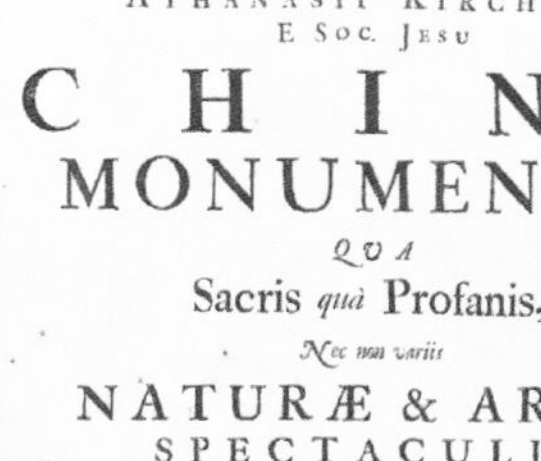

ATHANASII KIRCHERI
E SOC. JESU
CHINA
MONUMENTIS
QUA
Sacris quà Profanis,
Nec non variis
NATURÆ & ARTIS
SPECTACULIS,
Aliarumque rerum memorabilium
Argumentis
ILLUSTRATA,
AUSPICIIS
LEOPOLDI PRIMI

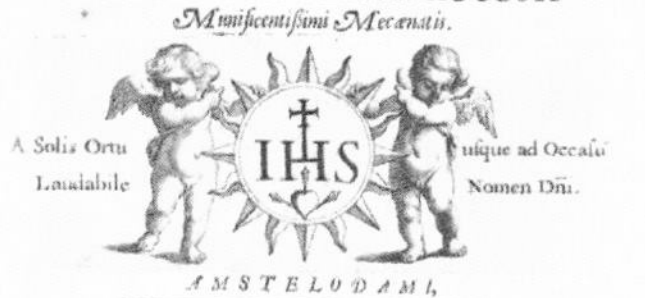

ROMAN. IMPER. SEMPER AUGUSTI
Munificentissimi Mecænatis.
A Solis Ortu usque ad Occasu
Laudabile Nomen Dñi.
IHS
AMSTELODAMI,
Apud Jacobum à Meurs ...
ANNO CIↃ IↃC LXVII. Cum Privilegiis.

图2-2 西方传教士根据在华见闻所著的《中国图说》

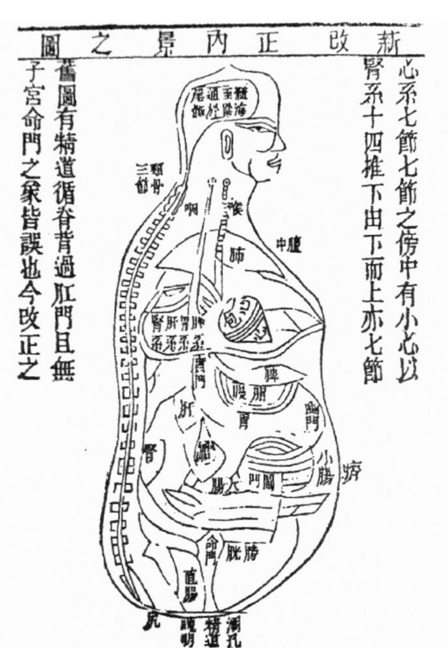

图2-3 中医脏腑理论

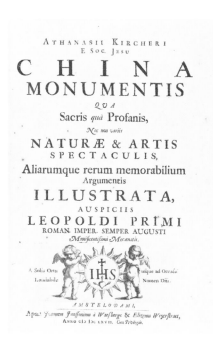

学和科学。他注意到中国医学界非常重视的两个概念，即阴和阳。他觉得阴和阳是中国所有物质形成的基础，中国人将气视为阳的载体，将血视为阴的载体。而其他的概念都是以阴和阳为基础而发展起来的。他觉得对于西方人而言，所谓的阴和阳就是明和暗的意思，也是所谓的产生和消失、太过和不足、连接和分开的意思。这样的认识不仅是简单之解，更是不明之理。

卜弥格也注意到所谓的阴和阳，也是对人体的分析和说明。他告诉西方人，人体中的任何一个器官都有阴和阳的属性，而各个器官中的阴和阳的属性都影响人体的发展，甚至决定人生的存亡。同时，他也注意到中国自远古以来所形成的三才，即天、地、人。向西方人介绍中国的阴阳学说时，他说阴阳学说与西方的宇宙观比较相似。中国人将宇宙划分为三个领域，即上部为天，中部为人，下部为地，将人视为天地之间的一个重要方面。通过阴阳和三才研究医学和分析人体的结构时，中国人将人体也分为三部。上部即从头到胃脘，包括心和心包；中部从胃脘到肚脐，包括肾脏、大肠、小肠、膀胱和尿道；下部即从脐以下到腿部，为腰与腿的结合部，其上缘为髂嵴，下界为臀沟。

中国人自远古以来对人体各个领域和各个器官的分析和研究，卜弥格觉得都是对中国哲学思想的充分发挥。而中国的哲学思想完全是中医理法方药形成和应用的基础的基础。在向西方介绍中医的时候，除了系统地介绍了阴阳学说，卜弥格也认真地介绍和说明了五行学说的哲学意义及其对中医形成和发展的重要影响。他觉得中国医学的理法方药之所以如此精美和完善，就是因为中国远古时期形成的思想文化成为其深厚的基础。谈到《黄帝内经》时，他明确地告诉西方人，中医的理论体系是远古时期的轩辕黄帝创建的，早于基督教 2 689 年诞生。轩辕黄帝当年所创建的中医理论体系，中国历朝历代一直在努力地传承和发扬，更是令卜弥格至为感动。他说轩辕黄帝所创建的中医理论，中华民族历朝历代都努力地加以运用，医学界人人都以此为基础进行分析、诊断和治疗各种疾病。对此，卜弥格也非常敬慕。他向西方介绍中医的时候，曾特意说中国的医生应当受到真正的赞扬！

图 2-4
中医穴位

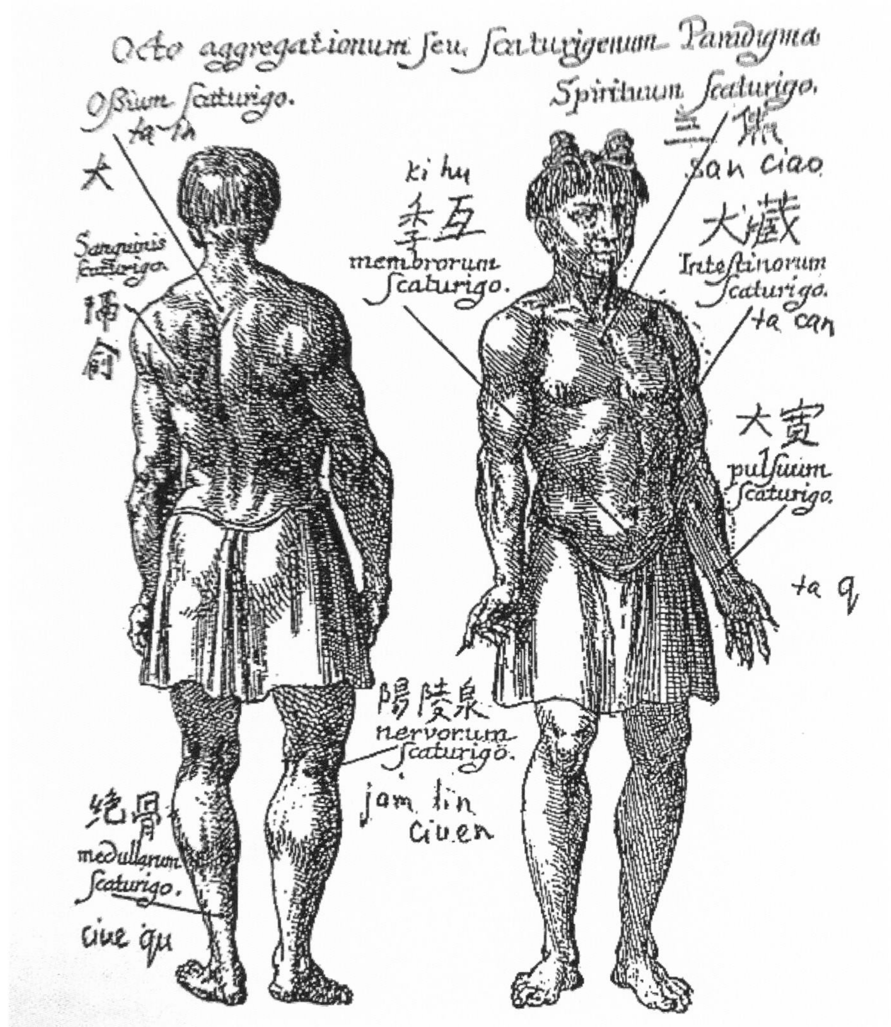

中国远古时期所构建的五行学说，也被卜弥格视为中国古代的一个伟大的哲学理论。他告诉西方人，所谓的五行就是水、木、火、土和金保持密切的关系，火生土、土生金、金生水、水生木、木生火的这些变化在整个世界上都永不停息。这自然是五行生克之法中的生。他也谈到了五行的克，认为水克火、火克金、金克木、木克土、土克水，都是克的体现，与生恰好相反。为了让西方人完全了解五行的精神，卜弥格通过认真的分析和研究告诉西方人，木克不了金，土克不了木，水克不了土，火克不了水，金克不了火。

讲到五行在制定中医理法方药的运用时，卜弥格说中国远古时期的人士也将五行与中医和人体结合起来，成为构建中医理论基础和实践基础的核心概念。他说五行与五脏保持着密切的关系，即木、火、土、金、水与心、肝、脾、肺、肾联系在一起。他认真分析后告诉西方人，中医的心具有火的属性，颇为自然。心与其他器官的不同之处，体现在其燃烧和发热的功能，与夏天的气候结合在一起。肝和胆的自然属性则和木有关，肾、膀胱和尿道的自然属性则与水相关。另外，肺脏与五行的金有关，脾脏和胃则与五行的土有关。五脏与五行的这些关系，与人体各个器官的功能和运行有着密切的联系。卜弥格在向西方介绍时，特意附了表格，明确地表明了五行与五脏的自然关系和客观作用。他认为，人体中的肾脏和膀胱与五行中水的关系，就像母亲把木的属性传给肝一样。他之所以这样说，就是因为母和子实际上就是比喻肾和肝的关系。按照中国的传统理念，母代表着肾，子则代表着肝。所谓水生木，其中的水就对应着肾，而木则对应着肝。

图 2–5 人与自然的关系

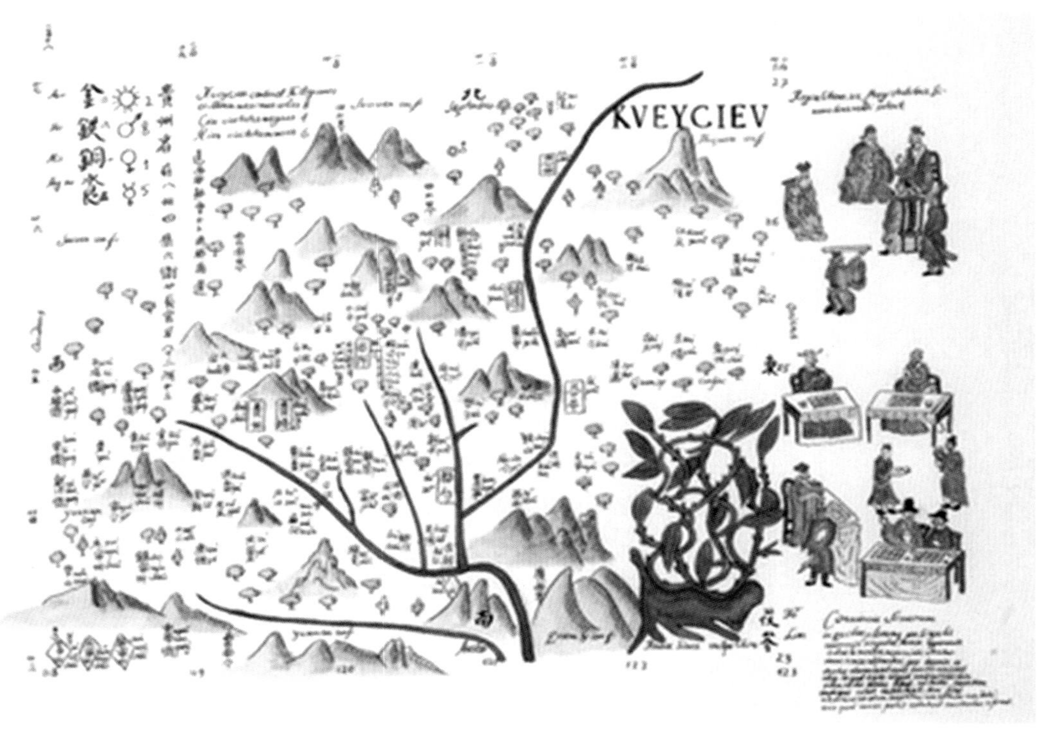

第二节
卜弥格对中医经脉的认识和介绍

卜弥格向西方介绍中医的时候，特别重视经脉的实际意义和功能。明代来亚洲的一些西方医生注意到了中医，尤其是与针灸相关的经脉，将其当成了血脉，不明白中国医学家为什么将人体血脉的结构了解得不符合实际。在传统的中医学中，血脉自然是清楚的，但经脉却是独有创新的。卜弥格在中国学习中华文化和中医药时，对经脉的认识还是比较自然的。

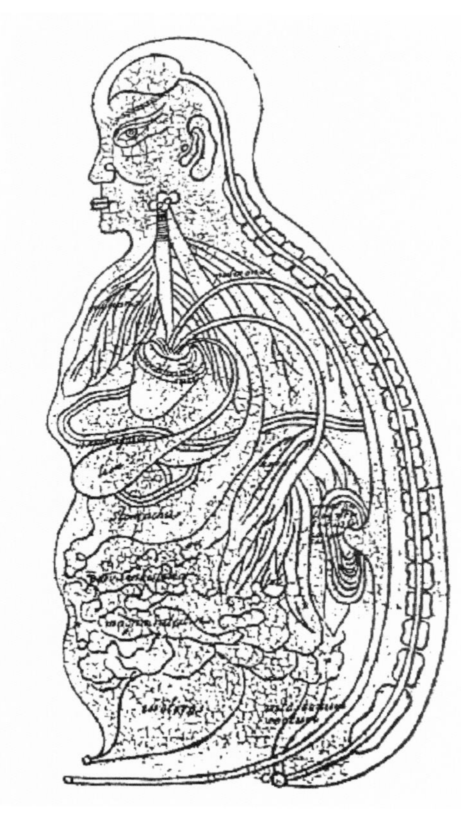

图 2-6 中医经脉

卜弥格对西方人说，中国医学非常重视阴阳，将人体中的六个器官分属于阴，即心（sin）、肝（kan）、肾（xin）、肺（fi）、脾（pi）和命门（mimmuen）；将人体内的六个部分分属于阳，即小肠（siao cham）、腹（fu）、膀胱（pam kuam）、大肠（ta cham）、胃（quei）和三焦（san ciao）。此外，中国人还将人体分为三个部分，头部到胸部为人体的上部，称为上焦（xam ciao）；胸部到脐部为人体的中部，称为中焦（chum ciao）；从脐部到腿部为人体的下部，称为下焦（hia ciao）。卜弥格向西方人介绍中国语言的特殊概念时，并没有按照西方的文字进行直接的翻译，而是将其完全予以音译，然后将其实际内容向大家做一解释。这样的做法可谓非常符合实际，也非常重视中华文化和语言，完全不像现在缺乏中华意识，更缺乏中华文化的所谓大学者、大译者，他们在向西方介绍中华文化和中华核心概念时，完全借用西方的词语进行翻译。比如将中华民族圣祖的代表“龙”译作 dragon，明代时期对华友好的传教士对外介绍“龙”时，一般都将其音译为 Long 或 Loong，而对华不太友好的传教士则将“龙”译为 dragon，这显然是对中华文化的不尊重。因为当时的基督教就将西方的 dragon 视为邪恶的动物。对于这一问题，如今的百度百科词条上就有比较符合实际的说明：

在西方神话传说中，dragon 长着翅膀，身上有鳞，拖着一条长长的蛇尾，能够从嘴中喷火。在中世纪，dragon 是罪恶的象征，这来源于《圣经》中的故事。与上帝作对的恶魔撒旦（Satan）被称为 the great dragon。因此，在基督教美术中 dragon 总是代表邪恶。一些圣徒如麦克尔、圣乔治等都以杀死 dragon 为其业绩。由于它们令人感到恐怖，所以很早就被用来作为战争的旗帜。在诺曼人征服英国以前，dragon 是英国皇家的主要战争徽记。

在英语中，dragon 所引起的联想与“龙”在中文中所引起的联想完全不同，例如说一个人像 dragon，这并不是一句好话。因此在使用时需十分注意。《柯林斯合作英语词典》（*Collins Cobuild English Language Dictionary*）如此解释：If you call a woman a dragon，you mean that she is fierce and unpleasant.（如果把一个女人叫做 dragon，意思是她很凶狠，令人讨厌）例如可以说 She's a bit a dragon around place，意思是她在这里是个很跋扈的人。

“龙”在我国历史上是一个图腾形象。华夏族的图腾形象有一个演化过程。最早的图腾形象是图腾自身形象，如蛇、鸟、熊、虎等。以后出现了半人半兽的图腾形象。最后，图腾进一步神圣化，形成了如龙、

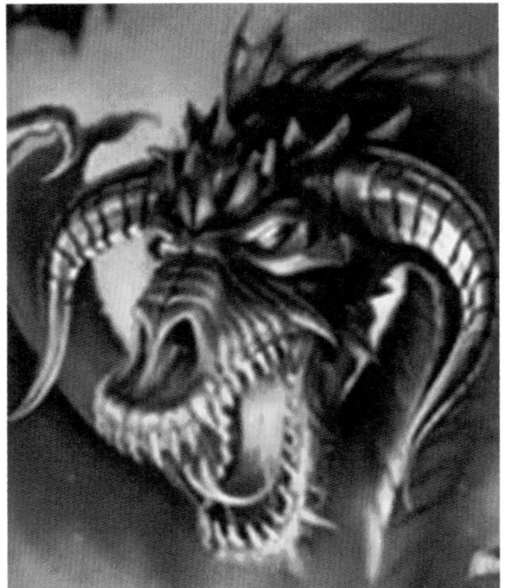

图 2-7 dragon

凤等具有多种动物特征的综合性图腾形象，如龙兼有蛇、兽、鱼等多种动物的形态，是以蛇为主的幻想动物。这反映了华夏族不断融合的过程。

在我国古代传说中，龙是一种能兴云降雨的神异动物。在封建时代，龙作为皇帝的象征。

在汉语中，龙总是用于好的意思，例如龙凤指才能优异的人。龙虎比喻豪杰之士。在许多成语中都有“龙”这个词，例如，龙飞凤舞、龙凤呈祥、龙盘虎踞、卧虎藏龙、画龙点睛、攀龙附凤、生龙活虎，等等。汉民族素以“龙的传人”自称。

有的词典为了区别汉语中的“龙”和英语中的 dragon，把中国的“龙”称为 Chinese dragon，以区别于英语中的 dragon。有学者认为应该采用“劫更”作为 dragon 的中文翻译，但是目前没有得到广泛赞同。

对华友好的汉学家裴德思 2013 年特意发表了一篇文章，谈到中国人缺乏民族意识和民族文化，将中华民族传统的核心概念和术语都完全借用西方的字词进行翻译，这完全是对中华文化的破坏和消灭，其中也谈到了“龙”译成 dragon 的错误做法。为了让当今的国人真正地有中华文化意识，今特意将裴德思发表的这篇文字的主要内容介绍给大家：

在我看来，目前中国最大的挑战不仅在自由、经济和人力资源等方面与西方国家的竞争，而且在于能否用中国人的方式重新参与世界历史，在此过程中，使用中国术语是通往这个目标的必由之路。

子曰：“名不正，则言不顺。”但现在几乎所有表述中国思想词汇的国际标准译法都采用了意思相近的西方术语，这样做，事实上扭曲了这些词汇的原本含义。

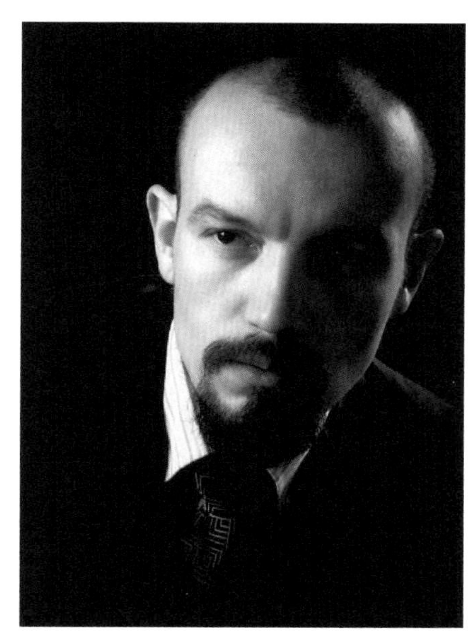

图 2-8 裴德思

中国并不是现代历史上第一个“崛起”的国家，但却是唯一一个其语言不采用字母符号的国家。到目前为止，中国还依赖于两种西方的罗马拼音系统：韦氏拼音和汉语拼音。虽然有一些中国的概念，比如“Yin Yang（阴阳）”和“Kungfu”（功夫）被西方语言吸收，并被他们的人民所接受，但这仅是一些特例，目前并没有一种规范的语言翻译法则来促进中国术语在国外的使用。尤其是在科学和人文领域，中国术语在国内的英文刊物中，也没有想要使用中国术语的普遍意愿。

的确，中国政府创建了“汉办”，在世界范围内的主要文化中心建立了“孔子学院”，但是他们只教授中文，并不推广中国术语。

我们必须认识到：西方世界创造了很多东西，但并不是一切。在西方文化中，可以说完全不存在“rishi”（仙人）、“Buddha”（佛）或者“shengren”（圣人）的概念；但是中国学生却被灌输西方世界的“saints”（圣人）和“philosophers”（哲学家）的概念，不仅中国，甚至整个亚洲社会皆是如此。对我的同事们在翻译时几乎完全抛弃中文原意而采用外国表达的做法，我经常感到困惑不解。比方说，“麒麟”该怎么说？我们就叫它“unicorn”（独角兽）吧；“龙”又该怎么说？嗯，就叫它“dragon”（龙）吧！就像“熊猫”是中国特有的动物，但众所周知，西方人却叫它“panda”（熊猫）。

当然，神话动物的误译不过是无害的损失。但是，中国在社会科学和人文领域中几乎没有一个词幸免于难。例如，“文明”被译成“civilization”而非“wenming”；“大学”被译成“university”而非“daxue”；“圣人”被译成“sage”或者“philosopher”。但事实上它们的含义其实并不一样。就如同中国的政治理论在国外被称作“Socialism with Chinese characteristics”（中国特色社会主义）。如果所有的中国历史学家都为了迎合西方权威而简单地在西方概念之前增加一个“Chinese”（中国式），比如“Chinese capitalism”（中国式资本主义），“Chinese philosophy”（中国哲学），等等，那么外国人还有什么理由来关心中国文化的传承呢？

是时候了，中国应当把“文化财产权利”看得与领土和海洋权利一样重要。一个概念的发明者或者命名者往往具有很大优势。德国人把它叫做“Deutungshoheit”，意思是拥有给思想定义的主权。让我们认清这样一个现实——现在的西方就希望用西方的方式谈论他们自己，而不是用中国的方式。

伊斯兰世界有他们独特的词汇如 Ayatollahs（阿亚图拉），Imams（伊玛目），bazaars（集市），kebabs（烤肉串）；而印度教世界里也有独有的词汇如 dharma（佛法），karma（因果报应），yoga（瑜伽）和 avatar（降凡），等等。他们都在丰富作为世界语言的英语词汇方面远远领先于中国。未来的世界语言势必将接纳并吸收成千上万的非欧洲概念到其语言体系中，而这是一个渐进的过程。

我们不能要求所有的美国人和欧洲人都学习中文，但是我们需要做的是向西方广大的民众普及一些重要的中国概念。就当下而言，即使是最有教养的西方人都没有听说过“ren”（仁），“datong”（大同），“tianxia”（天下）和“tian ren he yi”（天人合一）。

西方的民众也和世界其他人一样具有好奇心。如果给他们看中文词汇，他们也会去翻字典，熟悉消化这些词汇。他们不再会称“君子”为“gentleman”，或是德文的“edler”，而是称他们为“junzi”。

很明显，如果中国不把她的专属词汇摆到台面上来，所谓文明之间的对话，将永远是西方的独白。没人希望发生这种情况。相反，连人文领域的学者们现在也都具备了科学的头脑，他们希望在不同的文化里找到不可以翻译的概念并且吸收它们。

综上所述，学习了中国璀璨的文化传统和博大精深的文字术语后，我心存感念并十分敬畏。因此，我希望中国政府和人民能够有足够的远见和自信，携手将中国概念和它们的正确名称推介给全世界的观众。

卜弥格当年向西方介绍中华文化和中医的时候，也非常尊重中华文化思想，从来没有随意的借用西方语言之词进行翻译。向西方介绍中医的经脉时，他将中医的十二个重要的经脉直接采用音译。谈到足厥阴经时，他将其音译为 co kiue ym kim，认为肝通过足厥阴经把阴输入到脚部，所以从肝到脚之经才成为厥阴经。与肝有关系的胆囊通过足少阳经（将其音译为 co xiao yam kim）将阳输入到脚部，所以将其称为少阳经。神通过足少阴经（将其音译为 co xao ym kim）把阴输入到脚部，所以称为少阴经。膀胱通过足太阳经（将其音译为 co tai yam kim）把阳输入到脚部，所以将其称为太阳经。肺通过手太阴经（将其音译为 xeu tai ym kim）把阴输入到手部，所以称为手太阴经。与肺有关的大肠通过手阳明经（将其音译为 xeu yam mim kim）把阳输入到手部，故而将其称为手阳

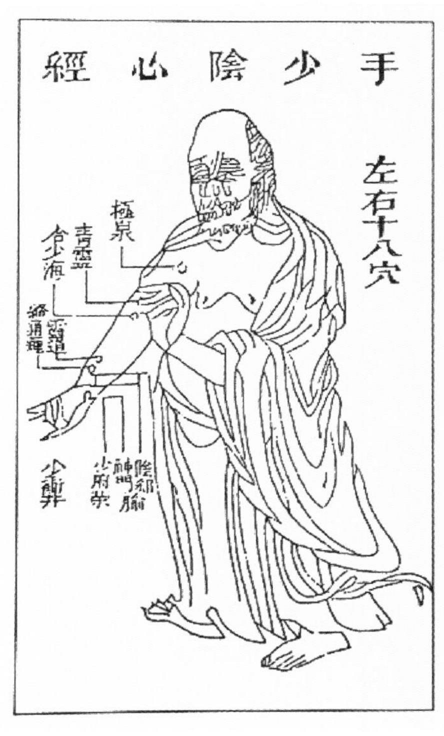

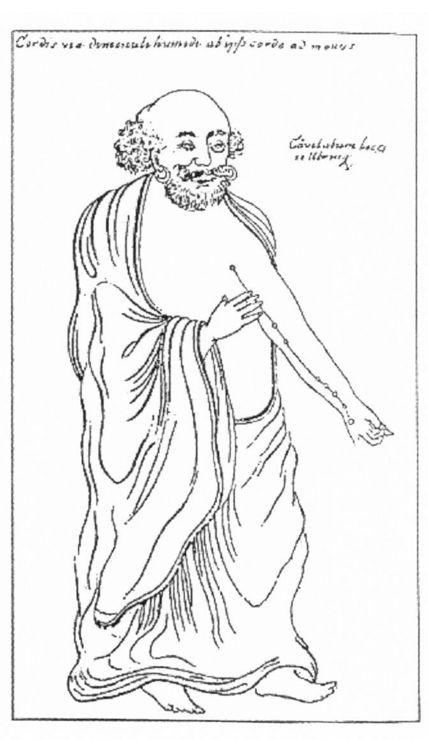

图 2-9 手少阴心经

图 2-10 卜弥格向西方介绍"切"法图

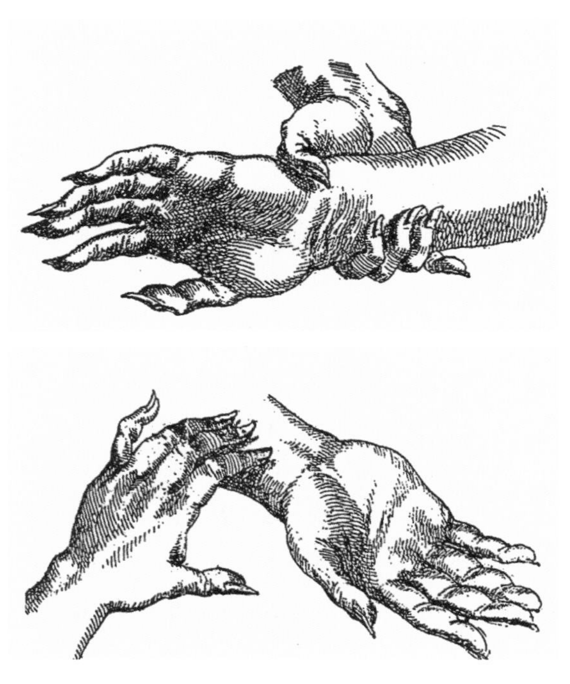

明经。命门中的阴通过手厥阴经（将其音译为 xeu kiue ym kim）输入到手部，故而称为手厥阴经。与命门有关的人体三部中的阳通过手少阳经（将其音译为 xeu xao yam kim）输入到手部，所以将其称为手少阳经。与心相关的小肠通过手太阳经（将其音译为 xe tai yam kim）输入阳，所以将其称为手太阳经。

在向西方介绍中医经脉时，卜弥格也介绍了很多的穴位，穴位也采用的是音译，而没有借用西方的词语进行介绍。比如他将“浮白”音译为 Feu pe，将“三焦”音译为 San ciao，将“期门”音译为 Ki muen，将“气海”音译为 Ki hai，将“丹田”音译为 Tan heu，将“关元”音译为 Quan yuen，将“人迎”音译为 Qin ym，将“气口”音译为 Ki keu，将“太冲”音译为 Tai chum，将“太溪”音译为 Tai ki，将“冲阳”音译为 Chum yam，将“风府”音译为 Fum fu，等等。对每一个穴位都按照中医的经典进行了比较充分的解释和说明。

同时，卜弥格也向西方介绍了中医的诊断方式。按照中国传统的诊断法，一般有四类，即“望、闻、问、切”。《难经》说，“望而知之谓之神，闻而知之谓之圣，问而知之谓之工，切脉而知之谓之巧”，可见诊断中的以“望”诊断病是最难掌握的。自秦之后，特别是随着历朝历代的变化，中医四大诊断法“望、闻、问、切”中“切”诊越来越受到重视。卜弥格在中国学习和考察中医诊断时，也注意到“切”的重要性，所以对西方介绍中国的诊断时，也比较注重“切”法。他特意为西方提供了两个“切”法的图片，向西方人说明究竟什么是“切”法。他特别告诉西方人，中国医生用左手按住患者的右手，特别用示指按住患者右手的“第一个位置”之下部进行切脉，以明确其疾病的问题和治法。他阐述为，中国医生用示指按在患者手上的“第一位置”上，以中指按在其“第二位置”上，以无名指按在其“第三位置”上进行认真系统的诊断和分析。

第三节 卜弥格对中药的学习和传播

卜弥格学中医的时候，对中药非常重视，因为要治疗任何疾病，中药是最为常规的。其中个别中药植物西方也是有的，但大部分西方还是没有的，所以他比较具体地向西方介绍了中药的核心内容。这里笔者特别向大家介绍他对一些核心中药的介绍和翻译。

椰子（Xay-cu）

当时中国还没有注音表，西方在华传教士也没有制定中文字的注音表。所以卜弥格为重要名词的注音，完全是他自己的注音，不一定准确。椰子的拉丁语名称为 Cocois，椰子浆的拉丁语名称为 Succus Cocois Nuciferae，椰子壳的拉丁语名称为 Endocarpium Cocois Nuciferae，椰子皮的拉丁语名称为 Cortex Cocois Nuciferae Radicis，椰子瓤的拉丁语名称为 Albumen Cocois Nuciferae，椰子油的拉丁语名称为 Oleum Cocois Nuciferae。卜弥格认为中国、波斯和印度所称为椰子的，实际上是西方的棕榈树。他认为多吃这些，能清洗肠胃。这显然与中药的功用有关。由于椰子西方也有，所以卜弥格介绍时并没有提供图片。

槟榔（Pim-lam）

槟榔的拉丁语名称是 Semen Arecae。卜弥格认为，槟榔树很像椰子，

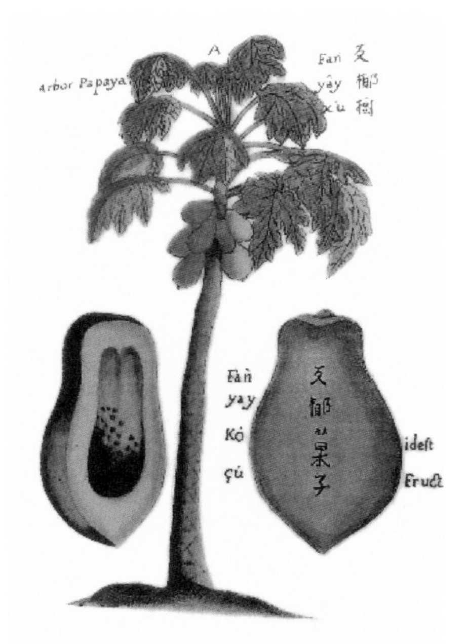

图 2-11 卜弥格提供的反椰子图

但其叶子却不像，因为其叶子比较宽大。他觉得这种树又高又瘦，其树枝上却长满了花，果实很大。在中国，医生常用槟榔治病，效果良好。东亚附近的一些国家，如日本等，却没有槟榔，只好从中国购买槟榔。卜弥格认为槟榔和椰子还是比较相像的，所以向西方介绍时也没有提供图片。

反椰子（Pan-yay-cu）

所谓反椰子，就是中国的番木瓜。印度将其称为“反椰子”，其原文是 Payaya。番木瓜的拉丁语名词是 Caricae Papayae。卜弥格向西方介绍时说，许多番木瓜树都生长在中国的海南、云南、广西、广东和福建等地。他觉得这些树质地松软，果实丰富，比香瓜还大，味道很甜，有寒性，能提神醒脑，治疗效果非常好。卜弥格向西方介绍时说，在中国，番木瓜果实的成熟不分季节，一年中每个月都有结果，虽然果不一定完全成熟。但在印度，一直到每年的 12 月或来年的 1 月番木瓜的成果才能成熟，比较缓慢。

芭蕉（Pacyao）

卜弥格告诉西方，中国的芭蕉，印度叫无花果，拉丁语名称是 Musa Basjoo。他认为这种树树干粗大，颇有绿色，树干不硬，还有很多的水分，说明其颇为柔润。这种树在西方也存在。他说其果实在西方叫做 Banana，即香蕉。在大马士革叫 Musaceae，即芭蕉。他认为芭蕉果也可以加快成熟，如果将其加上蜜和糖进行煮制，就可以作药用，治咳嗽有痰非常有效。但芭蕉在印度需要 6 个月才能成熟，结果的时间比较长。

槚如（Kia-giu）

卜弥格注意到，槚如主要生长在中国的云南、广西和一些中国的岛屿上。他认为槚如树长得很高很大、枝繁叶茂、果色黄红，椰子非常漂亮，不仅可作为水果吃，也作为药物用。他觉得槚如的果实和酒或盐用在一起，健胃的效果非常好。这可能就是中医传统用药的一种方式，非常有利于对某种疾病的治疗。槚如的拉丁语名称是 Anacardium Occidentale。当年卜弥格对西方介绍时，既使用了所谓的拼音，也使用了拉丁语。

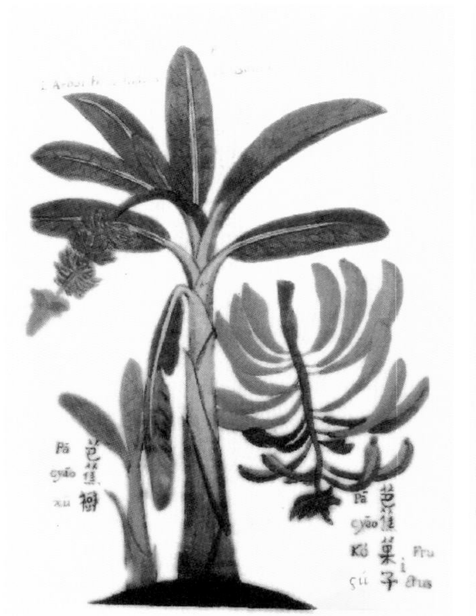

图 2-12　卜弥格提供的芭蕉图

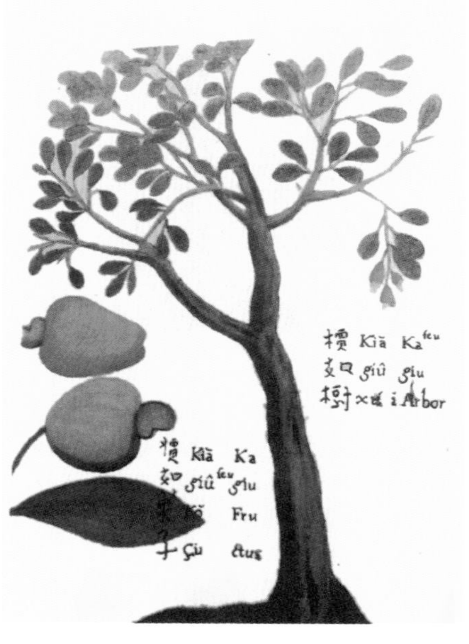

图 2-13　卜弥格提供的槚如图

荔枝（Li-ci），龙眼（Lum-yen）

所谓的荔枝和龙眼，都是该树果子的称谓。卜弥格告诉西方人，这个药物之树是中国独有的，生长在中国南方各地，亚洲其他国家则没有，西方更没有。他了解到，龙眼树的果子成熟于每年的 6 月和 7 月，其核心功能就是中医用来治疗疾病的。将其泡在水里让患者喝下去，就能治好各种疾病，功效奇特。

蒲桃（Giam-po）

卜弥格认为，蒲桃不仅生长在中国广东的香山和澳门，而且也生长在印度和马六甲。其疗效还是比较明确的。他觉得蒲桃的果实很大，既不全是甜味，也不全是酸味。中国既可以将其用为副食，更可以将其用作药物。在中国之外的一些国家，蒲桃树也仅仅是植物，而不是药物。

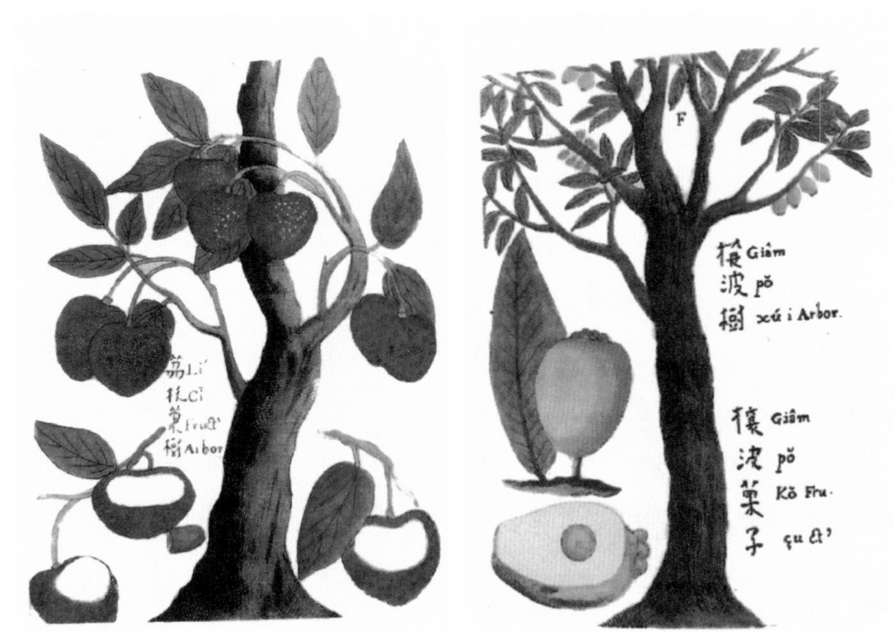

图 2-14 卜弥格提供的荔枝图

图 2-15 卜弥格提供的蒲桃图

但在印度，蒲桃树也是药物，可以用来退热，也可以用来治疗胃病。这说明中国和印度历朝历代的交流还是比较充分的。

番菠萝蜜（Fan-po-lo-mie）

番菠萝蜜主要生长在中国的广东、广西、云南、福建和海南等地，拉丁语名称是 Artocarpus Heterophyllus。也就是说番菠萝蜜主要生长在中国的南方，北方基本没有见到。卜弥格学习和了解中国的番菠萝蜜时，也注意到印度对其的应用。他认为印度将番菠萝蜜称为 Ananas。番菠萝蜜在中国成熟于 7 月或 8 月，在印度则成熟于 2 月或 3 月。对于番菠萝蜜的临床功效，卜弥格似乎不是完全掌握，所以他说，他不了解其是否有利于人们的健康，但作为一种中药，其显然是有利于治疗某种疾病的。

杧果（Man-ko）

杧果是中国的一种颇有特色的植物，更是药物。卜弥格对此比较了解，同时也注意到印度人将其称为 Managa，其拉丁语名称是 Mangifera Indica。杧果也主要生长在中国的南方各地。他觉得杧果的果实中也有苦味，但患者吃后能杀灭肠道中的蛔虫，另外还能非常有效

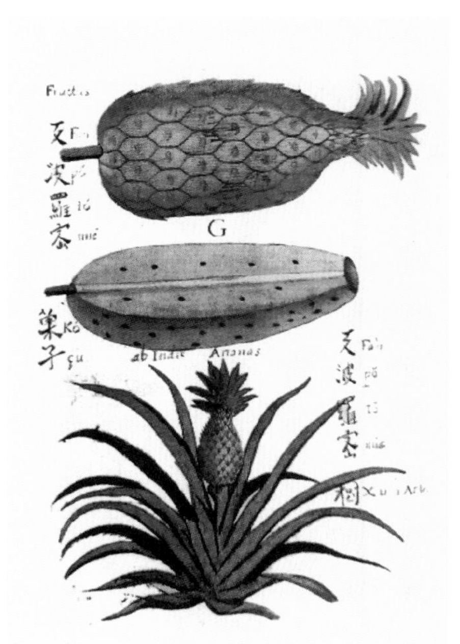

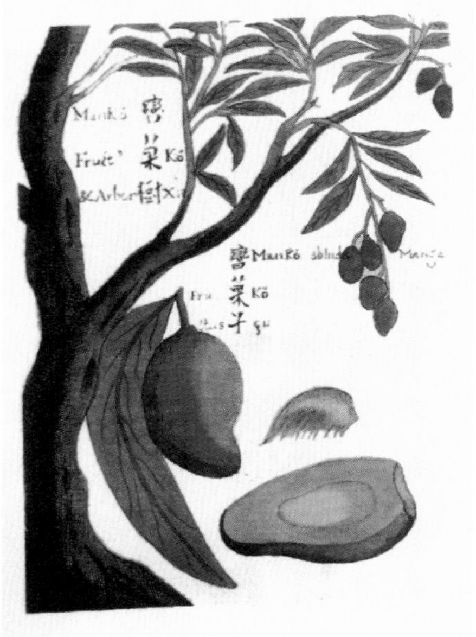

图 2-16 卜弥格提供的番菠萝蜜图

图 2-17 卜弥格提供的杧果图

地治疗肠泻之病。他觉得杧果的果实一般成熟于 4 月或 5 月，可以完全保存到 11 月。

枇杷（Pi-pa）

卜弥格注意到，枇杷树及其果实，完全生长在中国，不仅欧洲没有，印度也没有。他特别关注中国特有的植物、树木和药物。他觉得中国的枇杷的颜色和味道与欧洲的李子比较一致。但毕竟欧洲没有枇杷，只有中国才有这种特殊的树木，并且将其果实也用作药物治疗特殊的疾病。他注意到枇杷在 2 月或 3 月，其果实就成熟了，可以食用了。

臭果（Ciev-ko）

臭果也是中国特有的一种植物和药物，拉丁语名称为 Psidium Guajava。卜弥格说，在印度的葡萄牙人将中国的臭果叫做 Goyava，可能是根据印度的读音念的。他认为中国的臭果虽然有难闻的臭虫味，但却有特别浓的香味。通过考察中药，他发现真正有臭味的臭果树的叶子，则是一种好药，能治疗热病。他说葡萄牙人还将臭果称为 Pera，因为其形状与欧洲的梨子比较接近。卜弥格注意到，臭果的果实在中国 6 月或 7 月就成熟了，但在印度要到 11 月或 12 月才成熟。

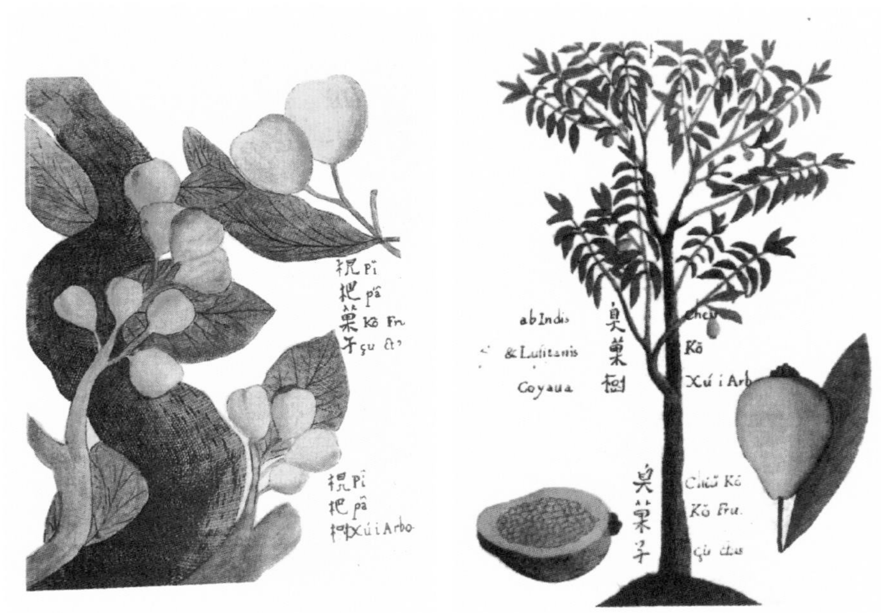

图 2-18 卜弥格提供的枇杷图

图 2-19 卜弥格提供的臭果图

波罗蜜（Po-lo-mie）

波罗蜜也是中国特有的一种树木，其果实也是中医特有的药材，拉丁语名称是 Artocarpeae。卜弥格向西方介绍时说，波罗蜜是中国非常特殊的一种树，其果实更是特别。1棵树1年才形成1个、2个或3个果实，果实非常大，一般需要好几个人的共同努力才能将其摘下。波罗蜜也是中国非常特别的一种核桃似的果仁，既可以当水果吃，也可以用作药物治疗疾病。

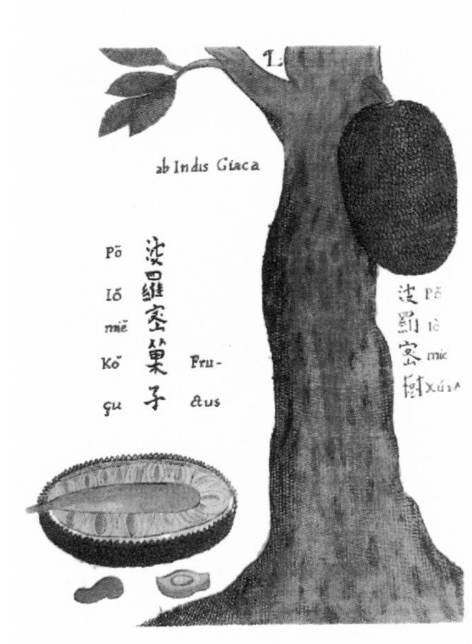

图 2-20 卜弥格提供的波罗蜜图

柿饼（Su-pim）

在卜弥格看来，柿饼树和柿饼树的果实非常好看，自然是人们爱吃的果子，中国的医生还将其用作药物。他对西方人说，中国的柿饼中间也有核，将其晾干

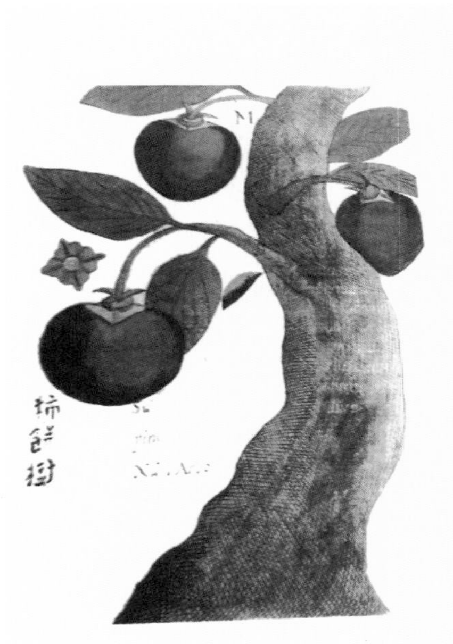
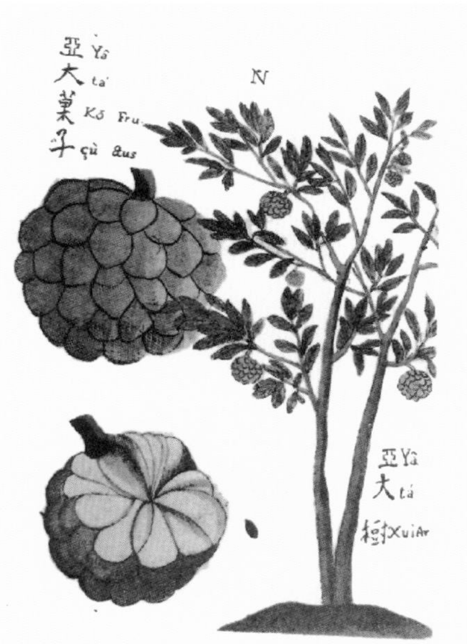

图 2-21 卜弥格提供的柿饼图

图 2-22 卜弥格提供的亚大图

后与欧洲的无花果颇为相像，在中国还将其用作药物。在中国的南方，每年的 1 月、2 月或 3 月柿饼的果实就成熟了。但在中国的北方，每年的 6 月、7 月或 8 月柿饼的果实才成熟。

亚大（Ya-ta）

亚大是一种树，其果实是一种药物。卜弥格了解到，亚大产于印度，后被移植到中国一些肥沃的地域里，成为中国的一种药用植物，其拉丁语名称是 Annona Squamosa。这种树的果实的皮是绿色的，就像松子一样，所以葡萄牙人将其称为 Mangiare Reale。这种树的果实在不同的地域成熟的时间也不同，比如在有的地域成熟于 2 月或 3 月，而在其他地域则成熟于 10 月或 11 月。其果实不仅很甜，而且也能用以治疗不同的疾病。

榴莲（Du-liam）

榴莲是热带著名水果之一，原产马来西亚。东南亚一些国家种植较多，其中以泰国最多，拉丁语名称是 Durio Zibethinus Murr。中国广东、海南也有种植。榴莲在泰国最负有盛名，被誉为“水果之王”。它的气味浓烈，爱之者赞其香，厌之者怨其臭。作为医药，其功效滋阴强壮、疏风清热、利胆退黄、杀虫止痒、补身体。卜弥格向西方介绍时说，榴莲树主要生长在爪哇岛、马六甲马卡亚和暹罗王国，被这些国家和地域进贡给中国。其实中国南方一些地区也种植榴莲树。葡萄牙人将榴莲叫做 Mangiar Bianco。

无名的水果

所谓无名的水果，就是卜弥格忘记了中国一类果实的名称，搞不清楚它们究竟是什么。卜弥格向西方介绍时说，“我把它称为无名的水果，原因是我已经记不起它的中国名称了”。他自己早年在中国海南岛传播基督教时，见过这些果实，但到中原地区和北方地区以后，则忘记了。但他还记得这些果实的实际意义及其在中药方面的特殊作用。他还有这类果实的图片，将这个图片传播给了西方人。

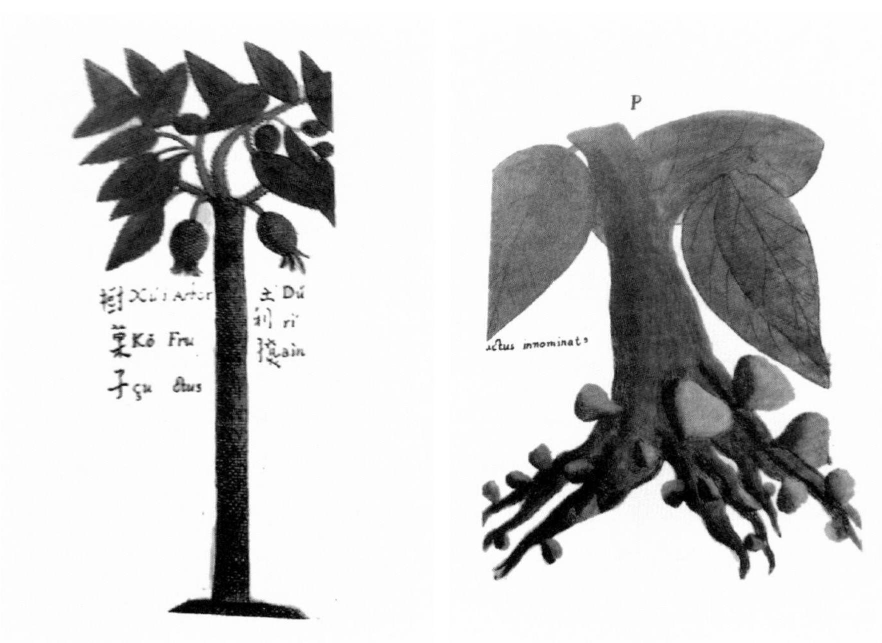

图 2-23 卜弥格提供的榴莲图

图 2-24 卜弥格提供的无名的水果图

胡椒（Hu cyao）

卜弥格告诉西方，胡椒主要生长在中国云南等地域，也生长在爪哇岛、婆罗洲和马拉巴尔等地，拉丁语名称是 Fructus Piperis。他觉得胡椒在地里长得很深，其绿色的种子也比较甜，可以作药用，可以主治眼病，也可以消毒。他告诉西方人，胡椒其实有两类，一类是黑胡椒，一类是白胡椒。而黑胡椒可以用来治疗位于食管里的疾病和位于肠道里的寒病。他认为胡椒是一种性温的药物，可以利尿，可以协助消化，可以明目，可以治疗一些危重的疾病。他觉得胡椒与花蜜同用可以治疗咳嗽，与桂树叶子同用能治疗呕吐，和醋同用能消除脓肿，治疗脾病，和葡萄同用能祛痰。卜弥格的这些介绍，颇为符合实际。

桂树皮（Guey pi）

卜弥格告诉西方人，中国人所谓的桂树皮生长在中国的广东、广西等地。卜弥格认为锡兰岛（今斯里兰卡）上也有桂树皮，而且长得比中国的还要好。所以中国人常到锡兰岛上剥其皮将其进口到中国。进口到中国后，中国又将其运到霍尔木兹岛、叙利亚的阿勒颇，也算是向西方传播中药。桂树皮的花可以治疗胃痛和各种传染病，也能防治胃胀及利尿等，同时对心、肝、脾、神经和脑都有良好的调节作用。

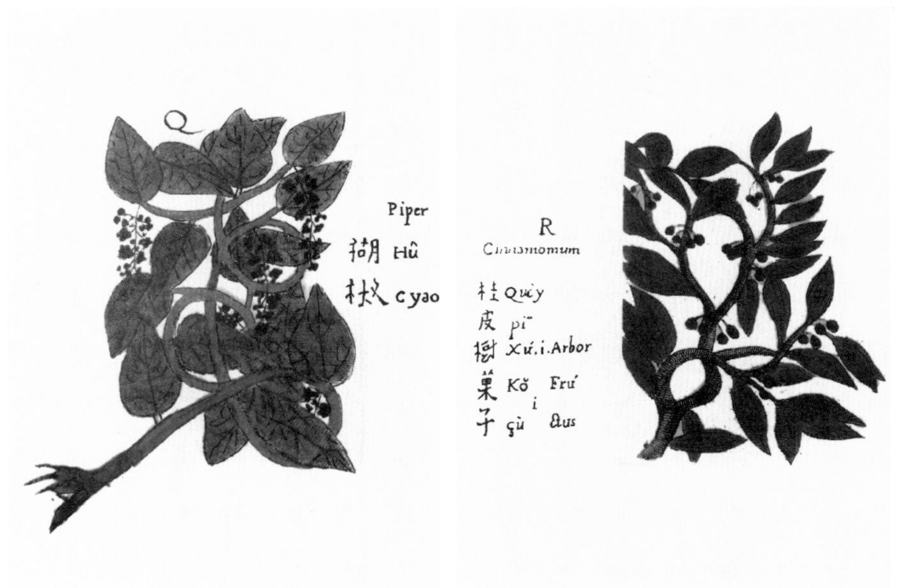

图 2-25 卜弥格提供的胡椒图

图 2-26 卜弥格提供的桂树皮图

太黄（Tay huam）

卜弥格将中国的大黄叫做太黄，可能对大黄的名字了解得不准确。太黄的拉丁语名称为 Radix et Rhizoma Rhei。卜弥格觉得太黄主要生长在中国的四川、陕西和福建的一些地域。他发现生长太黄的地域都有红色的土地，显得很肥沃。之所以将其叫做太黄，是因为其叶子很大，成熟后就萎谢，而且变得枯黄，干燥后就落在地上。新鲜和绿色的太黄闻起来有苦味，吃起来更苦，其液汁也是黄的，味道很难闻。卜弥格觉得，只有在冬天采集的太黄质量最高，效果最好。为了保持其良好的效果和作用，应该避免将其干燥化，因为干燥之后就失去了基本的作用，无法再用以治疗疾病了。

茯苓（Fo lim）

茯苓是中国常见的一种药物，拉丁语名称是 Poria; Indian bread。卜弥格说葡萄牙人将中国的粮食和面包称为 Pao de Cina，而欧洲则称为 China。可见当年欧洲人说的 China 的实际意义与当今的意义完全不同。卜弥格认为，茯苓主要生长在中国的云南、广西和广东等地。这是一种非常特殊的树，树干上有很尖的刺，难以随意剥取。茯苓作为中药，可以用以治疗梅毒，消除血栓，防治中风，可以治疗好多种疾病。卜弥格说葡萄牙人在明代中期就将中国的白茯苓传播到了印度和欧洲，值得牢记。

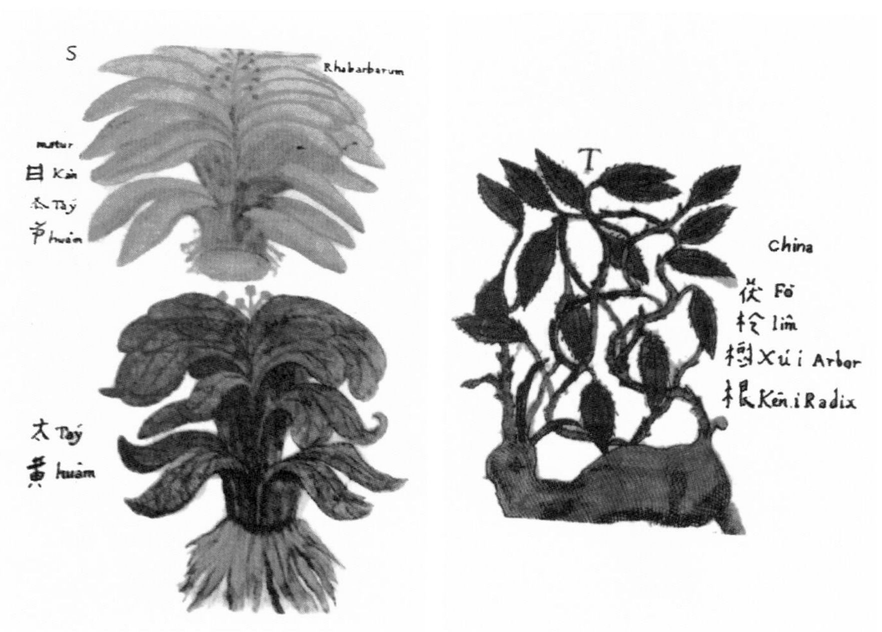

图 2-27　卜弥格提供的太黄图

图 2-28　卜弥格提供的茯苓图

生姜（Sem kiam）

生姜是中国常见的一种植物和药物，拉丁语名称是Rhizoma Zingiberis Recens。卜弥格觉得中国的生姜像绿色的芦苇一样，同时也生长在印度、孟加拉国和巴西等地。但他觉得中国的生姜质量最高，产量最大。中国人很重视对生姜的保存，保留1年都可以没有任何变化。卜弥格对西方介绍时说，中国医生常用生姜治病，比如可以治疗腹中的寒热痹。卜弥格注意到，中国医生常用生姜的根预防和治疗与血液循环相关的一些器官的疾病。医生有时也让患者空腹吃生姜，目的是解毒。

凤凰（Fum-hoam）

凤凰，亦作“凤皇”，古代传说中的百鸟之王。雄的叫“凤”，雌的叫“凰”，总称为凤凰。常用来象征祥瑞，凤凰齐飞，是吉祥和谐的象征，自古就是中国文化的重要元素。所以卜弥格向西方介绍中医和中药时，也特意向西方介绍了凤凰与中华文明和文化密切的关系。他认为凤凰翅膀象征着品德和正义，胯部象征着顺从，身躯象征着忠诚。卜弥格向西方介绍中药时提到凤凰，就是对中医和中药精气神韵的体现，说明中医确实是中华文化最为优秀的一个领域。

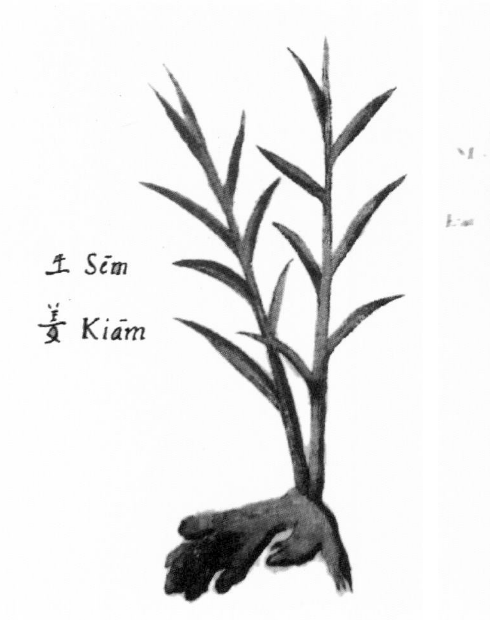

图2-29 卜弥格提供的生姜图

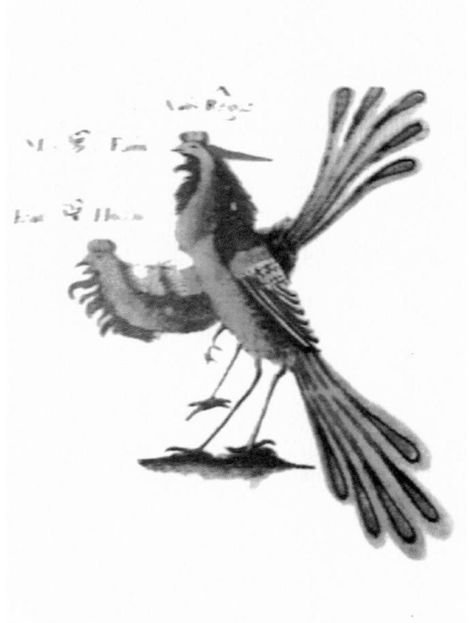

图2-30 卜弥格提供的凤凰图

野鸡（Ye-ki）

所谓野鸡，就是生于高山野地上的一种鸟类。此种鸟类既可以作为肉类食品吃，也可以作为药类之物使用。卜弥格向西方介绍中药时，也提到了这类野地里的鸟类。他认为野鸡长得很大，人们都非常喜欢吃其肉。他觉得野鸡主要生长在中国的陕西和广西两地，同时也生长在朝鲜半岛，但各地的人们都有机会欣赏和品尝野鸡的美肉。它的肌肉、皮肤也可以当药物使用。

动物麝（Hian anima）

所谓的麝，其实是指麝香。卜弥格说葡萄牙人将麝香叫做 Almiscar，而拉丁语则将其称为 Muschum。他觉得麝这种动物既像鹿，又像老虎。在向西方介绍麝香时，他说中国医学界将麝香作为中药经常使用。他在学习和阅读中医和中药的著作中，就注意到医生常用麝香实现催产、缓解分娩之痛、消除胸部之苦、防治各种病变。

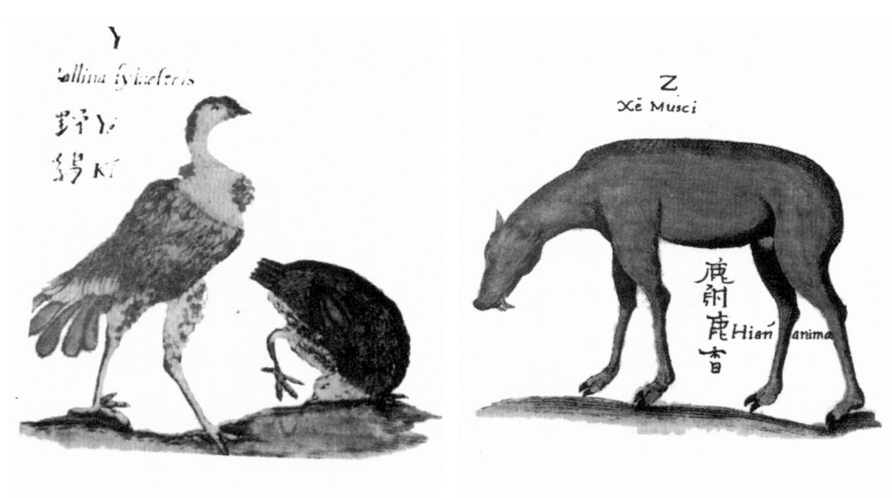

图 2-31 卜弥格提供的野鸡图

图 2-32 卜弥格提供的动物麝图

松鼠（Sum-xu）

松鼠味甘、咸，性平静，归于肺经、肝经、脾经、胃经和大肠经，具有理气调经、杀虫消积的功效。常用以治疗月经不调、痛经、肺结核、胸膜炎、疳积、痔瘘等疾病。卜弥格向西方介绍中药时，也介绍了松鼠。他认为松鼠是中国的一种黄黑色的动物，非常值得中国人充分利用。他觉得自古以来，中国人都能充分发挥其具体的作用。

玄豹（Hivenpao）

所谓玄豹，其实就是黑豹。明代刘基写的《郁离子》中说：“子不见夫南山之玄豹乎？其始也绘绘耳，人莫之知也。雾雨七日不下食，以泽其毛而成其文。”意思是说“你没看见那南山的黑豹吗？它刚生下来时，是浅黑色的样子，人们都不知道它是豹子。雾雨天 7 日不吃东西，为的是润泽它的皮毛而变成黑色的斑纹。”卜弥格向西方介绍中药时，也提到了玄豹。他说玄豹主要在中国的北京地区，没有老虎那么凶猛，显得比较温顺。所以中国人特别重视玄豹，不将其视为一般的动物，因为它对中药也有一定的意义。

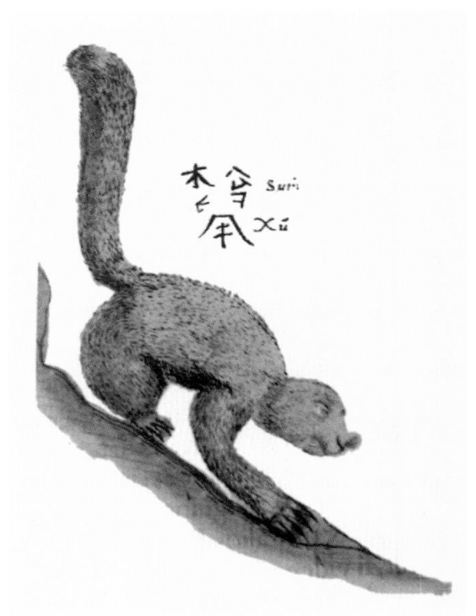

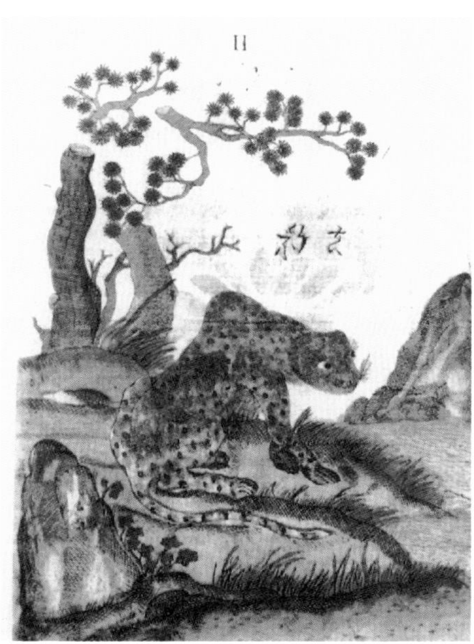

图 2-33 卜弥格提供的松鼠图

图 2-34 卜弥格提供的玄豹图

绿毛龟（Lo-meo-quey）

绿毛龟其实是一种背上生着龟背基枝藻的淡水龟。它是将动物与水生植物巧妙地融合为一体的生物。绿毛龟性味甘平，药用价值很高。李时珍说：“此龟古方无用者，近世滋补方往往用之。”有治疗肾阳不足、痔疮、咯血、尿血等功能。据《本草纲目》所述，炙龟板可通任脉、助阳道、补阴血、益精气等。卜弥格向西方介绍中药时特意地介绍了绿毛龟，认为绿毛龟是中国最珍贵的药用动物，可以消除眼痛和白内障，也可以治疗眼痛等疾病，还可以退热和解毒。

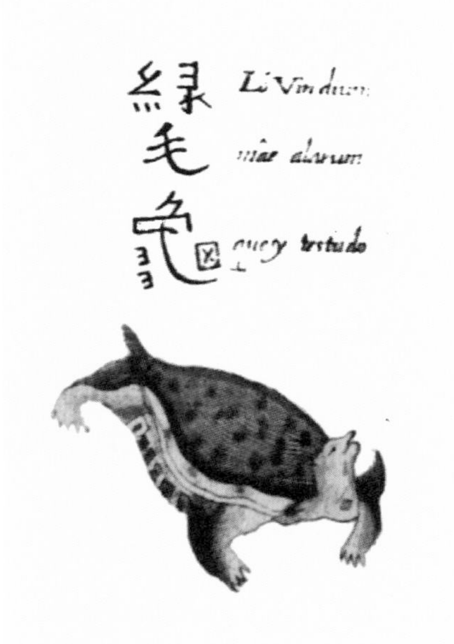

图 2-35 卜弥格提供的绿毛龟图

海马（Hayma）

海马是刺鱼目海龙科暖海生数种小型鱼类的统称，是一种小型海洋动物，身长 5 ～ 30 厘米，拉丁语名称是 hippocampus。因头部弯曲与体近直角而得名，头呈马头状而与身体形成一个角，吻呈长管状，口小，背鳍一个，均为鳍条组成。但卜弥格向西方介绍中药时提出的所谓海马，尤其是所提供的图片，显然与中国人所说的海马并不一致，说明他对个别动物的称谓与中国人的说法有异。他所说的海马，其尾巴毛可以防止瘫痪，其寒性的牙齿能堵住伤口，阻止人体内大量的血液流出。

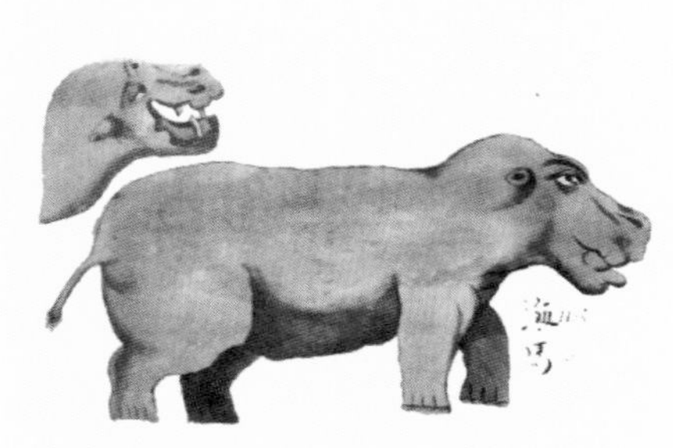

图 2-36 卜弥格提供的海马图

蚺蛇（Gen-to）

汉代末年问世的《名医别录》中说，“蟒肉味甘，性温，有小毒。除手足风痛，杀三虫，去死肌，皮肤风毒疠风，疥癣恶疮。具祛风活络，杀虫止痒功效，用于风痹、瘫痪、疠风、疥癣、恶疮”。明代问世的《本草纲目》中说，“蚺蛇胆，味甘、苦、寒，有

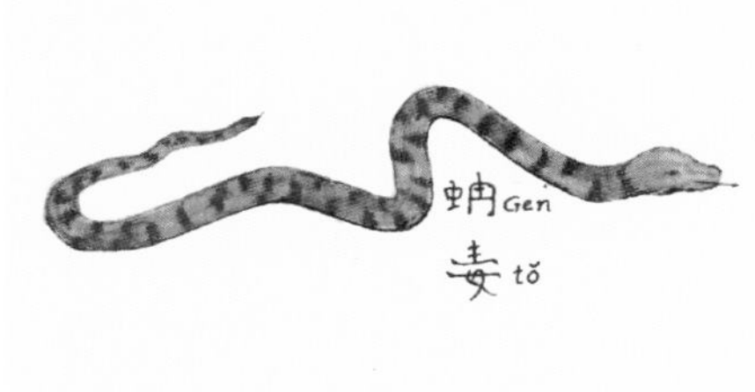

图 2-37 卜弥格提供的蚺蛇图

小毒。主心匿痛，下腹匿疮，目肿痛”。可见蚺蛇在医药方面的重要意义。卜弥格向西方介绍中药时，也特别重视蚺蛇，他认为真正有知识的人都将其当作药用，他觉得体弱的人吃了蚺蛇能滋养身体。蚺蛇的拉丁语名称是 Python bivittatus，葡萄牙人则将其称为 Cobras de Cabelo。

第四节 卜弥格对中医单味药的介绍和翻译

为了向西方介绍中药，卜弥格以单味药的方式介绍了近 300 种重要的中药。首先将其音译，然后以拉丁语的方式予以说明，同时将其功能和作用也做了较为具体的说明。这些重要的解释和说明，比较符合中药的实际，同时也提供了一些图片，让西方人明确其具体与哪种植物有关。下面将其具体情况予以介绍，让今人看看当年传教士对外介绍中医和中药时所采取的方法和策略。作为基督教的传教士，能如此比较深入地学习和了解中医，并努力将其介绍到西方，的确值得国人关注。

对黄精等中药的总结和说明

黄精，卜弥格将其音译为 Hoam Cim，拉丁语名称为 Polygonatum sibiricum Delax。卜弥格认为黄精是日本的一种树根，其味甜，性平和，用水汽蒸发并晒干，就成为中药了。这个中药可以入肺和胃以便补阴，使得呼吸通畅，并且能恢复患者的精神和活力。菖蒲，卜弥格将其音译为 Cham pu，拉丁语名称为 Acorus calamus L.。卜弥格认为该药味涩，性温，可入于人体的心脏和肺脏，可以治疗久治不愈的血管硬化性疾病，能尽快地恢复患者五脏六腑的功能。甘菊花，卜弥格将其音译为 Can cio hoa，拉丁语名称是 Chrysanthemum morifolium (Ramat.)。卜弥格认为其味道为苦中有甜，其性为温，可以入肺、肝、胃和肾以补阴、明目、祛风。

图 2-38 卜弥格提供的黄精、甘菊花图

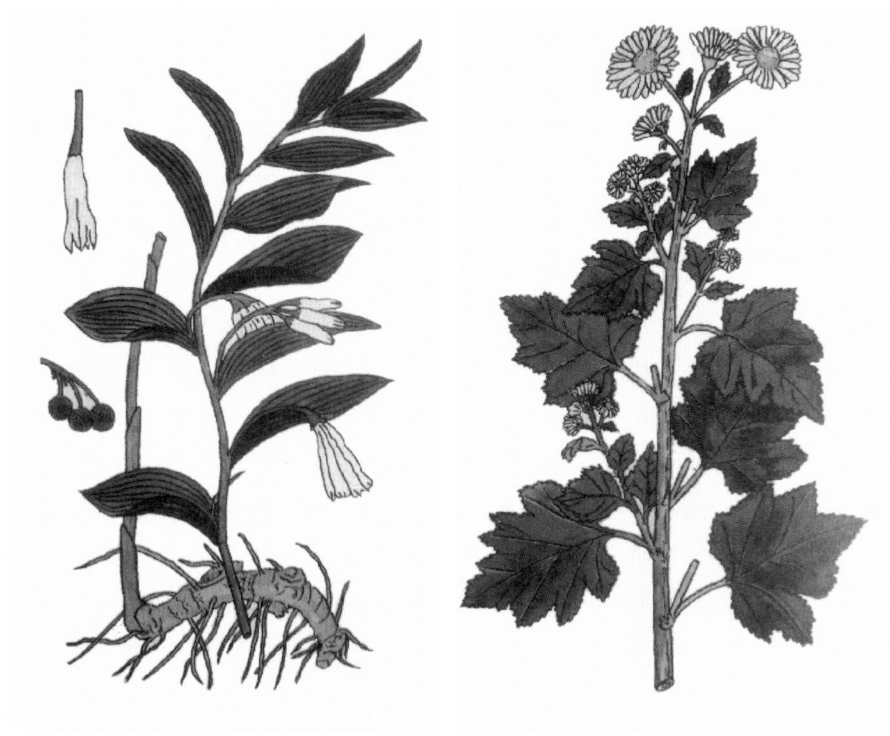

对人参等中药的总结和说明

人参，卜弥格将其音译为 Gin sen，拉丁语名称为 Panax ginseng C. A. Mey。卜弥格认为该药味甜，性温，是很珍贵的中药。该药可以入肺以提神补血。天门冬，卜弥格将其音译为 Tien muen tum，拉丁语名称为 Asparagus cochinchinensis (Lour.) Merr.。卜弥格认为这种药的味道既苦又甜，其性为寒，可以入肺和肾调整人体健康，同时也可以解渴。

对甘草等中药的总结和说明

甘草，卜弥格将其音译为 Can Cao，拉丁语名称为 Glycyrrhiza uralensis Fisch.。卜弥格觉得这一中药的味道为甘甜，其性为寒，可以入心和胃。该药可以解毒和恢复身体健康。生地黄，卜弥格将其音译为 Sem ty hoam，拉丁语名称为 Rehmannia glutinosa (Gaertn.) Libosch.。认为这一中药是大地长出的根，其味道为苦中有甜，其性为寒，可以入心、肺、肝和胃，能比较准确地清热补血。白术，卜弥格将其音译为 Pe xo，拉丁语名称为 Atractylodes macrocephala Koidz.。认为这种药的味道为苦

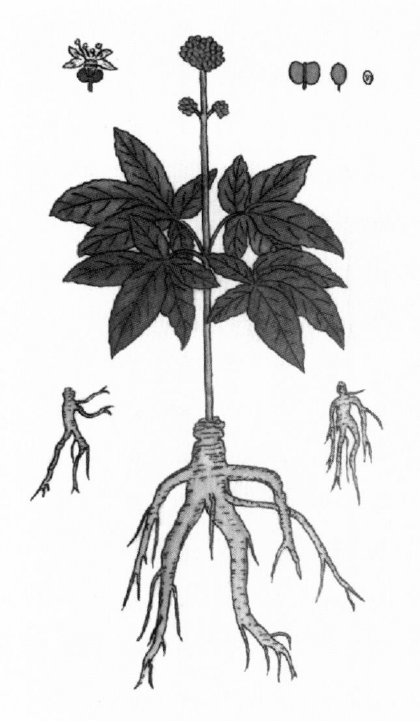

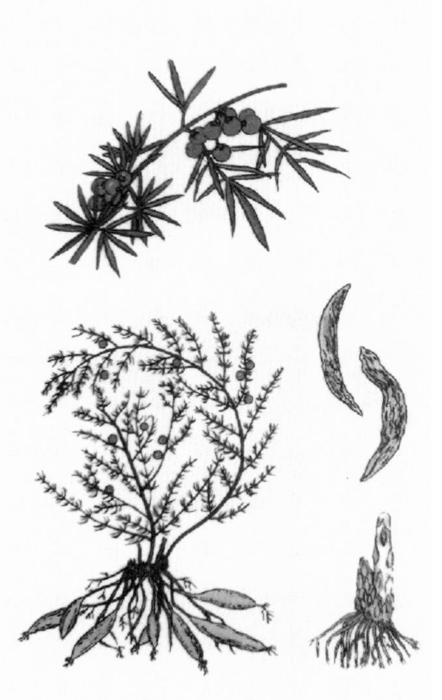

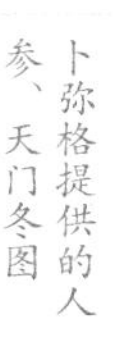

图 2-39 卜弥格提供的人参、天门冬图

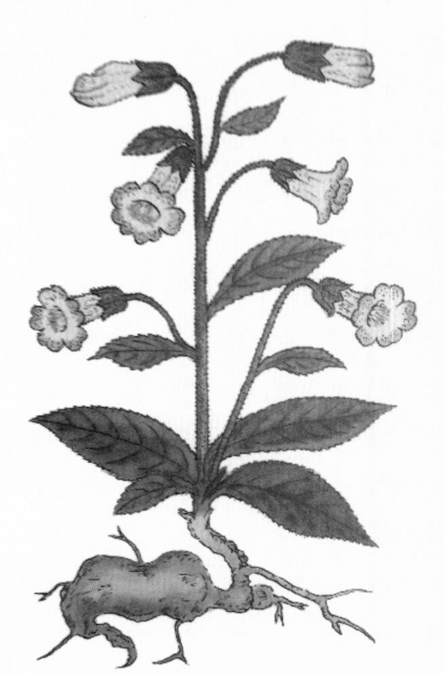

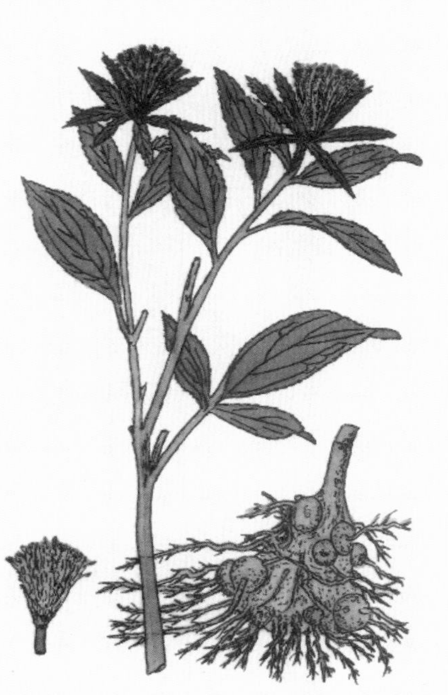

图 2-40 卜弥格提供的生地黄、白术图

中有甜，其性为温，可以入胃以增强胃的功能。如果患者发高烧，则不便用这一中药进行治疗。

对土附子等中药的总结和说明

土附子，卜弥格将其音译为 Tu su cu，拉丁语名称为 Aconitum carmichaeli Debx.。卜弥格认为该药味道苦涩，其性为温，可以入肾，功能为通便。牛膝，卜弥格将其音译为 Nieu sie，拉丁语名称是 Achyranthes bidentata Bl.。卜弥格认为该药味道为酸与甜，其性为温，可以入肾以清洁血液、强壮膝和骨、补充肾之功能。春柚子，卜弥格将其音译为 Chun yu cu，拉丁语名称为 Citrus grandis Osbeck。卜弥格认为此药为香橙核，其味道为涩中有甜，其性为温，可以用以治疗肾病，并且能补阴。

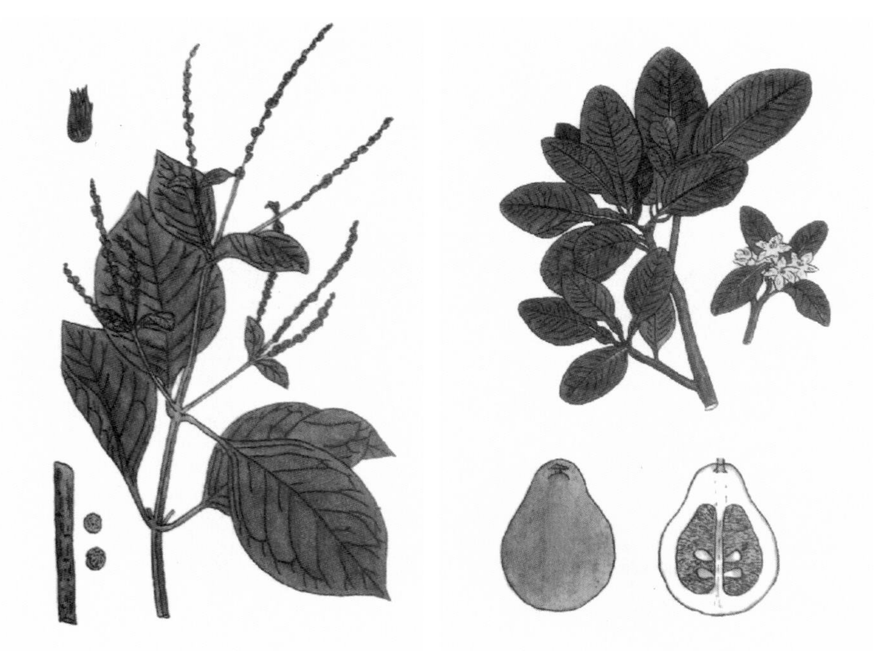

图 2-41 卜弥格提供的牛膝、春柚子图

对蕤仁等中药的总结和说明

蕤仁，卜弥格将其音译为 Jui gin，拉丁语名称为 Prinsepia uniflora Batal。卜弥格认为该中药是一种树种或橡实，觉得其味道为甜味，其性为温，可以祛风，女子产后可用以清热。柴胡，卜弥格将其音译为 Chai hu，拉丁语名称为 Buleurum chinense DC.。卜弥格认为其味道为苦，其性为微寒，医生可将其与菊苣一起使用进行治疗。该药可以入肝、胆、心、心包、胃和大肠，能提高消化功能，也能防治热病。麦门冬，卜弥格将其音译为 Me muen tun，拉丁语名称为 Ophiopogon japonicas Ker-Gawl。卜弥格认为其味道为甜味，其性为温或微凉，可以入心和肺，能解渴，能恢复人体的活力。浆活，卜弥格将其音译为 Hiam ho，拉丁语名称为 Notopterygium incisum Ting ex H.。卜弥格认为其味道为苦与甜，其性为温或微温，可以入小肠和膀胱以便排毒，通过治疗可以消除肿胀。升麻，卜弥格将其音译为 Xim ma，拉丁语名称为 Cimicifuga heracleifolia Komar.。卜弥格认为其味道为苦与甜，其性为微凉，可以入肺、小肠、脾和胃以治疗感冒。车前子，卜弥格将其音译为 Che cien cu，拉丁语名称为 Plantago asiatica L.。卜弥格认为其味道为甜味，其性为寒，可以入肝、膀胱和小肠以催化。木香，卜弥格将其音译为 Mo hiam，拉丁语名称为 Auklandia lappa Decne。卜弥格认为其味道为涩中有甜，其性为微凉，可以入心、肝、肺、脾和膀胱以缓解患者的心痛，恢复人体的活力。

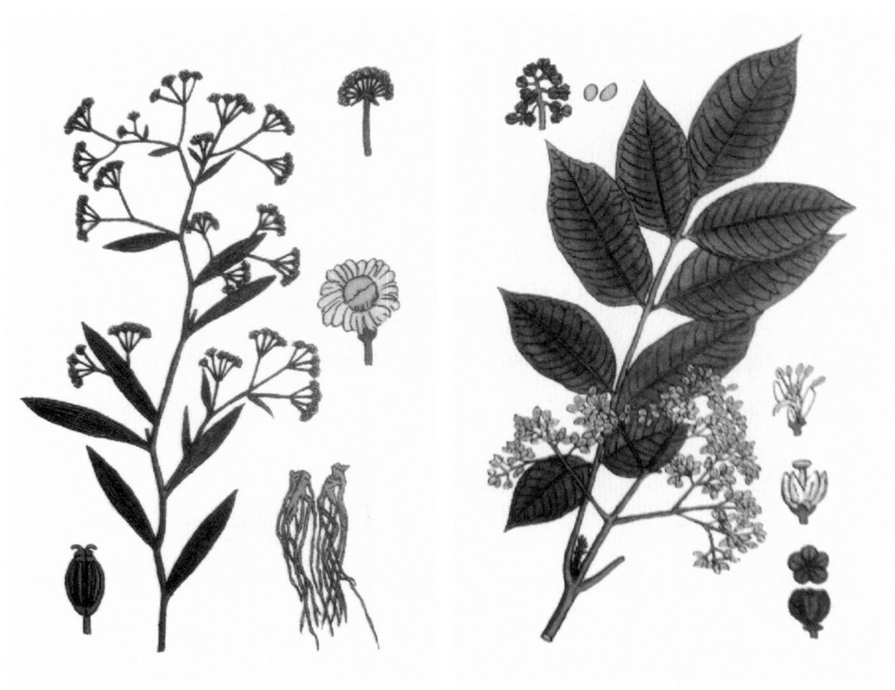

图 2-42 卜弥格提供的柴胡、吴萸图

吴萸，卜弥格将其音译为 U yu，拉丁语名称为 Evodia rutaecarpa (Juss.) Benth.。卜弥格认为其味道为甜味，其性平温，可以入大肠以恢复人体的活力。

对薏苡仁等中药的总结和说明

薏苡仁，卜弥格将其音译为 Y y gin，拉丁语名称为 Coix lacryma-jobi L.。卜弥格认为其味道为甜味，其性为微凉，可以入肺、肝、胃和大肠以恢复身体的活力。泽泻，卜弥格将其音译为 Ce sie，拉丁语名称为 Alisma orientale (Sam)。卜弥格认为其味道为甜味，其性为寒，可以入膀胱、肾和小肠以催化。远志，卜弥格将其音译为 Yuen chi，拉丁语名称为 Polygala tenuifolia Willd。卜弥格认为其味道为苦味，其性为微温，可以入心和肾以补血。龙胆草，卜弥格将其音译为 Lum tam cao，拉丁语名称为 Gentiana scabra Bunge。卜弥格认为其味道为苦味，其性为寒，可以入肝、胆、肾和脾以退烧，并消除脚部肿胀。细辛，卜弥格将其音译为 Si sin，拉丁语名称为 Asarum heterotropoides Fr.。卜弥格认为其味道为涩味，其性为温，可以入心、肝、胆、脾以消除战栗和痰咳。石斛，卜弥格将其音译为 Xe ho，拉丁语名称为 Dendrobium nobile Lindl。卜弥格认为其味道为甜味，其性为平和，可以用其恢复身体的活力并祛除体寒。

对巴戟等中药的总结和说明

巴戟，卜弥格将其音译为 Pa kie，拉丁语名称为 Morinda officinalis How。卜弥格认为其味道为涩味与甜味，其性为微凉，用其可以缓解肿痛，治疗身体的残疾。黄连，卜弥格将其音译为 Hoam lien，拉丁语名称为 Coptis chinensis Franch。卜弥格认为其味道为苦味，其性为寒，可以入心以剔除心热和保健胃部。白蒺藜，卜弥格将其音译为 Pe cie li，拉丁语名称为 Tribulus terrestris L.。卜弥格认为其味道为甜味，也有酸味，其性为微温，可以入命门以便恢复身体的活力。蒲黄，卜弥格将其音译为 Pu hoam，拉丁语名称为 Typha angusti folia L.。卜弥格认为其味道为甜味，其性为平和，可以入肝强身活血。续断，卜弥格将其音译为 Xo tuon，拉丁语名称为 Dipsacus asperoides C.Y.。卜弥格认为其味道为涩

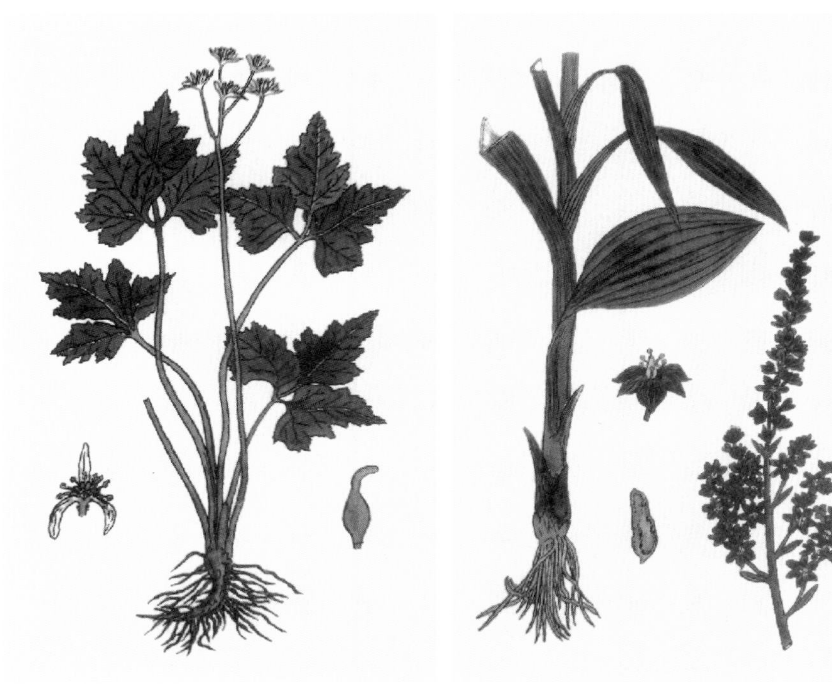

图 2-43 卜弥格提供的黄连、藜芦图

而带甜，其性为温，可以入肝和肾祛寒消肿，愈合伤口。藜芦，卜弥格将其音译为 Li lu，拉丁语名称为 Veratrum nigrum L.。卜弥格认为其味道为咸味带苦味，其性为寒，可以用其消除发烧引起的气泡。

对草决明等中药的总结和说明

草决明，卜弥格将其音译为 Cao kiue min，拉丁语名称为 Cassia obtusifolia L.。卜弥格认为其味道为苦味、咸味与甜味，其性为微寒，可以用以治疗视觉的模糊状态。党参，卜弥格将其音译为 Tan sen，拉丁语名称为 Codonopsis pilosula (Franch.) Nannf.。卜弥格认为其味道为苦味，其性为微寒，可以入心以消除肿胀、补充血液。五味子，卜弥格将其音译为 U ui cu，拉丁语名称为 Schisandra chinensis (Turcz.) Baill.。卜弥格认为其味道为酸味及甜味，其性为温，可以入肺和肾以便恢复男性的身体活力。独活，卜弥格将其音译为 To ho，拉丁语名称为 Angelica biserrata (Shan et Yuan)。卜弥格认为其味道为苦涩及甜味，其性为微温，可以入心和肾治疗产后的伤痛。蛇床子，卜弥格将其音译为 Xe choan cu，拉丁语名称为 Cnidium monnieri (L.) Cuss.。卜弥格认为其味道为苦味、涩味和甜味，其性为平和，可以入肺和肾剔除风寒，治疗体伤和脓肿。沙参，卜弥格将其音译为 Xa sen，拉丁语名称为 Adenophora stricta Miq.。卜弥格认为其味道为苦味，其性为微寒，可用以治疗肺病、心痛和胃痛。天花粉，卜弥格将其音译为 Sien hoa fuen，拉丁语名称为 Trichosanthes kirilowi Maxim.。卜弥格认为其味道为苦味，其性为寒，可以入肺、心、小肠、脾和胃祛除暑热和治疗痰咳。当归，卜弥格将其音译为 Tam quei，拉丁语名称为 Angelica sinensis (Oliv.) Deil.。卜弥格认为其味道为涩味及甜味，其性为温，可以入心、肝和脾调补血液。

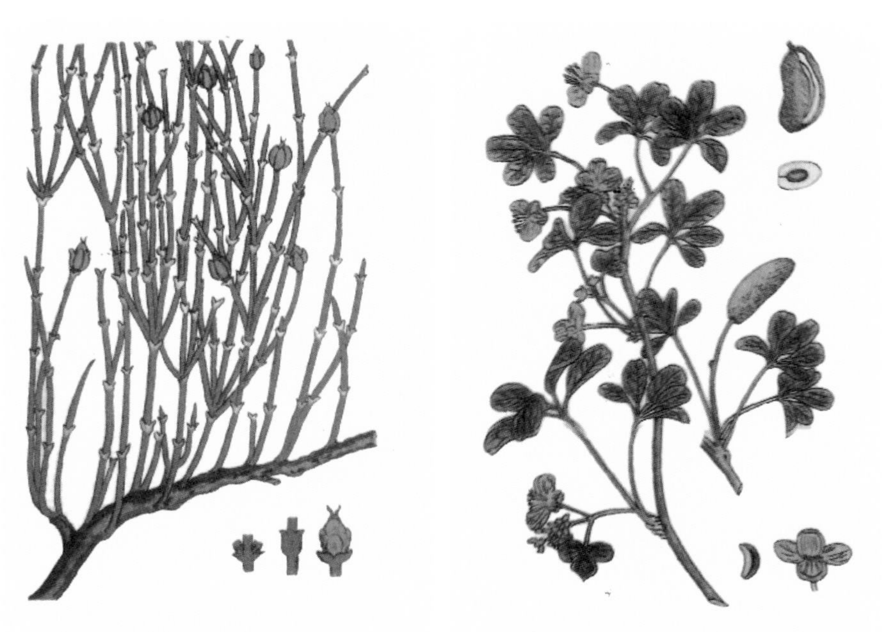

图 2-44 卜弥格提供的麻黄、通草图

对紫参等中药的总结和说明

紫参，卜弥格将其音译为 Cu sen，拉丁语名称为 Salvia chinensis Benth.。卜弥格认为其味道为苦味，其性为寒，可以入胃、大肠、肝和肾消除水肿和祛除腹中之虫。通草，卜弥格将其音译为 Tum cao，拉丁语名称为 Tetrapanax papyrifurus (Hook.)。卜弥格认为其味道不好，其性为寒，可以入肺和大肠及小肠剔除暑热及提高血液循环。麻黄，卜弥格将其音译为 Ma hoam，拉丁语名称为 Ephedra sinica Stapf.。卜弥格认为其味道为苦味及甜味，其性为温，可以入肺、心、肠和膀胱消退高热并贯通体内的经络。白芍，卜弥格将其音译为 Pe xo，拉丁语名称为 Paeonia lactifloria Pall.。卜弥格认为其味道为酸味及咸味，其性为微寒，可以入肺以养血，也可以消除毒素。赤芍，卜弥格将其音译为 Che xo，拉丁语名称为 Paeonia lactifloria Pall.，与"白芍"的拉丁语名称一致，出版时可能出现了一些问题。卜弥格认为其味道为涩味，其性为温，可以入肝治疗疾病。

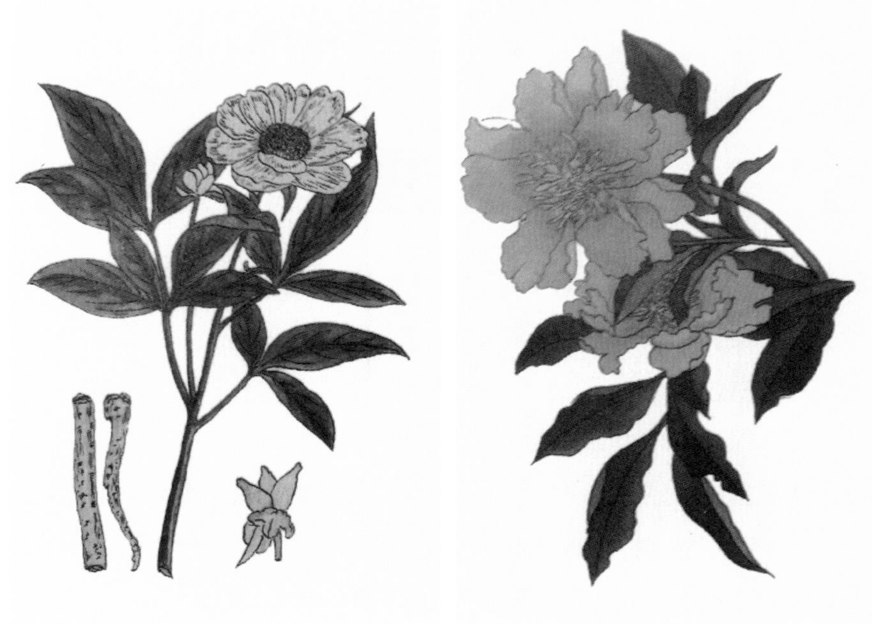

图 2-45 卜弥格提供的白芍、赤芍图

对玄参等中药的总结和说明

玄参，卜弥格将其音译为 Hiuen sen，拉丁语名称为 Scrophularia ningpoensis Hemsl.。卜弥格认为其味道为咸味和苦味，其性为微凉，可以入肺、心和肾提气消肿。百部，卜弥格将其音译为 Pe pu，拉丁语名称为 Stemona sessilifolia (Miq) Franch. Et Sav.。卜弥格认为其味道为苦味及甜味，可以入肺消除肺热、消毒、止咳和驱虫。秦艽，卜弥格将其音译为 Cin kien，拉丁语名称为 Gentiana macrophylla Pall.。卜弥格认为

图 2-46 卜弥格提供的百部、黄芩图

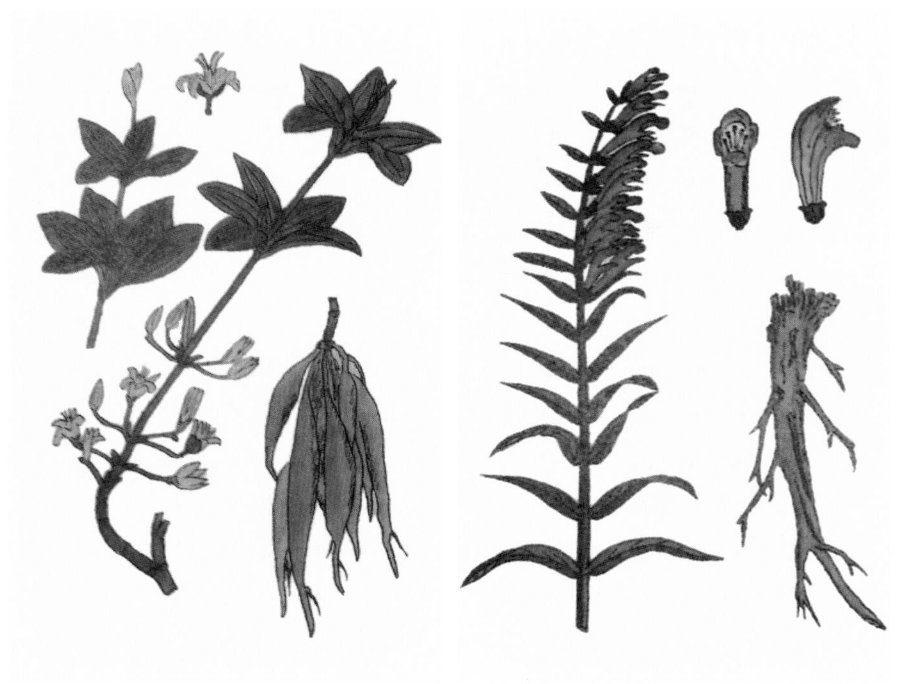

其味道为苦味和涩味，其性为微温，可以入胃和大肠及小肠消除骨中之热和经络中的湿重。贝母，卜弥格将其音译为 Poi mu，拉丁语名称为 Fritillaria cirrhosa D. Don。卜弥格认为其味道为苦涩，其性为微寒，可以入心和肺舒心和肺并止咳。知母，卜弥格将其音译为 Chi mu，拉丁语名称为 Anemarrhena asphodeloides Bung.。卜弥格认为其味道为苦味，其性为寒，可以入肾壮阳并剔除肾和骨中的暑热。白芷，卜弥格将其音译为 Pe chi，拉丁语名称为 Angelica dahurica (Fisch, ex Hoffm.) Benth et Hook.。卜弥格认为其味道为涩味，其性为温，可以入肺、脾和胃以便安神、消肿。黄芩，卜弥格将其音译为 Hoam kin，拉丁语名称为 Scutellaria baicalensis Georgi.。卜弥格认为其味道为苦味，其性为寒，可以入肺、大肠、膀胱和胆排毒并消除肠热。

对紫菀等中药的总结和说明

紫菀，卜弥格将其音译为 Cu yuen，拉丁语名称为 Aster tataricus L.。卜弥格认为其味道为苦味，其性为温，可以入肺和心治疗咳嗽并壮阳。前胡，卜弥格将其音译为 Cien hu，拉丁语名称为 Peucedanum

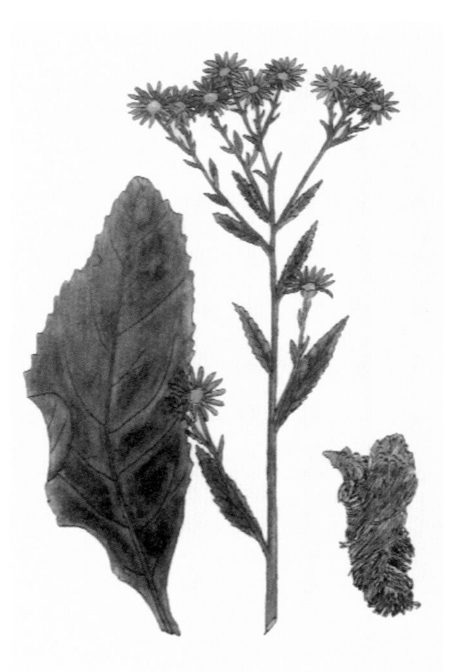
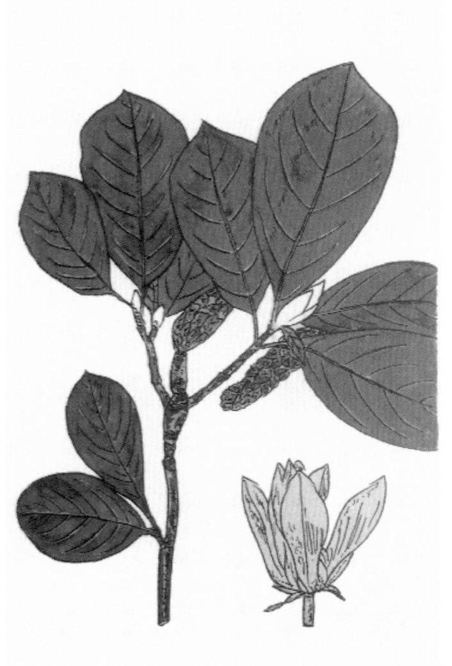

图 2-47 卜弥格提供的紫菀、辛夷图

praeruptorum Dunn (Mig.) Maxim。卜弥格认为其味道为苦味及甜味，其性为微温，可入肺、肝、脾和膀胱退高烧、消暑热，也可增强胃的功能。草蓬，卜弥格将其音译为 Cao puen，拉丁语名称为 Ligustrum japonicum Thunb.。卜弥格认为其味道为苦涩，其性为微温，可入小肠和膀胱消除内湿。白鲜皮，卜弥格将其音译为 Pe sien pi，拉丁语名称为 Dictamnus dasycarpus Turcz.。卜弥格认为其味道为咸味与苦味，其性为寒，可入肺和小肠治疗感冒和咳嗽。萆薢，卜弥格将其音译为 Poi hiai vel pi hiai，拉丁语名称为 Dioscorea collecttii Hook.。卜弥格认为其味道为苦味加甜味，其性为平和，可入脾、肾和膀胱祛除寒气和湿气。白薇，卜弥格将其音译为 Pe ui，拉丁语名称为 Cynanchum atratum Bunge.。卜弥格认为其味道为咸味和苦味，可用以补阴，治疗感冒，祛痰。蕲艾或艾叶其实是一味中药，卜弥格将其音译为 Xi ngai vel ngai ye，拉丁语名称为 Artemisia argyi Levl. et Vant.。卜弥格认为其味道为苦涩，其性为微寒，可入肺、脾、胃和肾治麻木、活血、止痒。地榆，卜弥格将其音译为 Ti yu，拉丁语名称为 Sanguisorba officinalis L.。卜弥格认为其味道为苦味、酸味和甜味，其性为微寒，可入肝和大肠养血。昆布，卜弥格将其音译为 Quen pu，拉丁语名称为 Laminaria japonica Aresch.。卜弥格认为其味道为咸味，其性为寒，可用以治疗水肿和肿胀。辛夷，卜弥格将其音译为 Siny，拉丁语名称为 Magnolia biondiii Pamp。卜弥格认为其味涩，其性温，可用以退烧、驱寒、消风。

对天麻等中药的总结和说明

天麻，卜弥格将其音译为 Tien ma，拉丁语名称为 Gastrodia elata BI.。卜弥格认为其味道为涩味，其性为平和，可入肝和膀胱以恢复人体活力。防己，卜弥格将其音译为 Fam ki，拉丁语名称为 Stephania tetrandra S. Moore。卜弥格认为其味道为苦涩，其性为微温，可入十二经脉以祛除暑热，治疗感冒，恢复人体活力。金钱豹乌龟，卜弥格将其音译为 O quei，拉丁语名称为 Stephania sinica Diels。卜弥格认为其味道为涩味，其性为寒，可入胃以消除腹部的肿痛病，排除积水。款冬花，卜弥格将其音译为 Quon tum hoa，拉丁语名称为 Tussilago farfara L.。卜弥格认为其味道为涩味与甜味，其性为温，可用以治疗感冒，也可以解渴祛痰。丹皮，卜弥格将其音译为 Tan pi，拉丁语名称为 Paeonia suffruticosa Andr.。卜弥格认为其味道为苦涩，其性为微温，可入肝以剔除坏血。姜黄，卜弥格将其音译为 Kiam hoam，拉丁语名称为 Curcuma longa L.。卜弥格认为其味道为苦涩，其性为寒，可解除滞血。郁金，卜弥格将其音译为 Yo kin，拉丁语名称为 Xurcuma aromatic Salish.。卜弥格认为其味道为苦涩，可入心和肺以剔除坏血。青黛，卜弥格将其音译为 Cim tai，拉丁语名称为 Indigofera tinctoria L.。卜弥格认为其味道为

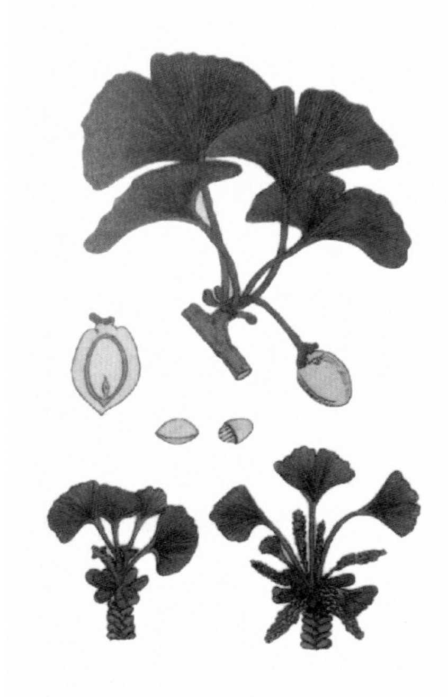

图 2-48 卜弥格提供的白果图

苦味加甜味，其性为寒，可入心和肾以清目退烧。芦荟，卜弥格将其音译为 Lo hoei seu Aloe，拉丁语名称为 Aloe vera L.。卜弥格认为其味道为苦味，其性为寒，可入心和肾清目退烧。肉果，卜弥格将其音译为 Jo ken，拉丁语名称为 Myristica fragrans Houtt.。卜弥格认为其味道为苦味，其性为温，可入脾、胃和大肠解决内脏疼痛并治疗胃病。延胡索，卜弥格将其音译为 Hiuen hu so，拉丁语名称为 Corydalis yanhusuo W. T. Wang。卜弥格认为其味道为苦涩，其性为温，可入心、肺、脾和胃以助产。胡黄连，卜弥格将其音译为 Hu hoam lien，拉丁语名称为 Picrorrhiza scrophularii flora Pennell.。卜弥格认为其味道为苦味，其性为寒，可入肝、胆、胃以强体并止泻。小茴香，卜弥格将其音译为 Siao hoei hiam, seu Meum，拉丁语名称为 Foeniculum vulgare Mill.。卜弥格认为其味道为涩味带甜味，其性为温，可入胃和肾治疗肌肉疼痛。白果，卜弥格将其音译为 Pe keu，拉丁语名称为 Ginkgo biloba L.。卜弥格认为其味道为涩味，其性为温，可入肺、脾和胃以化痰、止咳、止吐。

对大附子等中药的总结和说明

大附子，卜弥格将其音译为 Ta fu cu，拉丁语名称为 Aconitum carmichaeli Debx.。卜弥格认为其味道为涩味加甜味，其性为寒，对男性恢复体力颇为有效。半夏，卜弥格将其音译为 Puon hia，拉丁语名称为 Pinellia ternate (Thunb.) Breit。卜弥格认为其味道为涩味，其性为温，可入肺、脾和胃健身、止吐、祛痰。大黄，卜弥格将其音译为 Ta hoam，拉丁语名称为 Rheum palmatum L.。卜弥格认为其味道为苦味，其性为寒，可入脾、胃、肠、心和肝疾病治疗。桔梗，卜弥格将其音译为 Kie kem，拉丁语名称为 Platycodon grandiflorus (Jacq.) A. DC.。卜弥格认为其味道为涩味，其性为微温，可入肺以祛除暑热。枸骨根，卜弥格将其音译为 Ngo Xo，拉丁语名称为 Ilex cornuta Lindl.。卜弥格认为其味道为苦涩，其性为温，可用以通便。葶苈子，卜弥格将其音译为 Tim lie，拉丁语名称为 Lepidium apetalum Willd.。卜弥格认为其味道为涩味加甜味，其性为寒，可入肺、心、脾和膀胱消除尿道疼痛和湿疹。甘遂，卜弥格将其音译为 Can sui，拉丁语名称为 Euphorbia kansui T. N.。卜弥格认为

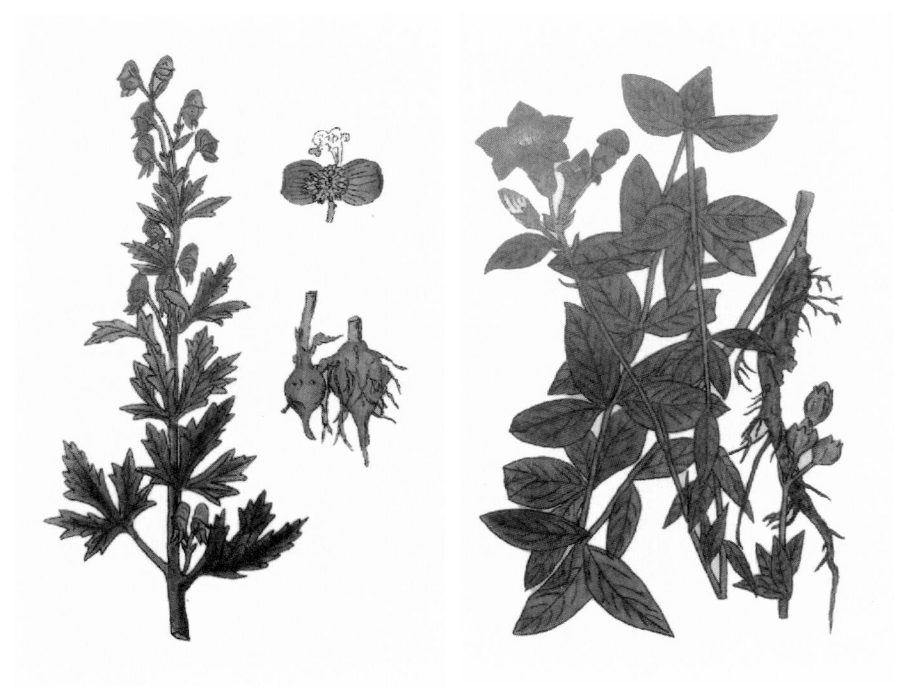

图 2-49 卜弥格提供的大附子、桔梗图

其味道为苦味与甜味，其性为寒，可治疗气喘，祛除坏血，消除阻塞和脚肿。白及，卜弥格将其音译为 Pekie，拉丁语名称为 Bletilla striata (Thunb.) Reichb. F.。卜弥格认为其味道为苦涩，其性为微凉与平和，可用其消除肿胀，祛除死胎。白蔹，卜弥格将其音译为 Pe lien，拉丁语名称为 Ampelopsis japonica (Thuunb.)。卜弥格认为其味道为苦味带甜味，其性为平和及微凉，可用以治疗传染性疾病，亦可消除眼痛。

对青葙子等中药的总结和说明

青葙子，卜弥格将其音译为 Cim siam cu，拉丁语名称为 Celosia argentea L.。卜弥格认为其味道为苦味，其性为微凉，可入心和肝退烧止痒。大戟，卜弥格将其音译为 Ta kie，拉丁语名称为 Euphorbia pekinensis Rupr.。卜弥格认为其味道为苦味加甜味，其性为寒，可入十二经脉以治疗水肿痛，同时也通肠道和阴道。何首乌，卜弥格将其音译为 Ho xeu u，拉丁语名称为 Polygonum multiflorum Thunb.。卜弥格认为其味道为苦味加甜味，其性为微温，可入十二经脉以补阴补气，消除脓疮。商陆，卜弥格将其音译为 Xam lo，拉丁语名称为 Phytolacca acinosa Roxb.。卜弥

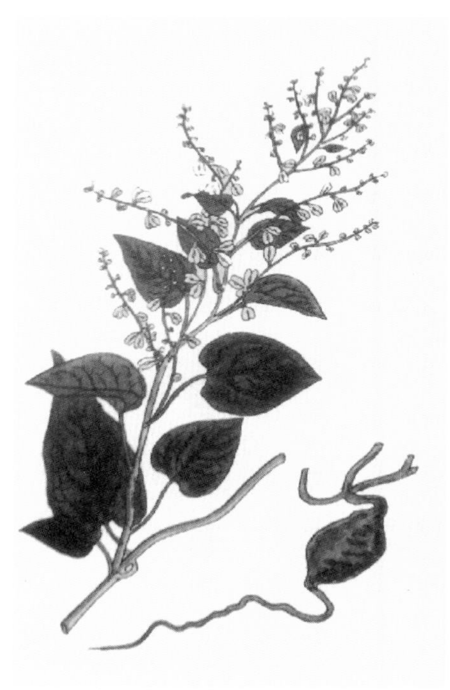
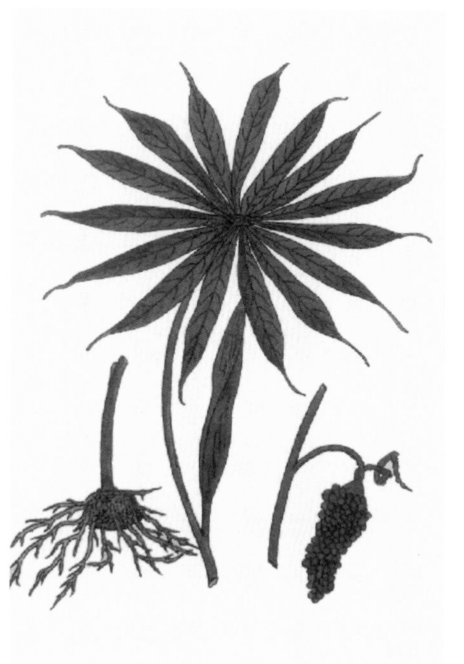

图 2-50 卜弥格提供的何首乌、南星图

格认为其味道为酸味及涩味，其性为寒，可入脾、膀胱和小肠以消除脓肿。威灵仙，卜弥格将其音译为 Guei lim sien，拉丁语名称为 Clematis chinensis Osbeck。卜弥格认为其味道为涩味及甜味，其性为平和，可用以消毒及治疗水肿。南星，卜弥格将其音译为 Nan sim，拉丁语名称为 Arisaema erubescens (Wall.)。卜弥格认为其味道为苦味，其性为寒，可用以治疗水肿和脚痛。仙茅，卜弥格将其音译为 Sien mao，拉丁语名称为 Curculigo orchioides Gaertn。卜弥格认为其味道为涩味，其性为温，可入肝和肾以治疗心病和脏寒。连翘，卜弥格将其音译为 Lien qiao，拉丁语名称为 Forsythia suspense (Thunb.) Vabl.。卜弥格认为其味道为苦味，其性为微寒，可入心、肝、胆囊、大肠及其他部位消除脓肿、驱虫和调经。兜铃，卜弥格将其音译为 Ten lim，拉丁语名称为 Aristolochia contorta Bunge。卜弥格认为其味道为苦味，其性为寒，可入肺以清肺止咳。骨碎补，卜弥格将其音译为 Co sui pu，拉丁语名称为 Drynaria fortune (Kunze.) J. Smith.。卜弥格认为其味道为甜味，其性为温，可入肺和脾以治骨折、排毒、驱虫。

对白牵牛等中药的总结和说明

白牵牛，卜弥格将其音译为 Pe kien nieu，拉丁语名称为 Pharbitis nil (L.) Choisy。卜弥格认为其味道为苦味，其性为寒，可用以治疗水肿和脚痛。白附子，卜弥格将其音译为 Pe fu cu，拉丁语名称为 Aconitum coreanum (Levl.) Rapaics。卜弥格认为其味道为甜味，其性为温，可入肺和脾以治感冒和风寒。山豆根，卜弥格将其音译为 Xan ten ken，拉丁语名称为 Sophora tonkinensis Gagnep.。卜弥格认为其味道为甜味，其性为寒，可入心和肺以祛毒，治嗓子痛。葫芦巴，卜弥格将其音译为 Hu lu pa，拉丁语名称为 Trigonella foenumgraecum L.。卜弥格认为其味道为苦味，其性为寒，可以入肾和膀胱以增加体力。山竹子，卜弥格将其音译为 Xam cu cu，拉丁语名称为 Garcinia multiflora Champ. ex Benth。卜弥格认为可用其治疗脓肿和伤疤，没有提到其性味。灯草，卜弥格将其音译为 Tem cao，拉丁语名称为 Juncus effuses L.。卜弥格认为其味道为涩味，其性为寒，可入心以祛除暑热。枸杞子，卜弥格将其音译为 Kiu ki cu，拉丁语名称为 Lycium barbarum L.。卜弥格认为其味道为甜味，其性为平和，可入肺和肾以滋阴安神并消渴。山药，卜弥格将其音译为 Xan yo，拉丁语名称为 Dioscorea opposite Thunb.。卜弥格认为其味道为甜味，其性为平和，可入肺、脾和肾以补阴、退烧、安神，并治疗胃痛。

对栝楼等中药的总结和说明

栝楼，卜弥格将其音译为 Qualeu，拉丁语名称为 Trichosanthes kirilowii Maxim.。卜弥格认为其可入肺以祛痰退烧，没有提及其味道和性质。苏子，卜弥格将其音译为 Su cu，拉丁语名称为 Perilla frutescens (L.)。卜弥格认为其可以入肺祛痰，并缓解咳嗽，没有提及其味道和性质。川芎，卜弥格将其音译为 Chuen rium，拉丁语名称为 Ligusticum chuanxiong Hort.。卜弥格认为其味为苦，其性为温，可入肝以治疗头痛和感冒。防风，卜弥格将其音译为 Fam fum，拉丁语名称为 Saposhnikovia divaricate (Turcz.)。卜弥格认为其味为涩及甜，其性为温，可入肺以祛除暑热和疾风。香附子，卜弥格将其音译为 Hiam fu cu，拉丁语名称为 Cyperus rotundus L.。卜弥格认为其味为苦，其性为微温，可

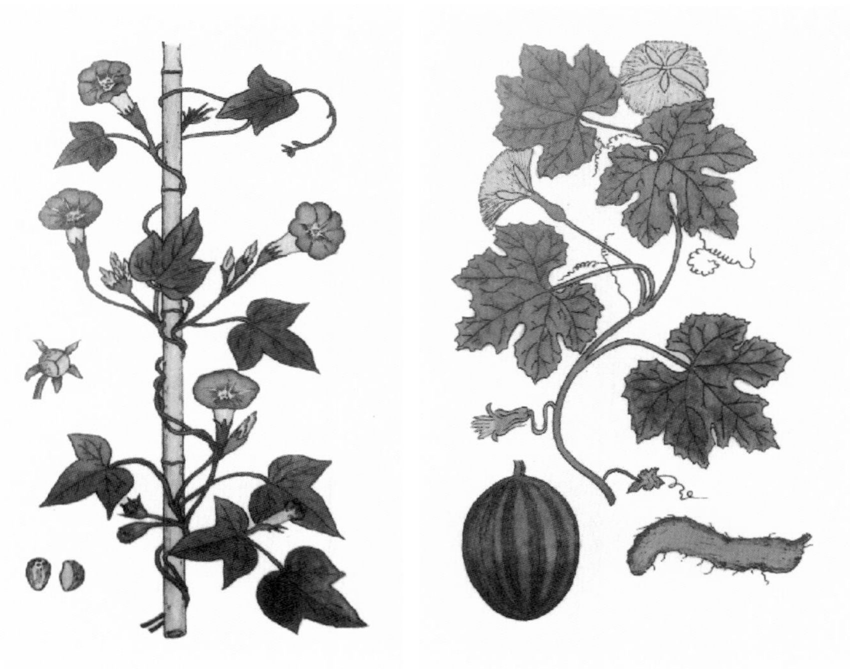

图 2-51 卜弥格提供的白牵牛、栝楼图

入肺和肝祛痰及治胸痛。紫芝，卜弥格将其音译为 Cu chi，拉丁语名称为 Ganoderma lucidum (Leyss ex Fr.)。卜弥格认为其性为温，可入肾以补肾和健肾，也可补膝盖、健膝盖，没有提及其味。常山，卜弥格将其音译为 Chang xan，拉丁语名称为 Dichroa febrifuga Lour.。卜弥格认为其味为苦涩，其性为寒，可入肝以祛痰、治疟疾、退烧。锁阳，卜弥格将其音译为 So yam，拉丁语名称为 Cynomorium songaricum Ruper.。卜弥格认为其性为温，可用以大补人体，软化变硬的腹部，没有提及其味与性。密蒙花，卜弥格将其音译为 Mie mum hua，拉丁语名称为 Buddleja officinalis Maxim.。卜弥格认为其味为甜，其性为寒，可以入肝以治疗眼病，消除视力模糊。砂仁，卜弥格将其音译为 Xa gin，拉丁语名称为 Amomum villosum Lour.。卜弥格认为其味为涩，其性为温，可入肺、脾、肠、肾、膀胱和胃以止吐、止痛。皂荚，卜弥格将其音译为 Cao quo，拉丁语名称为 Gleditsia sinensis Lam.。卜弥格认为其味为涩，其性为温，可入胃以祛痰，可增强消化，可治愈难治之症。牛蒡子，卜弥格将其音译为 Nieu pam cu，拉丁语名称为 Arctium lappa L.。卜弥格认为

其味为涩，其性为温，可用以祛除脓肿，治疗骨痛。薄荷，卜弥格将其音译为 Po ho，拉丁语名称为 Mentha canadaensis L.。卜弥格认为其味为涩，其性为温，可入肺和肝以帮助消化、祛除寒热和疾风。苍耳子，卜弥格将其音译为 Can ih cu，拉丁语名称为 Xanthium sibiricum Pathrin. ex wilder.。卜弥格认为其味为甜，其性为温，可借以缓解呕吐，治伤风感冒。金银花，卜弥格将其音译为 Kin in hoa，拉丁语名称为 Lonicera japonica Thunb.。卜弥格认为其味为甜，可用以消除脓肿，治疗肿病。使君子，卜弥格将其音译为 Su kiun cu，拉丁语名称为 Quisqualis indica L.。卜弥格认为其味为甜，其性为温，可入脾和胃以增加活力，可利尿、驱虫。良姜，卜弥格将其音译为 Leam kiam v. can kiam，拉丁语名称为 Alpinia galangal (L.) willd.。卜弥格认为其性为温，可温暖体内脏器以治疗某些疾病，没有提及其味与所入脏腑。石莲子，卜弥格将其音译为 Xe lien cu，拉丁语名称为 Nelumbo nucifera Gaertn.。卜弥格认为其味为苦，其性为寒，可开胃、祛暑等。

对芡实等中药的总结和说明

芡实，卜弥格将其音译为 Kien xe，拉丁语名称为 Euryale ferox Salisb.。卜弥格认为其味甜，其性平和，可入脾和肾以健脾、健肾、健肠。山柰，卜弥格将其音译为 San nai，拉丁语名称为 Kaempferia galangal L.。卜弥格认为其味苦，其性寒，没有提及具体应用和治疗。火麻仁，卜弥格将其音译为 Ho ma gin，拉丁语名称为 Cannabis sativa L.。卜弥格认为其味甜，其性温，可入脾和胃治疗某病。乌鲗，卜弥格将其音译为 O kiao，拉丁语名称为 Sepiella maindroni de Rochebrune。卜弥格认为其可与其他药物结合在一起祛痰、止咳、活血。葛根，卜弥格将其音译为 Co ken，拉丁语名称为 Pueraria lobata (Willd) Ohwi。卜弥格认为其味为甜，其性为平和，可入胃和大肠用以治疗热病和咳嗽。百合，卜弥格将其音译为 Pe ho，拉丁语名称为 Lilium lanci folium Thunb.。卜弥格认为其味为甜，其性为平和，可入心和肺以温补人体、缓解咳嗽、治疗热病。覆盆子，卜弥格将其音译为 Feu puen cu，拉丁语名称为 Rubus chingii Hu。卜弥格认为其味为甜，其性为平和，可入肺以健阴。

沙苑蒺藜，卜弥格将其音译为 Xa yuen cie li，拉丁语名称为 Astragalus complanatus R. Br. ex Bunge.。卜弥格告诉西方人，他不懂这味中药。罂粟壳，卜弥格将其音译为 Im fo co，拉丁语名称为 Papaver somniferum L.。卜弥格告诉西方人，他不懂这味中药。胡麻，卜弥格将其音译为 Hu ma，拉丁语名称为 Linum usitatissimum L.。卜弥格认为其味甜，其性平和，可入脾和肺以健骨、健肾，治疗脓疮和肿泡。苍术，卜弥格将其音译为 Cam xo，拉丁语名称为 Atractylodes lancea (Thunb.)。卜弥格认为其味涩和甜，其性为温，可入胃和脾以健身、祛除积水。千金子，卜弥格将其音译为 Cien kin cu，拉丁语名称为 Euphorbia lathyris L.。卜弥格告诉西方人，他不懂这味中药。芫花，卜弥格将其音译为 Huen hoa vel yuen hoa，拉丁语名称为 Daphne genkwa Sieb. et Zucc.。卜弥格告诉西方人，他不懂这味中药。红花，卜弥格将其音译为 Hum hoa，拉丁语名称为 Carthamus tinctorius L.。卜弥格认为其味涩，其性温，可入心和肝剔除坏血。春三七，卜弥格将其音译为 Chuen san cie，拉丁语名称为 Panax notoginseng (Burk.) F. H. Chen ex C. Chow。卜弥格告诉西方人，他不懂

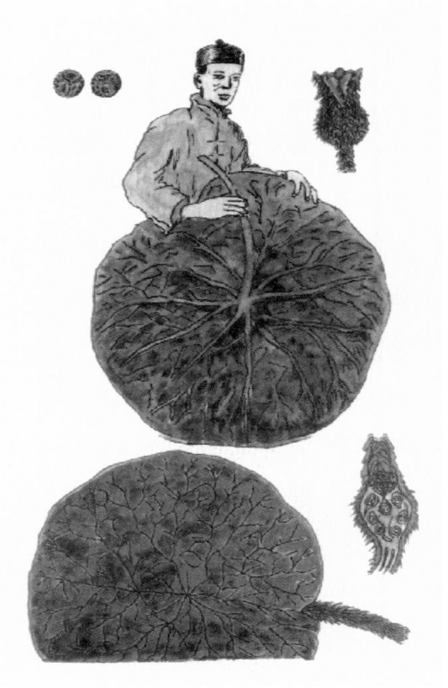

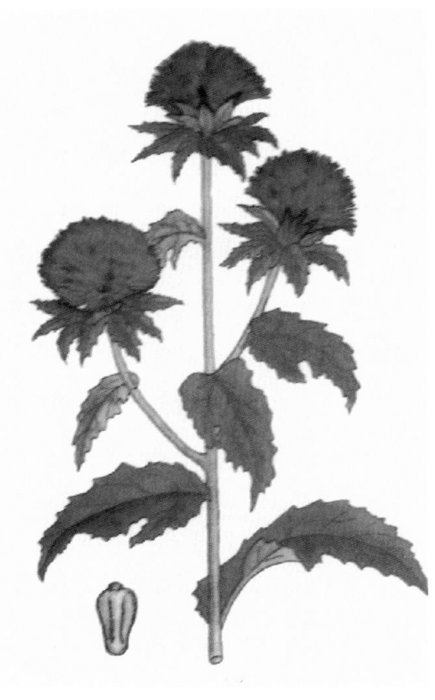

图 2-52 卜弥格提供的芡实、红花图

这味中药。麦芽，卜弥格将其音译为 Me ya，拉丁语名称为 Hordeum vulgare L. F.。卜弥格认为其味咸，其性平和，可入脾和胃助消化、祛痰。藕节，卜弥格将其音译为 Ngeu cie，拉丁语名称为 Nelumbo nucifera Gaertn.。卜弥格认为其味甜，其性平和，可入肾和心以止泻、止吐、补血、健心。

对青风藤等中药的总结和说明

青风藤，卜弥格将其音译为 Cim fum tem，拉丁语名称为 Sinomenium acutum (Thunb.) Rehd. ex Wils.。卜弥格认为其可用以祛除肾寒和骨风，没有提及其味和性。土茯苓，卜弥格将其音译为 Tu fo lim，拉丁语名称为 Smilax glabra Roxb.。卜弥格认为其可健胃、健骨、健肾，没有提及其味与性。白扁豆，卜弥格将其音译为 Pe pien teu，拉丁语名称为 Dolichos lablab L.。卜弥格认为其味甜，其性微温，可入胃和脾以健胃、健脾、止咳、祛湿、退热。萝卜子，卜弥格将其音译为 Lo pe cu，拉丁语名称为 Raphanus sativus L.。卜弥格认为其味涩，其性温，可协助人体消化，可止咳。白芥子，卜弥格将其音译为 Pe kiai cu，拉丁语名称为 Semen Sinapis Albae (L.)。卜弥格认为其味涩，其性温，可入肺以发汗、止咳、养胃。谷精草，卜弥格将其音译为 Co cim cao，拉丁语名称为 Eriocaulon buergerianum Koern.。卜弥格认为其味涩，其性温，可治疗嗓子痛和牙痛。韭菜子，卜弥格将其音译为 Kien cai cu，拉丁语名称为 Allium tuberosum Rottl.。卜弥格认为其味涩，其性温，可养神和气。荜茇，卜弥格将其音译为 Pie po，拉丁语名称为 Piper longum L.。卜弥格认为其味涩，其性温，可入肺、脾、胃和膀胱以祛风、祛痰、助消化、缓解呕吐。陵香，卜弥格将其音译为 Lim hiam，拉丁语名称为 Lysimachia foenum-graecum Hance。卜弥格认为其味甜，其性为平和，可以消除体内疼痛，治疗便秘。三棱，卜弥格将其音译为 Sam lem，拉丁语名称为 Sparganium stoloniferum Buch. Ham.。卜弥格认为其味苦，其性平和，可入肺和肝以消除体内阻塞。稗草，卜弥格将其音译为 Pai cao，拉丁语名称为 Echinochloa crusgalli (L.) Beauv.。卜弥格认为其可活血止痛，但其他方面似乎不太了解。干姜，卜弥格将其音译为 Can kiam，拉丁语名称为 Zingiber officinale Rosc.。卜弥格认为其性寒，可用以治疗病危之患者。藁本，卜弥格将其音译为 Cao puen，拉丁语名称为 Ligusticum sinense Oliv.。卜弥格认为其味苦，其性微温，可以入膀胱以消肿、退高烧、治头痛。甘松，卜弥格将其音译为 Can sum，拉丁语名称为 Nardostachys chinensis Batal.。卜弥格认为其味甜，其性平和，可以治疗心脏和胸部疼痛。

对石桂等中药的总结和说明

石桂，卜弥格将其音译为 Xe quei，拉丁语名称为 Illicium lanceolatum A. C. Smith。卜弥格认为其味苦而甜，其性平和，可入膀胱和肺以治疗体内疼痛。石蚕，卜弥格将其音译为 Xe can，拉丁语名称为 Phryganea japonica Ml.。卜弥格认为其味苦，其性微温，可入肺、肝和脾以止咳、消肿、补胃、明目。旋覆花，卜弥格将其音译为 Siuen fo hoa，拉丁语名称为 Inula japonica Thunb.。卜弥格认为其味咸而甜，其性温，可入肺、肝、大肠和膀胱以防止生病，也可以祛痰。硼砂，卜弥格将其音译为 Pun xa，拉丁语名称为 Borax。卜弥格认为其性温，可以

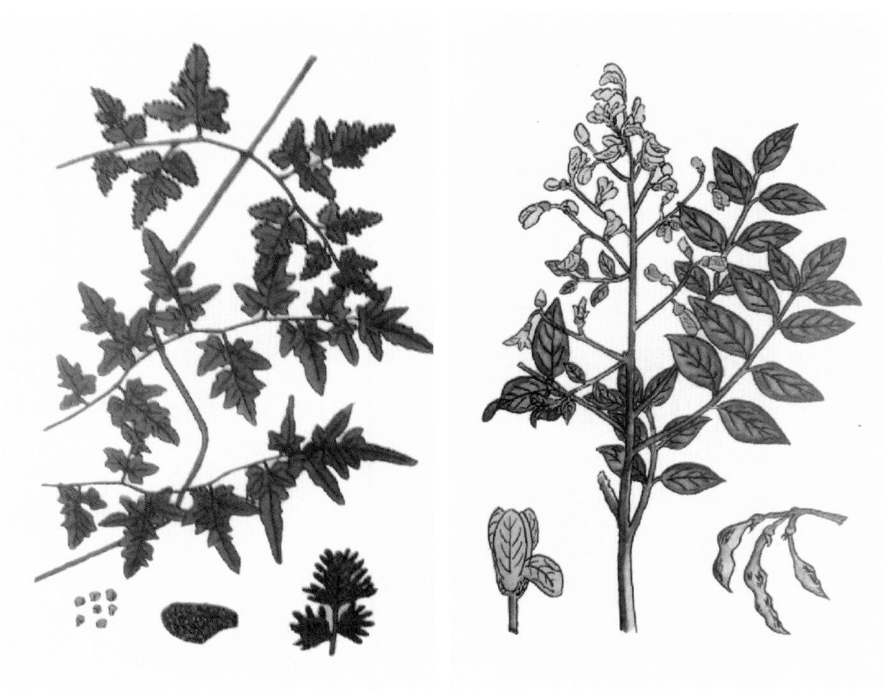

图 2–53 卜弥格提供的海金沙、槐角图

止咳、祛痰，解除体内堵塞。青礞石，卜弥格将其音译为 Cim mum xe，拉丁语名称为 Biotite Schist。卜弥格认为其味涩而甜，其性平和，可入肺、胃和大肠以祛痰而引吐。青盐，卜弥格将其音译为 Cim yen，拉丁语名称为 Halite。卜弥格认为其性寒，可以清目、补肾、通便。滑石，卜弥格将其音译为 Hoa xe，拉丁语名称为 Talc。卜弥格认为其味甜，其性寒，可入胃和膀胱以利尿、排毒、通经络。硫磺，卜弥格将其音译为 Lien hoam，没有确定拉丁语名称。卜弥格认为其味酸，其性热，可入肾间的命门以祛寒、驱虫。铜青，卜弥格将其音译为 Tum cim，拉丁语名称为 Malachitum。卜弥格认为其味苦涩，可用以活血、清目、杀虫。磁石，卜弥格将其音译为 Cu xe，拉丁语名称为 Magnetite。卜弥格认为其味涩咸，其性寒，可入肾以消除浮肿和疼痛。寒水石，卜弥格将其音译为 Han xiu xe，拉丁语名称为 Calcite。卜弥格认为其性寒，可用以退高烧、通便。石盐，卜弥格将其音译为 Xe yen，拉丁语名称为 Halite。卜弥格认为可用以清醒头目、消除结石、缓解痔疮。水粉或胡粉，卜弥格将其音译为 Xui fuen vel hu fuen，未提供拉丁语名称。卜弥格认为其性寒，可用以排毒、杀虫。白矾，卜弥格将其音译为 Pe fan，拉丁语名称为 Alunite。卜弥格认为其味酸，其性寒，可入肺和肝以治疗疟疾、退热。金海沙，卜弥格将其音译为 Hai kim xa，拉丁语名称为 Lygodium japonicum (Thunb.) Sw.。卜弥格认为用其可增进小肠蠕动，可退高烧。槐角，卜弥格将其音译为 Hoai kio，拉丁语名称为 Sophora japonica L.。卜弥格认为其味苦、酸、咸，其性寒，可入心、肝和大肠以排除暑热、止痒。

对胆矾等中药的总结和说明

胆矾，卜弥格将其音译为 Tan fan，未提供拉丁语名称。卜弥格认为其性寒，可用以退热、驱虫。朴消，卜弥格将其音译为 Po siao，拉丁语名称为 Mirabilite。卜弥格认为其味苦涩，其性寒，可用以消发热、除阻塞、祛痰。石膏，卜弥格将其音译为 Xe cao，拉丁语名称为 Cypsum。卜弥格认为其味涩甜，其性寒，可入脾和胃以发汗、补胃、止咳、解渴。钟乳石，卜弥格将其音译为 Chum ju fuen，拉丁语名称为 Stalactite。卜弥格认为其味甜，其性温，可入肺和肾以增强体内活力。密陀僧，卜弥格将其音译为 Mientosen，未提供拉丁语名称。卜弥格认为其味涩而咸，其性平和，可用以止吐，治疗外伤，消除发烧。冶金粉，卜弥格将其音译为 E kim fuen，未提供拉丁语名称。卜弥格认为其味涩，其性寒，可用以治疗体内脓肿。赤石脂，卜弥格将其音译为 Che xe chi，拉丁语名称为 Halloysite。卜弥格认为其味甜，其性平和，可用以治疗体内疼痛，可消除体内肿胀。自然铜，卜弥格将其音译为 Cu gen tum，拉丁语名称为 Piryte。卜弥格认为其味涩，其性平和，可入心以消除阻塞、祛瘀血、消脓肿。石决明，卜弥格将其音译为 Xe kiue fum，拉丁语名称为 Haliotis diversicolor Reeve。卜弥格认为可用以明目、退烧。珊瑚，卜弥格将其音译为 Xan ha，拉丁语名称为 Corallium rubrum (Linnaeus)。卜弥格认为其味甜，其性平和，可用以止血、明目，可治疗鼻息肉。黄丹，卜弥格将其音译为 Hoam tam，未提供拉丁语名称。卜弥格认为其味涩，可用以止吐、解除疼痛。雄黄，卜弥格将其音译为 Hium hoam，拉丁语名称为 Realgar。卜弥格认为其味苦而甜，可用以杀虫、消毒、除脓肿。朱砂或

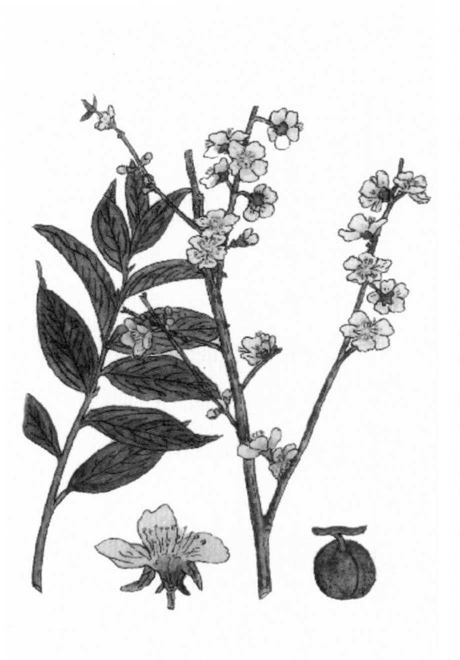

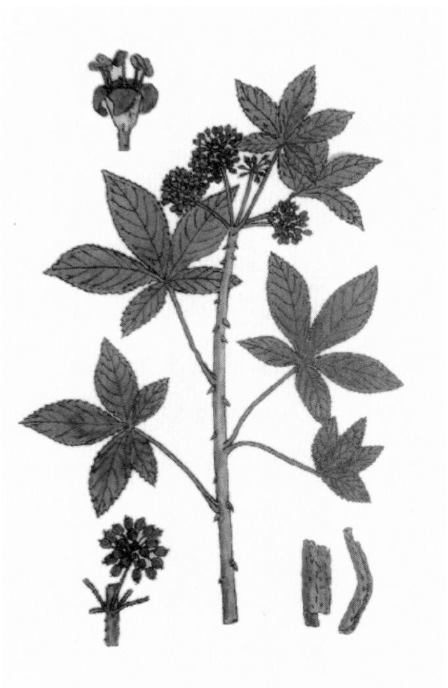

图 2–54

卜弥格提供的郁李仁、五加皮图

丹砂，卜弥格将其音译为 Chu xa vel tan xa，拉丁语名称为 Cinnabar。卜弥格认为其味涩而甜，没有明确其特性和治疗效果。郁李仁，卜弥格将其音译为 Yo li gin，拉丁语名称为 Cerasus japonica Thunb.。卜弥格认为其味酸，其性平和，可入大肠以消除水肿等问题。五加皮，卜弥格将其音译为 U kia pi，拉丁语名称为 Acanthopanax gracilistylus W. W. Smith。卜弥格认为其性寒，可用以健胃、祛风、消肿。

对桂皮等中药的总结和说明

桂皮，卜弥格将其音译为 Quei pi，拉丁语名称为 Cinnamomum japonicum Sieb.。卜弥格将其视为肉桂树的皮，没有明确其作用和效果。血竭，卜弥格将其音译为 Hiue kie，拉丁语名称为 Daemonorops draco Bl.。卜弥格将其视为龙的血，没有明确功能和效果。川椒，卜弥格将其音译为 Chuen ciao，拉丁语名称为 Zanthoxylum bungeanum Maxim。卜弥格将其视为四川的一种辣椒，认为其性温，可以用其通便、驱寒。片柏，卜弥格将其音译为 Pien pe，拉丁语名称为 Biota orientalis L.。卜弥格认为其为侧柏叶，但没有明确功能和效果。干漆，卜弥格将其音译为 Can cie，拉丁语名称为 Toxicodendron vernicifluum (Stokes.)。卜弥格认为其味涩，其性温，可入胃和肠以治疗慢性病和便秘，可以排除瘀血。海桐皮，卜弥格将其音译为 Hai tum pi，拉丁语名称为 Erythrina variegate L.。卜弥格认为其味苦，其性平和，可用以止吐、止泻。山楂，卜弥格将其音译为 Xan cha，拉丁语名称为 Crataegus pinnatifida Bunge var.。卜弥格认为其味酸，其性平和，可入脾和胃以消除丘疹、帮助消化。子金皮，卜弥格将其音译为 Cu kin pi，拉丁语名称为 Grewia erocarpa Juss. G. lantsangensis Hu.。卜弥格认为它是一种树皮，没有明确其功能和效果。闹羊花，卜弥格将其音译为 Zao yam hoa，拉丁语名称为 Rhododendron molle (Bl.)。卜弥格认为它是一种花，没有明确其功能和效果。大风子，卜弥格将其音译为 Ta fum cu，拉丁语名称为 Hydnocarpus anthelminticus Pierre。卜弥格认为它是一种种子，没有明确其功能和效果。木鳖子，卜弥格将其音译为 Mo pie cu，拉丁语名称为 Momordica cochinchinensis (Lour.) Spreng。卜弥格认为它是一种种子，可用以催吐。白茯苓，卜弥

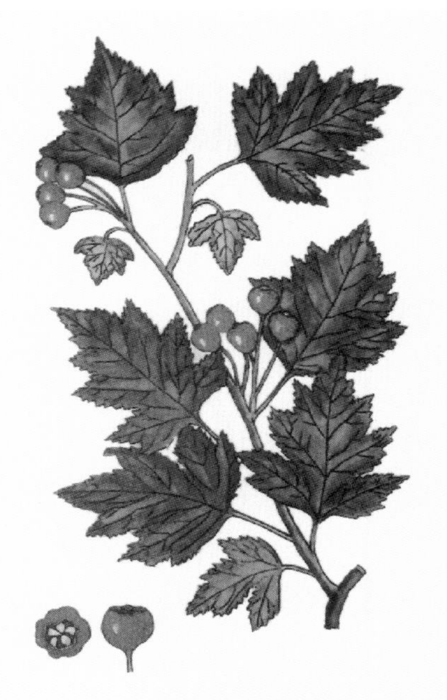
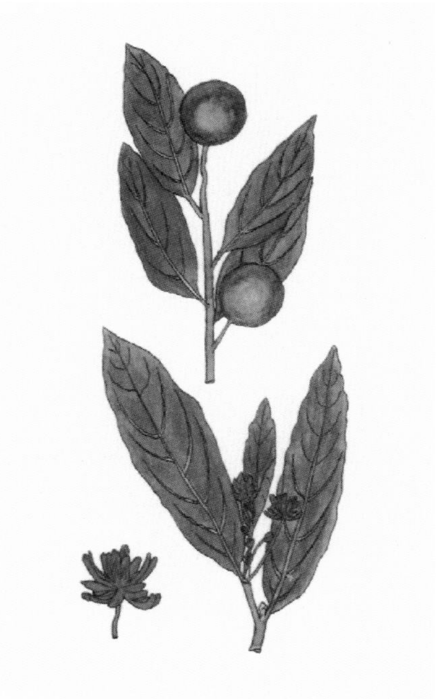

图 2-55 卜弥格提供的山楂、大风子图

格将其音译为 Pe fo lim，拉丁语名称为 Poria cocos (Schw.) Wolf。卜弥格认为其味甜，其性平和，可入肺、脾和小肠以缓解咳嗽、利尿。松香，卜弥格将其音译为 Sum hiam，拉丁语名称为 Colophonum。卜弥格认为其味苦而甜，其性温，可用以消肿。

对琥珀等中药的总结和说明

琥珀，卜弥格将其音译为 Hu pe，拉丁语名称为 Amber。卜弥格认为其味甜，其性平和，可入心、脾和小肠以缓解心痛、祛除瘀血。柏子仁，卜弥格将其音译为 Pe cu gin，拉丁语名称为 Platycladus orientalis (L.) Franco。卜弥格认为其味涩而甜，其性平和，可入肺、脾和肾以增强身体的活力。茯神，卜弥格将其音译为 Fo xin，拉丁语名称为 Poria cum Radix Pini。卜弥格认为用其可增强体力，完善养生。山茱萸，卜弥格将其音译为 Xan chu yu，拉丁语名称为 Cornus officinalis Sieb et Zucc.。卜弥格认为其味酸，其性平和，可入肺和肾以增强体力。蔓荆子，卜弥格将其音译为 Mam el muon kim cu，拉丁语名称为 Vitex trifolia L. var. simplicifolia Cham.。卜弥格认为其味涩，其性微寒，可用以驱寒、止咳、驱虫、明目、滋补身体。乌药，卜弥格将其音译为 U yo，拉丁语名称为 Lindera aggregate Sims. Kosterm。卜弥格认为其味苦涩，其性温，可入肺和脾以恢复身体。杜仲，卜弥格将其音译为 Tu chum，拉丁语名称为 Eucommia ulmoides Oliv.。卜弥格认为其味涩而甜，其性温，可入肝和肾以补阴。

对栀子等中药的总结和说明

栀子，卜弥格将其音译为 Chi cu，拉丁语名称为 Gardenia jasminoides Ellis.。卜弥格认为其味苦，其性寒，可入肺以祛暑热、利尿。黄柏，卜弥格将其音译为 Hoam pe，拉丁语名称为 Phellodendron chinense Schneid。卜弥格认为其味苦，其性寒，可用以降火消热。厚朴，卜弥格将其音译为 Heu po，拉丁语名称为 Magnolia officinalis Rehd et Wils.。卜弥格认为其味苦，其性寒，可入脾和胃以增进食欲。青木香，卜弥格将其音译为 Cim mo hiam，拉丁语名称为 Aristolochia debilis Seib. et Zucc。卜弥格认为其味苦，其性寒，可用以祛风。地骨皮，卜弥格将其音译为 Ti co pi，拉丁语名称为 Lycium chinense Mill.。卜弥格认为其味苦，其性寒，可用以清内热、补阴。野鸡，卜弥格将其音译为

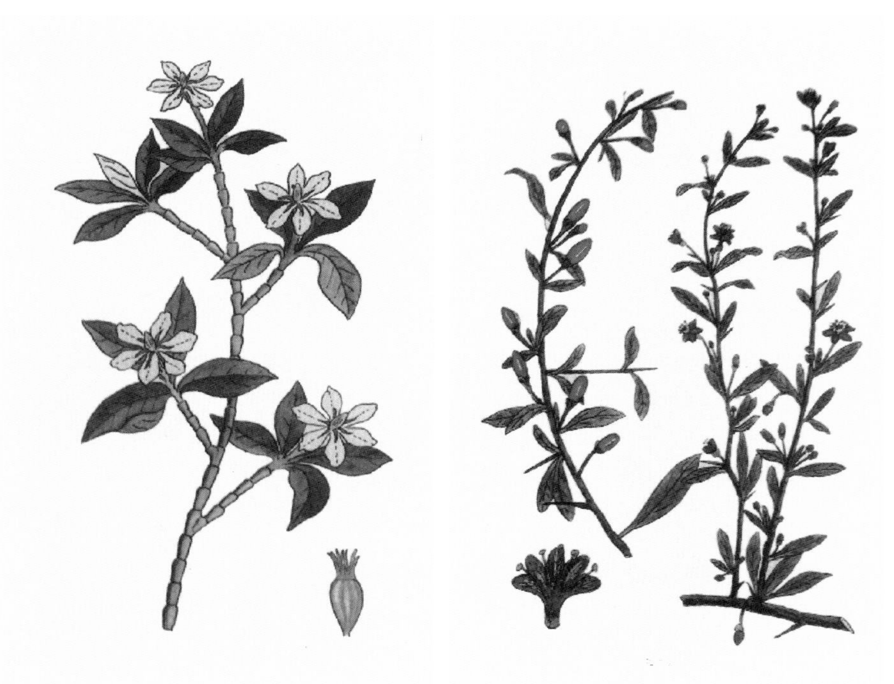

图 2-56 卜弥格提供的栀子、地骨皮图

Ye chi，拉丁语名称为 Hypoxis aurea Lour.。卜弥格认为其味涩，可用以补气。槟榔，卜弥格将其音译为 Pim lam，拉丁语名称为 Areca catechu L.。卜弥格认为其味涩，其性温，可入胃和大肠以通便、助消化。大腹皮，卜弥格将其音译为 Ta fo pi，拉丁语名称为 Areca catechu L.。卜弥格认为其味涩，其性温，可入肺和肝以治疗疾病。

对冰片等中药的总结和说明

冰片，卜弥格将其音译为 Pim pien，拉丁语名称为 Dryobalanops aromatic Gaertn. f.。卜弥格认为其味苦，可用以通气。猪苓，卜弥格将其音译为 Chu lim，拉丁语名称为 Polyporus umbellatus (Pers.) Fr.。卜弥格认为其能入膀胱以消除水肿。沉香，卜弥格将其音译为 Chin hiam，拉丁语名称为 Aquilaria agallocha Roxb.。卜弥格认为其味涩，其性微温，可入肾和肝以祛痰、通便。柞木，卜弥格将其音译为 Cu mo，拉丁语名称为 Xylosma congestum (Lour.) Merr.。卜弥格认为其味咸而甜，可用以祛除瘀血、旺盛月经来潮的血气。乳香，卜弥格将其音译为 Ju hiam，拉丁语名称为 Boswellia carterii Birdw.。卜弥格认为其味涩而甜，可用以消肿、止痛。没药，卜弥格将其音译为 Mo yo，拉丁语名称为 Commiphora myrrha Engl.。卜弥格认为其味苦涩，其性温，可以入十二经脉以消肿、止痛。天竹黄，卜弥格将其音译为 Tien cho hoam，拉丁语名称为 Bambusa textilis Mc-Clure。卜弥格认为其味甜，其性寒，可入心脏以治感冒、祛痰、退热。木瓜，卜弥格将其音译为 Mo qua，拉丁语名称为 Chaenomeles speciosa (Sweet.) Na-Kai。卜弥格认为其味酸，其性温，可入肝以缓解骨痛，并治疗其他疼痛。竹叶，卜弥格将其音译为 Cho ye，拉丁语名称为 Phyllostachys nigra (Lodd. Ex Lindl)。卜弥格认为其味苦而甜，其性寒，可入心和胃以缓解和消除暑热。金樱子，卜弥格将其音译为 Kim im cu，拉丁语名称为 Rosa laevigata Michx。卜弥格认为其味酸而甜，其性平和，可入肝和肾以加强身体活力。肉桂，卜弥格将其音译为 Jo kuei，拉丁语名称为 Cinnamomum cassia Presl.。卜弥格认为其味涩而甜，其性温，可入肾和肝以健骨、提神、盛血。芜菁，卜弥格将其音译为 U u y，拉丁语名称为 Brassica rapa L.。卜弥格认为其味涩，其性温，可

图 2-57 卜弥格提供的木瓜、竹叶图

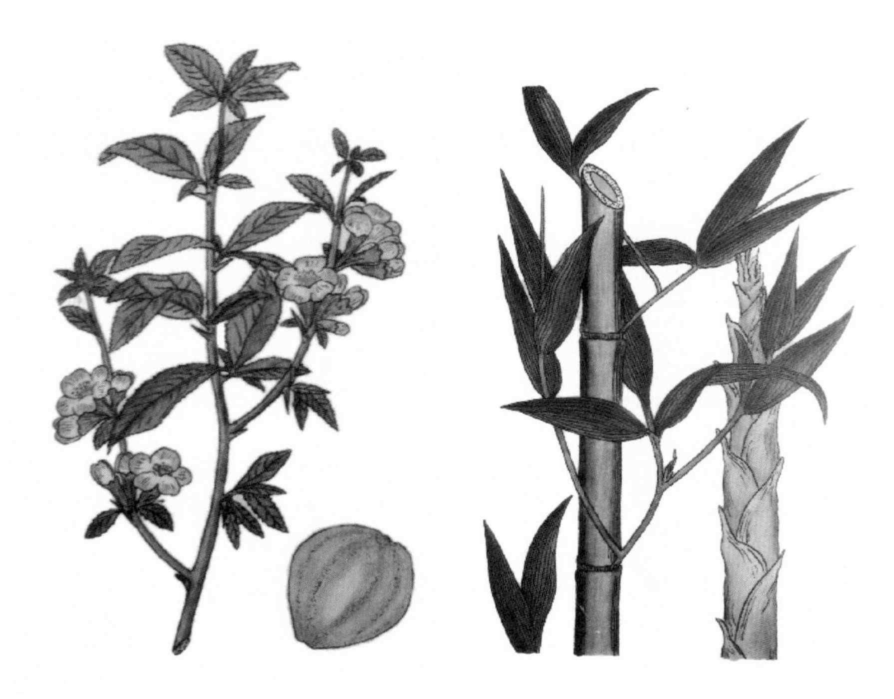

用以治疗痔疮，可以杀虫。楮实，卜弥格将其音译为 Chu xe，拉丁语名称为 Broussonetia papyrifera (L.) Vent.。卜弥格认为其味甜，可用以补阴。

对秦皮等中药的总结和说明

秦皮，卜弥格将其音译为 Cin pi，拉丁语名称为 Fraxinus rhynchophylla Hance.。卜弥格认为其味苦，其性寒，可入肝和肾以退烧。鸭草，卜弥格将其音译为 Ya cao，拉丁语名称为 Commelina communis L.。卜弥格认为其味涩而咸，其性为温，可入肝和胃以缓解感冒，治疗水肿病。巴豆，卜弥格将其音译为 pa teuz，拉丁语名称为 Croton tiglium L.。卜弥格认为其味涩，其性温，可入脾、胃和大肠消毒杀虫。五倍子，卜弥格将其音译为 U poi cu，拉丁语名称为 Galla Chinensis。卜弥格认为其味苦涩，其性平和，可入大肠止痒、净血、去瘀，也可治疗痔疮。金铃，卜弥格将其音译为 Kin lim，拉丁语名称为 Pharbitis nil (L.) Chisy。卜弥格认为其性寒，可用以缓解心痛，可借此通食管。雷丸，卜弥格将其音译为 Lui uon，拉丁语名称为 Polyporus mylittae Cooke et Mass.。卜弥格认为其味苦而咸，其性寒，可入肺、脾和胃以退烧、驱虫。乌梅，卜弥格将其音

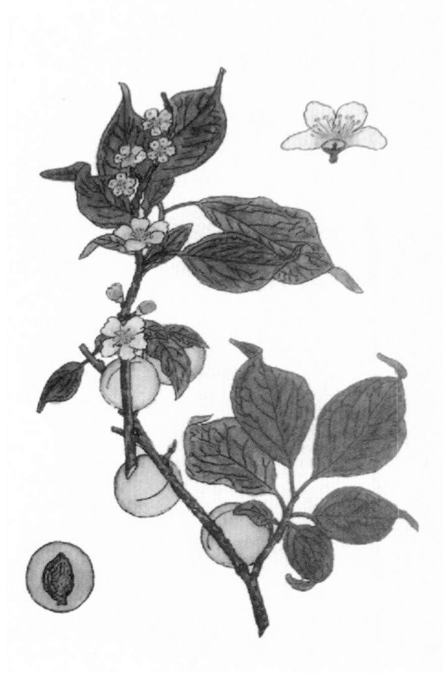

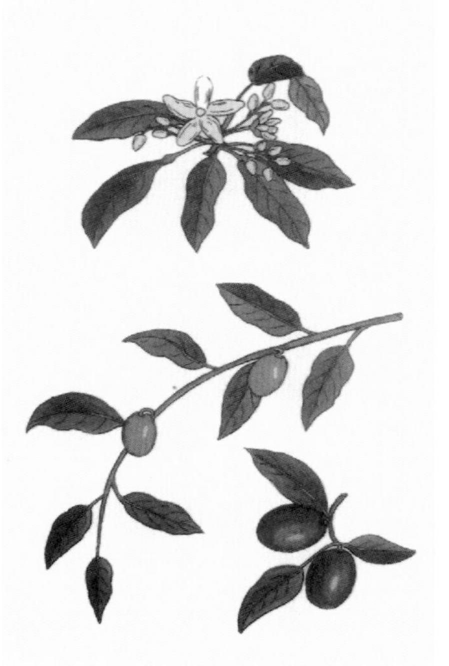

图 2-58 卜弥格提供的乌梅、枣仁图

译为 U muy，拉丁语名称为 Pructus Mume。卜弥格认为其味酸，其性平和，可入肺和脾止咳、解渴、祛痰。糁胶，卜弥格将其音译为 Xin kio，但没有提供拉丁语名称。卜弥格认为其味苦而甜，其性为温，可入脾和胃健胃、协助消化。枣仁，卜弥格将其音译为 Cao gin，拉丁语名称为 Ziziphus jujube Mill.。卜弥格认为其味甜，其性平和，可入心、肝和胆囊疏肝、健骨、调经、缓解忧郁。石榴皮，卜弥格将其音译为 Xe liu pi，拉丁语名称为 Punica granatum L.。卜弥格认为其味酸而涩，其性为温，可入肾和大肠治疗脚痛、神经痛，也可杀虫。儿茶，卜弥格将其音译为 Ih cha，拉丁语名称为 Acaciacatechu (L. F.) Willd.。卜弥格认为其味复杂，可用以健胃、止痛、剔除瘀血。槐花，卜弥格将其音译为 Hoai hoa，拉丁语名称为 Sophora japonica L.。卜弥格认为其味苦，其性平和，可用以治疗痔疮、排除热烧。

对枳子等中药的总结和说明

枳实，卜弥格将其音译为 Chie xe，拉丁语名称为 Citrus aurantium L.。卜弥格认为其味苦涩，其性微凉，可入脾和心以助消化、祛风、止咳。橘红，卜弥格将其音译为 Kio hum，拉丁语名称为 Exocarpium citri Rubrum。卜弥格认为其味涩，可用以止咳。杏仁，卜弥格将其音译为 Him gin，拉丁语名称为 Prunus armeniaca L.。卜弥格认为其味苦，其性温，可入肺和大肠以治上部疾病、祛暑热、止咳、治哮喘。枳子，卜弥格将其音译为 Chi co，拉丁语名称为 Hovenia dulcis Thunb.。卜弥格认为其味苦涩，其性微寒，可入肺、肝、胃和大肠治疗咽喉病、祛风、助消化。青皮，卜弥格将其音译为 Cim pi，拉丁语名称为 Citrus reticulate Blanco。卜弥格认为其味苦涩，其性为温，可入肝和脾增强人体活力。蜈蚣，卜弥格将其音译为 U cum，拉丁语名称为 Scolopendra subspinipes mutilans L. Koch.。卜弥格认为其味涩，其性温，可用其治疗肿胀、食管阻塞，也可杀虫。全蝎，卜弥格将其音译为 Ciuen hie，拉丁语名称为 Buthus martensi Karsch.。卜弥格认为其味涩而甜，其性平和，可用以治疗中风、消毒。五灵脂，卜弥格将其音译为 U lim chi，拉丁语名称为 Trogopterus xanthipes Milne-Edwards。卜弥格认为其味涩，其性温，可入心和肝缓解心脏和胸中疼痛，可以治疗产后之症，也可排毒。鳖甲，卜

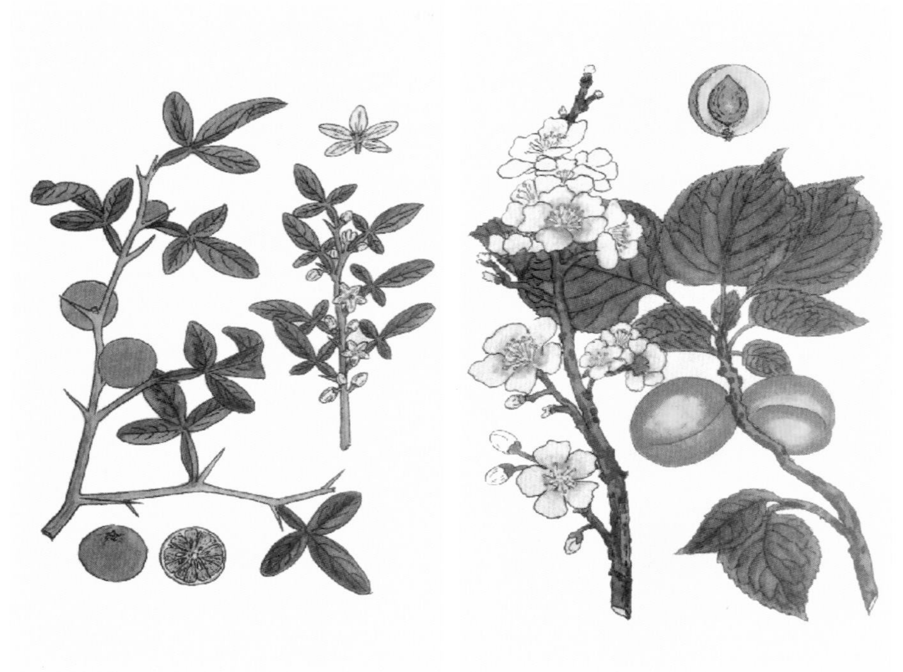

图 2-59 卜弥格提供的枳实、杏仁图

弥格将其音译为 Pie kia，拉丁语名称为 Trionys sinensis Wiegmann。卜弥格认为其味咸，其性寒，可入肝缓解痨病热，可治疗痔疮。柽乳，卜弥格将其音译为 Chen su，拉丁语名称为 Tamarix chinensis Lour.。卜弥格说他没有找到这味中药，还无法说明其功能和作用。鹿角霜，卜弥格将其音译为 Lo kio xoam，拉丁语名称为 Cerus nippon Temminck。卜弥格认为其味咸，其性温，可以入肾以健阳。僵蚕，卜弥格将其音译为 Kiam can，拉丁语名称为 Bombyx mori Linnaeus。卜弥格说他还不了解这味中药。蚕沙，卜弥格将其音译为 Can xa，拉丁语名称为 Bombyx mori L.。卜弥格认为其味咸，其性寒，可用于治疗斑疹。

对橙皮等中药的总结和说明

橙皮，卜弥格将其音译为 Chin pi，拉丁语名称为 Citrus sinensis (L.) Osbeck.。卜弥格认为其味酸而苦，其性为温，可入肺、肝、脾和胃以助消化、祛痰、止咳、利尿。桃仁，卜弥格将其音译为 Tao gin，拉丁语名称为 Amygdalus persica L.。卜弥格认为其味苦而甜，其性平和，可入肝和大肠治热病、祛坏血。花蛇，卜弥格将其音译为 Hoa xe，拉丁语名称为

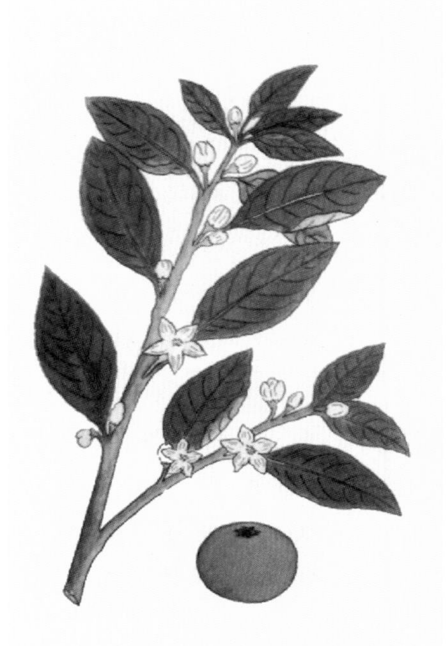

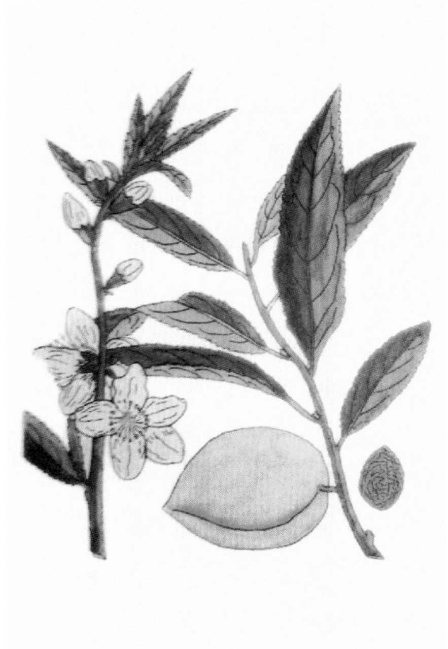

图 2-60 卜弥格提供的橙皮、桃仁图

Agkistrodon acutus (Gunther)。卜弥格认为其味甜而咸，其性温，可入肺和肝祛风和通鼻中堵塞，可治疗脚骨疼痛。乌蛇，卜弥格将其音译为 U xe，拉丁语名称为 Zaocys dhumnades (Cantor)。卜弥格认为其可用以解毒。熊筋胆，卜弥格将其音译为 Hium gin tan，拉丁语名称为 Selenarctos thibetanus G. Cuvier。卜弥格认为其味苦，其性寒，可入胆囊祛除暑热、祛痰、杀虫、排毒。龙骨，卜弥格将其音译为 Lum co，未提到拉丁语名称。卜弥格认为其味甜，其性平和，可入肝和肾补阴，可治疗女性尿血、白带、月经和疲劳。穿山甲，卜弥格将其音译为 Chuen xan kia，拉丁语名称为 Manis pentadactyla Linnaeus。卜弥格认为其味甜而咸，其性为凉，可用以止痒、祛风、治疗痔疮。

对斑蝥等中药的总结和说明

斑蝥，卜弥格将其音译为 Pan mao，拉丁语名称为 Mylabris phalerata Pallos。卜弥格认为其味咸，其性寒，可用以通便，治疗脓肿、瘀血等疾病。牡蛎，卜弥格将其音译为 Meu li，拉丁语名称为 Ostrea rivularis Gould.。卜弥格认为其味咸，其性凉，可入肾以补养身体。鹿角胶，卜弥格将其音译为 Lo kio kiao，拉丁语名称为 Colla cornus Cervi。卜弥格认为其需与别的东西混合，没有明确其实际功能和作用。蝉蜕，卜弥格将其音译为 Chen tui，拉丁语名称为 Cryptotympana pustulata Fabr。卜弥格认为其味咸而甜，可用以治疗小儿夜惊之病，可解渴，可助产。虎长骨，卜弥格将其音译为 Hu cham co，拉丁语名称为 Panthera tigris L.。卜弥格认为其味涩，其性温，可入肝和肾益神健骨。牛黄，卜弥格将其音译为 Nieu hoam，拉丁语名称为 Calculus Bovis。卜弥格认为其味苦而甜，其性平和，可入心、脾和肝祛风、祛痰。豨莶草，卜弥格将其音译为 Hi cien cao，拉丁语名称为 Phlomis likiangensis C. Y. Wu.。卜弥格没有说明其实际作用和意义。泽兰，卜弥格将其音译为 Ce lan，拉丁语名称为 Lycopus lucidus Turcz.。卜弥格认为其味苦，其性微温，可入肝和脾活血、消肿、剔除坏血。

对蒲公英等中药的总结和说明

蒲公英，卜弥格将其音译为 Pu cum ym，拉丁语名称为 Taraxacum

mongolicum Hand-Mazz.。卜弥格认为其味甜，其性平和，可用其为产妇催奶。龙眼，卜弥格将其音译为 Lum yen，拉丁语名称为 Euphoria longan (Lour.) Steud.。卜弥格认为其味甜，其性平和，可入脾和心以健胃和调胃。荔枝，卜弥格将其音译为 Lie chi，拉丁语名称为 Litchi chinensis Sonn。卜弥格认为其为广东的一种水果，没有明确其实际功能和意义。茵陈蒿，卜弥格将其音译为 Yn chin，拉丁语名称为 Artemisia scoparia waldst. at kif.。卜弥格认为其味苦，其性凉，可入膀胱止哆嗦，治疗黄疸。石蟹，卜弥格将其音译为 Xe hiai，拉丁语名称为 Fossilia Brachyurae。卜弥格认为其味咸，其性寒，可用以治疗疟疾、眼病和传染病。犀角，卜弥格将其音译为 Si kio，拉丁语名称为 Rhinoceros unicornis L.。卜弥格认为其味苦而酸且咸，其性为寒，可入心和肝排毒、退热。草果，卜弥格将其音译为 Cao keu，拉丁语名称为 Amomum tsao-ko Crevost et Lemarie。卜弥格认为其味涩，其性温，可以用其止哆嗦、止吐。香薷，卜弥格将其音译为 Hiam ju，拉丁语名称为 Mosla chinensis Maxim. cv. jiangxiangru.。卜弥格认为其味涩，其性温，可入肺和胃止哆嗦、利尿和消除疼痛。

对夏枯草等中药的总结和说明

夏枯草，卜弥格将其音译为 Hie cu cao，拉丁语名称为 Prunella vulgaris L.。卜弥格认为其味苦涩，其性为寒，可入肝消除脓肿。益母草，卜弥格将其音译为 Ye mu cao，拉丁语名称为 Leonurus japonicas Houtt。卜弥格认为其味甜，可用以调理血液，补养身体。羚羊角，卜弥格将其音译为 Li yam Rio，拉丁语名称为 Saiga tatarica Linnaeus。卜弥格认为其味苦而咸，其性为寒，可用以治疗疟疾、补养身体、调理脏腑功能。龟甲，卜弥格将其音译为 Quei kia，拉丁语名称为 Chinemys reevesii (Gray).。卜弥格认为其味咸，其性寒，可入心和肾健身、健骨、止泻、治疗痔疮。石楠藤，卜弥格将其音译为 Xe nan tem，拉丁语名称为 Piper hancei Maxim。卜弥格认为其味涩，其性温，可用以止痒并恢复身体健康。

对黄芪等中药的总结和说明

黄芪，卜弥格将其音译为 Hoam xi, alii ki，拉丁语名称为 Astragalus

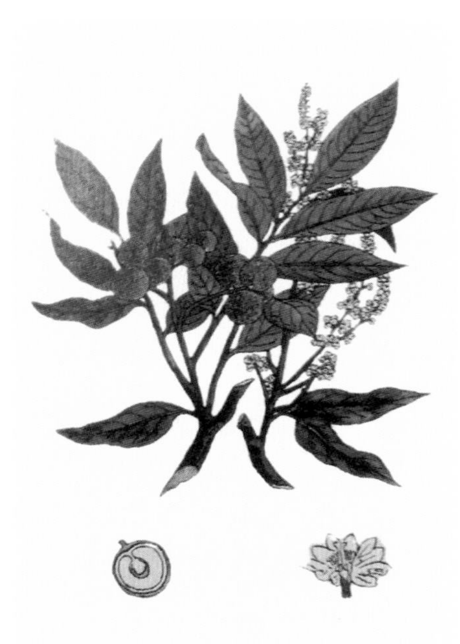

图 2-61 卜弥格提供的龙眼图

membranaceus Bunge var. mongholicus (Bunge) P. K. Hsiao。卜弥格认为其性微温，可入肺和脾滋补身体。金椒，卜弥格将其音译为 Kim kiai，拉丁语名称为 Zanthoxylum nitidum (Roxb.) DC.。卜弥格认为其味涩，其性温，可入肝消除发热。茅根，卜弥格将其音译为 Mao ken，拉丁语名称为 Imperata cylindrical (L.) Beauv var. major (Nees) C. E. Hubb.。卜弥格认为其味甜，其性寒，可用以通畅血液和经络、祛除斑疹。荞麦，卜弥格将其音译为 Kiu me，拉丁语名称为 Pagopyrum esculentum Moench.。卜弥格认为其味苦涩，其性为寒，可用以利尿、剔除障碍、恢复视力。桑白皮，卜弥格将其音译为 Sam pe pi，拉丁语名称为 Morus alba L.。卜弥格认为其味甜，其性寒，可入肺剔除邪气、健康身体。藿香，卜弥格将其音译为 Ho hiam，拉丁语名称为 Agastache rugosa (Fisch. et Mey.) O. Kuntze.。卜弥格认为其味涩，其性温，可入肺和脾补胃、止吐。木贼草，卜弥格将其音译为 Me ce cao，拉丁语名称为 Equisetum hiemale L.。卜弥格认为其味苦而甜，其性平和，可入心、脾和小肠以滋补身体，治疗眼痛和白内障。

对枇杷叶等中药的总结和说明

枇杷叶，卜弥格将其音译为 Pi pa ye，拉丁语名称为 Eriobotrya japonica (Thunb.) Lindl.。卜弥格认为其味苦，可用以祛痰、止咳、解渴、健胃，治疗忧郁。木通，卜弥格将其音译为 Mo tum，拉丁语名称为 Quinata (Thunb.) Decne。卜弥格认为其味涩而甜，其性平和，可入肺、肝和小肠滋补身体并杀虫。桂枝，卜弥格将其音译为 Quei chi，拉丁语名称为 Ramulus Cinnamomi。卜弥格认为其可解除手脚之疲劳，滋补身体。生姜，卜弥格将其译为 Zinziber recens，显然不是音译，拉丁语名称为 Zingiber officinale Rose。卜弥格认为其味涩，其性温，可入肺和肾充实神气、排毒、杀虫，也可助消化、去阻塞。干姜，卜弥格将其译为 Zinziber siccum，显然不是音译，拉丁语名称为 Zingiber officinale Rose，与生姜完全相同，因为卜弥格认为生姜和干姜是同样的，都可以滋补身体。丁香，卜弥格将其译为 Caryophyllum，显然不是音译，拉丁语名称为 Syzygium aromaticum (L.) Merr. et Perry.。卜弥格认为其味涩，其性温，可入肺、胃和肾祛除内热，治疗某些器官的功能失调。麝香，卜弥格将其音译为 Xe hiam seu almiscar，其中的 almiscar 似乎是意译，没有提供拉丁语名称。卜弥格认为其味涩，可用以杀虫、祛痰、排毒。

第三章

明清以来中医在西方传播和发展的文献资料

中医虽然在明代已经被某些传教士介绍到了西方，但到了清代才真正在西方开始传播和发展。突出的表现就是编辑出版了多部与中医相关的书籍，尤其是有完全介绍和说明中医理法方药的专著，这对中医在西方的传播和发展发挥了至为重要的作用。本章根据相关历史记录，将自17世纪到20世纪中医在西方传播和发展的相关文献资料予以介绍和分析，尤其是西方独自出版的有关中医的专著。

第一节 17世纪中医在西方传播和发展的文献资料

《中国植物志》

直至17世纪，有关中医的书籍才在西方问世。《中国植物志》（*Flora Sinensis*）于1656年出版于维也纳，作者为在华传教士卜弥格。虽然是向西方介绍中国的植物，其中也涉及生长在神州大地的中药草。本书第2章所介绍的卜弥格关于中药的介绍和说明，就是来自《中国植物志》这部书。在

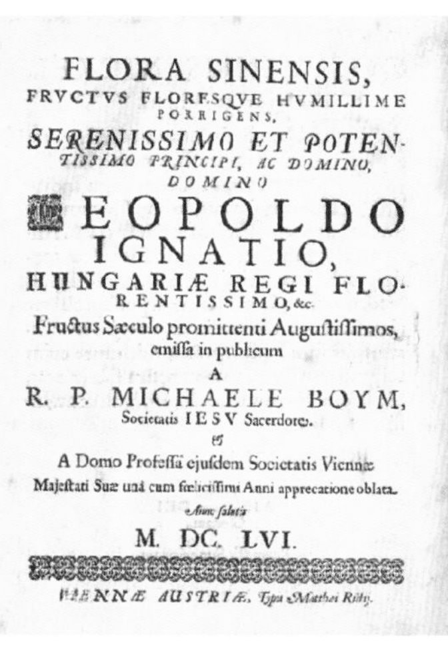

FLORA SINENSIS,
FRVCTVS FLORESQVE HVMILLIME PORRIGENS,
SERENISSIMO ET POTENTISSIMO PRINCIPI, AC DOMINO, DOMINO
LEOPOLDO IGNATIO,
HUNGARIÆ REGI FLORENTISSIMO, &c.
Fructus Sæculo promittenti Augustissimos, emissa in publicum
A
R. P. MICHAELE BOYM,
Societatis IESV Sacerdote.
&
A Domo Professa ejusdem Societatis Viennæ
Majestati Suæ una cum felicissimi Anni apprecatione oblata.
Anno salutis
M. DC. LVI.
VIENNÆ AUSTRIÆ, Typis Matthæi Rictij.

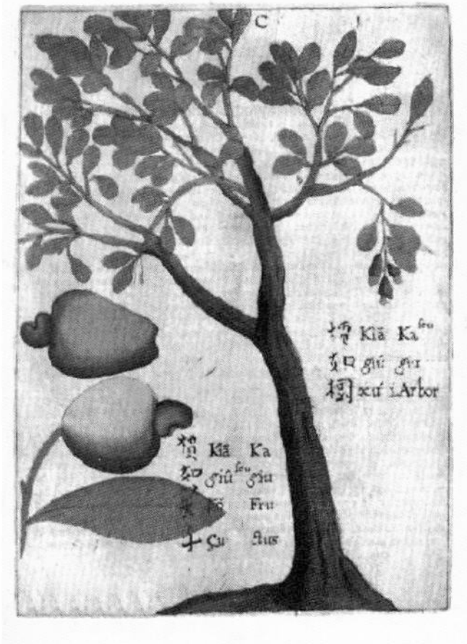

C
KIA-GIV.
Seu Kagiu, Fructus Indicus.

Kagiu seu Kagiu apud Sinas non reperitur, verùm in Regnis, quæ Sinarum olim fuerant abundanter provenit: & crediderim allatum in Junnan & Quam-si atque Insulis Sinicis posse produci. Arbor est magna folijs pulcherrimis, & semper virentibus. Fructus imitatur pomum, flavum vel rubicundum, vbi maturescit odoriferum, verùm pomi succus agrestis est, & caro si comedatur guttur mordet. Duabus vicibus apud Indos in eodem anno fructum gignit, ex flore primo semen, & producto semine postea pomum educit, quod stomachale & corroborativum est ventriculi, si cum vino vel sale comedatur. Interiùs hic fructus nullum semen habet, sed in vertice illius ad instar nuclei prominet, quem cortex glaucus, albam carnem & solidam recondens, instar castaneæ vel amygdalæ nucis cooperit, saporem earundem si elixetur referens. Indi & Lusitani nucleis dictis loco Amygdalorum ad conficienda dulciaria interdum vtuntur. Februario & Martio, Augusto & Septembre mensibus maturescit.

B 2 LI.

图3-1 卜弥格著《中国植物志》

这部书里，卜弥格既向西方介绍说明了中国作为农业国家对植物学的发展，也向西方比较系统地介绍了与植物相关的中药及其实际功能和意义。正是通过这部《中国植物志》，西方逐步了解了中药的来源、形成和应用。该书是用拉丁语撰写的，因为在 17 世纪的时候，拉丁语依然是欧洲的核心语言。

《中国秘典（脉学）》

《中国秘典（脉学）》（*Les Secrets de la Medecine des Chinois Consistant en la Parfaite Connaissance du Pouls*）于 1671 年在法国格雷诺布尔出版，作者为 R. P. Harvieu，用法文撰写。该作者注意到中国的脉学，认为中国的脉学颇有特色，非常有利于医学的发展和疾病的治疗。中国的脉学利用切脉诊治疾病，是中国诊断学中的一项非常独特的方法。中华民族很早就发现了人体血液循环的运行之道，并且发现通过切脉就可以观察内脏各个器官的病变，有关脉学的情况在《周礼》和《黄帝内经》等中华经典中均有比较完善的记载。在长期实践的基础上，中华民族伟大的医学家扁鹊，认真总结了前人的经验，从而创立了脉学。西方学者将其介绍到西方，说明比较理解和重视中华脉学。

《灸学》

《灸学》（*De Moxa*）于 1676 年在德国马尔堡出版，作者为 B. W. Geilfusius，用德语撰写，向德国人介绍了中国的灸法。灸法是中国人自远古以来一直使用艾灸治疗疾病、保健身体的方法。灸法是非常特殊的一种治疗方法，欧洲人当年了解和使用灸法，却不太明确灸法的实际应用方法。本书作者虽然介绍了灸学，但其对灸法的实际应用，特别是通过艾灸经络穴位进行诊断和治疗的基本方法，了解得比较有限。此后的西方在 19 世纪中期广泛使用针法和灸法时，基本上都不懂得针法和灸法的理论依据和操作方法，根本没有使用艾灸，胡乱使用乱七八糟的各种东西进行灸治，最终将中医的针法和灸法完全破坏，后来被西方彻底废除了。

《痛风论文集》

《痛风论文集》（*Treatise of the Gout*）于 1676 年在英国伦敦出版。其作者 H. Busschof 是当年在荷兰东印度公司的工作人员。在印度尼西亚工作期间，他自己十多年来一直患有痛风，很难用西医治好。因为印度尼西亚与中国相近，彼此一直保持联系，所以他在印度尼西亚也能接触到中医师。正是在中医师的努力下，通过艾灸将痛风治疗好了，令他非常感动，于是他努力地了解中医针灸。后来他到日本考察时，注意到日本人对针灸的使用，也向日本人了解了针灸的治法。回到欧洲后，他撰写了这部书，向西方首次介绍灸法对痛风的治疗和效果。他是用荷兰文撰写的，后来被译为英文。

《中国医法举例》

《中国医法举例》（*Specimen Medicinae Sinicae*）于1682年在德国法兰克福出版，作者为A. Cleyer，其内容引用了由卜弥格所翻译和介绍的中国脉学。该书通过举例说明了中国医法的具体应用和疗效。中国医法的内容非常丰富全面，该作者通过拉丁语向西方介绍中国医法，内容比较丰富。比如向西方介绍了289种常用的中药，这些中药很有可能就是借鉴卜弥格向西方介绍的中药及其功用。该书同时也向西方介绍了经络的作用和脏腑的功能，附有68个有关经络和脏腑的插图，有利于西方人了解和掌握中医经络的实际意义和脏腑的功能特点。

《论关节炎》

《论关节炎》（*Dissertatio de Arthride*）于1683年在英国伦敦出版，作者为W. Ten Rhyne。该作者在其撰写的这部书中的169～191页比较系统地介绍了运用中国的针灸对关节炎等疾病的治疗。该书作者之所以特意介绍了针灸对关节炎的治疗，就是因为中国的针灸对治疗关节炎这样的疾病疗效甚好。当时的欧洲通过文艺复兴已经开始创建西方科技化的医学了，虽然颇有理论基础，但却缺乏实际疗效。一直到20世纪初，西方的医学疗效还无法达到中医的疗效水平。所以该作者向西方人说明治疗关节炎的时候，特意介绍了针灸疗法。

《应用中国灸法治疗痛风》

《应用中国灸法治疗痛风》（*Eroberte Gicht durch die Chinesische Waffen der Moxa*）于1683年出版于德国汉堡，作者为J. A. Gehema。该作者之所以用德语向德国介绍了中国的灸法，就是因为中国的灸法对痛风之类的疾病治疗效果非常好、非常迅速，而当时的西医却基本无法治好这样的疾病。J. A. Gehema向德国介绍中国灸法治疗痛风，说明当年来华和来亚的传教士和其他人员也关注中医，基本理解中医。

《痛风专论》

《痛风专论》（*Verhandelinge van bet podagra en Vliegende Jicht*）于1684年在荷兰阿姆斯特丹以荷兰语出版，又于1690年译为德语在莱比锡出版，说明这部书对中国针法和灸法治疗痛风等疾病有重要意义。其作者为W. Ten Rhyne曾为荷兰东印度公司的医生。据历史记载，他于1673年从爪哇来到日本长崎的出岛。当时的日本闭关锁国，唯一一处允许外国人进入的地方只有出岛。在出岛上考察的时候，W. Ten Rhyne特别注意到当地的日本医生使用针法和灸法治疗各种疾病，其疗效颇好，引起了他对针灸学的极大兴趣。经过多方努力，他终于搜集到了一些中医针灸学的资料，通过与日本个别人的沟通和交流，使他比较明确了针法和灸法的治疗方式。回到欧洲后，W. Ten Rhyne就撰写了这部书，向西方介绍了中国的针灸学。由于当时W. Ten Rhyne还没有真正地学习和研究中医的理法方药，所以只能从形式上向西方做了介绍。

《医钥和中国脉理》

《医钥和中国脉理》（*Clavis Medica ad Chinarum Doctrinam de Pulsibus*）于1680年在德国法兰克福出版，其作者为来华传教士卜弥格，该书是用拉丁语撰写的。当年卜弥格在华的时候，非常关注中华文化和中华医药，在向西方介绍中华文化和中华民族的时候，特别重视对中医和中药的介绍。

第二节
18世纪中医在西方传播和发展的文献资料

《医生诊脉表》

《医生诊脉表》（*The Physician's Pulse-Watch*）于1707年在英国伦敦出

版，其作者为 John Floyer。全书 440 页，内容极其丰富。该书主要介绍医生对人体脉象的诊断方法，全书共 3 篇，其中的第 3 篇就是对中国脉学的介绍和分析。这说明该作者关注中国脉学，也在一定程度上理解中国脉学。在该书中，作者还附录了 A. Cleyer 所撰写的《中国医法举例》(*Specimen Medicinae Sinicae*)，其内容引用了由卜弥格所翻译和介绍的中国脉学。

《海外珍闻录》

《海外珍闻录》(*Amoenitatum Exoticarum*) 于 1712 年在德国伦哥出版。该书内容丰富，共 912 页，用德语撰写。在这部内容丰富的书中，作者 E. Kampfer 也向西方介绍了中国的艾灸疗法。在该书的第 589 ～ 599 页的 10 页中，作者特意向西方人说明了中国艾灸疗法的意义及其对某些疾病治疗的特别疗效。该作者在此之前，注意到了 17 世纪已经在欧洲出版的几部介绍中医灸法的书，自己也认真地了解了其实际意义。

《中国史地年事记录》

《中国史地年事记录》(*Description Geographique, Historique, Chronologique, Politique de l'Empire de la Chine et de la Tartarie Chinoise*) 于 1735 年在巴黎出版。其作者 J. B. Du Halde，为法国人，该书用法语撰写。该书第 3 册录用了法国人 P. Hervieu 从中文翻译的《脉诀》，译者认为该书是王叔和撰写的《脉经》，但王吉民当年研究其翻译的中医脉经时认为，所翻译的并不是王叔和的《脉经》。王吉民在民国时期的第 12 期《中华医学》杂志上发表了《西译中医典籍重记》一文中谈到 P. Hervieu 翻译的中国《脉经》时说，"此书有法、英、德三种译本，法译最早。译者为 P. Hervieu，文载在 Du Halde 所编之《中国史地年事记录》书中，于 1735 年在法国巴黎首次刊行。译者以此为王叔和之《脉经》，误也。英文本系由法语转译，共有两种：一为 E. Brookes 译，计 4 册，在 1736 年出版，不甚完备，且乏精彩；一为 Caves 刊印，共 2 册，出版于 1738 年，再版于 1741 年。德译系许保德氏手册，刊于《中华医学》第 239 ～ 272 页。德氏盛称 P. Hervieu 法译本之真确"。

《外科学历史》

《外科学历史》(*Histoire de la Chirurgie*) 于 1774 年在法国巴黎出版。其作者 F. Dujardin 用法文向法国人介绍了人类外科学的发展历史，其中第 1 卷的 95 ～ 98 页，介绍了中国的针灸术。虽然内容不太完善，表述不太准确，但说明当时的西方学者还是注意到了中国的医学，尤其是针灸学。中国的针灸学最早传入到西方并在西方应用和发展，就是在法国。针刺时用的电针，其实就是法国人在 19 世纪创造的，可谓法国人为中国针灸的一大创新、一大贡献。

《在北京的传教士关于中国科学和艺术的记录》

《在北京的传教士关于中国科学和艺术的记录》（*Memoires des Missionnaires de Pekin sur les Sciences et les Arts des Chiinois*）于 1776—1791 年在法国巴黎出版。该书一共有 15 卷，其中第 13 卷和第 15 卷记录了中国医学的历史、发展和应用。这部书非一人所写，是当年在北京的西方传教士对中国自远古以来所发展的科学、文学、艺术和医学的了解和分析，并将其介绍给西方，让西方人了解中国，以便更好地将基督教传播到中国。在第 15 卷中，有 2 卷介绍的就是中国医学，说明传教士们还是关心中国医学的，并且对中国医学还是有所了解和认识的。该书全部是用法文撰写的，说明当年在京写这部书的基本都是来自法国的传教士。

《针术》

《针术》（*Traite sur L'Acupuncture*）是 1787 年出版的医学专著 *Encyclopedie Methodique* 中的一章。作者 F. Vicq-d'Azyr 撰写这部书时，也注意到中国的针灸学，说明当年中国的针灸术已经被传教士以及来华和来亚的西方医生等人介绍到了西方，充分体现了其方法独特、效果良好。在这一章中，作者特意介绍和说明了针灸术的形成、发展和临床应用，为 19 世纪针灸学在欧洲和法国的发展开辟了蹊径。需要注意的是，当时虽然有一些传教士或医生向西方介绍了针灸学的临床使用，但却没有真正地介绍针灸学的理论依据和实际应用的原则、标准和方法，使得西方人在使用中就出现了各种各样的严重问题，导致针灸学在 19 世纪中期就在西方终止使用了。

《灸法在医学上的应用》

《灸法在医学上的应用》（*De Moxae Atque Iginis in Medicina Rationali Usu*）于 1788 年在瑞典乌普萨拉出版，其作者为 J. G. Hallman。该书以

瑞典语介绍了中国灸法的基本知识和作用，内容不多，全书只有 15 页。瑞典语主要使用地区为瑞典、芬兰（尤其是奥兰岛）。这是瑞典出版的第一部介绍中国灸法的书，比较简单地向瑞典人解释了中国灸法的使用情况。由于当时在欧洲介绍中医和针灸学的西方人并不真正地了解中医的理法方药，所以其对针灸学的介绍还是非常有限的。该书虽然对于灸法在瑞典的传播起到了一定的作用，但内容还是比较有限的。

《中国药用植物标本》

《中国药用植物标本》（*Herbier ou Collection das Plantes Medicales de la Chine*）于 1787 年在法国巴黎出版，其作者为 Buchoz。该作者用法文撰写了这部书，向西方人介绍了中药的来源，尤其是各种植物中的核心部分。如此向西方介绍中药的来源和形成，对于西方人来说，作者还是比较了解中药及其实际功能的。

《灸术的应用》

《灸术的应用》（*De Usu Moxae*）于 1799 年在英国伦敦出版，其作者为 S. A. Witthoff。全书一共只有 12 页，比较简单地向西方介绍了中国灸法的使用和意义。但对灸法的理论依据，尤其是经脉和穴位的体系和作用，却缺乏了解。在中国，灸术一定使用的是艾绒，而不是其他任何东西。但西方在 19 世纪开始使用灸法时，却不是使用艾绒，而是随随便便地使用了其他任何东西，其作用自然无法实现。

第三节
19 世纪中医在西方传播和发展的文献资料

《中国外科概况》

《中国外科概况》（*Memoire sur l'itat de la Chirurgie a la Chine, suivi d'une correspondence a ce suhet avec un Missionnaire de Pekin*）于 1801 年在法国巴黎出版。其作者为 Pierre Sue，用法语撰写了中医外科的历史和现状，尤其是外科各种疾病的治疗方式和作用。中医传统的外科疗法主要用方剂法、手术法和针灸法，以及其他各种疗法。所谓的手术法，就是运用各种器械和手法操作进行治疗的一种方法，它在外科治疗中占有十分重要的位置。该书作者向西方介绍中国的外科法时，自然会谈到针灸疗法。

《灸法与内外科》

《灸法与内外科》（*Dissertation Medico-Chirurgicale sur le Moxa ou Cautere Actuel*）于 1808 年在法国巴黎出版，其作者为 C. J. B. Cothenet。该书讲解医学的内科和外科的时候，特别介绍和说明了中国灸法的实际意义。18 世纪欧洲已经有个别的学者和传教士向西方介绍中医和针灸学，但还没有被欧洲人所理解和使用。1845 年法国巴黎出版了 A. Berard 及 C. Denonvilliers 所著的《外科学要略》，其中卷 1 的 157 ～ 159 页介绍了灸法当年在欧洲的传播和使用，尤其在法国。作者谈到灸术时说："灸术在远古时期即被应用。希波克拉底（Hippocrate）曾主张在痛处燃烧升麻或火绒以医治顽固的坐骨神经痛。特别是在中国和日本，自古以来即应用灸术这种方法：'moxa'（灸）这个字也是由此而来。有人说在日本语中，'moxa'是他们作为烧灼的植物名字。有人认为这个字的意思是'meche'（灯芯），因为中国和日本用作灸的物质是卷成灯芯状的。无论它的字源是什么，在各种语言中，'moxa'这个字都同时表示一种特别烧灼术和在这种手术中应用的物质。"可见，西方人并不真正了解"灸"这个字的实际含义。日本当时也是用中国的"艾绒"，当年欧洲的 W. Ten Rhyne 在日本看到日本人使用艾灸，问其是用什么植物灸治。日本人用自己的语言告诉他是艾灸，当时这位欧洲人根据日本人的语言将其音译为 moxa，其实就是用艾绒灸治，但欧洲人却并不清楚。

《灸术的应用与疗效》

《灸术的应用与疗效》（*Propositions sur l'application et les Effects du Moxa*）1809 年出版于法国巴黎，全书 25 页，作者为 J. Cretin。当时的

欧洲除拉丁语外，最重要的语言是法语。在《外科学要略》中，作者谈到灸术时说，“在欧洲，很多植物曾被建议作为灸之用。古人应用麻或火绒。中国和日本常用干的艾叶，在研钵中捣细成絮状后做成圆柱形。在其他国家，也有用灯芯草的髓质。但是现在最常用的是棉絮。1591年，泼劳司班·阿勒宾曾述及常用灸术的埃及人是喜欢用棉絮的。1760年，波托特别提出了棉絮灸并将其介绍至法国。班西起初曾赞赏浸过硝酸钾的棉絮和苎麻，萨朗第爱曾建议应用捣碎的艾的绒毛和椰子做成圆锥状。这些物质的缺点是燃烧过于迅速，因而不能完全达到应用灸术的目的”。该书作者当时对灸术的使用分析，还是比较符合实际的。正是西方人不太了解艾绒，而用了其他燃烧的东西行灸术，结果造成了严重的损害。

《有关接生法的两篇中国论文》

《有关接生法的两篇中国论文》（*Zwei Chinesische Abhandlungen Uber die Geburtshilfe*）于1810年在德国彼得堡出版。该书作者为Rehmann，是德国人，将中国人撰写的两篇有关接生法的文章翻译为德语，向德国人介绍中国医学界是如何帮助百姓接生的，特别关注了其接生的方法和作用。中国古代对怀孕妇女，以脉象、腹形及两乳房辨别男女胎。如左手太阳浮大为男，右手太阴沉细为女；左脉疾为男，右脉疾为女；左乳房有核胀痛为男，右乳房有核胀痛为女；腹部上小下大如箕为女，腹高如釜为男等。

《灸术在内外科的应用》

《灸术在内外科的应用》（*Dissertation Medico-Chirurgicale sur l'emploi du Moxa*）于1812年在法国斯特拉斯堡出版，其作者为L. M. Lecointe。作者从医学内外科的角度向法国人介绍了灸术，内容比较简单，全书只有14页。可见当时对中医学中的针灸学了解得还是比较浅薄的。在《外科学要略》中，作者谈到灸术时说，“班西氏还曾建议用棉絮以及向日葵的茎髓，他将后者称为‘天鹅绒灸’（moxa-velours），大概是指它的作用柔和。也有人在皮肤上燃烧樟脑和磷，但因不能正确预计其作用，所以并不适宜。因此这些物质都已经放弃不用，现在几乎只用棉絮，因为它燃烧缓慢，可以达到预期的效果。灸炷无论是由何种物质做成，都是一种传热的方法，其区别只在于热量的多寡和放出的难易而已”。

《论灸术在治疗疾病中的应用：灸术治愈一种肝病的病历等》

《论灸术在治疗疾病中的应用：灸术治愈一种肝病的病历等》（*Memoire et Observations sur l'application du Feu au Traitement des Maladies: Guerison d'une Maladie du Foie Operee par le Moxa, etc.*）于1813年在法国巴黎出版，其作者为Morel，以法文撰写出版。该书也比较简单地向法国人介绍了中国的灸法对各种疾病的治疗与效果，特别是治疗肝病时使用灸法的特殊效果。在《外科学要略》中，作者谈到灸术时说，“普通灸炷的治法是将适量的棉絮卷紧。为维持卷状，有人建议在外面涂一层浓厚的阿拉伯树胶，干后可以使棉絮不致松开。但是用此法所制的灸炷紧度尚嫌不足，更好的是在棉絮外包一层布，红蜡线缠紧后缝住。如需得到深度的烧伤，应将棉絮卷得较紧。但也不可以过紧，否则就难以燃烧。用上法做成一个相当长的直径1～3厘米不等的圆柱体，以后用刀切成3厘米长的小段，每段即是一个灸炷”。此说法显然是对西方使用灸术的补充，但却不一定真的符合灸法的要求。

《中国舌诊》

《中国舌诊》（*Disserlatio de Glosso-semeiotice, sive de signis Morborum quae e lingua sumuntur, Prossertin apud Sinensis*）于1813年在法国巴黎出版，其作者为Jean-Pierre-Abel Remusat，向法国人介绍了中国的舌诊概念、方法和意义。中医舌诊是中医四诊中望诊的一部分，临床上对于各种疾病，都常结合辨舌来决定诊断和治疗，它标志着中医诊病的传统经验和特色，也是中医临床上占重要地位不可缺少的常规检查。所以法国作者将这方面的内容介绍给法国人和西方人，颇有现实意义。

《关于中国医史研究》

《关于中国医史研究》（*Reacherches Historiques sur Medicine des Chinois*）于1813年在法国巴黎出版，其作者为A. Remusat。该书作者认真地了解中国医学的发展历史及其对中华民族发展的贡献，然后以法文撰写了这部书，向法国人和欧洲人比较具体地介绍了中国医学创建的时期及其历朝历代发展的方向和路径，以便将中国医学介绍到欧洲，为欧洲医学的发展和疾病的治疗开辟蹊径。

《在头部或颈部施行灸法：治疗某种眼病、头部皮肤病及脑和肾经系统疾患时获得良好效果的病历讨论》

《在头部或颈部施行灸法：治疗某种眼病、头部皮肤病及脑和肾经系统疾患时获得良好效果的病历讨论》（*Memoire et Observations Concernant les Bons Effets du Cautere Actuel, Applique sur la Tete, ou sur al Nuque, dans Plusieurs Maladies des Yeux, des Enveloppes du crane, du Cerveau et du Systeme Nerveaux*）于 1815 年在法国南锡出版，其作者为 L. Valentin。该书作者就灸术对人体各种疾病治疗的效果进行了认真的分析和讨论，说明灸术对于人体各种疾病的治疗还是有一定的实际意义的，可以供西方人士认真使用。在《外科学要略》中，作者谈到灸术时说，“灸炷预备好之后，使患者处于最适合的位置。施灸部分必要时应先剃毛，然后在上面放一块湿布，中间开一小孔作为安放灸炷之用。周围也用湿布盖住，以免受到棉絮燃烧时发出的火星伤害。以后即在焰火上燃点灸炷的一端，燃着后，将另一端放在施灸的部位。灸炷的固定非常重要，否则患者由于疼痛而引起的动作可使其移动。泼劳司班・阿勒宾曾指出可用一种金属的环，经过拉兰氏的改善，在环下装 3 个木质的支持物，使金属环不接触皮肤，再加上 1 个可执握的木柄。这种金属环使用很方便，但其直径必须与灸炷相适应。偶遇应用的灸炷大小不同，必须备有许多不同大小的金属环”。该书作者的说明，就是对灸术使用的建议，基本上都是西洋理念的建议。

《论慢性病、泻血术及针术》

《论慢性病、泻血术及针术》（*Memoires sur les Maladies Chroniques, les Evacuations Sanguines et l'acupuncture*）于 1816 年在法国巴黎出版，作者为 L. V. J. Berlioz。全书一共 343 页，比较详细地讨论了慢性病和泻血，同时也介绍了针术法对相关疾病的治疗和作用。1864 年巴黎出版了 A. Dechambre 所撰写的《医学科学百科全书》，其中的卷 1 第 670 ～ 688 页介绍了针灸在欧洲的传播和应用。作者谈到针灸学时说，“事实上，要到 1810 年才在欧洲第一次施行针术，这是一位名叫白利渥慈（Louis

Berlioz）的法国医师，首先用针术治疗一例神经性疾病……但是人们对这一次及以后几次实验所得效果的反响只是怀疑和冷淡。隔了一些时候，都尔城的爱默（A. Haime）医师，也效法白利渥慈使用针术治疗。勃勒东诺（Bretonneau）看到爱默氏的成功之后，进行了一些实验，证明针刺主要脏器的无害性”。可见，到了19世纪，西方人才渐渐地理解中医的针术，才真正地开始在西方传播。

《灸术及其在治疗骨疡中之应用》

《灸术及其在治疗骨疡中之应用》（*Du Moxa, et de son Application au Traitement de la Carie qui Attaque les Os du Tronc*）于1817年在法国巴黎出版，全书共22页。作者为P. Piollet，向法国人介绍了用灸法治疗骨伤病的方法和效果，有一定的实际意义。在中国的历朝历代，灸法对于骨伤病的治疗还是颇有实际疗效的。西方人在19世纪开始使用灸术治疗疾病的时候，用了各种不同的方式。在《外科学要略》中，作者谈到灸术时说，“灸炷固定之后，多数人认为需要维持和调整其燃烧。各种不同的方法曾被有人主张只须由一位助手用嘴吹即可，但是用力吹得久了是很疲劳的，而且发出的烟又要刺激眼睛。玻璃吹火管也有相同的缺点。最方便和最常用的是风箱，使用的方法如下：一人执住灸炷，另一人拿风箱坐在椅上；右手拉动风箱，左手将风管放在灸炷上面。吹风管应移动燃烧不旺处，使灸炷表面各点同时均匀地燃烧。以后再继续轻轻吹风，使燃烧尽可能地缓慢进行，直至完全烧完为止”。“灸炷燃烧时，最初患者感到一种颇为舒适的温暖感觉，以后热度逐渐增强而转变成剧烈的烧灼痛，时常引起患者的喊叫。皮肤最初呈红色，以后布满小水泡，不久即变成焦痂。假使灸炷制备良好，而且燃烧得宜，则在燃烧完毕后焦痂的面积与灸炷相等，干而硬，中央黑色，边缘带黄色，周围皮肤萎缩而苍白”。由此可见，灸术在西方使用中存在着各种问题。

《中国医学史》

《中国医学史》（*The History of Medicine in China*）于1820年在英国伦敦出版，其作者为Pearson。该书作者与7年前的法国人A. Remusat一样，认真地了解和总结中国医学创建的时期及其历朝历代的发展和中华民族的杰出贡献。通过向英国人介绍中国医学的历史和发展，让其了解中国医学的特色和意义，希望能借此让西方人认真地学习和发扬中国医学，以便为欧洲各地的发展和民众健康的保护创造更好的路径。

《灸术与灼烙的内外科试用及其不同的实施方法》

《灸术与灼烙的内外科试用及其不同的实施方法》（*Essai Medico-Chirurgical sur le Moxa, et sur l'ustion en General, et ses Differens Modes d'application*）于1821年在法国巴黎出版。其作者为B. Ortiguier，以法文撰写了这部书，向法国人介绍了内外科用针术治疗各种疾病的方法和作用。由于当时欧洲人对中医及其针法和灸法了解极少，几位学者总是努力地向西方人介绍中医的针法和灸法。在《外科学要略》中，作者谈到灸术时说，"用普通的棉絮卷成圆柱形，轻轻用布裹紧。这样制成的灸炷燃烧时不必吹风，只须将一端完全燃着，将另一端放在皮肤上面，然后让其自行燃烧，直至完全燃烧。这种裴格拉特灸法常为我们所应用，其优点很多，最主要的是疼痛远较风箱吹风为轻。而且也不致火星四散，落在皮肤上产生小的烧伤，在燃烧终了时也不会发生爆裂。产生的焦痂更深更有规律，因此比上面各种方法更能正确地达到外科医生们要求的目的"。这种说法有一定的实际意义。

《灸术的应用》

《灸术的应用》（*De Usu Moxae*）于1821年在英国苏格兰爱丁堡出版，其作者为J. F. Avery。另一部同名书《灸术的应用》于1799年也在英国出版，其作者为Si. A. Witthoff，内容比较简单，只有12页。J. F. Avery写的这部书，内容相对比较丰富一些，一共有21页。对灸术应用的说明和分析，对灸术在法国和欧洲的应用，在当时有一定的引导作用。在《外科学要略》中，作者谈到灸术时说，"身体的各部分几乎都可以施用灸术。但是应该避免产生瘢痕而伤害美观，例如面部和女子的颈部和胸部之上。也应该避免腱与血管在表面的部位，因为焦痂脱落时裸露的腱可能受到伤害，血管也可能破裂而引起出血。在皮下就是骨骼的地方也不宜用灸，以免产生骨疽。有人认为不应在头皮上施灸，以免由灼热产生的炎症传入脑及脑膜而引起致命的危险。现在的医师认为头皮上也可以灸法，但是在小儿的头上则应禁用，因为小儿的头骨尚很薄弱”。

《灸术全书》

《灸术全书》（*A Treatise on Acupuncturation*）于1821年在英国伦敦出版，其作者为J. M. Churchill。在这部书中，作者特意讲述了中国和日本一直使用的一种特殊的外科手术，该手术已经通用于欧洲。该书还介绍了针术的施行方法及应用针术治疗疾病的疗效，颇有实际意义。在《外科学要略》中，作者谈到灸术时说，“灸灶后出现的现象与外科医师所用的其他人工造创术相近似。焦痂周围的发炎、焦痂的脱落、脱落后留下的疮口以及创口的化脓，都与人造溃疡术相类似。这两种方法的不同点在于最初形成的方式。人造溃疡术是慢慢地将皮肤破坏，因此引起较少的疼痛和刺激。灸灶很快滴破坏皮肤的组织，会引起更强的刺激和更多的充血，因此产生更强的诱导作用。灸灶的初期作用是很强烈的，而人造溃疡术则几乎没有这种初期作用。但是一旦焦痂形成之后，两者就并无差别。因此，人造溃疡与灸术是同一类的排脓法，适应证也颇类似，但其应用并不完全相同。假使只要形成化脓现象，不应该用灸术，应该有其他更温和的方法。灸术的应用首先在于达到灸灶时的效果，有时甚至只需要这种作用，所以在焦痂脱落后，尽快地使创口结瘢。假使同时需要初期的和后期的两种作用，则可将创口像人造溃疡一样的敷裹”。

《灸术在治疗中的应用》

《灸术在治疗中的应用》（*On the Use of the Moxa as a Therapeutical Agent*）于1822年在英国伦敦出版，其作者为D. J. Larrey。该书原来是法文，后来由英国学者R. Dunglison翻译为英文。在其译本的前言中，译者介绍了灸法的历史和在西方的传播。该书内容比较丰富，全书共有146页，比一般作者所写的内容要多得多。在《外科学要略》中，作者谈到灸术时说，“在燃烧时，灸吸收皮肤的水分，强烈地刺激皮肤内的神经末梢。按照燃烧的强度与应用的时间，产生不同深度的焦痂，并且在周围部分引起充血，因此主要是一种诱导的方法。虽然烙铁也能引起类似的烧灼，但是这种烧灼是非常急骤的。相反地，灸的作用却是缓慢和逐渐的，其所引起的疼痛和刺激是逐步增加到强烈的程度。因此灸的诱导作用虽然不及烙铁的急速，但是却更为有力”。

《针术全书》

《针术全书》(*A Treatise on Acupuncturation. Case Illustratitive of the Immediate Effects of Acupuncturation in Rheumatism, Lumbago, Sciatica.*)于 1825 年在英国伦敦出版，其作者为 J. M. Churchill。该书作者 1821 年在英国伦敦出版了同样一部书，总共有 86 页。而 1825 年再次出版的这部书则有 101 页，即又撰写了 15 页作为附录纳入此前的书中，基本分析说明了针术对湿病、腰痛、坐骨神经痛治疗的神速疗效，以其为例说明了针术的实际意义。在《医学科学百科全书》中，作者谈到针灸学自 19 世纪以来，才逐步开始在西方传播和应用。欧洲人认真地研究了针法的治疗，觉得其对人体的脏腑没有任何的危害性。作者说，“此后针术的实验就大为增广。拉克拉（Lacroix）、勒加米耳（Recamier）、摩浪（Morand）、梅浪（Meyranx）、特谟（Demours）等在法国，丘吉耳（Churchill）与司高脱（Scott）在英国，都从事于针术工作，并发表了针术治疗的成效。萨朗第爱（Sarlandiere）在方法上做了重要的变化，即将电流与针术并用（电针术）。但是在这种方法的推行中，没有人能与葛劳盖（J. Cloquet）相比拟，他是位著名的教授，在针术的研究中做了很大的努力。他的许多病历和经验由唐都（T. M. Dantu）医师收集发表，这本著作无疑是这方面最完备的材料”。该作者的解释和说明，有一定的意义。

《论针术》

《论针术》(*Notice sur l'Acupuncture*)于 1825 年在法国巴黎出版，其作者为 P. Pelletan。该书作者为法国人，以法语撰写了这部 32 页的专著，比较明确地介绍了中国针术的历史、疗效、理论和方法。同时也介绍了法国一家医院采用针术治疗疾病的经验和体会。在《医学科学百科全书》中，作者说，“当时针术非常风行，曾被用于一切疾病的治疗中。但由于不加区别地滥用，产生了强烈的反作用，以致在今日针术几乎已经被人们所遗忘。现在的遗忘与当时的狂热无疑都同样是一种错误”。可见，西方人使用针术时存在着多么严重的问题。作者因此说：“在这里我们将描述灸术的方法，其物理作用与生理作用以及施行时可能发生的意外等。其次我们将以往应用针术的报告作为一次考察，从而看出其真正的适应证和价值。最后我们谈一些电针术，因为它和针术之间有着密切的关系。”

《巴黎市立大医院针术治疗病历集》

《巴黎市立大医院针术治疗病历集》(*Obsevations sur l'Acupuncture, Recueillies a l'Hotel-Dieu de Paris*) 于 1825 年在法国巴黎出版，其作者为 A. Lacroix。作者根据中国针术的治疗方法介绍了法国一大医院使用针术治疗疾病的情况。这个大医院能使用针术治疗疾病，非常不易。在《医学科学百科全书》中，作者说，“在欧洲，针术具有了种种的变化。首先，金和银已不是制针的主要材料了，而几乎用钢来制造。白利渥慈，我们的第一位施行针术者，应用一种长 3 寸的钢针，针的根部装上一个火漆头。这种改变有它的重要性，这样可以将针深刺而不必担心其会陷入组织中以致不能取出。眼科医师特谟氏建议了一种新的器械，在杯吸术中所用的普通玻璃吸杯的一端装上一个吸筒，吸杯顶端有一个针的导管，当真空形成以后针即刺入肌肉内。据特谟氏称，这种器械有着如下的优点：吸杯的作用减弱了局部的感觉，使针的刺入不引起痛感。我们认为这种器械使简单的针术变得复杂，并非必要，因为普通的针术所引起的疼痛也是非常轻弱的”。

《论针术及其治疗效果》

《论针术及其治疗效果》(*Dissertation sur l'Acupuncture, et ses Effets Therapeutiques*) 于 1825 年在法国巴黎出版，其作者为 J. Morand，该书总共有 57 页。作者以法语撰写了这部书，向法国人及欧洲人介绍了中国针术，说明了欧洲人使用针术用以治疗各种疾病的实际疗效。在《医学科学百科全书》中，作者说，“葛劳盖教授最初所用的针与中国的针相似，不同之处在于针为钢质，而针柄用象牙制成。后来葛劳盖教授感到在进针时他的手指甚至臂部有一种震颤的感觉，他想这种现象可能是由于手术时有电流放出的缘故。因此他就不再用象牙针柄。此外，他更将针的钝端制成环状，使能接装导线。导线用黄铜或熟钢制成，它的另一端浸在一只盛有水的金属盆中，这种装置的目的在于增强效果。将其在烛火上烧热，然后徐徐冷却，钢针就柔软易曲，将钝端弯成钩状并在上面装一圆形铅质的头。在使用前应将针上的锈除去，方法很多，最简单的是用金刚砂纸摩擦”。

《电针术：治疗痛风、风湿病及神经疾患的新颖有效方法以及日本灸术在法国的情况——附中国、朝鲜及日本的主要医疗方法：针术与灸术》

《电针术：治疗痛风、风湿病及神经疾患的新颖有效方法以及日本灸术在法国的情况——附中国、朝鲜及日本的主要医疗方法：针术与灸术》（*Memoires sur L'electro-puncture, Consideree comme Moyen Nouveau de Traiter Efficacement la Gouttes, les Rhumatismes et les Affections Nerverses, et sur l'emploi du Moxa Japonais en France; suivis d'un Traite de l'Acupuncture et du Moxa, Principaux Moyens Curatifs chez les Peuples de la Chine, de la Coree et du Japon*）于1825年在法国巴黎出版，其作者为J. B. Sarlandiere，据说本书是作者自己印刷的。这部书题目完全像一段介绍针术和灸术的文字一样，可能是一般书中题目最长的一部。在介绍中国的针术和灸术的时候，作者也提到了朝鲜和日本针术和灸术的应用。实际上朝鲜和日本所使用的针法和灸法，完全是从中国引进的，也完全是按照中国的文化、文字和理法进行传播和应用的。

《针术》（1825年，Scheider）

《针术》（*De Acupunctura*）于1825年在德国柏林出版，其作者为C. A. L. Scheider。该书作者以德语撰写了这部书，向德国人介绍了中国针术的基本方法和治疗效果，希望能被德国人认真应用。在《医学科学百科全书》中，作者说，“中国和日本的针术施行者应用一种象牙制的小槌，在进针时敲打针的末端，槌上像蜂窠般的布满着小孔，使击打更正确。他们只敲击一次，使针很快穿透皮肤，以后就可用紧压法或者用拇指与示指捻旋而使针深入。我们不采用这种小槌，因为其并非必需，且在针质脆硬时可以引起折针的危险”。

《关于针术的几个建议》

《关于针术的几个建议》(*Quelques Propositions sur l'Acupuncture*)于1825年在法国巴黎出版，其作者为T. M. Dantu。该书作者以法语撰写了这部书，为法国人和欧洲人学习和使用中国针术时提出了一些建议，以便其能真正地学好和用好针术，为法国人和欧洲人做好最大的贡献。在《医学科学百科全书》中，作者说，"拇指与示指持针，针尖放置在选定的部位上，使皮肤张紧，这时可用两种方法进针：直接施加压力或像旋螺丝钉似的将针捻转。白利渥慈是用手指捻转进针的。唐都医师在自己身上做试验，据说压力法所引起的疼痛较捻转为轻，因为捻转时尚有摩擦作用。在头皮或其他贴近骨骼部位施行针术，葛劳盖先将针垂直地刺穿皮肤，然后转为水平方向而倾斜地在皮下组织中滑入，再将针尖垂直或倾斜地刺入，根据软组织的厚度和疼痛的部位而决定刺入的深度"。

《灸术专论》

《灸术专论》(*A Treatise on Moxa*)于1825年在英国伦敦出版，其作者为J. Boyle。该书作者用英语撰写了这部书，内容比较丰富，全书共有168页，向英国人和欧洲人介绍了用灸术治疗关节硬化。书中还附有多个病例，并以图片的形式向大家说明其使用的方式和结果。1852年法国人Lucas-Championniere出版了《医师辞典》，其中的384～385页中也谈到了灸术。该书作者说，"法国在最近60年才知道灸术。许多物质曾被作为制灸之用，现在几乎只用棉絮，用布裹紧成圆柱状。巴黎市立医院将此种灸炷先在硝化物溶液中浸过，燃烧时无须吹风。拉兰氏主张在烧灼时即刻涂抹纯粹的氨水以减轻疼痛"。

《灸术的变式应用法》

《灸术的变式应用法》(*A Treatise on a Modified Application of Moxa*)于1826年在英国伦敦出版，其作者为J. Boyle。该书作者1年前还在英国出版了《灸术专论》(*A Treatise on Moxa*)这部书。1年后又特别撰写了灸术应用法的专著，向英国人和欧洲人介绍了如何用灸术治疗各种疾病及其疗效。特别是提出了灸术治疗关节硬化及关节萎缩、慢性风湿病、风湿性痛风、腰痛及坐骨神经痛等疾病。这几种疾病都是当年在西方难以治疗的危病。1877 年法国人 Jaccoud 编写了《医学及实用外科学新辞典》，第 23 卷中的 162 ～ 166 页也介绍了灸术在西方的传播和使用。作者说："虽然在希波克拉底的著作中也可看到与灸术类似的记载，但一般均认为这是由葡萄牙旅行者传来的一种亚洲的方法。事实上，在亚洲，特别是中国，从远古时期就常用这种烧灼的方法来治疗和预防疾病。灸术从何时开始传入欧洲已不可考，现在只知道 17 世纪中叶的瑞尼及其后的凯姆佛弗（他们二人都是荷兰东印度公司的医师）曾将中国和日本的灸术做了明白的描写。在他们之后，灸术广传欧洲各处，而应用于医疗方面。"

《针术大全》

《针术大全》（*Trate d'Acupuncture*）于 1826 年在法国巴黎出版，其作者为 J. Cloquet。该书作者以法文编写了这部专著，比较全面地向法国人和欧洲人介绍中国的针刺术及其治疗各种疾病的方法和作用。在《医学科学百科全书》中，作者说，"针刺的深度因针刺处组织的厚度和疼痛的部位而不同。有人将针一次就刺入很深。但是像白利渥慈的逐步深入的方法也许更为适宜，每次间歇之时即询问患者的感觉，根据所产生的作用而继续诊治"。

《针术大全：按 J. Cloquet 氏的观察》

《针术大全：按 J. Cloquet 氏的观察》（*Traite de l'Acupuncture, d'apres les Observations de J. Cloquet*）于 1826 年在法国巴黎出版，其作者为 T. M. Dantu。该作者根据当年法国人 J. Cloquet 所编写的《针术大全》（*Trate d'Acupuncture*），再次努力地向法国人和欧洲人全面地介绍中国针术的作用及其使用的方法，说明当年法国和欧洲开始关注中医，尤其是针术和灸术。在《医学科学百科全书》中，作者说，"实在地讲，人体并没有什么特别适宜于针刺之点。疼痛所在即决定针刺部位。但是不该认为针刺任何组织或器官都是完全无害的，至少应避免针刺某些处所。在中国和日本，施行针术时有着一定的规律，根据在人体模型上所指出的一种非常复杂的路线，他们可以知道在各种情况下哪一点是应该针刺的，哪一点是应该避免针刺的"。

《关于针术的观察》

《关于针术的观察》(*Observations sur l'Acupuncture*)于1826年在法国奥尔良出版，其作者为F. G. Thion，全书共29页，用法文撰写。该书作者根据中国针术在西方的传播和应用，对其进行了考察和分析，说明治疗方法和实际疗效。在《医学科学百科全书》中，作者说，“在中国和日本，施行针术时除了一般性的注意，例如应该空腹、休息，不可忧虑忿怒等之外，他们非常小心地避免大的神经、动脉和静脉。相反地，他们并不禁忌针刺内脏如胃、子宫，甚至其中的胎儿。由此可见，针刺某些主要的脏腑并无多大危险，但是怀胎的子宫还是应该避免的，因为这种情况下穿刺不可能是无害的”。

《论灸术的作用》

《论灸术的作用》(*Dissertation sur l'action du Moxa*)于1826年在法国巴黎出版，其作者为L. I. Marcon。该书作者以法文撰写了这部书，全书共计24页，初步向法国人和欧洲人介绍了灸术的使用方法和治疗疾病的疗效。在《医学及实用外科学新辞典》中，作者说，“西特赫姆(Sydenham)将灸术看作当时治疗痛风疼痛的外用方法之一。凡·司维登(Van Swieten)在自己试用之后，认为灸术是一种治疗痛风、风湿病和瘫痪等多种疾病的方法。法国似乎是最后知道灸术的。首先由波托和戴约登二人做了介绍，至19世纪初叶，经拉兰氏和班西氏的竭力提倡，曾被广泛应用。然而，盛行并不长久，现在虽未全被废弃，但只在极少的场合中被应用”。可见，西方人并没有真正地用好灸术。

《针术》(1826年，Laurent)

《针术》(*Acupunctura*)于1826年在英国伦敦出版，其作者为A. Laurent。该书作者应该是英国当年最为有传统文化的学者，依然用拉丁语撰写了这部书，向英国和欧洲介绍中国的针术，全书共36页。在《医学科学百科全书》中，作者说，“都尔城的爱默医师报告曾屡次将针刺入腹上部，其深度一定已刺穿了胃脏。他说针刺胃脏与其他部位一样，并没有引起什么不利，而且时常必须将针刺到这种深度使症状完全消除。看到了爱默医师的实验，勃勒东诺在动物身上进行实验，以证明刺穿主要脏器的无害性。他将针穿刺乳犬的大脑、小脑、心、肺和胃等，并未看到有疼痛的现象和显著的不利。但是假使用较粗的针穿刺心脏可能有血液渗出，而观察到心包内的出血”。

《针术》(1826 年，Heyden)

《针术》(*De Acupunctura*) 于 1826 年在德国波恩出版，作者为 C. G. Von der Heyden。该书作者也用拉丁语撰写了这部书，全书共有 21 页，比较简单地向德国人和西方人介绍了中国针术在西方传播和应用的实现及问题。当年在德国传播和介绍中医及针术和灸术的，还是比较少的。在《医学科学百科全书》中，作者说，“裴格拉特及特劳内（Delaunay）二人特别研究了动脉的针刺，他们曾证实即使是较大的动脉（狗的股动脉）受到圆锥形细针的刺穿也只引起在细胞组织中轻度的血液浸润，形成一个立即消失的小瘀斑。几天之后剥开动脉检查，其中并不难发现任何针刺的痕迹。用钝的器械刺于神经上可以引起强烈的疼痛，甚至发生严重的意外，但若用的是针术中所用的细针，情况就不同了”。

《灸术》(1826 年，Heyman)

《灸术》(*De Moxa*) 于 1826 年在德国柏林出版，其作者为 C. F. Heyman。该书作者用拉丁语撰写了这部书，全书总共 31 页，以欧洲传统的经典语言拉丁语向西方人介绍了中国的灸术及其实际应用的方法和作用。在《医学及实用外科学新辞典》中，作者说，“各种不同的物质，只要是易于燃烧的都可用以制造灸炷，中国和日本用艾绒制灸炷。在欧洲，除了用类似的植物外，也曾采用许多其他的物质，比如麻、棉絮、火绒、布条及纸条等。有人将其在硝酸钾、氯酸钾、铬酸钾或醋酸铅中浸渍一次，使更易于燃烧。但其缺点多于优点，因此已被放弃不用了”。

《论东方的针术》

《论东方的针术》(*Quaedam de Acupunctura Orientalium*) 于 1826 年在德国莱比锡出版，作者为 G. E. Woost。该书作者用拉丁语撰写了这部书，全书共 47 页，向德国人和欧洲人介绍了中国针刺术的功能和疗效。18 世纪来华和来亚的人员在中国和日本都观察了中医的针刺术和灸法，西方做了一定的介绍，当时的西方人并不懂得日本的针术和灸术都是来自中国。在《医学科学百科全书》中，作者说，“唐都医师报告，在200余例针术中，从未遇到因有强烈的疼痛必须将针取出的例子。为了直接证实针刺神经的无害，他曾将针刺入猫的大脑与骨髓，受刺的动物并不显示疼痛，也无功能性的障碍。他又将股神经的分支裸露，用针穿刺多次也不见有任何疼痛现象。相反地，若不将针穿透而只是用针尖刺激神经时，就可看到动物有疼痛的反应。葛劳盖曾在脚底上屡屡地进行针刺而并无任何意外。然而虽有这些在动物身上进行的实验结果，我们认为现在还不应该做出结论说：针刺人体的脏器是并无危险的”。

《论灸术的生理作用》

《论灸术的生理作用》（*Moxa: A Physiological Enquiry Respecting the Action of Moxa*）于1827年在德国柏林出版，其作者为W. Wallace，全书共有148页。该书作者用英语撰写了这部书，因为当时英语已经逐步成为西方影响较大的语言。该书作者为了让西方人了解好中国的灸术，开始向其介绍中国灸术的生理作用，以便将其掌握好，发挥好。在《医学及实用外科学新辞典》中，作者说，“班西起初用火药线作灸炷，后来选择向日葵茎的髓质。他将这种植物的茎切成约2厘米长的小段，保留不易着火的皮层。这样，当髓质在内部燃烧时，皮层仍可接触。他认为这种灸的作用更为温和，因此称之为‘天鹅绒灸’。也有人试用樟脑和磷，但是这些物质，尤其是后者，在燃烧时难于控制，且能发生危险，因此已弃而不用”。

《针术的研究》

《针术的研究》（*Versuche uber die Acupunctur*）于1828年在德国慕尼黑出版，其作者为D. Beck，德国人，特别用德语撰写了这部书，以便更好地向德国人介绍中国的针术，希望能在德国继续发挥其重要的治疗作用。在《医学科学百科全书》中，作者说，“我们认为，在今天用针刺成人或小儿的大脑、骨髓和心脏并不是没有危险的，穿刺动脉、心脏和神经的无害性，虽然也已证实，但是还应该小心地尽可能避免接触到这些器官。爱佛拉·奥默（Everard Home）、凡尔波等人的试验指出：刺入动脉或心脏的针的周围，可以引起血液的凝固，血块的转移会发生不良的后果。所以，除了在治疗某些外部的动脉瘤时，故意要引起血液凝固的情况以外，应该尽量避免针刺这些器官”。

《针术》(1828年，Turk)

《针术》(*De Acupunctura*)于1828年出版，其作者是I. Turk。该书的出版地址是Trajecti ad Rhenum，具体是欧洲的哪个地区，目前还不是很明确。该书作者用拉丁语介绍了中国针术的作用和应用方法，希望欧洲人能对此有所了解。该书共64页，内容还比较有限。在《医学科学百科全书》中，作者说，“关于针刺方面应该注意的危险，现在我们再看这种手术本身可能引起的意外：一般地讲，针术是毫无危险的，数千次施行这种手术并无任何最轻微意外的发生。但也并不是常常如此，在针刺后常出现的一种全身性的意外是昏厥。摩浪医师在他的论文中曾指出几个病例。根据他的报告，葛劳盖也曾看到过约30个病例的晕针现象。在极少数的情况下，曾发生严重的局部与全身性的意外。裴格拉特曾报告一例用针术治疗小腿部强烈疼痛的病例，这个患者首先发生昏厥，然后是狂暴性的谵妄，神经的应激性减弱，整整1天患者处于迟钝状态中，以后才逐渐消失，针刺的部位后来出现1个脓肿”。

《针术》(1829年，Remust)

《针术》(*Sur l'Acupuncture*)于1829年在法国巴黎出版，其作者为P. Remust。该书作者用法语撰写了这部书，向法国人介绍中国针术的基本方法和治疗效果。当时法国对中国医学，尤其是针术和灸术的传播和使用最为广泛，影响最大。在《医学科学百科全书》中，作者说，“针失落在组织中是否会引起不良的后果，在许多意外或企图自杀而发生的类似实施中，很少看到因此而引起严重后果。针在组织内移动，有时会经过很长的时间而最终被排出体外，并无显著的意外。除了在以往科学记载中很多的这类例子以外，我们自己也曾观察到下面的事实：一个被怀疑有精神病的年轻窃贼被拘留在教养院中，他被允许继续做他原先的职业，即裁缝。利用这个机会他就施行自杀的计划。他取得并吞食了大量的缝针。据他自己承认他曾吞下了数百枚，但是大部分缝针，10～30枚聚在其皮下，在每一侧的腘窝皮下相继出现，我们曾从该处取出过一些”。

《针术》(1830 年，Lancer)

《针术》(*De Acupunctura*) 于 1830 年在澳大利亚珀斯出版,其作者为 A. Lancer。当时在澳大利亚的基本都是英国人，这个作者应该也是英国人，用英语写了这部书，向澳大利亚人介绍中国的针术。这大概是第一次在澳大利亚介绍中国针术，颇有意义。在当今时代，只有澳大利亚和泰国几年前就为中医立法了，至为重要。在《医学科学百科全书》中，作者说，“为了避免针的失陷，可在其钝端装一铅头或象牙头。有些事实证明，这种异物陷落和停留在组织中并不是常属无害的。一患者在医院中施行腹部针术治疗，患者感到非常恐惧，以致 2 枚尾端无突起的针陷入腹内，并引起患者即刻死亡。事实上，在尸体解剖时发现这 2 枚针在腹腔中并未形成任何病变，死亡是由于休克所致。但是无论如何，这种情况仍应归咎于针术。这种实例极为罕见”。

《针术的动物试验》

《针术的动物试验》(*Experimenta Quaedam de Laesione Partium Quarundam Corpori Animalis per Acupuncturam*) 于 1830 年出版，其出版地域不是很明确。作者为 P. J. Eupen，就针术在西方以动物为基础进行试验的体会和感受撰写了这样一部特别的书，以便西方人了解好中国的针术，应用好中国的针术。在《医学科学百科全书》中，作者说，“唐都医师说，他曾看到过 3 次类似的针的失落，但并未引起任何细小的意外。白利渥慈曾做了这样的记述：一位女患者——即他第一位用针术试验的患者——有一次施行针术，用一枚短而无火漆头的针很深地刺入患者腹上部，以致无法取出。呼吸运动使针完全看不见了，在上下楼时或移动手臂时，她感觉到颇为剧烈的疼痛。食物进入胃脏时也引起不舒适的感觉。在针留于腹上部的整个时期，她以往所感到的神经症状完全消失。后来，由于异物的存在而产生了不适与疼痛逐渐消失时，‘寒热的发作’又数次出现。9 个月后针已不知去向”。

《关于针术的试验》

《关于针术的试验》(*Essai sur l’Acupuncture*) 于 1831 年在法国巴黎出版，其作者为 E. Siamese。该书作者用法语撰写了这部书，特意向法国人和欧洲人介绍西方某些专家通过试验对中国针术的分析和研究，以便完善对针术的理解和应用。在《医学科学百科全书》中，作者说，“中医一般只用一枚针刺入，但是按照病痛的反复和顽固性有时再刺入一次或多次。我们的针术施行者用针的数目与病痛强度和反复成正比。据格桑（Guersant）的报告，唐思（Dance）认为在一般情况下，刺入针的数目应该多一些，针与针之间的距离应该近一些。而且，有时在针刺之后常见疼痛转移到离原发点较远的地方。此时最好跟随着疼痛的转移而再次进行针刺”。

《灸术》（1831 年，德国）

《灸术》（*De Moxae*）于 1831 年在德国柏林出版，其作者为 A. C. Feldmann，全书共 42 页。作者以德语撰写的这部书，向德国人介绍了中国灸术的方法和治疗效果，尤其是根据西方人试验和应用的情况，向德国人加以说明。在《医学及实用外科学新辞典》中，作者说：“最适宜而且最常用的制灸物质是棉絮。波托指出，将棉絮卷成直径 1 ～ 3 厘米的圆柱体，外面用软布包裹缝住，然后切成 1 ～ 3 厘米长的小段，每段即为 1 个灸炷，作用的强弱与其大小和松紧有关。卷内棉絮必须松紧一致，才能使燃烧均匀地进行。施灸时即将这种小圆柱体放在皮肤的一点上燃烧，拉兰氏主张先在施灸部位用墨水做一标志，固定灸炷，保护周围部以及保持燃烧的旺盛和均匀。波托指出，这种方法至今还在沿用。”

《灸术》（1831 年，澳大利亚）

《灸术》（*De Moxa*）于 1831 年在澳大利亚珀斯出版，其作者为 A. C. Feldmann。全书总共只有 15 页，可见当时澳大利亚对中国针术和灸术的传播和应用还是比较浅薄的。该书作者可能比较简单地向澳大利亚人介绍和说明了中国灸术的基本方法和作用。在《医学及实用外科学新辞典》中，作者说，“在固定灸炷时，有人建议先用唾液或胶水润湿其底部，然后粘贴于皮肤上，但是更常用的是一种特殊的器械叫做‘执灸器’。其中最主要的是拉兰氏执灸器，这是一个金属环，附有 2 枚针，可将灸炷十字形地固定于环中。环下有 3 个不易传热的乌木小球作为支持，使环不与皮肤接触。环后有一本柄，供手术者执持之用。这种器械无疑非常便利，但是必须备有许多大小不同的环，使能适合于不同体积的灸炷。为了避免这个缺点，可用格林氏‘紧压执灸器’，其适用于各种大小不同的灸炷”。

《灸术》（1832 年，Kerber）

《灸术》（*De Acupunctura*）于 1832 年在德国隆克森出版，其作者为 T. Kerber，全书共 34 页。该作者继续努力地向德国人介绍中国的灸术，希望能在德国得到学习和应用。在《医学及实用外科学新辞典》中，作者说，“施灸部分的周围应用湿布或硬纸盖住，以避免热的辐射和火星的落下，中间留一小孔作为安放灸炷之用。依照鲍依耳的意见，硬纸的应用可以达到第二个目的。只要开孔的大小适合，同时可以保持灸炷的固定。灸炷可以预先用烛火燃着，然后安放于施灸的部位。但最好先放置后再用烧红的炭条燃点其顶部。燃烧慢慢地进行，灸炷制造得当，燃烧非常均匀。施灸时，一般应设法使燃烧更旺盛和均匀。此时可用一端弯曲而另一端装有象牙嘴的铜管向灸炷的燃烧面吹风，也可用普通的风箱，或者一块硬纸扇动”。

《灸术》（1833 年，Girgensohn）

《灸术》（*De Moxa*）于 1833 年在德国多尔巴特出版，其作者为 J. Girgensohn，全书共 30 页。该书作者向德国人再次介绍了中国灸术的方法和作用，并根据德国某些人士和欧洲的某些人士对中国灸法的试验说明灸法的特点与疗效。在《医学及实用外科学新辞典》中，作者说，“勒聂特曾建议用‘温和灸’治疗脑膜炎，即在灸炷与皮肤之间隔一层湿布，其作用等于用沸水发泡治疗。贝尔（Bayle）有时将燃着的灸炷不与皮肤接触而隔开一定的距离，使不产生烧灼和发泡。他说这样可以温和地刺激患病的部分，不致引起炎症，而使病变消退”。

《论针术：附电针疗法》

《论针术：附电针疗法》（*Sulla Agopuntura, con Alcuni Cenni sulla Puntura Elettrica*）于 1834 年在意大利威尼斯出版，其作者为 F. Da Camin，全书共有 45 页。该书作者用意大利语撰写的这部书，大概是第一次向意大利人介绍中国的针术，并且向意大利人介绍了西方人对中国针术的试验和应用，尤其向意大利人介绍了法国人所创建的电针及其疗法。在《医学科学百科全书》中，作者说，“留针的时间因疾病的不同而很有差异。根据瑞尼与凯姆弗的记载，中医所施行的针术常是‘瞬息间’的。但是他们之间也不一致：一位说应留针30次呼吸的时间，另一位说只要等待两次呼吸。在这点上葛劳盖教授将旧法做了一个极大的改革，他指出：要使针术发生作用和疗效，必须留针一定的时间。白利渥慈曾看到针失落在他的患者体内而引起的疗效。但是他没有注意到长时间留针的重要性。有人（裴格拉特）认为针术毫无效用，有人则称赞其为一种极好的方法，唐都认为这种对于灸术疗效的意见和分歧是由于他们实施方法的不同所致。唐都说，一定要等待一个相当的时间，从3分钟到2小时不等，才可以看到有利的效果。这个时间的差异是极大的，有时需要留针24小时甚至60小时。留针时间的延长在慢性疾患中尤属必需，当瞬息的针术不起作用时最好再试用较长时间留针的方法”。

《灸术》（1836年，Duchek）

《灸术》（*De Moxibustione*）于1836年在捷克布拉格出版，其作者为J. Duchek。全书共有31页，这大概是捷克第一部介绍中国灸术的书。作者为了让捷克人了解和应用中国的灸术，将灸术基本的方法和疗效介绍给捷克人。在《医学及实用外科学新辞典》中，作者说，“皮肤的任何部位几乎都可以施行灸术。拉兰氏在图画上指出了应该灸和不应该灸的部位。只盖有一层皮肤的头颅部、面部的某些部位眼睑、鼻、耳，喉部和气管部、乳头、生殖器等处都是禁灸的。一般来讲，凡是接近重要的神经和血管，或者表面的腱和骨突处都不可灸。灸术最常用于关节无热脓肿，也用于神经痛，主要是坐骨神经痛，及某些麻痹症和慢性胸膜炎”。

《电与针术》

《电与针术》（*De Electricitate et Acupunctura, etc.*）于1839年在捷克布拉格出版，其作者为J. Krziwaneck。全书共300页，至为丰富。此前捷克学者J. Duchek写了《灸术》这部书，向捷克人介绍了中国的灸术，但还没有谈到针术。捷克学者 J. Krziwaneck 特意写了介绍和讨论针术的这部书，内容非常丰富。不仅向捷克人比较深入地介绍了中国针术的方法和疗效，而且还特别注意到法国学者对针术的试验和研究，并创建了电针这一非常重要的针刺疗法。电针这一针术法至今全世界都在使用，中国针灸领域的医师也一直在使用，说明其提高了针刺治疗疾病的疗效。

《茶在医学上和道德上的效用》

《茶在医学上和道德上的效用》（*Tea, its Effect, Medical and Moral*）于 1839 年在英国伦敦出版，其作者为 Sigmund。该书作者以英语编写了这部书，比较有意义地向西方人介绍了中国医学与茶的关系，同时也将其与中国传统的道德经结合起来，可谓从中华文化的角度向西方介绍中医与茶道之意。

《灸术的历史》

《灸术的历史》（*Moxae Historiam*）于 1845 年在欧洲的哈里斯出版，其作者为 C. G. Oehme。该书作者通过了解中国灸法的历史和发展，向西方人介绍中国灸法的功能和作用。其中也介绍了中国灸术传播到欧洲的历史和影响，希望能通过了解中国灸术的历史发展，推进灸术在欧洲的应用和发展。

《关于电针术及针术的医学通信》

《关于电针术及针术的医学通信》（*Lettres Medicales sur la Galvano-puncture et l'Acupuncture*）于 1846 年在法国蒙彼利埃出版，其作者为 A. Restelli 和 G. Namias，全书总共 15 页。该书作者借用 F. Cazalis 译自《米兰医报》的有关内容，分析说明了电针术的作用及针术的功能。其中也谈到了 Restelli 医师对电针治疗疾病的否定。Restelli 医师给里昂市的 Petrequin 教授写信时，特别谈到了电针对疾病治疗的不良之处。另外也谈到 G. Namias 医师对针术的认识。G. Namias 给米兰市的 G. Strambio 医师写信时，谈到针术对于动脉阻塞的效能。在《医学科学百科全书》中，作者说，“葛劳盖及他的记述者唐都医师说：在针刺入的同时，患者感到有一种像电流似的感觉，从针刺点向附近的组织传出，有时在针刺入肌肉时，可以看到针的轻微震颤，患者在针刺处感到刺痛。当针穿进皮肤时，患者一般感到轻微的叮刺感觉。疼痛一般是不强烈而易于忍受的，但有时也可使患者痛极呼叫。如将针取出或刺得浅些，疼痛即减弱或迅速消失”。

《中国医学随笔》

《中国医学随笔》（*Medical Notes on China*）于1846年在英国伦敦出版，其作者为J. Wilson。该书作者以英文撰写了这部书，简要地介绍了中国医学及其在西方的影响，基本上也是对中国医学发展史及其在不同地域影响的分析和总结，对中医在西方的传播和应用也发挥了一定的作用。

《外科业务在中国》

《外科业务在中国》（*Surgical Practice Among the Chinese*）于1846年在美国出版，其作者为P. Parker。该书作者以英语撰写了这部书，向美国人介绍了中国医学领域的外科，与西方的外科完全不同。在秦代之前，中国医学的外科与当今西方的外科基本一致。但秦代以后，尤其是汉代以后，中国远古时期的中医外科发生了特殊的变化，不再像以前那样实行外科治疗了。所以在当今中医名词术语国际标准的制定中，WHO将中医外科译为external medicine，而没有译为surgery，因为汉代之后的中医外科完全不是surgery了。

《针术和电针的观察》

《针术和电针的观察》（*Dell'Ago-punctura e della Galvano-puntura; Osservazioni*）于1847年在意大利威尼斯出版，其作者为F. S. Da Camino，全书共34页。该书作者以意大利文撰写了这部书，向意大利人介绍了中国的针术功能、疗效以及西方人——特别是法国人——对针术的试验和研究。正是法国医师通过认真的试验和研究，才创建了电针，至今还为世界各地使用。在《医学科学百科全书》中，作者说，“除了轻微的叮刺感觉外，唐都医师在他自己身上试验时也感到微弱的疼痛感觉。他用针刺入小腿的肌肉中，不做任何动作，疼痛像痉挛一样，即使他在休息状态时针尖处也时感刺痛。在留针时或出针的一瞬间患者有时也有各种奇怪的感觉。曾有两位患者对唐思说，在留针时以及出针之后他们觉得有某些东西在里面发散而向外逸出。两位患者中，有一位是诚朴的乡村居民，他请唐思不要将手指放在针刺点上，以免塞住针孔而阻止了一种'气'向外逸出。也许是由于与此类似的感觉而使中医创造出针学理论"。

《中国药物》

《中国药物》(*La Matiere Medicale chez les Chinois*) 于 1847 年在法国巴黎出版，其作者为 L. Soubeiran 和 Dabry。该书作者以法文编写了这部书，向法国人和西方人介绍了中国药物的来源以及其临床治疗疾病的方式和疗效。中国药物一般分为三类，即植物、动物和矿物，其中最为重要的就是植物。所以明清时期在中国的欧洲传教士卜弥格向西方介绍的中药，主要就是来自植物的药物，另外也介绍了部分动物和矿物的中药。该书作者向西方介绍的中药，基本与卜弥格当年的介绍一致。

《针术记录》

《针术记录》(*Memoire sur l'Acupuncture*) 于 1781—1847 在印度尼西亚巴达维亚（今雅加达）出版，其作者为 P. F. Siebold。该书作者大概是在印度尼西亚的欧洲人，在此了解了中国的针术，从而用法语编写了这样一部书，基本上是向西方介绍中国针术的历史发展以及对外的传播和影响。在《医学科学百科全书》中，作者说，"据中医看来'气'(vents) 是大部分疾病的主宰，针刺的目的就是这种'气'从组织的深处驱逐出去。针刺时许多患者有一种四肢麻木的感觉，这种感觉很快即行消失。有时有热或冷的感觉，此外也有除叮刺的轻微疼痛外毫无所感的"。

《针术的操作方法和注意事项》

《针术的操作方法和注意事项》(*Sull'operazione dell'Agopuntura, Pensieri*) 于 1847 年在意大利威尼斯出版，其作者为 F. S. Da Camino。该书作者用意大利文编写了这部书，全书共有 27 页，基本向意大利人介绍了中国针术的操作方法和疗效，同时也请意大利人关注使用针术治疗疾病所涉及的各种情况，认为只有完整了解和掌握针术的方法和使用程序，才能理解好、使用好针术。在《医学科学百科全书》中，作者说，“针刺入数分钟之后（一般在 6 分钟之前，很少在半小时之后）可以看到针的周围出现一个直径 1 寸半至 2 寸的颇有规则的红晕，有时非常清楚，有时则不甚明确。这种红晕在留针数小时后即行消失。针的周围很少发生炎症或肿胀，但若是露在体外的针尾受到摩擦时则不然，甚至可以引起脓肿。当留针的时间延长，也可以看到轻度的浆液渗出，凝固于针孔的周围”。

《公元 3 世纪初在中国应用的暂时麻痹感觉的麻醉物》

《公元 3 世纪初在中国应用的暂时麻痹感觉的麻醉物》（*Substance Anesthetique Employee en Chine, dans le Commencement du III Siecle de Notre ere, pour Paralyser Momentanement la Sensibilite*）于 1849 年在法国巴黎出版，其作者为 S. Julien。该书作者以法文编写了这部书，向西方人介绍了中国在三国到晋代时期用麻醉剂对麻痹的处理。麻醉剂是指用药物或非药物方法使机体或机体局部暂时可逆性失去知觉及痛觉，多用于手术或某些疾病的治疗。麻痹指机体某一部分的感觉或运动功能部分或完全地丧失，通常指运动麻痹。常见于脑出血、脑瘤、小儿麻痹后遗症、外伤等。

《公元 3 世纪初应用冷水治疗疾病的中国式水疗法》

《公元 3 世纪初应用冷水治疗疾病的中国式水疗法》（*L'hydrotherapie, ou Traitement des Maladies par l'eau Froide, Pratiquee en Chne, au Commencement du III Siecle de notre ere*）于 1849 年在法国巴黎出版，其作者为 S. Julien。该书作者以法语编写了这部书，向法国人和欧洲人介绍了中国自三国到晋代所使用的冷水治疗疾病的情况，将其视为中医治疗疾病的一种特殊的方式。

《灸术》（1851 年，Lapierre）

《灸术》（*Du Moxa*）于 1851 年在法国巴黎出版，其作者为 P. C. A. Lapierre, dit Duperron，全书共 36 页。其作者以法语编写了这部书，向法国人和欧洲人介绍中国灸术的方法和疗效。类似这样的介绍在同一个时代问世了多次。当然，不同的人从不同的角度和不同的层面对中国灸术做了一定的说明，其中也涉及西方理解灸术和一些不理解灸术的各个方面。

《电针的历史》

《电针的历史》（*Notes pour server a l'Histoire de la Galvanopuncture et des Injections Coagulantes*）于1853年在法国里昂出版，其作者为Petrequin。该书作者以法语编写了这部书，向法国人和欧洲人介绍了法国医师通过认真的试验和研究，最终创造了电针术，非常有利于针术治疗各种疾病。在《医学科学百科全书》中，作者说，"白利渥慈在1810年已经提出在针术中运用电流的想法。他说'在针上通以电池所产生的电刺激，可能会增强其治疗作用'。此外，他也曾建议在刺入心脏的针上通以电流以救治窒息者的生命。这在白利渥慈只是一种猜测的方法，1825年竟为萨朗第爱医师所实行，创造了一种新的方法，即电针术"。

《一本标准的中药书目录》

《一本标准的中药书目录》（*List of Chinese Medicines from a Standard Chinese Materia Medica*）于1854年在中国广州出版，其作者为B. Hobson。该书作者是当年在中国广州的英国传教士，也是一位医生，中文名字叫合信。传教士合信医生自咸丰元年至八年（1851—1858），先后翻译出版了西医书《全体新论》（原名是《解剖学和生理学大纲》）、《西医略论》、《内科新论》、《妇婴新说》。同时合信也了解了中国的医学，向西方介绍了中医。所以在向中国翻译西方的医学时，完全借用的是中医的词语翻译西医的名词术语。

《洗冤录杂记》

《洗冤录杂记》（*Notice of a Chinese Work on Medical Jurisprudence, Entitled Se Yuen Luh, or Records of the Washing Away of Injuries*）于1855年在香港出版，其作者为W. A. Harland。该书作者以英文编写和翻译了中国《洗冤录》这部重要的专著，向西方人介绍中国在宋代的重大创新。"《洗冤集录》内容非常丰富，记述了人体解剖、检验尸体、勘察现场、鉴定死伤原因、自杀或谋杀的各种现象、各种毒物和急救、解毒方法等十分广泛的内容；它区别溺死、自缢与假自缢、自刑与杀伤、火死与假火死的方法，至今还在应用；它记载的洗尸法、人工呼吸法、迎日隔伞验伤以及银针验毒、明矾蛋白解砒霜中毒等都很合乎科学道理”。

《中药目录》

《中药目录》（*Cataloqus Medicamentorum Sinensium*）于1856年在俄罗斯彼得堡出版，其作者为A. A. Tatarinov，全书共有65页。该书作者是当年俄国驻华使馆的一位医官，在华期间即向中国介绍了西医，也逐步地了解了中国医学。该医官在俄罗斯读书时，也认真学习了西方的拉丁语。在华期间即以拉丁语编写了这部书，向西方介绍了500种中国的草药，也用俄文对中国药名做了音译。

《中国医学》

《中国医学》（*Die Chinesischen Medizin*）于1858年在德国柏林出版，其作者为A. A. Tatarinov。该书作者用德文编写了这部书，向德国人和西方人介绍了中国医学的发展历史和临床疗效，从不同的角度观察中国医学的基本方法和实际应用。除了卜弥格当年向西方介绍中国医学比较明确之外，其他西方人所介绍的都比较有限，甚至都不太准确。比如卜弥格向西方介绍中医时，还介绍了十二条重要的经脉及其穴位等，其他人员却极少注意到经脉和穴位。使用针术和灸术，都必须依据经脉和穴位，这个最基本的道理，一般的西方人都不明确。

《英中医学词汇》

《英中医学词汇》（*Medical Vocabulary in English and Chinese*）于1858年在中国上海出版，其作者为B. Hobson。该书作者的中文名字为合信，其既是英国来华的传教士，也是西方的医学家。合信来华传播基督教的同时，也努力地将西医传播到中国，同时也基本了解了中医。所以他将西方医学的基本教材和专著翻译为中文时，基本上都借用中医概念和术语翻译西医的名词术语。同时，合信也对中医和西医的名词术语进行了比较研究，因此而特意撰写了这部书，这是第一部比较研究中医与西医名词术语的专著。

《关于中国医学和医生的记录》

《关于中国医学和医生的记录》（*Notice sur la Medicine et les Medicins*

en Chine）于1858年在法国格腊斯出版，其作者为C. Daumas。该书作者以法语编写了这部书，向法国人和欧洲人介绍中国医学的基本常识和影响，以及中国医生对各种疾病的诊断和治疗。

《医学、外科学和公共救济所（病院、育婴院等）在中国的设立》

《医学、外科学和公共救济所（病院、育婴院等）在中国的设立》（*La Medicine, la Chirurgie et les Establissements d'Assistance Publique en Chine*）于1860年在法国巴黎出版，其作者为G. Pauthier。该书作者以法文编写了这部书，向西方介绍了中国关于医学各科的发展和应用。明末清初西方传教士在中国介绍西医的时候，主要介绍的是解剖学知识，没有使西医真正地在中国传播。鸦片战争之后，西方的传教士才比较全面地向中国介绍了西医，并且在中国建立了医院。

《教会医药事业在中国》

《教会医药事业在中国》（*The Medical Missionary in China*）于1861年在英国伦敦出版，其作者为W. Lockhart。该书作者向西方介绍了外国医生在中国的经历，尤其是以西医为基础与中国人士进行接触和交流，基本上是通过医学逐步向中国传播基督教。作者通过这部书，向西方说明了明代到清代在华的传教士对西医的介绍和应用。

附：西医传入中国

早在1835年广州就有了传教士建立的第一所眼科医院，1838年中国医学传教协会在广州成立。鸦片战争后，1842年11月伯驾（P. Parker）从美国回到广州于旧址重开医院，1845年以前，教会医院的外科切割手术都是在无麻醉下进行。1846年伯驾引入乙醚麻醉法在他的医院第一次试用，使医院在实施外科手术上有重大进步。同年10月，伯驾又从波士顿买到杰克逊（CT. Jackson）医师研制的麻醉仪和一批乙醚，随同附来的一封信介绍有使用这种仪器和药物的方法。这种仪器的安全性显然更好。时隔2年伯驾很快又引进氯仿麻药，1849年11月24日，他首次对一例膀胱结石患者用氯仿麻醉，结果十分成功。麻醉药引入教会医院，使教会医生外科手术的选择范围大大扩展。以伯驾为代表的教会医生在引进麻醉剂方面是迅速的。1846 年美国医生摩顿（WTG. Morton）首先使用乙醚拔牙。

1846 年 12 月，伦敦外科医生也开始应用乙醚于外科手术，1847 年 11 月 15 日辛普森医生在爱丁堡皇家医院首先用氯仿于外科手术。这两种麻醉药为西医外科发生根本性变化起到了重要作用。由于教会医生和他们本国教会组织保持着密切联系，使他们能即时地输入一些新技术，为教会医院在中国的发展保持技术优势。从 1842 年后广州教会医院的治疗范围逐渐扩大，眼病虽然是医院的治疗重点，但是疾病的种类已涉及内外科、骨科、皮肤科和牙科方面，手术包括肿瘤、膀胱结石、乳腺疾病、坏死性骨骼切除等。广州眼科医局是当时规模最大、影响也最大的教会医院，除此之外还有几个小诊所。例如，1848 年美国公理会鲍尔（D. Ball）医生在城内公理会教堂里开有诊所，1851 年美国长老会医生哈珀（AP. Happer）在广州开办惠济诊所。5 个口岸的教会医院的根本宗旨当然是为了传教，但同时也发挥着另外一个作用，即给口岸上的外国商人、侨民和驻军服务。譬如宁波舟山教会诊所为驻扎舟山的英军提供大量药品。上海伦敦会医院开创之初的主要经费都是由上海的英国侨民募捐的。

英国传教士洛克哈特开创了在上海建立教会医院的历史。他看到了上海作为华东沿海商业中心的重要性，于是停止舟山诊所工作转到上海。洛克哈特在 1845 年的医院报告中说，他的医院 1 年时间治疗的患者达 10 000 余人次，不仅有上海的居民，还有苏州、松江等附近城镇的患者。鉴于这种有利的形势，1846 年起他又计划建立更大的医院和购买更多的设备。1849 年上海医院开始用氯仿进行外科手术。在上海从事医药事业的教会仍然是英、美基督教会和法国天主教会。1847 年美国浸信会曾派遣詹姆斯（JS. James）来上海开诊所。1848 年美国美以美会传教士泰勒（G. Taylor）到上海创办诊所持续了 5 年，1854 年由凯利医生接替直到 1856 年。美国圣公会的菲什（MW. Fish）医师 1856 年到上海，在城里圣公会教堂附近设有一个诊所直到 1858 年。法国天主教会于 1849 年在上海建天主教堂，教堂里兼开诊所，神父勒麦特里（Lemaitre）和法国两名外科医生法勒（Fallier）和休巴克（Hubac）在该天主教诊所负责医务工作，诊所维持到1867年。

1842年后香港被割让给英国，香港有大量英国驻军和外国商人，当内地发生战争时，大部分传教士和侨民便选择香港作暂栖地，这个狭小的港岛成为出入中国的重要门户。港岛因此变得拥挤，加之气候炎热和潮湿，经常流行疟疾、痢疾和黄疸病。患者不仅有原岛上的中国居民，还有英军士兵。英军舰船上的军医院无法适应患者大量增加的治疗需要，军医院从船上搬到岛上。1843年军医院全部迁入港岛上一幢新建的楼房，同年，香港成立公共卫生和清洁委员会，1844年3月，香港颁布《维持香港殖民地秩序和清洁》的公告，1845年香港成立中国内外科学会，由英国海军医生塔克（A. Tocker）任会长，合信（B. Hobsen）任秘书，成员共7人。学会下设一所图书馆，他们和内地教会医生有密切的联系，定期召开医学讨论会，与内地医生共同研究中国常见的流行病和中国植物药物等问题。由塔克代表该医学会提议在香港建立一所教会医院和医学校，教会医院计划很快得到实现，但关于香港医学校的计划后来因为经费来源出现了困难和香港内外科医学会的教会解体，没有得到实施。在学会直接组织下，1843年6月，香港第一个教会医院落成。医院的主要工作除门诊部外还有可以容纳40多人的病房。实际医疗工作是合信和另一位医生承担，同时经常有一些在港的外国医生帮助，1848年初，伦敦会派赫希伯格来香港负责医院工作，并于1848年3月20日在中国九龙增加了一个诊所。

赫希伯格在香港工作到1853年后转到厦门。合信培养的两名中国青年参与眼科病的治疗和手术工作。合信对医学教育抱有浓厚的兴趣，1844年他向香港内外科学会建议尽快发展香港医学教育。他认为，可以首先组成一个6～10人的医学班，前期讲授物理、化学、生物学等课程，然后在医院实习临床科目和解剖示范。医学会虽然批准了他的计划，但在3年后，1847年当合信再次从英国回到香港时，他带来的在国内筹集的经费远远不够用于建立学校，加之香港医学会的解散，合信设想建立香港医学校的愿望最终没有实现。（后来香港出现的医学校与合信无关）但是，1850年，合信在广州出版中文书《全体新论》，合信希望这本医学著作成为向中国人讲授西方医学有益的教材。《全体新论》有过几次再版重印，一度成为为数不多的几本中文标准医学著作。（选自《西医》）

《香港植物》

《香港植物》（*Flora Hongkongensis*）于1861年在英国伦敦出版，其作者为 M. G. Bentham。鸦片战争后英国已经占领了香港，在香港的西方传教士和医生在传播西医的同时，也注意到了中国的医学。作者在本书中所谈到的香港的植物，也与中药有密切的关系。

《中国药物注解》

《中国药物注解》（*Notes on Chinese Materia Medica*）于1862年在英国伦敦出版，其作者为 D. Hanbury。该书作者向西方介绍中医时，最重视的就是中药，在向西方介绍中药时，特别注意中国的植物药，具体介绍了每种植物作为药物的各个方面。在中国医学的传统中，一些植物的叶子或根或果皆可作为药物使用，而且药物一般并不是单独使用，而是结合起来组成中国传统的方剂。该书作者将中药译为拉丁语的 Materia Medica，至今还作为中药的国际标准使用。

《中国药物与药物学简述》

《中国药物与药物学简述》（*Essai sur la pharmacie et la Matiere Medicale des Chinois*）于1863年在法国巴黎出版，其作者为 J. O. Debeaux。该书作者向西方介绍了中国药物的特点和意义，以及中国药物形成的理论基础和实践方向。中国的药物一般有三类，即植物药、动物药和矿物药。该书作者大致按照中药的类别、形成和作用做了比较简单的介绍。当时在西方影响最大的中医疗法方面，就是针法和灸法，中药方面的应用还是比较欠缺的。

《洗冤录》

《洗冤录》（*Geregtelijke Genceskunde*）于1863年在印度尼西亚巴达维亚出版，作者为 C. F. M. de Grijs。该书作者将中国宋代的《洗冤录》

翻译为荷兰文，向荷兰人及欧洲人介绍这部重要的中国著作。

《中国医学的研究》

《中国医学的研究》（*Etude sur la Medicine Chinoise*）于1863年在法国波尔多出版，其作者为A. Lariviere。该书作者以法语编写了这部书，向西方人介绍和研究中国医学。当年西方人能研究中国医学的理法方药，至为不易。这位西方人士虽然在这部书中研究中国医学，但还是比较浅薄的，很难真正地理解中医的理法方药，因为中国医学并不像西方医学那样完全是所谓的科学，而是以中华文明、文化和思想为基础。中医的三大理论体系——即阴阳学说、五行学说和精气学说——就是中华民族远古时期的文明圣祖伏羲、文化圣祖轩辕黄帝和文化圣祖老子、孔子等所创建的中华三大哲学。至今西方人士也还是难以真正理解中医的理法方药，尤其是三大哲学体系。

《从医学观点看中国，1860—1861》

《从医学观点看中国，1860—1861》（*China from a Medical Point of View in 1860 and 61*）于1863年在英国伦敦出版，其作者为C. A. Gordon。该书作者以英文编写了这样一部书，通过中国医学的基本精神和作用向西方介绍中国人的思维和观念。当然该作者对中国人的思维和观念还缺乏了解，其对西方的介绍和说明还是有缺陷的。当年的西方人很难理解中国人的精、气、神，也很难理解为什么中华文化传承了千秋万代而不绝。在欧洲以及世界各地，任何一个民族自远古以来形成的文化和语言在其历史的发展中，都基本变化了，甚至灭绝了。但中国虽然自秦代以来其大汉帝国也有几次被其他民族所占领，比如元代和清代就是这样，但中华文化和语言却从来没有发生变异，更没有被灭绝。

《中国医学》

《中国医学》（*La Medicine chez les Chinois*）于1863年在法国巴黎出版，其作者为P. Dabry。该书作者以法文编写了这部书，希望向西方介绍中国医学的基本常识、功用和疗效。当时在中国的西方传教士、医师和外交人员都认真学习了中华语言，以便与中国人进行交流沟通，尤其是将西方的宗教传播到中国。学习中华语言时，也学习了中华文化。按照中国历朝历代的教育，任何一位读书学习的人都必须通百家。所以在华学习中华语言和文化的人，也按照中华民族传统的教学要求努力“通百家”，所以也比较了解中医的一些常识。

《在广州两年的医学实践》

《在广州两年的医学实践》（*Deux Annees de Pratique Medicale a Canton*）于 1863 年在法国巴黎出版，其作者为 G. Gauthier。该书作者鸦片战争后来到中国，在广州的两年中，主要努力地向中国传播和发扬西方医学，同时也了解和实践中医。当年来中国的任何人，首先都要到澳门的一个学校学习中国语言和文化。这个学校是当年西方传教士建立的。在学习中国语言和文化的时候，他们逐渐地了解了中医，在广州传播和发扬西方医学时，他们也努力利用中医的资源。

《中国妇女脚部的畸形》

《中国妇女脚部的畸形》（*Note sur la Deformation du pied chez les femmes Chinois*）于 1864 年在法国巴黎出版，其作者为 M. Morache，全书共 20 页。该书作者在华期间注意到中国女性自幼年开始束缚脚部，使其无法自然地成长，不仅西方人感到奇怪，清代的满族人也无法理解。清代之后，当时的政府要求华夏民族女性不要再严格地束缚脚部，但华夏民族却一直不能接受，直到中华人民共和国建立之后，才最终取消。

《中国体操疗法》

《中国体操疗法》（*L'Exercice de la Medicine chez les Chinoise*）于 1864 年在法国出版，具体出版地区不详，其作者为 G. Morache。该书作者以法语编写了这部书，向西方介绍了中国特有的体操方式、方法和作用。中国的体操自远古以来就与易经等中华文化密切地联系在一起，不仅仅是手和腿随意地运动。当年来华的西方人自然无法理解中华体操，后者学习中华语言文化和医学的时候，逐步有所了解。本书作者向西方介绍中国体操疗法，颇有意义。

《中医内科、外科记录》

《中医内科、外科记录》（*Notes sur l'Art Medico-Chirurgical chez les*

Chinois）于1864年在法国蒙彼利埃出版，其作者为L. M. M. Toye。该书作者以法语编写了这部书，向西方介绍了中医内科和外科。特别是中国外科，与西方医学的外科差异甚大。秦代之前的中华医学外科，几乎与当今西医学的外科比较一致。自汉代之后，中华医学外科就发生了变化，因为汉代之后的中华民族一直难以创新，原因就与历朝历代的政治有关。

《中国病理学的兴奋剂》

《中国病理学的兴奋剂》（*Analecta aus der Chinesischen Pathologie*）于1866年在德国维也纳出版，其作者为A. Pfizmaier。该书作者以德语编写了这部书，向西方人介绍中国的病理学，尤其是常用的兴奋剂。中药也可起到兴奋剂的作用，如甘草等都具有糖皮质激素样的作用，能发挥外源性糖皮质激素的作用，提高中枢神经系统的兴奋性、改善微循环、升高血糖等。

《张机脉学》

《张机脉学》（*Die Pulslehre Tschang-Ki's*）于1866年在德国维也纳出版，其作者为A. Pfizmaierm。该书作者向西方人介绍中国的脉学，至为重要，因为一些西方人虽然了解中医的治疗方法，却并不懂得中医的经脉。这位作者特意向西方介绍脉学，意义非常。张仲景名机，字仲景，东汉南阳涅阳（今河南省邓州市穰东镇张寨村）人。东汉末年著名医学家，被后人尊称为"医圣"，著有传世巨著《伤寒杂病论》，为中华民族做出了巨大贡献，创造了很多剂型，记载了大量有效的方剂。其所确立的六经辨证的治疗原则，受到历代医学家的推崇。

《中国基督教传教士纪念册》

《中国基督教传教士纪念册》（*Memorials of Protestant Missionaries to the Chinese*）于1867年在中国上海出版，其作者为A. Wylie。该书作者以英语编写了这部书，主要是向西方人汇报西方的传教士在中国是如何努力并且成功地传播了基督教。在介绍西方传教士在中国传播基督教的时候，作者也谈到了传教士们对中国医学的了解和介绍，尤其是早期在华传教士对中医介绍的文献资料，也收录在这部书中。

《医学在中国》

《医学在中国》（*Medicine in China*）于1869年在中国广州出版，其作者为J. G. Kerr。该书作者是来华传教士，也是西医师，以英语编写了这部书，向西方介绍中国的医学，其中也涉及西人的医学。来华之后，在广州既传播基督教，也传播西方的医学。为了更好地在中国传播和发扬西方医学，他们也努力了解中国医学，并在一定程度上发挥作用。

《中国药物书籍的研究和价值》

《中国药物书籍的研究和价值》（*On the Study and Value of Chinese Botanical Works*）于1870年在中国福州出版，其作者为E. V. Bretschneider。该书作者是19世纪来华的俄国驻北京使馆的医官，在俄国学习时也认真地学习了英语，所以以英语编写了这部书，以便让西方人也能通过他的研究和分析，了解中国药物典籍的历史意义和现实意义。中国药物书籍中最重要的，是东汉时期张仲景所撰写的《伤寒杂病论》及明代李时珍所撰写的《本草纲目》。

《中国药料品物略释》

《中国药料品物略释》（*Contribution towards the Materia Medica and Ntural History of China*）于1871年在中国上海出版，其作者为F. P. Smith，全书共227页。该书作者以英语编写了这部书，向西方介绍中国的药物，主要以明代李时珍所撰写的《本草纲目》为基础进行解释和说明，其中介绍了近千种中药的料品，颇有实际意义。

《中国药物》

《中国药物》（*La Matiere Medicale chez les Chinois*）于1873年出版，出版地域不明，作者为L. Soubeiran。该书作者以法语编写了这部书，向西方介绍中药的形式及其来源。中药一般有三类，即植物药、动物药和矿物药。在这三类药中，植物药量最大。所以一般西方人士向西方介绍中药时，主要还是介绍与植物有关的中药。

《中药之研究》

《中药之研究》（*Etudes sur la Matiere Medicale des Chinois*）于1874年在法国巴黎出版，其作者为L. Dabry de Thiersant et Soubeiran。该书作

者以法文编写了这部书，阐述中药的来源，分析和总结中药的作用和疗效。通过这种分析和研究的方式向西方人介绍了中药及其影响。

《汉德生医生纪念册》

《汉德生医生纪念册》（*Memorials of James Henderson*）于1875年在英国伦敦出版。该书是对在华传教士James Henderson（韩德森）的回忆和总结，纪念他在中国努力传播基督教，也纪念他在中国从事医学工作以及对中医的学习。韩德森是英国的传教士，爱丁堡大学医学博士。清咸丰十一年（1861）被伦敦布道会派到上海负责仁济医馆的医务工作。他在上海工作期间曾著有《上海卫生学》《赴华医务传教士韩德森医学博士年代记》等。

《药物及植物的科学报告》

《药物及植物的科学报告》（*Science Papers, Chiefly Pharmacological and Botanical*）于1876年在英国伦敦出版，其作者为D. Hanbury。该书作者以英语编写了这部书，分析和研究了中药的来源和功能。在植物药、动物药和矿物药中，中医用得最多的是植物药，所以该书作者特别注重与各种植物有关的中药，向西方人汇报了这方面的知识、作用和意义。

《论中国的卫生条件和医学》

《论中国的卫生条件和医学》（*О Санитарных условиях и Медицине Китая*）于1876年在俄国莫斯科出版，其作者为俄国在华人士。虽然俄国与中国是邻居，却基本没有关注到中国的医学。中医在明代就已经被来华的传教士和来亚的西方医生介绍到了欧洲，但直到近代俄国个别人才开始注意中国的医学，并向俄国人简单地介绍中国的医学。

《关于中国医学的一些史料》

《关于中国医学的一些史料》（*Материалы для истории Китайской Медицины*）于1878年在俄国梯弗里斯出版，其作者为俄国在华人士。鸦片战争后，西方对中国的医学一直比较关注。很可能就是由于西方对中国医学的关注，使得个别在华俄国人开始注意中医，开始向俄国人介绍中医发展的历史以及与之相关的一些史料。

《金针疗法的起源及其治疗方法》

《金针疗法的起源及其治疗方法》(*Sur le Metallo-therapie, des Origines et les Procedes Therapeutiques qui en Derivent*)于1879年在法国巴黎出版，其作者为L. H. Petit。该书作者以法语编写了这部书，主要向法国人和欧洲人介绍中医的金针疗法。所谓金针，就是针灸用的针，古时多用金、银或铁制成，现在多用不锈钢制成。该书作者特意向西方介绍了中国人用金针治疗各种疾病的起源和方法。中国在远古时期主要用的是石头做的针，在春秋战国时期形成了铜针、金针和银针等金属性质的针。

《早期欧洲人对中国植物的研究》

《早期欧洲人对中国植物的研究》(*Early European Researches into the Flora of China*)于1881年在中国上海出版，其作者为E. V. Bretschneider。该书作者是在华俄国公使馆医官，其特意用英语编写了这部书，向西方人介绍自元代、明代和清代以来，一些西方人士来华期间对中国植物的了解，而很多植物都与中药相关。元代来华的西方人主要是马可·波罗，他是意大利威尼斯人，旅行家，于元世祖时来华，并曾在朝廷任职。明代和清代时期来华的西方人主要是传教士，另外还有个别医师。清代鸦片战争之后来华的西方人中，很多都是外交人员。

《中国植物学》

《中国植物学》(*Botanicon Sinicum*)于1882年在中国上海出版，其作者为E. V. Bretschneider。该书作者为俄国驻华公使馆的医官，此前用英语编写了《早期欧洲人对中国植物的研究》。这次再次向西方人介绍了中国的植物药。本书内容比较丰富，全书共3卷，第1卷于1882年在英国伦敦出版，共228页；第2卷于1892年在中国上海出版，共468页；第3卷于1895年在中国上海出版，共628页。这是早期研究中药的一部参考书。

《中国人的生活状况和疾病治疗》

《中国人的生活状况和疾病治疗》(*Как жнвут н Лечатся Китайцы*)于1882年在俄国莫斯科出版。作者是俄国在华人士，通过与中国各领域人士的交流，逐步了解了中国人的生活状态。在与中国人的沟通中，他也注意到中国的医学以及治疗疾病的方法和效果。当时虽然西方已经走向了科学的道路，医学的发展也颇为科学，但疗效还远远不如中医。俄罗斯人在华期间，也注意到中医对中华民族发展的杰出贡献，于是开始了解和研究中医及其治疗方法和效果，并将其通过英语介绍到欧洲。

《中国的医术》

《中国的医术》（*L'Art Medical en Chine*）于 1882 年在法国巴黎出版，其作者为 Meyner's d'Extrey。该书作者以法语编写了这部书，向法国人和欧洲人具体介绍和说明了中医治疗疾病的方法和疗效。西方人一般都比较关注中医的针术和灸术，而完全用中药治疗疾病的方法却很少被欧洲人应用。该书作者向西方介绍中医的医术，有一定的实际意义。

《中国法医学》（1882 年，Maris）

《中国法医学》（*La Medecine Legale en Chine*）于 1882 年在法国巴黎出版，其作者为 Maris。该书作者向西方介绍中国的法医学。法医学是沟通法学与医学两个学科的一门学科。中国法医学的历史可分为三个时期，即萌芽时期、形成时期、发展和成熟时期。"萌芽时期在公元前 500 年到公元 10 世纪期间。这时不仅法已经出现，而且医学已经得到一定程度的发展，在处理人命案件时，执法人已知征求医生的意见来处理案件。形成时期为公元 11—19 世纪，这时社会经济得到进一步的发展，法制趋向健全，案件的鉴定有专业医生参与，开始有较系统的法医著作出现。发展和成熟时期工业革命给科学技术的发展，开辟了广阔的前景。18 世纪以前的法医学主要靠肉眼观察活体、尸体，所得到的是直观的、浅显的结论，19 世纪后则由于显微镜技术的出现和化学分析方法的应用，法医学的研究工作得到深入发展"。

《中国法医学》（1882 年，Martin）

《中国法医学》（*Expose des Principaux Passages contents dans le Si-Yen-Lu ou la Medecine Legale en Chine*）于 1882 年在法国巴黎出版，其作者为 E. Martin。本书基本是按照 Maris 在同一年所写的同样一部书而编写的。

《日本和中国的药物》

《日本和中国的药物》（*Japanese and Chinese Drugs*）于1883年在日本东京出版，作者为S. Tsudsioka与J. Murai。该书作者向西方介绍了他在日本和中国考察的药物及其作用和疗效。他注意到日本和中国使用的药物基本完全一致，因为日本自唐代以来就完全借用了中国的文字和中医的所有领域。

《中国的体操疗法》

《中国的体操疗法》（*On the Movement Cure in China*）于1885年在中国上海出版，其作者为D. J. MacGowan。该书作者以英语编写了这样一部书，内容基本上是对潘霨撰写的《卫生要旨》一书的翻译。潘霨（1826—1894），江苏吴县（今属苏州）人，官至贵州巡抚，但非常精于中医，努力以医济民，是中国历史上行政界的杰出人才。将潘霨的这部书翻译成英语，介绍给欧洲人士，让欧洲了解中国既特殊又非常有效的治疗方法。

《国际卫生展览会：中国之部》

《国际卫生展览会：中国之部》（*International Health Exhibition: China*）于1885年在英国伦敦出版，其作者为William Clawes和Ltd. Sons。该书作者根据国际卫生展览会编写了这样一部书，向西方介绍中国医学的特点和风采。该书共有294页，内容比较丰富。其中的2/3谈的都是中医，向西方介绍了中国公共卫生的几点意见，同时也介绍了中国的饮食、服装、住宅及其与健康的关系。

《施高裴尔医生纪念册》

《施高裴尔医生纪念册》（*Memorials of R. Harold A. Schofield*）于1885年在英国伦敦出版，其作者为A. T. Schofield。该书作者以英语编写了这部书，纪念施高裴尔（R. Harold A. Schofield）在医学领域的贡献以及对中医的了解和学习。施高裴尔在英国学习文学和医学，投身于基督徒学生会活动，1880年到达上海，接着去了烟台，以便学习中国语言，宣教医疗，令来华的传教士们称羡不已。在医疗方面，他和麦肯齐医生（Dr. Mackenzie）一起，在中国建立了药局和新医院。

《血液循环和脉搏》

《血液循环和脉搏》（*La Circulation et le Pouls*）于1886年在法国巴黎出版，其作者为ch. Ozanam。该书作者以法语编写了这部书，根据中医经典的理法方药向西方介绍中医的血液循环和脉搏知识。在西方，近代生理学之父威廉·哈维（William Harvey，1578—1657）于1616年4月在骑士街圣保罗教堂附近的学堂讲学，第一次提出了关于血液循环的理论。1628年出版的《心血运动论》，是西方历史上第一次对循环系统做得比较系统的描述。但在中国医学领域，自远古以来就有了血液循环的理念，比如在《黄帝内经》中对血液有"流行不止，环周不休"之论，实际上就是说明血液在人体是循环的。而西方直到17世纪才开始了解血液在人体循环。

《中国植物目录》

《中国植物目录》（*Index Florae Sinensis*）于1886年开始在英国伦敦出版，直到1905年才最终完成出版，其作者为F. B. Forbes和W. B. Hemsley。该书作者以英语编写了这部书，向西方人介绍中国的植物，尤其与中药相关的植物。该书共3卷，第1卷于1886—1888年出版，共521页；第2卷于1889—1902年出版，共592页；第3卷于1903—1905年出版，共686页。这3卷内容极其丰富的书，比较系统地向西方介绍了中国的植物及其他药物。

《中药一览表》

《中药一览表》（*List of Chinese Medicines*）于1889年在中国上海出版，其作者为F. A. Morgan。该书作者以英语编写了这部书，比较系统地向西方介绍中药的结构形式和具体内容，以表格的形式逐一罗列出来，以便让西方人明确的关注和清楚的了解。当年在华的传教士卜弥格向西方介绍了300多味中药的结构和形式以及其功能和疗效，基本也类似于这样的介绍方式。

《马根济医生传》

《马根济医生传》（*John Kenneth Mackenzie*）于1891年在英国伦敦出版，其作者为M. I. Bryson。该书作者以英语编写了这部书，向西方介绍了马根济在中国传教的同时也认真地从事医学工作。马根济是英国的医学传教士，1875 年来到中国，先后在汉口和天津传教，更主要是行医。行医的同时，有机会了解和学习中医。作者写这部书纪念马根济，自然也涉及中医。

《中国医学、政治及社会的现状和将来》

《中国医学、政治及社会的现状和将来》(*The Chinese, their Present and Future, Medical Political, and Social*) 于 1891 年在英国伦敦出版，其作者为 R. Jr. Coltman，全书共 212 页。该书作者以英语编写了这部书，既向西方人介绍了中国的医学特色和作用，也向西方人介绍了中国的政治和社会现状及未来。中国的政治和社会状况与西方完全不同，关于这方面的问题，当今美国的历史学家 Martin Jacques 对中国文化、历史、现状和未来的分析和认识，是世界上最为客观实际的总结和展望，甚至比中国历史学家对中国历史的理解和研究都要更上一层楼。

《天津罗伯士医生传》

《天津罗伯士医生传》(*Fred. C. Roberts of Tientsin*) 于 1895 年在英国伦敦出版，其作者为 M. I. Bryson 和 H. R. Allenson。该书作者以英语编写了这部书，介绍了西方在华的传教士罗伯士传播基督教，以便推进医学，同时也对中国医学有一定的了解和研究。该作者此前也写了《马根济医生传》一书，介绍在华传教士医师马根济对医学的贡献。

《功夫、医学体操》

《功夫、医学体操》(*Kung Fu, Taoist Medical Gynastics*) 于 1895 年在中国天津出版，其作者为 J. Dudgeon。该书作者基本上将明代高濂所撰写的《遵生八笺》翻译为英文，作为本书的基本内容。高濂撰写的《遵生八笺》是一部内容广博，意义重大，非常符合养生的专著，是我国古代养生学中最为重要的文献。该作者在华学习中华语言、文化和医学的时候，特别重视高濂所撰写的《遵生八笺》，故而将其介绍给西方。

《彼得·伯驾的传记、书记和日记》

《彼得·伯驾的传记、书记和日记》(*The Life, Letters and Journals of the Rev. And Hon. Peter Parker, M.D.*) 于 1896 年在美国波士顿出版，

其作者为 G. B. Stephens 和 W. F. Markwick。该书作者以英语编写了此书，向西方介绍伯驾在中国的工作，个别地方也涉及中医。伯驾（Peter Parker，1804—1888）是美国首位来华的医疗传教士，也是广州博济医院的创始人。他 1834 年来华，1838 年在广州成立了中华医药传道会，并担任副会长，同时在澳门开设了眼科医院。据说他免费为华人治疗，并且救人无数，自然有一定的背景和目的。据说鸦片战争前夕，他曾为林则徐治疗疝气病。其实他同时也从事政治工作，比如 1844 年他担任了美国特使助手，参与《望厦条约》谈判，起草了中美不平等条约。1855 年担任美国驻华全权公使，开始鼓动侵占中国台湾，扩大了侵华的权益。

《中国法医学》（1898 年，Breitenstein）

《中国法医学》（*Die Gerichtliche Medizin bei den Chinesen*）于 1898 年在法国出版，其作者为 H. Breitenstein。本书基本上是按照 Maris 于 1882 年在法国巴黎出版的《中国法医学》这部书编写的，内容基本一致。

《欧洲人发现中国植物史》

《欧洲人发现中国植物史》（*History of European Botanical Discoveries in China*）于 1898 年在英国伦敦出版，其作者为 E. V. Bretschneider。该书作者是俄国在华人士，以英文编写了这部书，向西方人介绍欧洲人对中国历朝历代植物方面的发展。其中的很多植物都与中药有密切的关系，了解中国植物史，也是了解中国的医学史和药学史。

《略论中国人种学、医学和卫生学》

《略论中国人种学、医学和卫生学》（*La Chine; Essai Ethnographique, Medical et Hygienique*）于 1899 年在法国巴黎出版，其作者为 A. Le Tellier。该书作者以法文编写了这部书，向西方人介绍了中国关于人种的认识、对医学的创建和意义、对卫生学的推进和发展。

《一百多名医生对于鸦片在中国的评价》

《一百多名医生对于鸦片在中国的评价》（*Opinions of over 100 Physicians on the Use of Opium in China*）于 1899 年在中国上海出版，全书共有 95

页，其作者为 W. H. Park。当年西方为了谋取利益，拼命地将鸦片倾销到中国，严重影响了中国人的身体健康和国家的发展。清政府无法禁止鸦片，亦无法限制鸦片使用，导致许多中国人成为“东亚病夫”。之后清政府开始禁止鸦片，引起西方各国的反对，开启了鸦片战争。西方医生对鸦片在中国的评价，不一定符合实际，而中国医生对鸦片的评价，则基本都符合实际。

《关于一些中国植物的叙述》

《关于一些中国植物的叙述》（*A Description of some Chinese Vegetable Material*）于 1899 年在美国华盛顿出版，其作者为 W. C. Blasdale。该书作者以英语编写了这部书，向西方人介绍了一些中国的植物，其中很多都与中药有直接的关系。

第四节 20 世纪中医在西方传播和发展的文献资料

《关于中国和安南应用器官疗法的附释》

《关于中国和安南应用器官疗法的附释》（*Notes sur l'opotherapie chez les Chinois et les Annamites*）于 1900 年在法国巴黎出版，其作者为 J. E. Regnault。该书作者以法文编写了这部书，向法国人和欧洲人介绍和解释了中国和安南的器官疗法。安南得名于唐代的安南都护府，自秦代开始成为中国领土，但至五代十国时吴权割据安南脱离南汉，北宋无力统一。此后越南诸王朝长期作为中国的藩属存在，其所使用的语言、文化和医学都是来自中原地区。

《华中植物》

《华中植物》（*Die Flora von Central-China*）大致于 1901 年在德国出

版，其作者为 L. Diels。该书作者以德语编写了这部书，向德国人介绍了中国常见的植物及其功用。中国传统的植物，在一定程度上总是与中国的药物有密切的关系。所以该书作者在向德国人介绍中国的植物时，也在一定程度上与中国的植物药有关。通过了解中国的植物，也使德国人了解了中国的药物。

《中国和安南的医学和药物》

《中国和安南的医学和药物》（*Medecine et Pharmacie chez les Chinois et chez les Annamites*）于 1902 年在法国巴黎出版，其作者为 J. Regnault。该书作者前一年编写了《关于中国和安南应用器官疗法的附释》这部书，介绍和分析了器官疗法在中国和越南的应用。这次则向西方介绍了中国的医学和药物及其在越南的使用和发展。

《中国卫生的研究》

《中国卫生的研究》（*Hygienische Studien in China*）于 1904 年在德国莱比锡出版，其作者为 G. Mayer。该书作者以德文编写了这部书，向德国人介绍和研究了中国的卫生。按照中国传统的思想，“卫”为保护和保卫，“生”即生命或身体。所谓“卫生”，就是指保卫生命和保护身体的行为和措施，包括预防和治疗疾病、维护和增进健康。将其通过研究介绍给德国人，颇有意义。

《英中医学词汇》

《英中医学词汇》（*An English Chinese Lexicon of Medical Terms*）于 1905 年在中国上海出版，其作者为 P. B. Cousland。该书作者是在华英国人士，所编写的这部书，可以视为世界上第一部比较和整理英国和中国的医学词典。经过 10 多年的修改、补充和删改，成为当时世界医学界的主要工具书，非常有利于对外传播中医和中西医结合。此后中外某些学者研究中医名词术语的英译，都在一定程度上借用了这部词典。

《中国药物的宝藏：果实与种子》

《中国药物的宝藏：果实与种子》（*Kenntnis des Chinsische Arzneischatzes: Fruchte und Samen*）于 1907 年在瑞士苏黎世出版，其作者为 F. Ebert。这大概是瑞士第一次问世的一部有关中医的书，此前虽然在欧洲很多国家出版了有关中医的专著，但瑞士还一直没有。这可能与瑞士的语言有关。瑞士一直将德语、法语、意大利语和罗曼什语作为其官方语言。讲德语的瑞士人超过六成，主要分布在北部地区；讲法语的瑞士人大概有两成，主要集中在西部地区；讲意大利语的瑞士人口大概有 7.6%，主要在南部地区；讲罗曼什语的瑞士人大概只有 0.6%，主要居住在东部少数地区。

《中国——安南的药物和药局方》

《中国——安南的药物和药局方》（*Matiere Medicale et Pharmacopee Sino-Annamites*）于 1907 年在法国巴黎出版，其作者为 E. Perrot 和 P. Hurrier。该书作者以法语编写了这部书，向法国人介绍了中国和越南的药物及其疗效。另外还向他们介绍了中国传统药局的方剂。在中国，中药局早期是作为医院的性质而流传下来的。明清时期中国就有了四大药局，即北方药局“同仁堂”、西北药局“时济堂”、南方药局“胡庆余堂”、广东药局陈李济“杏和堂”。

《沧州一良医》

《沧州一良医》（*The Beloved Physician of Tsang Chou*）于 1908 年在英国出版，其作者为 J. Peil。该书作者向西方介绍的沧州良医，应该是张锡纯。清末民初沧州张锡纯是举世闻名的大医，对中西医结合做出了特殊的贡献。张锡纯撰写的《医学衷中参西录》于清代末年问世，为中国从事中西医结合开辟了独有的蹊径。清末以来，《医学衷中参西录》先后出版了百万余册，极大地影响了海内外。《医学衷中参西录》被誉为“医书中第一可法之书”，对于当今的临床防病、治病和中西医结合研究，依然有重要的指导意义。

《何德治医生传》

《何德治医生传》（*Sydney Rupert Hodge*）于 1908 年在英国伦敦出版，其作者为 J. K. Hill。该书作者通过西方医生的实践和治疗，介绍了医学的发展情况，其中也涉及中医在西方的传播和影响。所以该书作者在介绍何德治医生的工作和发展时，也在一定程度上介绍了中国的传统医学及其效应。

《中国法医学》

《中国法医学》（*Gerichtliche Medizin der Chinesen*）于1908年在德国莱比锡出版，其作者为Wang In-hoai。关于中国的法医学，法国人Maris于1882年在法国巴黎编写出版了《中国法医学》（*La Medecine Legale en Chine*）这部书。法国的另一人H. Breitenstein于1898年也在法国编写出版了《中国法医学》（*Die Gerichtliche Medizin bei den Chinesen*）。德国人Wang In-hoai所编写的这部书，其基本内容与此前两位法国人士所编写的书相似。

《评中医手术及水疗时镇痛方法的运用》

《评中医手术及水疗时镇痛方法的运用》[*Замечания об Употреблении Болеутолительных Средств При Операциях и Водолечении*（*Гидропатии*）*в Kumae*]于1910年在中国北京出版，其作者为在华俄罗斯人士，用俄文写了这部书。该书作者通过分析和说明，向俄国人介绍了中国医学界的手术和水疗方法。俄国虽然是中国的邻居，但此前却基本没有关注中国的医学。直到鸦片战争之后，在西方的影响下，才开始点点滴滴地向俄罗斯介绍中国医学。该书作者在书中，关注中国医学界的手术和水疗。水疗是利用不同温度、压力和溶质含量的水，以不同方式作用于人体以防病治病的方法。中国传统治疗和保健中，也基本有这样的意识和方法。

《中国医学：特别是关于热带病病理学的详细报导》

《中国医学：特别是关于热带病病理学的详细报导》（*Beitraege zur Medizin in China mit bes. Berueck-sichtigung der Tropinpathologie*）于1910年在德国莱比锡出版，其作者为G. Olpp。该书作者以德语编写了这部书，向德国人介绍中国医学，尤其是有关热带病的病理学。根据中国传统医学的经验，热带病即发生在热带或亚热带的疾病。所谓的寄生虫病，就是主要的热带病。

《台湾植物》

《台湾植物》（*Formosan Plants*）于1910年在日本占领下的台湾某地出版，具体地址不明，其作者为T. Kawakami。该书作者虽然是用英文编写的这部书，但其显然是日本人。在这部书中，这位日本人向西方介绍了台湾的植物，其中很多植物都与常用的中药有直接的关系，因为中药中最多、最重要的就是植物药。

《台湾植物图谱》

《台湾植物图谱》（*Icones Plantorum Pformosarum*）于1911年在日本占领下的台湾出版，其作者为B. Hayata。该书作者显然也是日本人，向西方介绍了台湾的植物，尤其与中药相关的植物。在这部书中，其作者特意附了很多图片，向西方人说明台湾的植物形态和结构，尤其是其作为药物的各个方面。

《中国药物：草木部》

《中国药物：草木部》（*Chinese Materia Medica; Vegetable Kingdom: Extensively Revised from Dr. F. Porter Smith's Work*）于1911年在中国上海出版，全书共558页，其作者为G. A. Stuart。该书作者是在华的西方人士，注意到明代李时珍撰写的《本草纲目》，对此颇为重视。在本书中，按拉丁语字母的次序排列了《本草纲目》中的第12至第37卷中的药品，向西方人介绍其中部分药品。《本草纲目》共有52卷，全书共190多万字，载有药物1 892种，收集医方11 096个，绘制精美插图1 160幅，分为16部、60类，是中国古代中医的集大成者。

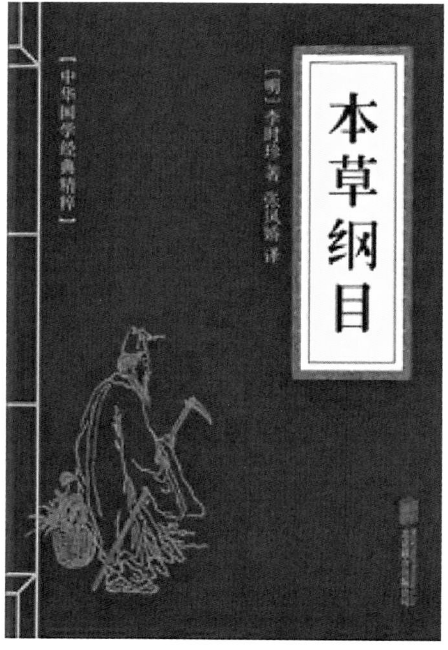

图3-2 中国古代集大成之作《本草纲目》

《满洲杰克逊医生传》

《满洲杰克逊医生传》（*Arthur Jackson of Manchuria*）于1911年在英国伦敦出版，其作者为A. J. Costain。该书作者向英国人和欧洲人汇报了在中国东北工作的西方医生杰克逊的特殊贡献。杰克逊1910年来到中国，到盛京（今沈阳）2个月后东北就出现了肺鼠疫，当地平静而繁忙的日子被肺鼠疫彻底地击碎了，仅10日之内就有15人死亡。对此，杰克逊紧急采取各种方式，努力帮助当地解决这一严重问题。

《杭州的梅医生》

《杭州的梅医生》（*Doctor Apricot of "Heaven Below": The story of the Hangchow Medical Mission*）于1911年出版于英国伦敦，其作者为K. de Gruche，全书共144页。该书作者向西方人叙述了中国杭州广济医院和学校的历史背景和现实发展。在杭州的梅医生是来自英国的医师，其中文名字为梅腾根，1881年9月来到中国。为了中国人的医疗事业，他漂洋过海来到东方，在中国开办了广济医院，通过45年的努力，为中国人解除了病患。晚年时他在自己的家乡说："若能返老还童，还去中国治病救人。"

《奉献杰克逊医生传》

《奉献杰克逊医生传》（*Jackson of Moukden*）于1912年在英国伦敦出版，其作者为D. Mars. Christie。该书作者再次向英国介绍了对华有特殊贡献的杰克逊。非常遗憾的是，1911年1月25日杰克逊英年早逝，终年只有26岁。1912年盛京医学院开学时，就在大厅里挂上一块匾额，上面铭刻着这样一段话"纪念亚瑟·杰克逊，文科学士、医学学士、外科学士、热带病学博士"。

图3-3 《杰克逊医生传》

《南满植物志》

《南满植物志》（*An Enumeration of Plants from South Manchuria*）于1912年在中国大连出版，其作者为Y. Yabe。该书作者是来华的西方人士，在中国的东北期间注意到南满地区的植物，尤其是与中药相关的植物。在这部书中，该书作者向西方介绍了南满的植物种类及其结构和作用，同时也向西方介绍了一些中药相关的植物。

《中国药物学》

《中国药物学》(*Chinesische Pharmakologie*)于1913年在德国柏林出版，其作者为F. Hubotter。该书作者向德国介绍了中国药物学的形成与发展及其特别的疗效。同时也按照明代李时珍所撰写的《本草纲目》，选择了其中的部分药物，向德国人说明中国药物与植物的关系，个别也与动物和矿物有关。

《西藏蒙古药物学论文集》

《西藏蒙古药物学论文集》(*Beitrage zur Kenntnis des Chinesischen Sowie der Tibetisch-Mongolischen Pharmakologie*)于1913年在德国柏林、维也纳出版，其作者为F. Hubotter。该书作者1年前在德国出版了《中国药物学》，1年后又特意向德国人介绍了中国西藏和内蒙古地区的药物。西藏和内蒙古地区都有其特有的药物，但其对植物药、动物药和矿物药的使用，则均源自华夏民族的传统医学和药学，并非这两个民族独立创建的医学和药学。

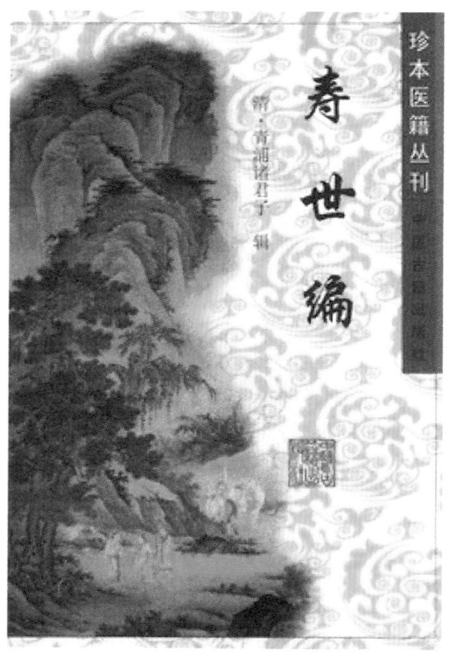

图3-4 《寿世篇》

《谈谈中医学》

《谈谈中医学》(*Несколько Слов о Китайской Медицине*)于1913年在俄国海参崴出版。其作者是一位俄国学者，通过分析说明人参、鹿茸等中国药物及中国人的生活状态，向俄国人介绍中国的医学、药学及其对中国人健康的贡献。

《寿世篇》

《寿世篇》(*Shou Shih Pien*)于1913年在德国柏林、维也纳出版，其作者为F. Hubotter。该书作者将中国清代尤乘辑录的《寿世篇》翻译为德文，向德国人介绍这部有关中药的中国典籍。尤乘编辑的这部典籍分上、下卷，有达生篇、保婴篇、小儿门、妇女门、身体门等，附药方很多。

《在奉天三十年》

《在奉天三十年》（*Thirty Years in Mukden*）于1914年在英国康斯布尔出版，其作者为D. Christie。该书作者向英国人和欧洲人介绍了西方的基督教医生在中国奉天（今沈阳）开办的医院及学校的背景、意义和影响。这些在华的基督教医生，也在一定程度上对中国的传统医学和药学有了解，也有一定的发挥。

《论移植于俄罗斯的中国大黄的质量问题》

《论移植于俄罗斯的中国大黄的质量问题》（*К Вопросу О Качестве Китайского Ревеня, Культивируемого В России*）于1914年在德国托木斯克出版，该作者是在华的俄罗斯人士。在这部书中，作者介绍和说明了俄罗斯从中国移植的大黄，对其质量问题进行了初步的分析和研究。中国的大黄是多种蓼科大黄属的多年生植物的合称，也是中药材的名称，主要作药用。但在欧洲及中东，他们所谓的大黄往往指另外几个作食用的大黄属品种，跟中国的大黄完全不同。

《詹肯医生传》

《詹肯医生传》（*Herbert Stanley Jenkins*）于1914年在英国伦敦出版，其作者为R. Glover。该书作者向西方介绍了在华的传教士医生詹肯，该传教士医师既努力地传播西方的基督教，也认真地做好医学工作，同时也关注中国的传统医学。正如明末清初在华的传教士卜弥格，既全力地向中国传播和发展基督教，也努力地向西方介绍中国的医学和药学。

《西安府罗伯逊医生传》

《西安府罗伯逊医生传》（*Cecil Robertson of Sianfu*）于1914年在英国伦敦出版，其作者为F. B. Meyer。该书作者向欧洲介绍了清末时期来华的传教士医师罗伯逊。该传教士医师在传教的同时，也努力地在中国传播西方医学，同时也注意和了解中国医学。道光廿四年（1844），中美签订了《望厦条约》，准许在中国设立医馆和教堂等。光绪十五年

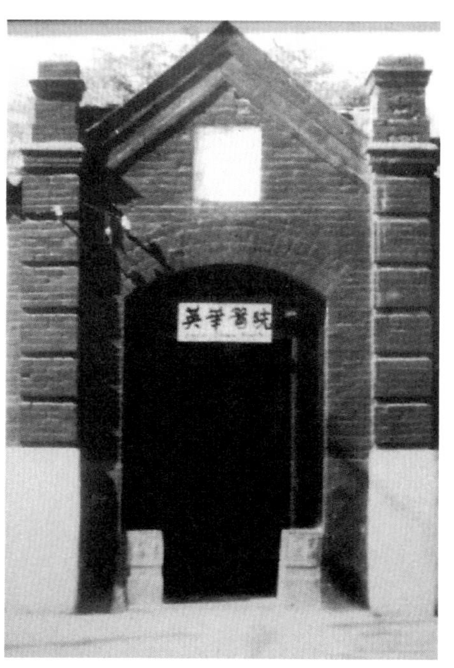

图 3-5 英华医院

（1889），英国基督教浸礼会派姜感恩、罗伯逊、荣安居等人在东木头市（今陕西省西安市）创办英华医院。民国五年（1916）英华医院迁到大差市（今西安市东大街与解放路、和平路相交的十字路口及其附近）东北角新址，医院也更名为陕西省基督教广仁医院。

《中国病人和他们的医生：一个德国医生的经历》

《中国病人和他们的医生：一个德国医生的经历》（*Chinesische Patienten und ihre Aerzte: Erlebnisse eines Deutschen Arztes*）于 1914 年在德国出版，其作者为 H. Vortisch-van Vloten。该书作者向德国人介绍了中国医生是如何治疗患者的，其实也是介绍中国的医学和药学。同时也向德国人介绍了在华的德国传教士医师在中国传教和行医。在传教和行医的过程中，该传教士医师也注意中国医学和药学，在一定程度上了解和分析中国的医学和药学。

《中医文字的特征》

《中医文字的特征》（*Les Caraterees Medecins dans l'Ecriture Chinoise*）于 1914 年在法国巴黎出版，其作者为 Lucien Graux。该书作者在华期间认真学习中国语言和文字，同时也了解了中国医学和药学。该书作者注意到中国医学的文字与中华传统文化的精神完全一致，不像西方的医学术语，完全是所谓的专业科学术语。在这部书中，作者向法国人介绍了中国医学的文字特色及其与中华文化的关系。

《古代的中国眼镜》

《古代的中国眼镜》（*Old Chinese Spectacles*）于 1915 年在中国天津出版，其作者为 O. D. Rasmussen。该书作者是在华的西方人士，在华期间通过各种途径了解中国的历史和现状，既是便于向中国传播西方的基督教和医学，也是便于了解中国。在此期间，该作者特别注意到中国古代的眼镜，向西方人做了介绍。中国古代的眼镜，总是与中国的医学和养生有一定的关系。

《中国植物的名称》

《中国植物的名称》（*Chinese Names of Plants*）于 1915 年在日本东京出版，其作者为 J. Matsumra。该书作者以英语编写了这部书，向西方人介绍中国的植物及其汉语名称，其中自然包括很多与中药相关的植物。对于欧洲人来说，了解中国的植物不仅明确中国农业发展的历史和现实，更有利于其了解中国的医学和药学。

《20 世纪的医学在中国：古老的中国医学》

《20 世纪的医学在中国：古老的中国医学》（*La Medecine en Chine au XX Siecle; la Vieille Medecine des Chinois*）于 1915 年在法国巴黎出版，其作者为 E. Vincent。该书作者既向法国人和欧洲人介绍了中国自远古以来所创建的传统医学，也向西方介绍了 20 世纪中医的发展和变化。其发展和变化都与西方医学的传播有着密切的关系。至此之后，中国很多人最重视的就是西医，而不是中医。民国初年就有中国人开始反中医，消灭中医。

《汉口及其他长江口岸输出的中药一览表》

《汉口及其他长江口岸输出的中药一览表》（*List of Medicines Exported from Hankow and other Yangtse Ports*）于 1917 年在中国上海出版，其作者为 H. Braun。该书作者是来华的西方人士，在中国期间了解了中医与中药，特别是明代李时珍所撰写的《本草纲目》。在这部书中，特意就中国汉口和长江口岸等地的药物进行了介绍和说明。

《中国百科辞典》

《中国百科辞典》（*Encylopaedia Sinica*）于 1917 年在中国上海出版，全书共有 629 页，其作者为 S. Couling。该书作者是来华的西方人士，以英文编写了这部书，主要内容是关于西医在中国的传播和发展，也介绍了在中国形成的医药传道会、博医会、中华医学会等组织以及各教会医院、医学校和医事统计。当然，书中某些地方也提到了中国的药用植物，自然与中医和中药有关。

《满洲米契尔医生传》

《满洲米契尔医生传》（*Dr. Isabel Mitchell of Manchuria*）于1917年在英国伦敦出版，其作者为F. W. S. O'Neill。该书作者向英国人和欧洲人介绍了来华的传教士医生米契尔在中国的经历和贡献。当年在华的传教士，很多都有医学背景和基础，在传教的同时，也努力传扬西方的医学。同时也关注中国的医学和药学，也在一定程度上学习和了解中国的医学和药学，并且将其介绍给西方人。

《中国伊兰卷》

《中国伊兰卷》（*Sino-Iranica. Chinese Constritutions to the History of Civilization in Ancient Iran, with Speical Referecne to the History of Cultivated Plants and Products*）于1919年在美国芝加哥出版，其作者为B. Laufer。该书作者向美国人介绍了中国对古代伊朗文化史的杰出贡献，尤其是有关栽种植物的历史。这说明，中国当年一直努力地帮助周边的国家认真地发展文化、农业和社会。中国对植物的栽种，其实也是对中药的发展。

《中国植物集》

《中国植物集》（*A Collection of Plants in China*）于1920年在美国纽约出版，其作者为L. N. Bailey。该书作者向美国介绍了中国的植物学。而中国的植物学总是与中国的医学和药学有着密切的关系。该作者应该也了解中国的药学，所以在介绍中国植物学时，也涉及中国的药学及其功能和疗效。

《中国和现代医学》

《中国和现代医学》（*China and Modern Medicine*）于1921年在英国伦敦出版，其作者为H. Balme。该书作者虽然谈到了中医，但最主要的是向西方人介绍西医在中国的传播和发展。的确，自鸦片战争之后，尤其是民国时期，西医在中国的传播和发展不仅很快，而且几乎要取代中医。当年很多学习西医的中国人都看轻中医，1929年民国政府就通过了消灭中医的提案。在这部书中将西医用英语表达为Modern Medicine，即现代医学，可谓非常客观。

《中国有用的动物和植物》

《中国有用的动物和植物》(*Nutzpflanzen und Nutztiere Chinas*) 于1922年在德国汉诺威出版，其作者为 P. Klautke。该书作者以德文编写了这部书，向德国人介绍中国的动物和植物，体现中华民族自古以来农业和工业的特征和效应。中国的动物和植物，既与常规的动物学和植物学相关，也与中国的医学和药学密切相关。作者向德国人介绍中国的动物和植物，也在一定程度上体现了中国的动物药和植物药。

《华北人类学》

《华北人类学》(*Anthropoology of Norhtern China*) 于1923年在中国上海出版，其作者为 S. M. Shirokogoroff。该书作者可能是来华的欧洲人士，在华期间到不同的地域了解中华民族的历史和发展，以及不同地域的风采。在这部书中，向西方人介绍了中国华北地区的人类学情况。所谓的人类学，也涉及中华民族的考古，即从生物和文化的角度对人类进行全面研究。

《华北木质植物志》

《华北木质植物志》(*Enumeration of the Ligneous Plants of Northern China*) 于1923年在美国波士顿出版，其作者为 A. Rehder。该书作者向美国人介绍了中国华北地区的木质植物志。中国传统的植物志，记载了植物名称（包括学名、通用名和别名）、文献出处、形态特征、产地、生态习性、地理分布、经济意义等。中国传统的植物志不仅仅与中国的农业密切相关，而且也与中国的药学有直接的关系。所以该书作者向美国人介绍中国的木质植物志时，也在一定程度上介绍了中国的植物药。

《中国的主要商品（药材）》

《中国的主要商品（药材）》(*The Principal Articles of Chinese Commerce*) 于1923年在中国上海出版，其作者为 E. Watson。该书作者为在华的西方人士，注意到中国的商品也与药材有密切的关系。该书作者以英语编写这部书，向西方介绍了中国商品中的药材及其功能和疗效，有一定的意义。

《中国及附近地区人体肠虫的分布和区别》

《中国及附近地区人体肠虫的分布和区别》（*The Distribution and Differentiation of Human Helminths in China and Adjacent Territory*）于1923年在中国上海出版，全书共42页，其作者为E. C. Faust。该书作者显然是来华的西方人士，在华期间除了认真完成其他任务之外，也关注中国的医学和功用。在这部书中，该书作者向西方介绍了中国及其附近地区人体存在的肠虫情况，通过分析和研究了解其分布和区别。

《中国医生及医书指南》

《中国医生及医书指南》（*A Guide through the Labyrinth of Chinese Medical Writers and Medical Writings*）于1924年在日本出版，其作者为F. Hubotter。该书作者以英语编写了这部书，向西方介绍了当时西化中的中国在医学领域的发展，特别介绍了中国医生以及他们所编写的医学著作。这些医生与医学著作也与中医有一定的关系。

《洗冤录》

《洗冤录》（*The "His Yuan Lu" or Instruction to Coroners*）于1924年在英国伦敦出版，全书共49页，其作者为H. A. Giles。该书作者将中国宋代的《洗冤录》翻译为英语，向英国人介绍中国在宋代的重大创新。1863年C. F. M. de Grijs将《洗冤录》翻译为荷兰文（*Geregtelijke Genceskunde*），在印尼巴达威亚出版。1855年W. A. Harland将《洗冤录》翻译为英语（*Notice of a Chinese work on Medical Jurisprudence, Entitled Se Yuen Luh, or Records of the Washing away of Injuries*）在中国香港出版。

《医护界开创人传略》

《医护界开创人传略》（*Some Pionners in the Medical and Nursing Wold*）于1924年在中国上海出版，全书共52页，其作者为G. E. Stephenson。该书作者可能是来华的欧洲人士，在华期间关注了中国的医护领域和开创的相关人员，向西方做了介绍。其中也谈到了中国的护士伍哲英和钟爱思的传记。

《中国人的发育进程》

《中国人的发育进程》（*Process of Physical Growth among the Chinese*）

于 1925 年在中国上海出版，其作者为 S. M. Shirokogoroff。该书作者自然是来华的欧洲人士，在华期间既关注中国的人类学，也关注中国人的发育进程。因为民国之前一直是所谓封建帝国，其发育的进程自然与欧洲不同。正是因为这一原因，该作者才认真地向西方介绍了中国传统的发育进程。

《中国、日本天然药物的本质》

《中国、日本天然药物的本质》（*Essentials of Sino-Japanese Crude Drugs*）于 1925 年在日本东京出版。当年在中国和日本的西方人士，都了解日本的医和药是源自中国的医和药，所以在向西方介绍中医和中药时，有时也将中国和日本所使用的中药和中医结合起来，说明不仅中国人重视中医和中药，日本人也完全依靠中医和中药保卫和发展自己的民族。

《广东公医院及公医学校简史》

《广东公医院及公医学校简史》（*A Brief Sketch of the History of Kung Yee*）于 1925 年在中国广州出版，其作者不详。该书以英文编写，说明当年在华的西方人士曾在广东工作，工作期间也关注广东的医院和医学校，对其发展的历史和现状进行了分析和研究，并做了比较和总结。当年在中国某些地方的医院和医学校基本都与西医有关。

《中国古代医学》

《中国古代医学》（*Ancient Medicine*）于 1926 年在中国北京出版，全书只有 12 页，作者为 B. E. Read。该书作者是来华的西方人士，在华期间除了努力地传播西方宗教和医学之外，也关注中国医学，尤其是其历史与发展。该书作者以英语编写了这部书，向西方简单地介绍了中国古代医学的创建、发展和应用。

《为中华护士学会周游中国》

《为中华护士学会周游中国》（*A Joy Ride through China for the N. A. C.*）于 1926 年在中国上海出版，其作者为 C. E. Simpson。该书作者是来华的西方人士，在华期间，除了努力完成自己来华的任务之外，也关注中国医学的发展。中国所谓的护士学会，显然是西医传入之后才组建而成的。对西方介绍中国护士学会的历史以及各地建立的护士学校的情况，其实基本上都与西医有关。

《卫生广播在中国》

《卫生广播在中国》（*Broadcasting Health in China*）于 1926 年在中国上海出版，全书共 89 页，其作者为 W. W. Peter。该书作者自然是来华的欧洲人士，在华期间注意到中国自民国以来开始设置了卫生部，并且制定了一定的组织和机构，对医学、卫生、保健进行一定的宣传和广播，以便发展医学，努力提高人们的卫生保健状况。

《仓公华佗传》

《仓公华佗传》（*Zwei Beruhmte Chinesische Aerzte des Altertums, Chouen Yu-J und Hoa T'ouo*）于 1927 年在日本东京出版，全书共 48 页，其作者为 F. Hubotter。该书作者将《华佗传》翻译为德文，向德国人介绍了中国东汉时期的中药医学家华佗。华佗（公元 145—公元 208），字元化，一名旉，沛国谯人，东汉末年著名的医学家。因不愿继续为曹操诊疾而惨遭杀害。华佗与董奉、张仲景并称为“建安三神医”。少时曾在外游学，行医足迹遍及安徽、河南、山东、江苏等地，钻研医术而不求仕途。

《中国军医》

《中国军医》（*Chinese Military Medicine*）于 1927 年在美国华盛顿出版，其作者为 J. L. McCartney。该书作者关注自民国以来中国所建立的军医，军医主要是为国家的军队服务。中国的军医自然与西医关系密切，但也在一定程度上有中医。军医中的医师大部分都是学习西医的，但也有学习中医的。即便完全学习西医的，也了解中医，因为历朝历代的读书人都是通百家的。民国时期，中国人在一定程度上还有通百家的意识。

《中国炼丹术考》

《中国炼丹术考》（*A study of Chinese Alchemy*）于 1928 年在中国上海出版，该书共有 156 页，其作者为 O. S. Johnson。该书作者在华期间，比较明确地了解了中国的医药发展及其对外的传播和影响。当时的欧洲也有炼丹术，作者认为欧洲的炼丹术就是从中国引进的，所以欧洲人应该了解中国的炼丹术，这样才能在欧洲发展。在本书中，作者向西方人比较系统地介绍了中国炼丹术的方式和方法。炼丹术是指我国自战国以来创始和应用的将药物加温升华的制药方法，为世界各国之最早者。公元 9、10 世纪我国炼丹术传入阿拉伯地区，12 世纪传入欧洲。

《紫霞中的三个十字架》

《紫霞中的三个十字架》（*The Three Crosses in the Purple Mists*）于 1928 年在中国上海出版，全书共 306 页，其作者为 W. R. Morse。该书作者应该是来华的西方人士，比较关注中国一些领域的发展和现状。在这部书中，该作者向西方介绍了四川成都所建立的华西协和大学。1910 年美国、英国、加拿大等 5 个教会组织在成都华西坝创办的私立华西协合大学（West China Union University），是中国最早的医学综合性大学，也是中国现代高等医学教育的数个发端之一。

《本草纲目：金石部》

《本草纲目：金石部》（*The Pen Ts'ao Minerals and Stones*）于 1928 年在中国北京出版，全书共 120 页，其作者为 B. E. Read 和 C. Pak。其中 C. Park 指的是中国的学者卜柱秉。B. E. Read 在卜柱秉的帮助下，以英语编写了这部比较重要的书，将明代李时珍所撰写的《本草纲目》中的金石部分的中药通过翻译，介绍给西方人士。B. E. Read 是在华的西方人士，在华期间传播西方的宗教和医学，也认真关注中国的医学和药学，特别是李时珍所著《本草纲目》这部书，是中国药学发展的最为重要的著作，至今还没有人对中药的学习、研究和应用能达到李时珍的水平。

《中国基督教会史》

《中国基督教会史》（*History of Christian Missions in China*）于 1929 年在美国纽约出版，全书共 930 页，其作者为 K. S. Latourette。该书作者向西方介绍了在华的各教会在中国传教和发展的情况，其中也包括西医在中国的传播和发展。该书的 31 章，某些方面也涉及中医和中药等情况。

《中国药物：在马来亚中药店里的药材》

《中国药物：在马来亚中药店里的药材》(*On Chinese Medicine: Drugs of Chinese Pharmacies in Malaya*)于1929年在新加坡发行，其作者为D. Hooper。该书作者以英语编写了这部书，向西方人介绍了马来亚(今马来西亚西部)的中药材。马来西亚是东南亚国家，也使用中国的传统药材，还特别建立了中药店为该国的百姓提供所需要的重要中药材。马来西亚当时也有华人，华人自然将中医和中药传播到了该国。马来西亚当时的这些华人，主要是从中国的福建、广东、广西、海南等一带迁移而来的中国人后裔。

《中国对医学的贡献》

《中国对医学的贡献》(*The Contribution of the Chinese to Medicine*)于1929年在中国广州出版，其作者为H. V. Bradshaw。该书作者为在华的西方人士，在华期间比较认真地了解了中国医学自远古创建以来，历朝历代都有一定的发展，秦汉时期传承到了邻近的民族和部落，唐代之后传播到了日本等东南亚国家。鸦片战争之后，西医完全传入到了中国，也得到了中国人的重视和发展。通过这部书，作者向西方介绍了中国对自己民族的医学以及西方的医学所做出的贡献。

《中华医学》

《中华医学》(*Die Chinesische Medizin*)于1929年在德国莱比锡出版，其作者为F. Hubotter。该书作者是德国柏林大学医学史专业的副教授，其中文名为许保德，曾多年研究中国医学及其在国内外的影响。在这部书中，作者不仅认真介绍了中国的医学，而且还认真翻译了问世于春秋战国时期的《难经》和李时珍撰写的《濒湖脉学》等中医经典著作。这是西方大概首次比较完整系统地翻译中医的某些经典和典籍，对于中医在西方的传播至为重要。

《中国针术和近代的反射疗法》

《中国针术和近代的反射疗法》(*L'Acupuncture en Chine et la Reflexo therapie Moderne*)于1929年在法国巴黎出版，其作者为G. Soulie de

Morant 和 P. Ferreyrolles。该书作者以法文编写了这部书，向法国人介绍了中国针术的发展和应用情况，特别是近代的发射疗法。英国医学杂志 1921 年发表了戈尔登（E. A. Goulden）撰写的《应用电针治疗坐骨神经痛》，该作者说："应用针术灸可以恰在需要的部位引起充血，且可依照神经的反应而给予不同的剂量。"这种说法，自然有一定的道理。

《华人病症篇》

《华人病症篇》（*The Diseases of China*）于 1910 年在美国费城出版，1929 年在中国上海第二次出版，全书共有 530 页，其作者为 W. H. Jefferys 和 J. L. Maxwell。该书作者显然是来华的西方人士，在华期间也比较关注中医的功能和临床治疗。在这部书中，作者向西方介绍了中国常见的一些疾病，尤其是特殊的症状、诊断和治疗情况。

《中国的针与灸》

《中国的针与灸》（*Les Aiguilles et les Moxas en Chine*）于 1930 年在法国巴黎出版，其作者为 P. Ferreyrolles 和 G. Soulie de Morant。该书作者以法语编写了这部书，向法国人比较务实地再次介绍中国传统的针术和灸术。1864 年巴黎出版了 A. Dechambre 所撰写的《医学科学百科全书》，其中的卷 1 第 670 ～ 688 页介绍了针灸在欧洲的传播和应用，作者说："在金或银制的针的上端装一水晶柄，使手术者在执针时可与患者相'绝缘'，再在针上端接以金质或铜质的导线。进针法与普通针术相同，只是在针外套以玻璃管，能将针固定，且与周围相隔绝。当针刺入后，即可与发电机的导线相接通，并在针的上部装上放电器的钮。这样就可将每次的电刺激传达于针刺入部分的神经分支。"

《医院会话及中国医史纲要》

《医院会话及中国医史纲要》（*Hospital Dialogue and Outline of Chinese Medical History*）于 1930 年在中国北平出版，全书共 79 页，其作者为 B. E. Read。该书作者自然是来华的西方人士，在努力推进西方事物之外，也注意到中国的医学情况。在该书中，作者向西方介绍了中国的医院之间的交流和合作，同时也介绍了中国传统医学的历史、发展和现状。

《中国药用植物——麻黄》

《中国药用植物——麻黄》(*Chinese Medicinal Plants — Ephedra*)于1930年在中国北平出版，全书共28页，其作者为B. E. Read。该书作者以英语编写了这部书，向西方特别介绍了中国药物中的麻黄。麻黄性温，味辛、微苦，有发汗散寒、宣肺平喘、利水消肿的功效，可治疗风寒感冒、胸闷喘咳、风水浮肿、支气管哮喘等病症。

《杭州梅藤更医生传》

《杭州梅藤更医生传》(*Dr. D. Duncan Main of Hangchow; Known in China as Dr. Apricot of Heaven Below*)于1930年在英国伦敦出版，其作者为K. de Gruche。该书作者向英国介绍了英国人梅藤更医生在中国为英国做的“贡献”。该医生参与对华文化、宗教侵略，在杭州45年开办了所谓的医药慈善组织(如广济医院、医校、护士助产学校、麻风病院、孤儿院等)，实际上则是英帝国主义侵略中国的组成部分。该医生以帝国主义势力强占民房，令杭州民众非常愤怒。

《一个炼丹术家的游记》

《一个炼丹术家的游记》(*Travels of an Alchemist: The Journey of the Taoist Ch'ang Ch'un from China to the Hinduskush at the Summons of Chingiz Khan*)于1931年在英国伦敦出版，其作者为A. Waley。该书作者向西方介绍了中国的炼丹术以及一位炼丹人的游记。炼丹术是我国自战国以来就创造的一门特殊的技术，也是制药的方法，是世界各国之最早的制药方法。在9世纪和10世纪，我国的炼丹术就传入了阿拉伯，12世纪则传入了欧洲。

《本草纲目：兽部》

《本草纲目：兽部》(*Chinese Materia Medical, Animal Drugs*)于1931年在中国北平出版，全书共102页，其作者为B. E. Read。该书作者应是在华的欧洲人士，比较了解中国的药学，特别是明代李时珍所撰写的《本草纲目》，以英文翻译了《本草纲目》中的兽部。《本草纲目》的兽部指的是动物药，共58类，即豕、狗、羊、牛、马、驴、驼、猕猴、黄明胶、阿胶、牛黄、鲊答、狗宝、虎、豹、象、犀、野猪、熊、羚羊、鹿、麋、麝、灵猫、猫、湍、兔、水獭、鼠、猬、酪、酥、醍醐、乳腐、狮、猫牛、野马、豪猪、山羊、麂、獐、狸、风狸、狐、貉、獾、木狗、豺、狼、腽肭兽、鼹鼠、鼫鼠、竹鼬、土拨鼠、貂鼠、黄鼠、鼬鼠、牡鼠。

《太乙金华宗旨》

《太乙金华宗旨》(*The Secret of The Golden Flower*)于1931年在英国伦敦出版，全书共151页，其作者为R. Wilhelm。《太乙金华宗旨》是道家修身养性、讲内丹功法的书，教人清心寡欲，做一个有智慧、有道德的人。所谓“金华”就是金丹。其作者为德国人，中文名字为卫礼贤，将《太乙金华宗旨》传到欧洲。1899年，该作者作为基督教传教士来到中国，他在全真道家龙门派的祖庭圣地崂山接触到了正宗的全真道教，被道教那深奥的玄理和真实的修证所感动。他在中国21年期间，学到了道家全真派的正宗修炼方法。回到德国后，该作者将《太乙金华宗旨》翻译成德文。

《人参》

《人参》(*Жень—Щень*)于1932年在中国哈尔滨出版，其作者是一位在华的俄罗斯人。该书作者以俄语写了这部书，向俄罗斯人介绍了人参。人参是中国药物中非常重要的一味药，也是中国人非常重视的一味药，其功能远远高于其他药物。在中国，人参历来被视为百草之王。《神农本草经》是中国4 000年前最早撰写的中药学专著，其中就已经形成人参药用的精髓：“人参，味甘微寒，主补五脏，安精神，定魂魄，止惊悸，除邪气，明目，开心益智。久服，轻身延年。一名人衔，一名鬼盖。生山谷。”

《本草纲目：禽部》

《本草纲目：禽部》(*Chinese Materia Medica, Avian Drugs*)于1932年在中国北平出版，全书共112页，其作者为B. E. Read。该书作者显然是来华的欧洲人士，1年前就通过翻译向西方介绍了《本草纲目》中的兽部。这次又通过翻译向西方介绍了《本草纲目》中的禽部。《本草纲目》中的禽部也是动物药，其中有16类，即鹤、鹈鹕、鹅、鹗、鹜、凫、鸡、鹰、雉、鸽、雀、鹊、伏翼、寒号虫、斑鸠、乌鸦。

《中国针术》

《中国针术》（*L'Acupuncture Chinoise*）于1932年在法国巴黎出版，其作者为G. Soulie de Morant。该书作者以法语编写了这部书，向法国人再次比较深入地介绍中国的针刺术。在欧洲，法国最早、最全面地向欧洲引进了中国的针刺术，并且有了创新性的发展。电针术，就是当年法国传扬和发展中国针刺术时所创立的，在世界各地贡献很大。在《医学科学百科全书》中，作者说："据萨朗第爱称，放电并不引起过分的疼痛。无疑这是与电流的强度和性质有关，与疾病的性质也有关系。萨朗第爱曾报告一例奇异的事实，即一位患者因铅中毒绞痛而用电针术治疗，施针时他感到一种非常'甜蜜'的感觉，因而在疼痛已经完全消失后仍请求继续应用。"

《中国的医药治疗》

《中国的医药治疗》（*Ueber Chinesische Arzneibehandlung*）于1933年在日本东京出版，其作者为F. Hubotter。该书作者以德文编写了这部书，向德国人介绍中国的医药及其对各种疾病的治疗方法和疗效。在这个时期，虽然西方的医学已经传播到了世界各地，而且充满了科学的精神，但其临床疗效还不如中医。

《苏州博习医院五十周年纪念册》

《苏州博习医院五十周年纪念册》（*Soochow Hospital Fiftieth Anniversary 1883—1933*）于1933年在中国苏州出版，其作者不详。该书以英语编写，向西方介绍了苏州博习医院办院50周年的发展和影响。苏州博习医院于1883年由美监理会创办，由柏乐文、蓝华德两位美籍医生主持，是苏州最早的一家教会医院。其教会医院的西方医师，也在一定程度上了解中医的基本方法和疗效，并在一定程度上向西方做了介绍。

《本草纲目：鳞部》

《本草纲目：鳞部》（*Chinese Materia Medica, Dragon and Snake Drugs*）于1933年在中国北京出版，全书共66页，其作者为B. E. Read。该书作者此前2年已经向西方翻译介绍了《本草纲目》的兽部和禽部。这次又

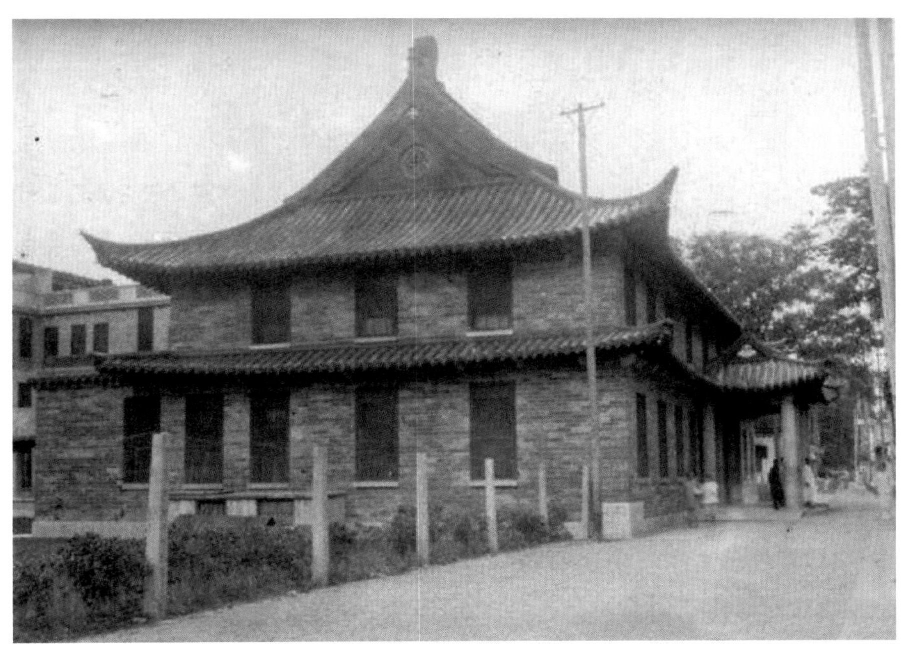

图 3-6 苏州博习医院旧影

通过翻译向西方介绍了《本草纲目》中的鳞部。鳞部也属于动物药，其中共有 29 类，即龙、吊、鳄鱼、鱼子、鲮鲤、石龙子、守宫、鳔、蛤蚧、蛇蜕、蚺蛇、海马、白花蛇、乌蛇、水蛇、虾、鲤鱼、青鱼、石首鱼、曲贼鱼、鲥鱼、鲫鱼、鳜鱼、黄颡鱼、金鱼、鳢鱼、鳗鲡鱼、鳅鱼、鳝鱼。该作者在书中将龙译为 dragon。但作者主要向西方介绍的是龙和蛇之类的动物药。

《中国护理学大事年表》

《中国护理学大事年表》(*Notes on Nursing History for Chinese Student Nurses*）于 1934 年在中国上海出版，全书共 38 页，其作者为 W. P. Harris。该书作者以英语编写了这部书，向西方介绍了中国建设护理学以来的发展和影响，将其具体年表附录在这部书中。1884 年，美国从事护理工作的麦克奇尼受教会派遣来到上海，参加创建妇孺医院。经过 1 年的努力，上海妇孺医院落成，并有一定的影响。当地的患者接踵而来，护理工作日益繁重，因为人手紧缺，为了发展好妇孺医院的作用，麦克奇尼在 1887 年开办了护士训练班，认真培训中国护士。此乃中国近代护理教育的开端，作者向西方介绍，也有一定的意义。

《在日本实行的针术和中国医学》

《在日本实行的针术和中国医学》(*Acupuncture et Medecine Chinoise Verifiees au Japon*)于 1934 年在法国巴黎出版，全书共有 87 页，其作者是日本人 T. Nakayama。本书介绍了日本所使用的针术和灸术的方法及对中医理论的学习和应用。T. Sakurazawa 与 G. Soulie de Morant 将其翻译为法文，向法国人介绍了日本对中国针刺术的应用以及对中国医学理法方药的学习。

《真正的中国针术》

《真正的中国针术》(*Precis de la Varie Acupuncture Chinoise*)于 1934 年在法国巴黎出版，其作者为 G. Soulie de Morant。该书作者将中国针刺术的核心概念和用法介绍给法国，以便法国人能继续恢复中国针刺术的应用。在《医学科学百科全书》中，作者说："电针术的适应范围与针术近似，因此在这里我们不再详述。但是应该指出，萨朗第爱对于他所发明的电针术，虽然极为夸耀，但他非常正确地指出它的适应证范围。器官性的疾病与急性炎症适宜电针术治疗。神经痛、风湿（特别是肌风湿病）是电针术的最佳适应证。"

《广州草药店的药材》

《广州草药店的药材》(*The Flora of a Canton Herb Shop*)于 1934 年在中国广州岭南大学出版，全书共 32 页，其作者为 F. A. McClure 及 Hwang Tsui-mae。该书作者可能是来华的欧洲人士，在广州期间注意观察和了解广州的中药，尤其是草药店所提供的药材。作者通过介绍和翻译，将广州某些特有的药材及其实际疗效介绍给欧洲。

《中国近代医院效率的调查》

《中国近代医院效率的调查》(*An Enquiry into the Present Efficiency of Hospitals in China*)于 1934 年在中国上海出版，全书共 93 页，其作者为 J. A. Snell。该书作者可能是来华的欧洲人士，在华期间认真观察了中国近代医院的工作状况及其治疗的效果，随后用英文编写了这样一部书，向西方介绍了中国近代各地医院的工作形式及其治疗各种疾病的效果。该书属于中华医学会专题报告丛刊的第 1 种。

《一个外科医生在中国的观感》

《一个外科医生在中国的观感》（*A Surgeon's China*）于 1934 年在英国伦敦出版，全书共 302 页，其作者为 A. Gervais，将其翻译为英文的是 Vincent Sheen。该书作者为成都一位天主教医院的外科医生，来自法国。在这部书中，法国的这位外科医生叙述了他在四川行医 6 年的体会和感受。这部书出版后，英国人 Vincent Sheen 将其翻译为英文，让英国人了解这位外科医生在中国工作的体会和感受。

《淮南子》

《淮南子》（*Tao, the Great Luminent, Essays from Huai-nan-tzu*）于 1934 年在中国上海出版，其作者为 E. Morgan。该书作者其实是译者，将《淮南子》中与炼丹术有关的第 8 章翻译为英文。《淮南子》是西汉皇族淮南王刘安及其门客集体编写的一部哲学著作，该书在继承先秦道家思想的基础上，综合了诸子百家学说中的精华部分，对后世研究秦汉时期文化起到了不可替代的作用。

《论金丹及黄白术》

《论金丹及黄白术》（*On the Gold Medicine and on the Yellow and the White. The 4th & 16th Chapter of Pao-Fu-Tzu*）于 1935 年在美国波士顿出版，全书共 64 页，其作者为 L. C. Wu。该作者其实是译者，将葛洪撰写的《抱朴子》的第 4 及第 16 章翻译为英文，向欧洲人介绍了中国古代的重要学者和医家葛洪。葛洪是东晋道教学者、著名的炼丹家、医学家。中国中医科学院研究员、著名科学家屠呦呦获得诺贝尔医学或生理学奖，也与她认真地学习葛洪《抱朴子》中关于药物的分析、研究和总结有关。

《社会病理学在中国》

《社会病理学在中国》（*Social Pathology in China*）于 1935 年在中国上海出版，全书共 607 页，其作者为 H. D. Lamson。该书作者以英语编写了这部书，向西方介绍了所谓的社会病理学在中国的情况与治疗。其所介绍的中国人对病理学的了解和治疗，主要与西医有关，但在一定程度上也涉及中医和中药。在民国时期，虽然有个别从事西医工作的中国人在拼命地反对中医，余云岫就是其中最为代表的人物。但真正的国人学者和医家，却一直在努力地发挥中医和中药的实际作用。

《上海的工业卫生：印刷业的卫生调查》

《上海的工业卫生：印刷业的卫生调查》（*Industrial Health in Shanghai: An Investigation of Printing Works*）于1935年在中国上海出版，全书共27页，其作者为H. S. Gear，T. Y. Li，Dju Yu Bao及J. Gear。几位作者属于来华的欧洲人士，在华期间，尤其是在上海，也注意到上海的工业领域与卫生方面的关系，并分析和研究了这方面的情况，用英语编写了这样一部书，向西方介绍上海的工业与卫生的关系和作用。该书属于中华医学会专题报告丛刊的第4种。

《广州博济医院创立百周年纪念》

《广州博济医院创立百周年纪念》（*One Hundred Years History of the Canton Hospital. Organization Committee of the Sun Yat-Sen Medical*

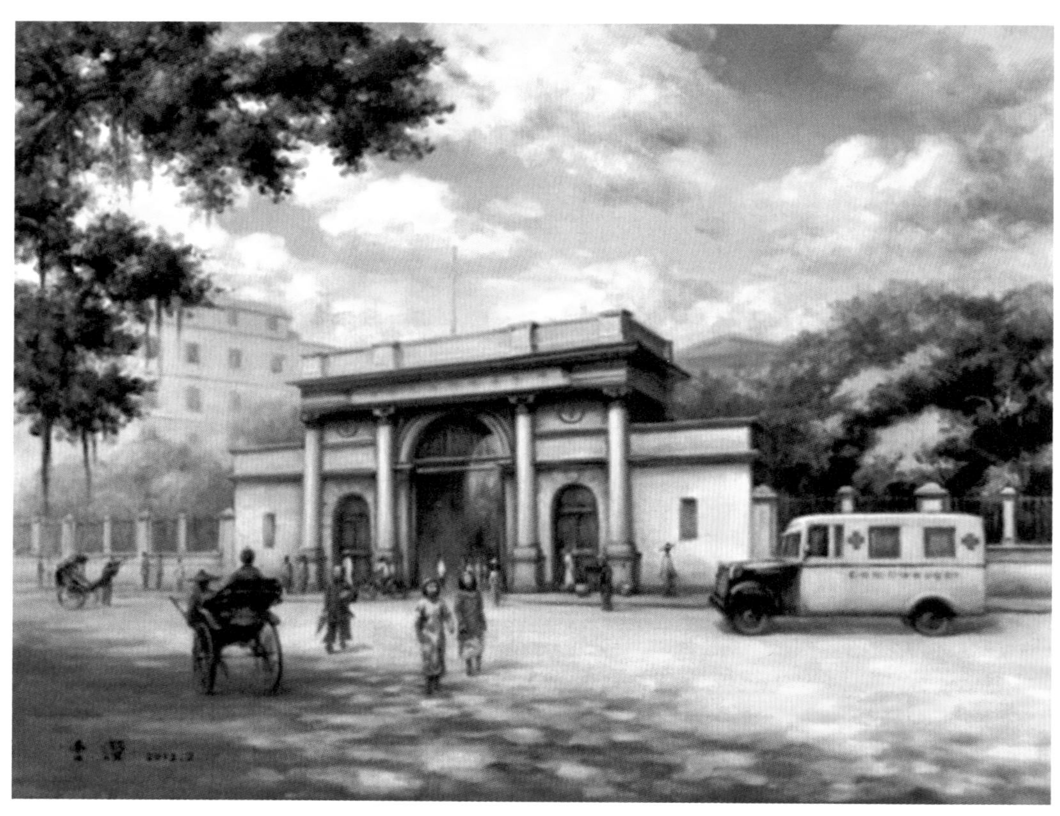

图3-7 广州博济医院旧影

College）于 1935 年在中国广州出版，基本上是由一所医学院编写的。作者们以英语编写了这部书，既是纪念广州博济医院建院 100 周年，也是向西方介绍博济医院在中国的影响和作用。广州博济医院创建于 1835 年，初时是美国传教士伯驾医生建立的一间眼科医院。1866 年成立附属博济医学校（后改南华医学院），这是我国第一所西医学校。

《在外科刀尖之上》

《在外科刀尖之上》（*At the Point of the Lancet. One Hundred Years of the Canton Hospital, 1835—1935*）于 1935 年在香港出版，全书共 304 页，其作者为 W. W. Cadbury 及 M. H. Jones。该书作者以英语编写了这部书，既是纪念广州博济医院建院 100 周年，也是向西方介绍传教士在中国的贡献，同时也介绍了该医院外科方面的重要影响。明清以来的传教士不仅努力传播基督教，也在努力地向中国引进西方的医学，同时也向西方介绍中国的医学。

《澳门早期的医药事业》

《澳门早期的医药事业》（*Early Medical Practice in Macao*）于 1935 年在澳门出版，其作者为 J. A. Hollard。该书作者大概是来华的欧洲人士，估计在澳门工作，所以比较了解和关注澳门的医学历史和现状。作者以英语编写了这部书，向西方人传授了中国高明的医学事业，不仅是中国医学，更是西方医学在澳门的发展和影响。

《国立中山大学简史》

《国立中山大学简史》（*The National Sun Yat Sen University. A Short History*）于 1935 年在中国广州出版，全书共 160 页。该书应该是中山大学组织人员用英语编写的，向西方人介绍了中山大学的历史和发展。民国时期，曾在全国建立 5 所中山大学，分别为：国立第一中山大学、国立第二中山大学、国立第三中山大学、国立第四中山大学、国立第五中山大学，统称“国立中山大学”。

《上海西门妇孺医院五十周年纪念册》

《上海西门妇孺医院五十周年纪念册》（*Margaret Williamson Hospital, 1885—1935*）于 1935 年在中国上海出版，全书共 47 页，基本上是上海西门妇孺医院组织人员以英语编写的，既是纪念了该学院的建院历史和发展，也是向西方介绍该医院在中国的贡献。这所医院自然属于西医，在个别情况下与中医也有某些关系。

《埃及和中国的血吸虫病问题》

《埃及和中国的血吸虫病问题》（*Schistosomiasis in Egypt and its Bearing on the Schistosomiasis problem in China*）于1935年在中国上海出版，全书共86页，其作者为G. Rose。该书作者以英语编写了这部书，向西方介绍了埃及和中国对血吸虫病的分析、诊断和治疗情况。该书其实是中华医学会专题报告丛刊的第2种，虽然完全属于西医，但也在一定程度上涉及中医。

《上海的工业卫生：镀铬和磨光业的工业卫生研究》

《上海的工业卫生：镀铬和磨光业的工业卫生研究》（*Industrial Health in Shangh. A Study of the Chromium Plating and Polishing Trade*）于1936年在中国上海出版，全书共47页，其作者为B. E. Read，S. G. Hatem，Dju Yu Bao及Lee Wei Yung。几位作者在上海期间注意到上海的工业与卫生的关系，对其进行了分析、研究和总结，并以英语编写了这样一部书，向西方介绍上海工业与卫生的关系和作用，尤其是镀铬业和磨光业。该书属于中华医学会专题报告丛刊的第6种。

《上海的工业卫生：上海工厂的饮食》

《上海的工业卫生：上海工厂的饮食》（*Industrial Health in Shanghai. Shanghai Factory Diets*）于1936年在中国上海出版，全书共37页，其作者为W. Y. Lee，E. Reid，B. E. Read。几位作者中的B. E. Read与其他几位此前已经分析研究和总结了上海工业卫生中的镀铬业和磨光业。这次对上海工厂中的饮食进行了调查、分析和研究，并以英语编写了这样一部书，向西方作了介绍和说明。该书属于中华医学会专题报告丛刊的第7种。

《北京同仁医院五十周年纪念册》

《北京同仁医院五十周年纪念册》（*Fifty Years of Hospital History, 1886—1936*）于1936年在中国北平出版，全书共20页。该书应该是同仁医院组织人员以英语编写的，纪念同仁医院建院50周年。北京同仁医院始建于1886年，即清光绪十二年，美国基督教“卫理公会”的兰大夫、卫大夫在崇文门的孝顺胡同开办名为“同仁医院”的眼科诊所，以后成为北京市医保定点医院。

《中国胸腔内的结核病》

《中国胸腔内的结核病》(*Intra-thoracic Tuberculosis amongst the Chinese*)于1936年在中国上海出版，全书共94页，其作者为H. G. Anderson。该书作者应该是在华的欧洲医师，在中国通过治疗疾病，了解了中国人胸腔结核病的情况和治疗效果。在这部书中，该作者比较具体地分析和介绍了中国人胸腔结核病，研究如何能比较好地治疗该病。这部书其实是中华医学会专题报告丛刊的第5种。

《实用中国针学》

《实用中国针学》(*Acupuncture Chinoise Pratique*)于1936年在法国巴黎出版，全书共126页，其作者为Nguyen Van Quan。该书作者以法语编写了这部书，向法国人介绍了中国针刺术的实际应用能力和水平。在《医学科学百科全书》中，作者说：“据杜歇纳(Duchenne)记述，麦强第(Magendie)曾在她的学生裴辣特(A. Berard)面部实行电针实验。手术后发生面部神经痛，疼痛达五六个月之久。我们认为这件罕有的事例不足以使杜歇纳得出结论，即认为电针术常会产生严重而顽固的神经痛。”

《中国针术指南》

《中国针术指南》(*Aide Memoire des Indications de l'Acupuncture Chinoise*)于1936年在法国里昂出版，全书共有85页，其作者为Borrey。该书作者以法文编写了这部书，向法国人介绍了中国针术的针法、灸法和按摩法以及针术与近代物理学方法合并应用的基础。在《医学科学百科全书》中，作者说：“1843年潘逊(Person)医师报告电针术治疗忧郁视神经障碍而并无器官性病变的黑矇，其应用方法有某些改变，结果在12例中5例获得优良的效果。潘逊医师的方法是：用一枚针刺入巩膜，直达玻璃状体，另一枚入颈部，两者之间通过电流。最近(1860)加米诺（Camino）医师发表了一则失去言语能力已 23 年经电针术恢复的病例报告，这一病例我们也很难全信。他用一枚针从颈部刺入，针尖刺向第一脑神经的枕骨部分支，用锌片抬起舌头。在数次电针术治疗之后，非但言语能力恢复，而且其他麻痹的部分也恢复了动作。”

《中国实用麻风病手册》

《中国实用麻风病手册》（*Leprosy, A practical Text-book for Use in China*）于 1937 年在中国上海出版，全书共 109 页，其作者为 J. L. Maxwell。该书作者应该是在华的欧洲医师，在中国行医时注意到中国的麻风病的情况，一般治疗比较困难，故而特意将中国对此制定的手册介绍给西方。

《本草纲目：介部》

《本草纲目：介部》（*Chinese Materia Medica, Turtle and Shellfish Drugs*）于 1937 年在中国北平出版，全书共 95 页，其作者为 B. E. Read。该书作者自然是来华的欧洲人士，此前已经通过翻译向西方介绍了明代李时珍所撰写的《本草纲目》中的兽部、禽部、鳞部。这次又通过翻译向西方介绍了《本草纲目》中的介部，其中有 15 类，即水龟、玳瑁、鳖、蜗螺、蟹、牡蛎、蚌、田螺、真珠、石决明、海蛤、淡菜、蛤蜊、车渠、贝子。

《上海的工业卫生：在工业上的铅和锑》

《上海的工业卫生：在工业上的铅和锑》（*Industrial Health in Shanghai. Lead and Antimony in Industry*）于 1937 年在中国上海出版，全书共 33 页，其作者为 B. S. Platt，R. Alley。两位作者继续对上海工业与卫生的关系和效应进行了考察和分析，尤其是其中的铅和锑两个方面。通过分析研究，作者以英语编写了这部书，基本上是向西方介绍中国工业领域与卫生方面的关系和影响。本书属于中华医学会专题报告丛刊的第 9 种。

《天津马根济医院简史》

《天津马根济医院简史》（*A Short History of the Machenzie Memorial Hospital, 1868—1938*）于 1938 年在中国天津出版，全书共 25 页。该书

以英语编写了天津马根济医院的历史和现状。马根济是英国的外科教习，在华期间是北洋医学堂大臣，之后以其名创建了这所医院。他在推进医院的作用时，也在一定程度上关注了中国的医学。

《中国民众最低限度之营养需要》

《中国民众最低限度之营养需要》(*Minimum Nutritional Requirement for China*)于1938年在中国上海出版，全书共32页，由营养组织编写。该组织以英文编写了这样一部书，向西方介绍了中国民众养生最低的限度和要求，体现了中国传统养生和保健的基本知识、方法和要求。该书为中华医学会专题报告丛刊的第10种。

《上海营养的研究》

《上海营养的研究》(*Nutritional Studies in Shanghai*)于1939年在中国上海出版，全书共92页，由相关组织编写。用英文编写的这部书，主要向西方介绍上海推进和落实营养的具体进程以及采用的营养方式和方法，并对其进行了认真的分析、研究和总结。该书为中华医学会专题报告丛刊的第12种。

《上海常见的食用鱼类》

《上海常见的食用鱼类》(*Common Food Fishes of Shanghai*)于1939年在中国上海出版，全书共52页，其作者为B. E. Read。该书作者是在华的欧洲人士，在上海期间比较关注上海人常见的食用鱼类，特意用英文编写了这部书，向西方介绍上海32种常见的食用鱼类，并说明每种鱼所含有的维生素成分及其营养价值。该书中还附有鱼类的中文名称和插图。

《本草纲目：鳞部》

《本草纲目：鳞部》(*Chinese Materia Medica, Fish Drugs*)于1939年在中国北平出版，全书共136页，其作者为B. E. Read。该书作者此前已经向西方翻译介绍了《本草纲目》中鳞部的龙和蛇类药物，这次通过翻译向西方介绍了《本草纲目》中鳞部的鱼类药物。

《中国古代的体操》

《中国古代的体操》(*Die Leibesubungen im Allen China*)于1939年在

德国符兹堡出版，全书共 59 页，其作者为 L. K. Kiang。该书作者以德文编写了这样一部书，向德国人介绍了中国古代以及历朝历代对体操的应用及效益，尤其是具体应用的方法和策略。中国古代的体操，其实总是与中华文化精神和中华医药理法密切地结合在一起。

《中国流行病学和发病率调查》

《中国流行病学和发病率调查》(*Epideminology and Morbidiy Survey in China*) 于 1939 年在中国出版，全书共 182 页，其作者为 H. S. Gear。该书作者自然是来华的欧洲人士，应该属于医学领域的专家。在华期间特别注意观察和研究中国的流行病学及发病率，当然也包括诊断和治疗的方式和方法。该书属于中华医学会专题报告丛刊的第 11 种。

《我强健之时》

《我强健之时》(*My Days of Strength*) 于 1939 年在美国纽约出版，全书共 297 页，其作者为 A. W. Fearn。该书作者是一位美国女医生，在中国行医 40 年，既是传播和发扬西医的方法和疗效，也是为中国人努力服务。在中国行医期间，也对中国传统医学有一定的了解。其所写的这部书，表达了养生保健在医疗方面的效果，同时也注意了中国传统医学养生保健的方法。

《上海的蔬菜》

《上海的蔬菜》(*Shanghai Vegetables*) 于 1940 年在中国上海出版，全书共 31 页，其作者为 B. E. Read 及 W. Wagner。该书作者应该是在华的欧洲人士，在上海期间也关注了上海的蔬菜，其中有些蔬菜也与中药有关。该作者以英文编写了这部书，向西方介绍上海市场常见的 84 种蔬菜，特别分析和研究了其营养价值和作用。该书还附录 94 张图片，展现了各种蔬菜的结构。

《中国炼丹术》

《中国炼丹术》(*Alchemy in China*) 于 1940 年在美国纽约出版，全书共 30 页，属于瑞士汽巴公司文献集的第 2 卷第 7 号（Ciba Symposia. Vol. 2. No. 7 October，1940）。其文献集第 2 卷第 7 号主要分析和总结了中国的炼丹术，并将其介绍到欧洲。

《中医之道》

《中医之道》(*The Chinese Way in Medicine*)于1940年在美国巴尔的摩出版，全书共189页，其作者为E. H. Hume。作者用英文编写了这部书，向美国人和欧洲人介绍了中国医学的历史、理法和功能。作者是美国霍普金大学医史研究所的教师，为学生讲西方的医学史，其中也注意到中国的医学史。这部书主要向西方介绍了中国医学的历史和发展。

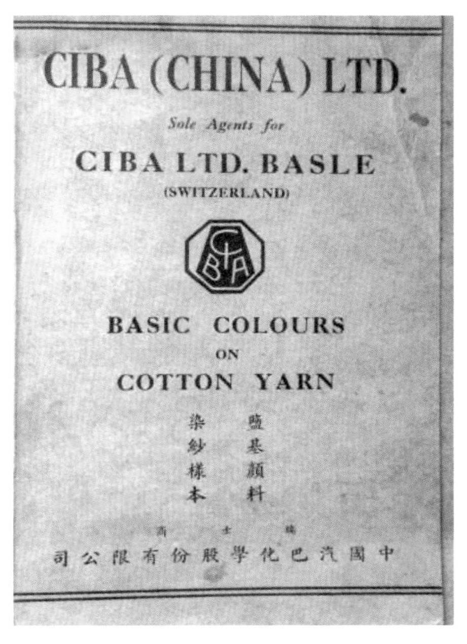

图3-8 中国刊物对《中国炼丹术》一书的介绍

《中华国产药物》

《中华国产药物》(*Indigenous Drugs*)于1940年在中国上海出版，全书共27页，其作者为B. E. Read。该书作者应该是在华的欧洲人士，选择并确定有实际功效的药物有133种，将其通过翻译介绍给欧洲人。在他看来，只有这部分药物的疗效比较明确。作者所做的这部分药物翻译的分析属于中华医学会专题报告丛刊的第13种。

《本草纲目：虫部》

《本草纲目：虫部》(*Chinese Materia Medica, Insect Drugs*)于1941年在中国北平出版，全书共有213页，其作者为B. E. Read。该书作者此前已经通过翻译向西方介绍了《本草纲目》中的兽部、禽部和磷部中的部分药物。这次又翻译和介绍了《本草纲目》中昆虫类的药物。《本草纲目》中的虫部有43类，即蜂蜜、蜜蜡、蜜蜂、蜖虫、土蜂、露蜂房、艺翁、蛞蝓、虫白蜡、五倍子、螳螂桑、蜗牛、蚕、原蚕、九香虫、蚯蚓、樗鸡、斑蝥、芫菁、蜈蚣、葛上亭长、地胆、蜘蛛、蝌蚪、壁钱、蝎、水蛭、蛙、蛆、蛴螬、蚱蝉、蛤蟆、蝉蜕、蜣螂、天牛、蟾蜍、蝼蛄、萤火、衣鱼、蜚虻、鼠妇、虫、蜚蠊。

《中国药用植物》

《中国药用植物》(*Plantes Medijcinales Chinoises*)于1941年在中国上海出版，其作者为J. Roi。该书作者以法语编写了这部书，向西方介绍和说明中医与药物相关的植物。在书中，作者收集了201种与药物相关的植物，其中的40种选自李时珍所撰写的《本草纲目》。作者通过分析和评注，向西方说明了这些植物的功效。

《上海工业卫生：棉纱厂工人健康调查》

《上海工业卫生：棉纱厂工人健康调查》(*Industrial Health in Shanghai, Cotton Mill Workers*)于1941年在中国上海出版，全书共59页，其作者为W. Y. Lee及Dju Yu Bao。该书作者注意考察分析了上海工业与卫生的关系和作用，尤其是棉纱厂工人的健康情况以及保健的方式和方法。作者以英语编写了这部书，向西方介绍了上海棉纱厂工人的保健法及其健康状态。该书属于中华医学会专题报告丛刊的第14种。

《中国的曙光》

《中国的曙光》(*Dawn Watch in China*)于1941年在中国出版，其作者为J. Homer。该作者是一位来华的欧洲新闻记者，抗战期间，她奔走于多个危急地区走访，也了解了各地的医院和救护机关，了解了中国医学界在抗战期间如何努力地为人民服务，为抗战做出重要贡献。

《西医从中国医学得到的经验教益》

《西医从中国医学得到的经验教益》(*Chinese Lessons for Western Medicine*)于1941年在美国纽约出版，全书共380页，其作者为I. Snapper。该书作者向西方介绍了西医传入中国之后的巨大影响、迅速发展。同时也注意到西医在中国传承和发展中，也从中国传统医学中获得了一定的收获和教益。在这部书中，该作者向美国人和欧洲人解释说明了中国传统医学在一定程度上也有益于西医的发展。

《上海仁济医院九十五年的历史》

《上海仁济医院九十五年的历史》(*Ninety-Five Years A Shanghai Hospital, 1844—1938*)于1941年在中国上海出版，全书共65页，其作者为E. S. Elliston。该书作者也是来华的欧洲人士，在华期间，尤其是在上海时期，特别关注了上海仁济医院的历史、现状和发展。该作者用英文编写的这部书，就是为了纪念仁济医院建院95周年的辉煌发展。1844年，伦敦医学传教士雒颉在上海创建了仁济医馆，是上海第一家西医院，是中国的第二家西医院。中国第一家西医院创建在广州。

《天主教在中国》

《天主教在中国》（*The Catholic Mission in China*）于1941年在中国上海出版，全书共118页，其作者为Paschal M. D'elia。该书作者是来华的欧洲传教士，该传教士在华期间一直努力地传播和推进基督教在中国的发展。为了在中国更好地传播和发展基督教，很多在华的传教士向中国引进西医，同时也关注和学习中医，通过各种方式向西方介绍中国传统医学。在这部向西方介绍天主教在中国传播和发展的书中，附录了1933年中国天主教在医药方面的统计。

《中国可食的植物和果品》

《中国可食的植物和果品》（*Edible Chinese Plants and Fruits*）于1942年在中国上海出版，其作者为在华的欧洲人士B. E. Read。该书作者通过对中国植物和药物的了解和分析，开始关注中国人可食用的一些植物及果实，以英语编写了这样一部书，向西方人做了必要的介绍和说明。这部书是中华医学会专题报告丛刊的第15种。

《魔术与科学在云南西部》

《魔术与科学在云南西部》（*Magic and Science in Western Yunnan*）于1943年在美国纽约出版，其作者为L. K. Hsu。该书作者可能此前是来华的欧洲人士。在华期间，特别是在云南西部时，关注中国的科学、医学和源流，特别是中国的魔术与科学的关系。作者以英文编写了这部书，特意向西方做了介绍和说明。中国魔术发源于远古时期，公元前500年，祖先便有了记述。魔术是我国对外文化交流活动中开展得最早的领域之一。

《"北京人"的头盖骨》

《"北京人"的头盖骨》（*The Skull of Sinanthropus Pekinensis*）于1943年在中国出版，其作者为F. Weidenreich。该书作者在华期间，尤其

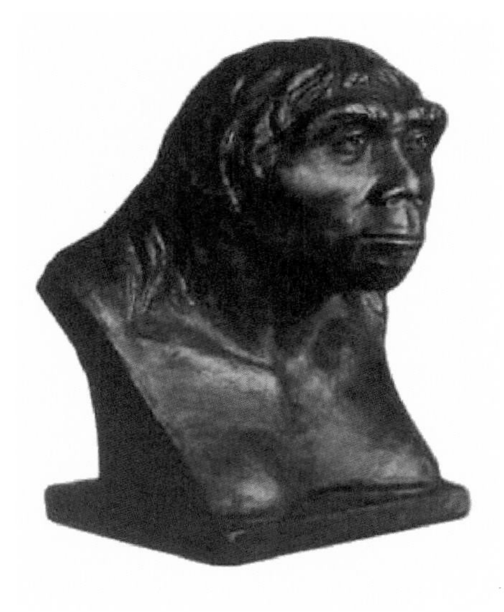
图 3-9 “北京人”头部复原像

是在北京时期，特别关注了“北京人”的头盖骨，并将其以此书介绍给了西方人。所谓的“北京人”指的是北京猿人。北京猿人生活在远古北京周口店，属于直立人，能够使用石器打制天然火。这是人类第一次取得了支配一种自然力的能力。1929 年中国考古工作者在北京周口店的山洞里发现了一个完整的远古人类头盖骨化石，这就是名震世界的“北京人”。“北京人”生活在距今 70 万年至 20 万年前，还保留了猿的某些特征，但手脚分工明显，能打制和使用工具，会使用天然火。“北京人”将石块敲打成粗糙的石器，把树枝砍成木棒，凭着极原始的工具同大自然进行艰难的斗争。

《中国医生的秘诀》

《中国医生的秘诀》（*Secrets of Chinese Physicians*）于 1943 年在美国加利福尼亚出版，全书共 165 页，其作者为 G. Lui。当年美国洛杉矶开业中医之后，就与美国的一些记者合作讨论、分析和说明中医的功能和效应。但在本书的分析和说明中，却缺乏对中医的真正理解和表达，不少方面都存在着理解的错误和表达的失误。这说明当年西方研究中医的人，不一定真正地理解中医。当今时代西方的一些学习和研究中医的人，也存在着这样的问题。

《牙医行政指南》

《牙医行政指南》（*A Guide to Dental Administration*）于 1944 年在中国成都出版，其作者为 A. W. Lindsay。该书作者将中国的牙医与行政管理结合起来，就其中的相关情况和问题进行了分析和研究。加拿大牙科医师林则（A. W. Lindsay）于 1917 年在中国成都华西协合大学医科，努力设立了牙科系，从此在中国开始建立牙医学。经过 2 年的努力，该牙科系扩建为牙医学院，这是中国最早创立的现代牙科教学机构。

《牙医学在中国》

《牙医学在中国》（*Dentistry in China*）于1945年在中国南京出版，全书只有17页，其作者为D. S. K. Dai。该书作者以英文编写了这部比较简单的书，分析和介绍了中国自民国初年由西方来华的人士在中国开设的牙医机构及其发展。中国的牙医学是加拿大牙科医师林赛（A. W. Lindsay）1917年创建的，经过几年努力逐步发展到中国各地，为中国牙医学的发展开辟了蹊径。牙医一直努力教人从小就开始保护牙齿和齿龈，患者有蛀齿时，牙医就采用特殊的方式清除牙齿腐烂的部分，然后填补。有时候牙医拔掉整颗牙，就只能用假牙代替。

《战后中国的牙医教育》

《战后中国的牙医教育》（*Dental Education in Postwar China*）于1945年在中国南京出版，全书共48页，其作者为R. G. Agnew。该书作者研究了中国抗战时期对牙医教育的推进和发展。虽然抗战时期对中国政治、经济、科学和文化的发展都有极大的破坏，但中国的各个领域，尤其是教育界在危急时期依然在努力地开展教育，认真地推进学科的发展。抗战结束之后，中国的教育界、科技界和文化界就以正常的程序和方式继续努力发展。该作者用英文编写的这部书，就是对抗战之后牙医教育在中国发展的分析和总结。

《中国的外科信语》

《中国的外科信语》（*Surgery Speaks to China*）于1945年在美国费城出版，其作者为P. E. Adolph。该书作者以英语编写了这部书，向西方人士介绍抗战期间中国的一位外科医生，一直努力地在山西长治医院和河南开封教会医院治疗伤病，其治疗的经验极其丰富，效果极其良好。这样的介绍说明，抗战时期中国的医学界为国家和人类做出了杰出的贡献。

《一个外科医生在中国的见闻》

《一个外科医生在中国的见闻》（*A Surgeon in China. Vivd Personal Experiences with a British Red Cross Unit*）于1945年在英国伦敦出版，全书

共52页，其作者为W. S. Flowers。该书作者以英文编写了这部书，分析和总结抗战胜利后，英国红十字会医生在中国各地的观察和了解。其观察和了解到的，除了抗战胜利后国家的发展和民众的生活，也关注了医学的发展和疗效的提升。

《抗日战争时期一个外科医生在中国的经历》

《抗日战争时期一个外科医生在中国的经历》（*A Surgeon in Wartime China*）于1946年在美国堪萨斯出版，全书共233页，其作者为L. S. Powell。该书作者以英文编写了这部书，向美国人介绍了中国抗日战争期间，一位外科医生在中国为抗战的中国人以及各地的老百姓努力服务。在抗战期间，不仅西医发挥着重要作用，中医也发挥着重要作用。

《〈救荒本草〉的食物》

《〈救荒本草〉的食物》（*Famine Foods Listed in the Chiu Huang Pen Ts'ao*）于1946年在中国上海出版，全书共90页，其作者为B. E. Read。《救荒本草》是明代朱橚组织撰写的专著，英国人B. E. Read将其通过翻译介绍到了英国，该书共收录《救荒本草》中的414种植物，对其进行了化学分析。朱橚（1361—1425）是安徽凤阳人，是明太祖朱元璋的第五子，也是医学专家，曾组织编著了《救荒本草》《保生余录》《袖珍方》和《普济方》等作品，对我国西南边陲医药事业的发展做出了巨大的贡献。

《上海食物》

《上海食物》（*Shanghai Foods*）于1946年在中国上海出版，全书共117页，其作者为B. E. Read，W. Y. Lee及J. K. Ch'eng。该书作者一起分析和研究了上海的食物，尤其是与中国传统医药的关系。作者以英文编写了这部书，向西方介绍上海447种食物的名称及其营养功能和作用，还附有253篇参考文献资料的索引。该书于1937年在上海初版，1946年经过修订和补充，再次出版。

《从教会医院到集中营》

《从教会医院到集中营》（*From Mission Hospital to Concentration Camp*）于1947年在英国伦敦和爱丁堡出版，全书共128页，其作者为

S. D. Sturton。该书作者为杭州广济医院医生，在这部书中，作者向西方人介绍了他在该医院 25 年的工作经历和生活体会，尤其记述了中国抗日战争时期他对日本侵略者的观察和感受。

《简明使用针学》

《简明使用针学》（*Precis d' Acupuncture Pratique*）于 1947 年在法国巴黎出版，全书共 96 页，其作者为 M. C. Lavergne。该书作者以法文编写了这部书。该书通过中国针灸学在中国的形成和发展以及在欧洲的传播和应用，对其原则、标准和方法进行了较为具体地分析和说明，以便能在西方再次恢复针灸的传播和应用。针灸曾经在西方 19 世纪中期就得到了较为广泛的使用，但却由于不明确其基本的理法而最终破坏了在欧洲的传播和使用。

《针术大全》

《针术大全》（*Traite d'Acupuncture*）于 1947 年在法国巴黎出版，全书共 529 页，其作者为 R. de la Fuye。该书作者用法语编写了这部书，共有 2 卷。第 1 卷介绍了针术诊断和治疗皮肤痛点的方式和方法及其疗效，其中附录了 56 幅彩色的解剖图片。第 2 卷是针术图解，其中附录了 59 幅彩色的图解，比较明确地显示了针术治疗有关疾病的方式和方法。

《中国针术大全》

《中国针术大全》（*Trate de l'Acupuncture Chinoise*）于 1948 年在法国巴黎出版，其作者为 R. de la Fuye。该书作者此前曾写了 2 卷《针术大全》，比较具体地介绍了针术如何用以治疗皮肤痛点的方式和方法以及其具体的疗效，并附录了大量的解剖图片和针术图解。在这部书中，作者以法语继续努力地向法国人分析、总结和介绍中国的针术。

《中国医学》

《中国医学》（*Китайская Медицина*）是一位俄国在华人士所著，出版于 1948 年。该作者向俄罗斯人介绍了中国当时的医学发展现状和效应。当时的中国，不像清末民初时期对中医的重视和发挥，而是发扬和发挥西医，基本缺乏对中医的发展和应用。1929 年发布的消灭中医案，引起了国人的困惑和愤怒。本书作者向俄罗斯介绍中国医学的时候，基本以西医为基础，个别方面也涉及中国传统医学和药学。

《中国的针术》

《中国的针术》(*L'Acupuncture Chinoise*) 于 1949 年在法国出版，其作者为 G. Soulie de Morant。该书作者以法语编写了这部书，继续向法国人介绍中国针术的功能和方法，特别是如何治疗具体疾病的方式和方法。1845 年法国人 A. Berard 及 G. Denonvilliers 共同编写的《外科学要略》卷 1 的第 159 页中，也谈到了针术的应用，作者说："针术起源于东方，远古时期起即在中国应用，由此传入日本。在 17 世纪末、18 世纪初由瑞尼及凯姆弗将针术介绍给欧洲。1824—1826 年间有很多名医曾对针术进行研究，一时受到很大的重视，但不久即趋衰落。"该作者认为针术在西方的衰落，确实因西方人自己根本不懂针术，但却胡乱盗用而破坏了中国的针术。

《黄帝内经》

《黄帝内经》(*The Yellow Emperor's Classic of Internal Medicine*) 于 1949 年在美国巴尔的摩出版，全书共 253 页。英文版《黄帝内经》是美国学者威斯翻译的。据说威斯 1915 年出生于德国，1937 年到美国留学。1945 年 2 月，在约翰·霍普金斯大学的医学史研究所翻译《黄帝内经·素问》，经过 4 年的努力，翻译了《黄帝内经·素问》的 1 ～ 34 章，于 1949 年出版。在这部译本中，威斯详细地考证和评论了《黄帝内经》的精气神韵。威斯虽然只翻译了《黄帝内经·素问》的前 34 章，却是西方第一个翻译《黄帝内经》的版本，在欧洲有很大的影响，在中医经典翻译的历史上意义更为重大。

《东方医，西方医》

《东方医，西方医》(*Doctors East, Doctors West*) 于 1949 年在中国上海出版，全书共 278 页，其作者为 E. H. Hume。该书最初 1946 年在美国纽约出版，主要向西方介绍了中国长沙湘雅医学院及其附属医院的历史和发展，其中主要涉及的是西医在中国的传播和发展，个别地方也涉及中国的传统医学。1949 年中国将该书翻译为中文，其中文名为《医道同一》，由上海大东书局出版。

《中国人的视力和眼镜》

《中国人的视力和眼镜》(*Chinese Eyesight and Spectacles*)于1949年在中国天津出版，其作者为O. D. Rasmussen。该书作者属于在华欧洲人士，在华期间除了认真从事自己的特殊工作之外，还特别关注中国人的身体和健康。在这部书中，分析和总结了中国人的视力情况和使用的眼镜。该书最早在1915年已经在天津出版，1949年又修改和补充了该书的基本内容，再次出版。

《勇敢的医生》

《勇敢的医生》(*Doctor Courageous*)于1950年在美国纽约出版，全书共297页，其作者为E. H. Hume。该书作者以英语编写了这样一部书，向西方介绍中国的医学，同时介绍了通过传教士及传教士医师将西医引进中国后在华的突出发展。该书共分四部，第一部介绍的是非洲的医学，第二部分介绍的是印度的医学，第三部介绍的是中东与近东地域的医学，第四部介绍的是中国的医学。介绍中国的医学时，特别谈到了基督教传入中国之后，在中国开办医院、设立医校和编译医书。

《实用针术》

《实用针术》(*L'Acupuncture du Practicien*)于1950年在法国巴黎出版，其作者为H. Voisin。该书作者以法语编写了这部书，再次向法国人介绍了中国针术的实际应用方式和方法。1845年法国人A. Berard及G. Denonvilliers共同编写的《外科学要略》卷1的第159页中，也谈到了针术的应用，作者说："针术用的针由金、银或熟钢制成，长6～8厘米，细而光滑。针尖锐利，末端是一个金属圆球或1～2厘米长的金属柄，柄末有一小环。针术的施行有各种方法：① 将针很快地刺入组织中，这是最简单的方法，但也是最痛的。② 针尖先置于皮肤上，用拇指与示指捻转针柄同时加以压力。③ 左手执针，右手示指或用一角质或象牙小槌击打针柄，俟刺穿皮肤后再用第二法深刺。"

《核理抗癌与中国针术》

《核理抗癌与中国针术》(*La Lutte Contre le Cancer par la Physique Nucleaire et L'Acupuncture Chinoise*)于1950年在法国巴黎出版，其作者

为 G. Bourgeois。该书作者以法语编写了这部书，向法国人介绍中国针术抗癌的能力和水平。《外科学要略》谈到针术的应用，作者说："身体各部都可施行针术，但我们觉得最好避免针刺大血管、神经和内脏。针刺的深度各部位不同，我们认为在肢体上不应超过 5 ～ 6 厘米。用针的数目与疾病范围有关，似乎数目多一些，刺得密一些，效果更好。"

《中国针术的试验》

《中国针术的试验》（*Essai sur l'Acupuncture Chinoise Pratique*）于 1951 年在法国出版，其作者为 J. E. H. Niboyet。该书作者用法语编写了这部书，通过试验向法国人说明针术的具体应用和作用。《外科学要略》谈到针术的应用，作者说："留针的时间 5 分钟至 1、2 或 3 日不等，一般留针 1 ～ 2 小时。针刺入后隔一会儿会出现一个直径 1 厘米左右并不肿起的红晕，不久即行消失。留针时患者有冷、热或麻木的感觉，也有一无所感者。假使针术对该病有效则作用很快显现，一般为一刻钟、半小时，至多 1 小时。"

《中国的针术》

《中国的针术》（*Acupuncture Chinoise*）于 1952 年在法国里尔出版，其作者为 P. Ferreyrolles。该书作者以法文编写了这部书，向法国人介绍了中国针术的历史发展，介绍了中医的摄生与诊断疾病的方法，介绍了脉学、气与经穴的理论，介绍了中国的针术与灸术、各经络和穴位及其在治疗上的应用等。《外科学要略》谈到针术的应用，作者说："刺入组织后数分钟，针即发生氧化，氧化程度不规则，主要是在针尖处。氧化后针即失去光滑性，摩擦时能引起疼痛，因此出针时总是较进针时为痛。针取出后针刺处留有一个周围略微高起的小黑点，很快即行消失，不遗留痕迹。""针术曾多次用于感觉与运动障碍的疾病而获得成效，例如神经痛、偏头痛、急性及慢性风湿、痉挛、麻痹、强直等。针术的疗效究竟是由于何种作用，在目前尚难做出满意的解释"。

《针术的实施》

《针术的实施》（*La Pratique de l'Acupuncture*）于 1952 年在法国巴黎出版，全书共 240 页，其作者为 J. M. Kalmar。该书作者以法语编写了这部书，向法国人介绍如何实施中国的针术能比较自然完善地治疗各种疾病，该书还附有18幅图片，以便法国人看清楚针术的实施。《外科学要略》谈到针术的应用，作者说："针术有时也引起某些意外。唐思曾看到在针刺三角肌后出现一个鸡蛋大小的瘀血，但不久就消失了。裴格拉特报告一个在小腿上施针的病例，针时引起很长时间的晕厥，继而狂躁性谵妄，针刺处出现脓肿。其他作者也有晕针的报告，但时间较短，且再针时不复发生。"

《现代使用针术》

《现代使用针术》（*L'Acupuncture Moderne Pratique, Precis de Clinique Homeosiniatrique, Synthese de l'Acupuncture et de l'Homeopathie. Traitement des Maladies par les Couplages d'Aiguilles et les Medicaments Homeopathiques. L'Acupuncture et les Sports*）于1952年在法国巴黎出版，其作者为R. de La Fuye。该书作者以法文编写了这部书，向法国人介绍了中国当时对针术的使用和发挥。因为1952年中华人民共和国已经成立3年了，非常重视中医，而不像民国时期那样完全由政府颁布取消中医的立案。《外科学要略》谈到针术的应用，作者说："萨朗第爱将针术与电流并用而成为电针术。其方法如下：用上述方法进针后，把莱顿蓄电瓶（bouteille de Leyde）在针上放电数次，或将电池的一端用导线接通于针柄的小环上，将接于另一电端上的导线移近另一针柄，当接触时两针间的组织中有电流通过，患者感到剧痛，电流通过处有突然的跳动。应当特别注意，电池充电不可过足，尤其在初用电针时。也不应将导线与针接触太久，因为轻微而重复的跳动较强烈而持久的跳动更为有效。以后再逐渐地增强电流的力量。电针术用于神经痛和慢性麻痹曾获得成效。"

《现代针学、理论与操作法》

《现代针学、理论与操作法》（*Die Moderne Akupunktur. Theorie und Praxis*）于1952年在德国斯图加特出版，全书共140页，其作者为R. de la Fuye及H. Schmidt。此书是将de la Fuye用法文写的书翻译为德文，即向德国人介绍中国现代的针刺学的理论、方法和应用。1950年法国巴黎医院医学会公报中，佛朗丹（Chi Flandin）和费利罗尔（P. Ferreyrolles）发表了《针术治疗掌收缩病及腱挛缩》一文，该文说："在所有病例中，即使是治疗失败的，我们也观察到病变上面的皮肤有显著的改善。它们比以前柔软，而且粘连的程度也较为弱。一位外科医师看到他请我们用针术治疗的几位患者，在治疗以后皮肤获得新生，他觉得对于所有掌腱膜挛缩的患者施行针术治疗都是有益的，因为这样可以在更为完好的皮肤上施行手术。"

《应用沙伊特（Scheidt）"传导论"来看针术》

《应用沙伊特（Scheidt）"传导论"来看针术》（*Die Akupunktur im Spiegel der Leitwerklehre von W. Scheidt*）于1952年在德国汉堡出版，其作者为W. Scheidt。该书作者根据自己对传导论的认识和实践，观察和了解中国针术在西方的传播和使用，分析和研究其实际意义。在1950年法国巴黎医院医学会公报中，佛朗丹（Chi Flandin）、费利罗尔（P. Ferreyrolles）和柯贝塞梁（H. Khoubesserian）发表了《是能证实"气沿着经络运行"的中医理论的一例针术病症》一篇文章，该文章说："我们研究针灸已20年了，这种研究广泛地证明了在皮肤的一定的点上进行一系列的刺激，常能治愈普通药物所不能治愈的各种疾病。中医用针术来调节机体内各种相反的力量，即他们认为是生命能力（气）的'阴'和'阳'。这种'气'在质与量上的平衡，以及它在体内的自由运行，即形成身体的健康，假使其中之一发生了扰乱就形成疾病。这种'气'在体内是依照着被称为'经络'的特殊途径而循环的，经络是某一器官或内脏在皮肤上的摄影。"

《中国的药用昆虫》

《中国的药用昆虫》（*Лекарственные Насекомые В Китайской Медицине*）为在华的俄罗斯人用俄语编写的，于1953年在中国哈尔滨出版。该作者编写这部书的目的，是向俄罗斯人介绍中药，主要是其中的昆虫。在中国，昆虫具有药用的作用，可以用其治疗某种疾病，或辅助其他药物治疗某种疾病。按照中国传统的理念和实践，昆虫能增强机体的免疫力。昆虫包括多种动物，如九龙虫、冬虫夏草、斑蝥、九香虫、土元、螳螂等。昆虫作为药物治病，在我国已有2 000多年的历史了。据《周礼》记载，“五药，草、木、虫、石、谷也”。可见中国古代已认识到“虫”是药材之一。《神农本草经》列出了29种虫药，李时珍撰写的《本草纲目》则列出了106种虫药。

《针术——神经性疗法》

《针术——神经性疗法》(*Akupunktur als Neuraltherapie*)于1953年在德国萨尔高出版，全书共246页，其作者为E. W. Stiefvater。该书作者以德语编写了这部书，向德国人介绍中国针术对神经的疗法。该书还附有12幅图片，让德国人具体地看清中国的针术是如何治疗神经性疾病的。在《是能证实“气沿着经络运行”的中医理论的一例针术病症》一文中说：“进针以后，当针还留在该处的时候，我们看到有3条白线出现，线长30～35厘米，从刺激点出发向上下放射。奇怪的是，这些2厘米宽的线条无论是在交点的上方或下方完全与中医的肾经、脾经和肝经相吻合。而患者一向治疗无效的病症即刻完全消失，不再有忧闷的感觉，不再心悸，食欲极佳，每天有8～9小时睡眠，一般状况良好。这就是针术的功能，经验证明用本法能得到良好的效果。”

《懒翁和中越医学》

《懒翁和中越医学》(*Lan-ong et la Medecine Sino-Vietnamienne*)于1953年在越南出版，其作者为P. Huard及M. Durand。该书作者以法语编写了这部书，主要介绍的是越南人懒翁所撰写的《海上医宗心领》。懒翁是越南著名的医学家，其所学习、研究和发扬的医学基本上源自中国的传统医学，其医学著作所谈到的理论和方法均源自《黄帝内经》，其所谈到的药物也都是源自中国传统的药学和药物。

《针术入门》

《针术入门》(*Akupunktur-Fibel*)于1954年在德国慕尼黑出版，全书共56页，其作者为E. Busse及P. Busse。该书作者以德文编写了这部书，向德国人介绍中国针术的基本知识、基本常识、基本功用。1952年巴黎出版的《医学辞典》第15页中谈到了中国针法，其题目是《固定针法》(*Acupuncture a Demeure*)。该辞典说：“某些顽固的疼痛，留针时间须达数小时甚至数日之久，此时可用固定针法，即用特殊的器具将消毒的细小平头银针引入顽固疼痛之处。此种固定针法对患者的活动毫无障碍。”

《瑞尼氏的针术》

《瑞尼氏的针术》（*Die Akupunktur des Ten Rhyne*）于 1955 年在德国乌尔姆出版，全书共 50 页，其作者为 E. W. Stiefvater。该书作者以德文编写了这部书，向德国人介绍了瑞尼用针术治疗各种疾病的方式和方法及其作用和疗效。1952 年德国医学周刊发表了《针术问答——针术是什么？》，所问的是：“针术是什么？何处有这一方面的报道？”其回答是：“针术是一种中国古老的治疗方法，在东亚仍然在应用。它的主要内容是用铜、金或是镍、银的针刺激皮肤上一定的穴位，借以对远隔处的器官产生强壮或镇静的作用。我们曾将这一方法应用于坐骨神经痛的治疗，并获得了一些良好的效果。”

《针术大成》

《针术大成》（*Complements d'Acupuncture*）于 1955 年在法国巴黎出版，其作者为 J. Niboyet。该书作者以法文编写了这部书，向法国人介绍中国针术的核心内容和重要意义。1953 年德国医师瓦许摩斯（R. Wachsmuth）撰写的《临床医学》中谈到了针术，其题目是《针术（综述）》。其作者写道：“在国际针学协会主席德勒夫（巴黎）的建议和鼓励之下，贝克门及许密德（Schmidt）成立了德国针学协会，也就是国际针学协会德国分会。德意志联邦共和国参加了这一协会后，会员国的数目共达 15 国……每年春季及秋季在慕尼黑有针学初级班及进修班开课，这是学习基础知识所必需的课程。于 1953 年 8 月 23—25 日将在慕尼黑举行第七届‘国际针学会议’，由贝克门担任大会主席。”

《针术六课》

《针术六课》（*L'Acupuncture en Six Lecons*）于 1955 年在法国巴黎出版，其作者为 E. A. Maury。该书作者以法语编写了这部书，其中介绍了法国针术教学的第六课。《临床医学》作者写道：“针术是一种中国古老的经验治疗方法，于 17 世纪中叶时曾流行于法国，被当作一种反射疗法，此后并有进一步的开展。17 世纪末叶德国医师凯姆弗报道了日本的针术。'阳'和'阴'是一切生命现象中的两大原始力量，它们交互地循行于一定的途径——经络之中。共有十二条身体两侧的经和两条不成对的功能性的经。在体前者（胸）称为'任脉'（Konzeptionsgefass），在体后者（背）称为'督脉'（Gouverneurgefass）。属阳的有 5 个器官和 6 条经。属阴的也有 5 个器官和 6 条经。针术治疗的作用也就是使'阳'和'阴'之间的不调和恢复平衡。"

《中国药物全书》

《中国药物全书》（*Traite des Plantes Medicinales Chinoises*）于 1955 年在法国巴黎出版，其作者为 J. Roi。该书作者出版的这部书，是对其 1942 年所出版的《中国药用植物》（*Plantes Medicinales Chinoises*）的增补。中国传统的中药有几千种，西方人自己介绍的中药是比较有限的。李时珍撰写的《本草纲目》载有药物 1 892 种，收集医方 11 096 个，绘制精美插图 1 160 幅，全书共 190 多万字，因为他分析研究得非常认真，非常深入。

《中药和"本草纲目"的意义》

《中药和"本草纲目"的意义》（*Der Arzneipflanzen-Und Drogenschatz Chinas und die Bedeutung des Pen-Ts'ao Kang-Mu*）于 1955 年在德国柏林出版，全书共 72 页，其作者为 A. Mosig 及 G. Schramm。该书作者以德文编写了这部书，向德国人介绍中国历朝历代本草药物的使用和增加。在该书中，作者谈到了《本草纲目》在中国药学史上的重要意义及其所分析、研究和罗列的药物，并向德国人提供了《本草纲目》中的 300 多种重要的药物。

《绍兴本草画图》

《绍兴本草画图》（*Die Illustrationen des Arzneibuches der Periods Shaohsing wom Jahre 1159*）于 1956 年在德国累弗尔库出版，其作者为 O. Karow。该书作者以德文通过翻译编写了这部书，向德国人介绍了《绍兴本草》。《绍兴本草》全名为《绍兴校定经史证类备急本草》，是宋代最后一部官方药典，也是南宋唯一的官方药典，于绍兴二十九年

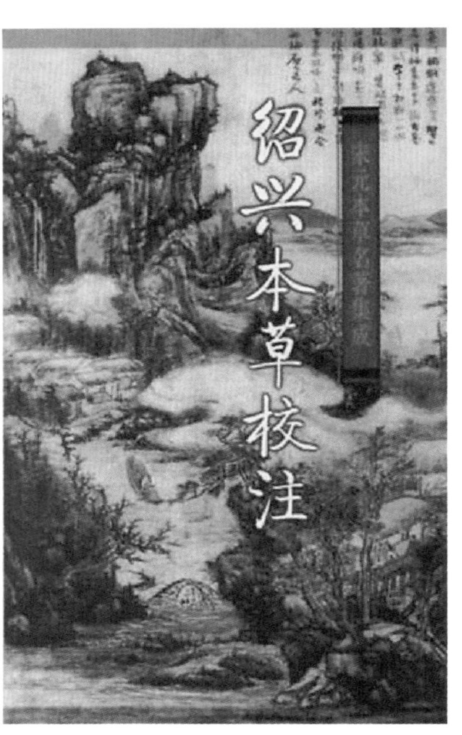
图 3-10 《绍兴本草校注》

(1159)成书刊行。《绍兴本草》是以《大观本草》为底本，由王继先领衔，张孝直、柴源、高绍功等奉诏重修的本草著作。该书 32 卷，释言 1 卷，共载药物 1 748 种，其中新添药物 6 种，即炉甘石、锡蔺脂、豌豆、胡萝卜、香菜、银杏。

《不神秘的中国针术》

《不神秘的中国针术》(*L'Acupuncture Chinoise Sans Mystere*)于 1956 年在法国巴黎出版，其作者为 R. de La Fuye。该书有 2 卷，第 1 卷出版于 1955 年，第 2 卷出版于 1956 年。该书作者以法语编写此书，向法国人说明中国的针术是客观的、自然的，不是什么神秘之见。在《临床医学》中作者写道："鉴于针学中有着充足而丰富的经验，具有科学观念的医师必然会问，是否已用批判的方法来加以研究，以去芜存菁，消除古奥难懂的地方而撷取这一疗法的精华呢？许密德曾一再指出：在经络上各穴位呈串珠状的排列方式不是偶然的。同时，进针用银针也有其重要意义。这些都是针学中不可偏废的部分。中国的脉诊法很有价值，从 14 种不同的脉象中可以察知各器官内功能的微小变化。"

《家传针刺术》

《家传针刺术》(*Familiengeheime Einstich-Akupunktur*)于 1956 年在德国乌尔姆出版，其作者为 S. Yanagiya。该书作者以德语编写了这部书，向德国人具体而温馨地介绍了中国针刺术的历史、功能、方法和疗效。在《临床医学》中作者写道："目前各作家应用近代的理论来解释针术已不是奇怪的事了，在这方面有别兰斯基(Dperansky)、许乃克(Huneke)、海德、科雷(Curry)及希依脱(Scheidt)等的理论。许替凡脱（Stiefvater）完成了关于针术的综合性巨著《针术——神经性疗法》，卡尔末（Kalmer）研究针术与自觉的呼吸动作之间的关系，称之为'针术与呼吸'（Acupuncture-Respir）。研究古代医学知识与现代体质及整体医学工作的结合是相当令人兴奋的。"

《人参》

《人参》（*Брехман, И. И*）是俄罗斯人编写的，于1957年在苏联列宁格勒（今圣彼得堡）出版。该作者向俄罗斯人介绍了中药中最重要的药物人参。特别向俄罗斯人说明了人参作为药物的历史发展及其特殊的功用，同时也向俄罗斯人介绍了人参的栽培、化学成分、药理作用及治疗效果等方面，便于俄罗斯人了解中药和使用中药，颇有实际意义。

《针术和神经系统》

《针术和神经系统》（*Akupunktur und Nervensystem*）于1957年在德国乌尔姆出版，其作者为W. Lang。该书作者以德语编写了这部书，向德国人介绍了中国针术与神经系统的关系及其结合应用。《临床医学》中写道："（针术）适应证：精神性失常状态如抑郁、过度兴奋状态、旷野恐惧及虚脱、循环障碍、眩晕、贫血、头痛、偏头痛、神经痛特别是颜面神经痛、带状疱疹。罗特曾治疗了8例继发性神经炎的患者，获得了显著的镇痛作用。植物性神经系统的各种障碍一般均在针术的治疗范围中。经闭、血崩、痛经、胃肠道疾患以及呼吸道卡他、枯草热、气喘、支气管炎及副鼻窦炎也都是针术的适应证。"

《从黄帝到哈维》

《从黄帝到哈维》（*Von Huang-ti bis Harvey*）于1957年在德国出版，全书共60页，其作者为F. Boenheim。该书作者为当时称为德意志民主共和国莱比锡卡尔·马克思大学的一位教授，他比较关注中国传统的医学和中华民族的悠久历史。在该书中，作者向德国介绍了中国传统医学自远古以来的一个非常重要的概念，即血液循环。在西方，近代生理学之父威廉·哈维（William Harvey，1578—1657）1616年4月在骑士街圣保罗教堂附近的学堂中讲学，第一次提出了关于血液循环的理论。1628

年出版的《心血运动论》，是西方历史上第一次对循环系统做了比较系统的描述。但在中国医学领域，自远古以来就有了血液循环的理念，比如在《黄帝内经》中对血液有“流行不止，环周不休”之论，实际上就是说明血液在人体是循环的。而西方在17世纪才开始了解血液在人体是循环的。该作者还注意到中华民族自远古以来一直认为呼吸与心脏有密切的关系。

《中国治疗在兽医中的应用》

《中国治疗在兽医中的应用》为俄罗斯人用俄语编写的一部书，于1957年在苏联乌里扬诺夫斯克出版。其作者在向俄罗斯介绍中国传统医学的时候，介绍了中国传统治疗法在兽医中的应用。中国的兽医在远古时期已经形成，起源可追溯到野生动物被驯化为家畜的时期，陕西半坡遗址就有一定体现。从西周到春秋，中华民族又陆续出现了一批兽医科系，努力推进了中国兽医学的发展。西周时已设有专职兽医诊治“兽病”和“兽疡”，并已采用灌药、手术及护养等综合医疗措施。中国的兽医教育始于唐代，唐神龙年间太仆寺中设有“兽医600人，收载药物844种，兽医博士4人，学生100人，唐高宗时颁布《新修本草》”。

《中国针术》

《中国针术》（*L'Acupuncture Cutanea*）于1958年在法国巴黎出版，其作者为G. Soulie de Morant。该书作者以法语编写了这样一部书，再次向法国人介绍中国的针术。中国针术在欧洲传播最早的、最好的，就是法国。1953年英国医学杂志发表了一篇文章，题目是《针术问答——针术的操作方法》。其问题是：“针术的操作方法是怎样的？它的适应证是什么？我有一位患者长时期患鼻塞，最近在法国经针术治疗后即显著好转。”其回答是：“针术是基于中国古代阴阳学说的治疗方法，在法国它和鲍哥莫立茨（Bogomoletz）及巴尔达（Bardach）血清疗法有类似程度的盛行。它的操作方法是用针刺内踝骨上方数厘米胫骨后缘的穴位。该穴据称是肝、脾、肾三经交会之处。据文献报道，治疗失眠、全身乏力及遗尿均有很好的效果，也常用于掌收缩病及瘢痕疙瘩作局部治疗。”

《皮肤针刺术》

《皮肤针刺术》(*L'Acupuncture Cutanea*)于1958年在意大利罗马出版，其作者为P. Orlandini。该书作者以意大利语编写了这部书，向意大利人介绍中国针术及皮肤针刺术的基本知识和作用。19世纪期间，曾有个别人向意大利介绍了中国的针术，如1834年F. Da Camin编写的《论针术，附电针疗法》(*Sulla Agopuntura, con Alcuni Cenni sulla Puntura Elettrica*)，在意大利威尼斯出版；1847年F. S. Da Camino编写的《针术和电针的观察》(*Dell'Ago-punctura e della Galvano-puntura; Osservazioni*)，在意大利威尼斯出版；1847年F. S. Da Camino编写的《针术的操作方法和注意事项》(*Sull'operazione dell'Agopuntura, Pensieri*)，在意大利威尼斯出版。之后再无人向意大利介绍中国针术了，一直到百年之后P. Orlandini才开始向意大利再次介绍中国针术，颇为重要。

《中国古代老人卫生体操》

《中国古代老人卫生体操》(*Людей Пожилого Возраста*)为俄罗斯人编写的，于1958年在莫斯科出版。很多俄罗斯的学者和专家因此而来到中国。一些俄罗斯人在华期间比较关注中国传统医学，也关注了中国历朝历代的卫生体操运动。中国传统的卫生体操运动与中华传统文化密切地结合在一起，与西方的体操形式和意义完全不同。所以个别俄罗斯人在华期间特意向俄国介绍了中国古代的卫生体操，特别是老人的卫生体操。

《中国针灸疗法》

《中国针灸疗法》(*Брошюра Составлена Институтом Чжэнбцзю-Терапии При Центральном науино—Исследовательском Институте Традиционной Китайской Медицины*)是在华的俄罗斯人以俄语编写的，于1959年在中国北京出版，全书只有20页，内容不太深入。这说明俄罗斯人对中国传统医学和针灸疗法了解得还是颇为不足，不像明末清初的西方人士那样重视和传入中国医学，尤其是针术和灸术这两方面。

《柔术复苏穴位》

《柔术复苏穴位》(*Judo Revival Points, Athlete's Points and Posture*)

于1959年在英国出版，其作者为D. Lawson-Wood。该书作者以英语编写了这部书，向英国人介绍运动家的姿势，以穴位的形式予以说明。该书附相片6幅，还附录了30余幅图画，具体地向英国人加以说明。

《针灸疗法》

《针灸疗法》(*Чжэнь—Цзю Терапия*)为俄罗斯人以俄语编写的，于1959年在苏联高尔基出版，全书共134页，有一定的内容。自1949年之后，中国与苏联之间的关系最为密切，中国也邀请了很多苏联专家到中国教学和指导。在中国期间，苏联专家关注了中国的传统医学，尤其是针灸疗法，故而特意编写了这样一部书，比较具体地向苏联介绍中国传统的针灸疗法。

《中国的医疗体系》

《中国的医疗体系》(*Chinese System of Healing. An Introductory Handbook to Chinese Massage Treatment at the Chinese Acupuncture Points for Influencing the Psyche; with Diagrams, Repertories and Indexes*)于1959年在英国出版，全书共95页，其作者为D. Lawson-Wood。该书作者当年也向英国介绍了中国运动家的风采和姿势，其编写的书之名称为《柔术复苏穴位》(*Judo Revival Points, Athlete's Points and Posture*)。该作者在这部书中，比较具体地向英国人介绍了中国传统的医疗体系，主要是穴位按摩的技巧和方法。该书也附有图片和索引以便英国人了解得更清楚一些。

《中国针刺疗法》

《中国针刺疗法》(*Китайский Метод Лечебного Иглоукалывания*)为俄罗斯人用俄语编写的一部书，于1959年在喀山出版。该作者向俄罗斯人介绍了中国针刺术的基本疗法和疗效，希望俄罗斯人能理解和应用。在这个时代，中国的传统医学已在一定程度上介绍到了俄罗斯，但还没有像欧洲很多过国家那样认真地实验、研究和应用。当时在欧洲的一些国家，已经建立了中医学院，但俄罗斯并没有，至今也比较欠缺。

《汉学——中国古代文化概论》

《汉学——中国古代文化概论》（*Стран Хань Очерки о Культуре Древнего Китая*）为俄罗斯人编写的，于1959年在苏联列宁格勒（今圣彼得堡）出版。该书作者通过汉学向俄罗斯人介绍中国传统文化的历史和精神，其中也谈到了中国的传统医学。该书296～302页，主要介绍了中国古代医学的基本常识和功效。

《针术治疗法则》

《针术治疗法则》（*Die Akupunktur, eine Ordnungstherapie*）于1959年在德国乌尔姆出版，其作者为G. Bachmann。该书作者以德文编写了这部书，向德国人介绍了中国针术治疗各种疾病的原则、标准和方法。1952年德国医学月刊发表了奎克·梅恩兹（R. Quecke-Mainz）的一篇文章，介绍了盎格尔伯·凯姆弗（Engelbert Kampfer）引进的中国针术和灸术的传播和应用。梅恩兹说："凯姆弗曾将多种药物介绍至欧洲，如阿魏及'解毒石'等，在热带病学方面也报道了日本的血丝虫及象皮病。在医学方面值得特别提出的是针术和灸术。这两种方法在欧洲有一段时期流行很广。针术是一种针刺的方法，所用的针系由硬钢、金或银所制成，长5～32厘米，尖端有各种不同的形式。施针时令患者咳嗽一声，随即用小槌击打或即用指力使针刺穿皮肤。中国医学中规定了368个专供施针的穴位。学习针术时常用软质木材所制的模型。针术用针的数目、施针方式、穿刺深度、刺入后左右旋动方向以及留针的时间，按照病例情况而各有不同。针术最先由荷兰医师瑞尼传至欧洲。此后有庞蒂（de Bonte）、勃朗卡脱（Blancard）等，而应当特别提出的是凯姆弗。"

《用针术和某种中国式按摩治疗疾病》

《用针术和某种中国式按摩治疗疾病》（*Le Traitement des Algies par l'Acupuncture et Certains Massage Chinois*）于1959年在法国巴黎出版，其作者为J. Niboyet。该书作者以法语编写了这部书，不仅向法国人介绍了针术，而且还介绍了中国传统的按摩术及其治疗疾病的方法。中国传统的按摩以前翻译成法语和英语都用的是massage这个词，但现在由于时代的变迁 massage 就有些怪异了，所以现在将中国的按摩（即推拿）直接英译为 Tuina，已经成为世界标准了。

《中医的主要药物》

《中医的主要药物》（*Основные Лекарственные Средства Китайской Медицины*）为俄罗斯人以俄语编写的，于 1960 年在莫斯科出版，全书共 412 页。该书作者向俄罗斯人介绍了中医最重要的一部分药物，特别说明了这些药物的形成、功能和疗效，以便俄罗斯人能比较准确地理解和掌握中医和中药，为其在当地的传播和发展创造条件。

《针术入门、中国针术之实用》

《针术入门、中国针术之实用》（*Akupunktur-Fibel*）于 1960 年在德国慕尼黑出版，其作者为 R. W. Eickelmann。该书作者以德语编写了这部书，向德国人介绍了中国针术的基本知识及其实际应用的方式和方法。1954 年法国的《法文医报》刊登了拉加沙里（Jean Lacassagne）的一篇文章，题目是《路易·白利渥慈医师——法国针术的传入者》。在这篇文章中作者说，荷兰东印度公司的医师瑞尼写了一部书，向西方介绍了中国的针术。西方的自然科学家凯姆弗于 1712 年也写了一部书，向西方介绍中国的针术。但这两部专著并没有引起西方人对中国针术的理解和接受。以至于 18 世纪末叶，针术才第一次在戴约登的《外科学历史》中出现。同一时期，欧洲的博学维克大齐也写了一篇关于针术的文章，内容完全取自瑞尼及凯姆弗的著作。作者说："大概是读了维克大齐的这几行文字后，白利渥慈才产生了试验针术的企图。"

《中国穴位的电测法》

《中国穴位的电测法》（*La Defection "Electro-Cutanee" des Points Chinois*）于 1960 年在法国巴黎出版，其作者为 R. de la Fuye。该书作者以法文编写了这部书，向法国人特意介绍了中国针灸学中的穴位及其电测的方式。1954 年奥地利维也纳医学周刊发表了许替凡脱（C. W. Stiefvater）的文章，题目是《针术的适应证、可能性和范围》。该文章说："针术是以古代中国的治疗法则作为基础的一种治疗方法，它在欧洲随着神经性疗法而有新的开展。它的操作方法是用针刺激位于全身十二条经络上的700多个穴位，后者都与内脏相关联。通过反射作用影响有关器官的状况发生改变。针术主要是用于治疗各种功能性疾患，如便秘、支气管气喘、血液循环障碍、心绞痛、失眠、痛经、风湿、肝脏及胆囊疾患、植物性神经紧张、皮肤病（湿疹、牛皮癣）和某些精神失常疾病。针术的作用不只是精神性的，它确能产生一定的客观效果，不能只用精神作用来解释。"

《中国针灸学》

《中国针灸学》（*Formulaire D'Acupuncture*）于1960年在法国巴黎出版。该书是中国优秀的中医专家吴惠平撰写的，法国人J. Lavier将其翻译为法文，向法国人介绍中国真正的针灸学非常重要的功用。吴惠平（1916—1992），江苏武进人，承祖遗绪，忠孝传家，岐黄济世，为中国台湾现代著名的针灸学者，是20世纪60—80年代世界针灸的领军人物之一，是常州在海内外最有影响的中医专家，为把针灸推向世界做出了杰出的贡献。

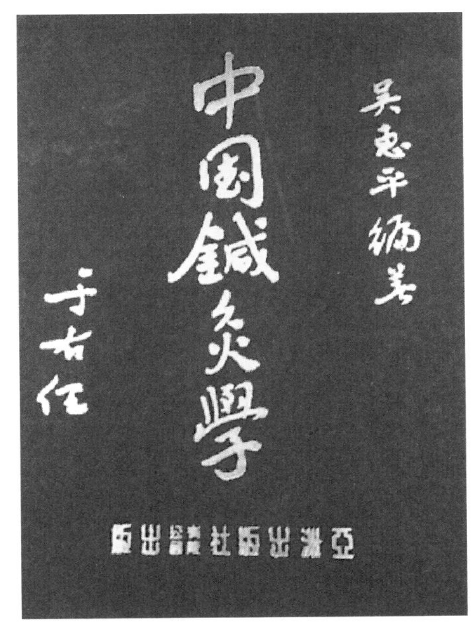

图3-11 《中国针灸学》

《中国针灸疗法的原理》

《中国针灸疗法的原理》（*Основы Китайского Лечебного Метода Чжень—Цзю*）是俄罗斯人写的一部书，于1961年在高尔基市出版。该书作者以俄文编写了这部书，向俄罗斯人介绍了中国针灸疗法的理论基础和应用方法。此前俄罗斯人对中国针灸的介绍，还是比较简单有限的，对其传统的理论基础和应用的原理了解得还比较浅薄，介绍还非常有限。这部书主要介绍的是中国针灸疗法的原理，有一定的意义，但还缺乏基本的理论基础。法国人G. Soulie de Morant于1934年编写了《针灸在欧洲》一书，其在"真正的中国针术"一章中说："要研究真正的中国针术应该具备几个条件，首先要懂得中国的语言以及与语言还有着很大差别的中国文字。其次应该创造一本中文—欧洲文的医学辞典……而且还要有机会看到这种方法的实施。在传教士引导我参观的医院里，我亲眼看到针术奇迹般的疗效。中国医师同意教我这种方法，并且介绍给我必要的书籍。在上海我又跟随一位杰出的针灸医师学习。这样，一位中国语学者在中国得到施行针术的机会，并且将这种方法介绍到法国。”

《中国医生：米拉医师的生平》

《中国医生：米拉医师的生平》（*China Doctor: The Life Story of Harry Willis Miller*）于 1961 年在美国纽约出版，其作者为 R. S. Moore。该书作者介绍了来自美国安息复临会的传教医师米拉。米拉在华工作期间在上海、武昌和广州先后主持设立了卫生疗养院，既传播西方的宗教，也发展西方的医学，同时也在一定程度上与中国医学有点点滴滴的联系。所以在这部书中，作者将米拉称为中国医生。

《针术——中国古代的医术》

《针术——中国古代的医术》（*Acupuncture: The Ancient Chinese Art of Healing*）于 1962 年在英国伦敦出版，其作者为 F. Mann。该书作者以英文编写了这部书，向欧洲人简单地介绍中国的针术，并特别说明中国的针术是在中国古代创建的，不仅一直在中国使用，而且很早就传入到了亚洲的很多国家，明清时期则完全传入到了欧洲。法国人 G. Soulie de Morant 于 1934 年编写了《针灸在欧洲》一书，其在“真正的中国针术”一章中说：“从 1901 年起我就在中国学习针术，6 年前我将针和灸的方法介绍到了法国。以前欧洲和美洲对于这种方法只有一个模糊的概念，现在已经能够加以应用，实验的数量在增加，成效已被肯定。我是一个领事、中国语言学者和文学家，因为看到针术奇迹似的疗效才使我称为中医师。回到欧洲之后，人们对于这种方法的不信任使我缄默不言，假使不是费利罗尔医师促使我把中国所学的介绍出来，欧洲在这方面还是一无所知。特别靠着两位马蒂尼医师（M. Martiny 和 Th. Martiny），真正的中国针术才能在严格的科学方法下进行研究并得到证实。”

第五节
20世纪以来西方学者编写的重要的英汉中医词典

自1970年以来，西方很多汉学家和中医学家开始认真地翻译中医，并努力地编写英汉中医词典，供西方学习中医的人士使用。西方一些学者当年所编写的英汉中医词典，在国际上和中国大陆、台湾、香港和澳门影响非常大，为中医名词术语的国际化做出了重要的贡献。这样的词典在西方逐步问世了不少，但影响较大的则只有拉丁派、考据派和通俗派编写的词典。根据目前中医名词术语国际标准的发展，在国际上影响最大的则是西方通俗派和考据派。

《英汉汉英中医词典》

《英汉汉英中医词典》(*English-Chinese Chinese-English Dictionary of Chinese Medicine*)，这部词典是西方通俗派创始人魏迺杰（Nigel Wiseman）编写的，首次在西方出版，后于1995年由湖南科学技术出版社出版。陈可冀院士为其写了序，指出该词典有两大要点：“一是能把握中国医学特有的人文精神，摆脱了一味迁就西医学职业化词汇及译法规则所建立的翻译体系，大量使用日常词语，更符合重要词汇源于生活感受，取类比象的建构原则。二是译出了中医诸多词汇的多义性，揭示出中医词汇与环境规定性之

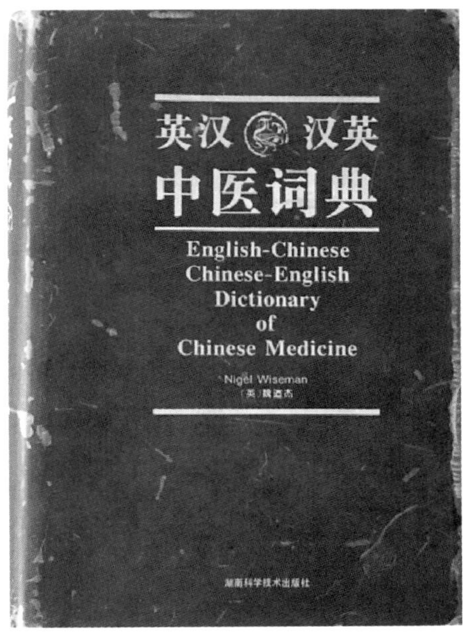

图3-12 《英汉汉英中医词典》

间的微妙关系以及多层次、多风格的适度变化。很显然，魏先生的翻译在追求一种至高的境界，即基于深入的背景挖掘与丝丝入扣理解的'原味式诠释'，力图把异质文化骨子里的东西吃透、吃准，然后译解、表达出来。”

德国汉学家文树德（Paul Unschuld）——考据派的创始人，也为其写了序。在其序中指出：“虽然早在300多年前，有关独特中国医疗模式的讯息就已经传达至西方，但是直至20世纪末的今日，中国医学严谨与系统化的研究方法才付诸实行，让吾辈得以完整了解自古迄今中国医学对医疗史的贡献。平心而论，西方之所以无法充分了解中医学的概念基础，而且中国与外国的中医学者、医师之间根本未能在充足的信息基础上进行讨论与交流，一个最主要的障碍，便是因为意欲将中医学的概念与术语名词传达于西方读者的中、西作者，他们所择定的中医英文词汇都是令人遗憾的不充分、不适当。魏迺杰先生的词典首先试图去改变上述令人扼腕的情势，以及同时专精于数种欧洲语言与中文古今用法的学术背景，加上对于中医学理论基础与临床实用性的广泛了解，魏先生所完成的作品，空前地大约1万个中医词汇、2 000个方剂名称、1 700个中药名以及1 500个针灸穴位以深具革新与开创性的译称条列出。”

魏迺杰在自序中指出：“随着举世日趋重视传统中国医学以及西方国家着手进行中医临床发展，对传统中国医学之西方语言翻译词汇的需要正逐渐扩增，中西方也同时正视将中国医学典籍翻译为外文之急切性与其所面临的难题。本书乃是于1990年出版的*Glossary of Chinese Medical Terms and Acupuncture Points*的增修版。书中收集整理之词汇有1万多个、中药名1 700个、方剂名称2 000个以及穴位名称1 500个，并统一以附加汉语拼音的中文名称与英文翻译合排，以期提供中外籍翻译者与学生们一本词汇丰富、查找便利的英汉汉英双语工具书。由于中医术语名词的英文对应翻译尚未标准化，目前任何有关中医英文词汇用书的出版，也只能部分地反映出翻译者与作者的实际使用情形，从而扮演规范的角色。欲在任何学术或专业领域中将词汇标准化，首要的步骤就是必须建立词汇形成的原则。谈论到这一点，本人利用一部分篇幅来评估现行较常使用的各种翻译方式，并阐明本书中资以构筑出整个词汇的方法。”

在本词典的《总论》中，魏迺杰仔细地研究了中医术语名词的翻译问题。首先分析研究了对立的趋向，认为“之所以单一的词汇标准会付之阙如，翻译者的歧见不只存在于中医如何用英文表达，甚至对于中医的认知彼此也有所差异”。魏迺杰提出，“有一种翻译方法认为中医就如同其他任何知识体系一般，是一个完整的概念系统，因此翻译者应当在以他国语文译解时，将其概念系统忠实地表达出来。然而另一种对立的翻译方法却认为，只有经由现代理解方式较为完整的结构将中医的概念系统重新理解、翻译之后，才能使读者获得较好的认知”。魏迺杰认为，这两种翻译方法，“比较重视字义者应该较为合理。但是完全由语言学的观点出发，却常为一般翻译者所排斥”。关于中医名词术语的内涵和翻译，魏迺杰指出：“中医学词汇所具有的高度多义性、同一性与模糊性带给翻译者极为艰难的问题。”

在《总论》总，魏迺杰认真仔细地分析了“对象、概念与名词”“中医学的概念”“语言与术语名词”“翻译术语名词的方法”“翻译方法的适应性”“新造的术语名词”“借用拉丁语名称”“借用汉英拼音”“普通语言对应词”“西医学名称”“新造字词”“拉丁文”“汉语拼音音译”“简缩与符号”“尚未解决的问题”等诸多问题。在“结论”中，魏迺杰指出：“中医翻译的趋势之所以会偏离一般所认同之词汇与翻译理论，主要是由于受到西医学思考模式的影响。”“在西传的过程中，中医并不能为了配合西方人的需求而有所改变。而西方意欲学习中医的人也绝对无法经由一种‘以其本身较为熟悉的知识系统将中医学重新过滤’的学习方式获得成功，他们必须真正地进入中医的世界。总之，只有当翻译者遵循中医原来被接受的传统方式去看待中医学并将中医忠实地翻译出来，才得以为西方真正想学习中医的人士开启一条迈入中医的大道。”

在这部词典中，魏迺杰不仅比较深入系统地研究和翻译了中医基本的概念和术语，而且创建了通俗派，为中医名词术语的国际标准化发展做出了突出的贡献。另外非常有意义，而且很重要的贡献，就是为英文的中医术语和英文的词语创建了一些新词。比如为了认真地翻译好中医语言中的“利”，魏迺杰特意将其译为 disinhibit。英语语言中只有 inhibit，但却没有 disinhibit。实际上 disinhibit 这个英语新词，就是组合 dis（解）与 inhibit（抑制，束缚）。在英语语言中 disinhibition 和 disinhibitory 这两个词是有的，但没有 disinhibit。再如魏迺杰将“升”和“降”分别译为 upbear 和 downbear，也是创新的英语词汇，“主要是因为英文中没有任何单一用字足以分别表达出这两个中文字原指‘使之上升’‘使之下降’的含义”。另外，将中医的“暑”译为 summerheat 就是把 summer 与 heat 拼合成一个词。按此方式，魏迺杰又将中医的“暑热”“暑湿”“暑温”等复合译为 summerheat-heat，summerheat-dampness，summerheat-warmth，比较清楚地区分出这些中医复合词的不同。这就是魏迺杰为中医国际传播做出的一大贡献。

《实用英文中医辞典》

《实用英文中医辞典》（*A Practical Dictionary of Chinese Medicine*），由魏迺杰主编，最初于 1998 年由美国标登出版社（Paradigm Publications）出版。为了帮助中国人学习好中医名词术语的英语翻译，魏迺杰与中国台湾学者冯晔一起再次补充完善了这部辞典的编写，于 2002 年在中国由人民卫生出版社出版。在《再版序》中，魏迺杰指出：“中医界现在才开始认识到翻译方法的选用深受对中医西传的预期展望所影响。国内外提倡广泛采用西医名词翻译中医传统概念者，普遍赞同中西医结合。而推崇以仿造为主要翻译方法者则深信，中国医师对中医传统概念的领悟及行医经验的体会，应当原原本本地传入西方，而非必须嫁接西医以使西方人接受。在认为中医只有少

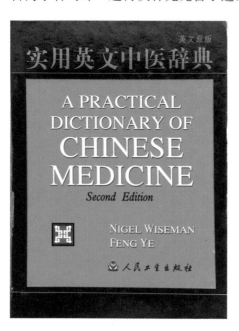

图 3-13 《实用英文中医辞典》

量术语名词者当中，有许多是看不懂中文原文文献的西方作家，他们着重对中医进行改制，使中医符合替代医学极度重视的整体观与心身关系的理念，对于中医知识西传的工作反而较为淡漠。”

魏迺杰认真地分析思考了国内外中医名词术语翻译存在的问题。他指出：“中医名词翻译的意见分歧不在于字词选定的争论，而在于中医在西方国家的发展方向，但只有极少数人全盘认识到这些问题。由于大部分说英语的人尚未具备中文基础（现在才开始了解学习汉语的重要性），无从阅读忠实反映中医的中文文献资料，加上一些标榜‘中医’（traditional Chinese medicine）的书籍所描述的是经过简化、西医化或为符合替代医学要求而改制的中医，这使他们弄不清中医实质何在。另外，中国普遍尚未意识到替代医学的价值观对于中医在西方国家发展的影响，也不了解在翻译过程中为使中医原貌忠实呈现所做的努力取得了哪些成就。”

《再版序》的最后，魏迺杰总结说：“中医西传最终是要中国人参与和指导的。谨将这本由人民卫生出版社出版的《实用英语中医辞典》呈现给中国的读者，以期读者能审阅及评价本书的英文中医词汇。对于有志参与中医西传工作的中国学者，本辞典所提出的英文词汇可助西传之中医在西方学者心目中完善地保留中国传统医学的遗产价值。”

在编写这部辞典的时候，魏迺杰首先对中医名词术语中的核心字认真地进行了选择、解读和翻译，将其视为中医名词术语中基本字的主体翻译，在任何术语中遇到某个字，就按主体翻译进行翻译，从而使中医名词术语的翻译彻底地规范化。在《英汉汉英中医词典》中，魏迺杰也分析研究了中医名词术语中的核心字，但内容还是比较少一些。在这部辞典中，魏迺杰所选择的中医名词术语的核心字，基本是比较完整的，大致选择了几百个中医名词术语常用的字。

第一部分中医名词术语常用字的翻译：“嗳”译为 belching，“安”译为 quiet，“白”译为 white，“败”译为 bad，“斑”译为 macule，“暴”译为 sudden，“悲”译为 sorrow，“背”译为 back，“焙”译为 stone-bake，“臂”译为 forearm，“奔”译为 run，“本”译为 root，“崩”

译为 flooding，“鼻”译为 nose，“闭”译为 block，“辟”译为 repel，“蔽”译为 cloud，“痹”译为 impediment，“便”译为 stool，“变”译为 transmute，“标”译为 tip，“表”译为 exterior，“病”译为 disease，“薄”译为 thin，“补”译为 supplement，“藏”译为 store，“糙”译为 rough，“产”译为 childbirth，“长”译为 long，“常”译为 normal，“肠”译为 intestine，“潮”译为 tidal，“炒”译为 stir-fry，“臣”译为 minister，“沉”译为 deep，“乘”译为 overwhelm，“眵”译为 eye discharge，“迟”译为 slow，“齿”译为 tooth，“赤”译为 red，“炽”译为 intense，“充”译为 fullness，“冲”动词译为 drench，“冲”名词译为 hub，“虫”译为 worm，“稠”译为 thick，“臭”译为 malodorous，“除”译为 eliminate，“传”译为 pass，“喘”译为 pant，“疮”译为 sore，“痓”译为 tetany，“刺”译为 needle。

第二部分中医名词术语常用字的翻译：“粗”译为 rough，“促”译为 skipping，“存”译为 preserve，“寸”译为 inch，“达”译为 outthrust，“大”译为 large，“呆”译为 feeble-minded，“代”译为 intermittent，“怠”译为 fatigue，“带”译为 girdle，“丹”译为 cinnabar，“瘅”译为 pure heat，“胆”译为 gallbladder，“淡”译为 pale，“捣”译为 pound，“导”译为 abduct，“涤”译为 flush，“地”译为 earth，“颠”译为 vertex，“巅”译为 vertex，“癫”译为 withdrawal，“掉”译为 shaking，“疔”译为 clove sore，“顶”译为 vertex，“锭”译为 lozenge，“动”译为 stir，“痘”译为 pox，“督”译为 governing，“毒”译为 tonxin，“煅”译为 calcine，“炖”译为 double-boil，“多”译为 copious，“夺”译为 despoliate，“恶”[ě]译为 nausea，“恶”[è]译为 malign，“耳”译为 ear，“发”译为 effuse，“乏”译为 lack，“法”译为 method，“翻”译为 evert，“烦”译为 vex，“燔”译为 blaze，“反”译为 reflux，“犯”译为 invade，“泛”译为 flood，“方”译为 remedy，“肥”译为 obese，“痱”[féi]译为 disablement，“肺”译为 lung，“痱”[fèi]译为 prickly heat，“分”[fēn]译为 candareen，“焚”译为 deflagrate，“分”[fèn]译为 aspect，“粪”译为 feces，“风”译为 wind，“蜂”译为 bee，“伏”译为

deep-lying。

第三部分中医名词术语常用字的翻译："扶"译为support，"服"译为take，"浮"译为float，"俯"译为prone，"腑"译为bowel，"腐"译为putrid，"腹"译为abdomen，"干"译为dry，"甘"译为sweet，"肝"译为liver，"疳"译为gan，"肛"译为anus，"膏"译为paste，"纲"译为principle，"膏"译为paste，"膈"译为diaphragm，"根"译为root，"更"译为watch，"攻"译为attack，"垢"译为grime，"孤"译为solitary，"谷"译为grain，"骨"译为bone，"鼓"译为drum，"蛊"译为gu，"臌"译为drum distention，"固"译为secure，"关"译为gate，"脘"译为stomach duct，"光"译为bladder，"龟"译为tortoise，"归"译为return，"鬼"译为ghost，"腘"译为back of the knee，"涵"译为moisten，"汗"译为sweat，"耗"译为wear，"合"译为combine，"和"译为harmonize，"核"译为node，"涸"译为desiccate，"黑"译为black，"骱"译为lowerleg，"烘"译为bake，"红"译为red，"喉"译为throat，"厚"译为thick，"候"译为indicator，"狐"译为fox，"虎"译为tiger，"户"译为door，"华"译为luster，"滑"译为glossy，"化"译为transform，"缓"译为slack，"黄"译为yellow，"皖"译为bright（white）。

第四部分中医名词术语常用字的翻译："灰"译为ash，"回"译为return，"蛔"译为roundworm，"会"译为meet，"秽"译为foul，"昏"译为cloud，"魂"译为ethereal soul，"活"译为quicken，"火"译为fire，"豁"译为sweep，"肌"译为flesh，"饥"译为hunger，"机"译为dynamic，"积"译为accumulate，"急"译为tense，"疾"译为disease，"脊"译为vertebrae，"剂"译为preparation，"济"译为help，"颊"译为cheek，"瘕"译为conglomeration，"肩"译为shoulder，"坚"译为hard，"煎"译为decoct，"睑"译为eyelid，"健"译为fortify，"降"译为downbear，"交"译为interact，"焦"译为parch，"胶"译为glue，"脚"译为foot，"结"译为bind，"截"译为interrupt，"竭"译为exhaust，"洁"译为cleanse，"疖"译为boil，"解"译为resolve，"疥"

译为 scab，“金”译为 metal，“津”译为 liquid，“筋”译为 sinew，“紧”译为 tight，“茎”译为 penis，“睛”译为 eye，“经”译为 channel，“精”译为 essence，“惊”译为 fright，“井”译为 well，“痉”译为 tetany，“胫”译为 lower leg，“久”译为 enduring，“灸”译为 moxibustion，“酒”译为 wine，“救”译为 rescue，“拘”译为 hypertonicity，“疽”译为 flat abscess，“拒”译为 refuse，“沮”译为 sweating，“聚”译为 gather，“倦”译为 fatigue，“厥”译为 reversal。

第五部分中医名词术语常用字的翻译：“绝”译为 expire，“君”译为 sovereign，“峻”译为 drastic，“菌”译为 mushroom，“开”译为 open，“亢”译为 hyperactive，“咳”译为 cough，“渴”译为 thirst，“克”译为 restrain，“客”译为 visit，“恐”译为 fear，“芤”译为 scallion-stalk，“口”译为 mouth，“枯”译为 desiccate，“㖞”译为 deviated，“块”译为 clot，“宽”译为 loosen，“狂”译为 mania，“眶”译为 eye socket，“亏”译为 deplete，“瘄”译为 prominent，“溃”译为 open，“困”译为 cumbersome，“癞”译为 lai，“烂”译为 putrefy，“牢”译为 confined，“劳”译为 taxation，“痨”译为 consumption，“老”译为 tough，“雷”译为 thunder，“泪”译为 tears，“里”译为 interior，“理”译为 rectify，“疬”译为 scrofula，“力”译为 force，“利”译为 disinhibit，“戾”译为 perverse，“疠”译为 pestilence，“敛”译为 constrain，“凉”译为 cool，“淋”译为 strangury，“凌”译为 intimidate，“灵”译为 spirit，“流”译为 flow，“留”译为 lodge，“瘤”译为 tumor，“龙”译为 dragon，“聋”译为 deaf，“癃”译为 dribbling，“瘘”译为 fistula，“漏”译为 spotting，“露”译为 distillate，“瘰”译为 scrofula，“咯”译为 expectorate，“络”译为 network。

第六部分中医名词术语常用字的翻译：“麻”译为 tingling，“脉”译为 vessel，“满”译为 fullness，“盲”译为 blindness，“寐”译为 sleep，“门”译为 gate，“闷”译为 oppression，“蒙”译为 fullness，“迷”译为 confound，“面”译为 face，“明”译为 bright，“鸣”译为 ringing，“命”译为 life，“木”译为 wood，“目”译为 eye，“募”译为 alarm，“纳”译

为 intake，“奶”译为 breast，“囊”译为 sac，“脑”译为 brain，“䘌”译为 invisible worm，“逆”译为 abnormal，“腻”译为 slimy，“黏”译为 sticky，“粘”译为 sticky，“捻”译为 rotate，“尿”译为 urine，“溺”译为 urine，“啮”译为 bite，“宁”译为 quiet，“脓”译为 pus，“胬”译为 outcrop，“怒”译为 anger，“衄”译为 spontaneous（external）bleeding，“暖”译为 warm，“疟”译为 malaria，“呕”译为 retching，“排”译为 expel，“膀”译为 bladder，“脬”译为 bladder，“炮”译为 blast-fry，“痦”译为 miliaria，“培”译为 bank up，“皮”译为 skin，“疲”译为 fatigue，“脾”译为 spleen，“痞”译为 glomus，“癖”译为 aggregation，“澼”译为 afflux，“片”译为 tablet，“频”译为 frequent，“平”译为 calm，“迫”译为 distress，“破”译为 break，“气”译为 qi，“瘈”译为 tugging，“潜”译为 subdue，“欠”译为 yawn，“强”译为 strong。

第七部分中医名词术语常用字的翻译：“蹻”译为 springing，“硚”译为 springing，“窍”译为 orifice，“切”［qiē］译为 cut，“切”［qiè］译为 palpation，“怯”译为 timid，“侵”译为 invade，“青”译为 green-blue，“清”译为 clear，“轻”译为 light，“情”译为 affect，“鼽”译为 sniveling，“屈”译为 bend，“驱”译为 expel，“龋”译为 decay，“去”译为 remove，“颧”译为 cheek，“热”译为 hot，“荣”译为 luxuriant，“柔”译为 soft，“肉”译为 flesh，“濡”译为 moisten，“乳”译为 breast，“入”译为 enter，“软”译为 soft，“瞤”译为 twitch，“润”译为 moist，“弱”译为 weak，“撒”译为 sprinkle，“洒”译为 sprinkle，“塞”译为 blockage，“散”译为 powder，“臊”译为 animal order，“色”译为 color，“涩”译为 rough，“沙”译为 sand，“砂”译为 sand，“杀”译为 kill，“痧”译为 sand，“山”译为 mountain，“煽”译为 fan，“善”译为 susceptible，“上”译为 up，“少”［shǎo］译为 scant，“少”［shào］译为 lesser，“舌”译为 tongue，“摄”译为 contain，“身”译为 body，“神”译为 spirit，“肾”译为 kidney，“渗”译为 percolate，“升”译为 bear upward。

第八部分中医名词术语常用字的翻译：“生”译为 engender，“声”译为 voice，“盛”译为 exuberant，“湿”译为 damp，“石”译为 stone，

“食”译为eat，“时”译为season，“实”译为replete，“失”译为feces，“使”译为courier，“收”译为withdraw，“俞”译为acupuncture point，“疏”译为course，“舒”译为soothe，“枢”译为pivot，“输”译为acupuncture point，“腧”译为acupuncture point，“熟”译为cooked，“暑”译为summerheat，“属”译为belong to，“束”译为leash，“衰”译为debilitate，“霜”译为frost，“水”译为water，“睡”译为sleep，“顺”译为favorable，“数”译为frequent，“思”译为thought，“搜”译为track（down），“宿”译为abide，“酸”译为sour，“痠、酸”译为ache，“髓”译为marrow，“损”译为detriment，“缩”译为retracted，“胎”译为fetus，“苔”译为tongue，“太”译为greater，“瘫”译为paralysis，“痰”译为phlegm，“炭”译为char，“汤”译为decoction，“烫”译为scald。“疼”译为pain，“提”译为raise，“体”译为body，“涕”译为snivel，“天”译为heaven，“甜”sweet，“填”译为replenish，“调”译为regulate，“停”译为collect，“通”译为free，“统”译为manage，“痛”译为pain，“头”译为head，“透”译为thrust out (ward)，“土”译为earth，“吐”译为vomit，“瘄”译为prominence，“癞”译为bulging，“腿”译为leg，“吞”译为swallow，“托”译为express，“脱”译为desert，“唾”译为spittle，“歪”译为deviated，“外”译为external，“丸”译为pill，“脘”译为stomach，“腕”译为wrist，“亡”译为collapse，“妄”译为frenetic，“旺”译为effulgent，“望”译为inspect，“微”译为mild，“维”译为link，“痿”译为wilting，“味”译为flavor，“胃”译为stomach，“卫”译为defense，“瘟”译为scourge，“闻”译为smell，“问”译为inquire，“卧”译为lie，“侮”译为rebellion，“物”译为agent，“恶”译为averse to，“郄”译为cleft，“息”译为breathing，“熄”译为extinguish，“膝”译为knee，“瘜”译为polyp，“袭”译为assail，“喜”译为joy。

第九部分中医名词术语常用字的翻译：“细”译为fine，“下”译为down，“痃”译为string，“弦”译为stringlike，“咸”译为salty，“涎”译为drool，“痫”译为epilepsy，“癣”译为lichen，“陷”译为fall，“香”译为fragrant，“相”译为minister，“象”译为sign，“哮”译为

wheezing，“消”译为disperse，“小”译为small，“邪”译为evil，“胁”译为rib-side，“斜”译为oblique，“泄”译为discharge，“泻”译为drain，“心”译为heart，“辛”译为acrid，“囟”译为fontanel，“腥”译为fish-smelling，“刑”译为torment，“行”译为move，“形”译为form，“醒”译为arouse，“胸”译为chest，“嗅”译为insufflate，“虚”译为vacuous，“蓄”译为amass，“宣”译为diffuse，“玄”译为mysterious，“穴”译为acupuncture point，“血”译为blood，“鸭”译为duck，“牙”译为tooth，“咽”［yān］译为pharynx，“岩”译为rock，“眼”译为eye，“咽”［yàn］译为swallow，“阳”译为yang，“疡”译为sore，“养”译为nourish，“痒”译为itch，“夭”译为perish，“腰”译为lumbus，“药”译为medicinal，“液”译为humor，“腋”译为armpit，“乙”译为second heavenly stem，“抑”译为repress，“疫”译为epidemic，“益”译为boost，“溢”译为spill，“翳”译为screen。

第十部分中医名词术语常用字的翻译：“因”译为cause，“音”译为note，“阴”译为yin，“喑”译为loss of voice，“瘖”译为loss of voice，“淫”译为excess，“龈”译为gum，“饮”译为rheum，“隐”译为dull，“瘾”译为dormant papules，“营”译为construction，“荥”译为brook，“瘿”译为goiter，“壅”译为congest，“痈”译为welling abscess，“涌”译为eject，“忧”译为anxiety，“疣”译为wart，“游”译为wandering，“瘀”译为stasis，“余”译为surplus，“育”译为foster，“欲”译为desire，“元”译为origin，“原”译为source，“约”译为retain/constrain/ straiten，“哕”译为vomit，“月”译为month，“越”译为stray，“晕”译为dizzy，“孕”译为pregnant，“运”译为move，“蕴”译为brew，“脏”译为viscus，“燥”译为dry，“躁”译为agitation，“增”译为increase，“瘵”译为consumption，“谵”译为delirium，“战”译为shiver，“胀”译为distention，“瘴”译为miasma，“针”译为needle，“疹”译为papule，“诊”译为examine，“震”译为tremor，“镇”译为settle，“癥”译为concretion，“蒸”译为steam，“正”译为right，“症”译为pathocondition，“证”译为sign，“支”译为prop，“肢”译为limb，

“止”译为suppress，“志”译为mind，“制”译为restrain，“治”译为treat，“炙”译为mix-fry，“痔”译为hemorrhoid，“滞”译为stagnate，“瘈”译为tugging，“中”［zhōng］译为center，“肿”译为swelling，“中”［zhòng］译为strike，“重”译为heavy，“粥”译为gruel，“逐”译为expel，“主”译为govern，“助”译为assist，“注”译为pour，“疰”译为infixation，“爪”译为nail，“壮”译为vigorous，“坠”译为sag，“灼”译为scorch，“着”译为fixed，“浊”译为turbid，“滋”译为enrich，“宗”译为ancestor，“足”译为foot，“阻”译为obstruct，“佐”译为assist。

魏迺杰对中医名词术语中的核心字的理解和翻译基本比较客观，个别字的含义和读音还需要再仔细分析掌握。比如“龙”不可译为dragon，只能音译为Loong；“天”最好译为sky，heaven则与宗教有关。再如“瘈”的音为［zhì］或［chì］。

A Dictionary of the Huang Di Nei Jing Su Wen

这部辞典的名称翻译为中文，就是《〈黄帝内经·素问〉辞典》，其作者为德国人文树德（Paul Ulrich Unschuld）。文树德于1943年出生于德国，是德国医史学家。1969年他开始在中国台湾学习汉语和中医学，并开始认真地研究中医的翻译。1984年文树德晋升为教授，1986年任慕尼黑大学医史研究所所长。在研究和翻译中医期间，撰写了《中国医学：药学史》《中华帝国的医学伦理》《中国医学思想史》《什么是医学：东西方的治疗之道》等重要著作。同时还翻译了《难经》《黄帝内经·素问》。谈到自己对中医经典著作的翻译时，文树德

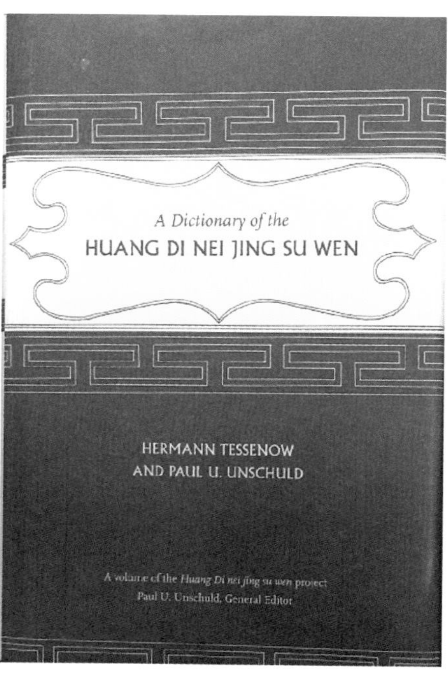

图3-14 *A Dictionary of the Huang Di Nei Jing Su Wen*

说："我做这些工作的目的，一是把当时的情况与中医的现状相比较，这就必须要了解当年的文献。二是研究古代中国的医生和自然科学家对人体和疾病的看法与古希腊人有何区别，古希腊和中国的文化有何区别。"其研究颇有实际意义。

在这部辞典中，文树德选择了《黄帝内经·素问》中的 1 800 多个字，通过很多例句对其做了分析和翻译，认真地总结了对《黄帝内经·素问》重要的字的理解和翻译，对于我们研究和制定中医经典著作的翻译原则，颇有意义。为了让大家了解《黄帝内经·素问》的核心字及其含义和翻译，特别将文树德所选择的核心字及其翻译介绍给大家。

第一部分的核心字及其翻译："哀"译为 grief，"埃"译为 dust，"艾"译为 moxa，"爱"译为 love，"安"译为 peace 或 quiet，"按"译为 press，"懊"译为 vexation，"八"译为 eight 或 eighth，"拔"译为 pluck，"把"译为 grasp，"白"译为 white，"百"译为 hundred，"拜"译为 pay reverence，"败"译为 ruin，"颁"译为 streak，"半"译为 half，"胞"译为 uterus，"雹"译为 hail，"保"译为 protect，"葆"译为 thicket，"饱"译为 eat，"宝"译为 treasure，"报"译为 retribution，"暴"译为 voilent，"鲍"译为 abalone，"卑"译为 inferior 或 low，"杯"译为 cup，"悲"译为 sad，"北"译为 north，"背"译为 back，"倍"译为 doubled，"被"译为 reach，"备"译为 perfect，"奔"译为 rush，"贲"译为 diaphragm，"本"译为 root，"崩"译为 collapse，"鼻"译为 nose，"比"译为 compare，"彼"译为 that，"俾"译为 emerge，"秕"译为 incomplete，"必"译为 absolutely，"闭"译为 close，"敝"译为 deteriorate，"痺"译为 block，"闷"译为 constipation，"弊"译为 destroy，"避"译为 avoid，"臂"译为 arm，"髀"译为 thigh bone，"躄"译为 inability，"砭"译为 pointed stone，"扁"译为 flat bone，"便"译为 stool，"遍"译为 to be everywhere，"辩"译为 distinguish，"变"译为 change，"标"译为 tip，"熛"译为 gangrene，"表"译为 exterior 或 outside，"别"译为 separate，"鬓"译为 hair of the temples，"冰"译为 ice，"兵"译为 weapon，"丙"译为 *bing*，"禀"译为 supply，"并"译为 merge，"併"

译为 cramp，“病”译为 disease，“波”译为 wave，“博”译为 wide，“搏”译为 strike，“髆”译为 shoulderblade，“跛”译为 lameness，“捕”译为 arrest，“补”译为 supplement，“不”译为 not 或 without 或 never，“布”译为 spread，“步”译为 walk，“部”译为 section 或 location，“材”译为 strength 或 timber，“菜”译为 vegetable，“参”译为 closely together 或 unite，“残”译为 cruel 或 destructive，“蚕”译为 silkworm，“惨”译为 chilling temperature，“仓”译为 granary 或 grainstorage，“苍”译为 greenish，“藏”译为 hide 或 restrain 或 store，“操”译为 grasp，“草”译为 grass，“侧”译为 side，“测”译为 fathom 或 measure，“差”译为 delay 或 differ 或 discrepancy。

第二部分的核心字及其翻译：“察”译为 inspect 或 investigate，“拆”译为 break open，“毚”译为 stupid，“镵”译为 chisel stone，“昌”译为 prosper 或 prosperity，“长”译为 long，“常”译为 permanent 或 permanently，“肠”译为 intestine，“尝”taste，“畅”译为 pleasant，“坼”译为 break open，“掣”译为 pull，“瞋”译为 distended，“臣”译为 minister，“沈”译为 depth，“辰”译为 *chen*（earth branch），“陈”译为 arrange，“尘”译为 dust，“称”译为 to state，“成”译为 complete 或 perfect，“呈”译为 display，“承”译为 follow 或 succeed，“乘”译为 climb 或 take advantage，“诚”译为 surely，“澄”译为 extremely，“弛”译为 slacken 或 relaxation，“弛”译为 slacken，“持”译为 grasp 或 hold 或 bear，“驰”译为 gallop 或 travel quickly，“迟”译为 slow，“尺”译为 foot length，“齿”译为 tooth，“斥”译为 push，“赤”译为 red，“瘈”译为 spasm，“瘛”译为 spasm，“充”译为 full，“冲”译为 thoroughfare，“䨲”译为 move endlessly，“崇”译为 highest，“虫”译为 worm，“瘳”译为 heal，“丑”译为 bad，“臭”译为 odor，“出”译为 come out，“初”译为 begin，“除”译为 eliminate 或 remove，“处”译为 live 或 manage，“畜”译为 domestic animal，“绌”译为 curve，“触”译为 affect，“揣”译为 feel，“川”译为 stream 或 river，“穿”译为 dig，“传”译为 transit，“喘”译为 pant，“疮”译为 sore，“吹”译为 blow，“炊”译为 hang，

"锤"译为 weight,"春"译为 spring,"唇"译为 lip,"淳"译为 pure,"雌"译为 female,"慈"译为 feel compassion,"此"译为 this 或 that 或 these 或 they,"次"译为 next,"刺"译为 pierce,"葱"译为 onion,"聪"译为 sharpen 或 clear,"从"译为 follow,"凑"译为 collect,"腠"译为 interstice,"粗"译为 coarse 或 rough,"促"译为 pressingly,"篡"译为 perineum,"摧"译为 break,"脆"译为 brittle 或 crisp,"翠"译为 feathers,"焠"译为 burn,"皴"译为 chapped,"存"译为 apply 或 keep,"寸"译为 inch,"撮"译为 take up,"痤"译为 pimple,"莝"译为 cut out。

第三部分的核心字及其翻译:"答"译为 answer,"达"译为 be unimpeded 或 open 或 penetrate,"大"译为 big 或 large,"代"译为 substitute,"待"译为 wait,"怠"译为 tired,"殆"译为 dangers,"带"译为 belt,"戴"译为 eyeballs,"丹"译为 vermilion,"单"译为 one-layered cloth 或 wear thin clothes,"胆"译为 gallbladder,"旦"译为 morning,"但"译为 only,"淡"译为 bland,"弹"译为 flip 或 hurl,"澹"译为 disturbed 或 agitated,"瘅"译为 solitary,"膻"音译为 *dan*,"荡"译为 move,"刀"译为 knife,"导"译为 guide,"到"译为 reach,"倒"译为 reverse,"稻"译为 rice,"德"译为 virtue,"登"译为 ascend 或 climb 或 ripen,"等"译为 equal 或 identical,"氐"音译为 *di*,"堤"译为 dike,"涤"译为 open the passage,"抵"译为 reach,"骶"译为 scrum,"地"译为 earth,"弟"译为 younger brother,"帝"音译为[*Huang*]*Di*,"瘨"译为 madness,"颠"译为 peak illness,"巅"译为 peak of the skull,"癫"译为 peak illness,"雕"译为 wither,"掉"译为 sway,"跌"译为 stumble,"迭"译为 exchange,"丁"译为 boil,"顶"译为 top,"定"译为 be in peace 或 determine,"冬"译为 winter,"东"译为 east,"洞"译为 empty,"冻"译为 frozen,"动"译为 move,"豆"译为 bean,"斗"译为 fight,"都"译为 city,"督"译为 supervisor vessel,"毒"译为 poison,"独"译为 alone 或 single 或 solely 或 only,"犊"译为 calf,"读"译为 read,"睹"译为 look,"度"译为

measurement，“蠹”译为 moth，“端”译为 upright，“短”译为 short，“断”译为 judgement，“对”译为 respond，“敦”译为 sincere，“多”译为 many 或 much 或 a lot，“夺”译为 take away 或 remove，“堕”译为 fall，“惰”译为 lazy 或 careless，“额”译为 forehead，“鹅”译为 goose feathers，“恶”译为 bad，“遏”译为 block，“而”译为 then 或 as a result 或 and 或 but，“耳”译为 ear，“尔”译为 only，“迩”译为 close，“二”译为 two 或 both 或 second，“发”译为 release，“乏”译为 fatigue，“伐”译为 fell 或 cut，“罚”译为 punish，“法”译为 law 或 pattern，“发”译为 hair on the head 或 hairline，“凡”译为 all 或 altogether，“烦”译为 vexed，“蕃”译为 opulence，“燔”译为 burn，“繁”译为 luxuriously，“反”译为 reversed 或 opposed 或 opposite。

第四部分的核心字及其翻译：“犯”译为 invade，“泛”译为 overflow，“方”译为 square，“芳”译为 aromatic herbs，“妨”译为 intake of food，“房”译为 chambers，“访”译为 ask，“髣”译为 fuzzy，“非”译为 be not 或 except，“飞”译为 fly，“肥”译为 fat，“菲”译为 undeveloped，“沸”译为 boiling，“肺”译为 lung，“痱”译为 heat，“废”译为 cease，“分”译为 divide，“雰”译为 fog，“忿”译为 indignation，“愤”译为 pressure distention，“封”译为 seclusion，“风”译为 wind，“丰”译为 abound，“逢”译为 encounter 或 meet，“讽”译为 recite，“丰”译为 accept 或 present 或 support，“否”译为 not 或 blockage 或 constipation，“夫”译为 now，“跗”译为 instep，“敷”译为 extend，“肤”译为 skin，“弗”译为 not，“伏”译为 lie，“扶”译为 support，“怫”译为 dammed up，“拂”译为 as if shaken，“服”译为 clothes，“腑”译为 rot 或 attach，“浮”译为 drift around 或 float，“桴”译为 drumstick，“福”译为 good luck 或 happiness，“府”译为 palace，“俯”译为 bend down，“腐”译为 foul，“辅”译为 support，“父”译为 father，“附”译为 attach，“负”译为 encounter defeat，“副”译为 be of help 或 be beneficial，“妇”译为 women，“傅”译为 mentor，“富”译为 wealth，“复”译为 return 或 restore 或 turn back，“腹”译为 abdomen，“覆”译

为 cover，“改”译为 change，“盖”译为 canopy 或 recover，“甘”译为 sweet，“肝”译为 liver，“干”译为 dry，“敢”译为 dare，“感”译为 affect 或 experience，“绀”译为 purple，“刚”译为 hard，“高”译为 high，“膏”译为 glossiness，“睾”译为 testicle，“槁”译为 desiccate 或 wither，“稿”译为 wither，“缟”译为 white silk，“告”译为 announce 或 instruct，“歌”译为 sing，“革”译为 change 或 alter，“格”译为 assume 或 obstruct，“鬲”译为 be barred，“葛”译为 *ge*-beans，“隔”译为 be barred，“膈”译为 diaphragm，“各”译为 each 或 everything 或 both 或 all 或 always，“根”译为 root，“更”译为 alter 或 exchange 或 substitute，“庚”译为 *geng*（heavenly stem），“梗”译为 stick，“工”译为 practitioner，“弓”译为 bow。

第五部分的核心字及其翻译：“公”译为 You 或 Sir 或 Gong，“功”译为 success，“攻”译为 attack，“宫”译为 mansion，“共”译为 all 或 both，“钩”译为 hook，“垢”译为 stained，“遘”译为 meet，“孤”译为 solitary，“古”译为 antiquity，“汩”音译为 *gu*（sounds），“谷”译为 valley，“股”译为 thigh，“骨”译为 bone，“鼓”译为 drum，“谷”译为 grain，“蛊”译为 bug poison，“固”译为 firm 或 strong，“故”译为 reason，“顾”译为 look back，“栝”音译为 *gua*，“寡”译为 little，“挂”译为 tie，“乖”译为 violate，“官”译为 official，“关”译为 gate，“观”译为 observe，“贯”译为 penetrate，“灌”译为 pour，“光”译为 light，“广”译为 broad 或 large，“规”译为 circle，“归”译为 return，“癸”音译为 *gui*（heavenly stem），“鬼”译为 demon，“贵”译为 precious，“跪”译为 kneel，“郭”译为 bulwark，“国”译为 country，“腘”译为 knee bay，“果”译为 tree-fruit，“裹”译为 wrap 或 hold，“过”译为 go by 或 pass，“骸”译为 lower leg bone，“海”译为 sea，“亥”音译为 *hai*（earth branch），“害”译为 harm，“寒”译为 cold，“汗”译为 sweat，“悍”译为 fierce，“颔”译为 jaw，“毫”译为 minute length，“好”译为 like 或 tend，“耗”译为 diminished，“禾”译为 crop，“合”译为 bring together 或 combine 或 link，“何”译为 what 或 which 或 how，“和”译为 adapt

或 comply，“河”译为 river，“狢”译为 badger，“核”译为 kernel，“涸”译为 dry up，“阖”译为 door leaf，“赫”译为 redness，“熇”译为 intense heat，“褐”译为 garments of hair，“嚇”译为 angry，“黑”译为 black，“恒”译为 perpetuate，“胻”译为 shin，“骱”译为 shin，“横”译为 horizontally 或 transverse，“衡”译为 beam 或 balanced，“洪”译为 vast 或 flooding，“红”译为 red，“鸿”译为 wild swan，“侯”译为 prince，“喉”译为 throat，“厚”译为 thick，“后”译为 after 或 afterwords 或 following 或 later 或 second 或 subsequently 或 then 或 eventually，“候”译为 observe 或 examine 或 indicate，“乎”译为 in 或 on 或 from，“呼”译为 shout 或 exhale，“忽”译为 confused，“狐”译为 fox，“虎”译为 tiger，“互”译为 exchange，“户”译为 door，“华”译为 flower 或 blossom。

第六部分的核心字及其翻译：“滑”译为 smooth，“化”译为 transform，“踝”译为 ankle，“怀”译为 pregnancy，“坏”译为 decay 或 spoil 或 destroy，“环”译为 ring，“还”译为 turn back 或 return，“缓”译为 relax，“患”译为 suffer，“肓”音译为 *huang*，“目巟”译为 become unclear，“黄”译为 yellow，“恍”译为 fleeting 或 terminable，“回”译为 turn 或 return，“毁”译为 destroy 或 destruction，“恚”译为 angry，“晦”译为 obscure，“喙”译为 beak，“会”译为 assemble 或 meet，“慧”译为 intelligent，“昏”译为 dark 或 obscure，“浑”译为 torrential 或 turbid，“魂”译为 *hun*-soul，“活”译为 survive，“火”译为 fire，“或”译为 or 或 also 或 some 或 sometimes 或 occasionally，“惑”译为 insecure 或 uncertain，“祸”译为 misery，“霍”译为 cholera，“藿”译为 bean leaf，“肌”译为 muscles，“饥”译为 hungry，“基”译为 base，“朞”译为 annual cycle，“稽”译为 stoppage，“机”译为 trigger，“积”译为 accumulate，“击”译为 beating，“鸡”译为 chicken，“及”译为 approach 或 reach，“吉”译为 auspicious，“即”译为 immediately，“亟”译为 quickly 或 hastily，“急”译为 hectic 或 quickly，“疾”译为 disease 或 illness，“集”译为 gather，“极”译为 extreme 或 utmost，“瘠”译为 emaciated，“籍”译为 flow in all directions，“己”音译为 *ji*（heavenly stem）或译为 oneself，“脊”译为 spine，“伎”译为 technique skill，“忌”译为 prohibition，“季”译为 final month，“既”译为 when，“纪”译为 begin 或 arrange，“计”译为 count，“寄”译为 lean on，“寂”译为 calm，“悸”译为 excited，“际”译为 borderline，“剂”译为 dosis，“加”译为 add to，“侠”译为 to line 或 toparallel，“家”译为 expert，“颊”译为 cheek，“甲”译为 scaly，“胛”译为 shoulderblade，“假”译为 false，“瘕”译为 conglomeration，“肩”译为 shoulder，“兼”译为 adopt 或 appropriate，“坚”译为 hard 或 firm 或 solid，“煎”译为 boiling，“减”译为 diminish 或 decrease，“简”译为 simple，“蹇”译为 lameness，“见”译为 see 或 meet 或 obtain，“建”译为 establish，“间”译为 gap，“间”译为 light，“楗”译为 bolt bone，“渐”译为 advance，“贱”译为 low rank，“荐”译为 grass，“将”译为 go along with 或 general，“僵”译为 fall，“浆”译为 beverage 或 fluid，“降”译为 descend，“交”译为 intersect 或 interact 或 exchange，“郊”译为 wastelands，“焦”译为 scorched 或 parched 或 burned，“角”译为 horn 或 angle，“脚”译为 leg 或 flank，“绞”译为 strangling pain，“教”译为 teach，“皆”译为 all 或 each 或 every 或 both 或 together 或 ways 或 entirely，“揭”译为 raise 或 peel，“街”译为 street，“阶”译为 cause，“劫”译为 rob，“结”译为 knot 或 congeal 或 end。

第七部分的核心字及其翻译：“节”译为 joint，“竭”译为 exhaust，“洁”译为 clean，“解”译为 divide 或 resolve 或 unfold 或 disintegrate，“介”译为 armored，“戒”译为 beware，“今”译为 now 或 today 或 present，“金”译为 gold 或 metal，“津”译为 liquid 或 body fluid，“筋”译为 sinew，“黔”译为 yellow，“紧”译为 tight，“谨”译为 carefully，“近”译为 close 或 near 或 nearby，“进”译为 advance 或 enter 或 consume，“禁”译为 forbid 或 prohibition 或 restriction，“尽”译为 exhaust 或 exhaust，“泾”音译为 *jing*，“茎”译为 stalk，“粳”译为 non-glutinous rice，“经”译为 warp 或 classic 或 conduit 或 stream 或 course，“精”译为 fine 或 essence 或 clear 或 firm，“惊”译为 fright 或 shock，

“井”译为 well，“颈”译为 neck，“劲”译为 firm 或 force，“净”译为 pure，“竞”译为 complete，“胫”译为 shin，“痉”译为 tetany，“敬”译为 respect，“静”译为 quiet 或 calm 或 tranquil，“炅”译为 heat 或 hot，“窘”译为 embarrassing，“究”译为 proceed，“鸠”译为 turtledove，“九”译为 nine，“久”译为 for long 或 a long time 或 chronic，“灸”译为 cauterize，“韭”译为 scallion，“酒”译为 wine，“咎”译为 calamity，“救”译为 help 或 rescue，“就”译为 approach 或 seek，“僦”音译为 *jiu*，“居”译为 live 或 reside 或 exist，“拘”译为 cramp，“沮”译为 worn out 或 seep out，“矩”译为 square，“举”译为 lift 或 raise 或 hold，“巨”译为 grand，“具”译为 fully 或 all，“拒”译为 resist 或 block，“俱”译为 keep together 或 come together 或 receive，“秬”译为 black millet，“距”译为 spur，“聚”译为 assemble 或 collect，“据”译为 according，“瞿”译为 helpless 或 startled，“惧”译为 in fear，“倦”译为 tired，“眷”译为 sentimental，“决”译为 open 或 decide 或 cut open，“厥”译为 recede 或 cease，“绝”译为 cut 或 interrupt 或 break，“橛”译为 peg bone，“君”译为 ruler 或 gentleman，“均”译为 evenly balanced，“峻”译为 violent，“䐃”译为 protuberant muscles，“开”译为 open，“康”译为 healthy，“亢”译为 excessive activity 或音译为 *kang*（a stellar division），“尻”译为 sacrum，“考”译为 study 或 examine，“苛”译为 numb 或 violent 或 severe，“咳”译为 cough，“可”译为 alright 或 curable，“渴”译为 thirst，“刻”译为 mark，“铿”译为 clanking，“空”译为 void 或 empty 或 hollow，“孔”译为 cavity，“恐”译为 in fear，“控”译为 draw，“口”译为 mouth，“扣”译为 ram，“枯”译为 dry 或 wither，“哭”译为 weep，“苦”译为 bitter 或 suffer，“髁”译为 hip bone，“快”译为 please，“髋”译为 hip bone，“匡”译为 eye socket，“恇”译为 timidly，“狂”译为 crazy，“旷”译为 vast，“奎”音译为 *kui*（a stellar division），“揆”译为 estimate，“葵”音译为 *kui*（herbs），“匮”译为 deficient，“愦”译为 nauseous，“溃”译为 massive。

第八部分的核心字及其翻译：“坤”译为 earth，“困”译为 distress，

“拉”译为 pull，“来”译为 come 或 arrive 或 appear，“蓝”译为 indigo blue，“籣”译为 orchid，“览”译为 read，“狼”译为 wolf，“朗”译为 shine，“劳”译为 tax 或 perform 或 exhaust 或 work hard，“醪”译为 wine，“老”译为 old，“乐”译为 joy 或 enjoy，“雷”译为 thunder，“羸”译为 emaciate，“累”译为 entanglement 或 strung together，“肋”译为 rib，“泪”译为 tears，“类”译为 category 或 class 或 type，“冷”译为 cold 或 cool，“离”译为 dissociate 或 depart 或 leave，“李”译为 plum，“理”译为 structure 或 pattern 或 character 或 principle，“里”译为 interior 或 inside，“醴”译为 wine，“力”译为 force，“立”译为 stand 或 establish，“利”译为 benefit 或 free，“栗”译为 chestnut，“溧”译为 extreme cold，“慄”译为 shiver，“厉”译为 epidemic，“历”译为 calendrical arrangement，“疠”音译为 *li*（-wind），“丽”译为 attach，“连”译为 link 或 connect 或 attach，“廉”译为 edge，“濂”译为 quiet，“敛”译为 contraction 或 shrink 或 tie，“良”译为 good，“凉”译为 cool，“两”译为 two 或 both，“量”译为 measure，“寥”译为 boundless，“髎”译为 bone hole，“燎”译为 blaze，“列”译为 arrange，“烈”译为 fiery，“裂”译为 crack，“林”译为 forest，“淋”译为 strangury，“霖”译为 continuing rain 或 longlasting rain，“临”译为 look down 或 attend 或 come down，“鳞”译为 scaly，“凛”译为 piercing cold，“廪”译为 accumulate，“凌”译为 encroach，“陵”译为 earthen mound，“零”译为 fall 或 descend，“灵”译为 magic power，“领”译为 instruction，“令”译为 a command，“流”译为 flow，“留”译为 remain 或 stagnate，“柳”音译为 *liu*（a stellar division）或译为 willow，“六”译为 six，“溜”译为 stream，“隆”译为 heaped 或 abound 或 prosper，“癃”译为 protuberance ill，“聋”译为 deafness，“陇”译为 ridge，“娄”音译为 *lou*（a stellar division），“漏”译为 dripping 或 leak 或 drip，“瘘”译为 tumor，“胪”译为 abdominal wall，“颅”译为 skull，“卤”译为 salt，“陆”译为 land，“路”译为 road，“漉”译为 incessant sweating，“露”译为 dew，“挛”译为 cramp，“卵”译为 testicle，“乱”译为 disorder 或 confuse，“芦”译为 madder herb，“偻”译为 bending，“膂”

译为 spinal column，“缕”译为 hank，“律”译为 pitchpipe，“虑”译为 consideration，“伦”译为 hierarchical position，“论”译为 discuss，“罗”译为 gauze，“倮”译为 naked，“络”译为 connect 或 encircle 或 network，“落”译为 fall，“麻”译为 hemp 或 sesame，“马”译为 horse，“骂”译为 voice insults，“脉”译为 vessel，“麦”译为 wheat，“满”译为 full，“漫”译为 inundate，“蔓”译为 winding plant，“芒”译为 awns 或 rays，“盲”译为 blind，“痝”音译为 *mang*-type（swelling, congestion, etc.），“莽”译为 thicket，“毛”译为 body hair，“卯”音译为 *mao*（earth branch），“昴”音译为 *mao*（a stellar division）。

第九部分的核心字及其翻译：“冒”译为 cover 或 dizzy，“茂”译为 lush，“瞀”译为 impairment of vision，“眉”译为 eyebrow，“每”译为 everytime 或 whenever，“美”译为 beautiful，“昧”译为 obscure 或 dark，“眛”译为 impaired（vision），“门”译为 door 或 gate，“扪”译为 feel，“闷”译为 mentalpressure，“萌”译为 sprout，“蒙”译为 ignorant，“朦”译为 haziness，“雺”译为 hazy，“孟”译为 first month，“梦”译为 dream，“迷”译为 hallucination，“靡”译为 dividing，“秘”译为 keep secret，“密”译为 seal，“谧”译为 tranquility，“眠”译为 sleep，“绵”译为 extremely thin，“免”译为 escape，“面”译为 face，“眇”译为 lateral abdomen，“妙”译为 mysterious，“灭”译为 extinguish，“民”译为 people，“敏”译为 skillful 或 intelligent，“闵”译为 unfathomable，“名”译为 name 或 term，“冥”译为 obscure，“暝”译为 darkness 或 blurred vision，“鸣”译为 singing，“瞑”译为 blurred vision，“命”译为 orders 或 fate 或 life 或 name，“缪”译为 crosswise 或 misleading，“谬”译为 mislead，“膜”译为 membrane，“摩”译为 rub，“末”译为 end，“沫”译为 foam，“殁”译为 nofailure，“莫”译为 none 或 no one 或 nothing，“默”译为 remain silent，“谋”译为 plan 或 develop，“母”译为 mother，“牡”译为 male depot，“拇”译为 big toe，“木”译为 tree 或 wood，“目”译为 eye 或 vision，“沐”译为 wash，“牧”译为 pasture，“募”译为 levy 或 membrane plain，“暮”译为 evening，“乃”译为 then

或 thereupon 或 hence，“奈”译为 how 或 why 或 how about，“男”译为 male，“南”译为 south，“难”译为 difficult，“囊”译为 scrotum，“挠”译为 disturbance，“脑”译为 brain，“淖”译为 muddy，“内”译为 in 或 within 或 into 或 inside 或 interior 或 inner，“能”译为 can 或 be able，“泥”译为 muddy 或 sticky，“拟”译为 resemble，“逆”译为 oppose 或 act contrary，“匿”译为 shut in，“溺”译为 drowning 或 urine，“年”译为 year 或 age，“念”译为 think about 或 read，“鸟”译为 bird，“聂”译为 wrinkled，“啮”译为 bite，“宁”译为 tranquil，“凝”译为 freeze，“牛”音译为 *ning*（a stellar division）或译为 ox，“脓”译为 pus 或 purulent，“弩”译为 crossbow，“怒”译为 anger，“暖”译为 gentle warmth，“女”译为 female，“衄”译为 nosebleed，“虐”译为 ravaging，“疟”译为 malaria，“偶”译为 even，“呕”译为 throw up 或 spit 或 vomit，“俳”译为 lameness，“排”译为 push，“判”译为 deviation。

第十部分的核心字及其翻译：“滂”译为 gush forth，“膀”译为 urinary bladder，“衃”译为 rotten blood，“佩”译为 wear，“配”译为 correspond 或 match，“膨”译为 panting 或 coughing sound，“捧”译为 bring up，“皏”译为 pale white，“礔”译为 rolling thunder，“皮”译为 skin，“脾”译为 spleen，“罢”译为 exhaustion，“痞”译为 blockage，“辟”译为 evil 或 punish，“譬”译为 be like 或 comparable to，“偏”译为 one side 或 unilateral，“篇”译为 chapters，“漂”译为 drifting，“飘”译为 tornados 或 whirling，“慓”译为 fierce 或 fast，“贫”译为 poor 或 poverty，“品”译为 things 或 rank，“牝”译为 female，“平”译为 flat 或 balance 或 calm 或 normal，“评”译为 deliberate，“冯”译为 supported，“凭”译为 fullness，“颇”译为 unbalanced，“迫”译为 come near 或 press against，“破”译为 break up 或 burst 或 destroy，“魄”译为 *po*-soul，“仆”译为 fall 或 collapse 或 vulgar，“朴”译为 natural，“七”译为 seven 或 seventh，“悽”译为 wailing，“凄”译为 chilling temperature，“期”译为 time，“欺”译为 fool，“漆”译为 lacquer，“其”译为 his 或 its 或 those，“奇”译为 strange，“齐”译为 on the same level 或 equal 或

simultaneously，“脐”译为 navel，“起”译为 rise 或 get up 或 raise 或 arise，“启”译为 open up，“泣”译为 tears，“气”音译为 *qi*，“弃”译为 throw off，“器”译为 container，“洽”译为 penetrate，“髂”译为 pelvic bone，“千”译为 increase thousandfold，“愆”译为 excessive，“迁”译为 replacement，“前”译为 front 或 frontal，“黔”译为 common people，“浅”译为 shallow，“欠”译为 yawn，“强”译为 strong，“蹻”译为 walker，“巧”译为 expertise，“壳”译为 shell，“窍”译为 orifice，“且”译为 also 或 too 或 in addition，“切”译为 cutting，“怯”译为 timid，“挈”译为 raise，“浸”译为 soaking，“亲”译为 intimate 或 relative，“琴”译为 cither，“禽”译为 animal，“寝”译为 sleep，“青”译为 green，“卿”译为 official，“清”译为 clear 或 cool，“倾”译为 bend 或 collapse，“轻”译为 light，“情”译为 feelings，“顷”译为 short time，“请”译为 please，“瞏”译为 stare，“穷”译为 investigate carefully 或 penetrate thoroughly，“秋”译为 autumn，“求”译为 search，“鼽”译为 stuffy nose 或 cheek bone，“曲”译为 curved，“屈”译为 bend，“呿”译为 open the mouth，“胠”译为 upper flank，“祛”译为 eliminate，“蛆”译为 maggot，“趋”译为 rush toward，“躯”译为 physical appearance，“取”译为 seize 或 take，“去”译为 go away 或 depart 或 leave 或 withdraw 或 vanish。

第十一部分的核心字及其翻译：“全”译为 complete 或 perfect，“卷”译为 curl up，“泉”译为 fountain，“权”译为 weight，“颧”译为 cheek bone，“犬”译为 dog，“缺”译为 destroy，“却”译为 retreat 或 withdraw，“雀”译为 sparrow egg，“逡”译为 go to and fro，“群”译为 common officials 或 subordinates，“痹”译为 numb，“然”译为 so 或 such 或 like，“攘”译为 drive out，“扰”译为 cause trouble 或 disturb，“绕”译为 wind，“热”译为 hot 或 heat，“人”译为 man 或 human 或 person 或 someone 或 people，“壬”音译为 *ren*（heavenly stem），“任”译为 support 或 accept，“妊”译为 pregnancy，“日”译为 sun 或 day，“容”译为 take in，“荣”译为 blossom 或 flourish 或 splendor，“柔”译为 soft，“肉”译为 flesh，“如”译为 like 或 similar 或 as，“濡”译为 soggy 或

moisture，“蠕”译为 wriggling，“汝”译为 you，“乳”译为 breast，“辱”译为 disgrace，“入”译为 enter 或 insert 或 invade，“溽”译为 humidity，“耎”译为 soft，“緛”译为 shrink，“锐”译为 pointed 或 sharpness，“闰”译为 intercalation，“润”译为 moist，“若”译为 like 或 as 或 as if，“弱”译为 weak，“洒”译为 water poured 或 shiver 或 disperse，“塞”译为 obstruct，“三”译为 three 或 third，“散”译为 disperse 或 spread 或 dissipate，“丧”译为 mournful 或 lose，“臊”译为 fetid，“色”译为 color，“涩”译为 rough，“森”译为 forest，“沙”译为 sand，“杀”译为 kill，“厦”译为 mansion，“歃”译为 smear blood，“山”译为 mountain，“疝”译为 elevation ill，“善”译为 good，“擅”译为 seize，“商”音译为 *shang*（musical note），“伤”译为 harm 或 injure，“赏”译为 reward，“上”译为 above 或 on 或 upper 或 upwards，“尚”译为 nevertheless 或 still，“稍”译为 decrease，“少”译为 few 或 little 或 small 或 minor，“舌”译为 tongue，“舍”译为 lodge，“射”译为 shoot，“涉”译为 wade，“摄”译为 hold，“申”音译为 *shen*（earth branch），“伸”译为 stretch，“身”译为 body，“呻”译为 groan，“胂”译为 buttock，“深”译为 deep 或 thorough，“神”译为 spirit，“审”译为 investigate 或 recognize 或 inquire，“甚”译为 serious 或 severe 或 extreme，“肾”译为 kidney，“慎”译为 carefully 或 cautious，“渗”译为 seep 或 leak 或 pour，“升”译为 pint 或 rise 或 ascend，“生”译为 grow，“声”译为 voice，“绳”译为 rope，“眚”译为 calamity 或 disaster，“盛”译为 abound 或 abundant，“胜”译为 overcome 或 dominate，“圣”译为 sage，“尸”译为 corpse，“失”译为 lose，“施”译为 apply 或 cause。

第十二部分的核心字及其翻译：“师”译为 teacher 或 master，“湿”译为 damp，“十”译为 ten 或 tenth，“石”译为 stone，“食”译为 eat 或 food 或 diet，“时”译为 season 或 time，“蚀”译为 eat away，“实”译为 fruit 或 replete 或 replenish，“识”译为 know 或 recognize，“豕”译为 lard 或 pork，“使”译为 order 或 employ 或 cause 或 envoy，“始”译为 begin，“世”译为 generation 或 world，“市”译为 marketplace，“示”

译为 display 或 demonstrate 或 impress，“式”译为 model，“事”译为 affair 或 matter 或 practice，“侍”译为 sit，“室”译为 room 或 chamber，“是”译为 this 或 that 或 it 或 they 或 right 或 hence，“视”译为 see 或 look，“势”译为 power 或 feature，“嗜”译为 crave for，“试”译为 attempt，“适”译为 gohuo approach，“释”译为 release 或 melt，“收”译为 gather 或 collect，“手”译为 hand 或 thumb，“守”译为 guard 或 keep，“首”译为 head，“受”译为 receive 或 accept，“授”译为 confer，“寿”译为 life span，“瘦”译为 lean，“几”译为 stiff，“书”译为 written record，“殊”译为 difference and parallel，“舒”译为 unfold，“疏”译为 expound，“踈”译为 clear 或 open 或 break 或 slack，“枢”译为 pivot，“输”译为 transport 或 transporter，“孰”译为 who 或 which，“熟”译为 boil 或 ripe 或 familiar，“暑”译为 summerheat，“黍”译为 glutinous millet 或 millet grain，“署”译为 give the title，“鼠”译为 mouse，“束”译为 bind，“俞”译为 transporter，“庶”译为 all 或 both，“术”译为 art，“数”译为 number，“树”译为 tree，“衰”译为 decay，“腨”译为 calf，“霜”译为 frost，“脽”译为 buttock，“谁”译为 who，“水”译为 water，“顺”译为 adaptive 或 adaptation，“瞤”译为 twitch，“说”译为 explanation，“朔”译为 darkness of the new moon，“烁”译为 melt，“司”译为 control，“私”译为 personal ends，“思”译为 think，“斯”译为 this 或 these，“嘶”译为 hoarse，“死”译为 die 或 death 或 fatal，“巳”音译为 *si*（earth branch），“四”译为 four 或 fourth，“似”译为 appear like 或 resemble，“伺”译为 pay attention，“松”译为 pine，“颂”译为 learn through recitation，“诵”译为 recite，“溲”译为 urine 或 urinate，“俗”译为 common，“溯”译为 *su*-manner，“素”译为 white 或 ordinary，“速”译为 fast，“宿”译为 stay，“肃”译为 stern，“痠”译为 sore 或 hurt，“酸”译为 sour，“虽”译为 although 或 even if，“随”译为 follow，“髓”译为 marrow，“岁”译为 year，“遂”译为 in all cases，“孙”译为 grandchild，“飧”译为 outflow of food，“损”译为 decrease 或 diminish，“缩”译为 draw in 或 shrink，“所”译为 location 或 place。

第十三部分的核心字及其翻译："索"译为rope，"他"译为another，"漯"译为profusely，"胎"译为fetal或pregnancy，"炲"译为soot，"太"译为major或greatly或excessively，"炭"译为charcoal，"汤"译为hot water或decoction，"溏"译为semiliquid stools，"桃"译为peach，"疼"译为pain，"腾"译为surge，"提"译为uphold，"体"译为limb，"涕"译为snivel，"惕"译为scared或fearful，"嚏"译为sneeze，"鬄"译为shave，"天"译为heaven或celestial，"田"译为field，"恬"译为peaceful，"条"译为grow或penetrate，"调"译为agree或harmonize或balance，"铁"译为iron，"听"译为hear，"廷"译为court cavity，"庭"译为courtyard，"通"译为pass through或communicate with或penetrate，"同"译为identical或same或alike或agree with，"彤"译为red，"童"译为young boy，"瞳"译为pupil，"统"译为govern，"痛"译为pain或ache，"投"译为application，"头"译为head，"佚"译为tremble，"土"译为soil，"吐"译为vomit或throw up或emit，"湍"译为whirling，"推"译为push，"颓"译为loose，"瘢"译为breakdown ill，"退"译为retreat，"吞"译为swallow，"臀"译为buttock，"脱"译为waste away或lose，"唾"译为saliva，"外"译为outside或exterior或outer或external，"丸"译为pill，"完"译为complete，"玩"译为handle，"宛"译为writhe，"惋"译为distress，"晚"译为late，"脘"译为（stomach）duct，"菀"译为garden，"万"译为ten thousand或ten thousandfold，"亡"译为vanish，"王"译为flourish，"往"译为leave或depart，"妄"译为carelessly或recklessly或false或random或confusion或hallucination，"忘"译为forget，"危"译为danger，"微"译为minute或subtle或slight或feeble，"为"译为do或conduct或carry out或practice，"唯"译为only，"惟"译为only或simply，"违"译为disobey或oppose，"维"译为rope，"尾"音译为*wei*（a stellar division），"委"译为endangered harmony，"痏"译为wound，"萎"译为wither，"痿"译为limp，"纬"译为thread，"未"译为not或before或without，"位"译为position，"味"

译为 flavor 或 substance，“畏”译为 fright 或 fear，“胃”译为 stomach，“熨”译为 poultice，“卫”译为 protect，“谓”译为 speak 或 say 或 call 或 denote，“温”译为 warm，“文”译为 line pattern 或 text，“闻”译为 hear 或 listen，“问”译为 ask 或 question，“璺”译为 crack，“沃”译为 pour，“卧”译为 go to rest 或 lie down to sleep，“握”译为 grasp，“污”译为 dirt，“屋”译为 house，“乌”译为 crow，“呜”译为 alas，“毋”译为 have not，“吾”译为 my，“无”译为 have not 或 lack 或 without。

第十四部分的核心字及其翻译：“五”译为 five 或 fifth，“午”音译为 *wu*（earth branch），“伍”译为 five，“忤”译为 revolt，“侮”译为 insult，“勿”译为 do not 或 must not，“戊”音译为 *wu*（heavenly stem），“物”译为 being 或 thing 或 item 或 substance，“悟”译为 apprehend，“务”译为 effort 或 obligation，“雾”译为 fog，“骛”译为 gallop，“夕”译为 evening 或 nighttime，“西”译为 West，“吸”译为 inhale，“昔”译为 for a long time，“息”译为 breathe，“悉”译为 encompass，“淅”译为 shiver，“溪”译为 ravine，“嘻”译为 smile，“膝”译为 knee，“锡”译为 confer，“袭”译为 succeed，“喜”译为 joy 或 love，“系”译为 connection 或 attach 或 connect，“郄”译为 cleft，“细”译为 fine，“暇”译为 inactive，“下”译为 below 或 low 或 down 或 downwards，“夏”译为 summer，“先”译为 first 或 initially 或 before，“鲜”译为 fresh，“弦”译为 string，“咸”译为 all 或 everybody，“涎”译为 saliva，“闲”译为 be relaxed，“嫌”译为 doubts，“贤”译为 exemplary men，“痫”译为 convulsion，“咸”译为 salty，“显”译为 obvious，“陷”译为 depression，“相”译为 each other 或 mutual 或 one another，“香”译为 aromatic，“乡”译为 native place，“祥”译为 auspicious sign，“响”译为 echo，“象”译为 appearance 或 phenomenon 或 image，“项”译为 nape，“消”译为 dissipate 或 wane 或 dissolve 或 waste，“销”译为 fuse 或 melt，“萧”译为 whistle，“嚣”译为 noise，“小”译为 small 或 little 或 minor，“晓”译为 morning，“肖”译为 exemplary，“笑”译为 laugh，“啸”译为 hiss 或 roar，“邪”译为 evil，“协”译为 harmony，“胁”译为 flank，“斜”

译为 diagonally，“泄”译为 flow away 或 flow out，“薤”译为 shallot，“泻”译为 flow away 或 outflow，“蟹”译为 crab，“心”译为 heart，“辛”译为 acrid，“新”译为 new，“信”译为 trust 或 true，“囟”译为 fontanella peak，“星”译为 star，“腥”译为 fishy，“兴”译为 flourish，“刑”译为 punish，“行”译为 walk 或 pass 或 flow 或 practice 或 move 或 run，“形”译为 shape 或 appearance 或 manifestation，“荥”译为 brook，“省”译为 examine 或 inspect 或 inquire，“杏”译为 apricot，“性”译为 nature，“凶”译为 bad omina 或 inauspicious，“兄”译为 elder brother，“匈”译为 behave very aggressively，“胸”译为 chest，“雄”译为 male 或 realgar，“休”译为 rest，“修”译为 refined 或 clear，“秀”译为 blossom 或 flourish，“戌”音译为 *xu*（earth branch），“虚”译为 hollow 或 empty 或 deplete，“须”译为 wait，“须”译为 beard，“徐”译为 slow。

第十五部分的核心字及其翻译：“许”译为 permit，“序”译为 sequence，“絮”译为 padded，“绪”译为 principle，“蓄”译为 collect，“稸”译为 accumulate，“宣”译为 spread widely 或 effusion 或 promulgate，“暄”译为 warm，“玄”译为 dark，“旋”译为 revolve，“悬”译为 be suspended，“眩”译为 dizzy，“眴”译为 dizziness，“削”译为 delete，“穴”译为 hole，“学”译为 teaching，“雪”译为 snow，“血”译为 blood，“熏”译为 steam，“曛”译为 red-yellow，“循”译为 pass along 或 move along 或 follow，“迅”译为 great speed，“徇”译为 dizziness，“牙”译为 jaw，“涯”译为 limit，“咽”译为 gullet，“焉”译为 in it 或 there 或 from there，“烟”译为 smoke，“言”译为 speak 或 talk 或 speech，“岩”译为 mountain valley，“延”译为 spread，“炎”译为 flame，“颜”译为 forehead，“严”译为 harsh，“盐”译为 salt，“衍”译为 inundate，“偃”译为 bent down，“眼”译为 eyeball，“晏”译为 late 或 belated，“焰”译为 flame，“厌”译为 get enough 或 press 或 fade，“燕”译为 leisurely，“谚”译为 saying，“验”译为 experience，“央”译为 middle，“殃”译为 calamity，“羊”译为 sheep，“扬”译为 whirl up 或 soar 或 scatter，“阳”音译为 *yang*，“疡”译为 ulcer，“仰”

译为 bend up 或 return to，“养”译为 nourish，“痒”译为 itch，“夭”译为 early death 或 die early，“要”译为 lower back 或 essential，“腰”译为 lower back，“摇”译为 shake 或 agitate，“繇”译为 shake，“窈”译为 enigmatic issue 或 subtle，“曜”译为 radiance，“药”译为 drug，“耀”译为（the needle）shine，“暍”译为 as in harm caused by summer heat，“野”译为 wilderness 或 wasteland，“夜”译为 at night，“掖”译为 armpit，“液”译为 fluid，“业”译为 achievement，“叶”译为 leaf，“一”译为 one 或 once 或 first，“衣”译为 clothing 或 clothes 或 garment，“依”译为 lean on 或 follow，“噫”译为 belch，“医”译为 physician，“宜”译为 suitable 或 appropriate，“移”译为 change location 或 move 或 transmit 或 remove，“疑”译为 in doubt 或 uncertain，“遗”译为 neglect，“颐”译为 chin，“乙”音译为 *yi*（heavenly stem），“已”译为 end 或 stop 或 complete，“以”译为 employ 或 use 或 take 或 rely on，“倚”译为 lean on，“亦”译为 also 或 too 或 either，“抑”译为 press down 或 repression，“易”译为 exchange，“悒”译为 uneasiness，“益”译为 add to 或 increase 或 enrich，“异”译为 different 或 differ 或 distinguish，“逸”译为 idle，“嗌”译为 throat，“意”译为 intension 或 meaning 或 significance，“溢”译为 overflow，“义”译为 right，“翳”译为 screen，“翼”译为 wing，“议”译为 deliberate，“因”译为 follow 或 trace 或 through 或 subsequently，“音”译为 tone 或 sound，“殷”译为 flourish，“阴”音译为 *yin* 或译为 shade 或 dark 或 hidden，“瘖”译为 mute，“吟”译为 moan，“寅”音译为 *yin*（earth branch），“淫”译为 flow unrestrained 或 excess，“龂”译为 gum，“引”译为 pull 或 draw 或 drink，“饮”译为 drink，“隐”译为 hidden 或 insignificant，“英”译为 blossom，“膺”译为 breast，“缨”译为 capstring vessel，“迎”译为 face 或 come up and follow，“盈”译为 fullness 或 abundant，“荧”译为 Mars，“营”译为 camp，“赢”译为 filled，“影”译为 shadow，“应”译为 respond 或 response，“痈”译为 congestion。

第十六部分的核心字及其翻译：“壅”译为 congest，“拥”译为 embrace，“痈”译为 *yong*-abscess，“勇”译为 brave 或 courage，“涌”译

为 gush up，“用”译为 use 或 employ 或 apply，“攸”译为 what benefits，“幽”译为 dark，“忧”译为 anxious，“尤”译为 particularly severe，“由”译为 start from 或 originate from 或 result from，“游”译为 swim 或 roam 或 overflow，“犹”译为 resemble 或 be like 或 remain，“有”译为 have，“酉”音译为 *you*（earth branch），“牖”译为 window，“又”译为 also 或 again，“右”译为 right，“幼”译为 young，“余”译为 me 或 my，“于”译为 in 或 at 或 from 或 with，“鱼”译为 fish，“愉”译为 relaxation，“揄”译为 lift，“隅”译为 angle，“愚”译为 stupid 或 ignorant，“榆”译为 elm seeds，“余”译为 remainder 或 remaining，“逾”译为 leap，“髃”译为 shoulder bone，“予”译为 give 或 confer 或 provide，“宇”译为 location，“羽”译为 feather，“雨”译为 rain，“伛”译为 hunchbacked，“与”译为 bring to 或 match with 或 relate to，“语”译为 speak 或 speech，“玉”译为 jade，“育”译为 be born 或 parturition，“浴”译为 bathe 或 wash，“域”译为 region，“御”译为 control 或 restrain 或 engage，“欲” lust 或 desire 或 wish 或 should，“遇”译为 encounter 或 meet 或 experience，“愈”译为 improve，“谕”译为 message，“燠”译为 damp heat，“郁”译为 accumulate 或 pressure 或 oppress，“冤”译为 feel pressed，“渊”译为 abyss，“痟”译为 soreness 或 pain，“元”译为 principal，“垣”译为 wall，“原”译为 origin 或 plains，“员”译为 roundness，“援”译为 draw on facts，“源”译为 source，“缘”译为 encircle，“远”译为 far away 或 distant 或 profound 或 far，“怨”译为 bears 或 grudge，“愿”译为 long for，“曰”译为 say 或 tell，“约”译为 essential rule，“哕”译为 hiccup，“月”译为 moon 或 month，“越”译为 transgress 或 exceed 或 disperse，“跃”译为 jump，“匀”译为 even，“云”译为 cloud，“陨”译为 fall down 或 make fall，“殒”译为 harm，“孕”译为 pregnant 或 embryo，“愠”译为 grains in strength，“运”译为 move，“杂”译为 diverse，“灾”译为 catastrophe，“哉”译为 indeed，“再”译为 twice 或 a second time 或 again，“载”译为 carry，“赞”译为 support，“遭”译为 meet，“糟”译为 dregs，“早”译为 early 或 first，“枣”译

为 date，“燥”译为 dry 或 desiccated，“躁”译为 race 或 overexcitement 或 agitation，“则”译为 rule，“责”译为 punish，“择”译为 choose 或 select，“泽”译为 marshes 或 humidity 或 liquid，“贼”译为 injury 或 plunderer 或 robber，“增”译为 increase，“憎”译为 dislike 或 hate，“皻”译为 blotch，“乍”译为 at time 或 active，“斋”译为 fast，“占”译为 predict，“瞻”译为 look，“谵”译为 incoherent，“斩”译为 execute 或 cut，“湛”译为 profound，“战”译为 combat 或 tremble，“张”译为 pull 或 tension，“章”译为 manifestation，“彰”译为 look fine 或 shine 或 manifest 或 elucidate，“掌”译为 palm，“丈”译为 male，“胀”译为 distend。

第十七部分的核心字及其翻译：“招”译为 shake 或 wave，“昭”译为 clearly display 或 brilliant 或 elucidate，“朝”译为 morning，“爪”译为 nail，“召”译为 summon，“兆”译为 sign 或 manifestation，“肇”译为 founding，“折”译为 break 或 destruction 或 reduce，“辄”译为 always，“蛰”译为 hibernation，“者”译为 those who 或 that which，“赭”译为 ochre，“真”译为 true 或 truth，“针”译为 needle，“枕”译为 pillow，“胗”译为 papule，“诊”译为 examine 或 diagnose，“轸”音译为 *zhen*（a stellar division）或 papule，“振”译为 shake，“震”译为 shake，“镇”译为 Saturn，“争”译为 fight 或 struggle，“蒸”译为 steam，“征”译为 evidence 或 be verified 或 provide evidence，“整”译为 unimpaired 或 correction，“正”译为 upright 或 proper 或 correct 或 normal 或 rectify 或 determine，“政”译为 policy，“证”译为 evidence，“之”译为 move to 或 proceed to，“支”译为 limb 或 propping，“汁”译为 liquid，“枝”译为 branch，“知”译为 know 或 familiar with 或 understand 或 knowledge，“胝”译为 hardness，“脂”译为 fat，“直”译为 straight 或 exactly，“值”译为 come into contract，“执”译为 uphold the law，“跖”译为 walk lamely，“止”译为 end 或 come to a halt 或 stop，“旨”译为 significance 或 instruction，“指”译为 finger 或 toe 或 expound，“枳”译为 hovenia-fruit，“至”译为 reach 或 go to 或 lead to 或 arrive 或 perfect 或 extreme，

“志”译为 will 或 aim 或 mind，“制”译为 build 或 prepare 或 determine 或 restrain 或 composition，“治”译为 govern 或 treat 或 cure，“炙”译为 be burned，“致”译为 cause 或 achieve 或 devote 或 invite，“痔”译为 pile，“痓”译为 stiff，“彘”译为 swine，“智”译为 knowledgeable 或 wisdom，“稚”译为 be tender，“置”译为 position，“雉”译为 pheasant，“滞”译为 stagnation，“緻”译为 tightly contract，“质”译为 material substance 或 sturdy constitution，“中”译为 center 或 medium 或 middle 或 inside，“终”译为 end 或 complete，“钟”译为 bell，“肿”译为 swell，“踵”译为 heel，“仲”译为 mid-summer，“重”译为 heavy 或 double 或 multiple，“众”译为 crowds 或 all 或 many，“州”译为 district 或 regional rectifier，“舟”译为 boat，“周”译为 everywhere 或 ubiquitous 或 circulation 或 complete，“肘”译为 elbow，“昼”译为 daytime，“骤”译为 squall 或 rainstorm，“朱”译为 vermilion，“诛”译为 punish，“术”音译为 *zhu*（a drug），“竹”译为 bamboo tube，“主”译为 ruler 或 host 或 main，“拄”译为 support，“属”译为 be connected with 或 be tied to 或 entrust，“助”译为 support，“注”译为 flow 或 pour 或 flooding 或 outpour，“柱”译为 clavicle，“祝”译为 invoke the origin，“疰”译为 infixation，“著”译为 make known 或 store 或 inscribe，“筑”译为 put up walls，“铸”译为 cast weapon，“抓”译为 pull up，“专”译为 concentrate，“转”译为 turn，“壮”译为 strong 或 strength，“状”译为 appearance 或 condition，“追”译为 pursue，“椎”译为 vertebra，“坠”译为 fall，“颛”译为 facial prominence，“灼”译为 burning，“着”译为 stuck，“浊”译为 turbid，“濯”音译为 *zhuo*（sound），“滋”译为 nourish 或 proliferate，“资”译为 supply 或 endow with 或 depend on，“子”译为 child，“紫”译为 violet，“自”译为 myself 或 oneself 或 itself 或 own 或 proper，“眦”译为 canthus，“渍”译为 soak，“宗”译为 ancestral temple 或 basis，“揔”译为 bring together 或 exert control，“纵”译为 slack 或 slacken，“走”译为 run 或 move，“足”译为 foot，“卒”译为 comprehensive 或 sudden 或 hastily，“最”译为 most，“左”译为 left，

“佐”译为 assist 或 assistant，“作”译为 emerge 或 break out 或 generate，“坐”译为 sit 或 seat 或 rest。

文树德编写的这部辞典，分析、研究和翻译了 1 800 多个《黄帝内经·素问》中的核心字，如此深入、系统地分析、研究和翻译《素问》中的关键字，颇有实际意义。这应该是目前国内外唯一一部系统分析、研究和翻译《素问》中的关键字的辞典，所以特别将其选择于本书，供大家参考学习。在翻译《素问》中的关键字时，个别字还需要认真地分析研究，充分了解其实际意义。比如“疹”的读音应为 zhěn，不应为 chèn；“国”译为 country，却不一定符合实际，因为秦汉之前的“国”指的是 state；“肮”的读音为 máng，不是 huāng；“君”意为君子，不可译为 gentleman，因为 gentleman 只是男人的意思，并不是君子，君子“德才兼备，文质彬彬，有所为，有所不为，达则兼济天下，穷则独善其身，是两千多年来中国人追求的理想人格”；“髁”的读音为 kē，不是 kuài；“熨”的读音是 yùn 或 yù，不是 wèi。

第六节
中医名词术语国际标准的发展

自 20 世纪 80 年代以来，世界各地都在努力地研究和制造中医名词术语的国际标准。由于各地的标准彼此之间还有很多的差异，无法真正实现中医名词术语的国际标准，一些重要的国际组织便开始组织各国学者认真地研究中医名词术语国际标准的制定。经过多年的努力，这些国际组织对中医名词术语国际标准的制定逐步实现，对中医国际传播和发展颇有影响。其中影响最大的有三大国际组织，即世界卫生组织（World Health Organization，WHO）、世界中医药学会联合会（World Federation of Chinese Medicine Societies，WFCMS）及世界标准组织（International Organization for Standardization，ISO）。为了向大家说明三大国际组织为中医名词术语国际标准的制定以及为中医国际传播和发展的贡献，特别将其制定和颁布的中医名词术语国际标准介绍给大家。

一、《针灸国际标准》

《针灸国际标准》（*Standard Acupuncture Nomenclature*）是 WHO 西太区制定和发布的。该组织自 1981 年末开始制定针灸名称国际标准，其标准的内容比较简单，只制定了针灸 14 条经脉和 350 多个针灸穴位名称的国际标准，针灸学的名词术语的国际标准还没有制定。经过多次国际会议讨论和研究，于 1984 年基本完成了对针灸学经脉和穴位名称国际标准的制定。当年中国也参加了针灸经脉和穴位名称国际标准的制定，中国代表团成员王德深多次参加了西太区的讨论和研究，曾经特别编写了《针灸穴名国际标准化手册》这部书，于 1988 年由 WHO 出版。

在这部书中，王德深向国内系统地介绍了西太区关于针灸经脉和穴位名称国际标准的制定，也向国际介绍了针灸在西方的传入和影响。在其前言中，王德深指出："针灸医学不仅在我国的医疗保健事业方面起到并正在继续起着重要作用，而且早在 16 世纪就传到了日本、朝鲜，17 世纪传到了欧洲的法国等国家。自 1975 年我国开办国际针灸班以来，已有 116 个国家和地区的 1 000 多位医生来我国学习过针灸。据不完全统计，现在世界上已有 110

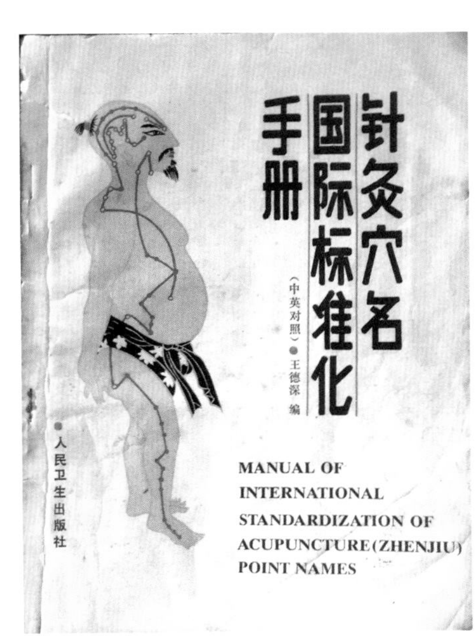

图 3-15 《针灸穴名国际标准化手册》

多个国家的医生应用针灸治病，有 30 多个机构成功地开展了针灸麻醉手术。针刺镇痛机制的研究也引起了越来越多的医学科学家们的兴趣和重视。”

世界各地的医学家之所以重视针灸，就是因为针灸在国际上的普及和发展，在疾病的治疗方面有着非常特殊的疗效和功能。正是由于这个特殊的原因，世界各地学习和应用针灸学的医学家彼此之间也经常进行交流和沟通，并且组建了很多针灸的学会和团体。据王德深介绍，自 1965 至 1985 年国际上已经建立了 9 个世界针灸大会，组建了 1 个世界科学针灸大会。这些针灸学的国际会议组建之后，很多国家都连续不断地举办针灸国际会议年会。由此可见，针灸学已经成为很多国家医学界的一个重要领域了。为了更好地在各地传播和发展针灸学，很多国家的学者和医师都认真地学习和研究针灸学，并撰写和出版了多部有关针灸学的专著。这些专著的问世对针灸在世界各地的深入传播和发展起到了良好的作用。但由于世界各国对针灸学的基本概念和术语的理解和表达有一定的差异，彼此之间都存在着不同的表达方式，从而使针灸在国际交流和发展中也存在着一定的难度。为了尽快统一针灸学基本概念和术语的表达方式，WHO 委托西太区开展针灸国际标准的制定，尤其是要统一针灸学经脉和穴位的表达方式，从而形成国际标准。王德深指出：“针灸穴名的国际标准化将极大地有利于针灸工作者在书面或语言交流时相互了解。它将有利于针灸教学和科研资料的出版，并能更精确地记述和确定穴位。”

实际上很多国家很早就关注针灸学概念和术语的标准化问题了，也曾经努力地制定国际标准。比如 1965 年，日本就已经成立了经穴委员会，通过讨论和研究制定了针灸穴位的国际标准方案。其所制定的方案，采用的是罗马字母拼写日语读音和编号的针灸穴位名称，自然不太适合国际标准。此后美国等西方国家也在国内建立了针灸穴位委员会，努力地制定针灸穴位名称国际标准方案，但各国并没有统一起来进行标准的制定，所以所制定的多种标准方案无法在国际上完全统一。

为了真正地对外传播针灸学，中国针灸学者自1958年就开始制定针灸穴位名称的国际标准。当时的中国针灸学家认真地分析比较了中国汉语拼音名称和威妥玛式的拼音名称，发现其中存在的不同之处颇多。为了完善针灸穴位的国际标准化，当时的中国针灸学家决定以汉语拼音为针灸穴位名称国际标准的基础。所以中国已经在1959年正式出版了以汉语拼音为基础制定的针灸穴位名称的国际标准。这个标准非常符合实际，此后WHO西太区制定针灸穴位名称国际标准时，也采用了中国汉语拼音。为了更好地推进针灸穴位名称国际标准的发展，中国针灸学会于1980年成立了穴位研究委员会，组织国内学者和专家进行认真的研究和制定，于1982年正式公布了"针灸穴名国际化方案"，说明当时我们国家非常重视中医的国际传播和发展。中医的国际传播和发展，实际上更是中华文化的国际传播和影响。

WHO西太区也很关心针灸穴名国际标准的发展。1980年10月，该组织特意派人到中国考察，了解制定针灸穴名国际标准的方法和影响，也向中国有关方面商谈如何制定国际标准。与中国商谈之后，又安排中国和日本进行讨论。在WHO西太区的资助下，中、日两国在1981年和1982年商谈了5次，一直希望能制定针灸穴名的国际标准方案，但日本并不接受中国以汉语拼音为基础制定标准，最终无法达成协议，只好依靠WHO西太区来制定针灸穴名的国际标准。为了制定针灸穴名的国际标准，西太区于1981年12月14日至20日在菲律宾马尼拉召开了针灸穴名国际标准会议，当时有9个国家和地区的15位针灸专家参加了这次会议。在这次会议上，经过认真地分析和讨论，最终制定了14个经穴名的国际标准化方案。该方案的制定涉及三个方面，即"由经穴名的英文字母与数字编号，汉语拼音穴名和汉字组成"。西太区1984年5月在日本、1985年7月在中国香港召开了两次重要的会议，继续努力完善针灸穴名国际标准的制定，并最终得到了参会人员的通过。该标准包括三个方面，即经外穴名与新穴名标准化方案、十四经穴名简释、头针穴名标准化方案。王德深认为，"毫无疑问，这些方案的制定，对于推行以汉语拼音穴名为基础的针灸穴名国际标准化，促进

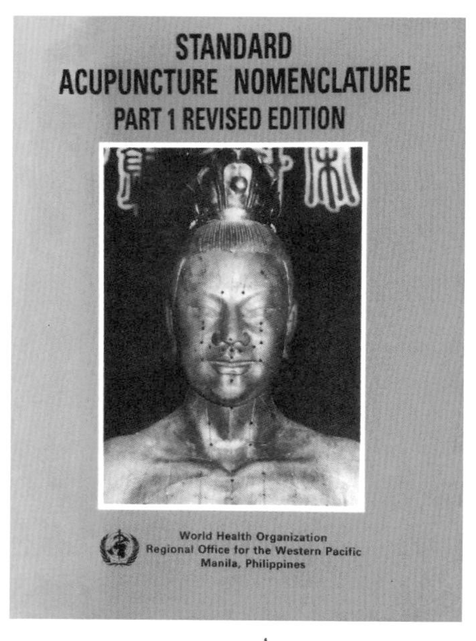

图 3-16 WHO 公布的《针灸国际标准》(第 1 册)

国际针灸学术交流，加速国际针灸医学的发展，将起到重要的作用和深远的影响”。

WHO 西太区所颁布的针灸穴名国际标准有 2 册。第 1 册的前言指出：Acupuncture as a medical science dates back more than 2,500 years to the first Chinese dynasties. It has been constantly evolving since that time, particularly during the last 300 years, and more especially since 1950, when acupuncture science came to be widely developed, both in theory and practice. 认为针灸 300 年前已经传入西方，自然是客观的。认为针灸在西方的传入和发展主要是 1950 年之后，也是比较客观的。认为针灸是在中国 2 500 年前发展起来的，显然只是注意到了针灸学术专著问世的时期。王德深在《针灸穴名国际标准化手册》的前言中指出：“针灸起源于中国，至今已有四五千年的历史，见诸医学专著的历史也有 2 500 多年。”在第 1 册的前言中，也强调了中国针灸在古时期已经传入到亚洲的某些国家：Because of the vast size of China, with its many dialects, and the fact that acupuncture has developed and evolved not only in China but in neighbouring countries as well as particularly Japan, Korea and Viet Nam, there are many differences in nomenclature which have given rise to various difficulties. For example, certain acupuncture points have a number of different names, while the different ways of pronouncing the same Chinese characters have cause mistakes and misunderstandings. 这样的总结和说明，还是比较符合历史现实的。

第 1 册首先通过翻译制定了针灸学 14 条经脉名称的国际标准，具体情况如下（表 3-1）。

表 3-1　针灸经脉名称国际标准

经　　脉	1982 年简称	1989 年简称
肺经 Lung Meridian	L	LU
大肠经 Large Intestine Meridian	LI	LI
胃经 Stomach Meridian	S	ST
脾经 Spleen Meridian	Sp	SP
心经 Heart Meridian	H	HT
小肠经 Small Intestine Meridian	SI	SI
膀胱经 Bladder Meridian	B	BL
肾经 Kidney Meridian	K	KI
心包经 Pericardium Meridian	P	PC
三焦经 Triple Energizer Meridian	TE	TE
胆经 Gallbladder Meridian	G	GB
肝经 Liver Meridian	Liv	LR
督脉 Governor Meridian	GV	GV
任脉 Conception Meridian	CV	CV

14 条经脉中的 12 条，其名称都含有阴阳的精神，如这 12 条经脉的中文名称是：手太阴肺经、手厥阴心包经、手少阴心经、手阳明大肠经、手少阳三焦经、手太阳小肠经、足阳明胃经、足太阴脾经、足太阳膀胱经、足少阴肾经、足少阳胆经、足厥阴肝经。中国对其英文的翻译，基本都是系统完整的翻译和说明，即英译为：lung meridian of hand-taiyin, pericardium meridian of hand-jueyin, heart meridian of hand-shaoyin, large intestine meridian of hand-yangming, triple energizer meridian of hand-shaoyang, small intestine meridian of hand-taiyang, stomach meridian of foot-yangming, spleen meridian of foot-taiyin, bladder meridian of foot-taiyang, kidney meridian of foot-shaoyin, gallbladder meridian of foot-shaoyang, liver meridian of foot-jueyin. 西太区制定的十二经脉的英文名称，则没有提出阴阳的情况，只能算是简单地翻译和介绍，缺乏文化的实际内涵。

第 1 册的第 2 部分，是制定十四经脉的穴位国际标准名称，如将肺经的 11 个穴位的名称罗列如下。

Points of Lung Meridian, LU

Shǒutàiyīn Fèijīng xué

手太陰（阴）肺經（经，経）穴

LU 1	Zhōngfǔ	中府
LU 2	Yúnmén	雲（云）門（门）
LU 3	Tiānfǔ	天府
LU 4	Xiábái	俠（侠）白
LU 5	Chǐzé	尺澤（泽，沢）
LU 6	Kǒngzuì	孔最
LU 7	Lièquē	列缺
LU 8	Jīngqú	經（经，経）渠
LU 9	Tàiyuān	太淵（渊）
LU 10	Yújì	鱼際（际）
LU 11	Shàoshāng	少商

谈到肺经的名称时，在中文中引用了“手太阴”，拼音中引用了Shǒutàiyīn，但翻译中则没有体现“手太阴”，其他11个经脉的翻译均是如此。另外，英语翻译的简名在前，而汉语的拼音则在后，从而使世界各地学习针灸的人均掌握了英译的简明，而没有记住汉语拼音之名。比如“中府”的名称首先是LU 1，即lung meridian的第一个穴位，而将Zhōngfǔ则设在其后，从而将针灸穴位的汉语拼音之名淡化了，如今国外几乎无人使用，只使用英译的简名。

第2册包括针灸穴位名称国际标准化的七个方面，即Standard Nomenclature of Basic Technical Terms of Acupuncture, Standard Nomenclature of Eight Extra Meridians, Standard Nomenclature of Extra Points, Standard Nomenclature of Scalp Acupuncture, Scalp Acupuncture Lines, Standard Nomenclature of Acupuncture Needles, Standard Nomenclature of the Unit of Measurement.

介绍Standard Nomenclature of Basic Technical Terms of Acupuncture（针术基本术语的标准命名法）时，该文指出：There have been differences in the English nomenclature of basic technical terms of acupuncture. For instance, Jing（经）was sometimes translated as "meridian", but at other times as "channel". Another example is Zhenjiuxue（针灸穴）, which was translated as "acupuncture point" or "acupoint". The following standard nomenclature was adopted at the meeting held in Hong Kong in 1985:

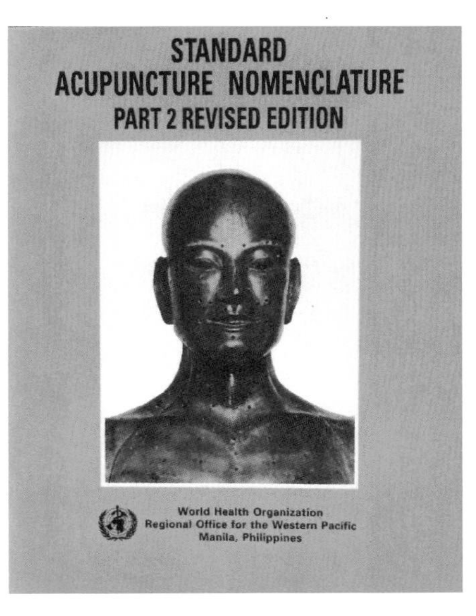

图 3-17 WHO 公布的《针灸国际标准》（第 2 册）

Meridian	Jīng	经
Collateral	Luò	络
Meridian and Collateral	Jīngluò	经络
Main Meridian	zhèngjīng	正经
Extra Meridian	Qíjīng	奇经
Meridian Point	Jīngxué	经穴
Extra Point	Qíxué	奇穴
Acupuncture Point	Zhēnjiǔxué	针灸穴

谈到针灸的基本术语，该标准方案指出，以前人们将"经"既翻译为 meridian，也翻译为 channel；既将"穴位"译为 acupuncture point，也有的译为 acupoint。从实际的含义来看，将"经"译为 channel 显然是自然的，符合实际的。而将"经"译为 meridian，显然是想象的，而不是实际存在的。英语单词 meridian 是用在地图上的，显然是假设的，而不是大地上真有的。但 channel 却是大地上和人体上客观存在的。后来将 meridian 作为"经"的国际标准，显然是背离了其实际内涵的。将"穴位"译为 acupuncture point，自然是可取的。但由于 acupuncture point 显得太长了一些，将其按照词素方式翻译为 acupoint 还是比较简单的，更是符合实际的。

此外，第2册的标准方案将针灸的奇经八脉的“脉”均译为vessel，显然也是不符合实际的。比如将“督脉”译为Governor Vessel，将“任脉”译为Conception Vessel，将“冲脉”译为Thoroughfare Vessel，将“带脉”译为Belt Vessel，将“阴蹻脉”译为Yin Heel Vessel，将“阳蹻脉”译为Yang Heel Vessel，将“阴维脉”译为Yin Link Vessel，将“阳维脉”译为Yang Link Vessel。其中的“脉”全部译为vessel，显然是不妥的，因为“奇经八脉”中的“脉”都指的是“经”（channel或meridian），而不是“血管”（vessel）。在中医名词术语国际标准中，这样的问题还有很多，需要该组织对其认真分析，努力完善，不能将该标准作为中医药学和针灸学名词术语永久的国际标准。

二、传统医学国际标准术语

WHO International Standard Terminologies on Traditional Medicine in the Western Pacific Region，是WHO西太区办事处组织一些国家的专家制定的“传统医学国际标准术语”。所谓的“传统医学”难道是人类所有的传统医学吗？显然不是。但究竟是哪个民族或哪个国家的传统医学呢？并没有明确地表达。在国内，人们谈到这个所谓的国际标准时，很自然地将其译为“世界卫生组织西太区制定的中医名词术语国际标准”。这样的翻译自然是准确的，因为这个所谓的“传统医学”就是指“中医”。既然指的是“中医”，其名称和说明、前言和原则中，为什么不提“中医”呢？为什么不使用英语traditional Chinese medicine或TCM这样的术语呢？这自然是为了重视“中医”的理法方药以便为人类服务，但却要淡化“中医”的这个名称，以便淡化中国的伟大贡献。

作为WHO的一个区域，为什么西太平洋区域淡化“中医”这个中国的名称？该组织于2004年开始启动所谓的“传统医学术语国际标准”，首次大会在中国北京召开。虽然这次会议上中国用中文写的题目用的是“中医名词术语”，但西太区用英语写的题目则是“传统医学”。没有参加这次会议的人，自然以为西太区在制定中医名词术语的国际标准，但实际上是淡化了“中医”这个重要的名称。该国际组织分会之所以如此淡化中国的概念，就是为了强化日本和韩国，因为举行这次会议的西太区负责人就是韩国人。中国代表团参加这次会议的最重要的成员是谢竹藩。谢竹藩主编的《中医药常用名词术语英译》在国内外颇有影响，在这次会议的投票中，谢竹藩主编的这部词典被确定为西太区制定所谓传统医学术语国际标准的基础。

虽然谢竹藩主编的这部词典被称为西太区制定国际标准的基础，但这次会议并没有明确中医这一概念，而是淡化、淡漠中国传统医学的概念。有关这方面的问题，笔者当年参会期间一直很困惑。遗憾的是，笔者的困惑，并没有得到相关人士的关注。

西太区正式颁布的“传统医学国际标准术语”（WHO International Standard Terminologies on Traditional Medicine in the Western Pacific

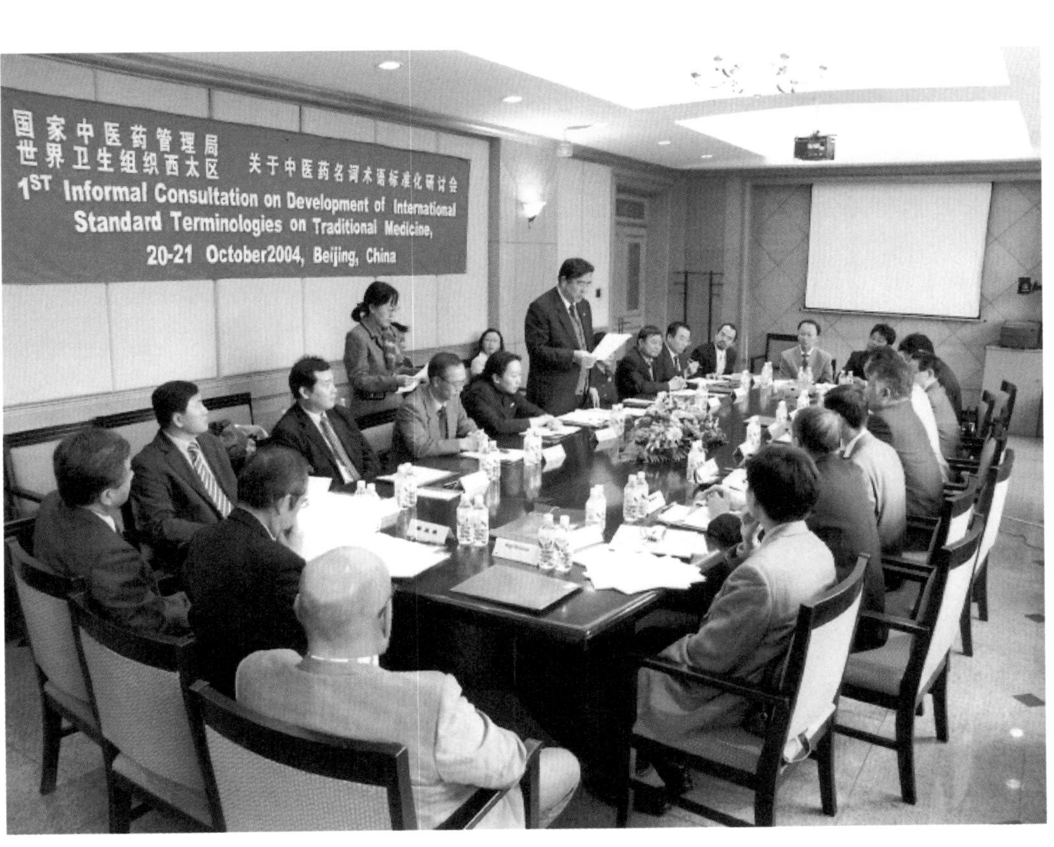
国家中医药管理局
世界卫生组织西太区 关于中医药名词术语标准化研讨会
1ST Informal Consultation on Development of International
Standard Terminologies on Traditional Medicine,
20-21 October2004, Beijing, China

图 3-18 首次“传统医学术语国际标准”大会2004年于北京召开

Region）的“前言”（Foreword）中指出：Traditional medicine has been practised for thousands of years. It was the only available method of health care in this part of the world before western modern medicine was introduced to our Region. Even after the advent of modern medicine, traditional medicine plays an important role in many countries. 虽然认为所谓的传统医学已经实行了数千年，但并没有提出其发端于中国的远古时期。

其“致谢”（Acknowledgements）中指出：WHO recognizes the people who dedicated their lives to the development of traditional medicine in our Region from ancient times particularly the ancestors who are symbolized as Huangdi and Shennong. 虽然提到了 Huangdi（黄帝）和 Shennong（神农），但并没有明确指出是中华民族的先祖。

其“介绍”（Introduction）中指出：In the Western Pacific Region, the major system of traditional medicine which originated from ancient China has continued to develop not only in China but also in neighbouring countries and areas, particularly in Japan, the Republic of Korea and Viet Nam, with certain variations in accordance with local conditions, i.e. availability of natural resources, indigenous culture and political climate. Different names have been designated for this system of traditional medicine as it developed in various countries, such as Oriental medicine, traditional Chinese medicine, traditional Korean medicine, Kampo medicine and traditional Vietnamese medicine. They are collectively called traditional medicine (TRM) in the Western Pacific Region. 该“介绍”居然认为所谓的“传统医学”并不是中国独自创造的，而是与亚洲其他国家日本、韩国、越南等共同创造的，并且提出了中国、日本、韩国和越南的传统医学名称，实在太过罔顾事实。

其“原则”（Principles）中指出：No creation of new English words. All the English terms included in this document are those that have been collected in universally recognized English dictionaries. If there are exceptions, they are derived from available English words with some grammatical modifications. 即否定词素翻译的基本概念，所以就将 acupoint 完全取消了。另外又指

出：Avoidance of pinyin (Romanized Chinese) use. For certain TRM terms, it is extremely difficult to determine English equivalents, and many publications use pinyin. However, it should be stressed that Romanized Chinese is still Chinese and pinyin is not a real translation. In addition, Han characters are similar in Chinese, Japanese and Korean, but the pronunciation differs greatly. The titles and author names of classical texts are described in the original pronunciation. 即字面上说明拒绝使用音译，实际上就是反对以音译保持中医基本概念和术语的核心概念。只保留了“阴、阳、气”的音译，因为其已经成为国际标准了。

所谓“世界卫生组织西太平洋区域”制定中医名词术语的国际标准，实际上是韩国和日本所谓的专家独自制定的。虽然一开始中国代表团也参与了，但最终却被韩国和日本排除在外了。所以，其“前言”“致谢”“介绍”和“原则”的原文，显然是韩国和日本自己独立制定的，而不是与中国统一制定的。关于这方面的问题，希望我国医界、学界、译界等有关方面必须认真地予以关注，只有真正地关注了这个所谓的传统医学的国际标准，才能体现中华的意识，才能真正地传播和发展中医与中华文化。

韩国向世界卫生组织提交的所谓韩国传统医学，居然自称该国传统医学有文字记载是 4 332 年前。有文字记载的历史如此具体，如此远而又远，古而又古，实在是神仙之见，而非世人之见。

Traditional Korean medicine and Korean Koryo medicine

In the Republic of Korea the oldest record of traditional medicine, known as oriental medicine, dates back to the Gochosun period, 4332 years ago. Oriental medicine flourished until 1894 when the Gab-O Reform abolished the law of oriental medicine, leading to its decline in favor of allopathic medicine. In 1945, oriental medicine was revitalized and is very popular today.[17]

The Koryo system of medicine has some similarities with traditional Chinese medicine. The material medica, the main part of the medical classics, was published in a wooden edition in the 15th century in Korea and described medicines as being divided into three types- those derived from vegetable, animal and mineral sources. Koryo also includes the use of acupuncture and moxibustion.[18]

图 3-19 韩国向 WHO 提交的韩国传统医学报告（部分）

中国向 WHO 提交的中国传统医学报告，说明其有文字记载的历史是公元前 8 世纪。与韩国的报告结合起来，自然说明中国的传统医学是从韩国传入的，而非中国自己在远古时期创建的。

Traditional Chinese Medicine

The earliest records of traditional Chinese medicine date back to the 8th Century BC. Diagnosis and treatment are based on a holistic view of the patient and the patient's symptoms, expressed in terms of the balance of yin and yang. Yin represents the earth, cold and femininity. Yang represents the sky, heat and masculinity. The actions of yin and yang influence the interactions of the five elements composing the universe: metal, wood, water, fire and earth. Practitioners of traditional Chinese medicine seek to control the levels of yin and yang through 12 meridians, which bring energy to the body. Traditional Chinese medicine can be used for promoting health as well as preventing and curing diseases. Traditional Chinese medicine encompasses a range of practices, including acupuncture, moxibustion, herbal medicines, manual therapies, exercises, breathing techniques, and diets. Surgery is rarely used. Traditional Chinese medicine, particularly acupuncture, is the most widely used traditional medicine. It is practiced in every region of the world.[16]

图 3-20 中国向 WHO 提交的中国传统医学报告（部分）

WHO 西太区公布了其主持制定的《WHO 西太区传统医学国际标准名词术语》，其中绝大部分都是中医名词术语，极少部分为所谓的“韩医”“越医”“汉方”所使用的一些概念。其实，韩国、越南和日本的传统医学，就是中国的传统医学。他们所使用的一些特殊的术语，也都是对中国传统医学的发挥而已，并非完全是该国自己独立创新的传统医学概念和术语。由于这个国际标准在国内外影响非常大，所以对其中最重要的八个方面特别予以分析和介绍。

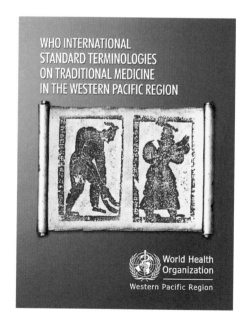

图 3-21 WHO 西太区制定的传统医学国际标准名词术语

1. 关于“非中医”术语　WHO 西太区标准总论部分含 38 个词条，其中 14 条是所谓的“韩医”“汉方”和“越医”概念，算是“非中医”概念，1 条是普通概念，其他均是中医概念。15 条“非中医”概念及其定义概要介绍如下，为便于大家了解有关概念的内涵，

WHO 所提供的英文定义也一并附录于后，以供参考。

东洋医学：Oriental medicine—a general term for traditional medicine practiced in East Asian countries, eg. Japan and Korea.

西方人（包括一些国内人士）常将“中医”称为 Oriental medicine，由 WHO 的这个定义可以看出，Oriental medicine 源于“中医”，但却不完全是“中医”，常常指的是日本的“汉方”医学。因为日本的对外开放与西方的广泛交流和联系均早于中国，这就使得西方人传统上总将 Oriental 与日本联系在一起。所以，我们以后再提到“中医”时，要慎用 Oriental medicine 这一概念。

汉方，汉方医学：Kampo medicine—the medicine traditionally practiced in Japan, based on ancient Chinese medicine.

这个定义倒是很能说明一些问题。曾闻扶桑国有“学者”论证中医起源于海岛之国，然后才传入东土。WHO 对“汉方”的如此定义，可谓尊重历史，尊重事实。

韩医学：Traditional Korean medicine—the medicine traditionally practiced in Korea, based on ancient Chinese medicine, which focuses principally on constitutional approaches.

越医学：Traditional Vietnamese medicine—the medicine traditionally practiced in Vietnam, based on ancient Chinese medicine.

国内学人有些不喜 traditional 一词，以为用 traditional 修饰 Chinese medicine 有矮化中医之嫌。由 traditional Korean medicine 和 traditional Vietnamese medicine 之说可见，traditional 一词其实不一定带有我们所想象的那种联想意义。

考证学派：Classicist school—a Kampo school which bases its study on ancient philological theories in classic textbooks.

后世派：Gosei school—a Kampo school in Japan, mainly relies on the five-phase and meridian theory, the same as the latter-day school.

古方派：Koho school—a Kampo school advocating the practical type of medicine of the Shanghanlun, emphasizes abdominal signs and formula-pattern coupling, the same as the antiquity school.

折中派：Sechu school—a Kampo school which blends traditions from the Koho and Gosei schools, the same as the eclectic school.

WHO 西太区在其标准化用词的原则中特别提到，避免使用拼音，即所谓的“罗马字母化的汉语”（Romanized Chinese），并且认为罗马字母化的汉语不是翻译。但在翻译这些“汉方”的概念时，却使用了音译。而这些音译，不也是罗马字母化了的日语吗？可见 WHO 西太区的这个所谓“避免使用拼音”的原则，其实也是有些灵活性的。“后世派”“古方派”和“折中派”完全可以直译或意译，因何音译？令人费解。另外，日本的“考证派”之“考证”颇似我国所讲的“考据”，译作 textual criticism 或 textual research 似乎较为符合其意。

四象医学：Four-constitution medicine—the branch of traditional Korean medicine initiated by Lee Je-ma, which stresses the theory of the four constitutions: physiology, pathology, diagnosis, and maintenance of health, also called Sasang Constitutional Medicine.

四象人：Four constitution types—four types of constitution: a greater yang person, a lesser yang person, a greater yin person and a lesser yin person.

高丽所谓“四象医学”为朝鲜人李济马于 19 世纪所创立，强调生理、病理、诊断和保健四个方面。对这样民族性较强的概念，音译作 Sasang Constitutional Medicine，似乎比意译作 four-constitution medicine 要妥当一些。

太阳人：Greater yang person—one who has strong lung and weak liver in the context of four-constitution medicine, also called a Tai-yang person.

少阳人：Lesser yang person—one who has strong spleen and weak kidney in the context of four-constitution medicine, also called a So-yang person.

太阴人：Greater yin person—one who has strong liver and weak lung in the context of four-constitution medicine, also called a Tai-eum person.

少阴人：Lesser yin person—one who has strong kidney and weak spleen in the context of four-constitution medicine, also called a So-eum person.

高丽所谓的“太阳人”“少阳人”“太阴人”和“少阴人”，自然是根据中医的阴阳学说衍生而来。实际上在《灵枢·通天第七十二》中，就有“太阴之人、少阴之人、太阳之人、少阳之人、阴阳和平之人”之说。即根据阴阳学说，依据品性特征，将人划分为五类。从这个意义上讲，“韩医”所谓的“太阳人”“少阳人”“太阴人”和“少阴人”之概念，实际上就是《灵枢》“太阴之人、少阴之人、太阳之人、少阳之人”之说的推演。

将太阴、少阴、太阳、少阳等译作 greater yin、lesser yin、greater yang、lesser yang，并无不妥之处。只是对于三阴和三阳的翻译，国际上早已通译为 taiyin、shaoyin、taiyang、shaoyang，可谓约定俗成，如今忽然另行其事，似乎有些不很妥当。

传统医学：Traditional medicine—the sum total of knowledge, skills and practice of holistic care for maintenance of health and treatment of disease based on indigenous theories, beliefs and experiences handed down from generation to generation.“传统医学”是对西医学之外的各种古老民族医学的一个总称，译作 traditional medicine 自然是极其恰当的。而各国“传统医学”名称的翻译，也是按照这一概念的基本形式而进行，如上面提到的 traditional Korean medicine，traditional Vietnamese medicine 等即属此例。将“中医”译作 traditional Chinese medicine 也是基于这一考虑，并无我们想象中的矮化之意。

2. *关于中医术语*　WHO 西太区标准总论中的其他概念均是中医概念或与中国医药学有关的概念。比如其中的“藏医学”和“维医学”虽然不是狭义的“中医”概念，但却是广义的“中医”概念。从狭义上讲，“中医”指汉民族传统应用的医学体系；从广义上讲，“中医”则是中国国内所施行的各种医学体系，包括其他少数民族的传统医学。

以下试对 WHO 西太区标准总论部分有关中医概念的定义和英译做一概要分析。

中医学，中医：Traditional Chinese medicine—the traditional medicine that originated in China, and is characterized by holism and treatment based on pattern identification/syndrome differentiation.

关于“中医”译作 traditional Chinese medicine 的问题，国内曾经有过这样那样的争论。WHO 坚持使用已经广为流传的 traditional Chinese medicine 这一译法，似有“发扬光荣传统”的意味。在一些医学和教学实践中，Chinese medicine 自然有便当交流之宜。

藏医学：Tibetan medicine—the medicine traditionally practiced in Tibet.

蒙医学：Mongolian traditional medicine—the medicine traditionally practiced in Mongolia.

维吾尔医学：Uyghur medicine—the medicine traditionally practiced by the Uyghur.

这三个概念的翻译，方法上似乎缺乏统一。三者皆为传统民族医学，“蒙医学”译为 Mongolian traditional medicine，“藏医学”和“维吾尔医学”却译作 Tibetan medicine 和 Uyghur medicine，没有了 traditional 一词的修饰，似有不妥。另外，既然“中医”被译作 traditional Chinese medicine，“蒙医学”自然应该是 traditional Mongolian medicine，而不应该是 Mongolian traditional medicine。

中西医结合：Integration of traditional Chinese and Western medicine—a process of ongoing development of traditional Chinese medicine involving the incorporation of modern scientific knowledge and measures as well as blending of key aspects of traditional Chinese medicine and modern Western medicine.

对于“中西医结合”的翻译，国内以前较为流行的译法是 integrated traditional and Western medicine。对此，笔者在数年前曾提出应在 traditional 之前加上 Chinese，不然 traditional 便没有了界别，因为各国都有自己的 traditional medicine。在 WHO 的这个标准中，traditional 之后加上了 Chinese 一词，这是符合客观实际的。唯一不同的是，将 integrated 改为了 integration。

中医基础理论：Basic theory of traditional Chinese medicine—the

branch of traditional Chinese medicine dealing with the basic concepts, theories, rules and principles.

中医诊断学：Traditional Chinese diagnostics—the branch of traditional Chinese medicine dealing with the procedure and practice of examining patients, determining diseases and differentiating syndromes/identifying patterns of signs and symptoms of diseases, also called traditional Chinese medical diagnostics.

中药学：Traditional Chinese pharmacy—the branch of traditional Chinese medicine dealing with the source, nature, collection, processing, dispensing, actions, effects and uses of Chinese medicines.

将“中药学”译作 traditional Chinese pharmacy，倒很符合目前的发展。

方剂学：Formula study—the branch of traditional Chinese medicine concerned with therapeutic principles, combination of medicinal ingredients, composition of prescriptions and the clinical uses of herbal medicines, also called Chinese herbal formula study.

“方剂”也常常译作 prescription。同“经脉”的 meridian 和 channel 一样，“方剂”的两种译法 formula 与 prescription 均较为流行。在制定标准的时候，可否也将其视为“方剂”的两个并行的对应语呢？

中药炮制学：Processing of herbal medicinals—the branch of traditional Chinese medicine dealing with the theory, technology, specifications and standards of processing herbal medicine, also called preparation and processing of Chinese herbal medicine.

作为药材的“中药”曾经有过多种译法，较为典雅的一种是 Chinese materia medica。因为 materia medica 是拉丁语，所以这一名称常常被用来翻译“本草”，以便能体现出古色古香的厚重之感。“中药”也时常译作 Chinese herbs，因为 herb 在英语中有“草本、草药”之意。当然也有人将“中药”译作 Chinese drugs，但 drug 总会给人太多的联想。而 herbal medicinal 似乎是较为新近的译法。

经络学：Meridian and collateral (study)—the branch of acupuncture concerned with the study of structural connection, physiology, pathology, diagnostics and therapeutic principles, on the basis of meridian phenomena, also known as channel and networks study.

将“经”译为 meridian 一直存在争议，因为 meridian 是地球仪上的线段，而“经脉”却是人体实实在在存在的循环系统。这就是为什么中国的学者多坚持将“经脉”译作 channel 的主要原因。其实国外使用 channel 的也很普遍。从目前的使用情况来看，meridian 和 channel 已经成为“经脉”事实上的两个并行不悖的对应语。对此，我们在进行标准化时似应予以充分注意。

腧穴学，经穴学：Acupuncture points (study)—the branch of acupuncture dealing with the study of the location, action and indication of acupuncture points and their related theories.

目前“腧穴”或“经穴”非常流行的译法是 acupoint，这个词是由 acupuncture point 缩合而成，出现得很早，基本上为海内外译者所接受。但这个趋势在 WHO 的方案中似乎没有体现，仍然采用了早期的译法。

中医推拿学：Traditional Chinese tuina—the branch of traditional Chinese medicine concerned with the principles and clinical use of tuina (massage) therapy.

将“推拿”音译为 tuina，非常值得称道。以前“推拿”多译作 massage，容易引发歧义，不易于对这一概念的全面了解和把握。后来中国译者尝试采用音译法消除不必要的误解。这一做法逐步为海内外所接受，也终于进入 WHO 的标准之中，令人欣慰。

中医养生学：Traditional Chinese life nurturing—the branch of traditional Chinese medicine concerned with promotion of health, prevention of disease and longevity, also called traditional Chinese health cultivation.

中国人讲的“养生”是一个动态观念，并非卧病之后才临时抱的“佛脚”。这里采用 life nurturing 翻译“养生”，还是比较可取的，至少比 health preservation 要深入得多。笔者曾提出将“养生”译为 life cultivation，这样才可能比较完整地表达中国人“养生”观念的基本内涵。目前这一译法在西方也得到很多人的理解和接受。

中医康复学：Traditional Chinese rehabilitation—the branch of traditional Chinese medicine concerned with the restoration of function after injury or illness, also called traditional Chinese medicine rehabilitation.

中医护理学：Traditional Chinese nursing—the branch of traditional Chinese medicine dealing with the study, methods and clinical application of nursing care.

温病学：Warm disease (study)—the branch of traditional Chinese medicine dealing with the study of pathogenesis, diagnosis, treatment and prevention of warm pathogen diseases, also known as warm pathogen disease (study).

导引：Conduction exercise—promotion of health and prevention of disease by specially designed physical movements and breathing exercises, also called guiding and conducting exercise.

“导引”译作 conduction exercise，不失为一种大胆的尝试，但却很值得推敲。conduction 在英语中的基本意思是物体的传导或感觉的传导，而“导引”是古代的一种健身方法，以肢体运动、呼吸运动和自我按摩相结合为主要运动方式。显而易见，conduction 无法明确表达“导引”的基本含义。国内以前常将其译作 breathing exercise 或 physical and breathing exercise，但意思也不是非常明朗。目前多采用音译法将其译作 daoyin，这也是比较符合“语言国情学”基本原理的。

体质，禀赋：Constitution—the characteristics of an individual, including structural and functional characteristics, temperament, adaptability to environmental changes and susceptibility to disease. It is relatively stable, being in part, genetically determined and in part, acquired.

体质医学：Constitutional medicine—the branch of medicine based on assessment of an individual’s constitution involving physiology, pathology, diagnosis, treatment and maintenance of health.

“妇科”“儿科”等学科名称的翻译都很容易操作，唯有“骨伤”略费思量。常见的译法是 orthopedics and traumatology，有点弯弯绕。西方有人译作 bone damage，与 warm disease，cold attack，wind-fire eye 一样，直白得一眼洞穿，但却很富于关联性。从目前的发展来看，将来 bone damage 很可能成为大家普遍接受的译语。

3. 关于阴阳学说的概念和术语 《WHO 西太区传统医学国际标准名词术语》中收录有关阴阳学说及其相关概念的术语有 16 条。下面是该标准关于阴阳学说主要概念的英译。所列概念的英译之后附加的内容，是该概念的附加定义，从中可以看出标准制定者对相关概念内涵的认识。为便于读者了解海外人士对中医基本理论和概念的理解，这些定义也一并附录于后。

阴阳学说：Yin-yang theory—an ancient Chinese philosophical concept, dealing with two opposite aspects of matters in nature which are interrelated with each other. Its principle is widely applied to traditional Chinese medicine.

“阴阳学说”常译作 theory of yin and yang，也有人译作 doctrine of yin and yang。将“学说”译作 theory 或 doctrine 均可，只是 doctrine 含有一定的宗教色彩。在许多英语词典中，doctrine 的首要释义便是“beliefs and teachings of a church”（教旨、教义）。例如，《现代高级英汉双解辞典》（*The Advanced Learner's Dictionary of English-Chinese*）在 doctrine 一词的解释中所举的两个例子均与宗教有关：① a matter of doctrine 教旨问题。② the doctrine that the pope is infallible 教皇永不会错的说法。

当然 doctrine 有时也用以指科学的“学说”或非宗教的理论或主义。例如《新英汉词典》在 doctrine 词条下所举的两个例子便是很典型的用法：① the reactionary Monroe doctrine 反动的门罗主义。② the doctrine of evolution 进化论。

由此看来，用 doctrine 翻译“阴阳学说”之“学说”也未尝不可，但从实际应用情况来看 theory 似乎使用得更广泛一些。

阴阳：Yin and yang—the general descriptive terms for the two opposite, complementary and interrelated cosmic forces found in all matter in nature. The ceaseless motion of both yin and yang gives rise to all changes seen in the world.

阴：Yin—in Chinese philosophy, the feminine, latent and passive principle (characterized by dark, cold, wetness, passivity, disintegration, etc.) of the two opposing cosmic forces into which creative energy divides and whose fusion in physical matter brings the phenomenal world into being.

阳：Yang—in Chinese philosophy, the masculine, active and positive principle (characterized by light, warmth, dryness, activity, etc.) of the two opposing cosmic forces into which creative energy divides and whose fusion in physical matter brings the phenomenal world into being.

“阴阳”是中国古代哲学中的一对概念，很早就传入了西方。最初，人们曾采用意译法将其译为 sun and moon（日月），masculine and feminine（男女），negative and positive（阴极与阳极），等等。在实际运用中，人们总觉得这样的译文不能很好地揭示“阴阳”在中国哲学与文化中的内涵，于是逐步将其音译为 yin and yang，这也符合“语言国情学”的理论要求。目前“阴阳”的音译形式 yin and yang 已普遍为海内外学者所接受并已收入《韦氏大词典》(*Webster's Dictionary*)。

音译“阴阳”现在已为大家广泛接受，但在具体的拼写方式上仍有一定的差异。如有的采用大写，有的采用小写，有的采用斜体。从目前国内外的实践来看，这几种书写方式都较为流行。从交际的角度来看，小写似乎更自然一些。当“阴阳”作为两个独立概念使用时，我们可以将其译作 yin and yang 或 Yin and Yang。但当“阴阳”作为一个统一概念使用时，也可以将其译作 yinyang 或 Yinyang。

阴中之阳：Yang within yin—the yang aspect of the yin category, for example, the night is regarded as yin in relation to daytime, the period between midnight and dawn is the yang part within yin.

阴中之阴：Yin within yin—the yin aspect of the yin category, for example, the night is regarded as yin in relation to daytime, the period from nightfall to midnight is the yin part within yin.

阳中之阳：Yang within yang—the yang aspect of the yang category, for example, the daytime is regarded as yang in relation to night, and the period between dawn and noon is the yang part within yang.

阳中之阴：Yin within yang—the yin aspect of the yang category, for example, the daytime is regarded as yang in relation to night, and the period between midday and nightfall is the yin part of yang.

“阴中之阴”和“阳中之阳”等以前多译作 a component part of yin within yin，a component part of yang within yang，比较冗长。这一译法后来逐步简化为 yin within yin，yang within yang 这样一些简洁的形式，就使得译文具有较强的回译性。WHO 在制定标准化方案时采用了这一简洁而流行的译法，这是值得称道的。

阴阳对立：Opposition of yin and yang—the mutually opposing, repelling relationship between yin and yang and contending.

阴阳互根：Mutual rooting of yin and yang—the mutually dependent relationship between yin and yang, the same as interdependence between yin and yang.

“阴阳互根”一般译作 interdependence between yin and yang，但也有的译作 yin and yang are rooted in each other，yin and yang have their roots in each other 或 mutual rooting of yin and yang。这样的译法虽然回译性较强，但在语义上略显生硬，不如 interdependence between yin and yang 自然易解。WHO 的方案采用了后者，这也反映了目前中医名词术语翻译通俗直白的发展趋势。

阴阳消长：Waxing and waning of yin and yang—alternation of strength and prevalence between the paired yin and yang, the same as natural flux of yin and yang or inter-consuming-supporting relationship of yin and yang.

“阴阳消长”目前有两种较为流行的译法，即 growth and decline between yin and yang 及 waxing and waning of yin and yang。前者属释义性翻译，后者属借喻性翻译。wax 指月亮的渐圆，引申为增长；wane 指月亮的亏缺，引申为衰落、衰退。

阴阳平衡：Yin-yang balance—the state in which yin and yang are balanced.

阴阳调和：Yin-yang harmony—the state in which yin and yang are in harmonious coordination.

阴阳转化：Yin-yang conversion—the property of the same thing can be transformed between yin and yang, also called inter-transformation of yin and yang.

“阴阳转化”一般译作 transformation between yin and yang，既有回译性，又能见词明意。译作 yin-yang conversion，反映了国外某些译者的思路与方法。另外，国外亦有人将“阴阳转化”译作 mutual convertibility of yin and yang。

阴极似阳：Extreme yin resembling yang—a pathological change in which yang qi is extremely weakened while yin is exuberant in the interior, forcing the yang qi to float on the surface, forming a true cold and false heat pattern/syndrome.

阳极似阴：Extreme yang resembling yin—a pathological change in which extremely exuberant pathogenic heat makes yang qi depressed and deeply hidden in the interior, with yin restricted to the outside, giving rise to a true heat and false cold pattern/syndrome.

4. 关于五行学说的概念和术语 《WHO 西太区传统医学国际标准名词术语》中，一共收录了 51 条有关五行学说的术语，下面试对 WHO 方案中有关五行学说主要概念的翻译问题加以分析比较。

五行：Five phases—the five phases: wood, fire, earth, metal and water, and their movements and changes, also known as five elements.

木：Wood—one of the five phases, with which the season spring, the color blue or green, the taste sourness, and the liver and gallbladder in the body are associated.

火：Fire—one of the five phases, with which the season summer, the color red, the taste bitterness, and the heart and small intestine in the body are associated.

土：Earth—one of the five phases, with which the season of late summer, the color yellow, the taste sweetness, and the spleen and stomach in the body are associated.

金：Metal—one of the five phases, with which the season autumn, the color white, the taste acridity-pungent, and the lung and large intestine in the body are associated.

水：Water—① one of the five phases, with which the season winter, the color black, the taste saltiness, and the kidney and bladder in the body are associated; ② pathologic aspect of body fluid.

“五行”一般有三种译法：five elements，five phases，wuxing。从目前的使用情况来看，five elements 最为流行，且有约定俗成之势，值得采用。

“五行”中的“木、火、土、金、水”一般直译为 wood，fire，earth，metal，water。对于“木”的翻译，以前也有过不同的意见。比如有的人认为，wood 指木材，意即砍倒的树木；而“五行”的“木”则是指生长中的“树木”，所以建议用 tree 来翻译“木”。其实 wood 在英语中并不一定就是指经过加工的木材。

《朗文当代高级英语辞典》(*Longman Dictionary of Contemporary English*)给 wood 下的第一个定义就是“the material of which trunks and branches of trees are made, which is cut and dried in various forms for making material, for burning, for making paper or furniture, etc.”(构成树木主干和枝节的材料，可以用不同的方式砍倒和晾干，用以制作材料、燃料、纸张或家具等)。

五行归类：Categorization according to the five phases—classification of material things and phenomena into five categories by comparing their structures, properties and actions with the five phases.

相生：Engendering—the relationship in which each phase and its

associated phenomena give rise to or promote another sequential phase, also the same as generating.

木生火：Wood engenders fire—the category of wood generates or promotes the category of fire, also the same as wood generating fire.

火生土：Fire engenders earth—the category of fire generates or promotes the category of earth, also called fire generating earth.

土生金：Earth engenders metal—the category of earth generates or promotes the category of metal, also called earth generating metal.

金生水：Metal engenders water—the category of metal generates or promotes the category of water, also called metal generating water.

水生木：Water engenders wood—the category of water generates or promotes the category of wood, also called water generating wood.

在五行学说中，“相生”指事物之间具有相互资生、相互促进的一面。常译作 mutual promotion，mutual generation 或 inter-promotion，inter-generation。mutual 和 inter- 都表示相互的意思，只是 mutual 可以作为一个独立的词语来使用，而 inter- 则不能作为独立词语使用，只能作为一个构词成分使用。“相生”还有人译作 engendering，WHO 方案中就采用了这种译法。

相克：Restraining—the relationship in which each phase and its associated phenomena restrict/check/control another phase.

木克土：Wood restrains earth—the category of wood restricts or checks the category of earth, also called wood controlling earth.

土克水：Earth restrains water—the category of earth restricts or checks the category of water, also called earth controlling water.

水克火：Water restrains fire—the category of water restricts or checks the category of fire, also called water controlling fire.

火克金：Fire restrains metal—the category of fire restricts or checks the category of metal, also called fire controlling metal.

金克木：Metal restrains wood—the category of metal restricts or checks the category of wood, also called metal controlling wood.

在五行学说中，“相克”指事物间具有相互制约、相互排斥的一面，常译作 mutual restraint，mutual restriction，mutual inhibition 或 inter-restraint，inter-restriction，inter-inhibition。从目前的使用情况来看，mutual (inter-) restraint 和 mutual (inter-) restriction 使用得最为普遍，虽然 mutual (inter-) inhibition 在语义上也有可取之处，但其使用范围远不及前两种译法广泛。在实际应用中，也有人不用 mutual 和 inter-，而直接使用 restraint 或 restriction。

相乘：Overwhelming—abnormally severe restraining of the five phases in the same sequence as normal restraining, also known as over-acting.

“相乘”指克制太过，超过了正常的制约程度，常见的译法有 over-restraint，over-restriction，也有译作 subjugation。个别西方译者将“相乘”译作 overwhelming。

相侮：Rebellion—restraining opposite to that of the normal restraining sequence of the five phases, also known as insulting.

“相侮”指相反方向的克制，常译作 counter-restraint，counter-restriction 或 reverse restraint，reverse restriction。国外也有译作 rebellion，显然是意译了。还有译作 inter-insult，有点直译太过了。

五常：Five constants—a collective term referring to wood, fire, earth, metal and water in normal movement.

“五常”指木、火、土、金、水五类物质的正常运动，所以常译作 motion of the five elements 或 normal motion of the five elements。这里译作 five constants（五个常数）似乎有些不太恰当。因为在英语中，constant 指数学中的常数和物理学中的恒量，很难用以表达五行的正常运动。

制化：Inhibition and generation—the engendering and restraining for maintaining a relative balance coordination in the five phase theory relationships and normal.

“制化”指五行之间既相互制约，又相互生化的关系，常译作 restriction and generation，restraint and promotion，inhibition and generation

等，意思基本一致。

亢害承制：Harmful hyperactivity and responding inhibition—one of the principles of the five phase theory indicating that hyperactivity of any phase is harmful, and its restriction will restore the normal balance.

所谓“亢害承制”，指五行有相互促进的一面，也有相互制约的一面。如只有促进而无制约，就会造成亢盛为害。因此必须抵御亢盛令其克制，才能维持五行的正常运动。所以早期的译者将其译作：Hyperactivity of the five elements causing damages should be suppressed. 意思自然是比较准确的。有的词典也将其译作：Because excess brings harm, it should be restrained. 语义上略有空泛。

母气：Mother qi—qi of the viscus that engenders in the engendering sequential relationship of the five phases.

子气：Child qi—qi of the viscus that is engendered in the engendering sequential relationship of the five phases.

母子相及：Mother and child affecting each other—influence of one phase exerted on the phase that it engenders or that engenders it sequentially.

根据此前对标准化“概念”的分析，似乎可以不必将“木曰曲直”这样一些中医常用语作为名词术语翻译并对其翻译进行标准化。因为这些常用语其实就是一个个陈述句或判断句，一般不会按名词术语的要求去翻译。

天人相应：Correspondence between nature and human—one of the basic concepts in traditional Chinese medicine which emphasizes that humans are in adaptive conformity with the natural environment.

“天人相应”指人体组织结构、生理现象以及疾病同自然界的相应关系（the corresponding relation between nature and the physical structure and physiological phenomena of the body and diseases），早期的译文是the relationship between human body and environment，以后逐步简化为correspondence between nature and human。

整体观念：Holism—one of the philosophical ideas regarding the human body as an organic whole, which is integrated with the external environment.

“整体观念”的译法不是很统一，常见的是 organic wholeness 或 concept of organic wholeness。而 holism 则是近年来开始使用的一个较为 modern 的词语，因其简洁，所以逐步为大家所采用。

辨证论治：Pattern identification/syndrome differentiation and treatment—diagnosis of the pattern/syndrome, through comprehensive analysis of symptoms and signs, which has implications for determining the cause, nature and location of the illness and the patient’s physical condition, and their treatment.

“辨证论治”的翻译曾经很不一致，而且比较繁琐。早期常见的译法有 differential diagnosis in accordance with the eight principal syndromes, analyzing and differentiating pathological conditions in accordance with the eight principal syndromes 等。与中文原文相比，译文显然过于冗长。目前“辨证论治”已基本简洁为 treatment based on syndrome differentiation 或 syndrome differentiation and treatment 或 differentiating syndrome to decide treatment。有人还干脆将其简化为 differentiation and treatment。

中西方译者在“辨证论治”的翻译方面，思路与方法已基本趋同，只是在个别词语的使用方面存在一定的差异。如中国译者（包括很多西方译者）多倾向于将“辨”和“证”译作 differentiation 和 syndrome，而一些西方译者则倾向于将其译作 identification 和 pattern。WHO 所提供的译文，实际上就反映了这一差异。

5. 关于中医精、神、气、血、津、液的概念和术语 《WHO 西太区传统医学国际标准名词术语》中一共收录了 59 条。血、津、液的内涵较为具体，有一定的物质基础，理解并不困难，翻译上虽有差异，但亦不难统一。精、神、气的内涵则相对比较抽象，理解和翻译一直存在“百花齐放”之势。近年来，这些概念的翻译出现了较为明显的趋同现象，差异正在逐步缩小。下面试对这部分概念的翻译加以比较。

精 essence：精是构成和维持人体生命活动的基本物质基础，有先天之精与后天之精之分（the fundamental substance that builds up the physical structure and maintains body function; reproductive essence stored in the kidney)。

先天之精 innate essence：先天之精指肾脏所藏之精气，源于父母之精，对个体的生长、发育起着至关重要的作用（the original substance responsible for construction of the body and generation of offspring, often referring to the reproductive essence），所以常译作 innate essence 或 prenatal essence。

后天之精 acquired essence：后天之精即水谷之精，指由饮食物所化生以维持生命活动和促进机体生长发育的基本物质（the essential substance acquired from the food after digestion and absorption, and used to maintain the vital activities and metabolism of the body），常译作 acquired essence 或 postnatal essence。

精气学说：Essential qi theory—one of the basic theories in traditional Chinese medicine about qi, the essential part of which constitutes the body and maintain the activities of life, visceral function and metabolism.

精气是构成人体和维持生命活动的基础物质，常见的译法有 vital essence，essence of life，essential qi，essence 等。尽管有所不同，但基本上都是采用 essence。事实上在现行的翻译活动中，essence 已基本上约定俗成地用以翻译"精"和"精气"这样的概念。例如"精、气、神"一般就译作 essence, qi and spirit。所以"先天之精"就可以译作 prenatal essence 或 innate essence，而"后天之精"则可译作 postnatal essence 或 acquired essence。

肾精 kidney essence：肾精与先天之精密切相关，对人体生长发育关系重大（the original essence stored in the kidney），一般译作 kidney essence。也有译为 renal essence 的，语义上与 kidney essence 没有什么区别。

神 mind，spirit，vitality：神是精神、意识、思维等一切生命活动的总的体现，一般译作 spirit，mind，vitality 等。有时需要根据不同的意境而采用不同的译法。如在"精、气、神"三宝中，"神"就可译作 spirit；在"安神"中，"神"则可译作 mind，所以"安神"就可译为 tranquilizing the mind；如指人的精神状态，也可译作 vitality。在 WHO 的标准中，“神”被分别译为 mind，spirit，vitality，基本再现了“神”的基本内涵，自然是可取的。作为 mind 的“神”，指人的思维活动（mental activities, referring to mentality, consciousness, thinking and feeling）；作为 spirit 的“神”，指人的精神活动（spiritual activities）；作为 vitality 的“神”，指人的精神情志表现（manifestations of vital functioning state of mind or mood）。

精神 essence-spirit：在中医典籍中，“精神”自然是指 essence 和 spirit。但在一般交流中，人们习惯于将其简单地译作 spirit 或 mind。

魂 ethereal soul，魄 corporeal soul：“魂”与“魄”在现代汉语中是一个概念，但在古代却是泾渭分明的两个概念，且分别藏于肝与肺。WHO 将“魂”解释为 the moral and spiritual part of the human being，将“魄”解释为 the animating part of one’s mind，还是有几分道理的。但在英语中只有 soul 一个词可以和“魂”与“魄”相对应。为了对其加以区分，人们将“魂”译作 ethereal soul，而将“魄”则译作 corporeal soul，虽有些勉强，但到底有了区别。

意 ideation，志 will：同样，在现代汉语中“意志”是一个概念。但在古代，“意”和“志”则是两个概念，分别藏于脾、肾两脏。“意”和“志”的翻译一直不是很统一，“意”有时译作 thought，有时译作 idea；“志”有时译作 will，有时译作 aspiration。WHO 将“意”译作 ideation 是比较准确的，将“志”译作 will 也还基本达意。

命门 life gate，命门之火 fire from the life gate，先天之火 life gate fire：自从《难经》提出了“命门”这个概念以来，历代医家对其生理功能和解剖部位多有争议，这给翻译造成了很大困难。现在常见的译法有 the gate of life，vital gate，life gate。也有人感到这些译法在英语语言中显得玄而又玄，甚至莫名其妙。因此主张将“命门”音译为 Mingmen，似有一定道理。但从回译性来看，直译无疑是最为可取的。经过不断的交流实践，gate of life 或 life gate 已为越来越多的人所接受。这大概就是语言自身运动规律作用的结果吧。“命门之火”亦可简单地译作 fire of life gate 或 life gate fire。另外，中医似乎很少说“先天之火”。

君火 sovereign fire，相火 ministerial fire：“君火”也常译作 monarch fire。“相火”有时也译作 prime-minister fire，因为“相”乃“臣之首”，也就是我们今天所说的“首相”。

气 qi，先天之气 innate qi，后天之气 acquired qi，正气 healthy qi，真气 genuine qi，原气、元气 source qi，宗气 ancestral qi，卫气 defense qi，营气 nutrient qi：“气”的翻译，可谓历经风潮。从 vital energy 到 qi，生动地反映了中医基本概念英译的发展历程。关于这个问题，笔者在《浅议李约瑟的中医翻译思想》一文中做了必要的介绍。

“先天之气”（qi acquired after birth, formed from the qi that exists from birth and stored in the kidney），也常译作 prenatal qi。“后天之气”（qi transformed from the food in combination with the fresh air inhaled in the lung），也常译作 postnatal qi。

“正气”有两层含义，一与“真气”同，指机体生命功能和抗病能 力（the human body and the abilities to maintain health, including the abilities of self-regulation, adaptation to the environment, resistance against pathogens and self-recovery from illness, the same as normal/genuine qi），早期译作 healthy energy，现一般译作 healthy qi；二指四季正常气候，即 normal climate。

为了在形式上与“正气”有所区分，“真气”早期译作 true energy，现一般译作 genuine qi，也有的译作 true qi。

“原气”和“元气”意思相同，指机体生命活动的源泉，包括元阴和元阳之气，由先天之精所化生，靠后天营养而不断滋生（the combination of the innate qi and the acquired qi, serving as the most fundamental qi of the human body），常译作 original qi 或 primordial qi。

“宗气”源于水谷之气和吸入的空气，运行于胸中（the combination of the essential qi derived from food with the air inhaled, stored in the chest, and serving as the dynamic force of blood circulation, respiration, voice, and bodily movements），所以常译作 pectoral qi。WHO 译作 ancestral qi，自

然是从“宗”的原始本义释译。其实在汉语中，“宗”除了表示 ancestor 之意外，还表示 main 或 authentic。

“卫气”是人体阳气之一种，由饮食物消化吸收后而生成，具有保护肌肤、抗御外邪、调节汗液分泌的作用（the qi that moves outside the vessels, protecting the body surface and warding off external pathogens），所以常译作 defensive qi 或 defense qi。

“营气”指运行于脉中的精华物质，具有生化血液和营养全身的功能（the qi that moves within the vessels and nourishes all the organs and tissues），常译作 nutrient qi 或 nutritive qi。

津气 fluid qi：“津气”或指“津”本身（just referring to fluid）或指由津所推动运行的气（the qi carried by fluid）。

脏气 visceral qi，腑气 bowel qi，心气 heart qi，肝气 liver qi，脾气 spleen qi，肺气 lung qi，肾气 kidney qi，胆气 gallbladder qi，胃气 stomach qi：“脏气”和“腑气”就是指“脏”和“腑”的功能。将“腑”译作 bowel，似有不妥。

同样的，各个脏器之气，也都表示有关脏器的生理功能，一般都加以直译（如上所示）。具体说来“心气”“肝气”“脾气”“肺气”“肾气”“胆气”“胃气”指的是 the physical substrata and dynamic force of the functional activities of the heart, liver, spleen, lung, kidney, gallbladder and stomach。

肾间动气 stirring qi of the kidney region：“肾间动气”见于《难经》第八难，指两肾之间所藏的真气，是命门之火的体现（that part of genuine qi stored between the kidneys, as the motive force necessary for all the activities of the body），也常译作 motive force of the kidney region。

中气 middle qi：“中气”在中医学中有四层含义，① 泛指中焦脾胃之气和脾胃等脏腑对饮食的消化运输和升清降浊等生理功能（即 WHO 定义所谓之 the physical substrata and dynamic force of the functional activities of the spleen, stomach and small intestine, including digestion, absorption, transportation, upbearing of the clear and downbearing of the turbid）。② 指脾气。③ 指运气学说中的中见之气。④ 病证名，即气中，为类中风之一。“中气”以前曾译作 middle-warmer energy，也有人译作 gastrosplenic qi，后来逐步被更为直观和通俗的 middle qi 所取代。

经气，经络之气 meridian qi，阴气 yin qi，阳气 yang qi：“阴气”与“阳气”过去译作 yin-energy 和 yang-energy，这主要是因为当时将“气”译作 vital energy。还有的译作 yin principle 和 yang principle。随着“气”的音译形式“qi”的普及，“阴气”现在一般译作 yin qi，“阳气”译作 yang qi。

气化 qi transformation：所谓“气化”，有两层含义，一是指气的产生、循行及其功能（the production, circulation and function of qi）；二是指某些器官的生理功能，如三焦对体液的调节，膀胱的排尿功能等（the function of certain organs, such as the regulation of body fluid by triple energizer and discharge of urine by the bladder）。“气化”早期曾译作 activity of vital energy，以后又译作 transformative function of qi，并逐步发展为 transformation of qi 或 qi transformation。

气机 qi movement：气的升降出入等功能活动称为“气机”（movement of qi, including ascending, descending, exiting and entering as its basic forms）。“气机”曾译为 functional activities of qi，还有的译作 qi mechanism，qi movement 是近年来逐步开始采用的译法，似乎比较符合中医的含义。

升降出入 upward, downward, inward and outward movement：“升降出入”是气的基本运动形式（the basic forms of qi movement），通常译为 ascending, descending, exiting and entering。WHO 所采用的译法不常见，但却很新颖，也有一定道理，不失为一种新的尝试。

血 blood，营血 nutrient and blood：“营血”其实就是血，因其有营养人体的功能，并且在人体不停地营运，所以称为“营血”，一般直接译为 blood 即可。译作 nutrient and blood 似乎成了两个概念，还不如译作 nutrient blood。如果真的译作 nutrient blood，似乎逻辑上又有问题，正常情况下哪有不是 nutrient 的 blood 呢？

津 fluid，液 humor，津液 fluid and humor：将“液”译作 humor 可谓创造。一直以来，津液的翻译都有点令人困惑。就其内涵而言，译作 body fluid 或 fluid 均为可取。只是中医又将“津”和“液”加以区分，清者为“津”，厚者为“液”。为了在译文中对其加以区分，人们便将“津”译作 thin fluid，将“液”译作 thick fluid。其实这样的区分也是符合中医之意的。将“液”译作 humor，就像将“无形之痰”译作 phlegm 一样，有点发“思古之幽情”，在古希腊的生理学中找灵感。

津血同源 homogeny of fluid and blood，精血同源 homogeny of essence and blood：“津血同源”与“精血同源”常译作 body fluid and blood are derived from/share the same source 和 the essence and blood are derived from/share the same source。WHO 将“同源”译作 homogeny（同型生殖，统一生殖）似乎太过 modern，且不太确切。

汗 sweat，泪 tears，涎 drool，涕 snivel，唾 spittle：“涎”也常译作 saliva，但这要视具体情况而定。如果指唾液，那自然是 saliva。但如果指流涎，则需译作 drool。既然本节主要介绍的是精、神、气、血、津、液的基本情况，“涎”应该是生理性的，似应译作 saliva。

营卫 nutrient and defense：“营卫”当指营气和卫气（a collective term for nutrient qi and defense qi），所以 nutrient and defense 之后似应再缀以 qi，这样才显得比较完整。

气血水 qi, blood and water：“气血水”似乎不是中医特有的概念，大约是中医在亚太地区其他国家的发展。

水谷 water and food：“水谷”是饮食的总称（a term referring to food and drink），译作 water and food 无疑是准确的。也有的词典将其译作 water and grain，有点不太恰当。“水谷”之“谷”指的不是“仓廪”之中贮藏的谷物，而是加工成成品的饮食，所以应译作 food。

6. *关于脏腑的概念和术语* “脏腑”是中医基本理论中的一个重要方面，其基本概念和用语为中医名词术语的核心内容，反映了中医翻译的基本问题。对这方面术语的翻译和标准化问题的讨论，有利于我们进一步明确中医翻译的基本理论与方法。《WHO 西太区传统医学国际标准名词术语》中共收录有关脏腑的术语 83 条。下面试对这些术语的英语翻译问题加以比较分析。

藏象 visceral manifestation，藏象学说 visceral manifestation theory："藏象"之"藏"指藏于人体内部的内脏，"象"指表现于外的生理和病理现象。"藏象"在 20 世纪 80 年代出版的汉英中医辞典中译为 state of viscera，也有的译作 phase of viscera 或 picture of viscera，似未明了"象"的实际内涵。之后译界逐步将其译作 visceral manifestation。因该译法基本揭示了"藏"与"象"的实际内涵，故逐渐为大家所普遍接受。

脏 viscus，腑 bowel，脏腑 viscera and bowels，五脏 five viscera，六腑 six bowels，阳脏 yang viscus，阴脏 yin viscus："脏腑"的翻译一直不是很统一，从最初的 solid organs and hollow organs 到 zang-organs and fu-organs/zang-viscera and fu-viscera，再到目前 WHO 标准中所使用的 viscera and bowels，其发展可谓一波三折。这似乎与译界的总体实践和研究者的个人偏爱有些关联。

"脏腑"的翻译出现如此巨大的跳跃，令身处一线的翻译实践者不禁有些瞠目结舌。其实，出现这种情况并不奇怪，因为翻译和翻译实践既紧密相关，又独立行事。换句话说，翻译实践和翻译研究是两回事。作为研究者，我们尽可以对已经约定俗成的译法进行不同角度、不同层次的理论研究分析，但这些研究分析并不意味着要对现行译法立刻进行"正本清源"，而是要为今后的翻译实践提供指导和借鉴。如果翻译研究者不明白这一点，那么其研究工作本身就可能对翻译实践活动造成某种程度的干扰。在标准化的研究中，我们尤其应该注意这一点。

从目前的发展来看，将"脏腑"采用音意结合的方式译作 zang-organs and fu-organs 或 zang-viscera and fu-viscera 几乎已经约定俗成，似无独辟蹊径之必要。在 WHO 的方案中，将"脏"译作 viscus 尚有几分道理，但将"腑"译作 bowels 便显得理据不足。

心 heart，肝 liver，脾 spleen，肺 lung，肾 kidney，心包、心包络 pericardium，胆 gallbladder，胃 stomach，小肠 small intestine，大肠 large intestine，膀胱、胞 bladder，三焦 triple energizers，上焦 upper energizer，中焦 middle energizer，下焦 lower energizer：以上各有关脏腑的翻译，自然十分对应，没有什么问题。唯“三焦”的翻译颇值一论。“三焦”的译法曾一度比较混乱，常见的译法有 three warmers，three heaters，three burners，tri-jiao，等等。WHO 1991 年颁布的针灸经穴名称的国际标准化方案中，将“三焦”译为 triple energizer。尽管这一译法也不尽准确，但由于 WHO 已将其作为一个规范化的译名向全世界做了公布，并且在国际上推广了十多年，已基本为大家所接受。况且“三焦”的实质问题中医界本身也存有争议，翻译上的“准确”也很难完全落到实处。

奇恒之腑 extraordinary organs：“奇恒之腑”包括脑、髓、骨、脉、胆和女子胞（a collective term for the brain, marrow, bones, blood vessels, gallbladder and uterus）。“奇恒之腑”的翻译不是很统一，一般译作 extraordinary fu-organs 或 extraordinary fu-viscera，也有的译作 peculiar hollow organs 或 extraordinary organs。这些译法虽各有不同，但用 extraordinary 对译“奇恒之腑”中的“奇恒”却基本一致。这主要是因为 WHO 在针灸经穴名称的国际标准化方案中采用 extraordinary 对译“奇经八脉”中的“奇”字。

脑 brain，元神之府 house of the original spirit，髓海 sea of marrow：“髓海”指大脑，中医认为脑为诸髓之海，所以称其为“髓海”。正因为如此，在实际翻译中，有的译者就将其简单地译作 brain。这种译法看似正确，其实疏漏很大。因为“髓海”所反映的是中医对脑本质的一种认识，而 brain 却不承载这方面的信息。比较恰当的译文也许就是 sea of marrow，这也是目前比较流行的译法。

髓 marrow，骨 bone，脉 vessel，胞 placenta，胞、胞宫、女子胞 uterus，血室 blood chamber：“血室”的翻译与“髓海”的翻译一样，虽然指的是 uterus，但若直白地译作 uterus，则中医关于子宫的基本认识便无从再现。

阴道 vagina，心血 heart blood，肝血 liver blood：在“五脏”之中，只有“心”和“肝”与血直接相关，因为“心主血”“肝藏血”。所以习惯上将“心血”译作 heart blood，将“肝血”译作 liver blood。

心阴 heart yin，心阳 heart yang，肝阴 liver yin，肝阳 liver yang，脾阴 spleen yin，脾阳 spleen yang，肺阴 lung yin，肺阳 lung yang，肾阴 kidney yin，肾阳 kidney yang，胃阴 stomach yin，胃阳 stomach yang：按照阴阳学说来分析说明人体的组织结构，人体不仅上下分阴阳，内外分阴阳，脏腑分阴阳，而且各脏自身也分阴阳，于是心、肝、脾、肺、肾皆有阴阳之分。正如上面所示，各脏之阴阳习惯上均采用直译加音译之法予以翻译。这种译法已为译界所普遍接受，已成为约定俗成的标准。有的人在采用此法翻译五脏之阴阳时，喜欢将脏名与阴阳之间用“-”连接起来，如 heart-yin，heart-yang 等。此种用法不是非常普遍，只是个人偏好而已。

胃津 stomach fluid：所谓“胃津”，实际上指的是胃阴，但直接译作 stomach yin 似有不妥。从再现原文信息的要求来看，还是将其译为 stomach fluid 比较合适。

神明 bright spirit：所谓“神明”，指的就是“神”或“精神”，是人体生命活动的总称，也包括思维意识活动（all the human life activities including mind, will, mood and thinking），所以有的辞典即直接将“神明”译作 spirit，似乎有点简单化。

血脉 blood vessel，泌别清浊 separation of the clear and turbid：“泌别清浊”是小肠的功能，主要体现在三个方面，将经过小肠消化后的饮食物分别出水谷精微和食物残渣两个部分；将水谷精微吸收，把食物残渣向大肠输送；小肠在吸收水谷精微的同时，也吸收了大量水分。这就是 WHO 注解中所说的 the small intestine’s function, by which the clear (the food essence and water) is absorbed while the turbid (the waste matter) is passed to the large intestine。

升发 upbearing and effusion：“升发”强调的是肝的功能，即“升发条达”（the upward and outward movement of qi, a function governed by the liver）。所谓“升”，就是 rise 或 ascend naturally；所谓“发”就是 develop freely。有的将其译作 sending the qi upwards, outwards and throughout the body，属解释性翻译，不太经济。而 WHO 如上之译，也算一法。

刚脏 unyielding viscus：“刚脏”指肝，因为肝气易于亢盛横逆（referring to the liver, an organ that has a tendency to hyperactivity and counterflow of qi），也常译作 resolute viscus。

疏泄 free coursing：“疏泄”是肝的功能之一，包括对精神思维活动的影响和对胆汁的分泌、排泄以及对消化系统的调节，早期译作（the liver bears）the dispersive effect，以后又译作（the liver controls）conveyance and dispersion。WHO 的译法反映了个别西方译者的做法。

血海 sea of blood：“血海”在中医学中有三层含义，一指冲脉，如《素问·上古天真论》曰：“冲脉者，为十二经之海。”王冰注：“冲为血海。”二指肝脏，如《素问·五脏生成》注：“肝藏血，心行之，人动则血运于诸经，人静则血归于肝脏。何者？肝主血海故也。”三指足太阴脾经的一个穴位。

升清 upbearing the clear：“升清”是脾的功能之一，即脾有将营养物质上输到心肺以营养全身各组织器官的功能（referring to the function of spleen that sends the food essence to the heart and lung）。这种功能以升为主，故有脾主升之说。“升清”在早期的辞典中译作（the spleen）transports nutrients upwards，以后又译作（the spleen is in charge of）sending up the clear。

降浊 downbearing the turbid：“降浊”是胃的功能之一，指胃把消化的食物向下输送到肠胃的功能（referring to the function of the stomach that sends the partially digested food down to the intestines）。早期的辞典译作（stomach serves）to transport the digested food downwards，翻译得比较复杂。后又译作（the stomach dominates）the sending of digested food downward，亦不甚简洁。

运化 transportation and transformation：“运化”也是脾的功能之一，即脾能从饮食中吸收营养物质并使之输布于全身（the function of the spleen by which the essence is transformed from food and water, absorbed, and distributed to all parts of the body)。早期译作(spleen is responsible for)food digestion and fluid transportation，后来逐步简化调整为transportation and transformation，并逐渐为译界所普遍接受。

生化 engendering transformation："生化"一般指水谷精微化生气和血，这个过程与脾的功能密切相关(referring to formation of qi and blood from food essence that is closely related to the spleen function)，常译作generation/production and transformation。将"生"译作engender，是一些西方译者的做法，其意与generation和production相同。

娇脏 delicate viscus："娇脏"指肺，因其易于遭受外邪的侵袭，故称"娇脏"(referring to the lung which is the viscus most susceptible to invasion by external pathogens)，译作delicate viscus确是比较流行的做法。

贮痰之器 receptacle that holds phlegm："贮痰之器"亦指肺脏，因其与痰的生成与排泄有密切的关系(the organ where phlegm collects, referring to the lung)，将其译作receptacle of phlegm也许更简洁一些。

水之上源 upper source of water："水之上源"指肺，因其位于上焦，而三焦具有通调水道之用(an expression referring to the lung, which is situated in the upper energizer regulating water metabolism)，所以称其为"水之上源"，译作upper source of water与原文在形式和内涵上都较为对应。

呼吸 breathing，治节 management and regulation："治节"为肺的功能之一，即肺有调节人体气机和血液运行的功能(the function of the lung to keep the physiological activity of the whole body in balance)，早期将其译作(lung is responsible for)the coordination of visceral activities，以后又简化为(the lung is responsible for)coordination。相比较而言，WHO译作management and regulation还是比较全面的。

肃降 purification and down-sending："肃降"是肺的功能之一，即肺气只有清肃下降，才能保持其正常功能活动(the downward movement and purifying action of lung qi in contrast to its diffusing action)，早期译

作（lung-energy should）keep pure and descendant，以后又译作（the lung dominates）depurative descent，意思是明确的。

宣发 diffusion："宣发"是肺的功能之一，指肺气的向上宣达和发散（the upward and outward movement of lung qi），常译作 dispersion。其实无论 dispersion 还是 diffusion，都只译出了"发"而未道明"宣"。

水道 waterways，通调水道 regulate the waterways："通调水道"是三焦的功能（dredge and regulate the pathway of water metabolism）。在中医翻译上，regulate 常用以翻译"调"字，如"调理脾胃"译作 regulate the spleen and stomach，"调经"译作 regulate meridians or menstruation 等。"水道"也常译作 water passage。

天癸 heavenly tenth："天癸"来源于肾精，是调节人体生长、生殖功能，维持妇女月经和胎孕所必需的物质（that upon which development of the reproductive organs and maintenance of reproductive function depends, derived from the kidney essence when it is abundant），长期以来多采用音译之法译之，意译是近些年的尝试，但还不甚流行。如有的译作 sex-stimulating essence，很不确切。WHO 将其按"天干"译作 heavenly tenth，有些费解。"天癸"之"癸"与"天干"的"癸"确属同一个字，但却未必是同一个义。

生殖 reproduction，纳气 qi absorption："纳气"是肾的功能之一，肺主气司呼吸，而肾则主纳气（The action of the kidney in connection with normal respiration. The lung sends the qi down to the kidney, which holds the qi down, and then absorbs it.）。在下文相关术语的翻译中，WHO 时而将"纳气"译作 qi reception，时而译作 qi absorption，有前后不一之嫌。按照"纳气"的实际内涵，还是译为 qi reception 比较恰当。

先天 innate："先天"有两层含义，一是指源于父母之精，对个体生长、发育起重要作用，一般译作 innate 或 innateness，也有的译作 inborn 或 congenital；二是指出生之前，即 prenatal stage。

先天之本 root of innate endowment："先天之本"指肾，但若直接译作 kidney，则原文的意趣所指便大为别样。"先天之本"一般译作

prenatal base/function of life，带有一定的解释性。WHO 的译法与国内近年来出版的一些词典的翻译基本一致。

膀胱气化 bladder qi transformation："膀胱气化"指膀胱贮存和排泄尿液受肾的气化作用的影响（the function of the bladder in storing and discharging urine, based on qi transformation of the kidney），译作 bladder qi transformation 还是比较对应的。

心肾相交 heart-kidney interaction："心肾相交"指在正常情况下，心和肾的生理功能是相互协调、彼此沟通、相对平衡的（superior-inferior, ascending-descending, water-fire and yin-yang coordination between the heart and kidney），早期曾译作 functions of the heart and kidney keep in balance，是解释性译法。以后又逐步调整为 harmony between the heart and kidney，比较简洁明确，但似乎只译出了"心肾相交"之"协和"之果，而未达出其"沟通"之举。

心开窍于舌 heart opens at the tongue，肺开窍于鼻 lung opens at the nose，脾开窍于口 spleen opens at the mouth，肝开窍于目 liver opens at the eyes，肾开窍于耳 kidney opens at the ears：这里的"开窍"不是指治疗学上的"开窍"疗法，而是指内脏的生理和病理状况在体表某个特定部位的反映，如心开窍于舌。用"开窍"来比喻内脏与外官之间的联系，实在是中国医学的一大发明。但翻译为英语时，却难得统一。早期将"开窍"译作 the orifice of，如将"心开窍于舌"译作 the tongue is the orifice of the heart。但也有人不赞同这一译法，因为 tongue 显然不是一个 orifice。

以后"开窍"又逐渐译作 open into，如将"心开窍于舌"译作 the heart opens into the tongue，将"肝开窍于目"译作 the liver opens into the eyes，等等。相比较而言，这种译法比较直观，在一定意义上表达了中医的"开窍"之意，所以这一译法渐渐流行开来。

但也有人觉得将"开窍"译作 open into 太直了。于是建议将其译作 as the window of，as the orifice of，specific body opening to，等等。但从使用情况来看，这些不同的译法均不如 open into 应用得广泛深入。这一译法与 WHO 的译法基本接近，差异只在 into 和 at 之间。就 open 在英语语言的使用情况来看，open 和 at 的搭配比较少见。就“开窍”的含义而言，open into 显然比较贴切。

7. 关于经络的概念和术语　在《WHO 西太区传统医学国际标准名词术语》中共收录了有关经络学说的术语 43 条。下面试对这些术语的翻译问题加以简要的比较分析。

经络 meridian and collateral，经络学说 meridian and collateral theory：传统上“经脉”译为 channel 或 meridian，“络脉”译作 collateral。当然还有其他一些译法，例如德国慕尼黑大学东方医史研究所文树德将“经脉”译作 conduits，将“络脉”译为 network-vessels。不过这些译法都仅仅是个人的实践，不代表中医翻译发展的大趋势。

在 WHO 西太区 1991 年颁布的针灸经穴名称国际标准化方案中，“经脉”译作 meridian，但事实上 meridian 和 channel 这两种译法都很流行。从规范化的发展来看，我们似应逐步终止使用 channel 而改用 meridian。但从实际运用情况来看，这两种译法并驾齐驱，很难说孰优孰劣。因此从长远的发展来看，这两个译语很可能成为“经脉”的两个并行的对应语。

“络脉”译作 collateral，一般比较统一。亦曾见过有人译作 branch channel 等，但均属个别现象。当人们将“经络”作为一个概念使用时，多以 meridian 统而谓之，只有特别强调“络脉”的情况下才使用 collateral。

经脉 meridian vessel：在《汉英中医辞典》中，“经脉”译作 channel，而“经络”则译作 meridian。显然，作者试图将“经脉”和“经络”加以区分。这种区分有无道理呢？这是一个不太好回答的问题。

著名针灸学家李鼎主编的高等医药院校统编教材《经络学》开篇指出，脉的本义是血管。而“经”和“络”的概念出现得较晚，是对“脉”的进一步分析，并按“脉”之大小、深浅的差异分别称作“经脉”“络脉”和“孙脉”。之后，“经脉”和“络脉”又简称为“经络”，并按气血虚实和阴阳部位将其分为“虚经”“盛经”“阴经”“阳经”“阴络”“阳络”“大络”“浮络”等。这许多名词的出现，主要是为了分析各种各样的气血运行通道。而最为具体而直观的通道就是血管，也就是“脉”。但古人由此而扩展出许多概念，实际上已大大超出了“脉”的应用范围。

从李鼎的分析可以看出，“经”和“脉”其实早已“水乳交融”，难分彼此了。从而使我们在翻译“经”和“脉”时感到棘手不已，不知如何布局方妥。特别是当“经”和“脉”合而为一时，则更不知如何释义。

手三阴经 three yin meridians of the hand，手三阳经 three yang meridians of the hand，足三阳经 three yang meridians of the foot，足三阴经 three yin meridians of the foot：手与足的三阴经和三阳经的英语翻译，国内外的译法大致与 WHO 的做法相同，差异只在 meridian 和 channel 的选用之间。

十四经、十四经脉 fourteen meridians，十二经、十二正经、十二经脉 twelve meridians：“十四经”“十二经”又称“十四正经”“十二正经”，所以经常译作 fourteen regular meridians/channels 和 twelve regular merdians/channels。

手太阴肺经 lung meridian (LU)，手阳明大肠经 large intestine meridian (LI)，足阳明胃经 stomach meridian (ST)，足太阴脾经 spleen meridian (SP)，手少阴心经 heart meridian (HT)，手太阳小肠经 small intestine meridian (SI)，足太阳膀胱经 bladder meridian (BL)，足少阴肾经 kidney meridian (KI)，手厥阴心包经 pericardium meridian (PC)，手少阳三焦经 triple energizer meridian (TE)，足少阳胆经 gallbladder meridian (GB)，足厥阴肝经 liver meridian (LR)：十二经的英语名称曾由有关的脏器名称 + 经脉名称 + of + 手或足 + 阴阳构成，如“手太阴肺经”译为 the lung meridian of hand-taiyin。以后逐步做了简化，将经脉英文名称中的手足和阴阳部分略去，只保留脏器和经脉名称。特别在一般交流中，这种简洁化的翻译方法使用得十分普遍。上面所罗列的这些经脉英文名称，就是简化的结果。各经脉的代码也经历了一些发展变化，如 1982 年的代码中，肺经为 L，胃经为 S，心经为 H，膀胱经为 B，肾经为 K，心包经为 P，胆经为 G，肝经为 Liv。1989 年 WHO 对经穴代码做了进一步调整，均采用二字母制，这样肺经改为 LU，胃经改为 ST，心经改为 HT，膀胱经改为 BL，肾经改为 KI，心包经改为 PC，胆经改为 GB，肝经改为 LR。

正经 main meridian："正经"的常见译法是 regular meridian，这是与"奇经"相对而言的。但若从主从的关系来考虑，将"正经"译作 main meridian 也是可以的。

奇经 extra meridian："奇经"是"奇经八脉"的简称，一般译作 extra meridian。但这里的 meridian 最好用复数，因为"奇经"有八条之多。

奇经八脉 eight extra meridians，督脉 governor vessel (GV)，任脉 conception vessel (CV)，冲脉 thoroughfare vessel (TV)，带脉 belt vessel (BV)，阴蹻脉 yin heel vessel (Yin HV)，阳蹻脉 yang heel vessel (Yang HV)，阴维脉 yin link vessel (Yin LV)，阳维脉 yang link vessel (Yang LV)："奇经八脉"包括督脉、任脉、冲脉、带脉、阴蹻脉、阳蹻脉、阴维脉、阳维脉，常译作 eight extra meridians。按照 WHO 1991 年颁布的针灸经穴国际标准化方案，"奇经八脉"之"脉"应译为 vessel，而不是 meridian 或 channel。这一做法一直存有争议，因为"奇经八脉"虽称为"脉"，其实还是"经"。

十二经别 twelve meridian divergences，经别 meridian divergence，十二经筋 twelve meridian sinews，经筋 meridian sinew，十二皮部 twelve cutaneous regions，皮部 cutaneous region，络脉 collateral vessel，十五络脉 fifteen collateral vessels：每条正经皆有一个络脉，此外脾经尚有一个大络，总共为十五络脉（a collective term referring to the main collaterals derived from the fourteen meridians and together with the great collateral of the spleen, fifteen in all），一般译作 fifteen collaterals 即可，似不必一定加上 vessel。

脾之大络 great collateral vessel of the spleen："脾之大络"起于大包穴（SP 21），散于胸胁（the major collateral of the spleen emerges from the Dabao point and spreads over the thoracic and hypochondriac regions），有时

也译作 the major spleen collateral。

孙络 tertiary collateral vessel："孙络"指经脉的细小分支（small branches of the collateral/network），所以也译作 minute collaterals 或 fine collaterals，国外还有的直接译作 grandchild collateral vessel。

浮络 superficial collateral vessel："浮络"指浮现于体表的络脉（collateral/network vessels in the superficial layers of the body），直接译作 superficial collateral 即可，vessel 似可略去不用。

8. 关于形体的概念和术语　在《WHO 西太区传统医学国际标准名词术语》中，收录的有关形体方面的术语共 29 条。下面试对这部分术语的翻译问题加以简要的比较分析。

形　体：Body constituent—a collective term for skin, vessels, flesh, sinews and bones.

皮毛：Skin and body hair—a collective term for the skin and its fine hair.

腠理：Interstices—a term referring to the striae of the skin, muscles and viscera, and also to the tissue between the skin and muscles.

这里的"形"与"形体"指的就是"身体"（body）。所谓"腠理"，指的是皮肤、肌肉的纹理及皮肤与肌肉之间的间隙，是气血流通的门户和排泄体液的途径之一，其翻译不是很统一。有的词典译作 interstitial space，有的则译作 striae。

玄府 mysterious mansion：所谓"玄府"，即汗孔的另外一个说法，似乎可以直接译作 sweat pore。之所以称其为"玄府"，是因为 it is too minute to be visible。但若直接译为 sweat pore，感觉又很苍白，原文所蕴含的神韵气质便无从再现。从这个意义上说，WHO 的译法倒是值得回味。

气门 qi gate：所谓"气门"，也是汗孔的一个特别说法，若也译作 sweat pore，似乎减损了中医丰富的语言表达体系，但直译作 qi gate，似乎又缺乏必要的关联性。

赤白肉际：Border between the red and white fleshes—the skin boundary between the palm or sole (red in color) and the back of the hand or foot (white in color), respectively.

正如 WHO 注解中所说的那样，“赤白肉际”有明确的所指，所以也常译作 dorsoventral boundary of the hand or foot。从语义上看，WHO 的译法略显笼统。

筋 sinew：“筋”指 tough band or cord of tissue that joins muscle to bone，也常译作 tendon。

宗筋 ancestral sinew：“宗筋”在中医学中有两层含义，一指阴部（the external genitals），二指阴茎（penis）。所以早期曾将其音译为 zongjin。这里直译作 ancestral sinew，仔细推敲，也蛮有意味。

溪谷：Muscle interspace—the gap junction or depression between two muscles.

“溪谷”指肢体肌肉之间相互接触的缝隙或凹陷部位。大的缝隙处称“谷”，小的凹陷处称“溪”。正如《素问·气穴论》所言：“肉之大会为谷，肉之小会为溪。”所以这里将“溪谷”译作 muscle interspace，是比较笼统的。如果加以区分的话，“溪”应该是 small muscle interspace，而“谷”则应是 large muscle interspace。另外，“溪谷”也泛指经络腧穴。“谷”相当于十二经脉循行的部位；而“溪”则相当于三百余个经穴的部位。正如《素问·五脏生成》所言：“人有大谷十二分，小溪三百五十四，少十二俞。”

膻中 chest center：“膻中”有两层含义，一指左右两乳的正中部位（the center of the chest between the nipples），二指穴位。若指前者，译作 chest center 也算达意。

胃脘：Stomach duct—stomach cavity and adjoining section esophagus; epigastrium of the stomach.

正如 WHO 的注解文字所说的那样，“胃脘”实际上指的是胃的空腔，其体表部位相当于上腹部（the cavity of the stomach with the superficial position corresponding to the epigastrium），译作 stomach duct 似乎有些偏离原文之意。

胸胁：Chest and hypochondrium—the portion of the body between

the neck and the abdomen and the superolateral regions of the abdomen, overlying the costal cartilages.

募原，膜原：Membrane source—pleurodiap hragmatic interspace; interior-exterior interspace where the pathogens of epidemic febrile disease tends to settle.

把“膜原”译作 pleurodiaphragmatic interspace，倒是很具体。早期译者将“膜原”多音译为 moyuan，因为这个概念其实并不非常具体。在《素问・举痛论》中有这样的记载：“寒气客于肠胃之间，膜原之下。”首次提出了膜原这个概念，但并未明确其具体位置。唐人王冰在注解时说：“膜，谓膈间之膜；原，谓膈肓之原。”日本人丹波元简在《医剩附录・膜原考》中认为：“盖膈幕（膜）之系，附着脊之第七椎，即是膜原也。”说得非常具体。另外，“膜原”在《温病辨证》中指病邪在半表半里的位置，如《温疫论》说：“其邪去表不远，附近于胃……邪在膜原，正当经胃交关之所，故为半表半里。”《简明中医辞典》综合各家之论，将“膜原”定位于“胸膜与膈肌之间”。

膏肓：Cardiodiaphragmatic interspace—the space inferior to the heart and superior to the diaphragm.

“膏肓”一般多采用音译，因为其含义并不十分确切。按照中医的说法，“膏”指心下之部，“肓”指心下膈上之部，主要用来说明病位的隐深，形容病情严重。译作 cardiodiapharagmatic interspace，自然十分具体。但过于具体则有“水清无鱼”之虞。

小腹，少腹：Lower abdomen—the part of abdomen between the umbilicus and the upper margin of pubic bone.

脐傍：Paraumbilical region—that part of abdomen lateral to the umbilicus.

脐下：Infra-umbilical region—that part of abdomen inferior to the umbilicus.

其实在一般的翻译中，“脐傍”“脐下”也常简单地译作 beside the navel/umbilicus 和 below the navel/umbilicus。因为“脐傍”“脐下”实际上是 common expression，而不是像“五脏”“六腑”这样的 technical,

所以翻译时可以 free 一些。

丹田：Cinnabar field—three regions of the body to which one's mind is focused while practicing qigong: the lower cinnabar field—the region located in the upper 2/3 of the line joining the umbilicus and symphysis pubis; the middle cinnabar field—the xiphoid area; and the upper cinnabar field—the region between the eyebrows.

“丹田”的内涵比较复杂，所以一般多将其加以音译。按照中医学的理论，“丹田”有三层含义，一为穴名，即石门穴的别称，但阴交、气海、关元穴也有的称为丹田，而通常关元穴则多称丹田；二为气功意守部位的名称，共分 3 处，脐下部称下丹田，心窝部称中丹田，两眉之间称上丹田；三为道家用语，道家称人身脐下 3 寸为丹田，是男子精室和女子胞宫所在之处。由此看来，无论如何翻译“丹田”，都很难达意。倒是西方译者将其想当然地译作 cinnadar field，给人们的理解留下了很大的想象空间，值得品味。

骸，百骸：Skeleton—the supportive structure or framework of the body.

眉棱骨：Eyebrow bone—the upper ridge of the orbital bone.

颈骨：Cervical vertebrae—a collective term for the cervical vertebrae.

脊：Vertebrae—a collective term of the thoracic, lumbar and sacral vertebrae, the same as spine.

腰骨：Lumbar vertebrae—lumbar bone.

辅骨：Assisting bone—the bony prominences on the sides of the knee, namely, the condyles of femur and the condyles of tibia.

高骨：High bone—any bony process of the body surface, particularly referring to the styloid process of the radius.

相比较而言，WHO 的译法不但通俗，而且与中文字面相应，可能更符合目前中医名词术语翻译通俗化这一基本趋势。

䐃：Prominent muscle—paravertebral muscle; the muscle below the iliac crest.

“䐃”在 WHO 的标准中释为二义。其实“䐃”只是指高起丰满的肌肉群而已，脊椎两侧的肌肉（paravertebral muscle）和髂骨部髂脊以下的肌肉（the muscle below the iliac crest）只是两个例子而已，并不意味着其为“胂”的两个含义。

精明之府：House of bright essence—an expression referring to the head.

“精明之府”自然指的是头部，所以有时人们就将其简单地译作head。这样的译法实际上没有揭示出“精明之府”丰富的内涵。《素问·脉要精微论》说：“头者，精明之府。”《医部全录·头门》对此的注解是：“诸阳之神气，上会于头，诸髓之精，上聚于脑，故头为精髓神明之府。”根据这一解释，“精”指“精髓”（essence），“明”指“神明”（mentality 或 mind）。这里将“明”译作 bright，显属字面释义，内涵不够。

脑户：Back of the head—the occipital region.

太阳，太阳穴：Temple—① the area on each side of the forehead above the cheek bones, lateral to and slightly superior to the outer canthus of the eye. ② an nonmeridian acupuncture point on the temporal part of the head.

精室：Essence chamber—the part of the body where the semen is stored in a male.

精窍：Essence orifice—the external orifice of the male urethra, from which the semen is discharged.

“精室”和“精窍”，前者译作 essence chamber，后者译作 essence orifice，均不甚确切。“精室”既然指 the part of the body where the semen is stored in a male，其“精”自然不是 essence，而是 semen。“精窍”既然指 the external orifice of the male urethra, from which the semen is discharged，其“精”显然也不是 essence，而是 semen。

睾：Testicle—the male reproductive organ where the sperms are produced.

前阴：Anterior yin—the external genitalia including the external orifice of the urethra.

后阴：Posterior yin—the anus, the posterior opening of the large intestine.

“前阴”译作 anterior yin，“后阴”译作 posterior yin，似乎比译作

external genitalia 和 anus 要婉转许多，但总有些意犹未尽。但从“委婉语”的要求考虑问题，则“前阴”和“后阴”译作 anterior yin 和 posterior yin 似乎又很有必要。所以在翻译一个概念的时候，我们既要考虑其实际内涵，也要考虑其情境、意境之趣。

卫分：Defense aspect—the most superficial stratum of the body apt to be invaded at the initial stage of an acute febrile disease, often referring to the lung.

气分：Qi aspect—the second stratum of the body deeper than the defense aspect, often referring to the lung, gallbladder, spleen, stomach and large intestine.

营分：Nutrient aspect—that stratum of the body between the qi and blood aspects.

血分：Blood aspect—the deepest stratum of the body involved in the severest stage of an acute febrile disease.

“卫分”“气分”“营分”和“血分”之“分”也常译作 phase 或 level。在翻译实践中，也有词典和译者将这 4 个概念加以音译，以便能保持其内涵的原质性。但随着对外交流的深入开展，意译之法的使用已日趋广泛。

以上这些与形体结构相关术语的翻译，基本上采用的是直译之法，如将“皮毛”译作 skin and hair，将“宗筋”译作 ancestral sinew，将“少腹”译作 lower abdomen，等等。这些译法有些与流行之法较为一致。

有些术语采用的是意译法，如将“腠理”译作 interstices，将“赤白肉际”译作 border between the red and white fleshes，将“膻中”译作 chest center，将“丹田”译作 cinnabar field，将“卫分”译作 defense aspect，将“气分”译作 qi aspect，将“营分”译作 nutrient aspect，将“血分”译作 blood aspect 等。这些意译的术语与现行译法基本一致。有些虽然看起来不是很自然，但仔细推敲，却也比较符合原概念的文化特质。如将“丹田”译作 cinnabar field，虽显怪异，但也别树一义，很有些中国特色。

对于一些名称较为玄密，但内涵较为具体的形体概念，WHO 的标准多采用了意译之法，即按照术语的含义进行翻译。如将“百骸”译作 skeleton，将“太阳”译作 temple，将“泪堂”译作 lacrimal orifice，等等。这些译法基本揭示了原语的实际内涵，所以是可取的。

通过比较可以看出，虽然形体方面的用语一般都比较具体，有物可参，易于理解和翻译。但由于中医对人体一些特定部位和结构如溪谷、玄府、辅骨、宗筋、膏肓、膜原、丹田等有自己独特的认识和理解，使其内涵时而显得玄密，时而显得游移，使翻译呈现出多样性的倾向，给标准化带来了一定的困难。从目前的发展来看，要完全统一这些概念和用语的翻译，还有待于实践的进一步深化和中西方交流的进一步深入。

三、《中医基本名词术语中英对照国际标准》

《中医基本名词术语中英对照国际标准》是中医国际组织世界中医药学会联合会（简称“世界中联”）于 2004 年启动，2007 年正式颁布的。中医传播到世界各地，尤其是西方各国后，很多国家都建立了中医学术组织、学术团体和学术机构。为了努力发扬各地所建立的中医国际组织的作用，为了真正地国际化中医，各地的中医国际组织联合起来，于 2003 年成立了世界中医药学会联合会。

世界中联建立不到 1 年，就在 2004 年开启了中医名词术语国际标准的制定。该学会启动的中医名词术语国际标准制定工程，主要负责人是翻译部主任王奎。在王奎的组织和指导下，召开了多次国际会议，组织很多国家的中医专家和中医翻译家一起分析、讨论、研究，明确中医名词术语国际标准的概念、方法和作用。每次会议都组建多个小组，每个小组就中医名词术语的每个部分进行分析讨论，确定其国际标准的翻译方法。每个小组讨论之后再通过总会进行交流和沟通，完成所有中医名词术语的定义和翻译，尤其是 2006 年召开的分析和研究大会，最终确定了世界中联选择的 6 235 个中医核心概念和术语的解读和翻译。对其中存在的一些不同的理解和翻译的问题，王奎又组织大家认真地进行

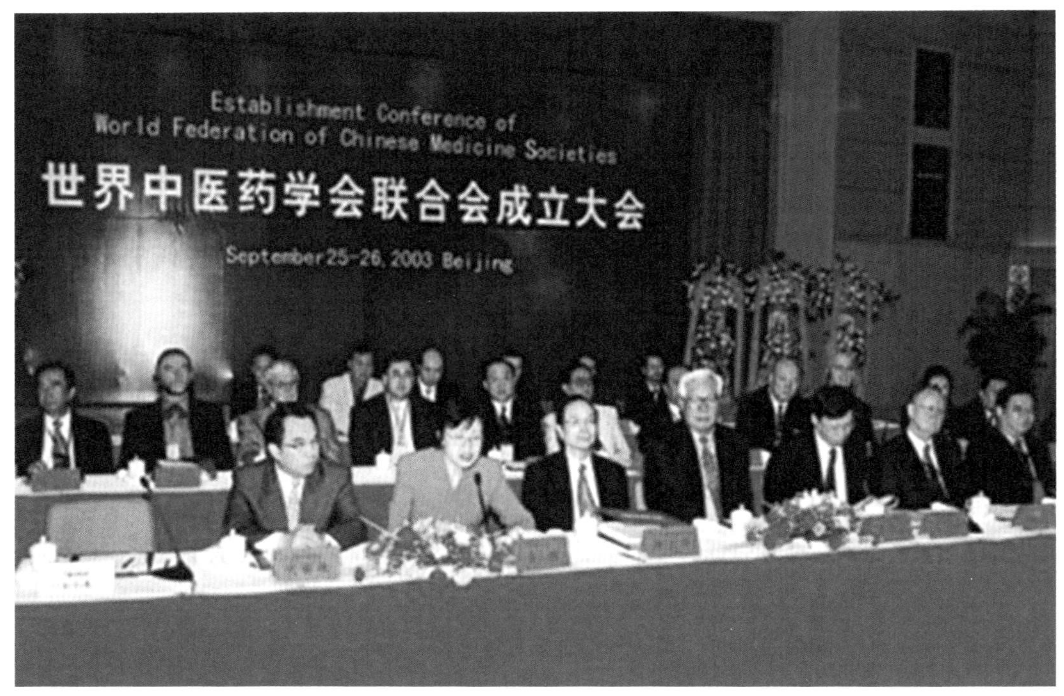

图 3-22 世界中医药学会联合会成立大会于 2003 年在北京召开

讨论和分析。特别是邀请了国内一些著名的中医大师就中医一些核心概念和术语的含义和定义向大家做了深入系统地解释和说明，在中医大师们的指导下，国内外的专家们最终明确了有关概念和术语的含义，确定了翻译的方式和要求。通过这次会议对世界中联所选择的 6 235 个中医核心概念和术语的分析和研究，最终确定了所有中医名词术语英译的国际标准。第二年世界中联就正式颁布了其制定的中医名词术语的国际标准。作为世界上的中医国际组织，世界中联所制定的中医名词术语的国际标准，自然更引起国内外中医界、翻译界和标准化制定领域的重视和应用。

经过 3 年的努力，世界中联最终完成了中医名词术语国际标准的制定。该国际标准，由人民卫生出版社 2007 年正式出版，并在国际上正式发布，指导和引导着中医名词术语的国际标准在全球各地的发展。

世界中联在“前言”中指出：“中医药学是中华民族优秀文化的重要组成部分，是世界各种传统医学中的一朵奇葩，不仅为中华文明的发展做出了重要贡献，也对世界文明的进步产生了积极的影响。在跨入 21

世纪的今天，中医药学仍然焕发着活力，非但没有因现代医学的发展而衰落，其学术影响还逐步扩大，人们对中医药学的价值也有了更深刻的体会和认识。中医药对许多疾病有确切疗效，而较少毒副作用，受到世界各国越来越多的关注。”中医药学在国际上的传播、发展和影响，正如其“前言”中所指出的那样，颇值国内不懂中医，甚至反对中医的人士关注。世界中联的“前言”中还指出：“文化背景的差异和语言文字的障碍，给中医药国际交流和应用带来许多困难。目前国内外出版的英文中医药书刊正在迅速增多，但用词不统一，几乎每个中医药名词术语都有多种译法，这常使读者困惑不解，甚至误解中医原意。这种一词多译的局面，给各国中医药教育、医疗服务、科研、叙述交流、信息传播、经贸等多方面带来困难和损害。研究、制定并发布中医药名词术语中英对照国际标准是推进中医药走向世界的一项重要任务。”

世界中联在“致谢”中指出：“本标准（ISN）的研究与修订工作是在多国专家参与支持下完成的，参考了各国学者在该领域的专著和研究，并于 2006 年 3 月 31 日、2006 年 6 月 24 日及 2007 年 4 月 8 日在北京、广州举行的三次国际会议上，各国专家对该标准进行了反复的讨论和认

图 3-23 中医基本名词术语英译标准国际统稿会于 2006 年在北京召开

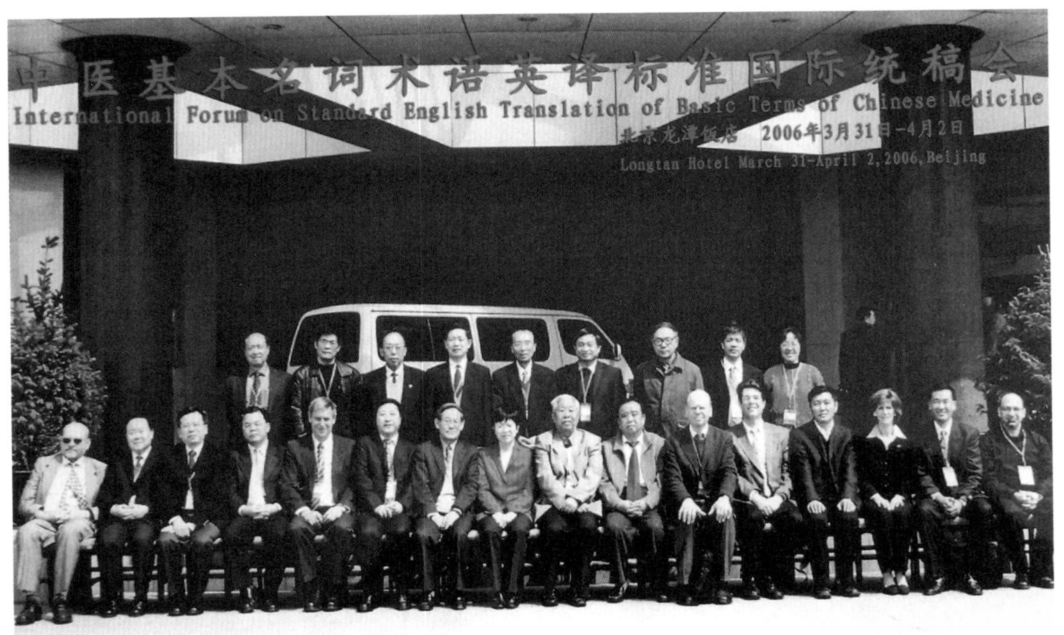
中医基本名词术语英译标准国际统稿会
International Forum on Standard English Translation of Basic Terms of Chinese Medicine
北京龙潭饭店 2006年3月31日-4月2日
Longtan Hotel March 31-April 2,2006,Beijing

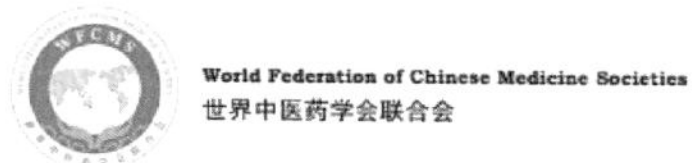

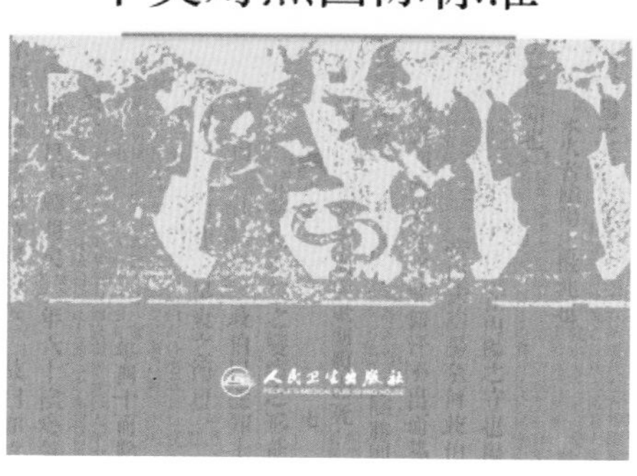

图 3-24 《中医基本名词术语中英对照国际标准》出版

真的修订。”这说明其标准并不是像 WHO 西太区所做的标准那样，只由韩国和日本自行做主。

世界中联在“简介”中指出：“2003 年 9 月 25 日至 26 日世界中联成立大会上，各国代表在‘中医药国际标准化研讨会’上提出了研究制定中医名词术语英译标准的建议。根据该建议，世界中联秘书处组织各国专家着手研究制定《中医基本名词术语中英对照标准（草案）》。在对各国 100 种参考资料进行中医药基本名词术语英译比较学研究的基础上，编委会于 2006 年初完成中英对照草案初稿。2006 年 3 月 31 日至 4 月 2 日，在国家中医药管理局主持下，世界中联与世界针联、人民卫生出版社联合召开‘中医基本名词术语英译标准国际研究会’，邀请中国、美国、英国、德国、澳大利亚与以色列等国家和地区 30 余位专家，对该草案进行了讨论修订。2006 年 6 月 24 日至 25 日，世界中联主席会议在北京召开，与会各国领导，讨论审议了《中医名词术语中英对照标准（草案修订稿）》。根据上述国际会议专家、代表的建议，编委会对草案进行了 10 余次反复修订，完成了《中医基本名词术语中英对照标准（审定稿）》。”由此可见，世界中联制定的中医名词术语国际标准，一直在认真地讨论和修订，最终完成了中医基本概念和术语国际标准的制定。

世界中联在“简介”中指出了“中医名词术语英译”的四大原则。第一是“对应性，英译词义尽量与中文学术内涵相对应，是最重要的原则”；第二是“简洁性，在不影响清晰度的前提下，译名越简单越好，避免辞典式释义”；第三是“同一性，统一概念的名词只用同一词对译”；第四是“约定俗成，目前已通行的译名，与前述原则虽然不完全符合，仍可考虑采用”。这四大原则，的确是务实的，符合实际的。

世界中联在“简介”中指出了“中医药名词术语英译”的五大方法。第一方法是，“中医基础、中医诊断、治则治法的名词术语，应尽量采用直译，用普通英语作对应词，避免与西医学概念混淆。例如，‘肾主水’译为 kidney governing water 而不译为 kidney governing water metabolism; ‘活血’译为 activating blood 而不译为 activating blood circulation”。第二方法是，“多数中医形体关窍名词有与之完全对应的英译词（西医解剖名词），英译时应选用这些对应词，而不另造新词，以免使读者将其误解为中医特有的解剖结构。例如，‘面王’英文对应词为 tip of nose，而不必另造新词译为 King of face”。第三方法是，“中药名称采用三译法，每一个中药词条后，均按顺序列出汉语拼音名、拉丁名（Latin pharmaceutical name）及英文名称。例如，‘当归’即译为 Danggui; Radix Angelicae Sinensisi: Chinese Angelica”。第四方法是，“方剂名称采用双译法，每一个方剂词条后，均按顺序列出汉语拼音名及英译名。例如，‘参苓白术散’Shen Ling Baizhu San; Ginseng, Pora and White Atractylodes Power。汉语拼音名基本参照《中华人民共和国药典（2005 年英文版）》汉语拼音方案；但采用了以中药名为单位，划分音节。例如，‘当归龙荟丸’在该药典为 Danggui Longhui Wan，本标准为 Danggui Long Hui Wan，与其英译名 Angelica, Gentian and Aloe Pill 有更好的对应性”。第五原则是，“中医疾病名称的英译，如某中医病名与唯一的西医病名相对应，直译中医病名，并将对应的英文西医病名放在括号内，置于中医病名之后。例如，‘风火眼’的英文对应词为 wind-fire eye（acute conjunctivitis）。如果一个中医病名与两个或两个以上西医病名相对应，不能只选其中的一个西医病名作对应词。例如，中医的消渴与西医的糖尿病（diabetes mellitus）、尿崩症（diabetes insipidus）及精神性烦渴（psychogenic polydipsia）均有对应关系。因此消渴可直译为 consumptive thirst 等，而不能将 diabetes mellitus 定为消渴英语对应词”。

世界中联所提出的中医名词术语翻译的五大方法颇为符合实际，值得国内外中医界和翻译界努力借鉴、应用。

世界中联制定的《中医基本名词术语中英对照国际标准》，共有

21个方面。第一是"学科、专业人员"（Subjects and Professionals），包括"学科"（Subjects）和"专业人员（Professionals）"，共有64个术语。第二是"阴阳五行"（Yin-yang and Five Elements/Phases）。第三是"脏象"（Visceral Manifestation）。第四是"形体关窍"（Body and Orifices）。第五是"气血津液精神"（Qi, Blood, Fluid and Spirit）。第六是"经络"（Meridian/Channel and Collateral）。第七是"病因"（Disease Cause）。第八是"病机"（Mechanism of Disease）。第九是"诊法"（Diagnostic Method）。第十是"辨证"（Syndrome Differentiation/Pattern Identification）。第十一是"治则治法"（Therapeutic Principles and Methods）。

第十二是"中药"（Chinese Materia Medica），其中包括20种，即"解表药"（Exterior-releasing Medicinal）、"清热药"（Heat-clearing Medicinal）、"泻下药"（Purgative Medicinal）、"祛风湿药"（Wind-damp-dispelling Medicinal）、"化湿药"（Damp-resolving Medicinal）、"利水渗湿药"（Damp-draining Diuretic）、"温里药"（Interior-warming Medicinal）、"理气药"（Qi-regulating Medicinal）、"消食药"（Digestant Medicinal）、"止血药"（Hemostatic Medicinal）、"活血化瘀药"（Blood-activiating and Stasis-resolving Medicinal）、"化痰药"（Phlegm-resolving Medicinal）、"止咳平喘药"（Antitussive and Antiasthmatic Medicinal）、"安神药"（Tranquilizing Medicinal）、"平肝熄风药"（Liver-pacifying Wind-extinguishing Medicinal）、"开窍药"（Resuscitative Medicinal）、"补虚药"（Tonifying Medicinal）、"收涩药"（Astringent Medicinal）、"涌吐药"(Emetic Medicinal)、"外用药及其他"（Externally Applied and Miscellaneous Medicinal）。

第十三是"方剂"（Formula），其中包括18种，即"解表剂"（Exterior-releasing Formula）、"清热剂"（Heat-clearing Formula）、"清暑剂"（Summerheat-clearing Formula）、"泻下剂"（Purgative Formula）、"和解剂"（Harmonizing Formula）、"温里剂"（Warming Interior Forumula）、"补益剂"（Tonifying Formula）、"固涩剂"（Astringent Formula）、"安神剂"（Tranquilizing Formula）、"开窍剂"（Resuscitative Formula）、"理气剂"

（Qi-regulating Formula）、“理血剂”（Blood-regulating Formula）、“治风剂”（Wind-relieving Formula）、“治燥剂”（Dryness-relieving Formula）、“祛湿剂”（Dampness-dispelling Formula）、“祛痰剂”（Phlegm-expelling Formula）、“消食剂”（Digestive Formula）、“其他方剂”（Miscellaneous Formula）。

第十四是“内科病”（Internal Disease）。第十五是“外科病”（External Disease）。第十六是“妇科病”（Gynecological Disease）。第十七是“儿科病”（Pediatric Disease）。第十八是“眼、耳鼻喉科病”（Ophthalmic and Otorhinolaryngological Diseases），其中包括“眼科病”（Ophthalmic Disease）和“耳鼻喉科病”（Otorhinolaryngological Diseases）。第十九是“骨伤科病”（Orthopedic and Traumatic Diseases）。第二十是“针灸”（Acupuncture and Moxibustion），其中包括“十四经名称”（Nomenclature of Fourteen Meridians/Channels）、“经外穴定位名称”（Position of Extra Points）、“经穴名称”（Points in Meridians/Channels）、“经外穴名称”（Extra Points）、“头针穴线”（Scalp Acupuncture Lines）、“耳郭分区”（Auricular Zone）、“耳穴名称”（Ear Points）。第二十一是“养生康复、五运六气”（Health Preservation and Rehabilitation, Five Circuits and Six Qi）。

世界中联所制定的《中医基本名词术语中英对照国际标准》中有九大附录（Appendix），第一附录是“中医典籍”（Well-Known TCM Literature），意义更为重要。之所以重要，是因为其将中国历朝历代 300 多种中医经典和典籍的书名、作者和成书年代进行介绍和翻译，这对于中医典籍的对外翻译和传播有非常重要的指导意义。之所以对中医典籍对外翻译和传播有非常重要的意义，就是因为中外编辑出版的汉英 / 英汉中医词典 / 辞典以及制定的中医名词术语国际标准，只罗列了《黄帝内经》《难经》《神农本草经》《伤寒论》《金匮要略》等中医经典著作，没有提及历朝历代其他中医典籍。只有 1980 年出版的“全国高等医药院校试用教材（供医学、中医、儿科、口腔、卫生专业用）英语第四册（2）中医分册”的附录中，罗列了 100 多部历朝历代中医经典和典籍的书名及其英译。为了让大家了解中医经典和典籍书名的翻译，现特将其英译方式和方法介绍给大家，请大家认真学习和参考。

第一部分有关中医经典和典籍书名的翻译：如将元代杜清碧（1341）编著的《敖氏伤寒金镜录》译为 *Ao's Golden Mirror Records for Cold Damage*；清代陈宝善（1887）编著的《白喉条辨》译为 *Systematic Analysis of Diphtheria*；明代薛凯（1555）编著的《保婴撮要》译为 *Essential of the Care of Infants*；南宋闻人耆年（1226）编著的《备急灸法》译为 *Moxibustion Technique for Emergency*；唐代孙思邈（7th century）编著的《备急千金要方》译为 *Important Prescriptions Worth a Thousand Gold for Emergency*；明代末年王昂（1644）编著的《本草备要》译为 *Essentials of Materia Medica*；清代张秉成（1887）编著的《本草便读》译为 *Convenient Reader of Materia Medica*；北宋陈承（1086）编著的《本草别说》译为 *Alternative Statements in Materia Medica*；清代张志聪（1663）编著的《本草崇原》译为 *Reverence for the Origin of Materia Medica*；清代吴仪洛（1751）编著的《本草从新》译为 *New Revised Materia Medica*；明代徐彦纯（1384）编著的《本草发挥》译为 *Elaboration of Materia Medica*；明代皇甫嵩（1578）编著的《本草发明》译为 *Illumination of Materia Medica*；清代姚澜（1840）编著的《本草分经》译为 *Materia Medica Arranged by Channel Tropism*；明代李时珍（1596）编著的《本草纲目》译为 *Compendium of Materia Medica*；清代赵学敏（1765）编著的《本草纲目拾遗》译为 *Supplement to Compendium of Materia Medica*；清代凌奂（1893）编著的《本草害利》译为 *Harm and Benefit in Materia Medica*；明代倪朱谟（1624）编著的《本草汇言》译为 *Treasury of Words on Materia Medica*；南北朝梁代陶弘景（480—498）编著的《本草经集注》译为 *Collective Commentaries on Classics of Materia Medica*；清代吴世铠（1809）编著的《本草经疏辑要》译为 *Dissemination of the Essentials of Materia Medica*；明代陈嘉谟（1525）编著的《本草蒙筌》译为 *Enlightening Primer of Materia Medica*；明代刘文泰（1505）编著的《本草品汇精要》译为 *Collected Essentials of Species of Materia Medica*；清代黄宫秀（1769）编著的《本草求真》译

为 *Seeking Accuracy in Materia Medica*；清代郭汝聪（1803）编著的《本草三家合注》译为 *Combined Annotations of Three Experts on Materia Medica*；唐代陈藏器（720）编著的《本草拾遗》译为 *Description of Materia Medica*；清代刘若金（1664）编著的《本草述》译为 *Description of Materia Medica*；清代杨时泰（1842）编著的《本草述钩玄》译为 *Delving into the Description of Materia Medica*；清代周岩（1904）编著的《本草思辨录》译为 *Records of Thoughtful Differentiation of Materia Medica*；明代末年李中梓（成书年份不详）编著的《本草通玄》译为 *Penetrating the Mysteries of Materia Medica*。

第二部分有关中医经典和典籍书名的翻译：如将清代唐宗海（1893）编著的《本草问答》译为 *Questions and Answers on Materia Medica*；清代闵钺（1681）编著的《本草详节》译为 *Detailed Materia Medica*；清初陈士铎（1687）编著的《本草新编》译为 *New Compilation of Materia Medica*；北宋寇宗奭（1116）编著的《本草衍义》译为 *Amplification on Materia Medica*；元末朱震亨（1347）编著的《本草衍义补遗》译为 *Supplement to the Amplication on Materia Medica*；明代李中梓（1612）编著的《本草原始》译为 *Origins of Materia Medica*；清代叶桂（1820）编著的《本草再新》译为 *Renewed Materia Medica*；明代张介宾（1624）编著的《本草正》译为 *Orthodox Materia Medica*；清代张德裕（1828）编著的《本草正义》译为 *Orthodox Interpretation of Materia Medica*；清代张璐（1695）编著的《本经逢原》译为 *Encountering with Origin of Herbal Classic*；清代邹澍（1832）编著的《本经疏证》译为 *Commentary on Herbal Classic*；明代李时珍（1564）编著的《濒湖脉学》译为 *Binhu's Sphygmology*；清代陆懋修编著的《不谢方》译为"*You're welcome*" *Prescriptions*；南宋施发（1241）编著的《察病指南》译为 *A Guide to Diagnosis of Diseases*；清代黄元御（1753）编著的《长沙药解》译为 *Changsha Explanation of Medicines*；清末张秉成（1904）编著的《成方便读》译为 *Convenient Reader of Established Prescriptions*；清代吴仪洛（1761）编著的《成方切用》译为 *Practical Set Prescriptions*；明代孙

一奎（1584）编著的《赤水玄珠》译为 *Black Pearl from Red River*；清末何炳元（1907）编著的《重订广温热乱》译为 *Revised and Expanded Discussion of Warm-Heat Diseases*；清代王学权（1808）编著的《重庆堂随笔》译为 *Jottings from Repeated Celebration House*；北宋（1116）组织编著的《重修政和经史证类备急本草》译为 *Revised Zhenghe Classified Materia from Historical Classics for Emergency*；清代张学敏（1759）编著的《串雅内编》译为 *Internal Treatise of Folk Medicine*；清代张学敏（1759）编著的《串雅外编》译为 *External Treatise of Folk Medicine*；明代窦汉卿（1569）编著的《疮疡经验全书》译为 *Complete Manual of Experience in the Treatment of Sores*；明代程充（1481）编著的《丹溪心法》译为 *Danxi's Experiential Therapy*；明代朝鲜族医家许浚（1613）编著的《东医宝鉴》译为 *Treasured Mirror of Oriental Medicine*；清代严洁（1761）编著的《得配本草》译为 *Combinations of Materia Medica*；明代兰茂（1436）编著的《滇南本草》译为 *Materia Medica of South Yunnan*；明代万全（1568）编著的《痘疹心法》译为 *Personal Experience on Smallpox and Eruptive Diseases*；清代周学海（1898）编著的《读医随笔》译为 *Random Notes while Reading about Medicine*。

第三部分有关中医经典和典籍书名的翻译：如将清代方肇权（1749）编著的《方氏脉症正宗》译为 *Fang's Orthodox Lineage of Pulse and Symptoms*；清代叶霖（1897）编著的《伏气解》译为 *Explanation of Latent Qi*；南宋王好古（1237）编著的《妇人大全良方》译为 *An Complete Collection of Effective Prescriptions of Women*；南宋陈自明（1237）编著的《妇人良方》译为 *Effective Prescriptions for Women*；清代傅山（1827）编著的《傅青主女科》译为 *Fu Qing Zhu's Obstetrics and Gynecology*；元末朱震亨（1347）编著的《格致余论》译为 *Further Discourses on Acquiring Knowledge by Studying Properties of Things*；唐代甄立言（627）编著的《古今录验方》译为 *Records of Proved Prescriptions, Ancient and Modern*；清代蒋廷锡（1723）编著的《古今图书集成医部全录》译为 *Complete Medical Works of the Library Collection,*

Ancient and Modern；清代余震（1778）编著的《古今医案按》译为 *Comments on Ancient and Modern Case Records*；明代韩懋（1522）编著的《韩氏医通》译为 *Han's General Medicine*；北宋太医局（1107）组织编著的《和剂局方》译为 *Formulary of the Bureau of Pharmacy*；明代徐春甫（1556）编著的《古今医统大全》译为 *Medical Complete Books, Ancient and Modern*；清代戴天章（1774）编著的《广温议论》译为 *Discussion of Widespread Warm Epidemics*；清代张宗良（1765）编著的《喉科指掌》译为 *Guide Book of Laryngology*；东周（公元前457—公元前221）编著的《黄帝内经》译为 *Huangdi's Internal Classic*（*Anonymous in Warring States Period*）；隋末唐初杨上善（成书年份不详）编著的《黄帝内经太素》译为 *Grand Plain of Huangdi's Internal Classic*；北宋刘完素（1172）编著的《黄帝素问宣明论方》译为 *Prescriptions and Exposition of Huangdi's Plain Questions*；清代王士雄（1862）编著的《霍乱论》译为 *Discussion of Sudden Turmoil*；明代张时彻（1550）编著的《急救良方》译为 *Fine Prescription in Emergency*；南宋严用和（1253）编著的《济生方》译为 *Fine Prescriptions in Emergency*；明代武之望（1620）编著的《济阴纲目》译为 *Outline for Women's Diseases*；明代武之望（1620）编著的《济阳纲目》译为 *Outline for Male Diseases*；北宋章禹锡（1061）编著的《嘉祐本草》译为 *Materia Medica of the Jiayou Reign*；元代王幼孙（1298）编著的《简便方》译为 *Simple Convenient Prescriptions*；清代王子接（1732）编著的《绛雪园古方选注》译为 *Selected Annotations to Ancient Prescriptions from the Crimson Snow Garden*；东汉张仲景（成书年份不详）编著的《金匮要略》译为 *Synopsis of the Golden Chamber*；清代尤怡（1729）编著的《金匮要略心典》译为 *Personal Scriptures of the Synopsis of the Golden Chamber*；清代程林（1673）编著的《金匮要略直解》译为 *True Explanation of Synopsis of the Golden Chamber*；清代尤在泾（1768）编著的《金匮翼》译为 *Appendices to the Golden Chamber*。

第四部分有关中医经典和典籍书名的翻译：如将北宋唐慎微（1082）编著的《经史证类备急本草》译为 *Classified Materia Medica from*

Historical Classics for Emergency*；唐代昝殷（852）编著的《经效产宝》译为 *Valuable Experience in Obstetrics*；明末张介宾（1640）编著的《景岳全书》译为 *Jing Yue's Collected Works*；明代朱橚（1406）编著的《救荒本草》译为 *Materia Medica for Famine Relief*；元代朱震亨（成书年份不详）编著的《局方发挥》译为 *Expounding of Prescriptions of the Bureau of Pharmacy*；北宋马志（973）编著的《开宝本草》译为 *Materia Medica of the Kaibao Reign*；明代薛己（成书年份不祥）编著的《口齿类要》译为 *Classified Essentials of Dental and Oral Diseases*；元代李杲（1336）编著的《兰室秘藏》译为 *Secret Book of the Orchid Chamber*；北朝雷敩（成书年份不详）编著的《雷公炮炙论》译为 *Master Lei's Discourse on Medicinal Processing*；南宋朱佐（1266）编著的《类编朱氏集验医方》译为 *Zhu's Effective Medical prescriptions Arranged by Category*；明代张介宾（1624）编著的《类经》译为 *Classified Classic*；明代张介宾（1624）编著的《类经附翼》译为 *Appendices of the Classified Classic*；北宋朱肱（1108）编著的《类证活人书》译为 *Book to Safeguard Life Arranged According to Classified Patterns*；清代吴尚先（1870）编著的《理瀹骈文》译为 *Rhymed Discourse for External Remedies*；清代叶桂（1870）编著的《临证指南医案》译为 *Case Records as a Guide to Clinical Practice*；春秋战国时期（公元前457—公元前221）问世的《灵枢》译为 *Spiritual Pivot*（*Anonymous in Warring States Period*）；春秋战国时期（公元前457—公元前221）问世的《灵枢经》译为 *Classic of Spiritual Pivot*（*Anonymous in Warring States Period*）；北朝刘涓子（499）编著的《刘涓子鬼遗方》译为 *Liu Juanzi's Ghost-Bequeathed Prescriptions*；清代陆廷珍（1868）编著的《六因条辨》译为 *Systematic Differentiation of the Six Etiologies*；南宋王介（1220）编著的《履巉岩本草》译为 *Materia Medica of Walking on Steep Cliff*；东晋王叔和（成书年份不详）编著的《脉经》译为 *Pulse Classic*；清代梅启照（1878）编著的《梅氏验方新编》译为 *New Edition of Mei's Proved Prescriptions*；明代陈司成（1632）编著的《霉疮秘录》译为 *Secret Record for Syphilis*；宋代沈括（成书年份不详）编著的《梦溪

笔谈》译为*Dream Creek Essays*；元末明初问世的《秘传眼科龙木论》译为*Longmu's Ophthalmology Secretly Handed Down*；南朝陶弘景（500）编著的《名医别录》译为*Miscellaneous Records of Famous Physicians*；清代罗美（1675）编著的《名医方论》译为*Discussion of Famous Physicians' Prescriptions*；明代江瓘（1552）编著的《名医类案》译为*Classified Case Records of Famous Physicians*；明代王纶（1549）编著的《明医杂著》译为*Miscellaneous Writings of Famous Physicians in Ming Dynasty*；明代郑泽（1609）编著的《墨宝斋经验方》译为*Proved Prescriptions of the Treasured Calligraphy Chamber*；春秋战国时期（公元前457—公元前221）问世的《内经》译为*Internal Classic*（*Anonymous in Warring states Period*）。

第五部分有关中医经典和典籍书名的翻译：如将南宋李杲（1247）编著的《内外伤辨惑论》译为*Clarifying Doubts about Damage from Internal and External Causes*；清代宋兆淇（1878）编著的《南病别鉴》译为*Differentiation of Southern Diseases*；春秋战国时期秦越人（成书年份不详）编著的《难经》译为*Classic of Difficulties*；元末滑寿（1366）编著的《难经本义》译为*The Original Meaning of the Classic of Difficulties*；南宋齐仲甫（1220）编著的《女科百问》译为*One Hundred Questions about Women's Diseases*；清代周纪常（1823）编著的《女科辑要》译为*An Outline of Women's Diseases*；清代肖庚（1684）编著的《女科经纶》译为*Profound Scholarship in Women's Diseases*；明代王肯堂（1606）编著的《女科证治准绳》译为*Standards for Diagnosis and Treatment of Women's Diseases*；清代吴道源（1773）编著的《女科切要》译为*Essential of Women's Diseases*；南宋李杲（1249）编著的《脾胃论》译为*Treatise on Spleen and Stomach*；南宋许叔微（1132）编著的《普济本事方》译为*Experiential Prescriptions for Universal Relief*；明代朱橚（1406）编著的《普济方》译为*Formulary of Universal Relief*；明代董宿（1436）编著的《奇效良方》译为*Fine Prescrptions of Wonderful Efficacy*；唐代孙思邈（682）编著的《千金翼方》译为*Supplement to*

Prescriptions Worth a Thousand Gold Pieces；南宋杨士瀛（1264）编著的《仁斋直指方》译为 *Ren-Zhai's Straight Directions of Prescriptions*；明代吴瑞（1350）编著的《日用本草》译为 *Household Materia Medica*；南宋张从正（1228）编著的《儒门事亲》译为 *Confucian's Duties to Parents*；元代沙图木苏（1326）编著的《瑞竹堂经验方》译为 *Proved Prescriptions from Auspicious Bamboo Room*；南宋陈言（1174）编著的《三因极一病证方论》译为 *Treatise on Diseases, Patterns, and Prescriptions Related to Unification of the Three Etiologies*；南宋郭雍（1181）编著的《伤寒补亡论》译为 *Supplement to What had been lost from Treatise on Cold Damage*；清代尤怡（1729）编著的《伤寒贯珠集》译为 *String of Pearls from the Treatise on Cold Damage*；清代柯琴（1674）编著的《伤寒来苏集》译为 *Collected Writings on Renewal of Treatise on Cold Damage*；明代陶华（1445）编著的《伤寒六书》译为 *Six Tests on Cold Damage*；东汉张仲景（成书年份不详）编著的《伤寒论》译为 *Treatise on Cold Damage*；清代汪琥（1680）编著的《伤寒论辨证广注》译为 *Extensive Annotations to the Differentiation of Patterns in the Treatise on Cold Damage*；清代徐大椿（1759）编著的《伤寒论类方》译为 *Categorization of Prescriptions from the Treatise on Cold Damage*；清代陈念祖（1803）编著的《伤寒论浅注》译为 *Simple Annotation of the Treatise on Cold Damage*；清代张锡驹（1712）编著的《伤寒论直解》译为 *Direct Explanations of the Treatise on Cold Damage*；南宋成无已（1156）编著的《伤寒明理论》译为 *Concise Exposition on Cold Damage*。

第六部分有关中医经典和典籍书名的翻译：如将清代杨璇（1784）编著的《伤寒温疫条辨》译为 *Systematic Differentiation of Cold Damage and Warm Epidemics*；东汉张仲景（成书年份不详）编著的《伤寒杂病论》译为 *Treatise on Cold Damage and Miscellaneous Diseases*；清代吴坤安（1796）编著的《伤寒指掌》译为 *Thorough Understanding of Cold Damage*；北宋庞安时（1100）编著的《伤寒总病论》译为 *General Discussion of Diseases of Cold Damage*；元代刘完素（1328）编著的

《伤寒直格》译为 *Direct Investigation of Cold Damage*；明末清初喻昌（1648）编著的《尚论篇》译为 *Trace Back to Treatise on Cold Damage*；问世于东汉的《神农本草经》译为 *Shennong's Classic of Materia Medica*（*Anonymous in Eastern Han*）；明代缪希雍（1625）编著的《神农本草经疏》译为 *Commentary on the Shennong's Classic of Materia Medica*；明代陈会（1425）编著的《神应经》译为 *Miraculous Effective Classic of Acupuncture*；明代傅仁宇（1644）编著的《审视瑶函》译为 *Precious Book of Ophthalmology*；北宋赵佶（1118）编著的《圣济经》译为 *Classic of Holy Benevolence*；北宋朝廷组织编著的《圣济总录》译为 *Comprehensive Recording of Sage-like Benefit*［*short form of Comprehensive Recording of Sage-like Benefit from the Zhenghe Reign*］（*North Song Imperial Government*）；清代薛雪（成书年份不详）编著的《湿热条辨》译为 *Systematic Differentiation of Damp-Heat Disorders*；明代滑寿（1341）编著的《十四经发挥》译为 *Elucidation of Fourteen Channels*；清代雷丰（1882）编著的《时病论》译为 *Discussion of Seasonal Diseases*；唐代孟诜编著的《食疗本草》译为 *Materia Medica for Dietotherapy*；明代卢和（1521）编著的《食物本草》译为 *Food as Materia Medica*；五代十国时期昝殷（成书年份不详）编著的《食医心鉴》译为 *Heart Mirror of Dietotherapy*；清代陆懋修（1884）编著的《世补斋医书》译为 *Medical Texts from the Shibu Studio*；元代危亦林（1345）编著的《世医得效方》译为 *Effective Prescriptions Handed Down for Generations of Physicians*；南宋王璆（1196）编著的《是斋百一选方》译为 *Selected Prescriptions from the Praiseworthy Studio*；明代龚廷贤（1615）编著的《寿世保元》译为 *Longevity and Life Preservation*；五代十国末期韩宝升（950）编著的《蜀本草》译为 *Materia Medica of Sichuan*；清代邵登瀛（1749）编著的《四时病机》译为 *Mechanism of Diseases of the Four Seasons*；北宋苏轼与沈括（1075）编著的《苏沈良方》译为 *Fine Prescriptions of Su's and Shen's*；问世于春秋战国时期（公元前457—公元前221）的《素问》译为 *Plain Questions*；南宋刘元素（1186）编著的《素问病机气宜保命集》译为

Collection of Writings on the Mechanism of Diseases, Suitability of Qi, and Safeguarding of Life Discussed in Plain Questions；南宋刘完素（1182）编著的《素问玄机原病式》译为 *Explanation to Mysterious Pathogenesis and Etiology Based on the Plain Questions*；南宋太平惠民局（成书年份不详）组织编著的《太平惠民和剂局方》译为 *Formulary of Bureau of Taiping People's Welfare Pharmacy*。

第七部分有关中医经典和典籍书名的翻译：如将北宋王怀隐（992）编著的《太平圣惠方》译为 *Taiping Holy Prescriptions for Universal Relief*；清代汪昂（1694）编著的《汤头歌诀》译为 *Prescriptions in Rhymes*；元代王好古（1306）编著的《汤液本草》译为 *Materia Medica for Decoctions*；唐代苏敬（695）编著的《唐本草》(《新修本草》) 译为 *Tang Materia Medica*；北宋王维一（1026）编著的《铜人腧穴针灸图经》译为 *Illustrated Manual of Acupoints of the Bonze Figure*；清代俞根初（1776）编著的《通俗伤寒论》译为 *Popular Guide to Discussion of Cold Damage*；北宋苏颂（1061）编著的《图经本草》译为 *Illustrated Classic of Materia Medica*；南宋末期陈自明（1263）编著的《外科精要》译为 *Essence of External Diseases*；明代薛己（1528）编著的《外科心法》译为 *Teachings on External Medicine*；明代陈实功（1617）编著的《外科正宗》译为 *Orthodox Manual of External Medicine*；清代王维德（1740）编著的《外科证治全生集》译为 *Life-Saving Manual of Diagnosis and Treatment of External Diseases*；清代许克昌（1831）编著的《外科证治全书》译为 *Complete Book of Diagnosis and Treatment of External Diseases*；唐代王焘（752）编著的《外台秘要》译为 *Arcane Essentials from the Imperial Library*；明代龚廷贤（1587）编著的《万病回春》译为 *Restoration of Health from the Myriad Diseases*；明代万全（1549）编著的《万密斋医学全书》译为 *Complete Medical Book from Wan Mizhai's Studio*；清代郑奋扬（1901）编著的《伪药条辨》译为 *Catalogued Differentiation of Fake Medicines*；清代周憬（1905）编著的《卫生易简方》译为 *Simple Prescriptions for Health*；宋末元初罗天益（1281）编著

的《卫生宝鉴》译为 *Precious Mirror of Health*；南宋朱端章（1184）编著的《卫生家宝方》译为 *Treasured Household Prescriptions for Health*；清代吴鞠通（1798）编著的《温病条辨》译为 *Detailed Analysis of Warm Diseases*；清代陈平伯（1809）编著的《温热病指南集》译为 *Collected Analysis of Warm Diseases*；清末柳宝诒（1900）编著的《温热逢源》译为 *Encounter with the Sources of Warm-Heat Diseases*；清代王士雄（1852）编著的《温热经纬》译为 *Warp and Woof of Warm-Heat Diseases*；清代叶桂（1746）编著的《温热论》译为 *Treatise on Warm-Heat Diseases*；清代周扬俊（1679）编著的《温热暑疫全书》译为 *Summer-heat Disease and Epidemic Disease*；明代吴有性（1642）编著的《温疫论》译为 *Treatise on Pestilence*；清代唐大烈（1792—1801）编著的《吴医汇讲》译为 *Collection of Papers of Physicians from Wu*；春秋战国时期（公元前475—公元前221）问世的《五十二病方》译为 *Prescriptions for Fifty-two Diseases*（*Anonymous in Warring States Period*）；南宋宋慈（1247）编著的《洗冤录》译为 *Records for Washing Away of Wrong Cases*；明代缪希雍（1613）编著的《先醒斋医学广笔记》译为 *Extensive Notes on Medicine from Xian Xing Studio*；北宋钱乙（1119）编著的《小儿药证直诀》译为 *Key to Medicines and Patterns of Children's Diseases*。

第八部分有关中医经典和典籍书名的翻译：如将唐代苏敬（659）编著的《新修本草》译为 *Newly Revised Materia Medica*；明代李恒（1390）编著的《袖珍方》译为 *Pocket Prescriptions*；清代徐大椿（1764）编著的《徐灵胎医学全书》译为 *Xu Lingtai's Complete Medical Book*；清代魏之琇（1770）编著的《续名医类案》译为 *Supplement to Classified Case Records of Famous Physicians*；南宋刘完素（1172）编著的《宣明论方》译为 *Prescriptions and Exposition of the Yellow Emperor's Plain Questions*；清代唐宗海（1884）编著的《血证论》译为 *Treatise on Blood Syndromes*；清代鲍相璈（1846）编著的《验方新编》译为 *New Compilation of Proved Prescriptions*；清代高秉钧（1805）编著的《疡科心得集》译为 *Experience Gained in Treating External Sores*；唐代徐之才（成书年份不

详）编著的《药对》译为 *Medicinal Combining*；明代杜文燮（1598）编著的《药鉴》译为 *Mirror of Medicines*；明末贾九如（1644）编著的《药品化义》译为 *Transforming the Significance of Medicinal Substance*；唐代侯宁极（成书年份不详）编著的《药谱》译为 *Medicinal Bynames*；隋代甄权（600）编著的《药性本草》译为 *Medicinal Properties of Materia Medica*；明代龚廷贤编著的《药性歌诀四百味》译为 *Verse of Medicinal Properties for Four Hundred Herbs*；清代王昂（1682）编著的《医方集解》译为 *Collected Exegesis of Prescriptions*；明代吴崑（1584）编著的《医方考》译为 *Investigations of Medical Prescriptions*；清代费伯雄（1865）编著的《医方论》译为 *Treatise on Medical Prescriptions*；明代赵献可（1617）编著的《医贯》译为 *Key Link of Medicine*；清代董西园（1777）编著的《医级宝鉴》译为 *Precious Mirror for Advancement of Medicine*；明初王履（1368）编著的《医经溯洄集》译为 *Discourse on Tracing Back to the Medical Classics*；清代王清任（1830）编著的《医林改错》译为 *Collection on Errors in Medical Works*；清代汪绂（1758）编著的《医林纂要探源》译为 *Collection of Investigations from Medical Works*；清代章楠（1825）编著的《医门棒喝》译为 *Stick to Awaken Physicians*；清代喻昌（1658）编著的《医门法律》译为 *Precepts for Physicians*；南宋张元素（1186）编著的《医学启源》译为 *Revelation of Medicine*；明代李挺（1575）编著的《医学入门》译为 *Introduction to Medicine*；清代程国彭（1732）编著的《医学心悟》译为 *Comprehension of Medicine*；清代方肇权（1749）编著的《医学正宗》译为 *Orthodox Lineage of Medicine*；清代石寿棠（1861）编著的《医原》译为 *Bases of Medicine*；明末李中梓（1637）编著的《医宗必读》译为 *Required Readings from Medical Ancestors*；清代吴谦（1742）编著的《医宗金鉴》译为 *Golden Mirror of the Medical Ancestors*；清代余霖（1794）编著的《疫疹一得》译为 *Achievements Regarding Epidemic Rashes*。

第九部分有关中医经典和典籍书名的翻译：如将明代编著的《银海精微》（作者不明）译为 *Essentials of Ophthalmology*；元代忽思慧（1330）

编著的《饮膳正要》译为*Principles of Correct Diet*；清代陈复正（1750）编著的《幼幼集成》译为*Complete Work on Children's Diseases*；南宋刘昉（1132）编著的《幼幼新书》译为*New Book of Pediatrics*；清代沈金鳌（1773）编著的《杂病源流犀烛》译为*Wondrous Lantern for Peering into the Origin and Development of Miscellaneous Diseases*；清代王士雄编著的《增补评注温病条辨》译为*Supplemental Critical Annotations to the Systematic Discussion of Warm Disease*；明代张鹤腾（1623）编著的《增订伤暑全书》译为*Revised and Expanded Complete Treatise on Summer-heat Damage*；清代张璐（1695）编著的《张氏医通》译为*Comprehensive Medicine According to Master Zhang*；明代吴崑（1618）编著的《针方六集》译为*Acupuncture Principles in Six Volumes*；明代杨继洲（1601）编著的《针灸大成》译为*Great Compendium of Acupuncture and Moxibustion*；明代徐凤（1439）编著的《针灸大全》译为*Great Complete Collection of Acupuncture and Moxibustion*；三国时期皇甫谧（259）编著的《针灸甲乙经》译为*A-B Classic of Acupuncture and Moxibustion*；明代高武（1529）编著的《针灸聚英》译为*A Collection of Gems in Acupuncture and Moxibustion*；明代汪机（1530）编著的《针灸问对》译为*Catechism of Acupuncture and Moxibustion*；南宋王执中（1220）编著的《针灸资生经》译为*Classic of Nourishing Life of Acupuncture and Moxibustion*；南宋张元素（1186）编著的《珍珠囊》译为*Pouch of Pearls*；北宋唐慎微（1082）编著的《证类本草》译为*Materia Medica Arranged According to Pattern*；明代王肯堂（1602）编著的《证治准绳》译为*Criterion for Pattern Identification and Treatment*；北宋政府组织（1116）编著的《政和本草》译为*Materia Medica of the Zhenghe Reign*；北宋朝廷组织（1117）编著的《政和圣济总录》译为*Comprehensive Recording of Sage-like Benefit from the Zhenghe Reign*；清代秦景明（1706）编著的《病因脉治》译为*Symptom, Cause, Pulse and Treatment*；清代吴其浚（1848）编著的《植物名实图考》译为*Illustrated Reference of Botanical Nomenclature*；清代郑翰（1838）编著的《重楼玉钥》译为*Jade Key to the Secluded Chamber*；东晋葛洪（成

书年份不详）编著的《肘后备急方》译为 *Handbook of Prescriptions for Emergency*；隋代巢元方（610）编著的《诸病源候论》译为 *Treatise on Causes and Manifestations of Various Diseases*；清代佛教界（1785）编著的《竹林寺女科秘书》译为 *Bamboo Forest Temple's Secret Book on Women's Diseases*（*Buddhist monks of Bamboo Forest Temple*）；南宋成无己（1144）编著的《注解伤寒论》译为 *Annotation and Explanation of the Discussion of Cold Damage*。

四、世界卫生组织研制中医名词术语国际标准

WHO 西太区自 2004 年开启了传统医学名词术语国际标准的制定，经过 3 年的努力完成了标准的制定并正式颁布。其总会 WHO 在 2008 年启动了“疾病名称国际分类第 11 版”（International Classification of Diseases-11, ICD-11）的修订工作时，与 ICD 前 10 版不同的是，在第 11 版的修订工作中，专门设置了第 23 章，拟将传统医学纳入其中。但就目前的发展来看，能纳入其中的，只有源自中国的传统医学，即中医药学。既然西太区已经在 2007 年正式颁布了传统医学——实际上就是中医——名词术语的国际标准，那总会为什么又开始启动所谓传统医学的国际标准呢？

WHO 启动修订 ICD 时设置的第 23 章，一开始就明确地说明是要设置中医的名词术语。在讨论中，由于日本和韩国坚决要求将“中国传统医学”的“中国”一词取消，即将 traditional Chinese medicine 中的 Chinese 取消。经过 2 年的争论，最终还是将 Chinese 取消了，不再将其称为 traditional Chinese medicine，而称为 traditional medicine。不再将其简单地称为 TCM，而称为 TM。作为中国代表团的成员，这一决定对笔者打击非常大。笔者几乎每次参加 WHO 的会议，都会提出严正的要求，但由于非常特殊的原因，并没有得到对方的同意和接受。在 WHO 的一次会议上，笔者特意为中国代表团写了这样一首诗，希望能引起大家的关注。大家看后，都以为笔者自己的一位朋友去世了。其实，“忽报君别

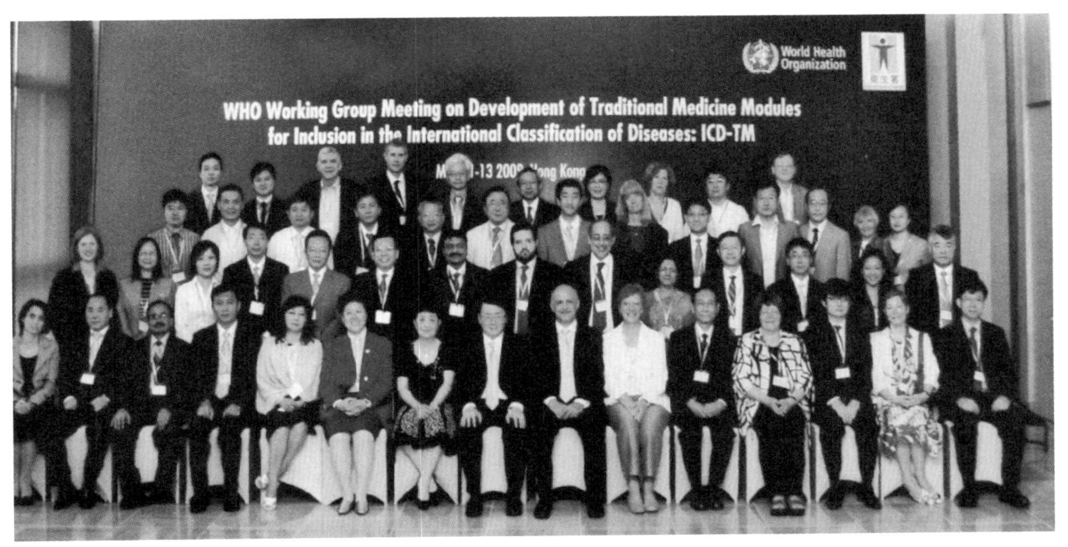
World Health Organization
WHO Working Group Meeting on Development of Traditional Medicine Modules
for Inclusion in the International Classification of Diseases: ICD-TM

图 3-25 WHO 传统医学名词术语国际标准制定会议

去”中的“君”并不是那个人，而是“TCM”中的“C”。

卜算子·望月

岁末酷寒时，
忽报君别去。
对月太息暗自愁，
寂寞无人语。

夜幕锁江天，
幸有蟾光曲。
万籁喧嚣困倦时，
独与梅兰聚。

从图 3-25 可以看出，“中医”的“中”字就已经被取消了。虽然所谓的“传统医学”的名词术语国际标准还在制定中，但问题还是比较明显的。为了真正地推进中医国际传播和发展，笔者曾提出了很多意见和建议。在 WHO 的一次会议上，日本代表团的一位主要人士向大家提交了一份材料，说明所谓的“传统医学名词术语”究竟是什么。按其发布的材料来看，传统医学的术语 10 000 条是中国的，8 000 条是韩国的，2 000 条是日本的。这说明所谓的“传统医学”只有一半是中国的，另一半是韩国和日本的。

WHO 传统医学处与国际标准处自 2009 年 4 月以来，除每年在中国香港举行一次国际会议之外，还先后在日本、瑞士和韩国召开了多次会议，讨论制定将传统医学纳入 ICD-11 的基本方略、目标和框架，并且先后成立了术语组、干预组、信息组和分类组 4 个专业组。经过相关国家的多次协商和讨论，基本目标和框架已经初步形成，并逐步推进到了具体实施阶段。

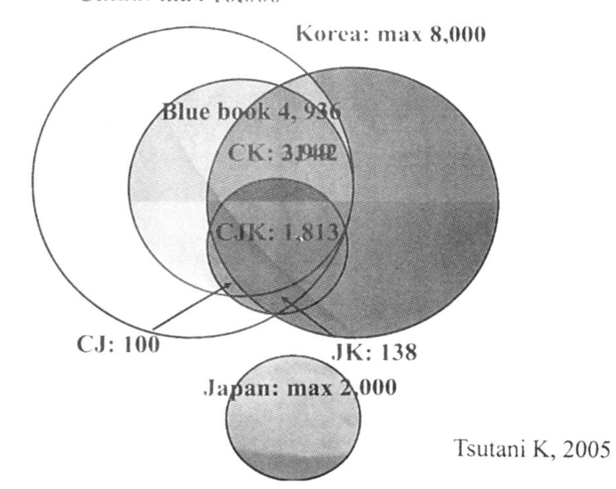

图 3-26 传统医学名词术语组成

中国方面为了支持和参与 WHO 的这项具有前瞻性的工作计划，做了大量具体而实际的工作。为了具体推进和落实这一项目，国家有关方面先后组建了顾问组、专家组和工作组，研究和制定计划，落实和推进工作。其他相关国家也做了相应的努力，为“传统医学国际分类”（International Classification of Traditional Medicine，ICTM）计划的实现，奠定了一定的技术、学术和国际合作基础。

然而，遗憾的是，尽管国际会议召开了一次又一次，讨论进行了一番又一番，计划拟定了一稿又一稿，但整个工作至今似乎还是雾里看花，甚至有“难得糊涂”的发展趋势。我们作为中国专家组和WHO术语组的成员，参与了整个工作的策划和实施过程，特别是术语组的具体工作，对此可谓感受深刻。

为了促使WHO能客观、实际地落实好ICTM的研制计划，我们曾拟就术语组的工作提出如下几点意见和建议，希望WHO有关方面和有关人士在未来工作中能加以审慎考虑，否则各国辛辛苦苦研制出来的ICTM，很可能成为闭门造车之作。

（一）充分认识到术语工作的重要性

术语的重要性，WHO不可能没有认识到，否则也不会专门成立一个术语组。WHO还在2011年3月的中国香港会议上成立了几个相应的工作组，以推进术语工作的顺利开展。但从目前的发展来看，术语工作的重要性似乎并没有被充分重视。

在术语、干预、信息和分类4个专题组中，术语组是基础中的基础，只有术语组确定了相关术语的定义和表达之后，其他3个组的工作才能实质性地开展起来，这一点是历次讨论会上各国专家的一致意见，也是目前本项工作所面对的客观现实。也许正是意识到这一问题的紧迫性和现实性，WHO在2010年3月的中国香港会议上，要求各国尽快地提交各自的国家标准。为此，中国方面向WHO提交了中医1995和1997国标的英文版，为这项工作的开展提供了充足的文献基础。

在历次讨论会中，各国专家也对术语工作的程序以及具体术语的英译问题，提出了诸多真知灼见，并且形成了一致意见，达成了共识，为术语工作的开展奠定了国际合作基础。比如在2010年12月的日本会议上，各国代表围绕一些核心概念的翻译问题进行了广泛的讨论，提出了一些颇具历史和现实意义的意见和建议。这些意见和建议由韩国代表团团长崔成勋在全体会议上向大会做了汇报，得到了与会代表的一致同意。其中包括将“三焦”的意译形式triple energizer改为音译的Sanjiao，将“脏腑”由传统的音意译结合译法或纯意译法改为音译的Zangfu，将“精”由并不准确的习惯译法essence改为音译形式的Jing等。

应该说，这些关于中医基本核心概念的改译是符合客观实际的，也是经过多年国际交流而形成的较为一致的意见。从 WHO 方面来讲，既然各国专家已经形成了一致的意见，就应该将这些意见纳入具体工作计划之中。但从目前的发展来看，WHO 在这方面的努力，似乎与现实的发展还有相当的距离。每次会议讨论的议题，既没有形成定论，也没有具体落实。下一次会议，一切又从头开始，看似紧张的会议研讨，其实皆流于形式。

ICTM 基础中的基础便是术语组的工作。但这项基础中的基础工作，似乎越来越有些雾里看花，不知如何发展。这是笔者的困惑，也是很多关心这项工作的各国专家的困惑。

（二）充分认识到术语翻译的专业性

传统医学术语的翻译，也就是中医术语的翻译问题，是一项专业性很强的工作，这是人所共知的事实。中医在国内外百年来的传播和交流，充分说明了其翻译的专业性和特殊性。没有一定的中医专业知识和丰富的实践经验的人，是很难胜任翻译中医术语这一重任的。所以英国中医翻译学家魏迺杰曾感慨地说："中医翻译是一项颇具挑战性的工作，没有几个人能够——甚至愿意从事这项工作。"（The translation of Chinese medicine is a challenge, there are few people able, even fewer willing, to do it.）

在 2010 年 3 月的中国香港会议和 2010 年 12 月的日本东京会议上，WHO 负责 ICD-11 修订工作的官员一再声称，用英文翻译的传统医学术语一定要人人都能看懂。笔者当即表示，中医是一项跟中国传统文化密切相关的专门医学知识，一个外国读者如果要理解这一特殊医学体系的基本概念和术语，就必须具备与之相关的文化背景和专业知识。否则，无论译者的翻译如何的"信、达、雅"，他仍然无法看懂。要想让所有的读者都能对中医的术语见词明义，这实在是一种超越了理想的空想。

2011 年夏季，WHO 的有关工作人员来到中国和中国专家进行协商，笔者再次重申了对于这一错误观念的意见，提出了术语翻译应遵循的一些客观实际的原则和标准。但从目前的情况来看，这样的空想仍然颇为盛行。各国提交的中医术语英语翻译标准，居然在没有经过术语组讨论的情况下，由一些并不懂得中医术语翻译方法或缺乏中医术语英语翻译实践经验的志愿者们进行肆意的改译，人为地造成了许多混乱和错误。

2011 年 10 月中旬，笔者应邀到美国加州大学洛杉矶分校参加有关中医翻译、教育和出版学术的研讨会。会议期间笔者了解到，WHO 邀请了一位并不懂得中医的某国律师，对各国提交的有关中医术语英语翻译的国家标准进行修改。这一做法的出发点和目的如何，实在搞不清楚，参会的美方专家们也感到难以理解。所以，在接受美国有关媒体采访的时候，笔者坦言，无法理解 WHO 关于中医术语国际标准问题的某些做法，而且按照目前的这种做法，WHO/ICTM 未来如何走向，实在难以预料。

（三）充分认识到尊重专家的必要性

自 WHO 启动将传统医学纳入 ICD-11 修订工作以来，相关国家皆积极响应与参与，并成立了各自的专家组，以协助 WHO 开展相应的工作。以中国为例，为了配合和参与 WHO 的此项工作，国家有关方面投入了大量的人力和物力，动员了全国力量，组建了顾问组、专家组和工作组，建立了领导机构，统一安排、指导和协调国内的工作，短期内即完成了中国推荐方案的制定和中医国家标准英文版的研制工作。

各国专家在 WHO 召开的历次会议上，虽然在一些具体问题上尚存争议，但是总的来说都在全力地推进相关工作，并从不同的角度对有关问题提出了具体而实际的意见和建议，达成了一定的共识，形成了一定的框架，为 WHO/ICTM 的研制奠定了必要的专业、技术和合作基础。这些辛辛苦苦达成的共识和形成的框架，理应得到 WHO 有关方面的重视，并将其具体地纳入有关工作的程序之中。但从目前的发展来看，专家们的意见和建议始终游离在 WHO 的有关工作之外，从而使得历次讨论几乎皆流于形式。

政治问题需要政客来协商，专业问题需要专家来论证，技术问题需要技术人员来解决，这是常识。希望 WHO 有关方面在推进 ICTM 工作的时候，能清楚地认识到这一点，能充分地尊重各国专家的意见和建议，避免某些说不清道不明的错误做法。特别是术语的翻译，更应多多听取各国专家的意见和建议，尊重历史、尊重实际、尊重科学，千万不要在错误理念的指导下一错再错。

五、世界标准化组织创建中医药国际标准化技术委员会（TC 249）

世界标准化组织（International Organization for Standardization, ISO）于2010年正式建立了中医国际标准化技术委员会（TC 249），说明该组织也注意到中医在国际间的广泛传播和重要影响，于是便决定组建中医的国际标准化委员会，以便能更好地在国际上传播和发挥中医的重要功能和作用。

ISO是一个由全球各个国家标准化机构组成的世界范围的联合会，现有161个成员（国家/地区），是世界上最大、最具权威的非政府性国际标准化组织，有“技术领域联合国”之称。ISO制订的产品、服务和质量管理体系标准是WTO公认的具有强制约束力的国际贸易规则，而

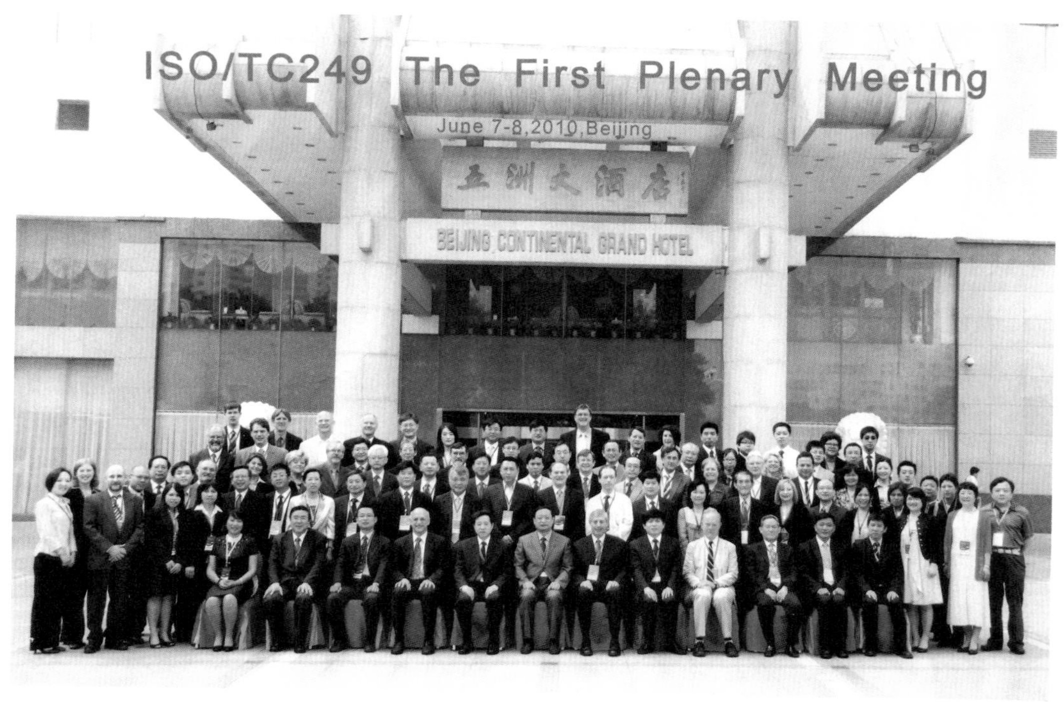

图3-27 中医国际标准化技术委员会成立

承担技术委员会的领导职务和秘书处工作也就在一定程度上掌握了国际标准制定的话语权和引领权。

近年来，随着中医药在全球的广泛传播，世界各国越来越关注中医药的安全与质量控制，标准化的需求也越来越高。2009 年中国向 ISO 递交了成立中医药标准化技术委员会的申请，并于同年 9 月在 ISO 第 46 届技术管理局（TMB）会议上获得批准，编号为 249，即国际标准组织 / 中医药技术委员会（ISO/TC 249 Traditional Chinese Medicine），秘书处设在中国。经过国内竞争性的申请，最终决定由上海市中医药研究院承担秘书处工作。当时国际形势较为复杂，成员国之间对于委员会命名为“传统医药”还是“中医药”还存在严重分歧。在此背景下，在国家标准化管理委员会和国家中医药管理局的协商之下，邀请澳大利亚前药品管理局局长戴维 · 格雷汉姆博士出任 ISO/TC 249 主席（2009—2018），由上海中医药大学附属曙光医院沈远东教授任秘书长。沈远东自 2016 年起担任副主席，由曙光医院桑珍博士担任秘书长。

在中国国家标准委和国家中医药管理局的关心下，在 ISO 总部的指导下，经过秘书处艰苦的努力，委员会历经 6 年终于解决了名称争议，确立了“中医药”作为技术委员会的永久性名称，并明确了委员会的工作范畴为：“所有起源于古代中医并能共享同一套标准的传统医学体系标准化领域的工作，涵盖传统与现代继承发展的两大领域，具体负责中药原材料质量与安全、中药制成品质量与安全、医疗设备质量与安全及信息等领域的标准化工作，也包括服务类标准，但仅限于设备和药品的安全使用及传递，不涉及临床或者产品的操作。”

2019 年起，沈远东被任命为 ISO/TC 249 新一任主席，任期为 2019—2024 年。在沈主席的领导下，ISO/TC 249 目前已有 40 个成员体，下设 5 个工作组和 2 个联合工作组。

截至 2019 年 5 月，ISO/TC 249 已正式发布 45 项中医药国际标准，其中由上海主导的国际标准有 10 项。正在制定的国际标准提案 42 项，其中由上海主导的国际标准提案有 12 项，实现了 ISO 领域中医药国际标准的重大突破，也是近年来 ISO 发展最为迅速的委员会之一。

ISO/TC 249 秘书处的工作成就受到了 ISO 总部的表彰，并 3 次入选中医药发展年度十大新闻。2016 年，李长春、李克强、刘延东三位国家领导人先后对 ISO/TC 249 的工作曾做出批示，ISO 总部领导、国家标准委领导、国家中医药管理局领导及上海市政府领导也曾多次来秘书处调研指导。在国家有关部委文件和国务院发布的发展规划中已明确把 ISO/TC 249 设定为实现国家中医药国际化和国际标准化的一个载体和平台。

TC 249 刚组建的时候，韩国和日本要求将“中医”的“中”字取消，将英译的 traditional Chinese medicine 改为 traditional medicine，这就是他们在 WHO 中所实现的要求。不过在 ISO 准备组建中医国际标准化技术委员会的时候，我们国家的有关机构不再同意将“中医”的“中”字取消。经过 5 年的努力，2015 年，ISO 正式开始确定 TC 249 的名称时，举行了一次重要的会议，组织参会的很多国家进行投票。韩国和日本继续努力要求将“中医”的“中”字取消。图 3-28 就是当时召开会议的时候韩国和日本向 ISO 提出要求。当时的 ISO 有关官员似乎也并不重视保持“中”字的意义，提出各国在网上投票。如果真正在网上投票，问题自然会更为严重，很难真正地将“中”字保持下去。

当时参加这次会议的中国标准化管理委员会的一位领导曾经在 ISO 工作过，其英文水平极高，中华意识更强。当时一听到 ISO 的一位官员建议在网络上投票，她立即严肃地发言，严厉地指责该官员所做的这个提议完全不符合 ISO 基本原则的要求。经过严肃认真的发言之后，

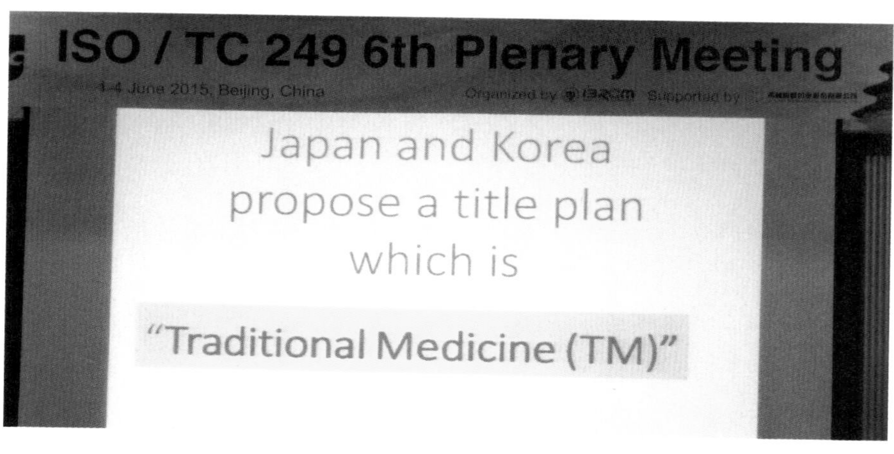

图 3-28 日、韩提议的中医英语的名称

ISO 的那位官员立即取消了网络投票的建议，要求大家按照正常程序认真投票。当时对“中医”英语的名称除了韩国、日本提出的 traditional medicine 和中国提出的 traditional Chinese medicine 这两种方式之外，其他一些国家还提出了 6 种方式。图 3-29 就是当时 ISO 召开的会议上讨论中医国际标准委员会的名称时，所罗列的 8 种方式。

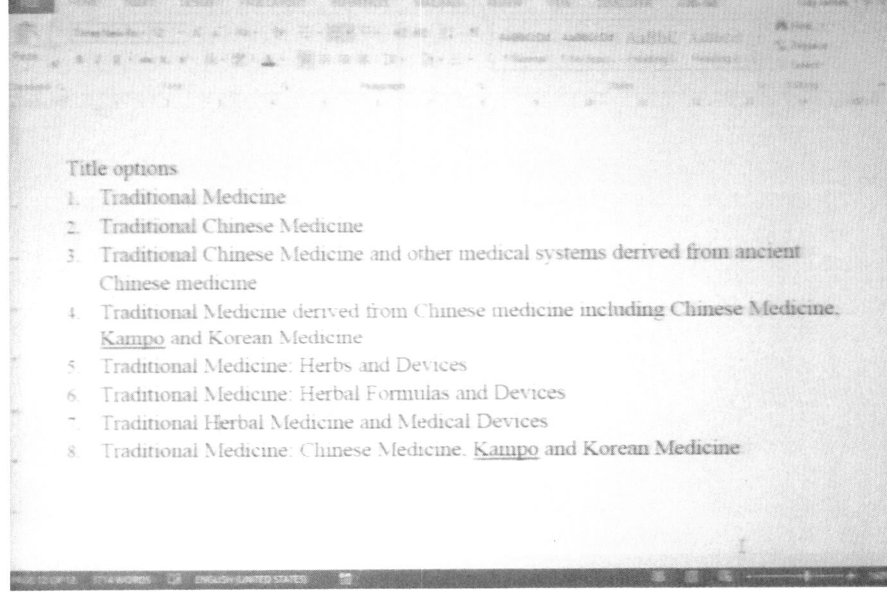

Title options
1. Traditional Medicine
2. Traditional Chinese Medicine
3. Traditional Chinese Medicine and other medical systems derived from ancient Chinese medicine
4. Traditional Medicine derived from Chinese medicine including Chinese Medicine, Kampo and Korean Medicine
5. Traditional Medicine: Herbs and Devices
6. Traditional Medicine: Herbal Formulas and Devices
7. Traditional Herbal Medicine and Medical Devices
8. Traditional Medicine: Chinese Medicine, Kampo and Korean Medicine

图 3-29 中医国际标准委员会名称的 8 种提议

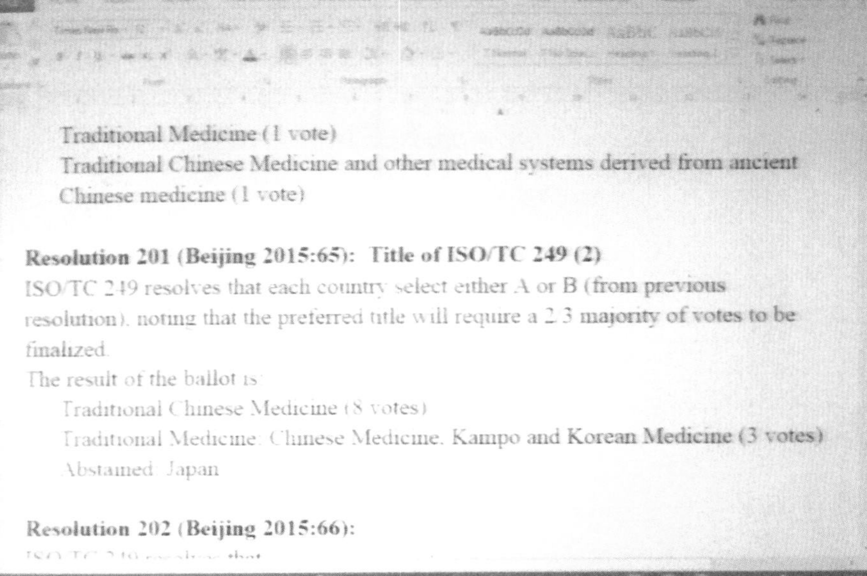

Traditional Medicine (1 vote)
Traditional Chinese Medicine and other medical systems derived from ancient Chinese medicine (1 vote)

Resolution 201 (Beijing 2015:65): Title of ISO/TC 249 (2)
ISO/TC 249 resolves that each country select either A or B (from previous resolution), noting that the preferred title will require a 2/3 majority of votes to be finalized.
The result of the ballot is:
Traditional Chinese Medicine (8 votes)
Traditional Medicine: Chinese Medicine, Kampo and Korean Medicine (3 votes)
Abstained: Japan

Resolution 202 (Beijing 2015:66):

图 3-30 对中医名称进行投票

经过几次投票，韩国和日本的要求终于被取消了，“中医”的“中”字终于保持不变，即其英译只能是 traditional Chinese medicine，而不能像 WHO 那样将其译为 traditional medicine。如此的最终投票，除了日本和韩国之外，其他国家基本都是尊重中国的，重视中医的。

2010 年以来，ISO/TC 249 一直在认真努力地制定中医的国际标准，其国际标准不仅仅是对中医名词术语的翻译，更是对中医中药核心内容的标准制定。经过近 10 年的努力，TC 249 已经完成了许多重要的国际标准的制定，其基本标准内容如下（表 3–2）。

表 3–2　TC 249 制定的国际标准

	ISO 编号	英文翻译标准	中医术语	草案
1	ISO 18615	Traditional Chinese medicine—General requirements of electric radial pulse tonometric device	中医药—脉诊仪通用要求	DIS
2	ISO 18662–2	Traditional Chinese medicine—Vocabulary—Part 2: Processing of Chinese materia medica	中医药—词汇—第 2 部分：中药炮制	DIS
3	ISO 19609–1	Traditional Chinese medicine—Quality and safety of natural materials and manufacturing products made with natural materials—Part 1: General requirements	中医药—使用天然物质制成的天然药物及加工产品的质量安全—第一部分：通用要求	CD
4	ISO 19609–2	Traditional Chinese medicine—Quality and safety of natural materials and manufacturing products made with natural materials—Part 2: Identity testing	中医药—使用天然物质制成的天然药物及加工产品的质量安全—第二部分：身份鉴定	CD
5	ISO 21292	Traditional Chinese medicine—Electric heating moxibustion equipment	中医药—电热灸设备	CD
6	ISO 21310	Traditional Chinese medicine—Microscopic examination on medicinal herbs	中医药—药用植物显微镜检测	NP
7	ISO 21311	Traditional Chinese medicine—Astragalus root (astragalus membranaceus)	中医药—膜荚黄芪	NP

（续表）

	ISO 编号	英文翻译标准	中医术语	草案
8	ISO 21313	Traditional Chinese medicine—Platycodon grandiflorum root	中医药—桔梗	NP
9	ISO 21373	Traditional Chinese medicine—Minimum requirements for herbal dispensing services	中医药—中草药煎药服务的最低要求	CD
10	ISO 22213	Traditional Chinese medicine—Traditional glass cupping device	中医药—传统玻璃罐具	CD
11	ISO 22217	Traditional Chinese medicine — Storage requirements for raw materials and decoction pieces	中医药—中药材和中药饮片储存要求	CD
12	ISO 22236	Traditional Chinese medicine—Thread embedding acupuncture needle for single use	中医药——次性使用埋线针	CD
13	ISO 22256	Traditional Chinese medicine—Detection of irradiated natural products by photostimulated luminescence	中医药—辐照中药光释光检测法	DIS
14	ISO 22258	Traditional Chinese medicine—Determination of pesticide residues in natural products by GC	中医药—中药农残检测	DIS
15	ISO 22283	Traditional Chinese medicine—Determination of Aflatoxins in natural products by LC–FLD	中医药—中药黄曲霉毒素检测—LC–FLD 法	CD
16	ISO 22466	Traditional Chinese medicine—Laser acupoint radiation device	中医药—激光穴位照射仪	NP
17	ISO 22467	Traditional Chinese medicine—Determination of microorganism in natural products	中医药—中草药微生物测定	CD
18	ISO 22584	Traditional Chinese medicine—Angelica sinensis root	中医药—当归	DIS
19	ISO 22590	Traditional Chinese medicine—Determination of Sulfur Dioxide in natural products by titration	中医药—滴定法测定天然产物中的二氧化硫	DIS
20	ISO 22894	Traditional Chinese medicine—Pulse waveform format	中医药—脉波格式	DIS

（续表）

	ISO 编号	英文翻译标准	中医术语	草案
21	ISO 22988	Traditional Chinese medicine—Astragalus mongholicus root	中医药—蒙古黄芪	DIS
22	ISO 23190	Traditional Chinese medicine—Determination of aristolochic acids in natural products by HPLC	中医药—高效液相色谱法测定天然产品中马兜铃酸的含量	CD
23	ISO 23191	Traditional Chinese medicine—Determination of selected Aconitum alkaloids by HPLC	中医药—高效液相色谱法测定附子生物碱的含量	CD
24	ISO 23193	Traditional Chinese medicine—Lycium barbarum and Lycium chinense fruit	中医药—枸杞子	CD
25	ISO 23419	Traditional Chinese medicine—General requirement of manufacturing procedure and its quality control for granules	中医药—中药配方颗粒质量控制加工流程	WD
26	ISO 23723	Traditional Chinese Medicine—General requirements for herbal raw material and materia medica	中医药—中药材通用要求	WD
27	ISO 24571	General requirements for the basic safety and essential performance of electro-acupuncture stimulator	电针仪的基本安全与性能	WD
28	ISO/AWI 23958-1	TCM-Dermal Needle for single use—Part 1: Tapping type	中医药—一次性皮肤针第一部分：叩针	WD
29	ISO/AWI 23958-2	TCM-Dermal Needle for single use—Part 2: Roller Type	中医药—一次性皮肤针第二部分：滚针	WD
30	ISO/AWI 23959	Traditional Chinese Medicine—Glehnialittoralis root	中医药—北沙参	WD
31	ISO/AWI 23962	Traditional Chinese Medicine—Processed Aconitum carmichaeliilateral root	中医药—附子	WD
32	ISO/AWI 23963-1	Traditional Chinese Medicine—requirements for process traceability system of Chinese materia medica and decoction pieces—Part 1: components	中医药—中药饮片溯源体系要求第一部分：组成	WD

（续表）

	ISO 编号	英文翻译标准	中医术语	草案
33	ISO/AWI 23963-2	Traditional Chinese Medicine—requirements for process traceability system of Chinese materia medica and decoction pieces—Part 2: electronic labelling	中医药—中药饮片溯源体系要求第二部分：电子标签	WD
34	ISO/AWI 23965	Traditional Chinese Medicine—Bupleurum chinense and Bupleurum scorzonrifolium root	中医药—柴胡	WD
35	ISO/AWI 23972	Traditional Chinese Medicine—Zingiber officinale rhizome	中医药—干姜	WD
36	ISO/NP 23956	Traditional Chinese medicine—Determination of benzopyrene in processed natural products	中医药—天然制品中苯并芘的含量测定	NP
37	ISO/NP 23961-1	Traditional Chinese Medicine-Vocabulary for Diagnostics—Part 1: Tongue	中医药—诊断词汇第一部分：舌	WD
38	ISO/NP 23961-2	Traditional Chinese Medicine-Vocabulary for Diagnostics—Part 2: Pulse	中医药—诊断词汇第二部分：脉	WD
39	ISO/TR 20498-4	Traditional Chinese medicine—Computerized tongue image analysis system—Part 4: Peripheral visual instruments	中医药—计算机舌诊系统—第四部分：外围视觉仪器	NP
40	ISO/TR 23975	Traditional Chinese medicine—Priority list for developing standards for single herbal medicines in ISO/TC 249	中医药—ISO/TC 249 单味中草药国际标准制定优先级	DTR
41	ISO/TS 20498-3	Traditional Chinese medicine—Computerized tongue image analysis system—Part 3: Colour chart	中医药—计算机舌诊系统—第三部分：色卡	NP
42	ISO/TS 23030	Traditional Chinese medicine—Clinical Document specification for prescription of TCM decoction pieces	中医药—中药饮片处方临床文献规范	CD

这是ISO/TC 249出版的首个术语标准，其中498种中药材首次获得国际通用名，为国际范围内规范和统一中药名词术语提供了重要依据。《ISO 18662-1: 2017中医药—术语—第一部分中药材术语》国际标准正式出版发布，这是ISO中医药标准化技术委员会出版的首个术语标准，为国际范围内规范和统一中药名词术语提供了重要依据。

2013年年初，中国专家王奎领衔提出了《中药材术语》提案，提案一出即受到ISO中医药标准化技术委员会成员国广泛关注，澳大利亚、加拿大、德国、印度、意大利、南非、西班牙等国纷纷提名专家参与项目，在多国专家的努力下历时4年多，经过反复修改论证，最终达成共识于2017年7月18日，由ISO中医药标准化技术委员会正式出版发布。

据了解，中药学名词术语经过数千年历史发展过程逐步形成，随着中药在世界范围内广泛应用，国际范围内对中药材术语存在命名和翻译方式多样的现状，因此世界范围内为中药名词做出统一命名工作十分艰巨，中药材名词术语缺乏统一的国际标准，由此对国际学术交流、教育、贸易等均造成了不利的影响，因此急需国际权威组织制定统一的国际规范。

《中药材术语》作为基础类标准是中医药标准化工作的基石，能够为其他相关国际标准提供很好的支撑作用，同时也将极大地推动中药材的国际贸易，因此该标准的发布具有深远的意义。项目团队充分考虑到不同国家和地区对中药材名称的习惯用法，在标准文本中除了应用国际标准化组织中医药标准化技术委员会官方语言英文之外还保留了拼音、繁简汉字、拉丁文名字，扩展了标准的适用性。

六、世界中医药学会联合会建立中医国际翻译组织

世界中医药学会联合会（简称“世界中联”）2003年建立以来，不仅努力地向全球传播和发展中医理法方药，而且开始制定中医名词术语的国际标准。完成了中医名词术语国际标准的制定，世界中联便开始创

建中医国际翻译组织，以便能为中医的国际传播和发展开辟一条独特的路径。经过认真的考察和思考，世界中联在2007年就决定建立“世界中医药学会联合会翻译专业委员会”。由于上海师范大学非常重视中医翻译和中医的国际传播，世界中联最终决定将翻译专业委员会建立在上海师范大学。

（一）世界中医药学会联合会翻译专业委员会成立

2008年8月1日至3日，世界中联在上海师范大学举行了建立“世界中医药学会联合会翻译专业委员会”的大会，认真建立了这一中医翻译国际组织，并明确了其对中医国际传播和发展的重任和使命。通过这次大会，中医翻译国际组织正式建立了，这是国际上第一个中医翻译学术组织。世界中联的翻译专业委员会由38个国家的专家和学者组成，每年召开学术大会，讨论中医国际传播和翻译的基本方法，努力解决中医翻译所面临的问题和挑战。同时，应世界卫生组织、世界标准化组织和

图3-31 世界中医药学会联合会翻译专业委员会成立大会

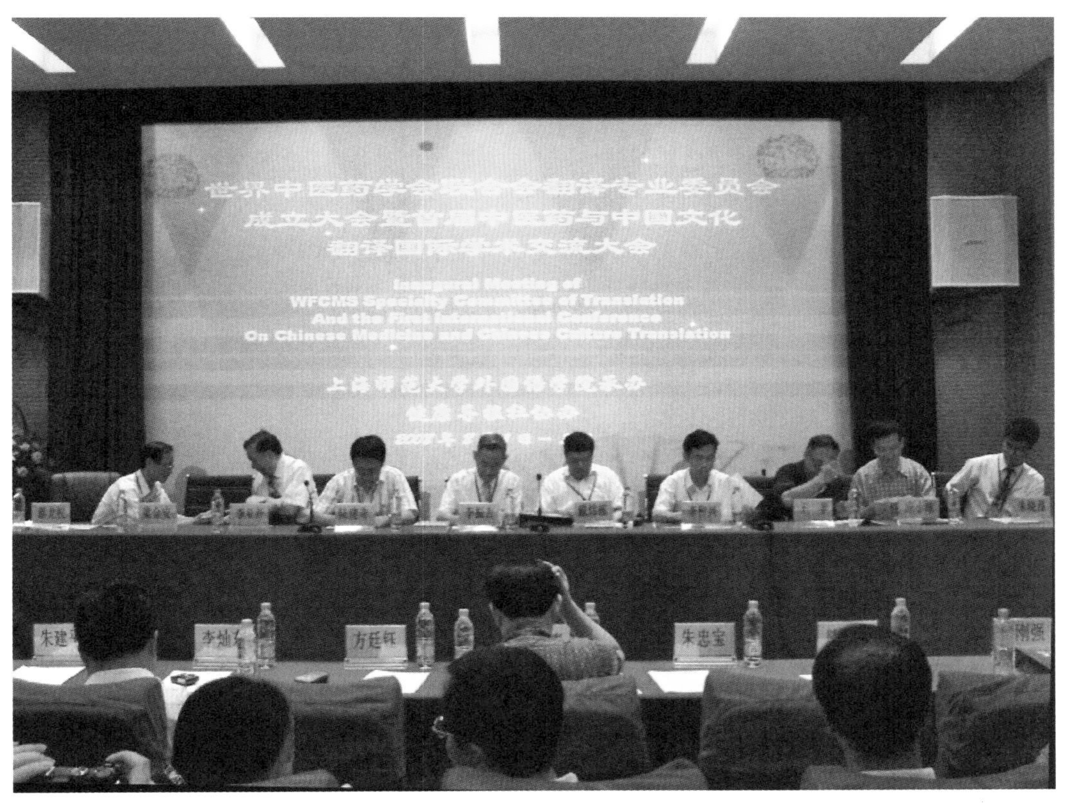

国家中医药管理局的委托，翻译专业委员会的核心人物一直在努力地为国际组织和国家部门制定中医名词术语的国际标准和国家标准。

在世界中医药学会联合会翻译专业委员会成立大会上，上海师范大学的核心成员做了寄语致意，影响可谓深远。今特别将其寄语致意罗列如下。

雄鸡一唱天下白

——世界中医药学会联合会翻译专业委员会成立大会寄语

8月的中国，喜迎奥运！8月的世界，聚焦中国！

在这举国欢呼、普天同庆的日子里，我们欢聚沪上，热烈庆祝“世界中医药学会联合会翻译专业委员会”的成立暨“首届中医药与中国文化翻译国际学术交流大会”的召开！

中医是中国特有的一门古典医学体系，它以中国传统哲学的基本理论为基础，以儒、道、释三教的基本思想为指导，融合诸子学说，吸取百家精华，强调人与自然的和谐共处，提倡人与社会的和谐发展，重视形与神的和谐统一。

由于其理论的先进性、方法的科学性和诊法的人文性，中医这门古老的医学体系历千载而不衰，为中华民族的繁衍和发展做出了巨大贡献。早在汉唐之际，中医已传入周边国家和地区，为扶桑、高丽、交趾等地医药的创建和发展奠定了基础。元明时期，中医药开始传入欧洲，为文艺复兴时期的西方注入了异域华彩。即便在西医学高度发达的今天，中医在医药保健事业中仍然发挥着不可替代的作用，并且日益走向世界，造福人类。

为了促进中医药国际交流、翻译和研究工作，协调各方面的发展，尽早实现中医基本名词术语英语翻译的国际标准化，经中华人民共和国民政部批准，世界中医药学会联合会发起成立了中医翻译的国际学术组织——世界中医药学会联合会翻译专业委员会。

世界中医药学会联合会翻译专业委员会的成立，标志着中医翻译在世界上终于拥有了自己的专业学术组织。这对于中医走向世界，对于中国文化在全球的传播和发展，对于中医与中国文化翻译的理论研究、实践探索和学科发展，都具有重要的现实意义和深远的历史意义。在世界中医药学会联合会的领导下，翻译专业委员会将团结世界各国从事中医药和中国传统文化翻译的专家学者开展学术研究，促进中医药和中国传统文化的国际交流与发展，努力成为联系和团结本学科、本专业人员的纽带和桥梁。

中医翻译的组织建设问题很早就引起了学术界的关注，并为此做出了很多卓有成效的努力。1991 年，中国中西医结合学会发起成立了中医外语专业委员会，这是中医翻译界的第一个全国性的学术组织。这一组织的成立标志着中医翻译由纯粹的个人实践逐步进入学科发展的健康轨道。在这一学术组织的指导和协调下，中医翻译的发展逐步开始了百家争鸣的时代，在《中国中西医结合杂志》所开辟的中医英译专栏上，发表了一大批研究文章，探讨了中医翻译所涉及的语言、文化等诸多问题，

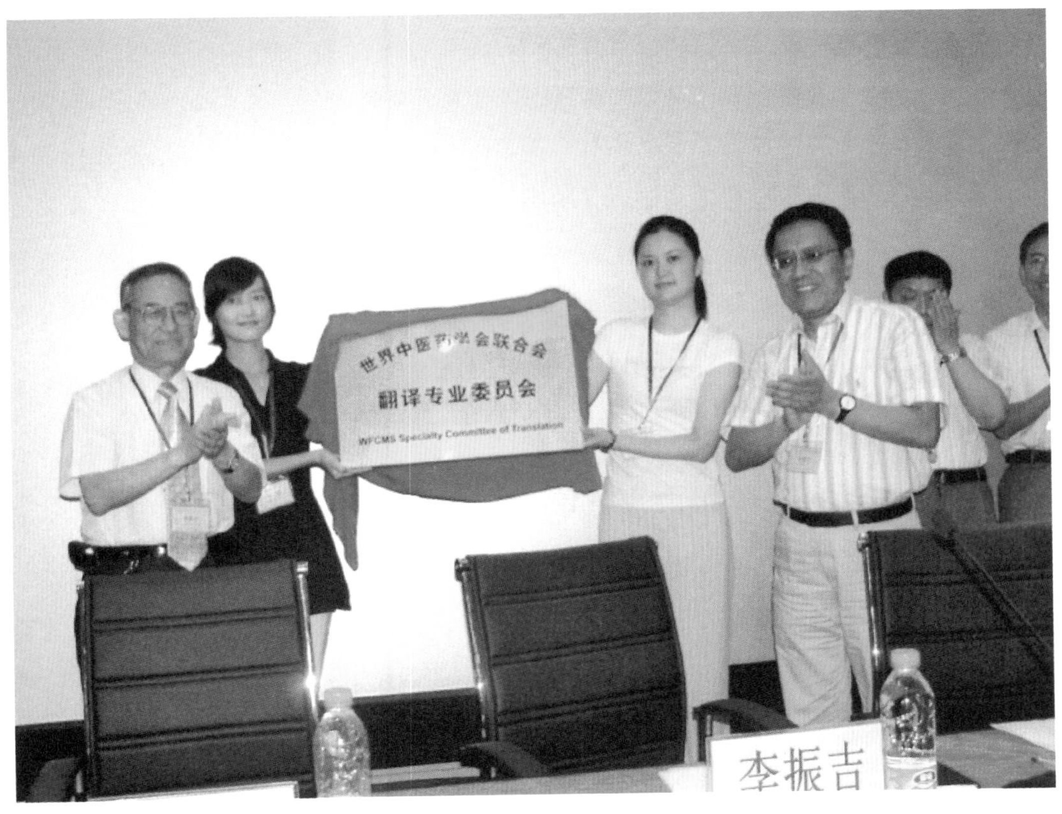

图 3-32 世界中医药学会联合会翻译专业委员会揭牌

为中医翻译的健康发展奠定了基础。嗣后，新创办的《中西医结合学报》也开设了“中医英译研究”栏目，定期发表研究论文，系统地探讨了中医翻译的理论与实践，在深化中医翻译的学科建设和理论创建方面，可谓蹊径独辟。

1996年，中华中医药学会又发起成立了中医翻译专业委员会，在中医翻译的组织建设方面做出了新的探索。在这些发展的推动下，地方性学术团体也有一定的发展。例如陕西省翻译工作者协会曾主持建立了中医翻译专业委员会，旨在以现代翻译理论为指导，加强中医翻译的学术研究。这些发展都从不同侧面推动了中医翻译的学术发展和组织建设工作。但在国际上中医翻译始终没有自己的学术组织，这就为国际间中医翻译各家学说的产生和发展开创了无限的空间。

世界中医药学会联合会翻译专业委员会的成立不但将结束中医翻译缺乏国际学术组织的历史，而且将为国际间中医与中国文化翻译的合作与发展开辟一个全新的时代，成为中医翻译事业中具有划时代意义的里程碑。

世界中医药学会联合会翻译专业委员会秘书处设立在上海师范大学，为上海师范大学的学术研究和学科建设增添了新颖华彩。我们将充分调动一切积极因素，努力将秘书处的工作扎扎实实地开展起来，使其成为团结和联系海内外中医药与中国文化翻译和研究者的纽带，为中医药和中国文化的国际传播做出新的贡献。

（二）参加世界卫生组织关于中医名词术语国际标准的研制

国际疾病分类（International Classification of Diseases，ICD）由WHO主持编写和发布，作为权威的国际标准供世界各国医务人员从事医疗、教学和科研使用。在以往ICD的10个版本中，所有的疾病名称、定义和编码均为现代医学所使用，传统医学的相关内容一直没有纳入其中。2008年WHO决定研制和编写ICD的第11个版本（即ICD-11），同时决定在第11个版本中，专门开辟一个章节，将传统医学纳入其中。这对于ICD而言，的确是开天辟地的大事件，必将为传统医学的发展和其国际空间的拓展创造良好的条件。为此，WHO 专门成立了研究协调机构，组织相关国家专家召开会议，讨论制定将传统医学纳入 ICD-11 的思路、方法和程序，并努力协调各国之间的意见和分歧。在此基础上成立了分类组、术语组和干预组 3 个工作组，翻译专业委员会的主要成员应邀参加了术语组的工作。

2010 年初召开的多国有关中医药国际标准的协调会议上，翻译专业委员会的主要成员作为中国代表团的成员出席了本次会议，并代表中国方面在开幕式上做了发言。为了反击“中医源自韩国”的谬论，笔者精心准备了发言的提纲，从历史、文化和现实的角度，阐述了中医源自中国的历史事实及其在国际传播中对国际医药和文化的贡献。以下就是我们在此次会议上发言的要点：

I feel very much honored to have this opportunity to briefly introduce to you the history, practice and development of traditional Chinese medicine, or TCM, in China. TCM, as its name indicates, was originated, developed and practiced in China in the remote antiquity. The theoretical and clinical foundation of this unique medical system is the classic popularly known as Yellow Emperor’s Canon of Medicine.

According to historical records and legendary stories, this great canon was compiled by Yellow Emperor, the father of the Chinese nation and Chinese civilization, who lived about 5 thousand years ago. If you ask me how long the history of TCM is, my answer is it is as long as that of the Chinese nation and the Chinese civilization. Plenty of historical relics and literature show that early in the stone age, our ancestors already knew how to make needles with stone. In fact stone needle was used for a quite long time before it was replaced by gold needle.

These are some gold needles unearthed from a tomb of the Han Dynasty, about 2 thousand years ago. These are some of the prepared herbs unearthed from a tomb of the Song Dynasty, about 1 thousand years ago. Early in the Han and Tang dynasties, TCM was already introduced and practiced in the nations and regions around China, contributing a great deal to the development of medicine and culture in these regions and nations. Later on, TCM was brought to the Arabian world and eventually disseminated to the West. Now TCM is practiced in about 160 countries and regions in the world. Chinese government has attached great importance and paid great attention to the development of TCM. Since 1956, China has established universities, colleges, academies and schools of TCM in almost every province, every autonomous region and every municipality directly under the central government. Almost each county now has a TCM hospital and almost all modern medical hospitals have a TCM specialty.

To further develop TCM for realizing the goal of "health for all and all for health", Chinese government has taken measures to intensify cooperation between China and other countries in TCM practice, research and education. Up to now, Chinese government has signed agreements with 94 countries for cooperation in developing TCM. To ensure normal practice of TCM, formulation of standards is fundamental. Since 1980s, Chinese government has promulgated hundreds of standards for TCM, greatly promoting the clinical practice, academic study and educational development of TCM. China has also actively participated in formulation of international standards for TCM sponsored and directed by WHO, such as acupuncture nomenclature and ICD-11. These international standards have paved the way for international practice of TCM and of course are still in need of further improvement.

In this new era, the whole world is faced with challenges and opportunities in development and so is TCM. To guarantee the smooth development of TCM and to enable it to play an even more greater role in national healthcare system, Chinese government has made new policy to support multi-disciplinary study of TCM. Last year, Chinese government rewarded a group of senior TCM doctors and conferred them the title of "Great Master" of TCM. These great masters have made extraordinary contributions to the healthcare business of the whole nation and the development of TCM. From Yellow Emperor to the Great Masters today, history has witnessed smooth progress of TCM and will continue to witness its prosperity in the future because of the international efforts we are making today.

（三）参加世界标准化组织创建中医国际标准化委员会（TC 249）

2010 年 6 月初召开的 ISO/TC 249（即国际标准化组织设置的中医药学国际标准化技术委员会）成立大会上，世界中医药学会联合会翻译专业委员会的核心成员应邀参加了 TC 249 的创建。在创建大会上，围绕着中医药名称的问题，日本和韩国展开了一波又一波混淆视听的论战，拉拢一些西方国家组建了一个反对使用 TCM 的“国际合唱团”。翻译专业委员会的核心成员既是世界中联的主要成员，也是中国政府代表团的成员，一直认真地参加了本次会议。在发言中，翻译专业委员会的核心成员对日、韩不顾历史和事实的谬论进行了有力的反击。以下就是我们在此次会议上发言的要点：

I am quite confused by the ideas suggested by Korean and Japanese delegations. I have to try to clarify something for me and for all of us. When we are talking about the title of TC 249, we are actually talking about the title of traditional Chinese medicine. As it was mentioned yesterday, TC 249 deals with, at least at present, one single traditional medicine, not all traditional medicines. That single traditional medicine is undoubtedly traditional Chinese medicine. Of course in the future it may include some other systems of traditional medicine. But now it just includes traditional Chinese medicine. The term of traditional Chinese medicine is a historical one. It has been used, recognized and accepted worldwide. When we are trying to establish an international organization to standardize the practice of it, is it logical to change its original name and coin a new one for it? Who has ever heard of such a traditional medicine with such a strange title? If TC 249 accepts such a proposal, surely people in the international community will feel that it is a newly established medicine, not the system of traditional medicine originated from China. All the people present here are professors, researchers and scholars. When we are doing academic research, what should we bear in mind? Of course truth and facts, not something else. As an international organization, what should we always take into consideration? Of course the interests of the majority, not that of a small group.

（四）对中医名词术语英译国家标准的研制

2008年，WHO决定对ICD-10进行修订，在此基础上研制和出版ICD-11。在ICD的前10个版本中，所收录的都是现代医学上的疾病名称，传统医学的疾病名称均没有纳入其中。在启动ICD-11工程时，WHO决定专门开辟一个章节，将传统医学纳入其中。我国政府派代表参加了WHO的历次相关会议，积极参与了有关议题的讨论，并向WHO提交了中国的推荐方案。翻译专业委员会的核心成员也作为中国代表团成员参加了这些会议，并具体参与了WHO术语组的研究工作，亲历了有关问题的争论和协商，对中医术语英译及其国际标准化问题有了一些更为深切的感受。

2010年6月底，翻译专业委员会的核心成员接到国家中医药管理局下达的任务，要求将“1995和1997中医国家标准”（包括GB/T 15657-1995《中医病证分类与代码》、GB/T 16751.1-1997《中医临床诊疗术语疾病部分》、GB/T 16751.2-1997《中医临床诊疗术语证候部分》和GB/T 16751.3-1997《中医临床诊疗术语治法部分》）翻译成英文，以便作为中国的国际标准于9月份提交给WHO。经过紧急的翻译和研制，翻译专业委员会的核心成员很快就完成了国家下达的重要任务。经过国家中医药管理局的讨论，最终确定将翻译专业委员会的核心成员翻译的“1995和1997中医国家标准”作为中国的国家标准提交给WHO。为了说明制定和翻译中医名词术语国家标准，翻译专业委员会的核心成员对此做了如下的分析和研究。

1. 前期准备　在进行这次中医国家标准的英语翻译工作时，为了能在理论和实践方面既能体现中国译者的一贯主张，又能反映有关术语翻译的国际发展，特别是中医术语国际标准化的基本趋势，我们在开始具体实施本项工作之前，做了大量具体而深入的资料收集、文献整理和比较研究工作，以便为本项工作的开展奠定坚实的理论基础和实践基础。

（1）收集资料，建立语库：为了做好这项工作，课题组安排了 10 多位研究生（季书会、李彦昌、崔瑞娟、张婷婷、王菁、潘甜、金竹、邢玥、闫晓宁、曹淑娟、孙倩等），按照我们所制定的技术线路进行资料收集和整理。这项工作具体由课题组金辉和丁大刚负责组织实施。在他们的指导下，研究生们根据语料库建设的要求，对国内外较为流行的汉英中医词典和中医经典著作译本进行了文本加工处理，初步制作了适合本项研究需要的语料库，使我们能比较便捷地掌握国内外不同时期和不同译者对中医基本概念和用语的理解和翻译。

以《黄帝内经》为例，经过努力，我们的语料库现已将几个具有代表性的译本收录其中，并进行了技术处理，以供课题组随时查阅和比较使用。由于中医的基本概念和用语均源自《黄帝内经》，对其进行语料库建设无疑大大方便了我们的研究，同时也为我们的研究提供了重要的文献、思路和技术指导。

与此同时，我们还对现有的中医术语国际标准——如 WHO 西太区 2007 年颁布的《世界卫生组织西太区传统医学术语国际标准》和世界中联 2007 年颁布的《汉英中医基本名词术语国际标准》以及一些国内外较为流行的汉英中医词典进行了较为广泛而深入的研究，以梳理中医术语英译的基本思路和方法，以便去粗取精，去伪存真。

（2）比较分析，明晰走势：在开始翻译之前，我们做了大量比较研究，以便能明确相关术语的基本内容，明晰其英语翻译的基本思路和方法。

比较研究的范围包括三个方面，即 1995 和 1997 中医国家标准中文的基本内容，现有中医名词术语英译国内标准和国际标准及国内外较为流行的汉英英汉中医辞典 / 词典。这也是本项研究赖以展开和完成的工作基础，也是我们研究中医名词术语英语翻译及其国际标准化问题时需要认真回顾、总结和思考的核心问题。

1995 中医国家标准（即《中医病证分类与代码》）包括内科、外科、妇科、儿科、眼科、耳鼻喉科、骨伤科共计 7 个类目的疾病和证候名称，不含定义。每个疾病和证候名之后，没有附录同义词。因其不含定义，所以整体内容比较单一。

1997 中医国家标准内容则比较丰富，在 1995 国家标准的基础上，各科术语有所增加，每一术语之后均附有简明扼要的定义。由于附有定义，所以有利于掌握其实际内涵。

中医名词术语国际和国内标准目前有 3 个，即全国科学技术名词审定委员会（以下简称“全国名词委”）颁布的《中医药学名词》、WHO 西太区颁布的标准和世界中联制定的标准。

对于全国名词委所颁布的《中医药学名词》，我们可以用一句话来概括，即“反映中国译界长期实践，引领中国译界时风前潮”。虽然这个国内标准仅仅提供了相关术语的英文翻译，且其定义没有相应的英文翻译，但却较为客观地反映了国内译者长期的实践探索和理论研究。如该标准独树一帜地将“三焦”音译为 sanjiao，特立独行地将“经络”意译为 channel。这实际上反映了中国译者长期以来对这类术语和概念的翻译主张。此外，该标准还特别强调了语言的国情特色，如将“气分”和“营分”等音译作 qifen 和 yingfen，而不是译作 qi phase/aspect 和 nutrient phase/aspect。这虽然与现行的翻译实践有一定的分歧，但却颇合语言国情学的基本要求。此外，该标准还明晰了一些概念的语义差异。如“小腹”和“少腹”在不少词典中都被视为同义词，但在该标准中却对其基本内涵进行了细致的区分，从而明确了其异同。

对于世界中联的标准，我们也可以用一句话来概括，即“坚持中国译界实践，强调国际合作精神”。通过比较可以发现，世界中联的标准和 WHO 西太区的标准有一定的共性。这是因为世界中联在制定其标准时，本着客观实际的原则，对于现行的译法进行了优选，一些以前中国译者不大赞同的西方译法，由于其在国际上的普遍使用而得到了一定程度的采纳。如将“逆”译作 counterflow，将“不固”译作 insecurity，就是这种做法的具体体现。

世界中联的标准收词量较大，分类也较为清晰，但各个词条均未附有定义。就翻译而言，世界中联之标准比较全面地考虑到了现行的中外翻译实践和中医名词术语英译国际标准化的发展，在很多方面与西太区的译法保持了一致，但也有自己独特的视角和探索。如“证”的首选译语是 syndrome，次选译语是 pattern，与西太区的译法相反。表现了该标准制定者对中医名词术语英译实践的全面把握和对标准化发展历程的预见。

当然，世界中联标准中有一些术语的翻译，我们觉得还是值得商榷的。如将“太阳”“阳明”“少阳”“太阴”“厥阴”和“少阴”分别译作 greater yang，brightness yang，lesser yang，greater yin，reverting yin，lesser yin。这种做法虽然和 WHO 西太区的译法一致，但却颇不合时下的翻译实践。其实在现行的翻译实践中，此六个概念多采用音译。从目前的翻译实践来看，音译的六经之名几近约定俗成，似无须另作他译之必要。

对于 WHO 西太区的标准，我们可以将其特点概括为四方面。

一是“百家争鸣有取舍”。也就是说，西太区的这个标准基本上反映了国际间对相关中医概念和用语英语翻译的一般做法。尽管中西方的做法不尽一致，但该标准却基本上采取各取其长的做法。所以其翻译基本上还是反映了中医英语翻译的客观实际，大部分是值得借鉴和推广的。

二是“通俗译法探前辄”。通俗翻译是西方一些译者比较偏好的译法，虽然有时不免望文生义，但却多少使译文获得了“见词明义”的效果。在西太区的标准中，这种译法得到了一定程度的采用，如将“心神”译作 heart spirit，将“漏汗”译作 leaking sweating，虽然很值得商榷，但多少使其具有了一定的区分性。从结构和语义区分性方面来看，将“心神”译作 heart spirit 就比将其译作 mind 或 mentality 等类似的做法要明晰得多。

三是“字词语义慎区分”。这方面的例子很多，这里只举一例，借以说明问题。如“津液”我们一般笼统地译作 body fluid，具体谈到“津”和“液”时，则将其分别译作 thin fluid 和 thick fluid。而在西太区的标准中，“津”和“液”则分别被译作 fluid 和 humor，从而将两者较为清楚地加以区分，其形义效果似乎要较 thin fluid 和 thick fluid 为好。

四是"前后自然成一体"。这一点是显而易见的，这里就不详加记述了。

WHO 西太区的标准收录了中医基本名词和各科临床用语 3 000 余条，每一词条之后均附有较为简明扼要的解释和定义，且在定义中还罗列了目前较为流行的一些译法，供使用者参考。同时，该标准还收录了一些所谓"韩医"和"汉方"的用语，如"容貌词气"（appearance and style of talking）、"完实无病"（healthy state）、"事心身物"（activity-mind-body matter）等。总的来看，该标准对中医基本概念和用语的翻译综合了现行翻译实践的发展，一般均较为简洁明了。

WHO 西太区的标准对中医上一些同义、近义字词的翻译，均做了一定程度的区分，使得这些字词的翻译有了一定的标准可循。如对于"滋""养""补""益""壮""健"等语义较为近似的字词，均区分性地分别译作 enrich，nourish，replenish，tonify，invigorate，fortify，且前后基本保持一致。这一做法对于中医名词术语英译的翻译实践和标准化发展，均有广泛和深远的指导意义，值得借鉴和推广。

本项研究所研究和比较的其他一些较为流行的汉英中医词典包括以下几部。

广州中医药大学欧明于 1986 年出版的《汉英中医辞典》。欧明是国内外较早研究中医名词术语英译问题的知名学者。他在中医名词术语英译方面的探索，为后来的翻译实践和标准化发展奠定了坚实的实践基础，成为以后中医翻译实践发展的源泉。WHO 西太区在其制定传统医学术语国际标准时，没有将欧明的这部辞典纳入其参考书目之中，可以说是一大遗憾。

北京大学中西医结合研究所谢竹藩于 2002 年出版的《新编汉英中医药分类词典》和于 2004 年出版的《中医药学常用名词术语英译》。谢竹藩在中医名词术语的翻译和标准化方面做了长期的实践总结和探索，撰写了大量研究论文，用英文撰写出版了研究专著，开辟了中医名词术语英译及其国际标准化研究的新天地。他所主编的词典，集中反映了中医名词术语翻译实践的历史传承和现实发展，以及他个人在该领域锲而不舍的深入探索和独到的思考。

人民卫生出版社 1987 年出版的《汉英医学大词典》中的“中医药学部分”。该部分收录了相当数量的中医基本名词术语，且含有一定的注解。其翻译反映了 20 世纪 80 年代前后国内外在中医名词术语翻译方面的探索和实践，至今仍然有重要的指导和参考价值。

英国学者魏迺杰主编的《英汉汉英中医词典》和《英汉汉英中医辞典》。魏迺杰是西方中医名词术语英译的代表人物之一，他多年来致力于中医名词术语的翻译及其国际标准化研究工作，著作颇丰，影响颇大。他高举通俗化大旗，对传统中医名词术语的翻译进行了大胆的创新和探索。他的翻译研究一直以来颇受争议，但也颇受关注。他的通俗化思想对于中医名词术语英译的实践和国际标准化的发展，均产生了较大的影响。

德国汉学家文树德所编写的《黄帝内经素问词典》。文树德多年来从事中医药学的研究和英译工作，有多部著作问世。尽管其翻译思路和方法与海内外其他译者的探索有较大的差异，但其独辟蹊径的做法，对于翻译研究者思路的拓展和研究的深化，无疑有积极的促进作用。特别是其“与时俱退”的研究和翻译思路，对于我们在翻译实践中“追本求源”“探因索果”无疑是有积极的启迪意义的。

除此之外，本项研究还参考了如下一些教材、词典和专著：《黄帝内经》（人民卫生出版社 1982 年版）、《中医基础理论》（上海科学技术出版社 1983 年版）、《简明中医辞典》（人民卫生出版社 1986 年版）、《内经辞典》（人民卫生出版社 1990 年版）、《内经语言研究》（人民卫生出版社 1990 年版）。

（3）确立思路，厘定方法：在透彻分析、明确辨析和审慎解析 1995 和 1997 中医国家标准中文的基本内容、现有中医名词术语英译国内标准和国际标准及国内外较为流行的汉英英汉中医辞典 / 词典的基础上，我们对本项研究的思路和方法进行了归纳总结，提出和论证了指导中医英语翻译及其研究所应遵循的基本思路和方法。

本项研究的基本思路包括三个方面：历史考察、文献归纳、文化比较。即从历史考察入手，明晰相关概念的历史演变和语义发展；根据中医典籍文献，进一步明确相关概念的能指与所指，并结合国内外翻译实践和研究的发展，对其英译进行比较研究，以便确定更为贴切的翻译方式；进而通过对中西文化和语言的比较分析，明确其异同，为相关概念信息的转换奠定文化学和语言学基础。

本项研究的基本方法也包括三个方面，即比较和分析现有国际国内中医标准英译的实践和探索、研究和探讨中医基本理论核心概念的语义实质及其转换方式、继承和发展现行翻译实践的丰富经验和独特创新。

2. *理论探索* 在比较研究的基础上，我们对中医翻译的理论问题进行了较为深入的研究，目的是“探索基本概念翻译，奠定术语释译基础”。理论探索方面我们主要做了三方面的工作，一是对中医翻译的理论问题进行了总结探讨；二是对《黄帝内经》基本字词的理解和翻译问题进行了系统的归纳总结，以便为相关术语和概念的翻译奠定语义基础；三是对中医基础理论相关领域的主要概念的理解和翻译问题进行了分析比较（包括中医基本理论核心概念的英译研究、藏象学说基本概念的翻译研究、经络学说基本概念的翻译研究、形体官窍基本概念的翻译研究、病因学说基本概念的翻译研究、病机学说基本概念的翻译研究）。

在进行中医国家标准的英语翻译时，要强调理论问题，但不能因此而忽略实践问题，同时还要处理好国内发展与国际发展的关系。我们在研究制定国内标准的时候，要有国际视野，要将国际发展纳入我们的思考范围之中，不能一味地强调国内实践，因为我们所制定的英文标准毕竟是为了将中医较为恰当地翻译给国外的读者学习，也就是说在制定标准时不能忽略读者的因素。

为此，我们在具体翻译之前，在资料收集整理和比较研究的基础上，撰写了十余万字的研究报告，供课题组成员学习借鉴。我们要求课题组成员在本项研究实施过程中，将研究报告中所总结的理论体系、翻译原则和翻译方法具体应用到翻译实践之中，作为本项研究实施的基本要求。2010 年 8 月 26 日，在国家中医药管理局委托上海市中医药发展办公室主持召开的本项研究审定会上，课题组也将研究报告一并提交专家组审定。

3. *翻译原则* 关于中医翻译的原则，国内外都有很多探讨。自 1991 年以来，我们撰写的有关中医英语翻译的原则以及中医名词术语英译及其国际标准化的原则、标准和方法的文章先后在《中国翻译》《中国科技翻译》和《中国中西医结合杂志》等刊物上发表。近年来，我们又针对中医英语翻译在国内外的发展现状以及中医名词术语国际标准化的发展趋势，对中医英语翻译及中医名词术语英译的国际标准化问题进行了较为深入的探讨，撰写了一系列的文章发表在《中西医结合学报》和《中国翻译》等刊物上。

自 2004 年参加 WHO 西太区关于中医名词术语国际标准制定和 2008 年参加 WHO/ICD-11 的研究工作以来，我们对中医名词术语英译国际标准化问题进行了更为深入的研究探讨，连续 2 年在《中西医结合学报》发表了一系列比较研究文章。通过比较研究和实践总结，我们对中医名词术语英译及其国际标准化问题有了更为深刻的认识。所以在从事本项研究之时，我们对以往所提出的翻译原则和标准化原则进行了比较归纳，归纳了四项指导原则，即约定俗成、自然对应、形意结合、多法并举。

约定俗成是语言的基本规律，也自然应该成为中医英语翻译及其名词术语国际标准化的基本原则。经过几十年国内外译者的不懈努力，中医名词术语的英译及其国际标准化的思路越来越清晰，发展趋势也越来越明确。在这样的时代背景下，我们在研究中医名词术语国际标准化问题时，自然应该充分注意、吸收和借鉴已经约定俗成或几近约定俗成的译法和做法，而不应该一味地追求创新和立异。

所谓自然对应，指的是英语翻译的中医名词术语应是译入语中自然的对应语。这就要求我们在翻译时既要考虑到中医的固有特点，又要考虑到自然科学的共同之处。这不但使译语具有科学性，而且具有自然性。因为这样的译语才是译入语中最自然的对应语。另外，经过长期的国际交流和发展，一些当初看似生僻怪异的译法，渐渐为国际社会所接受。

因广泛使用的关系，这部分译语也成为中医名词术语的“自然”对应语。

所谓形意结合，就是说在翻译中医名词术语时，不但要注意转达其实际内涵，还要考虑到其中文的基本结构，以便于双向交流。中医名词术语英译国际标准化目前的一个明显的发展趋势，就是直译加通俗译法，如将“督脉”译作 governor vessel，将“任脉”译作 conception vessel，将“带脉”译作 belt vessel，就是这种趋势的一个缩影。

所谓多法并举，就是要从实际出发，灵活地处理不同术语的翻译问题，而不是生搬硬套地死译。需要说明的是，所谓“多法并举”中的“多法”，并不是我们自己的“多法”，而是国内外大多数译者所遵循的“多法”。

4. *翻译方法* 为了明确中医概念和用语中不同字词的寓意和译法，我们借鉴和吸收了国内外不同标准和词典的做法，将其加以归纳提炼，以便使整个标准能够做到前后一致。需要说明的是，我们只是对一些容易引起歧义或多译的字词进行了规定，而不是对所有的字词都加以规定。如“针刺”的“刺”、“疼痛”的“疼”等普通字词，我们就没有对其进行专门的规定。有些字词因组词的原因，可能会有两个对应的译法。这也是从实际出发，灵活的处理方式。下面是我们所选取的一些字词及其相应的规范译法。

（1）现有词典未收，循常别异以传：在“1995 和 1997 中医国家标准”中，有些术语在现行的词典中均未收入。如胰瘅、蚕豆黄、肝癖（痞）等。对于这样的术语，我们首先分析其实际语义，然后再根据相同类型术语的翻译情况，对其加以比照翻译。如将胰瘅、蚕豆黄、肝癖（痞）分别译作 pancreas heat，broad bean jaundice 和 liver mass，即是这种做法的体现。

（2）现有标准未收，较而量之选择：在“1995 和 1997 中医国家标准”中，有些术语在现行的国内和国际标准中均未收入，但在其他流行词典中却有体现。对于这类术语，我们基本上采用了相关词典的译法对其加以适当的翻译。如疔疮走黄、翻花疮、玉茎疽和绣球风，我们根据欧明的辞典将其分别译作 furunculosis complicated by septicernia， proliferative sore，deep-rooted carbuncle 和 dermatitis of scrotum。再如脱囊，我们根据魏迺杰词典的译法将其译作 sloughing scrotum。又如肥气，我们根据《汉英医学大词典》中医部分的做法将其译作 lump at the left hypochondrium，而没有按照魏迺杰的词典将其译作 fat qi。

在中医名词术语中，有一些术语字面极为接近，有些字面虽有区分，但内涵却十分接近，甚至相同。对于这样一些概念和用语，我们翻译时尽量在选词方面对其加以区分，但有些却很难区分得清。如“肾阳衰惫证”（syndrome of kidney yang debilitation and exhaustion）与“肾阳衰微证”（syndrome of kidney yang debilitation and decline），“肾气不足证”（syndrome of kidney qi insufficiency）与“肾气不充证”（syndrome of kidney qi inadequacy），“血瘀阻络证”（syndrome of blood stasis obstructing the collaterals）与“瘀血阻络证”（syndrome of stagnant blood obstructing the collaterals），“胃气不和证”（syndrome of stomach qi disharmony）与“胃气失和证”（syndrome of stomach qi imbalance），“胃中积热证”（syndrome of heat retention in the stomach）与“胃中蕴热证”（syndrome of heat accumulation in the stomach），“痰热郁肺证”（syndrome of phlegm and heat depressing in the lung）与“痰热瘀肺证”（syndrome of phlegm and heat stagnating in the lung）等。类似这样的例子还有很多。

5. 结语　自 2004 年以来，我们有幸参与了国家中医药管理局、全国名词委、WHO 西太区和世界中联主持的相关研究工作，亲身体验了这些研究在启动、实施和推进过程中的种种艰辛和困难，同时也积累了大量的第一手资料，感受了中医药在走向世界过程中的语言、文化和民族心理的巨大挑战。

中医名词术语的翻译及其国际标准化工作，是一项长期而复杂的系统工程。其中所涉及的语言、文化和民族心理等问题往往又与一定的国际政治、地缘政治和文化主权等问题交织在一起，使得其在操作层面上常常超越了翻译的一般理论和方法问题，有时甚至成了国际文化舞台上明争暗斗的国际暗流汇聚之点。对此，我们必须有清醒的认识。笔者本人曾经提出，中医名词术语的翻译及其国际标准化问题，在一定意义上已经不是翻译问题，而是政治问题。这其实就是笔者长期参与中医名词术语国际标准化活动的深刻体会之一，也是笔者在从事中医国家标准英译课题研究时所极力关注的问题之一。

这里想借用笔者去年冬季填的一首《卜算子》来表达我们课题组的心情。其中最后一句“犹忆灵伤素”中的“灵伤素”指的是《灵枢》《伤寒论》和《素问》。当然，这里的“灵伤素”也可一语双关。

卜算子·冬梦

一夜北风吹，枕上春秋暮。
残月高悬照古今，唯有风如旧。
夜梦醒游魂，幸有元阳固。
对镜青丝已染尘，犹忆灵伤素。

（五）通过历届年会以推进中医国际传播的发展

世界中联翻译专业委员会每年召开学术年会，努力创建中医翻译的理论体系、方法体系、技能体系、研究体系。同时也努力地培养中医翻译的国际人才。

每年的学术年会上，翻译专业委员会的会长都认真地对该组织进行回顾、总结和展望，并从文化的角度、人类的角度对中医国际传播和发展的重要作用和意义进行深入的分析和说明。今特别向大家介绍翻译专业委员会会长在2018年学术年会中的特别致辞，说明中医翻译对中医与中华文化对外传播和发展的重要意义。

2018年世界中医药学会联合会翻译专业委员会学术年会致辞

尊敬的各位领导、各位专家、各位学者：

大家好！在今天这个木卓火艳、土瑞金盛、水济五合的理想日子里，我们会聚在合璧东西、贯通古今、融会百川、铸造英才的上海师范大学，举行世界中医药学会联合会翻译专业委员会第十届学术年会及建会第十周年庆祝大会，总结学术发展，交流学术经验，讨论学术理法，展望学术走势，为中医药与中华文化的国际传播和国际发展凝聚我们的三宝“精、气、神”，汇聚我们的三才“文、教、研”，发扬我们的三德“仁、义、信”。

10年来，在大家的认真努力下，在大家的共同奋斗下，在大家的无私奉献下，我们翻译专业委员会在传承、传播和传扬中医药与中华文化的发展历程中，不仅“欲穷千里目”，而且“更上一层楼”。不仅翻译和传播了中医理法方药，更是传承和发扬了国文和国学。在神州六合之中，像我们这样的学术组织，可谓“多哉乎，不多也”。我们之所以有“不到长城非好汉”的意识，之所以能“屈指行程二万”，与国内外很多机构、很多团体、很多仁人的关怀和帮助，是密不可分的。所以，一直令我们非常感动的机构、团体和仁人，可谓“多哉乎，很多也”。

在此，我代表我们翻译专业委员会，非常感谢我们中医国际组织“世界中医药学会联合会”。正是在我们总会的关怀和指引下，我们翻译专业委员会成立之后，不仅春夏秋冬日常行，更是天高地厚奋力进。经过10年的努力，我们不仅完成了中医经典著作的学习、翻译和研究，推进了人才培养、学科建设和学术发展，而且开启了中华文化的传承、传播和传扬。

非常感谢国家中医药管理局、教育部和国家外文局对我们翻译专业委员会的关怀和指导！正是在国家有关部门的关怀和支持下，我们承担了中医名词术语英译国家标准的制定，参加了世界卫生组织、世界标准化组织有关中医名词术语国际标准的研究，完成了中医基本名词术语英译国际标准和国家标准的研制。

非常感谢英国汉学家魏迺杰博士、美国汉学家欧明珊婷博士、瑞士汉学家秦济成博士、日本汉学家原口德子博士、韩国汉学家洪原淑和朴智慧博士及澳大利亚华人学者林巍教授。正是在你们的关怀和帮助下，我们翻译专业委员会不仅在学术方面有了更好的发展，在人才培养和东西合璧等方面得到了更大的进步。特别是魏迺杰博士，他是20世纪70年代开启中医翻译事业的创始人，更是中医翻译国际发展和国际标准的奠定人。

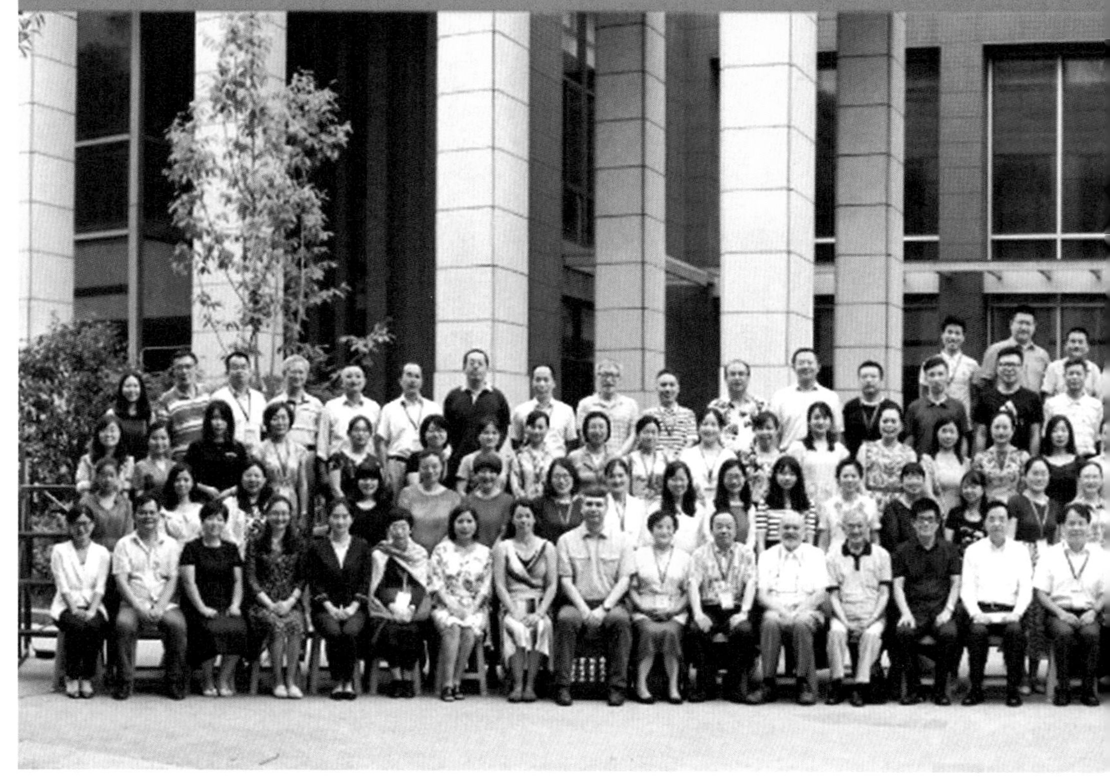

图3-33 世界中医药学会联合会翻译专业委员会成立十周年大会

非常感谢方廷玉教授、朱忠宝教授、王奎教授、黄嘉陵教授、陈可冀院士、谢竹藩教授、刘占文教授、徐相才教授等真正优秀的翻译人才！他们是我国中医翻译事业20世纪70年代的真正开启者。正是在他们的指导和引领下，中医翻译在我国才真正开展起来，为我们翻译专业委员会的建立和发展，开辟了康庄大道！20世纪70年代开启中医翻译事业的，还有欧明教授、帅学忠教授、马堪温教授等杰出人才。

非常感谢福建中医药大学校长李灿东教授和广州医科大学王新华教授。在两位校长的关怀和帮助下，我们不仅全力开辟了中医与中华文化对外传播和发展的蹊径，更是开创了中西医翻译结合、研究结合、教育结合的伟岸。

非常感谢人民卫生出版社、外文出版社、商务印书馆、上海科学技

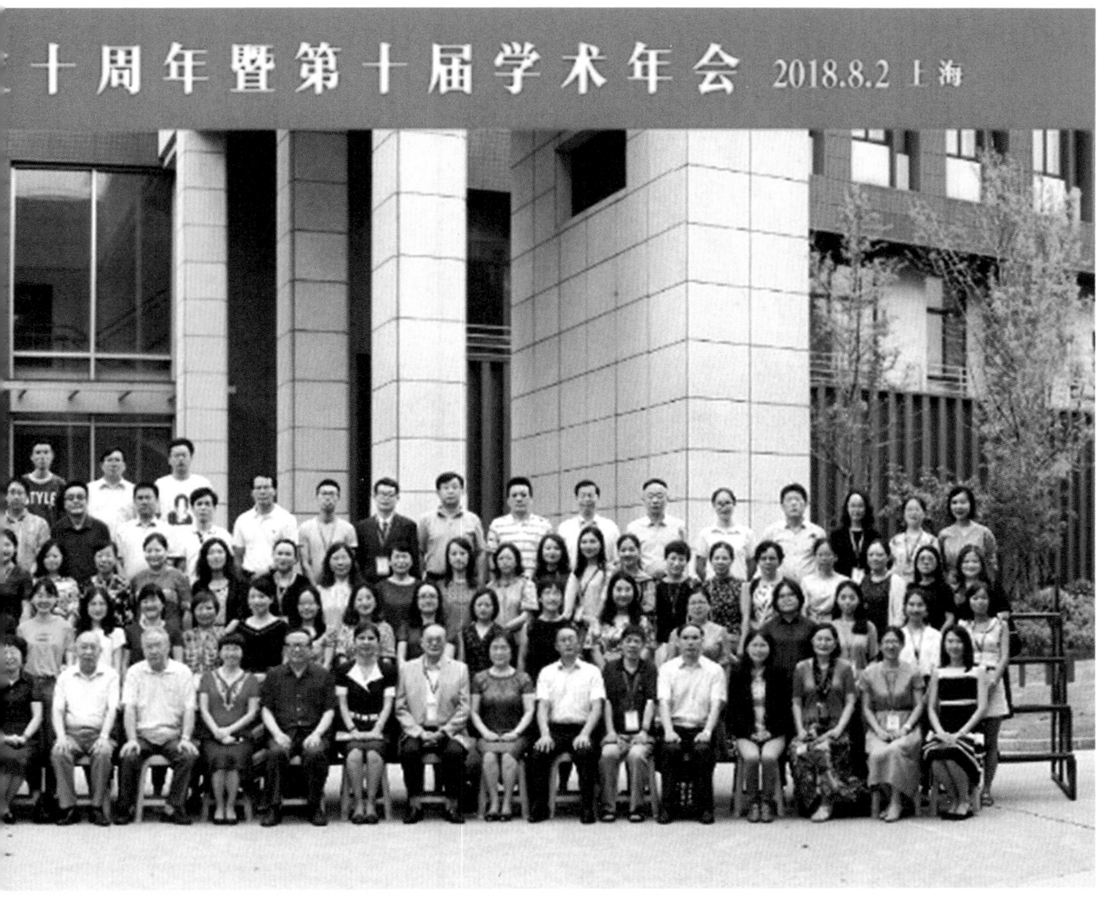

术出版社、上海三联书店、世界图书出版公司等对中医与中华文化对外传播的关心和支持！正是在这些出版社的关心和支持下，中医翻译的辞典、教材、学术著作以及中医典籍的译本才得以全面问世。

非常感谢《中国翻译》杂志、《中国科技翻译》杂志、《上海翻译》杂志对中医翻译的关怀和支持！正是在这三部重要翻译杂志的关怀和影响下，中医翻译的学术研究工程20世纪70年代就正式开启了，一批重要的研究论文在20世纪后期相继问世，从而确定了中医翻译的基本原则、标准和方法。

非常感谢千里迢迢前来参加本次会议的各界人士，正是在你们的关怀和支持下，我们翻译委员会的各位学者在“两岸猿声啼不住”的非常时机，才最终实现了“轻舟已过万重山”的远大理想和抱负！

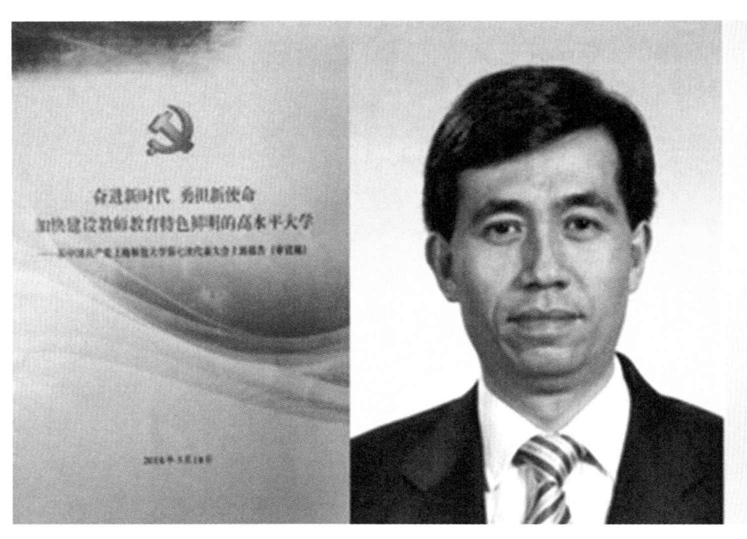

图 3-34 上海师范大学党委书记滕建勇在党代会上的报告

最后，特别感谢上海师范大学！上海师范大学虽然没有中医这一专业，但却有深厚的中华文化和广博的国际意识。正是因为有深厚的中华文化基础和广博的国际发展意识，上海师范大学非常重视中医翻译事业，努力推进中医翻译的发展。11 年前，上海师范大学不仅在倒春寒的非常时期全力挽救了中医翻译者，而且全力支持“世界中医药学会联合会”成立了中医翻译专业委员会，全面推进了中医翻译事业的发展。今年 5 月 18 日，上海师范大学召开了第七届党代会，校党委书记滕建勇教授在报告中，强调要加大中华文化传播的力度，提出要全力支持中医翻译事业的发展，令我至为感动。在全国各个院校的党委会议上，明确表达支持和重视中医翻译的，大概只有上海师范大学。仅此一点，就令我们非常感动上海师范大学，非常感谢上海师范大学。

最后，再次感谢各个部门、各个机构、各位学者对我们翻译专业委员会的关怀和支持！预祝本次大会圆满成功！

（六）中医翻译国际大赛的开启

为了推进中医翻译的国际发展，世界中联翻译专业委员会的核心成员多次与国际上各个国家的学者和译者进行交流和沟通，就中医翻译存在的难度、中医翻译人才的培养和中医翻译理法的构建等基本问题进行了认真的讨论和分析，最终决定开启中医国际翻译大赛这一意义非凡的大业。经过多次讨论和研究，大家最终制定了中医国际翻译大赛的方式和程序。中医国际翻译大赛确定之后，获得了澳大利亚华人学者林巍的大力支持。正是在林巍的大力支持下，中医国际翻译大赛正式开启，引起了国内外很多学者的关注。每年参加本次大赛的不仅有很多国内的青年学者，也有很多国外从事中医学习、翻译和研究的学者。

经过多次中医国际翻译大赛，逐步形成了三大重要意义。第一是实现了“中西合璧”，充分发挥了各国开展中医国际传播和翻译的作用。就

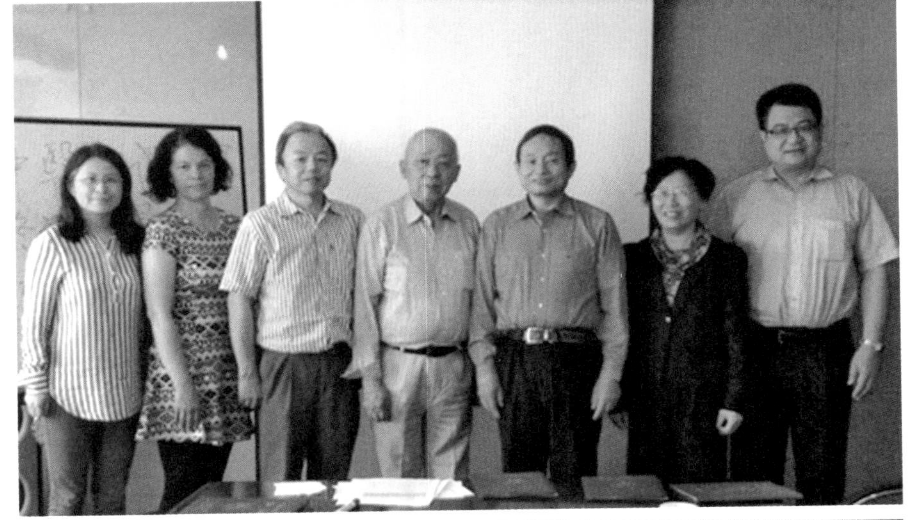

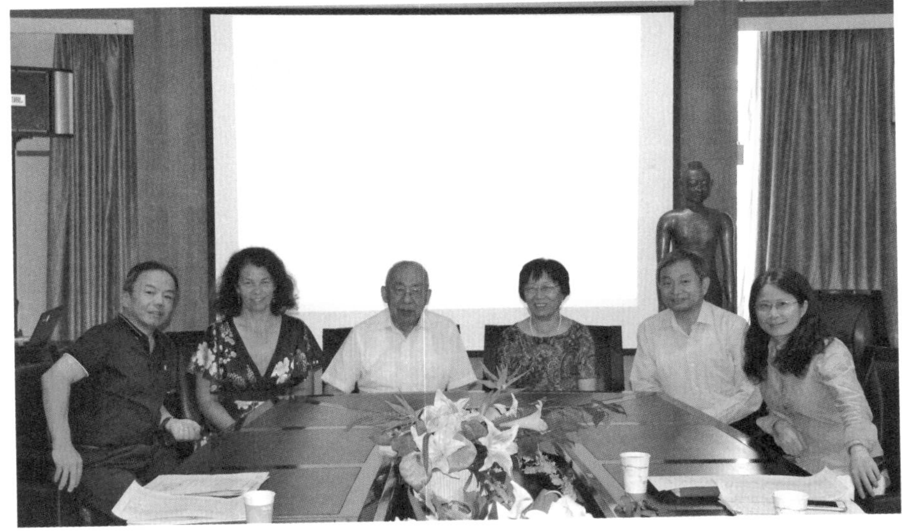

图 3-35 中医国际翻译大赛获奖者合影

翻译的水平和能力的角度来看，西方译者的水平自然是最好的，影响是最大的。需要努力完善的，则是深入学习和掌握好中文文化和中华语言，尤其是中华传统文化和传统文字，只有在此基础上才能真正地理解好中医的核心概念，才能真正地掌握好中医的理法方药。虽然西方中医翻译家翻译中医时，其文字水平很高，但却不一定能真正地理解好中医的核心概念和术语的实际内涵。正是出于这一原因，我们才通过中医国际翻译大赛推进他们对中医的深入了解。

第二是“贯通古今”，即要充分掌握好中华文化、思想和精神。虽然中华文化传承了千秋万代而不绝，但在当今时代，由于特殊原因极少有人能真正地掌握好中华文化、思想和精神。尤其是从事中医学习和翻译的人士，如果缺乏了中华文化、思想和精神，也像西方学者一样，将很难真正地理解好和掌握好中医的核心概念和术语。为此，我们在推进中医国际翻译大赛的同时，更特别重视中华思想文化的传承和发扬。在培训中医翻译人士的时候，我们就特别重视中华思想文化的教育和培训。如果缺乏了中华思想文化，即便完全掌握了西方的语言和文化，也无法真正地理解好和翻译好中医。

第三是“融汇百川”，即要按照中华民族通百家的传统教学和培养模式，推进中医翻译事业的发展。现在国家教育界经常提出的跨学科，其实就是在一定程度上与通百家相关。如果一位从事翻译的人只认真地学习了英语或德语或法语，从来没有认真地学习中华思想文化和语言，也没有认真地学习过如数学、医学和药学，怎么可能真正理解中医的概念和术语，怎么可能翻译好中医？

正是出于这样的考虑，我们主持中医国际翻译大赛，就是为了实现“合璧东西”“贯通古今”“融汇百川”这三大希望，只有真正地实现了这三大希望，才能真正地“铸造英才”，才能为中医国际翻译创造优秀人才。

改革开放以来，中医药学越来越受到国际医药界的重视，中医对外翻译工作也随之广泛开展起来了。经过中外翻译工作者多年的努力，中医英语翻译已取得了巨大的进展。但存在的问题也不少，突出表现在译语不一，解释混乱等问题上。究其原因，主要是由于中医英语翻译界长期以来重实践经验、轻理论研究，从而使其始终未能建立起一套指导其健康发展的理论体系，连起码的原则与标准也未能确立起来。

有鉴于此，翻译专业委员会的主要成员对国内外中医英语翻译工作者长期的翻译实践进行了初步的研究分析，并结合自己的体会，总结归纳出了中医用语英语翻译的基本原则和方法，借以抛砖引玉，以期引起译界同仁对这一问题的关注。

中医英语翻译难，这是人所共知的事实。但究竟难在什么地方呢？《中医翻译导论》一书对此做了这样的概括："首先，中医语言本身深奥难懂，将其翻译成现代汉语亦不免有佶屈聱牙之弊，更何况译成外语？其次，中医用语自身的规范化程度不高，存在着一词多义、数词同义、概念交叉等现象，造成了理解上的困难和偏差。在此基础上产生的译文难免有'葡萄酒被水者也'之嫌。再次，除了汉语及具有汉文化背景的一些亚洲国家（如日本、朝鲜等）外，世界上其他国家和民族的语言中都没有可供译者选择的中医对应语。译者只有亲自到译入语中去比较筛选可能的对应语。然而'名物不同，传实不易'，要使译文至善至美，谈何容易？最后，中医翻译并不只限于中国，实际上大量的工作是在海外进行的。由于译者既无方便途径交流切磋，又无协调机构咨询释疑，'误解作者、误达读者'在所难免。"

从目前的翻译实践来看，中医翻译的难点主要体现在以下三个方面，即对应语的缺乏、理解的偏差和人才的缺乏。

第一是对应语的缺乏。由于中医是中国特有的一门医学体系，与中国传统文化密切相关。所以中医最常见的概念和最常用的词语在英语及其他欧洲各国语言中一般都缺乏现成的对应语。例如"阴阳""五行""精气""气""命门""三焦"等中医概念在英语中根本没有相应的说法，翻译起来其难度可想而知。

但同时，缺乏对应语又为译者的尽情发挥留下了广阔的空间。每一位译者都可以从不同的角度和层次、根据自己的理解对某一概念或用语做出"合情合理"或能"自圆其说"的翻译。这就是为什么中医名词术语翻译长期处于混乱状态。

需要说明的是，中医术语英语翻译目前虽然还不统一，但却有规范化的趋势可循。例如“经脉”的翻译目前尽管还不完全统一，但较为流行的翻译形式基本上为 meridian 和 channel。所以我们在翻译时可以以此来规范我们的实践，也就是说在翻译“经脉”时要么采用 meridian，要么采用 channel，任何其他形式的翻译都是和标准化的发展趋势相违背的。在 WHO 颁布的国际标准化方案中，“经脉”的首选译语为 meridian。但事实上目前 meridian 和 channel 两个词的使用频率都很高，可以视为“经脉”的两个并行的对应语。

第二是理解的偏差。由于中西方文化的巨大差异及古汉语与现代汉语语义的变化，给翻译中的理解造成了很大的困难。典型译例如 *Yellow Emperor's Internal Medicine*（《黄帝内经》），doctor underneath the skirt（带下医），Powder for Lost Smiles（失笑散）等。

仔细推敲一下上面这几个概念的翻译，便很容易发现理解方面的偏差给译文带来的影响。《黄帝内经》中的“黄帝”显然不是 Yellow Emperor（黄色的皇帝），“内经”也不是 Internal Medicine（内科学）。为了避免这样的误译，现在一般改译为 *Huangdi's Canon of Medicine* 或 *Huangdi's Classics on Medicine*。需要说明的是，由于长期的交流传播，“Yellow Emperor”这个译法在西方相当流行。如果我们仅仅将其视为一本书的名称而不考虑其内涵，似乎也可以将错就错地使用下去。但在我们日常翻译工作中，还是应该尽量避免出现这种以讹传讹的现象。

“带下医”译作 doctor underneath the skirt 显然是误译了。“带下医”实际上指的是“妇科医生”，所以译作 gynecologist 才对。根据《医方发挥》的解释，“失笑散”“具有行血止痛祛瘀、推陈出新的作用，前人用此方，每于不觉中病悉除，不禁欣然失声而笑，故名‘失笑散’。”根据这一解释，这里的“失笑”实为“得笑”，译为 Lost Smiles 岂不南辕北辙？

第三是人才的缺乏。合格的中医英语翻译人员之所以缺乏，当然是由于中医英语翻译工作比较难且对翻译人员的知识结构要求比较高。所以，英国中医英语翻译家魏迺杰曾说：“中医翻译难，恐怕没有几个人能够，甚至愿意从事这个工作。”

我国一位中医英语翻译工作者曾对中医翻译的“境界”做了这样的概括：“‘少年不知愁滋味，爱上层楼，爱上层楼，欲赋新词强说愁。’此为第一境界。‘寻寻觅觅，冷冷清清，凄凄惨惨戚戚。’此为第二境界。‘噫吁嚱！危乎高哉！蜀道之难难于上青天！’此为第三境界。”从另一个侧面说明了中医英语翻译之难与中医英语翻译人员之缺乏。

《中医翻译导论》一书指出，一个合格的中医翻译工作者起码应该具备六个方面的条件：一是精通英语，尤其是医学英语；二是具有一定的翻译学和语言学知识；三是熟悉中医的基本理论和临床实践；四是具有扎实的医古文基础；五是了解西医的基本理论；六是具有相当的中国古典哲学知识。

对于一般的翻译工作者或中医工作者来讲，要具有这样的知识结构和素养是非常不易达到的。虽然目前国内外有一大批翻译人员和中医人员从事着中医英语翻译工作，但完全达到这个要求的人并不多。这就是为什么中医英语翻译目前存在着这么多问题的原因所在。要从根本上解决这个问题，还有待于翻译界和中医界的不断努力。

七、世界卫生组织西太区及世界中医药学会联合会中医名词术语国际标准的比较分析

WHO 西太区和世界中联均自 2004 年开始启动中医名词术语国际标准的制定，均于 2007 年正式颁布。这两类中医名词术语的国际标准，有相应之处，也有相差之处。比如对于中医的“证”，WHO 西太区以 pattern 为主，以 syndrome 为辅；而世界中联则以 syndrome 为主，以 pattern 为辅。为了明确其中医名词术语的释义、翻译和标准，《中医基本名词术语英译国际标准化研究》这部书特意对其进行了分析和比较研究，提出了中医名词术语音译国际标准化的概念、原则和方法以及针灸穴位

图 3-36 《中医基本名词术语英译国际标准化研究》

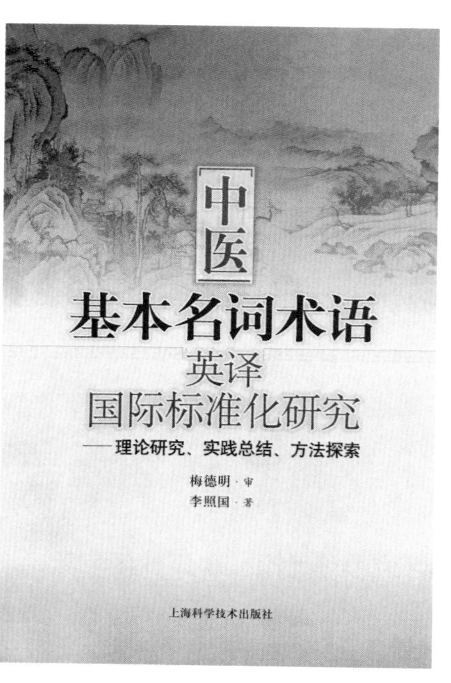

名称国际标准化的回顾、展望和反思。为了明确 WHO 西太区和世界中联中医名词术语国际标准的现状与希望，以下向大家特别介绍中医名词术语音译国际标准化的概念、原则和方法的“五要”以及针灸穴位名称国际标准化的回顾、展望和反思的“三要”。

（一）古老学说，历久弥新

中医是中国特有的一门古典医学体系，它以中国传统哲学的基本理论为基础，以释、道、儒三教的基本思想为指导，融合诸子学说，吸取百家精华，强调人与自然的和谐共处，提倡人与社会的和谐发展，重视形与神的和谐统一。

由于其理论的先进性、方法的科学性和诊法的人文性，中医这门古老的医学体系历千载而不衰，为中华民族的繁衍和发展做出了巨大贡献。早在汉唐之际，中医已传入周边国家和地区，为扶桑、高丽、交趾等地医药的创建和发展奠定了基础。元明时期，中医开始传入欧洲，为文艺复兴时期的西方注入了异域华彩。即便在西医学高度发达的今天，中医在医药保健事业中仍然发挥着不可替代的作用，并且日益走向世界，造福人类。

由于中医是起源于中国本土、根基于中国传统文化的一门医学体系，其理论和实践与西医学迥然不同（印会河，1984：1）。所以在西方各国语言中，一般都缺乏中医对应语，给中医的国际交流造成了很大困难（欧明，1988：179）。20 世纪 70 年代以来，海内外不少学者开始对中医英语翻译——特别是名词术语的翻译——进行总结研究，提出了许多建设性的意见和建议，并且制定了一些区域性的标准方案（王德深，1988：1），为中医用语英译国际标准化（以下简称 ISNTCM，即 International

Standard Nomenclature of Traditional Chinese Medicine）奠定了实践基础。

中医用语英译的国际标准化问题，很早就引起了中国政府和 WHO 的关注，并积极采取措施指导和推进这一工作的开展。但由于中西方语言、文化和医理等方面存在着巨大差异，再加上各方对标准化的概念、原则与方法认识不一，使标准化的研究举步维艰。

我们曾先后参加了国家中医药管理局、国家科技名词术语审定委员会、世界卫生组织和世界中医药学会联合会等单位和组织主持开展的有关 ISNTCM 的研究工作，具体参与了一些标准的研制和审订，对有关问题做了较为深入的研究和探索。现根据海内外学者的意见，并结合自己的体会，对 ISNTCM 的概念、原则和方法提出一管之见，借以抛砖引玉，以期引起大家对这一问题的关注。

（二）标准概念，亟待明辨

所谓标准化的概念，就是如何认识、实施和布局标准化工程的问题。在 ISNTCM 研制过程中，标准化的概念涉及三个方面，即标准化是否可行、范围怎样、类别如何。明确这个概念，对于卓有成效地开展 ISNTCM 研究，至关重要。

1. 理念趋同，共识渐成　由于中医理论与实践的独特性及其与西医学的不可通约性，不少人对 ISNTCM 的研制和推进，持怀疑态度。然而，随着中西方在中医领域交流的深入开展，彼此之间的理解逐步加深，标准化的实践基础也在不断夯实。

正是在不断交流和沟通的过程中，西方学者对中国传统医学有了较为深入的了解，从而使得一些以前看似无法解决的问题能逐步得以化解。比如今天的西方读者看到中医书中 the heart controls the mind（心主神）这样一些与西医学颇为相悖的概念时，便不再感到不可思议，而是很自然地将其与中国文化和中医药理论联系在一起。这是中西方在中医领域的交流不断深入发展的结果。与此同时，中西方译者对于中医基本概念的翻译，也逐步形成了较为一致的看法，为标准化的研究奠定了合作基础。

正是基于这一发展，1982 年 WHO 委托亚太西区主持开展针灸经穴名称的国际标准化研究。经过有关国家的多次协商，最终于1991年完成了对针灸经穴300多个名称国际标准化方案的研制（WHO，1991：6～13）。尽管这一方案并非尽善，但毕竟开辟了ISNTCM研制的先河。随后，中国国家中医药管理局和国家科技名词术语审定委员会也组织了专门委员会，开展ISNTCM的研究，先后完成了一些种类标准的制定。

从目前的发展来看，标准化的实践基础已基本夯实，倘若理论研究能再加深入，国际合作能再加宽广，宏观调控能再加深化，ISNTCM的目标就一定能够实现。

2. 明确范围，校正基准　标准化的范围自然是中医名词术语，而不是中医翻译本身。理论上讲的确如此，但在实践操作中，仍然存在着如何界定中医名词术语的问题。

在中医日常用语中，很大一部分源自中医经典著作。这部分常用的经典引语其实并不是名词术语，而是陈述句或判断句。如“脾主运化”“风为百病之长”“百病皆因痰作祟”，等等。从文法上看，这些经典引语都是一些含有主谓结构的陈述句，而不是名词术语。但由于千百年来的广泛引用，这些经典名句在中医的理论与实践中已变为“成语”，在某种程度上甚至具有了名词术语的功能。但在具体翻译时，却很难将其按名词术语的要求加以处理，也很难将其翻译形式完全统一起来。

比如“风为百病之长”，既可译为Wind is the leading cause of all diseases，又可译为All diseases are caused by wind，还可译作Wind is responsible for the occurrence of various diseases。由此可见，对这样一些中医常用语的翻译强求统一，是很不现实的。如果一定要统一，那么能够统一的也只是其中的一些核心概念，而不是整个“成语”。如在翻译“风为百病之长”时，需要统一的只有“风”和“病”这两个核心概念，其余的则不必强求一致，因其皆属普通概念或功能词语（李照国，2002：118）。

2006年召开的“中医基本名词术语英语翻译国际标准化审稿会议”上，各国专家对于中医经典用语的翻译及其标准化问题，分歧较大。比如对“脾主运化”是否应该译成the spleen controls transportation and transformation 这样的主谓结构形式，与会专家意见不一。甚至对“脾主运化”的“主”究竟应该译作 control 还是 govern，也争论不休。这个问题最终虽然以投票方式得以解决，但在实际推广中却很难贯彻始终。因为在这个“成语”中，“脾”和“运化”是核心概念，“主”则不是，所以译作 control 还是 govern 均可，不必强求统一。

再如“辨证论治”，其翻译目前也不十分统一，常见的译法有 treatment based on syndrome differentiation 和 treatment according to syndrome differentiation 等不同形式。完全统一，亦不现实。在这个术语中，“辨”“证”“治”是其核心概念。目前“辨”一般译作 differentiation，“证”习惯上译作 syndrome，“治”通常译作 treatment。只要这三个核心概念的翻译一致，即基本达到了标准化的要求，不必在 based on 或 according to 的取舍问题上争论不休。

所以在 ISNTCM 的推进过程中，明确标准化的范围至关重要。从中医语言的特点及其在国内外的翻译实践来看，只有反映其理论与实践要旨的那些概念和用语，翻译时才需统一，才应制定国际标准。而那些普通概念和用语以及一些功能性词语的翻译，则无需强求一致。

中医日常用语虽有数万之众，但反映其基本理论与实践要旨的为数并不很多，其作用却极为重要。这些概念和用语体现着中国传统文化特色，是中医区别于其他医学体系的象征，所以翻译时必须准确规范。这应该是 ISNTCM 研究的重点所在。

（三）分类定向，明确主从

反映中医基本理论与实践要旨的概念和用语，大体可以分为三类，即基础理论、临床治疗和中药方剂。在基础理论方面，中医基本概念和用语主要体现在阴阳五行学说、藏象理论、气血津液、经络腧穴和病因病机等方面，亦可分为三类，即哲学、生理和病理。

1. 哲学概念，深奥玄密　中国古典哲学是中医药学的理论基础，有关概念和用语主要体现在阴阳学说和五行学说之中。如涉及“阴阳学说”的有“阴中求阳”“阴平阳秘”“阴阳偏盛”，等等。这些概念虽深奥玄密，但其核心成分皆为“阴”“阳”。“阴”“阳”目前统一音译为 yin 和

yang。只要把握了这个原则，其他概念和用语的翻译及其标准化便可迎刃而解。如“阴中求阳”之“求”，无论译作 obtain 还是 get，均不影响整个概念的理解、表达和统一。

涉及“五行学说”基本概念是“木”“火”“土”“金”“水”，现一般直译作 wood，fire，earth，metal，water。与其理论相关的概念和用语较多，如“相生”“相克”“相乘”“相侮”“相须”等。这部分概念和用语多采用意译法译之，但一般均有两个以上的流行译法，如“相生”既可译作 mutual promotion，也可译作 mutual generation（刘占文，1994：277）。两种译法均揭示了“相生”的基本内含，标准化时很难强加取舍。较为可取的做法是两相兼顾，暂作并列。这种现象在西医用语中也是较为常见的。

2. 生理概念，虚实并见　中医生理学方面的基本概念和用语主要体现在藏象学说、气血津液和经络腧穴等方面，反映着中华民族对人体结构、脏器功能及其相互关系的独特认识。与西医比较起来，中医的生理概念亦可分为三类。

第一类名实俱同，形意对应。如中医对人体肌肤、肢体和孔窍的认识和命名，即是如此。对于这样一些概念和用语，翻译时直接借用相应的西医术语即可，无须另作别译。

第二类名虽相同，实却有异。中医对五脏六腑的认识，即属典型之例。中西医均有心、肝、脾、肺、肾五脏，但却名同而实有异。如在中医学中，心除了“主血脉”之外，还“主神志”，具有思维的功能；而在西医学中，心却只有泵血的功能，与思维无关。再如脾，根据中医理论，“脾主运化”（即与饮食的消化与营养物质的输布有着直接关系），为人体的“后天之本”，缺失不得；而在西医上，脾只是个淋巴器官，与饮食消化无关，病变后可以切除。所以译界一直有人反对采用相应的西医用语翻译这些中医概念（李照国，1997：44 ～ 45）。但从目前的发展来看，借用西医用语对译此类中医概念，似已约定俗成，且为海内外医界学人所普遍接受。

第三类中医独有，西医阙如。对于人体生理结构的认识，中西基本一致。但在长期的发展中，中医也形成了一些独具特色的理论和见解，“三焦”“命门”“经脉”“气血”等即是如此。这些概念为中医理论所独有，在西医中缺乏对应之语。对这部分概念的翻译，有的采用直译，如将“命门”译作 life gate，但易孳歧义；有的采用意译，如将经脉译作 meridians，虽有瑕疵，却较为流行；有的采用音译，如将气译作 Qi，虽然拗口，却已成俗。

在这些概念的翻译上，争议最大的是第三类。因其内含丰富、外延宽泛，故而直译、意译均难达意。如“三焦”曾被译作 three burners，three heaters，three warmers 等，颇不合原文之意。在 WHO 制定的针灸经穴名称国际标准化方案中，又被译作 triple energizer，语义亦不甚确。根据语言国情学的理论，此类概念最好音译，以免引起不必要的混乱。

3. 病因病机，概念别异　中医对疾病的发生、发展与预后，形成了自己独具特色的理论和观点。与之相关的概念和用语虽在西方语言中多有其形，但却鲜有其实，“虚实”“寒热”“风火”等便是如此。英语中有“虚”（empty or weak）、“实”（solid or fact）、“风”（wind）、“火”（fire）等词语，但却没有“肾虚”“胃实”“心火”“肝风”等说法。

如何翻译这些中医特有概念，曾是困惑中医翻译界的一大难题。早期将“心火”译作 heart fire 时，曾使西方读者颇感困惑，不知 heart 之中的 fire 从何而来。经过几十年来中医在西方的传播和应用，西方读者现在基本上理解了“心火”“肝风”等概念的实际含义，也接受了 heart fire，liver wind，kidney deficiency 这样一些不同寻常的概念（谢竹藩，2004：32 ～ 34）。于是直译此类用语，逐渐在海内外形成共识。

4. 临床用语，名实别具　中医临床用语为数甚众，依其名实关系，大致可分三类，即疾病名称、诊疗手段和治疗方法。

（1）疾病名称，异同并行：中医的疾病名称与西医既有名实俱同的，也有名异实同的，还有名同实异的以及名实俱异的。对这些术语的翻译进行标准化，须从实制宜，明辨异同。

名实俱同的，采用相应的西医病名对译即可，如将“麻疹”译作 measles，将“中风”译作 apoplexy，将“痛经”译作 dysmenorrhea 等。

名异实同的，可从实而译，不必另作别解，如将“脏躁”译作hysteria（即癔病），将“瘰疬”译作scrofula（即颈部淋巴结核炎），将“缠腰火丹”译作herpes zoster（即带状疱疹）（李振吉，2008：234）。

名同实异的，亦须据实而译，切忌对号入座。如中医的“伤寒”与西医学的“伤寒”名虽同，但实际所指却大相径庭。中医的“伤寒”有三层含义，一为多种外感热病的总称，二为感受寒气而引发的病症，三指冬季受寒（欧明，1986：167）。而西医学的“伤寒”（typhoid），则指的是因伤寒杆菌而引起的病症。所以，中医的“伤寒”不可译作typhoid。以前中医的“伤寒”多译作seasonal febrile disease（即季节性温热病），因其在形式上与中文的“伤寒”相去甚远，故已逐步为更简洁的译法cold attack所取代。

名实俱异的，多反映中医特有病理观念，直译很难达意，故以前多用意译。如“肾咳”指的是由肾脏病变影响到肺而引起的咳嗽，过去常意译为cough due to disorder of the kidney。但因过于冗长，现多直译为kidney cough，体现了中医用语英译简洁化的发展趋势（魏迺杰，2002：325）。

（2）诊疗手段，具体直观：中医诊断疾病的传统手段，无非望、闻、问、切而已，外加按、压、抚、扣等辅助手法。这些方法一般都比较具体直观，并不难译，但要完全统一，却非易事。因为这些诊疗手段的名称皆属普通用语，在英语中一般都有两个以上的对应之语。

“望诊”，译作observation或inspection均可，医患交流中甚至可以直接用look。从近年来的国际交流来看，inspection的使用频率渐高于observation。

“问诊”曾译作interrogation，且使用得较为普遍。但由于interrogation含有审问、质问之意，与“问诊”之“问”不尽相同。所以“问诊”现一般多译作inquiry。

“闻诊”的翻译比较复杂。在汉语中，“闻”含有“听”和“嗅”两层意思，即医生通过听患者发出的声音和嗅其所散发的气味来辨别疾病。所以翻译“闻诊”时，两层意思均须表达。以前曾经将“闻诊”译作 auscultation and olfaction，但由于过度“西化”，现多为 listening and smelling 这样的通俗译法所取代。通俗化亦是目前中医英语翻译的一个发展趋势。

“切诊”也有两层含义，即“切脉”和“触诊”。“切脉”一般多译作 take the pulse 或 feel the pulse，而“触诊”一般则译作 palpation。

围绕着四诊手段，衍生了许多相关概念和术语。以“望诊”为例，相关的术语有“望精神”“望形态”“望颜色”“望恶露”“望指纹”等。但只要“望”的翻译准确统一，其他相关术语的翻译及其标准化问题亦可迎刃而解。

（3）治疗方法，虚实夹杂：中医的治疗方法，为数甚众。概括起来有“汗”“吐”“下”“和”“温”“清”“消”“补”八法。当然，这只是中医治法的八个纲要，并不能完全涵盖中医治法的全部。

对这八个基本治法的翻译，目前基本采用直译之法。其中“温”“清”“和”三法的翻译比较统一，一般译作 warming，clearing 和 harmonizing。其他五法的翻译却不很统一，如“汗”法就有 sweating 和 diaphoresis 等不同译法。在制定 ISNTCM 时，对于这样一些尚未统一的译法，可按“约定俗成、简明扼要、见词明意”的原则予以取舍。

在“八法”的指导下，中医在长期的临床实践中发展了许多特有疗法。与这些疗法相关的概念和术语，饱含中国古典哲学和文化色彩，要翻译得忠信雅致，非常不易。这部分用语亦可大致分作三类。

第一类通俗易懂，内含具体。这类用语在中医治法中所占比例较大，因其直接由“八法”衍生而来，从结构到内含都比较明晰具体，如“清热凉血”“温肺化痰”“补肾益气”等。由于其含义具体，常可直译为英文。如这三个术语可依次译为 clear heat and/to cool blood，warm the lung and/to resolve phlegm，supplement the kidney and/to nourish Qi。

第二类形象生动，语义宽泛。由于中医融医学、哲学和文学于一体，所以其语言便深深打上了中国古典哲学和文学的烙印。这一点在名词术语中表现得也较为突出。这类用语往往暗含成语典故，从字面上很难明确其义，“釜底抽薪”“逆流挽舟”就是典型之例，直译无法达旨，意译烦琐冗长，音译难明其意。

“釜底抽薪”指用性寒且有泻下作用的药物，通过清泻大便以去除实热，现多译作 taking away firewood from under the cauldron。而“逆流挽舟”则指用解表、清热、利湿和消滞药物治疗痢疾初起，现多译作 saving a boat in adverse current 或 hauling the boat upstream。译文与原文相比，字面上虽一一对应，但内含上却不尽相同。如此之译是否可行，尚待实践检验。

第三类典雅幽深，富于关联。这部分用语多反映阴阳五行学说在临床治疗中的具体应用，翻译时须明确其相互关联，不然就可能指鹿为马。这类用语很多，如“培土生金”“滋水涵木”“泻南补北”等。

所谓“培土生金”，就是通过补脾（脾在五行属土）达到补肺作用（肺在五行属金）的方法；所谓“滋水涵木”，就是通过养肾（肾在五行属水）达到补肝作用（肝在五行属木）的方法；所谓“泻南补北”，就是通过泻心火（心在五行属火，南在五行配五方中亦属火）达到补肾水作用（肾在五行属水，北在五方配五行中亦属水）的方法。

如果不明这些用语中五行与五脏和五方的关联性，是很难准确把握其实际含义的。这部分用语的翻译，目前有直译的（如将“培土生金”译作 banking up earth to generate metal），也有意译的（如将“培土生金”译作 strengthening the spleen to nourish the lung）。从目前的发展来看，直译之法渐趋流行。

5. *中药方剂，语义单一*　中药和方剂是中医学独有的两门专业，其概念和用语亦可分为三类，即药剂名称、性味用制和配伍剂型。除少部分为中西医所共有外，大部分相关概念和用语属中医所独有。这部分用语翻译的规范程度相对较高，这与其语义的单一性有一定的关系。

（1）药剂名称，日趋统一：药剂名称，包括中药名称和方剂名称两类，其翻译目前日趋统一，基本实现了规范化的要求。中药种类繁多，数量甚众，其名称以前主要采用拉丁语翻译，如将“当归”译作 Radix Angelicae Sinensis。

用拉丁语翻译中药名称虽然易于规范、易于区别，但却难以辨认、难以上口。因为拉丁语是一种消亡了的语言，在西方也很少有人能熟练使用。为了便于交流，人们逐渐开始采用英语翻译中药名称，如将“当归”译作 Chinese angelica root。但由于英语中的植物名称多由拉丁语转化而来，仍然存在难认难读的问题。另外，英语中一种植物的名称可能包括中医的几种药物，容易造成混乱。所以，音译中药名称近年来已为海内外所普遍接受。这也为其翻译的国际标准化开辟了一条新的途径。

中医方剂数量十分庞大，其名称的翻译也大致经历了一个由拉丁语翻译到英语翻译，再到音译这样一个变化过程。如“麻杏石甘汤”以前译作 Decoction of Herba Ephedrae, Semen Armeniacae Amarum, Radix Glycyrrhizae and Gypsum Fibrosum，除 decoction 外全部为拉丁语，既冗长又难念。所以后来英译为 Decoction of Ephedra, Apricot Kernel, Gypsum and Licorice，虽有简化，但仍然拗口。目前基本采用音译法翻译，以利统一。

（2）性味用制，通俗易懂：“性”指中药的性质，一般分为寒、热、温、凉四种，统称为“四气”。“四气”的“气”是性质的意思，不是“气血”之“气”，所以不可译作 four Qi，而应译为 four properties。而“寒”“热”“温”“凉”则可直译作 cold，heat，warm，cool。

“味”指中药的气味，一般分为辛、甘、酸、涩、苦、咸、淡七种，但习惯上称为“五味”。“五味”一般译作 five tastes 或 five flavors。其中“甘”“酸”“苦”“咸”“淡”的翻译比较统一，多译为 sweet，sour，bitter，salty，bland。而“辛”“涩”的翻译则较为多样。“辛”的流行译法有 acrid 和 pungent。“涩”则常译作 astringent 或 puckery。但 astringent 的意思是“收涩”作用，而不是涩滞之味。所以要表达口感的涩滞，puckery 显然是较为理想的词语。

“用”指中药的作用趋势，一般可以归纳为四类，即升、降、浮、沉。其中“浮”“沉”的翻译较为统一，一般译作 floating 和 sinking。但“升”“降”的翻译却不尽一致，早期多译作 lifting 和 lowering，现常译作 ascending 和 descending，但亦有 upbearing 和 downbearing 之译（魏迺杰，2002：145，638）。从目前的发展来看，ascending 和 descending 的用法有约定俗成之势，值得提倡。

“制”指中药的炮制，一般译作 processing。中药炮制有五法之说，即“修制”“水制”“火制”“水火之制”和“他制”。“修制”主要指纯净处理，一般译作 purified processing；“水制”指用水处理药物，所以译作 water processing；“火制”指采用炒、炙等手法处理药物，故常译作 fire processing；“水火共制”指用水浸加热的方法处理药物，因此可译为 water and fire processing；“他制”指其他处理药物的方法（如发酵、制霜等），自然应译作 other processing methods。

与中药“性”“味”“用”“制”相关的用语很多，只要明确以上核心概念的译法，其他术语的翻译便可依法而行。

（3）配伍剂型，译法多样：所谓“配伍”，指中药的配合使用，故常译作 compatibility。古人将药物的单用和复用的关系概括为七类，称为药物的“七情”。这里的“七情”只可译作 seven ways of compatibility，绝不可译作 seven emotions。除“单行”（use of a single herb）外，“七情”包括相须、相使、相畏、相杀、相恶、相反六个方面，其译法目前不尽一致，国内一般依次译作 mutual reinforcement，mutual assistance，mutual restraint，mutual suppression，mutual inhibition，incompatibility 或其他类似形式（崔月犁，1987：1781）。

因这些术语用词普通，所以常有不同形式的翻译。如“相须”之“须”，既可译作 reinforcement，也可译作 promotion，还可译作 enhancement，这给标准化的研究造成了一定困难。国外的翻译一般比较简单直观。如“须”即译为 need，“恶”即译为 aversion，“畏”即译为 fear，“杀”即译为 killing。这种译法似直译太过。但考虑到国际标准化的推进，有些译法亦可根据使用情况酌加借鉴和规范。

中医的药物剂型，有些与西医相同或相近，如丸、散、膏、片等，可以直接译作 pill，powder，ointment，tablet 等。但更多的却是中医特有的，在西医没有对应的概念，如汤、饮、丹、露、霜等。这些中医特有剂型的翻译，国内外较为统一，如将“汤”译作 decoction，“丹”译作 bolus，“露”译作 syrup，“霜”译作 frost。但在具体操作时，又有一定的差异。如国内一般将“汤”和“饮”均译作 decoction，但国外一些译者则将“饮”另译为 beverage（魏迺杰，2002：18），虽然语义上不尽其然，但毕竟与“汤”做了区分，值得借鉴。

（四）标准原则，亟待厘定

ISNTCM 的研制虽已取得很大进展，但仍存在着难以统一、难以规范、难以推广等问题。造成这些问题的原因是多方面的，但究其根本，恐怕与人们对标准化的原则缺乏统一认识有直接的关系。原则问题无法确定或确定不妥，必然导致实践中无则可循的混乱状态。

根据中医翻译的特点及其在国内外的发展，ISNTCM 的研制应遵循五个原则，即前文所提到的自然性原则、简洁性原则、民族性原则、回译性原则和规定性原则。这五个原则虽然各自独立，但彼此之间却极为相关，不可偏废。如强调自然性原则，却不能不考虑民族性原则。以下试根据目前的发展，对这五个原则的具体应用提出一些看法，供译界同仁参考。

1. 自然对应，顺理成章　自然性原则强调的是自然的对应语的使用。提出这个原则的哲学理念是“人同此心，心同此理”。不同民族、不同国家之间在文化、语言和民族心理等方面虽然存在着这样和那样的差异。但其与自然的关系以及日常生活体验，却有诸多相同或相似的地方。

由这些关系和体验所衍生的概念和观念，即有很多相同或相近的之处。这种现象在中西医方面，也有很多的表现。如对一些疾病的感受和体验，对一些病理表现的认识和分析，中西方均有“所见略同”之点，因此就有了一些较为一致的概念和用语。

所以在翻译实践中以及标准化的研制过程中，对一些与西医相同或相近的中医概念，可采用相应的西医术语予以翻译，而不必逐字对译，生搬硬套。下面这组术语，即是按照自然性原则翻译的，且已广为流行，为学界所普遍接受，也为一些标准制定者所采用。

盗汗 night sweating；嗜睡 somnolence；失眠 insomnia；头痛 headache；腰痛 lumbago；拘挛 spasm；咯血 hemoptysis；衄血 epistaxis；耳鸣 tinnitus；心悸 palpitations；里急后重 tenesmus；遗尿 enuresis；

阳痿 impotence；呃逆 hiccup；早泄 premature ejaculation；能远视不能近视 farsightedness, hyperopia, hypermetropia；能近视不能远视 myopia, nearsightedness；能远怯近症 farsightedness, hyperopia, hypermetropia。

虽然在中医名词术语的英语翻译中，人们一般强调直译，如将“风火眼”译作 wind-fire eye，将“温病”译作 warm disease，将“伤寒”译作 cold attack 等。但若将“失眠”直译作 loss of sleep，将“里急后重”直译作 internal urgency and back heaviness，将“盗汗”译作 stealing sweat，无疑令人感到滑稽，因为这些概念在英语中有对应的说法，翻译时不必另费笔墨，直接借用即可。如将“失眠”译作 insomnia，将“里急后重”译 tenesmus，将“盗汗”译作 night sweating，不但明确，而且自然。

2. *简洁明了，方便交流* 中医用语的突出特点是简明扼要，在制定其英译国际标准时，理应保持这一特点。但从目前的翻译实践来看，许多中医用语的翻译冗长复杂，很不实用。如“入水伤心”曾被译为 person immersed in water when sweating, heart being affected。与原文相比，这个译文过于冗长，已非翻译，实属解释。合理的做法应是先将其译为较为简洁的术语 damage of heart by water，然后再加注解 If a person immerses himself in water when sweating, his heart will inevitably be damaged，以利读者理解。这就是简洁性原则的基本要求。

翻译科技名词术语，除了注意准确性外，还要注意信息密度。由于中西语言的差异，我们在翻译时虽无法做到信息密度的绝对一致，但至少应努力将差距控制在最低限度。在早期的翻译实践中，中医的一些术语的英译都比较冗长。这主要是因为译事尚未深入以及中西方交流比较有限的缘故。译者因此担忧读者无法准确理解相关概念的内涵，所以增加了很多文内注解，使翻译变成了解释。依此法翻译的中医用语，意思可能是准确的，但却不够实用，在实际交流中很难加以运用。

经过中西方译者多年的努力，伴随着中医方交流的深入开展，西方人对中医的基本理论与实践了解得越来越多，有关概念的翻译很自然地开始简明扼要，简洁明了。下面是一组中医术语的旧译，从简洁性原则的要求来看，显然过于冗长。

通泄：relax the bowels in order to eliminate the internal heat

虚胀：flatulence due to yang-deficiency of the spleen and kidney

胆胀：distending pain of the hypochondrium due to gallbladder

肝着：feeling of oppression in the chest due to stasis of liver energy and blood

辛开苦泄：expel the evil factors from the surface of the body with drugs of acrid flavor and expel the internal heat with drugs of bitter flavor

失神：spirit and vital energy are in depletion

花癫：mania in women due to sthenic fire from the gate of life

肝疳：infantile malnutrition due to heat-evil involving the liver channel

奔豚：a syndrome characterized by a feeling of gas rushing up through the thorax to the throat from the lower abdomen

肾着：syndrome due to the stagnation of cold-wetness evil in the kidney

杂病：internal diseases other than those caused by exogenous evil

外感温病：seasonal febrile disease occurring immediately after the attack of exogenous evil

今天看来，这些术语的翻译的确比较冗长，不太实用。但在中医翻译刚刚起步的时候，这样的翻译探索已经是开创性的壮举了。译者力求使译文符合原文之意，尽量给读者提供理解所必需的信息和思路。其认真负责的精神，无疑是值得称道的。而且在中医翻译的初期，这样的解释性翻译是历史的必然，是无法逾越的。我们今天举出这样的译例，主要是为了探讨术语翻译的简洁性问题，丝毫没有苛求前人的意识。这一定是必须明确的。

随着中医翻译的发展和中医名词术语英语翻译研究的深入，现在我们已经可以较为简洁地翻译这些用语了。这并不是因为我们比前人高明多少，而是因为中医对外交流开展得更为广泛了，西方人对中医理法方药的认识更为深入了，中外译者的实践经验更为丰富了。

如果我们留意一下目前的翻译，便会感觉到中医名词术语英语翻译简洁化的发展趋势。很多以前翻译得比较冗长的术语，现在变得相当简洁明了了，如将“杂病”译作 miscellaneous disease，将“外感温病”译作 exogenous warm disease，将“肾着”译作 kidney affection，将“虚胀”译作 deficiency distension，将“胆胀”译作 gallbladder distension 等。

这些译法现在已经大行其道，人们对此并无不妥之感。但在 20 年前，这样的翻译则很难为大家所接受。这就是不同时代给译事打上的深深烙印。我们在研究翻译问题时，必须从实际出发，尊重历史，不可苛求前人，不可以今非昔。

3. 民族特色，力当保持　提出民族性原则，主要是为了保持中医的固有特色。前文曾经提到，中医学虽然与西医学有着相同的社会功能和认识客体，但因其具有特殊的认识体系，在思想原则、概念范畴等方面都有自身独到的规定性；在理论系统与操作程序方面，都与西医学有着强烈的不可通约性。所以就文化特征而言，中医学还只是中华民族特有的医学体系，因而具有鲜明的民族性。这一点在名词术语的翻译及其国际标准化研究上，也应予以充分体现。

就方法论而言，民族性原则在中医名词术语的翻译及其国际标准化研究中，主要体现在异化与音译两个方面。

所谓异化，就是在译文中保持原文的结构和语义特色，使译文能充分体现其异国色彩。中医学中有相当一部分概念和用语是中医所特有的，这些概念和用语所反映的生理和病理观念，是英语语言中所没有的。对于这样的一些中医概念和用语，我们在翻译时应该努力保持其原有特质，而不必削足适履。过分“归化”的翻译，往往使译文失却原文所饱含的丰富内涵和异国特质。比如“风火眼”如果译作 acute conjunctivitis，固然显得比较“专业”，但却无法表达这一病名本身所反映的病因病机等中医特有信息。这就是为什么近年来人们逐步采用 wind-fire eye 翻译“风火眼”的主要原因。下面这组中医术语目前的英语翻译，就充分反映了这种异化译法在中医名词术语翻译中的广泛使用。

风寒咳嗽：wind-cold cough

风火牙痛：wind-fire toothache

风热耳聋：wind-heat deafness

风温证：wind-warm syndrome

寒湿痢：cold-damp dysentery

寒气腹痛：cold abdominal pain

清心火：clearing (away) heart fire

祛湿止泻：eliminating dampness to stop diarrhea

热痫：heat epilepsy

暑泻：summer-heat diarrhea

温肺祛痰：warming the lung to eliminate phlegm

这些术语各成分之间存在着因果关系或其他关系，早期的翻译多将这种隐含关系予以明晰化，如将“风寒咳嗽”译作 cough due to wind and cold。这样的译法现在还可以见到，但更多的译者选择了更为“异化”的方式，按原术语的结构进行翻译。于是就有了上面所罗列的这样一些简洁明快的译法。

在中医基本概念和用语的翻译上，音译法虽然使用得不是非常普遍，但也并非个别现象。虽然语言国情学认为，世界上任何一种语言中的绝大多数词语在别国的语言中都能找到相应的词汇，这些词汇反映了世界各民族共有的事物和现象，是人类语言的“共核”。但实际上一种语言中总有一些反映该民族特有的事物、思想和观念的词语。中医语言也是如此。

从广义上讲，大部分中医用语也都处于人类语言的“共核”之中，但也有一部分是汉语或中医所特有的。一般来说这类词语反映着中医基本理论的核心及辨证论治的要旨，无论直译还是意译，均无法准确揭示其实际内含。所以在制定 ISNTCM 时，这部分具有浓郁中国文化特色的中医用语只好采用音译法加以处理。

另外，由于约定俗成之故，中医学中一些似乎并非“反映着中医基本理论的核心及辨证论治的要旨”的概念和用语也采用了音译的方式，如针刺穴位、中药名称、方剂名称等。这方面的发展，应当引起我们的重视。

4. 强调回译，减少损益　在中医名词术语的翻译上之所以强调“回译”，就是为了使英译的中医名词术语在结构上与中文形式相近。这样在中医药的国际交流中，就能较好地实现信息的双向传递。

以前在翻译中医名词术语时，译者关注的焦点是如何准确完整地在译文中再现原文的信息。这种翻译理念并无可责之处，如“伤寒”与“温病”以前曾广泛地被译为 exogenous febrile disease 和 seasonal febrile disease，意思可能是准确的，但相对于原文，还是略微冗长了一些。另外，从翻译方法来看，exogenous febrile disease 和 seasonal febrile disease 是术语意译，与原文缺乏回译性，在一定程度上影响了双向交流。所以，exogenous febrile disease 和 seasonal febrile disease 目前已逐步为 cold attack 和 warm diseas 所取代。

5. 规定内涵，消除歧义　规定性原则指的是英译的中医用语在内涵上须加限定，不能别作他解。以“辨证”为例，虽多译为 syndrome differentiation，但却颇有争议，因为中医的“证”与英语的 syndrome 不尽相同。但是，如果我们从“名”与“实”的辩证关系出发将 syndrome differentiation 加以规定，规定其只能表达中医“辨证”这个概念。在约定俗成力量的作用下，这一规定便可逐渐约而成俗。

WHO 对“针灸经穴名称”的国际标准化，实际上就是规定。它规定“三焦”的英语译名为 triple energizer、“经脉”的译名为 meridian、“冲脉”的译名为 thoroughfare vessel 等。如果我们将其英语译名与中文原名加以比较，便会发现诸多不相对应之处。然而由于对其内涵做了规定，所以并没有在实际交流中引起想象中的混乱。这就是规定性原则的作用所在。

（五）标准方法，从实而行

标准化的方法涉及技术和翻译两个方面。从目前的发展来看，翻译方法日趋成熟，但技术问题仍待解决。所谓技术问题，指的是有关国家之间、学术团体之间以及专家之间的通力合作问题。这个问题如果解决不好，势必影响 ISNTCM 的全面推进。

所幸的是，目前各方已开始着手解决这一问题，合作的渠道也在不断拓展。从学术的发展来看，要完全实现 ISNTCM 的目标，中西方的通力合作必不可少。西方译者精通英语语言，而中国译者则谙熟中医医理。两方面的有机结合，必然为中医英语翻译的发展以及 ISNTCM 的实现开辟广阔前景。那种坚持一方“控股”的做法，实不可取。

关于 ISNTCM 的技术问题，有关各方正在努力协调，这里不多赘述。下面试根据目前的发展，对翻译的方法问题加以归纳，提出一管之见，供研究者参考。

1. *约定俗成，遵之而行* 约定俗成是语言发展的基本规律。在 ISNTCM 的推进过程中，也应遵循这一规则，即对一些目前已经通行但并不十分准确的译法，可以适当予以接受。如将中医的“泻法”译作 purgation，将“五行”译作 five elements，将“经脉”译作 meridian 就很值得推敲。但由于长期使用，这些译法已约定俗成，改译反而会造成混乱。

2. *理法方药，直译为妥* 长期以来，中外翻译人员多采用直译法翻译中医概念，以减少对其内含的损益。同时直译的中医术语还具有较好的回译性，便于交流。如将“阴中之阴”译作 yin within yin，将“肝风内动”译作 internal stirring of liver wind，均属直译之法。这种译法的好处是见词基本可以明意，但有时也会使译语显得生硬怪异。在 2005 年召开的 ISNTCM 审稿会上，中国专家觉得将“风火眼”译作 wind-fire eye 有些怪异，故提出改译为 acute conjunctivitis。但西方专家却认为 acute conjunctivitis 内含不确，易生歧义，wind-fire eye 则形象具体。经过讨论，最终选择了 wind-fire eye。这说明直译的中医用语已得到了较为普遍的接受。

3. *特殊证候，适加意译* 中国古人在论证事物之间的相互关系或描述有关问题的性质特点时，常常采用比喻之法。这一点在中医语言中表现得非常突出，如将类似青光眼的眼疾称为“乌风内障”，将游走性关节痛称为“白虎历节”。这类中医用语，直译难解，只好意译。如将“乌风内障”译作 glaucoma，将“白虎历节”译作 acute arthritis。

4. *独有概念，音译为上* 在中医用语的翻译上，音译法常用以翻译中医独有的一些概念和用语，因为这些概念和用语内含极为丰富，直译、意译皆难达意。以“气”为例，中医上既有功能之“气”，也有物质之“气”，既有先天之“气”，也有后天之“气”，还有“精气”“营气”“宗气”“卫气”等。这些“气”过去一直意译为 vital energy，但总感意思不清、概念不明，不如音译为 Qi 直截了当。目前音译的“气”已经为海内外所普遍接受，值得推广。

5. 形神兼备，音意结合　在中医语言中，有些用语的前一部分是具体的，而后一部分却是抽象的。如五脏、六腑、肾气、肺气等。以前人们多将“五脏”译作 five solid organs，将“六腑”译作 six hollow organs。这种译法在一定意义上揭示了这两类脏器的结构特点，但并不准确。例如“五脏”中的五个脏器实际上并不真是 solid（实心的），“心脏”中就有心房、心室。正因为如此，近年来人们逐步采用音意结合的方式将“五脏”译为 five zang-organs，将“六腑”译作 six fu-organs。“气”虽统一音译为 Qi，但与其相关的用语则可采用“音意结合”法予以翻译。如将肾气译作 kidney Qi，将肺气译作 lung Qi 等。

中医走向世界是我国振兴和发展中医的既定国策。要使中医走出国门，造福人类，就必须依靠翻译这座桥梁。而要建立一座沟通中西的医药桥梁，就必须规范和优化其核心元素——名词术语。由于中西方文化、语言和医理的巨大差异，再加上译者的不同理解和实践，使得中医名词术语的翻译很不统一，影响了中医药的国际化进程。

造成中医名词术语翻译缺乏统一的原因是多方面的，但长期以来理论研究的滞后和组织协调的缺失，无疑是主要原因之一。目前有关各方已开始采取措施完善中医翻译的组织建设和标准化的指导工作，收到了一定的成效。ISNTCM 的研制是一项复杂浩大、意义深远的世纪工程，需要有一个百花齐放、百家争鸣的过程。

（六）音译之法，有待探究

穴位是中国医药学特有的一个解剖概念，也称为腧穴，指的是人体脏腑经络气血输注于体表的部位。针灸疗法就是通过在身体的一定穴位施以针刺或艾灸以预防和治疗疾病的一种传统治疗方法。

自20世纪70年代以来，随着中国针刺麻醉术的研究成功，中国古老的针灸疗法逐步为西方世界所认识。由于中医理论古奥玄密，基本概念晦涩难解，将其翻译成西方语言颇为不易。穴位名称的翻译就是其中一个较为棘手的问题。因其富含中国古典文化色彩，寓意极为深刻，很难准确地翻译成西方语言。为了省却翻译之劳，西方各国早期在传播和运用针灸疗法时，一般都采用代码的形式处理穴位名称。如“中府”是肺经的第一个穴位，于是就标为LU 1，LU代指肺经（即lung meridian），1指肺经的第一号穴位。

由于西方各国语言的差异和编码原则的不同，使得穴位代码在国际上一度极为混乱，给针灸的国际交流和传播造成了很大困难。有鉴于此，WHO在20世纪80年代初委托西太区研究制定国际标准化穴位名称。经过近10年的努力，WHO最终于1991年颁布了针灸经穴名称的国际标准化方案。在这个方案中，针灸穴位名称一律采用国际代码，并附以汉语拼音。如“睛明”穴是膀胱经的第一个穴位，于是就标记为BL 1 Jingming。其中BL是膀胱经bladder meridian的缩写，1指膀胱经第一号穴位，Jingming为汉语拼音（WHO，1991：9）。

WHO所颁布的针灸经穴名称国际标准化方案，对于规范针灸的国际传播和交流，无疑发挥了积极的作用。但其沿用代码的形式处理经穴名称的翻译，却在实际应用中造成了诸多不便，使读者无法根据其名称了解相关穴位的位置特点、主治范围和用法要求。可以说，代码使得穴位名称所包含的文化、生理和诊治意义丧失殆尽。如“睛明”穴的名称表明，此穴是治疗眼疾的要穴，是保证目光精锐的关键。如果西方针灸医师了解了“睛明”穴名称的含义，这对于其准确便捷地掌握该穴的主治和用法，无疑是大有帮助的。

此外，音译的穴位名称虽然在一定程度上保留了穴位名称的中国特色，但却很难见词明意。并且由于汉语同音字较多，也使得一些穴位名称的音译有些混淆不清。例如“伏兔”穴与“扶突”穴的音译均为Futu，“腕骨”穴与“完骨”穴的音译悉为Wangu，“中渚”穴与“中注”穴的音译皆为Zhongzhu。这种似是而非的音译，非常不利于中医学的国际交流。

由于穴位代码存在着这样一些弊端，在针灸的国际交流和教育中，人们不得不采取一些补救措施来帮助西方医师和学生了解有关穴位名称的实际内含。正是基于这样的考虑，近年来人们尝试在采用代码和音译穴位名称的同时，逐步对其加以意译，以便能为西方读者和学者提供理解和掌握相关穴位主治与功用的必要信息。西方著名中医翻译学家魏迺杰就是意译穴位名称的倡导者。在他编写的《实用英文中医辞典》(*A Practical Dictionary of Chinese Medicine*)(魏迺杰，2002：27)中，所有的针灸穴位名称除采用国际统一编码外，均一一做了翻译。如将“睛明”穴译作 Bright Eyes，即基本揭示了该穴名称的大致含义，有助于读者直观地了解该穴的主治和功用。

（七）原则方法，依实而化

由于中医属于中国本土固有的医学体系，其理论和用语与西方医学迥然不同。为了保持中医理论和用语的传统特色，经过长期的翻译实践和国际交流，中外学者目前基本形成一致共识，即中医基本概念的翻译宜直译不宜意译，宜通俗不易古奥。当然，这只是一个总的思路，在具体翻译时还须因时、因事、因式而统筹考虑。穴位名称的英语翻译，亦应如此。在此思路的指导下，考虑到穴位名称的实际，其翻译亦应遵循一些基本的原则和方法，以便能充分尊重其独特多样的命名方式，准确地揭示其文化内涵和诊疗意义。

（1）确定原则，明确方向：穴位翻译原则，大致可以归纳为三，尊重历史，保持原貌；简洁明了，便于交流；多法并举，明确寓意。

由于经络学说创立于远古时期，其命名方式受到先民的思维方式、生活习惯和认识水平的影响，时而显得深奥玄密，时而又表现得直白朴实；时而神秘莫测，时而又有些随心所欲。这就如同我们今天研究出土的文物器皿一样，尽管一些文字记载在今天的人看来是那么的荒诞不经，但这些稀奇古怪的表述和记载，却给我们描绘了一幅真实生动的远古社会生活画卷。正是透过这样一些画卷，使我们今天的人明白了自己民族的历史和文化。

所以在翻译针灸穴位的时候，我们应该充分尊重历史，从实而译，以保持有关穴位名称的历史原貌。不要以今人的观念对古老的名称进行随意的增删和修改，因为风格本身就是对历史的形象再现。在保持穴位名称原有风貌的同时，译文要力求简洁明了，以便于交流使用。简洁明了的翻译，也是对原有穴位名称的历史尊重。因为穴位名称与中医的其他概念和用语一样，一般都非常简明扼要。过多的解释和发挥虽可为读者提供较为详细的信息，但却容易造成“衍文”，且会使译名变得冗长拖沓，很不实用。

翻译穴位名称，强调保持原有风貌和简洁明了，是为了更好地揭示其所蕴涵的文化内涵和诊疗意义。为此目的，我们在翻译时还应注意方法的恰当使用，不拘泥于定法，总以能再现原文的基本思想为首务。

（2）把握方法，辨别主从：就方法而言，穴位名称的翻译一般应采用直译之法。这是近年来中外译者在中医基本名词术语翻译方面所逐步形成的共识，穴位名称的翻译理应遵循这一基本方法，这是毫无疑问的。事实上在目前的穴位名称翻译实践中，也基本上采用的是直译之法。但由于穴位名称的命名方式复杂多样，很难完全采用单一的方法予以左右逢源。在此情况下，应提倡多法并举，因事制宜，以揭示原文实际内含并以便于交流为要务。

以“太乙”穴的翻译为例，直译几乎无法揭示其基本含义。采用意译，又可能使译文烦琐冗长，不便使用。在这种情况下，我们首先应该考虑的是，梳理其历史脉络，确定其实际内含，明了其与何种学说相关联，然后取其最直接关联者而译之。关于“太乙”穴的翻译问题，下面将有专门讨论，这里不加展开。这就如同我们今天在翻译中国古典学说时所遇到的古今称谓一样，不同是自然的，关键是要明确其实际所指，这样才能从实而译。

如我们今天读《淳化阁帖》时，发现唐太宗写给唐高宗的书信，称“哥哥敕”，便不好理解。唐太宗是高宗之父，如何自称“哥哥”？据清人梁章钜《称谓录》载：“父对子称哥哥，盖唐代家法如是”（梁章钜，1996：11）。如果今天以直译之法翻译《淳化阁帖》，此处的“哥哥”若译作 elder brother，直虽直矣，其意却已别样。遇到这种古今称谓不同之处，只能尊重文意，不可拘泥于法。当然，如果一定要直译作 elder brother，文内或文后少不得详加注解。比较而言，还是转换手法，从实而译为好。

（八）穴位内涵，力当明辨

根据中医学的理论，人体共有 14 条正经（regular meridians）和 8 条奇经（extraordinary meridians），每条正经和部分奇经上都有数量不等的穴位。据记载，人体共有穴位 361 个。这些穴位的命名有一定的规则和含义。所以孙思邈在《千金翼方》中说："凡诸孔窍，名不徒设，皆有深意。"（王德深，1988：41）有关穴位命名的含义，《素问·骨空论》中就有明确解释。如谈到"譩譆"穴名称的意义时，它说："譩譆在背下侠脊旁三寸所，厌之令病者呼譩譆，譩譆应手。"（杨甲三，1984：4）隋唐时期，杨上善著《黄帝内经太素》时，对十五络穴穴名的意义，也做了较为完整的解释。如谈到"通里"一穴的名称含义时，他说："里，居处也，此穴乃是手少阴脉气别通为络居处，故曰通里也。"（杨甲三，1984：4）唐人王冰注解《素问》时，也对穴位的名称进行了必要的解释。如谈到"鸠尾"穴时，他说："鸠尾，其正当心蔽骨之端，言其垂下，如鸠鸟尾形，故以为名也。"（杨甲三，1984：4）

这些记载都说明，穴位名称具有生理、解剖和主治意义，对其正确的理解和翻译有助于读者掌握相关穴位的功能和主治。根据古典文献的总结和笔者的研究，穴位名称的命名方式大致可以分为天文、地理、物象、解剖、方位和其他六大类。了解穴位命名的方式，有助于我们准确理解其实际内含并恰当地加以翻译。

1. 天文之类，形象神秘　古人根据天人相应的理论，将人置于天地之间，以象征的手法解析人体的生理功能和病理变化。如对一些位于人体上部并具有特殊功能的穴位，则按照日月星辰在天空的分布规律加以命名。类似这样的穴位很多，大致可以分作星象与天象两类。

（1）星象之喻，直观具体：所谓"星象"，就是以日月星辰之名而命名的穴位，如日月、上星、紫宫等。

“日月”为胆经之穴，是治疗肝胆疾病的要穴（a point of the gallbladder meridian and mainly used to treat disorders of liver and gallbladder）。根据五行配五脏的理论，胆在五行属阳，阳为日；肝在五脏属阴，阴为月。因此穴主治肝胆疾病，所以命之为“日月”，可直译为 Sun and Moon。

“上星”为督脉之穴，位于头部（a point of the governor vessel located at the head）。根据中医取类比象的理论，人头为圆形，且居于人体之上，就像浑圆的苍天一样。而“上星”穴又位于头上，所以命之为“上星”，可直译为 Upper Star。

“紫宫”是任脉之穴，位于心脏部位（a point of the conception vessel located in the heart region）。心为“君主之官”，“紫宫”代表帝王在天庭的居所，故该穴以“紫宫”命之，可译为 Purple Palace。

（2）天象之比，曲折漫回：所谓“天象”，就是以天象比喻有关穴位的功能和主治，如华盖、太乙、天枢等。

“华盖”属任脉之穴，位于肺部，肺居心之上（a point of the conception vessel located in the lung region superior to the heart），如心之华盖。因此“华盖”穴可译为 Canopy。

“太乙”属胃经之穴，位于腹部中央（a point of the stomach meridian located in the center of the abdomen）。古时“太乙”指“中央”，即《河图》中的“中宫”。若按方位之意翻译，此穴之名当可译作 Center。若按《河图》之论翻译，则可译作 Central Palace。有人将“太乙”译作 Supreme Unity，颇不合原文之意。

“天枢”穴的位置与人体脐部平行（a point of the stomach meridian located at the level of the navel）。按照阴阳学说的理论，脐部是人体阴阳的分水岭，脐部以上为天属阳，脐部以下为地属阴。“天枢”穴位于人体阴阳的分界线上，所以被看作是天地阴阳的枢纽，因此命之为“天枢”，可译作 Heaven Pivot。

2. *地理之类，形神兼备*　在古书中，很多穴位都是以大地的形态并结合穴位的位置来命名的。大地形态复杂，以其命名的穴位也异彩纷呈，大致可以分作四类。

（1）山脉走势，以显功用：这一类穴位主要以山、陵、丘、墟等地理名称而命之，借以形容有关穴位的结构特点。这类穴位很多，较为典型的如承山、大陵、丘墟等。

“承山”为膀胱经之穴，位于高突如山的腓肠肌之二肌腹，有承受山脉重压之势（a point of the bladder meridian located in the two bellies of the gastrocnemius mucle which appear as prominent as a mountain），故命之曰“承山”，其名可译为 Mountain Supporter。

“大陵”为心包经之穴，位于手掌根部突起处，势若丘陵（a point of the pericardium meridian located in the palmar root that looks like a mound），故命之曰“大陵”，可译为 Great Mound。

“丘墟”为胆经之穴，位于外踝与跟骨滑车之间突起如丘处，有大有小，小者称“丘”，大者称“墟”（a point of the gallbladder meridian located between the lateral malleolus which looks like a hill and the peroneal trochlea of calcaneus which looks like a mound），故命之曰“丘墟”，可译为 Mound and Hill。

（2）泉河海渊，以喻主治：这类穴位主要以海、泽、泉、渊、渠等水域名称而命名，借以形容其生理功能及主治特点，如血海、涌泉、太渊等。

“血海”位于脾经，善治各种血证，犹如聚血归海（a point of the spleen meridian located in the spleen meridian and often used to treat hematological diseases in such a way as if directing the blood to flow into the sea），故命之为“血海”，可直译为 Blood Sea。

“涌泉”是肾经的起始穴，肾主水，该穴位于足心陷中，经气自下而上，如涌出之水泉（he first point of the kidney meridian located in the depression in the center of the sole where Qi of the meridian flows upwards like a gushing spring），故命之为“涌泉”，可译为 Gushing Spring。

“太渊”位于肺经，因此处脉气旺盛如深渊（a point of the lung meridian located in the region where Qi of the meridian is deep and abundant like a great abyss），故命之“太渊”，可译为 Great Abyss。

（3）沟壑谷渎，以明形位：这类穴位主要以溪、谷、沟、渎等而命之，借以比喻有关穴位的外在形态，如陷谷、水沟、中渎等。

“陷谷”为胃经之穴，位于第二跖骨间凹陷中，其处凹陷若谷（a point of the stomach meridian located in the depression like a valley between the second and third metatarsal bones），故命之曰“陷谷”，可译为 Deep Valley。

“水沟”为督脉穴，又称“人中”，位于鼻唇沟之中（a point of the governor vessel located in the middle of the philtrum）。因鼻唇沟形似水沟，故称该穴为“水沟”，可以按字面译作 Water Trough，亦可按实际内含译作 Middle Philtrum。曾见有人将“人中”穴译作 Middle of Man，显属误解。

“中渎”为胆经穴，位于股外侧两筋之间，如在沟渎之中（a point of the gallbladder meridian located between the two tendons），故名“中渎”，可译为 Middle Ditch。有些西方书籍将“中渎”译为 Central River，似不确切。

（4）道路冲市，以示出入：这类穴位主要以街、道、市、冲等名而命之，借以描述有关穴位的通路或处所，如灵道、太冲、风市等。

“灵道”为心经之穴，位于尺侧腕屈肌腱桡侧沟，犹如通向神灵之道（a point of the heart meridian located in the depression on the radial side of the tendon of m. flexor carpi ulnaris, like a pathway leading to the mind），故以“灵道”命之，可译为 Spirit Pathway。

“太冲”为肝经之穴，位于足背，脉气盛大，为肝经之要穴（a point of the liver meridian located on the foot where the Qi from the liver meridian is abundant），故以“太冲”命之，“冲”指重要部位。所以“太冲”穴可译为 Supreme Pass。

“风市”为胆经穴，位于胆经，是疏散风邪的要穴（a point of the gallbladder meridian located in the region where wind gathers and disperses, used as a key point for removing pathogenic wind），故命之为“风市”，可直译为 Wind Market，因其像市场一样有聚有散。

3. 物象之类，取象比类　古人以“取象比类”（analogy）之法认识自然和人体，常借助于周围物体的形态来揭示其生理功能和临床主治，并以此命名穴位。以此法命名的穴位很多，大致可以分为三类。

（1）宫府殿堂，各有所喻：这类穴位主要以宫、堂、府等名称命名，借以强调有关穴位的主治和功能，如劳宫、神堂、中府等。

“劳宫”属心包经之穴，位于手掌之中（a point of the pericardium meridian located in the center of the palm），手主劳作，故名“劳宫”，可译作 Labor Palace。此处之“宫”实指中心之意，因“宫”居“京都”之中。

“神堂”属膀胱经之穴，因其与心俞平列，如心神所居之殿堂（a point of the bladder meridian located at the level of Heart Point like a hall in which the spirit is housed），故命之为“神堂”，可译为 Spirit Hall。

“中府”位于中焦，为肺经的起始穴，是中焦脾胃之气汇聚肺经之处（the first point of the lung meridian located in the Middle Energizer where Qi of the spleen and stomach gathers），故命之为“中府”，可译为 Middle Mansion。

（2）庭廊屋房，寓意别异：这类穴位主要以房、屋、庭、廊等名称命名，如库房、屋翳、步廊等。

“库房”为胃经之穴，位于锁骨下，呼吸之气由此进入肺中，犹如肺气储存之库（a point of the stomach meridian located in the upper part of the chest where fresh air is breathed into the lung），所以命之为“库房”，可译为 Storehouse。

“屋翳”为胃经之穴，位于胸之中部，呼吸之气至此如深藏幽室之中（a point of the stomach meridian located in the middle of the chest where the inhaled fresh air conceals itself deep inside），故命之为“屋翳”（“翳”是深藏的意思），可译为 House Concealment。

“步廊”为肾经之穴，位于中庭旁，经气至此如步行于庭堂之廊（located along the epigastric region through which the Qi from the kidney meridian flows in the way that one walks into a corridor on either side of a courtyard），故命之曰“步廊”，可译为 Corridor Walk。

（3）门户牖窗，类比形象：这类穴位主要以门、户、窗、牖等名称命名，比喻其通畅调达的主治功能，如云门、天牖、目窗等。

“云门”为肺经之穴（“云”指肺气），位于胸之上部，如肺气出入的门户（a point of the lung meridian located in the upper part of the chest, serving as a door for the Qi of the lung to flow in and out），故命之为“云门”，可直译为 Cloud Door。

“天牖”为三焦经之穴，位于颈部侧上方，能开上窍（a point of the Triple Energizer meridian located on the upper part of the lateral aspect of the neck and used to open the upper orifices），故命之曰“天牖”，可译为 Heaven Window。

“目窗”为胆经之穴，位于目之上方，善治目疾，犹如眼目之窗（a point of the gallbladder meridian located above the eye, often used to treat eye disorders and thus regarded as the window of the eyes），故命之为“目窗”，可译为 Eye Window。

4. *方位之类，见词明意*　这类穴位主要根据其位置的上下、内外、前后等方位所命名，比较直观，易于理解和把握。这类穴位比较多，如“上廉”与“下廉”，“外关”与“内关”，“前谷”与“后溪”等。

“上廉”和“下廉”指位于前臂背面近桡侧缘之上下穴（located superior and inferior to the dorsal side of the forearm and close to the radial aspect respectively），位置相对，都属大肠经之穴，所以可以分别译作 Upper Edge 和 Lower Edge。

“外关”穴和“内关”穴分属于不同的经脉，彼此在位置和功能上没有联系。“外关”是三焦经穴，位于前臂外侧，如外侧之关隘（a point of the Triple Energizer meridian located at the vital side on the lateral aspect of the forearm like a pass），可直译为 External Pass；“内关”属心包经穴，位于前臂内侧，犹如内侧之关隘（a point of the pericardium meridian located at an important site at the medial aspect of the forearm and taken as a pass），可译为 Internal Pass。

“前谷”穴和“后溪”穴均为小肠经之穴，分别位于第五掌指关节前后凹陷中，前凹陷貌似峡谷，后凹陷形如沟溪（located on the small intestine meridian in the depressions anterior and posterior to the 5th metacarpophalangeal joint respectively, appearing like a valley and a brook），可分别译为 Front Valley 和 Back Brook。

5. *解剖之类，有物可参* 这类穴位主要以人体的生理特点、形态结构及脏腑器官而命名，形象生动，见词明意。这部分穴位大致可以分为三种，即形态、骨骼和脏腑。

（1）身体形态，客观具体：这类穴位的名称看似深奥玄密，琢磨不定，其实所指非常具体，描述十分客观。略加深究便会发现，这些名称实际上就是对相关穴位位置形象而关联的描述，迎香、命门、神阙就是典型之例。

“迎香”属大肠经之穴，从其名称可以知道，其位置必然在鼻旁。事实亦是如此。该穴位于鼻旁，主治鼻病，改善嗅觉，故谓之能迎来香气（a point of the large intestine meridian located at either side of the nose and used to treat nose disorders to improve sense of smell），故可译作 Fragrance Reception。

“命门”为督脉之穴，位于肾俞之间，为肾气出入之门，而肾又为生命之源（a point of the governor vessel located between the kidney points and serving as the gate for the Qi of the kidney to flow in and out），故称其为“命门”，可译作 Life Gate。

“神阙”为任脉之穴，位于脐中，而脐为胎儿气血运行之要道，如神气出入之宫门（a point of the conception meridian located at the center of the navel which is an important passage for the circulation of fetal Qi and blood and serves as a gate for the essential Qi to flow in and out its palace），故命之为“神阙”（“阙”是宫门的意思），所以可译作 Spirit Gate。

（2）骨骼关节，清明可辨：这类穴位往往根据其所在位置的骨骼之形或名而命之，便于明确定位和主治，非常实用，如腕骨、髀关、缺盆等。

"腕骨"为小肠经穴，位于腕部骨间（a point of the small intestine meridian located between the bones of the wrist），故命"腕骨"，可译为Wrist Bone。

"髀关"属胃经穴位，位于股关节部位（a point of the stomach meridian located at the femoral junction），故命之为"髀关"（"髀"指股，"关"指节），可译为Femoral Joint。

"缺盆"为胃经之穴，位于锁骨上窝凹陷中（a point of the stomach meridian located in the depression of the supraclavicular fossa），故称之为"缺盆"（"缺"指凹陷；"盆"指上窝），可形象地译为Basin Depression。国外有人将其译作Empty Basin，误解了"缺"的含义。

（3）五脏六腑，名实对应：有些穴位与人体脏腑直接关联，故以相关脏腑的名称而命之，如肝俞、心俞、脾俞、肺俞、肾俞、胃俞、胆俞、大肠俞、小肠俞、三焦俞等。

这里的"俞"是"输注"的意思，可译为Transport。这些穴位多位于背部，是相关脏腑之气转输于体表的部位，可依次译为Liver Transport, Heart Transport, Spleen Transport, Lung Transport, Kidney Transport, Stomach Transport, Gallbladder Transport, Large Intestine Transport, Small Intestine Transport, Triple Energizer Transport。

有些经外奇穴直接以主治之脏器命名，如髋骨、阑尾、胆囊、子宫等，可以直接译为Hipbone, Appendix, Gallbladder, Uterus。

6. 其他之类，名目繁多　在针灸穴位中，还有很多穴位是以其他方式命名的，有的以动物命名，有的以器物命名，有的以音乐命名，有的以色彩命名，有的以阴阳命名，有的以神灵命名。

以动物命名的穴位如伏兔、犊鼻等。"伏兔"属胃经之穴，位于肌肉隆起之处，形如俯伏之兔（a point of the stomach meridian located in the region with prominent muscle and appearing like a rabbit in prostration），故命"伏兔"，可译为Crouching Rabbit。"犊鼻"为胃经之穴，位于髌骨下两侧凹陷中，形似牛鼻孔（a point of the stomach meridian located in the depressions at both sides below the kneecap and likened to the nostrils of a calf），故命“犊鼻”，可译为 Calf Nose。

以器物命名的穴位如天鼎、悬钟等。“天鼎”为大肠经之穴，位于耳下。头在身体上部，故视为天；头形圆实，故喻为鼎。所以此穴之名可译为 Heaven Tripod。“悬钟”为胆经之穴，位于外踝上，是古时小儿悬挂脚铃之处，故命之为“悬钟”，可译为 Suspended Bell。

以音乐命名的穴位如少商、商丘等。以前有人将“少商”译作 Young Merchant，将“商丘”译作 Merchant Hill，曲解了“商”之含义。此处之“商”是五音徵、角、宫、商、羽之“商”，在五行属金，与“商人”没有关系。“少商”是肺经之穴，肺属金，系肺经之末穴，其气少而不充，故称其为“少商”。此穴名翻译较为复杂。若安五音之名翻译，则“商”只能音译。若安五行配五音翻译，“商”则可译作 Metal。从此穴的位置、功能和主治来看，按五行配五音之法译作 Lesser Metal 似较为妥当。“商丘”为脾经之穴，位于内踝下方，在五行属金，故可仿“少商”翻译之法译作 Metal Hill。

以色彩命名的穴位多与白色相关，因为古人常常根据肌肉的赤白之色来确定俞穴的位置，如隐白、太白等。“隐白”为脾经首穴，穴居隐蔽之处，其色为白，故可译作 Hidden White。“太白”亦属脾经之穴，位于大趾宽阔的白色肌肉之处，故名“太白”，可译为 Great White。

以阴阳命名的穴位为数不少，主要表示穴位的位置方向，外侧的以阳命之，内侧的则以阴命之。如“阴谷”穴位于膝关节内侧，局部凹陷如谷，故命之为“阴谷”，可译为 Medial Valley。而“阳谷”穴位于腕骨外侧凹陷中，其势如谷，故命之为“阳谷”，可译为 Lateral Valley。这里的“阴”和“阳”表示的是方位走向，不是阴阳学说之“阴”和“阳”，所以不宜采用音译。

以神灵命名的穴位，主要表示相关穴位与脏腑之间的关系，并无鬼怪灵异之意。这类穴位为数较多，如本神、灵墟等。“本神”为胆经之穴，位于脑部，而脑为元神之府，故命之为“本神”，可译为 Primordial Spirit。“灵墟”为肾经之穴，此穴内应心脏，外居肌肉隆起之处，可译为 Spirit Mound。“墟”的意思是土堆，而不是 ruin。有人将“灵墟”译作 Spirit Ruins，显属误解。

穴位是中医用针、施灸、敷药的重要部位，其名称含有浓厚的中国传统文化色彩。对其准确和恰当的翻译，有助于西方读者了解和把握有关穴位的定位、功能和主治。由于经络学说创立于远古时代，其穴位名称用词玄密，内含深奥，很难准确把握其意。

要译好这些古老的穴位名称，就必须了解穴位的命名方式及其文化内涵和诊疗意义。只有准确把握了其具体寓意，才能从实而译，才能为读者提供准确的信息。若非如此，则不免望文生义，误解作者，误达读者。

八、20 世纪西方翻译中医名词术语的思路与方法

自 20 世纪 70 年代以来，西方的学习和传播中医的汉学家一直在认真地翻译中医和研究中医翻译，先后发表了多篇论文探讨如何了解和翻译中医。中医翻译及其研究工作并不仅仅局限在国内，实际上大量工作是在海外进行的。国内近年来虽然在中医翻译方面取得了很大的进展，但对国外在这方面的研究进展却介绍得很少，以至于很多人都不知道国外还有中医翻译。事实上最早翻译中医的便是西方的传教士，最早研究中医翻译问题的便是西方的一些汉学家、中医学家及医学史研究者。他们的许多实践经验及理论探讨对于我们今天的研究，都有很高的参考价值。毕竟，中医翻译的直接服务对象是海外读者。国外翻译人员最了解读者的需要，最熟悉译入语的结构及文法，因此他们的一些译法对于我们来说是很有借鉴意义的。

目前国内的很多中医翻译人员对西方的中医翻译工作缺乏了解，这也影响了他们的研究工作，使得他们提出的一些译法和译理有闭门造车之嫌。有感于此，我们介绍几位具有代表性的西方中医翻译人员及其翻译理论与方法，使大家对西方中医翻译的发展及其现状有一个概要的了解。需要说明的是，由于西方中医翻译人员对中医的了解程度不同，加

之受西方文化与科学思想的影响，所提出的一些译法与译理也不尽符合中医翻译的实际，有的甚至不符合语言学发展的基本要求，对此我们要本着去粗取精、去伪存真的精神加以批判地借鉴。总的来看，西方中医翻译人员在研究中医翻译时，思路基本上是科学的，这一点是很值得国内译者学习的。至于个别译法上的偏差，那仅仅是理解上的问题。对于我们来说，更重要的还是学习其科学的研究方法。

（一）魏迺杰（Nigel Wiseman）及 Paul Zmiewski 论中医名词术语的英语翻译及其规范化的原则与程序

在西方中医翻译界，魏迺杰和 Paul Zmiewski 是较有影响的两位翻译人员。与德国慕尼黑大学中医基础理论研究所的 Manfred Porkert、文树德等人比较起来，魏迺杰和 Paul Zmiewski 算是后起之秀。他们的译著及翻译经验都不及 Porkert 和文树德那么丰富，但是他们的翻译思路和方法却较前者要先进得多。这是因为，他们在研究中医翻译中，不但立足于文化比较，更重要的是将现代语言学和翻译学的基本原理同中医翻译的实际结合起来，从而走出了西方中医翻译界长期以来难以逾越的误区。

下面是魏迺杰和 Paul Zmiewski 撰写的一篇具有代表性的论文，系统地探讨了中医名词术语英译的方法及规范化的程序，很值得我们学习和借鉴。

Rectifying the Names：Suggestions for Standardizing Chinese Medical Terminology
明确中医名词术语

Introduction
概要

The major problem facing the Western student of Chinese medicine is the dearth of literature concerning this art of healing as traditionally practiced in China. A glance at Western bookshelves shows that much of the literature categorized as "Chinese medicine" is more correctly comment on the subject. Much of it is comparative research in medicine and cosmology. A surprisingly large proportion of the material that has been translated into English is not from original Chinese sources, but rather from French or German. Direct translation from Chinese accounts for perhaps ten percent of the available literature, and the greater proportion of this is by Chinese whose mastery of English is insufficient. Although some reliable texts on acumoxa therapy do exist, works on drug therapy are few and inadequate.

西方人学习中医遇到的首要障碍，就是无法接触到中医文献。西方书店里虽摆有所谓的“中医书”，但实际上都是评介中医的书，大多数都是研究医学与宇宙观的。这些评介中医的书大部分都不是从中文直接翻译过来的，而是从德文或法文转译过来的。其中大约只有1/10是由中文直接翻译过来的，译者几乎清一色地都是不大精通英文的中国人。针灸方面虽有一些较为可靠的译本，但药学方面几乎还是空白。

Westerners, brought up in the modern scientific tradition, have difficulty grasping Chinese medical concepts. Preconceptions about what constitutes the effective science of healing have affected not only what is presented to the Western student, but also how it is presented. A large proportion of English literature, including that produced in China, omits the apparently irrational, while reformulating in inexact Western medical terminology much of what is acceptable. What results in is a hodgepodge presentation of Chinese medicine, leading many to regard it as a morass of empirical data with few fundamental principle.

具有科学传统的西方人很难理解中医。先入为主的观念不但影响了西方人正确地认识中医，而且影响了翻译人员客观地再现原语信息。大部分英文版的中医书籍（甚至包括中国国内出版的）都删去了中医里一些明显不合理的内容，而且都使用并不很准确的西医术语来翻译中医。虽然大部分术语还是可以接受的，但其结果却使中医成了一个大杂烩，使人觉得中医不过就是贯穿着几条基本原则的经验堆积而已。

Why has this cultural barrier not been over come? A major reason is that there is not enough literature on the bookshelves to overcome the recalcitrance of Westerners' thinking habits. Not enough effort has been put into presenting Chinese medicine faithfully as the Chinese conceive it. Chinese medicine is difficult to translate, and there few people able and even fewer willing to do it. The difficulties of translation have given rise to large difficulties in terminology, which hamper students' progress. The fundamental concepts of Chinese medicine are difficult to understand and distinguish because they have not been clearly labeled by words.

为什么这一障碍不能克服呢？主要是因为西方读者接触不到原汁原味的中医文献，而中医翻译人员的责任心也有待于进一步加强。中医的确很难翻译，世界上恐怕没有几个人能够翻译中医，甚至于没有几个人愿意从事中医翻译工作。中医翻译的中心问题是名词术语的翻译，这个问题也影响了对中医的学习和了解。中医基本概念不好理解，也不好区别，因为它们在表达上区别不明显。

Words and concepts

词与概念

Every scientific discipline relies on standardized technical terms to express its fundamental concepts and principles. Translation of any scientific discipline should also use technical terms consistently. If different words are used by different translators to denote one concept,an unnecessary burden will be placed on the student's memory. If different translators, discern different concepts, the student will become confused. If a translator fails to recognize a concept as such, and renders the term denoting it with a different word at each encounter, the student will be completely at sea.

每一门学科都依靠规范化的术语来表达基本概念和原理。翻译每一门学科都应使用统一的术语。如果不同的译者用不同的词语翻译同一概念，就会给学生的记忆带来不必要的负担。如果不同的译者对同一概念做不同的解释，学生就会无所适从。如果译者意识不到这一点而对同一概念在不同的地方进行不同的翻译，学生就会感到困惑不解。

It could be argued that the use of technical terms, i.e., words that are given specific meanings in a given discipline, to some extent goes against the nature of Chinese medicine, which seeks correspondences between all aspects of nature. However, when ordinary words-words used to describe every day consensual reality-indicate correspondences in a technical context, they assume the nature of technical terms. Technical terms in Western medicine are more easily recognized by the layman, largely because he is unfamiliar with the things they refer to. He is unlikely ever to see Streptococcus bacteria, for example. Chinese medicine, however, deals mostly in directly perceptible phenomena, so that its primary data is discussed in terms of concepts-and words-familiar to the layman. The technical nature of these concepts lies only in their significance to the physician, and is concealed by the banality of the words that denote them. If we are unable to find any existing word in our own language that can clearly convey the same technical significance, we must either coin a new term-not a terribly desirable solution-or we must find a rarely used or archaic word that can be pressed into service. This latter choice has the additional advantage of highlighting the technical nature of the concept it denotes.

对任何一门学科来讲，术语的规范化和统一性都是至关重要的。然而中医名词术语的翻译却一直处于各家学说状态。当然，造成这种混乱状况除主观原因外，也有客观的因素。如果将中医和西医用语做一比较，我们便会发现这样一个现象，即普通用语在中医术语中占有很大的比例。所以有人反对用专业化术语翻译中医用语，认为这不符合中医的特色。其实这是一种误解。事实上当普通词语用以表达专门概念时，也就被赋予了专业术语所具有的一般特征。

但过多地使用普通用语在一定程度上的确影响了中医用语的规范化和具体化，也影响了正确的理解和翻译。对普通的西方人来讲，将西医术语和日常用语区分开来是很容易的事，因为他们在日常生活中很难有机会使用诸如链球菌（streptococcus）之类的词。由于中医在很大程度上研究的是一些日常生活中的自然或社会现象（如木、火、土、金、水，阴、阳、表、里、寒、热、虚、实等），因此其用语对于一般的中国人来说并不陌生。但这只是一种表面现象。

其实，当普通用语进入中医语言体系后，从内涵到外延都与中医千载一体的理论发生了紧密的融合，从而被赋予深刻，甚至于神秘的意义和色彩。这当然不是一般人所能理解的。就是一般的中医人员，也未必能完全洞察入微。

更为复杂的是，当普通词语进入中医语言后，其普通含义并未消失（这一点与西医语言不同，当普通词语进入西医语言时，其普通含义一般不再存在。如普通词 pupil 进入西医语言后，便专指瞳孔，其原始意义“学生”不再保留），而是与其医学意义交叉并存。

英语语言是世界上词语最丰富的语种之一。然而，要从中找出几个能准确、完整地再现中医原义的对应语，却十分不易。在这种情况下，人们只好创造新词、使用生僻的词或者借用古词。后一种方法似乎更为可取，因为使用古词能提高术语的专业化水平（按：使用古字固然能提高概念的严肃性，但这种做法本身却不大符合语言发展的规律。德国慕尼黑大学中医基础理论研究所所长 Manfred Porket 20 世纪 60 年代曾采用拉丁词语为中医创造了一套专业术语，但始终没有得到国际医药界的接受。这件事本身就很能说明问题了。当然这并不是说古字一概不可借用。只要借用得当并有一定的限度，古字往往能起到意想不到的标示作用。phlegm 就是一个典型的例子）。

The word qing 青, for example, usually means “blue” or “green” in the majority of its Chinese medical contexts, particularly in its correspondence to wood in the five phases. English speakers would naturally associate green with trees (the living wood), but would describe a certain complexion color also denoted by qing 青 in Chinese as blue. If the translator translates qing 青 of the five phases as green, but qing 青 of the complexion as blue, his reader may not realize that a connection with the five phases is also intended in this latter usage. Although qing 青 is a lay word, used in a lay sense, failure to recognize its technical associations leads to loss of meaning in English. Since green cannot describe color of complexion referred to by qing 青 , nor can blue describe living wood, we have chosen the word "cyan". We have done this on the ground that the English word cyan conveys the idea of blue and green, even though cyanosis, like its original Greek root koavoδζ, is associated with blue. Being an uncommon term in English (unless you are a printer or artist), the word cyan can be made to convey broader associations than it normally has in a way that either green or blue cannot.

比如中医上的"青"在很多情况下都表示 blue 或 green 之意，在与五行（five phases）（按："五行"现已基本通译为 five elements, 本着约定俗成的原则，似不宜再作其他形式的翻译）的搭配上更是如此。以英语为母语的人很自然地将 green 与 tree（the living wood）联系起来，而将中医"面青"之"青"理解为 blue。如果译者将五行之"青"译作 green, 而把面青的"青"译作 blue，西方读者决不会想到后一种用法也与五行有关。虽然"青"是一个普通词语，但也有专业性的一面。看不到这一点便无法在英语中再现其实际内涵。在英语中，green 不能修饰 complexion，blue 也不能修饰 tree，因此我们主张用 cyan 来翻译"青"。在现代英语中，cyan 既有 blue 之意，也有 green 之意（当然，cyanosis 只与 blue 相关）。另外，cyan 是一个生僻的词，所以亦可用以表达更为广泛的中医意义。这是 blue 和 green 二词所不及的。

The translator's natural bent of resorting to English equivalents may deprive his readers of the associations conveyed linguistically in Chinese. While English has a great wealth of ready-made words with which it can express subtle shades of meaning, Chinese relies on word combinations. Thus, where English would use a word such as congest, Chinese might express the notion as zu se 阻塞 , "hindered stopped-up", i.e., an accumulation that occurs when a path is blocked. Similarly, if we translate the type of complexion known as dan huang 淡黄 as "pale yellow", we can preserve the five-phase association intended. If we choose a more expressive English term, such as "sallow", the conceptual association would still be maintained, but the all-important five-phase correspondence would be lost. In this context, dan and huang are technical terms in their own right, and any translation other than "pale" and "yellow" would detract from their technical accuracy and conceptual associations.

前面提到，英语词汇非常丰富，有大量描述性的单词。这一点与中文不同，中文在描述时完全靠固有字、词的灵活搭配组合来进行。所以当英语用一个词（如congest）时，中文则需用两个字（如"阻塞"）来表达。因此当我们将"淡黄"译作pale yellow时，便保留了五行的内涵。但若用一个更具描述性的英语词语sallow来翻译"淡黄"时，概念的关联性固然存在，但五行的内涵意义则丧失殆尽。在这种情况下，"淡"和"黄"自然就是专业术语，若不用pale和yellow来作相应的翻译，概念的关联性和准确性就不能完全再现出来。

The problem of association by no means attaches to a few words only. Although ideograms with qualitative meanings or connotations are relatively few in number, a large proportion of them are sufficiently abstract as to be able to take on a variety of concrete meanings in context. For instance, the word dan 淡 describes not only paleness of color but blandness of flavor as well, and sometimes two different doctors will give different answers as to which meaning is intended in a given context. This is because in Chinese medicine, there is a qualitative unity between paleness and blandness. The same is true of ni, which means "slimy" when referring to the tongue fur, and "sickly" when referring to the taste in the mouth. The conceptual unity in this case is underlined by the fact that both are signs of damp, which is a pathologic entity in Chinese medicine. In such cases, the absence of a single English word to denote what the Chinese regard as a conceptual entity may hamper the reader in forming correct associations. If only one or the other of the meanings of dan or ni are intended in any given context, they may be rendered with different English terms. However, since there is reason to believe that both of their respective meanings are intended in at least some contexts, they should ideally be treated as technical terms and rendered with single equivalents. Unfortunately, in this example the English language falls short-there are just no words that have a broad enough meaning.

It should be clear by this point that the problem for the translator lies in deciding whether one word represents one or more clearly definable concepts, each to be rendered by specific technical terms, or whether it is used loosely and may therefore be translated freely according to context. If one term is seen to represent two or more clearly unrelated meanings, no harm is done by rendering these with different words. If, however, intercontextual connections are identified, a single term should be used. If, owing to deficiencies in his own language, the translator is forced to use different words in different contexts to convey what in Chinese is a single concept represented by a single term, he may only convey conceptually what is reflected quite explicitly in the original language. This is clearly insufficient.

关联性当然并不局限于个别词语。虽然中医具有多义性和关联性的词语并不很多，但应用得却很普遍。比如"淡"并不仅仅指色泽的paleness，也指味觉的blandness，甚至不同的医生对其也有不同的释义。这就是因为paleness和blandness在中医上是一对具有关联性的词语。再如"腻"，描述舌苔时指slimy（按：国内多译作greasy，国外也有相同译法），描述味觉时指sickly。两者的关联性在于都表达了damp这一病理状况。在这种情况下，若分而译之便会有碍于读者的正确理解。但很多人觉得若以一个英语单词来译诸如"淡"和"腻"这样具有多义性的中医用语，势必影响信息的完全再现。况且英语语言中也没有任何词语的内涵能像中医用语那样丰富。

所以中医翻译人员常常面临着这样两个棘手的问题：是用专业术语来翻译一词多义的中医用语呢，还是以意译的方式来翻译内涵并不十分确定的中医概念呢？如果一个中医用语含有两种完全不同的意义，分而译之当属可取。但若一个词语的各种含义之间有关联，那就毫无疑义地应一个词统而译之。由于英语中缺乏这样的单词，译者便只好用不同的词语来翻译中医的多义概念。这虽在语义上求得近似，但在术语的翻译上却是不可取的。

We therefore feel that the most accurate solutions to terminologic problems are those which render a single Chinese term with the fewest English equivalents. We believe that it is possible to come much closer to this goal than previous writers have done. Following the principle that rendering any Chinese term by more than one English equivalent represents an act of interpretation which may cut through the associative babric of Chinese medicine, we have sought to translate terms with equivalents that will serve in as many contexts as possible. Although this approach involves the use of more abstract terms than those used by other writers, it does give students the opportunity to discern for themselves where correspondences exist, rather than placing the onus of interpretation on the shoulders of the translator.

我们认为解决中医术语翻译问题的最好办法就是尽可能地压缩英语对应语。实践表明，用两个以上的英语单词翻译中医术语（按：这里显然指的是单一词形的中医术语），就会影响中医术语内涵的关联性。因此应提倡使用适应性强的词语翻译中医术语。要做到这一点就必须使用抽象性强的英语词语，这有助于读者理解中医术语的内涵。

Technical Terms

科技术语

We differentiate technical terms in Chinese medicine into three fundamental categories: fixed terms, universally used by all authors throughout all ages (or over extended periods of time); historic terms, used by a particular author in a particular classic; and conditionally stipulated terms, which, being loosely defined, are used with some degree of freedom by the writer and are interpreted by the reader according to context. While most people would agree that the terms of the first two categories could be translated with standard equivalents, it would appear that the last category may be translated flexibly.

中医术语可分为三类［按：关于中医术语的分类问题，国内研究得不多，国外报道得也较少。客观的分类对于中医术语的翻译及规范化都有重要意义。但中医术语传统上并无分类之说，在长期的翻译实践中也无分类的尝试。究竟以什么方法和原则来对其进行分类，还需各方认真研究。我曾在《中医翻译标准化的概念、原则与方法》(《中国翻译》1991 年第 3 期）一文中根据含义的明晰度和实在性将中医术语分作六类，后来在《中医翻译导论》中又进一步分作五类，但均属尝试。这里的分法也很值得商榷］：一为固定术语，即各个时期都通用；二为历史术语，即只在特定的医籍中出现；三为随意性术语，即定义和用法均不确定。大多数人都认为前两类需用规范化的对应语来翻译，而第三类则可灵活翻译。

These three categories of terms are interrelated and often confused, owing to the reverence for classical medical works, a large number of historic terms are used in latter-day literature to serve as allusions to a particular place in an authoritative text. Certain words used as conditionally stipulated terms are also used in some contexts as fixed terms, resulting in some confusion as to just when these words are being used in a strictly technical sense.

这三类术语实际上并不能截然分开。由于崇古的原因，很多历史性的术语在后来的文献中亦常加以运用。有些随意性术语偶尔也当作固定术语用，结果使其用法变得琢磨不定。

Fixed Terms

固定术语

Many of the basic fixed technical terms require little discussion, mainly because they represent or are derived form directly perceptible phenomena. The names of parts of the body, theoretical symbols, and functional qualities largely belong to the realm of consensual agreement. Because of this, translation of the names of the organs, the five phases, the eight parameters, etc., is all more or less standardized. Terminologic differences between writers at this level rarely give rise to confusion. If, for example, “phlegm” is referred to as “mucus” , the meaning is still clear.

This having been said, some discrepancies may still be observed in the way these fixed technical terms are rendered in English. The most obvious is the way shi 实 and xu 虚 , two of the most common words in Chinese medicine, have been rendered by different writers. “Excess” and “deficiency”, used by Bensky and others in the U.S. are perhaps the most commonly used choices, and are certainly the kindest to the ears. However, outside the context of the ba gang 八 纲 (the “eight parameters” of disease-pattern identification), they are rarely suitable equivalents. The notions of excess and deficiency denote quantitative deviations from an ideal norm. They emphasize quantity and always imply a negative value judgement. In eight parameter pattern identification, the terms xu 虚 and shi 实 respectively denote weakness of correct qi and strength of a pathogen. “Deficiency” and “excess” are functionally adequate equivalents in this context because a relative ideal norm, health, is implied. However, because their quantitative and negative bias, these words fail to reflect the essential meaning of the original terms. Shi 实 means “having substance/force”, while xu 虚 means “not having substance/force”. They are qualitative in that they stand in relation to each other, not to some predefined norm. Moreover, they have no inherent positive or negative connotations, since, for example, they imply no notion of too much or too little. When describing the root of a plant, xu 虚 denotes hollowness, insubstantiality, and weakness, i.e., qualities analogous to those of a patient whose condition is described by the same word. When speaking of a root, however, such tangible quality may be associated with desirable pharmacologic properties, and to describe such a root as “deficient” would make no sense. Although it is neither all uses of the Chinese terms, the obvious limitations of “excess” and “deficiency” suggest that they do not adequately reflect the original conception.

固定术语一般表达一些直观的或实在的事物或现象，意义很明确。如人体解剖部位名称、各器官的功能及理论概念等均属固定术语。固定术语一般比较好翻译，但并非一点问题没有。

“虚”和“实”是一对最常用的固定术语，但翻译起来却颇为不易。Bensky 及其他一些美国学者将其译作 deficiency 和 excess。但 deficiency 和 excess 表示的是偏离正常水准的状态，强调“量性”，常含有“否定”（negative）之意。而八纲（eight parameters）（按：“八纲”的译法极为混乱而且冗长。为此国内外的译者都曾作过一些有益的探讨，但因很多译者都试图使术语本身具有释义性，所以至今尚未形成一个统一的译法。eight parameters 不失为一个简洁而明确的译语，但按照回译性的原则译作 eight principles 似乎更为可取）中的“虚”和“实”指的是正气的衰弱和病理因素的强胜。从作用上讲，deficiency 和 excess 还是比较理想的对应语，但因其过分侧重于“量性”和“否定”之意，所以并不准确。在中医中，“实”指 having substance/force，而“虚”则表本 not having substance/force。它们的品性特征在于相互关联并无正反之意。

The ideal English equivalents would therefore be qualitative words with neither a negative nor positive value judgement. Joseph Needham uses the words “plerotic” and “asthenic”. Plerotic from the Greek means “made full” or filled up. Asthenic denotes absence of strength (i.e. having no force). Although the basic meaning of plerotic is more or less in keeping with the concept of shi 实, asthenia, strictly speaking, only conveys half the meaning-having no force-the connotation of having no substance attaching to it only by association. Suggesting the idea of puniness, asthenia has clearly negative connotations. However, despite these shortcomings, these terms represent an improvement over “excess” and “deficiency”.

The words fullness and emptiness come closer to the requirements of translation. Both terms have quantitative and qualitative connotations. For example, “the bottle is half full” is a quantitative statement relating to the size of the bottle, but if we say “Jim is full of vim”, the fullness implied here is qualitative, there being no norm by which to measure it. A similar case may be made for emptiness. However, even when used in a qualitative sense, these words maintain too many primarily substantial associations. Moreover, confusion might arise with man 满 , meaning a subjective feeling of distention, which we choose to translate as "fullness", thus restricting this word to a more specific connotation.

李约瑟（Joseph Needham）用 plerotic 和 asthenic 翻译"实"与"虚"（plerotic 是希腊语，意为"充实""充满"；asthenic 指精力的缺乏）。虽然 plerotic 的基本意义与"实"吻合，但严格地讲，asthenic 只译出了"虚"的一半意义，而且明显地含有否定之意。尽管如此，这对译语比 Bensky 等的译法还是要好得多。也有人以 fullness 和 emptiness 对译"实"与"虚"。这两个译语表面上看来与原语十分接近，且均具有品性与量性特征。如以 full 为例，the bottle is half full 就是一个量性陈述句，而 Jim's full of vim 则是一个品性陈述句。emptiness 也是这样。另外，作为量性词使用时，这两个英语词还保留着相当程度的物质联想意义。更重要的是，将"实"译作 fullness 与"满"混淆起来了，因为人们通常将"满"译作 fullness。所以，我们需要寻找更具体、更具限定性的词来翻译"虚"和"实"。

Manfred Porkert has chosen the words repletion and inanitas. These are Latin terms meaning "fullness" and "emptiness" that seem to have a qualitative bias, as compared with plenus and vacuus, which are more quantitative. Webster's New World Dictionary defines replete as "well-filled" or "plentifully supplied", or as "stuffed with food and drink; gorged". The Chinese word shi 实 means to fill, well-filled, solid, or over-filled. As with replete, its positive and negative connotations vary according to context. However, while repletion finds a close English derivative, "repletion", inanitas is not so fortunate. When its noun (inanitas) and adjective (inanus) forms were absorbed into the English language, they took on the highly specific connotations of stupidity (inanity) and meaningless (inane), straying far from the original term xu 虚, which means hollow, empty, insubstantial. Only the noun form, "inanition", preserves acceptable connotations, which is insufficient for the requirements of translation.

Manfred Porkert 用 repletio 和 inanitas 翻译"实"和"虚"。这是两个拉丁词语，意即 fullness 和 emptiness，似有一定的量性特征。而 plemis 和 vacuus 则更具品性特征。中医的"实"指的是 fill，well-filled solid 或 over filled。就像 replete 一样，"实"的肯定与否定的联想性是随意性的。但 repletio 有一个英语派生词 repletion，而 inanitas 则没有。当英语吸收了其名词（inanitas）和形容词（inanus）形式后，它们便产生了十分具体的内涵，即 stupidity（inanitas）和 meaningless（inane）。这与中医的"虚"便风马牛不相及了。只有其名词形式 inanition 尚有一丝可取之意，但从翻译的角度来看，已不足为用了。

We therefore decided to use the word "repletion" as a suitable equivalent for shi 实, but have replaced its opposite with the word "vacuity", which in English is more directly associated with the notions of emptiness and insubstantiality. The words repletion and vacuity are applicable in the widest variety of contexts because they convey meanings similar to the Chinese terms. A pulse may be described as vacuous in quality, a root may be substantially vacuous, an organ or organ system may be described as being in a state of vacuity, and the conceptual thread linking the three is preserved. Although these terms may seem unusual at first, our experience shows that sacrificing superficial readability for terminologic precision is compensated by familiarity which comes with time and use.

我们认为 repletion 可作为"实"的对应语，但"虚"则应译作 vacuity，因其在英语中与 emptiness 和 insubstantiality 均有关。repletion 和 vacuity 不但在语义上与中医的"实"和"虚"十分接近，而且具有广泛的应用性。如脉的"虚"可译作 vacuous，人体各器官的"虚"，则可译作 vacuity，根实质之"虚"亦可译作 vacuous。这样，三者在概念上的关联性也保留了下来（按：关于"实"与"虚"的翻译，似不能一概而论。这两个术语在不同情况下，其含义也是不同的，所以很难用一个词统而译之。如“虚”在不同的语言环境里，可能有如下一些对应语：deficiency，insufficiency，weakness，debility，hypofunction，asthenia 等。指脏腑“虚”时，可用 asthenia 译之，若用 deficiency，则可能被误认为脏器有实质性的缺损。指功能性的“虚”，则可译作 hypofunction。阴阳、气血之“虚”，亦可译作 deficiency。体虚之“虚”则应译作 weakness 或 debility。近年来，为行文方便及表述的一致性起见，人们已趋向于采用 sthenia 和 asthenia 来翻译“实”和“虚”。因这两个词关联性强且运用灵活，其使用范围已日趋广泛)。

Another example is the concept of qi. Qi refers to behavioral patterns seen to occur through the spatial extension of a physical medium. Qi is both activity and active substance, and to the Chinese resides firmly in the realm of consensual reality. Qi is not simply flow through the channels as detected by pathologic changes or reaction to needle or other stimulation along channel pathways. This word occurs in terms denoting things that pervade the atmosphere, like odors (qi wei 气味) and damp (shi qi 湿气). It describes the politeness felt to emanate from guests (ke qi 客气) and the physical turbulence felt in anger (sheng qi 生气). In medicine, the same term is used to describe the movement of digestate through the digestive tract (zhuo qi 浊气). Similarly, vomiting, eructation, hiccough, and facial flush are seen as ni qi 逆气, a counterflow rising of qi. Reluctance to recognize qi as a unique concept has caused it to be misrendered as “energy”, or “vital force”, despite the fact that it is a firmly established neologism among English-speaking students of Chinese medicine. In the entirety of Chinese medical literature, there is little evidence to suggest that qi means anything like the Western concept of energy; we therefore believe it should always be rendered by transcription until the (unlikely) discovery of a Western scientific correspondence warrants any change.

A further problem arises when Chinese and Western medicine are synthesized, i.e., when both forms of medicine are used and spoken of together, as is now often the case. We have adopted the approach of making distinctions in terminology wherever fundamental differences in the nature or conception of diseases are observed. For example, the Chinese term qi chuan 气喘, which is used in Western medicine to translate the notion of asthma, has been rendered by us as "wheezing and dyspna", since in Chinese medicine distinction is made between the two components. Similarly, the term nue 疟, which in Western medicine denotes malaria, but in Chinese medicine covers a range of illnesses all characterized by malarial symptoms such as tidal fevers, remittent occurrence etc., but which may not actually be caused by Plasmodium protozoa, has been rendered as "malarial disease". Here, the similarity-yet slight difference-in terminology is designed to maintain the association with Western medicine, while still implying some difference.

There are certain archaic terms, however, that have no equivalents in Western medicine, and in fact have so many different associations that tendering them with any single English term is impossible. In these few cases, we have had no alternative but to retain the original Chinese, defining them at length in glossaries or footnotes. Gan 疳 is one example of this. While this term often refers to indented mucosal ulceration accompanied by putrefaction and mild suppuration, it may also refer to a range of pediatric diseases, often but not always caused by splenogastric vacuity and presenting any of a number of an organ-related symptoms.

It may also correspond to some parasitic diseases in Western medicine. Clearly, in this particular instance, no one word would suffice.

再比如"气",在西方曾被译作 energy, material force, matter, matter-energy, vital force, life force, vital power, moving power 等。要翻译"气"就必须了解其实质。的确"气"是物质的,有 energy 的作用,也有 force 的表现,亦有 moving 的功能,对生命来说更是 vital。所以李约瑟及中国的一些物理学家甚至认为"气"是 aethereal waves(挥发微

波）或 radioactive emanations（放射性挥发物）。这无疑是用现代高科技去套释古人的认识。其实，无论从哪方面看"气"都不具有西方人关于 energy 的认识（按：在国内"气"一直被译作 vital energy，因其释义不准且灵活性差，已逐渐被音译的 Qi 或 qi 所取代。军事医学科学院的周金黄曾提议用 energen 对译"气"。energen 是周金黄根据"气"的 energy 特性及英语中表示气体诸词的后缀 -en 组合而成的一个新词，很独特，亦很有释义性。但目前 Qi 或 qi 的音译形式已日渐为海内外译者所接受并业已约定俗成为"气"的规范化译语。对音译形式的大小写问题，目前尚存争议。为了行文及构词的方便起见，我个人觉得还是小写为好）。

Historic Terms

历史术语

The second category is historic terms. These are terms that are used by a particular author alone, or at a particular place in his writings. Where such terms occur in the ever-revered classics, they succinctly point to a particular frame of reference. For example, when the Chinese student sees han chu ji ji ran 汗出濈濈然 (a constant stream of sweat), he knows that the author is referring to the section on yang-ming disease in the *Shang Han Lun*《伤寒论》(*Treatise on Cold Damage*). Since the Chinese have a tradition of memorizing the classics, allusion suffices where a Westerner would expect an explicit reference. At present, few of the classics have been translated (and none is currently accepted as a definite authority), so that when these terms occur in modern writing, they are translated according to context, obfuscating their terminologic identity. Even though standard translations of the classics are not yet available, these words should nevertheless be considered as technical terms and rendered consistently, if only to avoid confusion in identifying their sources.

历史术语指在特定的医籍中被特定的医家所使用的术语。在以后的典籍中，它们的使用仅仅是出于注释或引用的需要而已。如当一个中国中医学生看到"汗出濈濈"一词时，便知道指的是《伤寒论》（*Treatise on Cold Damage*）中的阳明病（按：中医的“伤寒”有三层含义，一为各种外感热病的总称，二为感受寒邪而发热的一种病邪，三为冬天感受的寒邪。将其译作 cold damage，显然是表面化的处理。美国还有人将其译作 cold attack，此亦为表化译法，实不可取。根据其基本内涵国内多译作 exogenous febrile disease，还可缩写为 EFD。这与医学英语中的 DNA 等缩合词一样，不失为一种简洁译语之法）。由于在西方缺乏英文版的中医典籍，历史术语多按其现代用法而译之，从而忽略了其历史渊源。尽管如此，我们在翻译这些术语时仍应将其看作是专业术语并努力使其保持一致，以避免不必要的混乱。

Conditionally Stipulated Terms

随意性术语

The greatest translation problems undoubtedly lie in the rendering of conditionally stipulated terms. This category mainly comprises a corpus of some two hundred ideograms describing physiopathologic activity and methods of treatment and includes words such as dao 导 (abduct), shu 疏 (course), su 肃 (depurate), li 利 (disinhibit), san 散 (dissipate), fa 发 (effuse), shen 渗 (percolate). These words describe qualities of activity that are subjectively perceived by the medical community as a whole and are therefore definable. Though they overlap in meaning and can be used with a certain degree of flexibility, they commonly occur as components of fixed technical terms. For example, san 散 dissipate, conveys a general notion of dispersion, but in the term san han 散寒, dissipating cold, it denotes the very specific notion of eliminating the cold pathogen in the exterior.

中医的这类术语主要包括 200 多个用以描述生病、病理状态及治疗方法的字，如“导”（abduct），“疏”（course），“肃”（depurate），“利”（disinhibit），“散”（dissipate），“发”（effuse），“渗”（percolate），“宣”（perfuse）等。虽然这些词含义交叉，应用灵活，但它们常常是固定术语不可缺少的构成成分。在具体翻译时，一定要将其独立用法与构成固定术语的用法区别开来，不然就会张冠李戴。

The Need for Standard Equivalents

规范化问题

It should be understood that qualitative terms are very often the exclusive property of one linguistic community. As such they present difficulties of translation that are often best overcome by flexible rendering according to context. However, when they function as technical terms, as they do in Chinese medicine, we believe that even conditionally stipulated terms should, as far as possible, be rendered with standard equivalents. Our reasoning is as follows:

品性用语常常是一个民族所特有的，翻译时当根据上下文进行释义。但作为专业术语，却应根据规范化的对应语来翻译。原因如下：

First, the flexible approach fails when words function as specific technical terms. For example, huo xue 活 血 (blood quickening) and po xue 破 血 (blood breaking) are both methods for resolving blood stasis, and both Chinese terms could theoretically be rendered by one English term. However, the distinction between the different intensities of therapeutic action implied by the Chinese would be lost. Failure to make terminologic distinctions, such as between xi feng 熄风 (extinguishing wind), which is a method used to treat certain forms of endogenous wind, and qu feng 祛风 (dispelling wind), which applies only to exogenous wind, could, if the context is not sufficiently clear, give rise to confusion. There is much evidence to suggest that up to now many fixed technical terms have not been recognized as such and consequently have not been rendered with standard equivalents.

首先，意译专业术语很难达意。例如"活血"（blood quickening）和"破血"（blood breaking）是化瘀的两种方法（按："活血"和"破血"译作 blood quickening 和 blood breaking 显然过于表面化了，而且也不大符合中医的原意。国内多将这对术语译作 activating blood circulation 和 removing blood stasis，国外亦有类似译法），但若用同一英语词语来翻译，则其在治疗学上的意义便随之消失了。再如"熄风"（extinguishing wind）和“祛风”（dispelling wind），前者指治疗内风证，后者指治疗外风证。如果译文不加区分，必然引起混乱。目前许多类似的中医术语在翻译上都没有区别开来，更不用说规范化了。

Second, conditionally stipulated terms often have more than one specific application. For example, hua 化 , rendered by us as “transformation”, describes not only the action of the spleen (with which it is often associated), but also a specific method of treating damp, static blood, phlegm, etc. The specific applications could theoretically be rendered with different words, e.g., by using “transformation” to describe splenic function and “resolution” to denote the methods of pathogen elimination. Such a solution would be justifiable were it not for the fact that it denies the unity of the concept hua 化 in denoting changes of a particular nature. We feel that accurate translation should reflect the conceptual unity of the term, and so we have rendered it consistently, despite the awkwardness initially felt at having to accommodate its new connotations.

其次，随意性术语常有多个含义。如“化”（常译作 transformation）不但指脾的功能，也指治疗痰湿和瘀血的一种方法。从这点出发，似乎可以将其译作不同的形式。如可用 transformation 指脾的运化功能，用 resolution 指化除病邪等。这种处理手法看似可取，其实却丢掉了“化”的实际内涵。正确的译法应能反映其语义的整体性（按：“化”的译法应和“虚”的译法一样，按上下文的实际意义而译。因其是一个多义词，似不宜统而译之，何况英语中也很难找出一个与其相当的词来）。

Third, only by ensuring the highest possible degree of linguistic association can students detect correspondences that are inherent in the synthetic, inductive approach characteristic of Chinese medicine, and that are crucial to its understanding. For example, the term kun 困 (encumber, cumbersome) describes the way in which damp hampers splenic function and the resulting heaviness felt in the limbs. Hence we speak of the “spleen being encumbered by damp" (pi wei shi kun 脾为湿困) and "the four limbs being cumbersome and fatigued" (si zhi kun juan 四肢困倦) to preserve this association. While it may be argued that this example is only a translator's nicety, the argument in favor of rendering yu 郁 with the word "depression" as its standard equivalent carries greater force. To the Chinese, yu 郁 describes a repressed state of both certain physical functions and emotional activity, frequently occurring together. They see clear correspondences between the two, since they have never entertained any division between mind and body. Thus, what is referred to as a "correspondence" could equally be seen as nothing more than continuity of functional quality.

再次，只有最大限度地保持中医术语语义的关联性，才能使西方读者完整地理解中医的实质。比如"郁"，对于中国人来说生理和心理上的不畅均可视为"郁"。两者常常互为诱因，甚至不易分开，因为中国人从来就不把脑体分开来研究。所以用 depression 对译"郁"似乎是很有说服力的。

Finally, consistent English correspondences for Chinese terms make translated literature easier reading for those conversant with Chinese and who would otherwise not wish to waste their time wading through unfamiliar English terminology. It also greatly simplifies the task of the Chinese-trained teacher of Chinese medicine attempting to teach in an unfamiliar language.

最后，保持术语的一致性有利于学习和研究，对于中医英语教学也大有好处。

Illustrative Examples

规范化尝试

Below are a few examples of terminologic problems we have encountered in our work and how we have chosen to solve them:

下面是 Wiseman 和 Zmiewski 提出的一些具体的规范化措施，总体上看还是有许多可取之处的。

Physiological Terms

生理术语

Two frequently encountered words in medical texts are xia 下 and jiang 降. Both terms imply downward movement and would seem to be synonymous, at least if we accept their dictionary definitions. In Chinese medicine, however, they take on distinctly technical connotations, denoting both therapeutic methods and physiologic processes.

Xia 下 , in many contexts, denotes sudden, forceful downward movement. In such contexts, it occasionally refers to diarrhea (xia li 下利), and more commonly refers to purgative treatment, where it is often translated as "purge". But the word purge means "tocleanse", and does not imply the downward movement of the original term. There are also other contexts where downward movement is certainly implied, but purgation is not. The word we have chosen, "precipitation", implies any sudden downward movement and is useful in all contexts where this type of movement is implied.

The translator's ideal is always to translate one concept word with one equivalent in the g target language. Unfortunately, with xia 下 , this cannot be done. This word is used both intransitively and causatively (in the senses of descending and causing to descend); it also can mean the lower part of the body. No one English word can cover all these meanings. If we must give multiple renderings, however, we can at least take the trouble to make sure they are all parallel in meaning. Among words such as "precipitate", "descend", "fall", "lower (body)", and "purge", it is easy to see which is the odd one out.

"下"和"降"均含有向下之意，但在中医两者的区别是明确的。"下"在很多情况下指剧烈的向下运动，如"下利"（diarrhea），"下法"（purgative treatment）。所以很多人都将"下"译作purge，但purge的意思是cleanse，并不指向下的运动。因此我们主张用precipitation对译"下"（按：但这个译语还是不能完全揭示"下"的全部含义，何况"下"

有时也指人体的下部。其实在很多情况下，我们都需根据语境的需要而在precipitate、descend、fall、lowerpart 或 purge 等词中选择最佳对应语）。

Jiang 降 , on the other hand, usually refers to normal, physiologic downward movement, such as of stomach or lung qi, or zhuo qi 浊气 (turbid qi), which refers to waste moving downward through the digestive tract. When used in a therapeutic context, jiang 降 refers to a restoration of normal downward movement, as in the terms jiang huo 降 火 (downbearing fire) or jiang qi (降气 downbearing qi), where pathologically upward-flowing fire or qi are borne downward. In order to convey this term most accurately, we have coined the word "downbearing" .

The parallel terms shang 上 and sheng 升 are treated similarly, becoming "ascent" and "upbearing" respectively.

If we freely translate these four terms-as some others have-as "upward and downward movement" or "upflow and downflow", the basic meaning is still clear, but the therapeutic distinctions are lost. If we choose to translate situationally, rendering xia 下 as "purgation" in one context and "downflow" or "descent" in another, the conceptual link in the original Chinese is lost.

"降"，有时指生理性的下降运动，有时指治疗学上下降功能的恢复，如"降火"（downbearing fire），"降气"（down-bearingqi）。为此我们创造了 downbearing 这个对应语。"上"和"下"也可同理译作 ascent 和 upbearing（按：既然"上"可以译作 ascent，"降"和"下"未尝不可以译作 descent，这样就能使原语和译语具有同等的对应性和关联性）。如果按常规将这四个术语译作 upward and downward movement 或 upflow and downflow，基本意义虽然表达出来了，但在治疗学上的区别却不明显了。如果根据语境的变化而将其译作 purgation，或 descent，或 downflow 等，中文原意间的关联性便会消失（按：完全对等永远是译者们努力追求的一个理想境界，在实际翻译中人们往往只能求得近似，而无法达到相等。所以在中医翻译上也不可刻意追求绝对对等，不然就会以形害意）。

Pathological Conditions

病理方面

A further example lies in the words used to express pathologic conditions falling under the general category of bu tong 不通 , a general term describing cessation of movement of body elements (i.e. qi, blood, or fluids) and their derivatives tan 痰 (phlegm) and yin 饮 (rheum). Here we will encounter such words as zhi 滞 , yu 郁 , bi 闭 , zu 阻 , bo 搏 , jie 结 , ji 积 , ju 聚 , ting 停 , yong 壅 , and bu li 不利 .

These terms describe different types of blockage (intrinsic and extrinsic) and different degrees of severity.

Many problems arise in differentiating these terms. For example, let us take the terms zhi 滞 , yu 瘀 , and yu 郁 . If, for example, we choose to translate zhi 滞 as "stagnation", how are we to translate the other two terms?

Zhi 滞 refers to impaired movement of qi and of digestate (the previously mentioned zhuo qi 浊气), hence, "stagnation" seems to be the most appropriate choice of words. Yu 瘀 most commonly denotes impairment or complete cessation of blood flow due to heat, cold, qi stagnation, or trauma; it sometimes also describes cessation of movement resulting from exuberant heat. Hence, we render it as "stasis".Yu 郁 describes reduced or frustrated activity of physiologic elements particularly qi, as well as pathogens (such as nei re 内热 , inner body heat), and the emotions (in which context the word has wider connotations than mere low spirits). For these reasons, we have chosen to render this word as "depression".

Another problem arises between the two terms bi 闭 and bi 痹. Both refer to some type of obstruction. But are they different, and if so, how are we to differentiate them? And what, then, are we to call zu 阻 ?

Bi 闭 denotes the failure of body elements to issue through the exterior, due either to the body's exterior being completely closed up, allowing nothing to escape, or to an internal pathogen becoming fixed and blocking movement.

For example, we have bian bi 便 闭 (fecal block), jing bi 经 闭 (menstrual block), and nei bi 内 闭 (inner-body block). Hence, we render this word as "block". It is the opposite of bu gu (不固 insecurity), insofar as the latter denotes failure to retain physiologic substances.

这方面常见的术语有"滞""瘀""郁""闭"等。"滞"指"气"和消化方面的障碍，可用 stagnation 译之。"瘀"指由各种原因导致的血液流动不畅，可译作 stasis。"郁"可译作 depression。

"闭"和"痹"是比较难译的两个术语。两者均有阻滞之意，但又不完全相同。"闭"指人体内外交流不畅，如"便闭"(fecalblock),"经闭"(menstrual block),"内闭"(inner-body block)。所以可将其译作 block，与"不固"(insecurity)正好相对(按：将"闭"译作 block 尚为可取，但将"便闭"和"经闭"也以 block 译之便有点标新立异了。其实"便闭"就是 constipation,"经闭"即为 amenorrhea。"内闭"译作 innerblock 似更为简洁)。

Bo 搏, on the other hand, refers to blockage or disruption of channel flow, usually giving rise to symptoms such as numbness or pain. It is more often used to describe a general condition or an underlying disease pattern rather than specific individual symptoms, hence we differentiate it from bi 闭 with a more abstract term, "obturation". Although this is an unusual word, it correctly describes the associated condition, and can be found in any good English dictionary.

We are then free to render zu 阻, which denotes the inhibitive effect of a substantial pathogen on pathways (e.g., cou li 腠理, striations) or organs (e.g., the lung or spleen) as "obstruction". Hence we have patterns (such as shi zu 湿阻, damp obstruction, etc).

Jie 结 describes intensity of depression (particularly in the context of the emotions and liver qi), concentration of pathogens, and the hardening that results from either of these (e.g., tan he 痰 核, phlegm nodules, or da bian mi jie 大便 秘 结, hard, bound stool). The word jie commonly means to knot, freeze, congeal, form, bear fruit-in its medical context we found the word "bind" works best, especially in combinations such as gan qi yu jie 肝气郁结 , which becomes "binding depression of liver qi".

Ji 积 usually denotes the buildup of waste in the digestive tract; "accumulation" is the natural choice for this term.

Ju 聚 denotes the coming together in one place of pathogens. We render it as "gathering". Both ji 积 and ju 聚 also denote certain forms of abdominal masses.

Ting 停 usually denotes buildup of water in specific locations, particularly in the region of the stomach; we refer to it as "collection".

Yong 壅 refers to clogging by exuberant (sheng 盛) pathogens, especially in the lung;we use "congestion".

"搏"指因经络受阻而致的麻木或疼痛，可译作 obturation，以便与"闭"区别开来。"阻"可译作 obstruction，"湿阻"即为 dampobstruction。"不利"指体液或血液的轻微受阻，可译作 inhibition。"结"指严重的郁滞，或病邪的聚结，或痰核（phlegmnodules），或大便秘结（hard, bound stool）所引起的硬结，可用 bind 译之。所以"肝气郁结"可译为 binding depression of liver qi。"积"指消化道废物的聚积，accumulation 自然是最佳译语了。"聚"指病邪的聚积，gathering 是较为理想的译语。当然，"积"和"聚"有时也都指某种意义上的癥瘕（abdominal mass）。"停"指水液的停滞，可译作 collection（按：retention 似乎更为可取）。"壅"指邪盛而致之阻滞，可译为 congestion。

Methods of Treatment

治疗方面

Now let us look at terms describing various treatment methods. The general method of treating vacuity patterns, in accordance with the principle of supplying insufficiency, is referred to as bu 补 , which we render as "supplementation". However, specific terms highlight the way in which different aspects of physiologic function are supplemented.

"补"指治疗虚证（vacuity pattern）之法（按："证"译作 pattern 很值得商榷。现很多译者都将其译作 syndrome，虽不准确，但却大有约定俗成之势），可译为 supplementation。当然在不同情况下，补法亦不尽相同，译语自然也应有所不同。

For example, when we investigate supplementation of yang, we find terms such as zhuang yang 壮阳 (invigorating yang) , hui yang 回阳 (salvaging yang) , and jiu yang 救阳 (restoring yang) . The first term refers to supplementation of yang in the heart and especially the kidney, in cases where it has been gradually depleted, as in the aged. The second two terms refer to emergency supplementation in cases where yang has suddenly deserted, such as in shock or massive hemorrhage. Other terms associated with yang supplementation include zhu yang 助阳 (reinforcing yang) , wen yang 温阳 (warming yang) , tong yang 通阳 (freeing yang) , and xuan yang 宣阳 (perfusing yang) .

Zhu yang 助阳 refers to general supplementation of yang.Hui yang 回阳 and jiu yang 救阳 treat wang yang 亡阳 (yang collapse) .Wen yang 温阳 treats cases of yang vacuity, which are characterized by pronounced cold signs. Tong yang 通阳 and xuan yang 宣阳 refer to methods of eliminating yang qi flow stoppage.

When we investigate supplementation of yin, we come across words like yang 养 (nourishing) , yu 育 (fostering) , zi 滋 (enriching) , qiang 强 (strengthening) , rou 柔 (emolliating) , and sheng 生 (engendering) . Since these terms all usually refer to yin supplementation, we have tried to choose terms which have substantial connotations conceptually in keeping with the notion of yin as in the more substantial aspect of function.

Yang 养 and yu 育 are more general terms, used less specifically. Zi 滋 refers in particular to supplementation of kidney yin. Qiang yin 强阴 is a method of supplementing yin essence (yin jing 阴精) in patterns characterized by lumbar pain, seminal emission, copious urine, etc., which we render as "strengthening yin". Rou gan 柔肝 refers to a method used to treat insufficiency of liver blood (gan xue bu zu 肝血不足) and is rendered as "emolliating the liver". Sheng 生 is consistently translated as "engendering" in our work, in this context we encounter terms such as sheng jin 生津 (engendering liquid), which denotes supplementation of liquids.

"补阳"方面，有如下一些方法："壮阳"，指补心阳，尤其是肾阳，可译为 invigorating yang。"回阳"和"救阳"指治疗由厥逆或大出血而致阳脱的方法，可分别译为 salvaging yang 和 restoring yang（按：这里"回阳"与"救阳"的译法似乎颠倒了，但原文如此）。"助阳"指一般意义上的补阳，可译为 reinforcing yang。"温阳"指治疗阳虚，可译为 warming yang。"通阳"和"宣阳"指消除阳气的阻滞不通，可译为 freeing yang 和 perfusing yang。

"补阴"方面，有如下一些方法："养"和"育"是一般意义上的补，可译为 nourishing。"滋"指补肾阴，可译为 enriching。"强"指补阴精，可译为 strengthening。"柔"指补肝血不足，可译为 emolliating。"生"指 engendering，如"生津"可译作 engendering liquid。

Supplementation of qi is usually referred to as yi qi 益气, which we render as "reinforcing qi". We have chosen this word for several reasons. First, the more usual rendering, "benefit", does not really convey much of an idea as to what is supposed to be happening. It is a very vague and ambiguous word; presumablly, any form of treatment could be considered as "benefitting" the body. In literary Chinese, yi 益 has associated meanings of "add" or "increase", the general notion of yi 益 as a method of treatment, as far as we have been able to disc discern, is that of supporting or augmenting, and the word "reinforce" seems to come closest to this.

"补气"方面主要有"益气"，可译作 reinforcing qi。也有人用 benefit 译之，但这一译法显然不妥，因为任何疗法对人体都是 benefit。在中文里，"益"指 add 或 increase，所以 reinforce 似乎最为接近。

When the spleen or center are supplemented, the word usually used is jian 健, which we render as "fortification". It has the idea of persevering or persisting through time, as well as the idea of strength. Thus, we have jian pi 健脾 (fortifying the spleen) and jian zhong 健中 (fortifying the center). Jian zhong yi qi 健中益气, "fortifying the center and reinforcing qi" is a method of treatment whereby qi is reinforced by enhancing the spleen's assimilative function.

"补脾"或"补中"时，中医常用"健"表示之，可译为 fortification。所以"健脾"可译为 fortifying the spleen，"健中"可译为 fortifying the centre。所以"健中益气"可译为 fortifying the centre and reinforcing qi（按："健中"之"中"实指脾，这里译作 centre 是不妥的）。

Other methods of supplementation include yun pi 运脾 (moving the spleen), which refers to supplementation of the spleen to improve movement and transformation of water-damp; sheng ti zhong qi 升提中气 (upraising center qi), a method of fortifying the center to treat prolapsed conditions; and an shen 安神 (calming the spirit) a method of treating disquieting of the spirit-disposition (shen zhi bu an 神志不安) that uses supplementing agents and is thus included under supplementation.

其他方面的补法尚有"运脾""提升中气"及"安神"等。"运脾"指通过健脾而达到运化水湿的方法，可译作 moving the spleen（按：这里的"运"译作 moving 是不妥的，而应译作 invigorating 才对）。

"提升中气"指通过补中来治疗内脏下垂之法，可译作 upraising centre qi（按："中气"实指脾胃之气或中焦之气，译作 centreqi 不大好懂。国内有译作 middle-warmer qi，也有译作 qi of middle jiao，但均非正法。根据其实际涵义，似可译作 splenogastric qi，或干脆音译之）。"安神"是治疗"神志不安"（spirit-disposition）的方法，可译为 calming the spirit（按："安神"译作 tranquilizing 似乎更为可取）。

Conclusion

结论

Failure to recognize words as representing qualitatively precise technical terms reduces what in Chinese are coherent, interally consistent linguistic conventions to a conceptually impoverished jumble of words leading only to misinterpretation and confusion. What we have attempted is to create a system of terminology which parallels that of the Chinese, thus enabling the English-speaking student to form the same series of definitions and associations as his Chinese counterpart. We feel that this is the only method by which the essential nature of Chinese medical thought can be accurately transmitted to the West, and the only way it can be understood as thoroughly, and practiced as successfully, as it is in the East. We believe that the acceptability of such a terminology depends largely upon the degree of freedom left for interpretation according to context, and therefore propose standardization of terminology in a manner that presupposes no greater or lesser degree of definition than is inherent in the original Chinese.

中医术语具有广泛的内在关联性和统一性，只有创造一套与之对应的英语中医术语系统，才能使西方人完整、准确地理解和掌握中医，也只有通过这种途径才能将中医真正地传播到西方。

Ideally, the work of translation should be a cooperative effort. However, because the differences of opinion about Chinese medicine are even greater in the West than in the East, gaining general agreement on a standardized terminology will be no easy task. Despite these differences (or perhaps because of them), it is of primary importance to establish a unified approach to translation. We hope that our efforts will provide a step in this direction.

理想的翻译往往是各方通力合作的结晶，但中医翻译上目前还很难做到这一点。对于如何翻译中医，西方学术界的争议甚至比东方还要激烈，要统一各方的认识还需要一定的时间。但确立最基本的译式还是有可能的，这也是各方多年努力的结果。

Practice makes perfect.（通过实践达到完善）中医名词术语的英译及其规范化也将需要这样一个过程。

（二）文树德（Paul U. Unschuld）论中医名词术语的英译

文树德是德国慕尼黑大学医学史教授，对中医学和中医史皆有独到的研究，自 1984 年以来一直担任东方医学国际研究会主席。他不但翻译出版了大量中医经典著作，而且对中医翻译也做了较为深入的研究。他在其翻译的《难经》一书的前言中谈了对中医翻译概念、原则与方法的认识，很值得我们借鉴。下面摘录了该文有关中医翻译的难点及名词术语翻译的要点等部分，供大家参考。为了使大家准确地了解文树德的中医翻译思想，将原文与简要的译文一并附录于后。

In recent years various factors have contributed to an increasing interest in the West in Chinese traditions of health care. An impressive array of books has been published in English and other Western languages on the theory and practice of "Chinese medicine" (with only an extremely limited number of their authors having access to Chinese primary sources), and Chinese medicine (mostly acupuncture) is practiced in almost every American and Western European city. Yet one may wonder whether these developments occur on a firm basis in terms of a valid understanding of the origins, nature, and history of the concepts and practices that constitute traditional Chinese medicine. One can hardly escape the impression that the so-called theoretical foundations of Chinese medicine outlined in these books remain closer to an occidental mode of thinking than to the Chinese way of understanding health and health care which they purport to convey.

近年来由于种种原因，西方人对中国传统的保健法越来越感兴趣。大量的“中医”书籍在西方也应运而出（大部分作者缺乏第一手资料）。面对这种发展我们不禁要问：这就是中医吗？事实上这些所谓介绍中医基础理论的书籍与中医相去甚远，倒是更符合西方人的思维模式。

On the level of individual concepts, one of the most commonly encountered distortions has resulted from attempts to employ a concept of "energy" in order to illustrate traditional Chinese notions of human physiology and illness etiology. Historically, though, even the core Chinese concept of ch'i bears no resemblance to the Western concept of "energy" (regardless of whether the latter is borrowed from the physical sciences or from colloquial usage).

就概念而言，最常见的错误是试图用"能量"来解释中医对人体生理和病理的认识。从历史的角度看，中医的"气"与西方人讲的"能量"之间毫无相同之处。

A second major distortion is unavoidable where attempts are undertaken to render the conceptual contents of traditional Chinese medicine in more or less artificially created terms borrowed from ancient Greek or Latin. This approach is questionable for various reasons. It creates the incorrect notion that one set of clearly definable technical terms has accompanied the medicine of systematic correspondence for the past two thousand ears. However, even a comparison of the *Nei-ching* and the *Nan-ching* demonstrates that a significant number of identical terms was employed to express rather different ideas. The use of a Greco-Latin terminology in Western secondary literature not only generates a false image of conceptual stringency in traditional Chinese medical terminology but also neglects the internal dynamics of traditional Chinese medicine over time.

第二个常见的错误是用希腊或拉丁语来翻译中医用语。这会使人误以为在过去的 2 000 年中中医便有了一套定义明确的专业术语。比较一下《内经》和《难经》便会发现，很多相同的术语却往往表达不同的意思。用希腊-拉丁词语翻译中医概念不但不能揭示中医概念的内涵，而且会忽略中医的历史性。

Another reason for the inadequacy of Greco-Latin terminology in rendering traditional Chinese medical texts is that the core terms of the medicine of systematic correspondence (and many terms of secondary importance) rarely reached the level of abstraction from the vernacular that is characteristic of modern Western medical terminology. A number of Chinese terms appear to have been created deliberately to denote a specific concept without carrying a colloquial meaning. Such terms are quite difficult to render in Western languages, especially when they do not correspond to any established Western concept. In these cases it is left to the discretion of the philologist whether to use a transcription of the Chinese pronunciation of the term in question (accompanied by a definition of its meaning) or whether to introduce a newly created Western term. In all other cases, though, the vernacular terms employed in traditional Chinese medical literature serve a specific metaphorical function in addition to their technical purpose. They carry specific images that come immediately—consciously or subconsciously—to the mind of the Chinese reader. These images are most important. They have been, as I have shown elsewhere, quite decisive for the acceptance of the medicine of systematic correspondence by certain strata of Chinese society because they reflect both a recognizable environmental reality and a specific social ideology, which they then project into the organism. The more a conceptual system of health care concerning the nature, origin, prevention, and treatment of crises (i.e., illnesses) of the individual organism corresponds to notions concerning the nature, origin, prevention, and treatment of crises of the social organism harbored by a group in society, the more plausible and acceptable this conceptual system of health care—and the practices it recommends—will be to that group. If we wish, in our renderings of ancient Chinese medical texts, to recreate as much as possible their original messages and imagery, we will prefer a translation that does not bury Chinese references to a desired or existing everyday social and physical reality under the pseudo-scientific guise of Greco-Latin terminology.

用希腊-拉丁词语翻译中医用语的另一个不足之处是，其核心术语很难达到西医术语的抽象水平。有些中医术语似乎是专门用以表达具体概念的，并无通俗含义。这样的术语很难译成西方语言，特别是当它们与现行的西方概念不对应时。在这种情况下，就需要哲学家来决定是音译这些术语还是另外创造新词。在其他情况下，中医术语除了专业性外，还具有隐喻的作用。中国读者一看到这些术语，脑子里便会马上反映出其隐喻的形象。这些隐喻形象是非常重要的，对中国人接受中医理论有决定性的意义。因为它们既反映了可以认知的现实环境，又反映了具体的社会观念。保健的观念越与个体有关，越能为全社会所接受。在翻译中医典籍时，如果想最大限度地再现其原文信息和内心感受形象，就不能忽略中医用语的社会和生活关联性。

A third major distortion encountered in nearly all European and American attempts to characterize traditional Chinese medicine is related to this issue of terminology; it results from efforts to squeeze the enormous array of concepts and schools of thought in traditional Chinese medicine (which are sometimes mutually contradictory, antagonistic, or exclusive) into the kind of homogeneous, logically coherent system of ideas and practices that is so attractive to the Western mind. Here we encounter a most fundamental misunderstanding. In contrast to the notion of science that dominated the West for centuries (and corresponding only to some developments in modern physics), over the past two millennia the Chinese rarely attempted to generate one coherent worldview designed to embrace—without logic incoherences—as many phenomena perceived in the world as possible, thus neglecting (or even denigrating) all phenomena that do not fit into it (Thomas Kuhn's notions of "scientific revolution" and "periods of normal science" are hardly applicable to Chinese history of science). One might argue that such aspirations in the West have been fostered by an extreme sense of confidence in the perceptive faculties of the human species; it might also be worthwhile to consider whether what one might call mono-paradigmism is not somehow linked to the Judeo-Christian emphasis on monotheism.

第三个常见的错误是将大量复杂的中医术语按西方人的思维方式归纳和综合，从而导致了对基本概念的误解。与西方的科学不同，在过去的 2 000 多年中，中国人很少试图创造一种能包罗万象的世界观。

Traditional Chinese medicine differs from European science in that it appears to be based on what one might call patterned knowledge. Various patterns of knowledge—sometimes overlapping, sometimes antagonistic and mutually exclusive—exist side by side in the literature and probably, in the minds of the people. There have been Chinese authors who, for reasons about which we can only speculate, have rejected some and accepted only a limited number of other very specific patterns. This is true both on the level of macro-patterns (in that some intellectuals objected to demonological knowledge while acknowledging the paradigm of systematic correspondence) and on the level of micro-patterns (in that some proponents of the paradigm of systematic correspondence rejected the Five Phases concepts, which represent one pattern of knowledge within the paradigm of systematic correspondence, while relying solely on the yinyang doctrine which represents another pattern within that paradigm). In general, however, a notion seems to have prevailed in China which lent some justification to all patterns of human knowledge. A specific pattern might be useful for handling a certain issue or situation successfully, and it might be contradicted logically by another pattern of knowledge that had also proven to be useful for handling the same (or another) issue. Both patterns—and this seems to have been the dominant attitude in Chinese history—were therefore legitimized. The "either/or" approach that springs to a mind trained in the Western tradition appears to have been posed with much less persistence in traditional Chinese medicine. Hence authors did not find it difficult to propose, in one and the same book, therapeutic guidelines derived from mutually exclusive paradigms or patterns of knowledge. Such "pragmatic" tendencies have been observed in the behavior of patients and practitioners all over the world; wherever two or more conceptual systems of health care coexist, the population is known to oscillate between these systems and utilize them eclectically or syncretically according to its perceived needs. What appears particularly characteristic of China is the fact that this conciliatory attitude toward differing patterns of knowledge is so enormously pervasive. True, heated polemics were exchanged between the proponents of contradictory paradigms, but once a new pattern had existed long enough, its antagonistic relation with older paradigms tended to decrease in importance until it was accepted into the heterogeneous pool of patterns from which a patient or practitioner could select the one most suitable for coping successfully with the specific problem at hand.

中医与欧洲科学不同之处在于，它是一种“模式”知识。各种知识模式在文献和人们的脑海中并存。由于某些原因，一些著作家接受了这样的模式而放弃了另一模式。无论在宏观层次上还是微观层次上，这种对知识模式的选择都是客观存在的。总之，在中国流行的观念在人类知识的总体模式中也有其合理性的一面。两种模式可能同时适合于一特定的环境而彼此相左。于是著作家们在同一书中可以毫不费力地提出一些源于模式知识的治疗原则。多种体系并存，人们也能根据需要做出选择。对不同模式知识的调和在中医中表现得最为突出。争论虽不可避免，但很快便又习以为常。

In its outline of diagnosis, the *Nan-ching* itself provide sample evidence of a harmonious coexistence of micro-patterns within the paradigm of systematic correspondence—micro-patterns that have a common theoretical basis but that are, nevertheless, difficult to reconcile with one another. Within his accepted conceptual framework, the author of the *Nan-ching* linked differing patterns of diagnosis without posing the either/or question that is implicit in all Western secondary literature on traditional Chinese medicine. Western authors seem to be continually forced to decide which single pattern of knowledge (whether on the macroor on the micro-level) they should present to their readers. Almost unanimously, they have not accepted Chinese demonological and religious therapies as facets of traditional or contemporary Chinese medicine, despite the fact that these patterns of knowledge have exerted a tremendous impact on health care in China from remote antiquity up to the most recent times. On a smaller scale, to give another example, the either/or approach demands an answer to whether terms like *hsin* (“heart”), *kan* (“liver”), and *pi* (“spleen”) must be understood solely as references to abstract functional systems that do not necessarily correspond to tangible anatomical structures (as some passages in ancient Chinese literature suggest) or as designations of concrete structures within the organism (as other passage suggest). Clearly, both notions have coexisted in traditional Chinese medical literature, so it should be a moot point as to which interpretation of the Chinese terms is correct.

在讲述诊断时,《难经》使用了大量微观模式并使之和谐共处。这些微观的模式虽有共同的理论基础，但却互相各异。在固有的观念框架下,《难经》作者将不同模式的诊断联系在一起，而没有像西方二手中医文献那样使用 either/or 问题模式。国外作者似乎常常不得不决定到底向读者介绍哪一种模式的知识。他们都不约而同地拒绝将中国人的鬼神及宗教疗法视为传统或现行的中医疗法。其实这种模式的知识从古到今都渗透在中国人的保健观念中。按照 either/or 这一模式，对“心”的认识就是要么指抽象的功能系统，要么指解剖实体。而这两方面的知识在中医文献中却是并存的。究竟怎样理解中医术语才是正确的，这是很值得讨论的。

（三）马万里（Giovanni Maciocia）论中医翻译

马万里曾在中国学习中医多年，亦曾做过不少中医翻译工作。他在著作《中医学基础》(*The Foundation of Chinese Medicine*) 一书中专门谈了他对中医名词术语英译的看法和做法，全文如下。

Note on the Translation of Chine Medicine Terms
谈谈中医术语的翻译问题

Throughout the book I have adopted the principle of translating all Chinese Medicine terms, the only exception being “Qi”, “Yin”, “Yang”, the names of the acupuncture points and the abbreviations “Du” and “Ren” for the points of the Governing and Directing vessels.

在本书中，除了“气”“阴”“阳”、针灸穴位名称及“督”“任”二脉的缩写形式 Du、Ren 外，其他的中医术语均予以翻译。

The terms Qi, Yin and Yang are left untranslated since they are concepts which are so peculiar to Chinese Medicine as to be nearly impossible to translate.They are so well known that translation is not really necessary.

气、阴、阳之所以没有翻译，主要考虑到它们是中医特有的概念，几乎无法翻译。它们已为大家所熟知，根本不需要翻译。

I have used the abbreviations “Du” and “Ren” for the points of the Governing and Directing vessels as, having introduced a new translation for the Ren Mai (Directing Vessel), an abbreviation such as “DV” (instead of the more usual “CV”) might have been difficult to comprehend.

用 Du 和 Ren 这种缩写形式表示督、任二脉的穴位，将“任脉”译作 Directing Vessel，缩写为 DV，而不是通常所用的 CV。

The English translation of the acupuncture point names is given in the chapter on the function of the points, but when a point is mentioned elsewhere in the text, both the Chinese name and the Western number is given. This was done because the Chinese name is still the only firm term of reference to identify a point, as the English translation may differ from text to text and so can the numbering system. The point numbering system used is the same as in the “Essentials of Chinese Acupuncture” . I have used abbreviations of the organ names to identify the points and a list of these abbreviations is given in the glossary. The only exception is, as explained above, in the use of “Ren” (as in Ren–12) for the Directing Vessel and “Du” (as in Du–14) for the Governing Vessel.

穴位名称的英译收录在穴位功能一节中。但在其他地方提到穴位时，同时给有中文名称及西方编码。这主要是因为中文名称仍然是辨识穴位的唯一依据，而英文翻译或编码都因人因书不同，不易统一。我所使用的编码系统与《中国针灸基础》一书所使用的系统一样。我使用脏器名称的缩写来辨别穴位。唯一的例外是用 Ren 和 Du 来翻译任脉和督脉。

It is extremely difficult to translate Chinese medical terminology into English, and nearly every single Western acupuncture book uses different translations for the various Chinese terms. This is understandable as every writer tries to find as close an approximation as possible to the original Chinese meaning. The result is a very confusing variety of different translations for the same Chinese term. For example, "Zong Qi" (the Qi of the chest) is variously translated as "Essential Qi", "Ancestral Qi" and "Genetic Qi".

把中医术语翻译成英语实在不易，西方的针灸书对中医术语翻译得很混乱。这是可以理解的，因为每个译者都在试图用最接近原文语义的词来翻译。结果是同一个术语都有很多不同的译法。例如"宗气"（胸中之气）被译为 Essential Qi，Ancestral Qi 及 Genetic Qi。

I have reviewed afresh all Chinese medical terms and tried to tread a middle way between changing established translations whenever I thought it essential, and keeping certain others on account of established use. For example, one could not keep the term "sympathy" as a translation of the "emotion" corresponding to the Spleen in the 5-Element scheme of correspondences as it is obviously wrong (the term "Si" means "pensiveness" or "thought"). On the other hand, even though the term "Excess" is not quite right as a translation of the Chinese term "Shi", I have kept it alongside the better translation of "Fullness" or "Full", as in some cases it provides a more fluent English style.

我重新研究了中医术语，选择了一条中间道路来翻译。即必要时改变现行译法，一般情况下尊重约定俗成的原则。例如把五行配五脏中与脾对应的"思"译作 sympathy，谁看了都会觉得不妥（"思"的意思是"思考"或"思想"）。另一方面，虽然用 Excess 对译"实"不太准确，我仍然将其与较好一些的译语 Fullness 或 Full 并用，因为有时使用 Excess 会使译文更为流畅。

Being well aware of the reader's difficulties in encountering yet new translations of Chinese terms, I have tried to keep the changes to a minimum. The main instances where I have departed from established translation are:

为了减少读者理解中医术语的困难，我尽量保持现行译语。但下面一组术语我重新作了翻译：

— "Gathering Qi" for Zong Qi 宗气 (the Qi of the chest).

— "Back Transporting" points for Bei Shu 背俞 points, i.e. the points on the Bladder channel on the back.

— "Front Collecting" points for Mu 募 points, i.e. the so-called "alarm" points or "Front-Mu" points.

— "Gathering" points for Hui 会 points, i.e.the eight points corresponding to various tissues such as sinews, bones, blood vessels, etc.

— "Directing Vessel" for Ren Mai 任脉 , usually translated as "Conception Vessel".

——用 gathering Qi 对译宗气。

——将背俞穴译作 Back Transporting points。

——将募穴译作 Front Collecting points。

——将会穴译作 Gathering points。

——将任脉译作 Directing Vessel（通常译作 Conception Vessel）。

I have changed this last name because the term "Conception vessel" is obviously a mistranslation. The Chinese character for Ren 任 means "to direct", "to take up a job" or "to appoint". This fits in well with the function of this vessel as the director of all Yin channels (in the same way as the Governing Vessels governs all Yang channels). The translation of Ren as "conception" might have come from mistaking the character 任 with 妊 which does mean conception. It is easy to see how this could have been done as the Directing Vessel does influence conception, but this is only one of its many functions.

我之所以重译任脉，主要是因为现行译语 Conception Vessel 是明显的误译。中文"任"是"指导""任职"或"委任"之意。任脉的功能正好是统摄阴脉（同样的，督脉总督阳脉）。将"任"译作 conception 可能是将"任"和"妊"混淆了。当然任脉也影响妊娠，但那只是其功能的一部分。

Most other terms are the same as in "*The Essentials of Chinese Acupuncture*", the "*Web that has no Weaver*", "*Tongue Diagnosis in Chinese Medicine*" and "*Acupuncture-A Comprehensive Text*".

其他术语的译法与《中国针灸基础》等书一致。

As for the term "Elements", I have decided, after much consideration and pondering, to keep this translation not only because of a very strong established use, but also because it is actually semantically correct, and I explain this in the relevant chapter. The term "5 Phases" is being increasingly used but is, in my opinion, not quite correct as the 5 Elements are much more than just "phases" of a cyclical movement.

经过慎重的考虑，我决定仍然使用 5 Elements 来翻译五行。这不仅仅是因为 5 Elements 是约定俗成的译法，更重要的是这个译法在语义上也是正确的。虽然"5 Phases"这一译法近来也用得很多，但在我看来这是极不准确的，因为五行远不仅仅是 phases。

I have translated Shen 神 (of the Heart) as "Mind" rather than "Spirit". The reason for this is explained in the chapter on the Heart functions and, in this connection, I strongly recommend the reader to read also note 6 on page 75.

我用 mind 翻译"神"，而不用 spirit。原因我将在心的功能一节中论述。

I have translated the terms "Shi" and "Xu" as either Fullness-Emptiness (or Full-Empty) or Excess-Deficiency according to the context and in order to provide a more readable style. Strictly speaking, "Excess" and "Deficiency" are not quite correct as they imply that they are two poles along the same axis, i.e. too much or too little of the same. In actual fact, they indicate two different terms of reference: "Excess" refers to excess of a pathogenic factor, whereas "Deficiency" refers to deficiency of the body's normal Qi. So while the term "Deficiency" is right, the term "Excess" does not adequately convey the Chinese idea. "Shi" means "solid", "full", and it indicates a condition characterized by "fullness" of a pathogenic factor, not an "excess" of normal body's Qi. Thus "Fullness" and "Emptiness" (or "Full" and "Empty") would, strictly speaking, be a better translation.

我将"实"和"虚"根据语域或译为 Fullness-Emptiness（或 Full-Empty）或译为 Excess-Deficiency，以便使译文更具可读性。严格地讲，Excess 和 Deficiency 是不准确的，因为在英语中这两者是同一水平上相反的双方，即对同样的东西拥有得太多或太少。而事实上中医的"实"指的是邪气太盛，"虚"指正气不足。所以当 deficiency 语义准确时，Excess 几乎没有表达出中文"实"的内涵。"实"指的是 solid，full，表示邪盛的状态，而不是指正气太多。所以严格地讲，Fullness 和 Emptiness（或 Full 和 Empty）才是较好的译语。

Whenever words indicate specific concepts and phenomena peculiar to Chinese Medicine, they are capitalized; when the same words refer to the common Western entities, they are not. For example, all the names of the internal organs are capitalized to indicate the concept of Internal Organ as understood in Chinese Medicine. Thus "Heart" refers to the Chinese medical concept of Heart, whereas "heart" indicates the actual anatomical organ in a Western medical sense.

对于中医独有的概念，译文都采用大写，当同样的词是西方的一般概念时，则用小写。比如，所有内脏器官都以大写表明这是指中医的脏腑。如 Heart 指中医的"心"，heart 指西方观念上的心。

Similarly, "Exterior" indicates the superficial energetic layers of the body in a Chinese Medicine sense. "Phlegm" denotes the Chinese concept of Phlegm as a pathogenic factor with very wide ranging manifestations while "phlegm" indicates the mucus or sputum which is coughed up.

同样的，Exterior 指中医讲的表，Phlegm 指中医讲的能致病的“痰”，phlegm 则指咳出的“痰”。

Finally, the translation of certain terms indicating Chinese medical disease entities should be explained. I use the term “Painful Obstruction Syndrome” for Bi syndrome (i.e. pain in the joints from external Dampness, Cold, Windor Heat), “Atrophy Syndrome” for Wei syndrome (i.e. muscle weakness, flaccidity or atrophy), “Wind-stroke” for Zhong Feng (i.e. the sudden unconsciousness and paralysis caused by interior Wind) and “Difficult Urination Syndroine” for Lin syndrome (i.e. the symptoms of urinary difficulty and pain).

最后再谈一下中医特有病名的翻译。我用 Painful Obstruction Syndrome 译搏证，用 Atrophy Syndrome 译瘦证，用 Windstroke 译中风，用 Difficult Urination Syndrome 译淋证。

I have provided a full glossary with Chinese characters, pinyin transliteration and English translations.

我向大家提供了完整的音译和英译的中文字。

九、20 世纪西方研究和翻译中医的核心内容

（一）威斯（Ilza Veith）对《黄帝内经》的首次翻译

《黄帝内经》理论深奥、概念玄秘、语言晦涩，翻译时理解困难，挑战巨大。《黄帝内经》的学术思想很早就传入了欧美诸国，但其翻译直到 20 世纪 40 年代才被提到议事日程。在第二次世界大战鏖战正酣的时候，美国学者威斯开始认真研读《黄帝内经》并试图将其翻译成英语。经过艰苦的努力，威斯将《黄帝内经》中的《素问》部分 81 章的前 34 章翻译成英文。尽管她对《黄帝内经》基本概念的释义与原著差异较大，但其译著面世之后，在西方世界，特别是汉学界，引起了极大的轰动。因为在此之前，传入西方的有关《黄帝内经》的思想和理论，只散见于某

些有关中国文化或中国医学的论著之中，而且往往都是只言片语或有限节引，使西方读者很难观一斑而见全豹。

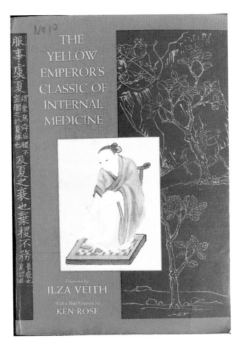

图 3-37 威斯翻译的《黄帝内经》

威斯所翻译的《素问》34章，可谓是世界上第一次对《素问》的翻译。虽然只翻译了《素问》81章中的前34章，但毕竟是第一次完整地翻译了《素问》中的部分内容，可谓是对传播中医做出的突出贡献，值得我们敬慕。在此之前，基本上没有人将《素问》或《灵枢》中的任何一章完整地向西方翻译。当时威斯之所以只翻译了《素问》的前34章，是因为其内容太过庞杂、其思想太过精深、其理论太过深奥、其概念太过玄秘。即便将其翻译为今文，也颇为棘手，更何况翻译为英文！因其去古久远，今天的人们很难准确地把握《黄帝内经》中基本概念的深奥内涵并将其完整地再现于译文。当我们面对老子“道可道非常道，名可名非常名”这样的精辟论断时，我们皆可直观地感悟到其思想之深邃，其寓意之深刻，其意境之恢宏。但若将其译为英文，却颇为令人疾首蹙额。因为“道”和“名”在中国古典文化中都是内涵深刻而多样的哲学概念和范畴，不是一两个英语单词所能阐明得了的。

威斯对《素问》前34章的翻译，虽存在一定的问题，但也比较明确地理解和表达了其中的某些重要内容。现将其翻译的《素问》第一章“上古天真论”的部分内容介绍给大家，请大家了解其翻译的方要。

昔在黄帝，生而神灵，弱而能言，幼而徇齐，长而敦敏，成而登天。

In ancient times when the Yellow Emperor was born he was endowed with divine talents; while yet in early infancy he could speak; while still very young he was quick of apprehension and penetrating; when he was grown up he was sincere and comprehending; when he became perfect he ascended to Heaven.

黄帝“成而登天”，指的是其到了成年就成为华夏诸族的帝王。将其翻译为 ascended to Heaven，就以为黄帝已经离开人世了，不符合实际。

乃问于天师曰：余闻上古之人。春秋皆度百岁，而动作不衰；今时之人，年半百而动作皆衰者，时世异耶？人将失之耶？

The Yellow Emperor once addressed T'ien Shih, the divinely inspired teacher: I have heard that in ancient times the people lived (through the years) to be over a hundred years, and yet they remained active and did not become decrepit in their activities. But nowadays people reach only half of that age and yet become decrepit and failing. Is it because the world changes from generation to generation? Or is it that mankind is becoming negligent (of the laws of nature)?

对这段话的理解和表达还是比较符合实际的，值得肯定。

岐伯对曰：上古之人，其知道者，法于阴阳，和于术数，食饮有节，起居有常，不妄作劳，故能形与神俱，而尽终其天年，度百岁乃去。今时之人不然也，以酒为浆，以妄为常醉以入房，以欲竭其精，以耗散其真，不知持满，不时御神，务快其心，逆于生乐，起居无节，故半百而衰也。

Ch'I Po answered: In ancient times those people who understood Tao [the way of self cultivation] patterned themselves upon the Yin and the Yang [the two principles in nature] and they lived in harmony with the arts of divination. There are temperance in eating and drinking. Their hours of rising and retiring were regular and not disorderly and wild. By these means the ancients kept their bodies united with their souls, so as to fulfill their allotted span completely, measuring unto a hundred years before they passed away. Nowadays people are not like this; they use wine as beverage and they adopt recklessness as usual behavior. They enter the chamber (of love) in an intoxicated condition; their passions exhaust their vital forces; their cravings dissipate their true (essence); they do not know how to find contentment within themselves; they are not skilled in their control of their spirits. They devote all their attention to the amusement of their minds, thus cutting themselves off from the joys of long (life). Their rising and retiring is without regularity. For these reasons they reach only one half of the hundred years and then they degenerate.

夫上古圣人之教下也，皆谓之虚邪贼风，避之有时，恬淡虚无，真气从之，精神内夺，病安从来。是以志闲而少欲，心安而不惧，形劳而不倦，气从以顺，各从其欲，皆得所愿。故美其食，任其服，乐其俗，高下不相慕，其民故曰朴。是以嗜欲不能劳其目，淫邪不能惑其心，愚智贤不肖不惧于物，故合于道，所以能年皆度百岁而动作不衰者，以其德全不危也。

In the most ancient times the teachings of the sages (圣人) were followed by those beneath them; they said that weakness and noxious influences and injurious winds should be avoided at specific times. They [the sages] were tranquilly content in nothingness and the true vital force accompanied them always; their vital (original) spirit was preserved within; thus, how could illness come to them? They exercised restraint of their wills and reduced their desires; their hearts were at peace and without any fear; their bodies toiled and yet did not become weary. Their spirit followed in harmony and obedience; everything was satisfactory to their wishes and they could achieve whatever they wished. Any kind of food was beautiful (to them); and any kind of clothing was satisfactory. They felt happy under any condition. To them it did not matter whether a man held a high or a low position in life.

These men can be called pure at heart. No kind of desire can tempt the eyes of those pure people and their mind cannot be misled by excessiveness and evil. (In such a society) no matter whether men are wise or foolish, virtuous or bad, they are without fear of anything; they are in harmony with Tao, the Right Way. Thus they could live more than one hundred years and remain active without becoming decrepit, because their virtue was perfect and never imperiled.

对于这部分内容，其理解和表达也比较符合自然，虽然存在一定的问题，但毕竟是次要的。在“上古天真论”这章内容中，最重要的是黄帝所提出真人、至人、圣人和贤人以及其基本的精气神韵。真正地了解和掌握黄帝对这四大人物的论述，对于国人来说已是不易，遑论国外的译者。现特别将威斯对黄帝所提出的这四大人物及其精神的翻译介绍给大家，让大家了解作为西方学者的威斯对其基本精神的了解和表达以及所存在的问题和失意。这不仅仅是威斯和其他西方人翻译中医经典和典籍时存在的问题，也是国内的译者翻译中医经典和典籍时也常常存在的问题。

关于四大圣贤的论述，可从文理关联性与释义准确性方面介绍威斯对其的理解和翻译，从而也体现了威斯对《素问》前 34 章其他领域的理解和翻译。关于“真人”的精神风貌，黄帝说：

闻上古有真人者，提挈天地，把握阴阳，呼吸精气，独立守神，肌肉若一，故能寿敝天地，无有终时，此其道生。

威斯将其译为：I have heard that in ancient times there were the so-called Spiritual Men (真人); they mastered the Universe and controlled Yin and Yang [the two principles in nature] . They breathed the essence of life, they were independent in preserving their spirit and their muscles and flesh remained unchanged. Therefore they could enjoy a long life, just as there is no end for Heaven and Earth. All this was the result of their life in accordance with Tao, the Right Way.

在这个译文中，威斯对一些概念的解读和翻译，值得斟酌。其实上古之人所谓的“真人”，是和俗人相对而言的。世俗之人常把“他乡作故乡”，故而生活在虚幻之中，岂能有“真”？从这个意义上说，所谓的“真人”，就是 true man。所谓的“提挈天地”，指的是掌握自然规律的意思，即 thoroughly understand the law of nature，译作 master the Universe，意思显得含混。所谓“把握阴阳”，就是掌握阴阳的变化规律，即 understand the changes of yin and yang，译作 control yin and yang，意义显得偏狭。所谓“呼吸精气”，指的是呼吸自然界的精纯清气，即 absorb pure fresh air，译作 breathe the essence of life，意思不够明确。所谓“独立守神”，指的是“使精神守持于内”，即 keep the spirit inside，译作 independent in preserving their spirit，显然有望文生义之嫌。所谓“肌肉若一”，指的是使肌肉与身体高度协调，即 integrity of muscles in the whole body，译作 their muscles and flesh remained unchanged，有些不知所云。

对于“真人”的内涵，可以这样解释：Zhenren（真人 true man) referred to the people who were thoroughly aware of the changes of Yin and Yang in the earth and the heavens and therefore were able to live in accord with the supreme standards for cultivating health and life both mentally and physically.

关于“至人”的精神风貌，黄帝说：

中古之时，有至人者，淳德全道，和于阴阳，调于四时，去世离俗，积精全神，游行天地之间，视听八达之外，此盖益其寿命而强者也，亦归于真人。

意思是说，中古的时候，有称为至人的人，具有淳厚的道德，能和调于阴阳四时的变化，离开世俗的干扰，积蓄精气，集中精神，使其游行于广阔的天地自然之间，视听于八方之外，这是他延长寿命和强健身体的方法。这种人也可以归属于真人的行列。

威斯将其译为：In medieval times there existed the Sapients (至人); their virtue was preserved and they (unfailingly) upheld Tao, the Right Way. They lived in accord with Yin and Yang, and in harmony with the four seasons. They departed from this world and retired from mundane affairs; they saved their energies, and preserved their spirits completely. They roamed and travelled all over the universe and could see and hear beyond the eight distant places. By all these means they increased their life and strengthened it; and at last they attained the position of the Spiritual Man.

威斯之译，基本意思尚合原文思想。某些概念的理解和翻译，似可再行推敲。如“至人”，亦是相对于俗尘之人而言的。对于俗尘之人，常规的看法是“人无完人”，英语里也有 to err is human 的说法，即是人都会犯错误的。但如果一个人能“超凡脱俗”，那么他就是一个“完人”，也就不会 err 了。这样的人，自然就是黄帝所说的“至人”，即 perfect man。所谓“至人”，更多的是强调其道德的淳厚完美，而不完全指其才能智慧，所以译作 sapient 似乎显得过于世俗了一些，因为 sapient 的基本意思就是 very wise。所谓“淳德全道”，即是强调道德的深厚完美，威斯将其译作 their virtue was preserved and they (unfailingly) upheld Tao, the Right Way，似有衍化其意之嫌。

为了说明“至人”的内涵，笔者做了这样的介绍：Zhiren (至人 perfect man) referred to the people with supreme morality and thorough cultivation of life. Zhuangzi (庄子) said: “Those who absolutely follow Zhen (真 genuineness or truth) is called Zhiren (至人).”

关于“圣人”的精神风貌，黄帝说：

其次有圣人者，处天地之和，从八风之理，适嗜欲，于世俗之间，无恚嗔之心，行不欲离于世，被服章，举不欲观于俗，外不劳形于事，内无思想之患，以恬愉为务，以自得为功，形体不敝，精神不散，亦可以百数。

威斯将这段话译为：They were succeeded by the Sages (圣人).The Sages attained harmony with Heaven and Earth and followed closely the laws of the eight winds. They were able to adjust their desires to worldly affairs, and within their hearts there was neither hatred nor anger. They did not wish to separate their activities from the world; they could be indifferent to custom. They did not over-exert their minds by strenuous meditation. They were not concerned about anything. They regarded inner happiness and peace as fundamental, and contentmenr as highest achievement. Their bodies could never be harmed and their mental faculties never be dissipated. Thus they could reach the age of one hundred years or more.

总体来看，威斯的这个译文还是较为忠实于原文的，且基本保持了原文的结构和风格，基本意思也都比较完整地再现于原文，十分难得。中国古人所谓的“圣人”，即指俗人中的佼佼者，远不能与“真人”与“至人”同日而语，所以其寿只能达到百岁左右，而不能“寿敝天地，无有终时”。威斯将“圣人”译作 sage 而没有译作 Saint，可谓译得恰如其分。在英语中，sage 亦指俗人中的佼佼者，而 Saint 则指的是 someone who is given the title “saint” by the Christian church after they have died, because they have been very good or holy。由此可见，Saint 在英语中总是和宗教关联在一起，用其翻译中国的“圣人”显然是不妥当的。

纵观中国几千年的封建史，虽然有星火点点的宗教思潮，但终未成燎原之势。这种点点星火之势的宗教思潮在人们的日常生活中虽然有所体现，但在整个国家的政治生活中却鲜有实质性的影响。虽然有人曾一度欲将儒家学术发展成宗教，但在古文学派的撞击下，孔子最终成为万民敬仰的大成至圣先师，而没有成为不食人间烟火的教主。所以将中国的“圣人”翻译成英语时，只能是 sage，而不是 Saint。

其实英语的 sage 与中国的“圣人”，在内涵上还是有很大区别的。中国的“圣人”，首先是完美道德的化身。而英语中的 sage，却仅仅指的是 very wise, especially as a result of a lot of experience，与中国的“圣人”比起来，实在是等而下之。所以笔者在翻译“圣人”时，采用了音译加文内注解的方式，以避免对“圣人”一词的表浅解读。这段话中的“被服章”三字，自来对其认识不一，有的研究者认为此三字与上下文缺乏必要的关联性，因此认为是衍文。有的学者则认为此三字并非衍文，而是对“圣人”世俗生活的进一步介绍。

对于“贤人”的精神风貌，黄帝说：

其次有贤人者，法则天地，象似日月，辨列星辰，逆从阴阳，分别四时，将从上古合同于道，亦可使益寿而有极时。

威斯将其译为：They were succeeded by the Men of Excellent Virtue (贤人) who followed the rules of the universe and emulated the sun and the moon, and they also discovered the arrangement of the stars; they could foresee (the workings of) Yin and Yang and obey them; and they could distinguish the four seasons. They followed the ancient times and tried to maintain their harmony with Tao. (In doing so) they increased their age toward a long life.

威斯对这段文字的翻译，基本上还是忠实于原文的，将“贤人”译作 men of excellent virtue 也是较为符合原意的。“圣人”是俗人中的佼佼者，而“贤人”亦是俗人中的杰出者，略逊色于“圣人”。故将“贤人”译作 men of excellent virtue 或直接译作 virtuous people，均在一定程度上揭示了原文之意。

如《素问·四季调神大论》中有这样一段关于阴阳的论述：

夫四时阴阳者，万物之根本也，所以圣人春夏养阳，秋冬养阴，以从其根，故与万物沉浮于生长之门。逆其根，则伐其本，坏其真也矣，万物之始终也，死生之本也。逆之则灾害生，从之则苛疾不起，是谓得道。道者，圣人行之。愚者佩之。

威斯将其翻译为：Thus the interaction of the four seasons and the

interaction of Yin and Yang [the two principles in nature] is the foundation of everything in creation. Hence the sages conceived and developed their Yang in Spring and Summer, and conceived and develop their Yin in Fall and Winter in order to follow the rule of rules; and thus [the sages] , together with everything in creation, maintained themselves at the gate of life and development.

Those who rebel against the basic rules of the universe sever their own roots and ruin their true selves. Yin and Yang, the two principles in nature, and the four seasons are the beginning and the end of everything and they are also the cause of life and death. Those who disobey the laws of the universe will give rise to to calamities and visitations, while those who follow the laws of the universe remain free from dangerous illness, for they are the ones who have obtained Tao, the Right Way.

Tao was practiced by the sages and admired by the ignorant people. Obedience to the laws of Yin and Yang means life; disobedience means death. The obedient ones will rule while the rebels will be in disorder and confusion. Anything contrary to harmony (with nature) is disobedience and means rebellion to nature.

与原文相较，威斯的译文显然比较冗长，这是因为译者在译文中掺杂了较多的文内注解，从而使译文显得烦琐。也许正是这样的烦琐注解，使得译文基本上揭示了原文的实际内涵。特别难能可贵的是，威斯对“道者，圣人行之，愚者佩之”的翻译，与原文的基本精神颇为吻合，这是十分难得的。因为在中国国内，对这一句话的理解也常常会出现各种各样的偏颇。

（二）文树德（Paul U. Unschuld）对《难经》的首次翻译和研究

文树德是德国的中医家和翻译家，也是世界上传播中医贡献最大的一位。文树德长期从事中国医学史研究和中医名著的翻译工作。他独自翻译的《难经》英译本早在 1986 年就已经由美国加利福尼亚大学出版社出版。此前及之后虽然有人也翻译了《难经》，但文树德的翻译最为重

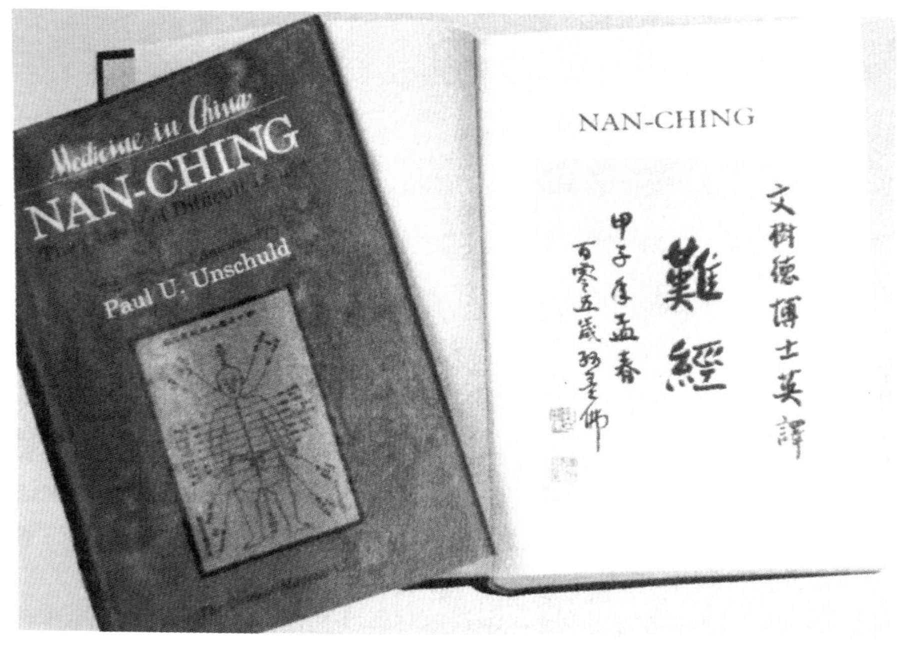

图3-38 文树德《难经》译本

要，因为他是考据派的创始人。所谓的考据，就是以中华远古时期的文明、文化和文字为基础分析和解读中医经典著作中的核心概念和术语，而不是按照当今时代中国人自己对中医经典著作的解读和释义。其对中医经典著作的理解、释义和翻译，不仅在国外影响深入，贡献极大，就是在国内也非常值得关注，尤其是以考据的方式对中医经典著作的理解和释义。

虽然世界上一直在制定所谓的中医名词术语的国际标准，但文树德却基本不太关注其国际标准，因为所谓的国际标准并不一定真正地理解中医核心概念和术语的内涵和定义。比如当今所谓的中医国际标准将“经”译为 meridian，将“三焦”译为 triple energizer，将“药”译为 drug，并不符合实际，而且完全将其虚化了。特别是 WHO 制定中医的国际标准时，居然将“中医”译为 traditional medicine，这完全是对中国自远古以来所发明创造的中医理法方药的否定。甚至可以说将“中医”译为 traditional medicine，是对中国文明和文化的不尊重，是对当代中国人的歧视。这居然没有引起国内的关注，实在是奇中之奇，怪中之怪。

下面向大家介绍文树德对《难经》的翻译。他本人其实也翻译《黄帝内经·素问》，但基本上还是对《素问》的分析、思考和释义，但对《难经》的翻译是比较完整、系统的。从文树德对《难经》的翻译来看，基本就完全了解了他对中医经典著作的释义和表达，与当今时代其他人的释义和表达有共同点，其境界和路径则完全不同。

《难经》第一难的内容是：

一难曰：十二经皆有动脉，独取寸口，以决五脏六腑死生吉凶之法，何谓也？然：寸口者，脉之大会，手太阴之脉动也。人一呼脉行三寸，一吸脉行三寸，呼吸定息，脉行六寸。人一日一夜，凡一万三千五百息，脉行五十度，周于身。漏水下百刻，荣卫行阳二十五度，行阴亦二十五度，为一周也，故五十度复会于手太阴。寸口者，五脏六腑之所终始，故法取于寸口也。

文树德将其译为：The first difficult issue: (1) All the twelve conduits have［sections where the］movement［in these］vessels［can be felt］. (2) Still, one selects only the "inch-opening" in order to determine whether the［body's］five depots and six palaces［harbor a］pattern of death or life, of good or evil auspices. What does that mean? (3) It is like this. The "inch-opening" constitutes the great meeting point of the［contents passing through］the vessels; it is the［section of the］hand-great-yin［conduit where the］movement［in that］vessel［can befelt］. (4) When a normal person exhales once,［the contents of］the vessels proceed three inches; when［a normal person］inhales once,［the contents of］vessels proceed three inches［too］. Exhaling and inhaling［constitute one］breathing［period］. During this period,［the contents of］the vessels proceed six inches. (5) A person, in the course of one day and one night, breathes altogether 13,500 times.［During that time, the contents of］the vessels proceed through 5- passage.［That is,］they circulate through the body［in the period needed by］the［clepsydra's］dripping water to move down by 100 markings. The constructive and the protective [influences] proceed through 25 passages [during a] yang [period] , and they proceed through 25 passages [during a] yin [period] . This constitutes one cycle. Because [the contents of the vessels] meet again, after 50 passages, with the inch-opening, [this section] is the beginning and the end of [the movement of the contents of the vessels through the body's] five depots and six palaces. Hence, the pattern [of death or life, of good or evil auspices harbored by the body's five deposits and six palaces] is obtained from the inch-opening.

从这第一难的翻译可以看出，文树德所翻译的中医经典，完全按照经典著作的语言粉彩、文化精神和实际内涵进行表达和翻译，并没有按照一般庸俗的所谓意译的方式进行翻译。其翻译的每一句话都是按照原文的结构和方式进行表达，表达中有时因英语语言的特色必须加入另外一些词语和内容，对于所加入的词语和内容，均将其纳入中括号中，即“[　]”。如一难的第一句话“十二经皆有动脉”的翻译是 All the twelve conduits have [sections where the] movement [in these] vessels [can be felt] . 其中将“经”译为 conduit（通道），而没有译为 channel 或 meridian，有一定的道理。将“动脉”译为 vessel，也是符合实际的。为了按照英语语言的结构形式表达清楚这句话的实际意义，也用了 [sections where the] [in these] 和 [can be felt] 这三方面的英语单词，因为这些单词在“十二经皆有动脉”这句原文中并不存在，所以文树德都将其置入中括号“[　]”之中，明确表明这些词并不是原文所有的。这说明文树德一直在努力地将中医的语言文化传播到西方，至为重要。其他八十难的翻译，都是按照这样的方式进行释义和翻译，非常值得当今学人认真学习，努力借鉴。

（三）魏迺杰（Nigel Wiseman）等对《伤寒杂病论》的翻译

《伤寒杂病论》是中国传统医学著作之一，其作者是张仲景，至今伤寒论依然是中国中医院校开设的主要基础课程之一。《伤寒杂病论》系统地分析了伤寒的原因、症状、发展阶段和处理方法，创造性地确立了对伤寒病的“六经辨证”的辨证施治原则，奠定了理、法、方、药的理论基础。《伤寒杂病论》是我国历史上第一部理论与实践相结合的中医典籍，从而构建了中国的临床医学。后经晋代医家王叔和的整理，将《伤寒杂病论》编辑成《伤寒论》和《金匮要略》两书，至今依然为中医界所具体使用。魏迺杰等翻译的《伤寒杂病论》，就是对《伤寒论》和《金匮要略》的翻译。作为通俗派的创始人，魏迺杰的翻译颇值令人认真学习和借鉴。

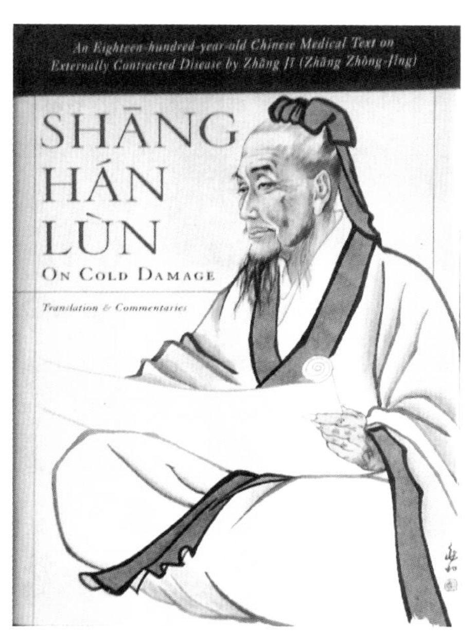

图 3-39 魏迺杰《伤寒论》译本

《伤寒论》是魏迺杰和 Craig Mitchell 及 Feng Ye 一起翻译的，但主要还是按照经典著作的概念翻译，不是按照一般的方式翻译。《伤寒论》源自医圣张仲景所著的《伤寒杂病论》。下面向大家介绍《伤寒论》第一部“辨太阳病脉证并治上”一些具体的翻译方式和方法。

原文一：太阳之为病，脉浮，头项强痛而恶寒。

译文：In Disease of the greater yang, the pulse is floating, the head and nape are still and painful, and [there is] aversion to cold.

其译文中，将“太阳”译文 greater yang，意思是比较合理的，但当今在国际上流行的则是音译为 taiyang。将 there is 也置入中括号中，说明其与经典翻译的理念是一致的。

原文二：太阳病，发热汗出，恶风，脉缓者，名为中风。

译文：When in greater yang disease [there is] heat effusion, sweating, aversion to wind, and a pulse that is moderate, it is called wind strike.

原文三：太阳病，或已发热，或未发热，必恶寒，体痛，呕逆，脉阴阳俱紧者，名为伤寒。

译文：Greater yang disease, whether heat has effused or not, as long as there is aversion to cold, with generalized pain, retching counterflow, and yin and yang [pulses] both tight, is called cold damage.

原文四：伤寒一日，太阳受之，脉若静者，为不传。颇欲吐，若躁烦，脉数急者，为传也。

原文五：伤寒二三日，阳明少阳证不见者，为不传也。

其中的原文四和原文五，译文中并没有出现，说明译者翻译《伤寒论》时所借用的中文书的内容可能不太完整。译者不仅仅是将《伤寒论》的相关内容按照经典著作的原文认真地进行了翻译，而且还进行了深入的释义和注解。

比如其对原文一的解释是：

（1）Head and nape are stiff and painful, 头项强痛 tou xiang qiang tong: Head and pain and stiffness in the back of the neck.

（2） Avesion to cold, 恶寒 wu han: Sensitivity to cold or a subjective sensation of cold. Aversion to cold is now often specifically defined as a pronounced sensation of cold that is felt even in the absence of external wind or cold and is undiminished by adding extra clothing or bedclothes, and is often contrasted with aversion to wind, which denotes a feeling of cold experienced on exposure to wind or drafts (see line 2, p. 43). However, this distinction is not always clearly made in Shang Han Lun and other literature.

In the *Shang Han Lun*, “aversion to cold” often occurs with heat effusion (see note accompanying line 2, p.43), as a sign of wind-cold. In the absence of heat effusion or other exterior signs, it is a sign of cold arising from within due to yang qi vacuity.

The Chinese term 恶寒 wu han is often translated as “chill” . Strictly speaking, however, it is wider in meaning, including not only an acute feeling of cold with shivering, but general sensitivity to the cold. For this reason we consistently render it as “aversion to cold” . Aversion to cold is often specifically defined as a pronounced sensation of cold that is left even in the absence of external wind or cold and is undiminished by adding extra clothing or bed-clothes, and is often contrasted with aversion to wind (恶寒 wu han), which denotes a feeling of cold experienced on exposure to wind or drafts.

The term 恶寒 wu han, aversion to cold, would appear to be misnomer, if we accept the definition conventionally given in Chinese medical literature as a "sensation of cold that is felt even in the absence of wind and cold and that is undiminished by adding extra clothing or bedclothes" since 恶 wu, aversion, implied a response to the external stimulus 寒 han, cold, which the traditional definition specifically states to be irrelevant.

对原文的基本概念解释之后，译者对原文这一句话的实际含义及其重要意义又做了深入的介绍和评论，其介绍的内容如下。

Synopsis

A general outline of the pulse and signs of greater yang disease.

Commentary

The basic pattern associated with greater yang disease includes a pulse that is floating, headache, pain and stiffness in the back of the neck, and aversion to cold. The greater yang governs the exterior and rules the construction and defense, providing protection for the body. When an exterior evil attacks the body, right qi is excited and rises up to contend with evil. The signs of exterior disease are evidence of the contention between right qi and evil qi. When right qi contends with evil qi, the qi and blood quickly gather in the exterior of the body. The vessels become full and the qi of the pulse is stirred. Thus the pulse is felt easily with light pressure and is described as "floating". The greater yang channel passes through the head and neck. Wind-cold attacks and fetters the exterior the channel receives the evil, and the movement of qi and blood is blocked. This manifests as headache and pain and stiffness in the back of the neck. The defense qi is damaged by the evil and unable to warm the fleshy exterior and interstices normally; consequently aversion to cold arises.

This line presents the basic features of greater yang disease. In clinical practice, however, variations are often observed, as we shall see in the lines ahead. Moreover, the same signs may occur in other patterns. While a pulse that is floating and aversion to cold occurring together indicate an exterior disease, either of the two can, in the presence of other signs, also indicate other patterns. For example, a pulse that is floating and moderate, and accompanied by warm extremities (line 278, p. 461), occurs in greater yin disease. Aversion to cold occurs with a pulse that is faint (line 385, p. 585) in a pattern of severe yang vacuity in sudden turmoil disease.

The basic pulse and signs given in this line apply to all greater yang disease, even when they are not specifically stated. The Shang Han Lun is terse in its expression. Basic pulses and signs are often not repeated in pattern descriptions.

原文一“太阳之为病，脉浮，头项强痛而恶寒”只有14个字。译者将其翻译为“In Disease of the greater yang, the pulse is floating, the head and nape are still and painful, and [there is] aversion to cold.”译文使用了24个英语单词，比中文多了10个词。但对这句话的注释、介绍和评论，则撰写了长篇文章，从而系统、完整、正确地向西方解释和说明了这句话的实际含义及其重要意义。这样的翻译和释义至为重要。其他所有的内容都是以这种方式进行翻译、注释、介绍和评论，意义至为重要。

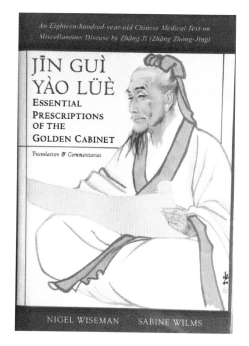

图3-40 魏迺杰《金匮要略》译本

《金匮要略》是魏迺杰独自翻译的，其译法与《伤寒论》的翻译完全一致。1999年《伤寒论》的译本在美国出版，2000年《金匮要略》的译文也在美国出版。

(四)《方剂学》(*Formulas & Strategies*)

《方剂学》(*Formulas & Strategies*)是Dan Bensky对方剂学的分析、研究和翻译，于1990年在美国

出版。Dan Bensky是美国的一位著名的中医师，他曾在中国认真地学习了中医，回到美国后一直努力地推进中医在美国的发展。为了推进中医在美国的发展，Dan Bensky向大家翻译和介绍了大量的中医核心内容。其中所研究和翻译的《中药学》和《方剂学》已经成为教科书和考试用书，影响深远，成为中医对外翻译传播史上的一大贡献。尤其是对《方剂学》的翻译和研究，特别值得当今从事中医翻译的人士认真学习和参考。其对方剂名称的翻译，基本上是自然的，甚至是直译的。比如将"五虎汤"译为"Five-Tiger Decoction"，将"白虎加人参汤"译为"White Tiger plus Ginseng Decoction"，将"五积散"译为"Five-Accumulotain Powder"。如今的中医翻译界，人们对方剂的翻译还存在着许多的问题和困惑。Dan Bensky对中医常用的方剂的解读非常深入，对方剂名称的英语翻译颇为自然，更值得当今之人认真学习。为了让大家了解Dan Bensky翻译方剂名称的方式和方法，今特将其核心内容介绍给大家。

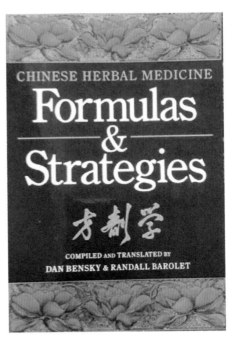

图3-41 《方剂学》(*Formulas & Strategies*)

1. 解表剂　在《方剂学》(*Formulas & Strategies*)这部书中，Dan Bensky将解表剂中的"葱豉汤"译为"Scallion And Prepared Soybeau Decoction"、"活人葱豉汤"译为"Scallion and Prepared Soybeau Decoction"、"葱白桔梗汤"译为"Scallion and Platycodon Decoction"、"麻黄汤"译为"Ephedra Decoction"、"麻黄加术汤"译为"Ephedra Decoction plus Atractylodis"、"大青龙汤"译为"Major Bluegreen Dragon Decoction"、"三拗汤"译为"Three-Unbinding Decoction"、"华盖散"译为"Canopy Powder"、"麻杏苡甘汤"译为"Ephedra, Apricot

Kernel, Coicis, and Licorice Decoction”、“桂枝汤”译为“Cinnamon Twig Decoction”、“桂枝加芍药汤”译为“Cinnamon Twig Decoction plus Peony”、“桂枝去芍药汤”译为“Cinnamon Twig Decoction minus Peony”、“桂枝加厚朴杏子汤”译为“Cinnamon Twig Decoction plus Magnolia Bark and Apricot Kernel”、“桂枝附子汤”译为“Cinnamon Twig and Prepared Aconite Decoction”、“桂枝附子汤”译为“Cinnamon Twig Prepared Aconite Decoction”、“桂枝加葛根汤”译为“Cinnamon Twig Decoction plus Kudzu”、“桂枝麻黄各半汤”译为“Combined Cinnamon Twig and Ephedra Decoction”、“桂枝二越婢一汤”译为“Two-parts Cinnamon Twig Decoction and One-part Maidservant from Yue Decoction”、“乌头桂枝汤”译为“Aconite and Cinnamon Twig Decoction”、“小青龙汤”译为“Minor Bluegreen Dragon Decoction”、“小青龙加石膏汤”译为“Minor Bluegreeen Dragon Decoction plus Gypsum”、“射干麻黄汤”译为“Belamcanda and Ephedra Decoction”、“九味羌活汤”译为“Nine-Herb Decoction with Notopterygium”、“九味羌活汤”译为“Nine-Herb Decoction with Notopterygium from the Analytic Collection”、“大羌活汤”译为“Major Notopterygium Decoction”、“香苏散”译为“Cyperus and Perilla Leaf Powder”、“香苏葱豉汤”译为“Cyperus, Perilla Leaf, Scallion, and Prepared Soybean Decoction”、“加味香苏散”译为“Augmented Cyperus and Perilla Leaf Powder”、“香薷散”译为“Elsholtzia Powder”、“四物香薷饮”译为“Four-Substance Decoction with Elsholtzia”、“五物香薷饮”译为“Five-Substance Decoction with Elsholtzia”、“六味香薷饮”译为“Six-Ingredient Decoction with Elsholtzia”、“十味香薷饮”译为“Ten-Ingredient Decoction with Elsholtzia”、“新加香薷饮”译为“Newly-Augmented Elsholtzia Decoction”、“桑菊饮”译为“Mulberry Leaf and Chrysanthemum Decoction”、“银翘散”译为“Honeysuckle and Forsythia Powder”、“柴葛解肌汤”译为“Bupleurum and Kudzu Decoction to Release the Muscle Layer”、“医悟柴葛解肌汤”译为“Bupleurumand Kudzu Decoction to Release the Muscle Layer from Medical Revelations”、

"升麻葛根汤"译为"Cimicifuga and Kudzu Decoction"、"宣毒发表汤"译为"Dissipate Toxin and Release the Exterior Decoction"、"羌兰汤"译为"Notopterygium and Isatis Root Decoction"、"川芎茶调散"译为"Ligusticum Chuanxiong Powder to be Taken with Green Tea"、"菊花茶调散"译为"Chrysanthemum Powder to be Taken with Green Tea"、"苍耳子散"译为"Xanthium Powder"、"辛夷散"译为"Magnolia Flower Powder"、"葛根汤"译为"Kudzu Decoction"、"葛根加半夏汤"译为"Kudzu Decoction plus Pinellia"、"人参败毒散"译为"Ginseng Powder to Overcome Pathogenic Influences"、"银翘败毒散"译为"Honeysuckle and Forsythia Powder to Overcome Pathogenic Influences"、"荆防败毒散"译为"Schiizonepeta and Ledebouriella Powder to Overcome Pathogenic Influences"、"参苏饮"译为"Ginseng and Perilla Leaf Decoction"、"麻黄细辛附子汤"译为"Ephedra, Asarum, and Prepared Aconite Decoction"、"麻黄附子甘草汤"译为"Ephedra, Prepared Aconite, and Licorice Decoction"、"再造散"译为"Renewal Powder"、"葱白七味饮"译为"Scallion Decoction with Seven Ingredients"、"加减葳蕤汤"译为"Modified Polygonatum Odoratum Decoction"、"葳蕤汤"译为"Polygonatum Odoratum Decoction"、"防风通圣散"译为"Ledebouriella Powder that Sagely Unblocks"、"祛风至宝丹"译为"Greatest Treasure Special Pill to Dispel Wind"、"葛根黄连黄芩汤"译为"Kudzu, Coptis, and Scutellaria Decoction"、"石膏汤"译为"Gypsum Decoction"、"三黄石膏汤"译为"Three-Yellow and Gypsum Decoction"、"五积散"译为"Five-Accumulation Powder"。

2. 清热剂　在《方剂学》(*Formulas & Strategies*)这部书中，Dan Bensky将清热剂中的"白虎汤"译为"White Tiger Decoction"、"白虎加人参汤"译为"White Tiger plus Ginseng Decoction"、"白虎加桂枝汤"译为"White Tiger plus Cinnamon Twig Decoction"、"白虎加苍术汤"译为"White Tiger plus Atractylodis Decoction"、"灵犀白虎汤"译为"White Tiger with Antelpe and Rhinoceros Horn Decoction"、"白虎承

气汤”译为“White Tiger and Order of Qi Decoction”、“柴胡白虎汤”译为“Bupleurum White Tiger Decoction”、“镇逆白虎汤”译为“White Tiger Decoction to Suppress Rebellion”、“竹叶石膏汤”译为“Lophatherus and Gypsum Decoction”、“栀子豆豉汤”译为“Gardenia and Prepared Soybean Decoction”、“栀子甘草豉汤”译为“Gardenia, Licorice, and Prepared Soybean Decoction”、“栀子生姜豉汤”译为“Gardenia, Fresh Ginger, and Prepared Soybean Decoction”、“枳实栀子豉汤”译为“Bitter Orange, Gardenia, and Prepared Soybean Decoction”、“栀子干姜汤”译为“Gardenia and Ginger Decoction”、“栀子厚朴汤”译为“Gardenia and Magnolia Bark Decoction”、“栀子大黄汤”译为“Gardenia and Rhubarb Decoction”、“清营汤”译为“Clear the Nutritive Decoction”、“犀角地黄汤”译为“Rhinoceros Horn and Rehmannia Decoction to Relieve Toxicity”、“牛黄上清丸”译为“Cattle Gallstone Pill to Ascend and Clar”、“神犀丹”译为“Magical Rhinoceros Special Pill”、“黄连解毒汤”译为“Coptis Decoction”、“泻心汤”译为“Drain in the Epigastrium Decoction”、“附子泻心汤”译为“Prepared Aconite Decoction to Drain the Epigastrium”、“内疏黄连汤”译为“Internal Dispersing Decoction with Coptis ”、“普济消毒饮”译为“Universal Benefit Decoction to Eliminate Toxin”、“清瘟败毒饮”译为“Clear Epidemics and Overcome Toxin Decoction”、“化斑汤”译为“Transform Blotches Decoction”、“仙方活命饮”译为“Sublime Formula for Sustaining Life”、“冲和汤”译为“Flush and Harmonize Decoction”、“五味消毒饮”译为“Five-Ingredient Decoction to Eliminate Toxin”、“消炎解毒丸”译为“Reduce Inflammation and Relieve Toxicity Pill”、“银花解毒汤”译为“Honeysuckle Decoction to Relieve Toxicity”、“四妙勇安汤”译为“Four-Valiant Decoction for Well-Being”、“神效托里散”译为“Miraculous Powder for Supporting the Interior”、“五神汤”译为“Five-Miracle Decoction”、“六神丸”译为“Six-Miracle Pill”、“银翘马勃散”译为“Honeysuckle, Forsythia, and Puffball Powder”、“麻杏石甘汤”译为“Ephedra, Apricot Kernel, Gypsum, and Licorice Decoction”、

"越婢汤"译为"Maidservant from Yue Decoction"、"越婢加术汤"译为"Maideservant from Yue Decoction plus Atractylodes"、"五虎汤"译为"Five- Tiger Decoction"、"泻白散"译为"Drain the White Powder"、"泻白散"译为"Drain the white Powder from the Wondrous Lantern"、"泻白散"译为"Drain the White Powder from the Standards"、"桑丹泻白汤"译为"Mulberry Leaf and Moutan Decoction to Drain the White"、"葶苈大枣泻肺汤"译为"Descurainia and Jujube Decoction to Drain the Lungs"、"苇茎汤"译为"Reed Decoction"、"泻白散"译为"Drain the Yellow Powder"、"清胃散"译为"Clear the Stomach Powder"、"清胃汤"译为"Clear the Stomach Decoction"、"玉女煎"译为"Jade Woman Decoction"、"导赤散"译为"Guide Out the Red Powder"、"泻心导赤汤"译为"Drain the Epigastrium and Guide Out the Red Decoction"、"龙胆泻肝汤"译为"Gentiana Longdancao Decoction to Drain the Liver"、"泻青丸"译为"Drain the Green Pill"、"清胆泻火汤"译为"Clear the Gallbladder and Drain Fire Decoction"、"当归龙荟丸"译为"Tangkuei, Gentiana Longdancao, and Aloe Pill"、"柴胡清肝汤"译为"Bupleurum Decoction to Clear the liver"、"左金丸"译为"Left Metal Pill"、"戊己丸"译为"Fifth and Sixth Heavenly Stem Pill"、"香连丸"译为"Aucklandia and Coptis Pill"、"白头翁汤"译为"Pulsatilla Decoction"、"白头翁加甘草阿胶汤"译为"Pulsatilla Decoction plus Licorice and Asshide Gelatin"、"加味白头翁汤"译为"Augmented Pulsatilla Decoction"、"青蒿鳖甲汤"译为"Artemisia Annua and Soft-Shelled Turble Shell Decoction"、"人参黄芪散"译为"Ginseng and Astragalus Powder"、"秦艽鳖甲散"译为"Gentiana Qinjiao and Soft-Shelled Turble Shell Powder"、"清骨散"译为"Cool the Bones Powder"、"清经散"译为"Clear the Menses Powder"、"地骨皮饮"译为"Lycium Root Bark Decoction"、"清络饮"译为"Clear the Collaterals Decoction"、"六一散"译为"Six-to-One Powder"、"鸡苏散"译为"Preppermint Powder"、"益元散"译为"Benefit the Basal Powder"、"碧玉散"译为"Jasper Powder"、"桂苓甘露饮"译为

"Cinnamon and Poria Sweet Dew Decoction"、"清暑益气汤"译为"Clear Summerheat and Augment the Qi Decoction"、"李氏清暑益气汤"译为"Master Li's Decoction to Clear Summerheat and Augment the Qi"、"雷氏清凉涤暑汤"译为"Master Lei's Decoction to Clear, Cool, and Remove Summerheat"。

3. 泻下剂 "大承气汤"译为"Major Order the Qi Decoction"、"厚朴三物汤"译为"Three-Substance Decoction with Magnolia Bark"、"调胃承气汤"译为"Regulate the Stomach and Order the Qi Decoction"、"大黄甘草汤"译为"Rhubarb and Licorice Decoction"、"复方大承气汤"译为"Revised Major Order the Qi Decoction"、"增液承气汤"译为"Increase the Fluids and Order the Qi Decoction"、"大黄牡丹汤"译为"Rhubarb and Moutan Decoction"、"薏苡附子败酱散"译为"Coicis, Prepared Aconite, and Baijiangcao Powder"、"薏苡仁汤"译为"Coicis Decoction from the Standards"、"凉膈散"译为"Cool the Diaphragm Powder"、"清心凉膈散"译为"Clear the Heart and Cool the Diagphragm Powder"、"更衣丸"译为"Pill Requiring a Change of Clothes"、"大陷胸汤"译为"Major Sinking Into the Chest Decoction"、"大陷胸丸"译为"Major Sinking into the Chest Pill"、"黄龙汤"译为"Yellow Dragon Decoction"、"新加黄龙汤"译为"Newly-Augmented Yellow Dragon Decoction"、"麻子仁丸"译为"Hemp Seed Pill"、"五仁丸"译为"Five-Seed Pill"、"润肠丸"译为"Moisten the Intestine Pill from Master Shen's Book"、"润肠丸"译为"Moisten the Intestines Pill from Discussion of the Spleen and Stomach"、"济川煎"译为"Benefit the River [Flow] Decoction"、"大黄附子汤"译为"Rhubarb and Prepared Aconite Decoction"、"温脾汤"译为"Warm the Spleen Decoction"、"三物备急丸"译为"Three-Substance Pill for Emergencies"、"白散"译为"White Powder"、"十枣汤"译为"Ten-Jujube Decoction"、"控涎丹"译为"Control Mucus Special Pill"、"舟车丸"译为"Vessel and Vehicle Pill"、"已椒苈黄丸"译为"Stephania, Zanthoxylum, Descurainia, and Rhubarb Pill"。

4. 和解剂 “小柴胡汤”译为“Minor Bupleurum Decoction”、“柴胡桂枝汤”译为“Bupleurum and Cinnamon Twig Decoction”、“柴胡加芒硝汤”译为“Bupleurum Decoction plus Mirabilite”、“柴胡四物汤”译为“Bupleurum and Four-Substance Decoction”、“柴平汤”译为“Bupleurum and Calm the Stomach Decoction”、“柴胡清燥汤”译为“Bupleurum Decoction to Clear Dryness”、“大柴胡汤”译为“Major Bupleurum Decoction”、“厚朴七物汤”译为“Seven-Substance Decoction with Magnolia Bark”、“清胰汤”译为“Clear the Pancreas Decoction”、“蒿芩清胆汤”译为“Artemisia Annua and Scutellaria Decoction to Clear the Gallbladder”、“达原饮”译为“Reach the Membrane Source Decoction”、“柴胡达原饮”译为“Bupleurum Decoction to Reach the Membrane Source”、“清脾汤”译为“Clear the Spleen Decoction”、“截疟七宝饮”译为“Seven-Treasure Decoction to Check Malarial Conditions”、“四逆散”译为“Frigid Extremities Powder”、“柴胡疏肝散”译为“Bupleurum Powder to Spread the Liver”、“通气散”译为“Unblock the QI Powder”、“丹黄四逆散”译为“Moutan and Phellodendron Powder from Frigid Extremities”、“抑肝散”译为“Restrain the Liver Powder”、“逍遥散”译为“Rambling Powder”、“加味逍遥散”译为“Augment Rambling Powder”、“黑逍遥散”译为“Black Rambling Powder”、“疏肝理脾汤”译为“Spread the Liver and Regulate the Spleen Decoction”、“痛泻要方”译为“Important Formula for Painful Diarrhea”、“半夏泻心汤”译为“Pinellia Decoction to Drain the Epigastrium”、“甘草泻心汤”译为“Licorice Decoction to Drain the Epigastrium”、“生姜泻心汤”译为“Fresh Ginger Decoction to Drain the Epigastrium”、“黄连汤”译为“Coptis Decoction”。

5. 治燥剂 “杏苏散”译为“Apricot Kernel and Perilla Leaf”、“桑杏汤”译为“Mulberry Leaf and Apricot Kernel Decoction”、“清燥救肺汤”译为“Eliminate Dryness and Rescue the Lungs Decoction”、“沙参麦门冬汤”译为“Glehnia and Ophiopogonis Decoction”、“百合固金汤”译为

“Lily Bulb Decoction to Preserve”、“补肺阿胶汤”译为“Tonify the Lungs Decoction with Ass-Hide Gelatin”、“月华丸”译为“Moonlight Pill”、“甘露饮”译为“Sweet Dew Decoction”、“养阴清肺汤”“Nourish the Yin and Clear the Lungs Decoction”、“麦门冬汤”译为“Ophiopogonis Decoction”、“加味麦门冬汤”译为“Augmented Ophiopogonis Decoction”、“增液汤”译为“Increase the Fluids Decoction”、“益胃汤”译为“Benefit the Stomach Decoction”、“玉液汤”译为“Jade Fluid Decoction”。

6. 祛湿剂 “五苓散”译为“Five-Ingredient Powder with Poria”、“四苓散”译为“Four-Ingredient Powder with Poria”、“胃苓汤”译为“Calm the Stomach and Poria Decoction”、“茵陈五苓散”译为“Artemisia Yinchenhao and Five-Ingredient Powder with Poria”、“春泽汤”译为“Spring Pond Decoction”、“猪苓汤”译为“Polyporus Decoction”、“沈氏猪苓汤”译为“Polyporus Decoction from Master Shen”、“猪苓汤”译为“Polyporus Decoction from Comprehensive Recording”、“五皮散”译为“Five-Peel Powder”、“五皮饮”译为“Five-Peel Decoction”、“七皮饮”译为“Seven-Peel Decoction”、“防己黄芪汤”译为“Stephania and Astragalus Decoction”、“防己茯苓汤”译为“Stephania and Poria Decoction”、“平胃散”译为“Calm the Stomach Powder”、“不换金正气散”译为“Rectify the Qi Powder Worth More than Gold”、“香砂平胃散”译为“Cyperus and Amomum Powder to Calm the Stomach”、“分消汤”译为“Separate and Reduce Decoction”、“除湿胃苓汤”译为“Eliminate Dampness Decoction by Combining; Calm the Stomach and Five-Ingredients; Powder with Poria”、“藿香正气散”译为“Agastache Powder to Rectify the Qi”、“一加减正气散”译为“First Modification of Rectify the Qi Powder”（rectify 应为 rectifying）、“二加减正气散”译为“Second Modification of Rectify the Qi Powder”（rectify 应为 rectifying）、“三加减正气散”译为“Third Modification of Rectify the Qi Powder”（rectify 应为 rectifying）、“四加减正气散”译为“Fourth Modification of Rectify the Qi Powder”（rectify 应为 rectifying）、“五加减

正气散”译为“Fifth Modification of Rectify the Qi Powder”（rectify应为rectifying）、“六和汤”译为“Harmonize the Six Decoction”、“三仁汤”译为“Three-Nut Decoction”、“藿朴夏苓汤”译为“Agastache, Magnolia Bark, Pinellia and Poria Decoction”、“黄芩滑石汤”译为“Scutellaria and Talcum Decoction”、“杏仁滑石汤”译为“Apricot Kernel and Talcum Decoction”、“甘露消毒丹”译为“Sweet Dew Special Pill to Eliminate Toxin”、“连朴饮”译为“Coptis and Magnolia Bark Decoction”、“茵陈蒿汤”译为“Artemisia Yinchenhao Decoction”、“茵陈四逆汤”译为“Artemisia Yinchenhao Decoction for Frigid Extremities”、“茵陈术附汤”译为“Artemisia Yinchenshao, Atractylodes, and Prepared Aconite Decoction”（术的读音是shu，非zhu）、“栀子柏皮汤”译为“Gardenia and Phellodendron Decoction”、“中满分消丸”译为“Separate and Reduce Fullness in the Middle Pill”、“中满分消汤”译为“Separate and Reduce Fullness in the Middle Decoction”、“八正散”译为“Eight-Herb Powder for Rectification”、“五淋散”译为“Five-Ingredient Powder for Painful Urinary Dysfunction”、“加味五淋散”译为“Augmented Five-Ingredient Powder for Painful Urinary Dysfunction”、“三金汤”译为“Three-Gold Decoction”、“芍药汤”译为“Peony Decoction”、“黄芩汤”译为“Scutellaria Decoction”、“二妙散”译为“Two-Marvel Powder”、“三妙丸”译为“Three-Marvel Pill”、“四妙丸”译为“Four-Marvel Pill”、“加味二妙丸”译为“Augmented Two-Marvel Pill”、“愈带丸”译为“Cure Discharge Pill”、“真武汤”译为“True Warrior Decoction”、“实脾饮”译为“Bolster the Spleen Decoction”、“萆薢分清饮”译为“Dioscorea Hypoglauca Decoction to Separate the Clear”（萆的读音是bi，非bei）、“萆薢分清饮”译为“Dioscorea Hypoglauca Decoction to Separate the Clear from Medical Revelations”、“鸡鸣散”译为“Powder to Take at Cock's Crow”、“羌活胜湿汤”译为“Notopterygium Decoction to Overcome Dampness”、“蠲痹汤”译为“Remove Painful Obstruction Decoction from Medical Revelations”、“蠲痹饮”译为“Remove Painful Obstruction

Decoction from Selected Formula"、"桂枝芍药知母汤"译为"Cinnamon Twig, Peony, and Anemarrhena Decoction"、"薏苡仁汤"译为"Coicis Decoction from the Enlightened Physicians"、"宣痹汤"译为"Disband Painful Obstruction Decoction"、"独活寄生汤"译为"Angelica Pubescens and Sangjisheng Decoction"、"三痹汤"译为"Three Painful Obstruction Decoction"、"大秦艽汤"译为"Major Gentiana Qinjiao Decoction"、"大防风汤"译为"Major Ledebouriella Decoction"、"疏风活血汤"译为"Disperse Wind and Invigorate the Blood Decoction"。

7. 温里剂 "当归四逆汤"译为"Tangkuei Decoction for Frigid Extremities"、"当归四逆加吴茱萸生姜汤"译为"Tangkuei Decoction for Frigid Extremities plus Evoidia and Fresh Ginger"、"黄芪桂枝五物汤"译为"Astragalus and Cinnamon Twig Five-Substance Decoction"、"阳和汤"译为"Yang-Heartening Decoction"、"中和汤"译为"Middle-Heartening Decoction"、"理中丸"译为"Regulate the Middle Pill"、"连理汤"译为"Coptis Decoction to Regulate the Middle"、"丁萸理中汤"译为"Clove and Evodia Decoction to Regulate the Middle"、"桂附理中汤"译为"Cinnamon and Prepared Aconite Decoction to Regulate the Middle"、"附子理中丸"译为"Prepared Aconite Pill to Regulate the Middle"、"枳实理中丸"译为"Immature Bitter Orange Pill to Regulate the Middle"、"理中化痰丸"译为"Regulate the Middle and Transform Phlegm Pill"、"桂枝人参汤"译为"Cinnamon Twig and Ginseng Decoction"、"吴茱萸汤"译为"Evodia Decoction"、"小建中汤"译为"Minor Construct the Middle Decoction"、"黄芪建中汤"译为"Astragalus Decoction to Construct the Middle"、"当归建中汤"译为"Tangkuei Decoction to Construct the Middle"、"安中散"译为"Calm the Middle Powder"、"大建中汤"译为"Major Construct the Middle Decoction"、"甘草干姜汤"译为"Licorice and Ginger Decoction"、"生姜甘草汤"译为"Fresh Ginger and Licorice Decoction"、"四逆汤"译为"Frigid Extremities Decoction"、"四逆加人参汤"译为"Frigid Extremities Decoction plus Ginseng"、"通脉四逆汤"译为

"Unblock the Pulse Decoction for Frigid Extremities"、"白通汤"译为"White Penetrating Decoction"、"回阳救急汤"译为"Restore and Revive the Yang Decoction"、"参附汤"译为"Ginseng and Prepared Aconite Decoction"、"独参汤"译为"Unaccompanied Ginseng Decoction"、"术附汤"译为"Atractylodes and Prepared Aconite Decoction"、"黑锡丹"译为"Lead Special Pill"。

8. 补益剂 "四君子汤"译为"Four-Gentleman Decoction"、"异功散"译为"Extraordinary Merit Powder"、"六君子汤"译为"Six-Gentleman Decoction"、"香砂六君子汤"译为"Six-Gentleman Decoction with Aucklandia and Amomum"、"香砂养胃汤"译为"Nourish the Stomach Decoction with Aucklandia and Amomum"、"六神散"译为"Six-Miracle Powder from Standards of Patterns and Treatments"、"固真汤"译为"Stabilize the True Decoction"、"保元汤"译为"Preserve the Basal Decoction"、"参苓白术散"译为"Ginseng, Poria, and Atractylodes Macrocephala Powder"、"参苓白术散"译为"Ginseng, Poria, and Atractylodes Macrocephala Power from the Analytic Collection"、"七味白术散"译为"Seven-Ingredient Powder with Atractylodes Macrocephala"、"保胎资生丸"译为"Protect the Fetus and Aid Life Pill"、"补中益气汤"译为"Tonify the Middle and Augment the Qi Decoction"、"加减补中益气汤"译为"Modified Tonify the Middle and Augment the Qi Decoction"、"调中益气汤"译为"Regulate the Middle and Augment the Qi Decoction"、"升阳益胃汤"译为"Raise the Yang and Benefit the Stomach Decoction"、"举元煎"译为"Lift the Source Decoction"、"升陷汤"译为"Raise the Sinking Decoction"、"益气聪明汤"译为"Augment the Qi and Increase Acuity Decoction"、"生脉散"译为"Generate the Pulse Powder"、"加减生脉散"译为"Modified Generate the Pulse Powder"、"补肺汤"译为"Tonify the Lungs Decoction"、"人参蛤蚧散"译为"Ginseng and Gecko Powder"、"人参胡桃汤"译为"Ginseng and Walnut Decoction"、"四物汤"译为"Four-Substance Decoction"、"三黄四物汤"译为"Three-

Yellow and Four-Substance Decoction”、“温清饮”译为“Warming and Clearing Decoction”、“圣愈汤”译为“Sage-like Healing Decoction”、“过期饮”译为“Delayed Menstruation Decoction”、“芩连四物汤”译为“Four-Substance Decoction with Scutellaria and Coptis”、“桃红四物汤”译为“Four-Substance Decoction with Safflower and Peach Pit”、“补肝汤”译为“Tonify the Liver Decoction”、“玉烛散”译为“Jade Candle Powder”、“艾附暖宫丸”译为“Mugwort and Prepared Aconite Pill for Warming the Womb”、“加味四物汤”译为“Augmented Four-Substance Decoction”、“当归鸡血藤汤”译为“Tangkuei and Jixueteng Decoction”、“当归芍药散”译为“Tangkuei and Peony Powder”、“当归散”译为“Tangkuei Powder”、“芍药甘草汤”译为“Peony and Licorice Decoction”、“芍药甘草附子汤”译为“Peony, Licorice, and Prepared Aconite Decoction”、“当归生姜羊肉汤”译为“Mutton Stew with Kangkuei and Fresh Ginger”、“当归补血汤”译为“Tangkuei Decoction to Tonify the Blood”、“透脓散”译为“Discharge Pus Powder”、“归脾汤”译为“Restore the Spleen Decoction”、“固本止崩汤”译为“Stabilize the Root and Stop Excessive Uterine Bleeding Decoction”、“炙甘草汤”译为“Honey-Fried Licorice Decoction”、“加减复脉汤”译为“Modified Restore the Pulse Decoction”、“八珍汤”译为“Eight-Treasure Decoction”、“八珍益母丸”译为“Eight-Treasure Pill to Benefit Mothers”、“十全大补汤”译为“All-Inclusive Great Tonifying Decoction”、“人参养营汤”译为“Ginseng Decoction to Nourish the Nutritive Qi”、“香贝养营汤”译为“Gyperus and Fritillaria Decoction to Nourish the Nutritive Qi”、“泰山磐石散”译为“Powder that Gives the Stability of Mount Tai”、“肠宁汤”译为“Intestinal Serenity Decoction”、“何人饮”译为“Polygonum Multiflorum Root and Ginseng Decoction”、“六味地黄丸”译为“Six-Ingredient Pill with Rehmannia”、“都气丸”译为“Capital Qi Pill”、“杞菊地黄丸”译为“Lycium Fruit, Chrysanthemum, and Rehmannia Pill”、“知柏地黄丸”译为“Anemarrhena, Phellodendron, and Rehmannia Pill”、“八仙长寿丸”译为“Eight-Immortal Pill for

Longevity"、"加味六味地黄丸"译为"Augmented Six-Ingredient Pill with Rehmannia"、"耳聋左慈丸"译为"Pill for Deafness that is Kind to the Left [Kidney]"、"当归地黄饮"译为"Tangkuei and Rehmannia Decoction"、"八味地黄丸"译为"Eight-Ingredient Pill with Rehmannia"、"明目地黄丸"译为"Improve Vision Pill with Rehmannia"、"左归饮"译为"Restore the Left [Kidney] Decoction"、"左归丸"译为"Restore the Left [Kidney] Pill"、"固阴煎"译为"Stabilize the Yin Decoction"、"大补元煎"译为"Great Tonify the Basal Decoction"、"大补阴丸"译为"Great Tonify the Yin Pill"、"滋肾通关丸"译为"Enrich the Kidneys and Open the Gates Pill"、"虎潜丸"译为"Hidden Tiger Pill"、"虎潜丸配方"译为"Hidden Tiger Pill from the Analytic Collection"、"大造丸"译为"Great Creation Pill"、"一贯煎"译为"Linking Decoction"、"驻景丸"译为"Preserve Vistas Pill"、"石斛夜光丸"译为"Dendrobium Pill for Night Vision"、"七宝美髯丹"译为"Seven-Treasure Special Pill for Beautiful Whiskers"、"二至丸"译为"Two-Ultimate Pill"、"桑麻丸"译为"Mulberry Leaf and Sesame Seed Pill"、"金匮肾气丸"译为"Kidney Qi Pill From the Golden Cabinet"、"济生肾气丸"译为"Kidney Qi Pill from Formulas to Aid the Living"、"十补丸"译为"Ten-Tonic Pill"、"右归丸"译为"Restore the Right [Kidney] Pill"、"右归饮"译为"Restore the Right [Kidney] Decoction"、"龟鹿二仙胶"译为"Tortoise Shell and Deer Antler Syrup"、"青娥丸"译为"Young Maiden Pill"、"菟丝子丸"译为"Cuscuta Seed Pill"、"赞育丹"译为"Special Pill to Aid Fertility"、"二仙汤"译为"Two-Immortal Decoction"。

9. 理气剂　"越鞠丸"译为"Escape Restraint Pill"、"排气饮"译为"Discharge Gas Decoction"、"半夏厚朴汤"译为"Pinellia and Magnolia Bark Decoction"、"四七汤"译为"Four-Ingredient Decoction for the Seven Emotions"、"瓜蒌薤白白酒汤"译为"Trichosanthes Fruit, Chinese Chive, and Wine Decoction"、"瓜蒌薤白半夏汤"译为"Trichosanthes Fruit, Chinese Chive, and Pinellia Decoction"、"枳实瓜蒌桂枝汤"译为"Immature Bitter

Orange, Trichosanthes Fruit, and Cinnamon Twig Decoction"、"厚朴温中汤"译为"Magnolia Bark Decoction for Warming the Middle"、"良附丸"译为"Galangal and Cyperus Pill"、"金铃子散"译为"Melia Toosendan Powder"、"奔豚丸"译为"Running Piglet Pill"、"天台乌药散"译为"Top-Quality Lindera Powder"、"加味乌药汤"译为"Augmented Lindera Decoction"、"导气汤"译为"Conduct the Qi Decoction"、"暖肝煎"译为"Warm the Liver Decoction"、"橘核丸"译为"Tangerine Seed Pill"、"苏子降气汤"译为"Perilla Fruit Decoction for Directing Qi Downward"、"定喘汤"译为"Arrest Wheezing Decoction"、"神秘汤"译为"Mysterious Decoction"、"四磨汤"译为"Four Milled-Herb Decoction"、"六磨汤"译为"Six Milled-Herb Decoction"、"五磨饮子"译为"Five Milled-Herb Decoction"、"旋覆代赭汤"译为"Inula and Hematite Decoction"、"干姜人参半夏丸"译为"Ginger, Giinseng, and Pinellia Pill"、"橘皮竹茹汤"译为"Tangerine Peel and Bamboo Shavings Decoction"、"橘皮竹茹汤配方"译为"Tangerine Peel and Bamboo Shavings Decoction from Formulas to Aid the Living"、"新制橘皮竹茹汤"译为"Newly-Formulated Tangerine Peel and Bamboo Shavings Decoction"、"丁香柿蒂汤"译为"Clove and Persimmon Calyx Decoction"、"柿蒂汤"译为"Persimmon Calyx Decoction"。

10. 活血剂 "桃核承气汤"译为"Peach Pit Decoction to Order the Qi"、"抵挡汤"译为"Resistance Decoction"、"血府逐瘀汤"译为"Drive Out Stasis in the Mansion of Blood Decoction"、"通窍活血汤"译为"Unblock the Orifices and Invigorate the Blood Decoction"、"膈下逐瘀汤"译为"Drive Out Blood Stasis Below the Diaphragm Decoction"、"少腹逐瘀汤"译为"Drive Out Blood Stasis in the Lower Abdomen Decoction"、"身痛逐瘀汤"译为"Drive Out Blood Stasis from a Painful Body Decoction"、"失笑散"译为"Sudden Smile Powder"、"延胡索汤"译为"Corydalis Decoction"、"手拈散"译为"Pinch Powder"、"丹参饮"译为"Salvia Decoction"、"大黄䗪虫丸"译为"Rhubarb and Eupolyphaga

Pill”、“补阳还五汤”译为“Tonify the Yang to Restore Five [Tenths] Decoction”、“疏经活血汤”译为“Relax the Channels and Invigorate the Blood Decoction”、“桂枝茯苓丸”译为“Cinnamon Twig and Poria Pill”、“生化汤”译为“Generation and Transformation Decoction”、“温经汤”译为“Warm the Menses Decoction”、“复元活血汤”译为“Revive Health By Invigorating the Blood Decoction”、“七厘散”译为“Seven-Thousandths of a Tael Powder”、“跌打丸”译为“Trauma Pill”、“活络效灵丹”译为“Fantastically Effective Pill to Invigorate the Collaterals”。

11. 止血剂 “十灰散”译为“Ten Partially-Charred Substances Powder”、“地榆散”译为“Sanguisorba Powder”、“四生丸”译为“Four-Fresh Pill”、“宁血汤”译为“Quiet the Blood Decoction”、“顺经汤”译为“Smooth the Menses Decoction”、“咳血方”译为“Coughing of Blood Formula”、“槐花散”译为“Sophora Japonica Flower Powder”、“槐角丸”译为“Sophora Japonica Fruit Pill”、“小蓟饮子”译为“Cephalanoplos Decoction”、“清热止崩汤”译为“Clear Heat and Stop Excessive Uterine Bleeding Decoction”、“清经止血汤”译为“Cool the Menses and Stop Bleeding Decoction”、“柏叶汤”译为“Biota Twig Decoction”、“黄土汤”译为“Yellow Earth Decoction”、“胶艾汤”译为“Ass-Hide Gelatin and Mugwort Decoction”、“丁香胶艾汤”译为“Clove, Ass-Hide Gelatin, and Mugwort Decoction”。

12. 固涩剂 “玉屏风散”译为“Jade Windscreen Powder”、“牡蛎散”译为“Oyster Shell Powder”、“当归六黄汤”译为“Tangkuei and Six-Yellow Decoction”、“九仙散”译为“Nine-Immortal Powder”、“真人养脏汤”译为“True Man's Decoction to Nourish the Organs”、“桃花汤”译为“Peach Blossom Decoction”、“四神丸”译为“Four-Miracle Pill”、“澹寮四神丸”译为“Four-Miracle Pill from the Tranquil Hut”、“益黄散”译为“Benefit the Yellow Powder”、“金锁固精丸”译为“Metal Lock Pill to Stabilize the Essence”、“水陆二仙丹”译为“Water and Earth Immortals Special Pill”、“桑螵蛸散”译为“Mantis Egg-Case

Powder”、“茯菟丹”译为“Poria and Cuscuta Special Pill”、“缩泉丸”译为“Shut the Sluice Pill”、“桂枝加龙骨牡蛎汤”译为“Cinnamon Twig Decoction plus Dragon Bone and Oyster Shell”、“桂枝甘草龙骨牡蛎汤”译为“Cinnamon Twig, Licorice, Dragon Bone, and Oyster Shell Decoction”、“寿胎丸”译为“Fetus Longevit Pill”、“固冲汤”译为“Stabilize Gushing Decoction”、“固经丸”译为“Stabilizing the Menses Pill”、“振灵丹”译为“Rouse the Spirit Special Pill”、“完带汤”译为“End Discharge Decoction”、“清带汤”译为“Clear Discharge Decoction”、“易黄汤”译为“Change yellow [Discharge] Decoction”。

13. 安神剂 “天王补心丹”译为“Emperor of Heaven’s Special Pill to Tonify the Heart”、“养心汤”译为“Nourish the Heart Decoction”、“柏子养心丸”译为“Biota Seed Pill to Nourish the Heart”、“酸枣仁汤”译为“Sour Jujube Decoction”、“珍珠母丸”译为“Mother-of-Pearl Pill”、“定志丸”译为“Settle the Emotions Pill”、“妙香散”译为“Marvelously Fragrant Powder”、“黄连阿胶汤”译为“Coptis and Ass-Hide Gelatin Decoction”、“交泰丸”译为“Grand Communication Pill”、“甘麦大枣汤”译为“Licorice, Wheat, and Jujube Decoction”、“朱砂安神丸”译为“Cinnabar Pill to Calm the Spirit”、“磁朱丸”译为“Magnetite and Cinnabar Pill”、“生铁落饮”译为“Iron Filings Decoction”、“柴胡加龙骨牡蛎汤”译为“Bupleurum plus Dragon Bone and Oyster Shell Decoction”。

14. 治风剂 “消风散”译为“Eliminate Wind Powder from True Lineage”、“消风散”译为“Eliminate Wind Powder from Imperial Grace Formulary”、“四物消风饮”译为“Eliminate Wind Decoction with the Four Substances”、“小续命汤”译为“Minor Prolong Life Decoction”、“续命汤”译为“Prolong Life Decoction”、“乌药顺气散”译为“Lindera Powder to Smooth the Flow of Qi”、“乌头汤”译为“Aconite Decoction”、“小活络丹”译为“Minor Invigorate the Collaterals Special Pill”、“牵正散”译为“Lead to Symmetry Powder”、“玉真散”译为“True Jade Powder”、“五虎追风散”译为“Five-Tiger Powder to Pursue Wind”、

“止痉散”译为“Stop Spasms Powder”、“镇肝熄风汤”译为“Sedate the Liver and Extinguish Wind Decoction”、“建瓴汤”译为“Construct Roof Tiles Decoction”、“羚角钩藤汤”译为“Antelope Horn and Uncaria Decoction”、“钩藤饮”译为“Uncaria Decoction”、“天麻钩藤饮”译为“Gastrodia and Uncaria Decoction”、“三甲复脉汤”译为“Three-Shell Decoction to Restore the Pulse”、“阿胶鸡子黄汤”译为“Ass-Hide Gelatin and Egg Yolk Decoction”、“大定风珠”译为“Major Arrest Wind Pearl”、“大黄饮子”译为“Rehmannia Decoction”。

15. 开窍剂 “安宫牛黄丸”译为“Calm the Palace Pill with Cattle Gallstone”、“牛黄承气汤”译为“Cattle Gallstone Decoction to Order the Qi”、“牛黄清心丸”译为“Cattle Gallstone Pill to Clear the Heart”、“至宝丹”译为“Greatest Treasure Special Pill”、“紫雪丹”译为“Purple Snow Special Pill”、“回春丹”译为“Return of Spring Special Pill”、“苏合香丸”译为“Liquid Styrax Pill”、“涤痰汤”译为“Scour Phlegm Decoction”、“滚痰丸”译为“Vaporize Phlegm Pill”、“通关散”译为“Open the Gate Powder”。

16. 祛痰剂 “二陈汤”译为“Two-Cured Decoction”、“金水六君煎”译为“Six-Gentleman of Metal and Water Decoction”、“六安煎”译为“Six-Serenity Decoction”、“加味二陈汤”译为“Augmented Two-Cured Decoction”、“清湿化痰汤”译为“Clear Dampness and Transform Phlegm Decoction”、“香附旋覆花汤”译为“Cyperus and Inula Decoction”、“温胆汤”译为“Warm the Gallbladder Decoction”、“黄连温胆汤”译为“Coptis Decoction to Warm the Gallbladder”、“十味温胆汤”译为“Ten-Ingredient Decoction to Warm the Gallbladder”、“十一味温胆汤”译为“Eleven-Ingredient Decoction to Warm the Gallbladder”、“清气化痰丸”译为“Clear the Qi and Transform Phlegm Pill”、“瓜蒌枳实汤”译为“Trichosanthes Fruit and Immature Bitter Orange Decoction”、“小陷胸汤”译为“Minor Sinking into the Chest Decoction”、“柴胡陷胸汤”译为“Bupleurum Decoction for Sinking into the Chest”、“贝母瓜蒌散”译

为“Fritillaria and Trichosanthes Fruit Powder”、“二母散”译为“Fritillaria and Anemarrhena Powder”、“消瘰丸”译为“Reduce Scrofula Pill”、“夏枯草膏”译为“Prunella Syrup”、“海藻玉壶汤”译为“Sargassum Decoction for the Jade Flask”、“苓桂术甘汤”译为“Poria, Cinnamon Twig, Atractylodis Macrocephalae, and Licorice Decoction”、“甘草干姜茯苓白术汤”译为“Licorice, Ginger, Poria, and Atractylodis Macrocephalae Decoction”、“苓甘五味姜辛汤”译为“Poria, Licorice, Schisandra, Ginger, and Asarum Decoction”、“桂苓五味甘草汤”译为“Cinnamon Twig, Poria, Schisandra, and Licorice Decoction”、“三子养亲汤”译为“Three-Seed Decoction to Nourish One's Parents”、“止嗽散”译为“Stop Coughing Powder”、“半夏白术天麻汤”译为“Pinella, Atractylodis Macroephalae, and Gastrodia Decoction”、“导痰汤”译为“Guide Out Phlegm Decoction”、“定痫丸”译为“Arrest Seizures Pill”、“瓜蒂散”译为“Melon Pedicle Powder”、“瓜蒂散”译为“Melon Pedicle Powder from the Arcane Essentials”、“三圣散”译为“Three-Sage Powder”。

17. 消导剂　“保和丸”译为“Preserve Harmony Pill from the Previous Mirror”、“大安丸”译为“Great Tranquility Pill”、“木香槟榔丸”译为“Aucklandia and Betel Nut Pill”、“消乳丸”译为“Reduce Infantile Stagnation Pill”、“健脾丸”译为“Strengthen the Spleen Pill”、“枳术丸”译为“Immature Bitter Orange and Atractylodes Macrocephala Pill”、“曲麦枳术丸”译为“Medicated Leaven, Barley Sprout, Immature Bitter Orange, and Atractylodes Macrocephala Pill”、“香砂枳术丸”译为“Aucklandia, Amomum, Immature Bitter Orange, and Atractylodes Macrocephala Pill”、“枳术汤”译为“Immature Bitter Orange and Atractylodes Macrocephala Decoction”、“枳实导滞丸”译为“Immature Bitter Orange Pill to Guide out Stagnation”、“枳实消痞丸”译为“Immature Bitter Orange Pill to Reduce Focal Distention”。

18. 驱虫剂　“乌梅丸”译为“Mume Pill”、“理中安蛔汤”译为“Regulate the Middle and Calm Roundworms Decoction”、“连梅安蛔汤”译

为“Picrorhiza and Mume Decoction to Calm Roundworms”、“化虫丸”译为“Dissolve Parasites Pill”、“胆道驱蛔汤”译为“Drive Roundworms from the Biiliary Tract Decoction”、“驱绦汤”译为“Expel Tapeworms Decoction”（绦的读音是tao，非tiao）、“蛇床子散”译为“Cnidium Powder”、“肥儿丸”译为“Fat Baby Pill”、“布袋丸”译为“Cloth Sack Pill”。

十、21世纪西方对中医典籍的翻译

随着中医在世界各地的广泛传播和努力发扬，学者们对中医的核心内容不仅一直在认真努力的介绍，而且对中医的典籍依然在认真的学习和翻译。清末以来，西方一些重要的汉学家、中医家和翻译家都在努力地翻译中医核心的经典和典籍。比如中医的四大经典（《黄帝内经》《难经》《神农本草经》《伤寒杂病论》）自第二次世界大战之后，已经开始逐步地被翻译和介绍到了欧洲，尤其是20世纪70年代之后。在中医的传承和发展中，历朝历代都问世了很多重要的研究专著，这些专著自然就是中医的典籍。随着中医在世界各地的传播，尤其在欧洲的传播，中外学者对中医历朝历代的典籍也非常重视，也很希望将中医历朝历代的发展传播到西方。经过多年的努力，个别中医典籍已经通过翻译介绍到了欧洲。

欧洲翻译中医典籍，最值得关注的是欧洲的青年学者。这些青年人对中华文化和中医的学习非常认真，比国内学习中华文化和中医的人还要深入，还要努力。他们在学习中华文化和中医的时候，非常重视中华传统文化、语言和典籍的学习。通过学习逐步地了解了其实际含义，他们自然地感到中华文字雅致、内容深厚、意义非凡，于是便认真努力地翻译和介绍中医的典籍。其中最值得我们关注和敬慕的，就是欧洲希腊的青年学者Ioannis Solos，他的中文名字是秦济成。

秦济成在欧洲学习的时候，就开始关注中国的文化和中医，因为真正的中华文化传播到欧洲的，只有中医。在欧洲学习了中医之后，他又来到中国继续学习中医，研究中医，实习中医。在学习、研究和实践中

图 3-42 希腊学者秦济成

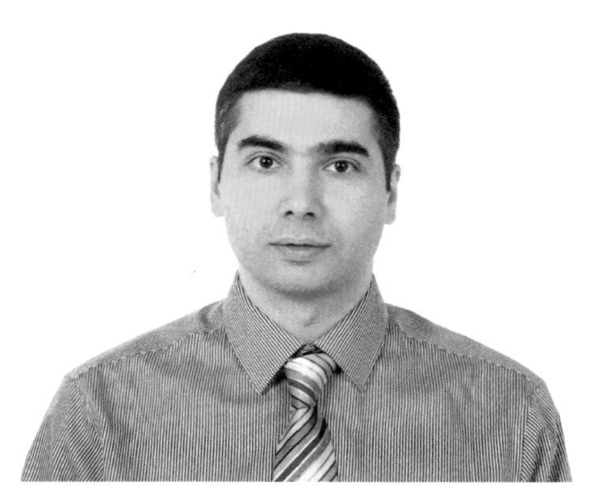

医的时候，他也一直在翻译中医。他所翻译的中医与国内学者翻译的中医有很大的不同。所谓的不同，就是他通过翻译将中医努力地介绍到欧洲，而国内的译者所翻译的中医基本上只存在国内，很难发扬到国外。更重要的是，秦济成是欧洲人，其对世界上影响最大的语言——英语——从小就学得颇为自然、全面，比国内读书人所学习英语的基础，自然更为深厚，更为全面。所以其所用英语翻译的中医当然比国内人士用英语翻译的中医要更为完美，最能为西方人士所能理解和接受。秦济成所翻译的中医，最重要的是对元代和清代时期两部典籍的翻译。其所翻译的第一部元代典籍是《敖氏伤寒金镜录》。

《敖氏伤寒金镜录》是元代一位姓敖的人对舌诊进行了详细的研究后所著。敖氏认真总结了当时察舌辨证的临床经验，最终撰写了《敖氏伤寒金镜录》这部书，其主要内容是讨论伤寒的舌诊。敖氏撰写完成了《敖氏伤寒金镜录》这部书以后，却未能广为流行，因为元代并没有重视中华文化，元代虽然没有破坏和消灭中华文化，但自己并没有认真学习中华文化，甚至连中华语言都没有认真学习。所以在元代，《敖氏伤寒金镜录》基本没有问世的版本。只有到了明代，这部重要的中医典籍才问世。当时有位名叫杜清碧的国人发现了这本重要的著作，认真学习了解了其基本内容，又在该书 12 幅舌象图的基础上绘制了 24 幅舌象图，并在 1341 年正式将其印刷出版了。

秦济成学习中医的时候，认真地阅读了这部典籍，对其求真务实的内容颇为感动，希望将其介绍给欧洲。通过认真地学习、分析和总结，最终将其翻译为英文，于 2013 年在美国出版。秦济成对《敖氏伤寒金镜录》的翻译，与经典翻译的方法和理念基本一致。对其核心概念、内容和术语的理解和表达，基本都符合实际。比如《敖氏伤寒金镜录》第一

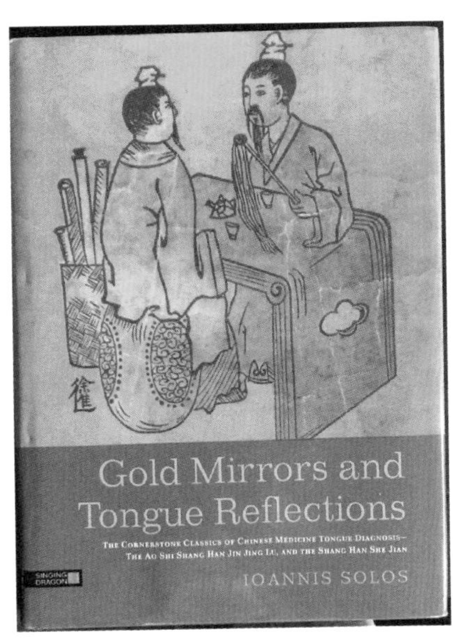

图 3-43 秦济成《敖氏伤寒金镜录》译本

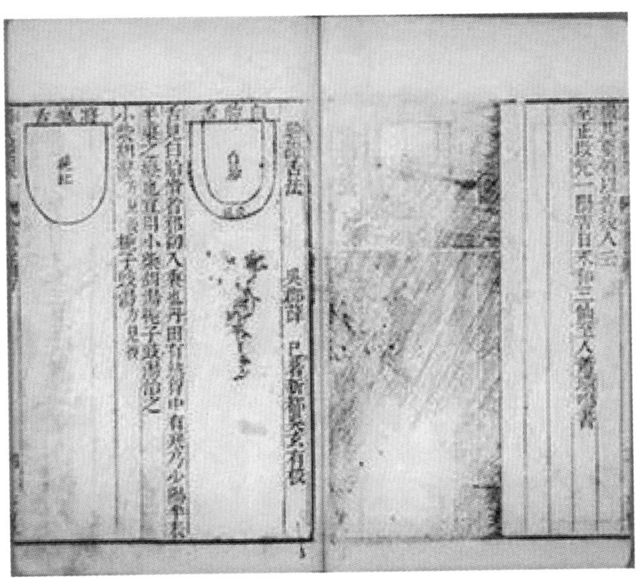

图 3-44 《敖氏伤寒金镜录》中文原文

章的原文是："舌见白胎滑者，邪初入里。丹田有热，胸中有寒，乃少阳半表半里之证也。宜用小柴胡汤、栀子豉汤治之。"

秦济成将其译为：The white and gloosy tongue fur appears [during] the initial stages of the evil entering the interior. There is heat in the dantian and cold in the chest. This is a half-exterior, half-interior pattern in the shaoyang [channel]. Use Xiao Chai Hu Tang, Zhi Zi Chi Tang to alleviate.

秦济成将"经"译为 channel，颇为自然。当然"经"这个字原文中没有出现，为了明确其实际含义，秦济成将"经"纳入其中，但将 channel 纳入"[　]"之中，说明原文没有出现，翻译时为了明确其含义。这显然是经典翻译的基本方式。将"丹田"和"少阳"以及"小柴胡汤"和"栀子豉汤"都采用音译。虽然是音译，但却对其有深厚的注解。比如对"小柴胡汤"音译 Xiao Chai Hu Tang 的注解为：Chai Hu (Bupleuri Radix), 4 qian (Weight units are classified in Appendix I), Huang Qin (Scutellariae Radix), Gan Cao (Glycyrrhizae Radix), Ren Shen (Ginseng Radix), Ban Xia (Pinelliae Tuber), 2 qian of each. Each therapeutic dosage is a liang. Chew each dosage, [and] add into 1.5 cups of water. [Then] add 3 slices of Jiang (Zingiberis Rhizoma), and 2 pieces of Da Zao (Jujubae Fructus). Decoct until 1 cup [fluid remains] . Administer [the medicine] warm.

秦济成对“栀子豉汤”音译 Zhi Zi Chi Tang 的注释为：Fourteen pieces of Zhi Zi (Gardeniae Fructus). [If] fresh, chop it up. Four boxes of Xiang Chi (Sojae Semen Fermentatum) wrappd up in cotton [cloth] . Decoct the two ingredients in 3 cups of water. First decoct remain and then add the Xiang Chi (Sojae Semen Fermentatum) and carry on simmering until only 1 cup [of water] remains. Administer [the medicine] warm.

秦济成对“小柴胡汤”和“栀子豉汤”这一方剂的解释为：[Additional] notes on the formula: The book says that [the method for] preparing the crude herbs into similar sizes is called chewing (fu zu). In [Xin Xiu] Ben Cao (*Newly Revised Materia Medica*), Su Gong said: Chew [the herbs, while] taking the dosage into account. Kou Zong-xi said: Chewing harbors the meaning of flavor. [When processing the medicine] by chewing with teeth, although the hers break up, they do not become [like] dust. In the ancient formularies the diea of chewing is very often mentioned. Li Gao said: Chewing is an ancient method, [where] through biting [one breaks the medicine] into small soybean-size pieces, [before] decocting. Today people use a knife in order to process [the herbs] into small pieces.

《敖氏伤寒金镜录》第二章的原文是：“舌见红色，热蓄于内也。不问何经，宜用透顶清神散治之。”

秦济成将其译为：The tongue is [pure] red, [because] the heat amasses in the interior. No need to ask which channel. Treat with Tou Ding Qing Shen San.

秦济成将“透顶清神散”的音译 Tou Ding Qing Shen San 释义为：Zhu Ya Zhao Jiao (Gleditsiae Fructus), Xi Xin (Asari Herba), Bai Zhi (Angelicae Dahuricae Radix), Dang Gui (Angelicae Sinensis Radix). Process each herb into fine powder, then take the same amount of each and mix them together. First, the patient must hold 1 sip of water in his mouth, and inhale a small amount of the medicine through his nose, until he sneezes. If there is no sneezing, he should inhale more of this medicine. In a house where there is scourage epidemic, not only those who contracted the evil, but others too, should use this medicine.

《敖氏伤寒金镜录》第三章的原文是："舌见红色，内有黑形如小舌者，乃邪热结于里也。君火炽盛，反兼水化，宜凉膈散、大柴胡汤下之也。"

秦济成将其译为：The tongue [body] color is [pure] red. In the middle it has black [fur], and the shape of it resembles a small tongue. This signifies that the evil heat is binding to the interior. The intense sovereign fire may be further (or even) complicated by water transformation. Use Liang Ge San, Da Chai Hu Tang to purge.

秦济成对"凉膈散"音译的 Liang Ge San 的注解为：Shen Gan Cao (Glycyrrhizae Radix Cruda)—2 liang. Da Huang (Rhei Rhizoma)—3 liang. Lian Qiao (Forsythiae Fructus)—4 liang. Shan Zhi Zi (Gardeniae Fructus), Bo He Ye (Menthae Folium), Huang Qin (Scutellariae Radix), Pu Xiao (Mirabilitum Depuratum)—1 liang each. Each dosage is 1 liang. Add 20 pieces of Dan Zhu Ye (Lophatheri Herba) [and] 2 cups of water [and] boil down to 1 cup. Remove the residues and add a little Sheng Mi (Mel Crudum). There is no time restraint for administering the medicine. Take warm until diarrhea is induced.

秦济成对"大柴胡汤"音译的 Da Chai Hu Tang 的注解为：Chai Hu (Bupleuri Radix)—4 qian. Huang Qin (Scutellariae Radix), Shao Yao (Paeoniae Radix), Ban Xia (Pinelliae Tuber)—1.5 qian of each. Zhi Shi (Aurantii Fructus Immaturus)—2 qian, stir fried with wheat. Da Huang (Rhei Rhizoma)—2.5 qian. The above herbs must be processed by chewing. Each dosage is 8 qian. Add 3 slices of Sheng Jiang (Zingiberis Rhizoma Recens), and 1 Da Zao (Jujubae Fructus). From 1.5 cups of water, boil down to 1 cup. Administer warm.

《敖氏伤寒金镜录》共有原文 36 章，秦济成基本就以这样的方式对所有的原文进行了认真的分析翻译和解释，非常有利于西方人理解其实际含义。

在清代，问世的中医典籍非常多，有较大影响的如《医林改错》。

王清任写的《医林改错》这部书对之后的国人影响如此之大，但秦济成这样的西方学者并没有关注这部影响国人的书，更没有翻译这部在神州大地颇有影响的书，就是因为这部书完全是受西方医学的影响，在一定程度上歧视了中医，重视了西医。所以学习清代问世的中医典籍时，秦济成比较重视的是《伤寒舌鉴》。《伤寒舌鉴》是舌诊著作，由清代张登（字诞先）撰写于康熙七年，即 1668 年。其中有关伤寒舌象 120 种，归纳为白苔舌、黄苔舌、黑苔舌、灰色舌、红色舌、紫色舌、霉酱色苔舌、蓝色苔舌及妊娠伤寒舌 9 类，每类冠以总论，下附各舌象图加以说明，兼述病机及治法，内容简要，条理清晰。

作者张登在前言中指出：“尝读仲景书，止言舌白、苔滑，并无黄、黑、刺、裂。至《金镜录》始集三十六图，逮后《观舌心法》广至一百三十有七，何后世证变之多若此？宁知伤寒自表传里，舌苔必由白滑而变他色，不似伏邪瘟疫等热毒，自内达外之，一病便见黄黑诸苔也。观仲景论中，一见舌白、苔滑，即言难治，安有失治而致变者乎？所以仲景止言白苔，已见一斑，不烦琐屑。后人无先圣治未病之能，势不得

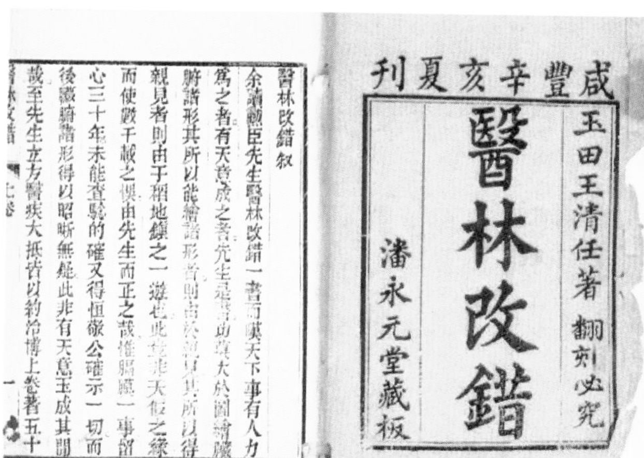

咸豐辛亥夏刊

玉田王清任著

醫林改錯

潘永元堂藏板

翻刻必究

醫林改錯叙

余讀勳臣先生醫林改錯一書而嘆天下事有人力為之者有天意成之者先生是書功莫大於圖繪臟腑諸形其所以能繪諸形者則由於親見其所以得親見者則由于稻地鎮之一游也此豈非天假之緣而使戳千餘載之誤由先生而正之哉惟膈膜一事留心三十年未能查驗的確又得恆敬公確示一切而後臟腑諸形得以昭晰無疑此非有天意玉成其間哉至先生立方醫疾大抵皆以約治博上卷著五十

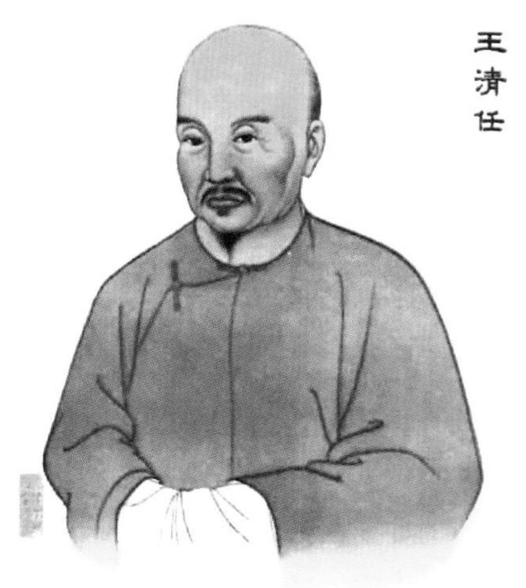

图 3-45 《医林改错》及其作者王清任

不反复辨论以启蒙昧。盖邪气入里，其虚实寒热之机，必现于舌，非若脉法之隐而不显也。况阴盛格阳，与邪热郁伏，多有假证、假脉，惟验舌上苔色之滑、燥、浓、薄，昭若冰鉴，无所遁形。由是取《观舌心法》，正其错误，削其繁芜，汰其无预于伤寒者，而参入家大人治案所纪及己所亲历，共得一百二十图，命曰伤寒舌鉴。授之剞劂，以公同志临证之一助云。"

本部书的内容非常丰富翔实，非常切合临床实际，流传颇广，影响深远。清代《四库全书》的《总目提要》对该书有颇为求真务实的评价。该评价指出："古经于诊候之外兼及辨色聆音，而未尝以舌观病。舌白、苔滑之说，始见张机《伤寒论》，其传亦古，然其法不详，亦未尝言及种种之别。后《金镜录》推至三十六图，未为赅备，《观舌心法》衍至（百）三十七图，又颇病繁芜。登以己所阅历，参证于二书之间，削烦正舛，以成是书，较之脉候隐微尤易考验，固诊伤寒者所宜参取也。"

秦济成学习中医时，阅读历朝历代的中医典籍时，颇为关注张登撰写的《伤寒舌鉴》这部书，并努力将其分析、翻译和释义。其译本于2014年在英国出版。

秦济成对该书原文的理解和释义，颇为符合实际，与今人对其的了解和释义相比，有很大的创意。比如该书的序言中自然地论述了针灸治病的方法和疗效。

秦济成将其译为：Acupuncture can tret the disease, and its efficacy is better than that of the herbal decoctions. Having been content with the inner gate teaching I have received under the guidance of Master Huang from Wan (i.e. Anhui), [through] the secrets of the channels and acupoints, I was

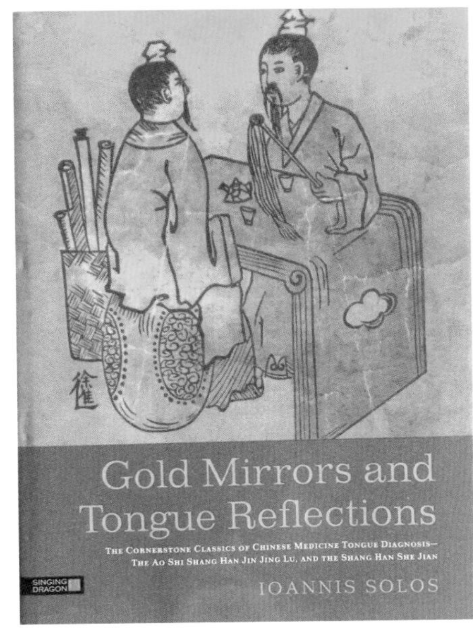

图 3-46 秦济成《伤寒舌鉴》译本

able to see a part of the whole picture. The golden needle can affect nine out of ten patients. However, it is a pity that inserting the needle into the muscle through the skin is not without pain. In the second month of spring in the Gui Hai1 year, I came to [appreciate the] fragrance [of the peach flowers] at the Xuan Dou Guan 2 [temple] at Qian Tang 3, where I also met Zi Yun Shang Ren (Purple Cloud Master). The Master had a silver beard and his hair was like snow. His spirit was healthy and vigorous, and he was an expert in the art of needling, but not easy to [be persuaded to] treat people. We talked and discussed a lot until late at night, hoping that the Master could teach me. He dictated to me his teaching on the "Essential Methods for Painless Needle Insertion", and allowed me to take notes and pass them on to orders. Upon my return [at home] and within one month [of practice] I could see results. Without 100 days I was quite proficient in inserting the needle painlessly and with ease. It is a pity that [after these events] I did not have a chance to thank

图 3-47 《伤寒舌鉴》中文『叙』

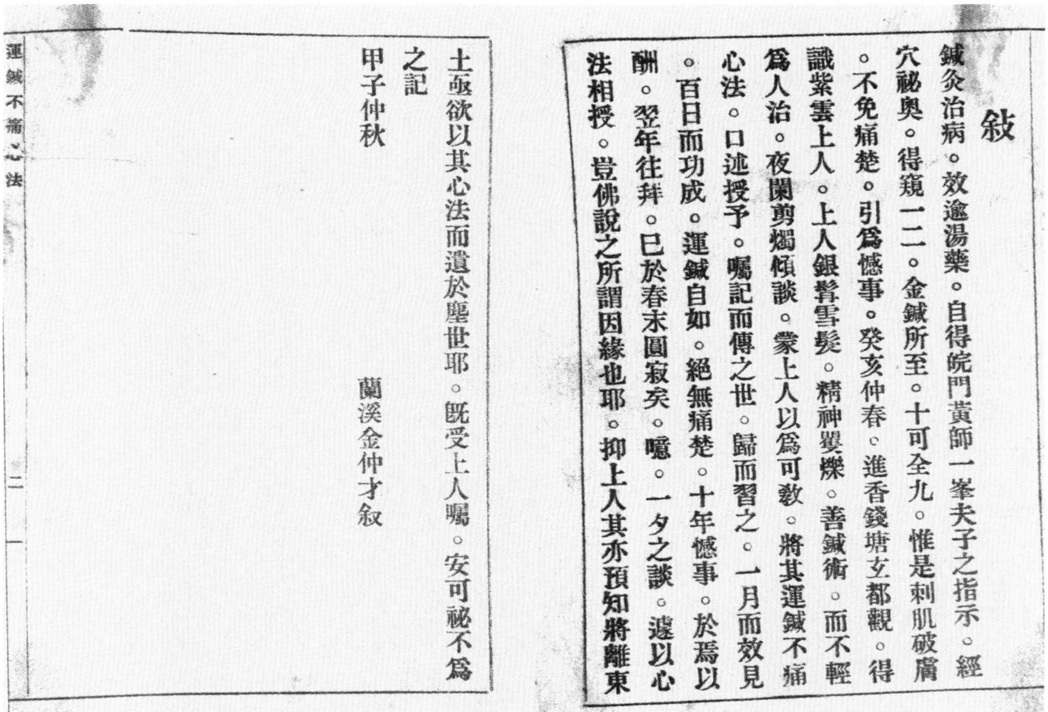

敘

鍼灸治病。效逾湯藥。自得皖門黃師一峯夫子之指示。經穴祕奧。得窺一二。金鍼所至。十可全九。惟是刺肌破膚。不免痛楚。引爲憾事。癸亥仲春。進香錢塘玄都觀。得識紫雲上人。上人銀髯雪髮。精神矍爍。善鍼術。而不輕爲人治。夜闌剪燭傾談。蒙上人以爲可教。將其運鍼不痛心法。口述授予。囑記而傳之世。歸而習之。一月而效見。百日而功成。運鍼自如。絕無痛楚。十年憾事。於焉以酬。翌年往拜。已於春末圓寂矣。噫。一夕之談。遽以心法相授。豈佛說之所謂因緣也耶。抑上人其亦預知將離東土。亟欲以其心法而遺於塵世耶。既受上人囑。安可祕不爲之記

甲子仲秋　　蘭溪金仲才敘

運鍼不痛心法　二

the Purple Cloud Master for ten years, [so I decided] to go back to visit him the following year and pay my respects. But unfortunately the Master had passed away at the end of the spring of that year. Alas! [Zi Yun Shang Ren] had given me his essential methods only over an overnight discussion. That really was a—so-called—streak of Buddhist Karma.

The Master knew that he would soon leave this world, and that he must seek a disciple to pass his "Essential Methods" to, so that the skill would survive and not become lost. Since [I have been entrusted with this knowledge] at the end of his life, how can I kept it a secret and not make a record [so others can benefit from it] ?

Mid-autumn of the Jia Zi[4] year

Recounted by Jin Zhong-cai from Lanxi

秦济成将"经穴"译为 acupoint，而没有译为 acupuncture point，更为重要。这就是词素翻译法的应用和发挥。其对"癸亥"的音译 Gui Hai 的解释是：The Gui Hai year repeats every 60 years. Without the emperor's name, there is no way to confirm which year it points to, so it may have been 1803, 1743 or perhaps even earlier. 其对"都观"的音译 Dou Guan 的解释是：The Xuan Dou Guan temple is famous for more than 1,000 pear trees. Liu Yu-xi (772—842) and Bai Ju-yi (772—846) both wrote poems about it. 其对"钱塘"的音译 Qian Tang 的定义为 In Hangzhou。其对"甲子"的音译 Jia Zi 的释义为：The Jia Zi year repeats every 60 years. It could have been 1864, 1804, 1744, etc. It appears that this text was written in the author's old age, and 61 years after he met Zi Yun Shang Ren.

秦济成对《伤寒舌鉴》全部内容的翻译和释义，与其对《敖氏伤寒金镜录》全文的翻译和释义完全一致，非常具体，非常明确，颇值借鉴。

第四章

西方关于针法和灸法的应用、分析和总结

19 世纪到 20 世纪，西方一些杂志、论著和辞典中都谈到了中医在西方的传播和应用，对于当今了解中医在西方传播的背景、影响和问题，颇有意义。本章特意将一些重要的关于中医——尤其是针灸——的杂志、论著和辞典基本内容做一分析和总结。

第一节
19 世纪中期西方有关杂志、论著和辞典对中医的介绍

《医学科学百科全书》

《医学科学百科全书》于 1864 年在法国巴黎出版，主编为 A. Deechambre。该书的第 670 ～ 688 页，介绍了中国针灸学在西方的传播、应用和结果。该书指出，针灸在中国已经发展了 4 000 多年了，而欧洲各国均无针灸这一医学领域。最早将针灸介绍到西方的是瑞尼（Wilhelm ten Rhyne）和凯姆弗（Engelbert Kampfer）。此前我们已经介绍过瑞尼，他是当年荷属东印度公司的一位医师，在印度和日本时，注意到针灸的治疗和效果，所以回到欧洲后于 1679 年在伦敦特意写了一部书，向西方介绍针灸学。但瑞尼和凯姆弗向西方介绍的针灸，并没有引起任何西方人的注意，更没有引起任何人的应用。直到 130 年之后，即 1810 年，西方才开始施行针灸。当时开始施行针灸的，就是著名的白利渥慈（Louis Berlioz）。白利渥慈是法国的医师，给西方人治疗疾病时也一直存在着疗效的问题，一直努力考虑充分利用好各种资源发展西方的医学，治疗好西方人的疾病。当时白利渥慈注意到了瑞尼等人百年之前向西方介绍的中国针灸及其特殊的疗效，引起了他的关注、学习和应用。

当年西方的一位医师爱默（A. Haime）注意到白利渥慈对中国针灸的关注和应用，也开始认真地学习和应用针灸。用针灸治疗疾病

时，疗效显著明显。他对针灸的成功应用，引起西方一位学者勃勒东诺（Bretonneau）的关注，并开始对针灸进行试验，其试验证明针灸对人体的脏腑没有任何的危害性，只有保健性。从此之后，针灸在西方就引起了很多人的关注，更引起了很多人的应用。当时在欧洲，西方开始关注和应用针灸的人，其实并没有认真地学习针灸的基本理论和方法，基本上都是随意地乱用。在中国的传统医学方面，针灸的使用不仅有理论和方法，而且有用以治疗疾病的具体适用证，并非用以治疗一切疾病。但当时在欧洲，很多应用针灸的人，用针灸治疗所有的疾病，从而导致了对针灸的滥用。在此滥用之下，很快就引起了强烈的副作用，不仅治疗不好，反而导致了危急之态。所以《医学科学百科全书》指出，由于西方人对针灸的滥用，“导致针灸几乎被欧洲人所遗忘了”。

《医学科学百科全书》最后总结说，由于某些西方人滥用中国针灸，导致了针灸疗效的无用，从而引起了欧洲人对中国针灸的否定，从此不再使用针灸了。当年刚开始使用针灸的时候，几位认真学习和应用针灸的西方医师自然掌握了针灸的基本理法，正确地应用针灸治疗好了大部分疾病，自然显示了针灸的真实疗效。为了更好地学习和掌握针灸的功能和应用，他们还对针灸进行了正确地分析和实验，明确了针灸的特殊疗效适应证“疼痛”，而不是用以治疗一切疾病。《医学科学百科全书》对针灸当年在西方被滥用和破坏的总结，还是非常客观的，有利于当今时代西方人继续学习和应用针灸。

《医学辞典》

《医学辞典》于1840年在法国巴黎出版，主编为Fabre。在这部辞典中，第88～91页的4页中，谈到了中国的针灸，认为中国针灸可以广泛用以治疗大部分疾病。在法国，有些医师认真地试验了针灸，也发表了一些论文介绍和说明针灸。但也有一些人夸大了针灸的应用，认为针灸可以治疗所有疾病。也有一些人完全否定针灸，经常提出的都是所谓的针灸缺点。当年在欧洲，尤其在法国，针灸还是有一定的实际应用和疗效。该辞典指出，当时为了提高针灸的治疗效果，有些应用针灸的人在针灸上通了直流电，产生了一定的疗效，从而就形成了电针术。所以当时西方一些人之所以觉得针灸有奇妙的作用，就是因为使用了电针术。就是在当年那个时代，电针术也依然在世界各地应用，其疗效确实是比较显著的。这显然是西方人当年通过试验和应用，对针灸学的一大贡献。

《外科学要略》

《外科学要略》于1845年在法国巴黎出版，主编为A. Berard及C. Denonvilliers。在《外科学要略》的第1卷的第159页中，作者也谈到了针灸学在西方的传播和应用。作者说针灸学源自东方，起源于中国，于17世纪和18世纪由西方的医师瑞尼和凯姆弗介绍到了欧洲。1824—1826年，欧洲的很多名医就开始认真地学习和研究针灸，受到了很多人的重视，也引起了很多人的广泛使用。正因为随意地广泛使用，导致了针灸在西方的衰落。该作者也介绍了当年西方人使用针灸的具体方法。第一种方法是将针很快地刺入人体的组织中，引起极大的疼痛；第二种方法是将针刺入皮肤中，即便刺得很深也不发生疼痛；第三种方法是用左手执针，右手击打针柄，穿刺皮肤后再用第二法深刺。该作者总结说，电针术用以治疗神经痛和慢性麻痹，效果良好。

《治疗学大全》

《治疗学大全》于1855年在法国巴黎出版，主编为A. Trousseau及M. Pidoux。在《治疗学大全》的第864～869的5页中，作者也谈到了针灸在西方的传入和应用情况。该作者说，针灸完全发源于中国，希腊、罗马和阿拉伯等地域均无针灸。作者也提到，中国的针灸之所以传入欧洲，还是由百年前的瑞尼和凯姆弗介绍到西方的。而首先在西方认真学习和应用的，则是当年的白利渥慈医师。同时也得到了爱默医师的试验，其试验对西方人了解和应用针灸，至为重要。

《大众健康》

《大众健康》是法国人多尔克（L. Turk）撰写的一部书，于1857年在法国巴黎出版。在该书的第105～109页的5页中，作者介绍了针灸在西方，尤其是在法国的应用和发展情况。他认为，针灸治疗许多疾病都有奇效，所以引起了法国很多名医的重视。在他们的重视下，针灸在法国就有了广泛的应用，充分发挥了其重要的作用。但遗憾的是，法国当时却没有安排任何医师到中国或者到日本去认真地学习中医和针灸，所以没能深刻地了解中医，更没能全面地发挥好中医的作用。在这部书中，该作者介绍了法国使用针灸治疗疾病的实例，对患者的治疗基本都有良好的效果。他认为，如果认真地通过针灸治疗疾病，一定会痊愈。

《英国医疗杂志》

《英国医疗杂志》期刊于1858年发表的一篇瓦德（T. Ogier Ward）撰写的文章，介绍了针灸在西方的应用情况。作者认为，中国针灸在西方的应用，还有一些人对其看法不同，从而导致针灸在西方时兴时衰。10多年前针灸在西方曾经广泛使用，特别是用以治疗所谓的心脏神经痛（neuralgia of the heart），之后由于很多人都在随意地乱用，导致了针灸在西方的衰落，使很多人都忘记了针灸的治疗法。作者认为，欧洲人之所以衰落了针灸，就是因为他们既害怕针刺引起的疼痛，又害怕针灸没有明确的疗效。但最重要的，就是欧洲人并没有真正地了解针灸，更没有深入地发挥针灸的作用。作者通过几大实例证明，针灸是具有实际应用作用的。

《医学及实用外科学新辞典》

《医学及实用外科学新辞典》于1886年在法国巴黎出版，主编为吉拉台（Giraldes），在辞典的第392～394页的3页中，谈到了针刺术在西方的应用。作者说，针刺术主要用以治疗神经痛、慢性风湿和麻痹等。针刺术主要用以治疗头颅血肿，疗效良好。特别是对脊柱裂病的治疗，更有疗效。作者曾举了几个重要医师的例子，介绍了针刺术在西方应用的作用，特别介绍了电针术的实际意义。

《医师辞典》

《医师辞典》于1852年在法国巴黎出版，主编为Lucas Championniere。该辞典的第384～385页的2页中，谈到了灸法在法国的使用情况。据说法国当时才了解了灸法，才开始使用灸法。虽然此前使用灸法时应用了很多物质，但当时则几乎只使用了棉絮。该辞典主要介绍了拉兰氏主张在烧灼处即刻涂抹纯粹的氨水以减轻疼痛，格林（J. Guerin）用1厘米的小块火绒加火柴燃点治疗骨疡，夏山格克（Chassaignae）使用小块樟脑，奥蒂聂（Ortignier）用樟脑，玛摩拉（Marmorat）用阿拉伯树胶粘，奥思蓬（Osbone）将非常新鲜的生石灰放置在施灸的部位。可见，西方人使用灸法的形式和材料可谓各种各样，说明当时的西方人并未准确地了解中国的灸法。

《医学科学百科全书》

《医学科学百科全书》于1873年在法国巴黎出版，主编为A. Dechambre。该书的第13卷第410～412页的十几页中，也谈到了灸法在西方的使用情况，特别举了一些实例予以说明。比如勒聂特采用的是“温和灸”法，比普通灸炷的直径和高度要小一些，棉絮也卷得比较松，引起表面的灼伤。公特兰（Allumette de Gondret）用一种木质或纸质的火柴，燃烧时用在皮肤的上部，一般会出现红色或黄色的痕迹。该书认为这些使用灸法治疗疾病的方法，也都存在一定的问题和缺点。

《医学及实用外科学新辞典》

《医学及实用外科学新辞典》于1877年在法国巴黎出版，主编为A. Gauchet。该书的第23卷第162～166页的几页中也介绍了灸法在西方的使用和发挥。该辞典认为，虽然在希波克拉底的著作中似乎也可以看到类似灸法的记录，但实际上真正使用灸法的是远古时期的中国，同时也传播到了亚洲的其他一些国家。将灸法最终从17世纪传播到西方的，是瑞尼和凯姆弗。虽然这两位西方医师在17世纪已经将灸法介绍到了欧洲，但欧洲真正开始了解和使用灸法，则是百年之后。该辞典特别介绍了欧洲医师拉兰氏。在固定灸炷时，有人要求用唾液或胶水先润湿底部，然后再粘贴在皮肤上。但当地最常用的，则是拉兰氏创造的“执灸器”。该“执灸器”属于金属环，附有2枚针，将灸炷固定于环中。其环下有3个不易传热的乌木小球，以便使环与皮肤相接触。环后则有1个木柄，供手术者使用。该辞典认为，这种“执灸器”非常便利。为了充分发挥其重要作用，必须备有很多大小不同的环，以便适应不同人体的灸炷。为了完善“执灸器”，格林氏制定了“紧压执灸器”，从而适应于各种不同的灸炷。

第二节
20 世纪初期西方有关杂志、论著和辞典对中医的介绍

《应用电针术治疗坐骨神经痛》

《应用电针术治疗坐骨神经痛》(*The Treatment of Sciatica by Galvanic Acpuuncture*)这篇文章于 1921 年发表于《英国医学杂志》，作者为戈尔登（E. A. Goulden）。戈尔登认为，电针的首创是戴维斯（Davis），因为戴维斯 1915 年 6 月在《布里斯托内外科杂志》(*Bristol Medico-Chirurgical Journal*)发表了文章，谈到了电针。实际上电针与电针术一致，是由白利渥慈 1810 年提出的，1825 年由萨朗第爱医师所实行。谈到当时西方使用电针术治疗疾病的情况时，戈尔登指出，当时需要的设备有六个方面，即万用调压器或其他类似的仪器、具有白金针尖的各种长度的针刺、持针器、钮形电极、皮下注射器及 2% 普鲁卡因溶液、消毒器。西方应用电针术治疗疾病，显然是有疗效的，但也有无效之例。戈尔登认为，电针术之所以有时无效，主要是由于渗出物已经有器质性的变化，或者是因为神经已因受压而遭到不可恢复的损伤。

《再谈灸术》

《再论灸术》(*Encore le moxa*)是一篇文章，于 1925 年发表于《法文医报》，作者为日诺默（J. Jeunhomme）。日诺默是法国曼次城军医院的驻院医师，读了一位医师关于灸术的文章后，他颇有感触，于是便回忆起自己从事灸术治疗时所出现的问题。当年根据主治医师的要求，日诺默医师必须对患者的上肩进行灸术治疗。准备好之后，日诺默就采用拉兰氏的执灸器将一小卷棉絮缓慢地燃烧着放置在患者皮肤上。在患者的皮肤上进行燃烧之时，令患者非常难过，不仅呻吟，而且狂叫，甚至咒骂。为了挽救患者，日诺默拼命地吹旺燃着的棉絮。他之所以这样拼

命地吹旺燃着的棉絮，是因为主治医师要求产生一个二度的烧伤，之后再将其转化为人造溃疡。当时采用的这种令患者无比痛苦的方式，令日诺默非常难过，觉得这是一种野蛮的灸法。日诺默在使用如此令人困惑的执灸器之前，也认真地翻阅了有关的书籍，了解如何才能正确地使用灸法。他所读的这部书中指出，最好不要使用棉絮，可以使用向日葵的芯。因为向日葵的芯燃烧时火力均匀，只引起微弱的疼痛。日诺默感到遗憾的是，当时的医院却并没有根据该书的这一要求操作。日诺默继续回顾了瑞尼从亚洲回到欧洲后，于 1693 年撰写的《论关节炎》的这部书，当中向西方介绍了中国的灸术。

《针术与中枢疗法》

《针灸与中枢疗法》（*Acupuncture and Controtherapie*）是一篇文章，于 1931 年发表于《巴黎医学》杂志，作者为摩黎纳里（Molinery）。在这篇文字中，作者提到了费力罗尔（Ferreyrolles）医师对针术的使用。费力罗尔说，他是从苏利耶（Soulie de Morant）处学习了解中国医学的。他认识到，中国自远古时期就认真地分析研究了人类与动物的内脏器官的功能性疾患，而这些疾患都有固定的位置。当人们患了疾病时，其痛觉并不发生于所有的要点，实际上只局限于某些病变之处。对于这些病变之处的认识非常有利于疾病的诊断和治疗。他觉得中医更认识到，即便刺激这些病变之处，也会对患者的器官发生一定的作用，从此就形成了用针术和灸术治疗疾病的方法。他也注意到中医一直认为，生命是阴与阳两种力量之间的平衡，针与灸的目的就是调和阴和阳，从而治疗各种疾病。费力罗尔特别注意到针最好用金或银制成，认为作为应用针术和灸术的西方医师，应该认真地掌握好用针刺治疗疾病的位置以及刺入的深度和留针的时间。摩黎纳里也介绍了其他几位使用针术治疗疾病的医师，介绍了他们对针术的认识和使用。

《中国针术治疗各种疾病》

《中国针术治疗各种疾病》（*Traitement des algies par l'acupuncture chinoise*）是一篇文章，于 1933 年发表于《宝利医院医学会公报》中的第 595 ～ 598 页，作者为佛朗丹（Ch. Flandin）、费利罗尔（Ferreyrolles）

及马西·德·雷比内（A. Mace de Lepinay）。在这篇文章中，作者介绍了中国针术对各种疾病的治疗。他指出，费利罗尔医师曾发表了关于针术治疗疾病的文章，同时还在巴黎医学会的通讯中介绍了针刺法对创伤性和风湿性关节炎的治疗作用。他认为当时有一位学者翻译中国的古籍时，曾诚心诚意地将中国针刺术的治疗方法介绍给了费利罗尔医师。在他们国家的皮沙（Bichat）医院里，曾经一年来一直在认真地研究用简单而有效的针法治疗皮肤方面的疾病。作者认为，虽然当时该医院颇有规律地研究针术的治疗方法，但可能对有些方面至今还不了解，至少还没有注意到针术更深的治疗作用。虽然该医院在研究中总是避免一切可能与癔病有关的官能性疾病，但针术对癔病的治疗还是颇为有效的。作者在文章中举了不少的例子，说明了针术治疗疾病的疗效。在文章的结论中，作者指出，从现在开始针术应该受到西方医师们的注意，并且寄予其极大的希望。

《针术在欧洲》

《针术在欧洲》（*L'acupuncture en Europe*）是苏理耶（G. de Morant Soulie）的专著，于1934年在法国巴黎出版，其中的第1～5页特别介绍了真正的中国针术。苏理耶说，从1901年起他就在中国认真地学习针术，6年前他已经开始将中国的针术和灸术介绍到了法国。他认为，以前欧洲和美洲对针术和灸术的应用方法缺少了解，但现在则能够努力应用了，而且还在努力地试验，其治疗疾病的成效已经得到了充分的肯定。苏利耶此前是法国在中国的领事，但也是中国的语言学家和文学家。

在中国大使馆工作期间，苏利耶曾注意到针术的特别疗效，于是便认真地学习针术，从而成为一位伟大的中医师。回到欧洲后，苏利耶注意到当时的欧洲人对针术的治疗方法缺乏信任。正是在费利罗尔的促使下，苏利耶才将其在中国所学习的针术方法和疗效认真地介绍给了欧洲，因为当时的欧洲人对中国的针术还是一无所知。特别是在两位马蒂尼（M. Martiny & Th. Martiny）医师的认真努力下，中国针术才在科学方法下得到了认真而全面的研究和证实。皮沙医院的一些医生根据苏利耶和费利罗尔医师的介绍资料，对针术进行了严格而全面的试验。

苏利耶指出，要真正地研究好中国的针术，应该具备几个总要的条件。首先要懂得中国的语言及其与语言有很大差异的中国古典文字，其次要创造一本中文与欧文的医学辞典，以便使西方人能真正看到针术方法的实施情况。苏利耶特别指出，传教士当年引导他参观医院的时候，他特别注意到针术的特别疗效。由于他对中国针术的关怀和热爱，中国医师非常愿意教他学习针术，并且为他提供了一些重要的中医传统经典。此后在上海工作的时候，苏利耶又跟着一位著名的针灸医师继续学习针术和灸术，从而使他能够将中国的针术系统完整地介绍给了欧洲。

《什么是中国的针术》

《什么是中国的针术》(*Qu'est-ce que l'acupuncture chinoise*)是一篇文章，于1934年在法国的《医学世界》发表，作者为拉凡里（Marcel Lavergne）。拉凡里指出，针术是中医的一个医学领域，创始于数千年前，是用针刺入人体某些明确部位但并不引入任何药物的治疗方法。虽然针术在17世纪已经介绍到了欧洲，但法国到现在才真正地开始使用针术，而且疗效也得到了大家的充分肯定，其功能正在医学中努力推广。拉凡里认为，虽然针术在17世纪已经介绍到了欧洲，而法国并没有认真关注和使用的原因，就是当时对中医和针术的介绍还是不够准确的。拉凡里指出，针灸学中的穴位不但有治疗疾病的意义，还有诊断疾病的意义。比如在一定的穴位上有疼痛的感觉，就应该联想到病患是发生在与该穴位的经络相关的器官上。

拉凡里认为，这种情况并不是一种简单地想象，而是观察诊断疾病的明确方法。这样的规律之所以被欧洲人所确定，就是因为经过数百年的经验和观察最终证明了其真正的功能和疗效。拉凡里介绍说，在中国针刺术最初使用的是石头，后来用的是铜，最后用各种不同的金属作为制针的材料，现在则是用金和银制针。针应该坚固而尖细，在痛点处刺入皮肤。中国北方的针灸医师用针术治疗一切功能性疾病，即便是传染病也能得到疗效。但欧洲医师对针术的使用却有些不同的看法，虽然他们能用针术治疗一些疾病，但对白喉病、疼痛疾患、精神失调证等疾病则只用阿司匹林等西方的药物治疗。虽然西方人对针术还有这样那样的看法，但拉凡里则表示，针术的作用通常是非常迅速的，临床上许多疾病的治疗都可证明针术的显著疗效。

《中国针术治疗婴儿食欲不振》

《中国针术治疗婴儿食欲不振》（*Le traitement de l'anorexie des nourrissons par l acupuncture chinoise*）是1935年出版于《法国医务》第495～497页的一篇文章，作者为拉凡里（Marcel Lavergne）。在这篇文字中，拉凡里提到儿科疾病治疗依然在继续使用针术疗法，而且最常用针术治疗的是婴儿的食欲不振。虽然食欲不振一般尚无大碍，到了一定时期就能改善，就能痊愈。但当婴儿出现了食欲不振的问题时，作为母亲都非常紧张，都非常期待医生能尽快地解决婴儿的问题。但当时在欧洲的医学领域，所有的治疗方法通常都没有明确的疗效。由于母亲非常忧虑和紧张，欧洲的医师们想起了中国针术的特殊疗效，于是便开始用针术治疗婴儿的食欲不振，其疗效非常显著。拉凡里指出，针术是在精确的穴位上进行针刺治疗的手术，可用以治疗各种功能障碍。初学针术的西方医师，要严格地应用中医数千年来所创建的针术治疗的原则、标准和方法。拉凡里认为，针术的疗效是显著的，但有时却不显著，原因是西方的医师使用针法时可能没有刺激到正确的穴位。拉凡里最后总结说，针术是一种简单、有效、无害的治疗方法，应当用以治疗一切疾病。

《关于应用中国针术的几点说明》

《关于应用中国针术的几点说明》（*Quelques precisions sur les indicagtions de l'acupuncture chinoise*）是1935年出版于《巴黎医学》第344～347页的一篇文章，作者为拉凡里（Marcel Lavergne）。在本文的前言中，拉凡里指出，欧洲一种新的疗法经常遭遇到怀疑和反对，但中国的针术却没有遭遇到任何的怀疑和反对，西方的医学界一直在努力地推广。很多西方的医师对中医的针术都有莫大的兴趣，都表示愿意认真地学习。在这篇文字中，拉凡里向大家介绍了针术重要的使用方法和资料，归纳了针术实施中不可缺少的指南，因为针术用以治疗疼痛已经是不可争议的事实了。拉凡里认为，良好的针术学习者和使用者都必须熟知中医针刺学的 14 条经脉，每一条经脉上的重要穴位及其解剖学位置都应该了如指掌。为了让西方学习和使用针术疗法的医师真正地了解和掌握好针灸学的经脉和穴位，拉凡里特别强调和罗列了针灸学中的 12 个重要的经脉及其所涉及的穴位。拉凡里最后指出，如果以后西方医师能更好地使用针术，针术的适应范围一定更为广泛和全面；通过实践证明，针术能够治疗很多的疾病，非常值得推广。

《中国的脉学在针术治疗中的应用》

《中国的脉学在针术治疗中的应用》（*Dans quelle mesure l'etude des "pouls chinois" est-elle utile pour pratiquer l'acupuncture*）是 1935 年出版于《巴黎医学》第 33 ～ 35 页的一篇文章，作者为拉凡里（Marcel Lavergne）。拉凡里在该文章中指出，中国的针术在治疗疼痛性疾病时的疗效非常显著，对于人体各器官的功能均有一定的作用，即当器官的功能衰弱时予以补足，当器官的功能过度时予以缓和。为了向西方人解释和说明清楚中国针术的基本概念、方法和疗效，拉凡里首先向大家介绍了针术在理论上是符合实际的，是中医学的切脉法。原则上，施行针术时必须熟知脉学。只有熟悉了脉学，才能懂得针刺时应用的穴位及针刺后留针的时间。拉凡里系统地向大家介绍了中医的切脉法，同时还指出，要了解好切脉法，还必须辨别好“阴阳”，从而用不同的方法予以治疗。同时，拉凡里还以经脉为基础对针术做了深入的分析和说明。最后，拉凡里指出，西方人不应该被研究中医切脉法的困难所压倒，应该能够从这些方法中寻获最主要的和最容易被吸取的部分，从而实现针术理想的效果。对于西方人来说，针术确实是一种对症疗法，但中医切脉法的应用则使西方医师实施时表现得更容易、更主动。

《试用中国针术的初步经验》

《试用中国针术的初步经验》（*Primi Esperimenti Pratici di Agopuntura Cinese*）为一篇文章，于 1935 年发表于《意大利医学半周刊》第 26 期

第 481 ～ 486 页，作者为维内依（A. Vinaj）。当年在欧洲，很多国家，尤其是法国，试验、学习和使用针术较为系统，但意大利却基本缺少。在这篇文字中，维内依指出，1 年前在法国气候水土疗法会议上，偶然见到了一位法国医师用针术治疗因气候和过度疲劳而造成腰痛的外国同道，其疗效迅速而良好。如此简单的方法，疗效却如此的迅速和良好，令维内依难以相信。后来他了解到，这位用针灸治疗疾病的医生是法国名医费利罗尔。于是维内依便认真地向他了解针术的文献和报道，逐步地明白了针术的特色和特效。通过学习和了解，维内依认为，根据中医的理论，人和万物一样是阴和阳二气结合的产物，应用针术就是要对气产生影响，以推进其在人体的循环。由于意大利缺乏对针术的理解和应用，维内依特别写了这篇比较长的文章，向意大利人比较明确地介绍了针术的理论、基础、功能和疗效，希望今后能在意大利得以应用和发展。最后维内依指出，虽然费利罗尔认为瑞典的按摩法中所用的按摩区有很多方面是与中国的经穴部位相符的，但针术的作用则较按摩更为迅速而持久。

《试用中国针术治疗支气管性气喘》

《试用中国针术治疗支气管性气喘》（*Tentativi Terapeutici dell'asma Bronchiale coll'agopuntura cinese*）是 1937 年《意大利医学半周刊》第 28 期第 309 ～ 311 页发布的一篇文章，作者为维内依（A. Vinaj）。维内依说，1935 年《意大利医学半周刊》刊载了他撰写的一篇文章，综合性地报道了中国针术，介绍了针术应用的原则和方法。在这篇文字中，维内依向意大利人介绍了针术的历史发展及其在欧洲的研究和应用。特别向大家介绍了针术治疗支气管性气喘的良好效果。维内依认为，施针的操作方法并不复杂，但却非常客观自然。通过很多的实例和效果，向大家认真地说明了针术的特点和特效。向大家介绍针刺治疗一位工人气喘的情况时，维内依从 1934 年 8 月 13 日一直讲到当年的 12 月 24 日，认为通过针术的认真治疗，使得患者完全保持健康，在工厂又做了好几个月的繁重工作却再也没有出现气喘。维内依通过 5 个病例，充分说明了针术治疗气喘的重要意义。最后指出，根据当时的解释，气喘与植物性神经紧张有关，而针刺上述穴位可能会引起交感神经的反射，从而纠正了交感神经紧张不足的情况，最终使人体恢复了平衡的状态。

《东亚的两种古老的治疗方法——灸术和针术》

《东亚的两种古老的治疗方法——灸术和针术》(*Zwei alte estasiatische Heilmothoden: Moxibustion und Akupunktur*)为一篇文章，于1936年发表于《德国医学周刊》第62期第654～657页，作者为波香(Georg Buschan)。波香在文章中提出，欧洲语言中的moxa这一词此前是由西班牙语转入西方的。西方的毛利许(Molish)认为，欧洲的这个词是从日语中引出的，日语实际上应该称为mogusa，指的是烧草的意思。其实是依据当年西方医师在日本施灸术所用的艾绒(もぐさ)的读音而拼写的moxa。波香在其文字中也提到了艾绒，他告诉德国人，艾绒的用法是将小球形或纸卷艾绒置于皮肤上的有关部位，然后将其点燃，从而使艾绒缓缓地往下燃烧，在皮肤上引起轻度发红，引起不同程度的灼伤。波香说，当欧洲医师到达东亚后，注意到艾灸治疗疾病的疗效，对此颇感兴趣。在亚洲的欧洲医师，都公认灸法源自中国，大约在公元6世纪中叶开始传入日本，很快就成为日本真正治疗疾病的方法。

波香指出，第一位到日本接触到灸法的，应该是荷兰中部城市乌得勒支(Utrecht)的蒲晓夫(Hermann Buschovius)。蒲晓夫当时是巴达维亚(今雅加达)的传教士，在日本期间注意到灸术疗法，并认真地观察和分析了这一特殊疗法的背景、作用和疗效。1674年，蒲晓夫来到了荷兰东印度公司，介绍了灸术法在日本的应用和观察，从此将其介绍到了欧洲。2年后马尔堡(Marburg)出版了加尔扶齐斯(Bernhard Wilhelm Geilfusius)撰写的《灸术》论文。当年去日本的，还有荷兰医师瑞尼。瑞尼于1674—1677年在日本期间，曾认真地学习和研究灸术。回到欧洲后，于1683年撰写了论文《论观节炎》，向欧洲人介绍了他在日本学习和体会灸术的经验。当时欧洲人并不了解中国医学中的灸术，对此颇感陌生。同一时期来到日本学习和研究灸术的，还有德国医师凯姆弗。凯姆弗1691—1692年在日本，比较深入地了解、观察和学习灸术。在其后出版的《海外珍闻录》一书中，凯姆弗指出，中国和日本常用的艾绒是最为优良的灸灼材料。

17 世纪期间，中医学中的针术和灸术虽然已经介绍到了欧洲，但真正了解和应用的却极少极少。波香指出，大概在 17 世纪下半叶，能应用灸术的大概只有西特赫姆。通过实践和应用，西特赫姆认为灸术在治疗痛风时极为有效。波香认为，直到 18 世纪末叶，灸术才真正地转化成欧洲的治疗形式，当时波托、拉兰及其他一些医师均在认真地应用灸术。当时在欧洲，针术也在应用。针术主要用以治疗风湿性或神经性的局部疼痛，另外还用以治疗绞痛、瘫痪、肾病、眼疾及癌症等疾病。虽然当时针术在欧洲已经开始应用了，但却极少有人明白针术的作用是如何形成的。最后波香又指出，针术和其他一些治疗方法，当今在德国和欧洲都已经衰落了，因为当时的欧洲人并没有真正地理解和掌握中医的理法方药。

《关于针术》

《关于针术》（*De l'acupuncture*）为一篇文章，1936 年发表于《巴黎医学杂志》第 56 期第 149 ～ 151 页，作者为巴拉都（J. Baratoux）。在这篇文章中，巴拉都认真地向法国人和欧洲人介绍针术的原则。他认为，针术的理论基础就是阴和阳，即在人体中存在着两种相反的动力，因为阴为静而阳则为动。阴的动力是收缩的力量，而阳的动力则是舒张的力量。在该文章中，巴拉都具体地向西方介绍了人体重要的经脉和穴位以及与人体五脏六腑的密切关系，特别是各种疾病治疗时所使用的方法和穴位。比如谈到了伤风时，巴拉都指出，治疗伤风需要将针刺入大肠经的一个穴位，该穴位在手背部第一与第二掌骨的交角处，即名为合谷的穴位。他认为，每一个穴位都有一个中国和日本的名称，该名称可以从针术的典籍中查阅到。

《中国的针术》

《中国的针术》（*Notes d'acupuncture chinoise*）为一篇文章，1936 年发表于《印度支那内科及外科学会公报》第 27 期第 412 ～ 423 页，作者为罗翁（H. M. Luong）。罗翁指出，针灸疗法在中国已经有 3 000 多年的历史了。中国在唐代时特别重视针灸学，并且设置了学校对其进行教育和研究。罗翁认为，中国人基本都将针灸术的形成归功于公元前 30 世纪的轩辕黄帝及其臣子们所流传下来的《黄帝内经》。印度支那在古代属于中国的领地，所以针灸术随着中国的文化、文字和艺术传入了该地，并且一直在广泛使用。罗翁认为，针灸疗法在该国非常流行，但也常被不学无术的人所应用，大家所重视的应该是名副其实的针灸医师，并且要努力向他们学习。特别值得该国人士学习的，就是来自中国的典籍，尤其是《针灸大成》。最后罗翁指出，单用针灸治疗疾病并不能全部治愈，而针灸术的应用也并不排除其他的治疗方法。针灸治疗疾病的技巧是宝贵的，不应遗忘了针术和灸术。

《中国针术治愈妊娠期不可抑制的呕吐》

《中国针术治愈妊娠期不可抑制的呕吐》（*Vomissements incoercibles de la grossesse gueris par l'acupuncture suivant la method chinoise*）为一篇文章，1936 年发表于《巴黎妇科学会公报》第 25 期第 687 ~ 689 页，作者为彼雷（Jean Pery）及洛歇（Roche）。作者指出，虽然妊娠期的严重呕吐大部分可以用西方一些名医——如勒凡（Leven）和亨劳戴（Henrotay）——的方法进行治疗，但一些病例呕吐特别严重的，只有用中国针术这一特别的方法进行治疗，有很好的疗效。作者告诉西方人，中国的针术是在公元前 1800 年创造的，其疗法在日本也非常盛行。虽然以前日本因受欧美医学的影响而轻视针术，但现在却完全恢复了。在法国，只有少数在中国期间学习和了解了针术的医师才真正地运用了针术这一中医的疗法。这些在中国学习了针术的少数法国医师，其使用针术治疗疾病的疗效非常令人震惊，也令他们感到困惑。经过很长时间的观察和体验，才令不少人明白了针术的实际意义。作者向大家介绍了针术治疗疾病的一些非常有趣的病例，让大家客观地体会和了解针术的客观疗效。经过认真地对实际病例的介绍，作者提出不能不将这些病例的痊愈归功于针术。

《远东医学在针术方面的演变》

《远东医学在针术方面的演变》（*Variation de la Medecine Extrame-*

orientale dans le domaine de l'acupuncture）是一篇文章，1937 年于《法文医报》第 43 期第 691 ～ 692 页发表，作者为谟特（Jean Motte）及阮凡纳（Nguyen Van Nha）。作者介绍了针术在中国远古时期的创造及在日本等东亚国家的传播。作者认为第一个研究针术的日本人从中国学习了针术后，于公元 624 年回到日本。由于针术的疗效非常显著，所以就在日本建立了针术学校。在奈良时代，日本的太皇就为针师设立了官职。在日本的镰仓时代，针术则趋于没落，到了德川时期才有了一定的恢复。在日本，针术方面有各个学派，但都承认针灸学的十二经脉及其与各个器官之间的关系。介绍了针术在日本的传播和发展情况后，作者又讲到了欧洲学者拉凡里，拉凡里认为针刺在必须完全正确的刺激点上才能有疗效。但作者则认为，针术的疗效也可以从理想的刺激点周围比较广阔的范围内获得，也就是说穴位并不像几何学上的简点，而是人体上可达几个平方厘米的面。作者希望各个学派的医师都应对此认真观察，努力证实。

《谈针术》

《谈针术》（*A propos de l'acupuncture*）为一篇文章，1937 年于《法国医报》第 45 期第 941 页发表，作者为拉凡里（Marcel Lavergne）。拉凡里认为谟特（Jean Motte）及阮凡纳（Nguyen Van Nha）发表的《远东医学在针术方面的演变》（*Variation de la Medecine Extrame-orientale dans le domaine de l'acupuncture*）这篇文章，与他的意见不尽相同。拉凡里介绍说，他虽然没有去过中国，但曾研究过粟里一、费利罗尔、达勃利、萨朗第爰、丘吉耳、白利渥慈等认真学习和研究中国针术的重要学者的理念。费利罗尔曾告诉拉凡里，对于经络的正确分布、经穴的数目以及中国的脉学等问题，各个流派的意见并不一致。拉凡里觉得在铜人或中国的典籍图画上，看到的经络都是直线组成的。拉凡里最后强调，西方最近才恢复的针术不能再趋于衰落。

《再谈针术》

《再谈针术》（*Encore a propos de l'acupuncture*）为一篇文章，1938 年于《法文医报》第 46 期第 36 ～ 37 页发表，作者为阮凡纳（Nguyen

Van Nha)。阮凡纳在其文章中，主要总结分析了拉凡里对于中国针术的分析和说明，认为拉凡里的分析和说明不一定都是符合实际的。拉凡里指出，有时第一次针刺失败而第二次就得到了良好的疗效。阮凡纳则认为，第二次针刺的疗效并不能证明其是最好的精确点，因为除了极少数的例外，治疗疾病时应该刺激一系列的穴位。阮凡纳指出，拉凡里所观察到的事实，可能是由于医师在数个不同的穴位上连续刺激的复合效果。阮凡纳觉得，他们治疗气喘时也常看到刺激一系列穴位的疗效显著。拉凡里指出，穴位并不是一个精确的点，而是一个地带。阮凡纳认为，拉凡里关于穴位的看法是有道理的，针刺治疗时要获得疗效，就不应该针刺于地带之外。阮凡纳最后指出，西方医师虽然不能像他们这样认真地阅读中国和日本的著作，但至少应该认真地从译著中去学习和感悟《黄帝内经》及《针灸大成》等中医经典中的针术文献。

《下背部疼痛与针术》

《下背部疼痛与针术》(*Low Back Pain and the Needle*)为一篇文章，1942 年于《美国军医杂志》第 90 期第 545 ～ 549 页发表，作者为勃来夫(E. A. Brav)及西格蒙(H. Sigmond)。作者指出，针术自中国远古时期就成为医学界最为有效的治疗方法。针术的治疗方法就是使用细长的针，将针刺入皮肤和肌肉组织中，用以解除和减轻患者的疼痛。针术不仅仅一直使用在中国，而且很早就传入到日本等东方各国。19 世纪初期，法国和英国的文献中都盛赞针术的特别疗效。作者举例对针术的疗效进行了分析和总结，认为虽然可使用普鲁卡因、盐水和针术等方法治疗，但最佳的效果大概是针术的治疗。

《针术在东方与西方》

《针术在东方与西方》(*Akupunktur im Orient und Okzident*)源自瑞士《医学报》的第 746 ～ 747 页，发表于 1949 年。这部分内容特别介绍了在中国居住了 18 年的一位欧洲人粟里一。在中国期间，粟里一曾认真地学习了中医与针术，并将其传入法国，从而成为治疗疾病最重要的一个方面，法国也有丰富的中国医学和针术的文献资料以及针术治疗疾病疗效的报道。中国在远古时期已经制定了经络系统，对于不同的疾病使用灸术予以治疗和充实。西方人雷格尔·拉法斯蒂纳及德勒夫等人认为，中国所创建的经络系统可以和交感及副交感神经系统相比拟。法国很多医师都证明，很多疾病用针术治疗，比用药物或其他方法疗效迅速，效果良好。凡安氏在1883年发表了一系列的压痛点，后来证明很多压痛点都与中国的穴位相符合。

第三节 20世纪中期西方有关杂志、论著和辞典对中医的介绍

《针术治疗掌收缩病及腱挛缩》

《针术治疗掌收缩病及腱挛缩》（*Traitement de la maladie de Dupuytren et des retractions tendineuses par l'acupuncture*）为一篇文章，1950年于《巴黎医院医学会公报》第66期第963页发表，作者为佛朗丹（Ch. Flandin）、费利罗尔（P. Ferreyrolles）及柯贝塞梁（H. Khoubesserian）。作者指出，其用针术治疗腱膜挛缩已经近20年了，有100多个病例。他们认为，中国和日本的作者并没有提出用针术治疗腱膜挛缩病的问题，他们自己则用针术治疗手掌上的挛缩腱，效果良好。他们常用此法治疗腱膜挛缩病，基本都痊愈，使患处恢复了原来的位置与正常的动作。经过几次的针术治疗，患者的手指已能完全伸直，而且恢复了正常的活动力。作者认为，在所有的病例中，即便治疗没有痊愈，但病变上面的皮肤则有显著的改善。曾经有一位医师邀请作者帮其用针术治疗几位患者，治疗后患者的皮肤获得了新生，令该医师深感针术治疗腱膜挛缩颇为有益。

《针术治疗瘢痕疙瘩》

《针术治疗瘢痕疙瘩》（*Traitement des cheloides par l'acupuncture*）为

一篇文章，1950年于《巴黎医院医学会公报》第66期第964页发表，作者为佛朗丹（Ch. Flandin）、费利罗尔（P. Ferreyrolles）及柯贝塞梁（H. Khoubesserian）。作者指出，他们在1941年诊治一位足背非常疼痛的瘢痕疙瘩患者，其瘢痕大约是3个月前割除一小囊肿而导致的。他们在瘢痕的周围用针刺治疗，每隔3～4日针治一次，经过3次治疗，不仅疼痛完全消失，疙瘩也开始平坦了。这一病例令他们非常感兴趣，他们继续用针术治疗相关的疾病。在针术的治疗下，瘢痕很快就柔软而平坦，不再有疼痛之感了。作者又举了两位女性的病例，说明用针术治疗瘢痕疙瘩的良好疗效，证明针术是治疗和预防瘢痕疙瘩的首要疗法，其作用显著，并且有简单而无害的优点。

《似乎能证实"气沿着经络运行"的中医理论的一例针术病症》

《似乎能证实“气沿着经络运行”的中医理论的一例针术病症》（*Une observation d'acupuncture paraissant verifier la these chinoise de la circulation d'energie suivant des meridiens*）为一篇文章，1950年于《巴黎医院医学会公报》第66期第965～967页发表，作者为佛朗丹（Ch. Flandin）、费利罗尔（P. Ferreyrolles）及柯贝塞梁（H. Khoubesserian）。作者研究针术已经20多年，其研究完全证明针术可以良好地治愈普通药物所无法治好的各种疾病。作者特别提到中医用针术时强调“气”与“阴”和“阳”的关系，认为“气”在质与量的方面是平衡的，有助于其在人体内部的自由运行，从而保证了身体的健康。对“气”的扰乱，就会导致疾病的产生。作者告诉西方人，“气”在人体内遵循中医所强调的“经络”循环，而经络则是人体的内脏功能在皮肤上的表现。因为经络并不与循环系统和神经系统相应，所以西方的解剖学家都无法证明中医的“气”与输送道管的存在。但西方从事中医的医师们由于针术疗效显著，自然对其坚信不疑。作者指出，这就是针术的功能，中医师们的经验证明针术的确有良好的治疗效果。

《固定针法》

《固定针法》（*Acupuncture a demeure*）为巴黎《医学辞典》第15页中的一部分内容，该辞典于1952年出版。在这部分内容中，该辞典指出，在某些顽固的疼痛疾病中，医师用针术进行治疗，留针的时间须达数小时，甚至数日的时间。使用针术治疗疾病时，可用特殊的器具将消毒的细小银针引入患者顽固疼痛之处，予以治疗。经过实践证明，如此长时间固定针法对患者的活动不仅没有妨碍，而且能良好地将其治愈。所谓的《固定针法》，说明的就是这一固定针刺治疗的方法。

《针术问答——针术是什么？》

《针术问答——针术是什么？》是 1952 年《德国医学周刊》第 77 期第 596 页中的部分内容。该内容提出针术是什么、何处有报道，然后回答说，针术是中国远古时期形成的一种特殊的治疗方法，很早以前就一直在东亚等国应用。针术的主要内容是用铜、金和银等针刺激皮肤上的一些穴位，以便对远隔之处的器官产生强壮或镇静的作用。西方人曾经将这一方法用于治疗坐骨神经痛，并产生了良好的疗效。该内容提出，要西方人参考罗特 1950 年在维也纳《植物神经学报》第 1 卷第 5 期中所发布的文章，该文章的题目是《针术在临床医疗中的应用》。该文章记述了奥国斯布洛克大学神经临床科研究针术的背景和现状，提出了德勒夫所撰写的《针灸大全》，供西方人认真学习了解针术。

《针术（综述）》

《针术（综述）》为一篇文章，1953 年于德国《临床医学》第 48 期第 1123 ～ 1124 页发表，作者为瓦许摩斯（B. Wachsmuth）。作者在文章中谈到了针术的三个方面。第一方面介绍了在国际针学协会主席德勒夫的鼓励和建议之下，贝克门和许密德（Schmidt）建立了德国针学协会，即在德国建立国际针学协会的一个分会。德国 1952 年创建了《德国针学杂志》，该杂志为德国针学协会的刊物。每年的春季和秋季，德国在慕尼黑和史威比许格蒙两处开设针学的初级班和进修班，培训大家认真学习针学的基础知识。

第二方面谈到了针术是中国远古时期形成的，17 世纪中叶传入法国，末叶传入德国。作者强调了中医学中“阴”和“阳”的两大重要概念，认为“阴”和“阳”是一切生命现象中的两大原始力量，相互循行于人体的重要经络之中。作者比较详细地介绍了人体的重要经络以及针术治疗疾病的重要疗效。作者指出，许密德曾一再强调，人体经络中的各个穴位呈串珠状的排列方式并不是偶然的，而是自然的，金针和银针也有非常重要的意义，在中国针学中都是不可偏废的部分。作者通过总结认为，研究古代医学知识与现代整体医学结合起来，相当令人兴奋。

第三方面谈到了针术的具体操作形式。认为用针的数目愈少愈佳，2日后再做第二次针治。对于慢性疾病，平时针治 15 次，也可以针治更多次数。作者根据德勒夫、许密德、罗特等的经验和做法，就针术治疗的疾病详细地做了介绍。作者认为，其所介绍的针术对相关疾病的治疗，说明其疗效显著，会促使人们对针术继续进行认真地研究。也希望介绍针术的作者们从实际疗效中形成真正的结论，不应根据呆板的教条治疗疾病。

《针术问答——针术的操作方法》

《针术问答——针术的操作方法》选自《英国医学杂志》第 56 页，该杂志出版于 1953 年。内容中首先提出了两个问题。第一个问题是，针灸的操作方式是什么。第二个问题是，针术的适应证是什么。这部分内容的作者说，他有一位患者长期患鼻塞，最近在法国通过针术治疗后，病情已经显著好转。在回答这两个问题的时候，作者说，所谓的针术基于中国远古时期的阴阳学说。在法国，针术的使用和疗效与鲍哥莫立茨（Bogomoletz）和巴尔达（Bardach）的血清疗法有类似的盛行程度。针术的操作方法是用针刺内踝骨上方数厘米处，即在胫骨后缘的穴位处。该穴位处是肝经、脾经和肾经的交会之处。

《盎格而伯·凯姆弗（Engelbert Kampfer）》

《盎格而伯·凯姆弗（Engelbert Kampfer）》是一篇介绍文章，1952 年于德国《医学月刊》第 6 期第 472 ～ 474 页发表，作者为奎克·梅恩兹（R. Quecke-Mainz）。作者向西方介绍了针术传入欧洲的历史和背景，特别是盎格而伯·凯姆弗（Engelbert Kampfer）将针术向西方的介绍和传入。凯姆弗为荷属东印度公司的外科医师，曾被派往印度、爪哇等地，之后又去日本的长崎。在日本长崎期间接触到了针术治疗疾病的现状，认真地学习和研究了针灸术，对其治疗、方法和疗效做了详细的记录。1692 年返回欧洲大陆，获得医学博士学位，并且撰写了《海外珍闻录》，介绍了中国的针术和灸术。据说凯姆弗去世后，很多遗著都被其侄子与继承人售于一位英国博物收藏家司罗恩男爵，凯姆弗的专著至今依然收藏在英国的博物馆里。

《拉兰氏和灸术》

《拉兰氏和灸术》（*Jean Dominique Larrey und die Moxa*）为一篇文章，1952 年于德国《医学月刊》第 8 期第 550 ～ 552 页发表，作者为加脱曼（E. Gattermann）。作者首先介绍了灸术在中国远古时期的形成和发展，据称在公元前 2336 年时在中国形成，唐代传入日本并得到了日本人的广泛使用和发挥。在这篇文章中，作者特别介绍的是在西方认真努力地应用和发挥灸法的拉兰氏医师。18 世纪末叶，拉兰氏和其他一些欧洲医师开始使用灸法治疗患者，大致使用灸法数十年。据说在拉兰氏的回忆录中，各处都有关于灸法的记载，其用灸法主要治疗麻痹、破伤风、眼科疾病、关节疼痛、脊椎骨伤等疾病。拉兰氏是拿破仑军队中的外科主任，在拿破仑出兵时拉兰氏特别观察了灸术的功能和作用，并努力使用灸术治疗受伤的兵士。兵士受伤后有强直性痉挛，一些高级官员受伤后不愿接受针术治疗，结果很快死亡。拉兰氏曾撰写了长篇的论文，探讨用针术治疗背痛及髋关节痛，指出治疗凶恶疾病的一般方法就是重复施行灸术。拉兰氏认为，在骨伤的治疗中灸术盛行的烙铁为佳。作者脱曼认为，当时的灸术都是施行于病变处附近，并不知道中国和日本灸术的原则，其原则就是要用于一定的穴位，不能随便乱用。脱曼指出，拉兰氏所记载的不少内容可能就是结核性的骨系病变，这种疾病如今依然用刺激疗法治疗。这说明拉兰氏当年对灸术的使用有最大的可能性。

《路易·白利渥慈医师——法国的针术传入者》

《路易·白利渥慈医师——法国的针术传入者》（*Le Docteur Louis Berlioz Introducteur de l'Acupuncture en France*）为一篇文章，1954 年于《法文医报》第 62 期第 1359 ～ 1360 页发表，作者为拉加沙里（Jean

Lacassagne)。作者特别介绍了法国针术的传入者路易·白利渥慈(Louis Berlioz)医师。白利渥慈医师的父亲是法国著名的作曲家爱克多·白利渥慈(Hector Berlioz)。路易·白利渥慈医师出生于1776年6月9日,1802年获得巴黎医学博士。中国的针术大致是在17世纪末期传入欧洲的,特别是荷兰东印度公司的医师瑞尼于1683年在伦敦出版的《论关节炎》这部书,向欧洲首次介绍了中国的针术和灸术。其后荷兰东印度公司的另外一位医师凯姆弗1712年出版了《海外珍闻录》,也向欧洲介绍了中国的针术和灸术。遗憾的是,这两部向西方介绍中国针术和灸术的重要著作,却没有引起欧洲医学界的注意。直至18世纪末叶,针术才第一次出现在戴约登撰写的《外科学历史》中。在同一时期,维克大齐也写了一篇介绍中国针术的文章,主要是根据瑞尼和凯姆弗两部著作中的论述而介绍。

可能是认真读了维克大齐的这篇关于针术的论述,白利渥慈才开始学习和试验针术。在圣安德乐城进行了许多次针术试验成功之后,白利渥慈1816年发表了一部专著,题目是《论慢性疾病、泻血术及针术》。当时西方各方面的人对于白利渥慈关于针术优秀疗效的论述,一直有不同的看法。数年之后,都尔城的爱默医师按照白利渥慈的做法用针术治愈了痉挛性呃逆,引起了勃勒东诺的关注,进行了一系列的试验,从而确定了针术治疗疾病的功能。但当年还有很多西方人对白利渥慈关于针术的使用和分析提出了严厉的指责。比如脱罗沙和比度雨在1836年出版的《治疗学大全》中,严厉地指出白利渥慈对针术的充分介绍不会鼓励欧洲的医师们去使用针术。本文的作者拉加沙里指出,这样严酷的批评是不公正的。事实上脱罗沙和比度雨仅仅是对白利渥慈个人问题的指责,而不是对针术的谴责。其实脱罗沙和比度雨知道针术对于某些疾病有良好的治疗效果。拉加沙里最后总结说,针术在该国又受到人们的喜欢。建议国人要吸取历史的教训,不能不加区别地滥用针术。

《论路易·白利渥慈医师——法国的针灸传入者》

《论路易·白利渥慈医师——法国的针灸传入者》为一篇文章,作者为德勒夫（R. de La Fuye）。德勒夫指出，拉加沙里医师曾于 1954 年 10 月 6 日在本杂志上发表了一篇论文，认为路易·白利渥慈医师是法国的针术传入者，意义重要，但最近西方出版的针术书籍却很少提到白利渥慈，说明欧洲人已经忘记了白利渥慈对欧洲的重要贡献。但德勒夫却有不同的看法。德勒夫认为，他将以法国针学协会的名义予以更正。他认为针术是在 16 世纪开始传入欧洲的，特别是传入英国，因为日乐默·加尔唐（Jerome Carden，1508—1576）曾记载，中国的医师 16 世纪已经开始在欧洲应用针术了。根据费利罗尔所出版的论著，欧洲第一部有关针术的专著是阿勒曼·哈尔维（Alemand Harvieu）1671 年在格勒诺布尔市出版。由此可见，针术传入法国并不是白利渥慈独自实现的，而是哈尔维最早完成的。德勒夫在这篇文字中，特别介绍了自 1671 年至 1861 年，有 27 位欧洲学者通过发布文字向西方人介绍了针术。德勒夫最后总结说，虽然不能认为白利渥慈医师是法国的针术传入者，但白利渥慈医师也是针术传入法国的前驱者。

《再论路易·白利渥慈医师——法国的针灸传入者》

《再论路易·白利渥慈医师——法国的针灸传入者》（*Le Docteur Louis Berlioz Introducteur de l'Acupuncture en France*）为一篇论文，作者为拉加沙里（Jean Lacassagne）。此前在《法文医报》中，德勒夫发表的文章基本否定了白利渥慈是首次向西方传播针术的医师。拉加沙里觉得德勒夫更改了他自己此前发表的一篇文章的内容，感到必须回复德勒夫的质疑。拉加沙里感到非常遗憾的是，德勒夫满足于费利罗尔的文献，并没有对其加以证实。拉加沙里认为，他只是认为白利渥慈是法国针术的传入者，并不是说他是欧洲针术的首位传入者。拉加沙里最后总结说，白利渥慈是第一位在法国研究、实行和推进针术的医师。德勒夫将白利渥慈称为前驱者，其实与传入者的意义应该是一样的。

《针术的适应证、可能性和范围》

《针术的适应证、可能性和范围》（*Indikationen, Moglichkeiten und Grenzen der Akupunktur*）为一篇文章，1954 年于《维也纳医学周刊》第 104 期第 830 页发表，作者为许替凡脱（C. W. Stiofvater）。许替凡脱在

文章中指出，在欧洲随着神经性疗法的推广，中国古代创建的针术疗法有了新的发展。西方使用针术的操作方法是用针刺激人体 12 条经络中的 700 多个穴位，而这些穴位都与人体的内脏有密切的关系。通过使用针术，人体有关器官的功能和作用会发生一定的改变。许替凡脱认为，针术主要用以治疗便秘、支气管性气喘、血液循环障碍、心绞痛、失眠、痛经、风湿、肝脏及胆囊疾患、皮肤病和精神失常状态等各种功能性疾患。许替凡脱最后总结说，针术的作用不只是精神性的，而且能产生一定的客观效果。

《针术在医疗中的应用》

《针术在医疗中的应用》为一篇文章，1955 年于德国《临床医学》第 50 期文摘栏第 4 页发表，作者为贝克门（G. Bachmann）。作者在文章中说明了中国古代和近代的针术理论，介绍了针术的各种适应证。根据自己的治疗经验，作者在文中举出了一些奇迹性的实例。比如有位患者患慢性呼吸道疾病已经有 4 年了，导致其日夜皆有敏感性咳嗽，很多专科医师治疗了多次均无疗效，但用针术治疗了 4 次就消除了症状，身体完全康复了。作者又举出了几个实例，说明通过针术能真正治好相关的疾病，并完全恢复患者的身体健康。

《皮肤与内脏器官间的反射——营养联系》

《皮肤与内脏器官间的反射——营养联系》为苏联《生物学类》杂志第 4 期上的一篇文章，该杂志于 1955 年出版，作者为福利博尔特及巴特许别金。文章完全在讨论皮肤与内脏器官的反射情况，指出内脏器官的某些病态容易发生血管反应，有异常现象。作者分析和研究皮肤与内脏器官的整个过程中，并没有提到中医和针灸学。最后结尾的时候才说，以上所谈到的材料也可以用作中医学“穴位”分布系统的实验基础。由此可见，此前与此后俄罗斯人并没有认真地学习和了解中医及针灸学。

《内脏器官及其相关的皮肤“活动点”的电位变化》

《内脏器官及其相关的皮肤“活动点”的电位变化》为一篇内容较长的文章，1955 年于苏联《谢巧若夫生理学杂志》第 41 期第 357 ～ 362

页发表，作者为巴特许别金。在这篇较长的文章中，巴特许别金仔细地分析和研究了内脏器官及其皮肤活动点的电位变化，努力地比较和总结。只有在谈到皮肤的活动点时，才简单地说，某些皮肤活动点的位置与中国广泛应用的针灸穴位相符合。这就是该文章中唯一与针灸学相关的一句话，前后左右完全没有再提及中医学与针灸学。可见俄罗斯人并不了解中华文化，更不懂得中国传统医学，尤其是很早就传入到西方的针术和灸术。

第五章

自民国以来国人及华人对外传播和翻译中医的文献资料

明末清初、清末民初为西方传播和发扬中国传统医学的重要时期，此期传播中医的主要为西方来华的传教士、西方来亚的西医师以及在华的西方外交人员，但只有个别的中国人帮助他们学习、了解和翻译中医，他们并没有自己独立地翻译或用西方语言撰写任何与中医相关的文献资料。自民国以来一直到中华人民共和国成立，才有几位重要的中国学者以西方语言为基础向西方介绍和翻译中医的理法方药。其中最重要的，就是民国初年在中国推行西医的王吉民和伍连德大师，他们虽然在西方学习的是西医，在国内努力建立西医医院、西医院校、西医学会、西医杂志，但也非常重视中华文化和中医的对外传播和发展。

民国初年，王吉民和伍连德看到了美国人撰写的一部关于人类传统医学的大作，其中也谈到了中医，但却只写了半页，只简单地提到中医，并没有比较完整、系统地介绍中医的历史和发展，尤其是在国际上的传播和影响。他们觉得非常奇怪，特意给美国的作者写了一封信，问他为什么不认真地谈中医、论中医。美国的作者回复他们说，他自己不懂中医，写此书时曾在美国和欧洲咨询了很多人，但几乎没人了解中医，所以他就不敢随便地介绍中医了。看了作者的回信，令王吉民和伍连德非常震惊，中华文化传承千秋万代而不绝，中医自古以来一直在为民族、为人类服务，但西方人居然都不懂得中医。这说明中华文化和中医并没有传播到西方，令王吉民和伍连德非常伤感。经过认真思考和分析，他们决定用英文写一部重要的《中国医史》(*History of Chinese Medicine*)，努力将中华文化和中医介绍到西方，传播到西方。

王吉民和伍连德虽然工作非常繁忙，但他们一直在认真努力地撰写《中国医史》。经过几年的努力，他们最终完成了《中国医史》的撰写，在国民党要员陈立夫的支持下，该书很快就出版了。该书在西方影响非常大，让很多西方人因此而逐步地了解和学习中医，继续在西方认真地传播和发扬中医。王吉民和伍连德写的这部《中国医史》，与当今时代任何研究历史的人完全不同，因为他们有深厚的中华民族的意识和中华文化的基础，研究和分析任何问题都首先从中华文化的精气神韵开启，而不仅仅从所谓的科研、专业开启。在向西方人介绍中医的历史时，并不是像当代专家那样简单地从《黄帝内经》谈起，而是从中华文明圣祖伏羲所创造的《易经》谈起，从中华文化圣祖轩辕黄帝和中华思想圣祖老子、庄子、孔子等谈起，确实具有深厚的中华文化底蕴。

为了让当今时代的学界国人真正懂得什么叫中华民族的意识和中华文化的基础，我们特别安排翻译界的一些人士将王吉民和伍连德当年用英语撰写的《中国医史》翻译成中文，让国内的学者、教师和学生认真读读这部书，看看当年的国人学者民族文化的意识和基础多么深厚。尤其是伍连德，他虽然是出生在外国、学习在外国的华人，但回国之后却依然是真正的中国人。而完全不像当今时代的留学生或华人子弟，基本都失去了中华意识和中华文化。遗憾的是，目前的翻译界基本无人能真正地理解和翻译王吉民和伍连德所写的《中华医史》这部英文书，因为当今神州大地谁也不真正地懂得中华文明、中华文化和中华思想了，尤其是外语界和翻译界。

实现将《中国医史》完整准确地翻译为中文，不仅让中国人认真地学习和了解中医，更希望他们能真正地了解和学习中华文明、中华文化和中华思想，这样的译者，实在难以选出。我们最终只好请真正有中华文化意识和中华文化基础的青年学者李汉平翻译。李汉平本科在复旦大学学的是数学，硕士在美国读的是统计学，现正在美国伊利诺伊大学攻读中国历史博士学位。李汉平虽然是青年读书人，但自幼以来都在认真地学习中华传统文化、文字和文学，同时也在认真地学习英语和翻译。对于李汉平来说，读英文版《中国医史》非常自然，中华文明圣祖、文化圣祖和思想圣祖的三宝精气神更是非常明确，通过 1 个月的努力他就将王吉民和伍连德写的中医史最重要的前 16 章共 109 页翻译为汉语。《中国医师》一书共有 2 卷，第 1 卷写的是中医史，第 2 卷写的是西医传入中国的历史与发展。

为了让国内的学界人士了解王吉民和伍连德撰写的《中国医史》的第 1 卷，尤其是对中华文明、中华文化和中华思想的介绍，我们特意将李汉平所翻译的《中国医史》前 16 章附录在本书后，供大家认真学习，并非仅仅参考。

第一节
民末及建国初期中国学者向西方解说中医的文献资料

民国末年和中华人民共和国建国初期，中国学者向西方介绍中医的文献资料颇为丰富，也颇为重要，今特意选择了其中最为重要的文献资料向大家介绍。

《中国医史》

《中国医史》(*History of Chinese Medicine*)由中国学界王吉民、伍连德用英文撰写，1932年初在天津出版，全书共706页。1936年在上海第2次出版时，王吉民和伍连德增补了部分内容，全书共906页，增加了200页。该书共有2卷，第1卷介绍的是中医史，尤其是中华文明、文化和思想，共26章。第2卷介绍的是西医自明末清初传入中国的历史和发展，共25章。本章前言我们已经比较明确地介绍了这部最为重要的中医对外传播文献，其意义可谓非凡。在该书简介中，他们说："中国是世界上幅员最为辽阔，历史最为久远的国家之一。当欧洲与美洲的先民衣

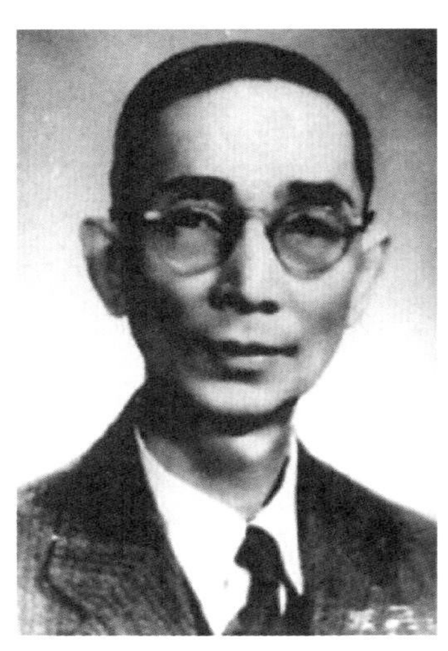

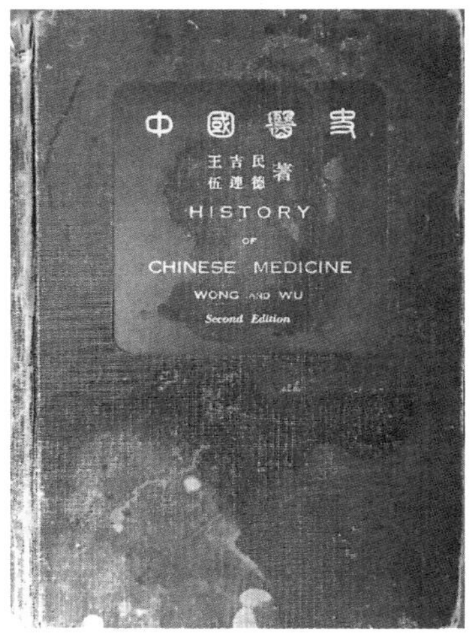

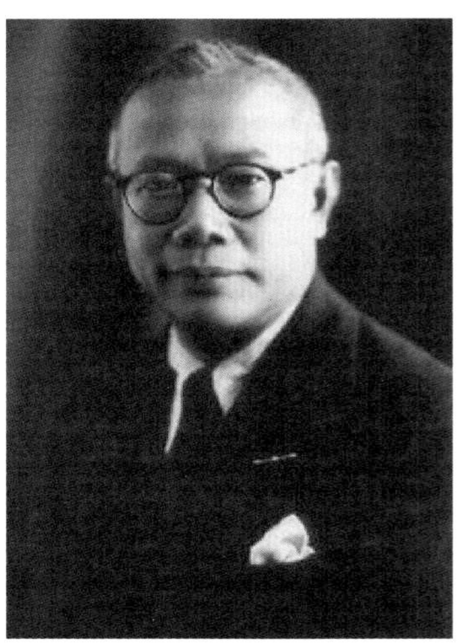

图5-1 王吉民、伍连德及其著作《中国医史》

不蔽体地四处游荡，居于森林而渔于木舟之上时，中国人已经穿上了丝绸并享有高度的文化。早在摩西带领以色列人走出荒蛮之前，中国人已创造了比埃及人先进的法律、文学及宗教知识。当荷马编纂与吟诵《伊利亚特》时，中国的诗人们也在歌颂东方的古代英雄，后者的坟墓距离当时已有约 1 300 年之久。在北风拨动大卫王的琴弦的 100 年前，中国的周文王便编纂了《易经》，今日民国的优秀学者无不将之牢记在心。中国的文学早在诺曼底公爵入侵英格兰之前便已发展成熟。中国人在施瓦兹之前许久就发明了轻武器，在卡克斯顿之前 500 年就掌握了印刷技术。火药、指南针、瓷器都是中国人率先发明的。比耶稣降生于伯利恒早 220 年造就的长城，其包含的材料若用来建造五六英尺高的土墙，足以绕地球一周，堪称史上最为宏大的建筑工程之一。作为周边国家崇拜与效仿的对象，无怪乎她在东方世界赢得了'中央之国'的尊称并绵延至今。"

关于中华民族的历史，王吉民和伍连德在《中国医史》中指出："从历史的角度我们发现了许多重要的事实，这也构成了本研究的主要旨趣。中国历史在多个方面是独一无二的。首先，它是地球上最古老民族的历史。其他曾与中国同时代的古代帝国诸如古埃及、巴比伦、亚述，盛极一时却又昙花一现，唯有中国傲然屹立于东方。中国历史的第二个显著特征是它讲述了一个民族早在 3 000 年前就达到高度文明，却在此后裹足不前的故事。就如人们常说的一样，中国为科学家所谓的'停滞发展'（arrested development）提供了一个鲜明的案例。在某个时间节点之前，中国在行政学、艺术、制造业、文学、宗教等领域有着长足的进步，此后便陷入长时期的停滞状态，直至最近才稍有复苏之迹象。第三个显著特征在于，这是一部关于一个直至最近，鲜少为世界影响的国度之历史。长期以来中国人受其孤立的地理位置所限，并未与其他大陆的民族有紧密往来。孤立的结果便是他们发展出了其特有的文明模式，以及其本性中对于外族根深蒂固的排斥与蔑视。"

关于黄帝及《黄帝内经》，王吉民和伍连德在《中国医史》中指出："黄帝，在位于公元前 2698—2598 年，是中国医学中另一位著名人物。

在他的一位大臣及良医岐伯的帮助下，黄帝据称写下了著名的《黄帝内经》。因此医学这门职业有时也被称为岐黄之术。但是历史研究表明，这一作品并非出自黄帝之手，而有可能是周代晚期的作品。关于他的各类传说尽管在大体上较为一致，但在关于其起源以及许多细节上仍存在差异。据说他的母亲附宝是与上天感应而孕，出生在姬水河畔，因而以姬为姓，而轩辕这个名字则源于他住所附近的山名。他同样因其血统以'公孙'为姓；同时又由于他继承了有熊国，因此被称为有熊氏。当蚩尤发动叛乱并推翻有熊国国王榆罔时，王子们便推举黄帝继承王位。黄帝的统治符合土德，因此他就开始以土所对应的颜色（黄）而为人所知。在他的指导下，大挠制定了名为甲子的循环周期，而容成建造了天文仪器并编写历法。隶首为黄帝发明了数学计算，伶伦在他的要求下从大夏以西获得竹子，并发明律吕据以制乐。荣猿被黄帝派去制作十二钟以指示季节，而大容编写了一部名为咸池的乐曲。"

由此可见，真正有中华意识和中华文化的，真正热爱中华民族和中华圣祖的，只有王吉民这样的国人和伍连德这样的华人。正是他们注意到美国人写的人类医学史上居然才在半页内简而单之地、蜻蜓点水似地提到了中医史，令王吉民这一真正的国人和伍连德这一真正的华人非常无法理解，更无法接受。后来知道中医在欧洲已经淡泊了，令他们非常震惊。为了尽快地以中医为基础向西方介绍和传播中华文化，他们特意用英文撰写《中国医史》这部重要的著作，令我们非常感动。遗憾的是，神州大地当今的一些学人，中华意识不强，更没有了中华文化。很多当今时代问世的著作和译著，就充分地证明了这一点。比如德国人伯恩特·卡尔格·德克尔（von der Antike bis zur Gegenwart）撰写的《医药文化史》（*Die Geschichte der Medizin*）中，谈到中医时只写了半页，但我们国内的两位学者居然将其完全翻译为中文并出版了。如果王吉民和伍连德看到了这部书，会意识到中华文化并没有传播到西方，感觉到西方人并不尊重中华文化。

在这半页中，居然说古代时期的中医，"发展受限服务于统治阶级，也就是说，被压迫和被剥削的阶级几乎得不到或只能接受很少的医疗"，

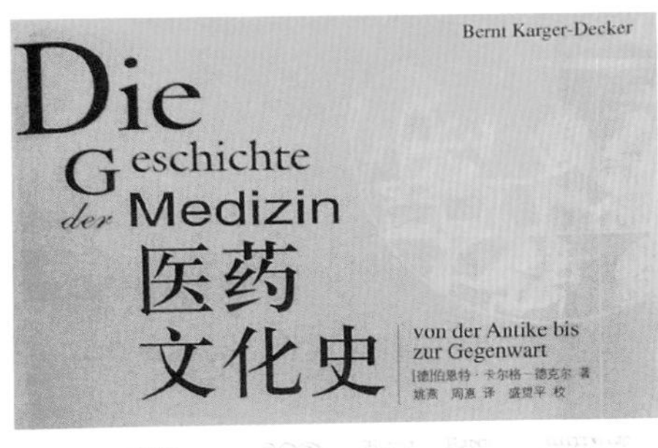

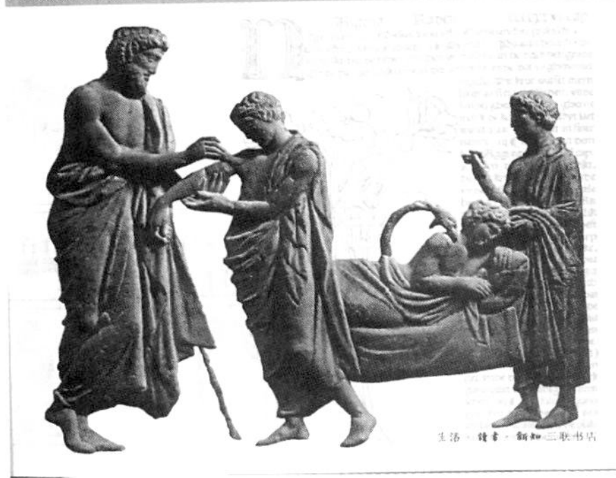

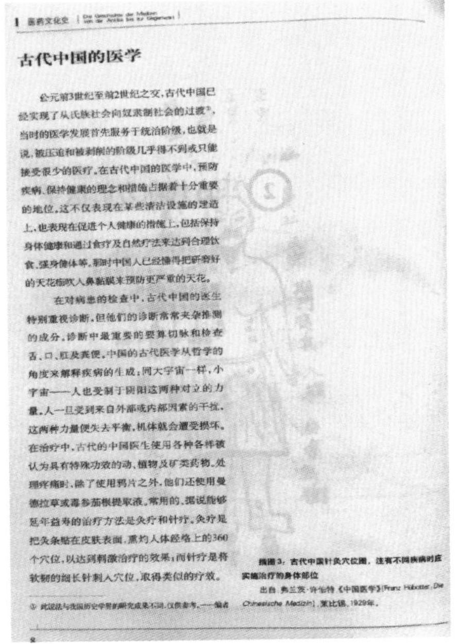

医药文化史 | Die Geschichte der Medizin von der Antike bis zur Gegenwart

古代中国的医学

公元前3世纪至前2世纪之交，古代中国已经实现了从氏族社会向奴隶制社会的过渡①，当时的医学发展首先服务于统治阶级，也就是说，被压迫和被剥削的阶级几乎得不到或只能接受很少的医疗。在古代中国的医学中，预防疾病、保持健康的理念和措施占据着十分重要的地位。这不仅表现在某些清洁设施的建造上，也表现在促进个人健康的措施上，包括保持身体健康和通过食疗及自然疗法来达到合理饮食、强身健体等。那时中国人已经懂得把研磨好的天花痂吹入鼻黏膜来预防更严重的天花。

在对病患的检查中，古代中国的医生特别重视诊断，但他们的诊断常常夹杂推测的成分。诊断中最重要的要算切脉和检查舌、口、肛及粪便。中国的古代医学从哲学的角度来解释疾病的生成：同大宇宙一样，小宇宙——人也受制于阴阳这两种对立的力量。人一旦受到来自外部或内部因素的干扰，这两种力量便失去平衡，机体就会遭受损坏。在治疗中，古代的中国医生使用各种各样被认为具有特殊功效的动、植物及矿类药物。处理疼痛时，除了使用鸦片之外，他们还使用曼德拉草或毒参茄根提取液。常用的、据说能够延年益寿的治疗方法是灸疗和针疗。灸疗是把灸条贴在皮肤表面，熏灼人体经络上的360个穴位，以达到刺激治疗的效果；而针疗是将软韧的细长针刺入穴位，取得类似的疗效。

插图3：古代中国针灸穴位图，注有不同疾病时应实施治疗的身体部位

出自：弗兰茨·许biz特《中国医学》[Franz Hübotter: Die Chinesische Medizin]，莱比锡，1929年。

① 此说法与我国历史学界的研究成果不同，仅供参考。——编者

8

图 5-2 德国人伯恩特·卡尔格·德克尔编写的《医药文化史》中文译本

这显然是对中华民族文化的破坏。为什么翻译这部书的人居然都意识不到呢?

《中国教会医事概览》

《中国教会医事概览》(*Directory of Christian Medical Work and Prayer Cycle*)由王吉民及 W. S. Flowers 共同以英语编写，全书共 42 页，于 1948 年在上海出版。该书是对 1947 年全国教会所办的医院、医学校、护士学校及麻风病院的统计和说明，同时也附有当时在中国的外国医生的名单。该书虽然统计和说明的是教会所办的医院等部门，但也在一定程度上与中国传统医学的应用和发展有一定的关系。

《外科刀与十字架》

《外科刀与十字架》(*Lancet and Cross. Biographical sketches of 50 Pioneer Medical Missionary Doctors in China*)这部书是王吉民以英语编写的，于 1950 年在上海出版，全书共 160 页，主要是介绍在华从事医学活动的外籍传教士医师。一些在华的西方传教士医师在神州大地从事医学工作的时候，也在一定程度上关注中国的传统医学，也在一定程度上向西方介绍和传播中国的传统医学，尤其是针术和灸术。十字架原是罗

马帝国处死犯人的刑具，耶稣在十字架上受死之后被赋予了新的意义，是神圣不可侵犯的标志。

《本草新注》

《本草新注》（*Chinese Medicinal Plants from the Pen Ts'sao Kang Mu*）于1935年由北京植物学会出版，全书共389页，其作者为B. E. Read及中国人刘汝强（J. C. Liu）。在中国学者和西方学者的合作下，以英文编写了这部书，向西方人介绍了中国的植物药，提供了869种药物。该书最初在1927年出版，之后两位编者又认真地补充其内容，增加了30种药物。这部书大致是向西方介绍中药内容最为丰富的专著。

《霍乱概论》

《霍乱概论》（*Cholera: A Manual for the Medical Profession in China*）由中国学者陈永汉和伍长耀以英语共同编写，于1934年由上海海港检疫处出版。两位作者通过分析、研究和说明，向西方人介绍了中国传统医学对霍乱（cholera）的治疗和疗效，特别是向西方人叙述了中国霍乱的历史情况、定名因由、流行分布及气候状况等问题，颇有意义。

《鼠疫概论》

《鼠疫概论》（*A Manual for the Medical Profession in China*）于1934年由上海海港检疫处出版，全书共197页，其作者为中国学者伍连德（L. T. Wu）、陈永汉（J. W. H. Chun）和伍长耀（C. Y. Wu）。三位学者以英语编写了这部书，分析和研究了鼠疫的问题和治疗。其中特意详细介绍了鼠疫在中国流行的历史及其治疗和防治的效果。该书中还插图103幅，以便西方人看得更清楚。

《新针灸学》

《新针灸学》是中国学者朱琏撰写的一部非常重要的专著，分析、研究和总结了中华人民共和国成立以来新发展的针灸学。一位苏联学者看了这部书颇为感动，故而将这部专著翻译为俄语，向苏联介绍中国传统针灸学的创新和发展。该译本于1959年在苏联出版，全书共270页，内容颇为丰富。

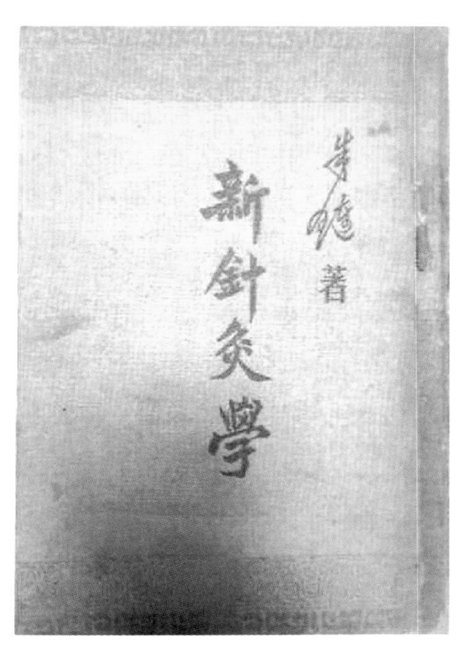

图 5-3 《新针灸学》

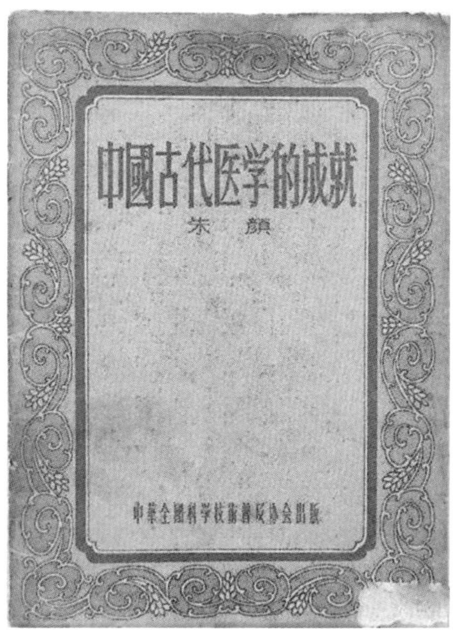

图 5-4 《中国古代医学的成就》

《中国古代医学的成就》

《中国古代医学的成就》是中国学者朱颜撰写的一部专著，回顾和总结了中医在古代为中华民族的发展所做出的杰出贡献，同时还认真地分析和研究了中医理法方药及其在历朝历代的传承和发展。一位学者认真地看了这部书，对其基本内容比较了解，感到颇值苏联方面真正了解，于是将其翻译为俄文，于 1959 年在莫斯科出版。

《太极拳的功效和实际应用》

《太极拳的功效和实际应用》（*T'ai-Chi C'huan, Its Effects and Practical Applications*）以英文编写的这部书于 1947 年在上海出版。这部书实际上是对中国学者陈炎林撰写的《太极拳刀剑杆散手合编》的解译，以便向西方人介绍中国传统的太极拳，让他们了解太极拳的特别功效和实际应用的方式和方法。

《寿身小补》

《寿身小补》是清代学者黄兑楣所撰写的专著，民国时期的罗荣勋将这部重要著作翻译为英文。黄兑楣是清代医家，今贵州贵阳人，学习非常认真，研究非常深入。其专著《寿身小补》是一部综合性的医

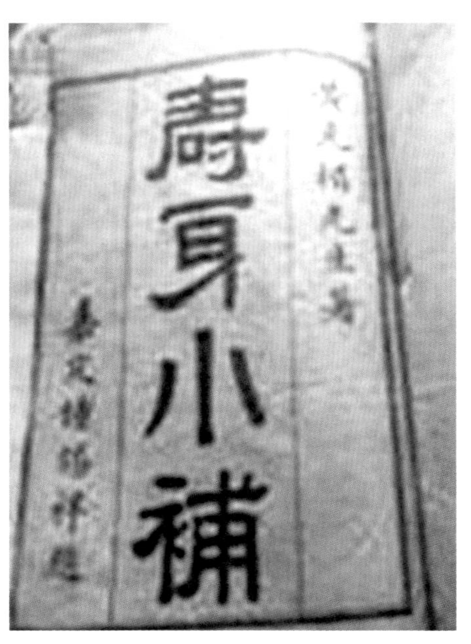

图 5-5 《寿身小补》

书，共 9 卷，成书于道光十二年（1832），内容涉及骨度、脏腑、伤寒、杂病及妇、幼、痘疹诸科病证。罗荣勋（1906—1966）是东莞莞城人，1928 年毕业于上海同济医学院，1933 年 2 月获医学博士学位，1935 年 8 月任光华医学院教务长、妇产科教授兼附属医院妇产科主任医师、中山大学医学院教授、妇产科主任、附属助产学校主任等职。罗荣勋将黄兑楣的《寿身小补》翻译为英文（*Schou Schen Hsiao Bu*），颇有实际意义。

《中国的卫生问题》

《中国的卫生问题》（*China's Health Problems*）是中国学者施思明在美国用英语写的一部书，向西方人介绍中国的卫生问题及其有效解决的方式和方法。施思明（1908 年 4 月 5 日—1998 年 10 月 27 日）是民国时期中国著名的外交家和 WHO 的创始人之一，曾任联合国医监。施思明曾在英国读书，主要是学医，并且行医。1934 年回国后，参加中国医学会上海支会。1937 年进入民国政府负责实施美国租借法案的工作小组。1941 年后前往美国，任国民政府财长宋子文的机要秘书并继续参与租借法案对华实施。二战即将结束之际，施思明以中国代表团组员及医学专家身份出席了在旧金山举行的联合国成立预备会议，从而成为 WHO 的创建人之一。

《中国体育概论》

《中国体育概论》（*Physical Eduction in China*）为中国体育专家郝更生以英文撰写的一部重要的专著，向西方人介绍中国历朝历代体育的发展和特色。历朝历代的中国体育，总是与中华文化和中医药学有密切的关系。所以郝更生向西方人介绍中国的体育运动，也介绍了中国的传统医学。郝更生1899年出生于江苏淮安，原名郝延浚，之所以改名为更生，就是因为幼时顽皮溺水，死而复生。郝更生早年赴美国哥伦比亚大学学习土木工程，后转而就读于美国春田大学的体育专业。学成回国后，先后在清华大学、东北大学及山东大学担任体育教授。曾负责主办第三届、第六届和第七届全国运动会。

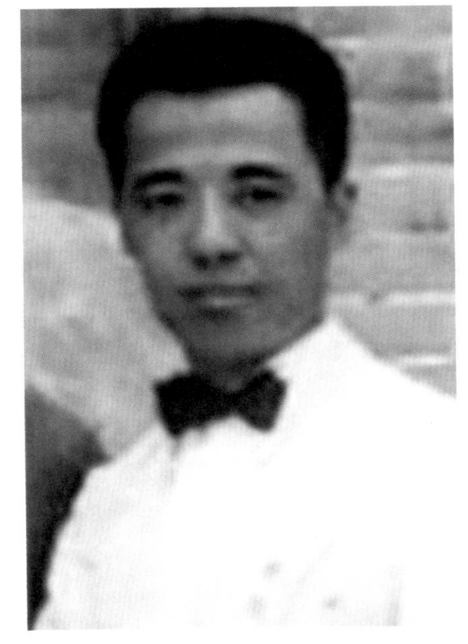

图5-6 郝更生

《中国医学发展史略》

《中国医学发展史略》（*Chinese Medicine*）是民国时期的中国医学家梁宝鉴以英语撰写的一部专著，1934年在天津出版。该专著据说是梁宝鉴在天津协和社会文艺社演讲时的记录。在演讲时，作为中国医学专家的梁宝鉴认真地向在场的国人和西人介绍中国传统医学的历史和发展，让他们明确理解和掌握中国传统医学的精气神韵，因为自民国初年以来，反中医、消灭中医的人不仅时有所闻，而且还得到了国民政府的完全同意。

《中国的哲学和医学》

《中国的哲学和医学》（*Chinesische Weisheit und Heilkunst*）是中国香港的中医专家梁铁生用德语撰写的一部专著，于1954年在德国慕尼黑出版，向德国人介绍中国的哲学和医学。真正的中国传统医学，历朝历代都是中华文化杰出的代表，而不仅仅是所谓的科学专业和方法。所谓的中国哲学，就是中华文明圣祖和文化圣祖所创建的中华民族的精气神。据记载，梁铁生生于中国香港，曾从香港到法国和德国等欧洲国家，宣扬中国传统医学，尤其是针灸学。

《针术与艾灸术》

《针术与艾灸术》（*Akupunktur und Raucherung mit Moxa*）于1954年在德国慕尼黑出版，全书共86页，附有33幅图片，其作者为中国的医学专家梁铁生。梁铁生认真学习了中国传统医学，尤其重视的是中国的针灸学。在欧洲一些国家考察的时候，梁铁生都非常认真地向各国介绍中国的传统医学，尤其是针术和灸术。在德国考察的时候，梁铁生以德语编写了《中国的哲学和医学》（*Chinesische Weisheit und Heilkunst*）和《针术与艾灸术》（*Akupunktur und Raucherung mit Moxa*），并在德国传播。

《鼠疫战士：一个现代中国医生的自传》

《鼠疫战士：一个现代中国医生的自传》（*Flague Fighter: The Autobiography of a Modern Chinese Physician*）是中国医师伍连德用英语撰写的一部大作。伍连德作为南洋马来亚的华侨，在西方学医后回国为人民服务，这部书就是他的自传。该书于 1959 年在英国伦敦出版，全书共 667 页。伍连德回国后担任中华医学会首任会长，北京协和医学院及北京协和医院的主要筹办者。1910 年末，东北肺鼠疫大流行，他深入疫区领导防治。在他竭力提倡和推动下，中国收回了海港检疫的主权。1918 年，他创建了北京中央医院并任首任院长；1922 年，他在沈阳创建东北陆军总医院，该院是中国历史上第一座大型军医院；1926 年，他创办了哈尔滨医学专门学校，并任第一任校长。

《李时珍》

《李时珍》（*Li Schi-dschen. Der Grosse Chinesische Pharmakologe des 16 ahrhunderts*）为张慧剑撰写的中文书，然后用德语翻译为德文，全书共 76 页，于 1959 年在北京出版；此后又将《李时珍》翻译为英文（*Li Shih-chen. Great Pharmacologist of Ancient China*），于 1960 年在北京出版，全书共 68 页；后又将《李时珍》翻译为法文（*Li Che-tchen. Grand Pharacologiste de la Chine Ancienne*），于 1960 年在北京出版，全书共 59 页。李时珍是我国明代的国医大师，他以毕生精力，亲历实践，广收博采，经过 10 多年的努力编写《本草纲目》巨著。张慧剑向英国、德国和法国介绍李时珍，可谓意义非凡。张慧剑（1906—1970）安徽石埭人，出生于清光绪三十年（1904），为著名报人、作家和评论家，一生曾撰写了很多专著，如《辰子说林》《赛金花故事编年》《马斯河的哀怨》

《明清江苏文人年表》《李时珍》等。

《中医的组成》

《中医的组成》（*Structure de la Medecine Chinoise*）是中国学者黄光明和 P. Huard 一起用法语编写的一部书，向法国人介绍中国传统医学是如何组成的、如何发展的、如何治疗的、如何保健的，尤其是理法方药的基本精神和内容。该书于 1957 年在法国巴黎出版，有一定的实际意义。

《中医》

《中医》（*La Medecine Chinoise*）为中国学者黄光明和 P. Huard 一起用法文编写的一部书，向法国人介绍了中国医学从古到今的传承、发展和效应，全书共 190 页，于 1959 年在法国巴黎出版。该书比较系统地向法国介绍了中国传统医学的理法方药，颇有实际意义。该书也附有很多的图片，让法国人明确中国的文明圣祖、文化圣祖和医药圣祖。该插图中首先附有伏羲、神农和黄帝的彩色图片，然后附有华佗手术图、炼丹图、灸术图和本草图等，意义非凡。

《中国药物学发展史》

《中国药物学发展史》（*Constribution a l'Histoire du Developpement de la Matiere Medicale en Chine*）为中国学者黄光明用法语写的博士考试论文，于 1957 年出版。在该书中，黄光明研究、分析和总结了中国药物学的历史发展以及历朝历代的补充和创新。从《神农本草经》到《本草纲目》，充分体现了中国药物学的历史发展和创新。《神农本草经》所体现的是炎帝为中华民族创造的药物学，《本草纲目》所体现的是李时珍对中国药物学的完美发展和完善创新。

《针术的历史》

《针术的历史》（*Histore de l'Acupuncture*）为中国学者黄光明以法文撰写的一部书，于 1959 年出版。在该书中，黄光明认真努力地向法国人介绍了中国针术的历史发展、临床疗效和国际传播。在亚洲，中国的针术在春秋战国时期就传播到了周围其他民族地域，汉唐时期传播到了东亚的一些国家，明清时期传播到了欧洲各国。其历史的发展和影响，可谓无限。

《中药的进展》

《中药的进展》(*Evolution de la Matiere Medicale Chinoise*)为中国学者黄光明与 P. Huard 一起用法语编写的一部书，于 1958 年出版。该书向法国人传授了中国的药学及其发展。自明清时期，中国的针术和灸术就已经比较全面地引入法国了，并且在法国得到了比较系统的试验、研究和应用，还创新了电针术。但中药在法国，在整个欧洲都缺乏比较系统地介绍和引进。在这部书中，黄光明和 P. Huard 一起努力地向法国人介绍了中国传统的药学及其发展。

《中医著作目录》

《中医著作目录》(*Bio-Bibliographie de la Medecine Chinoise*)为中国学者黄光明以法语编写的一部书，于 1956 年出版。在该书中，黄光明比较系统地向法国人介绍了历朝历代问世的中医专著的目录，向其介绍了许多重要的中医专家及其重要著作的基本内容和影响，这也是中医历史发展的体现。

《李时珍》

《李时珍》(*Li Che-Tchen*)为中国学者黄光明用法文编写的一部书，于 1957 年在法国《药学史评论》杂志上成为单行本，再次向法国人介绍了明代真正的国医大师李时珍。李时珍对中医最大的贡献，就是对中药的分析、研究和总结，最终撰写了《本草纲目》这部巨著。黄光明向法国人介绍了李时珍及其对中药的巨大贡献。当年张慧剑也先后向英国、德国和法国介绍了李时珍对中药的伟大贡献。

《中国的佛教和医学》

《中国的佛教和医学》(*Le Boudhisme et la Medecine Chinoise*)是中国学者黄光明与 P. Huard 一起用法语编写的一部书，于 1958 年出版。黄光明指导 P. Huard 向法国人介绍中国的佛教及其与中国传统医学的关系。佛教自汉代传入中国以来，一直与中医紧密地结合在一起，基本上任何一位佛教徒都是中医师。特别值得注意的是，虽然佛家是从印度传入中国的，但宋代之后完全是中国的佛教了，印度从此就没有佛教了。

《内经，中医的经典著作》

《内经，中医的经典著作》（*Nei Ching, the Chinese Canon of Medicine*）为中国著名的医学家黄雯翻译的《黄帝内经·素问》的前2章，为1950年在《中华医学杂志》医史专号的单行本，共33页。黄雯当年非常希望能翻译《黄帝内经》，但最终却只翻译了《黄帝内经·素问》的前2章，原因是他自己工作太忙，基本上没有时间翻译《黄帝内经》。黄雯所处的那个时代，中国的医学家并不像现在这么多，每个医师的任务都很重，他自己又有行政职务，任务更重。虽然他只翻译了《黄帝内经·素问》的前2章，但毕竟是中国第一位翻译《黄帝内经》的学者，颇有意义。

《中华人民共和国的保健与医学》

《中华人民共和国的保健与医学》是中国医学专家、原卫生部部长钱信忠与一位俄罗斯人共同用俄语编写一部书，于1959年在苏联莫斯科出版。钱信忠1951年赴苏联学习并获医学副博士学位，从而掌握了俄语。从苏联回国后担任国家卫生部的领导，也借此机会与一位苏联的学者共同向俄罗斯人介绍中国的医学和保健知识。

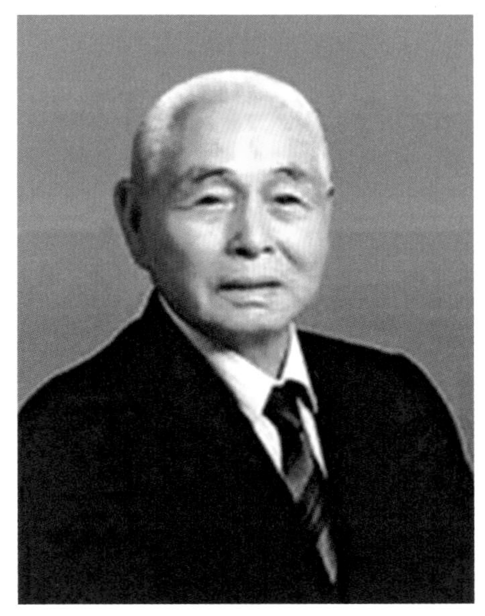

图5-7 钱信忠

《中国医学》

《中国医学》是中国医学家钱信忠用俄语写的一部书，于1959年在苏联莫斯科出版。在这部书中，钱信忠努力地向苏联人介绍中国的医学。所谓的中国医学，其实包括至少三个方面，即中医学、西医学和中西医结合学。这三个方面的中国医学自中华人民共和国成立以来，就在政府的推进下而努力地创新和发展了。

《中华人民共和国的卫生事业》

《中华人民共和国的卫生事业》是钱信忠用俄语写的一部书，于1956年在苏联莫斯科出版。在这部书中，钱信忠向苏联人介绍了中国的卫生事业。毛泽东在1956年的一次讲话中谈到中医问题时指出，“把中医中药知识和西医西药知识结合起来，创造中国统一的新医学、新药学”。“中西医结合”这一概念就是在毛泽东这次讲话精神的指导下而形成的。周恩来在随后一次讲话中，对“中西医结合”这一概念做了进一步的阐释。周恩来指出，“中西医结合”指的是吸取了中医和西医的精华而创建的另外一种医学体系，即所谓的中国第三医学（其他两种医学分别是中医和西医）。从毛泽东和周恩来的指示来看，“中西医结合”这个概念是从国家政策逐步发展到医学科学领域的，也是中国医学界的一大创新。但最终是否能够发展到最初设想的“中国统一的新医学、新药学”以及中国的第三医学这样一个层面，依然是一个需要继续探索和深入发展的问题。但是根据毛泽东和周恩来当初对“中西医结合”这一概念的阐述和定义以及早期医药界对其进行的理论研究和实践探索，将“中西医结合”的“结合”译作 integrate 无疑是比较符合实际的。但从中西医结合的临床实践和理论研究的实际发展来看，将中国统一的新医学、新药学“结合”译作 combine 似乎更加客观实际一些，毕竟中医和西医从理论到实践的交融还存在着巨大的差距。

第二节
20 世纪末中国学者编写的汉英中医词典

1972 年美国总统尼克松访华期间，美国的一位记者詹姆斯·赖斯顿（James Reston）突然患了急性化脓性阑尾炎，北京协和医院为其做了手术，术后采用针灸治疗，效果良好。回到美国后，该记者在《纽约时报》上特别报道了自己在中国的治疗以及针灸的疗效。他说："用一种细长的针在我的右外肘和双膝下扎了 3 针，同时用手捻针来刺激我的胃肠蠕动以减少腹压和胃胀气，针刺使我的肢体产生阵阵疼痛，但至少分散了我腹部的不适感。同时还把两支燃烧着的像廉价雪茄烟式的草药艾卷放在我的腹部上方熏烤，并不时地捻转一下我身上的针，这一切不过用了 20 分钟。当时我还想，用这种方法治疗腹部胀气是否有点太复杂了，但是不到 1 小时，我的腹胀感觉明显减轻，而且以后再也没有复发。""我在上海看到了他们用针麻做脑瘤切除，是一次了不起的经历。"

正是由于用中国针灸对美国记者的良好治疗，才使中国从此与西方在中医方面开始沟通、交流与合作。WHO 也开始在中国的一些中医学院开设留学生教育的机构。为了真正地教育好西方人在中国学习中医，就必须得通过英语翻译来指导他们，因为来华学习中医的大部分人并没有学习汉语。正是由于这一原因，当时中国南方的欧明等人以及北方的谢竹藩等人就开始翻译中医，并研究中医翻译的问题，经过研究主编的几部汉英中医词典，成为世界上首次问世的汉英中医词典，意义重大，影响深远。

《汉英常用中医词汇》

《汉英常用中医词汇》(*Chinese-English Glossary of Common Terms In Traditional Chinese Medicine*)为广州中医药大学国医大师欧明 20 世纪 70 年代通过翻译中医、研究中医翻译而主编的一部中药词典，于 1982 年在广州科学技术出版社出版。欧明主编的这部词典是世界上第一部汉英常用中医词典，其对中医翻译领域的重要创新，是对中医国际化的杰出贡

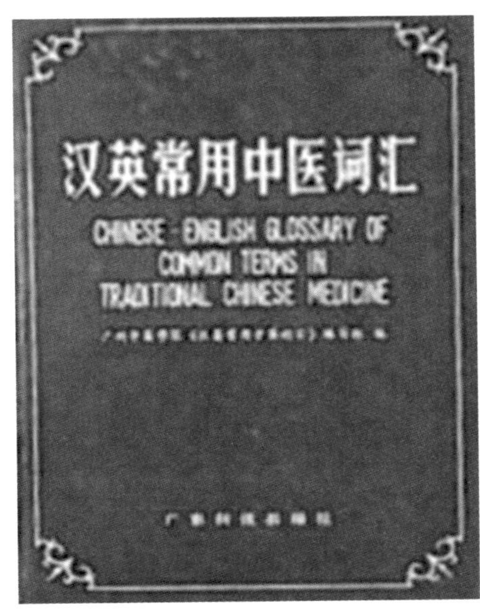

图 5-8 《汉英常用中医词汇》

献。在那个时期，中医才真正地开始对外传播，中国才真正开始与西方沟通交流，无论是来中国参观了解中医药的外国人还是在中国学习中医药的外国留学生，都越来越多。中国的中西医工作者、中医院校的师生和中国翻译领域的学者，都在认真地思考和研究如何将中医名词术语正确地翻译为英语。虽然大家一直在认真地思考和研究，但依然感到非常困惑，不知如何才能理解好、翻译好、表达好中医的名词术语，都非常渴望能尽快得到一部研究和翻译中医名词术语的汉英中医词典。

为了帮助大家解决这些急迫而重要的问题，欧明组织了 9 位专家一起制定、研究和翻译中医的名词术语。这 9 位专家即欧明、鲁城、李衍文、赖世隆、陈先清、黄月中、陈纪藩、沈朝和曾威文，其中大概只有一位英语专家，其他的都是中西医结合专家。欧明主编的这部汉英中医词典，收集了 8 000 多个中药名词术语，包括中医基础理论、临床各科、医史、医著等各个方面，还附录了常用中草药名称、针灸穴位名称、中国历史年代简表、天干地支、二十四节气等，内容非常丰富，在国内外影响非常大！在该词典中，将“中医”译为 traditional Chinese medicine，将“阴阳”译为 yin 和 yang，将“经”译为 channel 等，都是颇为重要的解读和翻译。虽然现在所谓的国际标准中，将“经”译为 meridian，但实际上最具体和客观的，应该是 channel，所以国际上中医翻译界影响最大的英国汉学家和中医翻译家魏迺杰也一直都将“经”译为 channel。

欧明主编的这部词典，很多关键的中医名词术语的解释和翻译，都是比较准确的，比现在所谓的国际标准的翻译还更完善。比如有时将“虚”译作 asthenia，“实”译作 sthenia，颇为符合实际。但现在常用的译法，则将“虚”全部译作 deficiency，将“实”全部译作 excess，自然不够准确。中医理法方药上讲的“虚”并不完全是说人体的任何东西的内涵缺少了，而是说功能比较低下了。如中医讲的“血虚”，并不是说血量减少了，而是说血的功能降低了，所以译作 asthenia 颇为准确，而译作 deficiency 显然不够准确。欧明主编的词典中附录的中医经络术语，其译法颇有意义，首先对术语予以音译，然后再附有意译，非常符合实际。而意译的中医经络穴位，此后很多汉英中医词典中都缺乏。比如将手太阴肺经（The Lung Channel of Hand-Taiyin）中的中府、云门、天府、侠白、尺泽、孔最、列缺、经渠、太渊、鱼际和少商 11 个穴位分别译为 Zhongfu (Lu. 1) Central Massion，Yunmen (Lu. 2) Cloud Gate，Tianfu (Lu. 3) Heaven Mansion，Xiabai (Lu. 4) Chivalry White，Chize (Lu. 5) One-foot March，Kongzui (Lu. 6) Supreme Passage，Lieque (Lu. 7) Branching Crevice，Jingqu (Lu. 8) Channel Gutter，Taiyuan (Lu. 10) Thenare Promience，Shaoshang (Lu. 11) Young Shang。对穴位如此之译，颇有实际意义，不仅音译，而且以意译做了比较注解，非常值得令人认真学习借鉴。

《汉英中医辞典》

《汉英中医辞典》（*Chinese-English Dictionary of Traditional Chinese Medicine*）为欧明主编的第二部汉英大辞典，于 1986 年由广东科技出版社和三联书店香港分店联合出版。这部大辞典内容更为深厚，意义更为重大，影响更为深刻。在《汉英常用中医词汇》的基础上，进一步完善了中医名词术语的定义和翻译。第一部《汉英常用中医词汇》只是对中医基本术语进行了翻译，没有对其予以定义。为了更好地对外介绍中医核心的概念术语，为了更好地令国内和国外的人士明确中医核心概念和术语的真正含义，对其予以定义，可谓至为重要。比如“五味”一般都直接翻译为 five tastes，但 five tastes 究竟包含的是哪五种，一般人很自然有不同的感觉。在这部辞典中，欧明按照中华民族传统的含义将其定义为：指中药的辛、甘、酸、苦及咸五种味道（five tastes referring to the tastes of Chinese medicines, i.e.,

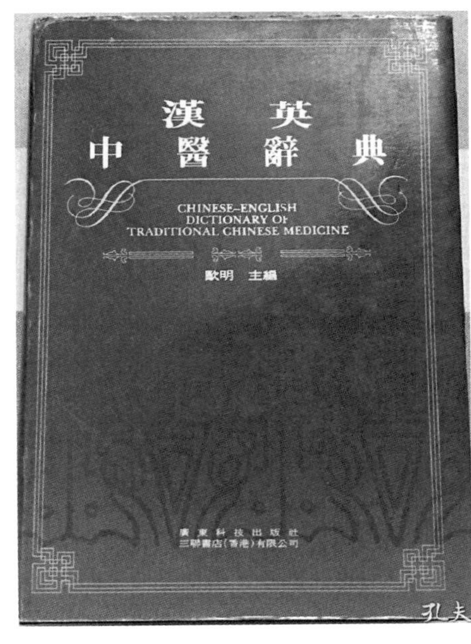

图 5-9 《汉英中医辞典》

acrid, sweet, sour, bitter and salty)。

在这部辞典中，不仅仅是对中医核心概念和术语进行了明确的定义，而且对其翻译也更为完善和准确了。比如在其第一部词典《汉英常用中医词汇》中，将五脏的“脾虚”译为 spleen-asthenia, asthenia of the spleen；“肺虚”译为 asthenia of lung, lung-asthenia；“肾虚”译为 asthenia of kidney, kidney-asthenia。但将“心虚”译为 deficiency of heart，将“心脾两虚”译为 deficiency of both heart and spleen。在这部词典中，“虚”一般有两种译法，即 asthenia 和 deficiency，将五脏六腑的“虚”译作 asthenia 显然是非常准确的，因为五脏六腑的“虚”并不是其实际结构丧失了，而是功能低下了，所以译作 asthenia 更准确。所以，不仅将五脏的“虚”基本译作 asthenia，六腑的“虚”也译作 asthenia。如“胃虚”译为 asthenia of stomach，“大肠虚”译为 asthenia of large intestine，“小肠虚寒”译为 asthenia-cold of small intestine，“三焦虚寒”译为 asthenia-cold of triple warmer，“胆虚不得眠”译为 insomnia due to asthenia of gallbladder。但将“膀胱虚寒”译为 deficiency-cold of the bladder，即将膀胱的“虚”译为 deficiency。气和血的“虚”有时其实也是功能的降低，但有时也是量的减少，所以译作 deficiency 也比较符合实际。

《汉英常用中医词汇》是欧明第一部汉英中医词典，可能编写时或校对时意外地出现一点失误，如将“心虚”译为 deficiency of heart，将“心脾两虚”译为 deficiency of both heart and spleen，其中的“虚”翻译为 deficiency 显然不符合欧明当年编写这部词典时所确定的基本原则和方法。但在其 4 年后编写出版的《汉英中医辞典》，则完全完善了很多方面的注解和翻译，将“心虚”译为 heart-asthenia，将“心脾两虚”译为 asthenia of both heart and spleen，非常符合实际，非常准确。第一部词典《汉英常用中医词汇》中类似这样的问题，在第二部辞典《汉英中医辞典》中都基本纠正了，对于翻译人员的指导，对于中医名词术语的规范化发展，都做出了极大的贡献。

欧明主编的第二部辞典《汉英中医辞典》，其实也是更为创新的一部辞典。《汉英常用中医词汇》和《汉英中医辞典》，一为“词汇”，一为“辞典”，区别在于“词”只是词的具体之名，而没有定义；“辞”不仅是词的具体之名，更是词的定义。辞典意义更为重要，为中医的国际传播和国际影响，都做出了突出的贡献。其创新的内容基本包括六个方面，一是规范化中医名词术语的英译，并准确地完善其定义；二是将中药名称完全采用拉丁语翻译，不再使用英译；三是首次翻译了中药学中最重要的345首方剂，并附有其具体的结构；四是介绍和翻译了历朝历代中医名家的简表；五是介绍和翻译了历朝历代的中医名家典籍；六是介绍和翻译了古今度量衡比较。其中特别创新和最为突出的贡献，就是前四类内容，以下简要地向大家介绍和说明这四个方面的意义和贡献。

第一类，中医名词术语的定义，也是释义。

对于一般人来说，尤其是西方学习和了解中医的人，只看到中医名词术语的中文名称或英文翻译，并无法真正地理解其实际的含义。比如：“风火眼”这个中医的术语，西方通俗派创始人魏迺杰将其直译为 wind fire eye，欧明主编的第一部词典借用西医学术语意译为 acute conjunctivitis。这样的翻译均有其实际意义。直译就是对中华文化和中药基本词语和表达方式的西传，一开始国内译者都难以接受，但后来成为国际标准。这个直译之法，对于中华文化的对外传播，很有意义。2004年中医国际组织世界中医药学会联合会制定中医名词术语国际标准时，以色列的一位认真地学习中医学并在该国传播和应用中医的学者特别指出，采用直译翻译中医名词术语是对中华文化语言和表达方式的对外传播，非常重要。个别中医名词术语英译采用西医学的术语，当然也有一定的意义，因为无论中医还是西医，都是为人类服务的。虽然中医和西医的理法方药并不相同，但其对人体的结构和一些具体的疾病，认识和理解都是基本相同的。比如将中医的五脏心、肝、脾、肺、肾译为 heart，liver，spleen，lung，kidney，虽然是借用西医的术语，但基本含义还是比较相同的。然而中医和西医的理法方药毕竟是不同的，所以大部分的中医名词术语是无法借用西医术语翻译的。

欧明主编的《汉英中医辞典》含有丰富的中医名词术语定义。如果没有定义，即便借用了英语的某个单词予以翻译，其实际意义还是无法真正地表达清楚。比如中医历朝历代强调的人体三宝“精、气、神”，西方医学中自然没有这样的理念和概念，如果只简单地将“精”和“神”意译为 essence 和 spirit，将“气”音译为 Qi，其实际意义不仅无法令西方人真正了解，也无法令中医界之外的国人了解。所以欧明主编这部辞典时，显然注意到了这个重要的问题，将其一一予以比较明确而自然的释义。比如将人体三宝“精、气、神”的“精”译为 essence of life，将其释义为：是构成和维持人体生命活动的基本物质，包括先天之精和后天之精。其英译为：fundamental substances constituting the body and maintaining the life activities, including both the congenital and acquired essences. 将“精”译为 essence，现在已经成为国际标准了。

将“气”译为三种方式，即 air，refined substance 和 vital energy。之所以将其译为三种方式，是因为“气”基本有三种意义。“气”的释义为：① 指呼吸过程中进出人体的空气。② 体内流动着的富有营养的精微物质。③ 人体及脏器组织的功能。其英语释义为：① air: air breathing in and out of the body during respiration. ② refined substance: refined and nutritious substances flowing in the body. ③ vital energy: the functions of various organs and tissues of the body. 将“气”分为三个方面翻译和注解，自然是比较符合实际的。将“气”特别译为 vital energy，21 世纪之前，曾经是国内外比较规范的译法。但英国研究中华文化和中华传统科学史的伟大学者李约瑟注意到国内外译者对中医的翻译，觉得将“气”译为 energy 或 vital energy，其实都无法将其实际含义用英语表达清楚，不利于中医的国际传播，特意提出将其予以音译。在李约瑟的关怀和影响下，很快“气”的音译 qi 或 Qi 就已经成为国际统一的译法了。

将“神”译为 spirit 和 mind，之所以采用两种方式翻译，是因为“神”有两种基本含义。为了说明这一问题，欧明特意释义为：① 是人体生命活动的总称，包括生理或病理性的显露于外的征象，是望诊的重要内容之一。② 指思维意识活动。其英语释义为：① spirit: a general term for the life activities, including the external appearances of the physiological condition of the body, which are the major criteria for diagnosis. ② mind: referring to thought and state of consciousness. 进入 21 世纪以来，中医的“神”就基本以 spirit 作为其标准化的翻译。但欧明当年释义性的翻译和注解，还是比较符合实际的。

第二类，中药名称完全采用拉丁语翻译，不再使用英译。

在欧明主编的《汉英常用中医词汇》中，中药名称的翻译都是首先用英文翻译，其次是拉丁语翻译。说明是：“本附录收载常用中草药名称约 870 条，每个药名的排列次序为汉语名称、英语名称（药用部分放在括号内）、拉丁语名称（用斜体字排印）。英语名称主要根据关克俭、陆定安编《英拉汉植物名称》（试用本），科学出版社 1979 年版。拉丁语名称主要根据《中华人民共和国药典》1977 年版。”其对中药名称的具体翻译，首先是英译，然后是拉丁语翻译。如将第一画的“一枝黄花”译为 goldenrod (whole plant) *Herba Solidaginis*，将第二画的“十大功劳叶”译为 Chinese mahonia leaf *Folium Mahoniae*，将第三画的“三七”译为 root of pseudo-gingeng *Radix Notoginseng*，将第四画的“王不留行”译为 seed of cowherb *Semen Vaccariae*，第五画的“玉竹”译为 drug solomonseal *Rhizoma Polygonati Odorati*，第六画的“老鹳草”译为 heroubill or geranium *Herba Erodii seu Geranii*，第七画的“麦冬”译为 tuber of dwarf lilyturf *Radix Ophiopogonis*，第八画的“玫瑰花”译为 rose *Flos Rosae Rugosae*，第九画的“珊瑚”译为 coral *Corallium Japonicum*，第十画的“秦艽”译为 root of largeleaf gentian *Radix Gentianae Macrophyllae*，第十一画的“黄芩”译为 skullcap (root) *Radix Scutellariae*，第十二画的“琥珀”译为 amber *Succinum*，第十三画的“蓍草”译为 yarrow *Herba Achilleae*，第十四画的“蓼大青叶”译为 indigoplant (leaf) *Folium Polygoni Tinctorii*，第十五画的“赭石”译为 ochre *Haematitum*，第十六画的“薤白”译为 onion bulb *Bulbus Allii Macrostemi*，第十七画的“藏木香”译为 Tibet inula (root) *Radix Inulae Racemosae*。其中的斜体字都是拉丁语。

在欧明主编的《汉英中医辞典》中，则将所有中药名称的英译词全部取消了。虽然辞典中没有说明取消英语译法的原因，但其实际意义还是非常明显的，因为英语语言中基本缺乏翻译中药名称的基本概念和术语。西方人也都很清楚，英语语言很难准确地翻译好中药名称。虽然魏迺杰编写的《汉英英汉中医词典》(*Dictionary of Chinese Medicine*)及《实用英文中医辞典》(*A Practical Dictionary of Chinese Medicine*)中，也将中药名称先翻译为英文再翻译为拉丁语，但美国著名的中医学家 Dan Bensky 在 1990 年出版的《方剂学》(*Formulas & Strategies*)中，则将所有的中药名称都直接译为拉丁语，并附有拼音。如将“夏枯草膏”方剂中的“夏枯草”译为 Spica Prunellae Vulgaris (xia ku cao)，将“当归”译为 Radix Angelicae Sinensis (dang gui)，将“白芍”译为 Radix Paeoniae Lactiflorae (bai shao)，将“玄参”译为 Radix Scrophulariae Ningpoensis (xuan shen)，将“乌药”译为 Radix Linderae Strychnifoliae (wu yao)，将“浙贝母”译为 Bulbus Fritillariae Thunbergii (zhe bei mu)，将“僵蚕”译为 Bombyx Batryticatus (jiang can)，将“昆布”译为 Thallus Algae (kun bu)，将“桔梗”译为 Radix Platycodi Grandiflori (jie geng)，将“陈皮”译为 Pericarpium Citri Reticulatae (chen pi)，将“川芎”译为 Radix Ligustici Chuanxiong (chuan xiong)，将“甘草”译为 Radix Glycyrrhizae Uralensis (gan cao)，将“香附”译为 Rhizoma Cyperi Rotundi (xiang fu)，将“红花”译为 Flos Carthami Tinctorii (hong hua)，将“大枣”译为 Fructus Zizyphi Jujubae (da zao)。由此可见，美国著名中医家对中药的翻译更为清楚。当年世界卫生组织和世界标准化组织等国际组织制定中医名词术语国际标准时，中药名称的翻译基本上还是按照拼音和拉丁语翻译。

第三类，首次翻译了中药学中最重要的 345 首方剂，并附有其具体的结构。

每一个方剂的名称均采用英语翻译，但每一个方剂中的中药名则均用拉丁语翻译，颇为统一化。如第一画的方剂“一贯煎”的名称译为 *Yiguan* Decoction，五个中药名称分别译为沙参 Radix Adenophorae Strictae，麦冬 Radix Ophiloponis，当归 Radix Angelicae Sinensis，生地 Radix Rehmanniae，川楝子 Fructus Meliae Toosendan；第二画的方剂"二至丸"的名称译为 *Erzhi* Pill，两个中药名称分别译为旱莲草 Herba Ecliptae，女贞子 Fructus Ligustri Lucidi；第三画的方剂"三子养亲汤"的名称译为 Three Seeds Decoction for the Aged，三个中药名称分别译为紫苏子 Fructus Perillae，白芥子 Semen Sinapis Albae，莱菔子 Semen Raphani；第四画的方剂"天王补心丹"的名称译为 King of Heaven Tonic Pill for Mental Discomfort，十三个中药的名称分别译为柏子仁 Semen Biotae，麦冬 Radix Ophiogonis，天冬 Radix Asparagi，玄参 Radix Scrophulariae，丹参 Radix Salviae Miltiorrhizae，五味子 Fructus Schisandra，生地 Radix Rehmanniae，当归 Radix Angelicae Sinensis，茯苓 Poria，远志 Radix Polygalae，桔梗 Radix Platycodi，酸枣仁 Semen Ziziphi Spinosae，党参 Radix Codonopsis Pilosulae；第五画的方剂"平胃散"的名称译为 Power for Regulating the Function of Stomach，六个中药的名称分别译为苍术 Rhizoma Altractylodis，橘皮 Exocarpium Citri Grandis，生姜 Rhizoma Zingiberis Recens，大枣 Fructus Ziziphi Jujubae，厚朴 Cortex Magnoliae Officianlis，甘草 Radix Glycyrrhizae。345 首方剂共有二十三画，以上先从前五画中向大家说明欧明对方剂名称的翻译以及中药名称的拉丁语翻译。

第四类，介绍和翻译历朝历代中医名家的经典和典籍。

欧明主编的《汉英中医辞典》，附录了中医历朝历代的名家所编写的 200 多部经典和典籍，向西方人简单地做了介绍，颇有意义。其中也包括 20 世纪民国时期和中华人民共和国对中医药的研究专著。其中最为重要的是问世于春秋战国到明清时期的一些重要经典和典籍。将《黄帝内经》(战国时代？) 译为 *Emperor's Canon of Medicine* (Warring States?)。将《黄帝内经》确定为战国时期问世，比较符合实际。将"内经"译为 Canon of Medicine 还是比较准确的，将"黄帝"如果译为 Yellow Emperor，可能更自然一些。将《神农本草经》译为 (？) *Shennong's Pharmacopoeia* (?)。无法确定《神农本草经》的具体问世的时间，也有一定的道理。将"神农"音译，也有一定的道理。将《难经》(秦越人，东汉前）译为 *The Classic on Difficulty* (Qin Yueren, before Eastern Han)。将《难经》理解为东汉前问世，也比较符合实际。将《黄帝内经太素》（杨上善，隋唐时代）译为 *Comprehensive Notes to the Emperor's Canon of Internal Medicine* (Yang Shangshan, Sui-Tang Dynasty)。将《针灸甲乙经》（皇甫谧，259）译为 *A-B Classic of Acupuncture and Moxibustion* (Huang Fumi, 259)。皇甫谧的姓是皇甫，名是谧。所以应该音译为 Huangfu Mi。将《伤寒论》（张机，3 世纪）译为 *Treatise on Exogenous Febrile Diseases* (Zhang Ji, 3rd century)。将《金匮要略方论》（张机，3 世纪初）译为 *Synopsis of the Golden Chamber* (Zhang Ji, the beginning of 3rd century)。将《千金要方》（孙思邈，7 世纪中期）译为 *Valuable Prescriptions* (Sun Simiac, the middle of 7th century)。孙思邈应音译为 Sun Simiao，可能校对时误将 o 写成了 c。将《针灸大全》（徐凤，1439）译为 *A Complete Works in Acupuncture and Moxibustion* (Xu Feng, 1439)。将《本草纲目》（李时珍，1590）译为 *Compendium of Materia Medica* (Li Shizhen, 1590)。如此之译，不仅从内涵到形式都比较符合实际，值得当今译者认真学习，更重要的是，这是向国外比较完整准确地介绍中国历朝历代的经典和典籍的名称，值得当今时代的中医药界和中医翻译界认真借鉴。为此，以下将其中翻译的中医历朝历代的经典和典籍的名称介绍给大家，供大家学习和借鉴。

第一类历朝历代经典和典籍名称的翻译：《一草亭目科全书》（邓苑，明代）：*Yicaoting Ophthalmological Works* (Deng Wan, Ming Dynasty)（苑的读音应该是 yuan，不是 wan），《十四经发挥》（滑寿，1341）：*The Enlargment of the Fourteen Channels* (Hua Shou, 1341)，《十药神书》（葛可久，1348）：*Ten Effective Remedies* (Ge Kejiu, 1348)，《三因极一病证方论》（陈言，1174）：*Discussion of Pathology Based on the Triple-Etiology Doctrine* (Chen Yan, 1174)，《万病回春》（龚廷贤，1587）：*Curative Measures for Diseases* (Gong Tingxion, 1587)，《万病验方》（胡正心等，1641）：*Effective Prescriptions for Diseases* (Hu Zhengxin, et al., 1641)，《万密斋医学全书》（万全，1549）：*Wanmizhai's Complete Medical Works*

(Wan Quan, 1549),《口齿类要》(薛己，16世纪中期)：*Classification and Differentiation of Diseases of Mouth and Throat* (Xue Ji, the middle of 16th century),《千金要方》(孙思邈，7世纪中期)：*Valuable Prescrpitions* (Sun Simiao, the middle of 7th century),《千金翼方》(陈文中，13世纪中期)：*Supplement to Valuable Presriptions* (Chen Wenzhong, the middle of 13th century),《卫生易简方》(胡濙，约1410)：*Simple Prescription for Health Care* (Hu Ying, about 1410),《卫生宝鉴》(罗天益，元代)：*Main Rules in Medical and Health Service* (Luo Tianyi, Yuan Dynasty),《卫生家宝产科备要》(朱端章，1184)：*A Precious Medical Book on Obstetrics for Home Use* (Zhu Duanzhang, 1184),《女科百问》(齐仲甫，1220)：*The Hundred Questions on Obstetrics and Gynecology* (Qi Zhongfu, 1220),《女科证治准绳》(王肯堂，明代)：*Standard for Diagnosis and Treatment of Women's Diseases* (Wang kengtang, Ming Dynasty)(肯的读音是ken，不是keng),《女科经论》(肖庚六，1684)：*Classified Treatise on Obstetrics and Gynecology* (Xiao Cengliu, 1684)(庚的读音是geng，不是ceng),《小儿药证直诀》(钱乙，1119)：*Key to Differentiation and Treatment of Disease of Children* (Qian Yi, 1119),《小儿痘疹方论》(陈文中，13世纪中期)：*Treatise on Smallpox in Children* (Chen Wenzhong, the middle of 13th century),《太平圣惠方》(王怀隐等，992)：*Taiping Venevolent Prescriptions* (Wang Huaiyin, et al., 992),《太平惠民和剂局方》(陈师文等重订，1107)：*Prescriptions of Taiping Benevolent Despensary* (Revised by Chen Shiwen, et al., 1107),《中医名词术语选释》(中医研究院、广东中医学院合编，1973)：*An Explanation to Selected Traditional Chinese Medical Terms* (The Academy of Traditional Chinese Medicine and the Guangdong College of Traditional Chinese Medicine, 1973)。

第二类历朝历代经典和典籍名称的翻译：《中国医学大成》(曹炳章，1936)：*A Great Collection of Chinese Medical Book* (Cao Bingzhang, 1936),《中国针灸学概要》(中医研究院，1975)：*An Outline of Chinese Acupuncture* (The Academy of Traditional Chinese Medicine, 1975),《中

药大辞典》: *Chinese Materia Medica Dictionary*（最早出版的《中药大辞典》，可能是上海科学技术出版社于1979年出版），《中藏经》（华佗，汉代）: *Treasured Classics* (Hua Tuo, Han Dynasty),《内外伤辨感论》（李杲，1247）: *Diffrentiation on Endogenous and Exogenous Diseases* (Li Gao, 1247),《内经知要》（李中梓，1642）: *Abstracts of the Canon of Internal Medicine* (Li Zhongzi, 1642),《丹溪心法》（朱震亨，1481）: *Danxi's Experiential Therapy* (Zhu Zhenheng, 1481),《六醴斋医书》（程永培，1794）: *Medical Books from Liulizhai* (Cheng Yongpei, 1794),《正体类要》（薛己，1529）: *Classification and Treatment of Traumatic Diseases* (Xue Ji, 1529),《玉机微义》（刘宗厚，1396）: *Comprehensive Principles of Diagnosis and Treatment* (Liu Zonghou, 1396),《古今医统》（徐春甫，1556）: *The General Medicine of the Past and Present* (Xu Chunfu, 1556),《古今议案按》（余震，1778）: *Comment on Ancient and Modern Case Reports* (Yu Zheng, 1778)（震的读音为zhen，非zheng），《古今医鉴》（龚信，明代）: *A Medical Reference of the Past and Present* (Gong Xin, Ming Dynasty),《古今图书集成医部全集》（蒋廷锡，1723）: *A Classified Work Epitomized from Ancient and Modern Medical Books* (Jiang Tingxi, 1723),《本草从新》（吴仪洛，1757）: *New Compilation of Materia Medica* (Wu Yiluo, 1757),《本草纲目》（李时珍，1590）: *Compendium of Materia Medica* (Li Shizhen, 1590),《本草纲目拾遗》（赵学敏，1765）: *A Supplement to Compendium of Materia Medica* (Zhao Xuemin, 1765),《本草备要》（汪昂，1694）: *Main Point of Materia Medica* (Wang Ang, 1694),《本草经集注》（陶弘景，5世纪末期）: *Collective Notes to the Canon of Materia Medica* (Tao Hongjing, the end of 5th century),《本草拾遗》（陈藏器，唐代）: *Supplement to Materia Medica* (Chan Cangqi, Tang Dynasty)（陈的读音是chen，非chan），《本草衍义》（寇宗奭，1116）: *Amplification on Materia Medica* (Kou Zhongshi, 1116),《世医得效方》（危亦林，1345）: *Effective Prescriptions for Generations* (Wei Yilin, 1345),《石山医案》（汪机，明代）: *Shishan's Medical Records* (Wang Ji, Ming

Dynasty),《四诊抉微》(林之翰，1723)：*Compilation about the Four-Examination Methods* (Lin Zhihan, 1723),《仙传外科集验方》(杨青叟，1378)：*Compilation of Divine Surgical Experiences* (Yang Qingsou, 1378)。

第三类历朝历代经典和典籍名称的翻译：《外台秘要》(王焘，752)：*The Medical Secrets of an Official* (Wang Tao, 752),《外科大成》(祁坤，1665)：*A Comprehensive Summary of Surgery* (Qi Kun, 1665),《外科正宗》(陈实功，1617)：*Orthodox Manual of Surgery* (Chen Shigong, 1617),《外科百效全书》(龚居中，明代)：*A Complete Book of Effective Surgical Treatments* (Gong Juzhong, Ming Dynasty),《外科证治全生集》(王维德，1740)：*Complete Works of Diagnosis and Treatment for Surgical Diseases* (Wang Weide, 1740),《外科启玄》(申斗垣，1604)：*Revelation of the Mystery of Surgery* (Shen Douyuan, 1604),《外科枢要》(薛己，1571)：*Essentials of Surgery* (Xue Ji, 1571),《外科活人定本》(龚居中，明朝)：*A Book of Surgery for Saving Life* (Gong Juzhong, Ming Dynasty),《外科精义》(齐德之，元代)：*Main Points for Surgery* (Qi Dezhi, Yuan Dynasty),《外科精要》(陈自明，1263)：*Essentials Points for Surgery* (Chen Ziming, 1263),《白喉条辨》(陈葆善，1887)：*Treatise on Diagnosis and Treatment of Diphtheria* (Chen Baoshan, 1887),《用药法象》(李杲，金代)：*Rules in Drugs Usage* (Li Gao, Jin Dynasty),《兰室秘藏》(李杲，约1336)：*Secret Record of the Chamber of Orchids* (Li Gao, about 1336),《幼幼集成》(陈复正，1750)：*A Collection of Pediatrics* (Chen Fuzheng, 1750),《幼幼新书》(刘昉，1132)：*A New Book of Pediatrics* (Liu Fang, 1132),《圣济总录》(宋代政府，1111—1117)：*The Complete Record of Holy Benevolence* (the government of the Song Dynasty, 1111—1117),《成方切用》(吴仪洛，1761)：*Practical Set Prescriptions* (Wu Yiluo, 1761),《伤寒六书》(陶华约，15世纪中期)：*Six Books on Exogenous Febrile Diseases* (Tao Huayue, the middle of 15th century),《伤寒百问歌》(钱闻礼，宋代)：*The Rhymes for Hundred Questions on Fever* (Qian Wenli, Song Dynasty),《伤寒舌鉴》(张登，1667)：*Differentiation of the Tongue Pictures in Exogenous Febrile*

Diseases (Zhang Deng, 1667),《伤寒论》(张机，3 世纪)：*Treatise on Exogenous Febrile Diseases* (Zhang Ji, 3rd century),《伤寒论类方汇参》(左季云，1927)：*Classified Prescriptions from Treatise on Exogenous Febrile Diseases* (Zuo Jiyun, 1927),《伤寒来苏集》(柯琴，清代)：*Renewal of Treatise on Exogenous Febrile Diseases* (Ke Qin, Qing Dynasty),《伤寒直格》(刘元素，金代)：*Formulas for Exogenous Febrile Diseases* (Liu Wansu, Jin Dynasty)(元的读音是 yuan，非 wan)。

第四类历朝历代经典和典籍名称的翻译:《伤寒明理论》(成无己，约 1156)：*Concise Exposition on Exogenous Febrile Diseases* (Cheng Wuji, about 1156),《伤寒贯珠集》(尤怡，1810)：*Collection of Precious Materials on Exogenous Febrile Diseases* (You Yi, 1810),《伤寒总病论》(庞安时，约 1100)：*General Treatise on Exogenous Febrile Diseases* (Pang Anshi, about 1100),《血证论》(唐容川，1884)：*Treatise on Hemorrhagic Diseases* (Tang Rongchuan, 1884),《全幼心鉴》(寇平，1468)：*Directions in Pediatrics* (Kou Ping, 1468),《全国中草药汇集》(全国中草药汇集编写组，1976—1978)：*A Compilation of Chinese Medicinal Herbs* (A compilation of Chinese Medicinal Herbs Edited Group, 1976—1978),《名方类证医书大全》(熊宗立，1446)：*The Encyclopedia of Medical Books* (Xiong Zongli, 1446),《名医别录》(佚名，汉末)：*Transactions of Famous Physicians* (unknown author, the end of Han Dynasty),《名医类案》(江瓘，1552)：*The Classified Medical Records of Famous Physicians* (Jiang Guan, 1552),《刘涓子鬼遗方》(刘涓子，5 世纪)：*Liu Juanzi's Bequeathed Prescription* (Liu Juanzi, 5th century),《汤头歌诀》(汪昂，1694)：*Prescription in Rhyme* (Wang Ang, 1694),《汤液本草》(王好古，1289)：*Decoction and Materia Medica* (Wang Haogu, 1289),《妇人大全良方》(陈自明，1237)：*An Encyclopaedia of Useful Prescriptions for Women* (Chen Ziming, 1237),《扶寿精方》(吴旻，1530)：*The Effective Prescriptions for Longevity* (Wu Wen, 1530)(旻的读音是 min，非 wen),《医方选要》(周文采，1495)：*Selected Effective Prescriptions* (Zhou

Wencai, 1495),《医林改错》(王清任，1830)：*Correction on the Errors of Medical Works* (Wang Qingren, 1830),《医宗必读》(李中梓，1637)：*An Essential Medical Manual* (Li Zhongzi, 1637),《医学入门》(李梴，1575)：*Elementary Course for Medicine* (Li Chan, 1575)(梴的读音是 ting，非 chan),《医学心悟》(程国彭，1732)：*A Summary on Medicine from Clinical Practice* (Cheng Guopang, 1732),《医学正传》(虞抟，1515)：*Orthodox Medical Record* (Yu Tuan, 1515),《医学折衷》(徐彦纯，1396)：*The Synthesis of Medicine* (Xu Yanchun, 1396),《医学衷中参西录》(张锡纯，1918—1934)：*Records of Traditional Chinese and Western Medicine in Combination* (Zhang Xichun, 1918—1934),《针灸大全》(徐凤，1439)：*A complete Works in Acupuncture and Moxibustion* (Xu Feng, 1439),《针灸甲乙经》(皇甫谧，259)：*A-B Classic of Acupuncture and Moxibustion* (Huang Fumi, 259)。

第五类历朝历代经典和典籍名称的翻译:《针灸问答》(汪机，1530)：*The Questions and Answers on Acupuncture and Moxibustion* (Wang Ji, 1530),《针灸素难要旨》(高武，1531)：*The Essentials of Acupuncture and Moxibustion* (Gao Wu, 1531),《针灸资生经》(王执中，1220)：*Experience on Acupuncture and Moxibustion Therapy* (Wang Zhizhong, 1220),《针灸聚英》(高武，1529)：*A Synthetical Book of Acupuncture and Moxibustion* (Gao Wu, 1529),《饮膳正要》(忽思慧，1330)：*Principles of Correct Diet* (Hu Sihui, 1330),《肘后备急方》(葛洪，3 世纪)：*Prescriptions for Emergencies* (Ge Hong, 3rd century),《冷庐医话》(陆以湉，1897)：*Lenglu's Medical Talks* (Lu Yitian, 1897),《证治汇补》(李用粹，1687)：*Supplement to Diagonsis and Treatment* (Li Yongcui, 1687),《证治准绳》(王肯堂，1602)：*Standard for Diagnosis and Treatment* (Wang Kengtang, 1602)(肯的读音是 ken，非 keng),《证类本草》(唐慎微，11 世纪末)：*Classified Materia Medica* (Tang Shenwei, the end of 11th century),《诊家枢要》(滑寿，约 1359)：*Essential Points for Doctors* (Hua Shou, about 1359),《张氏医通》(张璐，1695)：*Zhang's Treatise on General Medicine* (Zhang

Lu, 1695)（张的读音是 zhang，非 chang），《局方发挥》（朱震亨，14 世纪中期）：*An Expounding of the Formularies of the Bureau of the People's Welfare Pharmacies* (Zhu Zhengheng, the middle of 14th century)（震的读音是 zhen，非 zheng），《奇经八脉考》（李时珍，1578）：*Research on the Eight Extra-Channels* (Li Shizhen, 1578)，《奇效良方》（董宿原，1470）：*Effective Prescriptions* (Dong Suyuan, 1470)，《岭南卫生方》（继红，元代）：*The Medical Prescription of Lingnan* (Ji Hong, Yuan Dynasty)，《明医杂著》（王纶，1549）：*Collection of Experience of Famous Physicians in Ming Dynasty* (Wang Lun, 1549)，《图经本草》（苏颂等，1061）：*Illustrated Materia Medica* (Su Song, et al., 1061)，《金匮心典》（尤怡，1729）：*The Gist of Golden Chamber* (You Yi, 1729)，《金匮要略方论》（张机，3 世纪初）：*Synopsis of the Golden Chamber* (Zhang Ji, the beginning of 3rd century)，《金匮要略方论本义》（魏荔彤，1720）：*Proper Sense of Synopsis of the Golden Chamber* (Wei Litong, 1720)，《金匮冀》（尤在泾，1768）：*Supplement to the Syncopsis of the Golden Chamber* (You Zaijing, 1768)，《紧急千金要方》（孙思邈，7 世纪中期）：*Valuable Prescriptions for Emergencies* (Sun Simiao, the middle of 7th century)，《育婴秘诀》（万全，16 世纪中期）：*Secrets on Pediatrics* (Wang Quan, the middle of 16th century)，《疠疡机要》（薛己，16 世纪中期）：*The Essentials of Leprasy* (Xue Ji, the middle of 16th century)。

第六类历朝历代经典和典籍名称的翻译：《疡医大全》（顾世澄，1760）：*A Complete Works for Surgeon* (Gu Shicheng, 1760)（澄其读音为 deng，非 cheng），《疡科选粹》（陈文治，1628）：*Selected Fundamentals on Sores* (Chen Wenzhi, 1628)，《注解伤寒论》（成无己，1144）：*Treatise on Exogenous Febrile Diseases with Notes* (Cheng Wuji, 1144)，《审视瑶函》（傅仁宇，1644）：*A Precious Book of Ophthalmology* (Fu Renyu, 1644)，《经史证类备急本草》（唐慎微，11 世纪末）：*Classified Materia Medica for Emergency* (Tang Shenwei, the end of 11th centur)，《经效产宝》（昝殷，852）：*Treasures in Obstetrics* (Jui Yin, 852)（昝的读音是 zan，非 jui），

《珍本医书集成》(裘庆元，1936)：*Collection of Precious Medical Books* (Qiu Qingyuan, 1936)，《临床指南医案》(叶桂，1766)：*Case Reports for Clinical Practice* (Ye Gui, 1766)，《重楼玉钥》(郑梅涧，1838)：*Precious Works on Throat Diseases* (Zheng Meijian, 1838)，《保婴撮要》(薛凯，1555)：*Abstract for Care of Infants* (Xue Kai, 1555)，《食疗本草》(孟诜，唐代)：*Materia Medica as Dietetic Therapy* (Meng Xin, Tang Dynasty)(诜的读音是 shen，非 xin)，《脉诀》(崔嘉彦，宋代)：*Sphygmology in Poems* (Cui Jiayan, Song Dynasty)，《脉经》(王叔和，3 世纪)：*The Classic of Sphygmology* (Wang Shuhe, 3rd century)，《胎产心法》(阎纯玺，1730)：*Personal Experience in Obstetrics* (Yan Chunxi, 1730)，《胎产辑萃》(汪家谟，1746)：*Selections of Obstetrics* (Wang Jiamo, 1746)，《疮疡经验全书》(窦梦麟，1569)：*A Complete Manual of Experiences in the Treatment of Sore* (Dou Menglin, 1569)，《疫证治则》(朱兰台，1892)：*Treatment of Pestilent Diseases* (with Case Report) (Zhu Lantai, 1892)，《炮炙大全》(缪希雍，1622)：*A Complete Handbook on the Preparation of Drugs* (Liao Xiyong, 1622)，《洗冤集录》(宋慈，1247)：*Collected Records of Medical Jurisprudence* (Song Ci, 1247)，《活幼心法》(聂尚恒，1616)：*Personal Experience for Saving Children* (Nie Shangheng, 1616)，《济生方》(严用和，1253)：*Recipes for Saving Lives* (Yan Shengfang, 1253)，《济阴纲目》(武之望，1620)：*Compendium of the Therapy for Women's Diseases* (Wu Zhiwang, 1620)，《类证治裁》(林佩琴，1839)：*Differential Diagnosis and Treatment of Diseases* (Yin Peiqin, 1839)，《类经》(张介宾，1624)：*Systematic Compilation of the Internal Classic* (Zhang Jiebin, 1624)。

第七类历朝历代经典和典籍名称的翻译:《类经图翼》(张介宾，1624)：*Supplement with Diagnosis to Systematic Compilation of the Internal Classic* (Zhang Jiebin, 1624)，《神农本草经》(?)：*Shennong's Pharmacopoeia* (?)，《原机启微》(倪维德，1370)：*Mechanism and Treatment of Eye Diseases* (Ni Weide, 1370)，《海药本草》(李珣，唐

代）：*Nanghai County Materia Medica* (Li Xun, Tang Dynasty)，《诸病源候论》（巢元方等，610）：*General Treatise on the Causes and Symptoms of Diseases* (Chao Yuanfang, et al., 610)，《读素问钞》（滑寿，1519）：*Notes on Plain Questions* (Hua Shou, 1519)，《袖珍方大全》（朱橚，1391）：*A Complete Manual of Prescriptions* (Zhu Su, 1391)，《难经》（秦越人，东汉前）：*The Classic on Difficulty* (Qin Yueren, before Eastern Han)，《难经本义》（滑寿，1366）：*Proper Sense of the Classics on Difficulty* (Hua Shou, 1366)，《验方新编》（鲍相璈，1846）：*New Compilation of Proved Recipe* (Bao Xiang'ao, 1846)，《黄帝内经》（战国时代？）：*Emperor's Canon of Medicine* (Warring states?)，《黄帝内经太素》（杨上善，隋唐时期）：*Comprehensive Notes to the Emperor's Canon of Internal Medicine* (Yang Shangshan, Sui-Tang Dynasty)，《黄帝内经灵枢集注》（张志聪，清代）：*Notes to the Spiritual Pivot from the Emperor's Canon of Internal Medicine* (Zhang Zhicong, Qin Dynasty)，《黄帝内经素问灵枢注证发微》（马莳，1586）：*An Elaboration on Familiar Conversation from the Emperor's Canon of Medicine* (Ma Shi, 1586)，《黄帝内经素问集注》（张志聪，清代）：*Notes to the Familiar Conversation from the Emperor's Canon of Medicine* (Zhang Zhicong, Qing Dynasty)，《救急备用经验汇方》（叶廷荐，1801）：*Practical Proved Prescriptions for Emergencies* (Ye Tingjian, 1801)，《婴童百问》（鲁百嗣，15 世纪）：*One Hundred Questions in Pediatrics* (Lu Bosi, 15th century)（百的读音是 bai，非 bo），《铜人腧穴针灸图经》（王维一，1027）：*Illustrated Manual on the Points for Acupuncture and Moxibustion as Found on the Bronze Figure* (Wang Weiyi, 1027)，《银海精微》（孙思邈，宋代以后）：*Essentials of Ophthalmology* (Sun Simiao ?, after Song Dynasty)，《续名医类案》（魏之秀，1770）：*Supplement to the Classified Medical Records of Famous Physicians* (Wei Zhixiu, 1770)，《植物名实图考》（吴其濬，1848）：*An Illustrated Book of Plants* (Wu Qixun, 1848)，《植物名实图考长编》（吴其濬，1848）：*Collected Compilation of Plants with Illustrations* (Wu Qixun, 1848)，《韩氏医通》（韩懋，1522）：*Han's*

General Medicine (Han Mao, 1522),《喉科指掌》(张宗良，1757)：*A Guide to Throat Diseases* (Zhang Zongliang, 1757)。

第八类历朝历代经典和典籍名称的翻译：《景岳全书》(张介宾，1624)：*Jingyue's Complete Works* (Zhang Jiebing, 1624)(宾的读音是 bin，非 bing),《傅青主女科》(傅山，1827)：*Fu Qingzhu's Obstetrics and Gynecology* (Fu Shan, 1827),《脾胃论》(李杲，13 世纪)：*Treatise on the Spleen and Stomach* (Li Gao, 13th century),《痘科汇编》(瞿良，17 世纪)：*A Classified Expository Manual of Eruptive Diseases* (Xu Liang, 17th century)(瞿的读音是 qu，非 xu),《痘科心法》(万全，1568)：*Diagnosis and Treatment of Eruptive Diseases* (Wan Quan, 1568),《温疫论》(吴有性，1642)：*Treatise on Acute Epidemic Febrile Diseases* (Wu Youxing, 1642),《温热论》(叶天士，清代)：*Treatise on Seasonal Febrile Diseases* (Ye Tianshi, Qing Dynasty),《温热经纬》(王孟英，1852)：*Compendium on Seasonal Febrile Diseases* (Wang Mangying, 1852)(孟的读音是 meng，非 mang),《温病条辨》(吴鞠通，1798)：*Analysis of Epidemic Febrile Diseases* (Wu Jutong, 1798),《普济方》(朱橚等，15 世纪)：*Prescriptions for Caring all People* (Zhu Su, et al., the beginning of 15th century),《普济本事方》(许叔微，12 世纪)：*Experiential Prescriptions for Curing All People* (Xu Shuwei, 12th century),《雷公药性赋》(李杲，？)：*Leigong's Nature of Drugs in Poems* (Li Gao, ?),《雷公炮炙论》(雷敩，5 世纪)：*Leigong's Treatise on Preparation of Materia Medica* (Lei Xiao, 5th century),《摄生众妙方》(张时彻，1550)：*Excellent Prescriptions for Keeping Health* (Zhang Shiche, 1550),《简明医彀》(孙志宏，1629)：*The Simple Medical Practice* (Sun Zhihong, 1629),《鼠疫约编》(郑肖岩，1901)：*A Concise Book in Plague* (Zheng Xiaoyan, 1901),《解围元薮》(沈之问，1550)：*Remedy for Leprosy* (Shen Zhiwen, 1550),《新修本草》(苏敬等，659)：*Newly Revised Canon of Materia Medica* (Su Jing, et al., 659),《察病指南》(施发，13 世纪 40 年代)：*A Guide to Diagnosis of Diseases* (Shi Fa, the 40th of 13th century),《儒门事亲》(张子和，金代)：*Prerequistite*

Knowledge for Physicians (Zhang Zihe, Jin Dynasty),《辨证录》(陈士铎，1687)：*Essentials of Differential Diagnosis* (Chen Shiduo, 1687),《瘴症指南》(郑全望，1609)：*A Guide to the Treatment of Malaria* (Zheng Quanwang, 1609),《频湖脉学》(李时珍，1564)：*Pinhu's Sphygmology* (Li Shizhen, 1564),《微疮秘录》(陈司成，1632)：*A Private Record on Syphilis* (Chen Sicheng, 1632)。

《汉英常用中医药词汇》

《汉英常用中医药词汇》(*Common Terms of Traditional Chinese Medicine in English*)为北京医学院谢竹藩和黄孝楷主编的一部中药词典。这部词典由北京医学院1980年独自印刷，但看起来完全像正式出版的词典。这部词典当时虽然没有由任何出版社正式出版，但北京医学院印刷之后就寄送给了所有的中医学院和西医学院，每个学院都收到了几十部，颇有影响，颇有意义。几年之后，该词典在香港正式出版。虽然在大陆没有正式出版，但北京医学院印刷的词典与正式出版的词典一样，一直指导和引领着全国学习中医翻译、实习中医翻译、推进中医翻译的学人。

《汉英常用中医药词汇》根据中医专业将术语设置为12类，即阴阳五行(Theories of Yin-Yang and the Five Elements)、人体的结构与功能(Structure and Function of the Human Body)、人体生命活动的物质基础(Material Basis of Vital Activities of the Human Body)、病因病机(Causes and Mechanisms of Diseases)、诊法(Method of Diagnosis)、辨证(Differentiation of Symptoms-Complexes)、治则及治法(Principles and Methods of Treatment)、药物(Chinese

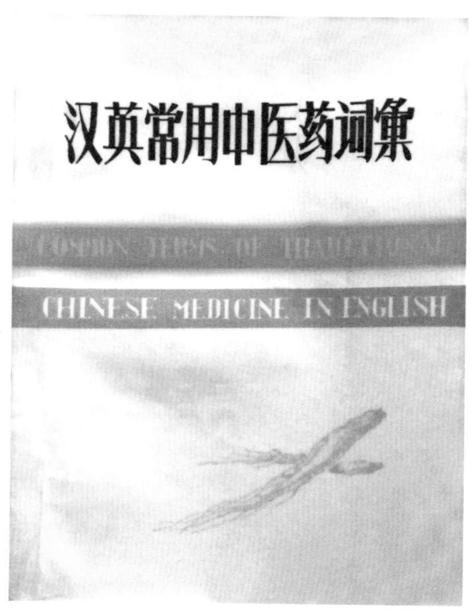

图5-10 《汉英常用中医药词汇》

Materia Medica）（其中包括解表药、止咳化痰平喘药、清热药、祛风湿药、温寒药、芳香化湿药、利尿逐水药、理气药、理血药、芳香开窍药、安神药、平肝熄风药、补益药、固涩药、消导药、泻下药、驱虫药、外用药）、方剂（Prescriptions）（其中包括常用方剂、成药）、针灸经络腧穴（Acupuncture and Moxibustion, Channels and Points）（其中包括针法、经络腧穴、灸法及其他由针刺演变之疗法）、各科病症（Diseases and Symptoms of Various Branches of Medicine）（其中包括时病、内科杂病、妇产科病症、儿科病症、外证、五官病症）和历代名医名著（Distinguished Physicians and Well-known Medical Works in History）。该词典中还有一部分重要的内容，即常用中草药拉丁名（Latin Names of Chinese Drugs in Common Use）。

该词典对中医名词术语的解读和翻译，基本上还是比较符合实际的，也有很多创新之处。所有中医术语虽然没有中文的定义和释义，但英文翻译还是附有比较完整的定义和释义，对于西方人来说，通过学习这部辞典来了解和掌握中医基本概念和术语的实际含义，还是比较符合实际的。比如对中医经典中最重要的概念"气"，该词典将其翻译为两种方法，即 vital energy 和 functional activities。但对"气"实际意义的解释和说明，则更为深入和准确。其英语的释义为：

Conception of Qi represents the naïve cognition of the natural phenomena in the ancient times, in which Qi is believed to be the basic element which constitutes the cosmos and produces everything in the world through its movement and changes. Thus, Qi corresponds to or can be comprehended as configurative energy. In the field of medicine, Qi is referred to the basic element or energy which makes up the human body and supports its vital activities, such as 水谷之气, i.e., food energy, 呼吸之气, i.e., the breathed air. Since the existence of Qi in the human body can only be perceived through its resultant activities of organs and tissues, it is more frequently used with the meaning of functional activities, such as 脏腑之气, i.e., the functional activities of viscera and bowels.

图 5-11 谢竹藩翻译或主编的词典

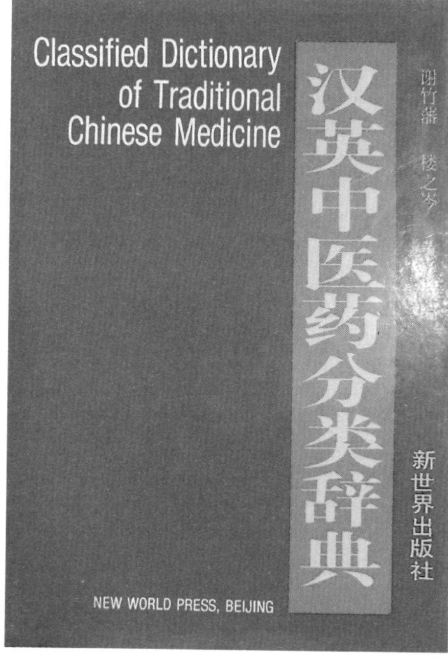

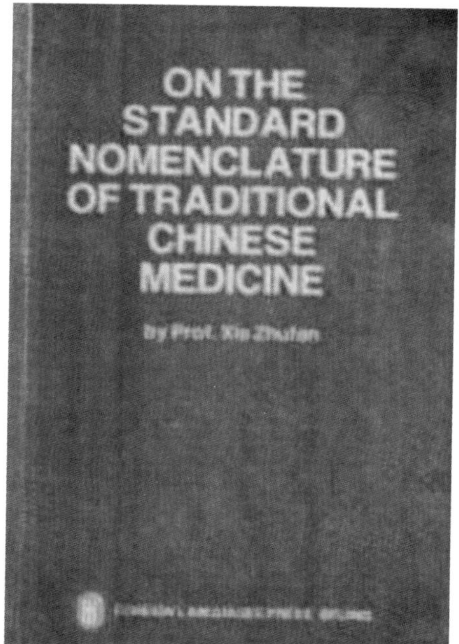

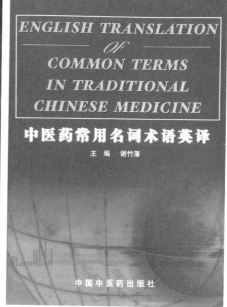

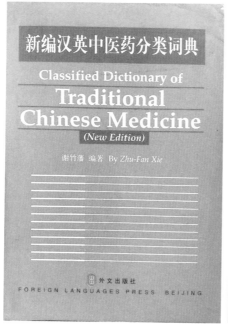

由此可见，谢竹藩主编的这部词典对中医基本概念和术语的释义和说明，基本都是符合实际的。尤其值得关注的是，虽然在术语的翻译中也将“气”译为 vital energy 或 energy，但对其具体释义和说明

中，则始终将“气”音译为Qi，意义可谓非凡。对于其他与“气”有关的术语，其翻译基本上都是将“气”予以音译。比如“气血失调”译为derangement of Qi (vital energy) and blood，将“气有余便是火”译为excess of Qi (vital energy) gives rise to manifestations of fire，将“血脱气脱”译为prostration of Qi (vital energy) after great loss of blood，将“气阴两虚”译为deficiency of both Qi (vital energy) and Yin，将“气虚则寒”译为deficiency of Qi (vital energy) brings on cold，将“气虚不摄”译为Qi (vital energy) of the spleen being insufficient to keep the blood circulating within the vessels，将“气虚中满”译为abdominal distension due to deficiency of Qi (vital energy) of the spleen。这几个术语的例子中，“气”均音译为Qi，并将常见的译法vital energy附在其后。国际上最终确定音译“气”的方法虽然与英国汉学家李约瑟有直接的关系，但谢竹藩开始翻译中医时，就将“气”予以音译，这大概是国内第一位将“气”予以音译的伟大学者。

该词典对中药名称的翻译，也采用的是英语和拉丁语的结合翻译。比如将“金钱草”译为Lysimachia, *Herba Lysimachiae*；将“地肤子”译为Broom Cypress Fruit, *Fructus Kochiae*；将“车前草”译为Plantain Herb, *Herb Plantaginis*；将“肉桂”译为Cinnamon Bark, Cassia Bark; *Cortex Cinnamomi*；将“山豆根”译为Subprostrate Sophora Root, *Radix Sophorae Subprostratae*，等等。其中的斜体字都是拉丁语。该词典将中药分为不同的种类予以翻译和解释，其中最重要的是对其释义和说明。比如对“山豆根”的注解是The drug consists of the dried root and rhizome of Sophora Subprostrata Chum et T. Chen (family Leguminosae). It is used as detoxicating, anti-inflammatory and anticancer agent for the treatment of sore-throat, gingivitis and cancer of the respiratory tract.

谢竹藩虽然是医学界的杰出人才，但也一直认真地翻译中医和研究中医翻译。经过多年的努力，他独自主编了多部汉英中医词典，另外还用英语撰写了一部专著，说明如何理解和翻译中医的核心概念和术语。谢竹藩翻译和主编的《中医药常用名词术语英译》(*English Translation of Common Terms in Traditional Chinese Medicine*）这部词典，内容不仅丰富，影响更为重大。2004 年 WHO 西太区开启中医名词术语国际标准时，就以谢竹藩独自主编的这部词典为基础，完成了中医名词术语国际标准的制定。

《汉英双解常用中医名词术语》

《汉英双解常用中医名词术语》（*Chinese-English Terminology of Traditional Chinese Medicine*）是湖南中医学院帅学忠在 20 世纪 70 年代与欧明、谢竹藩等重要学者一起，翻译中医并研究中医翻译而编写的。根据当时的紧急需要和基本思路，帅学忠也主编了这样一部词典，于 1983 年在湖南科学技术出版社出版，对中医的国际传播和中医翻译事业的发展，也做出了突出的贡献。该词典中的中医术语分为 13 类，即阴阳五行（Yin and Yang and the Five Elements）、脏象（Visceral Symptoms）、经络腧穴（Channels & Their Collatteral Channels and Acupuncture Points）、病因病理（Etiology & Pathology）、诊法（Techniques of Diagnosis）、治则（The General Rules of Treatment）、方药（The Chinese Medical Formulary）、针灸（Acupuncture & Moxibustion）、内儿科（Internal Medicine & Pediatrics）、妇产科（Gynecology & Obstetrics）、外伤科（Surgery & Traumatology）、五官科（The Five Sensory Organs）、医史（The History of Traditional Chinese Medicine）。其中还有两个附录，即针灸穴位名称（Names of the Acupuncture Points）和汉语拼音与威妥玛式拼法音节对照表（Chinese Phonetic Alphabet and Wade System）。

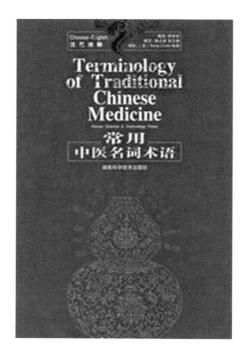

图 5-12 《常用中医名词术语》

该词典非常重要的一个方面，就是为所有的中医概念和术语予以深刻的定义和说明。其定义和说明首先是中文，然后是英文。这大概是我国第一部含有中医名词术语中英文定义和说明的词典，而且其定义和说明还是比较准确和完整的。这样的词典对于西方人来说，非常有利于其真正地理解好和掌握好中医基本概念和术语的实际含义。比如对“阴阳”的中文定义和说明是：“阴阳是对自然界相互关联的事物和现象对立双方的概括。它们既可以代表两个相互对立的事物，也可以代表同一事物内部所存在的相互对立的两个方面。中医用它们概括和说明医学领域里的一系列问题（如解剖、生理、病理、诊断、治疗等各个方面）。一般地说，凡是活动的、外表的、向上的、上升的、明亮的、进行性的、功能亢进的，或属于功能方面的，皆属于阳；凡是沉静的、内在的、向下的、下降的、晦暗的、退行性的、功能衰减的，或属于物质方面的，皆属于阴。”该词典对“阴阳”的中文定义和说明翻译为：

【Yin and Yang】They are general terms for two opposite aspects of matters and phenomena in the Nature, which are interrelated and opposed to each other. They represent not only two different matters in opposition but two opposite aspects in the same entity. In traditional Chinese medicine, they are used to summarize and explain the problems in the fields of anatomy, physiology, pathology, diagnosis, treatment, etc. Generally speaking, matters and phenomena, which are dynamic, external, upward, ascending, brilliant, progressive, hyperactive, or pertaining to functional activities belong to the category of Yang. Those which are static, internal, downward, descending, dull, retrogressive, hypoactive, or pertaining to materials, belong to that of Yin.

对于中医一些基本概念和术语的理解和表达，自清末民初以来，就存在着一些困惑。对此，帅学忠主编的这部词典，对其也做了一定的分析和说明。比如中医的“脾”翻译成英语的 spleen，显然存在着很多的问题。在中医中，“脾”是人们出生后其体内最为重要的一个脏器，因为“肾为先天之本”，而“脾为后天之本”。作为先天之本的“肾”和后天之本的“脾”，如果在一个人的身上突然消失了，该人自然就离开人世了。但在西医中的spleen，却不是如此的重要。按照西医的解释和说明，所谓的spleen是人体最大的淋巴器官，位于人体的左上腹部，有造血、滤血、清除衰老血细胞及参与免疫反应等功能。清朝末年西医传入中国时，当时的西方医师将西医翻译为中文时，借用中医的术语将spleen翻译成脾，自然是不正确的，造成了形式上的西医spleen等同于中医的脾，其实完全不同。虽然帅学忠主编的这部词典也只好将“脾”译为spleen，但对它的解释和说明还是有一定道理的。其中文的解释和说明是：“脾为五脏之一。其实质脏器是什么？在近代一直存在着争论，有指胰腺，有指胰与脾的混合体等。它主要具有消化系统的功能，还包括部分代谢功能以及其他方面的功能。”这样的解释和说明有一定的道理。其英文解释为：

【Spleen】One of the Five Parenchy-matous Viscera. What it actually represents is still quite controversial in recent years. Some consider it the pancreas, while others the spleen itself, and still others the spleen-pancreas complex. Whatever it is, it is regarded essentially as the functions of the digestive system, including some of metabolic activities among others.

帅学忠主编的这部词典，颇令我们感动的，就是将“气”完全音译为Qi。比如对“气”的中文定义和说明为：“① 指体内流行的附有营养的精微物质，同‘精气’‘正气’。② 指脏器、组织的功能活动。③ 呼吸之气。”其英文的翻译、释义和说明为：Qi (Vital Energy) ① Referring to the refined materials which are highly nutritious and circulate in the body. It is analogous to “Essence Principle” or “Virtue Principle”. ② referring to functional activities of the Viscera and tissues. ③ respiratory gases. 另外，该词典对“三焦”的翻译，也颇为重要。“三焦”是中医学中的一个重要的概念和术语，WHO西太区在1982年就开始制定针灸术语的国际标准，经过9年的努力才基本上完成了针灸学中的14经和300多个穴位的翻译，其中将“三焦经”中的“三焦”译为triple energizer，显然是不正确的。前10年WHO总部开始制定中医名词术语的国际标准时，我们多次提出将“三焦”音译为Sanjiao，不能意译为triple energizer，而韩国和日本则一直坚决反对音译“三焦”及其他的中医重要术语。

在帅学忠主编的这部词典中，“三焦”就音译为Sanjiao，意义可谓重大。当初国家刚开始启动中医翻译大业时，如果真正关注帅学忠对“三焦”等中医重要概念和术语的正确翻译，并努力将其指定为翻译的标准，那么当今存在的各种问题就已经不存在了。遗憾的是，这些问题始终还存在，始终无法完全解决。在帅学忠主编的这部词典中，“三焦”的定义和说明为：“三焦为六腑之一。中医学所独有的名称，其实质是什么，历来争论不休。在近代大体有如下几种看法：① 指体腔（包括胸腔、腹腔和盆腔）。② 指淋巴系统。③ 指网膜。④ 认为有名而无形等。目前，比较统一的看法是把‘三焦’作为部位和功能的划分，并非一般的脏器实体。一般认为胸膈以上部分，包括心、肺在内，属‘上焦’；胸膈以下、脐以上部分，包括脾胃等在内，属‘中焦’；脐以下部分，包括肾、膀胱、小肠、大肠等在内（另将部位较高的肝也包括在内），属‘下焦’。”其英文的定义和说明为：

【Sanjiao (The Triple Cavity)】One of the Six Hollow Viscera. A unique notion of the internal organ in traditional Chinese medicine. There have always been disputes in regard to its actuality. The following views have recently been advanced. It refers to ① to the body cavity (including the chest cavity, the abdominal cavity, and the pelvic cavity), ② to the lymphatic system, ③ to the omentum, and ④ to a name with non-existent structure. At present, the concensus leans toward considering it functional sections of the body cavity and not the actual organs. Generally, the segment above the diaphragm, including the heart and lungs, belongs to the Upper Cavity; that between the diaphragm and umbilicus, including the liver, stomach and spleen, belongs to the Middle Cavity; and that below the umbilicus including the kidneys, bladder, and small and large intestines, belongs to the Lower Cavity.

《汉英医学大词典》

《汉英医学大词典》（*The Chinese-English Medical Dictionary*）是由全国30余所医药院校与研究院80余位海内知名学者、专家、教授组成的

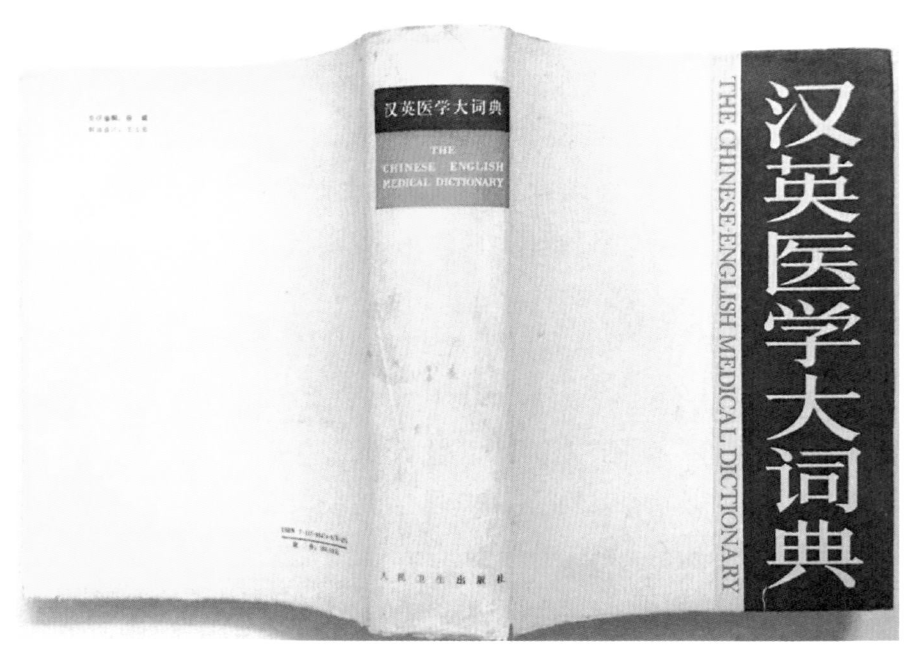

图 5-13 《汉英医学大词典》

编辑委员会统一制定的一部重要的词典。该词典包括两个方面，第一是“西医医药词汇”，第二是“中医中药词汇”。于 1987 年由人民卫生出版社出版，内容重要，影响巨大。其中“中医中药词汇”收录了 11 000 余条，“内容包括阴阳五行、脏腑、气血、身体部位、针灸、经络、腧穴、病因、病理、诊法、治则、方药、气功、医史及各种病症等方面”。译名的原则是：“凡有贴切对应词的一律不作注释；概念独特、含义丰富的则按字直译，如血、肝、湿（blood，liver，dampness）；无法直译的则音译。穴位名称、地名、朝代、人名以及经穴等音译排以正体，气、阴、阳（qi，yin，yang）以及方剂的音译名排以斜体。译名待考的则只作汉英注释，暂不给对应语。”注释方面着重实质性的说明：“力求言简意赅，辨证侧重描述临床特征；医学著作撮取其内容及医学价值；医史任务简介其术语思想及贡献；穴位注明经名及编号（经外穴不加编号）；方剂名则音译、意译兼备，注释侧重主治，处方组成只列汉语药名而英译从略；中药附英文名称、拉丁文学名入药部分以及功能主治，其中拉丁属种名排以斜体。”

《汉英医学大词典》收录的基本上是医学界统一翻译和研究的中

医名词术语，其译法和作用还是比较符合实际的，在国内外有一定的影响力。比如将“气”基本音译为 *qi*，将其释义为“体内流行着的富有营养的精微物质，入水谷之气、呼吸之气”，英语将其释义为 refined nutritive substance flowing within the body, such as *qi* (essence) of water and food, and the inspired air。另外，对“气”还有一种译法和两种释义，其译法为 functional activity，中文第一释义为“脏腑组织的功能，如五脏之气、六腑之气等”，其英语的释义为 generally denoting the function of the internal organs and tissues, eg, *qi* of the five *zang* (solid)-organs, *qi* of the six *fu* (hollow)-organs；中文的第二种释义为“温病辨证的一个部位或阶段”，其英语的释义为 one of affected phases or stages in acute febrile disease。其他术语中涉及“气”的，基本都予以音译。如“气化不利”英译为 disturbance in *qi* transformation，其中的“气”为音译；“气机”译为 functional activities of *qi*，其中的“气”为音译；“气为血帅”译为 *qi* as the commander of blood, *qi* being the commander of blood，其中的“气”为音译，如此等等。将“气”予以音译，说明极大地影响了英国汉学家李约瑟的思维。

对于“三焦”这一重要的概念和术语，该词典也基本采用了音译。虽然当时国内外基本都将其译为 three warmers，three heaters，three burners 等，该词典主要将其译为 three-*jiao* 和 *sanjiao*。对其中文的定义为：“三焦为六腑之一，即上、中、下焦，上焦包括心、肺，中焦包括脾、胃，下焦包括肝、肾、膀胱、大肠、小肠，三焦的功能是体内脏腑功能的综合，又是气和水液运行通路。”对其英文的解释是：one of the six *fu*-organs including the upper-, middle- and lower-*jiao*, the upper of which houses the heart and lung; the middle of which, the spleen and stomach; the lower of which, the liver, kidney, urinary bladder, small and large intestines. Their function represents the summation of those of *zang*- and *fu*-organs. They are also the passage-ways of *qi* and fluids. 其中涉及的“气”，也译为 *qi*，颇有意义。

该词典中，也有另外一些创新，对中医翻译事业的发展颇有实际意义。比如中医的术语“穴位”，一般都翻译为acupuncture point，基本符合实际。但由于acupuncture这个英语单词的结构比较冗长，acupuncture point比中文的“穴位”显得很长，结构有些烦琐。为了简化这个术语的英译，该词典按英文的词素翻译将其统一为acupoint，非常有实际意义。在我们国内和国外，一直就有人使用acupoint这个对“穴位”简明扼要的译法。比如中医的“针灸”这个概念和术语，结构非常简洁明了，自明清以来一直翻译为acupuncture and moxibustion，显然是比较准确和规范的。虽然其英文的翻译也只是两个英语单词，但这两个英语单词的结构却颇为烦琐，“针灸”的译文显得比较冗长。为了将其简单化和明确化，我们以前也将其按照词素译法译为acumox，国内虽然很少用，但英国的针灸杂志还是使用了这种简明扼要的译法，译为acumoxa，只是在其后增加了一个a，以便直接与“艾绒”结合起来。

《汉拉英中草药名称辞典》

《汉拉英中草药名称辞典》是由广州中医药大学李衍文、黄云晖和黄月中主编的国内外第一部中草药名称翻译辞典，于1997年由广东科学技术出版社出版。这部辞典共收录了中草药6 155种，其中植物药5 208种，动物药888种，矿物药59种。对于同一药物的不同部位分别入药者，则建立相应的条目。每味中草药名称条目共设置4个栏目，即第一栏目为中草药的汉名，第二栏目为英文俗名，第三栏目为药材的拉丁语名称，第四栏目为原植物和动物的学名。如将“人参”英译为ginseng root，拉丁语译为RADIX GINSENG，原植物的学名为“*Panax ginseng* C. A. Mey. 人参”；“人中黄”英译为manure-prepared licorice，拉丁语译

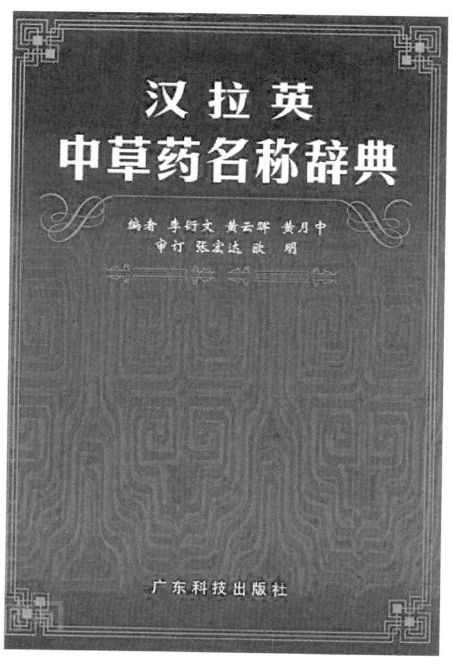

图5-14 《汉拉英中草药名称辞典》

为 RADIX GLYCYRRHIZAE PREPARATA，原植物的学名为“*Glycyrrhiza uralensis* Fish. 甘草”；“牙痛草”英译为 smallflower houndstongue herb，拉丁语译为 HERBA CYNOGLOSSI LANCEOLATI，原植物的名称为“*Cynoglossum lanceolatum* Forsk. 小花琉璃草”；“苦草”英译为 nodalflower synedrella herb，拉丁语译为 HERBA SYNEDRELLAE NODIFLORAE，原植物的名称为“Synedrella nodiflora (L.) Gaertn. 金腰箭”。

《汉英中医药学词典》

《汉英中医药学词典》（*Chinese-English Dictionary of Traditional Chinese Medicine*）是北京中医药大学刘占文主编的一部重要的词典，该词典于 1994 年由中国古籍出版社出版。刘占文及其编写人员，非常认真地比较、研究、分析和总结了此前几位重要学者所编写的汉英中医词典，对其译法进行了比较和研究，确定了客观的译法和规范，没有随意地自译，在一定程度上推进了中医名词术语英译标准化的发展。该词典共收录了中医名词术语 10 000 余条，包括中医基础理论、诊断学、中药学、方剂学、针灸学、内科学和医史等主要领域的中药名词术语，另外还附录了针灸穴位的名称、中国历史年代简表、天干地支、二十四节气、中医药学科名称、度量衡单位表和化学元素表。

该词典对中医基本名词术语的英译，规范性比较明确，简明扼要性更强。比如将“辨证”译为 syndrome differentiation，《汉英中医辞典》中则译为 differential diagnosis；将“辨证论治”译为 treatment based on syndrome differentiation，《汉英中医辞典》中则译为 selection of treatment based on differential diagnosis；将“化湿”译为 resolving dampness，

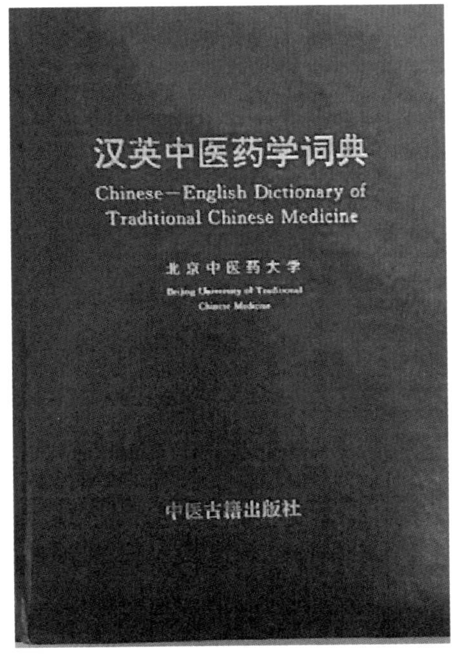

图 5-15 《汉英中医药学词典》

《汉英中医辞典》中则译为 eliminating the wetness-evil；将“理气”译为 regulating qi，《汉英中医辞典》中则译为 regulating vital energy；将“疡医”译为 surgeon，《汉英中医辞典》中则译为 doctor specialized in wounds and skin infections。相比较而言，北京中医药大学刘占文所主编的这部词典，其对中医基本名词术语的翻译与当今标准化的发展基本一致。其中最具创新的，就是将“补”在一定程度上译为 tonify，这显然是为英语创新的一个词。

《最新汉英中医词典》

《最新汉英中医词典》（*New Chinese-English Dictionary of Traditional Chinese Medicine*）由成都中医药大学黄嘉陵主编，于 1996 年由四川辞书出版社出版。该词典共收录了中医常用名词术语 12 000 余条，内容颇为丰富。该主编和编者们比较深入地分析、比较、研究了此前所问世的几部汉英中医词典，以统一化的理念基本将比较通用的、比较准确的译法借以应用，在一定程度上推进了中医翻译的发展。比如将“补”译为 tonify，将“气”译为 Qi，将“精”译为 semen 及 vital Essence，将“神”译为 Shen 及 mind，将“三焦”译为 San-Jiao，均有一定的规范化意识。此外，将五脏的“心”译为 Heart，将“肝”译为 Liver，将“脾”译为 Spleen，将“肺”译为 Lung，将“肾”译为 Kidney，虽然完全借用西方医学的术语翻译，但第一个字母均采用大写，表明中医的心、肝、脾、肺、肾与西方的心、肝、脾、肺、肾有相同之处，也有不同之处。

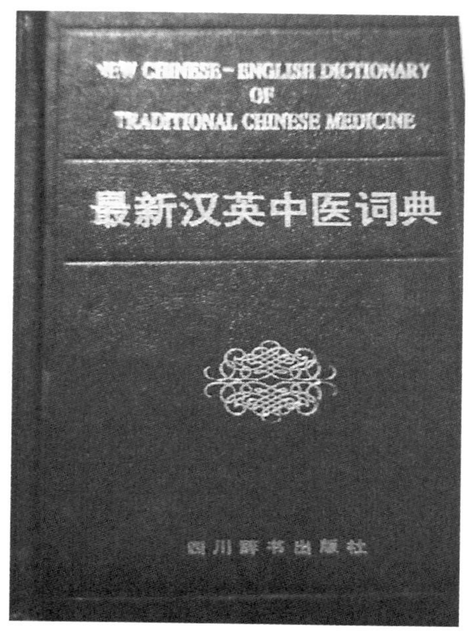

图 5-16 《最新汉英中医词典》

《汉英中医药分类词典：计算机词库范本》

《汉英中医药分类词典：计算机词库范本》（*Chinese-English Classified Dictionary of Traditional*

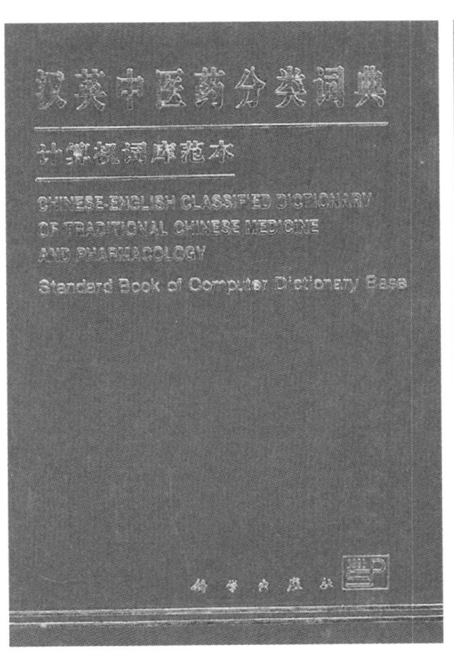

图 5-17 《汉英中医药分类词典：计算机词库范本》

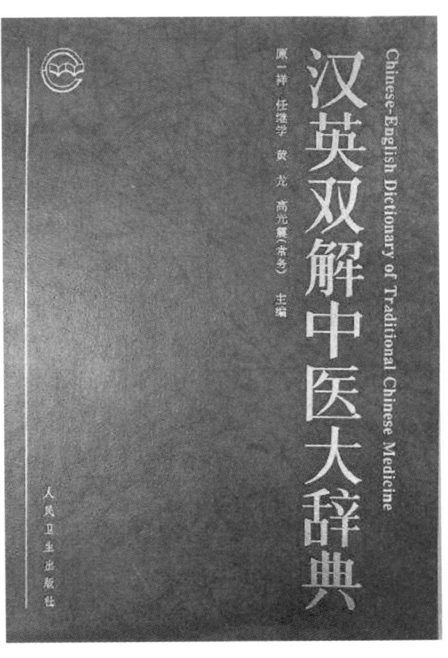

图 5-18 《汉英双解中医大辞典》

Chinese Medicine and Pharmacology Standard Book of Computer Dictionary Ease）是湖北中医院《汉英中医药分类词典》编委会主编的一部大词典，于1996年在科学出版社出版。该词典是按照专业属性分类的汉英中医药词典。该词典共收集词条40 000余条，内容最为丰富，收词范围包括中医领域的所有方面，即阴阳、五行、脏象、经络、身形部位、精气神、血液、津液、病因、病机、证名和辨证、中药名、炮制方法、症状、体征、病名和诊法、治则治法、养生保健、针灸、推拿、气功、医史、医籍、管理及其他有关的医学词汇。该词典还附录了方剂名、方剂组成及汉语拼音中医术语的解释。每一词条前均附有相应的信息输入代码——YB码，所以《汉英中医药分类词典：计算机词库范本》还可作为计算机词库资料使用，比其他的汉英中医词典的内容更丰富一些，作用更有影响一些。

《汉英双解中医大辞典》

《汉英双解中医大辞典》（*Chinese-English Dictionary of Traditional Chinese Medicine*）为原一祥、任继学和黄龙主编的一部大辞典，选收中医基础理论、临床、针灸、中药、方剂、人物、文献、推拿、按摩、气功、药膳等词目近 9 000 条（包括单字及附条）。该词典于 1997 年由人民卫生出版社出版。之所以编写这样一部词典，主要是为了提供给外国人学习中医之用，同时也是提供给国内学习和研究中医的学者使用，使这部辞典发展为对外传播中医和发展中医的媒介。在编写过程中，主编们一直努力做到选词全面而实用、释文简明扼要、译文准确规范，并充分表达清楚中医名词术语的实际内涵。这部辞典不仅收录了大量的中医药名词术语，而且也为其做了比较精辟的解释和说明，以便使中西方学习和研究中医的人能必备较好的工具书。这部辞典是当时全国同类书中，内容颇为丰富、术语比较全面的工具书。

《汉英中医名词辞典》

《汉英中医名称辞典》(*Chinese English Dictionary of Chinese Medicine*)字面上是中国台湾地区学者刘必先主编，于 1984 年 8 月由台湾五洲出版社出版。该辞典中文名称和英语名称与大陆已经出版的汉英中医词典不同，形式上自然是创新和发展的。但翻阅了这部辞典的前两页，就令人感到其内容非常丰富，翻译特别规范，方法特别明确，与大陆学者的理念和方法完全一致，令人颇为感动。但再仔细查看了其中的任何一页，就发现其所有内容、所有术语、所有翻译与广州中医药大学欧明主编的《汉英常用中医词汇 》(*Chinese-English Glossary of Common Terms in Traditional Chinese Medicine*)完全一样，一字不差，一词不异，所有中医术语的英译都没有任何的不同。由此可见，很可能台湾有人当年完全是盗用了欧明主编的《汉英常用中医词汇》。虽然是盗用，但也

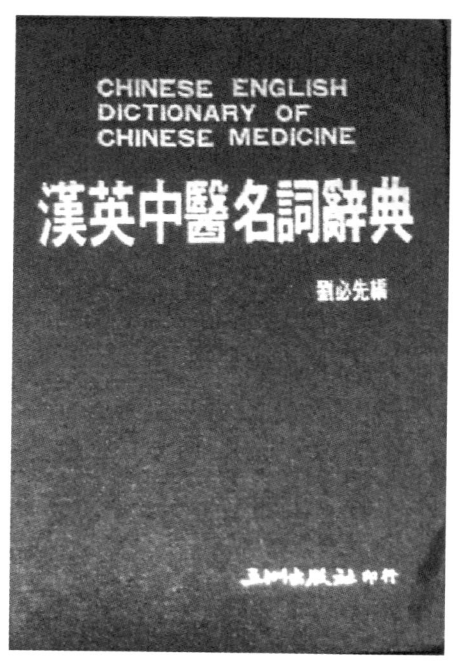

图 5-19 《汉英中医名称辞典》

很有特殊意义，即将大陆的译法提交给了台湾学者，从此使得大陆的译法与台湾的译法比较一致。由此可见，台湾某位学者对欧明首次主编的词典的盗用，还是颇有实际意义的。

《汉英词典》

《汉英词典》（*A Chinese English Dictionary*）是北京外国语学院组织专家和学者编写的一部词典，于1978年由外语教育与研究出版社出版。表面上看这部词典只是常见的用英语翻译中国字词的词典，似乎与中医药没有关系。但仔细查看其实际内容，便发现其中的确包含着中医药学的一些核心的概念和术语。当时之所以在外语界的这部重要的词典中收录了中医药学的一些核心概念和术语，就是因为中国已经开始改革开放了，中医已经在西方开始再次传播和发展了。在其编写人员中，科技编写部分有方廷钰。方廷钰是上海中医药大学外语领域的一位重要的学者，他和欧明、帅学忠、谢竹藩一样，20世纪70年代就开始认真地翻译中医和研究中医名词术语的翻译问题了。正因为如此，《汉英词典》的主编特别邀请方廷钰将中医核心概念和术语的翻译提供给该词典。方廷钰也是中国中医翻译事业的开创者、创新者、贡献者。

在《汉英词典》中，方廷钰认真地翻译了中医的核心概念和术语，甚至可以说是国内第一次公开发表的中医名词术语的译法。比如将“中医学”译为 traditional Chinese medicine，从此就成为中医英译的统一标准了；将“中药学”译为 traditional Chinese pharmacology，也是统一化的译法；将“穴位”译为 acupuncture point, acupoint,

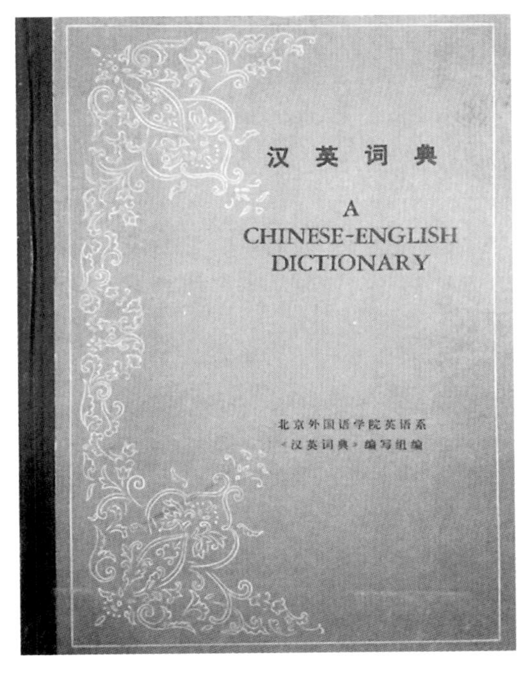

图5-20 《汉英词典》

也是第一次以词素法将“穴位”的英译简化了，非常重要；将“气功”音译为 *qigong*，解释为 a system of deep breathing exercises，颇为符合实际；将“命门”译为 gate of vitality，解释为 the area between the kidneys, generally regarded as the source of vitality, the function of which is to promote respiration, digestion, reproduction and the metabolism of body fluid，颇为符合实际；将“五脏”译为 the five internal organs (heart, liver, spleen, lungs and kidneys)，颇为自然；将“方剂”译为 prescription, recipe，显然是比较规范的译法；将“针刺麻醉”译为 acupuncture anaesthesia，颇为自然。

在这部词典的基础上，特别是根据中医翻译事业在国内的发展，方廷钰之后又认真地翻译中医教材并认真地研究中医翻译的原则和方法，特别是中医名词术语的标准化发展，组织团队最终编写了《新汉英中医学词典》，于 2003 年在中国医学科技出版社出版。经过 10 年的认真学习、翻译和研究，方廷钰又组织团队认真地补充和完善了这部辞典，于 2013 年再次出版，通过补充和完善这部词典，也努力地培养了一批中医翻译的青年学者，为当代中医翻译事业的发展和中医的国际传播，可谓做出了非常特殊的贡献。

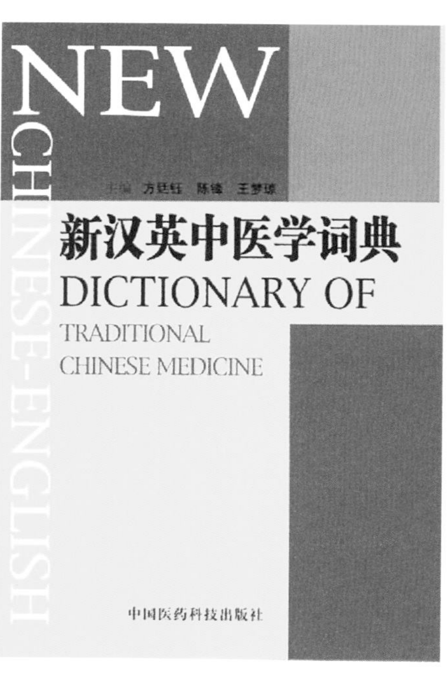

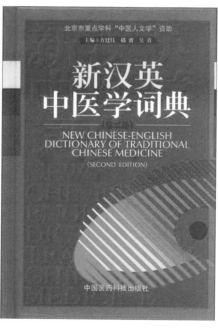

图 5-21 两版《新汉英中医学词典》

第三节
20世纪末中国学者对中医教材的英译

经过明清时期西方的传教士、医务人员和外交人员的努力，中医翻译已经有了一定的发展，经过民国时期王吉民和伍连德等中国专家的努力，特别是经过20世纪70年代中国学者欧明、帅学忠、谢竹藩、方廷钰等的认真努力，中医翻译事业可谓年年月月都在更上一层楼。尽管如此，中医翻译始终还存在着许多始终令人困惑的问题，因为中医是中华文化的杰出代表，很多基本概念西方的语言始终无法表达清楚，就像"阴、阳、气"一样。另外，中医历朝历代的典籍中不仅有传统的修辞法，更有创新的修辞理，对外翻译则更为困难。比如金元时期的杰出医药大师朱丹溪曾写的一篇爱情小说，这篇小说总共只有108个字，其中的60个字就是23味中药的名称，全文如下：

在牡丹亭边，常山红娘子，貌若天仙，巧遇推车郎于芍药亭畔，在牡丹花下一见钟情，托金银花牵线，白头翁为媒，路路通畅，择八月兰开吉日成婚，设芙蓉帐，结并蒂莲，合欢久之，成大腹皮矣，生大力子，有远志，持大戟，平木贼，诛草寇，破刘寄奴，有十大功劳，当归朝，封大将军之职。

这部小说，是中医界所开创的一类非常创新的修辞法。将其翻译为英文：

Beside the Peony Pavilion lived a young lady in red who came from Changshan Mountain and looked as beautiful as a goddess. Quite by accident she met a young man who was pushing a carte nearby the Peony Pavilion. At first sight in the shadow of the peony tree, they fell in love with each other. Pleading the Gold and Silver Flowers to transmit messages for them and begging an old man to act as go-between for them, they arranged everything smoothly and decided to hold their wedding in an auspicious day in August during which the orchid began to blossom. After marriage, they lived in a room with hibiscus curtain like twin lotus flowers on one stalk. Living happily together for a period of time, the lady got pregnant and gave birth to a baby of unusual strength who had lofty aspirations. When growing up, he fought with a big halberd, putting down a rebellion in the forest, wiping out a group of roving bandits, defeating Emperor Liu Jinu and thus rendering ten outstanding services. On returning after victory, he was granted the title of Great General.

这样的翻译，是有一定的意义的，说明了爱情观，但却没有体现中医创新的修辞法，即23味中药的名称都没有表现出来。但如果将23味中药的名称按照常规的翻译将其译为英语或拉丁语，就使所谓的爱情观完全消失了。由此可见，中医领域的这一独特的修辞法是无法翻译成外文的。这也是中华文化中无法对外翻译的唯一的一个方面，颇值真正的语言学家和翻译学家认真地思考和了解。好在一般的中医典籍和教材，基本没有存在如此独特的修辞方法，将其翻译为西方语言还是有一定的可行性的。

自20世纪70年代中美之间开始交流沟通以来，中医再次引起了西方的关注和发展。为了深入系统地对外介绍中医的理法方药，当时中国的一些学者非常努力地通过翻译对外介绍中医的基本理论、方法和作用，内容非常丰富。为了说明当年中国一些学者的认真努力及其对国内外中医界和翻译界的影响，向大家介绍几个方面的特别译著。

《中国针灸传海外》

国内第一部研究、总结和介绍中医对外传播的，应该是香港学者谢永光撰写的《中国针灸传海外》这部书。这部书自20世纪60年代即开始分析、总结和研究，并逐步地完成撰写，于1970年5月由香港星华图书公司出版。该书系统地分析、介绍了针灸学在日本、法国、德国、英

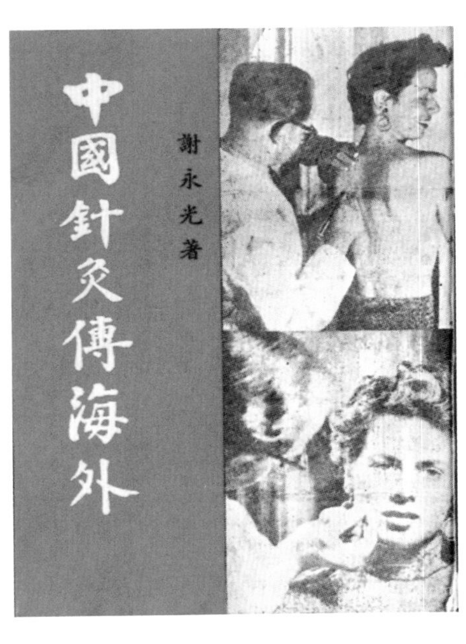

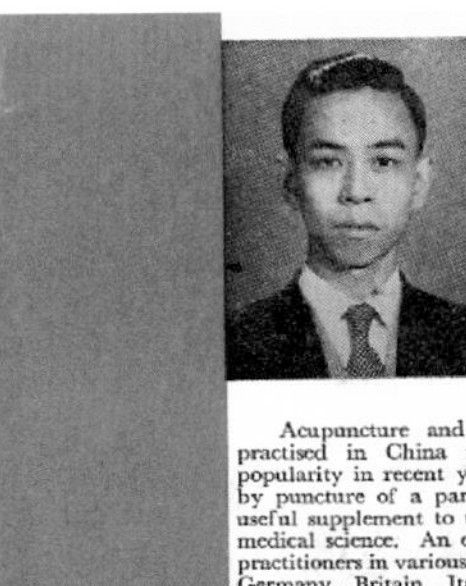

Acupuncture and moxibustion, which have been practised in China for centuries, has won growing popularity in recent years. This method of treatment by puncture of a part with needles is regarded as a useful supplement to the inadequacy, if any, of modern medical science. An ever increasing number of medical practitioners in various countries, including Japan, France, Germany, Britain, Italy, the United States and the Soviet Union, are now engaged in the study of this Chinese traditional method of treatment. In France it is as popular as the serum therapy of Bogomoletz and Bardach. Some medical scientists in Europe have noted that the "points" of acupuncture and moxibustion originating in China are very similar to Weihe's "painful points under pressure" in homoeopathy, while among the ordinary people acupuncture and moxibustion has also established itself as an effective method of treatment. Important achievement has also been made in Japan and Korea in the development of the meridian theory on acupuncture and moxibustion. It is believed that acupuncture and moxibustion will before long be integrated into modern medical science.

This book is a summarized report on the research and development of acupuncture and moxibustion by scientists of various countries. It is the work of Mr. Tse Wing-kwong (謝永光), an acupuncture and moxibustion specialist. It is hoped that the publication of the book will be followed by more scientists joining in the research of acupuncture and moxibustion, leading to the opening of a new way to relieving men's suffering.

定價 HK$6.00

图 5-22 《中国针灸传海外》及作者谢永光

国、意大利、苏联、美国、韩国、越南、印度尼西亚、印度、加拿大和墨西哥等国的传播和发展。

香港东华医院第一任中医长仔医厲在序言中指出：我国的针灸术，创造于远古时期，史册所载，考据无限，先哲以超人智慧创造针灸学以来，可谓德被四海，流泽无穷。我国的针灸，首传东瀛，散播欧美。其热心研习之人，莫不殚精竭虑，专心致志，本科学实验之精神，作临床施术之取证，辅以理化格致之精巧，为学日新，必有成就。谢永光在自序中指出："近 20 世纪以来，欧美各国正有不少医学家，由于对现代的正统医学感到不满足，他们都为此产生了强烈的要求，积极地从事找寻治疗的新路径，因此，诸如顺势疗法（homeopathie）、自然疗法（natural therapie）之类以至中国的针灸疗法从而在欧洲崛兴，这几种医疗方法被认为能够辅助西医学的不足。特别是中国的针灸学，近几年来更风靡了整个西欧，在法国它和鲍哥莫立茨（Bogomoletz）及巴尔达（Bardach）血清疗法有类似程度的盛行。许多德、法医生，不约而同地对患者施用金针，而在民间也建立了针灸疗法的地位。部分的欧洲医学家还指出了中国的针灸刺激点与顺势疗法的 Weihe 氏压痛点有相类之处。顺势疗法与针灸学类似这种理论虽然还未得到普遍的承认，但最低限度已说明了中国针灸在科学发达的欧洲，已经得到了很高的评价了。”

针灸学在日本、韩国和越南的传播和发展，颇为自然，因为自远古以来中华民族所创建的中华文明、中华文化就已经自春秋战国到汉唐时期传播到了东亚和东南亚的一些地区，特别是韩国、越南和日本，长期运用和发挥着中华文明、文化、思想和文字。中医自然也随之传播到了这些国家，并一直被努力地学习、应用和发挥，至今依然如此。所以，这里就不再介绍针灸学在日本、韩国和越南的传播历史和发展现状了，因为对此大家都非常明确、清楚。凭借谢永光的分析和研究，特别向大家介绍针灸学在欧洲一些重要国家的传播和发展。

（1）针灸学在法国的传播和发展：谢永光认为，法国医学界对中国针灸术的注意，已经有悠久的历史了。在 17 世纪时期，天主教士 Du. Helbe 即将针灸术传入欧洲。据法国戴谟让编著的《中国针灸医学研究》记载，“天主教士在 17 世纪，曾对中医针灸医学做了介绍，并且有穴道图表”。但传教士们介绍的这些概念非常有限。事实上，要到 1810 年才在欧洲第一次施行针术，是一位名叫白利渥慈（Louis Berlioz）的法国医师首次用针术治疗神经性疾病，但是人们对这一次及以后几次试验所得成效没有特别的反响，其反响只是对针灸疗效的怀疑。但在 1816 年，一位著名的医师葛劳盖（Clopuet）却盛赞针术，但不久又沉寂下去了，说明其对针灸并不完全了解。据说经过一段时间，都尔城的爱默（A. Haime）医师也开始效法白利渥慈，开始试用针术治疗疾病。据说勃勒东诺（Bretomeau）看到爱默成功试用针术治疗疾病之后，也开始进行了一些试验，证明针刺对脏器确实没有破坏性。从此之后，针术的试验就广为开启。据说当时的拉克拉（Lacroix）、勒加米耳（Recamier）、摩浪（Morand）、梅浪（Meyranx）、特谟（Demours）等法国人士以及英国人丘吉耳（Churchill）与兴司高脱（Scott），都认真地从事针术的试验和治疗，并且充分体现了针术治疗疾病的特殊疗效。

萨朗第爱（Sarlandiere）在针术试验和治疗方面形成了非常重要的变化，就是将电流与针术结合起来，从而创建了所谓的电针术。据说在努力推行电针术发展的同时，葛劳盖（Clopuet）为针术的研究做出了更伟大的创新。葛劳盖很多使用针术的病历和经验由唐都（T. M. Dantu）医师认真地收集和发表。据说唐都编写的一部关于葛劳盖使用针灸治疗疾病的方法和疗效的教材，是当时西方最为完整的针术教材。在欧洲，1863 年出版的《中国医学》是第一部正式介绍中国针术的专著，其作者是中国领事达勃利（Dabry）。达勃利简要地介绍了在各种情况下使用针术治疗疾病的穴位。但达勃利当时并不是一位医师，所以并非真正地了解中医，更没有真正地掌握针术，完全是按照别人对中医和针术的翻译而介绍的。所以当中的基本内容还是比较肤浅的，甚至显得有些模糊。

当时针术在西方非常风行，曾被用以治疗一切疾病。但由于当时的西方人并不真正地懂得中医的理法方药和针灸学的精气神韵，所以其使用颇为随意，甚至被滥用，从而导致了针灸学在西方完全被否定。直到 1929 年，通过在中国的德国领事索里耶（G. de Moranti Soulie）对针灸学的认真学习、研究和发挥，才向法国比较完整准确地介绍了中国的针灸学，法国从此才真正地有了中国针灸学的理论基础和实践方向。同时，在两位马蒂尼医师（M. Martiny & Th. Martiny）的努力推进下，中国针灸学才在法国严格的科学方法下真正的进行了研究，从而证实了针灸学的原则、方法和疗效，真正地在法国和欧洲传播和发展起来，至今依然保持着比较完整、准确的传入和应用。

（2）针灸学在德国的传播和发展：17 世纪，中国的针灸学已经初步介绍到了欧洲，其中的介绍者就是来自德国。最先了解中国针灸学的，是德国人凯姆弗（Engelbert Kampfer）和西巴尔德（V. Siebolds）。凯姆弗当时在荷属东印度公司，1690 年被调到日本长崎工作。在长崎工作的时候，就开始和日本人了解和学习针灸学。2 年后凯姆弗回到了欧洲，对其在亚洲的经历，特别是对针灸学的了解和学习，进行了总结和介绍，特意撰写了《海外珍闻录》这部书。该书于 1712 年由伦哥城的 Meyer 书局出版。该书向欧洲介绍了在日本了解和学习的中国针灸学。5 年后，德国医师休以许将凯姆弗写的这部书翻译为英语，在伦敦出版。几年后又将该书翻译为荷兰文和法文，向荷兰人和法国人介绍了中国的针灸学，从而使得欧洲一些国家对中国的针灸学有了一定的了解，但还没有真正的了解，也没有真正地加以运用。

直到1826年，西方人西巴尔德在日本再次认真地了解和学习了针灸学，再次将其更详细地介绍给了欧洲人，针灸学才从此逐步地在欧洲应用于临床。1926年，德国医师许波脱（Hubotter）在中国和日本再次认真地学习和研究了针灸学多年，从此在欧洲撰写和发表了更广泛的中国医学著作，不仅对德国人有全面的介绍，也在欧洲其他地方有深厚的传播。近年来，中国针灸学在德国已经发展到了日趋蓬勃的阶段。据说德国人近年来之所以认真地学习、研究和应用针灸学，就是因为其深受法国传播和发展针灸学的影响。20世纪初期，已经建立了50多个针灸学会，登记执行针灸业务的有300多人，连同一些还没有登记的执行针灸业务的人在内，还有1 000多人，说明当时的德国还是比较深入地输入、发挥和应用针灸学的。

欧洲前任国际针灸学会主席勒夫（G. La Fuye）一直在认真地学习和传播针灸学。在勒夫主席的建议和鼓励下，1952年以波恩（Bonn）大学的琪·巴哈曼（G. Bachmann）为首，组织了最大的针灸学会Deutsche Gesellschaft fur Akupunktur，即国际针灸学会德国分会，努力地建议和鼓励德国人认真地学习、了解和应用针灸学。同年3月，德国针灸学会副会长赫尔贝和许米特（Heribert & Schmidt）再次东渡日本，更深入地学习和研究针灸学，同时也认真地了解和学习中国的方剂学。回国之后，他们继续认真向德国人广泛地介绍和传授中国的针灸学。由于其努力地推广和发挥中国针灸学的功能和疗效，德国和欧洲也更努力地继续传入和发挥中国针灸学的特殊功能和作用。

（3）针灸学在英国的传播和发展：虽然中国针灸学的基本常识已经在17世纪介绍到了欧洲，但英国人却从来没有关注，更没有了解。只是到了近期英国人才开始了解和学习中国针灸学的基本知识。英国人近期之所以开始对中国的针灸学感兴趣，大概就是因为他们受到了法国和德国对中国针灸学的特别重视和发挥。在过去的几年中，英国伦敦BBC电台曾经3次举行了针灸的专题广播，说明英国终于真正地理解和重视中国的针灸学了。即便是英国的西医界人士，也开始重视针灸学的治疗原理和方法了。1960 年，英国有 70 多位从事针灸业务的医生，以 Roseucie 医师为首，改组针灸联合会（The British Acupuncture Society & Register，又名 The Association and Directory of Acupuncture）。他们在 1965 年中旬，召开了针灸研究大会。此次大会召开时，当地市长亲自参加了会议，说明其对针灸学的重视。当今，其联合会又创立了一所针灸专门学校，对中国的针灸学进行教育和培训。

在英国，还另外创建了一个针灸学会。该学会是由兼用针灸医术治疗疾病的正统西医所组建，其学会的名称是“医学针灸学会”（Medical Acupuncture Society），主席由费里曼（Felix Mann）医师担任。这个针灸学会的建立，说明英国的西医开始重视中医及针灸学。英国人长期以来一直显得比较保守，所以自中国针灸术 17 世纪传入欧洲，18 世纪开始发挥，英国人并没有予以关注，更没有认真地理解和掌握。当时在英国，还问世了一些有关针灸学的专著，如费里曼所著《针灸——中国古医术》和路易斯·摩斯（Louis Moss）所著《针灸与你》等，但并没有引起英国人的关注。所以后来出版的一部书中写道：“针灸学是中国古代的医疗方法，有赫胥黎和布里安等人的努力，英国人士不肯承认这种疗法具有科学根据的说法，已经被打破了……以往西方对于神经冲动的研究过于忽略，最近方着手研究。研究的结果，对于中国几千年前已经发现的针灸学说，将能加以证实。”

在法国和德国的影响下，中国的针灸学终于逐渐在英国得以传入和使用。比如近期英国的费里曼医师在英国编著出版了四部有关针灸学的专著，比较有利地推进了针灸学在英国的发展。费里曼医师编著的第一部书是《针灸——中国古医术》、第二部书是《针灸治疗学》、第三部书是《针灸经穴学》、第四部书是《针灸图谱》。这四部书的核心内容，主要是向英国人介绍中国传统医学与针灸学的背景、基础和方法。这四部书对针灸学在英国的传播和发挥有颇为重要的意义，不仅向其他在西方出版的针灸书那样简单地介绍针灸的治法和疗效，而且还对针灸学进行了比较深入的讨论和研究，还展现了作者对针灸术研究的心得和体会。

（4）针灸学在意大利的传播和发展：针灸学在意大利的传入和应用比在法国和德国要晚。中国的针灸术 17 世纪已经开始介绍到欧洲，18 世纪开始普及，但并没有在意大利得到介绍，更没有开启应用。直到第二次世界大战之后，由于中国针灸学在欧洲的崛起，意大利人才开始逐步掀起对针灸学的学习、研究和应用。近年来意大利有不少人开始认真地学习和发挥针灸，他们所学习和发挥的针灸理法主要是以在法国和德国传播和发展的针灸学为基础。意大利虽然是欧洲国家，但其医学界对针灸术的研究和应用仅仅在目前才开始。虽然 18 世纪意大利解剖学家早就精通解剖学，并认真地研究和报告了解剖学的重要性，但针灸学并未引起意大利医学界的关注，直到当今才真正地开始学习和研究。

意大利医学界的人士最近在学习和研究针灸学时，主要参照了中国历朝历代对人体各个经络和穴位的记载，同时也参照了法国书籍关于针灸的说明以及日本人对针灸的研究报告。通过对中国、日本以及法国有关针灸学专著的了解和学习，意大利医学界一些学习和研究针灸学的人士最终选定了他们认为符合实际的穴位点。其在临床治疗中所使用的针，主要是借用了法国的金针和银针。从意大利的一些文献资料来看，早在 1933 年，意大利的维内依（A. Vinaj）随同法国巴黎的费利罗尔（Ferreyolles）医师学习针灸术。有一次在出席气候水土疗法会议时，维内依注意到这位法国医师对针灸术的使用，其为另一位因受严寒的气候和过分疲劳的影响而患腰痛的外国同道进行针灸治疗，疗效非常显著。一开始看到针灸疗效如此迅速，维内依并不相信，后来特意向法国费利罗尔医师了解针灸的作用和疗效。费利罗尔医师向维内依详细地介绍了来自中国的针灸学，并结合法国针灸的显著疗效向其客观地予以说明。在法国医师费力罗尔的指导下，意大利医师维内依终于明白了针灸学的重要意义，于是便开始认真地学习和研究针灸学，于 1935 年在《意大利医学半周刊》上发表了使用中国针术治疗疾病的病例论文。

维内依是当今在意大利传入和应用针灸学的核心人物。维内依使用针灸对 10 多个病例进行了治疗，治愈率非常高，对不少病例的治疗收效极快。即便是一些慢性病的患者，通过针灸治疗较长疗程，还是有一定的治疗效果。从此针灸学在意大利就开始逐步发展起来了。1952年5月，在法国召开的第六届“国际针灸学会议”，不少意大利的医师也出席了这次会议。意大利博士Tmaglia在大会发言中指出，他自己在意大利用针灸治疗疾病颇有疗效，并举出了不少的治疗实例。同时还介绍了意大利最近对针灸术的研究和发展。由此可以看出，中国的针灸学确实已经在意大利开始传播和发展了，同时也得到了意大利医学界的真正的学习和应用。

（5）针灸学在苏联的传播和发展：虽然俄罗斯是中国的邻居却对中华文化关注不多，更没有关注中医和针灸。虽然鸦片战争后俄罗斯也在中国设置了使领馆，其使馆的一位医官A. Tatarinov编写了《中药目录》（*Cataloqus Medicamentorum Sinensium*）这部书，于1856年在俄罗斯彼得堡出版，但并没有引起俄罗斯对中国医学和药学的关注。直到中华人民共和国成立之后，苏联才开始对中医有所关注了。此时苏联之所以开始关注中医，是因为中华人民共和国成立之后，其为世界上第一位与新中国建交的国家。

与中国政治方面关系密切的苏联，开始研究中国的医药学了，并且在莫斯科成立了一个东方医学研究会，组织一些人士研究中国的医药学。1956年3月，基辅“科学工作者之家”举行了一个介绍中国医学成就的晚会。据说在这次会议上，乌克兰对外文化协会医学部主任卡维茨基院士，在会议上生动地介绍了中国医学的成就，说明了自远古以来历朝历代中国人对中医的传承和发展，特别是中医对世界各地民族健康的贡献。从1957年开始，苏联才开始着手研究中国的针灸医术。据说在此之前的20年，苏联个别人才对中国针灸医术有了较为深刻的认识。20多年前正处在抗战时期，来中国服务的苏联人布莱格尼在延安期间也学习和研究了针灸，因为他注意到临床实践证明有30种以上的病证可通过针灸治好。正是由于临床实践的客观事实，使得在延安的布莱格尼明白了针灸的特殊功能和疗效，于是才借此学习和研究了针灸。

为了了解和传入中国的针灸学，1952年6月，苏联科学医学院副院长恩·维·柯若瓦洛夫给中国中医研究院针灸研究所所长朱琏写了一封信，说明苏联医学界对中国的针灸学颇感兴趣，要求将中国的针灸专著刊行为俄文本，以便使苏联医学界的人士对中国针灸的研究通过书本阅读而更容易吸收和理解。这说明苏联人还不是真正懂得中国的针灸学，无法将中国针灸学的专著翻译为俄文，所以要求中国人自己将针灸学的专著翻译为俄文。对此，中国人自然会努力为苏联人翻译中国针灸学的专著，以便其能真正了解和学习中国的针灸学。据说在 1956 年的 4 月 17 日，苏联保健部根据 1955 年中苏科学技术合作第三届会议的决议，派保健组织及医学史研究所德柯琴斯娅教授以及莫斯科中央医师进修学院的乌索娃医师和奥辛波娃医师到中国考察研究针灸医学。通过如此的考察研究，使得中国针灸学在苏联的传入和发展有了一定的基础。

（6）针灸学在美国的传播和发展：美国虽然在北美洲，但美国人大多是欧洲移民，真正的美国原住民则是当地的印第安人。美国也很早就和欧洲各国一起进入中国。当时欧洲的一些国家，虽然也参加了对华侵略和势力瓜分，但也在认真地学习中国的针灸学。但美国人却不关注中国的传统医学和针灸学。“鸦片战争后，1842 年 11 月伯驾从美国回到广州于旧址重开医院，1845 年以前，教会医院的外科切割手术都是在无麻醉下进行。1846 年伯驾引入乙醚麻醉法在他的医院第一次试用，使医院在实施外科手术上有重大进步。同年 10 月，伯驾又从波士顿买到杰克逊（CT. Jackson）医师研制的麻醉仪和一批乙醚，随同附来的一封信介绍有使用这种仪器和药物的方法。”可见，鸦片战争之后，美国某些人来中国传播西医，但却一直没有关注中医和针灸学。直到第二次世界大战之后，美国人才开始真正地关注中国医学和针灸学。如今在美国，已经创建了几十所中医学院，这应是全球学习中医、传播中医、发展中医最广泛的一个国家，值得关注。

自第二次世界大战之后，美国医学界就开始渐渐地关注中医和针灸学。抗日战争时期，美国曾经派马海泰医师来中国帮助抗战。马海泰曾到延安工作，由于当时延安经济困难，药物更加缺乏，马海泰只好协助中国医师采用中国传统的针术治疗患者，结果发现针术治疗会有特殊的疗效，令他非常震惊。经过多次的临床试验，马海泰觉得针灸不但可代替奎宁治疗疾病，而且还可以治愈风湿病，患肺病者的盗汗症和精神错乱症以及失眠与肌肉麻痹等症，在当地的国际和平医院，采用针灸也能治愈，充分证明了针灸的特殊功能和特别疗效。从而使得马海泰完全明白了中国针灸学的功能和作用，于是便开始认真地学习和传播中国的针灸学。1947 年 5 月 20 日，美国康奈尔医学院教授特维拉尔和布勃博士在提交美国实验生物学会联合会的报告中指出，中国 2 000 多年前创建的针术治疗扭伤，已经得到医学上的证明。但针术为何能为患者解除痛苦，尚无法用西医学的原理解释，只能假定是如此的一种学说："扭伤后的持久性痛苦，是由于韧带构造内部堆聚流动所生压力，针刺时这种压力在机械方面得到解除，痛苦便告停止。"

据说在 1954 年，纽约哥伦比亚大学医学院的莱克在中国香港搜集了若干针灸用具以及中文的针灸书籍和图表，努力协助该院的中国医师胡定安推进针灸治疗的研究和发展。1 年之后美国斯坦福大学组织学会开始研究中国的针灸学。此后法国举行第八届国际针灸学会议，日本举行国际针灸学会议，美国都派代表参加了这些国际针灸学会议，向世界各地介绍了美国对中国针灸学的学习、掌握和应用。近年来，美国的杂志也常常向读者介绍中国的针灸学，努力地在美国普及中国的针灸学。比如 1955 年 10 月美国的 *Focus* 杂志发表了一篇文章，介绍了中国的针灸学，认为中国的针灸学是一种新的手法，根据中国古代医学而努力发展，称为治疗疾病的良好方法。该杂志告诉美国读者："针刺术在中国采用已有 5 000 年的历史，此术为治疗人体某部分的器官，是以针刺过人体几个部分，予以治疗。中国哲学规定，宇宙万物皆由两种对称的补力所操纵，一是阳，一是阴。阳是正面的，包括肠、胃、胆、膀胱和保持人体温暖的器官。阴是反面的，包括心、肺、脾、肾、肝、循环和性器官。"

随着如此系统地传播和发展中医和针灸学，美国成为世界各地真正了解、传播和发展中医和针灸学的一个重要的国家。自 20 世纪 50 年代以来，美国就逐步建立了几十个中医学院，通过教学、研究和实践不仅认真地向美国人传播针灸学，更向美国人传播中医的理法方药。

《中国针灸学概要》

《中国针灸学概要》(*An Outline of Chinese Acupuncture*)于1975年由外文出版社出版，是中国最早出版的一部英文翻译的针灸学教材，其意义和作用可谓无限。该书系统深入地向西方介绍了中国的针灸学及其基本的概念、方法和应用。

全书内容共5章，共300多页。第一章的题目是针术和灸术之法(*Technique of Acupuncture and Moxibustion*)，其中包括四个方面，即毫针、其他针术和灸术的操作(The Manipulation of the Filiform Needle, Other Acpuncture Methods, Moxibustion)及拔罐疗法(Cupping Therapeutic Methods)；第二章的题目是经络史(*The History of the Channels and Collaterals*)，其中包括两个方面，即经络(Channels and Collaterals)及穴位介绍(An Introduction to Points)；第三章的题目是十四经穴位及奇穴(*The Points of the Fourteen Channels and the Extraordinary Points*)，其中包括三个方面，即设置穴位法(Methods of Locating Points)，十四经穴位(The Points of the Fourteen Channels)及奇穴(The Extraordinary Points)；第四章的题目是临床治疗(*Clinical Treatment*)，其中包括八个方面，即总论和穴位选择、内科疾病、外科疾病、妇产科疾病、心科疾病、感官疾病、五官科疾病及神经病(General Introduction and Reculations for Selecting Points, Medical Diseases, Surgical Diseases, Gynecological and Obstetric Diseases, Pediatric Diseases, Diseases of the Sense Organs, Nerve and Mental Diseases，Urogenital Diseases)；第五章的题目是其他治疗(*Other Therapeutic Methods*)，其中包

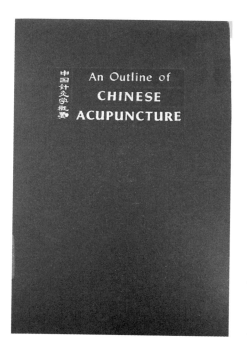

图5-23 《中国针灸学概要》

括五个方面，即耳针疗法（Auriculotherapy），穴位注射法（Therapy of Point Injection），盛穴法（Therapy of Strong Stimulation on Points），埋线法（Thread Imbedding Therapy）及简要介绍针麻（A Brief Introduction to Acpuncture Anesthesia）。

在前言中，《中国针灸学概要》指出：The aim of compiling this book is to provide source material for study by medical personnel in China and other countries, and to popularize the science of acupuncture and moxibustion. After studying this book, one should have a preliminary understanding of the development of acupuncture and moxibustion in China, together with their basic theory and application in Clinical treatment. 其论述和说明颇为自然客观，如此介绍中国的针灸学不仅仅是对外传播中医，更是对外完善养生。其前言最后指出：Owing to our as yet limited knowledge of acupuncture and moxibustion, and lack of experience in compiling books, mistakes and errors are difficult to avoid. It is earnestly desired that readers will offer their suggestions and criticism so as to help in advancing this work. 如此总结和建议，颇为符合实际。

《中国针灸学概要》的重要内容首先是“介绍”（Introduction），即介绍针灸的发展历史（The Development of Acupuncture and Moxibustion）。“介绍”首先指出了毛泽东对中国医学的重要指示，即 Chairman Mao points out: “Chinese medicine and pharmacology are a great treasure-house, and efforts should be made to explore them and raise them to a higher level.” 即中国医药学是一个伟大的宝库，应当努力发掘，加以提高。在全国所有的对外翻译中医的专著和教材中，只有这部书介绍了毛主席的重要指示，意义至为重要。谈到毛主席的重要指示时，该书指出：Acupuncture and moxibustion are important component parts of this great treasure-house，即对针灸学的重视。

在“介绍”中，特别向西方介绍了中国历朝历代的一些重要典籍，其对中医典籍名称的翻译，颇值当今中医翻译界的人士参考。其对中医和中华文化典籍名称的翻译，基本上都是采用音译加意译，音译为主，意译为辅。比如将《说文解字》译为 *Shuo Wen Jie Zi* (*Analytical Dictionary of Characters*)，将《黄帝内经》译为 *Huangdi Nei Jing* (*Canon of Medicine*)，将《难经》译为 *Nan Jing* (*Difficult Classic*)，将《针灸甲乙经》译为 *Zhen Jiu Jia Yi Jing* (*A Classic of Acupuncture and Moxibustion*)，将《肘后备急方》译为 *Zhou Hou Bei Ji Fang* (*Prescriptions for Emergencies*)，将《铜人腧穴针灸图经》译为 *Tong Ren Shu Xue Zhen Jiu Tu Jing* (*Illustrated Manual on the Points for Acupuncture and Moxibustion as Found on the Bronze Figure*)，将《十四经发挥》译为 *Shi Si Jing Fa Huei* (*The Enlargement of the Fourteen Channels*)，将《针灸大成》译为 *Zhen Jiu Da Cheng* (*Compendium of Acupuncture and Moxibustion*)。

在"介绍"之后，再次提到了毛主席的重要指示，即 Chairman Mao Tsetung and the Communist Party of China have always attached great importance to the development of Chinese medicine. As early as 1928, Chairman Mao advocated the use of "*both Chinese and Western treatment*". 在毛主席的重要指示下，该书特别注意到中医学中的针灸术在国家危急时期所做出的重要贡献，即 In the days of the Red Army and during the War of Resistance Against Japan and the Liberation War, acupuncture and moxibustion played a vital role in keeping the soldiers and the laboring people in good health. After the founding of the new China in 1949, clinics, research organizations and colleges specializing in Chinese medicine, including acupuncture and moxibustion research institutes, were established in Peking and the various regions of China. 即在红军时期、抗日战争与解放战争时期，针灸都在保障士兵与劳动人民身体健康方面扮演了重要的角色。在 1949 年新中国成立后，北京和全国各地成立了许多与中医相关的诊所、研究机构以及中医药大学，其中也包括针灸研究所。

《中国针灸学概要》的五章内容非常具体，也非常丰富，译文也颇为自然，颇为准确。当时的学术专著都很客观，语言也都很自然。当年的翻译也是如此，非常值得当今译者认真学习。

《中国针灸学概要》

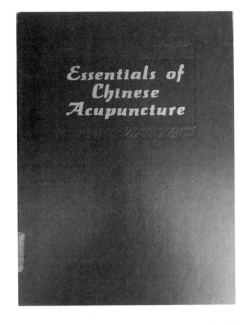

图 5-24 《中国针灸学概要》

《中国针灸学概要》(*Essentials of Chinese Acupuncture*) 这部用英文翻译的教材是由北京中医学院(现北京中医药大学)、上海中医学院(现上海中医药大学)、南京中医学院(现南京中医药大学)、中国中医研究院(现中国中医科学院)针灸研究所共同编辑，于 1980 年由外文出版社出版，与 1975 年中国第一次出版的英文版针灸学教材比较相近，但内容方面更深厚一些，对基本概念和术语的理解和翻译更为规范一些，对于针灸学的国际传播颇有影响。

该英文教材指出：*Essentials of Chinese Acupuncture* is a translation of *Zhongguo Zhenjiuxue Gaiyao* (《中国针灸学概要》) published in1964 and reedicted recently. This book features a clear presentation of the basic theories of traditional Chinese medicine so as to initiate readers to an understanding of traditional Chinese medicine in general and share its benefits in their clinical practice and study of acupuncture and moxibustion. The theory of traditional Chinese medicine is totally different from that of modern medicine and has a unique system of its own. Some of the terms are rather difficult to express in other languages, nor is it easy to find an exact translation of the original. Some words that convey the concept of the Chinese terms convey it only in part. To present traditional Chinese medicine factually and faithfully, and as clearly as possible, we have observed the following points in our translation. 即本书明确地介绍了中医的基本理论，以便让读者理解中医关于针术和灸术的应用和研究。中医的理法方药与西方完全不同，有些核心概念和术语西方语言很难表达清楚，更难准确翻译。

Some of the terms with extensive implications and basic meaning, such as *yin, yang, xu, shi, zang-fu, qi, sanjiao*, etc. are latinized and printed in italics. This is done in order not to distort the original expression and to reserve its traditional significance. The equivalent is given in brackets after the word when deemed necessary. Such terms as blood, body fluid, phlegm, pericardium, heart, liver, spleen, lung and kidney are translated literally through they carry a much broader meaning in the Chinese than in the context of modern medicine, and the reader should not limit them to their strict, anatomical meaning. They may stand for the function of the tissue or organ concerned. Weakness of spleen, for instance, may mean a pathological condition of the digestive tract or an etiological factor of edema; over-activity of the liver may refer to functional disease, etc. There will be supplementary and comprehensive explanation in such cases. Through care has been taken in translation and explanation, certain errors and misconceptions are occur, and we ask our readers to point out for us any weakness in our work.

在这部英文的针灸学教材中，译者不仅特意将“阴”“阳”和“气”音译为 yin 与 yang 及 qi，而且将“虚”和“实”音译为 xu 和 shi，将“脏腑”音译为 zang-fu，将“三焦”音译为 sanjiao，非常有实际意义。2 年之后 WHO 委托西太区制定针灸术语（主要是 14 条经脉和 350 多个穴位）的国际标准，在日本和韩国的主持下则将“三焦”译为 triple energizer，颇不符合实际。之后在中医名词术语国际标准化的发展中，“虚”和“实”统一地译为 deficiency 和 excess，显然不太符合中医原文的实际含义。如果当年中国学者所制定的有关针灸基本概念和术语的译法被认真地介绍到了西方，就不会导致后来出现的很多不太符合实际的译法。

早期中医教育资料的翻译

20 世纪 70 年代末，国家的一些医学院校开始编写全国高等医药院校试用教材，包括好几部英语教育教材。其中最有意义的，则是“全国高等医药院校试用教材（供医学、中医、儿科、口腔、卫生专业用）英语第四册（2）中医分册”。“中医分册”中的“英语”实际上就是中医翻译教材。这是国内第一部中医翻译教材，也是国内第一部统一化的中医翻译方法和要求。在那个时期，真正能翻译中医的，并不是中医院校的专家教师，而是西医院校的专家教师。

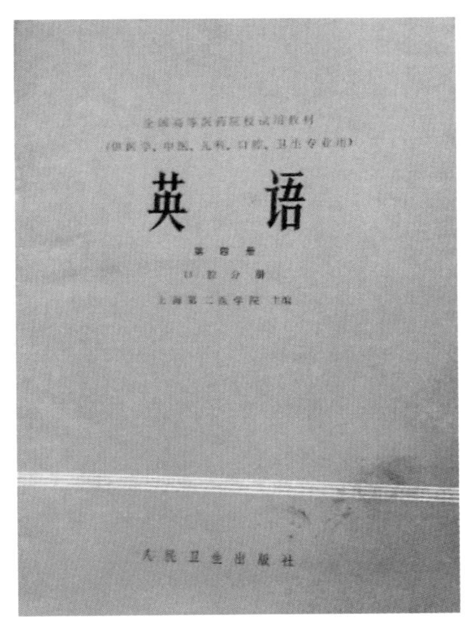

图 5-25 《英语》第四册（2）中医分册

比如“中医分册”就是由上海第二医学院（现上海交通大学医学院）、西安医学院和南京医学院（现南京医科大学）组织编写的，而这三所医学院都是西医院校。在那个时期之所以只有西医院校、西医医院、西医机构的学者能翻译中医，是因为他们自己不仅英语水平高，而且中医基础也很深厚，因为在 20 世纪 50 年代毛主席就提出了“西学中”的要求。自此之后，大陆几乎所有的西医人士都在认真地学习中医，中西医真正地结合起来了。在当今时代，“西学中”完全变成了“中学西”，西医界几乎没人能翻译中医了。

当年开启中医翻译事业的，也就是一直认真努力“西学中”的西医界优秀人才，如广州的欧明、北京的谢竹藩等。编写“中医分册”的，也是三位西医院校的教师。编写这部书的时候，他们也认真地审阅和选择了国外英文版的中医书刊，对其中的词汇进行了分析和总结，并且进行了注释和说明。从另一个角度来看，这部教材实际上不仅是对中医核心概念和术语的翻译，也是对中医经典语录和现代中医内容的翻译和总结，颇值中医翻译人士认真学习和参考。

“中医分册”内容非常丰富，共有 28 部。其中第一部是“中医针灸的发展概况”（The Development of Acupuncture in China）(1)，第二部是“中国针灸的发展概况”（The Development of Acupuncture in China）(2)，第三部是“中国针灸的发展概况”（The Development of

Acupuncture in China）(3)，第四部是“对立的法则（阴阳）”（The Principle of Opposites）(1)，第五部是“对立的法则（阴阳）”（The Principle of Opposites）(2)，第六部是“对立的法则（阴阳）”（The Principle of Opposites）(3)，第七部是“五行”（Five Elements），第八部是“生命力——气”（The Energy of Life-Qi），第九部是“营气和卫气”（Nourishing Qi and Protecting Qi），第十部是“脏腑辨证”（Differentiation of Syndromes According to the Theory of Zang-Fu）(1)，第十一部是“脏腑辨证”（Differentiation of Syndromes According to the Theory of Zang-Fu）(2)，第十二部是“脏腑辨证”（Differentiation of Syndromes According to the Theory of Zang-Fu）(3)，第十三部是“脏腑辨证”（Differentiation of Syndromes According to the Theory of Zang-Fu）(4)，第十四部是“脏腑辨证”（Differentiation of Syndromes According to the Theory of Zang-Fu）(5)，第十五部是“木贼·恶实·柽柳”（Equisetum hyemale. Arctium lappa. Tamarix chinensis），第十六部是“杜衡·白芷·前胡”（Asarum forbeis. Angelica anomala. Angelica decursiva），第十七部是“丹参·红蓝花·木芙蓉”（Salvia miltiorrhiza. Carthamus tinctorius. Hibiscus mutabilis），第十八部是“麻黄·大麻”（Ephedra vulgaris. Cannabis sativa），第十九部是“牛膝·马齿苋·玄参”（Achryanthes bidentata. Portulacca oleracea. Scrophularia oldhami），第二十部是“女贞·知母”（Ligustrum lucidum. Anemarrhena asphodeloides），第二十一部是“人参”（Panax ginseng），第二十二部是“甘草”（Liquorice），第二十三部是“手太阴肺经穴位（共11穴）”（The Point of the Lung Channel of Hand-Taiyin）(11 points)，第二十四部是“经络的病理”（The Pathology of the Channels），第二十五部是“补泻手法”［The Manipulation Methods of Bu (Re-enforcing) and Xie (Reducing)］，第二十六部是“灸法”（Moxibustion），第二十七部是“二十八种常用脉象”（The 28 Most Commonly Used Pulse Qualities）(1)，第二十八部是“二十八种常用脉象”（The 28 Most Commonly Used Pulse Qualities）(2)。

“中医分册”基本解释、翻译和说明了针灸、脏腑、中药、经脉和穴位。将“针灸”译为 acupuncture 和 moxibustion，非常自然，这已经是国际的标准了。将“气”译为 Qi，没有译为 energy 或 vital energy；将“脏腑”译为 Zang-Fu，没有译为 viscera；将“经脉”译为 channel，没有译为 meridian；将“三焦”译为 triple warmer，没有译为 triple energizer。如此等等的翻译，可谓颇为自然，符合实际，比当今的译法更自然，更准确。其中最为重要的，就是对中医经典和典籍核心概念和语录的翻译。

如《灵枢·阴阳系日月》中的这段话：“故阴阳者，有名而无形，数之可十，推之可百，数之可千，推之可万。”将其译为 Now the Yin/Yang has a name but no form. Thus it can be extended from one to ten, from ten to a hundred, from a hundred to a thousand, from a thousand to ten thousand (i. e. it can embrace all things). 其翻译的基本含义还是比较符合实际的，但内容可能有所变化。实际上《灵枢·阴阳系日月》谈到阴阳问题时，原文是：“且夫阴阳者，有名而无形，故数之可十，离之可百，散之可千，推之可万，此之谓也。”第一部的“故阴阳者，有名而无形，数之可十，推之可百，数之可千，推之可万”这段话，应该是引自《素问·阴阳离合论篇》“夫阴阳者，数之可十，推之可百，数之可千，推之可万”这段话。《素问·五运行大论篇》中也有这段话。

如《素问·金匮真言论篇》中的这段话：“阴中有阴，阳中有阳。平旦至日中，天之阳，阳中之阳也；日中至黄昏，天之阳，阳中之阴也；合夜至鸡鸣，天之阴，阴中之阴也；鸡鸣至平旦，天之阴，阴中之阳也。”将其译为 There is Yin within the Yin and Yang within the Yang. From dawn till noon the Yang of Heaven is the Yang within the Yang; from noon till dusk the Yang of heaven is the Yin within the Yang; from dusk till midnight the Yin of heaven is the Yin within the Yin; from midnight till dawn the Yin of heaven is the Yang within the Yin. 其译文也比较符合原文之意。

如《素问·阴阳应象大论篇》中的这段话：“因在内，阳在守之。阳在外，阴在使之。”将其译为 Yin in the interior is the guardian of Yang; Yang in the exterior us tge activator of Yin. 对“阴阳应象大论”这句话的

解释是，“功能运动”属阳，“营养物质”属阴，他们任何一方都不能脱离另一方而单独存在。比如，如果小肠和其他内脏器官不能发挥其作用，“营养物质”就不能消化。反之，如果“营养物质”长期得不到供给，器官的功能就会停止。将其解释翻译为 Thus “functional movement” belongs to Yang, “nourishing substance” to Yin, nor can the one exist without the other; for, if the intestines and other internal organs do not move, “nourishing substances” cannot be disgested and, if over a long period “nourishing substances” are not provided, the organs cease to move.

如《素问·阴阳应象大论篇》中的“阴阳者，万物不能始也”这句话，将其译为 The relation of Yin and Yang is the means whereby the myriad things are able to come to birth, Yin and Yang react upon each other, producing change. 这样的翻译，基本上是解释性翻译。对这句话的解释是：阴阳的对立不是静止的，它是一种永远变化的运动节律，它们的相互作用产生生长、转化和死亡。将其解释翻译为 The opposition of Yin and Yang is not static; it is a perpetually changing rhythm of movement, whose interplay produces growth, transformation and death.

如《素问·脉要精微论篇》中的这段话：“是故冬至四十五日，阳气微上，阴气微下；夏至四十五日，阴气微上，阳气微下。”将其译为 In winter on the 45th day (the beginning of spring) the Yang Qi is lightly superior and the Yin Qi slightly inferior; in summer on the 45th day (the beginning of autumn) the Yin Qi is slightly superior, the Yang Qi slightly inferior. 对其的解释是：阴阳平衡的变化节律，可保证不会产生阴阳偏盛，因为阳气的偏盛，立刻就为阴的柔顺所调整了。将其解释翻译为 This changing rhythm in the balance of Yin and Yang ensures that there is never an excess of either of these polar opposites, for overactivity of Yang is at once adjusted by the yielding passivity of Yin.

如《素问·金匮真言论篇》中的这两段话：“夫言人之阴阳，则外为阳，内为阴。言人身之阴阳，则背为阳，腹为阴。言人身之脏腑中阴阳，则脏者为阴，腑者为阳。肝、心、脾、肺、肾五脏皆为阴，胆、胃、大肠、小肠、膀胱、三焦六腑皆为阳。”“故背为阳，阳中之阳，心也；背为阳，阳中之阴，肺也；腹为阴，阴中之阴，肾也；腹为阴，阴中之阳，肝也；腹为阴，阴中之至阴，脾也。”将其译为 When speaking of Yin and Yang, the exterior is Yang, the interior is Yin; when speaking of Yin and Yang in the human body, the back is Yang, the abdomen Yin; when speaking of Yin and Yang of the Zang and Fu in the body, then the Zang are Yin, the Fu are yang; liver, heart, spleen, lungs and kidney are all Yin, the gallbladder, stomach, large intestine, small intestine, bladder and the triple warmer are all Yang. Thus the back is Yang and the Yang within the Yang is the heart. The back is Yang and the Yin within is the lungs. The abdomen is Yin and the Yin within the Yin is the kidneys. The abdomen is the Yin and the Yang within the Yin is the liver. The abdomen is Yin and the extreme Yin within the Yin is the spleen.

如《素问·阴阳应象大论篇》中的这段话：“阴胜则阳病，阳胜则阴病。阳胜则热，阴胜则寒。重寒则热，重热则寒。”将其译为 Excess of Yin causes a Yang disease, excess of Yang a Yin disease. Yang in excess produces heat and, if the heat is extreme, it will produce cold; Yin in excess produces cold and, if the cold is extreme, it will produce heat.

另外，“中医分册”的附录中还对 100 多部历朝历代问世的中医经典和典籍的名称进行了翻译，这大致上是自此以来唯一一部书中介绍和翻译了自古以来经典和典籍的书名，至为重要。欧明主编的《汉英中医辞典》出版于 1986 年，其附录中也罗列了中医历朝历代中医的经典和典籍，同时罗列了民国时期以及中华人民共和国成立以来所出版的中医专著。但“中医分册”则出版于 1980 年，早于《汉英中医辞典》。其所翻译的历朝历代的中医经典和典籍虽然没有标明作者和时间，但基本情况还是比较清楚的，值得认真观察、思考和借鉴。为了让大家了解当时具有深厚中华文化基础的国人学者是如何理解和翻译中国自古以来的经典和典籍书名，今也特别将其附录中的“中医书名简目”介绍给大家。

第一类历朝历代经典和典籍名称的翻译:《宝生余录》(*Memorandium of Life-Saving*)、《保婴撮要》(*Essentials for the Care of Infants*)、《本草纲目》(*An Outline of Chinese Materia Medica* 或 *Compendium of Materia Medica*)、《本草纲目拾遗》(*A Supplement to Compendium of Materia Medica*)、《备急千金要方》(*Thousand Golden Remedies for Emergencies*)、《疮疡全书》(*The Complete Manual of Treatment of Sores*)、《痘科汇编》(*A Classified Expository Manual of Smallpox*)、《痘疹心法》(*Teaching on Treating Smallpox and Measles*)、《读素问钞》(*Copied Passages from Plain Questions*)、《扶寿精方》(*The Effective Prescriptions for Fostering Longevity*)、《妇人大全良方》(*The Complete Gynecologic Prescriptions*)、《古今医统》(*The General Medicine of the Past and Present*)、《古今医鉴》(*A Medical Reference of the Past and Present*)、《韩氏医通》(*Han's General Medicine*)、《活幼心法》(*Teaching for Saving Children*)、《黄素方》(*The Huang Su Prescriptions*)、《家传太素脉秘诀》(*Tai Su's Family Secrets on Pulse Taking*)、《简明医彀》(*The Simple Medical Practice*)、《济阴纲目》(*Compendium of Therapy for Women's Diseases*)、《解围元薮》(*The Source Book of Remedies*)、《景岳全书》(*Jing Yue's Complete Works*)、《金匮要略方论》(*Synopsis of Golden Chamber*)、《救荒本草》(*Great Herbal for Relief of Famines*)、《救急易方》(*Simple Prescriptions for Emergencies*)、《局方发挥》(*A Development of the Formularies of the People's Welfare Pharmacies*)、《类经》(*Systematic Compilation of Internal Classics*)、《理伤续断秘方》(*Secrets of Trating Wounds and Bone Setting*)、《疠疡机要》(*The Essential Mechanism of Sores and Ulcers*)、《岭南卫生方》(*The Health Prescription of Lingnan*)、《六醴斋医书》(*Medical Books from Liu Li Zhai*)、《脉经》(*The Pulse Classic*)、《脉诀难经》(*Classing on Pulse Taking*)、《秘传外科方》(*The Secret Methods of Surgery*)、《秘传眼科龙木医书总论》(*Lung Mu's Secret Treatise on Eye Diseases*)、《各方类证医书大全》(*The Encyclopedia of Medical Books*)。

第二类历朝历代经典和典籍名称的翻译:《名医方考》(*A Research Manual of Prescriptions*)、《名医类案》(*Classified Records of Famous Physicians*)、《难经》(*Classic on Medical Problems*)、《内府秘传眼科银海精微》(*Essentials of Ophthalmology*)、《内经》(*Canon of Medicine*)、《内经知要》(*Essentials of the Canon of Medicine*)、《女科百问》(*The Hundred Questions on Obstetrics and Gynecology*)、《女科证治准绳》(*Standards for Diagnosis and Treatment of Women's Diseases*)、《评病要论》(*Diagnostic Methods*)、《普济方》(*General Prescriptions*)、《奇效良方大全》(*Complete Works on Effective Prescriptions*)、《奇效医述》(*Records of Miraculous Cures*)、《千金翼方》(*A Supplement of Thousand Gold Remedies*)、《钱氏小儿方考》(*Qian's Prescriptions and Methods for Treating Children's Disease*)、《全幼心鉴》(*Directions in Pediatrics*)、《人身说概》(*Outline of Human Anatomy*)、《仁斋直指方论》(*Ren Zhai's Guidebook of Medicine*)、《伤寒百问》(*The Hundred Questions on Fevers*)、《伤寒六书》(*Six Books on Typhoid*)、《伤寒证治准绳》(*Standards for Diagnosis and Treatment of Typhoid*)、《伤寒杂病论》(*Essay on Typhoid and Miscellaneous Diseases*)、《伤寒论》(*Essay on Typhoid*)、《伤寒身验方》(*Tyhoid Fever Remedies*)、《伤寒直格方》(*Formulas for Typhoid*)、《摄生众妙方》(*Excellent Prescriptions for Keeping Health*)、《神应经》(*The Classic of Miraculous Cures*)、《神农本草经》(*Shen Nong's Herbal*)、《石山医案》(*Shi Shan's Medical Records*)、《十四经发挥》(*The Enlargement of the Fourteen Channels*)、《十药神书》(*A Marvelous Book of Ten Recipes*)、《世医痘疹心法》(*The Experiences in Treatment of Measles and Smallpox*)、《世医得救方》(*Effective Formulas Tested by Physicians for Generations*)、《素问》(*Plain Questions* 或 *Su Wen*)、《素问药证》(*Prescriptions From Su Wen*)。

第三类历朝历代经典和典籍名称的翻译:《孙氏医案》(*Sun's Medical Records*)、《胎产辑萃》(*Selections on Midwifery*)、《胎产心法》(*Personally Transmitted Methods in Midwifery*)、《太素评林》(*Tai

Su's Review of Medicine）、《太平圣惠方》（*The Peaceful Holy Benevolent Prescriptions*）、《太平圣民和剂局方》（*Formularies of the People's Welfare Pharmacies*）、《唐新本草》（*The Tang Materia Medica*）、《汤液本草》（*Materia Medica for Liquid Medicine*）、《铜人腧穴针灸图经》（*Illustrated Manual on the Points for Acupuncture and Moxibustion as Found on the Bronze Figure*）、《图经本草》（*Illustrated Materia Medica*）、《外科百效全书》（*A Complete Book of Effective Surgical Treatments*）、《外科活人定本》（*A Final Book of Surgery for Saving Life*）、《外科集验方》（*The Collection of Surgical Methods by Experience*）、《外科精要》（*Essence of Surgery*）、《外科理例》（*The Principles of Surgery with Illustration*）、《外科枢要》（*Essentials of Surgery*）、《外科启玄》（*Revealing the Mystery of Surgery*）、《外科正宗》（*Orthodox Manual of Surgery*）、《外台秘要》（*The Medical Secrets of Official* 或 *The Private Prescription of an Official*）、《万病验方》（*Prescriptions for Ten Thousand Diseases*）、《万病回春》（*Recovery of Ten Thousand Patients*）、《万密斋医学丛书》（*Wan Mi Zhai's Collection of Medical Books*）、《万密斋医学全书》（*Wan Mi Zhai's Complete Medical Works*）、《万全妇科汇要》（*The Wan's Essential of Obstetrics and Gynecology*）、《卫生易简方》（*Simple Prescriptions for Keeping Health*）、《五脏论》（*Essay on the Five Organs*）、《温疫论》（*Treatise on Pestilence*）、《温热论》（*Treatise on Fevers*）、《温病条辨》（*More Discussion on Febrile Diseases*）、《习医规格》（*Rules for Medical Study*）、《仙传外科集验方》（*Compilation of Divine Surgical Experiences*）、《小儿痘疹方论》（*Treatise on Smallpox in Children*）、《小儿药证直诀》（*Pediatric Pharmaceutics*）、《袖珍方大全》（*A Complete Manual of Prescriptions*）。

第四类历朝历代经典和典籍名称的翻译：《悬袖便方》（*The Pocket Prescription Book*）、《眼科审视瑶函》（*A Precious Book of Ophthalmology*）、《疡科选粹》（*Selected Fundamentals on the Sores*）、《疡科准绳》（*The Standards for the Treatment of Sores*）、《医案原道篇》（*Treatise on the General Principles of Medicine*）、《医方精要》（*Principles of Treatment*）、

《医镜》(*The Mirror of Medicine*)、《医林绳墨大全》(*The Complete Rules of Medical Practice*)、《医旨绪余》(*Supplement to Principles of Medicine*)、《医学纲目》(*Compendium of Medicine*)、《医学疑问》(*Questions on Medicine*)、《医学折衷》(*The Synthesis of Medicine*)、《医学正传》(*Principal Record of Medicine*)、《医学指南捷径六书》(*Handbook of Medicine in Six Volumes*)、《医宗金鉴》(*The Golden Mirror of Medicine*)、《婴童百问》(*The One Hundred Questions on Infant's and Children's Diseases*)、《幼科发挥》(*An Expounding of Pediatrics*)、《幼科类粹》(*The Collection of Pediatric Cases*)、《幼科证治准绳》(*Standards for Diagnosis and Treatment of Children's Diseases*)、《幼幼新书》(*The Modern Book on Care of Children* 或 *New Pediatrics*)、《育婴秘诀》(*Secrets on Rearing of Infants*)、《玉机微义》(*Subtle Principles of Body Mechanism*)、《诸病源候论》(*General Treatise on the Causes and Symptoms of Diseases*)、《瘴疟指南》(*A Guide to the Treatment of Malaria*)、《针方六集》(*The Acupuncture in Six Volumes*)、《针灸甲乙经》(*A Classic of Acupuncture and Moxibustion*)、《针灸大全》(*The Complete Works on Acupuncture and Moxibustion*)、《针灸大成》(*Compendium of Acupuncture and Moxibustion*)、《针灸聚英》(*The Collection of the Best in Acupuncture and Moxibustion*)、《针灸素难要素》(*The Essentials of Acupuncture and Moxibustion*)、《针灸问答》(*The Catechism on Acupuncture and Moxibustion*)、《证治准绳》(*Standards for Diagnosis and Treatment* 或 *Standards of Therapy*)、《肘后备急方》(*Prescriptions for Emergencies* 或 *A Handbook of Prescriptions for Emergencies*)。

《中国针灸学》

《中国针灸学》(*Chinese Acupuncture and Moxibustion*) 是中国编写出版的第三部针灸学英文教材，于 1987 年由外文出版社出版。虽然是第三部针灸学英文教材，但其内容更丰富，影响最深远。该书共有 18 章，544 页，是同类英文教材中最完整的教材。为了让大家了解这部教材的实际意义，特将其核心内容予以介绍。

第一章的内容是中国针灸的简要历史（A Brief History of Chinese Acupuncture and Moxibustion）。其中涉及五个方面，即中国针灸的来源（The Origin of Acupuncture and Moxibustion）、中国古代的针灸学术业绩（The Academic Accomplishments of Ancient Acupuncture and Moxibustion）、中国针灸的现代衰退和新生（Modern Decline and New Life of Acupuncture and Moxibustion）、新中国针灸的更新和复苏（Rejuvenation of Acupuncture and Moxibustion in New China）、中国针灸在世界上的传播（The Dissemination of Acupuncture and Moxibustion to the World）。所谓的 modern decline of acupuncture and moxibustion，涉及的是鸦片战争时期清代对针灸的漠视。该教材指出："Following the Opium War in 1840, China fell into a semifeudal and semicolonial society. The Revolution of 1911 ended the rule of the Qing Dynasty, but the broad masses of Chinese people were in deep distress until the founding of New China, and acupuncture and moxibustion were also trampled upon." 即在 1840 年的鸦片战争时期，中国就成为半封建半殖民地了。1911 年辛亥革命后，中国的广大群众仍然很困苦，针术和灸术也淡漠了，直到新中国成立之后才开始恢复了。

第二章的内容是阴阳与五行（Yin-Yang and the Five Elements）。阴阳学涉及两个方面，即阴阳理论的基本知识（The Basic Knowledge of the Theory of Yin and Yang）及中医学中阴阳理论的应用（Application of the Theory of Yin and Yang in Traditional Chinese Medicine）。五行学说涉及三个方面，即根据五行学说对形式进行分类（Classification of Phenomena According to the Five Elements）、五行运行的规则（The Law of Movement of the Five Elements）

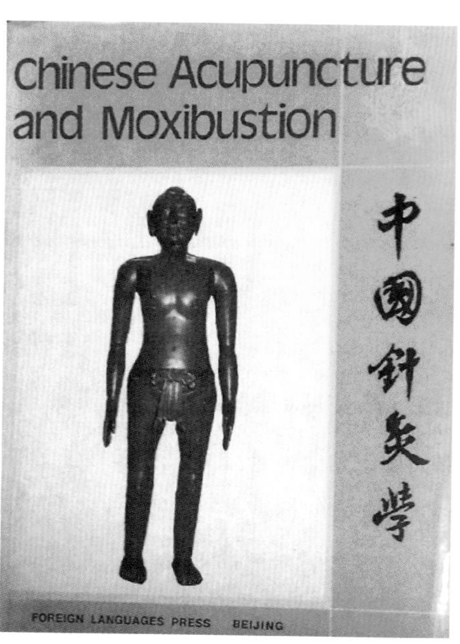

图 5-26 《中国针灸学》

及五行学说在中医学中的应用（The Application of the Theory of the Five Elements in Traditional Chinese Medicine）。

第三章的内容是脏腑器官（The Zang-Fu Organs）。脏腑涉及四个方面，即五脏（The Five Zang Organs），包括心（The Heart）、肝（The Liver）、脾（The Spleen）、肺（The Lung）、肾（The Kidney）；六腑（The Six Fu Organs），包括胆（The Gallbladder）、胃（The Stomach）、小肠（The Small Intestine）、大肠（The Large Intestine）、膀胱（The Bladder）、三焦（The Sanjiao）；奇恒之腑（The Extraordinary Fu Organs），包括脑（The Brain）和子宫（The Uterus）；脏腑关系（The Relationships Among the Zang-Fu Organs），包括脏与脏的关系（The Relationship Between the Zang Organs）、脏与腑的关系（The Relationship Between the Zang and the Fu Organs）及腑之间的关系（The Relationship Among the Fu Organs）。

第四章的内容是气、血与体液（Qi, Blood and Body Fluid）。其中涉及四个方面，即气（Qi），包括气的分类和产生（Classification and Production of QI）及气的功能（Functions of Qi）；血（Blood），包括血的形成和流行（Formation and Circulation of Blood）及血的功能（Functions of Blood）；体液（Body Fluid），包括体液的形成和分布（Formation and Distribution of Body Fluid）；气、血和体液之间的关系（The Relationship Between Qi, Blood and Body Fluid），包括气与血的关系（The Relationship Between Qi and Blood）、气与体液的关系（The Relationship Between Qi and Body Fluid）及血与体液的关系（The Relationship Between Blood and Body Fluid）。

第五章的内容是经络（The Meridians and Collaterals）。其中涉及五个方面，即经络的基本概念（The Basic Concept of the Meridians and Collaterals），包括经络的命名法及其成分（The Nomenclature of the Meridians and Collaterals and Their Composition）、经络的功能（Functions of the Meridians and Collaterals）、十四经的分配（Distribution of the Fourteen Meridians）；十二经脉（The Twelve Meridians），包括手太阴

肺经（The Lung Meridian of Hand-Taiyin）、手阳明大肠经（The Large Intestine Meridian of Hand-Yangming）、足阳明胃经（The Stomach Meridian of Foot-Yangming）、足太阴脾经（The Spleen Meridian of Foot-Taiyin）、手少阴心经（The Heart Meridian of Hand-Shaoyin）、手太阳小肠经（The Small Intestine Meridian of Hand-Taiyang）、足太阴膀胱经（The Bladder Meridian of Foot-Taiyang）、足少阴肾经（The Kidney Meridian of Foot-Shaoyin）、手厥阴心包经（The Pericardium Meridian of Hand-Jueyin）、手少阳三焦经（The Sanjiao Meridian of Hand-Shaoyang）、足少阳胆经（The Gallbladder Meridian of Foot-Shaoyang）、足厥阴肝经（The Liver Meridian of Foot-Jueyin）；奇经八脉（The Eight Extra Meridians），包括督脉（Du Meridian）、任脉（Ren Meridian）、冲脉（Chong Meridian）、带脉（Dai Meridian）、阳蹻脉（Yangqiao Meridian）、阴蹻脉（Yinqiao Meridian）、阳维脉（Yangwei Meridian）、阴维脉（Yinwei Meridian）；十二经别和十五络（The Twelve Divergent Meridians and Fifteen Collaterals）；十二肌肉处和十二皮肤处（The Twelve Muscle Regions and the Twelve Cutaneous Regions）。

第六章的内容是穴位介绍（An Introduction of Acupoints）。其中涉及四个方面，即穴位的分类和命名（Classification and Nomenclature of Acupoints），包括穴位分类（Classification of Aupoints）及穴位命名（Nomenclature of Aupoints）；穴位定位法（Methods of Locating Acupoints），包括测量比例（Proportional Measurements）、解剖标志（Anatomical Landmarks）、手指标志（Finger Measurement）；特定穴位（Specific Points），包括肩部特定穴位（Specific Points on the Limbs）、头部和躯干特定穴位（Specific Points on the Head and Trunk）；十四经脉治疗法概述（An Outline of the Therapeutic Properties of the Points of the Fourteen Meridians），包括穴位远程治疗特色（Remote Therapeutic Properties of the Points）及局部与邻近的穴位治疗法（The Local and Adjacent Therapeutic Properties of the Points）。

第七章的内容为太阴与阳明经脉的穴位（The Acupoints of the Taiyin

and Yangming Meridians)，包括手太阴肺经（The Lung Meridian of Hand-Taiyin）共 11 个穴位、手阳明大肠经（The Large Intestine Meridian of Hand-Yangming）共 20 个穴位、足阳明胃经（The Stomach Meridian of Foot-Yangming）共 45 个穴位、足太阴脾经（The Spleen Meridian of Foot-Taiyin）共 21 个穴位。

第八章的内容是少阴与太阳经脉的穴位，包括手少阴心经（The Heart Meridian of Hand-Shaoyin）共 9 个穴位、手太阳小肠经（The Small Intestine Meridian of Hand-Taiyang）共 19 个穴位、足太阳膀胱经（The Bladder Meridian of Foot-Taiyang）共 67 个穴位、足少阴肾经（The Kidney Meridian of Foot-Shaoyin）共 27 个穴位。

第九章的内容是厥阴与少阳经的穴位（Acupoints of Jueyin and Shaoyin Meridians)，包括手厥阴心包经（The Pericardium Meridian of Hand-Jueyin）共 9 个穴位、手少阳三焦经（Sanjiao Meridian of Hand-Shaoyang）共 23 个穴位、足少阳胆经（The Gallbladder Meridian of Foot-Shaoyang）共 44 个穴位、足厥阴肝经（The Liver Meridian of Foot-Jueyin）共 14 个穴位。

第十章的内容是督脉和任脉穴位及奇穴（Acupoints of the Du and the Ren Meridians and the Extraordinary Points)，包括督脉（The Du Meridian）共 28 个穴位、任脉（The Ren Meridian）共 24 个穴位、奇穴（The Extraordinary Points）共 40 个穴位。

第十一章的内容是病因病机（Aetiology and Pathogenesis)。其中病因学（Aetiology）包括六个外因（The Six Exogenous Factors)、七大情感因子（The Seven Emotional Factors）及饮食不当、过度劳累、压力和缺乏体育锻炼（Improper Diet, Overstrain, Stress and Lack of Physical Exercises)、外伤和昆虫或动物咬伤（Traumatic Injury and Insect or Animal Bites)、痰液与瘀血（Phlegm Fluid and Stagnant Blood)；病机（Pathogenesis）包括阴阳不协（Disharmony of Yin and Yang)、逆气与邪气的冲突（Conflict Between Antipathogenic Qi and Pathogenic Qi)。

第十二章内容包括检查（Inspection)、听诊及嗅觉（Auscultation and

Olfaction)、查询(Inquiring)、触诊(Palpation)。检查(Inspection)包括观察活力(Observation of Vitality)、观察颜色(Observation of Colour)、观察外表(Observation of Appearance)、观察五大感官(Observation of the Five Sense Organs)及观察舌(Observation of the Tongue);听诊及嗅觉(Auscultation and Olfaction)包括听(Listening)及闻(Smelling);查询(Inquiring)包括寒热(Chills and Fever)、出汗(Perspiration)、食欲、口渴和味觉(Appetite, Thirst and Taste)、排便和排尿(Defecation and Urination)、疼痛(Pain)、睡眠(Sleep)及月经和白带(Menses and Leukorrhea);触诊(Palpation)包括切脉(Feeling the Pulse)及不同部位的触诊(Palpation of different Parts of the Body)。

第十三章的内容包括辨证(Differentiation of Syndromes)。其中涉及四个方面,即根据八纲辨证(Differentiation of Syndromes According to Eight Principles),包括表里(Exterior and Interior)、寒热(Cold and Heat)、虚实(Deficiency and Excess)及阴阳(Yin and Yang);根据气血理论辨证(Differentiation of Syndromes According to the Theory of Qi and Blood),包括气证(Qi Syndromes)及血证(Blood Syndromes);根据脏腑理论辨证(Differentiation of Syndromes According to the Theory of Zang-Fu Organs),包括心证与小肠证(Syndromes of the Heart and Small Intestine)、肺证与大肠证(Syndromes of the Lung and Large Intestine)、脾证与胃证(Syndromes of the Spleen and the Stomach)、肝证与胆证(Syndromes of the Liver and the Gallbladder)、肾证与膀胱证(Syndromes of the Kidney and Bladder)、脏腑综合征(Complicate Syndromes of Zang-Fu Organs);根据经络理法辨证(Differentiation of Syndromes According to the Theory of Meridians and Collaterals),包括十二经病理表现(Pathological Manifestations of the Twelve Meridians)及奇经八脉病理表现(Pathological Manifestations of the Eight Extra Meridians)。

第十四章的内容是针术(Acupuncture Techniques)。其中涉及七个方面,即毫针(Filiform Needles),包括结构和规格(The Structure and Specification)、针刺实践(Needling Practice)及治疗前准备(Preparations

Prior to Treatment)；针刺方法，包括插入（Insertion）、针刺的角度和深度（Angle and Depth of Insertion）、针刺回应（Manipulations and Arrival of Qi）、固定针和抽出针（Retaining and Withdrawing the Needle）及补泻手法（Reinforcing and Reducing Methods）；预防、禁忌和经营针刺治疗的可能情况（Precaution, Contraindications and Management of Possible Accidents in Acupuncture Treatment），包括预防和禁忌针刺治疗（Precaution and Contraindications in Acupuncture Treatment）及经营针刺的可能情况（Management of Possible Accidents）；三棱针（The Three-Edged Needle），包括针（Needle）、象征（Indications）、经营（Manipulations）、预防（Precautions）；皮肤针（The Cutaneous Needle），包括针（Needle）、象征（Indications）、经营（Manipulations）、预防（Precautions）；皮内针疗法（The Intradermal Needle Therapy），包括针（Needle）、象征（Indications）、经营（Manipulations）、预防（Precautions）；古代的九针及《黄帝内经》中的针法（The Nine Needles in the Ancient Times and the Needling Methods Listed in Internal Classic），包括古代的九针（The Nine Needles in the Ancient Times）及《黄帝内经》中的针法（The Needling Methods Listed in Internal Classic）。

第十五章的内容是灸法和拔罐（Moxibustion and Cupping）。其中包括四个方面，即灸术的材料和功能（The Materials and Functions of Moxibustion）、灸术的分类（Classification of Moxibustion）、灸术的运用（Application of Moxibustion）及拔罐法（Cupping Methods）。

第十六章的内容是针术治疗的介绍（General Introduction to Acupuncture Treatment）。其中包括四个方面，即治疗规则（General Principles of Treatment）、治疗法（Therapeutic Methods）、选用穴位的基本原则和处方（The Basic Principles for Prescription and Selection of Points）、应用特定穴位（Application of Specific Points）。

第十七章的内容是内科疾病（Internal Diseases）。其中包括三个方面，即外部因素导致的突发疾病及综合征（Emergency Diseases and Syndromes Caused by Exogenous Pathogenic Factors）、脏腑证（Zang-

Fu Syndromes)、头部、躯干和腰部疾病(Diseases of Head, Trunk and Lumbar Regions)。

第十八章的内容是妇科及其他疾病(Gynecological and Other Diseases)。其中包括四个方面，即妇科疾病(Gynecological Diseases)、小儿科疾病(Pediatric Diseases)、外科疾病(External Diseases)及眼部、耳部、鼻部、喉部疾病(Diseases of Eyes, Ears, Nose and Throat)。

《中国传统医学精要》

《中国传统医学精要》(*The Essential Book of Traditional Chinese Medicine*)为北京中医药大学刘燕池编写的一部重要的专著。该专著由北京中医药大学方廷钰和另一位学者翻译英文，于1988年在美国哥伦比亚大学出版社出版。

方廷钰是我国自20世纪70年代开始启动中医翻译事业的核心专家，在1978年出版的《汉英词典》中就有中医的核心概念和术语。这些中医的核心概念和术语，就是方廷钰翻译的，是国内外最早的一部含有中医名词术语的词典，意义至为重要。方廷钰在《汉英词典》中翻译中医的概念和术语时，对中医翻译进行了深入的分析、研究和总结，从此为中

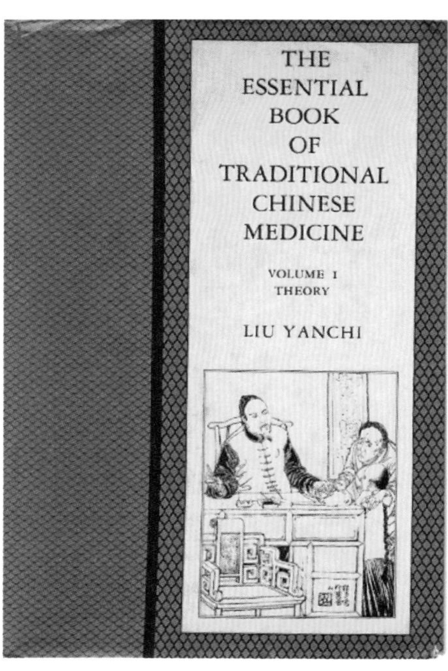

THE ESSENTIAL BOOK OF TRADITIONAL CHINESE MEDICINE

VOLUME I: THEORY

LIU YANCHI

Translated by
FANG TINGYU *and* CHEN LAIDI

Written and Edited in Collaboration with
KATHLEEN VIAN *and* PETER ECKMAN

New York
COLUMBIA UNIVERSITY PRESS
1988

图5-27 《中国传统医学精要》

医翻译事业的发展奠定了基础。从20世纪70年代到如今，方廷钰一直在认真地翻译中医、研究中医翻译、培养中医翻译人才。自20世纪80年代以来，方廷钰认真地翻译了中医的核心教材，其中最重要的是对刘燕池编写的《中国传统医学精要》的翻译。翻译之后在美国出版，自然比在国内出版更重要。出版在美国的译本自然会引起西方人士的注意，尤其是在20世纪80年代，中医才开始再度在西方传播，能英译的中医专著极少极少。所以，方廷钰当年在美国出版的这部专著，显然比此后任何人的翻译更有意义。

在这部译本中，方廷钰对中医核心概念和术语的翻译非常符合实际，也努力推进了中医名词术语国际标准的发展。比如将“阴阳”音译为 *Yin-Yang*，从而强调了“阴阳”的重要性；将“脏腑”译为 *Zang-Fu* Organs，与“阴阳”的音译方式和意义一致，同时使用了 organ，而没有使用 viscera，非常自然；将“经脉”译为 channel，没有译作 meridian，更符合实际，所以英国汉学家魏迺杰至今依然将“经脉”译为 channel，从来不将其译为 meridian；将“邪”虽然也直译为 evil，但总体的翻译还是 pathogenic factors，非常明确了“邪”的实际意义，至今我们依然按方廷钰的理念将“邪”译为 pathogenic factors。

方廷钰的译本，最令我们感动的，就是对中医核心概念和术语的解释和说明。一般的英译中医专著和教材中，这样的解释和说明还是极少极少。由于中医的核心概念和术语有着非常特殊的含义，并不是像西医的术语那样简单。比如西医将“心”只简单地定义为“泵血”，即 pumping blood。在中医的经典著作中，“心”不仅“主血”，更“主神”。将中医的“心”翻译为 heart，自然是比较符合实际的，但其含义在翻译中还必须通过解释予以说明，令西方学习中医的人才能真正明确中医学中“心”的实际意义。方廷钰在翻译刘燕池主编的《中国传统医学精要》时，也对其中的重要概念和术语以及一些中国传统文化中的圣贤们做了颇有意义的解释和说明。比如在第一章关于中医方向（Traditional Chinese Medicine: An Orientation）的翻译中，方廷钰就做了12个解释和说明，其内容基本都超越了原文的翻译。下面特别向大家介绍方廷钰教授对这 12 个方面的解释和说明，希望今后中国人在翻译中医时一定按照方廷钰解释和说明的翻译方法向西方人更深入、更具体、更明确地介绍中医的理法方药。下面就是方廷钰在翻译第一章时所做的对 12 个重要概念、术语和圣贤的解释和说明。

(1) Fu Xi, also called Fuxishi, actually denotes the time of "Fuxishi", a legendary period of primitive clan society in the history of China. According to legend, this was the time when the therapies of acupuncture and moxibustion were first invented.

(2) According to the legend, Shen Nong was also known as Shennongshi (3000 B. C.), the originator of agriculture, medicine, and pharmacy. Actually, the word denotes the Shen Nong period of primitive clan society in the history of China. According to the ancient book, *Master of Huainan*, by Liu An of the Han dynasty, "Shen Nong tasted a hundred herbs and came across seventy poisonous herbs each day".

(3) Legend has it that Huangdi was an ancient emperor in China (the Yellow Emperor of about 2695—2589 B. C.). Qi Bo was a famous physician of the period. The Emperor asked Qi Bo to taste various kinds of herbs and to study medicine and pharmacy. The first and greatest medical work in China, *Classic of Internal Medicine*, was written in the style of questions and answers between Huangdi and Qi Boon problems of medicine and pharmacy.

(4) The *Classic of Internal Medicine*, is the oldest and greatest medical classic of China. Its authorship is traditionally ascribed to the ancient Emperor Huangdi. Actually, the work was product of various unknown authors during the Warring States period. The book consists of two parts: *Plain Questions* and *Miraculous Pivot*.

Plain Questions originally consisted of nine volumes with eighty-one essays. The book addresses a variety of subjects, such as human anatomy, physiology, pathology, diagnosis, the differentiation of symptom-complexes, prevention and treatment of disease, ways to keep fit, the relationship between man and nature, the application of the theories of *yin* and *yang* and the five elements in medicine, and the theory of the promotion of the flow of *qi*.

The subjects of *Miraculous Pivot* are similar to those of *Plain Questions*, but *Miraculous Pivot* has a more detailed description of the channels and collaterals, acupuncture, and moxibustion, so it is also known as the *Canon of Acupuncture*. In introducing basic theories and clinical practice, the two books complement each other.

From the beginning, there evolved in China a literature that continuously incorporated new experience into the traditional theoretical framework. Some of the key works include *A Classic of Acupuncture and Moxibustion*, by Huangfu Mi, which was written about 259 A.D.. It was based on the *Miraculous Pivot*, and further developed the theory of channels and collaterals. *The Pulse Classic*, by Wang Shuhe, further summarized and explained the 24 pulse conditions and the diseases associated with the. It contributed to systematizing the theory and methods later described in "*The General Treatise on Etiology and Symptoms of Diseases*", by Chao Yuanfang, which was written in A.D. 610. It recorded causes and symptoms of different kinds of diseases in detail, extending the theory of etiology and pathogenesis in Chinese medicine.

(5) The theory of the five elements is also known as the theory of the five phases. "Phase" is actually a more accurate translation of the Chinese "xing". Also, "phase" may be more appropriate since the theory of the five elements is a theory of change and movement, which the word "phase's implies". However, since this theory is widely known as the five elements theory, this book will also use this translation.

(6) "Treatise on the Feebleness of Limbs" in *Plain Questions*.

(7) "Treatise on the Length of Vessels" in *Miraculous Pivot*.

(8) *Discussion of Cold-Induced Diseases and Synopsis of the Golden Chamber* were originally a single work entitled *Discussion of Cold-Induced*

and Miscellaneous Diseases. Together, they summed up the experience and understanding of diagnosis and treatment that has since led to various schools of medicine. For example, the school of thought that developed in the Jin and Yuan dynasties and explained pathogenesis in terms of pathologic fire and heat was elaborated by Liu Wansu (A. D. 1120—1200); Zhang Zihe (A.D. 1156—1228) established a theory of the conquest of pathogenic factors; Zhang Jiegu described the mechanism of disease in the *zang-fu* organs; Li Dongyuan (A. D. 1187—1251) developed a theory of the spleen and stomach; and Zhu Danxi (A.D. 1281—1358) explained the doctrine of nourishing *Yin*. Works by the distinguished physicians Zhang Jingyue (A.D. 1563—1640) and Zhao Xianke (in the period of the Ming dynasty, A. D. 1368—1644) were a thorough exposition and development of the theories of *Yin* and *Yang*, the vital gate (the source of heat energy of the body; it is also the *yang* of the kidney, or the place where the inborn original vital energy is stored), and the relationship between the spleen and the kidney.

With the accumulation of experience in the diagnosis and treatment of febrile disease by the time of Qing dynasty (A. D. 1644—1911), there was a breakthrough in the theory of differentiating symptom-complexes that lead to a new school of heat-induced disease, represented by well-known physicians Ye Tianshi (A.D.1667—1746), Wu Jutong (A.D. 1758—1836), and Wang Mengying (A.D. 1808—1866). The studied the onset and development of acute infectious disease and initiated a new method for differentiating symptom-complexes according to the condition of the "*ying, qi, wei,* and *xue*" systems and the Triple Burner. (See Chapter 8 for a detailed description of these methods.)

(9) The Chinese describe human anatomy in terms of the *zang* and *fu* organs. These include most of the internal organs of Western medicine, but also include other structures of the body. They are divided into two classes, *zang* and *fu*. The theory of the *zang-fu* organs is subject of chapter 3.

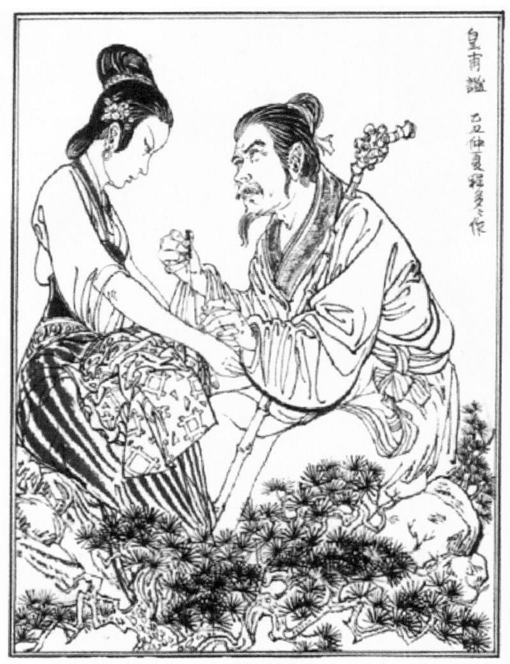

Huangfu Mi, author of *A Classic of Acupuncture*, inserting an acupuncture needle.

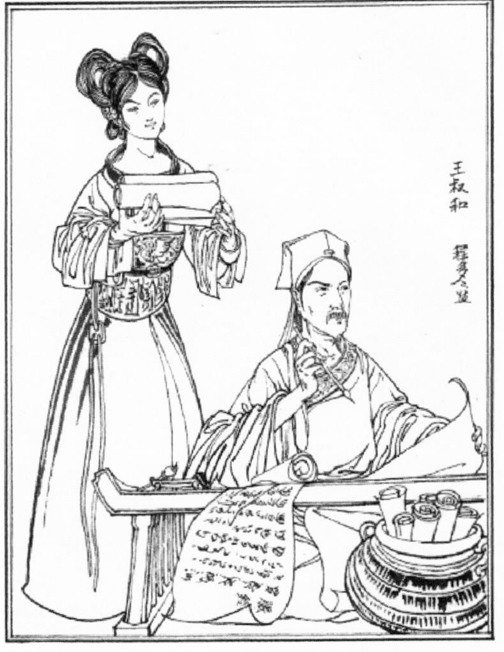

Doctor Wang Shuhe writing *The Pulse Classic*, which is the earliest comprehensive work dealing with several kinds of pulses and their diagnostic value.

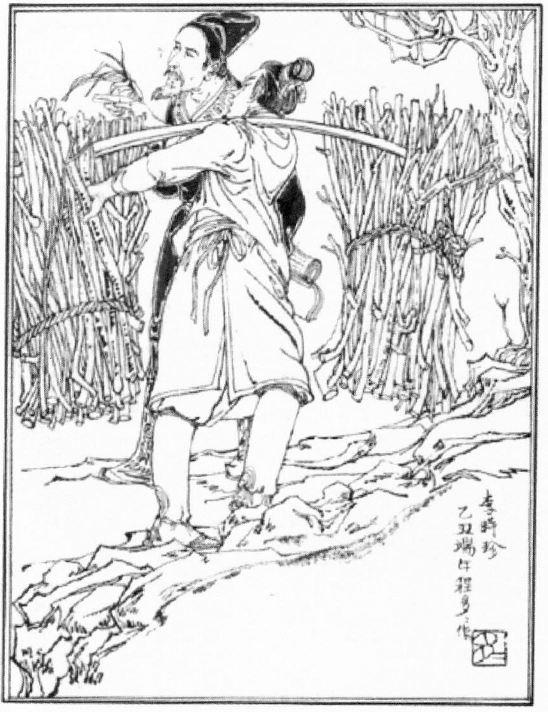

Doctor Li Shizhen, author of the *Compendium of Materia Medica*, identifying herbs.

图 5-28
《中国传统医学精要》中的插图

(10) For example, Zhao Xuemin, a physician and pharmacologist in the Qing dynasty, expanded the *Compendium* in a book entitled *A Supplement to the Compendium of Materia Medica*; this supplement added 716 new drugs to the original.

(11) *Newly Revised Materia Medica.* This work was compiled by a staff of twenty-two scholars and physicians appointed by the Tang Emperor Gao Zong, and published in A.D. 659. A total of 844 medicinal substances were included.

(12) The representive works are:

Prescriptions Worth a Thousand Gold and the *Supplement to the Prescriptions Worth a Thousand Gold*, by Sun Simiao, written during the Tang dynasty (A. D. 618—907). It recorded the achievements of tested prescriptions and clinical experience with them up to that time.

Peaceful Holy Benevolent Prescriptions, by Wang Huaiyin, written during the Song dynasty (A.D. 960—992). This is an extensive collection of recipes developed prior to the Song dynasty, together with folk remedies of that period. It included 16, 834 prescriptions and discussed these in relation to symptoms-complexes and pathological mechanisms.

Universal Prescriptions, by Zhu Su et al., published in 1406. It contains 61,736 prescriptions and 239 illustrations of medical plants, epitomizing the essence of Chinese knowledge of prescriptions up to the time of Ming dynasty.

在方廷钰所翻译的这部书中，还为西方人提供了中国历朝历代的一些重要医师的图片。比如在第一章中，就根据其实际内容向西方人提供了汉代皇甫谧、魏晋王叔和和明代李时珍的图片。译文中提供图片，不仅使西方人读起来显得温馨，更为他们提供了学习的实际内涵。

8 部英译的中医教材

为了更好地向西方传播和发展中医，当时山东中医学院的张恩勤分别组织了国内的一些学者将中医的理法方药重新编写为适合西方人阅读

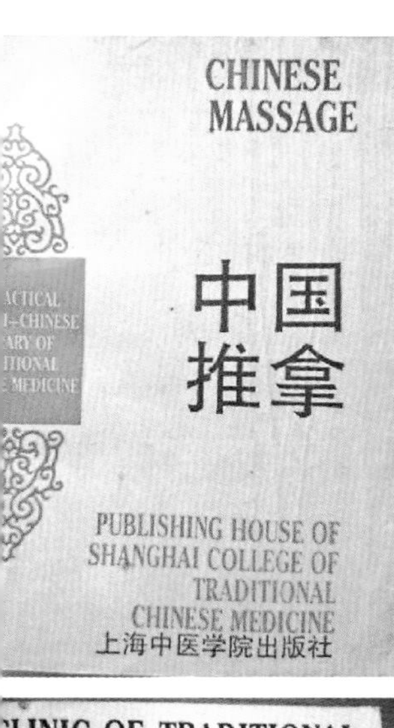
CHINESE MASSAGE
中国推拿
PUBLISHING HOUSE OF SHANGHAI COLLEGE OF TRADITIONAL CHINESE MEDICINE
上海中医学院出版社

DIAGNOSTICS OF TRADITIONAL CHINESE MEDICINE
A PRACTICAL ENGLISH-CHINESE LIBRARY OF TRADITIONAL CHINESE MEDICINE
中医诊断学
PUBLISHING HOUSE OF SHANGHAI COLLEGE OF TRADITIONAL CHINESE MEDICINE
上海中医学院出版社

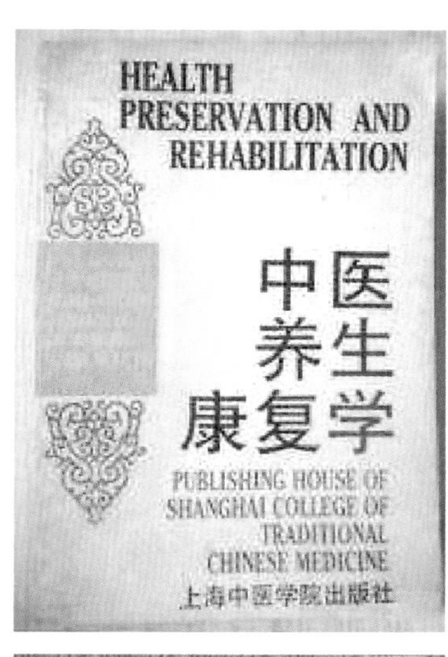
HEALTH PRESERVATION AND REHABILITATION
中医养生康复学
PUBLISHING HOUSE OF SHANGHAI COLLEGE OF TRADITIONAL CHINESE MEDICINE
上海中医学院出版社

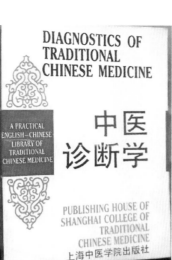

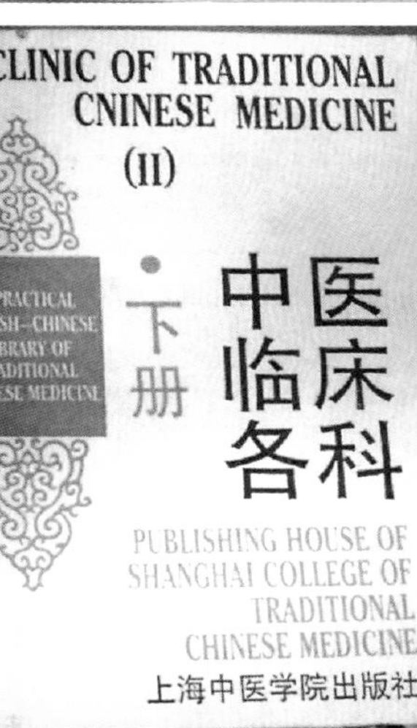
CLINIC OF TRADITIONAL CNINESE MEDICINE (II)
·下册
中医临床各科
PUBLISHING HOUSE OF SHANGHAI COLLEGE OF TRADITIONAL CHINESE MEDICINE
上海中医学院出版社

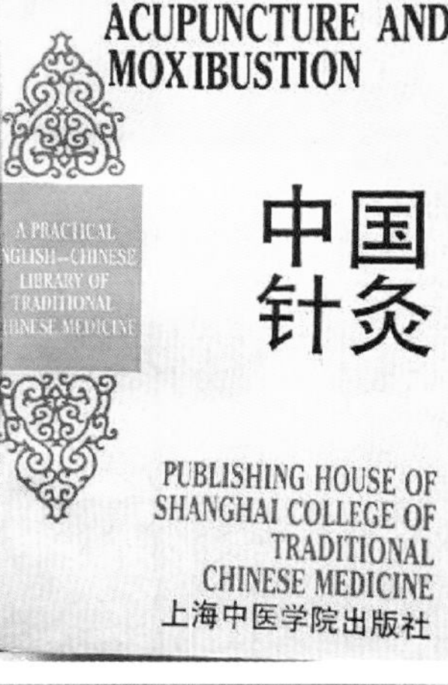
CHINESE ACUPUNCTURE AND MOXIBUSTION
A PRACTICAL ENGLISH-CHINESE LIBRARY OF TRADITIONAL CHINESE MEDICINE
中国针灸
PUBLISHING HOUSE OF SHANGHAI COLLEGE OF TRADITIONAL CHINESE MEDICINE
上海中医学院出版社

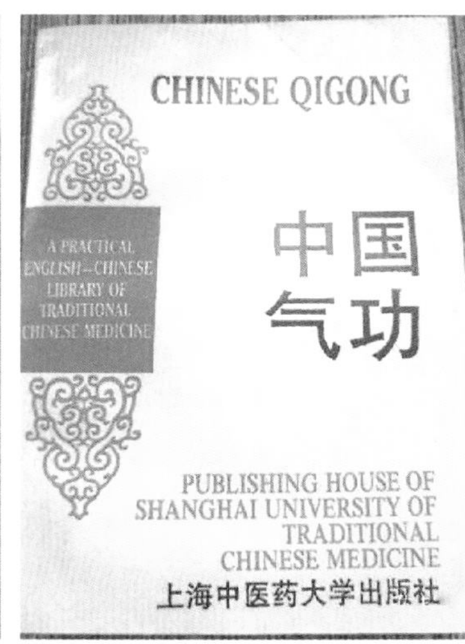
CHINESE QIGONG
A PRACTICAL ENGLISH-CHINESE LIBRARY OF TRADITIONAL CHINESE MEDICINE
中国气功
PUBLISHING HOUSE OF SHANGHAI UNIVERSITY OF TRADITIONAL CHINESE MEDICINE
上海中医药大学出版社

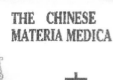

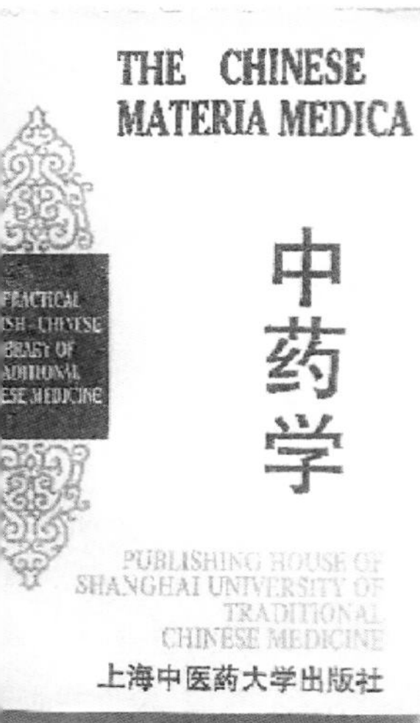
THE CHINESE MATERIA MEDICA
中药学
PUBLISHING HOUSE OF SHANGHAI UNIVERSITY OF TRADITIONAL CHINESE MEDICINE
上海中医药大学出版社

BASIC THEORY OF TRADITIONAL CHINESE MEDICINE (II)
A PRACTICAL ENGLISH-CHINESE LIBRARY OF TRADITIONAL CHINESE MEDICINE
·下册
中医基础理论
PUBLISHING HOUSE OF SHANGHAI UNIVERSITY OF TRADITIONAL CHINESE MEDICINE
上海中医药大学出版社

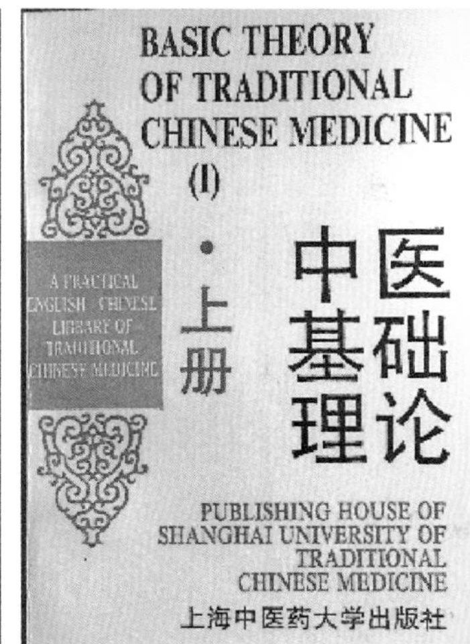
BASIC THEORY OF TRADITIONAL CHINESE MEDICINE (I)
A PRACTICAL ENGLISH-CHINESE LIBRARY OF TRADITIONAL CHINESE MEDICINE
·上册
中医基础理论
PUBLISHING HOUSE OF SHANGHAI UNIVERSITY OF TRADITIONAL CHINESE MEDICINE
上海中医药大学出版社

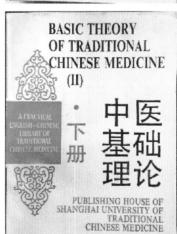

图 5-29　张恩勤组织编写的8部英译中医教材

和学习的教材，并组织翻译界的人员将其翻译为英语。这是国内外第一次问世的英语版中医教材。张恩勤组织专家主编了至少 8 部中医教材，并将其翻译为英文，于 1990 年由上海中医学院出版社出版。

这 8 部英译的中医教材，基本上是世界上第一次出版的英文中医教材，曾经在国际上产生了极大的影响。其翻译基本上是比较符合实际的，在一定程度上也是创新式的翻译。其翻译的方法，除了音译、直译和意译之外，也有解释性的翻译。对“中医”不仅翻译为 traditional Chinese medicine，也用 TCM 表示。而 TCM 至今已经成为国际的标准了。除将“阴、阳、气”自然的音译外，也将“经”译为 channel，将“络”译为 collateral，与当今的翻译基本保持一致。虽然将“五脏”译为 five viscera、将“六腑”译为 six bowels，但括号里还用了 zang-organs 和 fu-organs 的译法。将“奇经八脉”译为 the eight extra channels，也为之后的翻译所运用；将《内经》译为 *Canon of Medicine*，颇有意义，与当年王吉民和伍连德用英文编写《中国医史》时也基本采用的译法相同；将《素问》和《灵枢》翻译为 *Plain Questions* 和 *Miraculous Pivot*，与方廷钰此前翻译的《中国传统医学精要》(*The Essential Book of Traditional Chinese Medicine*) 完全一致。

本套教材对于中医经典著作和历朝历代的典籍名称的翻译，也值得当今译者参考。比如将《难经》译为 *Classic on Medical Problems*，比较符合原文之意；将《神农本草经》译为 *The Herbal*，似乎还可以再具体一些；将《伤寒杂病论》译为 *Treatise on Febrile Diseases and Miscellaneous Diseases*，比较符合实际；将《伤寒论》译为 *Treatise on Febrile Diseases*，将《金匮要略》译为 *Synopsis of Prescriptions of Golden Chamber*，也有一定的意义；将《明堂孔穴针灸治要》译为 *An Outline of Points for Acupuncture and Moxibustion*，将《针灸甲乙经》译为 *A-B Classic of Acupuncture and Moxibustion*，也是客观的；将《诸病源候论》译为 *General Treatise on the Causes and Symptoms of Diseases*，可以理解；将《备急千金要方》和《千金要方》译为 *Prescriptions Worth a Thousand Gold for Emergencies* 及 *Supplement to the Essential Prescriptions Worth a*

Thousand Cold，应该是将前者列在了后者，将后者列在了前者，可以调整；将《外台秘要》译为 *The Medical Secrets of An Official*，将《本草纲目》译为 *Compendium of Materia Medica*，颇为自然；将《温热论》译为 *Treatise on Epidemic Febrile Diseases*，将《湿热条辨》译为 *Analysis of Febrile Diseases due to Dampness and Heat*，将《温病条辨》译为 *Treatise on Differentiation and Treatment of Epidemic Febrile Diseases*，将《医林改错》译为 *Corrections on the Errors of Medical Works*，基本上是意译，其实际意义还是明确的。

该译本将清末民初撰写的几部与西医相关的中医论著也介绍给西方，将其书名予以比较明确的翻译。比如将唐宗海（1862—1918）撰写的《中西汇通医书五种》译为 *Five Kinds of Books Converging Chinese and Western Medicine*，将朱沛文（约 19 世纪中期）撰写的《华洋脏腑图像合纂》译为 *Treatise on Illustrations of Internal Organs Both in Chinese and Western Medicine*，将张锡纯（1860—1933）撰写的《医学衷中参西录》译为 *Records of Traditional Chinese and Western Medicine in Combination*，其理解和翻译还是比较符合实际的，令西方人明确该书的实际内涵和实际意义。

这 8 部英译的中医教材，其中颇值关注的，则是《中国气功》。气功的国际传播，一直还是比较薄弱的。向西方介绍气功，是比较缺少的。在国内，对外介绍气功，也比较少。国内最早向西方介绍气功的，是山东的杨恩堂和姚秀清两位学者，他们将张明武和孙星恒编写的《中国气功疗法》翻译成英文，于 1985 年由山东科学技术出版社出版。该书主要介绍的是气功的疗法，比如第一章介绍的是气功疗法的基本原则（The Principles of Qigong），第二章介绍的是气功疗法的方法（The Technique of Qigong），第三章介绍的是延续气功疗法之证（Continuation of Qigong Patterns），第四章介绍的是气功治疗症状的方剂（Qigong Prescriptions for Symptoms）。这部书自然是务实的，深入地说明用气功治疗疾病的基础、方法和疗效，基本属于临床性的专著。这部书总共有 260 多页，比较完整地介绍了气功的疗法和效果。

图 5-30 《中国气功疗法》英译本

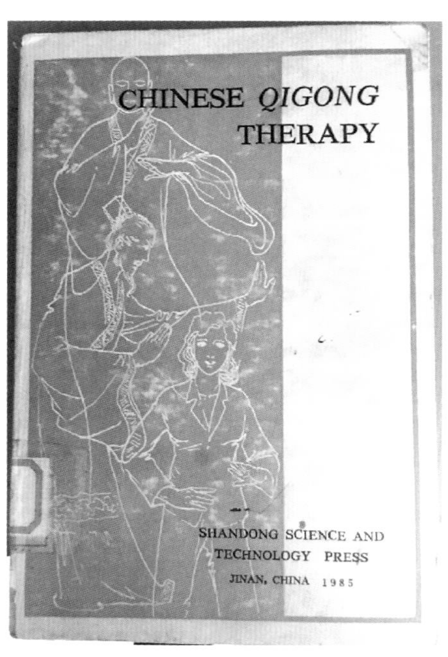

图 5-31 《中国气功》

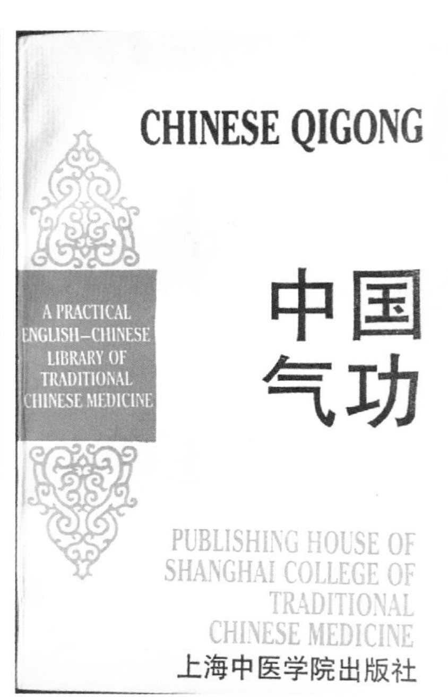

为了比较深入、系统地向西方介绍中国的气功，还需要比较完整、准确地介绍中国气功的理法方药。为了做到这一点，张恩勤负责主编的 8 部英译的中医教材，其中之一就是气功，其书名是《中国气功》(*Chinese Qigong*)。这部书内容极为丰富，全书共有 462 页，比较系统地向西方介绍了气功的概论、理论基础、现代研究、常用穴窍、三要素、练功原则、练功的时间与方法、气的效应、练功注意事项、气功的静功、气功的动功、气功的练气、气功的导气、气功的发气。另外还介绍了气功对疾病的治疗，如呼吸系统病证、消化系统病证、循环系统病证、泌尿生殖系统病证、运动系统病证、神经系统病证、其他病证。最后还介绍了“气功偏差”。所谓“气功偏差”指的是在练功过程中出现的异常现象，其形成的原因有四个方面，即勉强练功，练功不当，精神脆弱，疑而成疾（气血逆乱、气滞血瘀、真气走失、神魂颠倒、邪气流窜、气血逆乱等）。

从其内容来看，不仅将理法方药介绍给了西方，而且也基本将气功的核心概念、术语和语句介绍给了西方。为了说明情况，现将其核心概念、术语和语句的翻译介绍给大家，供了解和参考。

第一部分核心概念、术语和语句的基本内容："气功概论"（outline of Qigong）、"气功的概念"（the concept of Qigong）、"气功的理论基础"（the theoretical basis of Qigong）、"气功与阴阳"（Qigong and Yin-Yang）、"气功与经络"（Qigong and the channels and collaterals）、"气功与脏腑"（Qigong and the viscera）、"气功的现代研究"（modern researches on Qigong）、"气功对神经肌肉系统的影响"（the influence of Qigong on the neuromuscular system）、"气功对呼吸系统的影响"（the influence of Qigong on the respiratory system）、"气功对消化系统的影响"（the influence of Qigong on the digestive system）、"气功对血液循环系统的影响"（the influence of Qigong on the sanguimotory system）、"气功对新陈代谢和内分泌系统的影响"（the influence of Qigong on metabolism and the endocrine system）、"气功对细菌和动物的影响"（the influence of external Qigong on bacteria and animals）、"气功常用穴窍"（acupoints and orifices commonlyu used in Qigong）、"气功的丹田与三关"[Dantian (Elixir Field) and three passes in Qigong]、"气功常用经穴、奇穴"（acupoints on the fourteen regular channels and extrachannel-points commonly used in Qigong）、"气功的三要素"（the three key elements of Qigong）、"气功的调身"（the regulation of body in Qigong）、"气功的调息"（the regulation of breathing in Qigong）、"气功的调心"（the regulation of mind in Qigong）。

第二部分核心概念、术语和语句的基本内容："练功原则"（principles of Qigong dirigation）、"松静自然"（natural relaxatioin and tranquilization）、"动静结合"（association of activity and tranquility）、"上虚下实"（upper void and lower repletion）、"意气相随"（interfollow of mindwill and Qi）、"火候适度"（moderate training durations and degrees）、"练养相兼"（concurrence of training and nourishing）、"循序渐进"（proceed in order and advance step by step）、"练功的时间和方位"（time and direction of Qigong dirigation）、"练功的时间"（time of Qigong dirigation）、"练功的方位"（direction of Qigong dirigation）、"气的效应"（the effects of Qi）、"练功者气的效应"（the practitioner's effects of Qi）、"医者的气

感效应”（the Qigong therapist's effects of Qi sensation）、“患者的气感效应”（the patient's effects of Qi sensation）、“练功注意事项”（points for attention in Qigong dirigation）、“练功前的注意事项”（Points for attention before the training practice）、“练功中的注意事项”（points for attention during the training practice）、“练功结束时的注意事项”（points for attention when the training practice closes）、“发放外气者的注意事项”（points for attention for those emitting external Qi）、“章功法”（maneuvers Qigong）、“静功”（static Qigong）、“放松功”（relaxation Qigong）、“内养功”（inner-nourishing Qigong）、“强壮功”（roborant Qigong）、“周天功”（heavenly circuit Qigong）、“周天自转功”（heavenly circuit self-rotation Qigong）、“倒阳功”（reversing-Yang Qigong）、“采日精月华功”（gathering sun essence and moon cream Qigong）、“六字诀”（six-character formula）。

第三部分核心概念、术语和语句的基本内容："动功"（dynamic Qigong）、“头面功”（head and face Qigong）、“眼功”（eye Qigong）、“鼻齿功”（nose and teeth Qigong）、“耳功”（ear Qigong）、“颈项功”（neck and nape Qigong）、“肩臂功”（shoulder and arm Qigong）、“胸胁功”（sternocostal Qigong）、“腹部功”（abdomen Qigong）、“腰部功”（waist Qigong）、“下肢功”（lower limbs Qigong）、“理心功”（regulating-heart Qigong）、“理脾功”（regulating-spleen Qigong）、“理肺功”（regulating-lung Qigong）、“理肝功”（regulating-liver Qigong）、“理肾功”（regulating-kidney Qigong）、“回春功”（recuperating-life Qigong）、“铁裆功”（iron crotch Qigong）、“疏肝明目功”（soothing-liver and improving-eyesight Qigong）、“通任督导引功”（conducting Qigong to open up the Ren and Du channels）、“升降阴阳导引法”（conducting Qigong to lift and lower Yin and Yang）、“易筋经”（Yijinjing 或 changing tendons Qigong）、“六段锦”（six-section brocade）、“八段锦”（eight-section brocade）、“气功外气发放”［the emission of external Qi (Waiqi) in Qigong］、“练气”（training Qi）、“静功练气”（train Qi by static Qigong）、“动功练气”（train Qi by dynamic Qigong）、“九九阳功”（double-nine Yang Qigong）、“揉腹壮丹

功”（rubbing abdomen to strengthen Qi Qigong）。

第四部分核心概念、术语和语句的基本内容：“导气”（conducting Qi）、“合掌震桩导气”（conduct Qi in closing-palms oscillating-stump style）、“一指禅导气”（conduct Qi in one-fingered-meditation style）、“对掌推拉导气”（conducting Qi in the style of pushing and pulling palms facing each other）、“三点拉线导气”（conduct Qi in the style of pulling three points into one line）、“三点求圆导气”（conduct Qi in the style of forming a circle out of three points）、“腾跃爆发导气”（conduct Qi in a prancing and bursting style）、“点射形导气”（conduct Qi in a burst style）、“螺旋形导气”（conduct Qi in a spiral style）、“冷热导气”（cold-style and hot-style conducting-Qi）、“发气”（emitting Qi）、“发气手式”（emitting-Qi hand forms）、“发气手法”（emitting-Qi manipulation）、“发气中的气形”（Qi patterns in the emission of Qi）、“常见病证治疗”（treatment of common diseases and syndromes）、“呼吸系统病证”（diseases and syndromes of the respiratory system）、“上呼吸道感染”（upper respiratory tract infection）、“慢性支气管炎”（chronic bronchitis）、“支气管哮喘”（bronchial asthma）、“支气管扩张”（bronchiectasis）、“消化系统病证”（diseases and syndromes of the digestive system）、“慢性胃炎”（chronic gastritis）、“胃及十二指肠溃疡”（gastric and duodenal ulcer）、“腹泻”（diarrhea）、“便秘”（constipation）、“肝硬化”（cirrhosis）、“胆结石”（gallstones）、“胆囊炎”（cholecystitis）、“循环系统病证”（diseases and syndromes of the circulatory system）、“原发性高血压病”（primary hypertension）、“心悸”（palpitation）、“风湿性心瓣膜证”（rheumatic valvular heart disease）、“泌尿生殖系统病证”（diseases and syndromes of the urogenital system）、“肾盂肾炎”（pyelonephritis）、“尿潴留”（uroschesis）、“阳痿”（impotence）、“早泄”（prospermia）、“遗精”（seminal emission）。

第五部分核心概念、术语和语句的基本内容：“痛经”（dysmenorrhea）、“月经不调”（menoxenia）、“慢性盆腔炎”（chronic pelvic inflammation）、“运动系统病证”（diseases and syndromes of the motor system）、“落枕”（stiff neck）、“颈椎病”（cervical spondylopathy）、“肩关节周围炎”（scapulohumeral periarthritis）、“关节炎”（arthritis）、“神经系统病证”（diseases and syndromes of the nervous system）、“脑血管意外后遗症”（sequelae of cerebrovascular accident）、“多发性末梢神经炎”（multiple peripheral neuritis）、“坐骨神经痛”（sciatica）、“面神经麻痹”（facial paralysis）、“头痛”（headache）、“其他病证”（other diseases and syndromes）、“神经衰弱”（neurosism）、“近视”（myopia）、“乳腺炎”（mastadenitis）、“气功偏差”（deviations in Qigong dirigation）、“勉强练功”（forced Qigong dirigation）、“练功不当”（improper Qigong dirigation）、“精神脆弱，疑而成疾”（weak-mindedness as well suspiciousness with incurs illness）、“气血逆乱”（reversed flow and disorder of Qi and blood）、“气滞血瘀”（stagnancy of Qi and blood stasis）、“真气走失”（leakage and loss of genuine Qi）、“神魂颠倒”（infatuation）、“邪气流窜”（disorderly flow of pathogenic Qi）、“气血逆乱”（reversed flow and disorder of Qi and blood）、“外气疗法”[external Qi (Waiqi) therapy]、“对症导引按摩”（conduct and massage for specific illness）、“辅助练功”（auxiliary Qigong exercises）、“停止练功”（stop the training）。

21 部英译的中医教材

当时山东中医学院的徐象才也组织了中医专家编辑了 21 部中医教材，同时也组织国内的翻译专家将这 21 部中医教材翻译为英文，由中国高等教育出版社于 1991 年完全出版，包括《针灸治疗学》（*Therapeutics of Acupuncture and Moxibustion*）、《肛门直肠病学》（*Proctology*）、《自我保健》（*Maintaining Your Health*）、《医学气功》（*Medical Qigong*）、《护理》（*Nursing*）、《骨伤科学》（*Orthopedics and Traumatology*）、《妇科学》（*Gynecology*）、《临床会话》（*Clinical Dialogue*）、《推拿治疗学》（*Tuina Therapeutics*）、《单验方》（*Simple and Proved Recipes*）、《方剂学》（*Pharmacology of Traditional Chinese Medical Formulae*）、《儿科学》（*Pediatrics*）、《急症学》（*Emergentology*）、《皮肤病学》（*Dermatology*）、

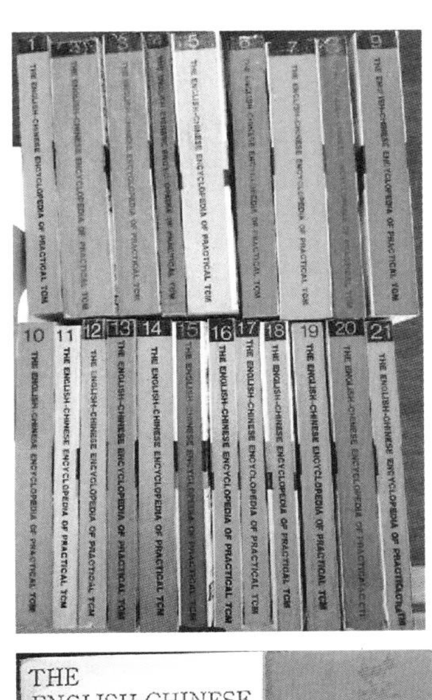

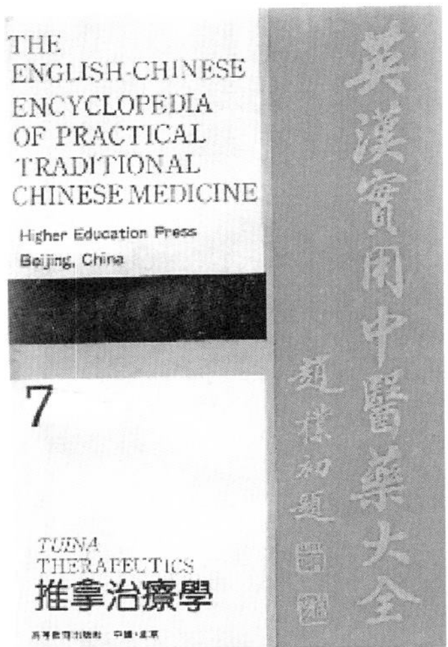

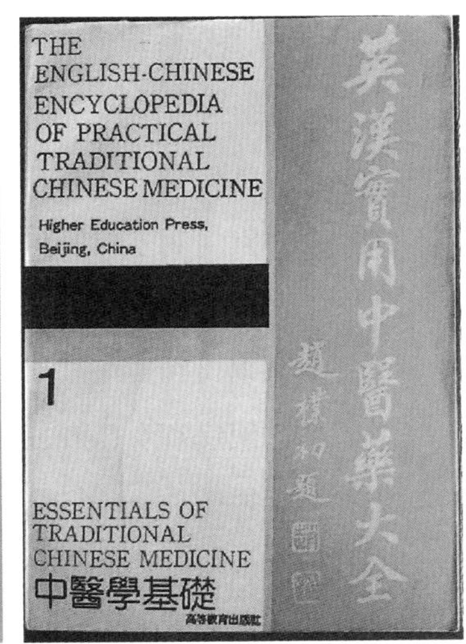

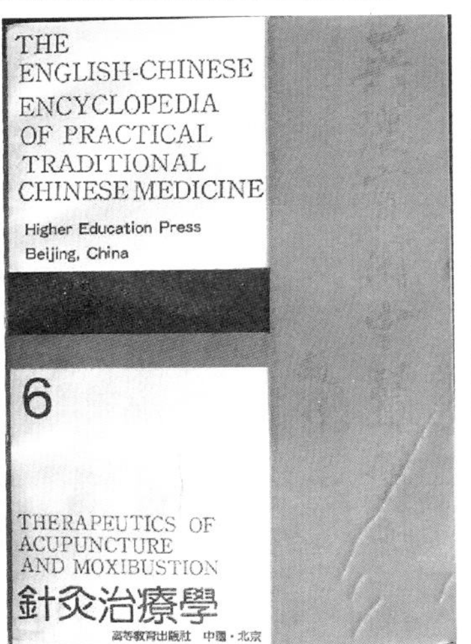

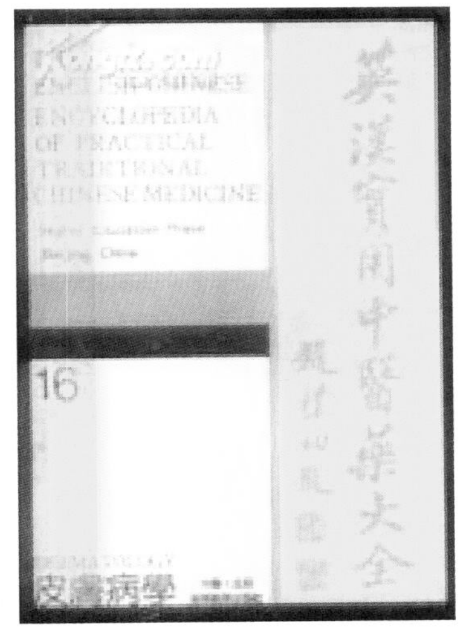

图 5-32 徐象才组织编写的21部英译中医教材（部分）

《中药学》(*The Chinese Materia Medica*)、《内科学》(*Internal Medicine*)等。这是国内外唯一比较完整的英译中医教材，为中医的对外传播和中医的英语翻译，可谓做出了突出的贡献。

在这21部英译的中医教科书中，内容比较丰富的是《中医学基础》，其对中医核心概念和术语的解读和翻译都比较符合实际，非常有利于西方人学习和了解中医的理法方药。其中的核心概念、术语和用语的翻译也是其目录名称的翻译。

第一部分核心概念、术语和用语的翻译："中医学"(traditional Chinese medicine)、"中医学理论体系"(theoretical system of TCM)、

“中医学基础特点”（characteristic features of TCM）、“整体观念”（the concept of wholism）、“辨证论治”（Bianzheng Lunzhi: Bian means comprehensive analysis, Zheng refers to symptoms and signs, Lunzhi means selection of treatment）、“同病异治”（treatment of the same disease with different therapeutic methods）、“异病同治”（treatment of different diseases with the same therapy）、“阴阳五行”（Yin-Yang and the five elements）、“阴阳学说”（Yin-Yang doctrine）、“阴阳的对立统一”（the unity of Yin and Yang as two opposites）、“阴阳的互根”（interdependence between Yin and Yang）、“阴阳的消长”（wane and wax of Yin and Yang）、“阴阳的转化”（transformation of Yin and Yang）、“人体组织结构的阴阳属性”（classification of the structures of the body in terms of Yin and Yang）、“阴平阳秘”（equilibrium of Yin and Yang）、“阴阳偏胜”（relative excessiveness of Yin or Yang）、“阳偏胜”（an excess of Yang）、“阳胜则阴病”（disorder of Yin due to an excess of Yang）、“阳胜则热”（an excess of Yang producing heat）、“阴偏胜”（an excess of Yin）、“阴胜则阳病”（disorder of Yang due to an excess of Yin）、“阴胜则寒”（an excess of Yin producing cold）、“阴阳偏衰”（insufficiency of Yin or Yang）、“阳偏衰”（deficiency of Yang）、“阴偏衰”（insufficiency of Yin）、“阳损及阴”（deficiency of Yang affecting Yin）、“阴损及阳”（deficiency of Yin affecting Yang）、“阳中求阴”（reestablishment of Yang from Yin）、“阴中求阳”（reestablishment of Yin from Yang）、“用阴阳属性归纳药物的性能”（classification of drugs in terms of Yin and Yang）、“五行学说”（five-elements theory）、“五行相生”（generation in the five elements）、“五行相克”（restriction in the five elements）、“五行相乘”（encroachment in the five elements）、“五行相侮”（violation in the five elements）、“五行的特性”（properties of the five elements）、“虚则补其母”（reinforcing the mother-organ in case of deficiency-syndrome）、“实则泻其子”（reducing the child-organ in case of excess-syndrome）、“滋水涵木法”（a method of providing water for the growth of wood）、“益火补土法”（benefiting fire to reinforce earth)、“金水相生法”(mutual promotion of metal and water)、“培土生金法”(supplementing metal by way of building up earth)、“培土制水法”(warming earth to restrain water)、“抑木扶土法”(inhibiting wood to support earth)、“佐金平木法”(assisting metal to subdue hyperactivity of wood)、“泻南补北法”[purging the heart-fire (south) to nourish the kidney-water (north)]。

第二部分核心概念、术语和用语的翻译:“藏象”(phase of viscera)、“藏象学说”(viscera-phase doctrine)、“五脏”(five Zang-organs)、“六腑”(six Fu-organs)、“奇恒之府”[Qiheng (extraordinary) Fu-organs]、“心”(the heart)、“心主血脉”(the heart in charge of lood and vessels)、“心主神志”(the heart in charge of mental activities)、“心在志为喜”(the heart responsible for joy)、“心在体合脉,其华在面”(the heart connecting vessels and its condition reflected in complexion)、“心在液为汗”(sweating derived from blood regulated by the heart)、“心开窍于舌”(the heart with its specific orifice in the tongue)、“肺”(the lungs)、“肺主气,司呼吸”(Qi and respiration dominated by the lungs)、“肺主宣发和肃降”(dispersing and descending functions of the lungs)、“肺主通调水道”(water metabolism regulated by the lungs)、“肺朝百脉”(convergence of blood vessels in the lungs)、“肺主治节”(the lungs in charge of coordination of functional activities)、“肺在志为悲(忧)”(the lung responsible for melancholy)、“肺在体合皮,其华在毛”(the lungs connected with the skin and their condition reflected on vellus hairs)、“肺在液为涕”(nasal discharge derived from the lungs)、“肺开窍于鼻”(the nose as the window of the lungs)、“脾”(spleen)、“脾主运化”(the spleen in charge of transportation and transformation)、“脾主升清”(the spleen in charge of sending up essential substances)、“脾主统血”(blood flow controlled by the spleen)、“脾在志为思”(the spleen responsible for anxiety)、“脾在体合肉”(the spleen related to the muscles)、“脾在液为涎”(saliva derived from the spleen)、“脾开窍于口,其华在唇”(the spleen having its body opening in the mouth and its outward manifestations on the lips)。

第三部分核心概念、术语和用语的翻译："肝"（the liver）、"肝主疏泄"（noarmal flow of Qi governed by the liver）、"肝主藏血"（the liver storing blood）、"肝在志为怒"（the liver responsible for anger）、"肝在体合筋，其华在爪"（the liver related to tendons with its outward manifestations on the nails）、"肝在液为泪"（tears being the secretion derived from the liver）、"肝开窍于目"（the liver having its specific body opening in the eyes）、"肾"（the kidney）、"肾藏精"（essence stored by the kidneys）、"肾主生长发育"（the kidneys domination growth and development）、"肾主生殖功能"（reproduction dominated by the kidneys）、"肾主水液"（water metabolism governed by the kidneys）、"肾主纳气"（the kidneys governing reception of air）、"肾在志为恐"（the kidneys responsible for fear）、"肾在体为骨，其华在发"（the kidneys domeinating bones with their physiological states reflected on hairs）、"肾在液为唾"（spittle derived from kidneys）、"肾开窍于耳及二阴"（the kidneys having their openings in the ears and two Yin-orifices）、"命门"（the gate of life）、"胆"（the gallbladder）、"胆为中精之府"（the gallbladder as a Fu-organ for containing refined juice）、"胆主贮藏和排泄胆汁"（the gallbladder storing excreting bile）、"胃"（the stomach）、"胃主受纳、腐熟水谷"（the stomach performing the function of receiving and decomposing foodstuff）、"胃为水谷之海"（the stomach as the reservoir of foodstufff）、"胃气主降"（descending function of the stomach）、"胃气"（the stomach-Qi）、"小肠"（the small intestine）、"小肠主受盛化物"（the small intestine storing and digesting food）、"小肠主泌别清浊"（the small intestine separating the useful substance from the waste ones）、"大肠"（the large intestine）、"大肠主传化糟粕"（the large intestine conveying and transforming waste products）、"膀胱"（the urinary bladder）、"膀胱主贮尿和排尿"（the urinary bladder storing and discharging urine）、"三焦"（the tri-Jiao）、"三

焦主持人体诸气”（tri-Jiao as a passageway of various kinds of Qi）、“三焦为水液运行之道路”（tri-Jiao as a pathway for circulation of fluid）、“上焦”（the upper-Jiao）、“中焦”（the middle-Jiao）、“下焦”（the lower-Jiao）。

第四部分核心概念、术语和用语的翻译：“脑”（the brain）、“髓”（the marrow）、“女子胞”（the uterus）、“天癸”（the Tiangui）、“心与小肠相表里”（the interior-exterior relationship between the heart and the small intestine）、“肺与大肠相表里”（the interior-exterior relationship between the lungs and the large intestine）、“脾与胃相表里”（the interior-exterior relationship between the spleen and the stomach）、“肝与胆相表里”（the interior-exterior relationship between the liver and the gallbladder）、“肾与膀胱相表里”（the interior-exterior relationship between the kidneys and the urinary bladder）、“心与肺的关系”（relationship between the heart and the lungs）、“心与脾的关系”（relationship between the heart and the spleen）、“心与肝的关系”（relationship between the heart and the liver）、“心与肾的关系”（relationship between the heart and the kidneys）、“肺与脾的关系”（relationship between the lungs and the spleen）、“肺与肝的关系”（relationship between the lungs and the liver）、“肺与肾的关系”（relationship between the lungs and the kidneys）、“肝与脾的关系”（relationship between the lungs and the spleen）、“肝与肾的关系”（relationship between the lungs and the kidneys）、“脾与肾的关系”（relationship between the spleen and the kidneys）、“气血津液”（Qi, blood and body fluid）、“气”（Qi）、“气的生成”（formation of Qi）、“气有推动作用”（impulsing function of Qi）、“气有温煦作用”（warming function of Qi）、“气有防御作用”（defending function of Qi）、“气有固摄作用”（controlling function of Qi）、“气有气化作用”（transforming function of Qi）、“元气”（primordial Qi）、“宗气”（pectoral Qi）、“中气”（Qi of the middle-Jiao）、“营气”（Nutritive Qi 或 Ying-Qi）、“卫气”（defensive Qi 或 Wei-Qi）、“真气”（vital Qi 或 genuine Qi）、“气机”（functioning of Qi）。

第五部分核心概念、术语和用语的翻译：“血”（blood）、“血的生成”（formation of blood）、“血主濡之”（blood serving nutritive function）、“血是精神活动的物质基础”（blood as material basis for mental activities）、“血的运行”（circulation of blood）、“津液”（body fluid）、“津液的生成、输布和排泄”（formation, distribution and excretion of body fluid）、“津液的功能”（functions of the body fluid）、“气为血之帅”（Qi as the commander of blood）、“血为气之母”（blood as the mother of Qi）、“津血同源”（body fluid and blood derived from the same source）、“经络”（meridian）、“经络学说”（meridian doctrine）、“经络”（channels and collaterals）、“经络系统”（meridian system）、“十二经脉的名称”（nomenclature of twelve regular channels）、“十二经脉的走向和交接规律”（trends and connexions of twelve regular channels）、“十二经脉的分布规律”（distributive law of twelve regular channels）、“十二经脉的表里关系”（exterior-interior relations of twelve regular channels）、“十二经脉的流注次序”（order of circulation of Qi-blood in twelve regular channels）、“奇经八脉”（eight extra channels）、“督脉”（Du Mai 或 Du Channel）、“任脉”（Ren Mai 或 Ren Channel）、“冲脉”（Chong Mai 或 Chong Channel）、“带脉”（Dai Mai 或 Dai Channel）、“阴维脉、阳维脉”（Yinwei Mai 或 Yinwei Channel and Yangqiao Mai 或 Yangqiao Channel）、“阴蹻脉、阳蹻脉”（branches of twelve regular channels）、“十二经别”（branches of twelve regular channels）、“浮络”（Fu Luo 或 superficial collaterals）、“孙络”（Sun Luo 或 minute collaterals）、“十二皮部”（twelve skin areas）、“十二经筋”（twelve channel-musculatures）、“经络的生理功能”（physiological functions of meridian）。

第六部分核心概念、术语和用语的翻译：“病因与发病”（etiology and occurrence of disease）、“疾病”（disease）、“发病”（occurrence of disease）、“病因”（cause of disease）、“三因学说”（the theory of three categories of etiological factors）、“六淫”（Liu Yin 或 six climate conditions in excess as pathogenic factors）、“六淫治病的特

点”（characteristics of the six climatic conditions in excess as pathogenic factors）、“风邪”（wind-pathogen）、“寒邪”（cold-pathogen）、“暑邪”（summer-heat pathogen）、“湿邪”（damp-pathogen）、“燥邪”（dry-pathogen）、“火（热）邪”［fire (heat)-pathogen］、“疠气”（epidemic pathogenic factor）、“七情内伤”（internal impairment by seven emotions）、“情志与内脏气血”（emotions and Qi and blood in internal organs）、“七情治病特点”（features of seven emotions as pathogenic factors）、“饮食不节”（improper diet）、“劳逸失度”（imbalance between work and rest）、“外伤”（traumatic injury）、“痰饮”（phlegm retention）、“痰饮的形成”（formation of phlegm retention）、“痰饮的致病特点”（pathogenic characteristics of phlegm retention）、“瘀血”（blood stasis）、“瘀血的形成”（formation of blood stasis）、“瘀血的病证特点”（pathological characteristics of blood stasis）、“正气”（vital Qi）、“邪气”（pathogenic factor）、“正气不足是疾病发生的内在根据”（insufficiency of vital Qi as the intrinsic factor in the causation of disease）、“邪气是发病的重要条件”（pathogens as the predominant factor in the causation of disease）、“正气胜邪则不病”（no occurrence of disease—the outcome of the victory of vital Qi over pathogens）、“邪气伤正则发病”（occurrence of disease—the outcome of the victory of pathogens over vital Qi）、“环境与发病”（environment as a factor in the causation of disease）、“病机”（pathogenesis）、“邪正盛衰”（wax or wane of vital Qi and pathogens）。

第七部分核心概念、术语和用语的翻译：“实”（excess syndrome）、“虚”（deficiency syndrome）、“虚实夹杂”（a combination of deficiency and excess syndromes）、“虚实真假”（genuine or pseudo-excess or deficiency syndromes）、“正胜邪却则病退”（recovery from disease as a result of victory of vital Qi over pathogens）、“邪胜正衰则病进”（development of disease as a result of victory of pathogens over vital Qi）、“阴阳失调”（imbalance between Yin and Yang）、“阴阳偏胜”（relative excessiveness of Yin or Yang）、“阳盛则热”（heat syndrome due to an excess of Yang）、“阴

盛则寒”（cold syndrome due to an excess of Yin）、“阴阳偏衰”（relative deficiency of Yin and Yang）、“阳虚则寒”（cold syndrome due to Yang-deficiency）、“阴虚则热”（heat syndrome due to Yin-deficiency）、“阴阳互损”（mutual impairment of Yin and Yang）、“阴损及阳”（deficiency of Yin affecting Yang）、“阳损及阴”（deficiency of Yang affecting Yin）、“阴阳格拒”［Geju (opposition and exclusion) of Yin and Yang］、“阴盛格阳”（Yang kept externally by Yin-excess in the interior）、“阳盛格阴”（Yin kept externally by Yang-excess in the interior）、“亡阴”（Yin depletion）、“亡阳”（Yang depletion）、“气血失调”（derangement of Qi and blood）、“气虚”（deficiency of Qi）、“气机失调”（disorder of Qi）、“气滞”（stagnation of Qi）、“气逆”（reversed flow of Qi）、“气陷”（collapse of Qi）、“气闭”（blockage of Qi）、“气脱”（exhaustion of Qi）、“血虚”（deficiency of blood）、“血瘀”（blood stasis）、“血热”（blood-heat）、“气滞血瘀”（stagnation of Qi and blood stasis）、“气不摄血”（failure of Qi to control flow of blood）、“气随血脱”（exhaustion of Qi resulting from hemorrhage）、“气血两虚”（deficiency of both Qi and blood）、“气血不荣经脉”（failure of Qi and blood to nourish channels）、“津液代谢失常”（disturbance in fluid metabolism）、“津液不足”（insufficiency of body fluid）、“津液的输布排泄障碍”（disturbance in distribution and discharge of body fluid）、“津停气阻”（water retention leading to stagnation of Qi）、“气随液脱”（exhaustion of Qi resulting from depletion of body fluid）、“津枯血燥”（body inadequacy due to exhaustion of body fluid）、“津亏血瘀”（blood stasis due to loss of body fluid）。

第八部分核心概念、术语和用语的翻译：“内生五邪”（five endogenous pathogens）、“内风”（endogenous wind）、“肝阳化风”（wind syndrome due to hyperactivity of the liver-Yang）、“热极生风”（occurrence of wind syndrome in case of extreme heat）、“阴虚风动”（wind syndrome due to yin-deficiency）、“血虚生风”（wind syndrome due to blood-deficiency）、“血燥生风”（wind syndrome due to blood inadequacy）、

"内寒"(endogenous cold)、"内湿"(endogenous dampness)、"内燥"(endogenous dryness)、"内火(内热)"(endogenous heat)、"脏腑病机"(pathogenesis of Zang-Fu organs)、"心阳偏胜"(relative excessiveness of heart-Yang)、"心阳偏衰"(relative deficiency of heart-Yang)、"心阴不足"(insufficiency of heart-Yin)、"心血亏损"(impairment of the heart-blood)、"心血瘀阻"(stagnation of the heart-blood)、"肺气虚损"(deficiency of the lung-Qi)、"肺气宣降失常"(impairment of the lung's dispersing and descending function)、"肺阴不足"(deficiency of the lung-Yin)、"脾气不足"(insufficiency of the spleen-Qi)、"脾阳虚衰"(deficiency of the spleen-Yang)、"脾阴不足"(insufficiency of the spleen-Yin)、"肝气郁结"(stagnation of the liver-Qi)、"肝火上炎"(flaming up of the liver-fire)、"肝血不足"(insufficiency of the liver-blood)、"肝阳上亢"(hyperactivity of the liver-Yang)、"肝风内动"(up-stirring of the liver)、"肾精亏虚"(insufficiency of the kidney-excess)、"肾气不固"(unconsolidation of the kidney-essence)、"肾阴亏虚"(deficiency of the kidney-Yin)、"肾阳不足"(insufficiency of the kidney-Yang)、"胃气虚弱"(insufficiency of the stomach-Qi)、"胃阴不足"(deficiency of the stomach-Yin)、"胃寒"(stomach-cold)、"胃热"(stomach-heat)、"诊法"(diagnostic method)、"望诊"(inspection)、"望神"(observation of vitality)、"得神"(possession of vitality)、"失神"(loss of vitality)、"假神"(pseudo-vitality)、"望色"(observation of complexion)、"白色"(white)、"黄色"(yellow)、"赤色"(red)、"青色"(blue)、"望形体"(observation of bodily figure)。

第九部分核心概念、术语和用语的翻译:"望姿态"(observation of behavior)、"望头与发"(observation of the head and hair)、"望目"(observation of the eyes)、"望耳"(observation of the ears)、"望鼻"(observation of the nose)、"望唇"(observation of the lips)、"望齿龈"(observation of the teeth)、"望咽喉"(observation of the throat)、"望皮肤"(observation of the skin)、"望斑疹"(observation of the skin eruption)、

"望白痦"（observation of the miliaria alba）、"望舌"（observation of the tongue）、"望舌质（体）"（observation of the tongue proper）、"淡白舌"（the pale tongue）、"红舌"（the red tongue）、"绛舌"（the crimson tongue）、"紫舌"（the purplish tongue）、"胖大舌"（the enlarged tongue）、"瘦薄舌"（the emaciated tongue）、"裂纹舌"（the fissured tongue）、"齿痕舌"（the indented tongue）、"芒刺舌"（the prickled tongue）、"强硬舌"（the stiff tongue）、"痿软舌"（the flaccid tongue）、"吐弄舌"（the wagging tongue）、"歪斜舌"（the wry tongue）、"望舌苔"（observation of the tongue fur）、"白苔"（the white fur）、"黄苔"（the yellow fur）、"灰苔"（the grey fur）、"黑苔"（the black fur）、"舌苔厚薄"（thickness of the fur）、"舌苔润燥"（moisture of the fur）、"舌苔腻腐"（the greasy and curdy fur）、"舌苔剥落"（the exfoliative fur）、"望排出物"（observation of the discharges）、"望痰涎"（observation of the sputum）、"望呕吐物"（observation of the vomitus）、"望大便"（observation of the stool）、"望小便"（observation of the urine）、"望小儿指纹"（observation of superficial venules of the infant's index fingers）、"指纹色泽"（color of the superficial venules of the fingers）、"指纹长短"（length of superficial venules of the fingers）、"指纹浮沉"（emerging degree of the superficial venules of the fingers）。

第十部分核心概念、术语和用语的翻译："闻诊"（auscultation and olfaction）、"听声音"（listening to the voice）、"听语音"（listening to the speech sounds）、"听呼吸声"（listening to the breath）、"听咳嗽声"（listening to cough）、"嗅气味"（smelling the odours）、"问诊"（inquiring 或 questioning）、"问寒热"（questioning about chilliness and fever）、"恶寒发热"（chilliness and fever）、"但寒不热"（chilliness without fever）、"但热不寒"（fever without chilliness）、"寒热往来"（alternate attacks of chills and fever）、"问寒"（questioning about perspiration）、"自汗"（spontaneous perspiration）、"盗汗"（night sweating）、"大汗"（profuse perspiration）、"战汗"（perspiration after shivering）、"头汗"（perspiration on forehead）、

"半身汗"（hemihidrosis）、"手足心汗"（polyhidrosis of palms and soles）、"问痛"（questioning about pain）、"头痛"（headache）、"胸痛"（chest pain）、"胁痛"（hypochondriac pain）、"脘痛"（stomachache）、"腹痛"（abdominal pain）、"腰痛"（lumbago）、"四肢痛"（pain of extremities）、"胀痛"（distending pain）、"重痛"（heavy pain）、"刺痛"（pricking pain）、"绞痛"（colicky pain）、"灼痛"（burning pain）、"冷痛"（cold pain）、"隐痛"（dull pain）、"掣痛"（radiating pain）、"问睡眠"（questioning about condition of sleeping）、"失眠"（insomnia）、"嗜睡"（drowsiness）、"问饮食口味"（questioning about diet and taste）、"口渴与饮水"（thirst and drinking）、"食欲与食量"（appetite and amount of food）、"口味"（taste）、"问大便"（questioning about defecation）、"问小便"（questioning about urination）、"问月经"（questioning about menstruation）、"问带下"（questioning about leukorrhea）、"问小儿"（questioning about the condition of a child）。

第十一部分核心概念、术语和用语的翻译："切诊"（palpation）、"脉诊"（pulse-taking）、"三部九候"（three portions and nine pulse-takings）、"寸、关、尺"（Cun, Guan and Chi）、"寸、关、尺的脏腑分候"（correspondence between Cun, Guan and Chi viscera）、"诊脉的方法"（method of feeling the pulse）、"平脉"（normal pulse）、"病脉"（abnormal pulse）、"浮脉"（floating pulse）、"芤脉"（hollow pulse）、"散脉"（scattered pulse）、"沉脉"（deep pulse）、"伏脉"（hidden pulse）、"牢脉"（firm pulse）、"迟脉"（slow pulse）、"缓脉"（moderate pulse）、"数脉"（rapid pulse）、"疾脉"（swift pulse）、"虚脉"（feeble pulse）、"实脉"（replete pulse）、"滑脉"（slippery pulse）、"涩脉"（hesitant pulse）、"细脉"（thready pulse）、"濡脉"（soft pulse）、"微脉"（indistinct pulse）、"弱脉"（weak pulse）、"洪脉"（full pulse）、"大脉"（large pulse）、"弦脉"（taut pulse）、"紧脉"（tense pulse）、"革脉"（tympanic pulse）、"代脉"（intermittent pulse）、"促脉"（running pulse）、"结脉"（knotted pulse）、"长脉"（long pulse）、"短脉"（short pulse）、"动脉"（tremulous pulse)、“相兼脉”(coexisting pulse)、“败脉”(deteriorated pulse)、“真脏脉”(pulse condition indicating the decay of Zang-Qi)、“七绝脉”(seven moribund pulses)、“十怪脉”(ten strange pulses)、“釜沸脉”(bubble-rising pulse)、“鱼翔脉”(fish-swimming pulse)、“虾游脉”(shrimp-darting pulse)、“屋漏脉”(roof-leaking pulse)、“雀啄脉”(bird-pecking pulse)、“解索脉”(rope-untying pulse)、“弹石脉”(knocking-stone pulse)、“脉证顺逆”(prognosis according to relation between pulse and symptoms)、“按诊”(palpation)、“按肌表”(palpation of the skin)、“按手足”(palpation of the extremities)、“按虚里”(palpation of Xuli)、“按脘部”(palpation of epigastrium)、“按腹部”(palpation of abdomen)、“按俞穴”(palpation of acupoints)。

第十二部分核心概念、术语和用语的翻译:“辨证”(differential diagnosis)、“八纲辨证”(differential diagnosis in accordance with the eight principal syndromes)、“表里辨证”(differential diagnosis of interior or exterior syndrome)、“表证”(exterior syndrome)、“里证”(interior syndrome)、“表证入里”(invasion from the exterior to the interior)、“里证出表”(invasion from the interior to the superficies)、“表里同病”(co-existence of exterior syndrome and interior syndrome)、“寒热辨证”(differential diagnosis of cold and heat syndromes)、“寒证”(cold syndrome)、“热证”(heat syndrome)、“寒热错杂证”(simultaneous occurrence of cold and heat syndromes)、“寒热转化”(transformation of cold syndrome and heat syndrome)、“真热假寒证”(heat syndrome with pseudo-cold symptoms)、“真寒假热证”(cold syndrome with pseudo-heat symptoms)、“虚实辨证”(differential diagnosis of deficiency and excess)、“虚证”(deficiency syndrome)、“实证”(excess syndrome)、“虚实夹杂证”(deficiency syndrome complicated with excess syndrome)、“实证转虚”(transformation of excess syndrome to deficiency syndrome)、“因虚致实”(transformation of deficiency syndrome to excess syndrome)、“真实假虚证”(excess syndrome with pseudo-deficiency symptoms)、“真虚

假实证”（deficiency syndrome with pseudo-excess symptoms）、“表实证”（exterior syndrome of excess type）、“表虚证”（exterior syndrome of deficiency type）、“表寒证”（cold syndrome of deficiency type）、“实寒证”（cold syndrome of excess type）、“阴阳辨证”（differential diagnosis of Yin and Yang）、“气血津液辨证”（differential diagnosis according to the state of Qi, blood and body fluid）、“气虚证”（Qi-deficiency syndrome）、“气陷证”（Qi-collapse syndrome）、“气滞证”（Qi-stagnation syndrome）、“气逆证”（syndrome of adverseness of Qi）、“血虚证”（blood-deficiency syndrome）、“血瘀证”（blood stasis syndrome）、“血热证”（blood heat syndrome）、“气滞血瘀证”（syndrome of blood stasis due to stagnation of Qi）、“气血两虚证”（deficiency of both Qi and blood）、“气虚失血证”（syndrome of loss of blood due to deficiency of Qi）、“气随血脱证”（syndrome of massive hemorrhage followed by exhaustion of Qi）。

第十三部分核心概念、术语和用语的翻译：“津液不足证”（insufficiency of body fluid）、“风痰证”（wind-phlegm syndrome）、“热痰证”（heat-phlegm syndrome）、“寒痰证”（cold-phlegm syndrome）、“湿痰证”（damp-phlegm syndrome）、“燥痰证”（dry-phlegm syndrome）、“痰饮证”（gastrointestinal fluid syndrome）、“悬饮证”（pleural effusion syndrome）、“溢饮证”（anasarca syndrome）、“支饮证”（superior-phrenic fluid syndrome）、“脏腑辨证”（differential diagnosis according to theory of Zang-Fu organs）、“心气虚证”（deficiency of heart-Qi syndrome）、“心阳虚证”（deficiency of heart-Yang syndrome）、“心血虚证”（deficiency of heart-blood syndrome）、“心阴虚证”（deficiency of heart-Yin syndrome）、“心火亢盛证”（hyperactivity of heart-fire syndrome）、“痰迷心窍证”（syndrome of mental confusion due to phlegm）、“痰火扰心证”（syndrome of phlegm-fire attacking the heart）、“心血瘀阻证”（syndrome of stagnation of heart-blood）、“肺气虚证”（syndrome of deficiency of lung-Qi）、“肺阴虚证”（syndrome of deficiency of lung-Yin）、“风寒束肺证”（syndrome of wind-cold pathogen tightening the lungs）、“寒邪犯肺证”（syndrome of cold-pathogen attacking the lungs)、“热邪壅肺证”(syndrome of retention of pathogenic heat in the lungs)、“燥邪阻肺证”(syndrome of attack of the lungs by pathogenic dryness)、“痰湿阻肺证”(syndrome of accumulation of phlegm-dampness in the lungs)、“大肠湿热证”(syndrome of damp-heat in the large intestine)、“大肠液亏证”(syndrome of deficiency of fluid in the large intestine)、“脾气虚证”(syndrome of insufficiency of the spleen-Qi)、“脾阳虚证”(syndrome of deficiency of the spleen-Yang)、“脾气下陷证”(syndrome of collapse of the spleen-Qi)、“脾不统血证”(syndrome of failure of the spleen to control blood flow)、“寒湿困脾证”(syndrome of retention of cold and dampness in the spleen)、“湿热蕴脾证”(syndrome of retention of damp-heat in the spleen)。

第十四部分核心概念、术语和用语的翻译:“胃寒证”(syndrome of stomach-cold)、“胃热证”(syndrome of stomach-heat)、“食滞胃脘证”(syndrome of retention of indigested food in the stomach)、“胃阴虚证”(syndrome of deficiency of the stomach-Yin)、“肝气郁结证”(syndrome of stagnation of the liver-Qi)、“肝火上炎证”(syndrome of flaring up of the liver-fire)、“肝血不足证”(syndrome of deficiency of the liver-blood)、“肝阴虚证”(syndrome of deficiency of the liver-Yin)、“肝阳上亢证”(syndrome of hyperactivity of the liver-Yang)、“肝风内动证”(syndrome of up-stirring of the liver-wind)、“肝胆湿热证”(syndrome of dampness and heat in the liver and the gallbladder)、“寒滞肝脉证”(syndrome of accumulation of cold and liver channel)、“胆郁痰忧证”(syndrome of attack by phlegm due to stagnation of the gallbladder-Qi)、“肾阳虚证”(syndrome of deficiency of the kidney-Yang)、“肾阴虚证”(syndrome of deficiency of the kidney-Yin)、“肾气不固证”(syndrome of unconsolidation of the kidney-Qi)、“肾经不足证”(syndrome of insufficiency of the kidney-essence)、“膀胱湿热证”(syndrome of damp-heat in the urinary bladder)、“心肾不交证”(syndrome of breakdown of the normal physiological coordination between the heart and the kidneys)、“心肾阳虚证”(syndrome of deficiency of Yang in the heart and the kidneys）、“心肺气虚证”（syndrome of deficiency of Qi in the heart and the lungs）、“肺肾气虚证”（syndrome of deficiency of Qi in the lungs and the kidneys）、“肺肾阴虚证”（syndrome of deficiency of Yin in the lungs and the kidneys）、“肝肾阴虚证”（syndrome of deficiency of Yin in the liver and the kidneys）、“脾肾阳虚证”（syndrome of deficiency of Yang in the spleen and the kidneys）、“脾肺气虚证”（syndrome of deficiency of Qi in the spleen and the lungs）、“肝脾不调证”（syndrome of incoordination between the liver and the spleen）、“肝胃不和证”（syndrome of incoordination between the liver and the stomach）、“心脾两虚证”（syndrome of deficiency of Qi and blood in the heart and the spleen）、“肝火犯肺证”（syndrome of invasion of the lungs by the liver-fire）。

第十五部分核心概念、术语和用语的翻译：“六经辨证”（differential diagnosis in accordance with the theory of six channels）、“太阳病证”（syndromes of Taiyang disease）、“太阳中风证”（Taiyang wind-affection syndrome）、“太阳伤寒证”（Taiyang cold-stroke syndrome）、“阳明病证”（syndromes of Yangming disease）、“阳明经证”（Yangming channel syndrome）、“阳明腑证”（Yangming Fu-organ syndrome）、“少阳病证”（syndrome of Shaoyang disease）、“太阴病证”（syndrome of Taiyin disease）、“少阴病证”（syndrome of Shaoyin disease）、“少阴寒化证”（cold syndrome of Shaoyin）、“少阴热化证”（heat syndrome of Shaoyin）、“厥阴病证”（syndrome of Jueyin disease）、“卫气营血辨证”（differential diagnosis by the analysis of Wei, Qi , Ying and Xue）、“卫分证”（Weifen syndrome）、“气分证”（Qifen syndrome）、“营分证”（Yingfen syndrome）、“血分证”（Xuefen syndrome）、“三焦辨证”（differential diagnosis in light of the doctrine of Tri-Jiao）、“上焦湿热证”（the damp-heat syndrome of the upper-Jiao）、“中焦湿热证”（the damp-heat syndrome of the middle-Jiao）、“下焦湿热证”（the damp-heat syndrome of the lower-Jiao）、“防治原则”（prophylactico therapeutic principles）、“未病先防”

(preventive treatment of disease)、“既病防变”(control of the development of an existing disease)、“治疗原则”(therapeutic principles)、“治疗方法”(therapeutic methods)、“治病求本”(treatment aiming at the primary cause of disease)。

第十六部分核心概念、术语和用语的翻译：“正治法”(routine treatment)、“寒者热之”(treatment of cold-syndrome with hot-natured drugs)、“热者寒之”(treatment of heat-syndrome with cold-natured drugs)、“虚者补之”(treatment of deficiency-syndrome by reinforcement)、“实者泻之”(treatment of excess-syndrome by purgation)、“反治法”(treatment of contrary to the routine)、“热因热用”(treatment of pseudo-heat syndrome with drugs of hot nature)、“寒因寒用”(treatment of pseudo-cold syndrome with drugs of cold nature)、“塞因塞用”(treatment of obstructive disease with tonic drugs)、“通因通用”(treatment of discharging disease with purgatives)、“治标与治本”(treatment of a disease by removing its cause or by merely alleviating its symptoms)、“急则治其标”(relieving the secondary in an urgent case)、“缓则治其本”(removing the primary in a chronic case)、“标本兼治”(treating the primary and secondary aspects at the same time)、“扶正”(supporting vital Qi)、“祛邪”(eliminating pathogens)、“扶正兼祛邪”(supporting vital Qi in the combination with eliminating pathogens)、“祛邪兼扶正”(eliminating pathogens in combination with supporting vital Qi)、“先扶正后祛邪”(supporting vital Qi before elimination of pathogens)、“先祛邪后扶正”(eliminating pathogens before support of vital Qi)、“调整阴阳”(regulation of Yin and Yang)、“损其偏盛”(lessening the excess state of Yin or Yang)、“补其偏衰”(making up for relative deficiency of Yin or Yang)、“调整脏腑功能”(regulation of visceral functions)、“调理气血”(regulation of Qi and blood)、“三因制宜”[treatment of disease in accordance with three conditions (seasonal conditions, local conditions and constitution of an individual)]、“因时制宜”(treatment in accordance with seasonal conditions)、“因

地制宜”（treatment in accordance with local conditions）、“因人治宜”（treatment in accordance with constitution of an individual）。

《汉英中医针灸推拿临证会话》

20 世纪 90 年代前后，翻译中医的基本都是西学中的学者，比如欧明、谢竹藩等。开启中医翻译事业，并认真翻译和研究中医名词术语的，就是中西医结合领域的贤人。而中医界当时能翻译中医的，能研究中医翻译的，可谓少之又少。但在当时的上海中医药大学，却有这样杰出的中医青年学者，其最杰出的代表就是沈雪勇。沈雪勇 20 世纪 80 年代就认真地学习和研究中医翻译，并很快地了解了国内外翻译中医的基本方法。由于他自己就是中医界的学人，对中医的了解更为深刻，所以翻译中医的理念和方法比一般的译者还要更具体、更自然、更深入。为了让大家真正地理解好中医临床领域针灸和推拿的基本概念及其英文表达的方式，沈雪勇当年特意编写和翻译了《汉英中医针灸推拿临证会话》，并于 1991 年由上海科学普及出版社出版。

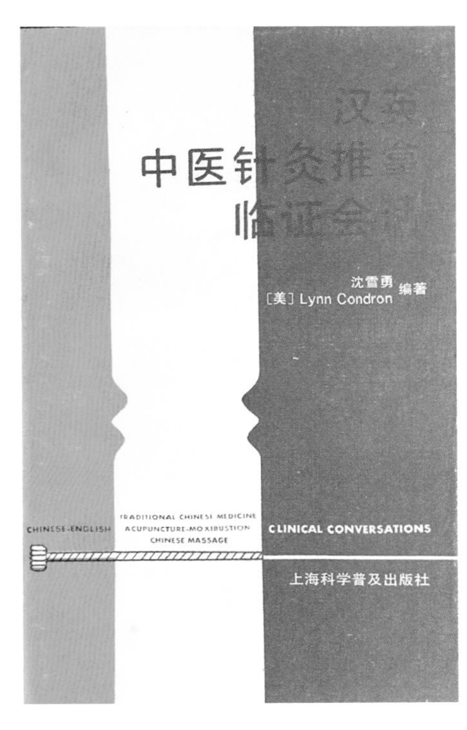

图 5-33 《汉英中医针灸推拿临证会话》

这部书主要向大家介绍了 48 个概念及其内容，即感冒（common cold）、哮喘（asthma）、胃痛（stomachache）、便秘（constipation）、痢疾（dysentery）、黄疸（jaundice）、心悸（palpitation）、失眠（insomnia）、眩晕（dizziness）、中风后遗症（sequela of wind stroke）、痫证（epilepsy）、面瘫（facial paralysis）、三叉神经痛（trigeminal neuralgia）、癃闭（uroschesis）、落枕（torticollis）、肩痛（shoulder pain）、肘劳（tennis elbow）、腰痛（lumbago）、痛经（dysmenorrhea）、

不孕（sterility）、妊娠恶阻（pericious vomiting）、胎位不正（malposition of fetus）、婴儿腹泻（infantile diarrhea）、小儿肌性斜颈（infantile myogenic torticollis）、近视（myopia）、牙痛（toothache）、单纯性肥胖症（simple obesity）、烟癖（cigarette addition）、艾滋病（AIDS）、问痛（inquiring about pain）、疼痛部位（position of pain）、疼痛性质（nature of pain）、疼痛时间（time of pain）、问寒热（inquiring about chills and fever）、问饮食口味（inquiring about dietary matters）、口渴和饮水（thirst and liquid consumption）、食欲和食量（appetite and food consumption）、口味（taste）、问二便（inquiring about defecation and urination）、问睡眠（inquiring about sleeping）、问汗（inquiring about perspiration）、问经带（inquiring about menses and leukorrhea）、月经（menses）、带下（leukorrhea）。

最后，特别向大家介绍了十四经穴标准名称（standard names of fourteen meridian acupoints）、耳穴名称（auricular acupoint names）、中医病案示例（sample of traditional Chinese medicine record），将“穴”译为acupoint，完全是创新，完全是按照词素翻译的要求制定的，比acupuncture point要简明扼要得多。20世纪70年代，广州的蒙尧述就特意提出了词素翻译。受其影响，笔者读硕士的时候特意研究了以词素翻译法翻译中医名词术语，并撰写了《中医翻译导论》，比较系统地研究了以词素法翻译中医名词术语的方法和要求，但并没有得到任何人的理解和同意。但从沈雪勇当年翻译的这部书来看，他自己还是有词素翻译这一意识和希望的。在20世纪90年代，沈雪勇就在中医杂志上发表了9篇论文，探讨中医翻译的问题与挑战。比如1994年，他发表了《腧穴本义与英译》这篇文章，颇有实际意义。他发表的文章，基本代表了20世纪中医翻译及其研究的理念，值得今人认真参考。其论文如下。

腧穴，即通常所说的“穴位”和“穴道”，古时又称“气穴”“孔穴”“输”“节”“会”等。在普通英语词典里，腧穴的对应词是point，但在许多专业词典和专业书刊中多译为acupuncture point，或简作

acupoint。此种译法有其一定的道理，这是因为point一词多义，且“腧穴”又非其常用义项，若无上下文语言环境，当读者看到point一词时，首先想到的不大可能是腧穴。若在point前加上acupuncture，读者一看便知这是用来针刺的腧穴。但是，如果我们对腧穴的本义作一比较全面的分析之后，便发现这种译法还是有失偏颇的。

腧穴是针灸治病时用以刺激的部位。腧穴的刺激方法可多种多样，可以用针来刺激，也可用灸的方法。仅艾灸而言，可以用艾直接或间接地灸灼腧穴，也可用艾条在腧穴上面进行熏灼。此外，我们还可采用指压点穴、气功点穴、激光、微波、磁珠、磁片等方法来刺激腧穴。其实，最早用来刺激腧穴的工具是砭石，而非金属针具。从acupuncture一词的结构来看，它由acu和puncture两部分构成。acu是个拉丁词头，意为needle，可见，acupuncture意指用针在身体上刺个小孔。这个小孔，当然是腧穴之所在。从这个意义讲，将腧穴译成acupuncture point是不错的。但是，如上所述，腧穴不只是用针刺激的部位，它还可以通过其他的一些途径接受刺激。如果将腧穴译成acupuncture point，这会造成对腧穴概念认识的不全面。需要指出的是，我们有时将指压点穴、气功点穴、激光、微波、磁片（或磁珠）、砭石等分别称为指针、气针、激光针、微波针、磁针、砭针等，有时还将艾卷亦称为“针”，如雷火神针等。这里所说的“针”，是泛指一种针灸疗法，而不是指用以针刺的针（acupuncture needle）。英语中的needle一词不具备这种含义，所以上面讲的这些“针”是不能与needle对译的。因此，采用这些方法刺激的腧穴，也就不能译成acupuncture point，因为被译作acupuncture point的腧穴必须是用针在其上面刺扎成孔的部位。如此读者很容易产生误解，以为腧穴只是用针来刺扎的部位。

我们再从腧穴的性能来看，它具有两方面的意义，除了上面所说的腧穴是针灸治病的刺激点外，腧穴又是疾病证候的反应点。也就是说，腧穴不仅具有治疗意义，还有诊断意义。当人体某一脏腑或器官发生病变时，常可在其相应的部位出现异常反应，可表现为该处皮肤形态色泽或皮温的改变，或出现皮下结节、压痛等异常变化。这些异常反应部位便是腧穴，所以腧穴有时还被称为反应点、压痛点等。如果将这一意义上的腧穴也译为 acupuncture point，显然有失原义。

腧穴是针灸学中一个重要的、基本的概念，为避免对腧穴概念认识的局限性和片面性，笔者以为，不宜将其评为 acupuncture point，而直接译成 point 为妥。point 前无需加限定词 acupuncture，否则，恐将对腧穴本义亦有“限定”。其实，point 作腧穴解时，大多出现于中医针灸等专业书刊中，读者一看便知其意。有时和其他义项不易分辨时，通过上下文，也不至于混淆。

第四节 20 世纪中国学者对中医翻译的研究

20 世纪，国内发表了几部中医翻译研究专著和一部总结翻译的文集，该文集中也涉及中医翻译。在这些中医翻译研究专著中，最重要的就是王吉民在民国初年对中医翻译的研究、分析和总结。民国初年，王吉民与伍连德不仅在中国创建了西医医院、学校、《中华医学杂志》和中华医学会，而且还努力地对外传播了中华文化和中医。同时，王吉民还认真地分析总结了西方人自明末清初以来对中医的学习、传播和翻译。当时在《中华医学杂志》上，王吉民就发表了好几篇论文，认真地分析总结了西方人翻译中医存在的问题和挑战，非常值得当今学习和翻译中医的学人认真了解和掌握。

《西译中医典籍重考》

《西译中医典籍重考》是民国二十五年（1936），王吉民在《中华医学杂志》发表的几篇论文的集合。在这部文集中，王吉民对西方翻译中医的总结和分析，特别值得当今学者认真学习和思考。王吉民撰写的第一篇关于西方翻译中医的论文，发表在《中华医学杂志》第 14 卷第 2 期 1928 年 4 月，简要地论述了西方此前已经翻译的中医典籍四五种，当时已经翻译了大约有 8 类中医典籍了。

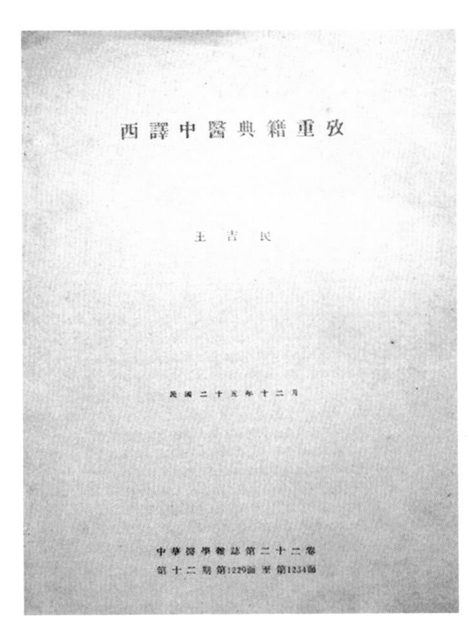

西譯中醫典籍重攷

王吉民

民國二十五年十二月

中華醫學雜誌第二十二卷

第十二期第1229面至第1234面

图 5-34 《西译中医典籍重考》

在这篇论文中，王吉民指出："此数年中，当必有新发现者，似有重考之必要；且年来外人对于吾国医药，更为注意，每函有无是项译著可供参考，而国内同道，亦有欲介绍中医要籍于欧美者，第不知何书已经译就，或正在译述中，往返询问，此次征考，感周折。著者有鉴于此，为免除译述者或需求者重复查询及耗散精力起见，爰特在读考证，报告入后，尚望读者中有关于是项消息者，随时指示。"

谈到清代王清任所著的《医林改错》的第 2 卷，该卷于道光庚寅年（1830）刊行。王吉民提到德贞（J. Dudgeon）对该书的翻译，德贞曾将该卷的上一部分通过翻译介绍到了欧洲，并且在译文后也附加了评注，曾经两次发表在《博医会报》上，其题目是《一个近代的中国解剖学》（*A Modern Chinese Anatomist*）。翻译的内容包括三个方面，即"医林改错序""会厌左气门右气门卫总管荣总管气府血府记""津门津管遮食总提珑管出水道记"。这三个方面是一篇文章中的内容，于 1893 年刊行于《博医会报》第 7 卷第 245 页。其第二篇文章刊行于《博医会报》第 8 卷的第 1 页，其内容涉及四个方面，即"脑髓说""气血和脉说""心脾不生血说""方叙"。王吉民认为，"顷据长沙湘雅医学院格林医师（P. F. Greene）来函，谓数年前曾将其序文及上卷译就。希望在最近之将来，能完成其工作。未知格君有见德贞氏之文否"。

在这篇文字中，王吉民特别介绍了西方一些学者对中医的一些典籍的翻译，具体内容如下。

（1）唐代孙思邈所著的《银海精微》2卷，北平协和医学院眼科系毕华德医师除卷下药方外，曾翻译了孙思邈著的全书，其翻译的孙思邈的全书于1931年在《中华医学杂志》第17卷第1期眼科专号发表，发表的英文题目是 *A Resume of An Ancient Chinese Treatise on Ophthalmology (Yin Hai Ching Wei)*。

（2）清代1797年出版的《寿世编》2卷，许保德（F. Hubotter）将其翻译为德文，于1913年在德国柏林出版。《寿世编》2卷中没有体现具体的撰写人，据清代的顾奉璋在序中称，此书系“青浦诸君子所辑”。该书后经多次增纂，发展成为一部博采精选，综括各科的实用方书。尤其注重妇女和儿童疾病的防治以及养生和食疗。

（3）清代韩齐居士著《达生篇》，共2卷，1915年正式出版。北平协和医学院的马士敦医师（J. P. Maxwell）与刘医师一起用英文翻译了韩齐居士著的这部书，其英文题目是 *A Chinee Household Manual of Obstetrics*。其译文于1923年在《美国医学杂志》第5卷第3期上发表。该译文基本上将该书中的重要内容均翻译为英文，介绍给西方。《达生篇》是康熙时期的居士所撰，此文分为临产、试痛、验察、保胎、饮食宜忌、小产、产后等几个方面，引起了医学界的重视，被奉为产科圭臬。

（4）扁鹊撰写的1卷《难经》，前柏林大学医史副教授许保德（F. Hubotter）将其译为德文，将其介绍给了德国人。其译文刊于《中华医学》第195～238页，成为该杂志的一章。在其译文中，《难经》的名称德文译为 *Die Chinesische Medizir*。该译本最终于1929年在德国莱比锡正式出版。《难经》原名《黄帝八十一难经》，又称《八十一难》，是现存中医较早的经典著作。中国历朝历代对《难经》的作者及成书的年代均有不同的看法，有人认为其成书于春秋战国时期，也有人认为其成书于汉代，其作者可能是秦越人，也就是扁鹊。这种说法自然有一定的道理。《难经》全书共八十一难，以问答方式进行分析和研究了中医理法方药中的一些问题，内容包括脉诊、经络、脏腑、阴阳、病因、病机、营卫、腧穴、针刺、病证等方面。能在清末民初时期就将其译为德文，至为重要。

（5）五代时期高阳生撰写的《脉诀》，明代张世贤将其予以编辑。《脉诀》共有 4 卷。据王吉民观察，此书曾被西方人翻译为法文、德文和英文三种译本。其中法文的译本最早，将其翻译为法文的是一位神父，名叫夏裴（P. Hervieu）。其译文发表在都哈尔德（Du Halde）所编辑的《中国史地年事政治记录》一书中，该书的法文名称为 *Description geographique, historique, Chronologique, Politique de l'Empire de la Chine*。译本于 1735 年后已经在法国巴黎出版了。译者认为此书就是西晋著名医学家王叔和所写的专著，王吉民认为其完全理解错了，此书并不是王叔和写的，而是五代时高阳生写的。其英文本不是从中文翻译的，而是从法文本转译的，一共有两种转译本。其中一部是卜罗（E. Brookes）从法文本翻译的，于 1736 年在英国出版。王吉民觉得，其翻译不甚完备，而且也没能体现中文原著的精髓。另一部为克非（Caves）所刊印，出版于 1738 年，再版于 1741 年。《脉诀》的德语译本，是许保德翻译的。其译本首先发表于《中华医学》杂志第 239～272 页。德国人许保德认为夏裴所翻译的法文本，最为准确。

（6）明代著名医师李时珍撰写的 1 卷《濒湖脉学》，也被德国人许保德翻译为德文。其译本最初刊登在《中国医学》第 179～193 页，逐步介绍到了德国。

（7）宋代宋慈所撰写的《洗冤录》这部重要的著作，被剑桥大学东方文化教授英人嘉尔斯（H. A. Giles）翻译为英文。嘉尔斯此前为中国领事，1873 年，嘉尔斯在宁波期间，因见到官厅验尸辄揣带《洗冤录》，引起了研究的兴趣。通过认真研究，将其翻译为英文。译文于 1875 年初，分期刊载于《中国评论》（*China Review*）。1924 年，其全部译文重刊于《英国皇家医学会杂志》（*Proceedings of the Royal Society of Medicine*）第 17 卷第 59～107 页。王吉民认为其译文比较完整、准确，非常不易。嘉尔斯的译文为单行本，后来被英国 John Bale, Sons & DSaneisson Ltd 印行，一共有 50 页。《洗冤录》这部书后来也译为荷兰文，为地吉烈（De Grijs）所翻译，1863 年刊于《拍打威》（*Verhandelingen Van Het Bataviasch Gencotschap Van Kunsten en Wetenschapen*）杂志第

30 卷。法文也有节译本，1779 年刊于巴黎的《中国历史艺术学科杂志》（*Memoires concernant l'histoire, les sciences, les arts, les Moeurs, les usages, etc., des Chinois*）第 421～440 页。

（8）《医宗金鉴》是由成都华西协和大学医学院马尔（W. R. Morse）所翻译，译为外科金鉴的 16 卷，但尚未刊行。《医宗金鉴》是清乾隆四年（1739）由太医吴谦编辑的一部中医丛书，其名称是由乾隆皇帝钦定的，被纳入《四库全书》之中。《医宗金鉴》全书共分 90 卷，全书采集了从春秋战国到明清时期历代医书的精华。

（9）《产育保庆集》为宋代李师圣所编写的一部书，共 2 卷。当时在北平协和医学院妇产科教书的马士敦（J. P. Maxwell）对其进行了选译，其译本 1927 年发表于《英国妇科杂志》（*The Journal of Obstetrics and Gynaecology of the British Empire*）第 34 卷第 3 期。《产育保庆集》上卷共有 21 论，译者只译了第 1～18 论。其下卷共有 62 论，王吉民觉得这部分更应全部译出，以便将其完整地介绍到西方。

（10）《饮食正膳》为元代忽思慧所撰写的一部书，共有 3 卷。王吉民指出，上海雷斯德研究院生理学系侯祥川医师 1936 年即开始翻译这部书。《饮食正膳》也被称为《饮食正要》，该书是我国历史上第一部专讲饮食和营养的专著。

（11）《史记扁鹊传》这部书就是对扁鹊的记载和论述，扁鹊（公元前 407—前 310）是春秋战国时期的名医。由于扁鹊的医术高超，被国人称为是神医。在华的德国人许保德注意到这部重要的典籍，将其翻译为德文，1913 年在德国莱比锡出版。

（12）《三国志 · 华佗传》这部书是对华佗的记录和说明，华佗是东汉末年著名的医学家，与董奉、张仲景并称为"建安三神医"。在华的德国人许保德也将该书翻译为德文，1925 年在《东方自然科学杂志》（*Mitteilungen der Dutschen Gesellschaft Fur Natur-und Volkerkunde Ostasiens. Band XXI, Tell A.*）发表。

（13）《本草纲目》是明代著名医师李时珍的专著，全书共有 52 卷。这是自远古以来，对中国草药研究最深入、最准确的一部大作。明清时期来华的一些传教士、医师及其他人士就开始翻译这部重要的大作。王吉民特别注意这部书的翻译，他指出翻译这部书的人基本上是从卷 1 至卷 2、卷 8 至卷 37、卷 43 至卷 47 翻译，共翻译了大约 39 卷，其中的 13 卷还没有翻译。王吉民说，如果大家想了解这部重要著作的翻译情况，可参看他自己撰写的《英译本草纲目考》，该文发表在《中华医学杂志》第 21 卷第 10 期第 1167～1170 页。该杂志于民国二十四年十月（1935）出版。

（14）《黄帝内经》是中国医学领域最重要的经典。自明清以来，西方在华的传教士、医师及外交人员，在一定程度上学习和分析了其部分内容，但还没有具体将其翻译介绍到西方。王吉民对此颇为了解。王吉民指出："查达氏确有《中国医药论》（*La Medicine chez les Chinois*）一书，1863 年刊行。此书是否将《内经》全部直译，因未寓目，无由断定；但视其书名，显然非《内经》之译本，或者该书引译《内经》某一节，亦未可知。是马素氏颇有笔误之疑也。"王吉民对此的理解和分析，非常符合实际。当时的西方在华人士虽然了解了《黄帝内经》，虽然在一定的书上提到了《黄帝内经》，但实际上并没有具体地翻译其中的任何一章，甚至任何一段话都没有体现。直到第二次世界大战的时候，美国的威斯（Ilza Veith）才开始翻译《黄帝内经·素问》的前 34 章。

谈到毛景义中西医话时，王吉民引用了其中的一段话："考泰国医术，其始于罗马，罗马人汉尼巴潜入中国，得《内经·素问》等书，归国专心致志力学，十有余年，而后医名鹊起。各国人闻风响往，咸执替受业于其门。"王吉民说："此节毫无根据，迹近滑稽。盖略读西洋史者，佥知汉尼巴向未漫游东亚，何由获得《内经》诸书，且彼乃名将，不谙医理；即得之，亦无从移译也。"王吉民认为，广州孙逸仙医学院院长黄雯医师，一直非常希望能有时间和机会翻译《黄帝内经》。经过一段时间的努力，已经翻译了《黄帝内经·素问》的前 2 章。王吉民于几年前，也翻译了《黄帝内经·素问》的第 1 章，即"上古天真论"。由于平时任务繁重、工作量大，王吉民没有时间和精力翻译《黄帝内经》，只好停止。他一直在观察同道中是否有人翻译《黄帝内经》，但还没有人翻译。此外，王吉民注意到还有各种的译文，其是否与《黄帝内经》有关，还无法明确。王吉民特别提到了三类译书。一是加里森的《世界医史》（Garrison, *History of Medicine*, The pulse-lore of Chang Ke, Translated by August Pfizmaier）载“张机脉学”，费司门拿译，1866 年刊印。二是许保德的《中国医人传及医籍考》（*A Guite through the baby-rinth of Chinese Medical Writers and Medical Writings*），第 21 页说：王叔和脉经，已译成德文。但并没有提出其译本在何处刊行。三是都哈尔德的《中国史地年事政治记录》，已经译为法文。

王吉民一直在非常认真地关注、分析和研究西方人对中医的翻译和介绍，特别是关于中医经典著作的翻译。自民国初年以来，他在《中华医学杂志》上发表了几篇论文，探讨了有关问题。其中的一篇文章至为重要，其题目是《西译中医典籍考》，发表在《中华医学杂志》第 14 卷第 2 期。这篇重要的论文，当今时代几乎无人了解。故特意将其全文录制如下，供当今时代的中医翻译界认真学习：

之江大学校长费佩德博士，余之挚友也。日前造其庐，参观其私家藏书楼，发现英译中医书籍书卷，乃借之归，详加流览（注：流览恐是浏览之误）。籍悉吾国医学，在二百年前，已输入欧洲，此亦有趣之事。爰将考据新得，草成是篇，聊为研究医史者之参考资料耳。

查该书为法人都哈尔德新著，名曰《中国地理历史年事政治纪录》，于一七三五年在巴黎刊行。英译本有二，为一七三六年卜罗氏译，共四中册（注：四中册恐是四十册之误），不甚完备，且乏精彩。一为克飞氏刊行，共二巨册，出版在一七三八年，再版在一七四一年，余所见者，一七三八年版也。

据著者自序，关于医药引用之书，共计四种。曰脉理，曰药物，曰医方，曰卫生。细考之，其脉理一书，即高阳生之《脉诀》。都氏作为王叔和《脉经》，误也。译者为一神父，名夏斐氏。全书四卷，均经译完。此为西译中医典籍完本中之最早者，其药物系李时珍之《本草纲目》，仅节译数卷。医方著者以是另是一书，实即《纲目》中之附方，节译数则而已。查《本草纲目》，颇为外人注目。曩者高丽沙非伦医校米路教授尝谓余曰："彼等已着手翻译此书，迄今裘葛十易，米氏之书，犹未出版，令人望穿秋水也。"至卫生一书，殊不知其何指。盖书名译音，颇似"长生""遵生"。云系康熙三十六年刊行，田脱利古理神父译述。然观其内容，又与沈氏尊生及遵生八笺互异。究不知其为何书也。

《绍兴医药月报》载罗马之汉尼拔入中国而得《内经》《素问》等书，归国后，专心力学，十有余年，医名大震等语。此节全无根据。盖略读西洋史者，佥知汉尼拔向未漫游东亚。何由获得《内经》诸书？且彼乃名将，不谙医理。即得之，亦无从迻译也。或谓《内经》已译成洋文，如马素氏之花柳病学有云。纪元前二三六七年，黄帝著《内经》。曾由德比理氏译述云云。查德氏为法人，著《中国医学论》一书，于一八六三年刊行。此本是否将《内经》全部直译，余未寓目，无由断定。然以鄙意度之，必是节译。否则何以不名《内经》译本，而仅题为《中国医药论》耶？

尚有《洗冤录》一书，已译英文，为著名中国学者环桥大学东方文化教授嘉尔斯博士所译。嘉氏前充中国领事，一八七三年在宁波时，因见官厅验尸，辄携《洗冤录》，遂引起兴趣，研究而翻译之。初分期刊载于《中国评论》，时为一八七五年也。迨一九二四年，乃将全书重刊于《英国皇家医学会杂志》，余始得窥其全豹。此书运笔畅达，立意确当，洵佳构也。西译中医典籍，余所知者，仅上列数种，此外无闻焉。考吾国经、史、子各书，大都已有译作。即小说一类，如《三国志》《红楼梦》《西游记》《聊斋志异》《今古奇观》等，亦有译本。独关系人类消长之医书，尚不多见。同志中有欲振兴中医，发扬国粹者，盍秉生花之笔，选重要之书，亟为迻译，以供西方学者之研究。而促世界医学之进步，是亦吾辈应负之责也。

《中医翻译导论》

《中医翻译导论》，1993 年由西北大学出版社出版，属于国内外第一次对中医翻译的基本历史、原则和方法的系统研究。这部专著的特殊意

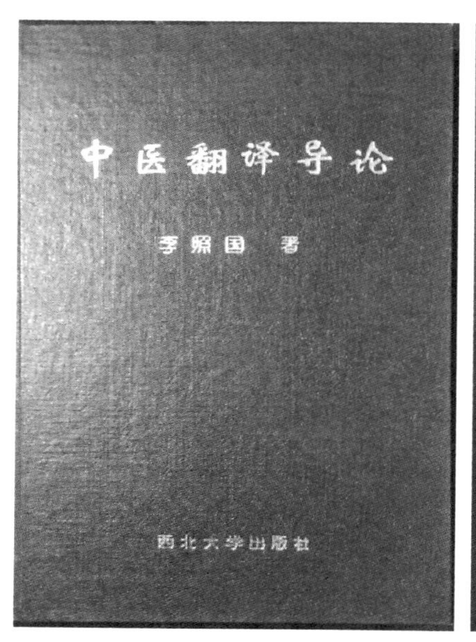

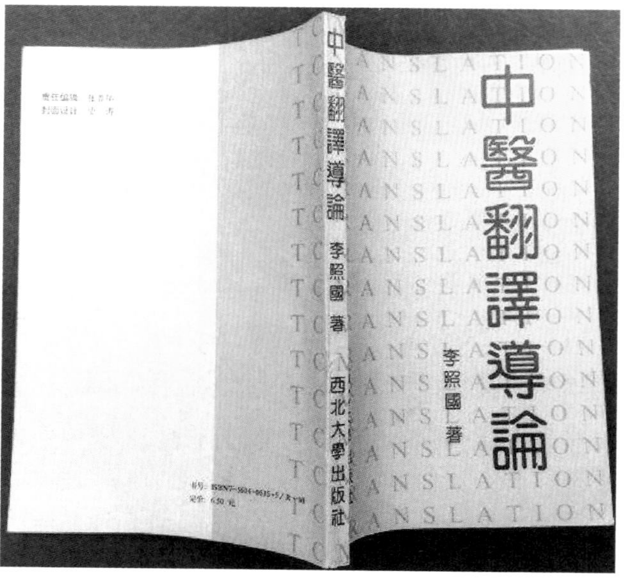

图 5-35 《中医翻译导论》

义，在一定程度上推进了中医翻译事业的发展和中医翻译人才的培养。其基本内容包括概论、中医语言的风格与特点、中医翻译工作者的修养、中医翻译的原则、中医翻译中的语义对比分析、中医翻译的基本方法、中医翻译中信息再现的基本要求、中医名词术语的翻译及其标准化、方剂学翻译析疑、中医文字标题的翻译、中医文字摘要的翻译、中医典籍翻译中的几个问题、中医翻译中的“汉化”问题。现将其中很重要的几个要点做一介绍。

（1）中医翻译的概念：中国医药学有着悠久的历史，经过数千年的医疗实践已发展成为一个完整的医学体系。近年来，随着国际交往的加强，我国医药学越来越受到国际医药界的重视，中医对外翻译工作也随之广泛地开展起来了。经过中外翻译工作者十几年的努力，中医翻译已取得了巨大的进展。但存在的问题也不少，突出地表现在译语不一、解释混乱等问题上。究其原因主要是由于中医翻译界长期以来重实践经验轻理论研究，从而使其始终未能建立起一套指导其健康发展的理论体系，连起码的原则与标准也未能确立起来。

实践证明，这种重实践经验轻理论研究的译风不但不能为实践活动开辟更为广阔的前景，反而妨碍了其向纵深发展。译者既无准则可循，只好独辟“蹊径”，由此所致的译语不一、解释相异、不循本旨、横加文饰等弊端已久积成疾。当然，造成中医翻译界目前这种混乱情况除主观原因外，也有客观的因素。首先，中医语言本身深奥难懂，将其译成现代汉语亦不免有佶屈聱牙之弊，更何况译成外语？其次，中医用语自身的规范化程度不高，存在着一词多义、数词同义及概念交叉等现象，造成了理解上的困难和偏差。在此基础上产生的译文难免有“葡萄酒之被水者也”之嫌。再次，除了汉语及具有汉文化背景的一些亚洲国家（如日本、朝鲜、新加坡等）外，世界上其他国家和民族的语言中都没有一套可供译者选用的中医对应语。译者只有亲自到译入语中去比较筛选可能的对应语，然而“名物不同，传实不易”，要使译文至善至美，谈何容易？最后，中医翻译并不只限于中国，实际上大量的工作是在海外。由于译者既无方便途径交流切磋，又无协调机构咨询释疑，误解作者，误达读者，在所难免。

道安（314—385）谓佛经翻译“五失体”“三不易”之难，法云（1088—1158）更有“如翻锦绣，背面俱华，但左右不同耳”之感慨，中医翻译又何尝不是如此。三国人支谦谓佛事翻译应“当令易晓，勿失厥义”，这对我们今天研究中医翻译也不无指导意义。倘若中医翻译工作者都能本着“一名之立，旬月踟蹰”（严复）及“经营一字，为力至多”（彦琮）的精神严于译事，自能剔除“嚼饭与人”（鸠摩罗什）的译风，使译文既“曲从方言”又“趣不乖本”（慧观），从而达到“能使阅读者所得之益，与现原文无异”（马建忠）的理想境界。当务之急是尽快确立中医翻译的原则，厘定中医翻译的标准，使译者有准则可循。而原则与标准的确立绝不仅仅是某些条条框框的照搬，也不是抛开科学理论的闭门造车之作。而是要从中医翻译的实际出发，在总结中医翻译历史经验的基础上，根据现实实践的需要，按照翻译学和语言学的基本原理，建立起一套具有中医翻译特色并适应其自身发展的原则和标准并逐步使之完善，成为一个完整的理论体系。

（2）中医翻译史概论：早在秦汉之际，中国的医药学就已传入东南亚诸国。然而在我国同那些国家那时进行的医药交流中，却鲜有翻译活动的记载。这主要是因为中国的文化科学技术当时尚居于世界领先地位，亚洲的一些国家（如日本、朝鲜、越南等国）在同中国的文化交流中。不但接受了中国医药学，而且接受了中国的文字。当然小范围内的翻译肯定也曾有过，但因年代久远，如今已很难考证了。只有中国医药在公元8世纪前后传入阿拉伯诸国时，翻译才成了交流的必要手段，所以从某种意义上讲中医药对外翻译史当始于其向阿拉伯世界传入的那个时期。但由于历史原因，阿拉伯人那时翻译中医的方法及翻译的中医术语对嗣后的翻译影响甚微。能够为我们今天研究中医翻译提供详尽资料的，只有中医传入欧洲的那一历史时期了，中医对外翻译的历史也往往被认为始于此时。尽管这一看法不够准确，但从翻译的角度来看，还是有一定道理的。其实中国医药学很早就经由阿拉伯传入欧洲。但只是到了17世纪中叶，我国才开始直接与欧洲诸国进行医药交流。如果我们把17世纪中叶作为中医对外翻译的开端，那么根据中医翻译在不同时期所表现出的特点及所取得的成就，似可将中医对外翻译的历史划分为如下五个阶段。

第一阶段（1640—1899）：这一阶段又可分为两个时期。从17世纪中叶到18世纪末为前期。这一时期为中医向欧洲传播的始发阶段，进展比较缓慢，在长达一个半世纪的时期内，在欧洲仅出版了19部有关中国医药学的译著（其中2部医学通论，5部脉学，10部针灸，2部药学）。就译语而言，5部为拉丁语，5部为法语，4部为英语，4部为德语，1部为荷兰语。从18世纪末到19世纪末为后期，在这100年间，中医学在欧洲的传播有了相当的发展。研究和翻译的中心虽然仍集中在针灸学方面，但范围却有了明显的拓展，先后翻译出版了137部有关中医的书籍（其中12部通论，9部医史，19部药学，9部脉学，53部针灸学，9部临床报告，4部卫生保健，6部中医书刊研究，1份中医杂志，4部调查报告，6部传记以及5部其他有关中医的书籍）。就译语而言，50部为英语，46部为法语，21部为拉丁语，4部为意大利语，10部为德语，4部为俄语，2部为荷兰语。

这一时期的中医翻译活动有这样几个特点。第一，译者均为欧洲人，大部分是来华的传教士，虽然在明代中后期，一些中国学者如徐光启（1562—1633，明代科学家、翻译家）及李之藻（？—1631，明代天文学家、翻译家）及李天经（1579—1659，明末文学家、翻译家）与意大利人利玛窦（Matthioi Rieci，1552—1610）、葡萄牙人傅巩际（Francsois Furtado，1587—1653）及德国人汤若望（Jean Adam Schall von Bell，1591—1666）等合作翻译了数百种西方科学书籍，但却未有西人参与翻译中医或中国文化书籍的。第二，当时对中医的翻译多属综述性的，尚未发现将整部中医典翻译成西文的记载。第三，当时翻译的一些中医名词术语在嗣后的翻译活动中得到了普遍的接受。如我们今天所使用的acupuncture（针刺）和moxibustion（艾灸）两个译语即是荷兰人Dane Jacob Booudt，H. Busch及W. Rhijne在17世纪初首译成西文的。

第二阶段（1900—1948）：这一阶段是中医翻译和研究在西方深入发展的时期，中国与西方在医学领域的交流日益频繁，中国医药学译著的出版由欧洲逐渐转向中国国内。据不完全统计在这100年间，共有200部有关中医的书籍或杂志问世（其中9部通论，24部医史，14部临床各科学，10部针灸学，30部药学，6部书刊研究，16部卫生保健，26种杂志，14部调查报告，11部中医书籍目录索引，16部传记及24部其他有关中医的书籍），就译语而言，160部为 英语，16部为法语，16部为德语，6部为俄语，2部为拉丁语。

这一时期的中医翻译有三个特点。第一，即中国学者开始直接参与中医对外翻译工作，但除了黄光明一人亲自撰写有关中国医学史专著外，其余都仅表现为创办英文版的中医学杂志或医学院校的学报。第二，即翻译的中心由针灸学转向医学史和药学，这大概与当时的中国政府对中医的政策有关。第三，即英语在中医翻译中已占主导地位，基本中止了拉丁语的使用。

第三阶段（1949—1975）：虽然这一时期中国与西方的文化交流在很大程度上受到了当时政治气候的影响，但中医在西方的翻译和研究并未中断，而且有了新的发展。在“文革”前的十几年间，中医翻译在中国国内也有一定的发展，据统计，1949—1962年这13年间，在西方及中国国内就出版了 91 部有关中医学的译著（其中 20 部通论，9 部医史，1 部脉学，1 部临床各科学，31 部针灸学，8 部药学，4 部卫生保健，2 部书刊研究，11 部传记及 4 部其他方面的中医书籍），就译语而言，21 部为英语，32 部为法语，16 部为德语，21 部为俄语，1 部为越南语，译语的这一变化多少也反映出了当时的政治气氛。

这一阶段的后期，由于针灸麻醉术的研究成功，一些国家开始派遣人员来华学习。为了适应这一需要，有关方面曾组织专家学者翻译出版了一些中医教科书。这可以说是现代中医对外翻译的开端。这一时期中医翻译的特点突出地表现在三个方面。第一，完全中止了拉丁语的使用。这反映了语言的发展规律，对我们今天从事中医翻译也有现实的指导意义。第二，中医经典著作的翻译被提到了议事日程。如在 20 世纪 50 年代，美国人威斯将《素问》第 1～34 章译成英语并详加注解，与此同时，中国学者黄雯也将《内经》的一些重要章节译成英文。第三，翻译活动首次在官方的组织下进行，避免了译文用词混乱，概念解释不一的弊端。就翻译本身而言，这一时期的突出贡献在于一大部分的中医术语被译成了英语，为以后的翻译工作奠定了基础。

第四阶段（1976—1989）：随着我国对外开放政策的实行及中药抗艾滋病毒（HIV）作用的发现，国外进一步加强了对中医的研究。许多国家不但派遣留学生来华学医，而且在本国也开办了中医学院或研究机构。中外在中医学术领域的交流更加频繁，中医对外翻译工作也广泛地开展起来。这一时期中医翻译工作的特点主要表现在三个方面。第一，翻译工作的中心已完全转移到了中国大陆，中国翻译工作者成了中医翻译队伍的主力军。第二，翻译工作表现出了明显的广泛性和系统性。中医的主要经典著作及教科书的译本相继问世。第三，翻译由实践转入理论总结。由于翻译工作有了广泛性和系统性，再加上长期翻译实践积累的丰富经验，为由实践转入理论总结提供了充分的物质基础。另外随着翻译实践的不断深入，出现的问题也越来越多，译者们深深感到，仅凭实践经验已无法找到解决这些问题的途径，于是一批具有丰富经验的翻译工作者开始总结前人的经验并结合自己的实践，着手编写汉英中医用语词典。经过几年的艰苦努力，几部颇有影响的汉英中医用语词典先后在海峡两岸出版。例如《汉英常用中医药词汇》(*Common Terms of Traditional Chinese Medicine in English*)，谢竹薇、黄孝楷主编，1980年北京中医学院出版(内部发行);《汉英常用中医词汇》(*Chinese-English Glossary of Common Terms in Traditional Chinese Medicine*)，广州中医学院编写组编，1982年广东科技出版社出版;《汉英双解常用中医名词术语》(*Chinese-English Dictionary of Traditional Chinese Medicine*)，帅学忠主编，1983年湖南科学技术出版社出版;《汉英中医辞典》(*Chinese-English Dictionary of Traditional Chinese Medicine*)，欧明主编，1986年广东科技出版社及三联书店香港分店出版;《汉英中医辞典》(*Chinese English Dictionary of Chinese Medicine*)，刘必先编，1984年台湾五洲出版社出版。这标志着中医翻译纯粹的实践探索阶段已告结束，理论研究初见端倪。

第五阶段(1990起至今)：随着学术界对中医现代化等问题的探入探讨，人们越来越感到中医翻译界“各家学说”状态不能适应新时代的需要。另外，长期以来影响中医翻译健康发展的“用词不统一，解释不一致”的弊端进一步加剧，已到了非解决不可的时候了，于是建立协调中医翻译活动的组织及设计中医名词术语翻译规范化的模式被提到了议事日程。这一时期中医翻译的实践及理论研究主要有五大特点。第一，理论研究有了实质性的进展。研究领域已触及了中医翻译的原则这样一些根本性的问题(参见《论中医翻译的原则》一文,《中国翻译》1991年第3期)。同时对中医翻译标准化的探讨也有了相当的进展(参见《中医翻译标准化的概念、原则与方法》一文,《中国翻译》1992年第4期)，并且提出了建立中医翻译理论的构想。第二，中医翻译的理论研究已纳入了外语专业硕士研究生的研究方向，以中医翻译为研究方向的英语硕士毕业论文《中医名词术语英译的标准化》(*On Standardizing the English Translation of TCM Terminology*)在西安医科大学科技英语系通过答辩，这标志着中医翻译的理论研究已初具学科雏形。第三，中医翻译界长期以来各自为政的局面已被打破。1991年12月，中医外语专业委员会在山东济南宣告成立，嗣后一些省也成立了相应的分会。第四，系统的英汉中医教材相继问世，1990年上海中医学院出版社出版了张恩勤主编的《英汉实用中医文库》丛书，同年，高等教育出版社推出了徐象才主编的《英汉实用中医药大全》丛书。这两套英汉中医系列丛书全面系统地向国外读者介绍了中医理论体系和治疗方法，是中医对外翻译史上史无前例的壮举。不管质量如何，其对中医翻译及中医走向世界的影响，均应首肯。第五，中医翻译活动由分散趋向联合。如张恩勤和徐象才主编的两套英汉中医丛书均有全国许多省市的译者参与。这种发展趋势加强了译者之间的联系，使译者有了互相交流和学习的机会，为中医翻译最终发展成为一门学科创造了良好的条件。

通过以上分析可以看出，中医翻译的历史可谓源远流长。然而中国人参与的历史并不太长，全面系统开展翻译的历史更为短暂，而将中医翻译从理论上加以研究的历史才刚刚开始。因此我们一方面可以说中医翻译历史悠久。另一方面又可以说中医翻译是一块有待开发的处女地，前者指其丰富的实践经验，后者指其初显端倪的理论研究。

（3）中医翻译的基本特点

仿造化：所谓仿造，指的是在翻译原语时无等值物词汇时用译语中的直接对应词代换无等值物词汇的组成部分——词素或词（如果是固定词组时）。由于中医学具有独特的理论体系，其名词术语的含义均与西医学有较大的差异，尽管在人体解剖、生理病理等方面，中医学的一些名词术语与西医学的一些名词术语在含义上比较接近，甚至相同，但实际上其含义在很多情况下都不尽相同，有时甚至相差甚远。在这种情况下，要想在英语中找到中医名词术语的对应语，是非常困难的，事实上，早期的译者一开始便有意无意地采用了仿造法来翻译中医的名词术语，其仿造译法有两种方式。第一是词素仿造法。词素仿造法也叫词素层翻译，也就是原文词的每个词素在译入语的对应词中都有一定的相应词素。一般来说，词素翻译很少采用，因为不同语言在语义上的等值词的形态结构，特别是语法（词形变化结构词）词素方面，往往不一致，在不同语言中它们的组合也各不相同。但在近年来的中医翻译活动中，这种方法却越来越受到人们的注意并不断地被用来翻译中医理论与实践中具有独特意义的概念或用语。如下面一组中医名词术语就是以词素为单位翻译成英语。词素层翻译近年来之所以在翻译界逐渐地流行起来，有四个方面的原因，即容易在英语中找到对应成分，译语具有科学性，符合科技英语构词法，易于规范化。第二是词语仿造法。词语仿造法，指的是用英语中的直接对应词代换无等值物的中医名词术语的组成部分。这是中医翻译中最早的译法之一。中医名词术语中很大一部分就是通过这种方法翻译成英语的。虽然一些中医术语中的每一字在英语中都有相应的对应语，如英语中有“血”blood、有“厥”syncope，但却没有 blood syncope 这个概念，但当这些单个的字组合在一起表达一定的中医概念时，却无法在英语中找到恰当的对应语。采用仿造法翻译这些中医术语，效果如何呢？从长期的中医对外交流来看。这种译法虽然解了燃眉之急，但也造成了一些不良的后果，因为运用仿造法翻译的一些复合词、合成词或固定词组的意义并不等于它们各个组成部分的意义总和，而在进行仿造时所利用的却正是这些组成部分的等值物，结果整个词汇组成的意义仍然没有揭示出来，如 blood syncope 和 lung heat 这类译语，若不做进一步的解释，一般读者是很难领会其含义的。

定义化：中医用语的一个特征就是言简意赅，浓缩性强，一个重要的治疗方法或理论往往用两个或四个字即可完满地予以概括。但在翻译时，却很难采用相当单位的英语词语将其表达清楚。于是，翻译变成了解释。准确地说，翻译成了用外语给原语下定义。从翻译的角度来看，这种译法有其明显的不足之处。首先，这种译法使简洁凝练的中医术语变得冗长烦琐，不符合科技语言的要求。其次，这样的译语在具体的语言环境中很难发挥正常的交际功能，从而失去了实用价值。最后，这样的译语有碍于中医名词术语英译标准化的实现。但究竟用什么办法来取代这种定义化的译法呢？这正是中医翻译界目前需要认真研究的课题之一。

多样化：由于中医名词术语本身存在着一词多义、数词同义及概念交叉等现象，同一术语在不同的情况下和不同的语言环境里，其含义可能会有所不同，而且由于一定的英语词语只能表达一定的中医术语含义的某一部分，所以一个中医术语在不同的情况下，很可能就有不同的翻译形式。因此，中医术语翻译中的多样化现象便不可避免地产生了。例如，“虚”是中医学上应用很广的一个词，根据不同的环境，它在英语中可能有如下一些对应语：deficiency，insufficiency weakness，debility，hypofunction，asthenia 等，翻译时，应根据具体的语境选用适当的词语来翻译，不能一概而论。指脏腑时可用 asthenias，“脾虚”译为 asihenia of spleen，如译为 deficiency of spleen，则有可能被误认为脾脏有实质性的缺损，而不能准确地表达出脾虚的概念。又如“脾虚水泛”一词，其原意是指由脾脏运化水湿的功能障碍而引起的水肿，所以同“脾虚”这个“虚”则应译为 hypofunction of spleen，至于阴阳、气血“虚”则可译为 deficiency。纯指功能的虚弱，也可用 hypofunction，表示体虚这一概念时，也可用 weakness 或 debility 来表述。

拼音化：由于中西文化及中西医之间存在着巨大的差异，所以中医理论中特有的一些概念在英语中很难找到对应语。如“气”“阴阳”“三焦”“命门”等。这些概念具有典型的中国文化特色，无论直译还是意译都无法准确地再现原语的含义。过去一段时期，中医翻译界的一些人试图通过意译和仿造法来解决这个问题，但结果与其主观愿望相差甚远，如将“气”意译 为 vital energy，但 energy 这个词只能表达“气”作为“动力”这一小部分含义，却难以表达“气”的其他特性。再如将“三焦”和“命门”仿造译为 three warmers 或 three heater 及 life-gate，从纯粹的翻译本身来讲，这种译法未尝不好。但从交际角度来看，问题就不那么简单了，因为“三焦”和“命门”在中医学上是一种解剖概念，而在西医学中诸如此类的解剖概念是不存在的。这就很难使外国读者相信人体中还有一个 three warmers 和一个 life-gate。由此所引起的交际障碍常有发生。近年来这方面的情况已引起了广大中医翻译工作者的注意，并设法来改变这一现状，目前看来，比较行之有效的方法就是音译这些中医特有概念，事实上这种方法目前已为中医翻译界所普遍采用，也为国外读者所接受。总之，要使中医的特有概念在译语中既保持其特有意义又不为国外读者所误解，音译恐怕是唯一可行之法。

（4）中医翻译的原则：《中医翻译导论》所提出的三原则，即“薄文重医，得‘意’忘‘形’”“比照西医，求同存异”“尊重国情，保持特色”。在《中医英语翻译技巧》中，对这三大原则做了更为深入和准确的分析和定义，介绍《中医英语翻译技巧时》再予以说明。

《中医英语翻译技巧》

《中医英语翻译技巧》是国内外第一部比较完整准确地创新研究中医翻译的理论、原则、标准和方法的专著，1997 年由人民卫生出版社出版，至今依然是国内外唯一的一部真正全面分析、研究、总结和开创中医翻译理法方要的专著。现将其关于中医翻译的三大原则、中医名词术语翻译的五大原则和中医翻译的五大方法向大家做一介绍。

（1）中医翻译三大原则：《中医英语翻译技巧》认为，近年来中医翻译研究虽然发展较快，但散见于各个刊物上有关中医翻译的文章，讨论的大多都是“直译”和“意译”的问题，实际上仍然是在我国翻译界 1 000 多年来争论未休的问题上绕圈子。其实，“直译”和“意译”本身所反映的仅仅是翻译的方法问题，而翻译的根本问题应是原则问题，因为任何一门学科的翻译，都必须在一定的原则指导下，而后按一定的方法进行。方法具有灵活性，不同的译者可能会采用不同的方法，而最后的结果都是一样的，即都传达了同一信息。目前的中医翻译由于缺少了这样一个统一的指导原则，因此已陷入了各行其是的混乱局面，如有将“五行”译成 five elements，有译成 five phases，也有译成 Wuxing 的；有将“三焦”译成 three warmers，有译成 triple heaters，也有干脆译成 Sanjiao 的。这种混乱局面不仅使读者深受其害，而且直接影响了中医的对外交流。有鉴于此，

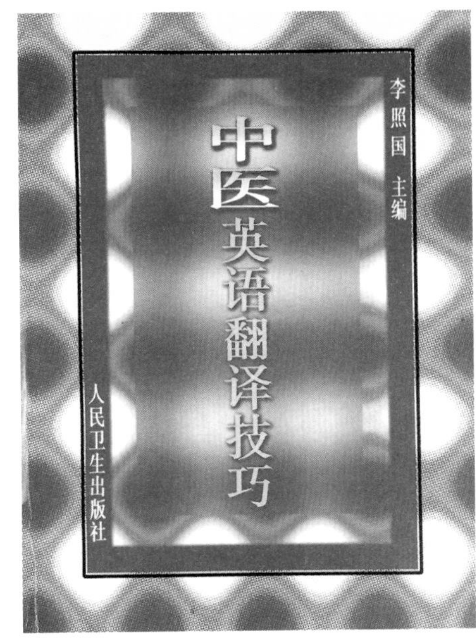

图 5-36 《中医英语翻译技巧》

《中医英语翻译技巧》结合国内外译者的实践，总结归纳出中医翻译的三条原则。实践证明，这三条原则符合中医翻译的实际，具有具体的指导意义。

"薄文重医，依实出华"原则：就翻译的性质而言，中医翻译理所当然的应属科技翻译，绝对不会有人将它同文学翻译混为一谈，从道理上讲的确应该是这样的，但实际情况并非如此。在分析中医语言的特点时，我们讨论了中医语言的文学化的倾向及其成因，那么在翻译时我们又该如何处理中医语言中的文学色彩呢？目前对这个问题仍看法不一。很多人总是津津乐道于中医语言如何优美动听，富有哲理，因此总是强调中医翻译要保持中医语言中浓厚的古典文学及哲学色彩。其理论根据是，任何一门学科的术语都是以其发明国所用的语言为基础而逐渐传播开的。但他们却忽略了翻译中最重要的一个因素，那就是读者。作者、译者、读者，这个翻译上的三位一体最后着落点在"读者"的身上。只有译文忠实，读者的理解才会准确。若要做到这一点，仅从中医语言的特点上来考虑，显然是非常困难的。

我们强调译文要摆脱中医语言中的文学色彩的影响，但这并不是说译文可以不讲究文法或者说科技文章不要文法。事实上科技文章也同样讲究修辞，但那是为了使文字更凝练，更准确地阐明文章的内容。正如郭沫若在《关于翻译标准问题》一文中指出的那样："科学文字能够带上艺术价值，那会更加引人入胜，对于科学活动有好处，绝无害处。"但是由于中医语言过分文学化，结果是形式往往重于内容，这就有点本末倒置了。当然，在客观、准确的前提下，我们的译文也应努力保持中医的传统特色。然而在大多数情况下，对于那些文学化过浓的用语，恐怕还是得"意"忘"形"地好。

"比照西医，求同存异"原则：中医翻译似乎永远摆脱不了西医的影响，而这正是许多人非常担心的事情。在中医翻译工作者的背后，总好像有一个无形的影子在大敲警钟："中医的心、肝、脾、肺、肾不能译成西医的 heart，liver，spleen，lung，kidney！"为什么呢？常规的解释是中医的心、肝、脾、肺、肾不光是一个解剖概念，更多的是功能概念。

如果将其译成西医的 heart，liver，spleen，lung，kidney，恐怕国际医学界难以接受。因为中医的“心”除“主血脉”外，还“主神志”，而西医的“心”却不具有思维功能；西医的“肾”没有生殖功能，也不“纳气”，而中医的“肾”却“主生殖”“主纳气”；西医的“脾”只是一个淋巴器官，没有消化功能，而中医的“脾”却“主运化”……因此，不少人便主张将中医的这些术语一概音译为 Xin，Gan，Pi，Fei，Shen，有利于保持中医的特色。

强调中医的民族特色是对的，但不能因此而将其与全人类的文化发展对立起来，或者割裂开来。这样做的结果只能是将中医孤立起来，使之裹足不前。我们在研究民族文化遗产的时候，既要看到其发展的个性，也要看到人类文化所具有的共性，尤其是在科学技术发展方面。

从这个观点出发，就有理由认为中西医这两个不同的医学体系之间就应该有很大的相似性。比如对人体结构及各个系统、各个器官的生理功能和病理状况的认识，对许多疾病的发生、发展及其治疗的探讨，中医、西医就有很多相同或相近的地方。比如中西医都认为“心”是主管血液循环的器官，至于中医讲的“心主神志”，那其实是将大脑的一部分功能归属于心了。在西医发展的早期，这种现象也是存在的，只是后来随着实验科学的发展，才将心和大脑的功能完全区分开了。但是这种早期的误解现在仍然保留在英语的语言中。由此可见，中西医在早期是很接近的。再比如痰，吸道分泌出来的痰液，中医的“痰”同西医的 sputum（痰）完全一样。只是中医的“痰”还有另一层意思，指能导致多种病症的一种病理因素，即所谓的“无形之痰”。这与西方古生物学上讲的 phlegm（人体四种体液之一，认为病变时可引起呆滞与迟钝）不无共同之处。中西医之间有无共同之处，能否互为桥梁？只要我们回顾一下西医开始在我国传播时的情形，问题就不难回答了。

西医传入我国也是近百年来的事情。在此之前中国人只晓中医，没有接触过海外医术。当时向中国介绍西医的人肯定也遇到了翻译上的问题，那困难之大恐怕不亚于今天的中医对外翻译吧。试想，西医的理论与治疗方法与中医如此相左，而中国人当时对西医又闻所未闻，在这种情况下究竟该如何向中国人介绍西医呢？是借用中国已有的医药知识和术语来翻译这一完全新型的语言呢，还是另外再引进一套完全新型的语言呢？所幸的是，当初的译者没有我们现在这么多的顾虑。他们大胆地借用了中国传统医学固有的生理、病理知识和用语来翻译相应的西医概念，力争求大同而存小异。他们没有因为西医的 heart（心）只有泵血的功能，而无“主神志”的作用，就将其音译成“哈特”以示忠实。他们借用中医语言来介绍西医概念的尝试，不但没有妨碍西医在中国的传播，相反，促进了其在中国的发展。因为这样做使西医获得了同中国传统医学相联系的捷径，使它一开始就扎根在中国的土壤里，从而得到了吸收营养的可靠保障。

当然西医毕竟不是中医，两者间的差异是显而易见的。早期的译者在借用中医语言的同时，也采用音译、直译或意译的方法来翻译西医理、法、药中特有的东西，如淋巴（lymph）、盘尼西林（penicillin）、鼓室（tympanitic cavity）。我们今天在从事中医对外翻译工作时，为什么不可以借鉴前人的经验呢？为什么不可以借用西医的某些语言来转达中医的概念呢？这是我们在翻译时应认真考虑的一个问题。当然在具体的做法上，我们仍需做进一步的探讨，不一定完全走前人走过的路。但这个大方面是对的，我们应以此为原则，来开拓我们自己的道路，实现我们的目标。

“尊重国情，保持特色”原则：我们强调在中医翻译中借用西医语言的重要性和必要性，但并不是想把中医西医化，而只是想给中医找一条走向世界的最佳途径。我们也历来反对西医化中医，事实上这条路也是走不通的。因为在中医语言中，只有一部分用语能在西医语言中找到相同或相近的对应语，还有一部分是找不到的。为什么呢？答案在“语言国情学”里。

语言国情学是研究语言和民族文化背景之间的关系的一门新兴学科。其理论核心是，世界上任何一种语言中的绝大多数词语在别国的语言中都能找到相应的词汇，这些词汇是全人类语言的“共核”，反映了世界各民族共有的事物和现象。这就是我们常说的“对应词”。如发生在中国人身上的生理现象和病理变化在其他民族的人身上也会发生，因此中国人对某个生理现象和病理变化的称呼在其他民族的语言中也应该能找到对应的说法。这是毫无疑问的。因为它属于人类共同经验宝库中的一部分。但是语言国情学还认为，一种语言中总有一些反映该民族特有的事物、思想和观念在别国的语言中找不到对应的词语。如中国儒家信奉的“礼”、中医的“阴、阳”等。所幸的是，这类词汇在一国的语言中所占的比例很少。但是尽管如此，它们的作用却是极为重要的。因为它们反映着一个国家和民族的文化特色，是一种文化区别于另一种文化的象征。就中医语言来说，大部分词语也都处于人类语言的共核之中，但也有一小部分词语是汉语中所特有的。一般来说，这类词语反映着中医基本理论的核心（如阴、阳、气等）及辨证论治的要旨（如表、里、虚、实等）。

由于中医用语与古文有着不解之缘，很多用语表面上看，似乎在英语中找不到对应语，实则不然。如中医常说的“取类比象法”，就是英语中的 analogy（类比法）。这一现象应引起翻译工作者的注意。总的来看，某些具有独特的民族性词语给以音译是比较合理的。需要说明的是，这样的词语在中医语言中只占很小的一部分。目前在中医翻译界，有滥用音译的倾向，这应引起人们的注意。有的人将音译法当成权宜之计，凡遇到不会译的地方，音译便大派用场。老实说，音译实在是不得已而为之的办法，若有办法，又何苦音译呢？音译总是要给读者的理解造成困难的，总是或多或少地影响了信息的传达，而且音译不能见词明意，对记忆、学习和推广也有很大的妨碍作用。因此，除非万不得已，一般还是少用音译为好。

（2）中医名词术语翻译的五大原则

自然性原则：所谓自然性原则，指的是翻译的中医名词术语应是译入语中自然的对应语。这就要求我们在翻译时既要考虑到中医的固有特点，又要考虑到自然科学的共同之处。具体到中医名词术语的翻译上，对一些与西医较为接近的概念可采用相应的西医术语对译之。这不但使译语具有科学性，而且具有自然性。因为这样的译语才是译入语中最自然的对应语。

在现行的翻译活动中，一些译者总是强调中医的独特性，反对借用西医用语。于是“净腑”被译作 hollow organ for cleansing，“髓海”被译作 sea of marrow，令读者抓不住译语的主旨。其实这两个中医术语在英语中都有相应的对应语。如“净腑”就是 bladder，“髓海”就是 brain。bladder、brain 不但是“净腑”和“髓海”在英语中最自然的对应语，而且是西医的专用术语。为什么不可以采用这些对应的西医术语来翻译相应的中医概念呢？为什么非要对号入座呢？原因可能有二：一是一些译者在强调民族性的同时忽视了自然科学的共性，从而把中医与其他自然科学对立起来；二是一些人仍对当年中西医之间的激烈论争记忆犹新，尽量回避可能引起的争论。

简洁性原则：中医用语的突出特点是简明扼要，译名亦应保持这一特点。只有这样，才能保证译名的信息密度。所谓信息密度，指的是在计算机记忆中储存的单位信息所占用的空间越小，运载这一单位信息的词的信息密度就越高；单位信息从发送者到接收者所需要的时间越少，运载这一单位信息的词的信息密度就越高。目前中医名词术语的翻译大多都采用意译法，属于典型的辞典解释性翻译。运载信息的原语被分解为多个译语词，致使译语词的信息密度大为降低。在考查信息密度时，我们可参考如下公式：

$$信息密度=\frac{原文词的意义单位（实词）数}{译文词的意义单位（实词）数}$$

信息密度标准可分为三个档次：A 档为 0.5，B 档为 0.25，C 档为 0.1。最佳密度不低于 A 档，低于 B 档的词应反复推敲，低于 C 档的词不应采用。如果我们用这个标准去检验现行的中医名词术语的翻译，便会发现其中有相当大的一部分需要改译或重译。

民族性原则：中医学虽然与西医学有着相同的社会功能和认识整体，但因其具有特殊的认识体系，在思想原则、概念范畴等方面都有自身独到的规定性；在观念系统、理论系统与操作系统方面，都有与西医学强烈的不可通约性。所以就文化特征而言，中医学还只是中华民族特有的医学体系，因而具有鲜明的民族性。这一点在名词术语的翻译上也应予以体现。

虽然我们提倡借用西医语言翻译中医用语，但这种借用是有一定限度和标准的。事实上中医语言中只有一部分在西医语言中能找到对应语，还有很大一部分是找不到的。民族性原则就体现在这部分中医名词术语的翻译上。

回译性原则：回译性指的是英译的中医名词术语在结构上应与中文形式相近，这样在中医药的国际交流中，就能较好地实现信息的双向传递。为什么要强调回译性呢？原因有三，首先，在目前中医翻译尚不太发展、中医人员外语水平有待提高及国际中医药工作者业务能力较为有限的条件下，具有回译性的译语有利于翻译人员准确传递信息，有利于中国中医人员能较快、较好地掌握中医英语。同时，也有利于国际中医工作者学习和掌握中医医理并有效地进行业务交流。其次，具有回译性的译语能较为准确地再现原文所含信息，减少翻译过程中对信息的损益程度。由于中西文化差异较大，而中医又纯属中国特有的文化现象，因此强调译语的回译性有利于中医走向世界并保持其固有特色。第三，强调译语的回译性，有利于提高翻译质量。

当然，对回译性的追求以不影响信息的再现为前提。例如将“受盛之腑”译作 hollow organ in charge of reception，将“传导之官”译作 official in charge of transportation，虽有一定的回译性，但却有碍于读者理解。况且“受盛之腑”（即小肠）和“传导之官”（即大肠）在英语中都有自然对等语，更无须为求回译而弃易从难。

规定性原则：规定性指的是对中医名词术语的译语在内涵上加以规定，使其不能另有解释。提出这样一个原则主要是为了解决中医名词术语翻译上的内涵的对等问题。由于英语中缺乏中医对应语，所以英译的中医名词术语常常使人觉得“言不尽意”。因此有人认为中医的基本概念是不可译的。这个观点当然是片面的。因为语言只是传情表意的符号，其外壳与内容之间的关系是任意的，约定俗成的，而不是已然的或必然的事实。

所以在翻译中医名词术语时，我们可以对其译语的内涵加以规定。这样既可以保证释义的一致性，又能消除种种误解。例如“辨证”一词的翻译历来争论不休。吕维柏建议用 syndrome differentiation 来翻译，有人认为中医的“证”不同于西医的 syndrome。但是，如果我们从“名”与“实”的辩证关系出发来考虑问题，便可将 syndrome differentiation 加以规定。规定其只能表达中医“辨证”这个概念，不能做任何其他的解释。在这一规定下，译语的内涵与原语的内涵便趋相等。在约定俗成的力量作用下，这一规定很快便成为习惯。规定性原则在其他方面也使用得很多，值得我们研究。

（3）中医翻译的五大方法：根据中医语言的特点及中医翻译的具体意境，中医翻译的基本方法可分为深化译法、浅化译法、轻化译法、淡化译法和等化译法等类型。

深化译法：所谓深化，主要是对原文理解及表达上的透彻、入理，而不是满足于对表层信息的转述。例如将“土不制水”译作 earth fails to control water，原语与译语在表层上无不一一对应，但深层上是否也对应呢？就很值得深思了。所以，对于这样一些术语，翻译上仅做字面处理是很不够的。就是对于中医圈外的中国人来说，如果不做进一步的解释，也是很难理解这些术语的含义的，更何况外国读者？因此在翻译类似这样的词句时，译者应在充分理解其表层结构的基础上，努力挖掘其深层结构的实际所指，并以适当的方式将其转达到译入语中去。至于其表层结构，因文化背景的不同，只好在译语中予以放弃。表面上看来，这种译法不够忠实原文，实际上却是对原文最大程度的忠实，即以表层的不忠实来实现深层的忠实。这也即是“深化”译法的精微之所在。例如，“风起瞒偏”系风中经络引起面神经瘫痪的病证，应译作 facial paralysis due to pathogenic wind 或 facial hemiplegia from stroke，且不可望文生义。另外，在深化译法中，注意古音通假现象，如《史记·扁鹊仓公列传》中“能使良医得蚤从事”一句，其中“蚤”通“早”，乃“及早”（early）、及时（intime）之意，若不知古音通假，将“蚤”译为“跳蚤”

（flea）或“蚤虫”（louse），岂不令人啼笑皆非？

浅化译法：所谓浅化，就是把特殊的东西一般化的一种译法。例如，中医认为“脊髓上通于脑，髓聚成脑”，所以把脑称作“髓海”。但是翻译时这种独特含义是很难转达的。现在很多人都将其译作 sea of marrow，虽是字面对应，却很难达到语义对应。在这种情况下，“浅化”译法就有了用武之地。如我们可以把“髓海”浅化地译作 brain。那么，“浅化”译法是不是不忠实呢？并不尽然。由于文化的不同，语言的差异以及不同民族对同一事物所产生的不同心理感受，一语言中的特殊概念在另一语言中常常会出现语义上的空缺及理解上的背向。所以翻译时我们只好将其“浅化”成一般性的概念，以便读者能较好地理解文章或语言。“浅化”译法在中医翻译上的运用还是比较广泛的。需要说明的是，在允许的条件下（如授课、交谈或著书立说等），对以“浅化”法翻译的中医词句最好能加以必要的注解。但注解一定要精而少并以一次性注解为限。

轻化译法：所谓轻化，就是用通俗、易懂的语言来翻译理论性强且枯燥难懂又不大适应于译入语行文习惯的文章或话语。在中医文章中，尤其是经典著作的行文中，常常使用哲理性和抽象性都很强的语言来描述认识对象，从而使文章在语气和遣词上都显得凝重而难解。例如，“天地合气，命之曰人”这句话就很富有哲理性、抽象性和凝重性，字面翻译有碍读者理解。在这种情况下，我们就可以采用“轻化”法对其进行翻译。我们可以将“轻化”翻译的过程分解为两个独立阶段。首先将其转换成浅显易懂的汉语：大地合气，命之曰人→人是自然的产物；然后再以“轻化”的方法将业已“轻化”了的原文译成英语（或其他语种）：Human beings have emerged from the nature.

“轻化”译法的运用也有一定的范围。一般来讲，在中医翻译中使用“轻化”译法主要出于以下几个方面的考虑：第一，对于一些大众化的文章及一般性的医学交流，“轻化”法在信息的运载和转述方面具有明显优势；第二，对于不了解中医或对中医知之不多的读者或听众，“轻化”译法能有效地沟通作者和读者、演讲人与听众之间的信息交流；第三，对于一些理论性要求不高的文章或场合，“轻化”译法能迅速缩短交流双方间的距离。

淡化译法：所谓淡化，就是为了提高译文的可读性，对完全不适合译入语表达的中文和对不符合国外读者欣赏习惯的描写进行必要的删节或改写。许多中医人员在写文章时（特别是理论性研究），喜欢采用“鸣锣开道式”的行文方式。这种行文方式在中文看来无不合情入理，但若照此译入英语，一定会使读者如坠十里烟海，不知所云。在这种情况下，“淡化”译法就显得尤为重要。有时，在面对中医文章中理论性较强且不适合于特定环境下读者的欣赏要求时，也需采用“淡化”译法来处理。

等化译法：所谓等化，就是使译语和原语在语义和形式上趋于相等的一种翻译方法。“等化”译法主要体现在比照西医、词素翻译及音译等方法中。所谓“等化”，主要是指译语和原语在语义方面的完全或基本对应。需要说明的是，这种语义上的“对等”或“等化”的实现是有一个过程的。在这个过程中，译语在新的语言环境和社会环境中重建自己的“名”“实”关系，最终实现内容和形式的统一。原因很简单，虽然说词语的形式和内容是统一的，但是统一不是没有条件的，这个条件就是特定的语境。离开了特定的语境，原来的统一便失去了赖以存在的基础。而新的译语在新的语言和社会环境中通过交际，又会在新的条件的作用下实现新的统一，从而使信息的再现成为可能。新的内容和形式统一的基础是约定俗成，而约定俗成得以确立的条件便是“规定性原则”。如果认识不到这一点，便无法理解“等化”译法的精髓之所在。

《中译英技巧文集》

《中译英技巧文集》是《中国翻译》编辑部根据国内翻译界的学者1992年之前在《中国翻译》杂志上发表的翻译论文，编辑而成的一部重要的文集，其中也收集了3篇有关中医翻译的研究论文。《中国翻译》是中国最重要的一部翻译杂志，1992年之前已经发表了几篇有关中医翻译的分析、研究论文，意义重大。《中译英技巧文集》中所收录的3

篇有关中医翻译的研究论文，是对中医翻译的原则、中医方剂学译法和中医名词术语翻译问题的分析、研究，至今依然是国内外中医翻译界的重要论文，影响可谓深远。

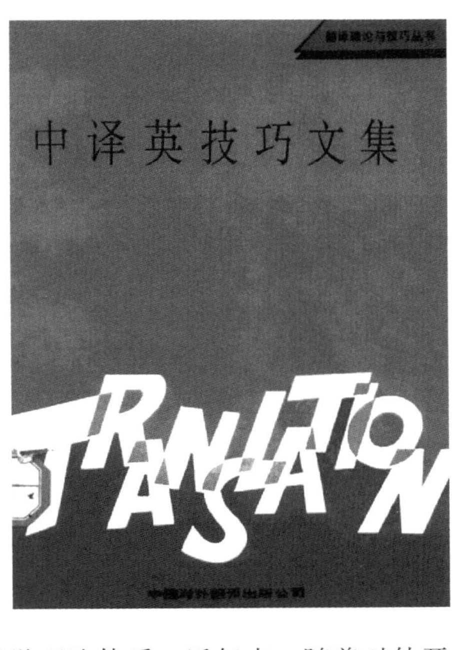

图 5-37 《中译英技巧文集》

（1）《论中医翻译的原则》：是李照国、刘希茹于 1991 年在《中国翻译》杂志上发表的一篇研究论文，努力分析、研究了中医翻译的基本原则。文章指出，中国医药学经过数千年的医疗实践，已发展成为一个独特的医学理论体系。近年来，随着对外开放的实行，我国传统的医药学越来越受到国外医学界的重视，中医对外翻译工作也随之广泛地开展起来。经过我国中医翻译工作者十几年的艰苦努力，已取得了巨大的进展，这是举世公认的。但存在的问题也不少。对此我们必须做进一步的研究探讨。目前中医翻译上存在的最突出的问题大概是用词混乱。用一个中医术语来形容，就是“各家学说”——各弹各的调，各吹各的号。百花齐放之势业已成，但百家争鸣的局面尚未出现。这是中医翻译用词不统一的主要原因所在。散见于个别刊物上有关中医翻译的文章，讨论的大多数都是“直译”和“意译”的问题，实际上仍然是在我国翻译界 1 000 多年来争论未休的问题上绕圈子。其实，“直译”和“意译”本身所反映的仅仅是翻译的方法问题，而翻译的根本问题应是原则问题，因为任何一门学科的翻译，都必须在一定的原则指导下，而后按一定的方法进行。方法具有灵活性，不同的译者可能会采用不同的方法，而最后的结果都是一样的，即都传达了同一信息。目前的中医翻译由于缺少了这样一个统一的指导原则，因此已陷入了各行其是的混乱局面：如有将“五行”译为 five elements，有译成 five phases，有译成 Wuxing 的；有将“三焦”

译成three warmers，有译成triple heaters，也有干脆音译成Sanjiao的。这种混乱局面不仅使读者深受其害，而且直接影响了中医的对外交流。

正是有鉴于此，作者根据自己多年中医翻译工作中的体会，结合国内外译者的实践，对中医翻译的原则提出几点看法，供从事中医翻译的同行们参考。通过认真的分析和研究，作者最终确定了中医翻译的三原则，即“薄文重医，依实出华”“比照西医，求同存异”“尊重国情，保持特色”。总的来看，音译富有民族性的中医用语是比较合理的。需要说明的是，这样的词语在中医语言中只占很小的一部分。目前在中医翻译界，有滥用音译的倾向，这应引起人们的注意。有的人将音译法当成救命稻草，凡遇到不会译的地方，音译便大派用场。老实说，音译实在是不得已而为之的办法，若有办法，又何苦音译呢？音译总是要给读者的理解造成困难的，总是或多或少地影响了信息的传达，而且音译不能见词明意，对记忆、学习和推广也有很大的妨碍。因此，除非万不得已，一般还是少用音译为上。

作者对中医翻译三原则的分析、研究和总结，对中医翻译存在问题的分析、思考和说明，在当时的中医翻译界非常符合实际。其所提出的中医翻译三原则，至今依然是符合实际的，对中医翻译界自然有一定的影响。在该论文中，作者特意提出了唐代玄奘（602—664）在翻译佛经时提出的“五不翻”的观点，即“秘密故，入陀罗尼；含多义故，入薄加；此无故，如阎浮树（中夏实无此木）；顺古故，入阿耨菩提；生善故，入般若”。玄奘所说的“不翻”实际上就是音译，音译就是“不翻”的翻法。长期以来人们对玄奘的“五不翻”的观点有指责，认为此种观点有悖于翻译的宗旨，实不可取。作者认为，从翻译实践来看，指责玄奘的“五不翻”显然是片面的。就中医翻译来说，“五不翻”的提法是相当实用的。我们之所以音译阴、阳、气等概念，就是因为这些概念是“含多义故”。如气，从中医来讲，有功能之气，也有物质之气，有先天之气，也有后天之气，有宗气、元气、真气、营气、卫气等，这么多的气该怎么译呢？过去一直译为vital energy，但总使人觉得概念不清、意思不明，不如干脆音译为 Qi。因此元气可译为 primordial Qi，先天之气可译为 congenital Qi 等。这里的 Qi 也可采用小写 qi，这样显得更自然些。

作者的这些论述，当然是近 30 年前的翻译实践和分析总结，与当今时代的翻译实践尚有一定的差异。比如 WHO 西太区在 2004 年制定中医名词术语国际标准时，将“元气”译为 source qi，将“先天之气”译为 innate qi，有一定的道理。但西太区将“三焦”译为 triple energizer，显然是不太符合实际的。

（2）《中医方剂学译名法则的探讨》：是广州中医学院李衍文在《中国翻译》杂志上发表的一篇重要的文章，认真系统地分析和研究了方剂学名称的翻译及其翻译的法则。作者指出，“中医传统医药学是一个大宝库，而中药方剂学是这个宝库的重要组成部分。历代相传的方剂见之于文字者甚为浩瀚。当今我国对外开放政策必定带来更多的对外学术交流，如何更好地译好方剂学已经提到议事日程上来了。在实际工作中，镐京学者就方剂译名法则进行了一些探讨，现初步归纳起来俾求得同人赐教，以更好地、更准确地做好这一工作”。

谈到拉丁药名（西药）的命名，作者提出了西药将酸类药中的“叶酸”称为 Acidium Folicum，盐类药如将“硫酸阿托品”称为 Atropini Sulfas，生物碱盐类药如“盐酸可卡因”称为 Cocaini Hydrochloridum，油类药如“艾叶油”称为 Oleum Artemisiae Argyi。另外还提到了西药中制剂药的命名法。作者所提出的西药的各种拉丁语的名称，“无非就是要为中药方剂的命名提供参考”。

谈到中药制剂的命名，作者提出，“方剂名称的英译和中医的英译有些相似或相同的手法，从形式上看不外乎意译‘六君子汤’Decoction Containing Six Mild Drugs”。作者提出，“六君子汤”曾有人译为 Six Noble Decoction 或 Six Gentlemen Decoction。作者认为这样的译法是意译，而“六君子汤”中的药性平和，译作 mild drugs 比译作 Noble Gentlemen 更为国外学者所接受。作者又简单地介绍了“常用方剂的剂型”“方剂名称的拉丁化或英语化了的拉丁字问题”及“关于方剂学的译写”，认为“方剂学还包括其他内容，如组成、主治、功效、方解、配伍、临床应用、附方等，这就要求译作者要有中药和中医的知识，其译写方法另行别议”。

（3）《关于中医名词术语的翻译》：是苏志红此前在《中国翻译》发表的一篇论文，谈到了中医翻译的五大问题。第一是“中医针灸名词术语翻译的基本原则”。作者认为，“中国是中医和针灸的发源地。因此，中医针灸的名词术语应以我们的理解，以我国的语言为基础的翻译方法来表达。我们理解对的，翻译出来就会比较准确，也能迅速地传播出去。外国人也会尊重、相信我们的用词，也容易接受我们的译法”。第二是“用现代英语的表达方式和丰富的医学古文知识，才能保持中医古籍中浓厚的古典文学和哲学色彩”。作者认为，“要做到这一点，必须要有较好的英语语言和医学古文基础，结合国内各医家对某经典基本一致的解释，来理解中医经典和中医名词术语并进行翻译，以保持其原有的特色”。第三是“关于中医名词术语的直译法”。作者认为，“有些中医名词术语，如果直译能做到‘意合意’，而且能向外国人介绍汉语的优美词义，就可以采用直译的方法，这里需要说明的是，并不是所有的中医名词都要强求直译，而是指有些，甚至于大部分”。第四是“汉语拼音的应用——不得已而为之”。作者认为，“中医里有些汉字没有相应的能准确表达的英文字，既不能做到直译，又不能做到准确地意译。如‘阴、阳、气’以及有些临床病症方面的词，既不能用西医病名来翻译，又不能直译，特别是像‘气’这个字，从中医来讲，有功能之气，也有物质之气，有先天之气，也有后天之气。‘气’之前总是要带上一个或几个其他字来表示它的不同功能或性质。所以，这么多‘气’怎么译？过去我们译成 vital energy，后觉得意思并不完整。通过教学实践，我还是主张用汉语拼音‘Qi’”。第五是“关于借用西医名词术语的问题”。作者认为，“有的中医临床病症名、人体结构解剖名和某些脏腑功能等词汇，和西医的意思相同或相似，就完全可以采用西医的专有名词，没有必要另造一套。但是有些阴阳五行理论、辨证论治、治则等方面的词则不能用一些生理、形态等方面的专有名词来表示。特别是一些用来表示脏腑功能、阴阳关系等的词，具有优美形象化的文学色彩，更不能引用一些西医其他各科的专有名词来译，也不能笼统地都用拉丁文来表示”。作者就这五个方面的分析和研究，还是比较符合实际的。

《医古文英语翻译技巧》

为了明确研究中医经典著作的翻译，20 世纪 80 年代我们就开始认真地学习和翻译中医经典著作的核心概念、语言和修辞。为了表明中医经典著作的语言风采和概念内涵，我们在翻译实践和研究的过程中，一直将中医经典著作的概念和语言与英语语言和表达方式进行比较和调整。在学习和研究的过程中，我们始终与真正了解和掌握国学典籍的中医明师们进行请教和了解，更与另外一位特殊领域的国学大师努力学习。在与他们进行讨论和交流中，我们特别注意到他们才是真正的国人，才真正具有深厚的中华意识和中华文化。他们注意到我们一直在认真地学习和研究中医翻译，于是便努力地指导我们如何学好和译好国学和国医。

在学习和翻译《黄帝内经》等中医经典著作时，这几位特殊的国学大师一直在指导我们学习国学和国医，同时也指导我们如何掌握好中医翻译的基本理论、方法和技巧。为了明确中医翻译的方法和技巧，他们建议我们将中医经典著作的名言和翻译为英语的方式结合起来，以便既令自己明确中医经典语言的风采和文化的内涵以及英语表达的方式和目标，更令其他人也借此明确中医经典语录的精神和风采及英文表达的方式和特色。正是在他们的指导下，我们逐步将《黄帝内经》等中医经典著作的核心语录与英文表达的方式比照起来，反复地观察和思考，以便明确其不同的风采以及合而为一的目标。经过多次分析和思考，我们将几十部中医经典语录的原文和译文进行了统筹比较，罗列在同一笔记本中，并提交给这几位国学大师们，请他们分析指导。他们认真地看了之后，认为如此比较分析特别有意义。同时也建议我们将这部分罗列出来的中医经典的语录及其英文翻译编辑为一部书，争取出版，以便有利于翻译界和中医界的其他人士关注。

医古文
英语翻译技巧
YGW
李照国 李萧红 编著

一、《内经》五则

1. Five Sections Extracted From Neijing

Section Ⅰ

从阴阳则生，逆
Following the principles of yinyang ensures life, while breaking
之则死；从之
them may lead to death; conforming to the principles of yinyang
则治，逆之则乱。
guarantees health, while violating them may result in disease. The
反顺为逆，是谓内
movement from conformity to violation is known as interior
格。是故圣人不治已病治未病
rejection. Therefore, wise doctors give prevention the priority over
，不治已乱
treatment, and pay less attention to the treatment of disease but
治未乱，此之谓也。
more to the prevention of disease. This is the reason.

· 21 ·

夫病已成而后药之，乱已成而
Applying medicine only when disease has emerged, and resorting to
后治之，譬犹渴而穿井
treatment when disorder has appeared, are just like drilling a well
斗而铸锥
when one feels thirsty, and manufacturing weapons when war has al-
，不亦晚乎！
ready broken out. It is certainly too late!

Section Ⅱ

凡治病，必察
For the treatment of a disease, a doctor must get to know the
其下，适其脉，观
urine and defecation conditions of the patient, feel the pulse, observe
其志意与其病也。
the spiritual condition, and ask about the conditions of the disease.
拘于鬼神者不可与言至
Those who indulge in superstitions cannot understand the tenets of
德；恶于针石者，不可与言至
medicine; those disbelieving acupuncture have no access to this magic
巧。病不许治者，病必不治，
skill. Those unwilling to receive treatment cannot be cured and the

· 22 ·

治之无功矣。
forced treatment will surely show no effect.

Section Ⅲ

今夫五脏之有疾也，譬犹
The occurrence of visceral disease is similar to the state of a hu-
刺也，犹污也，犹
man body being thorned, an object being contaminated, a piece of
结也，犹闭也。刺虽
rope being knotted or a river being blocked. However, a deep lodged
久，犹可拔也；污虽久，犹可雪也；
thorn can be pulled out; a long contaminated object can be cleaned; a
结虽久，犹可解也；闭虽久，犹可决
long knitted knot can be undone; and a long blockedriver can be
也。或言久疾之不可取者，非
dredged. Some people regard stubborn diseases as incurable, this
其说也。
view is incorrect.

夫善用针者，取其疾也，犹拔
The skilled acupuncturists cure disease just like pulling out
刺也，犹雪污也，犹解结也，
thorns, cleaning contaminated clothes, undoing the knitted knot and

· 23 ·

犹决闭也。疾虽久，犹可毕
removing the blockage. The disease may be prolonged, but still can
也。言不可治者，
be cured. Those regarding the prolonged disease as incurable are
未得其术也。
ignorant of the skill required.

Section Ⅳ

风雨寒热，不得
The pathogenic wind, rain, cold and heat, unless they encounter
虚，邪不能独伤人。卒然
the weakened physique, cannot be harmful. Those suddenly
逢疾风暴雨而不病者，盖无虚，
attacked by storm but not falling ill are usually strong in physique.
故邪不能独伤人。此
Thus pathogenic factors in themselves cannot harm people. The
必因
contraction of disease is usually instigated by the combination of a
虚邪之风，与其身形，两虚相
pathogenic wind with a weak physique. When pathogenic wind
得，乃客其形。两
meets with the weak body, disease begins to emerge. When

· 24 ·

实相逢，众人
normal wind meets with strong physique, people will become even
肉坚。其中于虚
more healthy. The attack of the human body by the asthenic
邪也，因于天
pathogenic factors is due to the combination of pathogenic factors in
时，与其身形，参
nature with the deficiency of the resistance of the human body. When
以虚实，大
the weak physique meets with the sthenic pathogens, serious
病乃成。气有定舍
diseases occur. Pathogenic factors attack certain parts of the human
，因处为名，
body, therefore diseases are named after these parts. Diseases can be
上、下中
divided into three categories according to the upper, lower, and
外，分为三员。
middle divisions of the humen body.

Section Ⅴ

黄帝问曰："愿闻刺要。"
Hangdi asked: "I'd like to know the law of acupuncture."

· 25 ·

岐伯对曰："病有浮
Qibo answered: "Diseases are sometimes superficial and sometimes
沉，刺有浅深，
deep. So needling is shallow in some cases and deep in some others
各至其理，无
according to the conditions concerned. This requirement should not
过其道。过之则内伤，
be overlooked. Over needling impairs the internal organs, while
不及则外壅，壅则邪从之。
inadequate needling stagnates qi, leading to pathogenic invasion. So
浅深不得，反为大贼，内动五脏，
improper depth of needling is very harmful, stirring the visceral qi
后生大病。故曰：病有
and causing serious diseases. Therefore it is said that diseases are
在毫毛腠理者，有在皮肤者，有在肌肉者，
either in the superficies and stria, or in the skin or in the muscles,
有在脉者，有在筋者，有在骨者，有在
or in the vessels, or in the tendons, or in the bones, or in the
髓者。是故刺毫毛腠理无
marrow. Thus, when needling the superficies and the stria, do not
伤皮，皮伤则内动肺，
impair the skin. The impairment of the skin affects the pulmonary qi,

· 26 ·

肺动则秋病温疟，
causing febrile malaria in the autumn or giving rise to such symptoms
泝泝然寒栗。刺皮无伤
as chilly aversion to cold. When needling the skin, do not damage
肉，肉伤则内动脾，
the muscles, the damage of the muscles will affect the splenic qi.
脾动则七十二日四季之月，
The impairment of the splenic qi may result in abdominal
病腹胀烦，不嗜食。
flatulence and poor appetite for 72 days in the four seasons.

翻译练习

1. 将下列中医用语译成英语

①一阴一阳 ②二便不利 ③十二经脉 ④十二原穴 ⑤十五络脉 ⑥十指麻木 ⑦十八反 ⑧十九畏 ⑨七情 ⑩丁疽 ⑪八纲辨证 ⑫儿发干枯 ⑬九窍 ⑭三棱针 ⑮二进一退 ⑯三焦 ⑰三消 ⑱干呕

2. 将下列原文译成英语

上古之人，其知道者，法于阴阳，和于术数，饮食有节，起居有常，不妄作劳，故能形与神俱，而尽终其天年，度百岁乃去。

Key

1. Translation of terms

①monoyang and monoyin ②difficulty of urination and defe-

· 27 ·

图 5-38 《医古文英语翻译技巧》及部分内文

正是在他们的指导和要求下，我们将罗列的28部中医经典及典籍的语录及其英译方式结合起来，组建了《医古文英语翻译技巧》这样一部特别的书，提交给上海中医药大学出版社（现上海浦江教育出版社）。28部中医经典和典籍的语录包括，“《内经》五则”“医师章”“大医精诚”“用药如用兵论”“内外伤辨惑沦”“楚惠王吞蛭辨”“扁鹊传”“孙思邈传”“小儿则总论”“汗下吐三法该尽治病诠”“桂枝汤方论”“按摩”“辨伏神并序”“丹溪翁传”“论吐下霍乱属于热”“说疫气”“《伤寒论》序”“《脉经》序”“标幽赋”“《甲乙经》序”“金疮脉断候”“论风毒脚气”“鉴药”“《良方》自序”“局方发挥”“采药”“《汉书·艺文志》序及方技略”“宋清传”。

上海中医药大学出版社一直非常重视中医翻译，尤其是中医经典和典籍的翻译。通过认真地编辑和审核，很快就正式出版了这部书。这部书是国内外唯一一部关于如何理解中医经典和典籍核心概念和语录的修辞风采以及如何明确英语翻译的表达方式的专著。对于中医经典及典籍的翻译，如果能将中医传统的文化内涵和语言风采结合起来，自然能比较完整准确地对外传播好中医的精气神韵。

第五节 中医翻译研究在国际上的发表

第一次全国中医翻译大会于1991年12月在山东中医药大学召开，当时笔者正在西安医科大学读硕士。虽然西安医科大学是西医院校，但笔者的导师邵循道依然非常重视中医的对外传播，特意安排笔者认真研究中医翻译。在读硕士期间，在邵循道的指导下，笔者一直在认真地学习、分析和翻译中医，并就中医翻译存在的问题和挑战进行了认真的研

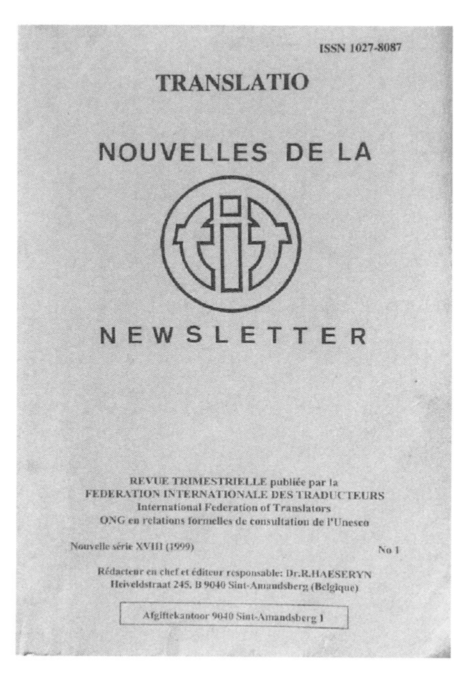

图 5–39 《国际翻译研究杂志》

究和总结，撰写了多篇论文，其中有 4 篇在《中国翻译》杂志上发表。国家第一次召开中医翻译大会时，笔者向其秘书处提交了 2 篇用英文写的中医翻译研究论文。这 2 篇论文也被会议的负责人陈可冀院士所关注，并特意安排笔者在会议上发言。

这 2 篇论文中的一篇就是关于中医翻译的基本原则和方法的研究。8 年之后，笔者又将这篇文章再次认真地进行了补充和完善，特意将其投给了国际上的 *Translatio*（《国际翻译研究杂志》）。之所以投给《国际翻译研究杂志》，就是因为该论文主要是向西方人介绍应该如何理解和翻译中医的基本概念和术语，为西方从事中医翻译的学者制定了中医翻译的三大原则。该杂志的编辑和专家认真审阅之后，即将其发表在当年第 1 期的首篇中。看到这篇文章后，好几位西方从事中医学习和翻译的学者曾经多次与笔者联系，说明这篇文章对中医的国际传入和发展有一定的意义。为了让国内从事中医国际传播和翻译的学者能继续努力在国际上发表有关中医翻译和传播的论文，特意将笔者首次在国际上发表的这篇中医翻译论文介绍给大家，供参考。

TCM Translation: An Analysis of the Principles

Traditional Chinese medicine (TCM) has a long history. Through thousands of years of practice, it has developed into a unique medical system. With the adoption of the open-door policy, TCM has drawn increasing attention from abroad. Accordingly, approved by the Chinese government, the translation of TCM texts into foreign languages, mainly English, has come into question. Through years of arduous work, translators both within and outside China have made much progress in this field. However, many problems still remain unresolved, and deserve further study.

The most noticeable problem seen in TCM translation at present is, undoubtedly, the non-consensus of lexicon. Translators are working in complete independence of each other, giving rise to much confusion in the translation community. For instance, some people have translated Wuxing (an ancient Chinese philosophical concept with literally means "five kinds of materials") as "five elements" , others as "five phases" and still others simply have translated it into Wuxing. As for Sanjiao (an anatomical concept in TCM which literally means "triple energizer"), some have translated it as "three warmers" , others as "triple heaters" , and still others have used the transliteration Sanjiao. Each translator has his or her theory to defend. The only victim of this practice of non-consensus is the reader. This situation continues and currently hinders the dissemination of TCM abroad.

What, then, is responsible for such confusion? Obviously the anarchism prevailing over the TCM translation field responsible for this. However, to a large degree, this blame perhaps justly falls on the translators who have failed to see the basic principles of TCM translation. The articles occasionally published in some journals and magazines all focus on the so called "literal translation" or "word-for-word translation", still skirting the issue which has been debated for hundreds of years in the field of Chinese translation without being settled. In reality, "literal translation" or "word-for-word translation" reflects only the methods and skills of translation, not the basic question of translation. Modern theories indicate that the dominating factor influencing translation is the principle of translation. In translating a certain given subject matter different translators may adopt different methods, but must be guided by the same principles. In view of the current situation of TCM translation three principles for guiding TCM translation are put forward.

在前言中，本文说明了中医翻译存在的各种问题以及该如何解决这些问题。要真正地解决好这些问题，首先必须制定好中医翻译的基本原则。根据中医国际传播和翻译的历史和现状以及未来的发展趋势，提出中医翻译应该确定三大原则。下面将这篇文章中向西方人提出的中医翻译三原则详细予以介绍。

I. Scientific and Technological Knowledge: the Focus of TCM Translation

It may seem absurd at first to mention this point here. After all, one may take it for granted that TCM translation should be scientific and technological and nobody would expect it to be artistic and literary translation. Theoretically speaking, this should be the case. In fact, the prevailing practice is just the contrary.

TCM classics were all written in ancient times in classical Chinese, the form and style of which is still to be found in songs and poetry, the language of which is characterized by the influences of ancient Chinese classical literature and philosophy. Moreover, ancient TCM practitioners were all Confucian scholars who, failing to pass the imperial examination, turned to medicine. Thus, in their medical writings, literary rhetoric such as metaphor, simile, hyperbole and imagination was frequently adopted. When describing the quick curative effect of a treatment, expressions such as Xiao Ru Fu Gu (extremely effective), Bai Shi Bai Zhong (to be efficacious every time), and Wei Ji Xuan Zhong, Bing Yi Huo Ran (to be cured on the spot) were often used; and in talking about the importance of the disease prevention, phrases such as Wei Yu Chou Mou (to make preparation before the rain comes) and Fang Huan Yu Wei Ran (to take preventive measures before disasters occur) were commonly used.

Medical language embroidered with rich literary colour—this is typical of TCM—violates what scientific language demands. If this were only the hobby of an ancient people, then it might require little comment. Unfortunately, this phenomenon is still widely observed in the current language (both oral and written) of modern TCM. How can we deal with the literary and philosophical aspects of TCM language when translating it into English? This is the problem that continues to haunt translators. It is even still argued as to whether TCM translation is literary translation or scientific and technological translation.

In the first place TCM translation should be considered scientific and technological because it focuses on transferring ancient Chinese medical science, not classic literature and philosophy to foreign readers. Some people are so proud of the literarily elegant, philosophically significant and musically rhythmic language of TCM that they insist that the classic Chinese literary and philosophical nuances of TCM language be reflected in the English version, otherwise the essence of TCM cannot be maintained. Their theory is that the lexicon of any branch of science is based on the language of the country where it has originated. But they have ignored the most important factor in translation: the reader. Whether a piece of translation is faithful or not can only be determined by the reader's response. In rendering the phrase Xiao Ru Fu Gu what for example is the exact meaning of Fu Gu and how can we convey the meaning to the reader? The phrase Bai Shi Bai Zhong is, without difficulty, translatable and understandable, but could there ever exist such a miraculous reality? Obviously the information will be affected if the focus of translation is shifted to the maintaining of the literary or philosophical flavor of the source text.

Eugene A. Nida says in his *The Theory and Practice of Translation* (1969) that many people believe that, in translating ancient classics, the ancient language form and style must remain so as to be faithful to the original piece. This is, in fact, incorrect. The ancient writers wrote for the readers of their own time not for readers hundreds and thousands of years later. Therefore, the language they used was not felt to be archaic at that time. The translators today are translating for the readers of their own times, therefore they need not keep the archaic expressions and styles in their translation. Otherwise the result of the translation will be contradictory with the communicative function of the original piece.

Objectively speaking, the literaturized language of TCM is nonscientific. Translators should try to focus on the facts implied in the source language, paying no attention at all to the word-play game frequently seen in TCM writing. This emphasis on the abandonment of literary flavor in TCM language, however, by no means suggests that rhetoric can be ignored in scientific writing.

In his article *On Translation Criteria* (1956), Guo Moruo, one of the most important writers and translators in China, says: "If scientific writing demonstrates some artistic values, it will be helpful for scientific activities." However, because the language of TCM is so literaturized, the focus of writers is usually fixed more on the style and form than on the content. Thus, this bias must be reversed in translation. Of course, under the prerequisite of objectivity and accuracy, efforts also should be made to maintain traditional uniqueness of TCM in the translation.

第一个原则提出，科学与科技知识，即中医翻译的聚焦点。通过对中医经典名句"效如桴鼓""百试百中""未及旋踵，病已霍然""未雨绸缪""防患于未然"等的实际含义及其英文翻译的分析和说明，奠定了中医翻译基本原则的基础。通过对西方翻译家尤金·奈达的观点和论著《翻译理论和时间》的分析，通过对中国的文学家、历史学家以及翻译大家郭沫若关于翻译研究的分析，最终明确了中医翻译第一原则的内涵和意义。

医学语言文学化是中医语言风格的一大特点。中医的典籍都是以古文形式写成的，其文体有歌咏、有诗赋，其语言有浓郁的古典文学色彩。这主要是因为古代的医家大多都是"屡试不第"而弃文从医的儒士，因此他们写的文章常常带有浓郁的文学色彩。这种文章的好处是文笔生动，读来引人入胜。但也不可避免地将文学创作上的夸张、比喻和渲染等修辞手法运用到医学文章中。如形容疗效迅速时常用“效如桴鼓”“百试百中”“屡试不爽”“未及旋踵，病已霍然”“手到病除，妙手回春”等语，当谈到预防疾病的重要性时，便用“未雨绸缪”“防患于未然”等语。

医学语言文学化，这显然与科技用语力求客观、严密、准确、简洁的要求格格不入。如果说医学语言文学化仅仅是古人的杰作，那也无可厚非。问题是这种现象仍普遍地存在于现代中医的用语中。虽然现代的中医工作者并未完全沿袭古人的文体，但也没有完全采用白话文，字里行间仍散发着远古气息。其用语充其量是一种半文半白的“远东拉丁文”，与瞿秋白当年批评的“非驴非马的骡子语言”相去不远。而在文风方面，则完全继承了古人的衣钵。这就给翻译工作者提出了一个如何解决中医语言中文学色彩的问题。而要解决这个问题，首先必须明确中医翻译的原则问题。只有解决了原则问题，才能确立翻译的程序。

下面继续给大家介绍西方人翻译中医时应该遵循的第二原则。

II. Western Medical Language: A Bridge for TCM Translation

It seems that TCM translators can never be free from the influence of Western Medicine (WM). They claim that the TCM conceptions of Xin (heart), Gan (liver), Pi (spleen), Fei (lung), Shen (kidney), etc. cannot be translated into heart, liver, spleen, lung and kidney in WM. Why? Their routine explanation is that Xin, Gan, Pi, Fei Shen in TCM are not only anatomic concepts but also, mainly functional ones. The Xin in TCM, apart from “controlling blood”, also controls “thinking”; but the heart in WM does not have the function of thinking. The Shen in TCM, apart from its anatomical function, also has reproductive function as well as an inspiration-promoting function; however the kidney in WM has neither. The spleen in WM is only a lymph organ, but the Pi in TCM controls digestion.

Therefore, they have suggested that these terms of TCM be transliterated into Xin, Gan, Pi, Fei and Shen.

It is true that TCM and WM are two different systems of medicine, but it is also true that they are identical with and similar to each other in many ways. Both of them, for example, study human physiological functions and pathological changes, trying to prevent and cure diseases to protect health. Based on this point, it is quite reasonable to assume that these two different systems of medicine ought to have many things in common. For instance, in the understanding of human body structure, the physiological state and pathological condition of each individual system or organ, the occurrence, development and the treatment of many diseases, the theories of TCM and WM are quite similar to each other.

For example, both TCM and WM hold that the heart is the organ that controls blood circulation. As to the idea of the heart "controlling thinking" in TCM, this is actually the artificial assignment of part of the brain's function of the heart. This phenomenon was also observed in WM at its earlier stage, which had been corrected with the development of experimental science. Take Tan (sputum), for instance, as the sticky material secreted in the respiratory tract, the Tan in TCM is the same as the sputum in WM. The only difference lies in the fact that the Tan in TCM also refers to a pathogenic factor that can result in many kinds of diseases, (four major fluids in the human body, which van result in dullness) described in ancient western biology.

In terms of human pathological conditions and many kinds of diseases, TCM and WM also have many things in common. Even if the words used in the description of the disease are different, the essence remains the same. In order to demonstrate this point, the following diagram is provided, listing for comparison a group of diseases in TCM different in nomenclature from but identical in nature with TM.

Names of Diseases in TCM	Names of Diseases in WM
Yi Du Li (epidemic toxic dysentery)	Fulminant dysentery
Cun Bai Chong (small white worm)	Taeniasis
Lao Zai (pulmonary tuberculosis)	Pulmonary Tuberculosis
Hong Sha Re (reddish rash fever)	Epidemic hemorrhagic fever
Gan Ji (infantile malnutrition)	Infantile malnutrition
Dian Kuang (mania or mad)	Psychosis
Lu Tian (fontanel protrusion)	hydrocephalus
Luo Li (tuberculosis of cervical lymph node)	tuberculosis of cervical lymph node
Jian Shan (varicocele)	varicocele

The above analysis clearly indicates that WM can serve as a bridge for TCM in its transference abroad. This can also be confirmed by a brief look at the early period of WM coming into China.

It was just in the past one hundred years that WM was introduced into China. Before then, Chinese people only knew TCM. Therefore, the people first introducing WM into China must have also been confronted with the problem of translation. The difficulty they faced was in no way easier than the one we are faced with now. Just think the theories and therapies of TCM and WM were so different from each other and the Chinese people at that time had never heard of foreign medicine. Under such an unfavorable condition, how could it be introduced to the Chinese people, by adopting the traditional Chinese medical knowledge and the lexicon or by importing a completely new language? Fortunately, the earlier translators did not have so many misgivings as we have now. They decidedly adopted the physiological and pathological knowledge and lexicon of TCM in their translation of WM, trying their best to seek common ground on major issues while reserving difference on minor ones. They did not transliterate heart into Ha Te in Chinese as some people of our times might have suggested. Their adoption of the TCM lexicon in the translation of WM did not hinder the dissemination of WM in China. Instead, it promoted its development, because this practice provided an access for WM to get in touch with TCM, enabling it to take root deep in Chinese soil, therefore acquiring a channel to the necessary base for its development.

If the early translators had only fixed their eyes on the differences between TCM and WM, ignoring the generality of human civilization, thus transliterating all the terms of WM, such as Si Pu Li (spleen), Ke De Ni (kidney), and Pan Ke Lei Si (pancreas) etc., it is hard to imagine how the Chinese people could have understood such as an exotic medicine. People would always feel strange: how could foreigners have so many strange things in their body. This mode of translation would surely hinder the WM in China, leaving it just like water without a source or a tree without roots.

Of course WM is fundamentally not TCM. The differences between the two are obvious, and this was not overlooked by the earlier translators. Therefore, apart from the adoption of the TCM lexicon, they also resorted to some other methods, such as free translation, literal translation and transliteration, to deal with WM terms. For example, they transliterated lymph into Lin Ba, penicillin into Pan Ni Xi Lin; literally translated tympanitic cavity into Gu Shi (room of drum), reflex arc into Fan She Hu Bao (thin ball) and cancer into Ai Zheng (cancer syndrome). Time has approved their method. Why, then, could we not follow their example in our translation of TCM into

English? Why could we not adopt the WM lexicon to translate TCM terms? This is something deserving serous consideration.

Many people, especially those from the TCM field, are worried that the adoption of WM terms in the translation of TCM conceptions will deprive TCM of the traditional features. Their argument is that TCM terms are usually polysemic while the terms of WM are monosemic. Actually this sort of worry is groundless. When the earlier translators used the TCM lexicon to translate WM, they did not switch the EWM lexicon from monosemic to polysemic, because the WM theory remained unchanged. The mere change of language itself could not exert much influence on the nature of WM or TCM.

The actual application also confirms this approach. Though the opposition to this practice is becoming more and more tense, in current TCM translation many people still use WM terms to translate the TCM lexicon, which, so far, has not created much confusion in international exchange. This way of translation has also been adopted by many people from the international medical field in introducing TCM to or their countries.

"Adaptation to the new environment for further development." This is the key to the dissemination and development of WM in China. Why cannot TCM adopt this principle for its course into the world!

第二个原则主要谈的是中医和西医的概念、理念和用语的相同之处与不同之处。实际中，中医与西医的概念和理念相差甚远，其用词的含义和旨意相差依然甚远。虽然当今翻译中医的时候，中西方的译者基本都借用西医的基本术语翻译中医的核心术语，彼此之间确实有一定的响应性，但差异性却非常明确。比如将中医的"心"借用西医的术语翻译为 heart，自然有一定的可取之处。比如西医中 heart 的基本功能是 pumping blood，而中医中的"心"的基本功能是"主血"，自然与 pumping blood 基本相应。但中医中的"心"更为重要的功能是"主神"，按照现代所谓的理念来说，"主神"就与所谓的思想、逻辑、精神等有直接的关系。按此来看，将中医中的"心"与西医中的 heart 完全视为统一，自然是不符合实际的。中医“五脏”中的肝、脾、肺、肾与心一样，与西医的 liver、spleen、lung 和 kidney 有一定的关联性，但其更具有完全不同的功能和作用。比如西医讲的肝（liver）完全是一个解剖学上的单位，具有解毒、合成、代谢、排泄及调整血液量功能的一个人体器官，而中医学所说的肝比西医肝的概念更深入全面。中医的肝不仅是指解剖学上的肝脏，更重要的是一个功能活动性的系统，如人的精神情志活动等都涉及中医肝的功能范围。即便是将中医的五脏心、肝、脾、肺、肾都借用西医的术语译为 heart，liver，spleen，lung 和 kidney，但其重要的功能还必须向西方人说清楚，必须令其真正地掌握好中医的 heart，liver，spleen，lung 和 kidney 的重要功能和实意。中医和西医之间有的差异，正如中方和西方的差异一样。

下面继续向大家介绍西方人翻译中医时应该遵循的第三原则。

III. Ethnic Linguistics: A Guide for Reserving the Traditional Features of TCM in Translation

The importance and necessary of adopting WM terms in the translation of TCM has been emphasized previously in this paper, but this should not be understood as westernization of TCM, which is not only theoretically wrong but also practically impossible. Because, only a part of the terms in TCM language can find their equivalences or near equivalences in WM, there is still a small number of terms which cannot find their “counter-parts” in WM language. Why? The answer is an Ethnic Linguistics.

Ethnic Linguistics is a newly established branch of linguistic science, focusing on the exploration of the relationship between the language and cultural background of a nation. The essence of its theory is that the majority of words in the vocabulary of any one language can certainly find their equivalences in any other language in the world. This part of the vocabulary is called the “common core” of all human languages, reflecting the things and phenomena shared by all nations in the world. For example, the physiological phenomena and pathological changes occurring in Chinese people will also be observed in the people of other nations. Therefore, the names of certain physiological phenomena and pathological changes in the Chinese language will also be found in the languages of other nations. This is beyond question, because it is part of the "common experience treasure house" of all human beings.

However, Ethnic Linguistics also holds that in a certain language, there must be some words reflecting each nation's unique possessions both physically and spiritually. These words usually bear implications of a national cultural background, and therefore cannot find equivalences in the languages of other nations. For example, Li (rite, courtesy, ceremony politeness, etc.) in the Confucian doctrine is in no way equivalent to "courtesy" or "etiquette" , or "rite" or "ceremony" in English: and Yin (moon, feminine, negative, etc.) and Yang (sun, masculine, positive, etc.) in TCM are not equivalent to "positive and negative" or "feminine and masculine" or "sun and moon" in English. Fortunately, such words with the implication of a national cultural background are usually just a small part of a nation's vocabulary. Though limited in number, these words are very important in function, because they reflect a nation's cultural background, acting as the symbol of one nation that is different from any other. In terms of TCM, most of its lexicon is in the "common core" of all human beings, while only a few bear the implication of a Chinese cultural background. Generally speaking, the terms with a Chinese cultural background implied reflect the gist of TCM theory (for example, Qi, Yin, Yang, etc.) and the principles of treatment (for example, Biao, Li Xu, Shi, etc.).

In TCM lexicon, there are some words which show signs of a cultural background implication on the surface, but which reveal much significance in the deep structure. This group from the TCM lexicon is mainly involved in the titles of TCM prescriptions, such as Qing Long Tang (Blue Dragon Decoction), Bai Hu Tang (White Tiger Decoction), and Shi Xiao San

(Bursting into Smile Powder). The Qing Long, Bai Hu and Shi Xiao here all bear special implication, and therefore cannot be dealt with according to the literal meaning. In Yi Fang Fa Hui (Prescription Elucidation), Qing Long Tang is explained as follows: "The ancient people believe that the dragon is the superior one among animals with scales, capable of bringing rain to irrigate crops." Qing Long symbolizes East which pertains to wood in Wuxing, and the blue colour symbolizes growth of all plants. The prescription was so named by the ancient people to indicate its function in dissipating exogenous pathological factors and warming the viscera to expel phlegm. Bai Hu Tang is explained in this way: Bai Hu symbolizes West in five directions and gold in Wuxing. The prescription was so named to indicate its function in clearing away heat. In addition, Shi Xiao San is explained as follows: "This prescription is very effective in easing pain and eliminating stasis by promoting blood circulation immediately after the prescription is taken. Usually the patient is cured without realizing it, therefore, blurting into laughter."

The titles of such prescriptions, to some extent, also bear cultural background implications, and thus cannot be literally translated into foreign languages. Unfortunately, in the current TCM journals and dictionaries these titles have all been translated literally into English, creating much confusion. The above three titles, for instance, have been respectively translated into White Tiger Decoction, Blue Dragon Decoction and Power for Lost Smiles. This way of translation has not only failed to explain clearly the meaning implied, but also has created some misunderstandings. The readers would be led to conclude that White Tiger Decoction is a sort of medicine that cures a white tiger or that is obtained from a white tiger. And Powder for Lost Smiles would most probably be taken as the medicine for mimetic paralysis of distress.

Then, how can we deal with such words or titles with a cultural background implied in translation? In western languages, this problem is solved by borrowing the word in question solely. Because of the reason commonly known, we cannot adopt such a method in our translation from Chinese into English or English into Chinese. The only way possible is transliteration, for example, transliterating Yin and Yang into yin and yang, Qi into qi, Bai Hu Tang and Qing Long Tang into Baihu Decoction and Qinglong Decoction respectively.

Maybe some people will ask: "Is this sort of translation acceptable to foreigners?" The answer is certainly "yes!" Several years ago, the World Health Organization approved the standardization of the names of meridians and acupoints, in which all the names of meridians and acupoints were transliterated. Besides, the transliterated forms of Yin and Yang have already been accepted all over the world and have even found their place in Webster's Dictionary.

Actually, people have long observed the phenomenon of a cultural background implication in language. Xuan Zang (602—662 AD), a great translator in the Tang Dynasty in China (618—907 AD), for example, put forward in his translation of Buddhist Scripture the so-called "Five Non-translatable Categories" : 1. Mysterious ones; 2. Polysemic ones; 3. Non-existent in China; 4. Following the customary saying; and 5. Non-translatable ones. Xuan Zang's "Non-translatable Categories" actually means transliteration. However, his theory about transliteration has been opposed both the past and at present, accused of betraying the aim of translation and regarded as nonsense. Our experience in translating TCM seems to indicate that the prevailing criticism over Xuan Zang's theory is lopsided. In terms of TCM translation, "Five Non-translatable Categories" is quite reasonable and practical. It is precisely because such words as Yin and Yang, Wuxing and Qi etc. are polysemic that we insist they be transliterated. Take Qi for example. In TCM theory there are many kinds of Qi. How can we translate all these Qi?

They have been previously all translated into "Vital Energy", which honestly speaking, is not very clear in meaning or distinct in concept. So we suggest that they be transliterated into qi. Therefore, Zong Qi is primordial qi and Xian Tian Zi Qi is congenital qi, for example.

On the whole, it is reasonable to transliterate terms of TCM with the implication of a Chinese cultural background. However, what should be emphasized here is that there is only a small number of such terms in TCM. Currently in the TCM translation field, there is an ever increasing tendency to overuse transliteration. Some people take transliteration as a straw to clutch at. Whenever there is a difficult point in translation, then transliteration is resorted to. Objectively speaking, transliteration is not something desirable. It will inevitably create some difficulty in the readers' understanding and more or less affect the transferring of information. Therefore, transliteration should only be used as a last resort.

中医翻译的第三个原则，就是“民族语言”，意思是说翻译中医时需要保持中医的文化和语言风采。中医的理论体系实际上是在中国古典哲学的基础上发展起来的。比如中医学上的“阴阳”和“五行”学说原本就是中国古代的哲学概念（最早见于《管子·水地篇》），后来被中医学用来阐释人体的结构、生理、病理，并指导临床的诊断和治疗。

中医学与中国古典哲学的这种水乳交融的关系在语言学上的表现更为突出，大量的哲学用语进入了中医语言。这固然丰富了中医语言的表达力，但也带来了许多消极的影响。因为那些哲学用语在哲学上的含义并未因其进入中医语言而消失，从而影响了其所承载的医学信息。如“元气”（见《春秋繁露》）、“气化”（见《庄子》）、“天人相应”（见《吕氏春秋》）、“神”（见《荀子》）、“精气”（见《管子》）及“心主神”（见《天人三策》）这样一些被中医语言所借用的哲学用语，其意义在中医学中就有多种解释。

从文字发生学角度不难看出，五脏六腑中的心和胃是象形字，而肝、肺、脾、肾、胆、膀胱则均为形声字。毫无疑问，这些字的原始意义都是指人体内部实质性脏器而言的。在《内经》和《难经》等早期医学文献中，关于人体脏腑的大小、长短、厚薄、数量、容量、重量、质地和所居部位等形态方面的详细记载，可谓俯拾即是。这说明，脏腑概念最初绝不是机体表象综合抽象的产物，而是在解剖基础上建立起来的表示体内实在之物的本质属性和特征的真实概念。但是，为了获得脏腑生理、病理的完整知识，实现中医理论的一体化，单纯借助简单的、直观的解剖知识显然是不够的。于是，当作为古代哲学范畴的阴阳、五行学说建立之后，全面系统地接受其渗透和指导，便成为中医学理论奠基时期进行理论一体化构筑的必然历史现象。

在阴阳、五行学说的干预下，一方面，藏象学说引入脏腑基本概念，自然吸收了表现这些概念本质属性和特征的初始内涵。亦即，这些概念不因组合在藏象学说中而改变各自的形态学本质。另外，一些由解剖学脏腑得出的与之相背的知识也被吸收进来。例如，因观察到在解剖部位上"脾与胃以膜相连"(《素问·太阴阳明论》)，遂认为两者在生理、病理上必然存在着非常密切的联系，而事实却并非如此。

在阴阳、五行学说（特别是五行学说）的规范下，脏腑概念又不同程度地远离解剖学本质，起到表征人体一组生命现象的符号的作用。于是在同一语言环境中，同一概念时而显示出解剖学特征，反映实质性脏器的各种变化；时而又以非解剖学的面貌出现，灵活地表达各种生命现象（《医学与哲学》1991 年第 2 期，第 24 页）。由此可见，中医学与中国古典哲学水乳交融的结合，一方面固然促进了中医学理论体系奠基时期进行理论一体化构筑的过程，但另一方面也成为其基本概念歧义性的历史根源。

自《黄帝内经》问世以来，中医学从理论到语言都被"钦定"了。从那时到现在千百年过去了，中医语言基本上旧颜未改。这在世界语言发展史上是绝无仅有的一个奇特现象。部分是由于文言文的使用所造成的。正如高本汉（Karlgren）指出的那样："1 000 年来，文言文一直是一种矫揉造作的东西，而且尽管有那么多的格调变化，这些年来它基本上是一样的。一个中国人一旦掌握了它，他所读的一首诗无论是在基督时代，或者公元1000年以后，或者是昨天写的，从语言观点看，对他都是一样的。不管是什么时代写的，他都能理解并欣赏它。可是在别的国家，书写文字随着口语而演变，很少几世纪中可能形成一种实际上完全新的文字。今天一个普通的英国人很少能看懂三四百年前的本国文献。最早的文献只有经过专门的语言学研究才能了解。”（李约瑟《中国科学技术史》，第88～89页）

另一方面，中医学本身的思维方式及研究方法也妨碍了其语言的发展，由于崇古心态严重，人们总是把经典著作奉若神明。即使在今天，学术观点的争论在很大程度上仍然依靠引经据典来“打擂台”。正是由于这种崇古忌变心态的支配，才使中医学的理论千百年来绵延而不变。尽管中医学上也有所谓的“各家学说”，但这些各家学说，归根到底还是万变不离其宗。这样，中医语言也就没有了更新的机会。而这种情况在其他科学领域的研究和发展中，却是绝少发现的。比如在西医的发展史上，理论体系总是伴随着整个科学技术的发展及其自身研究的不断深入而处于一个动态的发展、变化和提高的过程中。西医理论体系的这一动态的运动在其语言上也有相应的反映。我们认为这个事实是毋庸置疑的。

虽然由于客观的原因，中医语言千百年来缺少明显的变化，但是汉语作为一个整体却处在不断的变化之中，尤其是近现代。汉语的这种变化在中医语言中也有一定的反映，那就是许多中医用语愈来愈显得含义模糊，难以把握。

下面，再向大家介绍这篇文字的最后总结。

Conclusion

In the past decades, TCM has witnessed its rapid dissemination outside China, mainly owing to the magic work of acupuncture and the discovery of some specific properties and functions of certain Chinese medical herbs. The scientific exchange between Chinese and Western medical professionals have thus intensified, which has further promoted the development of TCM translation into Western languages, mainly English.

Since the 1970s, translators both in China and Western countries have made extensive study in the field of TCM translation, including the lexicology, semantics and grammar of TCM language as well as the standardization of TCM terminology translation. As a result of these studies, several influential Chinese-English dictionaries of TCM have been published in both China and some western countries. These dictionaries have solved certain problems in the translation of TCM. However, they have failed to stop the confusions prevailing over the field of TCM translation. In fact, they have, to some extent, even intensified the confusions because the English translation of TCM terms in one dictionary are different from another, making it difficult for the readers to understand.

The confusions aroused in the translation of TCM are mainly due to the anarchism prevailing over the TCM translation field. This prevailing anarchism makes it difficult for the translators to agree with each other in their practice. To solve such a problem requires common principles to guide the translating practice. This paper, therefore, attempts to propose three common principles. Needless to say, this is just a preliminary study. Further investigations have to be made into both the theory and practice of TCM translation so as to get rid of the confusions completely.

这方面的总结，自然有一定的道理。经过努力的实践和研究，中医翻译的原则和标准已经基本形成，且逐步形成共识。但中医翻译的理论体系建设，依然是中医翻译界亟待解决的问题，更是中医翻译研究面临的最大难题。要从根本上解决这一问题，不仅需要对中医翻译的基本原则、标准和方法进行深入系统的研究和总结，更需要对中华文化和中医语言进行深入的学习和研究。

在向学生讲授中医翻译问题时，笔者曾就中医翻译原则和方法的各种问题进行了比较和分析，希望能引起学生们的了解和重视。经过国内外学者的努力探索和实践，中医翻译所面临的种种问题和调整目前已经有了一定程度的改善。特别是“译语不一”，目前已经逐步有所改善，如“气”已统一译作 Qi 或 qi，不再有各种各样不同的译法。随着中医名词术语国家标准的颁布和审改，“解释相异”也有了一定的调整，但在中医典籍的翻译实践中，情况依然较为严峻。目前在一般性中医学术论文和著作的翻译中，“不循本旨”“横加文饰”这一现象也已有了很大的改善，但在一些典籍和文献的翻译中，还有待进一步的改进。

语言的深奥难懂，充分证明了中医确实是中华文化不可分割的一个重要组成部分，充分体现了中医深刻的文化内涵和悠久的历史发展，并非中医之不足。只要对国学的精气神韵有所了解和掌握，并不难理解中医语言深奥的文化内涵和独特的表达方式。最初的这一看法虽然有一定的依据，也为很多学界人士所赞同，但却不一定符合客观实际。“一词多义、数词同义及概念交叉”确实为中医对外翻译和交流造成了很大的困难。但从语言和文化的视野来看，这却正是中医及中国文化独特的风采和卓绝的品貌。

经过国际交流的深入开展，特别是中医在国际上的广泛传播和发展，中医对外传播和翻译面临的问题与调整已经逐步有所改变。比如“风火眼”，最初有两种译法。国内译者将其译作 acute conjunctivitis。如此之译不仅显得完全西化，没能深刻地揭示原文的实际内涵，而且也无法体现出中医的语言风采和思辨模式。西方译者将其译为 wind fire eye。对此，国内译者和学者颇感不宜，认为如此之译虽然与原文结构完全一致，但却显得庸俗不堪。经过 30 多年的交流和实践，这一译法逐步在国际上得到普及，目前已经发展成为“风火眼”的“对应语”。虽然这一“对应语”是人为所致，但经过时间的检验和磨合，也会逐渐变得自然而然。

道安是东晋时期的高僧，也是佛典翻译家。“五失本，三不易”是他在《摩诃钵罗若波罗蜜经抄序》所总结的翻译体会和感悟。原文如下：

译胡为秦，有五失本也：一者胡语尽倒，而使从秦，一失本也。二者胡经尚质，秦人好文，传可众心，非文不合，斯二失本也。三者胡经委悉，至于叹咏，叮咛反复，或三或四，不嫌其烦。而今裁斥，三失本也。四者胡有义说，正似乱辞，寻说向语，文无以异。或千五百，刈而不存，四失本也。五者事已全成，将更傍及，反腾前辞，已乃后说。而悉除此，五失本也。然《般若经》三达之心，覆面所演，圣必因时，时俗有易，而删雅古以适今时，一不易也。愚智天隔，圣人叵阶，乃欲以千岁之上微言，传使合百王之下末俗，二不易也。阿难出经，去佛未久，尊者大迦叶令五百六通迭察迭书。今离千年，而以近意量裁。彼阿罗汉乃兢兢若此，此生死人而平平若此，岂将不知法者勇乎？斯三不易也。

严复“一名之立，旬月踟蹰”这一观点主要体现在他关于《天演论》（*Evolution*）翻译的前言中，其基本内容如下：

虽欲避生吞活剥之诮，有不可得者矣！他如物竞、天择、储能、效实诸名，皆由我始，一名之立，旬月踟蹰，我罪我知，是存明哲。

彦琮“经营一字，为力至多”的这一观点主要体现在他从事佛事翻译时撰写的这篇文章中，这篇文章可以视为中国的第一篇关于翻译的论文。

马建忠“能使阅读者所得之益，与现原文无异”的这一观点源自他1894年冬向光绪帝上奏的《拟设翻译书院译议》。强调了培养翻译人才的重要性和紧迫性，提出了翻译人才必须具备的知识结构、文化素养和实践能力。基本内容如下：

窃谓今日之中国，其见欺于外人也甚矣。道光季年以来，彼与我所立约款税则，则以向欺东方诸国者，转而欺我。于是其公使傲昵于京师以凌我政府，其领事强梁于口岸以抗我官长，其大小商贾盘踞于租界以剥我工商，其诸色教士散布于腹地以惑我子民。

夫译之为事难矣！译之将奈何？其平日冥心钩考，必先将所译者与所以译者两国之文字深嗜笃好，字栉句比，以考彼此文字孳生之源、同异之故。所有相当之实义，委曲推究，务审其音声之高下，析其字句之繁简，尽其文体之变态，及其义理精深奥折之所由然。

夫如是，一书到手，经营反覆，确知其意旨之所在，而又摹写其神情，仿佛其语气，然后心悟神解，振笔而书，译成之文，适如其所译而止，而曾无毫发出入于其间，夫而后能使阅者所得之益，与观原文无异，是则为善译也已。

经过努力，中医翻译基本原则、标准和方法从所谓的学术研究上已经基本形成，但在实践中还有待落实、推进和发展。至于理论体系的建设，如今依然是理想。只有“合璧中西”，只有“贯通古今”，只有“融汇百川”，只有“铸造英才”，中医翻译的理论体系的建设才能真正完善。当年他们将“针刺”译为 acupuncture，将“艾灸”译作 moxibustion，特别值得当今的中医翻译界认真思考和分析。当时的西方当然是没有“针刺”和“艾灸”概念的，自然没有相应的术语，他们是怎么翻译的呢？为什么值得当今的译者思考和分析呢？

将“针刺”翻译为 acupuncture（拉丁语为 acupunctura），其实就是词素翻译。acupunctura 由拉丁语中的 acu（针，尖锐）和 punctura（穿刺）两个词素组合而成。拉丁语有 acu 和 punctura 这两个词素，却没有 acupunctura 这个词。译者正是根据“针刺”的含义，借用了拉丁语相应的词素对其进行了仿造化的翻译，从而在拉丁语中为“针刺”创造了一个对应语。这个对应语的创造符合拉丁语词法及现代西方语言的构词法，特别是医学用语和科技用语的构词法。所以 acupuncture（acupunctura）这个词一经问世，便在西方各国语言中流传开来，并一直沿用到现在。为简洁起见，现在也常用 needling 这个通俗的译法。

从这点来看，完全可以说 acupuncture 这个词素翻译的术语是成功的。可是这种颇有意义的翻译方法和思路在当今实际的中医翻译实践中却不具有广泛的适用性。在 20 世纪中医西译研究中，有两位学者的研究似乎从一个侧面说明了这一点。一位是德国慕尼黑大学中医基础理论研究所的满晰博（Manfred Porkert），另一位是中国广州中医药大学的蒙尧述。

满晰博曾致力于用拉丁语为中医创造一套既规范又实用的术语系统。

经过多年的努力，他终于完成了这一艰巨的工程。他的翻译原则主要体现在其所著《中医诊断学》（*The Essentials of Chinese Diagnostics*）及《中医基础理论》（*The Theoretical Foundations of Chinese Medicine System of Correspondence*）等书中。满晰博用拉丁语为中医创造了术语，如“内关”clusa、“足三里”vicus terlius pedis、“芤脉”cepacoulicus。

满晰博所创造的这些术语也许在意义上是准确的，但却难念、难记、难认、难以推广，因为拉丁语在今日世界上的使用与17世纪时的情形大不相同。所以，这种用拉丁语为中医创造的术语在国际上很少有人使用。但满晰博所做的这一工作在语言学研究上是有意义的。这是另外一个问题。这个例子说明，当我们选用一种语言作为译语时，必须考虑该语言的使用范围，必须牢记翻译的目的是为了让读者去阅读。如果读者不熟悉你所选用的译语，翻译又有什么意义呢?

蒙尧述通过对中医语言和西医语言进行比较研究，借鉴了西医语言的构词法来翻译中医术语，目的是为中医创造一套外国人看得懂，但又属于中医所特有的英语词汇。这种翻译类似于翻译学上讲的“词素翻译”，与acupunctura的组合方式基本相同。根据蒙尧述的方法和思路创造的中医术语的英语对应语，如“得气”acuesthesia（由词素acu和esthesia组合而成）、“里虚”endopenia（由词素endo和penia组合而成）、“晕针”acusyncope（由词素acu和syncope组合而成）。

从形式上看，以上三个由词素组合而成的词语比一些流行的翻译要简洁得多，而且看起来也像一个医学术语。然而在翻译实践中，以这种方式翻译的中医用语却很难推广开来，其结果跟满晰博用拉丁语给中医创造的术语一样。镐京学者也曾全力推广这种翻译方法，却在实践中不断碰壁。造成这种结局的原因大致有三：一是这种组合词并不能完全表达中医原有概念的实际内涵；二是一般读者很难辨析这些似是而非的词语究竟代表着新发展的理论和方法还是表达着古老文化的理念和思想；三是这种通过构词法合成的词语与中医的古老性、传统性和民族性显得格格不入。

事实上在目前的中医英语翻译中，已经有几个以这种方法翻译的中医用语在广泛流行着，acupoint（穴位，由 acu 和 point 组合而成）就是典型一例。这些词语实际上都是在翻译实践中和交流的过程中约定俗成的，人为的规定往往适得其反。

早期中医西译者的翻译方法与 19 世纪西方人士向中国翻译西方科技书籍时所采用的方法如出一辙。如对我国科技翻译有重要影响的清末上海江南制造局翻译馆翻译人员傅兰雅（John Fryer），在翻译化学等科技术语时，便将汉字的偏旁视为西方拼音文字的词缀，从而创造新字，翻译化学元素。意大利汉学家马西尼所撰写的《现代汉语词汇的形成——十九世纪汉语外来词研究》中，傅兰雅认为“每个新字有一个偏旁，这个偏旁根据各元素所属门类而定（金属的用‘金’字旁，非金属的用‘石’字旁），然后加上声旁。这个声旁根据各元素拉丁名字的第一个音节而定”。通过这种译法给汉语生成的科技术语还有很多。今天在探讨中医英语翻译时，早期中医西译者和 19 世纪西方人士汉译西方科技书籍所采用的这些译法，很值得研究。

《英文中医词汇入门》

《英文中医词汇入门》（*Introduction to English Terminology of Chinese Medicine*）是中国台湾地区的专家冯晔与英国的汉学家和中医翻译家魏迺杰一起编写的一部书，2003 年在台湾的合记图书出版社出版发行。英国的魏迺杰已经成为台湾地区居民，已经是中国人了。这大概是台湾出版的第一部有关中医名词术语英译及其释义的专著，颇值关注。这部书尤其是按照魏迺杰在中医国际传播中制定中医名词术语国际标准的方式和方法研制的，其中不仅有概念和术语，而且还有经典例句。

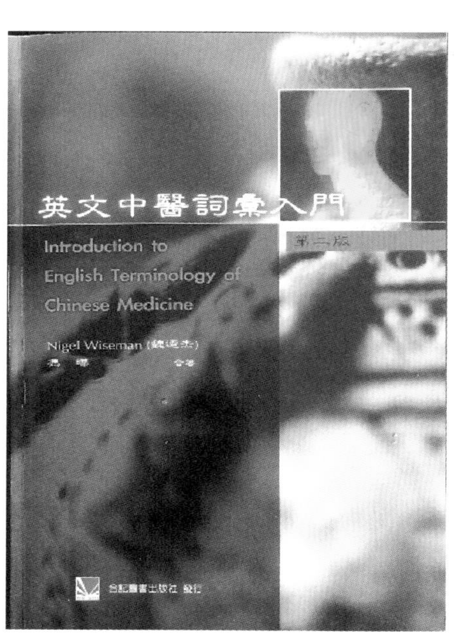

图 5-40 《英文中医词汇入门》

该书共有 9 章，即基本概念

（Basic Concepts）、经络（Channels and Network Vessels）、五脏六腑（Five Viscera and Six Bowels）、四诊（Four Examinations）、疾病（Diseases）、证候（Patterns）、治则与治法（Principles and Methods of Treatment）、中药学（Chinese Pharmaceutics）、针灸（Acuoxatherapy）。其中将“经”译为channel，是非常自然的，符合实际的。但将“络”译为network vessel，却有一定的差异。将“五脏”译为five viscera，有一定的道理。但将“六腑”译为six bowels，则有一定的差异。最为创新的，则是将针灸译为acumoxa，这自然属于词素翻译，值得借鉴。该书对中医1 000多个核心概念和术语进行了翻译和释义，颇值关注和比较。比如将“阴、阳、气”译为yin，yang，qi，自然是符合实际的。但将“寸、关、尺”译为inch，bar，cubit，还是需要思考的。特别值得注意的是，这部书虽然在台湾出版，台湾虽然一直使用的是中文繁体字，但本书每个概念和术语的中文字都是简体字，繁体字只是附录其后。下面简要地向大家介绍本书中对中医核心概念和术语的英译，供参考。

第一部分中医药名词术语的翻译：“阴阳互根”译为“yin and yang are rooted in each other”、“阴阳制约”译为“yin and yang counterbalance each other”、“阴阳消长”译为“waxing and waning of yin and yang”、“阴阳转化”译为“yin and yang convert into each other”、“阳胜则热”译为“when yang prevails, there is heat”、“阴胜则寒”译为“when yin prevails, there is cold”、“相生”译为“engendering”、“相克”译为“restraining”、“相侮”译为“rebellion”、“相乘”译为“overwhelming”、“木火刑金”译为“wood fire tormenting metal”、“火胜刑金”译为“exuberant fire tormenting metal”、“木郁化火”译为“depressed wood transforming into fire”、“水火相济”译为“fire and water help each other”、“水亏火旺”译为“depleted water and effulgent fire”、“火不生土”译为“fire failing to engender earth”、“母病及子”译为“disease of the mother affects the child”、“心包络”译为“pericardial network”、“三焦”译为“triple burner”、“虚里”译为“vacuous li”、“命门”译为“life gate”、“腠理”译为“interstices”、“精关”译为“essence gate”、“真元”译为“true

图 5-41 《英文中医词汇入门》内文

sion (fever), aversion to cold, and sweating). Most importantly, however, there are signs of right qi fighting the evil, such as pulses that are forceful at the deep level (e.g., rapid surging pulses, slippery stringlike pulses, and large replete pulses), pain or discomfort that refuses pressure, and sudden onset of disease.

716. **阴证** 〔陰證〕 *yīn zhèng*, **yīn pattern** [ˈjɪn–ˌpætərn]: Interior, cold, and vacuity patterns. Commonly observed signs include pale complexion, generalized heaviness, curled up lying psture, physical cold and cold limbs, fatigue and lack of strength, timid low voice, bland taste in the mouth, absence of thirst, fishy-smelling stood, short voidings of clear urine, pale tender-soft enlarged tongue, and sunken slow pulse that may be weak or fine and rough.

717. **阳证** 〔陽證〕 *yáng zhèng*, **yáng pattern** [ˈjæŋ/jɑŋ–ˌpætərn]: Exterior, heat, and repletion patterns. Commonly observed signs include red complexion, aversion to cold and heat effusion, scorching hot skin, vexed spirit, rough turbid voice, abnormal chiding and cursing, rough breathing, hasty panting and phlegm rale, dry mouth with thirst and intake of fluid, dry bound stool, rough painful urination, short voidings of red urine, red or crimson tongue with yellow or black fur or with prickles, and a pulse that is floating and rapid, large and surging, or slippery and replete.

718. **阴虚** 〔陰虛〕 *yīn xū*, **yīn vacuity** [ˈjɪn–vəˌkuɪtɪ]: The manifestation of insufficiency of the yīn aspect and depletion of liquid and blood. When yīn is vacuous, internal heat arises; hence there is low fever, heat in the hearts of the palms and soles, postmeridian heat effusion, emaciation, night sweating, dry mouth and throat, short voidings of reddish urine, red tongue with little or no fur, and a forceless fine rapid pulse. Yīn vacuity may be focused in any of the five viscera, especially in the kidney. See also liver yīn vacuity; heart yīn vacuity; spleen yīn vacuity; lung yīn vacuity; kidney yīn vacuity.

719. **阳虚** 〔陽虛〕 *yáng xū*, **yáng vacuity** [ˈjæŋ/jɑŋ–vəˌkuɪtɪ]: The manifestation of insufficiency of yáng qi; reduction in the warming and activating power of the body. Signs include fatigue and lack of strength, shortage of qi and laziness to speak, fear of cold, cold limbs, spontaneous sweating, pale white complexion, long voidings of clear urine, sloppy stool, pale tender-soft tongue, and a large vacuous or faint fine pulse. Yáng vacuity is treated by warming yáng and boosting qi.

720. **亡阴** 〔亡陰〕 *wáng yīn*, **yīn collapse** [jɪn kəˈlæps]: Also called *yīn desertion* and *fulminant desertion of yīn humor*. A critical pattern of wearing of yin-blood. The chief signs are copious sweat, palpably hot

origin”、“膜原”译为“membrane source”、“丹田”译为“cinnabar field”、“血室”译为“blood chamber”、“原气”译为“source qi”、“营气”译为“construction qi”、“卫气”译为“defense qi”、“正气”译为“right qi”、“邪气”译为“evil qi”、“元气”译为“original qi”、“宗气”译为“ancestral qi”、“脏腑之气”译为“bowel and visceral qi”、“经络之气”译为“channel and network vessel qi”、“气化”译为“qi transformation”。

第二部分中医药名词术语的翻译：“精”译为“essence”、“津液”译为“liquid and humor (fluids)”、“君火”译为“sovereign fire”、“神”译为“spirit”、“三因”译为“three causes (of disease)”、“内因”译为“internal cause”、“内伤七情”译为“internal damage by the seven affects; affect damage”、“外因”译为“external cause”、“不内外因”译为“neutral cause”、“六淫”译为“six excesses”、“温邪”译为“warn evil”、“疠气”译为“pestilential qi”、“瘀血”译为“static blood”、“血瘀”译为“blood stasis”、“痰”译为“phlegm”、“饮”译为“rheum”、“饮食不节”译为“dietary irregularities”、“暴饮暴食”译为“voracious eating and drinking”、“过食生冷”译为“consumption of raw and cold foods”、“偏嗜油腻厚味”译为“predilection for greasy and rich foods”、“过食辛辣”译为“excessive consumption of hot-spicy acrid foods”、“跌打”译为“knocks and falls”、“虫兽伤”译为“animal and insect wounds”、“房室不节”译为“sexual intemperance”、“劳倦”译为“taxation fatigue”、“浮络”译为“superficial vessel”、“孙络”译为“grandchild network vessel”、“太阳”译为“greater yang”、“阳明”译为“yang brightness”、“少阳”译为“lesser yang”、“太阴”译为“greater yin”、“少阴”译为“lesser yin”、“厥阴”译为“reverting yin”、“任脉”译为“controlling vessel”、“督脉”译为“governing vessel”、“冲脉”译为“thoroughfare vessel”、“带脉”译为“girdling vessel”、“阴蹻脉”译为“yin springing vessel”、“阳蹻脉”译为“yang springing vessel”、“阴维脉”译为“yin linking vessel”、“阳维脉”译为“yang linking vessel”、“穴道”译为“acupuncture point”、“属络”译为“homing and netting”、“交会穴”译为“intersection point”、“募

穴”译为“alarm point; mustering point”、“原穴”译为“source point”、“络穴”译为“network point; connecting point”、“下合穴”译为“lower uniting point”、“四总穴”译为“four command points”、“心属火”译为“heart belongs to fire”、“心与小肠相表里”译为“heart and small intestine stand in interior-exterior relationship”。

第三部分中医药名词术语的翻译：“心主血脉”译为“heart governs the blood and vessels”、“心藏神”译为“heart stores the spirit”、“心开窍于舌”译为“heart opens at the tongue”、“肺属金”译为“lung belongs to metal”、“肺与大肠相表里”译为“lung and large intestine stand in interior-exterior relationship”、“肺主气”译为“lung governs qi”、“肺主肃降”译为“lung governs depurative downbearing”、“肺主通调水道”译为“lung governs regulation of the waterways”、“肺主皮毛”译为“lung governs the skin and [body] hair”、“肺开窍于鼻”译为“lung opens at the nose”、“脾属土”译为“spleen belongs to earth (soil)”、“脾与胃相表里”译为“spleen and stomach stand in interior-exterior relationship”、“脾主运化”译为“spleen governs movement and transformation”、“脾主升清”译为“spleen governs upbearing of the clear”、“脾主肌肉、四肢”译为“spleen governs the flesh and limbs”、“脾，其华在唇四白”译为“spleen...its blood is in the four whites of the lips”、“脾开窍于口”译为“spleen opens at the mouth”、“胃主受纳”译为“stomach governs intake”、“胃主腐熟”译为“stomach governs decomposition; stomach governs rotting and ripening”、“胃主降浊”译为“stomach governs downbearing of the turbid”、“小肠主泌别清浊”译为“small intestine governs separation of the clear and turbid”、“小肠主液”译为“small intestine governs humor”、“大肠主传化糟粕”译为“large intestine governs the conveyance and transformation of waste”、“大肠主津”译为“large intestine governs liquid”、“肝与胆相表里”译为“liver and gallbladder stand in interior-exterior relationship”、“肝属木”译为“liver belongs to wood”。

第四部分中医药名词术语的翻译：“肝主疏泄”译为“liver governs

free coursing”、“肝藏血”译为“liver stores blood”、“肝主筋”译为“liver governs the sinews”、“肝，其华在爪”译为“liver...its bloom is in the nails”、“肝开窍于目”译为“liver opens at the eyes”、“肝为刚脏”译为“liver is the unyielding viscus”、“肾属水”译为“kidney belongs to water”、“肾主水”译为“liver governs water”、“肾与膀胱相表里”译为“kidney and bladder stand in interior-exterior relationship”、“肾藏精”译为“kidney stores essence”、“肾主开阖”译为“kidney governs opening and closing”、“肾开窍于耳”译为“kidney opens at ears”、“肾开窍于二阴”译为“kidney opens at the two yin”、“肾，其华在发”译为“kidney...its bloom is in the hair (of the head)”、“肾生骨髓”译为“kidney engenders the bone and marrow”、“肾主骨”译为“kidney governs the bones”、“肾，其充在骨”译为“kidney...its fullness is in the bone”、“子宫”译为“uterus”、“女子胞”译为“uterus”、“三焦主决渎”译为“triple burner governs the sluices”、“证”译为“sign”、“得神”译为“spiritedness”、“失神”译为“spiritlessness”、“假神”译为“false spiritedness”、“形体肥胖”译为“obesity”、“肌肉瘦削”译为“emaciation”、“脱肉破䐃”译为“shedding of flesh and loss of bulk”、“向里蜷卧”译为“lying in curled-up posture”、“身重”译为“heavy body; generalized heaviness”。

第五部分中医药名词术语的翻译：“四肢困倦”译为“fatigued cumbersome limbs”、“头身困重”译为“cumbersome head and body”、“身重不易转侧”译为“heavy body with difficulty in turning sides”、“扬手掷足”译为“failing of the arms and legs”、“易怒”译为“irascibility”、“狂躁”译为“mania and agitation”、“循衣摸床”译为“picking at bedclothes”、“撮空理线”译为“groping in the air and pulling [invisible] strings”、“口眼㖞斜”译为“deviated eyes and mouth”、“瘛疭”译为“tugging and slackening”、“四肢抽搐”译为“convulsion of the limbs”、“抽风”译为“tugging wind”、“痉厥”译为“tetanic reversal”、“抽动”译为“jerking”、“筋惕肉瞤”译为“jerking sinews and twitching flesh”、“筋脉拘急”译为“tension of the sinews”、“筋脉拘挛”译为

"hypertonicity of the sinews"、"颈项强直"译为"rigidity of the neck"、"角弓反张"译为"arched-back rigidity"、"口噤"译为"clenched jaw"、"昏倒"译为"clouding collapse"、"半身不遂"译为"hemiplegia"、"头摇"译为"shaking of the head"、"面色白"译为"white facial complexion"、"面色淡白"译为"pale white facial complexion"、"面色苍白"译为"somber white facial complexion"、"面色㿠白"译为"bright white facial complexion"、"面色黄"译为"yellow facial complexion"、"面色萎黄"译为"withered-yellow facial complexion"、"面色无华"译为"lusterless facial complexion"、"面色青紫"译为"green-blue or purple facial complexion"、"面色红"译为"red facial complexion"、"面赤"译为"red face"。

第六部分中医药名词术语的翻译:"面色黑"译为"black facial complexion"、"斑疹"译为"maculopapular eruption"、"舌质"译为"tongue body"、"舌体"译为"tongue body"、"舌胖大"译为"enlarged tongue"、"舌淡胖嫩"译为"pale tender-soft enlarged tongue"、"舌边齿痕"译为"dental impressions on the margins of the tongue"、"舌瘦瘪"译为"shrunken tongue"、"舌起芒刺"译为"prickly tongue"、"舌裂"译为"fissured tongue"、"舌卷"译为"curled tongue"、"吐弄舌"译为"protrusion and worrying of the tongue"、"吐舌"译为"protrusion of the tongue"、"弄舌"译为"worrying of the tongue"、"强舌"译为"stiff tongue"、"强舌语謇"译为"stiff tongue and impeded speech"、"舌淡"译为"pale tongue"、"舌红"译为"red tongue"、"舌绛"译为"crimson tongue"、"镜面舌"译为"mirror tongue"、"舌光红"译为"smooth, bare red tongue"、"舌紫"译为"purple tongue"、"瘀点"译为"stasis speckles"、"瘀斑"译为"stasis macules"、"苔厚"译为"thick fur"、"苔薄"译为"thin fur"、"舌苔干燥"译为"dry tongue fur"、"舌净"译为"clean tongue"、"舌垢"译为"grimy fur"、"苔腻"译为"slimy fur"、"苔剥"译为"peeling fur"、"舌苔白如积粉"译为"mealy white tongue fur"、"白苔"译为"white fur"、"黄苔"译为"yellow fur"、"黑

苔"译为"black fur"、"苔化"译为"transforming fur"、"囟门高突"译为"bulging fontanel gate"、"囟门下陷"译为"depressed fontanel gate"、"囟门迟闭"译为"retarded closure of the fontanel gate"、"头摇"译为"shaking of the head"。

第七部分中医药名词术语的翻译："头发早白"译为"premature graying of the hair"、"发枯"译为"dry hair"、"发落"译为"hair loss"、"眼无光彩"译为"dull eyes"、"直视"译为"forward-staring eyes"、"两目上视"译为"upward staring eyes"、"目上视"译为"upward staring eyes"、"斜视"译为"squint"、"目赤"译为"red eyes"、"目黄"译为"yellow eyes"、"目窠上微肿"译为"slight swelling of the eye nest"、"目窠内陷"译为"sunken eyes"、"眼球外突"译为"bulging eyes"、"鼻翼煽动"译为"flaring nostrils"、"口唇淡白"译为"pale lips"、"口唇青紫"译为"green-blue or purple lips"、"口唇干焦"译为"parched lips"、"口角不闭"译为"gaping corners of the mouth"、"口角流涎"译为"drooling from the corners of the mouth"、"喉中有痰声"译为"sound of phlegm in the throat"、"咽喉肿痛"译为"sore swollen throat"、"牙齿干燥如枯骨"译为"teeth dry as desiccated bones"、"齿龈结瓣"译为"petaled gums"、"齿龈虚浮"译为"vacuous puffy gums"、"齿牙松动"译为"loosening of the teeth"、"耳轮枯焦"译为"withered helices"、"痰多清稀"译为"copious clear thin phlegm"、"咳痰黄稠"译为"cough with thick yellow phlegm"、"痰少不易咯"译为"scant phlegm expectorated with difficulty"、"痰中带血"译为"phlegm containing blood"、"咯血"译为"expectoration of blood"、"鼻流清涕"译为"runny nose with clear snivel (nasal mucus)"、"闭塞"译为"nasal congestion"、"多嚏"译为"sneezing"、"呕吐痰饮"译为"vomiting of phlegm-rheum"。

第八部分中医药名词术语的翻译："大便稀溏"译为"thin sloppy stool"、"便血"译为"bloody stool"、"大便下血"译为"precipitation of blood with the stool"、"大便色黑"译为"black stool"、"下利清谷"译为"clear-grain diarrhea; clear-food diarrhea"、"大便水样"译为

“watery stool”、“大便如羊屎”译为“stool like sheep’s droppings”、“喉中有水鸡声”译为“frog rale in the throat”、“咳声重浊”译为“heavy turbid cough sound”、“懒言”译为“laziness to speak”、“气粗”译为“rough breathing”、“气促”译为“hasty breathing”、“短气”译为“shortness of breath”、“气急”译为“rapid breathing”、“肩息”译为“raised-shoulder breathing”、“少气”译为“shortage of qi”、“叹息”译为“sighing”、“声音嘶哑”译为“hoarse voice”、“谵言”译为“delirious speech”、“骂詈无常”译为“abnormal chiding and cursing”、“呻吟”译为“groaning”、“独语”译为“soliloquy; talking alone”、“郑语”译为“muttering; mussitation”、“肠鸣”译为“rumbling intestines”、“呃逆”译为“hiccup”、“嗳气酸腐”译为“belching of sour putrid qi (gas)”、“腹泻秽臭”译为“foul-smelling diarrhea”、“发热”译为“heat effusion; fever”、“壮热”译为“vigorous heat [effusion] ; vigorous fever”、“身热”译为“generalized heat [effusion] ; generalized fever”、“身热不扬”译为“unsurfaced heat; unsurfaced fever”、“潮热”译为“tidal heat [effusion] ; tidal fever”、“午后潮热”译为“postmeridian tidal heat [effusion] ; postmeridian tidal fever”、“骨蒸潮热”译为“streaming bone tidal heat [effusion] ; steaming bone tidal fever”、“五心烦热”译为“vexing heat in the five hearts”。

第九部分中医药名词术语的翻译：“手足心热”译为“heat in the (hearts of the) palms and soles”、“恶寒”译为“aversion to cold”、“寒热往来”译为“alternating [aversion to] cold and heat [effusion] ; alterantiving fever and chills”、“恶风”译为“aversion to wind”、“憎寒”译为“abhorrence of cold”、“自汗”译为“spontaneous sweating”、“盗汗”译为“night sweating; thief sweating”、“战汗”译为“shiver sweating”、“头痛”译为“headache”、“正头痛”译为“medical headache”、“偏头痛”译为“hemilateral headache”、“头重”译为“heavy-headedness”、“头重如裹”译为“headache with pulling sensation”、“眩晕”译为“dizziness”、“头晕”译为“dizzy head”、“健忘”译为“forgetfulness”、“目眩”

译为“dizzy vision”、“心烦”译为“heart vexation”、“易惊”译为“susceptibility to fright”、“关节疼痛”译为“joint pain”、“腰痛”译为“lumbar pain”、“腰酸”译为“aching humbus”、“腰膝软弱”译为“limp lumbus and knees”、“腰酸腿软”译为“aching lumbus and limp knees”、“四肢麻木”译为“numbness (and tingling) of the limbs”、“倦怠乏力”译为“fatigue and lack of strength”、“形倦神怠”译为“physical fatigue and lassitude of spirit”、“肢倦”译为“fatigued limbs”、“小便短赤”译为“short voidings of reddish urine”、“小便短少”译为“short voidings of scant urine”、“小便清长”译为“long voidings of clear urine”。

第十部分中医药名词术语的翻译：“夜间多尿”译为“profuse urination at night; nocturia”、“小便频数”译为“frequent urination”、“小便不利”译为“inhibited urination”、“尿有余沥”译为“dribble after voiding”、“遗尿”译为“enuresis”、“小便失禁”译为“urinary incontinence”、“便秘”译为“constipation”、“大便干结”译为“dry bound stool”、“便难”译为“difficult defecation”、“泄泻”译为“diarrhea”、“大便失禁”译为“fecal incontience”、“五更泄”译为“fifth-watch diarrhea”、“里急后重”译为“tenesmus; abdominal urgency and rectal heaviness”、“大便不爽”译为“ungratifying defecation”、“久泄”译为“enduring diarrhea”、“脱肛”译为“prolapse of the rectum”、“口渴”译为“thirst”、“口干”译为“dry mouth”、“渴不欲饮”译为“thirst with no desire to drink”、“渴不多饮”译为“thirst without large fluid intake”、“渴喜凉饮”译为“thirst with a liking for cool drinks”、“渴喜热饮”译为“thirst with a liking for hot drinks”、“大渴引饮”译为“great thirst with fluid intake”、“漱口不欲饮”译为“washing the mouth with water without desire to swallow it”、“食欲不振”译为“poor appetite”、“不思饮食”译为“no thought of food and drink”、“饮食少思”译为“little thought of food and drink”、“纳谷不香”译为“no pleasure in eating”、“纳谷不馨”译为“no pleasure in eating”、“食不下”译为“inability to get food down”、“不食”译为“inability to eat”、“厌食”译为“aversion to food”、

"贪食"译为"rapacious eating"、"纳呆"译为"torpid intake"、"嘈杂"译为"clamoring stomach"。

第十一部分中医药名词术语的翻译："口中和"译为"harmony of mouth"、"口甜"译为"sweet taste in mouth"、"口酸"译为"sour taste in the mouth"、"口苦"译为"bitter taste in the mouth"、"呕吐"译为"(retching and) vomiting"、"恶心"译为"nausea"、"泛酸"译为"acid upflow"、"吞酸"译为"swallowing of upflowing acid"、"吐酸"译为"vomiting of acid"、"吐血"译为"blood ejection"、"泛恶"译为"upflow nausea"、"胸痛"译为"chest pain"、"胸满"译为"fullness in the chest"、"胸闷"译为"oppression in the chest"、"胸痞"译为"glomus in the chest"、"胁痛"译为"rib-side pain"、"胸胁苦满"译为"chest and rib-side fullness"、"心悸"译为"heart palpitations"、"惊悸"译为"fright palpitations"、"怔忡"译为"fearful throbbing"、"心下痞"译为"glomus below the heart"、"脘腹痛喜按"译为"pain in the stomach duct and abdomen that likes pressure"、"脘腹痛拒按"译为"pain in the stomach duct and abdomen that refuses pressure"、"腹满"译为"abdominal fullness"、"腹痛"译为"abdominal pain"、"腹痛喜温"译为"abdominal pain that likes warmth"、"腹痛拒按"译为"abdominal pain that refuses pressure"、"脐周窜痛"译为"scurrying pain around the umbilicus"、"少腹痛"译为"lesser-abdominal pain"、"小腹痛"译为"smaller-abdominal pain"、"耳聋"译为"deafness"、"重听"译为"hardness of hearing; hearing impairment"、"耳鸣"译为"tinnitus; ringing in ears"、"耳鸣如蝉声"译为"ringing in the ears like the sound of cicadas"、"目痛"译为"eye pain"、"目花"译为"flowery vision"。

第十二部分中医药名词术语的翻译："目糊"译为"blurred vision"、"目干涩"译为"dry eyes"、"恶光羞明"译为"aversion to light"、"失眠"译为"insomnia"、"不得卧"译为"sleeplessness"、"不寐"译为"sleeplessness"、"多梦"译为"profuse dreaming"、"昏睡"译为"clouding sleep"、"嗜眠"译为"somnolence"、"食后困顿"译为

"drowsiness after eating"、"失精"译为"seminal loss"、"滑精"译为"seminal efflux"、"不梦而遗"译为"seminal emission without dreaming"、"梦遗"译为"dream emission"、"阳痿"译为"impotence; yang wilt"、"早泄"译为"premature ejaculation"、"卵缩"译为"retracted testicles"、"月经失调"译为"menstrual irregularities"、"月经过多"译为"profuse menstruation"、"月经过少"译为"scant menstruation"、"月经不利"译为"inhibited menstruation"、"月经先期"译为"advanced menstruation (early periods)"、"月经后期"译为"delayed menstruation (late periods)"、"经行先后无定期"译为"menstruation at irregular intervals"、"乱经"译为"chaotic menstruation"、"闭经"译为"menstrual block; amenorrhea"、"带下"译为"vaginal discharge"、"子宫下垂"译为"prolapse of uterus"、"胎动不安"译为"stirring fetus"、"恶露不绝"译为"persistent flow of the lochia"、"寸口"译为"wrist pulse; inch opeining"、"把脉"译为"take the pulse"、"切脉"译为"take the pulse"、"寸"译为"inch"、"关"译为"bar"、"尺"译为"cubit"、"浮脉"译为"floating pulse"。

第十三部分中医药名词术语的翻译："沉脉"译为"sunken pulse; deep pulse"、"迟脉"译为"slow pulse"、"数脉"译为"rapid pulse"、"虚脉"译为"vacuous pulse"、"实脉"译为"replete pulse"、"滑脉"译为"slippery pulse"、"涩脉"译为"rough pulse"、"弦脉"译为"stringlike pulse"、"濡脉"译为"soggy pulse"、"洪脉"译为"surging pulse"、"微脉"译为"faint pulse"、"细脉"译为"fine pulse"、"弱脉"译为"weak pulse"、"大脉"译为"large pulse"、"紧脉"译为"tight pulse"、"芤脉"译为"scallion-stalk pulse"、"革脉"译为"drumskin pulse"、"牢脉"译为"firm pulse; confined pulse"、"疾脉"译为"racing pulse"、"动脉"译为"stirred pulse"、"伏脉"译为"hidden pulse"、"缓脉"译为"moderate pulse"、"促脉"译为"skipping pulse"、"结脉"译为"bound pulse"、"代脉"译为"intermittent pulse"、"长脉"译为"long pulse"、"短脉"译为"short pulse"、"有力"译为"forceful"、"无力"译为"forceless"、"肢冷"译为"cold limbs"、"四肢欠温"译为

"lack of warmth in the limbs"、"四肢不温"译为"lack of warmth in the limbs"、"四肢厥冷"译为"reversal cold of the limbs"、"四肢逆冷"译为"counterflow cold of the limbs"、"厥逆"译为"reverse-flow"、"形寒"译为"physical cold"、"五心烦热"译为"vexing heat in the five hearts"、"痞块"译为"glomus lump"。

第十四部分中医药名词术语的翻译:"腹胀"译为"abdominal distension"、"浮肿"译为"puffy swelling"、灼热"译为"scorching heat"、"外感"译为"external contraction"、"杂病"译为"miscellaneous disease"、"内伤杂病"译为"miscellaneous internal damage disease"、"鼻渊"译为"deep-source nasal congestion"、"头风"译为"head wind"、"痨瘵"译为"consumption"、"喘"译为"panting"、"哮"译为"wheezing"、"哮喘"译为"wheezing and panting"、"百日咳"译为"whooping cough"、"白喉"译为"diphtheria"、"喉痹"译为"impediment"、"乳蛾"译为"nipple moth; baby moth"、"单蛾"译为"single moth"、"双蛾"译为"double moth"、"解颅"译为"ununited skull"、"麻疹"译为"measles"、"痄腮"译为"mumps"、"天花"译为"smallpox"、"痘"译为"pox"、"痹"译为"impediment"、"周痹"译为"generalized impediment"、"行痹"译为"moving impediment"、"着痹"译为"fixed impediment"、"热痹"译为"heat impediment"、"历节风"译为"joint-running wind"、"鹤膝风"译为"crane's-knee wind"、"落枕"译为"crick in the neck"、"痿"译为"wilting"、"梅核气"译为"plum-pit qi"、"噎膈"译为"dysphagia-occ"、"反胃"译为"stomach reflux"、"霍乱"译为"cholera; sudden turmoil"、"痢疾"译为"dysentery"、"黄疸"译为"jaundice"、"小儿惊风"译为"child fright wind"、"惊风"译为"fright wind"、"疳"译为"gan"、"疟疾"译为"malaria"、"心痹"译为"heart impediment"。

第十五部分中医药名词术语的翻译:"奔豚"译为"running piglet"、"鼓胀"译为"drum distention"、"消渴"译为"dispersion-thirst"、"癥瘕积聚"译为"concretions, conglomerations, accumulations and gatherings"、

"疝"译为"mounting"、"疝气"译为"mounting qi"、"中风"译为"wind stroke; wind strike"、"癫痫"译为"epilepsy"、"癫狂"译为"mania and withdrawal"、"破伤风"译为"lockjaw"、"癃闭"译为"dribbling urinary block"、"水肿"译为"water swelling"、"淋证"译为"strangury pattern"、"血淋"译为"blood strangury"、"膏淋"译为"unctuous strangury"、"气淋"译为"qi strangury"、"石淋"译为"stone strangury"、"劳淋"译为"taxation strangury"、"淋浊"译为"strangury-turbidity"、"转胞"译为"shifted bladder"、"茄子病"译为"eggplant disease"、"崩漏"译为"blooding and spotting"、"遏阻"译为"malign obstruction; morning sickness"、"恶露不行"译为"retention of lochia"、"恶露不断"译为"persistent flow of the lochia"、"无子"译为"childlessness"、"不孕"译为"infertility"、"阴挺"译为"yin protrusion"、"肺痈"译为"pulmonary welling-abscess"、"肠痈"译为"intestinal welling-abscess"、"衄"译为"spontaneous external bleeding"、"瘿"译为"goiter"、"脚气"译为"leg qi"、"疮疡"译为"sore"、"痈"译为"welling-abscess"、"疽"译为"flat-abscess"、"疖"译为"boil"、"疔疮"译为"clove sore"、"瘰疬"译为"scrofula"、"痰核"译为"phlegm node"、"流注"译为"streaming sore"、"疥"译为"scab"、"癞"译为"lai"。

第十六部分中医药名词术语的翻译:"癣"译为"lichen"、"口(中生)疮"译为"mouth sore"、"口舌生疮"译为"sores of the mouth and tongue"、"冻疮"译为"frostbite"、"丹毒"译为"erysipelas; cinnabar toxin[sore]"、"扭伤"译为"sprain"、"证"译为"pattern"、"病证"译为"disease pattern"、"症"译为"pathocondition"、"八纲辨证"译为"eight-principle pattern identification"、"表证"译为"exterior pattern"、"表寒"译为"exterior cold"、"表热"译为"exterior heat"、"表虚"译为"exterior vacuity"、"表实"译为"exterior repletion"、"里证"译为"interior pattern"、"半表半里"译为"midstage pattern; half-interior half-exterior pattern"、"寒证"译为"cold pattern"、"热证"译

为“heat pattern”、“虚证”译为“vacuity pattern”、“虚损”译为“vacuity detriment”、“虚劳”译为“vacuity taxation”、“实证”译为“repletion pattern”、“阴证”译为“yin pattern”、“阳证”译为“yang pattern”、“阴虚”译为“yin vacuity”、“阳虚”译为“yang vacuity”、“亡阴”译为“yin collapse”、“阴脱”译为“yin desertion”、“阴液暴脱”译为“fulminant desertion of yin humor”、“亡阳”译为“yang collapse”、“阳脱”译为“yang desertion”、“气虚”译为“qi vacuity”、“气滞”译为“qi stagnation”、“气逆”译为“qi counterflow”、“气闭”译为“qi block”、“血瘀”译为“blood stasis”。

第十七部分中医药名词术语的翻译：“血虚”译为“blood vacuity”、“阴血不足”译为“insufficiency of yin-blood”、“血热”译为“blood heat”、“血热妄行”译为“frenetic movement of hot blood”、“血寒”译为“blood cold”、“气滞血瘀”译为“qi stagnation and blood stasis”、“气血俱虚”译为“dual vacuity of qi and blood”、“气随血脱”译为“qi deserting with the blood”、“心气虚”译为“heart qi vacuity”、“心阳虚”译为“heart yang vacuity”、“心血虚”译为“heart blood vacuity”、“心阴虚”译为“heart yin vacuity”、“心火上炎”译为“heart fire flaming upward”、“心火亢盛”译为“hyperactive heart fire”、“心火炽盛”译为“intense heart fire”、“心火盛”译为“exuberant heart fire”、“心血瘀阻”译为“heart blood stasis obstruction”、“心神不安”译为“disquieted heart spirit”、“心火移热于小肠”译为“heart fire spreading heat to the small intestine”、“水气凌心”译为“water qi intimidating the heart”、“肺气不宣”译为“nondiffusion of lung qi”、“肺失肃降”译为“impaired depurative downbearing of the lung”、“肺气不利”译为“inhibition of lung qi”、“肺气虚”译为“lung qi vacuity”、“肺阴虚”译为“lung yin vacuity”、“肺肾阴虚”译为“lung-kidney yin vacuity”、“脾虚”译为“spleen vacuity”、“脾气虚”译为“spleen qi vacuity”、“脾失健运”译为“spleen failing to move and transform”、“脾虚湿困”译为“spleen vacuity damp encumbrance”、“中气不足”译为“insufficiency of center qi”、“脾不统血”译为“spleen failing to control the blood”、“脾阴虚”译为“spleen yin vacuity”。

第十八部分中医药名词术语的翻译：“脾阳虚”译为“spleen yang vacuity”、“脾阳不振”译为“devitalized spleen yang”、“脾肺两虚”译为“dual vacuity of the spleen and lung”、“脾肺气虚”译为“spleen-lung qi vacuity”、“心脾两虚”译为“dual vacuity of the heart and spleen”、“胃气虚寒”译为“stomach qi vacuity cold”、“胃虚寒”译为“stomach vacuity cold”、“胃阴虚”译为“stomach yin vacuity”、“胃阴不足”译为“insufficiency of stomach yin”、“胃热”译为“stomach heat”、“胃气上逆”译为“counterflow ascent of stomach qi”、“胃火”译为“stomach fire”、“大肠液亏”译为“large intestinal humor depletion”、“肠液亏耗”译为“intestinal humor depletion”、“心肾阴虚”译为“heart-kidney yin vacuity”、“心脾血虚”译为“heart-spleen blood vacuity”、“肝气郁结”译为“binding depression of liver qi”、“肝郁”译为“liver depression”、“肝郁化火”译为“liver depression transforming into fire”、“肝火上炎”译为“liver fire flaming upward”、“肝阳上亢”译为“ascendant hyperactivity of liver yang”、“肝血虚”译为“liver blood vacuity”、“肝风内动”译为“liver wind stirring internally”、“肝阳化风”译为“liver yang transforming into wind”、“热极生风”译为“extreme heat engendering wind”、“血虚生风”译为“blood vacuity engendering wind”、“肝经湿热”译为“liver channel damp-heat”、“肝胆湿热”译为“liver-gallbladder damp-heat”、“肝气犯胃”译为“liver qi invading the stomach”、“肝气犯脾”译为“liver qi invading the spleen”。

第十九部分中医药名词术语的翻译：“胆热”译为“gallbladder heat”、“胆火”译为“gallbladder fire”、“胆虚”译为“gallbladder vacuity”、“胆虚气怯”译为“gallbladder vacuity and qi timidity”、“胆气不足”译为“insufficiency of gallbladder qi”、“心虚胆怯”译为“heart vacuity and gallbladder timidity”、“肾阴虚”译为“kidney yin vacuity”、“心胆虚怯”译为“heart-gallbladder vacuity timidity”、“肾阴枯涸”译

为“desiccation of kidney yin”、“肾阳虚”译为“kidney yang vacuity”、“肾阳虚衰”译为“debilitation of kidney yang”、“真阳不足”译为“insufficiency of true yang”、“真元不足”译为“insufficiency of the true origin”、“下元虚惫”译为“exhaustion of the lower origin”、“阳虚水泛”译为“yang vacuity water flood”、“肾虚水泛”译为“kidney vacuity water flood”、“命门火衰”译为“debilitation of the life gate fire”、“肾精不足”译为“insufficiency of kidney essence”、“髓海空虚”译为“emptiness of the sea of marrow”、“肾不纳气”译为“kidney failing to absorb qi”、“肾气虚”译为“kidney qi vacuity”、“肾气不固”译为“insecurity of kidney qi”、“肾虚”译为“kidney vacuity”、“心肾不交”译为“noninteraction of the heart and kidney”、“心肾阳虚”译为“heart-kidney yang vacuity”、“脾肾阳虚”译为“spleen-kidney yang vacuity”、“肝肾阴亏”译为“liver-kidney yin depletion”、“外感风邪”译为“external contraction of wind evil”、“风寒”译为“wind-cold”、“风热”译为“wind-heat”。

第二十部分中医药名词术语的翻译：“风热犯肺”译为“wind-heat invading the lung”、“风寒束肺”译为“wind-cold fettering the lung”、“风邪入经”译为“wind evil entering the channels”、“外感寒邪”译为“external contraction of cold evil”、“寒痹”译为“cold impediment”、“寒疝”译为“cold mounting”、“寒气凝滞”译为“congealing cold and stagnant qi”、“阴盛内寒”译为“exuberant internal yin cold”、“实热”译为“repletion heat”、“虚火”译为“vacuity fire”、“虚热”译为“vacuity fire”、“阴虚火旺”译为“effulgent yin vacuity fire”、“暑热”译为“summerheat-heat”、“暑湿”译为“summerheat-damp”、“湿阻”译为“damp obstruction”、“寒湿”译为“cold-damp”、“湿热”译为“dmap-heat”、“湿遏热伏”译为“dampness trapping hidden (deep-lying) heat”、“湿热留恋气分”译为“damp-heat lodged in the qi aspect”、“湿热阻滞脾胃”译为“damp-heat obstructing the spleen and stomach”、“湿热蕴结肝胆”译为“damp-heat brewing in the liver and gallbladder”、“湿热下注大肠”译为“damp-heat pouring down into the large intestine”、“大肠湿

热”译为“large intestinal damp-heat”、“湿热下注膀胱”译为“damp-heat pouring down into the bladder”、“膀胱湿热”译为“bladder damp-heat”、“感受燥邪”译为“contraction of dryness evil”、“伤津”译为“damage of liquid”、“伤阴”译为“damage of yin”、“伤食”译为“food damage”、“宿食”译为“abiding food”。

第二十一部分中医药名词术语的翻译：“肠胃积滞”译为“gastrointestinal accumulation”、“脾虚夹食”译为“spleen vacuity with food damage”、“伤酒”译为“liquor damage”、“湿痰”译为“damp phlegm”、“寒痰”译为“cold phlegm”、“热痰”译为“heat phlegm”、“痰浊上扰”译为“phlegm turbidity harassing the upper body”、“痰迷心窍”译为“phlegm confounding the orifices of the heart”、“痰浊蒙蔽心包”译为“phlegm turbidity clouding the pericardium”、“痰火”译为“phlegm-fire”、“痰热”译为“phlegm-heat”、“痰留经络”译为“phlegm lodged in the channels”、“痰火扰心”译为“phlegm-fire harassing the heart”、“痰饮”译为“phlegm-rheum”、“痰湿”译为“phlegm turbidity”、“风痰”译为“wind-phlegm”、“外感热病”译为“externally contracted heat (febrile) disease”、“六经辨证”译为“six-channel pattern identification”、“太阳病”译为“greater yang disease”、“阳明病”译为“yang brightness disease”、“少阳病”译为“lesser yang disease”、“太阴病”译为“greater yin disease”、“少阴病”译为“lesser yin disease”、“厥阴病”译为“reverting yin disease”、“卫气证”译为“defense-aspect pattern”、“气分证”译为“qi-aspect pattern”、“营气证”译为“construction-aspect pattern”、“血分证”译为“blood-aspect pattern”、“热入营血”译为“heat entering construction-blood”、“心包证”译为“pericardiac patterns”、“热入心包”译为“heat entering the pericardium”、“痰蒙心包”译为“phlegm clouding the pericardium”、“风温”译为“wind warmth”。

第二十二部分中医药名词术语的翻译：“湿温”译为“damp warmth”、“气阴两虚”译为“dual vacuity of qi and yin”、“实则泻之”译为“repletion is treated by draining”、“虚则补之”译为“vacuity is treated by supplementing"、"治本"译为"treating the root"、"治标"译为"treating the tip"、"正治"译为"straight treatment"、"反治"译为"paradoxical treatment"、"八法"译为"eight methods"、"解表"译为"resolving the exterior"、"汗法"译为"sweating"、"辛温解表"译为"resolving the exterior with warmth and acridity"、"辛凉解表"译为"resolving the exterior with coolness and acridity"、"疏表"译为"coursing the exterior"、"滋阴解表"译为"enriching yin and resolving the exterior"、"助阳解表"译为"reinforcing yang and resolving the exterior"、"益气解表"译为"boosting qi and resolving the exterior"、"表里双解"译为"resolving both the exterior and interior; exterior-interior resolution"、"清气分热"译为"clearing qi-aspect heat"、"清营凉血"译为"clearing construction and cooling the blood"、"凉血"译为"cooling the blood"、"清热解暑"译为"clearing heat and resolving summerheat"、"清热解毒"译为"clearing heat and resolving toxin"、"清脏腑热"译为"clearing bowel and visceral heat"、"清虚热"译为"clearing vacuity heat"、"寒下"译为"cold precipitation"、"温下"译为"warm precipitation"、"润下"译为"moist precipitation"、"增液润下"译为"humor-increasing moist precipitation"、"逐水"译为"expelling water"。

第二十三部分中医药名词术语的翻译:"和解少阳"译为"harmonizing (and resolving) the lesser yang"、"和解半表半里"译为"harmonizing (and resolving) midstage patterns; harmonizing (and resolving) half-exterior half-interior patterns"、"调和肝脾"译为"harmonizing the liver and stomach"、"调和肠胃"译为"harmonizing the stomach and intestines"、"祛湿"译为"dispelling dampness"、"燥湿和胃"译为"drying dampness and harmonizing the stomach"、"清热祛湿"译为"clearing heat and dispelling dampness"、"清利湿热"译为"clearing heat and disinhibiting dampness"、"利水渗湿"译为"disinhibiting water and percolating dampness"、"温化水湿"译为"warming and transforming water-damp"、"祛风胜湿"译为"dispelling wind and overcoming dampness"、"健脾利水"译为"fortifying the spleen and disinhibiting water"、"健脾利湿"译为"fortifying the spleen and disinhibiting dampness"、"润燥"译为"moistening dryness"、"滋阴润燥"译为"enriching yin and moistening dryness"、"轻宣润燥"译为"moistening dryness by light diffusion"、"温中散寒"译为"warming the center and dissipating cold"、"回阳救逆"译为"returning yang and stemming conuterflow"、"温经散寒"译为"warming the channels and dissipating cold"、"理气"译为"rectifying qi"、"行气"译为"moving qi"、"疏郁理气"译为"coursing depression and rectifying qi"、"降逆止呕"译为"downbearing counterflow and checking vomiting"、"和胃利器"译为"harmonizing the stomach and rectifying qi"、"降气平喘"译为"downbearing qi and calming panting"、"破气"译为"breaking qi"、"消导化积"译为"abductive dispersion and transforming accumulations"。

第二十四部分中医药名词术语的翻译："消食导滞"译为"dispersing food and abducting stagnation"、"消食"译为"dispersing food"、"消瘿瘰痰核"译为"dispersing goiter, scrofula and phlegm nodes"、"消癥瘕积聚"译为"dispersing concretions, conglomerations, accumulations and gatherings"、"软坚"译为"softening hardness"、"驱虫"译为"expelling worms"、"理血"译为"rectifying the blood"、"祛瘀活血"译为"dispelling stasis and quickening the blood"、"破血"译为"breaking blood"、"活血化瘀"译为"quickening the blood and transforming stasis"、"止血"译为"stanching bleeding"、"祛痰"译为"dispelling phlegm"、"燥湿化痰"译为"drying dampness and transforming phlegm"、"宣肺化痰"译为"diffusing the lung and transforming phlegm"、"温肺化饮"译为"warming the lung and transforming rheum"、"润肺化痰"译为"moistening the lung and transforming phlegm"、"治风化痰"译为"controlling wind and transforming phlegm"、"顺气化痰"译为"normalizing qi and transforming phlegm"、"攻痰"译为"attacking phlegm"、"安神"译为"quieting the spirit"、"养心安神"译为"nourishing the heart and quieting the spirit"、"重镇安神"译为"quieting the spirit with heavy settlers"、"祛风"译为

“dispelling wind”、“疏散外风”译为“coursing and dissipating external wind”、“平息内风”译为“calming and extinguishing internal wind”、“平肝息风”译为“calming the liver and extinguishing wind”、“滋阴息风”译为“enriching yin and extinguishing wind”、“祛风解痉”译为“dispelling wind and resolving tetany”、“清热开窍”译为“clearing heat and opening the orifices”。

第二十五部分中医药名词术语的翻译：“清心开窍”译为“clearing the heart and opening the orifices”、“凉开”译为“cool opening”、“逐寒开窍”译为“expelling cold and opening the orifices”、“温开”译为“warm opening”、“化痰开窍”译为“transforming phlegm and opening the orifices”、“豁痰开窍”译为“sweeping phlegm and opening the orifices”、“补气”译为“supplementing qi”、“补血”译为“supplementing the blood”、“气血双补”译为“supplementing both qi and blood; dual supplementation of qi and blood”、“补阴”译为“supplementing yin”、“养阴”译为“nourishing yin”、“滋阴”译为“enriching yin”、“育阴”译为“fostering yin”、“补阳”译为“supplementing yang”、“助阳”译为“assisting yang”、“固涩”译为“securing and astriction”、“敛汗固表”译为“constraining sweat and securing the exterior”、“涩肠固脱”译为“astringing the intestines and stemming desertion”、“涩精止遗”译为“astringing essence and checking (seminal) emission and encuresis”、“缩尿”译为“reducing urine”、“固崩止带”译为“stemming flooding and checking (vaginal) discharge”、“敛肺止咳”译为“constraining the lung and suppressing cough”、“涌吐”译为“ejection”、“性味”译为“nature and flavor”、“四性”译为“four natures”、“四气”译为“four qi”、“五味”译为“five flavors”、“归经”译为“channel entry”、“升降浮沉”译为“upbearing, downbearing, floating and sinking”、“炮炙”译为“processing of medicinals”、“饮片”译为“decocting pieces”、“切”译为“cutting”、“切片”译为“slicing”、“捣碎”译为“crushing”。

第二十六部分中医药名词术语的翻译：“为末”译为“grinding to a

powder"、"为细末"译为"grinding to a fine powder"、"生"译为"raw"、"生"译为"crude"、"熟"译为"cooked"、"制霜"译为"frosting"、"水制"译为"water processing"、"洗"译为"washing"、"浸泡"译为"steeping"、"漂"译为"long-rinsing"、"水飞"译为"water grinding"、"火制"译为"fire processing"、"炒"译为"stir-frying"、"清炒"译为"plain stir-frying"、"微炒"译为"light stir-frying"、"炒黄"译为"stir-frying until yellow"、"炮"译为"blast-frying"、"炒炭"译为"char-fry"、"炙"译为"mix-fry"、"焙"译为"stone-baking"、"煨"译为"roasting"、"煅"译为"calcine (v.); calcination (n.)"、"水火制"译为"fire and water processing"、"煮"译为"boiling"、"蒸"译为"steaming"、"炖"译为"double-boiling"、"煅淬"译为"calcining and quenching"、"剂型"译为"preparation"、"汤"译为"decoction"、"煎"译为"decoct (v.); brew (v.)"、"饮"译为"beverage"、"饮子"译为"drink"、"丸"译为"pill"、"水丸"译为"water pill"、"散"译为"powder"、"酒剂"译为"wine preparation"、"膏"译为"paste"、"膏滋"译为"rich paste"、"药膏"译为"medicinal paste"、"露"译为"distillate"、"露"译为"dew"、"锭"译为"lozenge"、"片"译为"tablet"、"热熨"译为"hot pack"、"胶"译为"glue"、"服"译为"take"、"冲服"译为"take drenched"、"送服"译为"swallow with fluid"、"频服"译为"frequent small doses"。

第二十七部分中医药名词术语的翻译："顿服"译为"quaff"、"食远服"译为"take between meals"、"饭前服"译为"take between meals"、"临睡前服"译为"take before sleeping"、"调敷"译为"apply mixed"、"君"译为"sovereign"、"臣"译为"minister"、"佐"译为"assistant"、"使"译为"courier"、"毫针"译为"filiform needle"、"火针"译为"fire needle"、"电针"译为"electroacupuncture"、"三棱针"译为"three-edged needle"、"皮肤针"译为"cutaneous needle"、"梅花针"译为"plum-blossom needle"、"七星针"译为"seven-star needle"、"揿针"译为"thumbtack needle"、"艾绒"译为"moxa floss"、"艾条"译为"moxa pole"、"艾炷"译为"moxa cone"、"进针"译为"needle insertion”、“出针”译为“needle removal”、“留针”译为“needle retention”、“退针”译为“needle retraction”、“捣针”译为“needle pounding”、“摇针”译为“needle waggling”、“得气”译为“obtaining qi”、“气至”译为“arrival of qi”、“针感”译为“needle sensation”、“循摄法”译为“channel-freeing manipulation”、“弹针”译为“needle flicking”、“呼吸补泻”译为“respiratory supplementation and drainage”、“迎随补泻”译为“directional supplementation and drainage”、“疾徐补泻”译为“quick and slow supplementation and drainage”、“捻转补泻”译为“twirling supplementation and drainage”、“提插补泻”译为“lift-and-thrust supplementation and drainage”。

第二十八部分中医药名词术语的翻译：“开阖补泻”译为“open and closed supplementation and drainage”、“透天凉”译为“heaven-penetrating cooling method”、“烧山火”译为“burning mountain fire method”、“回阳九针”译为“nine needles for returning yang”、“火针”译为“fire needle”、“晕针”译为“needle sickness”、“滞针”译为“stuck needle”、“折针”译为“needle breakage”、“艾灸”译为“moxibustion”、“艾条灸”译为“poling”、“温针”译为“warm needling”、“直接灸”译为“direct moxibustion”、“瘢痕灸”译为“scarring moxibustion”、“无瘢痕灸”译为“nonscarring moxibustion”、“艾炷灸”译为“cone moxibustion”、“壮数”译为“number of cones”、“间接灸”译为“indirect moxibustion”、“隔附子灸”译为“moxibustion on aconite”、“隔姜灸”译为“moxibustion on ginger”、“隔蒜灸”译为“moxibustion on garlic”、“隔盐灸”译为“moxibustion on salt”、“拔火罐”译为“fire cupping”、“坐罐法”译为“stationary cupping”、“推罐”译为“push-cupping”、“闪罐”译为“flash cupping”、“刺络拔罐”译为“pricking and cupping”。

《香港中药材图鉴》

《香港中药材图鉴》(*An Illustrated Chinese Materia Medica in Hong Kong*）是中国香港浸会大学Zhao Zhongzhen主编的一部特殊的专著，通过翻译向西方介绍中国的核心中药。每一味中药除了名称英译之外，还通过来源（source）、发布（distribution）、收割（harvest）及加工（harvest & processing）、说明（description）、标示（indications）、化学组成（chemical composition）及注释（note）等方面向西方比较自然地介绍每味中药的功能和作用。其对中药名称的翻译有一定的明确之处。按照西方对中药的翻译，基本上都是以音译为主，以拉丁语和英语的翻译为辅。香港对中药的翻译，首先是采用拉丁语翻译，其次是英语翻译，最后附有音译。其对英语的翻译，基本上都采用所谓英译化了的拉丁语词，与正常的英语词汇相差甚远。这样的译法，也有一定的实际意义，值得参考和借鉴。毕竟香港对英语语言的学习和掌握比大陆要广泛得多。为了向大家说明香港对中药名称的翻译方式和方法，今特意将一些核心的中药名称的翻译介绍给大家。

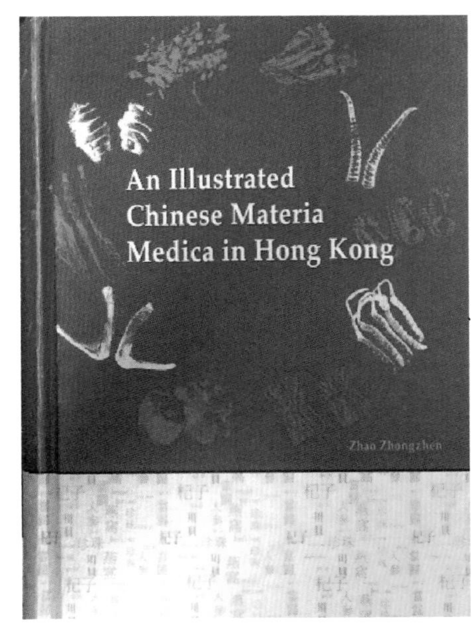

图 5-42
《香港中药材图鉴》

第一部分中药名称的翻译：“龙眼肉”译为“Arillus Longan; Longgan Aril; Longyanrou”、“安息香”译为“Benzoinum; Benzoin; Anxixiang”、“冰片”译为“Borneolum Syntheticum; Borneol; Bingpian”、“薤白”译为“Bulbus Allii Macrostemonis; Longstamen Onion Bulb; Xiebai”、“川贝母”译为“Bulbus Fritillariae Cirrhosae; Tendrilleaf Fritillary Bulb; Chuanbeimu”、“浙贝母”译为“Bulbus Fritillariae Thunbergii; Thunberg Fritillary Bulb; Zhebeimu”、“平贝母”译为“Bulbus Fritillariae Ussuriensis; Ussuri Fritillary Bulb; Pingbeimu”、“百合”译为“Bulbus Lilii; Lily Bulb; Baihe”、“石蒜”译为“Bulbus Lycoridis Radiatae; Shorttube Lycoris Bulb; Shisuan”、“侧柏叶”译为“Cacumen Platycladi; Chinese Arborvitae Twig and Leaf; Cebaiye”、“西河柳”译为“Cacumen Tamaricis; Chinese Tamarisk Twig; Xiheliu”、“马勃”译为“Carpophorum Calvatial

Lilacinae; Liactic Puffball; Mabo”、“木通”译为“Caulis Akebiae Quinatae; Akebia Stem; Mutong”、“竹茹”译为“Caulis Bambusae in Taeniam; Bamboo Shavings; Zhuru”、“川木通”译为“Caulis Clematidis Armandii; Armand Clematis Stem; Chuanmutong”、“过江龙”译为“Caulis Entadae; Entadae Stem; Guojianglong”、“丁公藤”译为“Caulis Erycibes; Obtuseleaf Erycibe Stem; Dinggongteng”、“山蒟”译为“Caulis et Folium Piperis Hancei; Hance Pepper Stem and Leaf; Shanju”、“忍冬藤”译为“Caulis Lonicerae; Honeysuckle stem; Rendongteng”、“紫苏梗”译为“Caulis Perillae; Perilla Stem; Zisugeng”、“海风藤”译为“Caulis Piperis Kadsurae; Kadsura Pepper Stem; Haifengteng”、“首乌藤”译为“Caulis Polygoni Multiflori; Tuber Fleeceflowe Stem; Shouwuteng”、“大血藤”译为“Caulis Sargentodoxae; Sargentgloryvine Stem; Daxueteng”、“青风藤”译为“Caulis Sinomenii; Orientvine Stem; Qingfengteng”、“鸡血藤”译为“Caulis Spatholobi; Suberect Spatholobus Stem; Jixueteng”、“络石藤”译为“Caulis Trachelospermi; Chinese Starjasmine Stem; Luoshiteng”、“天竺黄”译为“Concretio Silicea Bambusae; Tabasheer; Tianzhuhuang”、“冬虫夏草”译为“Cordyceps; Chinese Caterpillar Fungus; Dongchongxiacao”、“椿皮”译为“Cortex Ailanthi; Tree-of-heaven Bark; Chunpi”、“合欢皮”译为“Cortex Albiziae; Silktree Albizia Bark; Hehuanpi”。

第二部分中药名称的翻译：“肉桂”译为“Cortex Cinnamomi; Cassia Bark; Rougui”、“白鲜皮”译为“Cortex Dictamni; Densefruit Pittany Root Bark; Baixianpi”、“杜仲”译为“Cortex Eucommiae; Eucommia Bark; Duzhong”、“秦皮”译为“Cortex Fraxini; Ash Bark; Qinpi”、“救必应”译为“Cortex Ilicis Rotundae; Ovateleaf Holly Bark; Jiubiying”、“地枫皮”译为“Cortex Illicii; Difengpi Bark; Difengpi”、“地骨皮”译为“Cortex Lycii; Chinese Wolfberry Root-Bark; Digupi”、“厚朴”译为“Cortex Magnoliae Officinalis; Officinal Magnolia Bark; Houpo”、“苦楝皮”译为“Cortex Meliae; Szechwan Chinaberry Bark; Kulianpi”、“桑白皮”译为“Cortex Mori; White Mulberry Rootbark; Sangbaipi”、“牡丹

皮”译为“Cortex Moutan; Three Peony Root Bark; Mudanpi”、“香加皮”译为“Cortex Periplocae; Chinese SIlkvine Root Bark; Xiangjiapi”、“黄柏”译为“Cortex Phellodendri; Amur Cork-Tree; Huangbo”、“土荆皮”译为“Cortex Pseudolaricis; Golden Larch Bark; Tujingpi”、“鸭脚木”译为“Cortex Schefflerae Octophyllae; Ivy Tree Bark; Yajiaomu”、“冬瓜皮”译为“Exocarpium Benincasae; Chinese Waxgourd Peel; Dongguapi”、“化橘红”译为“Exocarpium Citri Grandis; Pummelo Peel; Huajuhong”、“合欢花”译为“Flos Albiziae; Silktree Albizia Flower; Hehuanhua”、“木棉花”译为“Flos Bombacis Malabarici; Common Bombax Flower; Mumianhua”、“密蒙花”译为“Flos Buddlejae; Pale Butterflybush Flower; Mimenghua”、“凌霄花”译为“Flos Campsis Grandifloral; Chinese Trumpetcreeper Flower; Lingxiaohua”、“红花”译为“Flos Carthami; Safflower; Honghua”、“丁香”译为“Flos Caryophylli; Clove; Dingxiang”、“鸡冠花”译为“Flos Celosiae Cristatae; Cockcomb Flower; Jiguanhua”、“蜡梅花”译为“Flos Chimonanthi Praecocis; Wintersweet Flower; Lameihua”、“菊花”译为“Flos Chrysanthemi; Chrysanthenmum Flower; Juhua”、“野菊花”译为“Flos Chrysanthemi Indici; Wild Chrysanthemum Flower; Yejuhua”、“玳玳花”译为“Flos Citri Aurantii; Daidaihua Flower Bud; Daidaihua”、“洋金花”译为“Flos Daturae; Datura Flower; Yangjinhua”、“谷精草”译为“Flos Eriocauli; Pipewort Flower; Gujingcao”。

第三部分中药名称的翻译：“款冬花”译为“Flos Farfarae; Common Coltsfoot Flower; Kuandonghua”、“芫花”译为“Flos Genkwa; Lilac Daphne Flower Bud; Yuanhua”、“扶桑花”译为“Flos Hibisci Rosae-Sinensis; Chinese Hibisci Rosae-Sinensis Flower; Fusanghua”、“旋覆花”译为“Flos Inulae; Inula Flower; Xuanfuhua”、“素馨花”译为“Flos Jasmini; Largeflower Jasmine Flower; Suxinhua”、“金银花”译为“Flos Lonicerae; Honeysuckle Flower; Jinyinhua”、“辛夷”译为“Flos Magnoliae; Magnolia Flower Bud; Xinyi”、“夜合花”译为“Flos Magnoliae Cocinis; Chinese Magnolia Flower; Yehehua”、“厚朴花”译为“Flos Magnoliae Officinalis;

Officinal Magnolia Flower; Houpohua”、“鸡蛋花”译为“Flos Plumeriae; Frangipani Flower; Jidanhua”、“闹羊花”译为“Flos Rhododendri Mollis; Yellow Azalea Flower; Naoyanghua”、“月季花”译为“Flos Rosae Chinensis; Chinese Rose Flower; Yuejihua”、“槐花”译为“Flos Sophorae; Pagodatree Flower; Huaihua”、“罗布麻叶”译为“Folium Apocyni Veneti; Dogbane Leaf; Luobumaye”、“艾叶”译为“Folium Artemisiae Argyi; Argy Wormwood Leaf; Aiye”、“枇杷叶”译为“Folium Erobotryae; Loquat Leaf; Pipaye”、“黑面神”译为“Folium et Cacumen Breyniae Fruticosae; Heimianshen”、“九里香”译为“Folium et Cacumen Murrayae; Murraya Jasminorage Branch and Leaf; Jiulixiang”、“银杏叶”译为“Folium Ginkgo; Ginkgo Leaf; Yinxingye”、“漆大姑”译为“Folium Glochidii Eriocarpi; Erocarpous Glochidion Leaf; Qidagu”、“大青叶”译为“Folium Isatidis; Dyers Woad Leaf; Daqingye”、“马缨丹”译为“Folium Lantanae Camarae; Common Lantana Twig and Leaf; Mayingdan”、“桑叶”译为“Folium Mori; Mulberry Leaf; Sangye”、“紫苏叶”译为“Folium Perillae; Perilla Leaf; Zisuye”、“石楠叶”译为“Folium Photiniae; Chinese Photinia Leaf; Shinanye”、“蓼大青叶”译为“Folium Polygoni Tinctorii; Indigoplant Leaf; Liaodaqingye”、“石韦”译为“Folium Pyrrosiae; Shearer's Pyrrosia Leaf; Shiwei”、“龙脷叶”译为“Folium Sauropi; Dragon's Tongue Leaf; Longliye”、“番泻叶”译为“Folium Sennae; Senna Leaf; Fanxieye”、“牡荆叶”译为“Folium Viticis Negundo; Hempleaf Negundo Chastetree Leaf; Mujingye”。

第四部分中药名称的翻译：“预知子”译为“Fructus Akebiae; Akebia Fruit; Yuzhizi”、“益智”译为“Fructus Akpiniae Oxyphyllae; Sharpleaf Galangal Fruit; Yizhi”、“砂仁”译为“Fructus Amomi; Villous Amomum Fuit; Sharen”、“豆蔻”译为“Fructus Amomi Rotundus; Round Cardamon Fruit; Doukou”、“八角茴香”译为“Fructus Anisi Stellati; Chinese Star Anise; Bajiaohuixiang”、“牛蒡子”译为“Fructus Arctii; Great Burdock Achene; Niubangzi”、“马兜铃”译为“Fructus Aristolochiae; Dutohmanspipe Fruit;

Madouling”、“枳壳”译为“Fructus Aurantii; Orange Fruit; Zhiqiao”、“枳实”译为“Fructus Aurantii Immaturus; Immature Orange Fuit; Zhishi”、“楮实子”译为“Fructus Broussonetiae; Papermulberry Fruit; Chushizhi”（子的读音是 zi，非 zhi）、“鸦胆子”译为“Fructus Bruceae; Java Brucea Fruit; Yadanzi”、“青果”译为“Fructus Canarii; Chinese White Olive; Qingguo”、“火麻仁”译为“Fructus Cannabis; Hemp Fruit; Huomaren”、“南鹤虱”译为“Fructus Carotae; Wild Carrot Fruit; Nanheshi”、“木瓜”译为“Fructus Chaenomelis; Common Floweringqince Fruit; Mugua”、“诃子”译为“Fructus Chebulae; Medicine Terminalia Fruit; Hezi”、“香橼”译为“Fructus Citri; Citron Fuit; Xiangyuan”、“佛手”译为“Fructus Citri Sarcodactylis; Finger Citron; Foshou”、“蛇床子”译为“Fructus Cnidii; Common Cnidium Fruit; Shechuangzi”、“芫荽子”译为“Fructus Coriandri; Coriander Fruit; Yuansuizi”（芫的读音是 yan，非 yuan）、“山茱萸”译为“Fructus Corni; Asiatic Cornelian Cherry Fruit; Shanzhuyu”、“山楂”译为“Fructus Crataegi; Hawthorn Fruit; Shanzha”、“巴豆”译为“Fructus Crotonis; Croton Seed; Badou”、“吴茱萸”译为“Fructus Evodiae; Medicinal Evodia Fruit; Wuzhuyu”、“小茴香”译为“Fructus Foeniculi; Fennel; Xiaohuixiang”、“连翘”译为“Fructus Forsythiae; Weeping Forsythia Capsule; Lianqiao”、“红豆蔻”译为“Fructus Galangae; Galanga Galangal Fruit; Hongdoukou”、“栀子”译为“Fructus Gardeniae; Cape Jasmine Fuit; Zhizi”、“猪牙皂”译为“Fructus Gleditsiae Abnormalis; Chinese Honeylocust Abnormal Fruit; Zhuyazao”、“麦芽”译为“Fructus Hordei Germinatus; Germinated Barley; Maiya”。

第五部分中药名称的翻译：“大枣”译为“Fructus Jujubae; Chinese Date; Dazao”、“地肤子”译为“Fructus Kochiae; Belvedere Fruit; Difuzi”、“茺蔚子”译为“Fructus Leonuri; Motherwort Fruit; Chongweizi”、“女贞子”译为“Fructus Ligustri Lucidi; Glossy Privet Fruit; Nüzhenzi”、“路路通”译为“Fructus Liquidambaris; Beautiful Sweetgum Fruit; Lulutong”、“荜澄茄”译为“Fructus Litseae; Mountain Spicy Fuit; Bichengqie”、“枸杞

子”译为“Fructus Lycii; Barbary Wolfberry Fruit; Gouqizi”、“罗汉果”译为“Fructus Momordicae; Grosvener Momordica Fruit; Luohanguo”、“桑椹”译为“Fructus Mori; Mulberry Fruit; Sangshen”、“乌梅”译为“Fructus Mume; Smoked Plum; Wumei”、“稻芽”译为“Fructus Oryzae Germinatus; Rice-grain Sprout; Daoya”、“紫苏子”译为“Fructus Perillae; Perilla Fruit; Zisuzi”、“余甘子”译为“Fructus Phyllanthi; Emblic Leafflower Fruit; Yuganzi”、“荜茇”译为“Fructus Piperis Longi; Long Pepper; Bibo”（茇的读音是ba，非bo）、“水红花子”译为“Fructus Polygoni Orientalis; Prince's-Feather Fruit; Shuihonghuazi”、“补骨脂”译为“Fructus Psoraleae; Malaytea Scurfpea Fruit; Buguzhi”、“使君子”译为“Fructus Quisqualis; Rangooncreeper Fruit; Shijunzi”、“金樱子”译为“Fructus Rosae Laeigatae; Cherokee Rose Fruit; Jinyingzi”、“覆盆子”译为“Fructus Rubi; Palmleaf Raspberry Fruit; Fupenzi”、“五味子”译为“Fructus Schisandrae Chinensis; Chinese Magnoliavine Fruit; Wuweizi”。

第六部分中药名称的翻译：“灯笼草”译为“Fructus seu Herba Physalis Peruvianae; Peruvian Groundcherry Fruit or Herb; Denglongcao”、“槐角”译为“Fructus Sophorae; Japanese Pagodatree Pod; Huaijiao”、“川楝子”译为“Fructus Toosendan; Szechwan Chinaberry Fruit; Chuanlianzi”、“蒺藜”译为“Fructus Tribuli; Puncturevine Caltrop Fruit; Jili”、“瓜蒌”译为“Fructus Trichosanthis; Snakegourd Fruit; Gualou”、“浮小麦”译为“Fructus Tritici Levis; Blighted Wheat; Fuxiaomai”、“草果”译为“Fructus Tsaoko; Tsaoko Amomum Fruit; Caoguo”、“蔓荆子”译为“Fructus Viticis; Simpleleaf Shrub Chastetree Fruit; Manjingzi”、“苍耳子”译为“Fructus Xanthii; Siberian Cocklebur Fruit; Cang'erzi”、“五倍子”译为“Galla Chinensis; Chinese Gall; Wubeizi”、“灵芝”译为“Ganoderma; Glossy Ganoderma; Lingzhi”、“鸡骨草”译为“Herba Abri; Canton Love-Pea Vine; Jigucao”、“仙鹤草”译为“Herba Agrimoniae; Hairyvein Agrimonia Herb; Xianhecao”、“穿心莲”译为“Herba Andrographis; Common Andrographis Herb; Chuanxinlian”、“矮地茶”译为“Herba Ardisiae Japonicae; Japanese

Ardisia Herb; Aidicha”、“青蒿”译为“Herba Artemisiae Annuae; Sweet Wormwood Herb; Qinghao”、“茵陈”译为“Herba Artemisiae Scopariae; Virgate Wormwood Herb; Yinchen”、“细辛”译为“Herba Asari; Manchurian Wildginger; Xixin”、“长春花”译为“Herba Catharanthi Rosei; Madagascar Periwinkle Herb; Changchunhua”、“鹅不食草”译为“Herba Centipedae; Small Centipeda Herb; Ebushicao”、“小蓟”译为“Herba Cirsii; Field Thistle Herb; Xiaoji”、“大蓟”译为“Herba Cirsii Japonici; Japanese Thistle Herb; Daji”、“肉苁蓉”译为“Herba Cistanches; Desertliving Cistanche; Roucongrong”、“锁阳”译为“Herba Cynomorii; Songaria Cynomorium Herb; Suoyang”、“石斛”译为“Herba Dendrobii; Dendrobium; Shihu”、“广金钱草”译为“Herba Desmodii Styracifolii; Snowbellleaf Ticklover Herb; Guangjinqiancao”、“瞿麦”译为“Herba Dianthi; Lilac Pink Herb; Qumai”、“蛇莓”译为“Herba Duchesneae Indicae; Indian Mock Strawberry Herb; Shemei”、“墨旱莲”译为“Herba Ecliptae; Yerbladetajo Herb; Mohanlian”、“地胆头”译为“Herba Elephantopi Scaberis; Scabrous Elephant-foot Herb; Didantou”。

第七部分中药名称的翻译：“一点红”译为“Herba Emiliae; Sowthistle Tasselflower Herb; Yidianhong”、“麻黄”译为“Herba Ephedrae; Ephedra; Mahuang”、“淫羊藿”译为“Herba Epimedii; Epimedium Herb; Yinyanghuo”、“木贼”译为“Herba Equiseti Hiemalis; Common Scouring Rush Herb; Muzei”、“佩兰”译为“Herba Eupatorii; Fortune Eupatorium Herb; Peilan”、“小驳骨”译为“Herba Gendarussae; Common Gendarussa Herb; Xiaobogu”、“老鹳草”译为“Herba Geranii; Carolina Cranesbill Herb; Laoguancao”、“连钱草”译为“Herb Glechomae; Longtube Ground Herb; Lianqiancao”、“绞股蓝”译为“Herba Gynostemmatis; Fiveleaf Gynostemma Herb; Jiaogulan”、“白花蛇舌草”译为“Herba Hedyotidis Diffusae; Spreading Hedyotis Herb; Baihuasheshecao”、“鱼腥草”译为“Herba Houttuyniae; Heartleaf Houttuynia Herb; Yuxingcao”、“田基黄”译为“Herba Hyperici Japonici; Japanese St. John’s Swort Herb; Tianjihuang”、

“益母草”译为“Herba Leonuri; Motherwort Herb; Yimucao”、“半边莲”译为“Herba Lobeliae Chinensis; Chinese Lobelia Herb; Banbianlian”、“淡竹叶”译为“Herba Lophatheri; Lophatherum Herb; Danzhuye”、“泽兰”译为“Herba Lycopi; Hirsute Shiny Bugleweed Herb; Zelan”、“伸筋草”译为“Herba Lycopodii; Common Clubmoss Herb; Shenjincao”、“金钱草”译为“Herba Lysimachiae; Christina Loosestrife; Jinqiancao”、“薄荷”译为“Herba Menthae; Peppermint; Bohe”、“香薷”译为“Herba Moslae; Chinese Mosla; Xiangru”、“鸡屎藤”译为“Herba Paederiae; Chinese Fevervine Herb; Jishiteng”、“败酱草”译为“Herba Patriniae; Dahurian Partinia Herb; Baijiangcao”、“叶下珠”译为“Herba Phyllanthi Urinariae; Common Leafflower Herb; Yexiazhu”、“车前草”译为“Herba Plantaginis; Plantain Herb; Cheqiancao”、“广藿香”译为“Herba Pogostemonis; Cablin Patchouli Herb; Guanghuoxiang”、“瓜子金”译为“Herba Polygalae Japonicae; Japnese Milkwort Herb; Guazijin”、“萹蓄”译为“Herba Polygoni Avicularis; Common Knotgrass Herb; Bianxu”、“火炭母”译为“Herba Polygoni Chinensis; Chinese Knotweed Herb; Huotanmu”、“杠板归”译为“Herba Polygoni Perfoliati; Perfoliate Knotweed Herb; Gangbangui”、“马齿苋”译为“Herba Portulacae; Purslane Herb; Machixian”。

第八部分中药名称的翻译：“委陵菜”译为“Herba Potentillae Chinensis; Chinese Cinquefoil; Weilingcai”、“翻白草”译为“Herba Potentillae Discoloris; Discolor Cinquefoil Herb; Fanbaicao”、“鹿衔草”译为“Herba Pyrolae; Pyrola Herba; Luxiancao”、“溪黄草”译为“Herba Rabdosiae Serrae; Serrate Rabdosia Herb; Xihuangcao”、“肿节风”译为“Herba Sarcandrae; Glabrous Sarcandra Herb; Zhongjiefeng”、“三白草”译为“Herba Saururi; Chinese Lizardtail Rhizome or Herb; Sanbaicao”、“天山雪莲花”译为“Herba Saussureae Involucratae; Snow Lotus Herb; Tianshanxuelianhua”、“雪莲花”译为“Herba Saussureae Lanicepsis; Lanatehead Saussurea Herb; Xuelianhua”、“荆芥”译为“Herba Schizonepetae; Fineleaf Schizonepeta Herb; Jingjie”、“半枝莲”译为“Herba

Scutellariae Barbatae; Barbated Skullcup Herba; Banzhilian”、“卷柏”译为“Herba Selaginellae; Spikemoss; Juanbai”、“石上柏”译为“Herba Selaginellae Doederleinii; Doedeerlein's Spikemoss Herb; Shishangbai”、“千里光”译为“Herba Senecionis Scandentis; Climbing Groundsel Herb; Qianliguang”、“龙葵”译为“Herba Solani Nigri; Black Nightshade Herb; Longkui”、“一枝黄花”译为“Herba Solidaginis; Common Goldenrod Herb; Yizhihuanghua”、“蒲公英”译为“Herba Taraxiaci; Dandelion; Pugongying”、“桑寄生”译为“Herba Taxilli; Chinese Taxillus Twig; Sangjisheng”、“马鞭草”译为“Herba Verbenae; European Verbena Herb; Mabiancao”、“槲寄生”译为“Herba Visci; Coloured Mistletoe Herb; Hujisheng”、“蟛蜞菊”译为“Herba Wedeliae; Chinese Wedelia Herb; Pengqiju”、“青黛”译为“Indigo Naturalis; Natural Indigo; Qingdai”、“沉香”译为“Lignum Aquilariae Resinatum; Chinese Eaglewood; Chenxiang”、“降香”译为“Lignum Dalbergiae Odoriferae; Rosewood; Jiangxiang”、“油松节”译为“Lignum Pini Nodi; Pine Nodular Branch; Yousongjie”、“苏木”译为“Lignum Sappan; Sappan Wood; Sumu”、“灯芯草”译为“Medulla Junci; Common Rush; Dengxincao”、“小通草”译为“Medulla Stachyuri; Stachyurus or Japanese Helwingia Pith; Xiaotongcao”、“通草”译为“Medulla Tetrapanacis; Ricepaperplant Stem Pith; Tongcao”、“没药”译为“Myrrha; Myrrh; Moyao”、“蕤仁”译为“Nux Prinsepiae; Hedge Prinsepia Nut; Ruiren”。

第九部分中药名称的翻译：“乳香”译为“Olibanum; Frankincense; Ruxiang”、“雷丸”译为“Omphalia; Thunder Ball; Leiwan”、“大腹皮”译为“Pericarpium Arecae; Areca Peel; Dafupi”、“陈皮”译为“Pericarpium Citri Reticulatae; Dried Tangerine Peel; Chenpi”、“花椒”译为“Pericarpium Zanthoxyli; Pricklyash Peel; Huajiao”、“棕榈”译为“Petiolus Trachycarpi; Fortune Windmillpalm Petiole; Zonglü”、“松花粉”译为“Pollen Pini; Pine Pollen; Songhuafen”、“蒲黄”译为“Pollen Typhae; Cattail Pollen; Puhuang”、“猪苓”译为“Polyporus; Chuling; Zhuling”、“茯苓”译为

“Poria; Indian Bread; Fuling”、“山慈菇”译为“Pseudobulbus Cremastrae Seu Pleiones; Appendiculate Cremastra Pseudobulb; Shancigu”、“牛膝”译为“Radix Achyranthis Bidentatae; Twotoothed Achyranthes Root; Niuxi”、“川乌”译为“Radix Aconiti; Common Monkshood Mother Root; Chuanwu”、“雪上一枝蒿”译为“Radix Aconiti Brachypodi; Shortstalk Monkshood Root; Xueshangyizhihao”、“草乌”译为“Radix Aconiti Kusnezoffii; Kusnezoff Monkshood Root; Caowu”、“附子”译为“Radix Aconiti Lateralis Preparata; Prepared Common Monkshood Daughter Root; Fuzi”、“南沙参”译为“Radix Adenophorae; Fourleaf Ladybell Root; Nanshashen”、“白蔹”译为“Radix Ampelopsis; Japanese Ampelopsis Root; Bailian”、“白芷”译为“Radix Angelicae Dahuricae; Dahurian Angelica Root; Baizhi”、“独活”译为“Radix Angelicae Pubescentis; Doubleteeth Pubescent Angelica Root; Duhuo”、“当归”译为“Radix Angelicae Sinensis; Chinese Angelica; Danggui”、“朱砂根”译为“Radix Ardisiae Crenatae; Coral Ardisia Root; Zhushagen”、“走马胎”译为“Radix Ardisiae Gigantifoliae; Giganticleaf Ardisia Root; Zoumatai”、“青木香”译为“Radix Aristolochiae; Slender Dutchmanspipe Root; Qingmuxiang”、“广防己”译为“Radix Aristolochiae Fangchi; Southern Fangchi Root; Guangfangji”、“汉中防己”译为“Radix Aristolochiae Heterophyllae; Yellow mouth Dutchmanspipe Root; Hanzhongfangji”、“天冬”译为“Radix Asparagi; Cochinchinese Asparagus Root; Tiandong”、“紫菀”译为“Radix Asteris; Tatarian Aster Root; Ziwan”、“黄芪”译为“Radix Astragali; Milkvetch Root; Huangqi”、“木香”译为“Radix Aucklandiae; Common Aucklandia Root; Muxiang”。

第十部分中药名称的翻译：“柴胡”译为“Radix Bulpeuri; Chinese Thorowax Root; Chaihu”、“明党参”译为“Radix Changii; Medicinal Changium Root; Mingdangshen”、“威灵仙”译为“Radix Clematidis; Chinese Clematis Root; Weilingxian”、“及已”译为“Radix Chloranthi Serrati; Serrate Chloranthus Root; Jiji”、“木防己”译为“Radix Cocculi Trilobi; Japanese Snailseed Root; Mufangji”、“党参”译为“Radix

Codonopsis; Pilose Asiabell Root; Dangshen”、“鸡骨香”译为“Radx Crotonis Crassifolii; Thickleaf Croton Root; Jiguxiang”、“郁金”译为“Radix Curcumae; Turmeric Root Tuber; Yujin”、“川牛膝”译为“Radix Cyathulae; Medicinal Cyathula Root; Chuanniuxi”、“白薇”译为“Radix Cynanchi Atrati; Blackend Swallowwort Root and Rhizome; Baiwei”、“徐长卿”译为“Radix Cynanchi Paniculati; Paniculate Swallowwort Root; Xuchangqing”、“常山”译为“Radix Dichroae; Antifeverile Dichroa Root; Changshan”、“续断”译为“Radix Dipsaci; Himalayan Teasel Root; Xuduan”、“禹州漏芦”译为“Radix Echinopsis; Globethistle Root; Yuzhou Louli”、“麻黄根”译为“Radix et Rhizoma Ephedrae; Ephedra Root; Mahuanggen”、“大黄”译为“Radix et Rhizoma Rhei; Rhubarb; Dahuang”、“鬼臼”译为“Radix et Rhizoma Sinopodophylli Hexandri; Chinese May-Apple Root and Rhizome; Guijiu”、“马尾连”译为“Radix et Rhizoma Thalictri; Meadowrue Root and Rhizome; Maweilian”、“藜芦”译为“Radix et Rhizoma Veratri Nigri; Lilu”、“广东土牛膝”译为“Radix Eupatorii Chinensis; Chinese Eupatorium Root; Guangdongtuniuxi”、“狼毒”译为“Radix Euphorbiae Fischerianae; Langdu Root; Langdu”、“龙膽”译为“Radix Gentianae; Chinese Gentian; Longdan”、“秦艽”译为“Radix Gentianae Macrophyllae; Largeleaf Gentian Root; Qinjiao”、“人参”译为“Radix Ginseng; Ginseng; Renshen”、“北沙参”译为“Radix Glehniae; Coastal Glehenia Root; Beishashen”、“甘草”译为“Radix Glycyrrhizae; Liquorice Root; Gancao”、“红芪”译为“Radix Hedysari; Manyinflorescenced Sweetvech Root; Hongqi”、“山芝麻”译为“Radix Helicteris; Narrowleaf Screwtree Root; Shanzhima”、“岗梅根”译为“Radix Ilicis Asprellae; Roughharied Holly Root; Gangmeigen”、“板蓝根”译为“Radx Isatidis; Isatis Root; Banlangen”。

第十一部分中药名称的翻译:“甘遂”译为“Radix Kansui; Gansui Root; Gansui”、“红大戟”译为“Radix Knoxiae; Knoxia Root; Hongdaji”、“乌药”译为“Radix Linderae; Combined Spicebush Root; Wuyao”、“山麦冬”译为“Radix Liriopes; Liriope Root Tuber; Shanmaidong”、“紫

草”译为“Radix Lithospermi; Gromwell Root; Zicao”、“巴戟天”译为“Radix Morindae Officinalis; Morinda Root; Bajitian”、“三七”译为“Radix Notoginseng; Sanchi; Sanqi”、“麦冬”译为“Radix Ophiopogonis; Maidong”、“白芍”译为“Radix Paeoniae Alba; White Peony Root; Baishao”、“赤芍”译为“Radix Paeoniae Rubra; Red Peony Root; Chishao”、“西洋参”译为“Radix Panacis Quinquiefolii; American Ginseng; Xiyangshen”、“墓头回”译为“Radix Patriniare Rupestris; Scabrous Ptrinia Root; Mutouhui”、“前胡”译为“Radix Peucedani; Hogfennel Root; Qianhu”、“华山参”译为“Radix Physochlainae; Funneled Physochlaina Root; Huashanshen”、“商陆”译为“Radix Phytolaccae; Pokeberry Root; Shanglu”、“桔梗”译为“Radix Platycodonis; Platycodon Root; Jiegeng”、“何首乌”译为“Radix Polygoni Multiflori; Fleeceflower Root; Heshouwu”、“远志”译为“Radix Polygalae; Thinleaf Milkwort Root; Yuanzhi”、“太子参”译为“Radix Pseudostellariae; Heterophylly Falsetarwort Root; Taizishen”、“红药子”译为“Radix Pteroxygoni Giraldii; Girald Pteroxygonum Root; Hongyaozi”、“葛根”译为“Radix Puerariae; Kudzuvine Root; Gegen”、“白头翁”译为“Radix Pulsatillae; Chinese Pulsatilla Root; Baitouweng”、“猫爪草”译为“Radix Ranunculi Ternati; Catclaw Buttercup Root; Maozhaocao”、“地黄”译为“Radix Rehmanniae; Rehmannia Root; Dihuang”、“漏芦”译为“Radix Rhapontici; Uniflower Swisscentaury Root; Loulu”、“岗念根”译为“Radix Rhodomyrti; Downy Rosemyrtle Root; Gangniangen”、“茜草”译为“Radix Rubiae; India Madder Root; Qiancao”、“丹参”译为“Radix Salviae Miltiorrhizae; Danshen Root; Danshen”、“地榆”译为“Radix Sanguisorbae; Garden Burnet Root; Diyu”、“防风”译为“Radix Saposhnikoviae; Divaricate Saposhnikovia Root; Fangfeng”。

第十二部分中药名称的翻译：“玄参”译为“Radix Scrophulariae; Figwort Root; Xuanshen”、“黄芩”译为“Radix Scutellariae; Baical Skullcap Root; Huangqin”、“天葵子”译为“Radix Semiaquilegiae; Muskroot-like Semiaquilegia Root; Tiankuizi”、“刺五加”译为“Radix seu Caulis

Acanthopanacis Senticosi; Manyprickle Acanthopanax; Ciwujia”、“甘松”译为“Radix seu Rhizoma Nardostachyos; Nardostachys Root and Rhizome; Gansong”、“苦参”译为“Radix Sophorae Flavescentis; Lightyellow Sophora Root; Kushen”、“山豆根”译为“Radix Sophorae Tonkinensis; Vietnamese Sophora Root and Rhizome; Shandougen”、“银柴胡”译为“Radix Stellariae; Starwort Root; Yinchaihu”、“百部”译为“Radix Stemonae; Stemona Root; Baibu”、“防己”译为“Radix Stephaniae Tetrandrae; Fourstamen Stephania Root; Fangji”、“金果榄”译为“Radix Tinosporae; Tinospora Root; Jinguolan”、“天花粉”译为“Radix Trichosanthis; Snakegourd Root; Tianhuafen”、“雷公藤”译为“Radix Tripterygu; Common Threewingnut Root; Leigongteng”、“川木香”译为“Radix Vladimiriae; Common Vladimiria Root; Chuanmuxiang”、“了哥王”译为“Radix Wikstroemiae; Indian Stringbush Root; Liaogewang”、“两面针”译为“Radix Zanthoxyli; Shinyleaf Pricklyash Root; Liangmianzhen”、“鹰不泊”译为“Radix Zanthoxyli Avicennae; Avicennia Pricklyash Root; Yingbubo”、“桂枝”译为“Ramulus Cinnamomi; Cassia Twig; Guizhi”、“钩藤”译为“Ramulus Uncariae cum Uncis; Gambir Plant; Gouteng”、“莲房”译为“Receptaculum Nelumbinis; Lotus Receptacle; Lianfang”、“阿魏”译为“Resina Ferulae; Chinese Asafetida; Awei”、“藤黄”译为“Resina Garciniae Morellae; Gamboge Tree Rasin; Tenghuang”、“枫香脂”译为“Resina Liquidambaris; Beautiful Sweetgum Resin; Fengxiangzhi”、“石菖蒲”译为“Rhizoma Acori Tatarinowill; Grassleaf Sweetflag Rhizome; Shichangpu”、“泽泻”译为“Rhizoma Alismatis; Oriental Waterplantain Rhizome; Zexie”、“高良姜”译为“Rhizoma Alpiniae Officinarum; Lesser Galangal Rhizome; Gaoliangjiang”、“知母”译为“Rhizoma Anemarrhenae; Common Anemarrhena Rhizome; Zhimu”、“两头尖”译为“Rhizoma Anemones Raddeanae; Radde Anemone Rhizome; Liangtoujian”、“九节菖蒲”译为“Rhizoma Anemonis Altaicae; Irkutsk Anemone Rhizome; Jiujiechangpu”、“天南星”译为“Rhizoma Arisaematis; Jackinthepulpit Tuber; Tiannanxing”。

第十三部分中药名称的翻译："苍术"译为"Rhizoma Atractylodis; Atractylodes Rhizome; Cangzhu"、"白术"译为"Rhizoma Atractylodis Macrocephalae; Largehead Atractylodes Rhizome; Baizhu"、"射干"译为"Rhizoma Belamcandae; Blackberrylily Rhizome; Shegan"、"拳参"译为"Rhizoma Bistortae; Bistort Rhizome; Quanshen"、"白及"译为"Rhizoma Bletillae; Common Bletilla Tuber; Baiji"、"土贝母"译为"Rhizoma Bolbostemmatis; Paniculate Bolbostemma; Tubeimu"、"川芎"译为"Rhizoma Chuanxiong; Szechwan Lovage Rhizome; Chuanxiong"、"狗脊"译为"Rhizoma Cibotii; Cibot Rhizome; Gouji"、"升麻"译为"Rhizoma Cimicifugae; Largetrifoliolious Bugbane Rhizome; Shengma"、"黄连"译为"Rhizoma Coptidis; Golden Thread; Huanglian"、"延胡索"译为"Rhizoma Corydalis; Yanhusuo Tuber; Yanhusuo"、"仙茅"译为"Rhizoma Curculiginis; Common Curculigo Rhizome; Xianmao"、"莪术"译为"Rhizoma Curcumae; Zedoary Rhizome; Ezhu"、"姜黄"译为"Rhizoma Curcumae Longae; Turmeric; Jianghuang"、"白前"译为"Rhizoma Cynanchi Stauntonii; Willowleaf Swallowwort Rhizome; Baiqian"、"香附"译为"Rhizoma Cyperi; Nutgrass Galingale Rhizome; Xiangfu"、"山药"译为"Rhizoma Dioscoreae; Common Yam Rhizome; Shanyao"、"黄药子"译为"Rhizoma Dioscoreae Bulbiferae; Airpotato Yam Rhizome; Huangyaozi"、"绵萆薢"译为"Rhizoma Dioscoreae Septemlobae; Sevenlobed Yam Rhizome; Mianbixie"、"骨碎补"译为"Rhizoma Drynariae; Fortune's Drynaria Rhizome; Gusuibu"、"绵马贯众"译为"Rhizoma Dryopteris Crassirhizomatis; Male Fern Rhizome; Mianmaguanzhong"、"南板蓝根"译为"Rhizoma et Radix Baphicacanthis Cusiae; Baphicacanthus Root; Nanbanlangen"、"羌活"译为"Rhizoma et Radix Notopterygii; Incised Notopterygium Rhizome and Root; Qianghuo"、"天麻"译为"Rhizoma Gastrodiae; Tall Gastrodia Tuber; Tianma"、"千年健"译为"Rhizoma Homalomenae; Obscured Homalomena Rhizome; Qiannianjian"、"白茅根"译为"Rhizoma Imperatae; Lalang Grass Rhizome; Baimaogen"、"藁

本”译为“Rhizoma Ligustici; Chinese Lovage; Gaoben”、“北豆根”译为“Rhizoma Menispermi; Asiatic Moonseed Rhizome; Beidougen”、“竹节参”译为“Rhizoma Panacis Japonici; Japanese Ginseng; Zhujieshen”、“珠子参”译为“Rhizoma Panacis Majoris; Japanese Ginseng Majoris; Zhuzishen”。

第十四部分中药名称的翻译:“重楼”译为“Rhizoma Paridis; Paris Rhizome; Chonglou”、“芦根”译为“Rhizoma Phragmitis; Reed Rhizome; Lugen”、“胡黄连”译为“Rhizoma Picrorhizae; Figwortflower Picrorhiza Rhizome; Huhuanglian”、“半夏”译为“Rhizoma Pinelliae; Pinellia Tuber; Banxia”、“黄精”译为“Rhizoma Polygonati; Solomonseal Rhizome; Huangjing”、“玉竹”译为“Rhizoma Polygonati Odorati; Fragrant Solomonseal Rhizome; Yuzhu”、“虎杖”译为“Rizhoma Polygoni Cuspidati; Giant Knotweed Rhizome and Root; Huzhang”、“菝葜”译为“Rhizoma Smilacis Chinensis; Chinaroot Greenbier Rhizome; Baqia”、“土茯苓”译为“Rhizoma Smilacis Glabrae; Glabrous Greenbrier Rhizome; Tufuling”、“三棱”译为“Rhizoma Sparganii; Common Burreed Tuber; Sanleng”、“白附子”译为“Rhizoma Typhonii; Giant Typhonium Rhizome; Baifuzi”、“干姜”译为“Rhizoma Zingiberis; Dried Ginger; Ganjiang”、“血竭”译为“Sanguis Draxonis; Dragon’s Blood; Xuejie”、“相思子”译为“Semen Albri Precatorii; Coralhead Plant Seed; Xiangsizi”、“苘麻子”译为“Semem Abutili; Chingma Abutilon Seed; Qingmazi”、“韭菜子”译为“Semen Allii Tuberosi; Tuber Onion Seed; Jiucaizi”、“草豆蔻”译为“Semen Alpiniae Katsumadai; Katsumade Galangal Seed; Caodoukou”、“槟榔”译为“Semen Arecae; Areca Seed; Binglang”、“苦杏仁”译为“Semen Armeniacae Amarum; Bitter Apricot Seed; Kuxingren”、“沙苑子”译为“Semen Astragali Complanati; Flatstem Milkvetch Seed; Shayuanzi”、“冬瓜子”译为“Semen Benincasae; Chinese Waxgourd Seed; Dongguazi”、“决明子”译为“Semen Cassiae; Cassia Seed; Juemingzi”、“望江南子”译为“Semen Cassiae Occidentalis; Coffee Senna Seed; Wangjiangnanzi”、“青箱子”译为“Semen Celosiae; Feather Cockscomb Seed; Qingxiangzi”、“薏苡仁”译为“Semen

Coicis; Coix Seed; Yiyiren”、“菟丝子”译为“Semen Cuscutae; Dodder Seed; Tusizi”、“无患子”译为“Semen Sapindi; Chinese Soapberry Seed; Wuhuanzi”、“千金子”译为“Semen Euphorbiae; Caper Euphorbia Seed; Qianjinzi”、“芡实”译为“Semen Euryales; Gordon Euryale Seed; Qianshi”、“白果”译为“Semen Ginkgo; Ginkgo Seed; Baiguo”。

第十五部分中药名称的翻译：“枳椇子”译为“Semen Hoveniae Dulcis; Japanese Raisin Tree Seed; Zhijuzi”、“天仙子”译为“Semen Hyoscyami; Henbane Seed; Tianxianzi”、“急性子”译为“Semen Impatientis; Garden Balsam Seed; Jixingzi”、“白扁豆”译为“Semen Lablab Album; White Hyacinth Beau; Baibiandou”、“葶苈子”译为“Semen Lepidii; Pepperweed Seed; Tinglizi”、“亚麻子”译为“Linseed; Yamazi”；“木鳖子”译为“Semen Momordicae; Cochinchina Momordica Seed; Mubiezi”、“肉豆蔻”译为“Semen Myristicae; Nutmeg Kernel; Roudoukou”、“莲子”译为“Semen Nelumbinis; Lotus Seed; Lianzi”、“黑种草子”译为“Semen Nigellae; Fennelflower Seed; Heizhongcaozi”、“木蝴蝶”译为“Semen Oroxyli; Indian Trumptflower Seed; Muhudie”、“桃仁”译为“Semen Persicae; Peach Seed; Taoren”、“牵牛子”译为“Semen Pharbitidis; Pharbitis Seed; Qianniuzi”、“赤小豆”译为“Semen Phaseoli; Rice Beau; Chixiaodou”、“车前子”译为“Semen Plantaginis; Plantain Seed; Cheqianzi”、“柏子仁”译为“Semen Platycladi; Chinese Arborvitae Kernel; Baiziren”、“郁李仁”译为“Semen Pruni; Chinese Dwart Cherry Seed; Yuliren”、“莱菔子”译为“Semen Raphani; Radish Seed; Laifuzi”、“蓖麻子”译为“Semen Ricini; Castor Seed; Bimazi”、“黑芝麻”译为“Semen Sesami Nigrum; Black Sesame; Heizhima”、“芥子”译为“Semen Sinapis; Mustard Seed; Jiezi”、“胖大海”译为“Semen Sterculiae Lychnophorae; Boat-fruited Steculia Seed; Pangdahai”、“马钱子”译为“Semen Strychni; Nux Vomica; Maqianzi”、“瓜蒌子”译为“Semen Trichosanthis; Snakegourd Seed; Gualouzi”、“葫芦巴”译为“Semen Trigonellae; Common Fenugreek Seed; Huluba”、“王不留行”译为“Semen Vaccariae; Cowherb Seed; Wangbuliuxing”、“酸枣仁”译为“Semen Ziziphi

Spinosae; Spina Date Seed; Suanzaoren”、“夏枯草”译为“Spica Prunellae; Common Selfheal Fruit-Spike; Xiakucao”、“皂角刺”译为“Spina Gleditsiae; Chinese Honeylocust Spine; Zaojiaoci”、“海金沙”译为“Spora Lygodii; Japanese Climbing Fern Spore; Haijinsha”。

第十六部分中药名称的翻译:“莲须”译为“Stamen Nelumbinis; Lotus Stamen; Lianxu”、“西红花”译为“Stigma Croci; Saffron; Xihonghua”、“苏合香”译为“Styrax; Storax; Suhexiang”、“蕲蛇”译为“Agkistrodon; Long-Nosed Pit Viper; Qishe”、“九香虫”译为“Aspongopus; Stink-bug; Jiuxiangchong”、“鱼脑石”译为“Asteriscus Pseudosciaenae; Yellow Croaker Ear-Stone; Yunaoshi”、“僵蚕”译为“Bombyx Batryticatus; Stiff Silkworm; Jiangcan”、“牛黄”译为“Calculus Bovis; Cow-Bezoar; Niuhuang”、“龟甲”译为“Carapax et Plastrum Testudinis; Tortoise Carapace and Plastron; Guijia”、“鳖甲”译为“Carapax Trionycis; Turtle Carapace; Biejia”、“虫白蜡”译为“Cera Chinensis; Insect Wax; Chongbaila”、“阿胶”译为“Colla Corii Asini; Donkey-Hide Glue; Ejiao”、“瓦楞子”译为“Concha Arcae; Ark Shell; Walengzi”、“石决明”译为“Concha Haliotidis; Abaloone Shell; Shijueming”、“珍珠母”译为“Concha Margaritifera; Nacre; Zhenzhumu”、“紫贝齿”译为“Concha Mauritiae Arabicae; Arabic Cowry Shell; Zibeichi”、“蛤壳”译为“Concha Meretricis seu Cyclinae; Clam Shell; Geqiao”、“牡蛎”译为“Concha Ostreae; Oyster Shell; Muli”、“刺猬皮”译为“Corium Erinacei; Hedgehog Hide; Ciweipi”、“水牛角”译为“Cornu Bubali; Buffalo Horn; Shuiniujiao”、“鹿角”译为“Cornu Cervi; Deerhorn; Lujiao”、“鹿茸”译为“Cornu Cervi Pantotrichum; Pilose Antler; Lurong”、“血余炭”译为“Crinis Carbonisatus; Carbonized Hair; Xueyutan”、“海螵蛸”译为“Endoconcha Sepiae; Cuttlebone; Haipiaoxiao”、“鸡内金”译为“Endothelium Corneum Gigeriae Galli; Chicken Gizzard-Skin; Jineijin”、“土鳖虫”译为“Eupolyphaga seu Steleophaga; Ground Bettle; Tubiechong”、“五灵脂”译为“Faeces Trogopterori; Trogopterus Dung; Wulingzhi”、“蛤蚧”译为“Gecko; Tokay Gecko; Gejie”、“海马”译为“Hippocampus;

Sea Horse; Haima”、“水蛭”译为“Hirudo; Leech; Shuizhi”、“红娘虫”译为“Huechys; Red Lady-Bug; Hongniangchong”、“青娘虫”译为“Lytta; Mung Beau Britle Beetle; Qingniangchong”、“斑蝥”译为“Mylabris; Blister Beetle; Banmao”。

第十七部分中药名称的翻译:“蜂房”译为“Nidus Vespae; Honeycomb; Fengfang”、“桑螵蛸”译为“Ootheca Mantidis; Mantis Egg-Case; Sangpiaoxiao”、“蛤蟆油”译为“Oviductus Ranae; Forest Frog's Oviduct; Hamayou”、“蝉蜕”译为“Periostracum Cicadae; Cicada Slough; Chantui”、“地龙”译为“Pheretima; Earthworm: Dilong”、“蜈蚣”译为“Scolopendra; Centipede; Wugong”、“全蝎”译为“Scopio; Scorpion; Quanxie”、“海龙”译为“Syngnathus; Pipe-Fish; Hailong”、“虻虫”译为“Tabanus; Gadfly; Mengchong”、“蟾酥”译为“Venenum Bufonis; Toad Venon; Chansu”、“乌梢蛇”译为“Zaocys; Black-Tail Snake; Wushaoshe”、“阳起石”译为“Actinolitum; Actinolite; Yangqishi”、“砒霜”译为“Arsenicum; Arsenic Trioxide; Pishuang”、“砒石”译为“Arsenicum Sublimatum; Arsenolite; Pishi”、“炉甘石”译为“Calamina; Calamine; Luganshi”、“轻粉”译为“Calomelas; Calomel; Qingfen”、“朱砂”译为“Cinnabaris; Cinnabar; Zhusha”、“紫石英”译为“Fluoritum; Fluorite; Zishiying”、“龙骨”译为“Fossilia Ossis Mastodi; Fossil Bone; Longgu”、“石膏”译为“Gypsum Fibrosum; Gypsum; Shigao”、“赭石”译为“Haematitum; Hematitel Zheshi”、“赤石脂”译为“Halloysitum Rubrum; Red Halloysite; Chishizhi”、“红粉”译为“Hydrargyri Oxydum Rubrum; Red Mercuric Oxide; Hongfen”、“水银”译为“Hydrargyrum; Quicksilver Hydrargyrum; Shuiyin”、“青礞石”译为“Lapis Chloriti; Chlorite Schist; Qingmengshi”、“金礞石”译为“Lapis Micae Aureus; Mica-Schist; Jingmengshi”、“禹余粮”译为“Limonitum; Limonite; Yuyuliang”、“白降丹”译为“Hygrargyrum Chloratum Compositum; Mercureus Chloride and Mercuric Chloride; Baijiangdan”、“芒硝”译为“Natrii Sulfas; Sodium Sulfate; Mangxiao”、“花蕊石”译为“Ophicalcitum;

Ophicalcite; Huaruishi”、“雌黄”译为“Orpimentum; Orpiment; Cihuang”、“浮石”译为“Pumex; Pumice; Fushi”、“雄黄”译为“Realgar; Realagr; Xionghuang”。

第六节
中国译者最初对中医翻译的分析和研究

中医翻译事业在中国真正启动，是20世纪70年代。当时正式启动的中医翻译事业主要有北方和南方的几位重要学者，他们在认真总结、分析和研究中医翻译事业时，不仅认真地翻译了几部重要的著作，而且还主编了几部汉英中医词典，同时还发表了几篇重要的论文。通过这几篇论文，他们深入地分析和研究了中医翻译事业的问题和挑战，制定了中医翻译的基本原则、方法和标准。当年所发表的文章与当今所发表的文章颇为不同，之所以不同就是因为当年的翻译者所发表的文章都是求真务实的，都是通过认真学习和翻译而努力分析和研究的结果。为了表明当年翻译者求真务实的翻译和研究，特别将这几篇重要的文章介绍给大家。

《中医名词术语英译的几点体会》

这篇文字是欧明、李衍文和赖世隆等发表的。他们是当年广州中医学院的医学教授，按照毛主席“西学中”的要求，他们认真地学习和研究了中医的理法方药，真正地实现了中西医的结合。20世纪70年代末开启的中医翻译事业，就是以欧明等的研究成果为基础。在欧明的认真努力下，1982年就正式出版了全球第一部汉英中医词典，其名称为《汉英常用中医词汇》，为中医的国际传播和中医名词术语的英译奠定了基础。同时，欧明等也对中医翻译问题进行了认真的思考、分析和研究，撰写了几篇论文，比较具体、深入地研究和分析了中医翻译面临的问题和挑战。《中医名词术语英译的几点体会》就是欧明等发布的一篇重要的论文。该论文 1981 年在《中医杂志》第 11 期上发表，基本上是国内首次发表的中医翻译研究论文。该论文的开篇指出：

在开展中医学术交流活动中，国内外的学者、读者、译作者都遇到了如何用英语正确表达中医名词术语的问题。目前国内的中医译作零星、分散、不够系统，在散见的国外中医著作英译中，对中医名词术语的翻译也不统一，有些甚至望文生义，有失中医的原意。因此，中医名词术语英译的规范化很有必要。

由于中国医药学有其独特的理论体系，名词术语的英译就不只是单纯的文字翻译问题，而且涉及正确理解中医含义和概念的问题，因而给译写工作带来了一定的困难，这就要求译作者应该掌握中西医学的基本知识和一定的翻译技巧。下面就有关译写工作中的一些体会加以归纳。

在这篇文字的第一部分内容中，欧明等认真地观察、分析和思考了中医翻译所面临的问题和挑战。20 世纪 70 年代到 80 年代，中医翻译始终存在着各种各样的问题和挑战，毕竟中医翻译当时才真正地开启，需要认真地分析和研究的内容可谓处处皆有。“目前国内的中医译作零星、分散、不够系统，在散见的国外中医著作英译中，对中医名词术语的翻译也不统一，有些甚至望文生义，有失中医的原意。”欧明对此的分析，颇为符合实际，完全是对现实问题的探索和总结。当年能翻译中医的的确是“零星”，翻译的方法和技巧的确是“分散”，中医名词术语的翻译完全“不够系统”。这样的问题不仅仅存在于国内，也完全存在于国外。基本欧洲一些人自清末民初时期就向西方介绍了中医的基本概念，但其对中医基本概念的翻译依然完全不同。不同的译法和表达法，自然不正常地影响了中医的国际传播。

由于中医学具有独特的理论体系，其名词术语均有不同于西医学的特定含义，尽管其中解剖生理、病因病理和疾病的不少词汇与西医学的名词类同，但其实际含义则不全相同，甚至相距甚远。因此，英译对应词的选择，是用现有通用的译名，还是用音译或创立一新词，是首先遇到的问题。有些读者认为中医的名词无法找到确切的英译名，特别是五行、脏腑、六淫、八纲等方面的词条，以音译为妥。我们认为音译固然可以避免与西医学相同名词混淆，以示属于中医词汇，同时翻译起来也较省事，但如音译过多，连篇累牍都是汉语拼音的话，则对读者（尤其是外国人）更为不方便，反而不利于中医学术的介绍。事实上，尽管种族不同，语言文字上有差异，然而就其总体而言，人类对事物的认识总有其共同的过程和规律。例如，西欧的古代哲学家认为四行（four elements），土、空气、火、水是构成物质世界的基本要素（earth, air, fire and water, formerly regarded as the basic constituents of the material universe），这与中医学中的五行学说有相似之处，所以，我们参照西欧古代对四行的译法，把中医五行学说的木、火、土、金、水译为 wood, fire, earth, metal, water。

欧明等明确指出，中医的独特理法方药以中华传统文化为基础，与西方的医学理法并不相同，翻译时很难在西方的语言中找到合适的词汇和术语。为了真正地解决好这一问题，有人认为应该通过音译向西方介绍中医的"五行、脏腑、六淫、八纲"等核心概念和术语。这样的观念和希望确实是符合实际的。欧明等也基本认可这样的理念，但也觉得完全音译中医的核心概念和术语可能不利于中医自然的国际传播。欧明等认为西方古代有了"四行"，而我们中国古代所创建的则是"五行"，从翻译的角度完全可以借鉴西方古代"四行"的 four elements 将中医的"五行"译为 five elements。也许正是因为欧明等的理解和提议，使得国内外很多人都将"五行"译为 five elements。实际上将"五行"翻译为 five elements，就是清末民初时期某些学者的做法。但民国初期中国哲学家冯友兰在美国讲中国哲学史时，其所编写的内容中则明确地提出，将"五行"译为 five elements 完全是错误的，因为"五行"的"行"

是动词，指的是“木、火、土、金、水”之间的“生、克、乘、侮”。将“五行”译为five elements，显然是将“五行”之“行”释义为“木、火、土、金、水”这五种材料。所以后来欧洲也有人将“五行”译为five phases，也不甚符合冯友兰的解读。

脏腑词条的翻译，存在较大的争议。诚然，中医学所指的五脏六腑与西医学所指的同名脏器是有不同的含义，中医学所指的各个脏腑虽含有解剖学上的概念，但更重要的是它代表了一组特定功能概念，因此，按脏器的名称直译是不完全相符的。例如heart，按西医解剖学与生理学的概念，肯定不能与中医学的“心”等同，因为“心”是一个“主血脉”“主神明”的脏器，特别是“主神明”这一功能是西医学中的heart所没有的。然而，从英语中heart一词的运用，也有与高级神经中枢的思维活动联系起来，如to learn by heart（用心学习），heart and soul（全心全意），broken heart（极度伤心）等。可见，一些普通词汇放在特定的环境中可以赋予特殊的含义，那么，英译的同名脏器在中医学中具有特定的含义是完全可以理解的。因此，我们认为各脏器的名称，完全可以用英语的同名脏器来代表，而实际上目前国内外的译著也大多数是这样应用。

当年翻译中医的“脏腑”的时候，也有学者认为中医的“脏腑”的实际含义与西医的内脏虽然有一定的相近之处，但也有很大的差异之处，所以提出将中医的五脏和六腑都予以音译。比如中医的“心”虽然有“主血脉”的含义，与西方医学的heart主“泵血”有一定的相近之处。但中医的“心”更重要的是“主神明”，与西医的heart的功能完全不同。中医中的其他脏腑与西医中的其他内脏也存在着同样的差异，完全借用西医的内脏术语翻译中医的脏腑，似乎不太完整。但欧明等则认为，“一些普通词汇放在特定的环境中可以赋予特殊的含义，那么，英译的同名脏器在中医学中具有特定的含义是完全可以理解的”，也有一定的道理。最后总结说，“我们认为各脏器的名称，完全可以用英语的同名脏器来代表，而实际上目前国内外的译著也大多数是这样应用的”，也是可以借鉴的。正是由于欧明等的如此分析和说明，最终中医翻译完全借用了西医内脏的术语翻译中医的具体脏腑，如将“心、肝、脾、肺、肾”统一译为heart，liver，spleen，lung，kidney等。但“五脏”和“六腑”这个宏观的概念则比较统一的译为Five Zang-Organs/Viscera和Six Fu-Organs/Viscera。

关于六淫（风、寒、暑、湿、燥、火），按照中医病因学的概念，乃由于气候的变化（太过、不及或不应时）成为致病因素，影响人体的调节功能和促进病原 体的繁殖与传播。因此，英译时可以按照气候的含义而 译为wind，cold，summer-heat，wetness，dryness fire，至于有些名词术语，中西之间能否互相等同，可能会有所争论，我们还是提出了倾向性的意见。例如“证候”一词，根据中医学的定义，应该是一系列互有内在联系的症状和体征的组合，这与syndrome（A set of signs and symptoms that appear together with reasonable consistency.）的含义基本一致，有没有其他更恰当的词汇呢？有待进一步探讨。

关于六淫中风、寒、暑、湿、燥、火的翻译，欧明等的理解和表达自然是比较符合实际的，其译法也基本成为统一性和标准性的基础。关于“湿”的译法，此前也基本都译为wetness，但考虑到“湿”的实际意义，镐京学者之后就逐步将其翻译为dampness，并且也基本统一化了。关于“证候”的翻译，国内一开始就将其译为syndrome，至今依然译为syndrome，并且成为国家的标准。在西方也有人译为syndrome，但更有人将其译为pattern。WHO西太区2004年开启制定中医国际标准时，则将pattern作为“证候”的第一译法，将syndrome作为“证候”的第二译法。但中医国际组织世界中联同时制定中医国际标准时，则将syndrome作为“证候”的首译者，将pattern作为“证候”的次译者。就中医的国际标准而言，只有世界中联所制定的才是真正的中医标准，而WHO西太区制定的标准名称是所谓的traditional medicine，根本没有“中”字。

另一种类型的中医词汇，其应用相当广泛，在西医学英语中，难以找到适当的译名，则暂用汉语拼音来构词，常用的如阴（yin），阳（yang），营（ying），卫（wei），气分（qi-fen），寸（cun），关（guan），尺（chi），少阳（shaoyang），少阴（shaoyin），太阳（taiyang），太阴（taiyin），厥阴（jueyin），阳明（yangming）等。

由于这些特定词汇的出现，派生出许多新的复合词，复合词以连字号连接前后的名词，其由汉语拼音组成的词则采用斜体字母，以示为一种特定的中医名词术语，如亡阳（*yang*-exhaustion），阴虚（*yin*-deficiency），阴证（*yin*-syndrome），尺脉（*chi*-pulse）等。

欧明等将“阴、阳、营、卫、气、寸、关、尺”等音译，自然是非常正确的，是对中医核心概念精气神韵的再现。西方有人将“寸、关、尺”译为 inch，bar 和 cubit，显然是不符合实际的。欧明等将“少阳、少阴、太阳、太阴”等完全音译，也自然是准确的。国内外也有人将“少”译为 lesser，将“太”译为 great，将“少阳、少阴、太阳、太阴”译为 lesser yang，lesser yin，great yang 和 great yin，确实不太符合实际。如此翻译基本作为所谓的国际标准，也难以真正地再现中医基本概念的精神。所以世界中联制定中医名词术语国际标准时，就完全按照欧明等的早期分析研究，将其完全予以音译。

中医名词术语的构成丰富多彩，表达灵活，有一词多义，也有一义多词，其英译同义词有时也可找到多个，如何按照中医学的原意适当选择，也是经常遇到的一个问题。例如，中医学上广泛应用的“虚”一词，在英语词汇中可以参考应用的词汇有 deficiency，asthenia，debility，weakness，insufficiency，hypofunction 等。具体运用时，不能生搬硬套，应根据其具体含义而选用。如指脏腑虚时可用 asthenia，“脾虚”译为 asthenia of spleen，如译为 deficiency of spleen，则有可能被误为脾脏有实质性的缺损，而不能准确表达出脾虚的概念；又如对“脾虚水泛”一词，其原意是脾运化水湿的功能障碍而引起的水肿，所以虽然同是“脾虚”

这个虚则译为 hypofunction 更准确。至于阴、阳、气、血的“虚”，则可用 deficiency。如气虚译为 deficiency of vital energy。纯指功能的虚弱，也可用 hypofunction。体虚可用 weakness 或 debility。

关于“虚”的实际含义，欧明等的分析和说明自然是非常符合实际的，完全准确系统地释义了“虚”的实际含义。按照欧明等的分析和说明，“虚”的确有时指的是 deficiency，有时指的是 asthenia，有时指的是 debility，有时指的是 weakness，有时指的是 insufficiency，有时指的是 hypofunction。欧明等的具体分析，非常符合实际。从标准化和统一化的要求来讲，目前只能将其译为一个词。根据标准的要求以及实际内涵的体现，将其译为 asthenia 可能更符合实际一些。但目前所谓的国际标准中，则基本将其译为 deficiency。虽然并不完全符合实际，但基本上约定俗成了。

又如“痰”一词，中医学的含义既指咯出的痰液（sputum），更多的是指一种特殊的病因与证候。西欧古代医学则有 phlegm（one of the four “humors” of early physiology, cold and moist, and causing sluggishness）一词，它与中医所指的广义的“痰”类同，因此，对“痰”的英译可按文内所指的具体含义选用 phlegm 或 sputum。

对于一些中医学的近义词，也力求准确运用，以示它们之间的区别。如健脾（invigorate the spleen），运脾（activate spleen-energy），补阳（invigorate *yang*），回阳（restore *yang*），助阳（support *yang*），壮阳（strengthen *yang*），补肾（invigorate the kidney），温肾（warm the kidney）。

关于“痰”的分析和翻译，欧明等的释义和说明也是比较符合实际的。中医的“痰”有时是具体明确的，有时是具体感受的。所以欧明等提出的以 phlegm 和 sputum 翻译中医的“痰”是完全正确的。如果“痰”是具体明确的，就可将其译为 sputum，如果仅仅是具体感受的，则可将其译为 phlegm。同时，欧明等也分析了中医语言中核心动词的实际含义和翻译。如将“健”译为 invigorate，将“运”译为 activate，将“回”译为 restore，将“助”译为 support，将“壮”译为 strengthen，将“温”译为 warm，比较准确地表达了其实际意义。

中医学中很多名词术语是象形的，如乳蛾、鼠瘘、耳痔、奔豚，等等。这类词如果直译，会使人莫名其妙，甚至引起笑话。如能找到该词的确切对应词，则可直接运用，如找不到适当的对应词，则可意译。如“乳蛾”一词，是因扁桃体肿大，状如蚕蛾而得名，如译为 moth 则使人摸不着边际，甚至会误为蚕蛾 跑到喉中去，其实，从其症状的描述，相当于扁桃体的炎症，故可用 tonsillitis 为对应词。又如耳痔，如译为 hemorrhoids of the ear 那就会成为笑话，应按中 医学的原意译为 nodule of the external auditory meatus。又如“奔豚”一词，形象地形容一股气从少腹上冲胸脘直达咽喉，如译为体内的 running pig 则很费解，不如意译为 A syndrome characterized by a feeling of gas rushing up through the thorax to the throat from the lower abdomen。

中医的很多名词术语确实如欧明等的分析和总结，内涵非常丰富，绝不像某个西医术语的实际含义那样。欧明等特别指出，“乳蛾”译为 moth 是非常不准确的，因为“乳蛾”指的是扁桃体肿大，其形状正如“蚕蛾”一样，所以将其称为“乳蛾”，但绝不可直接译为 moth。欧明等将其意译为 A syndrome characterized by a feeling of gas rushing up through the thorax to the throat from the lower abdomen，自然是释义性表述。将其真正地翻译为术语，尤其是实现统一化和标准化，只能采用一个词将其予以翻译。此前镐京学者翻译时，则将其译为 tonsillitis，目前基本成为较为规范的译法。但欧明等的释义性翻译，还是颇有意义的，对其术语的解读，可以按照欧明等的释义进行解释。

有些名词术语本身就体现出事物的内在联系，包括病因与主证，如

"金疮痉"一词，是指金属利器损伤后 出现的抽搐，实际上是指破伤风，可用 tetanus 对应词，不必按其词条的原意译为 convulsion due to metallic injury。

又如"三焦"一词，我们收集到国内外的译法有好几种，如：① the three visceral cavities housing the internal organ；② the three points；③ the three portions of the body cavity；④ *san jiao* (three portions of the body cavities housing the internal organs and animating their functions)；⑤ the three cavities；⑥ three warmers；⑦ triple warmer 等。对"三焦"的实质在古代即有多家之言，目前尚有争论，如单纯以三个体腔以概其余，则欠妥当，按照"焦"所具有温热的含义，译为 triple warmer 较好。

欧明等谈到中医"金疮痉"这一术语时，认为其基本上指的是破伤风，应该译为 tetanus，不可译为 convulsion due to metallic injury，是非常符合实际的。特别对"三焦"的解读和翻译，颇值借鉴。当年对于"三焦"的翻译，可谓各种各样，完全没有统一。欧明根据"三焦"的实际含义对其各种译法进行了比较分析，提出将其译为 triple warmer，也有一定的实际意义。当年 WHO 西太区受 WHO 的委托，制定针灸经络和穴位的国际标准，将"三焦"译为 triple energizer，自然是不符合实际的。但由于其是属于 WHO 的机构，制定的标准很快就在国际上统一化了，国内也基本都采用了 triple energizer 这一并不正确的译法。

有一些中医名词术语的翻译，可适当创立一些新词。例如"虚火"一词，为了便于引用，其对应部分是 deficiency-fire，它的含义是指由于真阴不足而出现火的证候，这里的 deficiency 指的是 yin-deficiency，fire 指的是 fire-syndrome，而整个术语的含义便是 fire-syndrome caused by yin-deficiency，将这一简释部分附于对应部分之后，能使其意义更加明了，读者也更易于掌握这一词条的概念。这一类的词条如虚热、虚寒、虚风内动等都作了同样的处理。英语中的某些合成词，可由名词 + 名词或动名词 + 名词构成，像 reading-room，cough-mixture，sleeping-pills， counting-meter，stroke-volum。这些合成词具有不同于原有词汇的特定含义，上面提到的 deficiency-fire 这一类合成词也就是根据这一原则构词的。

欧明等建议将中医的一些术语的翻译，可以采用名词 + 名词或动名词 + 名词的方式。这样的建议颇为符合实际，引起了翻译界很多人士的重视，至今依然采用这样的译法，从而使其含义更加明确。欧明制定的直译原则和标准，对于对外传播中医，颇有实际意义。之后在制定中医名词术语英译的国家标准和国际标准的时候，也基本都采用了欧明当年所提出的这一建议和要求。

对应词的构词形式，可按中医名词术语的组成来构词，尽量反映词条的原意。是单一名词的，可用英语单词，如黄（Jaundice），玉海（bladder）等。是词组的，英译也用词组，如八纲（the eight principal syndromes），时病（seasonal diseases）等。是句子的，则英译也用句子，如表里俱寒（both superficies and interior appear cold-syndrome）；心，其华在面（the complexion reflects the condition of the heart）等。

中医名词术语的英译还处于初期的尝试阶段，希望有更多的中西医务工作者、专业翻译人员提出宝贵意见，可与我们直接联系，使这一工作在中医学的学术交流中起到应有的作用。

当年从事任何领域学术研究和探讨的学者，基本上都是求真务实的，很少有人是务虚的。欧明当年对中医名词术语英译的分析、研究和总结，自然是求真务实的，其所提出的各种意见和建议，基本都是符合实际的，自然深刻地推进了中医翻译事业的发展。欧明等在这篇文章的分析和总结，都是自然完整的。其所提出的名词按名词翻译，句子按句子翻译，非常值得当年的译者认真深思和采用。

《中医著作的译名应该统一》

这篇文字是顾启欧发表的。关于中医经典名称的翻译，很早就引起了国内外学者的关注。关注的问题至少有三个方面，第一是其实际内涵，第二是外语如何表达，第三是如何体现经典的精神。20 世纪 70 年代，中国的一些学者就开始关注中医经典名称的翻译和表达，其中特别引起大家注意的，就是当时浙江中医学院的顾启欧。当时真正的中医专家和学者，自然都比较明确中医经典名称的实际含义。顾启欧分析总结了国内外的翻译，提出了颇具实际意义的意见和建议，并特别撰写了《中医著作的译名应该统一》这样一篇文章，于 1982 年在《中西医结合杂志》第 1 期上发表。该文虽然不长，但显然是求真务实的。顾启欧首先提出了《黄帝内经》《金匮要略》《伤寒论》等中医经典名称的翻译：

> 目前，对外发行的中医杂志日益增多，大都附有英文要目（main contents）或英文提要（abstract），但其中关于中医学名词的英译，极不一致。特别是中医学的几门重要著作，其译名也不统一，使国内英译者无所适从，也使国外读者眼花缭乱，这里仅就《黄帝内经》《金匮要略》《伤寒论》三书的译名列举于下。
>
> （1）《黄帝内经》，汉语拼音 Huang Di Nei Jing。其英译名有下列几种：*The Canon of Medicine*（此为 20 世纪 20 年代英译名，至今仍有沿用者，如湖南中医学院等）；*Canon of Internal Medicine*（《上海中医药杂志》1981 年第 4 期）；*The Yellow Emperor's Classic of Internal Medicine*（《浙江中医杂志》）；*Yellow Emperor's Manual of Internal Medicine*(*Creating a New Chinese Medicine and Pharmacology*)；*Nei Ching (Yellow Emperor)*（见于《美国针灸杂志》的加拿大新书广告）。
>
> （2）《金匮要略》，汉语拼音为 Jin Gui Yao Lue，其英译名有下列几种：*Outline of Golden Chamber*（北京《中医杂志》1981 年第 3 期）；*Synopsis of the Golden Chamber*（《浙江中医杂志》）；*Synopsis of the Golden-box Prescription*（《上海中医药杂志》1980 年第 6 期）。
>
> （3）《伤寒论》，汉语拼音为 Shang Han Lun，其英译名有下列三种：*Treatise on Febrile Diseases*（广州《新中医》1980 年 1 月）；*On Febrile Diseases*（北京《中医杂志》）；*Treatise on Fevers*（《上海中医药杂志》和

英文版《中国针灸学概要》)。

当年即便是我国各种杂志对中医经典著作名称的翻译，都没有统一，基本都是自译自行。虽然不同的译法都有一定的实际意义，但毕竟缺乏统一性和标准性。对此，顾启欧认真进行了分析和研究，提出了比较符合实际的意义和要求。同时，顾启欧也注意到个别中医典籍名称比较统一的译法。

综上观之，同一书名的译法纷纭。今后中医著作的翻译出版将日益增多，有关专门著作译名的统一，很有必要。较早介绍到国外的几本中医药学名著，其译名均已定型。如李时珍的《本草纲目》，英译为 *Compendium of Materia Medica*；杨继洲的《针灸大成》，英译为 *Compendium of Acupuncture and Moxibustion*；已为国内外所通用，这一点，对其余的著作也是可以做到的。

《本草纲目》和《针灸大成》的译法确实比较统一，现在依然基本都按此翻译，完全称为标准化的译法。但如《黄帝内经》这一最为重要的中医经典名称的翻译，却一直不太统一。对此，顾启欧特别做了分析和说明。

关于《黄帝内经》的译名，我个人认为用“*Yellow Emperor's Canon of Medicine*”较妥，《内经》则用“*The Canon of Medicine*”。有的在 medicine 之前加上 internal，似乎没有必要，这会使人认为它是专讲内科学的。其实该书涉及的范围较广，对中医的理论，病机、病理、防病治病、医学教育、医德、养生等均有阐述，是为中医学的经典著作，真所谓是黄帝之医经，中医界尊之为典范之作。所以《内经》之“经”可译为 canon 或 classic。至于 medicine 的词意甚广，既有医药卫生之义，又可作“内科学”解释。如美国名著 *Cecil's Textbook of Medicines*（中译名《西塞尔内科学》或《西氏内科学》）书名中，虽无 internal，人亦知其为内科学。况且《黄帝内经》系托词黄帝于宫廷内讨论医学之作，并非单指内科而言。

顾启欧认为将《黄帝内经》译为 *Yellow Emperor's Canon of Medicine*，还是比较符合实际的。当年王吉民和伍连德用英语撰写《中国医史》时，谈到《黄帝内经》时，也译为 *Yellow Emperor's Canon of Medicine*，镐京学者在20世纪初翻译《黄帝内经》，也将其名称译为 *Yellow Emperor's Canon of Medicine*。同时，将《黄帝内经》的简称《内经》译为 *The Canon of Medicine* 或 *Canon of Medicine*，自然有一定的意义。有人将《黄帝内经》中的“经”译为 classic 虽然有一定的道理，但将“内”译为 internal medicine，将其解读为“内科学”，当然不符合实际。顾启欧的如此分析和说明，自然是符合实际的，值得我们借鉴。

至于《金匮要略》，其中“金匮”翻译成 Golden chamber 或 Golden box，似应考虑。撇开“金”（golden）不讲，单就“匮”来说，用 box（合、箱）、chamber（室）似欠妥帖，似拟用 cabinet 较妥。因为是放置文件书稿的“匮”，英国人称公文柜为 a filing cabinet。不过也有人将“金”译为 metal trunk。“要略”用 synopsis 较 outline 为妥。因此，我个人认为《金匮要略》可译为 *Synopsis of Golden Cabinet*。

关于《伤寒论》英译最难者是“伤寒”二字，这在英语中无相应而确切的词汇，可以 febrile diseases 代之。全称似以 *On Febrile Diseases* 较妥，若在前面加上 treatise，往往使人理解为“有关热病的论文”。

以上拙见，是否妥当，尚望诸位指正。

当年对于《金匮要略》名称的不同理解和翻译，顾启欧特别予以关注和分析。根据其实际内涵，顾启欧提出将《金匮要略》译为 *Synopsis of Golden Cabinet*，将《伤寒论》译为 *On Febrile Diseases*，有一定的道理，因为中文中的“金匮”和“伤寒”这样的概念在西方语言中缺乏确切的词汇，只好借用个别西方词汇按其实际意义予以代称。

《经穴命名的英语意译探讨》

这篇文字是张晟星发表的，得到了孟昭威和王雪苔的评审。对外介绍和传播中医学中的针术和灸术，其中的经脉和穴位的功能、作用和实际内涵至为重要。明清时期来华和来亚的西方传教士、医务人员和外交人员对外介绍中华文化和中华民族的历史、现状和趋势的时候，基本都在一定程度上向西方介绍了中华医学，尤其是针术和灸术。要真正地向西方人介绍针术和灸术，就必须完整、准确地解释和说明经脉和穴位的名称。当时最早向西方介绍针术和灸术的，基本上是荷兰东印度公司的几位医师，他们在日本某地发现了针灸治疗疾病的方式和疗效，特意向日本人询问和了解针术和灸术的基本情况。回到欧洲后，他们曾特意撰写出版了一部介绍针术和灸术的书，但对经脉基本缺乏了解，以为经脉就是指血管，感觉中国人对血管的了解不够准确。从当时到现在，对外介绍针术和灸术时，基本缺乏对穴位名称实际含义的了解。只有真正明确穴位名称的实际含义，才能比较准确地了解其实际功能和作用。为了真正地解决好这一问题，在孟昭威和王雪苔的指导下，张晟星特意执笔撰写了《经穴命名的英语意译探讨》，于 1983 年在《中国针灸》第 3 期上发表。该文的开篇指出：

腧穴的命名有着漫长的过程。古代医家是根据经络、阴阳、五行、脏腑、气血等学说以及经穴在生理、病理、治疗上的特性与它所在的解剖位置等，逐穴严加推敲之后，才确定的。唐代孙思邈在《备急千金要方》中说得很贴切：“凡诸孔穴，名不虚设，皆有深意。”这个论断反映了腧穴命名的重要性。正因为腧穴命名“皆有深意”，故而正确地阐明穴义，也就不是一件轻而易举的事了。又因其在针灸学术上的价值，不仅我国古今学者对此十分关注，而且也引起国外学者极大的兴趣，如 Felix Mann 著《针刺治疗疾病》一书（以下简称弗氏版本）自 1963 年出第 1 版起，至 1975 年已在伦敦先后共出过 3 版。其中对我国定名的各个经穴均以英语意译，无疑对国际间的针灸学术交流产生了一定的影响。广州中医学院汉英常用中医词汇编写组编就《汉英常用中医词汇》（以下简称广州版本)，其中对各个经穴的英语意译亦逐一列出。

如今虽然在全世界介绍和传播中医的时候，基本都将针灸的穴位以排名的方式和读音的方式予以介绍，意译的基本不再使用。但若能真正地介绍好针灸学，穴位名称的实际意义也必须认真地介绍给西方。要真正地对外介绍好针灸学，穴位名称可以音译和意译。即便音译时，也应该将其实际含义予以解释和说明。只有通过意译，才比较有益地说明了其名称的实际意义。该文指出，西方人 Felix Mann 1963 年出版的专著中，就以意译的方式介绍了穴位名称的实际意义。在中国，最初以意译的方式向西方介绍和说明针灸穴位名称的，的确体现在广州中医学院欧明主编的《汉英常用中医词汇》中。

笔者认为，经穴的英语意译工作，其目的是促进国际间针灸学术交流，以利进一步探讨针灸的理论与实践，因此，译意务必确切反映我国经穴定名的原意，这确实是一件比较艰巨的任务。笔者查阅了我国经典医籍及近代著作中论述有关经穴释义的内容，并参阅国外有关英语意译资料，认为目前在这方面的工作，似有以下几点值得商榷……

作者认为，通过意译穴位的名称才能促进针灸学术在国际间的交流和传播，才能令西方人借此而逐步了解好针灸学的理论和方法。正是出于这样的考虑，作者认真地分析和研究了西方对针灸穴位名称的音译，提出了真正理解其实际含义的音译方式和方法。在分析和探讨针灸穴位名称意译时，作者也注意到其存在的一些问题，并对其进行了认真的研究和说明。

关于古字通义的意译问题：

我国有些文字并非一字一义，常常是一字几释，在不同的情况下，具有不同的意义。这一点，更说明经穴的意译工作必须首先弄清被命名的经穴的特殊含义，才能更好地确切表达它的原意。例如，侠白穴，

"侠"通夹，夹，持也，《说文》："按言左右夹持也。"本穴在上臂内侧，意指穴夹肺旁，"白"(《素问·阴阳应象大论篇》："在脏为肺，在色为白。"这里的白字指肺）在其中，故名。而弗氏版本与广州版木均意译成 Chivalry White（白色的豪侠）。看来侠白一穴同"豪侠"是风马牛不相及的。据此，试将意译改作 White Insertion 或 Pinch White 似较切合原意。又如温溜穴，其中"溜"字，寻常多作"流"解，这里反其意用之。《正义》：溜与留同。因穴为手阳明之穴，阳明为多气多血，阳气集聚之经，穴为阳气所注留处，故名（古代医家对此穴释义均按"留"字解）。弗氏版本说译为 Warm Curent（温流，Curent 似为 Current 之误），这样，将"溜"译作"流"字似不合原意了。广州版本意译此穴为 Warm the Channels（温脉）亦可商榷，据此，试将此穴改译 Warm Remains。

"关于古字通义的意译问题"，作者特意做了说明和分析，颇有意义。了解中医针灸学中的古字通义，不仅对于外国人来说不易，就是对于当时的中国人来说也不易，对于当今的中国人来说就更不易了。

关于中医专门术语用字的意译问题：

腧穴名称中常用"商""阳""阴""里""气"等，这是中医专门术语中用字，其义甚广，绝不是一个英文单词可以译明，目前似以汉语拼音取代为妥，让外国人用外来语，俾可引起注意，利于深入了解和探讨。

例如少商穴，弗氏版本译作 Young Merchant（年轻的商人），此外，对商阳、商丘、商曲等穴名中之"商"，弗氏均一律译作 Merchant。按这些穴名中的"商"字，实系借用我国古代五个音级（宫、商、角、徵、羽）中的"商"字，而后依据《内经》中阐述的五行学说加以释义；以上四个借用"商"字的穴名均在此基础上还有不同的解释，这就不可能以一个英语单词来取代，更不用说它同"商人"之意有什么联系了。据此，拟将"商"字音译为 Shang 较妥。又如气户、气冲穴中之"气"字，广州版本译作 Energy（能量，精力）这是不准确的。因为中医学中的

"气"字含义非常广泛，联系到人体则有精气、水谷之气、呼吸之气、脏腑之气、经络之气、原气、卫气、营气、宗气……据此，宜将"气"字音译为 Qi 较妥。其他还有"阴""阳""里"等亦同此理。

作者说明了"关于中医专门术语用字的意译问题"，因为针灸穴位名称中常用的一些字，其实就是中华文化和中医思想中的核心概念，其实际意义至为深刻，特别需要西方人和中国人翻译时明确其实际含义。比如将"气"意译为 energy，显然是缺乏其实际含义的，所以作者提出将"气"音译为 Qi，颇为重要。虽然英国的李约瑟提出音译"气"，并且努力推进了其国际标准的形成，但当年中国也有个别的学者也具有同样的意识要求，尤其是本文作者。作者认为西方人将"商"简单地意译为 merchant 是不准确的，显然是的，因为针灸穴位中的"商"确实源自中国古代五个音级（宫、商、角、徵、羽）中的"商"字，只能如"气"一样予以音译，并将其实际含义准确地予以解释和说明。

关于字异义同和字同义异的意译问题：

这种情况在经穴名称中比较普遍。在字异义同方面，如脾经之箕门与胆经之居髎，其中"箕"与"居"两字虽异，但在取穴法上的含义是相似的。居，通锯，言取本穴需蹲而取之，故名。弗氏版本将"居"译作 Dwelling（居所）。箕，为我国扬米去糠之具，亦因取穴需屈膝展足为箕，蹲而取之，故名。弗氏将"箕"译作 Basket，广州版本将"箕"译作 Stretching（伸张），看来均可商榷。据此，试统以意译 Squatting 取代较为贴切。此类情况，当有"京"与"都"，"神"与"灵"，"膻"与"胸"，"缺"与"郄"等似亦同此理。

在字同义异方面，诸如阳交、阴交、交信、龈交、三阴交等穴名，其中"交"字均涉及该经络的循行络线问题。而弗氏版本与广州版本基本上将"交"译成 Crossing 或 Crossroad。笔者认为，Crossing 一词含十字交叉之意，按三阴交穴为足太阴脾经、足厥阴肝经、足少阴肾经之会，而三经并未交叉；龈交为任、督两脉之会；交信系与脾经交会后径向上行；阴交则为任脉、冲脉、少阴之交会；唯独阳交系斜属三阳分肉间，本穴未与他经交会。如若严格分析各穴循经络线，译意似应有所区别，但目前一般已将交会之经穴通译为 Meeting Point，权且如此以 Meeting 作为“交”的译词。但阳交的“交”同上述各穴之“交”各异，似以意译为 Inclining 较为确切。由此看来，同一个“交”字可因其经络循行络线之不同而各有不同含义。

又如委中、中府、中冲、中注各穴，这里的“中”字示各有其不同含意，如一律译为 Middle，就不一定都切合原意了。

“关于字异义同和字同义异的意译问题”，确实是非常值得认真学习、分析和翻译的问题。虽然有些汉字字面上彼此不同，但其实际意义还是比较一致的。作者所提出的“箕”与“居”这两个形式上不同的字，其在穴法上的含义还是比较相似的。比如对于“父亲”，中国很多地方基本都有不同的称谓。如陕西将“父亲”称为“大”，河南将“父亲”称为“爹”。“大”和“爹”虽然字面不同，但称为“父亲”的意义却完全一致，翻译成英语均可译为 father。该作者在“关于字异义同和字同义异的意译问题”中所举的例子，的确值得认真思考和分析。

关于以所处解剖部位意译的问题：

腧穴结合应用人体所处解剖部位来命名，易记易用，有一定的好处。例如，颊车、髀关、臑俞、颧髎、膈关、附阳、瞳子髎等经穴的命名都类属这种情况，译词也可用其解剖部位。但对于某些比较难译的经穴，笔者认为除了尽可能意译外，有的也可用其所处解剖部位在括号内加注，俾使读者易于了解。如蠡沟穴，《说文》：虫木中日蠡。弗氏版本与广州版本均将“蠡”字译成 Insect（虫），似难确认表达原意。鉴于蠡又可解为贝壳制之瓢，以喻腓肠肌形为瓢，穴在沟上而名，据此，试译作 Gourd（Gastrocnemius）Ditch，余类推。

“关于以所处解剖部位意译的问题”，作者认为其源自人体解剖部位的命名，虽然可以借用解剖部位之词予以翻译，但还需要对其予以解释和说明。虽然有些穴位的名称源自解剖学的某些字词，但毕竟表达的是穴位的名称，其实际意义与经脉和穴位的实际功能和作用还有一定的关系。即便对这样的穴位予以意译，其意还是比较有限的，还需要对其实际含义进行深入的释义和说明。此前我们翻译中医的经典著作时，内容极其丰富，《黄帝内经·素问》译了3卷，《黄帝内经·灵枢》也译了3卷，原因就是认真地解释和说明了很多概念和术语的实际意义，使得译文比原文要多出很多。再比如《神农本草经》的原文只有五六万字，我们的译本也有3卷，原因就是增加了很多的解释和说明。

关于同类词须在意译上区分的问题：

361个腧穴命名中，其名称基本是不相同的，但其中一些单词如“巨”和“大”、“房”和“舍”、“丘”和“陵”等，在意译中如取用一个单词通用，则易于混淆和重复。例如，胃经的外陵，胆经的外丘，弗氏版本及广州版本均以Mound意译“丘”和“陵”，以至两个穴名出现意译重复。笔者试以“丘”译为Mound，将“陵”译作Hill（这两个字在中文含义上还是有区别的），以免混同重复。

“关于同类词须在意译上区分的问题”的确是问题，这样的问题始终值得国内的学者和译者认真的思考，深入的研究，努力的准译。作者特别举例了“巨”和“大”、“房”和“舍”、“丘”和“陵”的理解和翻译，虽然其含义有相近之处，但如果完全用一个单词来表达，则难以完整准确地表达清楚其实际意义。他认为“丘”和“陵”不能单独地译作mound，而应该译作mound和hill，有一定的实际含义。

中医针灸学一共有361个穴位，作者根据自己的认真分析和总结，特别是在孟昭威和王雪苔的指导下，对其比较自然地予以意译。我们认真地学习和研究他们当年对361个针学穴位的释义和意译，觉得大部分还是比较符合实际的，值得我们认真借鉴。个别方面还需要继续努力思考和分析。比如将“人中”译为Middle of Man，显然有不妥之处。就人体而言，真正的 middle of man，起码是 navel 这个部位，怎么可能是鼻下和上唇之间的部位呢？要真正地理解“人中”的实际意义，就必须明确中国远古时期所构建的宇宙观。如果不懂得中国远古时期形成的宇宙观，自然无法理解“人中”的实际含义，更无法比较准确地将其译为外文。

下面将作者所音译的 361 个针学穴位的名称提供给大家，供认真分析和参考。

中英（意译）穴名对照表

Table of Acupunctural Points (Chinese to English)

手太阴肺经经穴（11 穴）

Lung Meridian Points of Hand-Taiyin

中府　Central Mansion

云门　Cloud Gate

天府　Heaven Mansion

侠白　White Insertion (Pinch White)

尺泽　Foot Marsh

孔最　Convergence Hole

列缺　Branching Cleft

经渠　Current Ditch

太渊　Supreme Abyss

鱼际　Fish Border (Thenar)

少商　Lesser Shang

手阳明大肠经经穴（20 穴）

Large Intestine Meridian Points of Hand-Yangming

商阳　Shang Yang

二间　Second Interval

三间　Third Interval

合谷　Enclosed Valley

阳溪　Yang Stream

偏历　Lateral Passage

温溜　Warm Remains

下廉　Lower Side

上廉　Upper Side

手三里　(Hand) Three Li

曲池　Pool on Bend

肘髎　Elbow Crevice

手五里　(Hand) Five Li

臂臑　Medial Side of Upper

肩髎　Shoulder Blade

巨骨　Great Bone

天鼎　Heaven Vessel

扶突　Hyoid Border

禾髎　Spike Crerice (Besi-de Ren Zhong)

迎香　Welcome Fragrance

足阳明胃经经穴（45 穴）

Stomach Meridian Points of Foot-Yangming

承泣　Tear Receiver

四白　Four Whites

巨髎　Great Crevice

地仓　Earth Granary

大迎　Mandibularis Point

颊车　Jaw Chariot

下关　Lower Pass

头维　Head Corner

人迎　Caroticus Point
水突　Water Projection
气舍　Qi Room
缺盆　Broken basin (Supraclavicular Fossa)
气户　Qi Door
库房　Store House
屋翳　Chamber Roof
膺窗　Chest Window
乳中　Middle of Breast
乳根　Breast Base
不容　No Admittance
承满　Fullness Receiver
梁门　Beam Gate
关门　Pivotal Gate
太乙　Supreme Yi (Penetrate Intestine)
滑肉门　Slippery Flesh Gate
天枢　Heaven Pirot
外陵　Outer Hill
大巨　Big Greatness
水道　Water Channel
归来　Return
气冲　Qi Rush
髀关　Femoral Pass
伏兔　Prostrate Rabbit
阴市　Yin Market
梁丘　Beam Mound
犊鼻　Calf Nose
足三里　(Foot) Three Li
上巨虚　Upper Great Void

条口　Narrow Opening

下巨虚　Lower Great Void

丰隆　Abundant Bulge

解溪　Dispersing Stream

冲阳　Rushing Yang

陷谷　Sinking Valley

内庭　Inner Court-yard

厉兑　Sick Mouth

足太阴脾经经穴（21 穴）

Spleen Meridian Points of Foot-Taiyin

隐白　Hidden White

大都　Big Capital

太白　Supreme White

公孙　Grandfather Grandson

商丘　Shang Mound

三阴交　Three Yins Meeting

漏谷　Leaky Valley

地机　Earth Pivot

阴陵泉　Yin Hill Spring

血海　Blood sea

箕门　Squatting gate

冲门　Rushing Gate

府舍　Mansion Room

腹结　Abdominal Convergence

大横　Big Cross

腹哀　Borborygmus

食窦　Feed Point

天溪　Heaven Stream

胸乡　Chest Village

周荣　Encircling Nourishment

大包　General Control

手少阴心经经穴（9 穴）

Heart Meridian Points of Hand-Shaoyin

极泉　Extreme Spring

青灵　Green Spirit

少海　Shaoyin Sea

灵道　Spirit Path

通里　Inner Communication

阴郄　Yin Cleft

神门　Spirit Gate

少府　Shaoyin Mansion

少冲　Shaoyin Rush

手太阳小肠经经穴（19 穴）

Small Intestine Meridian Points of Hand-Taiyang

少泽　Lesser Marsh

前谷　Front Valley

后溪　Back Stream

腕骨　Wrist Bone

阳谷　Yang Valley

养老　Aging Nourishment

支正　Branch from Small Intestine Meridian

小海　Small Sea

肩贞　Upright Shoulder

臑俞　Humerus Shu

天宗　Heaven Attribution

秉风　Watching Wind

曲垣　Intro-Supraspinatous Bend

肩外俞　Outside Shoulder Shu

肩中俞　Intro-Shoulder Shu

天窗　Heaven Window

天容　Heaven Appearance

颧髎　Zygoma Crevice

听宫　Listening Palace

足太阳膀胱经经穴（67 穴）

Bladder Meridian Points of Foot-Taiyang

睛明　Eye Brightness

攒竹　Gathering Eyebrows

眉冲　Eyebrow Rush

曲差　Branching Crank

五处　Five Places

承光　Light receiver

通天　Reaching Heaven

络却　Return Collateral

玉枕　Jade Occiput

天柱　Heaven pillar

大杼　Big Shuttle

风门　Wind Gate

肺俞　Lung Shu

厥阴俞　Jueyin Shu

心俞　Heart Shu

督俞　Du shu

膈俞　Diaphragm Shu

肝俞　Liver Shu

胆俞　Gall Bladder Shu

脾俞　Spleen Shu

胃俞　Stomach Shu

三焦俞　Sanjiao Shu

肾俞　Kidney Shu

气海俞　Qi Sea Shu

大肠俞　Large Intestine Shu

关元俞　Pivot of Life Shu

小肠俞　Small Intestine Shu

膀胱俞　Bladder Shu

中膂俞　Intra-Back Muscle

白环俞　White Ring shu

上髎　Upper Crevice

次髎　Secondary Grevice

中髎　Middle Crevice

下髎　Lower Crevice

会阳　Meeting Yang

承扶　Receiving Support

殷门　Huge Gate

浮郄　Floating Clef

委阳　Politeal Yang

委中　Popliteal Middie

附分　Attaching Branch

魄户　Vigour Door

膏肓　Vitals

神堂　Spirit Hall

譩譆　Sighing Gigling

膈关　Diapbragm Pass

魂门　Soul Gate

阳纲　Yang Essence

意舍　Mental Roon

胃仓　Stomach Granary

肓门　Vital Gate

志室　Will Cabinet

胞肓　Bladder Vitals

秩边　Lowermost Edge

合阳　Uniting Yang

承筋　Muscle Supporter

承山　Mountain Supporter

飞扬　Flying up

跗阳　Tarsalis Yang

昆仑　Kun Lun (Mountain)

仆参　Worship on Bended Knees

申脉　Shen Meridian (The Ninth of the Twelve Earthly Branches)

金门　Golden Gate

京骨　Capital Bone

束骨　Binding Bone

足通谷　(Foot) Passing Valley

至阴　Reaching Yin

足少阴肾经经穴（27 穴）

Kidney Meridian Points of Foot-Shaoyin

涌泉　Budding Spring

然谷　Blazing valley

太溪　Supreme Stream

大钟　Big bell

水泉　Water Spring

照海　Shining Sea

复溜　Returning Current

交信　Meeting Spleen Meridian

筑宾　Guest building

阴谷　Yin valley

横骨　Transverse Bone (Pubis)

大赫　Big Glory

气穴　Qi Point

四满　Quadruple Fullness

中注　Center Injection

肓俞　Vitals Shu

商曲　Shang Crook

石关　Stone Pass

阴都　Yin Capital

腹通谷　(Abdomen) Passing Valley

幽门　Hades Gate (Pylorus)

步廊　Walking Corridor

神藏　Spirit Storage

彧中　In Literature

俞府　Shu Mansion

手厥阴心包经经穴（9 穴）

Pericardium Meridian Points of Hang-Jueyin

天池　Heaven Pool

天泉　Heaven Spring

曲泽　Marsh on Bend

郄门　Cleft Gate

间使　Intermediary

内关　Inner Conjunction

大陵　Big Hill

劳宫　Labour Palace

中冲　Center Rush

手少阳三焦经经穴（23 穴）

Sanjiao Meridian Points of Hand-Shaoyang

关冲　Pass Rush

液门　Fuild Gate

中渚　Middle Islet

阳池　Yang Pool

外关　Outer Conjunction

支沟　Branching Ditch

会宗　Converging Meridians

三阳络　Three Yang Collaterals

四渎　Four Canals

天井　Heaven Well

清冷渊　Pure Cold Abyss

消泺　Thawing River-bed

臑会　Humeral Convergence

肩髎　Shoulder Crevice

天髎　Heaven Crevice

天牖　Heaven Window

翳风　Wind Screen

瘈脉　Convulsion Collateral

颅息　Skull signal

角孙　Auditory Angle

耳门　Ear Gate

和髎　Harmony Crevice

丝竹空　Musical Instrument

足少阳胆经（44 穴）

Gall Bladder Meridian Points of Foot-Shaoyang

瞳子髎　Pupil Crevice

听会　Listening Convergence

上关　Upper Pass

颔厌　Clossing Jaw

悬颅　Hanging Skull

悬厘　Deriation from Hanging Skull

曲鬓　Twist Temples

率谷　Leading Valley

天冲　Heaven Rush

浮白　Floating White

头窍阴　(Head) Orifice Yin

完骨　Whole Bone

本神　Spirit Source

阳白　Yang White

头临泣　(Head) Falling Tears

脑空　Brain Hollow

风池　Wind Pool

肩井　Shoulder Well

渊腋　Armpit Abyss

辄筋　Flank Muscle

日月　Sun and Moon

京门　Capital Gate

带脉　Belt Meridian

五枢　Five Pivots

维道　Binding Path

居髎　Squatting Crevice

环跳　Jumping Circle

风市　Wind Market

中渎　Middle Canal

膝阳关　(Knee) Yang Pass

阳陵泉　Yang Hill Spring

阳交　Yang Inclining

外丘　Outer Mound

光明　Brightness

阳辅　Yang Aid (Fibula)

悬钟　Hanging Bell

丘墟　Big Mound

足临泣　(Foot) Falling Tears

地五会　(Foot) Five Convergences

侠溪　Stream Insertion

足窍阴　(Foot) Orifice Yin

足厥阴肝经经穴（14 穴）

Liver Meridian Points of Foot-Jueyin

大墩　Big Thick

行间　Inter Column

太冲　Supreme Rush

中封　Middle Seal

蠡沟　Gourd (Gastronemius) Ditch

中都　Middle Capital

膝关　Knee Pass

曲泉　Spring on Bend

阴包　Yin Wrappage

足五里　(Foot) Five Li

阴廉　Yin Side

急脉　Acute Meridian

章门　Chapter Gate

期门　Cyclic Gate

督脉穴（28 穴）

Du Meridian Points

长强　Long Strength

腰俞　Lumbar Shu

腰阳关　(Lumbar) Yang Pass

命门　Gate of Life

悬枢　Hanging Pivot

脊中　Middle of Spine

中枢　Middle Pivot

筋缩　Muscle Spasm

至阳　Reaching Yang

灵台　Spirit Platform

神道　Spirit Path

身柱　Body Pillar

陶道　Kiln Path

大椎　Big Vertebra

哑门　Dumb Gate

风府　Wind Mansion

脑户　Brain Door

强间　Rigid Fissure

后顶　Posterior Vertex

百会　Hundred Convergences

前顶　Anterior Vertex

囟会　Frontanel Convergences

上星　Upper Star

神庭　Spirit Courtyard

素髎　White Crevice

人中　Middle of Man

兑端　Upperlip Projection

龈交　Gum Meeting

任脉穴（24 穴）

Ren Meridian Points

会阴　Converging Yin (Perinaeum)

曲骨　Crooked Bone

中极　Middle Extremity

关元　Pivot of Life

石门　Stone Gate

气海　Qi Sea

阴交　Yin Meeting

神阙　Spirit Palace (Navel)

水分　Water Divisions

下脘　Lower Channel of Stomach

建里　Building Li

中脘　Middle Channel of Stomach

上脘　Upper Channel of Stomach

巨阙　Great Palace

鸠尾　Dove Tail (Xiphisternum)

中庭　Middle Courtyard

膻中　Middle Chest

玉堂　Jade Hall

紫宫　Purple Palace

华盖　Organ's Canopy

璇玑　Rotating Jade

天突　Heaven Projection

廉泉　Spring of Tongue Side

承浆　Saliva Receiver

《谈中医名词术语的英译名问题》

这篇文章是周金黄发表的。自20世纪70年代中医翻译事业开启之后，中医名词术语翻译所面临的问题和挑战可谓处处都有。为了解决这一问题，当年开启中医翻译事业的大师们非常认真地分析、思考和研究，先后发表了文章、编写了词典，努力推进中医翻译事业的发展。中国人民解放军军事医学科学院的知名专家周金黄，非常重视中医翻译的事业和问题。在《中西医结合杂志》第二届编委会议上，他对此做了特别的发言，提出了特别的意见和建议，至为重要。为了努力落实周金黄的指导，《中西医结合杂志》特意在1984年第4卷第1期上予以发表。该杂志认为，周金黄提出的中医学名词术语的英译名词问题值得讨论，并希望在中西医结合研究工作中，逐步形成中医名词术语的标准英译名，以供国内外学者采用。

近来在阅读国内中医药期刊时，感到中医名词术语的英译名问题值得讨论。例如，有下列译名：气 functional activities，阴 vital essence，阳 vital function，补气药 drugs for replenishing the vital energy，补血药 blood tonics，补益药（补养药）tonics，理气药 drugs for regulating the flow of vital energy 等。中医名词术语的优点是字少而意深，其英译名似应仿此，但不要与西医常用专有名词混淆。有的可译音，如阴、阳，现在世界上均通用 Yin、Yang，但"气"则未见通用外文译名，译法也不一致，有人用 Qi 译音，似乎只有标音的用途，但不能作为译意的名词。"气"在中医理论中是最基本的概念，是宇宙和人的最本质的元素（basic element），为了突出这一特点，是否可以创造新的派生字 Energen（原意为"能"，从 energy 派生），字尾加 gen 有类似氧（oxygen），氢（hydrogen），氮（nitrogen）等元素的字尾；energen"气"就具有中医理论"能动元素"这一概念。补气药则为 energenic drugs 或 energenics，理气药则为 energen modulating drugs 或 energen-modulators，气虚则为 energen-deficiency，气不足则为 energen-insufficiency 等，energen 均属同源派生字，原外文字根为 energein，energos 等。

周金黄对当时中医名词术语翻译中面临的问题进行了具体的分析和研究。如当时居然有人将“气”译为 functional activities，将“阴”译为 vital essence，将“阳”译为 vital function，显然难以准确地表现其实际含义。周金黄认为，中医的名词术语字少意深，翻译成英文时也应该是一个词并且有深厚的含义，不应该有多个词并且缺乏深刻的内涵。为了解决这一问题，当时有的学者就提出将“气”音译为 Qi。周金黄觉得通过音译难以准确地再现其实际内涵，建议通过词素翻译将其译为 energen。周金黄当时对“气”的音译有所担忧，还是比较符合实际的。因为当时西方人并没有真正地明白其音译 Qi 的实际意义，只有经过半个多世纪的努力其实际意义才逐步体现。但周金黄提出以词素翻译中医的核心概念和术语，却有着重要的意义。在此之前广州的蒙尧述就特别提出了词素翻译中医术语的实际意义。遗憾的是，自此以来国内学者和译者很难理解词素翻译的意义，原因是很少有人真正地理解和明确西方科技术语的形成和构建。只要认真地分析和研究了西方科技术语的形成和构建，自然就明白了其是按词素进行制定和形成的。如果按西方科技术语的构成形式制定中医名词术语英译的方法，自然很快就完善了中医名词术语国际标准的形成。以词素方式翻译中医的名词术语，不仅仅是为西方开创了新的名词术语，而且还完善了中医名词术语国际标准的实际意义。虽然蒙尧述和周金黄当年都提出了词素翻译的重要意义，却始终无法令国内的学者和译者了解和应用，从而更严重地导致了中医名词术语翻译的问题和挑战，非常遗憾。

提出英译新名词的设想，是为了请有关专家考虑这个问题，而不是以为把“气”译为 energen 就一定可取，仅以此作为抛砖引玉之一线。

中医的“证”译成 syndrome，也是一个值得推敲的词，如何使译名突出中医“证”的概念，似乎也应创造一个新译名词，才能体现中医的学术思想，又便于现代科学的理解。

总之，希望在中西医结合工作中，逐步使中医名词术语有标准英译名，供国内外学者采用。北京医学院编的《汉英常用中医药词汇》可供参考，有其优点，可以更进一步修改、充实，使之更加完善。本刊可以为探讨中医药名词术语标准英译名草案，开辟一个不定期专栏，发展这方面的建议。

周金黄认为，他所提出的将“气”译为 energen 并非一定可取，但其所提出的词素翻译法却颇值借鉴。从当时一直到现在，国内学者和译者一直将中医的“证”译为 syndrome，其实并不准确。周金黄对此更有明确的认识，也建议为中医的“证”创造一个新的西方语言的名词，也就是说应该通过词素翻译为“证”创建一个新的西方名词。只有通过词素翻译，才能比较完全、准确、及时完成中医名词术语的国际标准。

《中国针灸传布国外进程中在译名与定义上所反映的问题》

这篇文章是何宗禹发表的。中医核心概念如何翻译为外文，一般译者所考虑的都是所谓的翻译方法和技巧，特别是翻译的统一性和标准性。这样的理念自然是合乎实际的，也是中医翻译方面所一直努力完善的。但是，翻译中医的核心概念必须与中华文化和中华历史准确地结合在一起，却很少有人认真地思考和落实。

比如“针灸”是中华民族自远古时期所创造的非常特殊而非常有效的养生和治疗方法。将“针”译为 acupuncture，自然是符合实际的。但将“灸”译为 moxibustion，是否符合中华民族的精神呢？国内的学者和译者一直缺乏了解。但何宗禹却很早就注意到了其对中华民族的忽略和淡漠，于是在 1984 年特意在《中国针灸》杂志上发表了《中国针灸传布国外进程中在译名与定义上所反映的问题》这篇文章，严肃认真地分析了将“灸”译作 moxibustion 的不妥之处，并且提出了“灸”的正确译法，希望能得到国内学者和译者的关注，努力将其认真地调整好，完善好。在该文的开篇，何宗禹指出：

中国针灸于6世纪左右开始流传到日本。在日本一直用来自汉字音读的しんきゅう称呼“针灸”。在日本从来不曾混淆“灸”和作灸治用的“艾”这两种不同的概念。

这说明当年来华学习的日本学者将中华文化、文字和医学传播到日本，完全以中华文化的精神、中华语言的气韵和医学的理法方药为核心基础，并没有淡漠和淡化中华文化、语言和医学。但中医在向西方传播时，却存在着一些异常的情况。何宗禹指出：

到17世纪，荷兰学者Dane Jacob Bondt、H. Buschof和W. Rhijne在东南亚开始接触到经日本传去的中国针灸，曾著文向西方做专题介绍。曾把“针术”“针刺”意译作“acupuncture”（拉丁语源：acus针，punctura穿刺）。由于把“艾”（日语训读もぐさ）通过转口音译作“moxa”，从而把“灸术”“艾灸”译作moxibustion（拉丁语源：urere燃烧），有时就相沿简称之为moxa。这当然非属中国医学界的沿用术语及其习惯用法；显然难以令人据此辨认所指称的“灸”或“艾”属中国起源的由来。例如在世界通用很久的、美国出版的《韦勃斯特新英语词典》（*Webster's Third New International Dictionary of the English Language Unabridged*）1961年版就曾译释“moxa（日语mogusa）用东亚各种苦艾属嫩叶制成的柔绒样物，特别是在日本民间医学用来放在皮肤上作烧烙用”；直到本书的1981年版把它修正译释为“moxa（汉语）是在中国和日本制备的……”并未说明汉语的“艾”或“灸”怎么会译成“moxa”的由来；直到1981年版的这本词典并未收进moxibustion这个字。

17世纪，西方荷属东印度公司的医生在日本注意到该地用针术和灸术治疗疾病，疗效显著，引起了他们特别的关注。回到欧洲后就向欧洲人介绍了中国的针术和灸术。当年欧洲最主要的语言就是拉丁语，他们以拉丁语向西方介绍中国医学的时候，像“针术”和“灸术”这样的一些词西方是没有的，他们只好通过创新的方式将这样的词介绍给西方人。将“针术”创新性地译为 acupuncture，是没有问题的。但将“灸术”创新性地译为 moxibustion，则存在着一定的问题。因为当时他们询问日本人所使用的“艾绒”是什么，日本人用日语告诉他们是 moxa。他们按其读音将“艾绒”用拉丁语音译为 moxa。所谓的 moxa，现在也成了西方语言，尤其是英语的“艾绒”的名称了。国内学习和研究西方语言，尤其是学习和研究英语的人，却从来不了解 moxa 是如何形成的，更不知道 moxibustion 是如何翻译“灸术”的。何宗禹注意到了这一问题，认为“灸术”是中国创造的，疾病采用音译，就只能采用中国的读音，而不能采用日本的读音。所以何宗禹提出将 moxibustion 改为 aibustion，即将“艾”按照中国的读音音译为 ai，而不该按照日本的读音音译为 moxa。对此，国内的学者和译者确实应该真正关注，并努力将其中国化。

20 世纪 50 年代苏联学者多人访华考察针灸，回国后进行研究、推广。所出版的一些俄文的有关专著中都曾称引用汉语音译的针灸。

根据何宗禹的分析来看，目前大概只有俄罗斯没有使用 moxibustion 这样的译法，完全按照中文的读音予以音译，特别值得我们关注。

根据通过针灸穴名国际化方案的马尼拉会议（1982）精神，要使用统一的规范化的针灸名词术语。遵照所有学术名词术语由发明者命名的原则和惯例，看来有必要修正“灸术”“艾灸”的译名，据原本是“艾”（Artemisia）的汉语拼音 ai 来译作 aibustion 用以代替原来误译的 moxibustion。当然针灸的音译仍应译作汉语拼音的 zhenjiu。

“针灸”定义上所反映的当代西方科技界，主要是医学科学界公认的概念性认识，和中国传统的认识相比，其间的出入和差距格外明显。之所以如此，令人深思。

例如通用的道兰氏图解医学词典所释“针术（acupuncture）”的定义为“以针刺特定的末梢神经，用来消减与疼痛病症有关的不适，达到外科手术的麻醉以及用于其他治疗目的的中国医术”。在这里确认了这些医疗作用在于针刺特定的末梢神经，但只字不提经络穴位。

所释“灸术（moxibustion）”的定义为“在皮肤上燃烧moxa（もぐさ，艾）的烧灼术”。比起“针术”来，说得更加简单化了。

何宗禹继续努力地分析了“艾”的实际意义及其按照中文读音音译的重要性，同时提出将“针灸”也应英译为zhenjiu，自然也是符合实际的。虽然现在acupuncture和moxibustion已经所谓的约定俗成了，但如果有中华文化的意识，还是可以将其中的一些核心概念和术语予以统一化的。

《中国科学技术史》作者李约瑟、鲁桂珍近来在所著《天朝古国之针：针灸历史和原理》中，陈述如下有关的见解：“针刺术和艾灸术（合称针灸）是中国医学中两种最古老且有民族特色的医疗技术。前一种可以下定义为：把针刺入人体表面各不同的点——穴位，达到不同深度，根据一种复杂的（虽说实质上仍属中世纪的）生理学说，这些穴位按照高度系统化组合成交互连结的行列格式。在远古，以砭石（一称针石、镵石）为针。针刺，刺激了深层的神经末梢，因此导致范围广泛的生理效应——基于气和血经常循行周身的概念。后一种，燃烧艾绒，用圆锥形的艾炷直接或间接放在皮肤上；或用卷烟形式的艾卷，稍离皮肤上用手拿着，所选用的穴位大体上与针术相似，称作艾炷灸或艾卷灸。按照所施加的温热的程度，可为温和的热刺激，也可以改作强烈的对抗致病性刺激的烧烙。很概括地说，从古以来认为针术对急性病最有效，而灸术更适用于慢性病。”

英国科学家李约瑟非常尊重中华文化，自中国抗战时期，李约瑟就开始认真地研究中华文化和科学的历史。在研究中医的时候，也特别关注用西方语言翻译中医时存在的问题。比如当年在研究中医的文化和历史的时候，特别提出不可将中医的“气”意译为 energy 或 vital energy，因为其内涵深厚，意义深远，energy 或 vital energy 实际上是无法表达其实际意义的，所以提出将“气”只能音译为 Qi。虽然当年个别国内的学者非常反对将“气”音译为 Qi，但最终成为国际标准，其音译完全普及到了全世界。

为了能给“针灸”下国内外都能认可的、现代化的、科学的定义，中国的针灸研究工作者当前就更应抓紧时机，对经络学说的起源与演进进行深入的、实事求是的历史性考察，以期及早阐明经络实质的本来面目，为开展现代化的针灸科研工作打开新局面。

何宗禹这篇文章非常值得国内的学者和译者认真思考和研究。虽然很少有人关注西方人当年如何将“灸”译为 moxibustion，虽然 moxibustion 现在已经约定俗成了，但该调整的、该修改的、该重译的就应该努力地调整、认真地修改、全面地重译。比如将“龙”译为 dragon，是对中华文化的破坏，却始终没有将其真正地予以调整、修改和重译，实在令真正的国人难以理解，难以接受。

《针灸术语国际规范化的英译问题》

这篇文章是李平发表的。为了推进中国针灸在国际上的传播和发展，其核心概念和术语的规范化至为重要。为了实现这一希望，WHO 从 1982 年即委托西太区制定针灸经络和穴位的国际标准。当时中国正值改革开放初期，对此关注的国内人士虽然不多，但真正关注该问题的还是颇有实际意义的。李平 1988 年在《中国针灸》杂志发表了《针灸术语国际规范化的英译问题》这篇文章，就中医术语国际标准化的问题进行了分析和说明。李平首先指出：

在针灸学术的国际传播与交流当中，学术界对于针灸术语的国际规范化颇为关心。因为在国际交流中，缺少规范化的术语，往往一词而有几种译法，造成表达与理解上的脱节，言者一清二楚，听者茫然莫解。据说有的国际会议，由于穴名的译法不一致，报告人介绍自己治疗某病取某几个穴位，而听众却以为是另外几个穴位。有鉴于此，世界卫生组织西太平洋地区办事处曾多次邀请专家开会，制订了经络穴位名称国际标准化方案，这是一个颇有远见的举动，它必将对国际针灸事业产生良好影响。但是针灸术语，并不限于经络穴位，1987 年出版的《针灸学辞典》所收词条，达 2 989 条之多，其中大部分都需要国际规范化。

针灸术语国际规范化，意味着要将中文的针灸术语译成国际通用的语言文字。由于英文在国际事务中应用最为广泛，所以准确地将针灸术语译成英文，是实现规范化的首要条件。中国是针灸的祖国，对于针灸术语的理解，中国人比之外国人，理所当然地会更加准确深刻。因此，在针灸术语的国际规范化进程中，中国针灸学术界和翻译界负有重大的历史责任，应当积极主动地对此进行研究。

正如李平所指出的那样，中国针灸的核心概念和术语内容非常丰富，《针灸学辞典》虽然有 2 989 多个术语，但实际上针灸的名词术语比此还多得多。而 WHO 西太区制定所谓的针灸术语国际标准时，则仅仅涉及 14 个经络的名称和 300 多个针灸穴位的名称，基本没有研制针灸核心名词术语的标准。14 个经络和 300 多个针灸穴位的名称，实际上也只研制了 14 个经络的名称，而 300 多个针灸穴位的名称主要按顺序和拼音制定。如手太阴肺经的第一个穴位是“中府”，WHO 西太区制定的标准就是 LU1 Zhongfu。所谓的 LU1 中的 LU 是肺的英语 lung 的简称，1 则指的是其为肺经的第一个穴位。虽然也使用了音译，但其顺序将方式排列在前，自然成为主要的表达方式，音译从此之后并没有引起国外任何人的使用，从此淡化了针灸源自中国的意识。

针灸术语的中文规范化是实现这些术语国际规范化的前提，否则将无法翻译为外文。在这里，特别应注意以下三点。

（1）注意一义多词：如鼻下的穴位，或称“水沟”，或称“人中”；又如三角锥形的医针，或称“锋针”，或称“三棱针”。此类词甚多，应通过研究，确定一个规范化的名称，其他作为别名。

李平就针灸术语的理解、翻译和规范化提出了三点要求。第一点请大家注意，针灸中的某种含义有好多个词语来表达，翻译和制定标准时都必须明确其实际意义。其举例也是非常明确的，对此的翻译和标准化应该完全统一。正如自古以来中国有好几种表达方式，如“神州大地”“赤县神州”和“九州”，都是指的中国。再如“大都、蓟、幽州、涿郡、幽都、永安、宛平、燕山府、圣都、中都、大兴、汗八里、北平、顺天府、京师”，都是指不同时代的北京。

（2）区分一词多义：如“血海”二字，既是穴位名称，又是《灵枢》所载的四海之一，指冲脉而言；又如“内经”二字，既是《黄帝内经》的简称，又是循行于胸腔、腹腔内的经脉的统称。对这类一词多义的，应该集其多义，罗列比较，按其涵义的不同而决定不同的译法。例如“血海”，作为穴名可采用汉语拼音 Xuehai，作为四海之一则可译作 Bloody Sea，后者绝不可也用汉语拼音。为了区别一词多义，必要时可加前缀或后缀，如世界卫生组织西太平洋地区的经络穴位名称国际标准化方案将“临泣”分为“头临泣”“足临泣”，“窍阴”分为“头窍阴”“足窍阴”，“通谷”分为“腹通谷”“足通谷”，“阳关”分为“腰阳关”“膝阳关”，都是很科学的解决办法。此外，还有些穴位，位置与汉字虽异但读音非常近似，如“扶突”与“伏兔”、“腕骨”与“完骨”、“中渚”与“中注”、“禾髎”与“和髎”等，用汉语拼音表示时，由于外国人读不惯四声，很容易混淆，在这些穴名之前如果也加上前缀，可能更便于区别。

李平指出，中医的一个词往往有多层意思，对其理解和翻译时，应努力地完善其实际内涵。比如“内经”一词既是《黄帝内经》的简称，也是循行于胸腔、腹腔内的经脉的统称，翻译时应认真明确其实际意义，根据实际意义而准确翻译。李平认真地分析观察了 WHO 西太区制定的针灸经络和穴位名称的国际标准，注意其对针灸中某个词多种含义的理解和表达，确为不易。针灸中一些穴位的名称虽然中文字并不一致，但其读音比较接近。如“扶突”与“伏兔”、“腕骨”与“完骨”、“中渚”与“中注”、“禾髎”与“和髎”等穴位名称中，中文字“扶”与“伏”、“腕”与“完”、“渚”与“注”、“禾”与“和”虽然字形完全不同，但读音还是比较接近的，甚至完全相同的。将其按汉语拼音予以音译后，不懂中华文化和语言的外国人读不惯中文的四声，很容易将这些针灸穴位的名称混淆了。为了完善其实际音译，应努力将音节予以调整。比如“扶”与“伏”可音译为 Fu 和 Fuu，“腕”与“完”可音译为 Wan 和 Wann，“渚”与“注”可音译为 Zhu 和 Zhuu，“禾”与“和”可音译为 He 和 Hee。

（3）对针灸术语正确释义：针灸术语在大多数情况下，词的构成同其内涵关系密切，如“毫针”“体位”之类，不但名实相符，而且浅显易晓，译成外文并不难。但也有些术语，涵义深奥，不可望文生义草率地译成外文。例如“冲脉”一词中的“冲”字，本来是指通衢大道而言，后被引申为冲要、冲击、冲突，水流隧道也称为冲，如果不了解“冲”字的多重含义，只是简单把它译成冲击或冲突等，都将违背原意。此外还有些术语迂回曲折，字面并未直接扣住事物内涵，如针刺手法的“烧山火”“透天凉”“青龙摆尾”“白虎摇头”等，如不确切释义，简直难以翻译。

李平提醒大家，要特别注意针灸术语的实际含义。只有明确了其实际含义，才能比较正确地予以释义和翻译。比如中医自古以来所提出的人体三宝“精、气、神”，其中的“精”refined，不是简单地精炼，而是构成人体生命活动的各层次的有形元素，常呈固体或液体状态；“气”并不简单地指 air，而是指构成人体生命活动的基本无形元素，常呈气体状态；“神”也并不简单地指 god，而是构成人体生命活动的各层次的形态功能，变化活力。

在针灸术语国际规范化的过程中，要把中文的针灸术语译成英文，难度的确很大。本来中文、英文属于完全不同的两个语系，有些词很难在对方找到对应词，何况针灸又是中国独创的，英文原来没有这些术语。在这种情况下，如何才能比较准确地译成英文呢？

李平认为针灸是中国独创的，其概念和术语很难在西方语言中表达清楚，因为中文和西语是完全不同的两种文化背景下形成的两种语言。但要将针灸传播和发展到世界各地，虽然文字彼此相差甚远，但依然需要借用某种西方的词语予以表达。即便表达不完整，也可以通过解读和释义向读者予以说明。经过一定时间的解释和释义，世界各地学习和研究中医的人基本就明白了其实际意义，并不完全按照字面的形式理解。比如一直以来西方和中方的译者基本都将“气”意译为 energy 或 vital energy，但毕竟无法将其实际含义表达清楚，最后就完全采用音译 Qi 或 qi 的方式介绍给国外人。虽然音译会使外国人无法理解其实际意义，但通过认真地解读和释义，国外人逐步就明白了其实际意义。正是由于这样一个过程和方式，“气”的音译 Qi 或 qi 就已经完全成为国际标准了。李平提出了三项建议，值得参考。

第一，在忠实于原文，不违背原意的原则之下，尽可能地使用英文单词中的对应词。例如“经脉”一词，国际上有两种译法：其一译作 Channel，意即“通路”“隧道”，这符合《黄帝内经》将经脉又叫作经隧，说它是运行气血的通道的提法；其二译作 Meridian，意即子午线，这符合元滑寿将任、督二脉比作子午线的提法。两者都有道理，但是比较起来，前者更为贴切，因为它反映了经脉的本质特征。再如“心”“肝”“脾”“肺”“肾”这些词，尽管中医、西医对此有不同的涵义，但是作为单词，英文中的 Heart、Liver、Spleen、Lung、Kidney 还是与之对应的。中医、西医对这些词的不同含义，可以通过阐述概念加以解决，没有必要为了回避西医而不用民间早就通用的英文单词。中医认为“心主神明”，西方古代也曾认为心是理性灵魂的所在地，古希腊伟大的哲学家亚里士多德就是这样认为的，因此将“心”译为 Heart，应该说是确切的。其他也都可照此类推。

李平首先提出要忠实于原文，解释和翻译都不能违背原文之意。虽然中华文化和中华语言与西方的文化和语言并不相同，差异甚大，但西方的一些词还是可以借用的。如中医的五脏六腑的实际意义一方面与西医相通，但另一方面则完全不同。比如西医的“心”只是泵血（即 pumping the blood），但中医的“心”不仅“主血”，更“主神”。为了便于向西方传播中医，也可以借用西医中的 heart 翻译中医中的“心”，但其实际意义还需要认真地注解和说明。另外，李平也指出，用 channel 和 meridian 翻译中医的“经脉”都有一定的道理，但更符合实际的是 channel 而不是 meridian。李平的认识是非常符合实际的。现在虽然一些国际组织制定中医名词术语国际标准时将中医的“经脉”译为 meridian，但译作 channel 也是国际上比较统一和广泛的译法。比如中医国际翻译领域影响最大的通俗派创始人魏迺杰，始终将“经脉”译为 channel，而从来没有使用 meridian 翻译“经脉”。

第二，对于难以找到英文对应词的针灸术语，可以尽量音译，采取汉语拼音。按照发明国的发音，以音译方法实行术语的国际规范化，乃是国际惯例。例如，日本学术界研究的“良导络”一词日文发音为 Ryodoraku，国际上也用 Ryodoraku，而不是译作 Good conductive collaterals。对中医基础理论的“阴”“阳”“气”等词，国际上早已采用汉语拼音写作 Yin、Yang、Qi 等并不觉得生硬。在针灸名词术语中，不仅具体穴名可以采用汉语拼音，他如“背俞”“募”“井”“荥”“输”“原”“经”“合”“络”“郄”等特定穴，脏腑中的“三焦”，气血中的“原气”“宗气”“中气”“营气”“卫气”，病名中的“痰证”“痹证”等，也以采取汉语拼音为妥。

李平再次提出，针灸学中独特的概念和术语在英语中很难找到对应的词语，只能采用音译法，而不能采用意译法。其中特别提出“三焦”应音译，不应意译。WHO 西太区制定针灸经络和穴位名称的国际标准时，将“三焦”译为 triple energizer，颇为不适。但现在，这样的译法却成了所谓的约定俗成了。如果真正地对外传播和发展中医与针灸，“三焦”确实应该采用音译，不该采用意译。几年前在 WHO 制定所谓的 traditional medicine（即将“中医”的“中”字消除了）时，我们一直提出将“三焦”音译为 Sanjiao，由于日本和韩国的反对而没有实现。其实能否实现，完全在于中国自己的理念和要求，并非完全由于韩国和日本的反对。

第三，有些术语在英文里找不到对应词，又不宜汉语拼音者，可用英文原有的词素组成新的合成词。在科学昌盛的今天，自然科学领域的新词层出不穷，大多数的新词都是按照一定的规律新组成的合成词。在西医学里，这类词不胜枚举。在针灸学领域，acupuncture（针）、moxibustion（灸）、acupoint（穴）都属于这类合成词。acupuncture 是 acute（尖锐的）与 puncture（穿刺）的缩合，moxibustion 是 moxa（艾绒）与 combustion（燃烧）的缩合，acupoint 是 acupuncture（针）与 point（点）的缩合。由于这些合成词比较规范，所以得到了国际上的广泛承认。在中医针灸领域，有些术语实际上是一个句子，如“真寒假热”“真热假寒”“肝肾阴虚”“心肾不交”“疏肝和胃”“培土生金”“从阴引阳”“从阳引阴”等，都长而难译。对这类术语，更应该按照英文组词的规律，深入研究如何组成贴切的合成词。

李平认为，一些针灸术语虽然在英语中没有对应语，但也无法完全采用音译法，只能采用词素译法翻译。将“穴”译为 acupoint，实际上就是将 acupuncture 和 point 结合在一起，是术语词素翻译。当年广州蒙尧述明确提出了词素翻译，但却没有引起国内学者和译者的关注，因为很少有人真正地理解和懂得西方科技术语的构建方式和方法。

以上的一些看法，非常粗浅，而且抽象地说起来容易，具体地做起来很难。但作为炎黄子孙，责无旁贷，我国针灸界和翻译界只要密切合作，经过一番努力，一定会很好地完成这一历史使命，使祖国针灸传遍全球。

最后，李平提出大家要有炎黄子孙的意识，必须努力地传承和传播中华文化。在当今时代，真正能传承和发扬中华文化的，只有中医。要真正地对外翻译和传播中医，就必须要有中华的意识和文化。缺乏了中华的意识和文化者，怎么可能真正地理解好、释义好、翻译好中医的核心概念和术语。

《中医翻译标准化的概念、原则与方法》

这篇文章是镐京学者发表的。为了努力推进中医翻译事业的发展，为了完善中医翻译的概念、原则和方法，当年读硕士的镐京学者特意撰写了《中医翻译标准化的概念、原则与方法》这篇文字，于 1992 年在《中国翻译》杂志第 4 期上发表。这也是国内外第一次发表的一篇非常重要的中医翻译的研究论文，依然值得当年的学者和译者考察。

1982 年，世界卫生组织亚太区在菲律宾的马尼拉举行会议，讨论通过了针灸经穴名称的标准化方案，为针灸学走向世界铺平了道路。在这次会议精神的鼓舞下，国内外许多有识之士便开始酝酿中医翻译标准化的途径与方法。但由于中医翻译界长期以来处于封闭状态，译者之间缺乏必要的交流，因此直到现在标准化的问题也未能形成一个系统的具体方案。多年来笔者一直关注着这方面的发展，并在实际的翻译工作中做了种种尝试。现根据自己的实践经验并结合国内外学者的意见，就中医翻译标准化的概念、原则与方法等问题提出几点看法，权作引玉之砖。

作者通过对 WHO 西太区制定针灸经穴名称国际标准的研究和分析，提出了制定中医翻译标准化的概念、原则和标准的几点要求。他觉得中医翻译一直处于封闭状态，使得中医翻译标准化的发展难以实现。作者首先提出了标准化的概念。

对中医翻译标准化这一提法，争论的焦点主要集中在标准化的可能性上。

有人认为，现在提中医翻译标准化为时尚早。理由是中医语言本身的标准化程度就很低，存在着一词多义、数词同义及概念交叉等现象。因此认为，在中医自身的标准化未实现之前，翻译的标准化根本无从谈起。实践证明这种看法是片面的。中医语言的标准化程度的确不高，但有关方面早已采取了补救措施。如《中药大辞典》在每一种药的统一名称之后，收录了各种别名、异名和俗称。许多中医辞典及教科书也都详细地注明了各种病症的不同称呼。只要肯动手去查，一词多义或数词同义的现象并不难解决。至于概念交叉现象，亦不是什么大问题。一般来讲，在具体的语言环境及上下文中，具有交叉意义的概念总是趋向于具体化。译者只要吃透了原文的精神，亦不难明确其含义。

还有人认为，中医翻译标准化之说缺乏理论依据。理由是中医翻译目前根本就不存在一个统一的标准，因此标准化之说便毫无根据了。其实这种观点本身就毫无根据。不错，中医翻译目前确实还没有形成一个统一的标准，但这并不等于说中医翻译一直是在毫无准则可循的情况下进行的。事实上就科技翻译来讲，虽然其原则、标准和方法因学科而异，但有一条却具有普遍的指导意义，即名词术语统一、概念解释一致。这是任何一门学科的翻译都必须遵循的一条基本准则，中医翻译当然也不例外。那种认为中医翻译没有统一的标准，因而不能实现标准化的观点是站不住脚的。实际上，标准化的过程，就是为中医翻译创立统一标准的过程。

笔者认为，经过 10 多年的探索，中医翻译工作者已积累了丰富的经验，为中医翻译标准化的实现奠定了物质基础。但由于中医翻译起步较晚，目前又未形成一套指导其发展的理论体系，因此标准化也只能是初步的，即只能局限于“名词术语统一、概念解释一致”这一点上。由于概念解释的一致取决于名词术语的统一，因此，中医翻译初步的标准化实际上就是中医名词术语的标准化。而更高一级的标准化只有在中医翻译的理论体系确立之后，才能实现。

虽然大家觉得中医翻译标准化很难实现，但是作者通过分析、研究和总结认为中医翻译的经验已经非常丰富了，在此基础上推进中医翻译标准化的实现还是有一定的基础的。虽然中医翻译的理论体系当时还没有实现，但标准化的初步实现还是可以努力推进的。由于中医翻译的特殊背景和原因，更由于中医翻译研究者的缺乏和研究内容的浅薄，中医翻译的理论体系至今还没有能够实现。根据中医翻译背景、现状和发展的分析，作者认为努力制定中医翻译标准化还是有非常重要的意义的，然后又提出了标准化的基本原则。

中医翻译标准化原则的确立，必须依据中医语言的特点来进行。

由于中医是一门古老而又复杂的学科，再加上历史上不同学派之间的相互影响和渗透，致使其语言的外壳与内容之间的关系日趋复杂。这就要求中医翻译工作者在研究中医翻译的原则、标准和方法时，必须对这一古老的语言进行多层次的透析，不然就会犯以点带面、以形取义的错误。

长期以来，笔者一直致力于从语言学和词汇学两方面去研究中医语言的特点及其对该学科发展的影响，初步揭示了中医语言的古奥玄秘之谜。

从发生学来看，中医语言有如下特点。

（1）恒久不变：自《黄帝内经》问世以来，中医从理论到语言都被钦定了。从那时到现在千百年过去了，中医语言基本上旧颜未改。这在世界语言发展史上是绝无仅有的。但由于许多词的含义相当模糊，这就给翻译工作造成了很大的困难。

（2）专业性低：中医语言实际上是它产生的那个时代的日常用语、文学用语及哲学用语的混合产物，因此专业化程度比较低。这是中医语言容易产生歧义的根源。

（3）中西混杂：一方面，近现代有些中医人士为了证明中医的科学性或为了追求时髦著书立说时大量使用西医术语，结果使古老的中医语言与西医学语言混杂一起。翻译时，译者若按字面意义去译便不免要“误达读者”。另一方面，清代西医学家及个别翻译工作者在翻译西医基本概念时，不适当地借用了一些与之含义并不一致的中医术语，致使一些意义并不相同的中西医概念具有相同的语言外壳。伤寒便是典型一例。中医的“伤寒”有三层含义：① 为各种外感热病的总称。② 为感受寒邪而发热的病症。③ 指冬天感受的寒邪。而西医的“伤寒”则指的是“由伤寒杆菌引起的肠道传染病”。

从词汇学来看，中医语言具有如下一些特点。

（1）模糊性：具体意义与抽象意义交叉。中医的许多概念（如表、里、寒、热、实、金、木、水等）原本都有具体含义，但进入中医以后其具体意义渐渐地抽象化了。然而在一定条件下，其具体意义与抽象意义又交叉并存，给理解造成了一定的困难。如在“心与小肠相表里”这句话中，“表里”的抽象意义大于具体意义；但在“表虚证”和“里实证”两词中，“表里”的具体意义又大于抽象意义。然而这种关系并不是固定的，而是随着语境的更替而变化着。

（2）笼统性：感情色彩与文体色彩交织。中医用语有着明显的感情色彩与文体色彩，这是中医语言区别于其他科技用语的一大特点。如邪气，泛指一切致病因素；正气，指机体生命功能与抗病能力；武火，大而猛的火；文火，小而缓的火。以上这些术语都对所描述的对象做了附加的说明，使说话人对所谈论的事物或现象的看法、情感及态度跃然纸上。但正因为如此，这些词的意义往往显得十分笼统，使人无法把握其“度”与“界”。

（3）玄秘性：主观意义与客观意义交错。中医的许多术语在实际生活中都有其客观意义，但进入中医以后，其客观意义往往被主观意义所取代，使其所表达的概念显得十分玄秘。

比如“子盗母气”中的“盗”原意为“偷窃”，这里却被主观地赋予了“损害或传变”之意；“命门”原意指所谓的“生命之门”，在中医中却被主观地用以表示右肾的“功能”，其实右肾并不具有那么多的重要功能。

（4）歧义性：原始意义与派生意义交融。中医在长期的发展过程中形成了众多的流派，即所谓的“各家学说”。尽管各家的学说并不尽相同，但却都使用着同一语言体系，一词多义及概念交叉等现象便不可避免地产生了。如六气，① 指人体中气、血、液、津、精、脉六种基本物质。② 指风、热、湿、火、燥、寒六种气候。至阴，① 由阳达阴。② 极阴。③ 肾。④ 穴位之名。

这种现象人为地加大了中医术语的负荷量，严重地影响了中医的发展。

为了完整制定中医翻译标准化的原则，作者首先认真地分析和总结了中医语言的特点。从发生学的角度，作者将中医语言的特点总结为“恒久不变”“专业性低”“中西混杂”。当时作为在读研究生的学生，作者对此的认识有一定的背景和基础，但也有一定的问题和思考。比如将其称为“专业性低”，自然与西医的理念有一定的关系。从词汇学的角度，作者将中医语言总结为四大特点，即模糊性、笼统性、玄秘性、歧义性，这四大特点自然有一定的基础。在此基础上，作者才开始讨论中医翻译的标准化原则。

由于中医语言具有以上这些特点，因此标准化应遵循这样一些原则。

（1）民族性：中医是中华民族几千年来同疾病做斗争的经验总结，具有鲜明的民族性。这一点在翻译中必须得到体现。一般来讲，中医中含有民族性的词语主要反映着中医基本理论的核心及辨证论治的要旨。中医翻译标准化能否保持中医的民族特色，关键就在于能否正确地翻译含民族性的词语。

（2）客观性：所谓客观性，包括三层意思。① 由于中医从一开始便建立了有机观的理论，企图寻找能自圆其说的“一物之理即万物之理”“可言一而知百病之善”的“终古无弊”的思维方式，所以其理论充满了想象、假设和推测的成分，其用语往往有玩弄辞藻之嫌。翻译时译者应努力摆脱原文中文字游戏的束缚，尽量挖掘其内在的实际含义。② 由于中医语言有模糊性、笼统性、玄秘性和歧义性这四大特点，其实际所指意义往往小于字面提示意义。如在“四气五味”中，气主要表示的是具体意义，即指药物的“寒、热、温、凉”四性，但在“天地合气，命之曰人”这句话中，气则主要表示的是抽象意义。许多人往往不顾具体的语言环境及上下文的关系，将一个词可能含有的具体意义、抽象意义、客观意义及主观意义一股脑儿地全标示在一个具体的语境中，人为地模糊了中医用语。③ 中医中有些词语表层上看来含义深刻，但究其深层却并无多少意义。这些词语要么是信手拈来的生活用语，要么是古人玩弄玄学的结果。如经穴中的“公孙”穴就是借用了一个姓氏来命名的，本身并无任何意义。再比如“命门”“三焦”二词，除了给人一种玄而又玄的感觉外，并无实在意义。就是中医圈内的人士也说不清其具体解剖部位及功能。在翻译这样一些词语时，译者应按照实事求是的原则办事，绝不要跟着中医的感觉走。

（3）科技性：所谓科技性，指的是译语要简明扼要，符合科技用语的要求。现行的中医翻译一个最大的缺点，就是译语过于冗长，影响了交际功能的发挥。如先补后攻（therapy beginning with the restoration of healthy energy followed by the elimination of evil factors），肝着（feeling of oppression in the chest due to stasis of liver-energy and blood）。

以上两例均录自于现行的《汉英中医辞典》，应该说具有权威性。先不说这些译语的准确性如何，单从形式上看就很成问题。与其说是翻译，倒不如说是释义。这种译语在实际的交际活动中，令人望而却步，从而也就失去了其交感功能。

根据中医翻译的历史、现状与趋势，作者认真地分析和总结了中医翻译标准化的三原则，即民族性、客观性、科技性。这三大原则还是比较客观的，虽然作者自己的理念如今已经有了一定的改变，但当年的研究还是比较客观的，还是能为大家理解的。在此基础上，作者分析研究了中医翻译标准化的方法。这些方法既是作者对中医翻译历史和发展的认真研究和总结，也是作者自己认真学习中医和翻译中医的体会和感受。

中医翻译标准化的努力之所以陷入僵局，其中一个重要的原因就是译者未能摆脱传统译法的束缚，企图从直译、意译和音译上寻找出路。但由于缺乏翻译理论作指导，因而无法明确直译、意译和音译的范围，乱译便不可避免了。

传统译法在处理中医翻译中某些具体问题时有一定的借鉴意义，但并不能解决翻译中出现的所有问题，更不能保证译语符合民族性、客观性和科技性这三大原则。因此中医翻译工作者在研究翻译方法时，一定要有新的思维。

在长期的翻译实践中，笔者通过对中医语言进行分型归类，使翻译方法的研究有了针对性。在努力挖掘传统译法的潜力和充分继承前人翻译成果的基础上，大胆创立新法，为标准化的实现找到了一条新路。

（1）辨证分型，旧法新用：在中医辨证分型和辨证论治理论的启发下，经过长期的摸索，根据含义的明晰度及实在性，笔者将中医用语分作以下六型。① 表型：含义清楚，见词明义。这部分词语主要用以描述人体的生理功能及病理变化，如“肾虚”“心火炎上”等。② 里型：含义晦涩，不易把握。这部分词语主要用以描述中医理论的基本概念及辨证论治的要旨，如“精、气、神、阴、阳、表、里、寒、热、虚、实”等。③ 虚型：套语空话，意义不定。这部分词语主要用以烘托气氛，增加文章色彩，多无实际意义，如“起死回生”“回阳救逆”等。④ 实型：含义具体，有物可参。这部分词语主要用以描述人体解剖部位、各种具体病症及治疗手法，如“心、肝、脾、肺、肾”“疔、疮、痈、肿、斑、疹”“针刺、推拿、艾灸、火罐”等。⑤ 半表半里型：理义在表，实义在里。这部分词语主要出现在中医辨证思维的语言中，如“培土生金”（指用补脾的方法使肺的功能强健）、“金实不鸣”（指感受外邪致邪阻肺脏，引起声音嘶哑或失音的病理）等。⑥ 虚实夹杂型：a. 有物可参，但含义不明。这部分词语主要用以描述中医特有的一些脏器功能概念，如“命门”“三焦”等。b. 以证推因，因多有虚。这部分词语的数量和形式多不固定，说话人往往根据需要随笔点缀或信口道来，如“神随气散，神无所主，则为晕厥”“血失气脱，阳气浮越外亡，脉见浮大而散”。这两句话所谈论的病症都属实，但病因却全属理性推测，因而虚的成分很大，这一点在用词上也表现得很突出。

在以上这六型中，表型词语在中医语言中占的比例最大，实型和半表半里型次之，里型和虚实夹杂 a 型最少，虚型及虚实夹杂 b 型不定。对中医用语进行这样的“辨证分型”有利于对其进行“辨证论译”。

根据语言国情学的理论，里型和虚实夹杂 a 型因为属于中医特有概念，有鲜明的民族性，在其他民族的语言中找不到对应语，因此应予以音译。实型的前两部分处在人类语言的共核之中，是全人类经验的一部分，因此应直译成对应的西医术语；第三部分虽属中医特有的治疗方法，但其他民族的人根据自己的生活经验是可以理解和掌握的，因此也应予以直译。按照客观性的原则，虚型类用语可根据情况酌情意译或略而不译；半表半里型用语应放弃其理论外壳，只译出其实际所指意义；虚实夹杂 b 型用语应努力译出其比较具体的意义，尽量剔除其虚的成分，如上面二例中的“神无所主”及“阳气浮越外亡”纯属概念重复，无需一一译出。这种译法可能符合客观性原则，但并不能保证译语具有科技性，因此还不能说是最理想的翻译。

作者通过认真分析和研究，提出了中医翻译标准化的第一个方法是辨证分型，旧法新用。作者之所以制定了这样一个方法，就是因为其对中医用语总结了六大特型。这样的分析和研究，还是比较符合实际的。从语言和表达方式来看，这样的论述还是比较淳朴的。

（2）组合词素，创造新语：在以上所划分的六型词语中，表型类是最难处理的。直译或意译都能达意，但都无法使译语简明扼要以符合科技性原则。由于这类用语在中医语言中占的比例最大，因此译好这类词语便成了标准化的关键。经过对中医语言和西医语言进行长期的比较研究，笔者借鉴了西医语言组合新词的方法，为中医创造了一套外国人看得懂但又属于中医所特有的英语词汇，使中医翻译的民族性、客观性和科技性三原则得到了完满的体现。了解西医语言的人都会发现，西医语言的词语很有逻辑性和规律性。一个词不管有多么长，多么复杂，都不外乎由词根（root）、前（prefix）、后缀（suffix）和连结元音（o，偶尔为 i）组成，如 Gastroenterology 可以分解为：

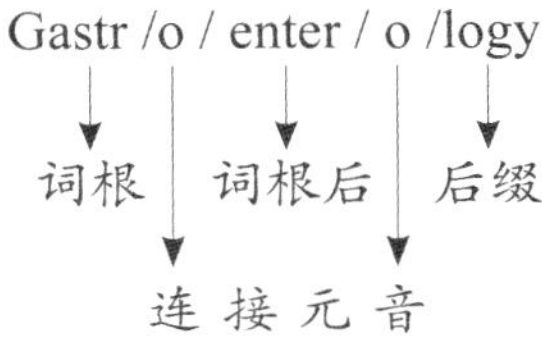

这个词是由词根 gastr（肠）、enter（肠），后缀 logy（研究）和两个元音 o 组成。整个词的意思是胃肠学。

西医语言中的词根和词是很丰富的，其组合方式既有规律，又很自由。人们可随时根据需要把一定的词素重新予以排列组合，创造出新词语来，而这些新词语的含义其他人也是看得懂的。工业革命以来西医发展很快，尤其是 21 世纪，新学科、新思维、新理论、新事物不断涌现，新的词语也日益增多。但新增加的词汇大多都是固有词素重新排列组合的结果。西医语言的这种造词法值得中医翻译工作者认真研究。

比如与其将中医的“肾虚”译成 the deficiency of the kidney，不如译成 nephropenia 更简洁清楚些。在西医语言中，nephr 是“肾”的词根，后缀 penia 和 deficiency 及 asthenia 的意思完全一样。西医中有关肾的生理功能和病理变化的词语多是由这个词根与相应的词级组合而成。如 paranephric nephroplosis，neph- rorrhaphy nephrohypertrophy 等。多年来笔者一直采用这种组词法来翻译中医表型、半表半里型及其他一些词语，

很受欢迎。下文附有一组中医词语、现行译语及笔者创造的对应语的对照表。（表 5-1）

表 5-1　中医词语翻译对照表

原　语	现 行 译 语	笔 者 译 语
血痔	internal hemorrhoids that bleed easily	endohemorrhoids
里虚	asthenia-syndrome in the interior	endopenia
上脘	upper part of gastric cavity	hyperogastrosinus
呕乳	milk regurgitation	lactemesis
血痢	diarrhea with blood stool	hemodiarthea
听声音	listening to the voice	acouophonia
便浓血	purulent bloody stool	hemopyofeces
外寒内热	Cold in the superficiencies and heat in the interior	ectocryosis and endothermosis
上实下虚	asthenia in the upper part and sthenia in the lower part	hyperopenia and hypopenia
四肢疲倦	lassitude of limbs	acropenia

从该表可以看出，运用西医语言的组词法创造对应的中医术语是科学的。这样做既避免了直译和意译造成的译语过于冗长、与科学用语格格不入的缺陷，也消除了因译语不当使外国人对中医学产生的隔膜感。其实排列组合词素创造新词的译法并非笔者臆造，我国早期的化学家及翻译人员在翻译化学术语时，就采用了这种译法，只不过所创造的是汉语词汇罢了。

早期的翻译人员创造的新词之所以能被人们接受并迅速地传播开来，其根本原因就在于所创造的新词符合汉字的构成机制。因此才没有被汉字系统的排异性所淘汰。我们今天在翻译中医用语时，也必须考虑到英语医学词汇的构成机制，不然就要受到惩罚。目前的译语之所以让外国人大皱眉头，其根本原因就是译语违背了英语医学词汇的构成规律，从而激发了其排异性，使中医译语无法在英语医学词汇体系中占有一席之地。

因此，要想使中医译语尽快地被英语医学词汇体系所接受，唯一的办法就是采用西医语言的组词法为中医创造对应语。在这种译法的基础上，还可通过拼缀法（blending）使中医译语更加凝练。这也是科技英语创造新词的一种常用方法。如以 acupuncture（针刺）的词头 acu- 为例，可以拼出如下的新词语来：

acupoint	穴位（这个词现已广泛流行）
acutherapy	针疗
acuaesthesia	针灸麻醉
acuology	针灸学
acuesthesia	针感
electracutherapy	电针疗法
acuphobia	恐针
acusyncope	晕针

通过拼缀法可进一步简洁中医译语，使其更符合科技用语的要求。

作者通过认真的分析和研究，提出了中医翻译标准化的第二个方法是“组合词素，创造新语”。这样的分析和研究，自然与词素翻译有一定的关系。关于词素翻译，当年蒙尧述和周金黄都对此进行了认真的分析和提倡，并且制定了一定的术语供大家参考。遗憾的是，当时基本没有人能理解和接受，从而完全抛弃了词素翻译。但在中医术语翻译及其国际标准方面，还可以看到词素翻译的个别实例。比如将针术穴位一般译作 acupuncture point，也有将其按照词素翻译的方式译为 acupoint。再比如将针灸一般译为 acupuncture and moxibustion，也有人将其按照词素翻译的方式简单地译为 acumox 及 acumoxa。

（3）约定俗成，将错就错：约定俗成是语言发展的一个基本规律，在研究中医翻译标准化的过程中绝不能忽视这一点，不然就会造成认识上的混乱。

中医早在明末清初便被来华的欧洲传教士或学者介绍到了西方，他们所翻译的一些中医术语一直到现在还在广泛使用。如荷兰学者 Dane Jacob Boudt H. Buschof 和 W. Rhijne 在 17 世纪将针灸经日本介绍到了西方。他们将“针刺术”意译为 acupuncture（拉丁语源：acus 意思是针，punctura 意思是刺），将“艾灸术”根据日本语音译为 moxibustion。这两个译语目前已得到了世界各国的普遍采用。

的确，前人所翻译的一些中医术语不够确切。但由于这些术语已经流行几百年了，其所指意义与联想意义早已公式化，人们一见到这些词就自然而然地同中医联想到一起，既不妨碍交流，又不影响研究。现在重译这些术语不但毫无必要，而且违背语言发展规律。

我国政府在发布使用汉语拼音翻译中国地名、人名的通告时曾专门指出，由于历史的原因，中国国名的旧译形式 China 已为国际社会所通用，按照约定俗成的原则仍可继续沿用。这件事情本身就很能说明问题了。

总的来看，组词法和拼缀法可能是中医翻译标准化的唯一可行之法。再加上对传统翻译方法的挖掘和对前人翻译成果的继承，标准化的实现便有了可靠的保证。笔者尽管在这方面做了多年的研究，但限于精力和能力，还远没有涉足所有的重大问题。希望有关方面能组织人力对这一问题进行全面研究并尽快地编出一本标准化的汉英中医名词术语辞典，以指导中医翻译的健康发展。

作者通过认真的分析和研究，提出了中医翻译标准化的第三个方法是“约定俗成，将错就错”，说明虽然有些术语的翻译并非完全正确，但已经约定俗成了，只好将其视为标准。比如将“中国”译作 China，显然与“中国”没有任何关系，当然是对“中国”的误解和误用。但由于 China 已经约定俗成了，当今已经无法将其更改了。当然，如果国家对此进行了更改，自然就完善了。这就像前些年韩国为了体现自己的文化和语言，政府将首都“汉城”的中文译名更改为“首尔”，立即被中国接受了。

《中医名词术语的结构和英译》

这篇文章是镐京学者发表的。中医对外翻译，从以前到现在都存在着名词术语的解读、翻译和标准的问题。该如何理解和翻译中医的名词术语，该如何统一化和标准化中医名词术语的翻译，始终是国内外翻译中医者一直面临的问题和挑战。镐京学者当年读硕士的时候，也一直在研究、分析和思考这些问题，并认真地对中医核心概念和术语的实际含义和表达方式进行探索和比较，最终制定了中医名词术语翻译和标准化的原则和方法。在这篇文字中，作者特别对中医名词术语的结构和翻译进行了分析和研究，提出了不少颇值借鉴的意见和建议。该文于1993年在《中国翻译》杂志第6期上发表。该文开篇中，作者特意对此进行了总结和说明。

如何翻译中医名词术语，是中医翻译界长期以来普遍关心的一个问题。为此，中医翻译学会曾于1991年12月在山东济南召开了“全国首届中医英语研讨会”，就这个问题做了深入的探讨。代表们一致认为，中医能否走向世界，翻译质量的优劣是关键的一环，而翻译质量的优劣在很大程度上又取决于名词术语的翻译。由此可见，翻译好中医名词术语是多么重要。然而，从目前的翻译实践来看，名词术语的翻译仍然是中医翻译上的一只拦路虎。它不仅影响了中医翻译的健康发展，而且妨碍了中医的对外交流。

从现有的几本汉英中医术语辞典（如《汉英常用中医词汇》《汉英中医辞典》《汉英双解常用中医名词术语》，以下分别简称为《词汇》《辞典》《双解》）来看，大部分中医名词术语的翻译——尽管在许多情况下都是解释而不是翻译，仅仅做到字面上达意，而实际上并不达意。

如“固肾涩精”“利水逐饮”“和血止痛”及“活血通经”四个术语在《词汇》中分别被译为 strengthen the kidney and stop nocturnal emission，promote diuresis and reduce fluid retention，regulate blood and alleviate pain，promote blood circulation and dredge meridian。粗略一看，译语和原语的意思似乎还吻合。但仔细一推敲，问题便出来了。

从结构上讲，以上这四个中医术语都属连动式结构，其连用动词（如“和血止痛”中的“和”与“止”）在整个结构中不是连合关系，其位置不能互换，因为两个动词所包含的搭配意义不同。就中医术语来讲，属连动式结构的术语中的第一个动词往往表示的是治疗手段，而第二个动词则表示的是治疗的目的。如在“固肾涩精”这个术语中，“固肾”是治疗手段，而“涩精”则是治疗的目的。即通过“固肾”达到“涩精”的目的。因此，笔者以为“固肾涩精”只能译成 strengthen the kidney to stop nocturnal emission，而不能译成 strengthen the kidney and stop nocturnal emission。同理，其他三例中的 and 也应改成 to。

可见，要想译好中医名词术语，不研究其结构方式是不行的。在长期的中医对外翻译活动中，笔者对中医名词术语进行了较为系统的研究，总结出了九种结构形式。

开篇中，作者通过介绍了首次在山东济南召开的“全国首届中医英语研讨会”，说明了探讨中医名词术语翻译的问题和挑战。在首次中医翻译研究的会议中，国内的核心中医专家、中医译者以及个别西方人都参加了这次会议，认真地总结、分析和研究了中医翻译所面临的各种问题，提出了解决这些问题的基本要求和方法，努力推进了中医翻译事业的发展，也因此而真正地培养了一些中医翻译的青年学者。作者同时对当时问世的三部汉英中医名词术语词典（《汉英常用中医词汇》《汉英中医辞典》《汉英双解常用中医名词术语》）进行了分析，从中也发现了一些问题。这三部词典对中医翻译事业的发展自然有特殊的贡献，其对一些中医术语的理解和翻译也确实值得思考。当时对一些中医名词术语的翻译，基本上都采用的是解释性翻译，即将一个术语翻译成一句话，自然不利于统一化和标准化的实现。作者对这些词典中的个别术语的理解和翻译进行了分析，提出了修改和补充的意见和建议，也有一定的道理。

（1）主谓结构：这一结构中，前一部分是陈述的对象，后一部分对前一部分加以说明，它们之间是陈述与被陈述的关系。如土喜温燥、金水相生、胃主受纳、肝主谋虑，等等。

目前这类术语的翻译存在的问题比较多，突出表现在两个方面：①翻译诸如“土喜温燥”“金水相生”这类术语时，译者一股都采用了“浅化”的方法，仅翻译出这些术语的字面意义。如在《辞典》中，这两个术语分别被译为 earth is fit for warmth and dryness，generation between metal and water。这种译语对于不大了解中医的外国读者来说，无异于拜读天书。根据中医五行配五脏的理论，这里的“土”实指“脾”，而“金”和“水”则分别指的是“肺”和“肾”。因此，应采用“深化”的原则，而不要过分拘泥于中文的字面意义，应尽量表达字面之下的深层含义。② 这类术语往往被译成一个个句子，从而大大影响了其实用性。这也难怪，因为从汉语结构来分析，这类术语原本就是一个个独立的句子。但由于使用的时间久了，人们已不再将其看成是独立的句子，而是当成名词术语来看待。所以在翻译时，应尽量将其翻译成名词术语，最起码也应将其译成词组性的术语，而不要译成句子。如与其将“土喜温燥”译成 earth (spleen) is fit for warmth and dryness，还不如干脆译成 thermoxerophil of spleen，更简洁清楚些。

作者首先分析了中医名词术语的主谓结构，由于中医的一些名词术语存在陈述和被陈述的关系，对其翻译自然需要完善表面上的表达和实际意义的注解。作者提出的这几个实例，字面上虽然与“五行”有关，但更与五脏和六腑有关。如将“土喜温燥”“金水相生”字面上翻译为 earth is fit for warmth and dryness 和 generation between metal and water，确实有一定的意义，特别符合之后形成的中医直译的理念和方法，但其实际含义还是需要认真解释和说明的。如将“土喜温燥”译成 earth (spleen) is fit for warmth and dryness，自然与此后完全形成的中医直译法有关。将“土喜温燥”译成 thermoxerophil of spleen，内容自然是明确的，但标准化发展的趋势则逐步形成了直译。

（2）动宾结构：这一结构中，前一部分是动词，后一部分表示动作所涉及的对象。如下利清谷、宣通水道、壮阳、行气，等等。

这类术语在中医术语中占较大比例，一般都是双音节或四音节词语，描述人体的病理变化或治疗方法。双音节动宾结构术语一般含义都比较具体，直译即可。如“壮阳”“行气”可分别直译为 strengthen Yang，regulate Qi。然而有些双音节术语貌似动宾结构，其实不然。如“消脾”实指“中消”(以多食易饥，形体消瘦为特征的消渴病)。这一点应引起译者的注意，切忌以形取意。

四音节结构的术语，一般也可直译。但在具体翻译时，需注意两点：① 应尽可能比照西医用语。虽然中西医在理论和治疗方法上泾渭分明，但对人体生理功能和病理变化的描述，却有诸多相同或相近之处。因为人体的生理功能和病理变化一般都有客观的外在表现，易于认识和描述。比如“下利清谷”与西医上讲的“腹泻”就有诸多相似之处。只不过是中医特别强调了“清谷”这一成分罢了。从临床实践来看，强调不强调这一成分，似无多大区别。② 应尽量避免重复概念。如“下利滑谷”在《辞典》中被译为 watery diarrhea with indigested food in the stool，显然太冗长了。既然是 diarrhea 那自然是 watery。何必重复？既有 diarrhea 在前，又加 stool 在后，岂不画蛇添足？按照上面的分析，“下利清谷”译成 diarrhea 似乎亦可。

作者分析研究了动宾结构，对这类术语的分析是比较明确的，有些术语字面上的意思与实际含义有一定的区别，解读和翻译时需要对其认真地分析和完整地表达。作者所举的几个例子，仔细对比和分析，有一定的道理，值得当今译者对此继续努力思考和分析。

(3) 联合结构：这种结构的各个组成部分之间的地位是平等联合的关系，互相间没有说明与被说明的关系，也没有修饰与被修饰的关系。如金寒水冷、表寒里热、升降沉浮、君臣佐使，等等。

属这一结构的术语一般都含义具体，直译即可。但须注意：① 翻译“金寒水冷”这类术语时，应采用“深化”的办法，译出其深层含义来。《双解》将它译作 chilly metal and cold water，实不可取，似应译为 pulmonocryosis and nephrocryosis，才有助于读者理解。② 要注意使译语符合科技用语的要求。如“表寒里热”在《双解》中被译为 external cold and internal heat。这个译语虽然达意，但却不像一个科技用语，更不像一个医学用语。笔者认为，在翻译中医术语时，应尽量避免使用普通英语词汇，尽可能地采用医学英语词汇，并且应以词素为翻译的最小单位。据此，“表寒里热”似可译为 ectocryosis（ecto- 表，cryo- 寒，sis- 不正常状态）and endothermosis（endo- 里，thermo- 热，sis- 不正常状态）。

作者分析研究了中医名词术语的联合结构，如“金寒水冷、表寒里热、升降沉浮、君臣佐使”这样一些特殊的中医名词术语，确实属于联合结构的术语。这些术语虽然没有说明与被说明及没有修饰与被修饰的关系，但其含义还是比较具体的，所以可以通过直译予以表达。当时还在读硕士的作者，还是非常重视所谓科技术语的，所提出的一些意见和建议也与借用一些西方科技术语有一定的关系。之后他的理念和方法也逐步发生了改变，不再直接借用西方的科技术语了，完全采用直译之法翻译中医的名词术语。

（4）前偏后正结构：这一结构的前一部分对后一部分有修饰、限制的作用，表示定语性修饰词和中心词的关系。如肾虚不孕、气结腹痛、惊伤胁痛、麻疹喉痛，等等。

这类术语主要描述人体的各种病理变化。“前偏”部分说明致病因素，“后正”部分说明所致病症，目前常采用 A due to B 或 A caused by B 这种方式来翻译。如以上术语在《辞典》中被分别译作 sterility due to kidney-asthenia，abdominal pain due to energy-stagnation，hypochondriac pain due to frightening，sorethroat due to measles。

这种译法尽管基本上将原语所含意义转达到了译入语中，但仍嫌偏长。而且，由于频频出现，due to 及 caused by 这类短语译语显得刻板枯燥。另外，用这种译法译出的中医病名也与英语医学病名的结构格格不入。

由此可见采用 due to 或 caused by 这样表示因果关系的短语来翻译是不恰当的。参照西医术语的结构，以上术语似应译为 nephropenic sterility，Qi-stagnated celialgia，psychophobic hypochondralgia，measly sorethroat。

作者分析和研究了前偏后正的中医名词术语结构，如“肾虚不孕、气结腹痛、惊伤胁痛、麻疹喉痛”这些特殊的中医名词术语，其前一部分确实是对后一部分的修饰和限制。当时出版的几部汉英中医词典对这类中医名词术语的翻译还是比较符合实际的，作者只是觉得其翻译比较冗长一些，建议将 due to 或 caused by 这样的表达方式予以修正。作者提出的修改方式显得比较简明，但一些词的使用基本还与西医术语有关。

（5）前正后偏结构：这种结构的后一部分对前一部分有补充说明的作用，表示中心词与补充成分的关系。如听力不佳、汗出濈濈、血脉拘挛、色悴，等等。

这类术语一般都用以描述人体的病理性变化。翻译时，译者应尽量从英语医学词汇中寻找对应语，而不要随意地直译或意译。

以上四个术语可分别译为 dysacousis（听力不良），polyhidrosis（多汗症），vasospasm（血管痉挛），ochriasis（面色苍黄）。

作者分析研究了中医名词术语前正后偏的结构形式，也比较符合实际。其特意使用的“前正后偏”的表达方式，自然说明了该名词术语的特殊结构和特殊意义。

（6）连动结构：参见本文开首第二、三段。

作者提出了中医名词术语的连动结构，其总结和分析比较符合实际。这样的中医名词术语与其前面所谈到的“动宾结构”和“联合结构”有一定的关系。

（7）前因后果型结构：这种结构的前一部分表示原因，后一部分表示结果。如阳盛则热、劳则气耗、阴盛则阳病、寒则气收，等等。

这类术语充分体现了中医辨证推理的思维特征，每个术语本身就是一种理论、一个命题。正确地理解这些术语对于完整地领会和掌握中医理论体系是极为重要的。这类术语的含义一般都比较具体、明确，易于翻译。但目前，这类术语常常被译成了一个个独立的句子，从而使其失去了作为术语的作用。如以上四个术语在《辞典》中分别被译为 an excess of yang may bring about heat syndrome，overexertion may lead to consumption of vital energy，an excess of yin leads to deficiency of yang，cold-evil renders the energy sluggish。很难想象这样冗长的译语如何能进入交际领域。笔者认为，似应译作 hyperoyang generating heat，overexertion consuming Qi，hyperoyin causing hypoyang，cryogen inactivating Qi。

作者分析说明了中医名词术语的前因后果结构，这也是中医名词术语的一种特殊风采。所谓“前因”，就是中医一个术语的前一部分对其原因的表达和体现；所谓“后果”，就是中医一个术语的后一部分对其结果的表达和体现。作者所提出的“阳盛则热、劳则气耗、阴盛则阳病、寒则气收”这四个中医特殊的名词术语，就比较典型。根据一部辞典的翻译，作者对其进行了分析和总结，提出了意见和建议，其中也体现了其推进词素翻译的理念。

（8）“取象比类”型结构：取象比类即类比法，许多中医治疗方法术语就是这样命名的。如逆流挽舟、引经报使、釜底抽薪、增水行舟，等等。

翻译这类术语最忌照字面直译。但在《辞典》中，“逆流挽舟”及“增水行舟”被分别译为 save a boat in adverse current 和 a boat floating with the upfloating tide。这种译语实质上“只译出了谜面，没有译出谜底”，根本没有将原语中的实际含义转达给读者。

其实“逆流挽舟”指的是以解表药与清热利湿及消滞药同用，以达到清里热而又解表邪的目的，“增水行舟”属润下法，使用滋润津液的药物，治疗属温病热结津枯所致便秘的一种方法。应译作 diminishing ectopathogen and endohydrothermosis 及 fluid increasing，才较为恰当。

作者分析说明了中医名词术语中取象比类的结构形式。所谓“取象比类”，就是在研究万事万物在相互联系作用时，从作为研究对象的一组事物取出自身状态、运动变化的性质“象”，然后“比类”将万事万物按照自身性质分别归属到原来取出的性质所在的项目，来研究它们的相互作用。作者所举的例子以及对其的分析和说明，也是比较符合实际的，值得当今译者借鉴。

（9）重叠式结构：属这一结构式的术语的前一部分和后一部分在意义上相互重叠。如消食化滞、消痞化积、软坚散结、祛邪扶正，等等。

如从含义上讲，“消痞”就是“化积”，“软坚”就是“散结”。为什么这部分术语的前后两部分在意义上会相互重叠呢？这与汉语推崇“抑扬顿挫、四六成句”的行文方法有关，也与中医语言文学化的倾向有密切的关系。由于这类术语的两部分意义相同或相近，所以翻译时译者不必拘泥于中医用语的原有结构形式，只须译出实际意义即可。上面的四个中医术语似应译作 relieving dyspepsia，diminishing mass，eliminating mass，expelling pathogen。

这类术语在中医用语中为数不是很多。但这种结构形式颇为奇特，翻译时若不注意，便会使译语概念复杂，繁琐冗长。

作者最后分析说明了中医名词术语的某种重叠式结构。正如作者所提出的那样，属于重叠式结构的某些中医名称术语的前一部分和后一部分在意义上相互是重叠的，值得关注的。作者所举的几个例子也是符合实际的，对其译法的分析和说明，也有一定的道理。作者通过认真的分析和研究，总结了中医名词术语的九大结构特色，对于中医名词术语的解读、翻译和标准化颇有意义。

《论中医方剂的翻译》

这篇文章是镐京学者发表的。中医方剂的翻译，也是中医翻译方面一直存在的问题。即便在当今时代，这个问题也一直存在着，真正的译者一直都在思考和分析，其国际标准化和国内标准化尚在落实之中。当年镐京学者在读硕士的时候，也认真地分析和研究了中医方剂的翻译原则、方法和标准，特意写了《论中医方剂的翻译》这样一篇文章。该文章于 1993 年在《中国科技翻译》杂志第 6 卷第 4 期发表，对中医方剂的翻译发展有一定的影响。

方剂学是中医学的主要基础学科之一。在长期的中医对外翻译活动中，始终伴随着方剂学的翻译。

就方剂学本身来讲，由于门类庞杂，涉及的问题也比较复杂。但就每首具体方剂来说，则不外乎由方名、组成、用法、功用、主治、方解几部分构成。而功用、主治、方解等部分的翻译又与中医学中其他方面的翻译基本一致，其中所涉问题可按中医翻译的一般方法来解决。至于组成部分，只须按照中药的拉丁名称一一译出即可，一般不会有什么问题。

但是，由于方剂名称的命名方式比较复杂，翻译起来颇不容易。目前方剂学翻译中反映最强烈、争论最大的问题，就是方剂名称的翻译。如果这个问题解决不好，势必影响其他方面的翻译。

在本文的开篇中，作者认真地分析和说明了中医方剂学及其构成的重要部分。作者认为中医方剂名称的命名方式并不简易，其内涵也非常深厚，正确和完整地翻译并不容易。如果不解决好方剂名称的翻译，方剂学的翻译和传播自然就难以完成。正是出于这样的考虑，作者才对此进行了认真的分析和研究，制定了比较符合实际的原则和方法。

方剂名称的翻译，是长期以来困惑中医翻译工作者的一个棘手问题。直译、意译虽都能达意，但都无法使译语简明扼要化。虽然有的汉英中医辞典中也附有常用方剂名称的英译形式，但都由于烦琐冗长，缺乏实用价值。

如在《汉英中医辞典》中，“麻杏石甘汤”被译为Decoction of Herba Ephedrae, Semen Armenicae Amarum, Radix Glycyrrhizae and Gypsum Fibrosum；“蒿芩清胆汤”被译为Decoction of Herba Artemisiae Chinghao and Radix Seutellariae for Clearing Away Wetness-Heat in Gallbladder；“丁冠理中丸”被译为Bolus of Flos Syzygii Aromatici and Semen Amomi Cardamomi for Regulating the Middle Warmer。先不说这些译名的意思是否准确，单从形式上看就很成问题。如果说这样的译名在写文章时还不妨加以运用的话，那么在日常交谈中，则没有实用价值。

另外，方剂名称最常出现在中医的文章标题中，如果光一个方剂名称就长到了如此地步，其他文字还怎么译？“提纲挈领、简明扼要”的要求又如何能得以体现呢？实践证明，这种译法困惑译者，疑惑读者，实非正法。我们认为，要译好方剂名称，首先必须揭示其命名法则。在此基础上，根据译名的一般准则并结合方剂名称的交际功用，制定出一套行之有效的翻译公式（模式）。这样无论遇到什么样的方名，只要套入一定的译式，便可得到标准的译名。

作者首先对当时国内对中医方剂名称的翻译进行了分析、比较和研究，尤其是当时出版的《汉英中医辞典》中对中医方剂名称的翻译。当时国内对中医方剂名称的翻译基本与中医基本名词术语的翻译一样，很多情况下都是采用解释性的翻译，如“蒿芩清胆汤”译为Decoction of Herba Artemisiae Chinghao and Radix Seutellariae for Clearing Away Wetness-Heat in Gallbladder，就显得比较冗长，难以实现统一化和标准化。

方剂名称的构成多种多样，但概括起来，大约有以下几种。

① 由方中所含诸药名组成，如“麻杏石甘汤”。② 以方中君药命名，

如“桂枝汤”。③ 以所含诸药的数量命名，如“四物汤”。④ 以方中所含诸药数目加炮制法命名，如“十灰散”“四生丸”。⑤ 以使药命名，如“十枣汤”。⑥ 以比喻之法命名，如“舟车丸”。⑦ 以功效命名，如“温脾汤”。⑧ 以君药加功效命名，如“黄连解毒丸”。⑨ 以君药加其余诸药数目命名，如“当归六黄汤”。⑩ 以颜色命名，如“桃花汤”。

以《易·卦》作方名。古来有《医》《易》同源之说。虽然对此一直存有争议，但中医方剂中确有许多方名得之于《易·卦》。如“交泰丸”“清宁丸”等。

作者对中医方剂名称的构成方式进行了认真的分析和总结。虽然中医方剂名称的形成有多种方式，有些方式只是个别用法，而常用的方式则是比较明确的。作者特意将常用的方式进行了分析研究，将其构建方式总结为十一类，即由方中所含诸药名组成、以方中君药命名、以所含诸药的数量命名、以方中所含诸药数目加炮制法命名、以使药命名、以比喻之法命名、以功效命名、以君药加功效命名、以君药加其余诸药数目命名、以颜色命名、以《易·卦》作方名。

东晋高僧道安谓译梵为秦，难得恰当、难得契合、难得正确。王宗炎也说译名难于正确、难于合民族形式、难于大众化。的确，要使译名既须求真又须喻俗，实为不易。

然而在现实生活中，我们却常常看到这样一些译名，它们要么喻俗但不求真，要么合名法却失原意，但都在民众中广为流传并业已为全社会所接受。这是什么原因呢?

其实道理很简单。只要能起到代指的作用，就能发挥交际功能，就能为民众所接受。当然，作为语言或“名”，一般应具有双重功能：即既是“实”的代指符号，又能传情达意对“实”加以说明。一般来说，“名”在原语中两种功能兼而有之。如“厚朴温中汤”这个方名既是指代该方的符号，又表明该方具有“温中行气，燥湿除满”的功能。但在译文中，“名”的双重功能就常常不易兼得。在目前的方剂翻译中，很多人为了保留方剂名称的“传情表意”功能，致使译语愈译愈冗长。结果使译名丧失了指代符号的作用，无法发挥其交际功能。

这是目前中医方剂名称翻译中存在的主要问题。为此，我们确立了三个原则来指导中医方剂名称的翻译：一简洁性，二信息性，三回译性。

为了准确地理解和翻译方剂名称的形成方式，作者特意制定了方剂名称翻译的三原则，即简洁性原则、信息性原则和回译性原则。按照这样的原则，才能比较准确地理解和表达好中医方剂的名称，同时也有利于其在对外传播和发展中实现统一化和标准化。虽然当年作者仅仅是位硕士研究生，其对中医方剂名称含义的解读和说明及对其翻译的分析和研究还是比较符合实际的。

（1）简洁性原则：中医用语的突出特点之一是简明扼要，方剂名称也不例外。译名理应保持这一特点。由于中英文字的差异，有时将相当简洁的中医方剂名称直译成英语时，也仍然会有烦琐冗长之弊。如将“胶艾汤”译作 Decoction of Colla Corii and Folium Artemisiae 即属此类。

这是因为中药的外语名称一般都为拉丁语，而用拉丁语给中药定名时，不但要种名、属名，而且还须将药用部分的名称也加上。这样，一个中药的拉丁名称至少由两个以上的单词所构成。如果一个方剂名称中含有两味中药名，那么其译名一定比较冗长。

也许有人会说，直译尚且如此，那么其他方式的译法就更不必说了。其实不然。只要我们能从“名”与“实”的关系出发来考虑问题，并且能注意研究中文方剂名称的结构，那么，简洁译名的可能性还是有的。如“胶艾汤”的中文名称之所以简洁，一方面固然得益于汉字的表意性，但另一方面也与其缩合词形的办法不无关系（“胶艾”实为“阿胶、艾叶”的缩合形式）。那么在英译方剂名称时，我们为什么不可以采用类似的方法来简化译名呢？如能否将中药拉丁名称中的药用部分省略掉以减少译名的音节呢？甚至可以减少更多的部分，只要不致引起误解就行。从某种意义上讲，这种删繁就简的方法也符合英文构词法。

如果这种译法行不通（目前尚未有人采用过这种译法，其可行性仍待评估。但从理论上讲，这种译法并无可责之处，我们仍然认为向中医翻译界推广此法，实为必要），我们也应该考虑采用音译或其他方法来简化目前的译语，不然我们的译文就很难进入交际领域。

作者对简洁性原则的分析和说明还是比较客观的。所谓简洁性，就是按照中医方剂名称的实际表达方式及其实际内涵简要地予以分析和翻译，而避免以释义性的方式对其进行比较繁琐性的翻译。“胶艾汤”只有三个中文字，将其译为 Decoction of Colla Corii and Folium Artemisiae，就形成了七个英文词，增加了中文字的一倍。作者提出最好采用音译，也是比较符合实际的。之后该作者翻译中医方剂名称时，基本上都采用的是音译并附有解释性的翻译。比如该作者将“胶艾汤”译为 Jiaoai Tang (Donkey-Hide Asini and Argy Wormwood Decoction)，将“降糖丸”译为 Jiangtang Wan (Pill for Reducing Blood Sugar)，将“健脾丸”译为 Jianpi Wan (Spleen Strengthening Pill)，首先是音译，括号内附有释义性翻译，有利于西方人理解其方剂名称的实际含义。

（2）信息性原则：从上面对中医方剂名称命名法的分析来看，中医方剂名称除了具有指代功能外，一般都承载有一定的信息，即都能对其所指代的方剂的组成或功效具有直接或间接的说明作用。这样的名称或词语使人能见词明义，很有实用性。在翻译时，我们也应注意吸收中文方剂名称的这一特点，使译名也同样具有信息性。但这不能成为繁琐冗长译名的理由。

过去有人曾提议，以编号的形式翻译方剂名称，结果没有行得通。

当然，对信息性原则我们也应辩证地看待。在实际翻译中，要灵活地加以运用。总的来说，对信息性的追求以不妨碍译名的简洁性为原则。如“碧玉散”译作 Jasper Powder，不但译语简洁而且符合信息性原则，实为方名英译之上品。但将“凉膈散”译作 Powder for Clearing Away Heat in Upper Warmer 似有不妥。信息性固然有了，简洁性却丢失了。

作者对信息性原则的分析和总结，也有一定的实际意义。对中医方剂名称的翻译，不仅需要简明扼要，也需要基本信息。为了表达其基本的信息，翻译也不能太过繁琐，毕竟所翻译的是其名称。之后为了发挥好对方剂名称翻译的信息性原则，该作者依然通过音译和文内注解予以体现。比如在讨论信息性原则的时候，作者特意提出了“碧玉散”的翻译问题，之后该作者对此的翻译依然是 Biyu San (Jade Powder)，即音译与文内注解。

（3）回译性原则：所谓回译性原则，指的是英译的方剂名称在形式结构上应与中文相似，这样就能实现信息的双向传递。

首先，在目前中医翻译尚不规范，中医人员外语水平有待提高以及国外中医工作者业务能力较为有限的条件下，具有回译性的译名有利于信息的准确传递，有利于国内中医人员较快较好地掌握中医英语，有利于国际间的交流。

其次，具有回译性的译名能准确再现原文信息并保持中医固有特色。

最后，强调译名的回译性能有效地限制滥译，提高翻译质量。

当然，回译性有时很难实现。但只要变通手法，仍可曲意求合。下面就是典型一例。

方剂学上有一首方剂，名曰“何人汤”。这首方剂是以君药“何首乌”和“人参”的缩合形式命名的，而在中文中“何人”又与“谁”语义相通。在医院实习时，有的同学曾戏谑地称其为“谁的汤”。有的大夫也开玩笑地对患者说“一剂‘谁的汤’，保您喝得香”。我们受此启发，也将其译为“who’s Decoction”与原语“何人汤”（“谁的汤”）可谓曲意求合。这一译语别出心裁，令人一见难忘。单从形式上讲就比译作 Decoction of Radix Polygoni Multiflori and Radix Ginseng 要好得多。

作者对回译性原则的分析和说明，也是比较符合实际的。对方剂名称的翻译，其形式的结构应该与中文的结构相似，只有这样的表达才能实现信息的双向传递。该作者当年提出的回译性原则非常重要，与西方通俗派的做法有一定的相近之处。只有其译文有回译性的方式和方法，才有利于中西方之间的沟通和交流。比如将“风火眼”借用西医的术语将其译为 acute conjunctivitis，无论西方人还是中国人看到这个英文的术语时，怎么可能将其理解为“风火眼”呢？中国人看到 acute conjunctivitis 这个词，当然将其理解为“急性结膜炎”或“传染性急性结膜炎”，自然无法想到“风火眼”。所以当年西方中医翻译通俗派的创始人魏迺杰翻译中医时，基本上都采用的是直译法，如将“风火眼”译为 wind fire eye。当初中国很多译者都无法接受魏迺杰的这一直译方法，但很快这样的译法就成为国际标准了。从目前来看，直译法自然有利于中医的对外传播和翻译。

根据简洁性、信息性和回译性原则并结合目前的翻译实践，我们认为方剂名称的翻译应以直译和音译法为主。

直译法适合于以下几种命名法。

（1）以方中主药命名的方剂，译式为主药名 + 剂型名。如桂枝汤（Ramulus Cinnamomi Decoction）、牡蛎散（Concha Ostreae Powder）。

（2）以主治病症命名的方剂，译式为病症名 + 剂型名。如宫外孕方（Extrauterine Pregancy）。

（3）以动物命名的方剂，译式为动物名 + 剂型名。如白虎汤（White Tiger Decoction）。

（4）以功效命名的方剂，译式为功效 + 剂型名。如温脾汤（Spleen-warming Decoction）。

（5）以主药加功效命名的方剂，译式为主药 + 剂型名 +for+ 功效。如朱砂安神丸（Cinnabris Pill for Tranquilization）。

（6）以服药时间命名的方剂，译式为时间 + 剂型名。如鸡鸣散（Cock-crow Powder）。

（7）以颜色命名的方剂，译式为颜色 + 剂型名。如紫雪丹（Purple-snow Pellet）、桃花汤（Peach-Blossom Decoction）。

当然，适应于直译的还有一些其他类型的方剂名称。但以上面所列种类为最常见。

直译方剂名称时，应注意以下几个问题：① 不能译成句子式结构。② 不能有冠词。③ 方名中的“味”常被译成“drug”，这是一种误解。其实，这里的“味”只有译成“herb”才合适。也有人译成“ingredient”，但容易使人联想起食谱。④ 我们曾根据语言国情学的理论，提议音译以动物名命名的方剂名称（见《中国翻译》1991 年第 3 期），现在看来这一提法欠妥。根据“名”与“实”的辩证关系，这类方剂名称还是直译为好。

至于音译，可以说凡是不宜于直译的方剂名称，均可音译。具体地说，凡是以传说、比喻或与五行配设相关的方剂名称，均须音译。另外，以方中所含诸药的组成或以方中两味以上药物命名的方剂名称，也应音译。因为中药的拉丁名一般都含两三个单词，直译会使译名烦琐冗长。

音译时应注意以下几个问题：① 音译时应以词为单位，不能以字为单位。如“仙方活命丹”应译写成 Xianfang Huoming Bolus，而不能译写成 Xian Fan Huo Ming Bolus。② 不宜使用音义分译之法。③ 剂型一般不宜音译。

作者将中医方剂名称的翻译方法进行了分析和总结，提出了直译法和音译法。直译法基本有利于“以方中主药命名的方剂、以主治病症命名的方剂、以动物命名的方剂、以功效命名的方剂、以主药加功效命名的方剂、以服药时间命名的方剂、以颜色命名的方剂”。通过直译，这样的方剂名称还是可以表达清楚的，也在一定程度上与中文的文字结构比较一致。如将“白虎汤”译为 White Tiger Decoction，将“温脾汤”译为 Spleen-Warming Decoction，将“桂枝汤”译为 Ramulus Cinnamomi Decoction，自然与中文的文字结构比较一致。

中医方剂剂型比较多，现就其主要种类的译法分述如下：汤剂（decoction）、散剂（powder）、丸剂 bolus（大丸）、pellet（小丸）、蜜丸（mellite）、水丸（hydropellet）、糊丸（paste-pill）、浓缩丸（condensed pellet）、膏剂（paste、ointment、plaster、salve）、流浸膏（liquid extract）、

浸膏（extract）、煎膏（decocted paste）、软膏（ointment、paste）、硬膏（plaster）、丹剂（与丸剂同，只因多用精炼药品或贵重药品制成，所以称丹不称丸）、酒剂（medicinal liquor）、药露（syrup）、锭剂（lozenge、pastille、troche）、条剂（medicinal cone）、灸剂（moxa cone）、冲服剂（granula）、油剂（salve）、栓剂（suppository）。

作者也认真地分析和总结了方剂剂型的翻译，其所举的实例都是比较自然的表达方式，对其之后的翻译和发展有一定的指导意义。

根据以上分析我们认为，方剂名称的翻译当以直译为主，音译为辅。但在现行的翻译活动中，也常有人采用意译法来翻译某些方剂名称。从实际应用效果来看，这样的译名不但不具备回译性，而且表达也不清楚。

国际医药界在翻译方剂名称时，特别注意回译性问题。为此，人们采取了许多行之有效的办法。如在美国中医学院的出版物中，方剂名称一般都是"三保险"，即汉语拼音、英文及汉字三管齐下，以确保译名具有回译性。

在该文章的小结中，作者不仅认真地总结了方剂名称直译和音译的基本方法，而且还比较分析了西方人对中医方剂名称的翻译，特别是美国中医学院的翻译方式，非常值得国内借鉴。美国当年出版的一些重要中医杂志中，都采用的是"三保险"方式翻译中医的方剂名称。所谓的"三保险"，首先是音译，音译之后附有中文和英译。当时作者也提出了"四保险"，即音译之后附有中文、英文和拉丁语。

《认可西方所取得成就的重要性》

这篇文章是魏迺杰在中医基本术语英文翻译标准化国际会议上发表的。魏迺杰是英国的一位汉学家和中医学家，更是国际上影响最大的中医翻译家。他之后在中国台湾地区工作，后来成为我国台湾地区居民。所以我们也将他的这篇重要的文章加入中国学者的论述之中。他在这篇文章中提出的意见和要求，看起来有些问题，但却很值得我们思考。中医对外翻译和传播的工程中，在西方影响最大的译文其实并不是中国人的翻译，而是西方人的翻译。《黄帝译经》的“后记后忆”中，黄帝说：“协和国人易，合璧东西难。谈到中医翻译时，卿等虽然也谈到了西方个别译者的翻译，但更主要的是谈国内译者的翻译。朕以为国内翻译重要，国外翻译亦重要，甚至更重要。毕竟翻译的目的是向西方传播中医的理法方药，不是向国人自己传播。而要向西方传播，就必须真正地理解、掌握和运筹西方的语言、文化和习俗。生活在神州大地的国人，虽然学习和掌握了西方的语言和文化，但这种掌握基本上是文法上的，不一定是应用上的。如果仅仅从文法上进行表达，恐怕并不符合西方人实际应用的语言风采，并不能为西方人所理解和接受。这种情况，不知是否存在。”《黄帝译经》中黄帝说的这段话，其实与魏迺杰的观点基本一致，值得我们深思。在摘要中，魏迺杰建议不要借用西医术语翻译中医的术语，颇有意义。他一直通过直译翻译中医的核心概念和术语，在国际上影响最大，对中医国际传播和发展贡献更大。他撰写的这篇文章我们不再特别地分析和总结，直接提供给大家参考。

名词术语标准化不是一项能由专家委员会单独决定达成的任务，而是需透过制作相关书籍来提供标准词汇的具体范例，并获得关键应用者及拥护者（包括专业组织、翻译工作者及教师）的支持。名词术语标准化过程应是自然的，可由官方从中辅导协调，但不应透过强制手段来实现。

若中国国家中医药管理局和世界卫生组织希望协助英语国家的中医术语标准化进程，则应考虑接受目前英语地区术语标准化已达到的成就。《实用英文中医辞典》所涵盖的名词术语（PD 词汇）根基于确实的翻译法则，并已通过了 25 年的文献翻译考验。其收录词条超过 3 万条，适用于传统中医经典及现代中医文献的翻译，并且被百种以上并持续增加的文献写作所应用。美国最大三家中医出版社中的两家，即标登出版社和蓝罂粟出版社，多年来已将 PD 术语运用在其出版物中。北美最大的中医图书发行商红翼图书发行公司的 2005 年销售报告显示，2005 年出版的中医图书中，从中文原文翻译或内容中有大量文献摘录自中文原文数据的图书当中，多数使用了 PD 术语。PD 词汇已获得了从事中医西传工作的西方学者的肯定，也广泛得到英语地区中医界的认同。在英语地区，大部分意识到术语标准化之必要性的人士多为《实用英文中医辞典》词汇的支持者。

若由中国国家中医药管理局或世界卫生组织（WHO）另行制定一套新的名词术语，则必须采取众多推广措施才能成功。若其所推行的词汇采用现代西方医学名词来代表传统中医概念，虽可能会获得少数持西医执照中医师的支持，但恐怕不会被中医西传中扮演重要角色的、以英文为母语的翻译工作者所接受。无论如何，任何一套新制定的术语应该列为“暂时性”，要能够先通过市场测试，最后才定为标准。

首先，我想表达我对中国中医药管理局在开发标准化的中医术语上的努力的大力支持。在过去的 25 年当中，我和我的同事们是西方的中医术语标准化事业的主要提倡者。我相信有关名词术语标准化所牵涉的问题并没有被完全理解。我非常感谢能有此机会与与会诸位专家就这一问题共同展开研讨。

什么是“名词术语标准化”？

“名词术语标准化”是一个具有两个步骤的过程：这包括了名词术语的创立，及名词术语的应用。我们对这两个步骤的认识非常重要。它不仅仅是由专家来制定术语，使其被认可的努力及推广也一样重要。一套名词术语必须先被关键应用者和拥护者（包括专业组织、翻译者和教师）接受才有成为标准的可能。

名词术语标准化的自然形成：

在现代化的学科领域中，标准化的形成通常是一个自然而且渐进的过程。随着科技的持续发展，新旧概念不断更替。新的概念通常以其创立者命名，而使用者采用概念创立者所使用的术语。在这种情况下，“名词术语标准化”通常仅包括一组由专家组成的名词术语标准化委员会负责对较杂乱的术语问题进行清理，例如，在两条术语中选择较准确的一条，或修正不准确的术语。委员会的责任范围不包括重新创建名词术语。

在某些情况下，专业组织或政府可以强制规范或至少建议某种名词术语的标准化。但在现实中，这种情况并不常见。例如，在西医学中，解剖学的术语的建立已通过国际上的认同。然而，总体上来说，临床医学术语的标准化一般应该是透过自然发展的方式产生。

无论如何，标准化是受使用者欢迎的，因为一套严谨统一的术语可避免概念上的混淆。

中医英文术语标准化存在的问题：

中医英文术语的标准化具有某些特殊的问题，其原因如下。

巨大的工作量必须在短时间内完成：博大精深的中医知识体系是在过去许多世纪中逐渐累积而成的。在理想的情况下，我们希望能将这伟大的文化遗产的重要部分迅速传播，如此能让西方人士尽量从中国丰富的医学经验中获益。为使医学数据被充分理解，标准化名词术语是必不可少的。因此，标准化势在必行。然而，术语的选择和标准化是需要时间的。

存在于名词术语标准化拥护者之间的歧见：中医是在科学发展前形成的一种原始医学体系。中西方对中医学中哪些成分适合于现代应用和那些成分适合西传各执己见。因而产生了不同的派别，传统派、结合派和存在于西方的身心合一学派。不同派别之间并存在着文化分歧。其中，中国普遍流行的观念认定西方人士的思维方式受科学思维模式的禁锢，因此无法从中医的原始思维方式出发来正确地学习和理解中医，因而有必要将传统中医简化和西医化。

正因为上述不同观念的存在，翻译领域中也产生了不同的见解：传统派需要一套能如实反映医史中的中医原始思维方式的精确术语；结合派则倾向于运用西医学术语来表达中医传统的概念。

术语标准化面临的阻力：部分西方人士认为中医并没有一套超出几百条词条量的严谨的名词术语，因此没有标准化的需要。同时因为绝大多数西方人士不懂中文，他们不能意识到中医传承的无限性和具体名词术语的复杂性。他们也没有意识到中国文献较西方文献在语言文字上对名词术语标准化有更高的要求，因而，无法充分理解术语标准化的重要性。

标准化术语不能由组织强制实现：在英语国家中，没有任何一国政府或专业组织具有强制性干预名词术语标准化进程的能力或意愿。至今，仅有 WHO 介入了英文术语标准化的事务。

需要明朗化的事项：

术语标准化所面临的困难反映了几点需要明朗的事项。中医是否有一套名词术语？中医是否需要针对西方而简化其术语？中医英文术语是否需要西医化？我相信上述诸条事项还没有被充分讨论过。迄今为止在术语标准化工作上所作的努力中这些广泛的问题确实被忽略了，工作的重心被错误地放在了对具体名词的争论上。

中医是否有一套名词术语？多数中国学者大体上和西方的术语标准化拥护者一致同意中医有大量的专业术语。Dan Bensky 和其他一些西方人士从中医术语的多义性角度来争辩中医术语标准化的工作是没有用的。但有关方面研究表明，中医术语的多义性并不多于西医术语。

中医是否需要为西方人士而简化？英文中医文献倾向于简化内容。这在发展的初期阶段是可以理解的。在中国大陆，普遍认为西方人士无法理解中医原始的思维方式的观念已经影响到了面向英文市场的绝大多数中医图书的创作，这一影响具体表现在对藏象学原理（中医生理学）的简化、在中医病机学上的研讨的欠缺、诊断学概念的简略、医学史上竟然简略到了仅有几条《黄帝内经》条文的摘录，及将中医典籍简略成仅仅数行文字。

但事实上，西方翻译者们创作的高层次的包括中医经典在内的中医图书说明了市场对这类书籍的需求。由标登出版社出版的《伤寒论》至今年销量已达到千册。

简化中医对整个中医在西方的发展是有伤害性的，以为此种方式助长了对中医是一种庞大的理性知识体系的认识，但事实并非如此。简化者们并没有意识到中医学的发展潜力在于对高层次文献资料的开发中。中医传承是浩瀚的，目前为止，却仅有极少部分传播到了西方。

中医英文术语是否需要西医化？中医英文术语需要西医化的论点是站不住脚的。名词术语的使用者包括临床医师团体（教师、学生和医师）、科研人员和翻译者们。其中，临床医师团体在数量上占有绝对优势。在美国，非西医但将中医作为替代医学实际运用的中医医师是全体中医医师中数量最大的一组成员。有西医执照的中医师的人数仅占极少数。美国运用中医的非西医医师和西医医师的人数比例介于9：1和3：1之间（Richard A Cooper, *Annual Review of Medicine*, Vol 52: 51～61）。科研人员组人数较少，而且主要由不需要通过英文来理解中医传统理论的中国医师组成（大部分是东方人）。

撇开市场实际情况不谈，中国大陆术语专家和WHO仍倾向于以西医化的术语来完全代替传统中医学术语。然而，以英语为母语的临床医师团体现已意识到中医具有其特有的概念，而将西医化了的术语强加于中医将对其独立性和完整性构成威胁。西医化的术语也不适合文献史料的翻译，因为它不能反映概念的原貌。在决定一套具有广泛适用性的术语时，有必要考虑迎合术语的主要使用目的，即是中医传承的西传。只有一套能反映中医原始概念的术语能使这一目的达成。这种术语较其他任何西医化的术语更适合西医和现代医学科研人员，因为它能让西医和现代医学科研人员掌握较深层次的中医知识。为了建造中医与现代西方医学沟通的桥梁，对于病名可以考虑做双重术语（风火眼 wind-fire-eye; acute conjunctivitis）。然而，没有精确的术语翻译词表的西医化的术语是无法达成沟通目的的。

中医英文术语标准化的现状：

尽管名词术语标准化面临诸多困难，但仍在不断地朝这方向努力。在没有政府和专业组织的介入的情况下，术语的选择和使用是自然发生的。使用者通常选用影响力最大的作者的术语，即跟随那些最畅销书作者的术语。

中国大陆的努力：在过去的几十年中，中国大陆陆续出版了许多的术语词表和辞典提议不同的术语。这些术语在中国大陆翻译领域中起了指导性作用，因而产生了一批具有影响力的图书。然而，中国作者创作的英文图书远远少于母语为英文的作者，而他们在多数情况下选择了不同的术语。中国作者选用的术语没有充分地付诸实际出版的书籍之中，因此他们的术语对术语标准化进程没有多大的影响。

母语英文学者的努力：以英文为母语的学者在推动中医英文术语标准化的进程中，仅有作者本人及其同事们在努力贡献。我们将所提出的术语简称为PD术语，因为这套术语主要呈现在由标登出版社1995年出版的*Practical Dictionary of Chinese Medicine*（《实用英文中医辞典》）中。

尽管中医英文术语标准化面临上述诸多困难，但付出的努力已卓见成效。在美国最大三家中医出版社中的两家，即标登出版社和蓝罂粟出版社已将PD术语运用在其出版物中。而所有其他英文地区的出版社还没有要求其作者采用某种出版标准。目前应用PD术语的英文书籍，已经有百种以上。

北美最大的中医图书发行商红翼图书发行公司的1995年销售报表显示，所售图书的56%使用了PD术语。其中，2005年出版的图书中，从中文原文翻译或著作中大量文献数据摘录自中文原文数据的图书中，65%使用了PD术语，仅有一本书使用了中国自创的英文术语，在2005年所有售出的图书当中（包括2005年前出版的所有的书目），32%使用了PD术语。

至今出版的双语辞典中，在2005年，*Practical Dictionary of Chinese*

Medicine（《实用英文中医辞典》）已售出 681 册。而它的主要对手《汉英中医药分类词典》，仅售出了 8 册，同时，PD 术语的竞争者现在更将 PD 词汇转换表附于书后以提供读者参考。

绝大多数的以英文为母语的翻译者们已经采用了 PD 术语，在 2005 年出版的主要中医图书作者中（包括翻译者和无法直接理解中文原文的中医文献作者），20 位作者中的 13 位（占 65%）使用了 PD 术语，如将其中的再版作者（Macaca Bensky，Lade）和非翻译者（Hammer，Mayer，Yan）著作的新版本除开，即是 15 位作者中的 12 位使用了 PD 术语。在 2005 年中，新的翻译者中有 7 位使用了 PD 术语，2 位没有使用，即 77% 的人使用了 PD 术语。

我们需要了解的是，PD 术语是目前西方唯一的一套为标准化进程而做出努力的术语。其他没有使用 PD 术语的图书并没有可供翻译者直接参考的双语列表。没有使用 PD 术语的作者群对术语的选择还没有统一：他们分别使用各自的术语。实际上，大部分相信术语标准化的必要性的人士支持 PD 术语。正因如此，PD 术语的使用者通常采用此系统的所有术语，而非只是其中一部分。

PD 术语是英语国家中的现存标准，就现今发展趋势看来，我们相信在今后 5 年中，使用 PD 术语出版的中医图书将占最畅销书中的 70%。自此之后，总体标准化的目标会迅速达成。

世界卫生组织的努力：自 2004 年起，WHO 发起了东方医学中医英文术语标准化的项目，但由 WHO 发起的术语方案迄今还未正式发表。

尽管 WHO 在卫生问题上有相当的权威性，其术语标准化进程极有可能在中医西传的过程中受到阻力。

WHO 忠于以实证为基础的传统医学。因此它的顾问团大多由科研人员组成。它不愿依赖或采用从事中医西传工作的学者。

WHO 的英文术语工作的进程存在有选任顾问不当和术语选订过程不当的现象。

2005 年 10 月，在韩国大邱召开的关键会议，到会的临时顾问多数为母语非英语会话者，且没有任何文献翻译或术语翻译经验。其中部分成员不仅没有任何中国语言文字知识、不具备本领域知识，且缺乏英文语言知识。我是到会成员中唯一的母语英文翻译者。

术语的选择采用了投票表决的形式，以临时顾问团成员在众多英文术语中选择一条最符合中文原意的术语。PD术语列在众多可选择的英文词表之中。

最后表决形成的术语方案极有可能是一套带有偏见的、倾向于简化了的、西医化了的却不能满足中医西传目的的中医术语方案。正因为这一术语选择所采取的方式，所产生的术语方案将有众多不一致之处。因此，它极有可能被从事中医西传学者所摒弃。

在此之前，WHO介入了部分英文术语标准化的工作。例如，它提出将“三焦”译为triple energizer，但没有被任何主要翻译学家接受，这一术语虽然在中国被广泛认可，但在西方，“ energy”一词是不适用于任何中医概念的表达的。WHO应正视其所有的决定都是由西太平洋地区人士做出的（主要国家有中国、韩国和日本），而其中没有一位人士的英文水平达到了母语英文的标准的这项事实。它同时也应正视它没有被西方承认为中医学翻译的学术权威。

PD术语的实质：

PD术语是基于来源导向的，即翻译的术语尽量忠实于术语的原意。

我们运用的翻译原则界定对日常用语中已包括的术语的翻译应在英文中选择同等地位的术语，如“鼻、头、耳、肩、寒、热”应译为nose，head，ear，shoulder，cold，heat。对于纯专业性的术语，即没有包括在日常用语中，或包括在了日常用语中，但其使用方式已改变了的术语（如隐喻的使用）应尽量用直译法。如“痿”应译为wilting，“湿热下注”应译为damp-heat pouring downward。当直译法较困难时，可选择基于术语定义的翻译法，如“证”应译为pattern。西医化的术语的使用须严加注意。生物医学中的具有专业内涵的且完全无关中医的专业术语不宜用于传统中医的表达，如“风火眼”不应译为acute conjunctivitis（中医没

conjunctiva 的概念)，但应译为 wind- fire eye。

一项重要原则，是对每一个关键性的中文字的翻译应将其意义尽量缩小到最小范围内。某些译者倾向于在不同的上下文中使用不同的英文常用语。然而，我们相信这种译法会陷入概念上混淆的困境。

PD 术语的另一层面是它的完整性。我们现有数据库中包含的词条量已超出 30 000 条。我们尽量将所有文献中出现的中文术语进行翻译和收集，并尽量收集任何出现的术语，以提供翻译人员帮助资料来解决翻译上出现的问题。例如，在我们数据库中收录了“气上”一词，它是“上气”一词的较偏僻的别称。这一词通常不会被任何一般性的中文中医术语列表所收录；但从翻译的角度考虑，对这一词的收录是有用的，因为“气上”与“上气”的同等意义不是众所周知的。

正因如此，我们采用的是字典学的方法论而非日常用语方法论。我相信在中国大陆和 WHO，为传播整个中医知识体系而对英文中医术语的需求已与建立一套简略的、精确定义的，并包含最少量别称的中医术语方案来提高未来中医的交流和表达为目的的需求混淆不清了。然而，一套仅收录 5 000 条词条的术语方案仅能满足目前中医发展的初级阶段和结合医学的翻译，它也可以用来翻译未来使用为了速成而简化的中文术语的文献。但是它不适于中医传承的翻译，而这正是目前中医西传潮流中成长最快的领域。

PD 术语成功的原因：

PD 术语成功地被接受的原因非常简单。

品质：① 切实的翻译法。② 高度准确性和对重要的专业词义的区分和鉴别。③ 高度一致性。④ 由于此套术语基于实践，它已通过了 25 年的文献翻译考验，可谓为发展得最成熟的术语。⑤ 原创者为以英文为母语的学者。

词条量：收录词条超过 30 000 条。其词条量还在持续增长之中，且原词条随着翻译经验的累积和对其他翻译者们的建议的采纳而不断修正。

实用性：它适用于传统中医经典和现代中医文献的翻译。

范例：① 有一套辞典解释其定义。② 在大量的持续增长的文献中示例。

可利用性：PD 术语有实时可用的双语术语列表（完全免费）。运用其他术语的英文作者并不使用已发表的术语列表。

市场促销：PD 术语积极地被各种杂志期刊和专题讨论会，以及网上讨论会推崇和促销。透过这些媒介，我们尽可能地解释了本术语的翻译原则，回答了使用者的疑问和批评建议，并且为我们认为比现今常用的术语更正确的某些词条进行辩护。

应注意的是，其他已发表的术语方案之所以还没获得如同我们的术语方案已获得的成功是因为它们不具备上述我们术语方案所具备的成功因素。其中一些术语方案缺乏质量（如不符合英语语言习惯、缺乏清晰的翻译原则、翻译术语的不一致性）。多数是在词条量上的缺乏（5 000 条词条远不足以翻译使用）。也有多数缺乏具体实例示范（没有图书运用其术语方案）。而所有这些术语都缺乏市场促销（中国作者尚未与读者建立起交流管道）。

中国国家中医药管理局的选择：

中国国家中医药管理局在中国有最高决定权。如果当局希望在海外促进术语标准化，它需要慎重考虑以下几点。

中国国家中医药管理局的英文术语方案可在中国通过法定的手段实现，但此方法无法在海外实现。

如果中国国家中医药管理局希望促进在英文国家的术语标准化进程，它需要接受西方在术语标准化工作中已取得的成就。中国国家中医药管理局对 PD 术语方案的支持可使英文中医术语标准化成为实际的目标且有望在今后几年内达成。

如果中国国家中医药管理局采用其他术语方案，它将不得不从 PD 术语 25 年前的起跑点上重新出发。它必须首先争取使用者的信任。它必须说服使用者这套新的术语方案优于PD术语方案。它还必须说服以认可PD术语方案为标准的翻译者、出版社和学校来采用新的术语。

即使是一套没有收录太多新的英文对应词和有选择性地从现代文献数据收录英文术语的术语方案也将面临被接受的困难。如前所述，PD术语的使用者信任术语标准化的意义且信赖PD术语方案。其他新的术语方案若较大幅度地偏离PD术语是不可能因其采用了PD术语方案的一部分而超越本术语方案的。任何PD术语方案的竞争者欲其术语被标准化都必须争取其他术语方案的使用者。

如果中国国家中医药管理局创立一套新的术语方案，它必须保证能达到广泛的翻译范围的要求。如果这套术语倾向于西医化了的术语，它被从事中医西传的西方学者所接受的可能性将极为渺小。

一套新创立的还没经过实际考验的术语方案不可能造成太大的影响力，除非它已实践于大量的作品中并有一套辞典来解释具体词条定义。一套术语的创立需要较短的时间，但它的具体示例不仅需要大量的人才资源，所需要的时间也是无法估计的。

一套仅包括了5 000条词条量的术语方案可能涵盖所有主要的词汇，但若用作翻译工具却是差强人意的。只有一套包含了大量词条的术语才有望成为真正的标准化术语。

从我们的经验出发，一套术语要想成为标准，它是要求大量的财力和人才资源的投入的。

我们需要记住的是，至今为止，还没有一套中国制定的术语被西方所接受。这是因为中国学者对西方社会缺乏了解，错误的断定在西方对中医体系的接受对象是西医和中西医结合派学者。因此，中国至今大量宝贵的努力都付诸东流了。中国国家中医药管理局不应只考虑“何种术语更容易被接受”，而更应考虑何种术语更能使中国的出版社如人民卫生出版社的图书能在英语市场上的销量增加。迄今，最合情理的经济选择应当是PD术语。

目前，最有效的方式是将中国国家中医药管理局制定的术语列为“暂时性”，同时，在中医西传的市场领域中，针对无法获取中文原文的读者而运用其术语方案出版图书与 PD 术语作一实际比较（这较出版与中医西传领域几乎无关的科技文章要有效得多）。

结论：

如果中国国家中医药管理局提出的英文术语标准① 不能正确反映中医概念，② 有不符合语言习惯的元素，③ 不具一致性，④ 不具有足够的词条量来服务整个中医传承的需要，⑤ 没有通过市场考验，⑥ 没有经过同侪的审查，⑦ 没有辞典专门解释术语定义，⑧ 没有具体出版物以示例，⑨ 没有促销的资料，则它将很难被以英文为母语的在中医西传工作中努力的翻译人员所接受。中国国家中医药管理局或许能有效地强制科技领域使用某一套术语，但这种方式却无法在传统中医学的学生和从事中医西传的学者中有效施行。因此，它可造成传统派和科技派间的巨大隔阂。

若中国国家中医药管理局不接受 PD 术语方案，它必须说服 PD 术语的拥护者它的术语较 PD 术语更为优越。它的术语在最后定为标准之前应先通过市场测试，否则可能在将来会令人失望。

第七节
认真分析和研究西方传教士对中医的认识

此前向大家介绍了西方传教士对中医国际传播的贡献，尤其是明代来华的传教士卜弥格。但来华的传教士中，也有不重视中华文化和中医学的。当年来华的传教士对外介绍中华文化时，尊重中华文化的将“龙”音译为 Loong，较为轻视中华文化的则将“龙”译为 dragon。对外介绍

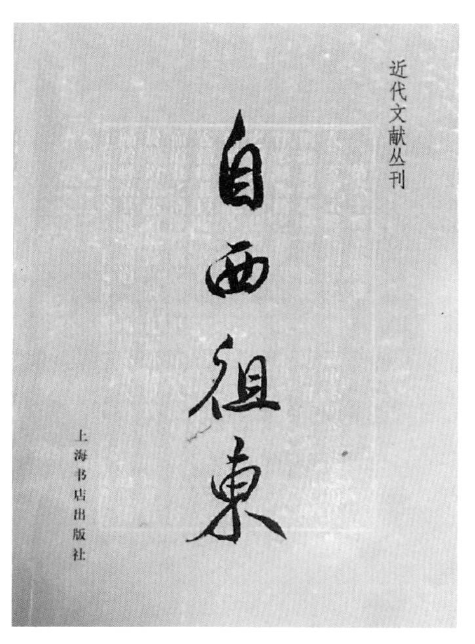

图 5-43 《自西徂东》

中医时，卜弥格这样的传教士都比较理解和重视中医，也有一些传教士对中医不仅不理解，而且还完全否定。比如清代在华的德国传教士华之安（Ernest Faber，1839—1899）对中医就缺乏了解，基本都否定了中医基本的理法。在华期间，华之安特意用古文撰写了《自西徂东》这部书。

该书的名称源自《诗经·大雅·桑柔》这部书中的"自西徂东，靡所定处"这句话。该书主要通过中西方文明的比较，说明中国社会、道德和文化落后于西方的社会、道德和文化。在该书的第六十章"精究医术"中，也谈到了中医，但完全否定了中医。对国学非常有研究的李汉平仔细地看了这部书，认真地分析了其否定中华文化和中医的背景和原因。为了让当今的国人能真正地阅读这部书，明确其对中华文化和中医的否定，李汉平特意将其一段一段的内容翻译成白话文，以便让真正有中华意识的当今国人认真地了解和思考。为了让大家了解和反思在华的德国传教士对中华文化和中医的否定，特意将李汉平解读的《自西徂东》第六十章"精究医术"提供给大家。其中的宋体字是德国在华传教士华之安所写的原文，楷体字是李汉平对其原文的解读。全文如下。

精 究 医 术

范文正公云："不为良相，便为良医。"诚以良医之治病，与良相之治民，同一仁智之心也。但患操术不精，则爱人者或反为害人之技，是知医之为道，不可不深究而明辨耳。试观古之精于医者，病入膏肓，卓识群推和缓；毒疗骨髓，神技共羡华佗。莫不名垂宇宙，啧啧人口，其智为何如哉？然泰西医学不造其精诣，则有不敢出而问世者，惟是昔日未有如扁鹊著名之人，故中国人未肯深信。

范仲淹说过："不为良相，便为良医。"确实，良医治病和良相治民一样，都需要一颗仁慈智慧之心。只担心学艺不精，那么即便出于爱人之心却可能反而成为害人的技术。因此我们知道医术作为医道，不可以不加以深究而明辨其是非。不妨看一下古代精通医术的人，对于病入膏肓的患者，扁鹊高卓的见识为众人所推崇；刮骨疗毒，这是华佗令世人所羡慕的神技。他们无不名垂青史，为人们传颂，其智慧高超到了什么地步呢？然而西方医学若非也掌握了精妙的医术，就不会出而问世传播到中国来，只是西方之前并没有像扁鹊一样著名的医者，因此中国人不肯深信西医。

迨自道光年间置立和约，彼此通商，始有赠医药房之设，以加惠华人，又译成医书以教授生徒，其道乃大行于中土，即其济世之方。始传牛痘，举凡乡僻小儿，俱得免天花之厄，于是曾公望颜见其术妙，遂自澳门携之京师，火速播扬以广行其术，孩子罔不咸赖以安存。今人盛称为洋痘者，正以志其所自来，示不忘本也。厥后传教士遨游海内，增广医局，添置药房，在各埠赠医，务祈博济，诚仁智之兼尽矣。

自从道光年间，清廷签订合约，与外国通商以来，传教士才开始在华馈赠药物、设立药房，以帮助华人。他们又翻译医书，以教授学生，西医于是在中国流行开来，留下了它救济世人的药方。自从西医传入牛痘以来，就算是穷乡僻壤的小孩，也得以免受天花之苦。曾望颜在这时看到牛痘的方法颇为巧妙，便从澳门将之带到了京城，快速传播并广为实行牛痘，当地孩子无不仰赖牛痘而得以存活。如今人们将之称为"洋痘"，正是以此来标志牛痘的起源，以表示不忘本。之后传教士在中国各处流动，扩大医院规模，增添药方，在各个商埠赠送医药，祈祷百姓能得到更多救济，确实称得上是既有仁慈又有智慧了。

今华人只窥见一斑，遂谬认为西医，以耸人之听闻，欲于墟场市镇中射利。倘有询以医法，非不口如悬河，功夸独步，而究之胸无实学，一遇痼疾，无法可施，不得不质证于西医，方有奇妙之法。若非医学渊源有自，奚能令疾者、医者两相信赖哉？

如今华人不过看到西医的一鳞半爪，便认为西医荒谬，而自己凭借耸人听闻的说法，想在市集市镇之中行医获利。倘若有人前去询问医理，他们无不口若悬河，把自己的医术夸成独门秘籍。但细究下来，他们并没有真才实学，一遇到顽疾，无法可施，不得不求助于西医，才有治病救人的奇妙之法。若非西医自有其高明的渊源，又怎能让患者、医生双方都加以信赖呢？

尝考中国医书，汗牛充栋。然求其颇有可取者，尚多臆度之说。如论病则以阴阳五行相生相克立说，论脉则以寸关尺为言，论药则以一味可医数十症，且言其轻身益寿延年，岂不大谬？无怪后之学者亦不善学，以讹传讹，竟失古人之精义，而仅得其糟粕也。儒者读书数十年，既不能进身以有为于天下，亦当博览旁搜，精心研究，庶医学得其真，乃可出而问世。无如有等读些少脉论，略识几味药性，晓得数条汤头，遂诩诩然自命为儒医。且有等高车稳坐，自夸为行时，而扣其所学，多是杀人之技。吁！可畏也已。

我曾经考察过中国的医书，数量之多汗牛充栋。然而即便是其中颇有可取之处的名著，也有许多主观臆断的成分。例如论及病因，就以阴阳五行相生相克的学说来解释；论及脉相，则谈论寸、关、尺；论及药物，则一味药可以治疗数十种症状，并且说有的药可以让人羽化飞升、延年益寿，这不是非常荒谬吗？难怪后来的学者也学不会，以讹传讹，最终丢掉了古人的精华，而只留下了其糟粕。儒者读了数十年的书，如果不能入朝为官对天下有所作为，也应当博览群书，精心研究医学，如果医学学得了其中奥妙，也就可以出山了。不像有的人稍微读了些脉相理论，略懂几味药的药性，记下了几条药方，便飘飘然自忖为儒医。而且有人做着高抬大轿，自夸为受时人追捧，但检验其所学医书，大多会要了患者的命。哎！可怕啊。

更有等目不识丁之辈，恃有三五条单方，竟公然与世周旋，大言欺人，恬不知耻，直视人命为菅蒯，此等人定遭天谴矣。孔子曰：“人而无恒，不可以作巫医。”夫恒者，用功不辍之谓也。试问今之欲为医者，果有此恒心否乎？孔子讥之，人亦当惕然警醒耳。

更有目不识丁的人，自恃有三五条秘方，竟公然与世人周旋，说大话愚弄百姓，恬不知耻，视人命如草芥，这样的人一定会遭到天谴。孔子说“人而无恒，不可以做巫医。”恒就是勤奋用功，从不懈怠的意思。试问今天想做医生的人，真的有这样的恒心吗？孔子讥讽这样的人，人们也应该对此感到警醒。

泰西医师，职甚尊崇。非学经考选，不能与世应酬，非若华人浅尝辄止，妄自尊大者同其科也。夫泰西医学，在医局病死者，国家任医生剖之，以教授生徒。另有全身人骨图形，及铜板、钢板之人图像，甚为清楚细致。互相较阅，故能得其实，此皆华医之所无。

西方的医生，非常尊崇其职业。他们若未学习经典，经过考试遴选，便不能行医治病，与华人对医术浅尝辄止、妄自尊大的态度迥然不同。西医对于在医院病死的患者，由国家授权医生加以解剖，以教授学生医学知识。此外还有全身人体骨骼的图形，以及铜板、钢板所绘制的人体图像，图像非常清楚细致。将之与人体互相比照，因此能了解人体内部的结构，这都是中医却缺乏的。

况望、闻、问、切为四大诊，阙一不可。夫望以觇其形色，闻以察其声音，又当细问其原委，叩以周身之病，然后切脉，与所得之病相较，细心揣度，则病势之轻重如何，寒热虚实如何，虽不中，不远矣。如是而发药，其不应者亦鲜矣。今华人徒以切脉定其症，吾恐毫厘之差，千里之谬，医者与病者交相为误也。更有病家不肯吐真言，以试医术之高低者，实为大谬。夫医只知脉之虚实寒热耳，岂真能洞见脏腑哉？倘以伪言试之，在明医虽不为所惑，吾恐庸碌之医，捕风捉影，反致误事。是不出真言以告，乃以己之性命相试，自作其孽，愚之甚矣。东坡云“请医者，当直言以详告之，虽中医亦可愈疾”，其是之谓乎？

何况，望、闻、问、切为中医四大诊治手段，缺一不可。以“望”来观察患者形态神色，以“闻”来聆听患者的声音，又应当自序查问其得病原委，询问其全身有无其他疾病。这样以后再切脉，与他之前所得的病相比较，仔细揣摩，那么病情轻重如何，寒热虚实如何，即便不完全准确，也与实情相差不远。这样再开药，治不好的情况也会很少。如今华人只凭借切脉来断定患者的症状，我担心差之毫厘，谬以千里，医生与患者会互相误导。还有患者不愿意吐露真实病情，想以此考察医生医术的高低，实在是非常荒唐。如果医生只知道脉相的虚实寒热，又怎能洞见脏腑内部的情况呢？倘若患者以谎话试探医生，遇到了高明的医生固然不会为之所惑，但我担心遇到平庸的医生，捕风捉影，反而会导致误事。这样不告诉医生真实情况，却以自己的性命来试探，可以说是自作孽，愚蠢至极。苏东坡说“请医生来看病，应当坦诚地以实情详细地告诉医生，这样即便是中等水平的医生也足以治病”，他针对的就是这种情况吧？

泰西医士匪第以四诊毕其事。当按者则按其痛楚之处，不敢鲁莽，细之甚也。且西医之器皿件件精良，用时辰表以验脉息，寒暑表以试血热，闻症筒以听心肺之病，化学验纸以试溺，银针探伤口，显微镜以观脓血，至若眼喉、溺道、子宫、肛门，皆有器以探阅，中国无此名目，察病难详。

西医没有只凭借四诊就结束诊断的。需要按压的就按在他疼痛的地方，不敢有丝毫鲁莽，极为细心。况且西医的器皿各个制作精良，用时辰表来记录脉息、用寒暑表来考察血热、用闻症筒来听心肺的疾病、用化学试纸来检验尿液、用银针来探测伤口、用显微镜来细查脓血，至于眼睛、喉咙、尿道、子宫、肛门，都有器械来加以检查，中国没有这些设备，因此考察病情难以详备。

迨用药之精细，又有异于中土者。夫药品之所以贵重者，在精液而不在渣滓也。人之所以熬炖之方，必先审药性之所宜，而取其精液，以免煎沸之虞。泰西以化学取药之质，即中华所谓药之精也。如金鸡纳、马钱之类，本为草木之质，今锻炼而为霜，用之分外灵应。然亦不过服厘数而止，不须费时，随便可服，而又易于携带，不致霉烂。泰西药品极多，无殊华地之生草药，但道远且长，易于霉烂，故不敢多带来中土耳。乃华人不知，动谓西药不如中国之多，此真宫墙外望矣。

西药用药的精细程度，又和中国的不一样。药品之所以贵重的地方，在于它的精华而不是残渣。人们用来熬炖的药方，必定要先审视药性所事宜的场合，然后取其精华，以免煎沸之后失去药效。西方人凭借化学提料药的实质，这就是中国人所说药的“精华”。例如金鸡纳、马钱之类的西药，本来取自草本植物，如今提炼成为霜片，使用之后非常灵验。然而也不过服用几厘就够了，不需耗费时日熬制，依其便利即可服用，而且又易于携带，不会导致发霉腐烂。西方药品极多，不比中华之地的草药数量少，但是西方距离中华道路遥远，路程漫长，药品容易腐烂，因此西方人不敢带太多药品到中国。只是华人不知道这个道理，动辄说西药不如中药种类繁多，这真是宫墙外望的肤浅之见。

泰西以吐、泻、利、汗敛、杀虫、补发、内筋、平脑脉、止痛、宁睡、行气血、改病、调经为十剂，较之中国补、泻、重、轻、宣、通、滑、涩、澡、湿、寒、热为十二剂，其法更详。独是病有为药所可治者，亦有为药所不及治者。然则药之不可及者，其不可治者乎？曰：否。夫药虽不能及，而器则有可及也，有可及者，其病便有可治。尝考医器之始创，肇自神农轩岐，至针灸之法，汉、唐尚得擅其术说者，谓其术无足为奇。然降至今日，其法亦究不得多见，无论内科、外科，精针灸者亦少也。惟是江湖之辈，略有刀针、钳镊、火局筒等类，然皆钝锈不适于用，即其人亦非精于用刀针者。

西方用吐、泻、利、汗敛、杀虫、补发内筋、平脑脉、止痛宁睡、行气血改病、调经来分类出十种药物，相较于中国用补、泻、重、轻、宣、通、滑、涩、澡、湿、寒、热来分类的十二种药物，其制法更为详细。只是有的病可以被药物治愈，也有药物所难以治愈的病。既然如此，那么对于药物难以触及的疾病，难道就不能治疗了吗？答：并非如此。虽然药物不能触及，但器具可以触及，只要有足以触及疾病的东西，疾病就可以治愈。我曾经考察医疗器械的创始，始自神农、轩辕黄帝以及岐伯。至于针灸的方法，汉唐时期尚有擅长针灸的人，认为针灸之术不足为奇。然而到了今日，其针刺之法还是终究难以多见，无论内科、外科，精通针灸的人还是很少。只有江湖游医，粗略有些刀、针、钳子、镊子 、火局筒之类的器械，都生锈且钝，不适用。即便这种人也算不上精通刀、针的人。

若泰西医器则甚备，内外科俱有，如电器箱能治风湿瘫痪，电器线能除赘肉，盖先以线紧扎之，借电器以除之也。树胶气机筒能救服毒，水节能放大便，银管能放溺，小肠气夹能止小肠下坠，臌胀针能放水臌，有放血止血之气机，眼科、喉科、肉瘤、烂首、内外痔疮、砂淋、产子不下等器，不知凡几。他如牙齿脱落，饮食言语诸多窒碍，及眼下赘疣，眇一目者，能镶之、去之，皆有精良之器。然华人只知泰西有镶牙之具，而镶眼之技人尚鲜闻，岂知手足跛伤，步履艰难，俱可镶正之，不独镶牙镶眼而已也。凡此皆有绝妙手段，倘非医器之精良，谁能演此绝技哉?

而西方则医疗器械颇为详备，内外科都有，例如电器箱能治疗风湿瘫痪、电器线能除去赘肉，以线扎紧赘肉，然后借由电器除之。树胶气机筒能拯救服毒之人、水节能排放大便、银管能疏导尿液、小肠气夹能阻止小肠下坠、膨胀针能治疗水膨，还有放血和止血的气机，治疗眼科、喉科、肉瘤、烂首、内外痔疮、砂淋、产子不下等疾病的器械，更是数不胜数。其他疾病如牙齿脱落、吃饭或说话的诸多窒碍以及眼下生有赘疣、单眼失明，都有相应的精良装备来进行镶牙、除去赘疣等工作。然而华人只知道西方有镶牙的工具，连镶嵌人眼的技术都很少知道，他们又怎么会知道哪怕是断手或跛足，都可以通过加以镶正，西医不止会镶牙、镶眼而已。所有这些都有绝妙的高超医术，倘若不是凭借医疗器械的精良，谁能展示这些绝技呢?

至若缠绵难愈之症，有轻不必医者，有重不能治者，何如而可?曰：宜速命之换水土。盖某地方水土天气若何，乃合某病，换之，则轻者可愈而重者也差减。泰西有温泉出焉，不独可为洗浴，亦可治病，名曰硫磺水，又有荷兰水，更有水或酸，或咸，或清者，随地土所出。以化学验之，而知其中原质所在，如朴硝之类，与其人病体相宜否，医生必详为指示，令病人往居焉。彼处建有住房，居之甚安适，以为病者所处，游人亦得以驻足。彼处亦有医生办理其事，每月收回房租。一至夏月，甚为热闹，人多往此地避暑，其地甚凉快故也。无论都城县邑，至夏天气炎蒸，人亦多往此处居住。且不特本国人往游，即异国人耳聆其地，亦多到此遨游，以畅胸臆。虽病者居之，亦忘其病，故病易瘳。彼处火车往来甚易，不同中国行路之难也。华人不知天气及水土如何，有合病人之身体否，稍迁移之，即泛言之日换水土，亦何益哉？

至于那些绵延很久也难以治愈的疾病，有的病情轻微不必问医、有的病情严重难以治愈，这样要怎么办呢？答：应该赶快让患者换到水土不同的地方居住。因为一个地方的天气水土，与所能诱发的疾病有关。换了地方，那么较轻的疾病就可自愈，较重的疾病也能随之削弱。西方有温泉之所，不仅可以用来洗浴，也可治病，名为“硫磺水”，又有荷兰水，更在不同地区有酸、咸以及特别清冽的水。通过化学检验，就知道其中的物质是什么，例如朴、硝之类，是否与该患者的身体相适宜，医生一定会详细加以指示，让患者搬去那里居住。在那里建有住房，住着非常安逸，以作为患者疗养之所，游客也可以在此驻足。那里也有医生负责相关事宜，每月收房租。一到夏天，变得非常热闹，人们大都去此地避暑，因为此处颇为凉快的缘故。无论住在都城还是县里，到了夏天天气炎热之时，人们也多往此处居住。并且不仅是本国人过去旅游，外国人听到这一地方，也多到此游玩，以舒畅胸臆。哪怕是生病的人住在那，也忘了他的病楚，因此疾病很容易疗愈。那里的火车来往非常方便，不像中国交通困难。华人不知道一地的天气及水土如何，是否符合患者体质，稍微改变住处，就空泛地称之为换个水土，这样又有什么用呢？

且戒口一事，不可不慎。世尝有因错食而起病者，有因戒口不净而致病之反复者，不可胜数，甚至有因错食增病之物而几于殒命者，可不慎乎？谚有之曰“病从口入”，其是之谓矣。所以明理之人，其于饮食，无论当有病时宜加节戒，即无病亦不过贪口腹。《诗》曰“式食庶几”，言适可而止，不多求也。故西人饮食，必用易于消化者，而肥脓腻滞之物不与焉，即有病亦不至因饮食而加重耳。

而且在注意饮食方面，也不可不慎重。世上因为吃错东西而生病的人、因为饮食的禁忌遵守不严而导致病情反复的人，可谓数不胜数。甚至有人因为错吃了导致病情加重的东西，而几乎送了性命，饮食岂能不慎重吗？谚语说“病从口入”，说的就是这个道理。所以明白事理的人，他对于饮食，不仅在有病的时候应该加以节制，即便在无病的时候也不应该贪于口腹之欲。《诗经》说“式食庶几”，说的就是吃东西适可而止，不贪多。因此西方人饮食，一定吃的是利于消化的东西，而不吃肥腻难以消化之物，他们即便有病也不至于因为饮食而加剧病情。

请更以西国医学之理进论之。人生首贵壮健，苟非善养其身，又安能壮健？试思一身，内而骨筋、脏腑、血管、脑筋、脑气管，外而皮肤毫毛，通身至细微之处，约有数千之多。至身上之功用，如心一张一翕，张所以引血入来，翕所以送血而出，并身中数千细微之处，莫不有功用存焉，借而养，借而润，且食物之原质，归于五脏六腑，变化为精血、渣滓。另有心所具之七情，与身有何关涉，其中虽难查察，然细心究之，必有微验之处。以上各项归于正，其人为壮健之人，可以无病，医生当以此数项为准则，人之有病无病，可预知焉。

请允许我以西医的理论加以进一步论述。人的一生最重要的就是身体健壮，若非善于养身，又如何能够健壮呢？试想，在身体中，内有骨筋、脏腑、血管、脑筋、脑气管，外有皮肤上的毫毛，遍及全身各个细微之处，约有数千个之多。至于身体器官的功用，如心脏一张一合，张开是为了吸引血液进来，合上是为了把血液送出心脏，使之进入五脏六腑，变化成精血、渣滓。此外心所具有的七情，与身体有何联系，其中的奥妙虽然难以考察，但细心探究的话，必定有在细微处能加以验证的地方。以上器官各个功能归于正常，则该人就是健壮之人，足以不生病，医生也应当以这些项目为考察标准，这样人有没有生病，就可以预知了。

若夫此数项反常而失其正，则病遂生矣。凡人有病，为医生者不独贵知外面之病，凡内而脏腑有变，医生须先知而预决之。人死剖开脏腑，其变正处俱可征信，眼可共见，此不是倚赖古医书而得，由细心考究揣度而得也。更须深究病之原，有由生初而得，有由食物不谨而得，有由起居不慎而得者，不可不细察也。凡人既有病，必贵早医，惟是医法有三焉，一贵能保其壮健，二须防病之传染，三当知如何用药用机器之法。

如果这几项功能反常，失去了其正常状态，疾病也就应运而生。举凡人生病，当医生的不仅要知道表面的病症，只要内在的脏腑有所病变，医生也应当先加以了解并预先决断如何诊治。人死之后，解剖其脏腑，其中病变和正常的地方都可加以验证，这是人眼所能一同目睹的，并非依赖古代医书所得，而是细心地考察揣摩所致。还需要深究生病的原因，有人一生下来就得了病，有人因为饮食不够谨慎而得病，有人是起居不慎导致得病，对此不可不加以细查。人只要生了病，一定要尽早医治，只是医疗方法有三点需要注意：一是以能保全患者身体健壮为主，二是需要防止病情传染，三是应当了解用药和使用医疗器械的方法。

何以言之？如人之一饮食，与夫居住地方、穿着衣服、气之呼吸、日用之工作劳苦，宜善调养。如居住同伴太多则人气秽杂，街上污秽则其气不堪，水中毒气、沟渠臭气，俱易令人生病。能除各项恶气，日用起居调养得法，此即却病保护壮健之法也。何以防病传染？凡病多可染人，第一瘟疫之症最易传染，须早早避之。更有人出麻痘，亦易传染，宜早为防避。至于生癞、生癣、生疔、生麻风，皆能传染于人，俱不可与之相近也。更有眼疾，一人先病，往往连及数人，慎疾者更宜避之。且当看天时如何，如天时有不正之风，则病人尤宜避忌，不可感受，受之则其病叠加，定难速愈。此防病传染之法，不可不知也。

怎么说呢？例如患者的饮食与居住的地方、穿着的衣服、呼吸吐纳、每日工作劳苦等方面，都应该好好加以调养。如果居住的同伴太多，则人的气息污秽混杂，如果街道污秽则空气也不堪呼吸、水中的毒气、渠沟中的臭气，都容易让人生病。若能除去各种恶气，日用起居调养得当，这就是驱除疾病、强健身体之法。如何防止病情传染？只要是疾病，大都容易感染他人。首先，瘟疫之类的症状最容易感染，需要早早地避开。还有人出麻疹、水痘，也都是容易传染之病，应该早早地加以防护。至于生癞、生癣、生疔、生麻风，这都是能传染人的疾病，都不可以与患者亲近。此外还有眼病，一人得病，往往传染数人，对生病态度谨慎的人更应该避开这些患者。还要看当时的天气如何，如果天上刮了不正之风，那么患者尤为应该避开，不可受风，反之则病情加剧，必然难以快速治愈。这就是防止疾病传染的方法，不可不加以知晓。

至若治病法，西国多与中国不同，西国医生识透药性，其制法、炼法不特与中国不同，与古人用法亦异。盖古人止知用药性，而西人则用药之精液，故功效甚速也。夫人服药入于腹内，走归经络脏腑，有何利害，为医生考究最难。如别人服之，则又有不同者，其精微之处，须考究的当，明其顺逆也。况乎有用药气吸之以治病者，有用药水刺入皮内，不令入腹致伤胃气者，有用药末搽在皮肤上者，有用药水射入大肠者，有用机械由外面帮助者，种种法门不一，此西国医学所以变通尽利也。

至于治病的方法，西方也与中国多有不同。西医通晓药性，他们制药、提纯的方法不仅与中国人不同，与古人的方法也大异其趣。这是因为古人只知道利用药物本身的性质，西医则知道提取药物之中的精华部分，因此其功效尤为快速。人吃药之后，药物进入腹部，循经经络脏腑，会导致怎样的利害关系，这是医生最难以考察研究的。又或者另一个人服用此药，又有何不同，其中细微之处，需要考究得当，才能明白其中的利弊。何况有的药是由患者吸入以治病，有的通过药水皮下注射，从而避免药物进入腹部以损伤胃气，有的药是粉末状涂在皮肤上，有的以药水形式射入大肠中，也有借助器械从外部敷用的，种种用药方法不一而足，这就是西医懂得因利是导、发挥最大药效的地方了。

不特此也，西国医妇女更有妙法，如轻病，则医生不漫用手按之，惟细揣其情形，以治其病。若紧要之病，则有亲戚同看，务必察出病原，以善法医之。至若胎产，稳婆如何用法度，西国甚齐备，以医士预教之，不同中国之稳婆全无善法也。凡男女有一难症，各医生必会同考究讨论，则见识日广，岂若中国之医生，各怀妒忌之心，不肯会同考察，任症多有不识哉？且西国朝廷医官，凡有一难症，必会商而治之，故无误治之弊。

不仅如此，西医治疗妇科也有高妙的方法。如果是轻微的病情，则医生不会随便用手按压患者，而只需仔细揣摩病情，便能治病。如果是紧要的重病，则由亲戚陪同诊治，务必要查出病根所在，用适当的方式加以医治。至于分娩，接生婆所要遵循的指导步骤，西方都颇为齐备，由医生提前教授她们，不像中国的接生婆完全不懂得合适的方法。但凡一人得了疑难杂症，各个医生必定相聚一同研究讨论，其医术的见识也因此更为广博，哪里像中国的医生，各怀嫉妒之心，不愿意一同会诊，任由大量的病症无人了解的呢？而且西方各国的政府医生，一旦遇到疑难杂症，必定经由会商一同医治，因此就没有误诊的弊端。

即民间治病，国家亦设立医官，以医贫困之人。凡有病之家，务须查察医治。盖百姓壮健，国家方可收用其人，如一人有病则不可用，且累及一家，此实与国政相关者，故国家设立医官以治之也。虽然，人亦不可恃有医士而纵欲伤生，致生疾病，以至屡医屡病，即精明之医亦无所施其巧。且不特纵欲易生疾也，即如心有所贪，妄有所求，以名利常营诸怀，热中躁急，不知心过劳则血易亏，思过多则神易瘁，其致病亦甚易耳。吾愿世人顺上帝之命，倚赖救主耶稣宏恩，遏欲循理，不妄贪求，以慎养其身心，所谓居易俟命者。即有小小之疾，亦勿药有喜，易日遂瘳，岂不同登寿宇，康强获福哉？

即便对于民间治病，西方诸国也设立医官，以医治贫困之人。只要是有病的家庭，务必要仔细查看并加以医治。因为只有百姓身体强健，国家才可以加以征用，如果一旦生病则不能为国所用，并且连累一家人，这实在与国政休戚相关，因此国家设立医官以为民诊治。即便如此，人们也不能仗着有医生而纵欲伤身，导致生病。如果到了屡次医治屡次生病的地步，即便是再高明的医生也无法施展其医术。而且不仅是纵欲容易生病，如果心中有贪念，妄加索取，常常因名利而介怀，焦躁急进，不知道心若过劳血就易亏，思若过多神就容易憔悴，那么这种人得病也就很容易了。我希望世上的人顺应上帝赋予的命运，仰赖救世主耶稣的宏大恩泽，遏制欲望，遵循天理，避免虚妄的贪念，用谨慎的态度修养其身心，这就是所谓的“君子处于平易的心境等待天命”。这样哪怕有小小的病，也不用服药便会好转，隔天便能够自愈。这样岂不是与宇宙共享福寿，身体康健获得至福了呢？

“十三五”国家重点图书出版规划项目

李照国
著

中医对外翻译传播研究

下册

STUDY ON
INTERNATIONAL
TRANSLATION AND
DISSEMINATION OF
TRADITIONAL
CHINESE MEDICINE

上海科学技术出版社

下册·目录

第六章
中医翻译的历史回顾 813

第十章
中医名词术语英译中方流派研究 1005

第十三章

中医名词术语英译的标准化发展研究 1169

第十四章

中医对外翻译传播标准化方案研究 1197

第六章 中医翻译的历史回顾

中医西传的历史，也同时体现了中医翻译的历史。没有中医翻译这座不可替代的桥梁，作为中国传统文化不可分割的重要组成部分的中医，是无法系统传入西方的，更无法在西方得到持续传播和发展。对中医翻译史的回顾和总结，将使我们对中医翻译的理念和方法、问题和挑战、程序和趋势有更为明确的认识。

第一节 早期中医翻译的理念和方法

16 世纪的时候来华的传教士已经将一些中医文献带到了欧洲。17 世纪的时候，来亚的一些欧洲医生已经将中医的有关知识和治法介绍到了西方。但中医的西译工作并没有因此而真正地开展起来。一方面是因为西方对中医的了解有限；另一方面，当时的西方尚不具备接纳中医理论与实践的社会基础。到了 19 世纪，中医学，特别是针灸学曾一度在西方大为流行。就是在这样的历史背景下，真正意义上的中医西译工作也没有规模化地开展起来。

从 16 世纪到 19 世纪近 300 年的历史中，在中医西传的过程中，无论是介绍还是评说，从某种意义上说也都涉及翻译的问题，都涉及如何将中医的基本概念和术语翻译成外文的问题。由于理解的不同和语言文化的差异，早期的传播者在介绍中医基本概念和术语的时候，一般都采用两种方法进行翻译，一种是意译，一种是仿造。

一般来看，意译都因理解的差异而出现了较多的偏颇。如旁特等人在介绍针灸学时，因为不了解中医的基本理论及经络的基本含义，将其误解为血管，自然而然地误译为 vessel。这样的理解和翻译也令他们颇感困惑，不知中国人对血管体系的认识怎么会有那么大的失误。一些在西方医学领域缺失的概念和术语，他们则采用了仿造的译法，也就是我们现在所谓的词素译法，一方面为中医在西方创造了全新的术语；另一方面也为后来的译者翻译中医术语并进而实现其国际标准化开辟了蹊径。将“针”和“灸”分别译作 acupuncture 和 moxibustion，就是仿造译法最为突出的代表。

一、“针刺”的译法及其影响

在一般人的观念中，“针灸”是一个术语，是一种治疗方法。事实上，“针灸”是两个概念，也是两种治疗方法。所谓“针”，指的就是“针刺术”。将其翻译为 acupuncture（拉丁语为 acupunctura），的确是个创造。其特点是词素组合，构成新词。所谓的 acupuncture，由拉丁语中的词素 acu（针，尖锐）和 punctura（穿刺）组合而成。拉丁语有词素 acu 和 punctura，却没有 acupuncture 这个词。译者正是根据针刺的含义，借用拉丁语相应的词素进行了仿造化的翻译，为针刺创造了一个对应语。这个对应语的创造，符合西方语言的构词法，特别是医学用语和科技用语的构词法。所以一经问世，便在西方各国语言中流传开来，并一直沿用到现在。

从 acupuncture 这个词的创造及其使用情况来看，完全可以说这个词的创造是成功的。然而，这并不意味着这种翻译方法和思路在实际的翻译活动中具有广泛的适应性。因为时代不同了。在 20 世纪中医西译的研究中，有两位学者的研究似乎从一个侧面说明了这一点。一位是德国慕尼黑大学中医基础理论研究所的满晰博（Manfred Porkert），另一位是中国广州中医药大学的蒙尧述。

满晰博曾致力于用拉丁语为中医创造一套既规范又实用的术语系统。经过多年的努力，他终于完成了这一艰巨工程。他的翻译原则主要体现在其所著《中医诊断学》（*The Essentials of Chinese Diagnostics*）及《中医基础理论》（*The Theoretical Foundations of Chinese Medicine System of Correspondence*）等书中。如他将“内关”译为 clusa，将

"足三里"译为 vicus terlius pedis，将"芤脉"译为 cepacoulicus，将"虚"和"实"译作 inanitas 和 repletio，将"脏"和"腑"译作 orbis horreal 和 orbis aulici，将"藏象"译作 orbis-iconography。满晰博所创造的这些术语也许在意义上是准确的，但却难念、难记、难认、难以推广，因为拉丁语在今日世界上的使用与 17 世纪时的情形大不相同。所以，这种用拉丁语为中医创造的术语在国际上很少有人使用。但满晰博所做的这一工作在语言学研究上，是有意义的。这个例子说明，当我们选用一种语言作为译语时，必须考虑该语言的使用范围，必须牢记翻译的目的是为了让读者去阅读。如果读者不熟悉你所选用的译语，翻译又有什么意义呢？

蒙尧述通过对中医语言和西医语言进行比较研究，借鉴了西医语言的构词法来翻译中医术语，目的是创造一套符合英语词法，但又成为中医所独有的英语词汇。这种翻译法类似于词素翻译，与 acupuncture 的组合方式基本相同。如他将"得气"译为 acuesthesia（由词素 acu 和 esthesia 组合而成），将"里虚"译为 endopenia（由词素 endo 和 penia 组合而成），将"晕针"译为 acusyncope（由词素 acu 和 syncope 组合而成）。从形式上看，以上三个由词素组合而成的词语比一些流行的翻译要简洁得多，而且看起来也像一个医学术语。然而在翻译实践中，以这种方式翻译的中医用语却很难推广开来，在实践中不断碰壁，其结果跟满晰博用拉丁语给中医创造的术语一样。难以推广的原因大致有三：一是这种组合词并不能完全表达中医原有概念的实际内涵；二是一般读者很难辨析这些词语究竟代表着新发展的理论和方法还是表达着古老文化的理念和思想；三是这种合成词语与中医的古老性、传统性和民族性显得格格不入。

但在翻译实践中，这种方法并非完全不能使用。事实上在目前的中医英译中，已经有几个以这种方法翻译的中医用语在广泛流行，acupoint（穴位，由 acu 和 point 组合而成）就是典型一例。我们在 20 世纪 80 年代学习和研究中医术语的英语翻译时，即深受满晰博和蒙尧述仿造译法的影响。所以在撰写《中医翻译导论》时，便以仿造之法将中医基本术语进行了翻译。但其结果也正如满晰博和蒙尧述的做法一样，仅仅为所谓的学术研究提供了某种形式的借鉴，并没有能够传播开来。

二、“灸法”的译法及其影响

所谓的“灸”，指的就是“艾灸法”。其译文 moxibustion，也是早期译者为我们留下来的一个极具特色的译语。其特点是“音意结合，生成新词”。同 acupuncture 一样，moxibustion 从 17 世纪流传至今，为各国所普遍接受。但 moxibustion 的生成却颇为曲折，与 acupuncture 的翻译不同，并因此而引起了一些现代学者的质疑。这一质疑与其产生的历史背景有很大的关系。

当西方医生 17 世纪踏上日本国土时，注意到日本医生通过在患者身体的一定部位燃烧一种毛茸茸的物质治疗疾病。他们问日本医生所燃为何物，日本医生回答说是 moxa。其实 moxia 是日本语“艾”的读音。于是这些西方医生便按照日本医生的发音用拉丁语拼写出了 moxa 这个词。现在在西方语言中，moxa 指的就是艾绒。同 acupuncture 一样，moxibustion 是一个组合词。但它与 acupuncture 又不完全相同，因为它是一个音意结合的组合词，即 moxi 是音译，而 bustion（即“燃烧”）是意译。这两个词出现于同一个时期，但却反映了不同的翻译思路。

20 世纪 80 年代，国内有些学者鉴于 moxia 源于日语读音，所以对 moxibustion 一词的翻译提出了质疑。《中国针灸》于 1984 年第 4 期有一篇署名文章的观点，最能体现其理据。该文在谈到这个问题时说：“这当然非属中国医学界的沿用术语及其习惯用法，显然难以令人据此辨认所指称的灸或艾属中国起源的由来。”因此呼吁用汉语拼音 ai，将 moxibustion 改译作 aibustion，用以代替原来误译的 moxibustion，并提议将“针灸”音译为 Zhenjiu，以正视听。这种观点不能说不正确，但却不符合实际，或者说不符合语言的发展规律。这样的观点不时见诸报刊，给中医对外翻译认识上造成了一定的混乱。因为语言有其自身的运动规律，合理的未必就合乎其运动规律，不合理的就未必不符合其运动规律。

前人所翻译的一些中医术语可能存在着这样那样不尽人意之处，但由于已经流行几百年了，其所指意义与联想意义早已公式化，人们一见到这些词语，就自然而然地将其与中医联系在一起了，既不妨碍交流，又不影响研究，似乎大可不必重译。荀子在《正名》篇中说："名无固宜，约之以命。约定俗成谓之宜，异于约则谓之不宜。名无固实，约之以命。约定俗成谓之实名。"讲的就是这个意思。

三、间接转译的作用和影响

所谓"间接转译"，指的是一个概念的翻译，不是直接从原语转入译入语的，而是经过了一些中间环节。瑞尼对其所搜集的一些中医文献的翻译，就是一个典型的例子。

瑞尼将中文的中医资料翻译成拉丁语，中间经过了三个独立的环节，即从汉语翻译成日语，再从日语翻译成荷兰语，最后由他本人由荷兰语翻译成拉丁语。关于翻译，西方有这样一个说法："误解作者，误告读者，是为译者。"（Commonly mistakes the one and misinforms the other.）这说明翻译很容易歪曲原文之意。一般翻译都是从一种语言到另外一种语言，就这样还难以避免误译、漏译和错译。像瑞尼这样，同样一份材料从汉语翻译成拉丁语，中间居然还经过了日语和荷兰语这样的中转，其误译、漏译和错译的概率可想而知。

在中医西传和西译的历史上，这样的例子还有很多。比如，法国由于 18 世纪资产阶级革命的成功，科学与民主的气氛甚厚，医学发展迅速。针灸等中医疗法在法国得到了较快的传播，一些中医书籍也被翻译成了法文。后来其他一些欧洲国家在向本国介绍中医时，多是将法国翻译的中医书再翻译为本国语。这种中转式的翻译越来越偏离了中医原著的精神，对于中医在西方的传播带来了一定的消极影响。

当然，瑞尼在他所处的那个时代这样做，是不得已而为之。而且，也只有如此方可对原文得以解读。也许大家以为现在时代变了，不会再有人采用这种中转方式翻译中医了。的确，完全采用瑞尼那样的翻译方法是不多见了，但类似的做法仍时有所闻。比如对中医典籍的翻译（无论是翻译成英语还是法语或德语），许多人就不是按照中医经典原著进行翻译，而是找来该书的白话文译本进行翻译。这就是一种中转式的翻译，因为将文言文的原著翻译成白话文，已经过了一次翻译过滤。虽然说文言文和白话文都是汉语，但由于其行文方式和句法结构的不同，文言文的内涵和主旨精神并不能完全化入白话文中。再以白话文为底本翻译成西文，必将使译文再次偏离原著的内涵和主旨精神。这种做法实不可取。

以上概要地回顾了中医西译的早期实践，从有限的几个实例中，不难看出早期译者翻译中医的思路与方法。今天我们研究他们的翻译方法，总结他们的翻译实践，其目的就是要从历史的角度和发展的眼光看待中医对外翻译工作，更新翻译思路和方法，以便能更客观、更准确地翻译中医的理论与方法。

四、中医翻译面临的挑战

自中国改革开放以来，中西方在中医药学领域的交流和合作不断加深，中医药对外翻译工作也随之广泛开展起来。经过中西方译者不断的努力和探索，已取得了很大的发展，一大批中医典籍和论著被翻译出版，为中西方的交流和中医在全球的传播架起了一座坚实的桥梁。但由于中西方文化存在着较大的差异，而中西医从理论到实践都迥然不同，要译好中医并不容易，其翻译的发展道路可以说是一条充满了矛盾与挑战的荆棘之道。由于中西方在文化、语言和民族心理等方面存在着巨大的差异，而中国医药学又是中国特有的一种医学体系。将这样一种独特的医学体系翻译成西方语言，是非常困难的，特别是其基本概念和术语的翻译。

中医的基本概念和用语在西方语言中一般都缺乏对应语，给翻译造成了很大的困难，即便勉强硬译，也很难达旨。例如，英语语言中有 blood，有 deficiency（或 asthenia），却没有 blood deficiency（blood asthenia）这样一个概念；有 kidney，有 water，却没有 kidney water 这样一个说法。目前在翻译这样一些中国医学特有概念时，一般采用的都是仿造法。仿造法是翻译学上的一种方法，但在一般翻译中却很少使用，因为按其翻译的概念的形式和内涵之间并不完全一致，有时甚至风马牛不相及，这在一定程度上妨碍了理解和交流。但如果放弃仿造之法而采用词典解释性译法，势必使翻译之概念冗长烦琐，缺乏实用价值。也有的译者采用比照西医用语的方法翻译中医药学的概念和用语，但这需要对中西医的理论与实践有一个深入的了解和把握，不然便会张冠李戴，指鹿为马。如中医学的“伤寒”（exogenous febrile disease 或 cold attack）与西医学的“伤寒”（typhoid fever）虽然在语言外壳上一一对应，但在内涵上却泾渭分明，绝非同一。

为了解决这些问题，中外译者近几十年来做了很多的理论研究和实践探索，编写出版了不少词典和论著，使这一领域的研究由纯粹的实践探索上升到了理论研究阶段，为中医药学的对外交流开辟了广阔的前景。这个问题学术界早就意识到了，并不断采取措施予以完善。如为了促进交流和指导实践，中国中西医结合学会于 1991 年发起成立了“中医外语专业委员会”，中国中西药学会于 1996 年发起成立了“中医翻译专业委员会”。世界中联于 2008 年发起成立了“中医翻译专业委员会”。学会的成立将使翻译人员有统一的组织和协调机构，为校正翻译实践的发展方向和促进本学科的发展发挥积极意义。在学会的统一组织下，中国各地的中医药翻译人员深入开展翻译研究，有选择、有目的地翻译出版中医论著，加强了与西方各国的交流，使中医翻译的实践与研究得到了更为深入和广泛的发展。

近年来，为了适应对外交流的需要，中国各中医院校普遍开展了外向型中医人才的培养和双语教学的探索。为了促进这一新的中医教育模式的发展，学会组织其成员积极编写双语教材和开展双语教学实践。希望通过双语教材的编写和双语教学的开展，进一步加强中医翻译研究的力度，使理论研究与实践探索有机地结合起来，为中医药对外翻译和交流的开展创造更为有利的条件和途径。

对外翻译介绍中医是一项前无古人的巨大工程，任重而道远。中外译者既须不断努力，又须密切合作。只有这样，才能为中医的国际交流架设起一座坚实的桥梁。相信随着中西方文化的不断交流和相互借鉴，中医对外翻译事业必将于“山重水复疑无路”之窘境跃入“柳暗花明又一村”的理想境界。

五、中医翻译的应对策略和方法

为了解决中医翻译所面临的种种挑战，中西方学者、研究机构和学术团体采取了很多措施，努力探索解决这些问题的策略和方法，为有效解决中医翻译所面临的这些急迫而艰巨的问题开辟蹊径。这些策略和方法大致包括三个方面，即学术研究、人才培养和组织建设。

（一）学术研究

在学术研究方面的发展，主要体现在汉英中医词典、中医翻译研究论文和中医翻译研究著作的撰写等方面。汉英中医词典的编撰，起始于20世纪70年代，主要由中国学者主持进行。20世纪90年代以后，这一工作在西方也得到了很大的推进，为中医的国际化发展奠定了语言基础。在国内外已经出版的汉英中医词典为数不少，但较为流行的大致为以下几部。

广州中医药大学欧明1982年出版的《汉英中医常用词汇》，是国内外出版的第一部汉英中医词典；1986年出版的《汉英中医辞典》，收录了4 000多条中医基本概念和术语，且均附有定义和解释，是国内外出版的第一部有定义的汉英中医辞典，对于完整准确地向西方介绍中医的基本概念和术语发挥了重要的指导作用。欧明是国内外较早研究中医名词术语英译问题的知名学者。他在中医名词术语英译方面的探索，为后来的翻译实践和标准化发展奠定了坚实的基础，成为以后中医翻译实践发展的源泉。WHO西太区在制定中医名词术语国际标准时没有将该辞典纳入其参考书目之中，实在是一大缺憾。在研究中，我们在许多术语的理解和翻译方面，都借鉴和参考了欧明的翻译思想和翻译方法。

人民卫生出版社1987年出版的《汉英医学大词典》“中医药学部分”，是对欧明等早期中医翻译家翻译经验和研究成果的总结和发挥，推进了中医名词术语英译的统一性和完整性。该部分收录了相当数量的中医基本名词术语，且含有一定的注解。其翻译反映了20世纪80年代前后国内外在中医名词术语翻译方面的探索和实践，至今仍然有重要的指导和参考价值。我们在一些名词术语的翻译及其国际标准化研究中，都参考和借鉴了该词典中医药学部分的翻译思路和方法。

英国学者魏迺杰（Nigel Wiseman）主编的《英汉汉英中医词典》（*English-Chinese Chinese-English Dictionary of Chinese Medicine*）和《实用英文中医辞典》（*A Practical Dictionary of Chinese Medicine*），先后于1995年和2002年由我国湖南科学技术出版社和人民卫生出版社出版发行，对国内外的中医翻译实践，尤其是中医名词术语英译的理念和方法产生了很大的影响。魏迺杰是西方中医名词术语英译的代表人物之一，他多年来致力于中医名词术语的翻译及其国际标准化研究工作，著作颇丰，探索颇深，影响颇大。他高举通俗化大旗，对传统中医名词术语的翻译进行了大胆的创新和探索，做出了很多惊世骇俗的创举，在中医英语翻译和中医名词术语国际标准化研究中，颇有另类之风。他的翻译研究一直以来颇受争议，但也颇受关注。他的通俗化思想对于中医名词术语英译的实践和国际标准化的发展，均产生了较大的影响。在WHO西太区的标准中，即在一定程度上采纳了他的翻译思路和方法。所以在我们的研究中，也给予了其翻译实践和探索以极大的关注，并从中吸取了很多值得借鉴的思路和方法。

北京大学中西医结合研究所谢竹藩2002年出版的《新编汉英中医药分类词典》和2004年出版的《中医药学常用名词术语英译》，是较早从中医名词术语国际标准化的角度考虑编写的汉英中医词典，对中医名词术语英译的标准化发展发挥了重要的作用。谢竹藩在中医名词术语的翻译和标准化方面做了长期的实践总结和探索，撰写了大量研究论文，用英文撰写出版了研究专著，开辟了中医名词术语英译及其国际标准化的新天地。他主编的这两部词典，集中反映了中医名词术语翻译实践的历史传承和现实发展，以及他个人在该领域锲而不舍的深入探索和独到思考。他所负责制定的中医基本名词术语国际标准化方案，在2004年

WHO西太区主持召开的首届标准化研讨会上，被指定为主要参考蓝本。

德国汉学家文树德（Paul. U. Unchuld）所编写的《黄帝内经·素问词典》（*A Dictionary of the Huang Di Nei Jing Su Wen*），是国内外第一部研究中医典籍基本概念和术语英译的词典。文树德多年来从事中医药学的研究和英译工作，有多部著作问世。尽管其翻译思路和方法与海内外其他译者的探索有较大的差异，但其独辟蹊径的做法，对于翻译研究者思路的拓展和研究的深化，无疑有积极的促进作用。特别是其"与时俱退"的研究和翻译思路，对于我们在翻译实践中"追本求原""探因索果"无疑有积极的启迪意义。

方廷钰主编的《新编汉英中医学词典》（*New Chinese-English Dictionary of Traditional Chinese Medicine*）于2003年由中国医药科技出版社出版，深入系统地总结了中医名词术语英译的方法和要求，与时俱进地引领了中医名词术语英译标准化的发展。考虑到中外学者近年来出版了不少有关中医药的词典和教材，以及发表了大量论文，方廷钰又对其编写的词典进行了认真的修改。其修订版于2013年出版。

在中医翻译研究方面，20世纪80年代以来，国内外先后有大量的研究论文发表，比较有代表性的是20世纪90年代我们在《中国翻译》等杂志发表的《论中医翻译的原则》《论中医翻译标准化的概念、原则与方法》《论中医名词术语翻译的原则与方法》等系列研究论文以及英国中医翻译家魏迺杰同一时期在西方发表的系列研究文章，对中医翻译事业的发展奠定了基础。但中医翻译的理论研究目前还比较欠缺，研究专著的出版目前还比较有限。1993年在西北大学出版社出版的《中医翻译导论》是国内外中医翻译界出版

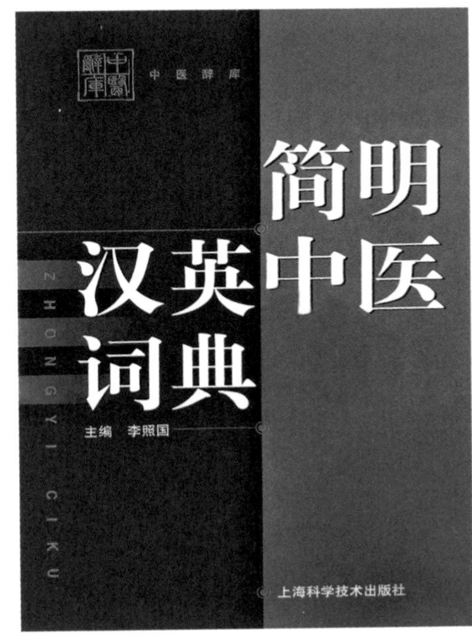

图6-1 《简明汉英中医词典》

的第一部研究著作，1997 年在人民卫生出版社出版的《中医英语翻译技巧》是国内外中医翻译界出版的第一部研究中医语言与文化及中医翻译方法与策略的专著。同时，我们在汉英中医词典编写方面也有一定的经验，主编的《简明汉英中医词典》（*A Concise Chinese-English Dictionary of Traditional Chinese Medicine*）2002 年由上海科学技术出版社出版，WHO 西太区在制定中医名词术语国际标准时，将该辞典纳入其参考书目之中。

（二）人才培养

汉英中医词典的编撰、中医翻译研究论文的发表和中医翻译研究著作的出版，为中医翻译事业的发展、中医翻译人才的培养和中医翻译学术的研究，发挥了重要的指导和引领作用。正是由于这样的指导和引领，才使得中医院校外语工作者理念改变，工作中心转变，教学内容充实，教材设置调整。

据了解，国内首先将中医翻译纳入教学体系的，是广州中医药大学。由于广州中医药大学的欧明、尧蒙述、黄月中等从 20 世纪 70 年代即开始深入细致地研究中医翻译的历史发展、实践探索和现实问题，并先后编写出版了多部汉英中医词典和辞典，在全国吹响了中医翻译研究的号角，在各中医院校，尤其在广州中医药大学，营造了一个非常浓郁的研究和学习氛围，不仅使很多的老师和同学对学习中医翻译产生了浓厚的兴趣，而且使从事教学管理和学科建设的人员对深化和拓展中医院校教学的内容产生了新的想法。

在我们的印象中，大约在 20 世纪 80 年代末期，广州中医药大学即编写了一部未公开出版的中医英译小册子，将中医翻译纳入了研究生的教育之中。这是国内为研究生第一次开设中医翻译课程的学校，其历史和现实意义，可谓不言而喻。正是受广州中医药大学的启发，我们于 20 世纪 90 年代初，在陕西中医药大学为研究生开设了中医翻译课程，也在本科生的大学英语教学中将中医英译的基本理念纳入其中。经过 2 年的教学实践，在 1993 年出版的《中医翻译导论》的基础上，与团队成员一起于 1995 年编写出版了《中医英语教程》，将中医翻译和正在形成的所谓中医英译正式纳入教学体系之中。在此后的几年中，国内有几所中医院校的外语教师和中医专家也根据形势发展的需要，先后编写出版了多部中医英语教科书，如湖北中医药大学和河南中医药大学的一些教师，均从不同的角度，根据不同的文献，按照不同的需要，对中医翻译问题进行了较为具体的探讨和实践，对推进中医翻译事业的发展和完善中医翻译人才队伍的建设，做出了应有的贡献。当然，从学术发展、翻译质量和规范化要求方面来看，各部中医英语教科书都存在诸多需要不断完善、不断修正的地方。这也反映了中医翻译发展的自然历程。

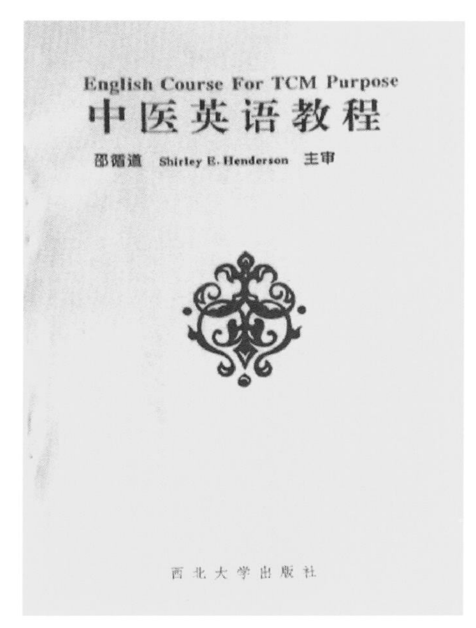

图 6-2 《中医英语教程》

为了进一步完善中医英语教材的建设，我们根据以往的教学体会、翻译实践和研究探索，组织力量开始探索编写比较规范的《中医英语》教材。该教材于 2002 年由上海科学技术出版社出版，先后为多所中医院校所使用，并于 2007 年入选教育部“十一五”规划教材。经过世界中联翻译专业委员会的集体努力和认真修改，该教材的修订版于 2009 年出版，在一定程度上深化了中医英语和中医翻译的学科建设，规范化了中医英语和中医翻译的教学和实践。在此前后，也有其他一些中医英语教材先后问世，进一步丰富了中医英语的学科建设，推进了中医翻译的规范化研究，加快了中医翻译的人才培养和团队建设。

正是由于中医英语和中医翻译的教学实践和教材建设的不断发展，中医英语和中医翻译的课程建设逐步提到了中医院校学科建设的议事日程。从此之后，很多中医院校开始培养中医英语和中医翻译的教学队伍，开设了相应的课程，制定了比较客观实际的考核标准体系。目前，很多中医院校都建立了外语学院，力推中医英语和中医翻译的学科建设。即便是没有建立外语学院和外语系部的中医院校，也始终将中医英语和中医翻译纳入其基本教学体系之中，成为中医教育的基础课程。

近年来，国家有关方面也开始关注中医英语和中医翻译的学科建设问题，并就不同中医院校中医英语和中医翻译教学的发展进行了评估和考察，以便能规范其学科建设、人才培养和课程设置。经过深入的考察和认真的研究，国家中医药管理局 2012 年组织专家对中医院校的中医英语和中医翻译学科建设进行了总结和评估，北京中医药大学和贵州中医药大学的中医英语学科，最终被评为中医院校国家级的重点学科。这一评估，不但极大地鼓舞了这两所中医院校以更大的热情和努力加快中医英语及中医翻译的学科建设，也极大地推进了中医英语和中医翻译学科建设在全国范围内的广泛开展。

在中医翻译界的积极努力下，在国家有关方面的鼓励下，在中医国际交流的推动下，近年来，一些中医院校在学科建设的基础上，设立专业基地，强化教学实践、翻译研究和学科建设。如江西中医药大学近年来申请建立了中医院校的第一个中医翻译研究基地，组建了 30 多人的研究团队，在翻译实践、翻译研究和翻译教学方面，均有一定的建树，并逐步形成了独具特色的翻译和教学理念、实践和研究方法。

（三）学术组织建设

学科建设重人才培养，人才培养重在团队建设，团队建设重在组织建设。为了促进中医翻译的人才建设事业，从 20 世纪 70 年代开始，国内一些中西医院校及科研机构的学者和研究人员即开始凝聚力量，培养人才，组建团队，为中医翻译界的组织建设奠定了基础。当时的中国翻译界逐步形成了南北两股强大的队伍。

北方队伍的代表是谢竹藩、马堪温、黄孝楷、方廷钰。他们既独立研究，又综合实践。其中谢竹藩与黄孝楷联合编写了《汉英常用中医药词典》，1980 年由《中国中西医结合杂志》连载，1984 年由香港商务印书馆出版并向国外发行。1987 年卫生部组织学界精英编撰《汉英医学大词典》，为了解决中医部分的编撰困难，有关方面遂指派谢竹藩与黄孝楷等人脱产到江苏瓜洲逐条修订，历时 2 个月，终使词典得以顺利出版。同一时期受国家中医研究院的委托，谢竹藩又与其他学者合译了《中国针灸学》一书，该书现已成为国外多家针灸学校的指定教科书。马堪温主要从事医学史的研究，其中也涉及中医对外传播和翻译史。在研究医学史的同时，马堪温也参与了中医翻译及其研究工作。将“中医”译作traditional Chinese medicine，据说就是马堪温的首创。方廷钰参加了《汉英词典》的编写，并负责其中有关中医术语的翻译工作。该词典从20世纪70年代初开始编写，首版于1978年问世。

南方队伍的代表是欧明、蒙尧述、黄月中等广州中医药大学的著名专家，当然也包括湖南中医药大学的帅学忠等人。其中最为重要的是欧明，他是现代中国中医翻译事业的奠基人和创始人。1982年他组织编写出版《汉英常用中医词汇》，是海内外的第一部汉英中医词典，为中医英译在国内外的广泛开展奠定了坚实的基础。他翻译中医的基本思路和方法今天依然深刻地影响和引领着中医翻译界。欧明1986年出版的《汉英中医辞典》，是国内外出版的第一部有定义的中医辞典。直到现在，一般的汉英中医词典都是词对词的翻译。这样的词典虽然简洁，但内涵却比较欠缺，信息也比较缺少，不利于西方读者完整准确地掌握中医基本概念和术语的实际含义。

在南北方这两大队伍的引领下，中医翻译事业——尤其是中医英译——从20世纪80年代开始就在国内广泛开展起来。在他们所编写的词典、所积累的经验、所构建的体系指导下，国内中医翻译的力量逐步得以凝聚，形成了更为强大的团队，进一步推动了中医翻译事业的发展。其中的代表人物，为山东中医药大学的徐象才和张恩勤。从20世纪80年代中期开始，他们先后组织了各中医院校的专家学者以及外语工作者和翻译人员，编写出版了两套汉英对照中医系列丛书。其中张恩勤组织编写翻译的中医系列丛书为《汉英对照实用中医文库》，1990年由上海中医学院出版社出版。徐象才组织编写翻译的中医丛书为《汉英实用中医药大全》，1991年由高等教育出版社出版。

这些团队建设，不但有效地加快了人才的培养和推进了中医翻译事业的发展，也为中医翻译的组织建设奠定了基础。中国中西医结合学会1991年建立的“中医外语专业委员会”，就是在徐象才组织的《汉英实用中医药文库》编译团队的基础上创建起来的。该委员会是国内外第一个中医翻译的学术组织，首次将全国各中医院校和研究机构从事中医翻译的人员组织起来，凝聚力量，拓展思路，为中医翻译的学科建设和人才培养开辟了一条新的路径。当然，由于种种原因，这一委员会自1993年在威海举行了第二次学术会议之后，便没有任何活动了，实在是中医翻译组织建设方面的一大缺憾。但其在中医翻译组织建设方面的努力，还是产生了很大的影响。

1996年，中华中医药学会在上海中医药大学筹备成立了“中医翻译专业委员会”，延续了中国中西医结合学会于1991年成立“中医外语专业委员会”的理念和目标，再一次凝聚了全国中医院校和研究机构的学术力量。为了进一步加强中医翻译的组织建设，凝聚全球力量加快中医走向世界的步伐，实现中医国际标准化的理想和信念，2003年由世界各国学术团体、学术机构和学术组织联合成立的“世界中医药学会联合会”，于2008年8月1日在上海师范大学成立了“世界中医药学会联合会翻译专业委员会”，将全球从事中医翻译的学者和专家凝聚起来，为中医在全球的传播和传扬铺平了道路。在该组织的凝聚和推动下，该委员会的主要成员先后参加了WHO和ISO等国际组织有关中医术语国际标准研制的工程，既锻炼了中医翻译的队伍，又促进了中医翻译国际标准化的实现。

第二节 中医西传的现代发展

进入20世纪之后，特别是21世纪以来，中西方之间在文化、经济等方面的交流不断深入。在这样的时代背景下，中医药在西方的传播也得到了一定的发展，中医药对外传播的突出特点有三，一是中国学者开始涉足中医药的对外传播和翻译，二是英语开始在中医对外传播和翻译中逐步占据主要地位，三是翻译的内容开始由针灸学扩展到史学和药学等中医药学的其他领域。但更为重要的是，20 世纪初期开启了中医经典著作翻译的先河，20 世纪中期中国学者发挥了历史性的重要作用，20 世纪后期和 21 世纪初期，中医名词术语英译标准化的国内和国际工程先后启动，从而使中医的国际化和中医翻译的学科化进入了一个崭新的阶段。

一、开启中医经典著作翻译的先河

在中医对外翻译领域，经典著作的翻译始终是最为重要但也最具挑战性的工作。自 18 世纪中医开始逐渐传入西方以来，翻译工作基本停留在基本概念的介绍和基本信息传递等方面。即便是涉及翻译实践和研究的问题，也多与名词术语的解读和表达有关，与经典著作的翻译还有相当大的距离。

直到 20 世纪上叶，随着东西方交流的不断深入，作为中华文化重要代表的中医再次引起了西方学界的关注，为中医在西方的传播和发展开创了新的路径。正是在这一时期，中医药经典著作的翻译才有了突破性的发展。其标志性的发展，就是美国人艾尔莎·威斯（Ilza Veith）1945 年 2 月在有关机构的支持下，在约翰·霍普金斯大学医学史研究所里开始翻译《黄帝内经·素问》。经过 4 年的努力，她完成了《素问》前 34 章的翻译，并将其编辑成册于 1949 年出版。该译本语言流畅，排版精美。虽然她的翻译在释义方面存在着颇多值得研究的问题，但其翻译实践本身却具有划时代的意义，对中医药在西方的传播和发展的影响，是人所共知的。

威斯翻译的《素问》前 34 篇出版之后，在西方产生了很大的影响，使很多人对中医产生了浓厚的兴趣。由于其对一些基本概念的理解和翻译出现了较大的偏差，也导致了读者对中医基本理法方药的误解。比如《素问·脉要精微论篇》说“夫精明者，所以视万物，别黑白，审长短；以长为短，以白为黑，如是则精衰矣”（The eyes function to observe things, distinguish white from black and differentiate long from short. If the eyes take long as short and white as black, it is a sign that essence is declining.）。其中的“视”“别”“审”三个动词，形象地描绘了眼睛观察事物、分辨黑白、审视长短的生理功能。威斯却将这句经文译作：But those who are skilful and clever in examination observe every living creature. They distinguish black and white; they examine whether the pulse is short or long. When they mistake a long pulse for a short one and when they mistake white for black or commit similar errors, then it is a sign that their skill has deteriorated. 原文中的“精明”指的是眼睛，威斯却将其理解成了精明的人（those who are skilful and clever in examination），与原文可谓风马牛不相及。

类似这样的误读、误解和误译情况在威斯的译文中，为数甚多。这当然与当时中医和中国文化在西方的有限传播有一定的关系。事实上，即便在中西方之间的交流颇为深入和广泛的今天，对《黄帝内经》等中医和中国文化典籍的误读、误解和误译的现象，依然颇为普遍。目前在国内外出版的《黄帝内经》《难经》《伤寒论》和《金匮要略》等经典著作的各种译本，即从不同的角度和侧面充分说明了这一点。但从文化交流和翻译实践的角度来看，出现这样的问题，也是颇为自然的。无论如何，中医经典著作的翻译对于中医完全、系统、深入地走向世界，无疑发挥了重要的作用，同时也使中医翻译在深度和广度方面都得到了极大的升华。

二、中国学者发挥了历史性的重要作用

从 18 世纪到 20 世纪初的这 200 多年间，虽然中医已经逐渐地传入西方，但中国学者的参与度却非常的有限。所以 1948 年在《中华医学杂志》的《西译中医典籍考》一文中，王吉民感慨地说：“考吾国经史各

书，大都有译作。即小说一类，如《三国志》《红楼梦》《西游记》《聊斋志异》《今古传奇》等，亦有译本。独关系人类消长之医书，尚不多见。同志中有欲振兴中医，发扬国粹者，尽秉生花之笔，选重要之书，亟为移译，以供西方学者之研究，而促世界医学之进步，是以吾辈应负之责也。”

20世纪以来，中国学者便开始加入了中医西传的行列。比如20世纪50年代的时候，中国学者黄雯和梁伯强翻译了《素问》的一些主要部分，并对其详加评注。黄雯的译文为英文，发表于《中华医学杂志》第68卷第1～2期。梁柏强的译文为德文，发表在 *Sudhoff's Archiv Geschichte Der Medizin Bd. Heft 2*。这是中国学者首次翻译中医经典著作，为嗣后中国学者的积极参与、大力实践和认真研究指明了方向。改革开放以来，随着中西方之间在经济和文化领域的交流与合作日益拓展，中医药对外交流与合作发展迅速。特别是20世纪70年代中国成功研制针刺麻醉术之后，中国古老的医学理论和实践再一次在西方乃至于全世界引起了广泛的关注。中国学者的积极参与中医的对外交流，已经成为时代的重任和历史的责任。

在WHO的推动下，以针灸为代表的中国医药学开始在世界各地扎扎实实地传播、应用和发展起来。为了使中医药在各国的医药保健事业中发挥更大的作用，WHO主持制定了有关针灸疗法的适应证，并在许多国家开设了培训国际针灸师的传统医学国际合作中心。为了适应这一发展，中国政府有关方面组织专家编写了《中国针灸学》英文教材，供各传统医学国际合作中心教学使用。这也是中国官方组织编写的第一部英文版的中医教材，对于中医英文教材的建设、中医药的对外传播的健康发展以及中医英语翻译的规范化都发挥了积极的作用。这也是中国学者首次有组织、有纪律地参加中医对外传播工程。

正是在这一时期，中医的英语翻译问题引起了学术界——特别是医学科技界——的极大关注。一批早期毕业于教会学校的医学家——主要是中西医结合学家——开始认真思考、总结和研究如何将中医的基本概念和术语翻译成英语的问题。其代表人物有原北京医科大学的黄孝楷、谢竹藩，中国中医科学院（原中国中医研究院）的马堪温、陈可冀、吕维伯，广州中医药大学的欧明，湖南中医药大学的帅学忠，等等。其中黄孝楷、欧明和帅学忠20世纪70年代先后编写了汉英中医词典，开启了中医英语翻译研究的先河。特别是欧明1982年出版的《汉英中医常用词汇》及1986年出版的《汉英中医辞典》等，对中医基本名词术语的英语翻译进行了系统的归纳总结，为嗣后中医英语翻译在国内外的实践探索和理论研究奠定了坚实的基础，至今仍然是指导中医英语翻译实践及中医名词术语英译研究的"备急千金要方"。

三、中医名词术语英译标准化工程启动

由于中医是中国特有的一门传统医学体系，且其理论和实践均根植于中国传统文化，不但在理论体系和诊疗方法上与西医学迥然不同，而且在术语体系和表述方法上与西医学也泾渭分明。所以在西方各国语言中，一般都缺乏中医对应语，给中医的对外翻译和国际交流造成了很大困难。自20世纪70年代以来，由于中国针刺麻醉术的成功应用，古老的中医药学再次引起了国际医学界和学术界的关注，中医药的对外传播和交流也因此得到了极大的推动和发展。中医药的翻译——特别是英语翻译——也因此而在海内外广泛开展起来。但在其蓬勃发展的背后，一个潜在的难题也日益凸显出来，成为翻译人员和研究人员必须面对但又无法有效加以解决的问题。这个颇为棘手的问题就是中医名词术语的翻译及其国际标准化。

由于理解的偏差和翻译的偏颇，中医名词术语在国内外的翻译极不统一，一词多译、数词同译、概念交叉等弊端日积月累，不但阻碍了中医翻译事业的健康发展，而且直接影响了中医药国际化的发展进程。这一问题不但引起海内外有关学者的关注和研究，也引起了国家有关方面和WHO的重视。1982年WHO委托西太区组成一个工作小组，开始对针灸经穴名称的国际标准化问题进行研究。经过多次国际会议的协商和各国专家的研究，WHO西太区最终于1989年和1991年颁布了其主持制

定的针灸经穴名称的国际标准，在中医名词术语英译国际标准化进程中，做出了有益的探索。尽管这一标准还有很多需要进一步完善的地方，但其对中医走向世界的促进和中医名词术语国际标准化发展的影响，是有目共睹的。

中国国家中医药管理局（以下简称“中管局”）和全国科技名词术语审定委员会（以下简称“全国名词委”），也先后主持开展了有关中医名词术语国家标准（以下简称“中医国标”）和中医名词术语英译国家标准（以下简称“中医英译国标”）的研制工作。如全国名词委在本世纪初即成立了中医委员会，开始着手制定和审定中医名词术语的中英文国家标准。2004 年全国名词委所颁布的《中医基本名词术语》，即在各术语之后附录有相关的英文翻译，在中医名词术语英文翻译标准制定方面做出了有益的探索。关于这方面的发展，镐京学者在《译海心语——中医药文化翻译别论》和《中医基本名词术语英译国际标准化研究——理论研究、实践总结、方法探讨》等书著及 2003—2010 年以来在《中西医结合学报》所发表的一系列研究文章中，做了较为系统的介绍，这里不再赘述。

为了进一步促进和完善中医名词术语国际标准（以下简称“中医国际标准”），WHO 2009 年开始实施 ICD-11（即“国际疾病分类”第 11 版）传统医学部分的研制工作，首次将传统医学——主要是中医药学——纳入其中，这为中医国际标准的实现提供了一次难得的机遇，必将对中医名词术语的英译及其国际标准化产生深远而持久的影响。在这一工程的影响和推动下，中医药学基本名词术语的翻译及其国际标准化问题已经从理论研究、实践总结和学界论争进入了实际推进、具体操作和国际协调阶段。为了适应这一国际形势的发展，为了有效地推进这项工作并矫正其发展方向，中管局也迅速组织国内中医界和翻译界的学术力量，组建了中国的专家团队和工作小组，及时立项，多次召开国内和国际会议，协调各方立场，有效地促进了这项工作的开展。在中管局的直接领导和指导下，国内课题组开展了多项专题研究，初步制定了中医国标的英文版和参与 WHO/ICD-11 传统医学部分的中国推荐方案，在中医国际标准方面做出了深入而扎实的理论研究、实践总结和方法探索。虽然目前有关各方在中医名词术语英译及其国际标准化的概念、原则和方法方面，还存在着一定的分歧，但各方都在不断采取措施努力推进这一工作的开展，在很多方面已有逐步趋同的迹象。这是值得肯定的发展，也是必须充分认识的现实。

同时我们还必须清醒地认识到，中医国际标准的研究和制定是一项长期、系统、复杂的工程，其所涉及的不仅仅是医学、语言和翻译的问题，有时还与国家文化主权、民族知识产权以及地缘政治等问题密切相关。这些问题自然不是翻译理论和方法所能有效解决的，往往需要有关国家和组织通过协商，甚至通过谈判来逐步加以解决。这是我们在推进这一工程的同时，必须时刻保持清醒头脑的根本原因所在。

自 2004 年以来，笔者曾先后参加了中管局、全国名词委、WHO 和世界中联等单位和国际组织所主持开展的有关中医国际标准的研究和制定工作，具体参与了一些标准的研制和审订，深刻地体会到中医国际标准的研制是一项不同于一般学术研究的重大而又复杂的课题，亲身体验了这一工程在启动、实施和推进过程中所遭遇的种种艰辛和困难，同时也积累了大量的一手资料，深切感受了中医药在走向世界过程中的语言、文化和民族心理的巨大挑战。目前作为中国专家组和工作组成员以及 WHO 专业顾问组（topic advisor group, TAG）成员和 ISO/TC 249（世界标准化组织中医药学国际标准技术委员会）术语组注册专家，笔者正在积极参与有关国际标准的研制和审定工作。本书的部分编写内容就是根据笔者多年来从事中医英语翻译的体会和参与中医国际标准研制的感受，并结合翻译学、语言学和文化学的相关理论，对中医名词术语英译及其国际标准化问题进行较为系统的实践总结、方法探索、理论研究和方案制定，旨在为中医对外传播工作的进一步开展提供具体的文献总结和实践指导。

中医名词术语的翻译及其国际标准化问题，是一项长期而复杂的系统工程。其中所涉及的语言、文化和民族心理等问题往往又与一定的国际政治、地缘政治和文化主权等问题交织在一起，使其在操作层面上常常超越了翻译研究的一般理论和方法。对此，我们必须有清醒的认识。同时，我们也必须更新观念，拓宽视野，重新审视其概念、原则和方法。

第三节
当代中医翻译事业的发展

所谓“当代中医翻译事业”，指的是20世纪以来中医翻译在国内外的发展，特别是WHO、ISO和世界中联等国际组织的参与、指导和推动。

一、20世纪——中医典籍英译及其术语规范化研究的起步阶段

20世纪是中医在西方复苏并逐步得以发展的关键时期。在这一关键时期，中医翻译也发挥了重要的作用，为中医在西方的复苏和发展奠定了语言基础。特别是中国学者的积极参与、深入研究和努力探索，为中医翻译事业的发展奠定了实践基础和文化基础。

（一）中医典籍翻译——缓慢起步，稳步推进

进入20世纪后，随着中西方在政治、文化和经济领域交流的不断深入，中医传入西方的历史进程也在不断加快。特别是20世纪70年代以后，随着中国针刺麻醉术的研究成功和中美之间关系的改善，中医进入西方世界的步伐大大加快。与此同时，如何翻译中医典籍及如何规范中医典籍术语的问题，也引起了一些西方学者的注意，并开始对其加以研究，从而开创了中医典籍翻译及其术语规范化研究的先河。

20世纪初，一些有关中药学内容的书籍继续在西方编译出版，如1911年司徒柯德（G. A. Stuart）出版了编译自《本草纲目》中第12～37卷的内容，以《中国药物草木部》（*Chinese Materia Medica: Vegetable Kingdom*）之名出版。1920年英国人伊博恩（B. E. Read）在北京协和医院开始节译《本草纲目》，于1949年完成。同时伊博恩还于1946年出版了其译介的《救荒本草》。这些编译著作均与药物的研究有关，且编译者多为医务工作者。其编译的目的是向西方介绍中国的药学知识。

直到20世纪中叶，中医典籍的翻译及其研究问题，才开始提到议事日程。其标志性发展便是美国人威斯英译的《黄帝内经·素问》节译本。在该节译本的前言中，威斯对《黄帝内经》的学术体系、思想传承及其理解翻译做了较为系统的介绍。尽管她对这部经典基本概念的释义常常南辕北辙，对其语言的理解往往似是而非，但其译著面世之后，在西方世界，特别是汉学界，还是引起了一定的轰动。因为在此之前，传入西方的有关《黄帝内经》的思想和理论，只零散地出现在某些有关中国文化或中国医学的论著之中，而且往往都是只言片语或有限节引，使西方读者很难窥一斑而见全豹。威斯所翻译的《黄帝内经·素问》81章的前34章，可谓开启了中医典籍翻译之先河。此后半个世纪以来，中医四大经典中的三部——《黄帝内经》《难经》《伤寒论》——陆续翻译成英文在东西方出版，为中医的西传奠定了理论基础。

1973年，美籍华裔学者吕聪明英译了《黄帝内经·灵枢》（*The Yellow Emperor's Book of Acupuncture*），由东方文化学院出版社（Academy of Oriental Heritage）出版。1978年，他的另一部书《内难全集》英译本（*The Yellow Emperor's Classic of Internal Medicine and The Difficult Classic: Complete Translation of Nei Jing and Nan Jing*）由东方文化学院出版社出版。1986年，德

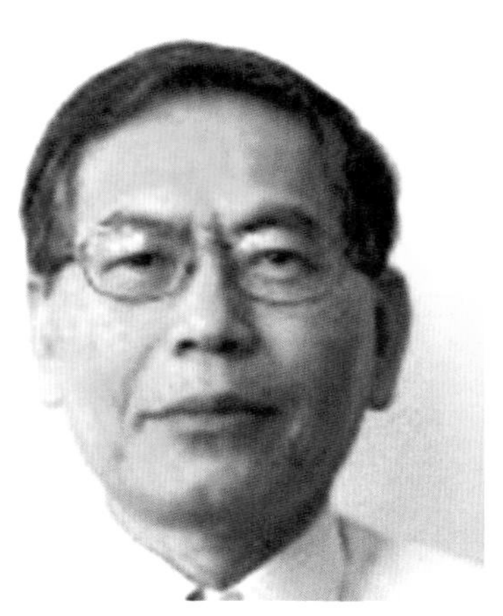

图6-3 吕聪明

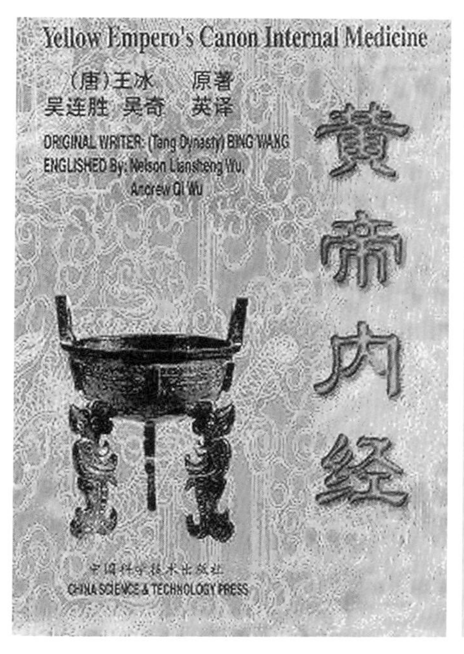

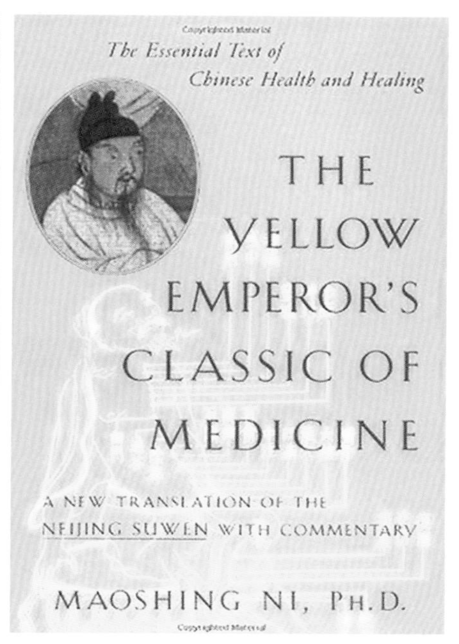

图 6-4 《黄帝内经》英译本

国慕尼黑大学医史研究所所长汉学家文树德完成了《难经》的英译，由加利福尼亚大学出版社出版。全书包括《难经》的原文、译文及历代学者对《难经》的研究成果。1981 年美籍华裔学者许鸿源（Hong-yen Hsu）（1917—1991）翻译的《伤寒论》出版。1995 年美国华裔中医师 Maoshing Ni 编译的《素问》（*The Yellow Emperor's Classic of Medicine: A New Translation of the Neijing Suwen with Commentary*）出版。1997 年旅美华人中医师吴连胜和吴奇父子翻译的《黄帝内经》汉英对照全译本（*The Yellow Emperor's Canon Internal Medicine*）出版。1999 年美国蓝罂粟出版社（Blue Poppy Press）编辑 Bob Flaws 翻译的《难经》（*The Classic of Difficulties: A Translation of the Nan Jing*）由该社出版。

（二）术语规范化研究——由点到面，深入系统

经过近 300 年的对外传播和交流，特别是经过 20 世纪中后期的典籍翻译的深入开展，西方在中医英语翻译，特别是中医典籍翻译方面，积累了一定的经验，取得了一定的进展。同时在翻译和交流过程中也出现了很多亟待解决的问题，包括如何从语言、文化和医理方面解读和诠释中医典籍理法方药的问题，以及如何正确理解、翻译和规范中医典籍术

语的问题。尤其是中医典籍术语规范化的问题，一直是西方中医界和中医翻译界持续关注的热点问题。

20 世纪 80 年代以来，西方的一些汉学家、中医学家和中医翻译家，便开始对中医在西方长期传播、交流和翻译的历史，尤其是对中医典籍翻译的方法、术语的统一和规范等问题，进行深入的总结和研究，试图找到殊途同归的路径。其代表人物有德国慕尼黑大学的文树德（Paul U. Unschuld）和满晰博（Manfred Pockert）、英国中医翻译家魏迺杰（Nigel Wiseman）。

文树德从考据学入手，试图通过解读中医典籍概念和术语的原始内涵对其加以正确的翻译和统一。他在这方面的研究，集中地体现在他所翻译出版的《难经》和《黄帝内经·素问》的具体实践中以及其他相关的介绍和说明中。满晰博是西方最早注意并潜心研究中医典籍术语规范化问题的汉学家。他在 20 世纪 50 年代便对中医典籍及其术语进行了系统地研究分析，认为中医是世界上最成熟的一门科学，西方任何语言都不足以准确地表达其概念的实际内涵。所以他选择了用拉丁语翻译中医术语，并且根据拉丁语的词法并结合中医概念和术语的基本内涵和特点，为中医制定了一套相当规范的拉丁语术语系统。

英国中医翻译家魏迺杰，是西方当代最有影响的中医翻译家和中医术语规范化研究者和实践者。他在总结前人实践经验和研究成果的基础上，推陈出新，提出了一整套异化加俗化的翻译方式。他从中医典籍所使用的汉字解读和翻译做起，逐步将较为常用的中医术语采用通俗的异化方式加以翻译，形成了具有鲜明时代特点的翻译理念和方法，并在此基础上制定出一套标准化方案。这个方案集中体现在他所编写的《实用英文中医辞典》（*A Practical Dictionary of Chinese Medicine*）中，该词典 1998 年由美国标登出版社出版。他所提出的中医术语翻译方法在西方具有较大的影响，美国三大中医文献出版社中的两个——标登出版社（Paradigm Publications）和蓝罂粟出版社（Blue Poppy Press）——即以他所翻译的中医术语为标准。

此外，一些国际学术组织——特别是 WHO——也对中医术语英译的规范化问题给予了一定的关注。为了规范化针灸经穴名称，WHO 1982年委托西太区组成了一个工作组，研究针灸经穴名称的国际标准化问题。该工作组由相关国家的专家所组成，经过多次会议讨论和协商，于1991年颁布了《针灸经穴名称国际标准》(*Standard Acupuncture Nomenclature*)。尽管该标准还存在着这样那样一些理解和翻译的问题，但作为第一个中医学科术语国际标准的问世，对于中医国际化无疑起到了积极的推动作用。

（三）理论与方法研究——共识逐步形成

中医翻译的研究工作，开始于20世纪50年代，发展于20世纪70年代，进步于20世纪90年代。中医翻译的研究大致包括三个方面，即术语研究、文献研究和理论研究。

1. 术语研究　中医术语的翻译问题，很早就引起了一些学者和译者的关注。与其他领域的翻译一样，术语翻译也是中医翻译面临的首要问题。18世纪西方医师翻译介绍中医时对"针法"和"灸法"的翻译，就反映了他们对术语翻译的思考及其方法的选择。术语翻译的问题不仅是早期的译者所面临的问题，也是今天的译者所面对的问题。术语的翻译不仅仅涉及理解和方法的问题，而且还涉及统一性和标准化的问题。对这一问题的实际研究，大约起始于20世纪50年代，发展于20世纪70年代，其代表人物为德国的满晰博和中国的欧明。

满晰博，1933年出生于捷克，后移居德国。20世纪50年代开始学习中医，先后远赴日本、新加坡和我国港台等地访学，开始研究和翻译中医，以在西方传播中医学为己任。为了从根本上解决中医术语翻译的统一性和标准化问题，满晰博采用拉丁文和词素翻译法翻译中医的术语，为中医制定了一套颇为规范的术语体系。虽然这一做法最终没能在学术界和翻译界得以推广和普及，但其研究的思路和翻译的方法却深刻地启发了后来者，并在一定的程度上和范围内引领了中医翻译事业的发展。20世纪70年代蒙尧述的分析和总结以及20世纪90年代初我们撰写出版的《中医翻译导论》的研究和思考，即充分说明了这一点。

从18世纪旁特等人对"针法"和"灸法"的翻译，到20世纪50年代满晰博采用拉丁语对中医术语的翻译，都反映了传播和翻译中医的学者对中医术语翻译的思考和探索。20 世纪 70 年代，随着中医在西方的复苏和中医西传的推进，这一问题再次引起了学术界的关注，尤其是中国医学界和翻译界的重视，相关的学术研究和讨论也因此而开展起来。《中国中西医结合杂志》和《中医杂志》率先发表了一些文章，分析和研究了术语翻译的问题，提出了解决这一问题的意见和建议，开启中医术语翻译研究的先河。特别是欧明 1979 年在《广州中医学院学报》上发表的文章，总结和分析了中医术语翻译的实践和问题，提出了中医术语翻译的理念与方法，是中医翻译界发表的第一篇专业论文。

欧明所发表的这篇论文，是对自己及其团队多年来研究中医术语翻译并在此基础上编写汉英中医词典的经验总结。欧明 1982 年出版的《汉英常用中医词汇》（*Chinese-English Glossary of Common Terms in Traditional Chinese Medicine*）和 1986 年出版的《汉英中医辞典》（*Chinese-English Dictionary of Traditional Chinese Medicine*），就是中医术语翻译研究的杰出成果，至今还发挥着重要的指导作用。

2. 资料研究　资料整理和研究是学术研究的基础。只有完善了资料的整理和研究，才能从根本上推进学术研究的发展，才能为后来者对相关问题的认识、总结和思考奠定基础。

德国中医翻译家满晰博在翻译介绍中医时，大约就关注了前人的翻译实践，并发现了中医术语翻译中统一性的缺乏，因此而萌生了以拉丁语为中医制定规范化的术语体系。正如严复翻译《天演论》时所提出的“信、达、雅”一样，一方面是自己翻译实践的体会和感悟，另一方面也是对前人翻译观念的分析和总结。关于这一点，钱钟书在《管锥编》第三册中谈到支谦的《法句经序》时说：“严复《天演论》弁例所标：‘译事三难：信、达、雅’，三字皆已见此。”满晰博和严复虽然对前人的翻译实践有所考察和思考，并因此而形成了自己的翻译理念，但却对前人翻译实践的相关资料缺乏整理。

从现有的文献记录来看，国内外学术界首位对中医在西方传播和翻译的文献资料进行整理的是王吉民。王吉民 1910 年毕业于香港西医大学堂。民国时期先后担任中华医学出版社社长、中华医学会副会长、中华医史委员会主席、医史博物馆馆长等重要职务。作为一位医学家和医史学家，王吉民不仅极大地推进了中国医学的发展和医史的研究，而且在中医对外传播和翻译方面也做出了巨大的贡献。他与伍连德合著的英文版《中国医史》，于民国二十一年（1932）出版。该书第一部分为中医史，第二部分为西医在中国的传播和发展史。中医史从盘古开天辟地开始，系统而深入地总结中医发展的历程，总结了其理论思想和治疗方法。有关中医的历史、理论和方法是用英文撰写的，自然涉及主要概念和术语的英译以及中医典籍的翻译问题。

对于中医翻译的理论和方法，王吉民虽然没有具体的分析说明，但其对中医基本概念和术语的翻译，特别是对《黄帝内经》等中医典籍主要内容的翻译和介绍，就比较具体而形象地展示了他的中医翻译理念和方法，在中国开辟了中医翻译及其研究的先河，为后来译者的翻译实践和翻译研究奠定了基础。

20 世纪 60 年代，依然在医史博物馆工作的王吉民，对中医西传的发展历程进行了深入细致的研究，搜集整理了大量资料，与傅维康联合编写了两部有关中医西传的史料。其中 1963 年《中国医学外文著述书目》（*Catalogue of Publications on Medicine in China in Foreign Languages*），“收集了从公元 1656—1962 年 300 年间有关中国医学的外文译著（日文除外）包括我国医学发展概括、中医传到外国的历史和在外国的应用情形，以及西医传入我国的经过等资料”，包括通论、医史、脉学、临床各科、针灸、药学、临床保健、书刊、传记、其他十个方面，比较系统地总结了中医西传和西医东传的历史。中医西传史料自然包括翻译这一重要方面，为后来的中医翻译及其研究提供了重要的史料。

20 世纪 60 年代中国中医研究院（现中国中医科学院）成立之后，设立了医史研究所，其研究范围也包括中医对外传播史研究。其代表人物为马堪温。马堪温对中医西传的历史——包括翻译的实践和存在的问题——进行了系统的研究和总结，对相关文献资料进行了深入的分析和总结，提出了许多颇具历史和现实意义的观点和看法，为今天研究和探索中医走向世界的思路与方法提供了有益的借鉴。

3. *理论研究* 对于中医翻译的思考、总结和研究，可谓久矣。早期向西方介绍中医的传教士和医务人员，在谈到中医的理法方药时，很自然涉及对其基本概念和用语的理解和表达的问题。由于这些概念和用语在西方的语言中都比较或缺，早期的传教士和医务人员就不得不慎重地考虑，审慎地表达。将“针刺”译作 acupuncture，将“灸法”译作 moxibustion，就是最为经典的例子。

但从翻译的角度、从语言的层面、从文化的视野对中医翻译问题进行深入研究和系统总结，提出较为客观实际的原则、标准和方法，并以此为基础建立中医翻译的理论、方法和标准体系，在早期对外介绍中医的人员中，还是比较罕见的，甚至可以说是从未有过的。直到 20 世纪，这一问题才逐步得以推进，并得到了实质性的进展。

第一位从翻译的角度关注中医问题的，是中国学者王吉民。在用英文撰写《中国医学史》时，王吉民很自然地会对中医翻译的历史、发展及问题进行深入的思考和总结，尤其是对中医基本术语的翻译问题，一定会有深入系统地研究和分析，并有非常深刻的感受和非常急迫的希望。1948 年在《中华医学杂志》发表的一篇题为《西译中医典籍考》的文章中，王吉民感慨地说：“考吾国经史各书，大都有译作。即小说一类，如《三国志》《红楼梦》《西游记》《聊斋志异》《今古传奇》等，亦有译本。独关系人类消长之医书，尚不多见。同志中有欲振兴中医，发扬国粹者，尽秉生花之笔，选重要之书，亟为移译，以供西方学者之研究，而促世界医学之进步，是以吾辈应负之责也。”

第一位从术语的角度系统研究、分析和思考中医翻译的，是德国学者满晰博。满晰博关于中医术语的翻译及其标准的观念和方案，此前已经做了简要的介绍，这里不再赘述。需要说明的是，满晰博所制定的中医术语标准化拉丁语方案，虽然没有为世界各国的中医工作者和中医翻译工作者所接受，但从语言学和标准化的角度来看，其研究对于今天研究中医术语翻译及其国际标准化，甚至对于任何一个领域的专业翻译或普通翻译而言，都有非常重要的参考意义和借鉴的价值。这一点非常值得我们思考。

第一位从实践和方法的角度对中医翻译问题进行系统总结和研究的，是中国的医界泰斗和学界贤人欧明。欧明关于中医翻译问题的思考，尤其是关于中医术语的翻译及其规范化的研究，此前也已经做了简明扼要的介绍，这里不再重述。需要说明的是，欧明对中医翻译的研究，尤其是他发表的中医翻译界的第一篇专业论文，特别是他编写出版的多部中医术语翻译词典和辞典，对于我们今天从事中医翻译实践和研究的人来说，学术意义依然重大，指导作用依然巨大，引领价值依然非凡。从事中医翻译的学人，从事中医翻译研究的学者，如果不了解欧明的中医翻译理念和方法，就无法科学地把握中医翻译的历史脉络和发展轨迹，就更无法客观地明确中医翻译中合璧东西思路和贯通古今的方略。

第一位从中西医学比较、中西语言比较和跨文化交际的角度对中医翻译，尤其是中医术语的翻译及其标准化问题进行系统而深入的总结和研究，并因此而在国际上产生了重大影响的，是英国的汉学家魏迺杰。关于魏迺杰的中医翻译研究及其词典编写，此前已经做了简要的介绍，这里不再赘述。需要说明的是，中国的译者一定要关注西方译者的翻译思路和方法，因为中医翻译服务的对象是海外读者，只有西方的译者才能比较好地把握海外读者的需求和要求。从目前中医翻译及中医国际化的发展趋势来看，东西方译者的精诚合作无疑是完善中医翻译事业的必由之路。中国的译者对中医基本概念的理解，显然是比西方译者要深刻得多，要明确得多；西方译者对西方语言——尤其是英语语言——的掌握和应用，当然比中国译者要自然得多，要正宗得多。从近年来 WHO 和 ISO 的有关中医国际标准的研制进展情况来看，中西方译者的密切合作，无疑是有效完成这一工程的唯一路径。所以，作为中国的译者，一定要有了解和掌握西方译者翻译思路和方法的意识，并因此而不断寻求与之合作的途径和机会。

第一位从语言学、翻译学和文化学的角度对中医翻译的理论、方法和标准进行深入研究和系统总结，并逐步构建中医翻译的理论体系和标准体系的，是中国的镐京学者。镐京学者 1984 年大学毕业于西安外国语学院，被分配到陕西中医药大学，从事大学英语教学和中医翻译工作。为了深入了解和感悟中医的理论体系和临床实践，以便能比较准确地理解和翻译中医，在从事英语教学和中医翻译的同时，他系统学习了中医本科的基础课程以及中医的经典著作《黄帝内经》和《难经》。在从事中医翻译实践的同时，他认真学习和研究了国内外为数不多的有关中医翻译问题的信息资料，特别是欧明、帅学忠和谢竹藩等人编写的汉英中医词典以及欧明等人当时发表的几篇研究论文，明确了中医翻译面临的困难、挑战、问题与偏差。要从根本上应对这样的挑战，消解这样的困难，解决这样的问题，就必须确立中医翻译的原则和标准，就必须构建中医翻译发展的理论和方法，以指导和引领中医翻译的发展。

经过深入的研究和探索，镐京学者从 1991 年初开始，先后在《中国翻译》《中国科技翻译》《上海翻译》等国内学术刊物上及 *Translato* 等国际学术刊物上发表了一系列的研究论文，提出和论证了中医翻译的基本原则、方法和标准。从 1993 年起，在翻译出版了《黄帝内经》等 40 多部译著的基础上，他先后撰写出版了《中医翻译导论》等 38 部中医翻译的研究著作，提出和论证了中医翻译的原则、标准和方法，构建了适用于中医翻译问题的理论体系。实践证明，他所提出、论证和构建的中医翻译理论体系，比较客观地应对了中医翻译面临的挑战和困难，比较实际地解决了中医翻译存在的问题和困惑，比较有效地指导和引领了中医翻译的发展。他对中医名词术语的翻译研究，得到了国内外学界的广泛理解和认可。他编写的《简明汉英中医词典》被 WHO 西太区列为传统医学术语国际标准化的参考书。

二、21 世纪——中医名词术语英译规范化的深入发展时期

进入 21 世纪之后，中医在西方的传播和发展虽然遇到了种种挑战，但仍然以勃勃的生机在西方得到了全面和深入的发展，其标志有三，即典籍术语翻译研究、规范化词典的问世和国际组织建设。

（一）中医典籍术语翻译研究

1. 中医典籍翻译的国际发展　典籍是中医的理论和实践基础。中医之所以传承千秋万代而不绝，其中一个重要的原因就是典籍的指导和引导。中医的典籍历朝历代皆有发挥和发展，但其最为核心的经典一般概括为四，即《黄帝内经》《难经》《伤寒论》和《金匮要略》。当然也有其他一些不同的分类，但一般比较公认的，比较符合中医教育和实践基础的，大致还是这样四部经典。

在中医西传的早期阶段，虽然这些经典并没有全文得到翻译或介绍，但其中的重要内容、概念和观点还是或多或少地介绍到了西方。这从当时向西方介绍中医的西方传教士、医务人员及外交人员所留下来的信函、发表的文章、编写的书籍以及收藏的资料中，就能看出一二。但对中医经典系统而全面地翻译工作，则起始于 20 世纪 40 年代。美国学者威斯所翻译的《黄帝内经・素问》的前 34 篇，即标志着系统翻译中医典籍工程的起始。

自此以来，中医典籍的翻译便被提到了议事日程，西方中医界和翻译界的学者及译者翻译中医典籍的意识便逐步明确起来，其创新成果便不断得到发展，中医典籍的英译得到了更为深入的发展，中医的四大经典悉数被翻译成英语，不同译本不断涌现。同时，中医其他典籍的译本也陆续问世，丰富了中医在西方的内涵建设，深化了中医在西方的学科建设，为中医系统完整地在西方传播和发展奠定了理论基础。美籍华人吴景暖 2002 年出版的《黄帝内经・灵枢》译本（*Ling Shu, The Spiritual Pivot*）和文树德 2003 年出版的《黄帝内经・素问》评述译本（*Huang Di Nei Jing Su Wen, Nature, Knowledge, Imagery in an Ancient Chinese Medical Text*）就是其中的代表。

2. 中医典籍翻译在国内的发展　20 世纪 50 年代以来，中国学者也开始关注中医典籍的翻译。如当时的中国学者黄雯和梁伯强也像威斯一样，翻译发表了《黄帝内经》的部分内容。到了 20 世纪中后期的时候，中医典籍翻译在西方有了一定的发展，在西方的中国学者和医务人员也开始投入了中医典籍的翻译。中医典籍翻译在西方的发展，引起了国内

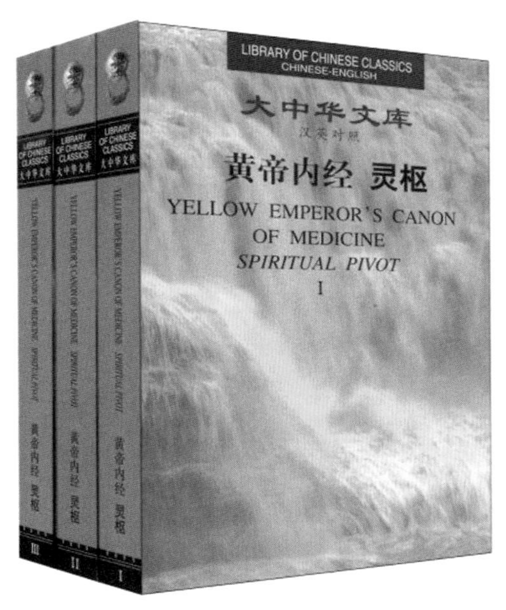

图 6-5 《大中华文库》收录的中医典籍英译本

学术界和翻译界的一些学者和译者的关注。自此以来，中国一些学者和译者也开始探索典籍翻译的思路与方法，并积极地投入这一划时代的巨大工程之中。

从目前的发展进程可以看出，20 世纪 50 年代以来，尤其是 80 年代之后，基本上是中国学者学习和翻译中医典籍的孵化时期。其孵化表现有三，一是关注中医在西方的传播和发展，二是学习和掌握中医典籍的基本理论和实践，三是探索中医典籍翻译的思路与方法。经过对中医西传和西方译者翻译中医理念的了解，通过对中医典籍的学习和研究，根据综合分析而总结出的中医典籍翻译的思路和方法，中国一些学者和译者便积极投身于中医典籍翻译的时代工程之中。

到了 21 世纪，中国学者所翻译的中医典籍便陆续问世，如罗希文翻译的《伤寒论》《金匮要略》《本草纲目》和《黄帝内经》的部分内容以及我们翻译的《黄帝内经》和《难经》全文，陆续出版发行，为中国学者和译者学习和翻译中医典籍开辟了一定的路径，在理论和实践上均丰富和发展了传播于西方各国的中医典籍。

3. 中医典籍术语翻译研究的发展　随着中医典籍翻译在国内外的不断发展，典籍翻译的研究也逐步开展起来，尤其是典籍基本概念和术语的解读和翻译问题。在目前的中医典籍翻译中，基本概念和术语的解读和翻译是最具挑战性的、亟待解决的问题。如果没有正确地解读和翻译基本概念和术语，中医典籍的翻译无疑将会出现巨大的偏差。正如威斯在翻译《素问·脉要精微论》的时候所遭遇的尴尬一样。其中的“精明”一词指的是眼睛，威斯却将其解读为 those who are skilful and clever

in examination observe every living creature。因此将“夫精明者，所以视万物，别黑白，审长短；以长为短，以白为黑，如是则精衰矣”（The eyes function to observe things, distinguish white from black and differentiate long from short. If the eyes take long as short and white as black, it is a sign that essence is declining.）这段文字翻译为：But those who are skilful and clever in examination observe every living creature. They distinguish black and white; they examine whether the pulse is short or long. When they mistake a long pulse for a short one and when they mistake white for black or commit similar errors, then it is a sign that their skill has deteriorated. 由于误解了这段话中的核心概念“精明”，因而误导了整段文字的释义和翻译。

类似情况在中西方译者所翻译的中医典籍中，可谓比比皆是，层出不穷。中医典籍翻译中为什么会出现这么多理解和表达皆有偏差的问题呢？除了语言和文化的差异之外，还有一个重要的问题，就是译者对中国古典文字和文化的了解以及对中医经典理论和实践的掌握等方面还需要有很大的提高。因此，深入学习、研究和掌握中医典籍核心概念和术语的结构及语意，并结合中医翻译发展的历史、现状和趋势，系统研究和探索中医典籍概念和术语的翻译问题，便成为 21 世纪国内外中医翻译界所面临的重大任务。这一重大工程的逐步启动和推进，不仅开启了中医典籍翻译研究的先河，而且还加快了中医名词术语翻译研究的进程，丰富了中医名词术语翻译研究的文化内涵。在国内外学术界和翻译界的努力下，近年来中医典籍术语的翻译研究得到了比较全面的发展。

在西方很多国家，涌现出了一批专门研究中医翻译理论与实践以及中医术语英译国际标准化问题的汉学家，他们虽然在翻译的策略方面各有去向，但在翻译的理念方面却有殊途同归的取向，即都强调遵照中医典籍原文的文法、句法和词法，尊重中国传统文化的精气神韵，因此均在一定程度上倾向于用异化译法来翻译中医典籍的基本概念和用语。其代表人物除了文树德、满晰博和魏迺杰之外，还涌现了其他一些专家学者，如美国的 Dan Bensky, Sonya Pritzker，Miltra Ergil 等。他们试图借用西方现代翻译理论来解析中医英语翻译中所遇到的种种语言、文化和医理的问题。2008年，文树德编译出版了《〈黄帝内经·素问〉词典》（*A dictionary of the Huang Di Nei Jing Su Wen*），从字词句的角度对《素问》的核心内容进行了梳理和总结。

在国内学术界和翻译界，对中医典籍基本概念和术语的解读和研究，可谓古已有之，其专著和文献历朝历代皆有传承和发展。但从翻译的角度对中医典籍基本概念和术语的研究，则孵化于20世纪中后期，起始于21世纪初期。20世纪中后期，随着中医翻译事业的发展，中医基本名词术语的翻译便引起了学术界和翻译界的关注，其研究工作也随之开展起来。由于中医的基本概念和术语均源自以《黄帝内经》为代表的经典著作，所以中医基本概念和术语翻译的研究，自然也涉及经典著作相关概念和术语的翻译问题。如中医基本概念和术语中的阴阳、五行、三焦、命门、精、气、神等，均来自中医的典籍。20世纪对这样一些中医核心概念和术语的翻译，也为21世纪中医典籍的翻译和术语的研究奠定了实践基础。

2010年，人民卫生出版社出版的我们编写的《简明汉英〈黄帝内经〉词典》，是我国学者编写出版的第一部有关中医典籍基本概念和术语翻译问题的词典。该词典的编译者根据《黄帝内经》在国内外翻译的发展现状以及所遭遇的种种困难和挑战，依据中国文化的基本精神和中医的基本理论和实践，并结合作者本人20多年来学习、翻译和研究《黄帝内经》的经验，梳理和总结了《黄帝内经》核心概念和术语以及一些广为流传的话语的基本内涵，系统地编译了一部汉英对照的《黄帝内经》词典，为中医典籍概念和术语的翻译开辟了一条颇有文化内涵的蹊径。

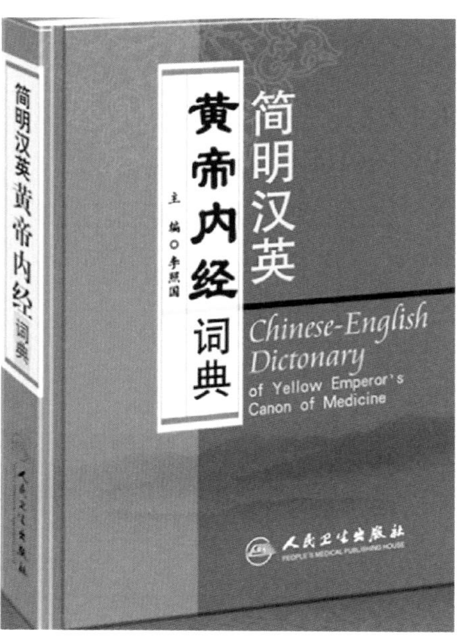

图6-6 《简明汉英〈黄帝内经〉词典》

（二）汉英中医规范化词典的编写

1. 规范化发展的基础　20 世纪 70 年代，汉英中医词典编写的先河已经开启。欧明 1982 年主编出版的《汉英常用中医词汇》（*Chinese-English Dictionary of Common Terms in Traditional Chinese Medicine*），就是国内外汉英中医词典编写起始的标志。嗣后帅学忠、谢竹藩、黄孝楷等编写出版的几部汉英中医词典，可谓正式启动了汉英中医词典的编写事业。20 世纪 70 年代，中医在西方还在逐步传播和推进，还没有像如今这么的普及和发展，因此那时翻译中医基本概念和术语时，一般都采取的是词典解释性译法。当时出版的几部汉英中医词典的译法，大致也是如此。由于中医基本概念和术语的含义都比较丰富，所以不同的译者对其释义和翻译皆有一定的出入，很难形成比较统一的译法。

进入 21 世纪之后，随着中医在西方的快速传播和发展，随着中西方交流的深入和广泛，基本概念和术语翻译的统一化和规范化便日显紧迫。如何才能统一和规范中医基本概念和术语的翻译，尤其是英语翻译呢？这是中西方学者和译者都在认真思考的问题。早在 20 世纪 80 年代的时候，中国一些学者和译者便开始关注这一问题，并提出了各种各样的意见和建议，在一定意义上指导和引领了学术界和翻译界对这一问题的研究。1986 年广州中医学院（现广州中医药大学）李衍文在《中国翻译》杂志上发表了《中医方剂学译名法则的探讨》一文，就方剂学的翻译问题——尤其是其法则问题——进行了较为深入的分析探讨，为后来方剂学的翻译提供了颇具借鉴意义的意见和建议。

1988 年广州中医学院的欧明在《广州中医学院学报》第 5 卷第 3 期发表的《中医常用词汇英译刍议》，根据其编写的《汉英常用中医词汇》和《汉英中医辞典》的经验，对如何使用英语词汇准确表达中医名词术语的原意进行了分析研究，提出了一些颇具实际意义的意见和建议，就中医的八纲、五行、脏腑、人体基本物质、病因、病症、中药的四气五味、经络穴位等方面的一些常用名词术语的英译进行了探讨。此文首次对中医核心概念和术语的翻译问题进行了颇为深入的分析研究，为后来中医典籍概念和术语的翻译奠定了基础。

1989年苏志红在《中国翻译》杂志上发表了《关于中医名词术语的翻译》一文，就中医名词术语英译中存在的问题以及可能解决的办法进行了颇为实际的分析和总结，提出了颇有针对性的意见和建议。1991年至1993年，镐京学者在《中国翻译》杂志上发表了《论中医翻译的原则》《中医翻译标准化的概念、原则和方法》《论中医名词术语原则与方法》等文章，比较系统地研究和探讨了中医翻译及中医名词术语翻译的原则、方法和标准等问题。1993年和1997年镐京学者又先后撰写出版了《中医翻译导论》和《中医英语翻译技巧》，初步提出和论证了构建适用于指导中医翻译的理论框架和方法体系。

2. 规范化发展的标志　20世纪中后期的翻译研究，为21世纪开启规范化汉英中医词典的编写奠定了基础。为了有效地推进这项重大工程，谢竹藩21世纪初即开始对规范化中医基本概念和术语的翻译问题进行了认真的研究和总结，并在此基础上用英文撰写了《论中医的标准名称》(*On the Standard Nomenclature of Traditional Chinese Medicine*)一书（2003年由外文出版社出版）。该书以中医的基本理论为基础，深入系统地解读了中医基础理论、诊断和治法等领域的核心概念和术语，并对其英文翻译问题进行了细致的分析、归纳和总结。这部专著的出版，为中医基本名词术语的英译及其规范化词典的编写开阔了视野，铺平了道路。

在西方，以魏迺杰为代表的中医翻译家对此问题也进行了持续不断的深入研究，也发表了很多文章，探讨了中医基本名词术语翻译的原则、方法和标准等问题。由于切入点的不同，文化意识和视野的差异，魏迺杰等西方译者关于中医基本概念和术语翻译的理念和方法与中国的译者还是有一定的距离。谢竹藩和魏迺杰在《中国中西医结合杂志》上发表的文章，即充分反映了这一点。尽管彼此之间在翻译理念和方法上有这样那样的差异，但从哲学的角度来看还是从不同的角度充实了中医基本名词术语翻译应该注意的问题和应该考虑的因素，所以都从不同的层面为中医基本概念和术语翻译的规范化做出了杰出的贡献。

正是由于中西方学者和译者从不同的角度对中医基本概念和术语翻

译问题的研究，使得中西方翻译界的学者和译者渐渐明晰了中医名词术语英译应注意的问题和应考虑的因素，为其规范化的发展拓展了路径，为规范化词典的编写奠定了基础。21 世纪以来，比较规范化的汉英中医词典相继问世，为中医名词术语英译的标准化发展铺平了道路。2007 年 WHO 西太区颁布的《世界卫生组织西太区传统医学国际标准术语》（*WHO International Standard Terminologies of Traditional Medicine in the Western Pacific Region*），将国际上出版的 19 部中医英译词典和译著纳入其参考文献，其中包括中国外文出版社 2002 年出版的谢竹藩主编的《新编汉英中医药分类词典》，中国中医药出版社 2004 年出版的谢竹藩编写的《中医药常用名词术语英译》，人民卫生出版社 2002 年出版的魏迺杰编写的《实用英文中医辞典》，上海科学技术出版社 2002 年出版的《简明汉英中医词典》，科学出版社 2004 年出版的全国科学技术名词审定委员会公布的《中医药学名词》以及人民卫生出版社 1987 年出版的《汉英医学大词典》中医部分。

3. 规范化发展的影响　21 世纪以来，中医基本名词术语英译规范化研究的发展，较为规范化汉英中医词典的编写和出版，在很大程度上影响着中医和中医名词术语的英译。其影响主要体现在三个方面，一是翻译实践的规范，二是翻译研究的深化，三是翻译标准的研制。

20 世纪，由于中医基本名词术语的英译还处在探索阶段，很多核心概念和术语的翻译极不统一，使得同一术语有很多不同的译法，同一篇文章和同一部书的译本出现了较大的差异。如“经络”一词，有的译作 channel，有的译作 meridian，有的译作 vessel，还有的译作 conduct，给翻译造成了很大的混乱。如果谈论同一个关于“经络”的话题，一位译者使用了 meridian，另外一位译者使用了 vessel，第三位译者使用了 conduct，会令读者极为困惑，以为谈论的是三个完全不同的话题。进入 21 世纪后，随着规范化意识的加强和规范化研究的深入，中医基本概念和术语的英译方式和方法逐步走向趋同。即便“经络”现在依然有 channel 和 meridian 两种不同的译法，但由于交流的深入广泛和学术界的普遍共识，channel 和 meridian 已经被视为“经络”的两个并行的对应语。所以，从实用的角度来看，“经络”的英译也已经统一了，规范了。

为了加快规范化发展的步伐，中医基本名词术语英译规范化的研究也在不断深化，不断拓展，这方面的研究，从最初的理解和表达研究上升到统一和规范研究，从实践探索和经验总结上升到了原则和方法研究，从应用型研究上升到理论和标准体系的构建研究，从纯学术研究层面上升到专业教育和学科建设方面，以更为宽广的路径和平台拓展了中医基本名词术语英译及其规范化的研究。正是在这一更加宽广、更加坚实、更加深入的学术发展平台上，中医基本名词术语英译标准化的建设才终于得到了较快的发展。全国科学技术名词审定委员会 2004 年颁布的《中医药学名词》国家标准、国家标准化管理委员会 2006 年颁布的《中医基础理论术语》国家标准、WHO 西太区 2007 年颁布的《西太区传统医学国际标准》、世界中联 2007 年颁布的《中医基本名词术语中英对照国际标准》等，就是中医基本名词术语英译规范化发展的标志性成果。

21 世纪比较规范化的汉英中医词典的编写和出版，国家有关职能部门主持启动的有关中医名词术语英译国家标准的研制工程，以及相关国际学术组织所组织研制的中医名词术语国际标准，对目前和未来中医基本概念和术语英译的标准化发展必将发挥重要的引领作用，对中医翻译事业在国内外的发展必将产生重要的影响。由此可见，中医基本名词术语英译的规范化发展，的确是 21 世纪中医翻译事业最为突出的发展。

（三）中医国际组织的建设

进入 21 世纪以来，中医国际组织的建设得到极大的发展。一些重要国际组织的建立，将世界各国中医界的学术团体、学术机构和学术组织的人才和资源凝聚起来，为中医在国际上的传播、发展和创新搭建了越来越坚实的平台，开辟了越来越宽广的道路。近年来中医在世界各国的快速发展，特别是中医立法事业的不断发展，均与中医国际学术组织的建立及其推进作用的发挥有着一定的关系。

1. 国际组织建设的基础　19世纪末期以来，随着中医在西方的逐步传播，不少国家的学者或医务人员出于利用一切积极因素为民族健康服务的考虑，便开始学习和研究中医的理论与方法。在学习、交流和宣传的过程中，学者之间的联系不断加强，彼此之间的交流也不断深入，逐步形成了一定的学术团体意识。进入20世纪之后，随着苏理耶等西方著名人士的不断努力，中医在西方的传播得到了很大的推动，许多对中医了解或感兴趣的人士便自行组织起来，开展一些学术交流和宣传活动，为嗣后的学术组织建设奠定了社会基础。

17世纪至18世纪将中医介绍到西方的传教士、商人和医务工作者，一般都采用的是拉丁语。进入19世纪以来，西方各国的民族语言——如英语、法语、德语等——开始在国际交流中得到了广泛的使用，拉丁语的使用便逐步淡化了。随着中医在西方的传播，一些国家的学者就将早已以拉丁语介绍到西方的中医文献资料翻译成英语、德语和法语。在翻译构成中，很多学者之间以及与学术界和文化界的交流开始逐步加深，为嗣后学术组织的建设构建了一定的人际和人脉关系。

2. 国际组织建设的起步　20世纪40年代初期，随着中医在西方的传播和发展，特别是由于苏理耶等人的积极努力，中医的学术组织开始在欧洲逐步建立起来，并举办了国际学术会议，研究中医的理法方药，讨论如何将中医传播到西方。其代表人物即为法国顺势疗法研究者福耶(de la Fuye)。在临床治疗中，福耶将电针与药物注射相结合，大大地提高了临床疗效，在西方产生了极大的影响。撰写的《现代实用针刺术》一书，在西方颇为畅销，促进了针灸学在西方的传播和应用，也奠定了他在西方的针灸地位。

1946年福耶发起建立了法国针灸学会，开辟了西方建立中医学术组织的先河。法国针灸学会的建立，在西方产生了很大的影响。该学会不仅凝聚了法国学习、研究和实践针灸疗法的力量，而且还影响了欧洲其他国家的学习者和实践者。因此在同一年，他又组织建立了国际针灸协会，为中医国际学术组织的建设探索了一条新路。在福耶所建立的法国针灸学会和国际针灸协会的影响下，欧洲不少国家的学者开始组建自己的学术组织、学术团体和学术机构。这些学术组织、学术团体和学术机构的建立，为中医在国际上的传播搭建了越来越宽广的平台，并引起了WHO的关注。

正是由于中医在国际上的广泛传播和影响，在1976年WHO召开的第29届世界卫生大会上，首次将所谓的传统医学列入会议议程，并发布WHA29·72号文件，将传统医学纳入WHO的工作之中，从而推动了中医在国际上的传播和发展。从某种意义上说，传统医学被纳入WHO的工作范围之中，也为中医国际组织的建设指明了方向。WHO 1977年和1978年先后举办的第30届和第31届世界卫生大会上，又进一步深化了对传统医学的关注。在其发布的WHA30·49号和WHA31·33号文件中，提出了培训传统医学人才的规划和开展传统医学研究的计划，并在其总部设立了传统医学规划署，具体落实培训传统医学人才和开展传统医学研究的计划。先后在中国的上海、北京、南京等地建立了国际针灸培训中心，为中医国际学术机构的建立创造了良好的条件。

进入20世纪80年代之后，WHO传统医学规划署在联合国开发计划署（UNDP）的支持下，在世界上建立了21个传统医学合作中心，其中7个建立在中国。截至目前，WHO已经在世界上建立了27个国际合作中心。这些中心除个别与印度传统医学相关外，基本上都是中医的国际合作中心。为了推进针灸在国际上的顺利传播，1982年WHO委托西太区筹备制定针灸经穴名称的国际标准。在筹备的过程中，部分国家针灸专家倡议建立世界针灸学会联合会，并商定以日本学者高木健太郎为首。但由于针灸起源于中国，在中国的努力下，世界各国学者的协助下，世界针灸学会联合会1987年11月22日成立，总部设在北京，成为世界上建立的第一个重要的中医国际组织。

在世界针灸学会联合会成立之前，世界上已经建立了5个国际性的针灸学术组织，一些国家也已经建立了52个针灸学术组织和团体。这些国际性的和国家性的学术组织和团体均加入了世界针灸学会联合会，从而凝聚了针灸的国际学术力量，加快了针灸的国际化的进程。

3. 国际组织建设的完善　世界针灸学会联合会的建立，从某种意义上已经将中医国际组织的建设推向了一个高潮。但就系统性和完整性而言，世界针灸学会联合会这一国际组织毕竟还仅仅局限于针灸学这一单科领域，还没有涵盖中医学这一广阔的天地。中医是一个学科齐全的庞大医学体系，针灸学只是中医学体系中的一个学科，所以世界针灸学会联合会并不能包含中医理论与临床的其他学科和专业。所以，自 20 世纪以来中医的学术组织在西方各国陆续建立，国际组织也相继建立起来，为中医在西方的交流和传播，为中医的国际化发展发挥了积极的作用。但这些学术组织之间缺乏深入的联系，往往各自为政，缺乏联合和协作。

为了整合和凝聚中医的国际力量，以便能充分发挥现有学术组织的效能，为中医的国际化开辟更为广阔的前景，世界各国的学术团体、学术组织和学术机构经过商讨，决定成立世界中医药学会联合会（World Federation of Chinese Medicine Societies）。2003 年 9 月 26 日，世界中医药学会联合会（简称“世界中联”）在北京成立，来自 43 个国家和地区的 118 个中医药学术团体的代表出席了成立大会。该组织成立之后，即集中优势力量，开展中医术语国际标准化的研究，并于 2007 年颁布了其制定的《中医基本名词术语中英对照国际标准》（*International Standard Chinese-English Basic Nomenclature of Chinese Medicine*）。目前，已经有 65 个国家的 239 个学术组织加入了世界中联，该联合会也已经建立了 74 个专业委员会，覆盖了中医学领域的方方面面。

此外，WHO 西太区从 2004 年开始，启动了西太区传统医学——即中医学——术语国际标准的研制工作。经过相关国家专家的多次讨论协商，最终于 2007 年颁布了其主持制定的国际标准，在中医术语的国际标准化研究中迈出了新的一步。2008 年 WHO 在启动《疾病名称国际分类》第 11 版（ICD-11）的修订工作时，决定开辟第 23 章，将传统医学——以中医学为代表的传统医学——纳入其中。为此，该组织专门组建了术语工作组，负责对中医术语的英译及其规范化问题进行研究，计划 2015 年完成相关工作。该项目的启动，为中医术语英译的国际标准化开辟了广阔的前景。

21世纪才刚刚开始，中医的国际组织就已得到了前所未有的发展。在此基础上，21世纪未来几十年的历程中，中医的国际组织一定会得到更大的发展，为中医的国际化凝聚更为强大的力量，也会为中医基本名词术语英译的国际标准化开辟更为理想的路径。

三、中医翻译教育事业的发展

中医翻译教育事业的发展，起始于20世纪80年代后期。随着中医翻译事业的推进，中医翻译逐步纳入中医院校外语教育和翻译实践的教学之中，为中医院校学科体系的建设输入了新鲜的血液，为中医院校人才的培养开辟了合璧中西、贯通古今的渠道。

（一）知识的普及

随着中国对外开放的推进，中西方在经济、文化和科学教育等方面的交流不断深化。作为中国独有学科的中医，不仅是一门医学，而且也是一门人学，更是一门国学。自20世纪70年代针刺麻醉术的研制成功，中医在西方的影响不断扩大，学习和研究中医的西方人士越来越多。随着中国和WHO合作的开展及国际教育基地的建设，来华学习中医的西方人士日益增加。中医翻译——特别是中医英译——的需要越来越紧迫，尤其是中医院校、中医医院和中医研究机构。虽然要求紧迫，但要真正地推进这项工作，难度却非常的大。其中一个很重要的原因，就是中医界懂外语的很少，而外语界懂中医的则更少。

要从根本上解决中医翻译的问题，特别是中医翻译人才的培养问题，就必须在中医界普及中医翻译的基本知识和技巧，更必须在外语界普及中医的基本常识和中医翻译的基本要求。对于这一问题，中医界和外语界都有非常清醒的认识。1993年中西医结合学会中医外语专业委员会在山东威海召开年会的时候，时任国家外文局副局长的黄友义出席了会议，在大会发言中，他特别强调了这一点，并且希望中医界对外语感兴趣的人士和外语界对中医翻译重要性有认识的人士积极行动起来，将中医和外语，将中医和翻译，将中医和中国文化的对外交流和传播密切结合起来，努力打造一支跨学科、跨专业、跨文化的翻译队伍。

黄友义的讲话，可谓一语中的。但要实现这一理想，无论在中医界还是外语界，都有很长的路要走，更有很多的时间、精力和勇气需要孜孜不倦地投入。学界很多人士对此有清楚的认识，但要从根本上解决这一问题，却面临着很大的难度和挑战。所以，虽然经过学界有识之士的不断呼吁和鼓励，中医翻译领域依然存在着诸多亟待解决的问题，尤其是人才的培养和专业的发展。特别是随着黄孝楷、帅学忠的离世，随着欧明、谢竹藩等的年老，随着一批中青年译者的转行，正在渐渐兴起的中医翻译界日显萧条，中医翻译的学习意识、实践意识和研究意识日趋薄弱。这就是 21 世纪中医翻译所面对的严峻现实。

所以，要从根本上解决这一问题，就必须强化中医翻译的三大意识。而要强化中医翻译的这三大意识，首先必须大力地普及中医翻译的基本知识。这一基本知识的普及，单从学术刊物的角度进行推进，其影响力显然是非常有限的。若能将其纳入中医院校本科、硕士和博士的教学之中，其潜移默化的普及和影响，自然是不言而喻的。正是出于这样的考虑，20 世纪 80 年代和 90 年代的时候，个别中医院校的外语教师已经开始在外语教学中，将中医翻译纳入其中。广州中医学院（现广州中医药大学）在 20 世纪 80 年代末将中医翻译纳入研究生的教学之中，编写了一册内部使用的教学材料，开辟了中医翻译教育的先河。陕西中医学院（现陕西中医药大学）在 20 世纪 90 年代中期，在 2 年教学经验的基础上，编写出版了《中医英语教程》，这是国内外第一部旨在普及中医翻译知识和培养中医人才的专业教材。

进入 21 世纪，中医走向世界已经成为我国振兴中医、发展中医的战略方针。要从理论到实践使中医系统深入地走向世界，翻译是必不可少的桥梁。而要搭建好这样的一座桥梁，翻译队伍的建设、翻译知识的普及和翻译水平的提高，是其关键的关键。要从根本上解决这一关键问题，中医教育界义不容辞。正是出于这一考虑，自 20 世纪 90 年代末，尤其是进入 21 世纪以来，中医翻译便逐步地进入到各个中医院校的教育体系之中。尽管有很多学校依然将其视为选修课，但对其基本知识的普及和传播，还是发挥了非常重要的作用。正是经过各中医院校通过教育体系的普及和传播，使许多中医院校的外语教师、中医人员和本硕博士对中医翻译产生了浓厚的兴趣，为中医翻译的发展奠定了良好的基础，营造了良好的氛围。

（二）课程的开设

随着中医翻译基本知识在中医界的逐步普及和传播，随着中医院校选修课程的开设和系列讲座的举行，将中医翻译纳入中医教育体系和中医课程设置之中，已经成为中医走向世界的必然之举。进入21世纪之后，很多中医院校逐步将中医翻译纳入了课程体系之中，成为中医院校基础教育的课程之一。

由于在我国大学的外语教学中，英语是最为主要的外语，所以中医翻译课程一般指的就是中医英译。而中医英译一般又分为两类教学形式，一种叫中医英译，一种叫中医英语。两者其实是合二而一的。中医英译可谓见词明义，讲的就是如何用英语翻译中医的问题。而中医英语，则强调的是由于中医英译的长期实践和中医在西方的长期传播，在英语中所形成的一些从词汇到句法的独特的表达方式，就像我们现在所说的Chinese English一样。通过这门课的学习，不仅使学生能基本了解和掌握中医英译的基本原则、方法和技巧，而且还可以使学生对中医在英语语言中形成的独特表达方式和独有词汇有一个比较宽泛的了解和认识，为其今后的中医英译实践和研究开辟更为宽阔的路径。

经过多年的普及和努力，21世纪之后中医院校开设中医翻译课程已经成为中医界和外语界的共识，从而为中医院校构建了一门合璧东西、贯通古今的特色课程。当然，由于人才的匮缺、翻译标准的欠缺和翻译水平的有限，这门课程的开设还存在着许多亟待解决的问题。

（三）教材的编写

20世纪90年代开始，中医翻译的教材已经开始问世了，但相对而言，还比较粗浅，还不够系统，也不够深入。如1995年我们主编的《中医英语教程》，虽然是国内外第一部专门讲授中医翻译理法、普及中医翻译常识的教材，但从专业性和系统性方面看，依然存在着诸多亟待解决的问题。21 世纪初，中医英语教材的编写上升到了一个新的阶段，专业性和系统性都有了较为深入的发展。如人民卫生出版社 2001 年出版的朱忠宝主编的中医英语教材，上海科学技术出版社 2002 年出版的我们主编的中医英语教材，科学出版社 2003 年出版的李磊主编的中医英语教材，就是集中的代表。

从 21 世纪初到现在，几乎年年都有中医英语之类的教材问世，各个中医院校几乎都有了自己编写的中医英语教材。这些教材的接踵而至，在一定程度上普及了中医翻译的基本知识，培养了中医院校学生翻译中医的基本意识，推进了中医翻译事业的发展。但在规范性和专业性方面，依然存在着许多亟待完善的地方。比如中医基本术语的翻译及其标准化问题，一直困惑着中医翻译界，也一直影响着中医的国际交流。当然，要真正地实现中医基本术语翻译的标准化，单靠翻译者自己的努力还是难以实现的，还需要各级学术组织，特别是国家职能部门的大力推进和有效掌控。近年来国家所制定的中医名词术语国家标准英译版，以及世界中联、WHO 和 ISO 所启动的标准化工程，均在一定程度上有效地推进了中医基本术语英译国际标准化的发展。但这方面的发展，目前还有待于在国内中医翻译界得以普及和传播。

2007 年，我们主编的中医英语教材入选卫生部“十一五”规划教材，在一定程度上体现了国家对中医英语和中医翻译事业的重视。为了完善这一规划教材，上海科学技术出版社组织国内各中医院校的专家学者进行了认真的修改、调整和补充，在中医英语教材的编写方面又迈出了新的一步。

近年来，为了加快中医翻译教学的发展，我们编写了三部中医翻译教材，即《中医英译讲堂实录》《中医英语翻译教程》《中医翻译研究教程》。此前国内还没有制定中医翻译教程和中医翻译研究教程，这自然不利于中医翻译教育的发展。

《中医英译讲堂实录》

《中医英译讲堂实录》是根据我们从事中医翻译的实录而编写的。9 年前，为了完善中医翻译的教学和实践，人民卫生出版社设置了这样的

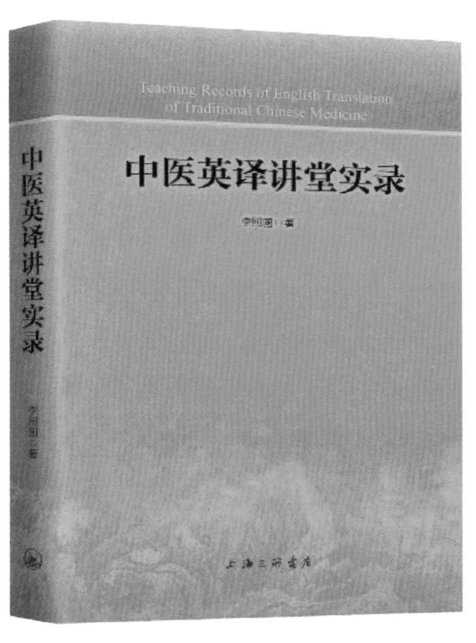

图 6-7 《中医英译讲堂实录》

一部教材，当时因为我们任务繁重，工作紧张，一直到2017年才将其补充完善，由上海三联书店出版社出版。在其前言中，我们特意对此做了分析说明。

2010年，人民卫生出版社约我将中医英语翻译的教学录音予以整理，以《中医英语讲堂实录》的名称编写一部教材，以推进中医英语翻译的学科建设、人才培养、课程设置和科研发展。

2007年4月之前我在上海中医药大学工作，主要的教学任务就是中医英语翻译及其理论研究。2007年4月之后我调入上海师范大学，虽然主要从事国学典籍英语翻译的教学工作，但也依然讲授中医英语翻译，因为中医在传承和发扬中华文化的过程中发挥着不可替代的作用。每年应邀到一些中医院校做学术讲座的时候，我主要讲授的就是中医英语翻译的历史、现状和趋势。此前的教学过程中，我个人从未录音，但一些同学和老师还是保留了一些录音。为了完成《中医英语讲堂实录》的编写工作，他们为我提供了不少的录音。2010年9月以来，我先后请几位研究生帮助我将这些录音整理成文字，其中部分内容先后纳入一些学术论文和论著之中。按照人民卫生出版社的合同要求，我应该在2010年12月提交全部文稿和光盘。当时由于工作特别繁忙，没有时间对研究生整理的文字进行审核和调整。原想稍微推迟一段时间，没想到一下推迟了7年，人民卫生出版社的"讲堂实录"工程早已结束。

近期整理文献资料的时候，突然发现了研究生7年前帮助我整理的讲课录音。仔细看看，觉得当年人民卫生出版社所设计的"讲堂实录"工程还是非常有现实意义的，应该提供给中医院校的师生们参考。于是，借暑假期间的空隙，将这部"讲堂实录"进行了调整补充，增加了作业和参考答案。这部“讲堂实录”是10多年前教学方式方法的体现，与今天的教学方式方法可能有一定的差异，但翻译的理念和方法以及教学的内容和目的还是比较一致的。根据人民卫生出版社当年的规定，“讲堂实录”的文字与录音要保持一致，无需将其修改为常规教材的表达形式。所以这部实录虽然看起来文字比较简单，句法不太规范，表达比较通俗，内容略有重复，但毕竟是正常教学过程的体现。这大概就是人民卫生出版社当年特别重视“实录”的原因吧。

这部有关中医英语翻译“讲堂实录”的问世，是人民卫生出版社当年指导的结果，是几位研究生和访学教师长期帮助的结果，是上海师范大学一直关怀的结果，是上海三联书店出版社杜鹃编辑多年支持的结果。

该教材总共66课，是根据我们讲课的实录而编写的。每一节课除了认真地向学生讲解中医翻译的基本概念、原则、标准、方法和技巧之外，还为学生设置了三项作业，即术语翻译、语句翻译和学习总结。每课为学生设置10个中医核心名词术语的翻译和10句现代中医常用语句的翻译，“学习总结”是对学生认真学习、思考和实践的要求。比如，第1课的三项作业为：

作业

一、术语翻译

1. 阴中之阳
2. 阴中之阴
3. 阳中之阳
4. 阳中之阴
5. 阴阳对立
6. 阴阳互根
7. 阴阳消长
8. 阴阳平衡

9. 阴阳调和

10. 阴阳转化

二、语句翻译

1. 中医有着数千年的历史。

2. 中国医药学是中国人民长期同疾病作斗争的经验总结。

3. 中国医药学是我国优秀文化的一个重要组成部分。

4. 在古代唯物论和辩证法思想的影响和指导下，通过长期的医疗实践，中医学逐渐形成和发展成为独特的理论体系。

5. 中医药学有着独特的理论体系和丰富的临床实践。

6. 中医药学受古代唯物论和辩证法的深刻影响。

7. 中医药学为中国人民的保健事业和中华民族的繁衍昌盛作出了巨大的贡献。

8. 中医药学是研究人体生理、病理以及疾病的诊断与防治的一门科学。

9. 中医药学是以整体观念为主导思想，以脏腑经络的生理和病理为基础，以辨证论治为诊疗特点的医学理论体系。

10. 春秋战国时期，社会急剧变化，政治、经济、文化都有显著的发展，学术思想也日益活跃，为中医学理论体系的形成和实践基础的完善奠定了基础。

三、学习总结

最后几课设置了十大中医经典用语的翻译，以便让学生逐步了解、学习和实践中医经典著作的翻译。比如第 62 课的作业中，“语句翻译”就是《黄帝内经·素问》第一章“上古天真论”中的诗句经典用语：

1. 昔在黄帝，生而神灵，弱而能言，幼而徇齐，长而敦敏，成而登天。

2. 余闻上古之人，春秋皆度百岁，而动作不衰。今时之人，年半百而动作皆衰者，时世异耶？人将失之耶？

3. 上古之人，其知道者，法于阴阳，和于术数，食饮有节，起居有常，不妄作劳，故能形与神俱，而尽终其天年，度百岁乃去。

4. 今时之人不然也，以酒为浆，以妄为常醉以入房，以欲竭其精，以耗散其真，不知持满，不时御神，务快其心，逆于生乐，起居无节，故半百而衰也。

5. 夫上古圣人之教下也，皆谓之虚邪贼风，避之有时，恬淡虚无，真气从之，精神内夺，病安从来。

6. 是以志困而少欲，心安而不惧，形劳而不倦，气从以顺，各从其欲，皆得所愿。

7. 故美其食，任其服，乐其俗，高下不相慕，其民故曰朴。

8. 是以嗜欲不能劳其目，淫邪不能惑其心，愚智贤不肖不惧于物，故合于道，所以能年皆度百岁而动作不衰者，以其德全不危也。

9. 人年老而无子者，材力尽邪？将天数然也？

10. 女子七岁，肾气盛，齿更发长；二七而天癸至，任脉通，太冲脉盛，月事以时下，故有子；三七，肾气平均，故真牙生而长极；四七，筋骨坚，发长极，身体盛壮；五七，阳明脉衰，面始焦，发始堕；六七，三阳脉衰于上，面皆焦，发始白；七七，任脉虚，太冲脉衰少，天癸竭，地道不通，故形坏而无子也。

本教材66课讲堂实录之后，设置了“参考答案”，主要为学生提供了翻译中医核心名词术语和现代中医常用语及中医经典用语的基本方式和方法，其中医名词术语的翻译基本按照中医名词术语的国际标准和国家标准翻译。比如，第1课的“参考答案”为：

一、术语翻译

1. yang within yin

2. yin within yin

3. yang within yang

4. yin within yang

5. opposition of yin and yang

6. mutual rooting of yin and yang

7. waxing and waning of yin and yang

8. yin-yang balance

9. yin-yang harmony

10. yin-yang conversion

二、语句翻译

1. Traditional Chinese medicine has a history of thousands of years.

2. Traditional Chinese medicine is the crystallization of the experience accumulated by Chinese people in fighting against diseases.

3. Traditional Chinese medicine is an important part of Chinese culture.

4. Under the guidance and influence of classic Chinese materialism and dialectics, traditional Chinese medicine has, through long-term clinical practice, gradually evolved and developed into a complete system of medicine with unique theory.

5. Traditional Chinese medicine is unique in theory and rich in clinical practice.

6. The theory of traditional Chinese medicine has been deeply influenced by classical Chinese materialism and dialectics.

7. Traditional Chinese medicine has made great contribution to healthcare of Chinese people and the prosperity of the Chinese nation.

8. Traditional Chinese medicine is a science focusing on the study of the physiology and pathology of the human body as well as the diagnosis, prevention and treatment of diseases.

9. Traditional Chinese medicine is a medical system characterized by the concept of organic wholeness as its principal theory, the viscera and channels as its physiological and pathological basis, and treatment based on syndrome differentiation as its diagnostic and therapeutic features.

10. During the Spring and Autumn Period (770–476 B. C.) and the

Warring States, (475–221 B. C.), great and rapid social changes took place in China, paving the way for significant development of politics, economy and culture as well as active exchange of academic ideas, and laying the foundation for establishment of the theoretical system and improvement of the clinical practice of traditional Chinese medicine.

第 62 课“语句翻译”中选自《黄帝内经·素问》第一章“上古天真论”中的十句经典用语翻译的“参考答案”为：

1. Huangdi, or Yellow Emperor, was born intelligent. He was eloquent from childhood and behaved righteously when he was young. In his youth, he was honest, sincere and wise. When growing up, he became the Emperor.

2. I am told that people in ancient times all could live for one hundred years without any signs of senility. But people nowadays begin to become old at the age of fifty. Is it due to the changes of environment or the violation of the way to preserve health?

3. The sages in ancient times who knew the tenets for cultivating health followed the rules of Yin and Yang and adjusted the ways to cultivate health. They were moderate in eating and drinking, regular in working and resting, avoiding any overstrain. That is why they could maintain a desirable harmony between the spirit and the body, enjoying good health and a long life.

4. People nowadays, on the contrary, just behave oppositely. They drink wine as thin rice gruel, regard wrong as right, and seek sexual pleasure after drinking. As a result, their Essence-Qi is exhausted and Genuine-Qi is wasted. They seldom take measures to keep an exuberance of Essence-Qi and do not know how to regulate the spirit, often giving themselves to sensual pleasure. Being irregular in daily life, they begin to become old even at the age of fifty.

5. When the sages in ancient times taught their people, they all emphasized the importance of avoiding pathogenic factors and virulent wind

in good time and keep the mind free from avarice. In this way the Genuine-Qi in the body will be in harmony, the essence and spirit will remain inside, and diseases will have no way to occur.

6. Thus people in ancient times all lived in peace and contentment without any fear. They worked, but never overstrained themselves, making it smooth for Qi to flow. In this way all of them could achieve what they desired by satisfying their wishes.

7. They all felt satisfied with their life and enjoyed their tasty food, natural clothes and naïve customs. They did not envy each other and lived simply and naturally.

8. That is why improper addiction and avarice could not distract their eyes, obscenity and fallacy could not tempt their heart. Neither the ignorant nor the intelligent and neither the virtuous nor the unworthy feared anything. Such a behavior quite accorded with the tenets for cultivating health. This is the reason why they all lived over one hundred years without any signs of senility. Having followed the tenets of preserving health, they could enjoy a long life free from any disease.

9. Old people cannot give birth to children. Is it due to the exhaustion of Essence-Qi or the natural development of the body?

10. For a woman, her Kidney Qi becomes prosperous and her teeth begin to change at the age of seven. At the age of fourteen, reproductive substance begins to produce, the Conception Vessel and Thoroughfare Vessel are vigorous in function. Then she begins to have menstruation and is able to conceive a baby. At the age of twenty-one, as Kidney Qi is in vigor, the wisdom teeth begin to grow and the body has fully developed. At the age of twenty-eight, her musculature and bone become strong, her hair grows long enough. Her body then has reached the summit of development. At the age of thirty-five, Yangming Channel starts to decline, her face begins to wither and her hair starts to lose. At the age of forty-two, as the three Yang Channels

are deficient in both blood and Qi, her countenance becomes wane and her hair begins to turn white. At the age of forty-nine, as both the Conception Vessel and Thoroughfare Vessel become deficient and menstruation stops, she becomes physically feeble and is no longer able to conceive a baby.

《中医英语翻译教程》

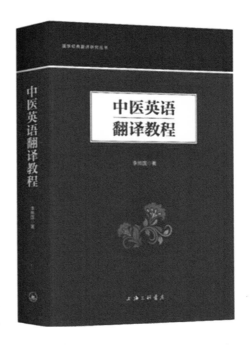

图 6-8 《中医英语翻译教程》

要真正地培养好中医翻译人才，要真正地实现中医翻译专业的建设，就必须要设置中医英语翻译教材。自 20 世纪 90 年代以来，中医院校和中医翻译界为了培养中医翻译人才，为了建设中医翻译专业，编写出版了很多种“中医英语”教材，没有编写出版“中医英语翻译”教材。一直出版使用的“中医英语”教材，每节课只是摘录了某些人对中医专业某些教材、某些专著、某些文章的英语翻译，缺乏向学生介绍、分析和说明中医翻译的原则、标准和方法，更缺乏中医翻译的基本概念、理论和体系。按照一般教材的方式和方法，要建设好中医翻译专业，要培养好中医翻译人才，就必须要制定好“中医英语翻译”的教材。为了实现这一理想，我们根据中医翻译在国内外的发展和走势，按照长期以来的研究和分析，编写了《中医英语翻译教程》。

《中医英语翻译教程》在“编写说明”中指出：

> 在中医院校英语的教学中，逐步形成了“中医英语”这门课程。所谓的“中医英语”，其实就是中医英语翻译的一种特殊的表达方式。讲授“中医英语”，实际上就是讲授中医英语翻译的基本方法和技能。

自20世纪90年代以来，国内已经出版了多部“中医英语”教材，但“中医英语翻译”教材却比较缺乏。虽然“中医英语”是中医英语翻译的一种特殊的表达方式，但其教材的内容基本上都是英译的中医理法方药，而中医英语翻译的基本原则、标准和方法，还亟待分析总结。

2002年，我们曾编写了《中医英语翻译技巧训练》，基本上是一部中医英语翻译的教材。经过10多年的努力，中医英语翻译已经有了更为规范和标准的发展。为了推进中医翻译的学科建设、人才培养和学术研究，根据中医翻译的历史、现状和走势，结合1993年出版的《中医翻译导论》、1998年出版的《中医英语翻译技巧》和2002年出版的《中医英语翻译技巧训练》，编写了《中医英语翻译教程》，比较系统地介绍了中医语言的发生学、词汇学、语义学和修辞学特点，分析了中医英语翻译的基本原则、标准和方法，说明了中医英语翻译的基本特点、难点和要点。

由于中医英语翻译还在发展之中，其理论体系和标准体系还在建设之中，本教程自然有诸多不足之处，敬请批判指正。

《中医英语翻译教程》共50课，包括中医翻译的基本原则、标准和方法以及中医翻译人才培养的语言、文化和思想。每一课也设置了三项作业，即“将下列中医用语翻译成英语”“将下列句子翻译成英语”“学习总结”。“中医用语翻译”，就是所谓的中医名词术语的翻译，每节课提供20个术语，供学生实习。“句子翻译”，就是中医现代用语的句子和中医经典用语的句子翻译，每节课提供20个句子，供学生实习。“学习总结”与《中医英译讲堂实录》的要求一致。比如《中医英语翻译教程》第一课的作业如下：

一、将下列中医用语翻译成英语

1. 养肺

2. 养肺滋肾

3. 养肝

4. 养肝明目

5. 养骨

6. 养筋

7. 养津液

8. 养精

9. 养荣固本

10. 养神

11. 养生

12. 养胎

13. 养胃

14. 养胃生津

15. 养心

16. 养心安神

17. 养心益肾

18. 养血

19. 养血解表

20. 养血祛风

二、将下列句子翻译成英语

1. 气是运动着的物质实体，其细无内，其大无外，一切事物都是气运动的结果。

2. 本乎天者，天之气也；本乎地者，地之气也。

3. 天地合气，六节分而万物化生矣。

4. 人生于地，悬命于天，天地合气，命之曰人。

5. 中医学把人看成是物质世界的一部分，肯定了生命的物质性。

6. 生命是整个自然的结果，是自然界发展到一定阶段的必然产物。

7. 天地是生命起源的基地，有了天地，然后"天覆地载，万物方生"。

8. 天覆地载，万物悉备，莫贵于人。

9. 人体是一个有机的整体。

10. 人以天地之气生，四时之法成。

三、学习总结

本教材50节课讲解之后，也设置了“参考答案”，以便使学生能比较深入地了解中医基本概念、术语和句子的理解、表达和翻译。比如第一节课作业的“参考答案”如下：

一、将下列中医用语翻译成英语 Translate the following traditional Chinese medical expressions into English

1. 养肺 nourish the lung
2. 养肺滋肾 nourish the lung and kidney
3. 养肝 nourish the liver
4. 养肝明目 nourish the liver to improve eyesight
5. 养骨 nourish bones
6. 养筋 nourish tendons; nourish sinews
7. 养津液 nourish fluid and humor
8. 养精 nourish essence
9. 养荣固本 nourish nutrient qi to consolidate constitution
10. 养神 nourish spirit
11. 养生 cultivate life; nourish health
12. 养胎 nourish fetus
13. 养胃 nourish the stomach
14. 养胃生津 nourish the stomach to produce body fluid
15. 养心 nourish the heart
16. 养心安神 nourish the heart to tranquilize spirit
17. 养心益肾 nourish the heart and replenish the kidney
18. 养血 nourish the blood
19. 养血解表 nourish the blood to relieve superficies
20. 养血祛风 nourish the blood to expel wind

二、将下列句子翻译成英语 Translate the following sentences into English

1. Qi reflects the function of substances through its movement and all things are the result of Qi movement.

2. The Qi that is derived from the heavens is known as celestial Qi while the Qi that is derived from the earth is known as terrestrial Qi.

3. Integration of the celestial Qi and the terrestrial Qi has brought forth the six steps of Qi in governance and transformation and growth of all things.

4. Human beings are born on the earth, but their life is closed related to the conditions and changes of the heavens. Combination of Qi from the heavens and the Qi from the earth ensures the normal life activities of human beings.

5. The idea that human being is part of the material world advocated by traditional Chinese medicine has actually emphasized the fact that life is material.

6. Being the result of the evolution of nature, life signifies the inevitable outcome of the natural world when it has developed to a certain stage.

7. The heavens and the earth, the solid foundation for the origination of life, shelter and support all the things in the natural world, and therefore guaranteeing the conception, growth and development of them.

8. Among all the creatures and things sheltered by the heavens and supported by the earth, human being is the most superior one.

9. Human body is an organic whole.

10. The existence of human beings depends on the integration of Qi from the heavens and the earth and the law that controls the changes of the four seasons.

《中医翻译研究教程》

《中医翻译研究教程》是国内外培养中医翻译人才、建设中医翻

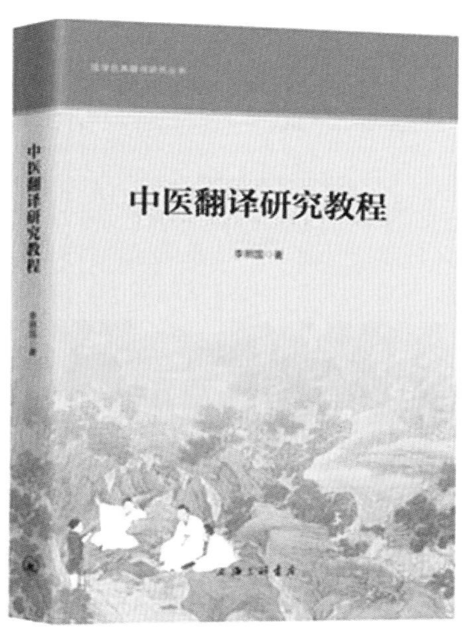

图 6-9 《中医翻译研究教程》

译专业的第一部重要的教材。这样的教材目前国内外均没有问世。如果没有这样的教材，中医翻译人才的培养和中医翻译的分析、总结和研究还是缺乏核心基础的。为了实现这一愿望，我们经过多年的努力和实践，逐步编辑出版了这样一部特殊的教材，以便实现中医翻译人才的培养和中医翻译专业的发展。《中医翻译研究教程》的“编写说明”指出：

20 世纪 70 年代，随着中医翻译事业的开启，中医翻译及其研究一直被努力推进。从 20 世纪 80 年代到 90 年代，中医和中西医结合等杂志上发表了不少总结中医翻译的文章。《中国翻译》和《中国科技翻译》等重要翻译杂志上连续发表了数篇研究中医翻译基本原则、标准和方法的文章，有力地推进了中医翻译事业的发展、学科的建设和人才的培养。

进入 21 世纪后，由于中华文化传承和翻译人才培养的欠缺，使得中医翻译研究一直处在徘徊状态。为了推进中医翻译的发展、学科的建设和人才的培养，我们根据中医翻译在国内外的发展以及中医理论体系和标准体系的建设，编写了《中医翻译研究教程》，比较系统地总结了中医翻译的历史、现状和走势，分析了中医英语翻译的原则、标准和方法，探讨了中医英语翻译的特点、难点和要点，为国内中医翻译事业的发展、学科的建设和人才的培养创造条件。本教程中的思考题是对中医翻译历史、现状和发展及其目的、意义和要求的系统总结，分别设置在每节课之后，通过学习进行分析、思考和研究。

由于中医翻译及其研究工作还处在摸索之中，其理论体系和标准体系还在建设之中，本教程自然有诸多不足之处，敬请批判指正。

《中医翻译研究教程》共30节课，比较系统地指导中医翻译培养人才了解和掌握中医翻译的历史、现状和趋势，中医翻译的理论、原则、标准和方法以及中医翻译的国内外流派及其影响。为了真正地培养好中医翻译人才的研究能力和水平，《中医翻译研究教程》每节课都提供了十大重要的研究内容，也就是其研究题目。本教材30节课中，为人才培养者提供了300个中医的研究内容和研究题目，即：

第一课思考题

1. 中医最早外传到哪些地域?

2. 中医什么时期开始传入西方?

3. 中医是如何传入西方的?

4. 中医传入西方的渠道和路径是什么?

5. 早期向西方介绍中医的目的是什么?

6. 早期向西方介绍中医的人士来自哪里?

7. 早期向西方介绍中医的内容是什么?

8. 中医西传存在的问题是什么?

9. 中医西传面临的挑战是什么?

10. 翻译在中医西传中有何意义?

第二课思考题

1. 中医是中华文明和文化的杰出代表

2. 中医蕴含中华民族深邃的哲学思想

3. 中医对世界文明进步产生积极影响

4. 中医是中国文化走向世界的桥头堡

5. 中医是传承和发展中华文化的基础

6. 中医翻译是中华文化外传的排头兵

7. 中医翻译是中华文化国际化的桥梁

8. 中医翻译是跨学科和跨专业的体现

9. 中医翻译是古今中外相结合的体现

10. 中医翻译是译界所面临的最大挑战

第三课思考题

1. 中医翻译研究的要点：古今语言比较

2. 中医翻译研究的要点：古今修辞比较

3. 中医翻译研究的要点：古文今文比较

4. 中医翻译研究的要点：中西语言比较

5. 中医翻译研究的要点：中西文化比较

6. 中医翻译研究的要点：中西医理比较

7. 中医翻译研究的要点：中西译法比较

8. 中医翻译研究的要点：中西标准比较

9. 中医翻译研究的要点：文理译则比较

10. 中医翻译研究的要点：经典概念比较

第四课思考题

1. 中医翻译研究的要点：历代典籍比较

2. 中医翻译研究的要点：历代文献比较

3. 中医翻译研究的要点：术语翻译比较

4. 中医翻译研究的要点：概念翻译比较

5. 中医翻译研究的要点：句法翻译比较

6. 中医翻译研究的要点：修辞翻译比较

7. 中医翻译研究的要点：翻译方法比较

8. 中医翻译研究的要点：翻译技巧比较

9. 中医翻译研究的要点：翻译原则比较

10. 中医翻译研究的要点：翻译理论比较

第五课思考题

1. 中医翻译研究的要点：翻译目标比较

2. 中医翻译研究的要点：翻译用语比较

3. 中医翻译研究的要点：翻译创意比较

4. 中医翻译研究的要点：翻译创词比较

5. 中医翻译研究的要点：翻译句法比较

6. 中医翻译研究的要点：翻译影响比较

7. 中医翻译研究的要点：翻译理念比较

8. 中医翻译研究的要点：翻译流派比较

9. 中医翻译研究的要点：西方流派比较

10. 中医翻译研究的要点：中方流派比较

第六课思考题

1. 中医翻译研究的要点：西方拉丁派研究

2. 中医翻译研究的要点：西方考据派研究

3. 中医翻译研究的要点：西方通俗派研究

4. 中医翻译研究的要点：中方简约派研究

5. 中医翻译研究的要点：中方释义派研究

6. 中医翻译研究的要点：中方词素派研究

7. 中医翻译研究的要点：中方联合派研究

8. 中医翻译研究的要点：中方理法派研究

9. 中医翻译研究的要点：中方规范派研究

10. 中医翻译研究的要点：中西流派总结研究

第七课思考题

1. 中医名词术语翻译研究的要点：16 世纪西方传教士对中医文献的搜集

2. 中医名词术语翻译研究的要点：16 世纪西方传教士对中医理法方药的看法

3. 中医名词术语翻译研究的要点：17 世纪西方传教士对中医西传的贡献

4. 中医名词术语翻译研究的要点：17 世纪西方学者对中医西传的贡献

5. 中医名词术语翻译研究的要点：17 世纪中方学者对中医西传的贡献

6. 中医名词术语翻译研究的要点：18 世纪西方传教士对中医西传的

贡献

7. 中医名词术语翻译研究的要点：18世纪西方学者对中医西传的贡献

8. 中医名词术语翻译研究的要点：18世纪中方学者对中医西传的贡献

9. 中医名词术语翻译研究的要点：18世纪西方外交人员对中医西传的贡献

10. 中医名词术语翻译研究的要点：18世纪其他人士对中医西传的贡献

第八课思考题

1. 中医名词术语翻译研究的要点：19世纪西方传教士对中医西传的贡献

2. 中医名词术语翻译研究的要点：19世纪西方学者对中医西传的贡献

3. 中医名词术语翻译研究的要点：19世纪西方外交人员对中医西传的贡献

4. 中医名词术语翻译研究的要点：19世纪中方学者对中医西传的贡献

5. 中医名词术语翻译研究的要点：19世纪中方外交人员对中医西传的贡献

6. 中医名词术语翻译研究的要点：19世纪其他人士对中医西传的贡献

7. 中医名词术语翻译研究的要点：20世纪初期西方学者对中医西传的贡献

8. 中医名词术语翻译研究的要点：20世纪初期中方学者对中医西传的贡献

9. 中医名词术语翻译研究的要点：20世纪中期西方学者对中医西传的贡献

10. 中医名词术语翻译研究的要点：20世纪中期中方学者对中医西传

的贡献

第九课思考题

1. 中医名词术语翻译研究的要点：20世纪后期西方学者对中医西传的贡献

2. 中医名词术语翻译研究的要点：20世纪后期中方学者对中医西传的贡献

3. 中医名词术语翻译研究的要点：20世纪后期世界卫生组织对中医西传的贡献

4. 中医名词术语翻译研究的要点：20世纪后期中华医学组织对中医西传的贡献

5. 中医名词术语翻译研究的要点：20世纪其他人士对中医西传的贡献

6. 中医名词术语翻译研究的要点：21世纪西方标准化的发展

7. 中医名词术语翻译研究的要点：21世纪中方标准化的发展

8. 中医名词术语翻译研究的要点：21世纪世界卫生组织标准化的发展

9. 中医名词术语翻译研究的要点：21世纪世界中医药学会联合会标准化的发展

10. 中医名词术语翻译研究的要点：21世纪世界标准化组织中医国际标准化的发展

第十课思考题

1. 流派形成是中医翻译学科发展的表现

2. 流派形成是中医翻译标准化发展的基础

3. 流派形成是中医翻译人才培养的基础

4. 实践经验是中医翻译人才培养的基础

5. 思考分析是中医翻译研究的发展基础

6. 资料收集是中医翻译研究的文献基础

7. 论文发表是中医翻译研究的理论基础

8. 译著出版是中医翻译的实践总结

9. 标准制定是中医翻译体系建设的体现

10. 专著问世是中医翻译理论研究的体现

第十一课思考题

1. 西方中医典籍翻译研究的要点：拉丁语是中医早期西传的基本语言

2. 西方中医典籍翻译研究的要点：拉丁语在中医现代翻译中的作用

3. 西方中医典籍翻译研究的要点：卜弥格（Michel Boym）的翻译研究

4. 西方中医典籍翻译研究的要点：J. M. Churchill 的翻译研究

5. 西方中医典籍翻译研究的要点：John Floyer 的翻译研究

6. 西方中医典籍翻译研究的要点：B. Hoboson 的翻译研究

7. 西方中医典籍翻译研究的要点：D. Hanbury 的翻译研究

8. 西方中医典籍翻译研究的要点：苏里耶（George Soulie de Morant）的翻译研究

9. 西方中医典籍翻译研究的要点：德贞（John Dudgeon）的翻译研究

10. 西方中医典籍翻译研究的要点：威斯（Ilza Veith）翻译研究

第十二课思考题

1. 西方中医典籍翻译研究的要点：考据派文化内涵

2. 西方中医典籍翻译研究的要点：考据派的语言特点

3. 西方中医翻译研究的要点：文树德（Paul U. Unschuld）的翻译研究

4. 西方中医典籍翻译研究的要点：李约瑟（Joseph Needham）的翻译研究

5. 西方中医典籍翻译研究的要点：威斯（Ilza Veith）的翻译研究

6. 西方中医翻译研究的要点：满晰博（Manfred Porkert）的翻译研究

7. 西方中医翻译研究的要点：吕聪明的翻译研究

8. 西方中医翻译研究的要点：欧阳（Shelly Ochs）的翻译研究

9. 西方中医翻译研究的要点：Dan Bensky 的翻译研究

10. 西方中医翻译研究的要点：Giovanni Maciocia 的翻译研究

第十三课思考题

1. 西方中医翻译研究的要点：通俗派的文化内涵

2. 西方中医翻译研究的要点：通俗派的语言特点

3. 西方中医翻译研究的要点：通俗派的翻译理念

4. 西方中医翻译研究的要点：通俗派的国际影响

5. 西方中医翻译研究的要点：魏迺杰（Nigel Wiseman）的翻译研究

6. 西方中医翻译研究的要点：美籍华人倪懋兴（Mao shing Ni）的翻译研究

7. 西方中医翻译研究的要点：美籍华人吴景暖（Jing nuan Wu）的翻译研究

8. 西方中医翻译研究的要点：旅美华人中医师吴氏父子的翻译研究

9. 西方中医翻译研究的要点：美籍华人吴景暖的翻译研究

10. 西方中医翻译研究的要点：秦济成（Ioannis Solos）的翻译研究

第十四课思考题

1. 中方中医翻译研究的要点：简约派的基本特点

2. 中方中医翻译研究的要点：简约派的学术贡献

3. 中方中医翻译研究的要点：王吉民的翻译研究

4. 中方中医翻译研究的要点：伍连德的翻译研究

5. 中方中医翻译研究的要点：黄雯的翻译研究

6. 中方中医翻译研究的要点：欧明的翻译研究

7. 中方中医翻译研究的要点：帅学忠的翻译研究

8. 中方中医翻译研究的要点：蒙尧述的翻译研究

9. 中方中医翻译研究的要点：李衍文的翻译研究

10. 中方中医翻译研究的要点：黄月中的翻译研究

第十五课思考题

1. 中方中医翻译研究的要点：释义派的基本特点

2. 中方中医翻译研究的要点：释义派的特殊贡献

3. 中方中医翻译研究的要点：陈大舜的翻译研究

4. 中方中医翻译研究的要点：谢竹藩的翻译研究

5. 中方中医翻译研究的要点：黄孝楷的翻译研究

6. 中方中医翻译研究的要点：马堪温的翻译研究

7. 中方中医翻译研究的要点：方廷钰的翻译研究

8. 中方中医翻译研究的要点：陈可冀的翻译研究

9. 中方中医翻译研究的要点：周金黄的翻译研究

10. 中方中医翻译研究的要点：朱忠宝的翻译研究

第十六课思考题

1. 中方中医翻译研究的要点：词素派的基本特点

2. 中方中医翻译研究的要点：词素派的历史影响

3. 中方中医翻译研究的要点：词素派的特别意义

4. 中方中医翻译研究的要点：杨守忠的翻译研究

5. 中方中医翻译研究的要点：罗希文的翻译研究

6. 中方中医翻译研究的要点：张恩勤的翻译研究

7. 中方中医翻译研究的要点：徐象才的翻译研究

8. 中方中医翻译研究的要点：黄嘉陵的翻译研究

9. 中方中医翻译研究的要点：刘占文的翻译研究

10. 中方中医翻译研究的要点：王奎的翻译研究

第十七课思考题

1. 联合派的基本观念

2. 联合派的特殊贡献

3. 联合派的时代影响

4. 中医翻译的实践与总结

5. 中医翻译的研究与分析

6. 中医翻译的理论与方法

7. 中医翻译的原则与技巧

8. 中医翻译的本末与曲直

9. 中医翻译的方向与目标

10. 中医翻译的战略与策略

第十八课思考题

1. 理法派的风貌和特点

2. 理法派的意义和贡献

3. 理法派的影响和传播

4. 理法派的发展和走势

5. 中医翻译的问题和困难

6. 中医翻译的要求与挑战

7. 中医翻译的发展与现状

8. 中医翻译的观念和思路

9. 中医翻译的回顾与展望

10. 中医翻译的评价与批评

第十九课思考题

1. 规范派形成的原因

2. 规范派发展的背景

3. 规范派的基本目标

4. 规范派的基本特点

5. 规范派的特殊贡献

6. 规范派的学术影响

7. 规范派的时代发展

8. 规范派的彼此差异

9. 规范派面临的问题

10. 规范派发展的走势

第二十课思考题

1. 中医翻译原则形成的背景

2. 中医翻译原则构建的基础

3. 中医翻译原则的重要意义

4. 中医翻译原则的时代影响

5. 中西方中医翻译原则的异同

6. 中西方中医翻译原则的理念

7. 中西方中医翻译原则的比较

8. 中医典籍翻译的原则

9. 中医文献翻译的原则

10. 中医术语翻译的原则

第二十一课思考题

1. 中医翻译方法的形成

2. 中医翻译方法的理念

3. 中医翻译方法的多样性

4. 中医翻译方法的差异性

5. 中医翻译的直译与意译

6. 中医翻译的音译与释义

7. 中医翻译的全译与简化

8. 中医翻译的多法并举

9. 中医翻译的基本路径

10. 中医翻译的运作程序

第二十二课思考题

1. 中医翻译标准化的目的

2. 中医翻译标准化的意义

3. 中医翻译标准化的原则

4. 中医翻译标准化的方法

5. 中医翻译标准化的理论

6. 中医翻译标准化的程序

7. 中医翻译标准化的制定

8. 中医翻译标准化的现状

9. 中医翻译标准化的问题

10. 中医翻译标准化的挑战

第二十三课思考题

1. 中医翻译的直译与意译

2. 中医翻译的音译与释义

3. 中医翻译的全译与简化

4. 中医翻译的统一与规范

5. 中医翻译的标准与差异

6. 中医翻译的路径与程序

7. 中医翻译的方法与技巧

8. 中医翻译的任务要求

9. 中医翻译的国际发展

10. 中医翻译的东西合璧

第二十四课思考题

1. 中医翻译中的普通翻译与专业翻译

2. 中医翻译中的语内翻译与语际翻译

3. 中医翻译中的国内翻译与国外翻译

4. 中医翻译中的古代翻译与现代翻译

5. 中医翻译中的医界翻译与译界翻译

6. 中医翻译中的西医翻译与中医翻译

7. 中医翻译中的文化翻译与学术翻译

8. 中医翻译中的术语翻译与句法翻译

9. 中医翻译中的典籍翻译与文献翻译

10. 中医翻译中的实践翻译与研究翻译

第二十五课思考题

1. 17 世纪的中药和方剂翻译方法

2. 18 世纪的中药和方剂翻译方法

3. 19 世纪的中药和方剂翻译方法

4. 20 世纪的中药和方剂翻译方法

5. 21 世纪的中药和方剂翻译方法

6. 中药和方剂翻译的语言应用

7. 中药和方剂翻译的多元化

8. 中药和方剂翻译的规范化

9. 中药和方剂翻译的基本现状

10. 中药和方剂翻译的未来走势

第二十六课思考题

1. 中医翻译的研究方法：从翻译实践出发

2. 中医翻译的研究原则：从翻译历史出发

3. 中医翻译的研究思路：从民族文化出发

4. 中医翻译的研究理论：从发展趋势出发

5. 中医翻译的研究程序：从翻译标准出发

6. 中医翻译的研究批评：从学科发展出发

7. 中医翻译的研究意义：从国家战略出发

8. 中医翻译的研究进展：从中外现状出发

9. 中医翻译的研究展望：从国际发展出发

10. 中医翻译的研究反思：从对外传播出发

第二十七课思考题

1. 如何完善中医翻译的理论体系

2. 如何完善中医翻译的标准体系

3. 如何完善中医翻译的专业建设

4. 如何完善中医翻译的教学方法

5. 如何完善中医翻译的教学程序

6. 如何完善中医翻译的师资队伍

7. 如何完善中医翻译的教材建设

8. 如何完善中医翻译的教学内容

9. 如何完善中医翻译的人才培养

10. 如何完善中医翻译的考核体系

第二十八课思考题

1. 中医典籍翻译的目的意义

2. 中医典籍翻译的历史发展

3. 中医典籍翻译的语言要求

4. 中医典籍翻译的文化要求

5. 中医典籍翻译的专业要求

6. 中医典籍翻译存在的问题

7. 中医典籍翻译面临的挑战

8. 中医典籍翻译的发展现状

9. 中医典籍翻译的中西差异

10. 中医典籍翻译的比较研究

第二十九课思考题

1. 中医典籍翻译在西方的发展

2. 西方翻译中医典籍的理念

3. 西方翻译中医典籍的方法

4. 西方翻译中医典籍的选择

5. 西方翻译中医典籍的人才

6. 中医典籍翻译在中国的发展

7. 中国翻译中医典籍的理念

8. 中国翻译中医典籍的方法

9. 中国翻译中医典籍的选择

10. 中国翻译中医典籍的人才

第三十课思考题

1. 中医翻译人才的知识结构

2. 中医翻译人才的能力水平

3. 中医翻译人才的文化基础

4. 中医翻译人才的境界视野

5. 中医翻译人才的古今贯通

6. 中医翻译人才的东西合璧

7. 中医翻译人才的思维观念

8. 中医翻译人才的目标任务

9. 中医翻译人才的志向追求

10. 中医翻译人才的奉献精神

（四）专业的建设

21世纪以来，中医院校的课程建设和专业发展，有了很多的突破，几乎都在向所谓的综合性高校发展。在这样的理念指引下，外语专业在中医院校也有了极大的拓展。目前，很多中医院校都有了外语学院或外语系，基本都以英语为主，也有其他的小语种。作为中医院校的外语专业，很自然地都与中医专业有着一定的关联性，都将中医翻译作为其发展方向。这也是中医院校外语专业的基本特色。

从目前的发展来看，中医院校外语专业的发展依然有很多值得完善之处。有些中医院校的外语专业，总是在极力地向外语院校的外语专业靠拢，愈来愈淡化了中医外语和中医翻译的特色。这样的走向，一方面与时代的发展有着一定的关系，另一方面也与中医院校外语专业师资队伍的知识结构和专业发展有着一定的关系，因为各中医院校具有较好中医翻译能力和水平的外语人才现在已经愈来愈少。由于师资队伍的缺乏，中医外语和中医翻译专业的发展面临着很多难以克服的困境。这就是中医院校的外语专业总是在向外语院校的外语专业努力靠拢的一个主要原因。从学科的建设角度来看，这样的靠拢当然有利于纯外语专业的教学和发展，但却无利于发展具有中医特色的外语专业。

当然，中医院校外语专业向着纯外语专业方向的发展，与中医外语与中医翻译专业的实际发展，也有很大的关系。从专业性的角度来看，目前所谓的中医外语和中医翻译还不是一门成熟的学科，还不完全具备专业学科所应具备的基本条件。一门成熟的学科，起码应该有三大专业标志，即专家、专著和专论。所谓专家，并不是指的哪一位有名有姓的学者，而是指本专业领域的一大批专家学者。就像中医专家一样，各个院校、各个地区、各个层面都有一批又一批的专家学者，而不是一位或两位。这正是中医翻译界目前最为缺乏的。所谓专著，也不是指某位学者的专著，而是指本领域从不同角度、不同层面对相关问题进行深入研究的一系列学术著作。任何一门成熟的学科都具有这样的风貌。这也是中医翻译界目前最为欠缺的。从目前的发展来看，只有个别学者撰写出版了一些研究著作，绝大多数学者皆无有这方面的建树。所谓专论，指的是构建的一套专门指导相关专业发展的理论、标准和应用体系。这也是目前中医翻译界最为缺乏的一个重要的方面。

正是由于专家、专著和专论的欠缺，极大地影响了中医院校独具特色的外语专业和翻译专业的发展。由于中医外语和中医翻译专业的不成熟，还未形成自己的专业领域，要拔苗助长似的推进其发展，也很难有实际效应。所以，通过纯外语专业的发展来推进中医外语和中医翻译的学科建设，也还是有一定的实际意义的。

（五）人才的培养

要发展中医翻译和中医外语专业，师资队伍建设、人才培养为重中之重。如何才能建设师资队伍，如何才能培养人才呢？这个问题自20世纪80年代已经引起了学界的密切关注，但还没有从根本上得到解决，甚至都没有找到解决问题的办法。受中医师带徒这一传统的影响，一些中医院校有一定翻译经验和翻译能力的老师，影响和感染了身边的一些同事或同学，潜移默化地带动他们走向了中医翻译的领域。这是中医翻译人才培养的最初模式，目前中医翻译界年过半百的译者和研究人员，大部分就是通过这一路径跨入中医翻译这个独特领域的。我们当年就是受外语教研室老主任的影响，私下拜他为师，在他的指导下开始学习和研究中医翻译的。

到了20世纪90年代，这一师带徒的传统人才培养模式有了一定的突破。一些有志于从事中医翻译的外语工作者，为了深入学习中医并将中医与外语紧密结合起来，开始寻找从专业的角度跨入中医界的路径。其中一个很重要的方式，就是直接报考中医专业的硕士或博士。作为外语工作者，要直接报考中医专业的硕士或博士，确实存在着很大的困难。一方面报考者对中医专业课程要认真地学习，系统地掌握；另一方面招生单位在人才培养理念方面也需与时俱进地加以调整，以便能为跨学科人才的培养创造条件。经过一些外语工作者的艰苦努力和一些招生单位人才培养理念的调整，20世纪90年代，有两三位外语工作者先后考取了南京中医药大学和上海中医药大学的硕士和博士，为跨学科人才的培养开辟了一个颇为理想的途径。

进入21世纪之后，外语专业与中医专业的结合，已经成为中医院校人才培养的一个人所共识的理念，几乎每个中医院校都有外语工作者考取中医专业的硕士或博士，为中医翻译和中医外语人才队伍的建设搭建了一个非常坚实的平台。这些跨学科的青年学者，如果能积淀丰富的翻译实践经验，并在此基础上将理论与实践紧密加以结合，努力研究和探索中医翻译的理法方药，一定会推进中医翻译和中医外语的学科建设、人才培养和专业发展，一定会使“山重水复疑无路”的中医翻译和中医外语赢得“柳暗花明又一村”的明天。

第七章

中医名词术语英译的难点、特点与问题研究

第一节
中医名词术语英译的难点分析

自20世纪70年代针刺麻醉术研制成功之后，尤其是改革开放以来，中医药学在西方的传播越来越广泛，也越来越受到西方各界的关注，中医对外翻译——尤其是英语翻译——也越来越广泛地推动起来，其研究和探索也越来越深入系统地开展起来，为健康、持续、深入的发展开辟了越来越广阔的路径。经过中外翻译工作者多年的努力实践、深入探索和广泛研究，中医翻译——尤其是中医英语翻译——已经取得了很大的进展。在基本术语的理解和表达、统一与规范，在基本原则、标准和方法的分析和总结方面，均有一定的建树和突破。这是非常值得肯定的。

由于中西语言、文化、思维的差异，特别是医学理法方药的不同，给中医翻译造成了很大的困难。无论译者的翻译能力多强、知识结构多好、中西贯通多深，要想将如“精、气、神”这样的人体三宝既信又达且雅地翻译成西方语言，都是非常困难的。如在英语中，当然有 essence, air 和 spirit 这样的三个词汇，但其与中医的“精、气、神”虽然“貌”合，但“神”一定是“离”的。这就是为什么，虽然经过了这么多年的努力，中医西译方面依然存在许多难以解决的问题。由此而造成的译语不一、解释混乱、表达随意等问题，极大地影响了中医翻译的顺利发展。

当然，造成这些问题的原因，除了中医语言、文化和医学的差异之外，还与译界长期以来在翻译实践和翻译研究方面存在的不足，也有很大的关系。长期以来中医翻译界一直重实践经验、轻理论研究，重个人践行、轻团队合作，重中方努力、轻中西合璧，从而始终未能建立起一套指导其健康发展的理论体系，甚至连起码的原则与标准也未能完全确立起来。即便是翻译界有些研究人员已经提出和论证了较为客观实际的翻译原则、标准和方法，甚至初步构建了具有中医翻译特色、适应中医翻译发展的理论体系，翻译界也没有予以特别的重视，翻译人员也没有对其加以研究和应用，从而使得中医翻译领域始终处于实践探索阶段，而没能深化到理论与实践相结合，尤其是理论指导实践、实践丰富理论的理想阶段。

有鉴于此，我们对国内外中医翻译界长期的翻译实践和研究探索进行了初步的分析、归纳和总结，并结合我们自己长期以来的翻译实践和研究体会，努力总结归纳出了中医基本名词术语英译的基本原则、标准和方法，借以抛砖引玉，以期引起国内外中医翻译界人士对这一问题的重视。要从根本上解决这一问题，首先要明确中医翻译的基本难点和挑战。这些难点和挑战，从学术研究的角度来看，实际上就是中医翻译特点的体现。

将中医的基本概念和术语翻译成英语，将中医的基本理论和方法用英语加以介绍和解释，非常不易，这是人所共知的事实。但将中医翻译成英语的难度具体说来究竟是什么呢？到底是什么原因引起的呢？1993年镐京学者撰写出版的《中医翻译导论》一书，对此做了如下概括："首先，中医语言本身深奥难懂，将其翻译成现代汉语亦不免有佶屈聱牙之弊，更何况译成外语？其次，中医用语自身的规范化程度不高，存在着一词多义、数词同义、概念交叉等现象，造成了理解上的困难和偏差。在此基础上产生的译文难免有'葡萄酒被水者也'之嫌。再次，除了汉语及具有汉文化背景的一些亚洲国家（如日本、朝鲜等）外，世界上其他国家和民族的语言中都没有可供译者选择的中医对应语。译者只有亲自到译入语中去比较筛选可能的对应语。然而'名物不同，传实不易'，要使译文至善至美，谈何容易？最后，中医翻译并不只限于中国，实际上大量的工作是在海外进行的。由于译者既无方便途径交流切磋，又无协调机构咨询释疑，'误解作者、误达读者'在所难免。"

从目前的翻译实践、标准化进程和中西交流的发展来看，中医翻译的难点和挑战主要体现在对应语的缺乏、理解的偏差、统一的不易三个方面。

一、对应语的缺乏

中医是中国特有的一门具有浓郁文化内涵、人文精神和自然神韵的医学体系，与中国传统文化和诸子学说有着极为密切的关系。事实上，中医的基本理论阴阳学说、五行学说、精气学说等都是中国传统文化的核心，而这样的核心概念和思想是中国所独有的。所以中医理论和实践中最常见的概念和最常用的词语在英语语言和其他欧洲各国语言中，一般都缺乏对应语。

所以在中医英译中，一般都很难从中找到合适的词语翻译相应的中医概念和术语。例如"阴阳""五行""精""气""神""命门""三焦""经络""穴位"等中医概念，在英语语言中很难找到相应的说法，要将其翻译成英语，其难度可谓不言而喻。虽然现在人们一般都将"五行"译作 five elements，实际上"五行"的"行"的基本意思是"运动"（即木、火、土、金、水的生克乘侮四种运动变化），即 movement 或 interaction，而不是 elements。再如《易经》的"易"，国内外的译者一般都译作 Change，非常不完整。实际上《易经》的"易"含有三层基本含义，一为"简易"，即 simplification；二为"变易"，即 change；三为"不易"，即 no change。从《易经》的基本精神来看，其最根本的，就是不易。如太阳从东方升起，由西边降落，这当然是变化的。但不变的是日升日落的这一运行的基本规律。从这个意义上说，将《易经》的"易"译作 change 显然是不准确的，比较理想的译法大概应该是音译，而不是直译或意译。

由于西方语言中缺乏中医基本概念和术语的对应语，从而为各国、各地、各时代译者的自主发挥留下了无限广阔的空间。每一位译者都可以从不同的角度和层面，根据自己的理解和感受，对某一概念或用语做出"合情合理"或者颇能"自圆其说"的翻译。如"五脏六腑"先后被译为 five solid organs and six hollow organs, five zang-organs and six fu-organs, five zang-viscera and six fu-viscera，等等。从不同的角度来看，各种不同的译法都在一定程度上表达了原文的某些含义，也都有一定的翻译特点。但从原文的实际含义来看，这样的翻译又皆有不足之处，均未能比较完整地再现原文的实际所指。这就是为什么长期以来中医名词术语的翻译始终处于混乱状态的基本原因。

在国内外的中医翻译实践中，这样的例子可谓俯拾即是。如“五行”被译作 five elements，five phases 或 Wuxing；“邪气”被译作 evil qi, pathogenic factors 或 pathogen；“命门”被译作 gate of life, vital gate 或 vitaport；“三焦”被译作 three warmers, three burners, three heaters 及 triple energizer；“经脉”被译作 meridian, channel 或 conduit；“辨证论治”被译作 selection of treatment based on the differential diagnosis, diagnosis and treatment based on overall analysis of symptoms and signs, planning treatment according to diagnosis,differentiating syndrome to decide treatment 或 syndrome differentiation and treatment。从这些中医术语的不同译法可以看出，中医术语的翻译目前的确亟待统一、亟待规范。如果一门学科的基本术语的翻译各不相同，自然非常不利于该学科在国际间的交流与合作，也非常不易于该学科在世界各地的正常发展，甚至会造成该学科在各地传播和发展中出现一些难以想象的偏差。

需要说明的是，中医名词术语英译目前虽然还不统一，更不规范，但却有一定的统一性走势和规范化的趋势。这与长期以来中医的国际传播和交流以及多年来中医翻译的实践和探索，也有密切的关系。经过多年来的实际交流和逐步梳理，中医基本名词术语的英译已经形成了一定的规范化趋势，在一定意义上指导和引领着中医翻译的实际发展。“经脉”的翻译就充分地说明了这一点。在目前的翻译实践中，“经络”的英译尽管还不完全统一，但较为流行的翻译形式基本上为 meridian 和 channel。所以翻译时若能以此为准则来规范我们的实践，就一定会更好地推进其规范化的进程。也就是说在翻译“经络”这一术语时，要么译作 meridian，要么译作 channel。尽管两者的译法完全不同，但这两种译法可以视为“经络”两个并行的规范译法，而任何其他形式的翻译显然都违背了规范化的发展趋势。在 WHO 颁布的国际标准化方案中，“经络”的首选译语为 meridian。但事实上目前 meridian 和 channel 两个词的使用频率都很高，所以可以视为“经络”的两个并行的规范译法。

当然，从中医的理论和实践来看，“经络”还是译作 channel 比较符合中医的客观实际。虽然在目前的所谓科学研究中，“经络”的本质还没有完全揭示出来，但几千年来的中医实践已经充分证明了其在人体的实际存在。从这个意义上说，还是将其译作 channel 比较有实际意义。而译作 meridian，则有些虚化的感觉，因为在英语中 meridian 指的是地球仪上的 imagined lines，而不是地球上实际存在的 lines。

二、释义性的偏差

在中医英译实践中，理解的偏差和释义的偏颇是非常普遍的、难以回避的一种现象。这种现象的存在和持续，一方面是缘于中西方文化的巨大差异及古汉语与现代汉语语义的变化，这一差异和变化给翻译中的理解造成了很大的困难；另一方面则缘于译者对中医基本概念和用语理解的偏差，这一偏差当然与中西语言和文化差异有关，但更与译者对中医的理论与实践理解表浅有关。

在中西方的译者队伍之中，对中医基础理论与临床治疗有着比较深入了解和体验的人，还是比较稀少的。虽然很多译者因工作的需要也学习了一些中医的基础课程，对中医的理论和实践有一定的认识，但对其基本概念的实质内涵、对其临床治疗的理法方药，还是缺乏深入的了解和系统的掌握。所以在翻译中医的一些基本的概念时，往往有表化、浅化或虚化的表现。如将《黄帝内经》译作 *Yellow Emperor's Internal Medicine*，将“带下医”译作 doctor underneath the skirt，将“失笑散”译作 Powder for Lost Smiles，即为理解偏差的经典案例。仔细分析一下这几个概念的翻译，便会发现理解的偏差给译文带来的别异影响。

《黄帝内经》中的“黄帝”是不是 Yellow Emperor，对此国内译界有很大的争议。如何理解“黄帝”，如何将其比较客观地译为英文，不仅仅与该名词的形与意密切相关，更与“五行”配“五色”、“五行”配“五方”的机制和喻意密不可分。同时，还与《易经》坤卦的精神及中国人自古以来对大地的敬慕息息相关。如果不了解这些关联密切的基本要素，是无论如何也无法正确理解中国人将轩辕帝尊为“黄帝”的基本因由。此外，“内经”当然不是 Internal Medicine 。西医学包括两大体系，一是内科学，二是外科学。在英语中，Internal Medicine 指的就是内科学。而“内经”的内容涵盖了中医内、外、妇、儿等各个方面，当然不是指的内科学。译文中之所以出现这样的偏差，自然是译者望文生义的结果。为了避免这样的误译，现在一般将《黄帝内经》改译为 *Yellow Emperor's Canon of Medicine* 或 *Yellow Emperor's Classics on Medicine*。

需要说明的是，“黄帝”的“帝”译作 Emperor，依然值得商榷。因为“三皇五帝”时期的“皇”和“帝”与秦始皇之后的“皇”和“帝”有着本质的不同。秦始皇之后的“皇”和“帝”是纯行政的概念，即 emperor。而“三皇五帝”时期的“皇”和“帝”，则和春秋战国时期所谓的“仁”与“德”、“圣”与“贤”有着相近的喻意。

“带下医”指的是“妇科医生”，即 gynecologist，译作 doctor underneath the skirt 显然是误解误达了。在中国传统文化中，很多与人体或性色有关的概念或词语，都采用了暗喻的方式予以表达。如今天所谓的上厕所，古时称其为“更衣”。在中医的典籍中，“更衣”也一直作为一个专业术语使用。西医学的“便秘”，在中医就被称为“不更衣”。当然，从科普的角度或通俗的角度来讲，“带下医”也可以译作 woman doctor。

何谓“失笑散”？根据《医方发挥》的解释，“失笑散”指的是“具有行血止痛祛瘀、推陈出新的作用”的药方。这样的药方为何称为“失笑散”呢？《医方发挥》的解释是，“前人用此方，每于不觉中病悉除，不禁欣然失声而笑，故名‘失笑散’”。根据《医方发挥》的这一解释，“失笑散”中的“失笑”，其实是“得笑”。无比痛苦的患者很快便被奇妙之方治好了，痛苦的表情立刻就转变为欢乐的笑容。如此的“失笑”，译作 Lost Smiles 显然是“误解作者，误达读者”了。由此可见。理解的偏差对翻译的影响多么巨大！作为一名译者，要想真正提高自己翻译中医的质量，要想深入地理解中医基本概念的实际含义，仅仅对中医的医理和药剂有所了解，还是远远不够的，还必须对中国古典文化，尤其是诸子学说，要有一个基本的了解。只有这样，才能比较准确地把握中医的精气神韵。

三、统一性的不易

一直以来，术语英译的统一以及概念理解的一致是中医翻译界的梦想。但这一梦想的实现，却始终困难重重，难以实现。这一问题很早就引起了国内外学术界、翻译界和中医界的关注，也引起了很多学者、译者和研究者的重视。自 20 世纪 50 年代以来，有很多学者对此进行了较为深入的研究和分析，提出了各种各样的意见和建议。德国汉学家满晰博所制定的拉丁语中医术语，就是其中的代表。但在翻译实践中，这样的意见和建议却始终没有能够引起大家的重视，更没有为大家所接受。出现这种情况的原因，大致有五个方面：一是为数不多的中医翻译人员之间的学术交流不够深入；二是当时的中医在西方的传播还不够广泛；三是中西方的交流与合作还比较欠缺；四是中国人参与中医翻译的程度还比较低；五是规范化的意识还比较薄弱。

到了 20 世纪 70 年代之后，随着针刺麻醉术的研制成功，尤其是随着改革开放政策的实施，中西方在经济、文化和科学等领域的交流不断发展，极大地促进了中医在西方的传播和交流。由于时代的需要，一大批中西方的学者和译者开始投入中医翻译事业之中。在翻译实践中，尤其在交流合作中，中医基本概念和术语翻译的不统一、理解的不一致、表达的不完整很快引起了学界和译界的广泛关注。如何统一和规范中医基本术语的翻译问题，成了中医翻译界和中医对外交流所面对的一大挑战。为此，中西方的一些学者和译者在努力实践的同时，也开始认真地研究如何统一和规范中医术语的翻译问题。

经过多年的研究、分析和总结，学术界和翻译界的一些研究人员先后提出了统一和规范中医基本术语翻译问题的原则、标准和方法。英国学者魏迺杰在西方发表了一系列的研究文章，提出了自己的看法和想法，开始制定规范化的方案，深刻地影响了中西方中医翻译的实践。我们在《中国翻译》《中国科技翻译》和《上海翻译》等杂志上发表了一系列研究文章，提出和论证了中医基本术语英译及其标准化的概念、原则与方法，得到了学术界和翻译界的关注。但由于种种原因，这些颇有学术价值和学术意义的研究成果，却没有很好地发挥其引领作用，使得中医基本术语英译的规范化问题至今还没有得到实质性的解决。造成这一现状的原因是多方面的，除了中西方语言、文化和医理的差异之外，还有从事中医翻译人员的基本理念、方法和标准的差异。还有一个更为重要的原因，从事中医翻译工作的人员的知识结构、文化基础、翻译经验和研究意识还不够理想。即便是在今天，从翻译实践和翻译研究的发展情况来看，国内外合格的中医翻译人员依然比较缺乏。这一现状是影响中医术语英译规范化的主要原因之一。所以，英国中医英语翻译家魏迺杰曾说："中医翻译难，恐怕没有几个人能够，甚至愿意从事这个工作。"

我们在《中医英语翻译研究》一书中，曾对中医翻译的"境界"做了这样的概括："'少年不知愁滋味，爱上层楼，爱上层楼，欲赋新词强说愁。'此为第一境界。'寻寻觅觅，冷冷清清，凄凄惨惨戚戚。'此为第二境界。'噫吁嚱！危呼高哉！蜀道之难难于上青天！'此为第三境界。"这一诗意化的论述，从另一个角度说明了中医英译的确非常难且理想的中医英译人员非常的匮乏。在《中医翻译导论》一书中，我们指出，一个合格的中医翻译工作者起码应该具备六个方面的条件：一是精通英语，尤其是医学英语；二是具有一定的翻译学和语言学知识；三是熟悉中医的基本理论和临床实践；四是具有扎实的医古文基础；五是了解西医的基本理论；六是具有相当的中国古典哲学知识。

我们所提出的这些基本要求，当然比较理想，比较完美，在现实之中很难实现。对于一般的中医翻译者而言，要具有如此良好的知识结构、文化素养和研究水平，是非常不易达到的。虽然目前国内外翻译界和医学界均有一大批人员从事中医英译及其研究工作，但在知识结构、文化素养和研究水平上能够达到如此要求的人还比较罕见。这就是中医英译目前还存在着这么多问题和挑战的主要原因所在。要从根本上解决合格中医翻译人员的培养和打造，还有待于翻译界的不断努力和中医界的密切配合。目前国内各中医院校基本都开办了中医英语和中医英译课程，甚至还建立了中医院校的英语专业，从而为培养合格中医英译人才搭建了一个理想的平台。

第二节
中医名词术语英译的特点

中医与西医相比，有其独具特色的理法方药与意义非凡的临床疗效。中医英译也是如此。与一般的翻译相比较，中医英译的特点不仅鲜明，而且别异，有时甚至与众不同得令人不可思议。对中医英译特点的总结和分析，对于梳理中医英译的思路、调理中医英译的方法、确立中医英译的机制，可谓不可或缺。根据长期以来从事中医英译的实践和体验，尤其是从事中医英译的研究和分析，中医英译的特点大致可以概括为五个方面，即仿造性翻译、解释性翻译、多样性翻译、音译性翻译、结合性翻译。

一、仿造性翻译

所谓仿造，指的是在翻译原语的无等值词汇时，用译语中的直接对应词代换无等值词汇的组成部分，即词素或词。所谓的词素翻译及词对词的直译，就是仿造译法的具体体现。

中医学是具有独特理论体系、治疗方法和诊断机制的中国传统医学，其基本概念和术语的内涵和喻意均与西医学以及其他国家和民族的传统医学有极大的差异。尽管在人体解剖、生理和病理等方面，中医的一些名词术语与西医学的一些名词术语在含义上比较接近，甚至相近，但在具体的所指方面，依然有其独具风貌的喻意。正如脏腑一样，形式上似乎与西医学较为一致，但其含义却远远超出了解剖学、生理学和病理学的范畴。如中医的“心”不仅“主血”，而且还“主神”；不仅是人体的“君主之官”，而且还“神明出焉”。

由此可见，中医基本概念和术语的含义与西医学不仅不尽相同，甚至还相差甚远。在中医独特理论体系的指导下，中医对人体器官的生理功能和病理变化，对疾病的病因、治疗和预后等均有自己独具的观念和认识，并由此而形成了特色鲜明的术语体系和语言体系。要理解和感悟中医的这一独特的术语体系和语言体系，就必须将其与中国的古典文化和传统思想密切结合起来，不然就很难揭示其精神实质。对于翻译人员而言，要想将中医这些独具特色的概念和术语翻译成与中国语言和文化差异巨大的英文，可谓“难于上青天”，因为英语中很难找到中医名词术语的对应语。从长期以来的中医翻译实践来看，要想解决这一问题，仿造化翻译可能是唯一有效的方法。

回顾中医对外翻译交流史，便可发现早期的译者一开始便有意无意地采用了仿造法来翻译中医的一些基本的名词术语，如将“肝血”译作 liver blood，将“血虚”译作 blood deficiency，将“活血化瘀”译作 activating blood to resolve stasis，就是比较典型的例子。在英语语言中确实有 liver, blood, deficiency 这样一些单词，但却没有 liver blood 和 blood deficiency 这样的概念和术语。所谓的仿造翻译，就是将英语中已有的相关单词组合起来，借以表达中医特有的概念和术语。按照翻译界的说法，这样的仿造译法即为词层翻译。这种译法不仅仅重新排列组合了英语已有的词汇，而且还向英语语言输入中医特有的概念和表达法。所谓的中医英语，强调的就是中医为英语语言所输入的独特表达法。

在中医英译中，仿造化翻译不仅仅运用在名词术语的翻译上，而且也运用在句子层次的翻译上。这是中医英语最显著的语言特色之一。例如《素问·阴阳应象大论篇》中的“从阴阳则生，逆之则死”，可译为 Following (the law of) yin and yang ensures life, while violating it leads to death；“阴虚则热，阳虚则寒”可译为 Asthenia (or deficiency) of yin generates heat and asthenia (or deficiency) of yang produces cold. 从句法结构上看，这样的译法在一定程度上也体现了仿造化翻译的基本特征。这种形式的翻译在目前的中医英译实践中，表现得非常突出。西方译者在翻译中医的术语和典籍时，尤其喜欢采用这样的仿造化译法。如魏迺杰将“风火眼”译作 wind fire eye，将“牛皮癣”译作 oxhide lichen，将“白虎历节”译作 white tiger joint running，就是这种仿造化译法的具体体现。这也是魏迺杰力主推广的中医英译方法。

二、解释性翻译

由于中医的理论与实践体系完全建立在中国古典文化思想之上，再加上中医的基本概念和术语均来自国学典籍，因此中医基本概念和术语一般都言简意赅，喻意深刻。常用的中医基本概念和术语一般多由两个或四个汉字构成，结构非常简洁，但含义却非常精深。按照科技术语信息密度的要求，要将如此简明扼要、内涵深厚的概念和术语较为妥当地翻译成英文，确实非常不易。

由于中西文化和语言的差异，再加上英语语言信息密度的偏低，为了比较明确地再现中医基本概念和术语的实际内涵，中国译者——尤其是早期的译者——在翻译时往往采用词典解释性译法，将中医术语的翻译变成了用英语给术语下定义。在早期的翻译中，“辨证论治”被译作 diagnosis and treatment based on the overall analysis of symptoms and signs。这样的词典解释性虽然冗长一些，但还基本再现了原文的实际含义，为读者提供了较为客观实际的信息。但由于比较冗长，不太符合术语的翻译要求，所以后来逐步将其调整为 treatment based on syndrome differentiation 或 syndrome differentiation and treatment 或 differentiating syndrome to decide treatment。在临床实践中，甚至将其简化为 differentiation and treatment。从翻译的角度来看，“辨证论治”中的“辨”“证”和“治”三个关键字，现一般译为 differentiation, syndrome 和 treatment。从标准化的发展趋势来看，只要这三个“关键字”的翻译一致且整个术语的结构比较简洁，即基本达到了术语翻译的要求。

“奔豚”是中医的一种独特的疾病，其命名方式显然是比较形象生动的。在英语中，没有类似的疾病名称。所以早期的译者将其解释性地译为 a syndrome characterized by a feeling of gas rushing up through the thorax to throat from the lower abdomen。这种翻译显然是解释，而不是术语翻译。如果将其视为术语，显然不利于实际应用。所以现在一般将其调整为 running piglet。WHO 西太区在制定中医术语国际标准时，即采用了这一译法。

从术语翻译的基本要求来看，词典解释性译法显然存在着很多的不足，使简洁凝练的中医术语变得冗长烦琐，不符合科技术语翻译的基本要求。同时，由于过于冗长和烦琐，使得这些中医术语在实际应用中很难发挥正常的交际功能，从而失去了使用价值。此外，由于是解释性翻译，用词和结构都比较随意，影响了中医名词术语英译规范化的发展。根据语言国情学的理论，含有浓郁民族文化色彩的概念和术语，可以予以音译或者仿造性的直译。经过一定时间的东西交流和实际应用，其“形”与“意”便可逐步达到统一。但首次出现在文章、书著中时，还需要有必要的解释，以利于读者理解其实际含义。如 WHO 西太区的标准中，“奔豚”译作 running piglet，其后即附有这样的解释 An ancient name for the morbid condition characterized by a feeling of masses of gas ascending within the abdomen like running piglets, also known as running piglet qi. 通过这一解释，原文的实际内涵即在一定程度上得以再现。

从中医英译的历史发展来看，术语的解释性译法属于初期探索性翻译，在开创中医英译先河的历史过程中，依然发挥了应有的历史作用。同时，也为后来者的实践和研究奠定了一定的基础。随着中医翻译活动的不断深入和中西方交流的广泛开展，尤其是随着中医名词术语英译国际标准化的发展，这种词典解释性译法现在已经逐步得以调整，在一定程度上达到了科技名词术语翻译的基本要求。

三、多样性翻译

一词多义，数词同义，概念交叉，这是中医名词术语自古以来所形成的独有特色。同一术语在不同的环境下，在不同的领域中，往往具有不同的含义。例如“心主神”的“神”，就包括 spirit, mind 和 thinking 等含义，究竟该如何翻译，还须根据上下文的实际含义来确定。由于文化的差异，一个英语词语往往只能表达一个中医概念或术语中的某一层含义。所以同一个中医术语在不同的情况下，就可能有不同的翻译形式。中医名词术语英译中的多样化现象，就不可避免地产生了。

在早期的翻译实践中，这一问题引起了翻译人员的极大关注，并为此做了很多的探讨和总结。从当时的翻译实践来看，当时的译者基本上是赞同一词多译的，以便能比较准确客观地再现相关术语的实际含义。比如“虚”是中医学中应用非常广泛的一个概念，其实际含义也往往多种多样，翻译的时候很难将其单一化。当时的译者根据不同的语境，将其译作 asthenia, deficiency, insufficiency, weakness, debility, hypofunction 等不同的形式。这些不同形式的译文，皆在一定程度上揭示了“虚”的多层含义。如指脏腑的“虚”时，可译为 asthenia，因脏腑之“虚”指的是其功能虚弱。所以“脾虚”可译为 asthenia of the spleen，“肾虚”可译为 asthenia of the kidney，若译为 deficiency of the spleen 和 deficiency of the kidney，则有可能被误认为脾脏或肾脏有实质性的缺损，这显然不符合中医的实际所指。又如“脾虚水泛”一词，其原意是指脾脏运化水湿的功能障碍而引起的水肿，所以同样是“脾虚”，这个“虚”字则应译为 hypofunction，即功能障碍之意。俗话说，久病必虚，即经过长期的患病，身体自然就变得虚弱了。而要表示“体虚”这一概念中的“虚”时，则将其译为 weakness 或 debility（《中医杂志》1981 年第 11 期）。

从中医翻译历史的发展及中医基本概念和术语的内涵实际来看，采用一词多译的方式进行翻译显然也是比较客观的，也比较符合文化交流的需要。但从科技名词术语翻译要求来看，尤其是中医名词术语英译国际标准的发展来看，一词多译的做法显然不太符合时代发展的需要。正因为如此，一词一译的做法逐渐便成为时代发展的趋势。比如“神”的翻译，现在基本上比较统一地译作 spirit，“虚”的翻译基本上比较统一地译作 deficiency。如果涉及具体所指，在译文中可以附加适当的注解。但如果只是用作普通的词语，而不是专业的术语，翻译时也可以灵活的处理。比如“虚”现在一般均译作 deficiency，但如果要表达的是身体虚弱的意思，则完全可以译作 weak，而不必译作 deficiency。

需要说明的是，虽然现在中西方中医翻译界基本统一地将“虚”译作了 deficiency，甚至成为“虚”的一个标准化的译法，但这一译法并非“虚”的实际对应语。在中医的理论和实践体系中，“虚”一般都指的是功能的低下，而不是量的减少或器官的缺损。如果译作 asthenia，则比较实际地再现了“虚”的基本含义。但译作 deficiency，则往往会有量少或缺损的意思，不大符合“虚”在中医上的实际所指。既然存在着这样一个事实，为什么中外翻译界基本都统一采用了 deficiency 这一不大切合实际的译法呢？除了人为的一些因素之外，大概还有语言自身的运动规律吧。研究中医翻译问题时，这一点确实值得我们注意。

还需要说明的是，一词多译的做法虽然被一词一译的做法所取代，虽然向规范化和标准化的趋势在靠拢，但这种趋势仅仅体现在一般文本和文献的翻译中。如果翻译《黄帝内经》这样的经典著作，一词多译的做法还是需要认真考虑的，还是需要加以运用的。当然，在具体运用的时候，必要的技巧也是需要考虑的。比如我们在翻译《黄帝内经》的时候，既考虑到用词的统一性，也考虑到概念的多义性。比如对于“道”的翻译，基本都采用了音译之法，但也同时将其实际含义加以再现。如果“道”指的是理论，则译为 Dao (theory)；如果指的是方法，则译为 Dao (method)；如果指的是教育，则译作 Dao (education)。如此之译虽然显得有些烦琐，但还是比较客观地再现了其实际含义。从目前的翻译实践来看，这一做法还是比较适合经典著作翻译的。

四、音译性翻译

近年来WHO和ISO在启动中医名词术语国际标准工程时，中方遭遇了日、韩的很多挑战。其中之一就是对中医核心概念的音译问题。按照语言国情学的理论要求和名从主人的国际惯例，中医的核心概念是中医和中国文化所独有的，在西方各国的语言中没有对应语。按照西方人的观念，这类概念和术语的翻译，就要采用原词照借的方式。对于中医西译而言，所谓的原词照借，就是音译。但为了掠夺中国的文化主权，为了淡化中国对中医的主导地位，日、韩联手在这两个国际组织中对抗中国。所以在这两个国际组织中，尤其在WHO中，音译中医术语就成了一个极为敏感的政治问题。

从中医在西方传播和交流的300年历史，特别是20世纪70年代以来的近半个世纪的发展来看，音译应该是中医核心概念西传的重要路径。在今天的西方，学习和研究中医的学者，基本上都是采用音译之法翻译中医基本概念和术语的。这已经成为历史发展的事实。当然，可以采用音译的中医概念和术语是比较有限的，并不是可以普遍采用的。由于中西方文化及中西医之间的巨大差异，中医基础理论和临床实践中特有的一些概念和术语在英语中很难找到对应语，也很难简明扼要地解释清楚，比较常见的包括“气”“阴阳”“气功”“推拿”等。从长期以来东西方的交流和中医在西方的传播来看，这些具有典型中国文化特色的概念和术语，无论直译还是意译都无法准确地再现原文的深刻内涵，只有采用音译才能比较自然地将其所承载的文化内涵、专业知识和哲学思想传递到西方。

2015年5月31日至6月5日，ISO/TC 249会议在北京召开，WG5（第五工作组）在讨论中药和方剂名称的翻译问题时，韩国代表团又一次扰乱讨论的主题。西方某国代表团的成员在发言中明确指出，无论将中药和方剂名称译为英文还是拉丁文，西方人都难以接受，也难以理解，因为西方人早就习惯使用音译的中药和方剂名称了。这位西方代表的发言，可谓陈述了中医术语在西方音译的历史发展和现实需要，同时也驳斥了日、韩反对音译中医核心概念和术语的提议。就中医基本概念和术语的翻译而言，可以采用音译的其实并不多，目前比较流行的基本上就是上面所提到的那几个。但在中药学和方剂学方面，音译的术语还是比较众多的，因为西方人基本都习惯了使用音译的中药和方剂名称。而中药和方剂名称在中医学中可谓成千上万。

在早期的中医翻译过程中，译者们也一直试图通过意译来翻译和解释中医的核心概念和术语，以便西方读者能及时地了解和掌握其实际含义。但直译和意译的结果却与中医基本概念和术语的实际含义相去甚远。例如“气”在以前的翻译中，常常被译作 energy 或 vital energy。在西方还被译作 material force, matter-energy, vital force, life force, vital power, moving power 等。这些译法其实只表达了“气”作为“动力”这一小部分含义，却没能表达“气”的完整内涵。在中医基本理论中，“气”大致有四层含义，即推动作用、温煦作用、防御作用、固摄作用和气化作用。经过国内外译者的长期实践和探索，发现只有音义才能较好的保留“气”的实际内涵，才能避免信息的丢失。于是 Qi（或 qi）便逐渐地取代了 energy 和 vital energy 而成为“气”的规范化国际通用译法。同样地，“阴阳”“气功”“推拿”也被译作 Yin and Yang（ 或 yin and yang 或 yinyang），Qigong（ 或 qigong），Tuina（或 tuina）。

从目前国内外的翻译实践和国际标准化的发展趋势来看，采用音译法翻译中医基本理论和实践中的一些核心概念和术语还是比较符合文化交流实际的，更符合中医国际传播和发展的需要。尽管日、韩出于谋取文化主权的考虑，一向阻挠任何中医概念和术语的音译，但在国际上，音译核心中医概念和术语的做法已逐步为中医界和翻译界所普遍采用。作为中医翻译者和研究者，作为跨文化交流的学者和研究人员，对此必须有清醒的认识。要想使中医独特的概念和术语在英译中保持其固有的内涵和实际的含义，音译恐怕是唯一可行之法。目前中医在国际上的交流与传播，已充分说明了这一点。

五、结合性翻译

音意结合是英汉翻译中的常见译法之一。日常生活中使用的“来复枪”（rifle）、“吉普车”（jeep）、“探戈舞”（tango）、“法兰绒”（ flannel）、“卡片”（card）、“啤酒”（beer）、“雪茄烟”（cigar）、“卡车”（truck）等，就是音意结合的译语。

在中医的生理学体系中，有些术语虽然有其独特的含义，但在一定程度上还与人体的自然结构和实际功能有着密切的关系，“五脏”和“六腑”就是比较典型的术语。虽然这两个术语有其独特的含义，但与人体的内脏器官还是紧密相连的。所以在目前的翻译实践中，一般均将其译作 five zang-organs 和 six fu-organs。将“脏”和“腑”加以音译，是为了体现其独有特色。同时附以 organ（也有的译者附以 viscera，亦有一定的意义），是为了从意译的角度对其实际所指加以说明。这样的做法还是比较符合客观实际的，因此也基本得到了翻译界人士和西方读者的认可。

在早期的翻译交流中，为了体现原文的实际含义，为了便于西方读者学习和了解中医的基本精神，一般译者还是采用了意译的方式将“五脏”和“六腑”分别译作 five solid organs 和 six hollow organs。从解剖学的角度来看，如此之译在形式上还是比较有实际意义的。从结构上讲，“五脏”的确有点 solid，“六腑”也确实有些 hollow。但从实际功能和作用上看，如此之译似乎还有许多欠缺之处，起码没有将“五脏”和“六腑”的独特含义揭示出来。这可能就是为什么如此之译逐步被音意结合所取代的主要原因吧。WHO 西太区在制定中医术语国际标准的时候，由于日、韩的干扰，“脏腑”被译作 Viscera and Bowels，显然有些背离原文实际内涵了。“六腑”的“腑”怎么可能只是 bowels 呢？

音意结合在其他一些术语的翻译上也有着充分的体现。例如“气”和“阴阳”一般都音译为 qi 和 yinyang，但与其他概念相结合而构成新的术语时，其翻译一般都采用音意结合之法。如“气”和“阴阳”与“五脏”和“六腑”相结合，即形成了一系列的独特术语，如心气、肾气、肝气、脾气、肺气等，一般的译法是 heart qi, kidney qi, liver qi, spleen qi, lung qi，显然都是音意结合的译法。同样的，心阴、心阳、肾阴、肾阳、肺阴、肺阳等也以音意结合的形式译为 heart yin, heart yang, kidney yin, kidney yang, lung yin, lung yang 等。这些以音意结合之法英译的中医术语，成为中医的专业标志和文化标志，可谓意义非凡。

第三节
中医名词术语英译中的理解问题

一、问题的提出

在翻译实践中，理解始终是翻译的第一步，这是人所共知的事实。只有完整深入地理解了原文的基本含义，才有可能将其较为准确地翻译成外文。自古以来翻译实践中出现的种种偏颇和偏差，往往都与译者对原文的理解有着直接的关系。在中医翻译实践中，这个问题的表现最为突出，这自然与中医语言的古奥和理论的深奥有着很大的关系。

在中医翻译的初期，西方的译者在翻译中医的时候，对于中医的核心概念和术语，一般都采用音译之法，以便能比较好地在译文中保持原文的基本信息。这应该是文化翻译和传播中应采取的比较客观实际的方法。但在当今的中医翻译中，尤其是在中医基本名词术语英译的标准化研究中，很多研究人员和译者则采取了直译、意译或臆译的方式，对中医一些核心概念和术语生搬硬套式的加以翻译，从而影响了原文信息的完整、准确的再现。

WHO 西太区 1991 年颁布的针灸经穴名称国际标准中，将“三焦”译为 triple energizer，就是典型一例。目前 WHO 启动的 ICD-11/ICTM 和

ISO/TC 249 第五工作组所涉及的中医名词术语的翻译问题，也充分说明了这一点。

二、语境与语意

对于今天的译者和读者而言，中医的语言和术语显得非常的晦涩，要完整准确地理解其具体含义，要求甚多，实在不易。要想比较准确地理解原文，首先必须根据语境与上下文的关系来分析和掌握原文的实际含义。在传统的汉语语言中，字词的关联性、灵活性和变异性往往非常普遍，要客观地了解其实际所指，就必须立足于具体的语境，明确上下文的关系。中医的语言和术语一直传承着中国古典语言的精神和风貌，翻译时不仅要正确理解，而且还要灵活处理。只有这样，才能比较客观地在译文中再现原文的实际意义。下面试以“精”为例，对此加以说明。

“精”是人体的三宝之一，也是中医理论和实践中的一个核心概念。在一般的翻译中，“精”基本都译为 essence，虽然显得比较空泛，但也在一定程度上表达了原文的基本含义。但在不同的语境中，“精”的具体所指又有一定的偏重。如果只将其简单地译作 essence，不一定就比较完整地再现了原文的实际含义。如《灵枢 · 本神》中说：“肾藏精，精舍志。”此句中的“精”，指的是“精气”，与“精气神”的“精”可谓同曲同工，所以可简单地译为 The kidney stores essence and the essence maintains mental activities. 谈到“精伤”时，该文指出：“精伤则骨酸痿厥，精时自下。”根据中医理论中“肾主骨”的观点，此句中“精伤”之“精”，应当指的是“肾精”（kidney essence）。而“精时自下”之“精”显然指的是“精液”（semen），而不是一般意义上的“精”（essence）。虽然“精”出现在同一句话中，但其实际所指却各有偏重。所以这句话可译为 The damage of the kidney essence causes aching and flaccidity of the bones as well as cold sensation in the limbs, which will eventually lead to frequent seminal emissions. 西晋王叔和编撰的《脉经》开篇指出：“脉理精微，其体难辩。”此句中的“精”，则指的是“精深”（abstruse or profound），也不是一般意义上的

"精"（essence）。所以这句话可译作 The theory of pulse is very abstruse and the conditions of pulse are difficult to differentiate.

三、历史与现实

在中医翻译上，除了根据具体的语境和上下文的关系准确了解和把握原文的实际含义之外，还需要根据语言背景和交流实际来解读原文的实际含义。在翻译实践中，望文生义往往是造成译文出现偏差的最为常见的自然现象。在中医翻译中，这样的现象也比较普遍。对于一些有特定历史背景的概念，如果没有深入的了解和分析，是很难明确其实际所指的，也很难将其实际含义较为客观地再现在译文之中。本章第四节对"中西医结合"和"中医"这两个非常普通的概念的翻译历史与现实的论述即说明了这一点，详见下文。

从以上结合"精"等翻译案例的分析来看，对原文的理解既不能望文生义，也不能脱离语境实际，更不能凭空臆想。只有对形与意加以综合分析并将其历史与现实有机结合，才能对原文的实际内涵有一个比较完整的了解。只有这样，才能为比较贴切的译文奠定基础。

第四节 关于"中医"与"中西医结合"的翻译研究

一、从"信"的观念论"中医"的翻译

镐京学者指出，子木先生在谈到翻译中信息转换的灵活多变性时，曾引用了白居易的这首诗。他说："似是而非，似非而是，译理定数，游

若鬼神。瞬息之际，乾坤倒转，分寸之间，雄兵百万。”翻译中信息的转换正如子木先生所言，常在似是而非、似非而是中游移不定，但却并非虚无缥缈，也并非无“信”可守。

“信”是译事之根本。所以鲁迅在谈到“信”的问题时，有“宁信而勿顺”之说，用词虽可商榷，但对“信”的强调却是值得肯定的。如果所译之文不合原作之义，即便翻译得又“顺”又“达”，亦毫无意义。在时下的中医对外翻译工作中，最难保证的也是一个“信”字。这也是译界有识之士长期以来甚为担忧的问题。如果不能做到“信”，那么翻译中医就失去了其应有的意义。现从“中医”这个名称的英语翻译出发，谈一谈中医翻译中“信”的度与量。

（一）“信”的似是而非与似非而是

从中医长期的对外翻译交流与目前的发展实际来看，“信”的要求的确有待加强。但在谈到这个问题时，也要一分为二地分析，不能以点带面。我们说中医翻译中“信”的要求有待加强，这是就翻译的目的和标准而言的，并不是说中医翻译中一点“信”都没有。其实有时“信”与不“信”也是相对的。比如将“中医”翻译成 Chinese medicine 或 traditional Chinese medicine，表面上看几乎做到了完全的“信”，但实质上并不怎么“信”。也许有的读者会说，“中医”可不就是 Chinese medicine 吗？有何不“信”的呢？

这就涉及翻译中的“史译”和“时译”问题。“史译”和“时译”是镐京学者在研究翻译问题时，为便于分析语言表层含义与深层含义的历史变迁而提出的一对概念，其具体所指在下文中有专门说明。用“史译”和“时译”来解析概念的内涵问题，一些表面看来公说公有理、婆说婆有理的纷争便一目了然了。

很多人都以为，“中医”只是西医传入中国之后才逐渐形成的一种对中国固有医学的称呼。这种说法当然是有道理的，但并不完全准确。其实古代医家就有“中医”之说，只是古人所说的“中医”与我们今天所讲的“中医”所指有所不同。今天所谓的“中医”之“中”，自然是指 China 或 Chinese。而古人讲的“中医”之“中”的含义则与“中庸”之

“中”的意思相类。中医防病治病强调的是平衡阴阳，能够使阴阳平衡，人体各脏器功能协调，则为“中医”。这就是古人对“中医”的理解。18世纪以来，西洋医学逐渐传入中国。中国人将西洋医学称之为“西医”，相应地就将中国本土的医学称之为“中医”。这样“中医”这个概念就发生了变化，被赋予了新的含义。所以今天将中医翻译成 Chinese medicine 或 traditional Chinese medicine，从其原始内涵来讲自然是不“信”的，但从当今人们的习惯理解来说，自然又是“信”的了。

再如中国人称之为“西医”的 Western medicine，译为“西医”固然是“信”的，但如果深究起内涵来，却又有不“信”之嫌。不错，“西医”的确起源于西方，但几百年来它已在全世界范围内得到了深入的发展和应用，世界各国的医学家和科学家都为其理论研究和临床应用做出了巨大的贡献，它其实已经不再是西方的医学了，而成了名副其实的世界医学。这就是为什么在当今世界上，越来越多的人用 modern medicine（现代医学）取代 Western medicine（西医）这一习惯说法的原因所在。

也许有读者会说：“这样说来这两个概念的翻译都有问题了。”从“信”的要求和“史译”的角度来看，这两个概念的翻译似乎是有问题的，但这个“问题”要一分为二地来看待，不能一概而论。比如将“中医”译为 Chinese medicine 或 traditional Chinese medicine，从历史的角度来看虽然有所不“信”，但由于人们已习惯于将其理解为“中国的医学”，将其如此翻译亦不为错。从学科的实际来说“中医”实际上是汉民族的传统医学，各少数民族实际上都有自己的传统医学，如藏族的“藏医”、壮族的“壮医”、苗族的“苗医”等。中国各民族的传统医学都是 Chinese medicine 的一个有机的组成部分。

从翻译的特性来看，镐京学者以为翻译应有“史译”与“时译”之分。“史译”就是对历史文献进行翻译，或从历史的角度对有关文献进行解析、整理和翻译；而“时译”则是对现实资料进行翻译，或从现实的角度对时下流行的有关材料进行分析、整理和翻译。所以，中国人将与“中医”相对的现代医学称为“西医”，从史译的角度来看是可取的，但从时译的角度来看又是不妥的。在当今的中国，“现代医学”这个对“西医”的新的称呼已经很流行了，尤其在学术界。这的确符合了时译之说。

（二）“信”的内涵与外延

严格说来，一个名称或概念应当只有一种译法。这样既便于统一，又便于理解。但在实际翻译过程中，一个概念却有几种，甚至多种译法。这一现象还是经常可以看到的。出现这个问题有多种原因，有译名不统一的原因，也有一个概念有多种含义的问题。这个问题在中医翻译上表现得相当突出，比如“中医”这个名称目前就至少有两种译法 traditional Chinese medicine 和 Chinese medicine。西方人谈到“中医”时，很自然地将其称为 Chinese medicine。这个译法其实是不准确的。一般人可能会很直观地感到“中医”就是 Chinese medicine，但这个译名其实是不确切的。因为 Chinese medicine 的内涵和外延都比“中医”要深邃广泛得多。从理论上说，中国本土实行的各种医学体系，包括中医、西医、蒙医、藏医、壮医等，都属于 Chinese medicine 的范畴。单用 Chinese medicine 指中医显然是不确切的。严格说来，中医其实只是汉族的传统医学，中国各少数民族也都有自己的传统医学。怎么能用 Chinese medicine 单指中医呢？这个问题也在医学界得到了共识，所以中医比较规范的译法应该是 traditional Chinese medicine，一般缩写为 TCM。

也许有读者会问：“中医为什么被译为 traditional Chinese medicine？这里的 traditional 指的是什么意思？是谁首先如此翻译中医这个名称呢？”

要回答这个问题，就需追本求源从中医翻译的历史说起。据镐京学者所知，首先如此翻译“中医”这个名称的是中国著名学者马堪温。他是中国中医研究院的一名资深研究员，退休后移居英国。当中国中医研究院在 20 世纪 60 年代成立的时候，马堪温受该院院长鲁之俊之命将该院的中文名称翻译成英文。经过深思熟虑，马堪温将院名中的“中医”二字译为 traditional Chinese medicine。因为当时在中国主要流行着两种医学体系，一个是中医，一个是西医。西医实际上代表着现代的医学，而中医则代表着从古代流传至今的中国传统医学。从历史与现实的角度出发，马堪温在翻译“中医”一名时，在 Chinese 之前增加了 traditional 这个修饰语。应该说这个词加得很客观，也很科学。马堪温的这个译法现在是最为流行的译法，几乎可以看成是一个业已国际标准化的译法。

前面镐京学者谈到，将“中医”译作 Chinese medicine 有不妥之处，但加上 traditional 是不是妥当呢？关于这个问题目前还是仁者见仁，智者见智，争论也是很多的。20 世纪 90 年代初的一次研讨会上，有人就说，在时下举国上下全力推进现代化建设的时候，traditional 一词可能会给人们带来某些负面的联想。在讨论中医名词术语英译的标准化时，也有学者提出，“中医”的英译形式 traditional Chinese medicine（简称为 TCM）虽然可以被看作是一个规范化了的译语，但仍然值得商榷，因为将“中医”译作 traditional Chinese medicine 有自我贬低之嫌。类似这样的提法和说法在翻译界常常可以见到和听到，这些观点初看起来的确有些道理，但细究起来，却是一种误解。

当初马堪温将“中医”译为 traditional Chinese medicine，其实也不单单是着眼于中医的“历史悠久”，而是将历史与现实相结合来确定这一译名的。事实上马堪温的这一译法也符合 WHO 对医学的界定，不存在贬低“中医”之嫌。WHO 将现代医学以外的其他各种医学体系统称为 traditional medicine。按照这一界定，中医学当然是 traditional Chinese medicine。其他各国的传统医学也是按照这一模式定名的，不存在贬低与否的问题。

在有些人看来，traditional 的东西总会给人一种落伍于时代的印象，或与现实生活格格不入的感觉。也有人担心在“中医”前加上 traditional 这个修饰语会使西方人认为中医是“原始的”“陈旧的”“非科学的”，等等。实际上在高度现代化的西方，traditional 一词的联想意义远比 modern 要好得多。

对于中医的如此译法，有人可能产生了这样的疑问：“使用 traditional 这个修饰语，会不会使人感到译语没有完整反映中医发展的现实呢？因为近 20 年来，政府和学术界一直在努力推进中医的现代化。”

翻译界也有人提出这样的看法：用 traditional 一词修饰 Chinese

medicine 缺乏时间概念，忽视了中医已采用现代方法进行研究的事实。这个说法是不错的，听起来也很有道理，因为中医现在的确采用了不少现代的方法、仪器和理论进行研究并在努力探索现代化的道路。但这并不能从实质上改变其理论的传统性。所以，即便将来中医实现了现代化，但只要其理论核心没有变，那么它仍然是 traditional。这就如同一本古书一样，现在无论用多么先进的技术和多么优质的纸张来印刷，都无法改变它的"古老"性。

（三）"信"的约定与俗成

在对待 Chinese medicine 和 traditional Chinese medicine 这两个不同的译法时，译界也有不同的看法。有的人认为将"中医"译为 Chinese medicine 总归没有大错，而且比 traditional Chinese medicine 要简洁一些。这个问题的确要辩证地来分析。翻译是一个语言转换的问题，任何问题如果涉及语言，就不能完全按照数理的概念来处理，不能简单地以或"正"或"误"这样的一个二分法来判断。笔者很欣赏这样一句话：将简单变复杂是烦琐，将复杂变简单是创造。对于"中医"的译法，也可以从理论研究与实践应用两个层面来考虑。

尽管中国的许多翻译人员和研究人员反复强调，"中医"只是 Chinese medicine 的内涵之一，但并不是其全部，提倡使用 traditional Chinese medicine 这一译法，但在实际交流中，Chinese medicine 还是经常可以看到。这的确反映了理论研究与实际应用之间的某种欠契合之处。对于这个问题，恐怕很难采取司法和行政的手段来解决，只能留给时间和实践去磨合了。这就是语言的特点，很难以人的意志为转移。比如说 20 年之前，在中国大陆有一个对英文 mobile 的非常流行的称呼"大哥大"。然而现在这个称呼早已成为历史，早已被"手机"这个既明确又贴切的称呼所取代。这个变化不是人为的，也不是行政干预的结果，而是语言自身运动的结果。

谈到这里，也许有的读者会说，这样看来，"中医"究竟译为 Chinese medicine 还是 traditional Chinese medicine，最终要看其自身的发展了。

从理论上说，可以这样认为。但从目前的发展来看，大家基本上可以说 traditional Chinese medicine 这一译法已成约定俗成之势，可以看作是“中医”的标准化了的译法。长期以来虽然不同的见解时有所闻，但 traditional Chinese medicine 一直为大家所普遍接受。其缩合形式 TCM 则更为流行。这从另外一个方面也充分说明，这一译法已基本上为一般译者和读者所接受。特别需要指出的是，这一译法业已为国家行政管理部门和 WHO 所接受，这对其在全球的应用推广将会起到决定性的作用。比如现在国家有关中医药的管理机构、有关学术刊物和教育机构名称中的“中医”或“中医药”等名称均采用 traditional Chinese medicine 这一译法。如国家中医药管理局的英文标准译法为 the State Administration of Traditional Chinese Medicine，《中医杂志》的英文名称为 *Journal of Traditional Chinese Medicine*，中国中医研究院的英文名称为 China Academy of Traditional Chinese Medicine。

（四）“信”的表层与深层

前面谈了“中医”这个名称的翻译问题。和“中医”相关的还有几个概念，如“中医药学”“中国医药学”以及“祖国医学”。这几个概念在内涵上有没有不同之处，是否都可以译为 traditional Chinese medicine 呢？在翻译界，这也曾经是一个问题，对这个问题也有不同的见解。

严格说来，这几种说法没有根本的区别。“中医”是对中国传统医学或者传统的汉族医学的一种简单明了的称呼，尽管“中医”在古代有着另外的含义。“中医药学”和“中国医药学”都是对同一概念的更为全面的说法，在这两者之间，后者又比前者在表述上更为明确，在定位上更为具体。而“祖国医学”虽然也是对“中医”的一种带有浓厚感情色彩的说法，但却有商榷之处。“祖国医学”这个概念与 Chinese medicine 一样，内涵应该比“中医”更为广泛，可以说在中国施行的各种合法的医学体系（包括中医、西医以及各少数民族的医学）均是祖国医学，均是 Chinese medicine。

有的读者可能会说：从“中医”到“中医药学”，不但多了表示学问的“学”字，而且还多了一个“药”字。“医”和“药”还是有所不同的，这个变化在翻译上似乎还是应该有所体现的。

这个见解当然是有道理的。从“中医”到“中医药学”，从“医”到“药”的确不仅仅是一个用词的多少问题，还有一个概念的深化和延伸的问题。但传统上人们将中国以汉族为主的传统医学称为“中医”时，其实就包括了“药”这个概念，如果没有“药”，“医”亦难立。比如20世纪90年代之前，中国大陆各省市创办的中医高等教育机构都称为“中医学院”，翻译成英文就是College of Traditional Chinese Medicine。但是这并不表示这些学院只教授中医而不教授中药。事实上这些学院都是医、药并重，在各学院创办最初的20多年里，其设置专业只有中医和中药。专业设置上虽有差异，但学中医的学生也必须学习中药，学中药的学生也必须学习中医。最重要的是，在整个学院名称的确定上，中药包含在了中医之中。这个做法也体现在相应的政府管理部门的名称上，如各省市卫生局或厅下面均设立“中医处”，而不是“中医药处”。从这个名称的沿袭过程中，大家可以看出，“中医”实际上是包含“中药”的，也就是说“中医”的英文名称traditional Chinese medicine也包含着“中药”这个内涵的。

也许有的读者看到这里会发出这样的疑问：如此说来，“中药”这个概念其实就不用翻译了？当然不是这样的。笔者前文说“中药”包含在“中医”这个概念之中，是就“中医药学”这个名称的翻译而言的，并不是说“中药”这个名称不需要翻译。“中药”是中医药学中一个很重要的概念和学科分支，当然应该翻译。比如在翻译中药学的理论与研究时，就应该对其概念进行逐一翻译。关于这个问题笔者将在以后讨论中药学和方剂学的翻译时，再做详细的探讨。

需要说明的是，就中医药长期的翻译实践而言，“中医药学”直接翻译为traditional Chinese medicine就可以了，其中的“药”一般不必译出。但在实际翻译活动中，将“药”翻译出来的情况也不是没有的，不过这多属个别现象。比如以前各省市的一些中医学院有些现在升格为中医药大学，名称中增加了一个“药”字。学校名称的这一变化，其实只反映了有关学校在学科建设和教学科研方面的发展，其实质内涵并没有发生变化。所以有些升格后的中医药大学在其学校的英文名称上，只是将原来的 college 改为 university 而已。但也有一些学校升格后，将其学校的英文名称改为 University of Traditional Chinese Medicine and Pharmacy，这可以看作是翻译实践中的取向问题，而不是原则问题。名称的翻译有其约定俗成的做法，很难强求统一。如“出版社”，有的译为 publishing house，也有的译为 publisher，还有的将 publisher 用作复数，表明其是由几个 publisher 组合而成的。这里显然有一个约定俗成的问题，这一点大家在翻译中医概念时不得不时时加以考虑。大家虽然强调“中医药学”这个概念包含“中药”，简单译为 traditional Chinese medicine 即可，这主要是为了追求译语的简洁化。但如果有人一定要将“医”和“药”都翻译出来，那也没有什么不可。

（五）难以置“信”的结论

法缘在与镐京学者探讨“信”的问题时说：“翻译是一个相当复杂的信息转换和语言实践过程，不能简单地用‘错’与‘对’来判定。‘信’与‘不信’，也不能简单地从字面来判断。严复提出‘译事三难：信、达、雅’，其对‘信’的强调可谓深探译学之本源，在翻译实践中需要多方面、多层次、多角度地分析综合，才能灵活把握‘信’的脉络。”

法缘的话是不错的。“信”的确要灵活把握，有时为求“信”而不得不“非信”。在翻译不同语言中的各种修辞方法时，译者有时就会遇到这样的情况。比如汉语语言中有一种修辞法叫双关，即通过同音词或多义词虚指某一事物而实指另一事物的修辞格式。这种格式兼有含蓄、委婉、幽默、风趣的特点，在文学作品中用得很多。由于中医语言文学化气息比较浓厚，有时在行文中也采用了这样的修辞手法。请看下面这首用中药名称拼缀起来的小诗：

仄月高寒水石乡，倚空青碧对禅房，白发自怜心似铁，风月，使君子细与平章。平昔生涯筇竹杖，来往，却惭沙鸟笑人忙。便好剩留黄绢句，谁赋？银钩小草晚天凉（《定风波·药名》）。

句中部分词语一语双关，影射中药名。除“寒水石”“空青”“使君子”“小草”（远志苗）暗合原名外，“怜心”谐“莲心”、“生涯”谐“生芽”、“惭沙”谐“蚕沙”、“留黄”谐“硫黄”。双关修辞格一般都很难翻译，勉强译出也使原文意趣全无。上面这首小诗也不例外，若按字面译出，原文双关语义荡然无存，但若按原文双关语所影射之意译出，则不仅诗意全无，原文所表达之意义亦皆失。这首诗竟然直译不“信”，意译也不“信”，音译根本谈不上“信”与“不信”。这样的双关修辞格竟似根本不可以译！硬译无疑无法表达原文之意，而意译又会使翻译本身变得毫无意义。

这虽然是一个比较特殊的例子，但也从一个侧面说明了翻译中求“信”的不易。孔子说：“人而无信，不知其可也。”法缘说：“译事而无信，亦不知其可也。”译事“信”为本，“信”字不守，势必愈“达”愈南辕北辙，愈“雅”愈张冠李戴。但对“信”的追求也不可仅仅依赖直译、意译和音译等常见的翻译方法，还应扩展翻译的视野，从跨语际交流的广阔空间中去寻求“信”的基础。在跨语际交流的平台上，实际上没有什么东西是不可以翻译的。所谓的“不可译性”，实际上只说明某些常规翻译手法的局限性，而不是表明有关概念或文本真的不可以翻译。比如上面提到的《定风波·药名》这首诗，表面上看来真的好像不可译，用常规手法也确实无法译，但这并不是问题的终结。常规手法不可译，并不说明通过非常规手法也不可译。

如果大家想给国外读者翻译介绍这首诗，按照常规翻译的手法来处理，自然行不通。那么大家可以采用非常规的手法，比如首先讲解词法句法，其次介绍诗词韵律，再次讲述文理医理，最后分析本意寓意。这样做似乎已经不是翻译了，而是解释。然而翻译的第一步不就是理解吗？大家所做的，不过是将自己在翻译中的理解过程原原本本地介绍给了读者，并且将表达的思考与推敲过程也清清楚楚地展示给了读者。这就使得读者从头至尾地参与了理解和表达这两个翻译中的基本过程，并因此而理解了这首诗的内容、风格和意义。所以严格说来，不同语言和文化在交流中实际上是不存在不可理解和不可翻译的问题。

二、从“信”的观念论“中西医结合”之名的翻译

关于“中西医结合”的理解和翻译，曾经一直存在着这样那样的争议，镐京学者对此做了认真的分析和探讨，并向中西医结合学会和中西医结合杂志特别提出了一些意见和建议，得到了该学会和杂志的理解和应用。镐京学者对中医翻译界的分析和说明，也颇令人感动。下面向大家介绍镐京学者对此的分析、研究和总结。

（一）“打草惊蛇”——佳话一段引出来

镐京学者在《中西医结合学报》发表了《从“中医”名称的英语翻译谈翻译中的“信”与“不信”》以后，引起了一些故旧的关注。其老友焦村寄来书信一封，戏称此文“打草惊蛇”，把他这个蛰伏了多年的“老蛇”引出了洞。

拙文之末引用了朱熹的诗《春日》，欲借“等闲识得东风面”来阐述自己对于理解的感悟，用“万紫千红总是春”说明表达手法之变化莫测，但万变不离其宗，即不能背离“信”的要求。正如《孙子》所言：“微乎微乎，至于无形，神乎神乎，至于无声，故能为敌司命。”如果大家将此言之“敌”改为“译”，译事名形虚实则可一以贯之。

焦村在其信中也引用了一首诗来说明他对有关问题的看法。他说：“《孙子》曰：‘备前则后寡，备后则前寡，备左则右寡，备右则左寡，无所不备，则无所不寡。’阁下所备，可谓无微不至，然则寡与不寡，未可定矣！《春日》固为一备，《晚春》犹可屈敌。”

焦村所说之《晚春》为韩愈所作，全诗如下：

草木知春不久归，百般红紫斗芳菲。
杨花榆荚无才思，惟解漫天作雪飞。

镐京学者知焦村是在委婉地批评其眼光之短浅，这也是其一贯的刀

斧手法。镐京学者虽然在那篇文章中洋洋洒洒地纵论横述了求“信”之种种，但终究是井蛙谈天，一管之见，实在是“备前则后寡，备后则前寡，备左则右寡，备右则左寡”。如此自然将“百般红紫斗芳菲”，误以为“漫天雪飞”。这自然是杨花榆荚之见！

焦村暗批一笔之后，又使出“逼蛇出洞”之招。他说：“《孙子》云：‘兵者，诡道也。’译事，诡之诡道也。子木喻阁下‘钟馗之类’也。钟馗在世，必不惧‘诡’。”子木的确曾说镐京学者是“钟馗之类”，但那是当年游太白山时论聊斋的戏言。其实即便焦村不“逼蛇出洞”，镐京学者也要继续坐井观天，喋喋不休自己之一管之见。即使如杨花榆荚那般“无才思”，也要继续品头论足如“漫天雪飞”般的“百般红紫斗芳菲”。镐京学者回复焦村，坦言本期之“一管之见”为漫谈“中西医结合”名称的英语翻译问题，愿与再赏《春日》之融融，再辨《晚春》之纷纷。

焦村说：“善译者，致语而不致于语。形意音势俱佳者，善之善译也。”就是说，善于翻译的人，必然要善于驾驭语言，而不是处处受语言的牵制。好的译作，应该是形式、内涵、音韵和气势都得体合俗，能达到此种要求的翻译，自然是最佳之作。镐京学者完全赞同，并以此为参谨小慎微地开本篇讨论之端，以求“善之善译”。是否如此，还请读者诸君“明辨之”。

（二）幽默滑稽——绝妙佳译说开来

在谈论“中西医结合”一名的翻译之前，镐京学者想先插一曲，谈谈“幽默”一词的翻译问题，从中引申出翻译中的一个神乎其神的变数，由“变”（“变”者，因时、因事、因人而异之宜也）而及“数”（“数”者，“术”“法”“矩”之谓也），由“数”而观“变”，以“变”应“数”，以“数”统“变”。如此，则万变不离其宗；如此，则“数之可十，推之可百”。

孔子说：“众恶之，必察焉；众好之，必察之。”就是说大家都厌恶的人，一定要切身考察是否属实；大家都喜欢的人，也一定要切身考察是否属实。在翻译的研究和实践中，也应该如此。要从实际出发，要具体问题具体分析，不能人云亦云，不加分析。

在翻译界，经常会出现这样的现象：一个概念的翻译一开始有这样那样的译法和看法，译者为此争论不休。然而随着时间的推移，争论的结果常常是不以人的意志为转移。“幽默”一词的翻译就是这样。今天的读者很少会意识到“幽默”是个外来词语，而且是个音译的外来词语。当初在翻译英语的 humor 一词时也曾经出现了各种不同的译法。未曾料到的是，最后音译的“幽默”居然独占鳌头，很快为民众所接受。

“幽默”这个译法是现代译家林语堂的杰作。林语堂在致友人的信中，对“幽默”一词的翻译做了比较详细的介绍。当时有人不喜欢“幽默”这个译法，提议将 humor 译为“语妙”。其实译为“语妙”似乎也有道理，但听起来不如“幽默”之回味性强。所以林语堂说，此译法虽然“语出天然，音韵本相近，诚有可取”，但“幽默已成口语，不易取消，然语妙自亦有相当用处，尤其是做形容词”。他进一步分析说，“语妙”含有口辩随机应对之义，近于英文之 wit。而“幽默”二字本是纯粹译音，所取于其义者，因“幽默”含有假痴假呆之意，作语隐谑，令人静中寻味，果读者听者有如子程子所谓“读了全然无事”者，亦不必为之说穿。此为牵强说法，若论其详，humor 本不可译，惟有译音办法。

有人也许会问，汉语中就没有与 humor 相当的表达法吗？类似的当然是有的，但语义却与之不尽相同。正如林语堂所言：“华语中言滑稽辞字曰滑稽突梯，曰诙谐，曰嘲，曰谑，曰疟浪，曰嘲弄，曰风，曰讽，曰消，曰讥，曰奚落，曰调侃，曰取笑，曰开玩笑，曰戏言，曰孟浪，曰荒唐，曰挖苦，曰揶揄，曰俏皮，曰恶作谑，曰旁敲侧击等。然皆或指尖刻，或流于放诞，未能表现宽宏恬静的‘幽默’意义，犹如中文之‘敷衍’‘热闹’等事亦不可得西文正当译语。”

林语堂之言说得极是。但这并不是说中国人没有幽默感。其实我们中国人自有其幽默特点。近的相声、小品不说，单从汗牛充栋的古籍中，我们就可找出很多实例来。如郑人谓孔子独立郭门，“累累若丧家之狗”，子贡以实相告，孔子欣然笑曰：“形状，末也，而谓似丧家之狗，然哉，然哉！”此乃孔子之幽默。

其实幽默不独圣人所具，中国古代一般的文人学士也多具幽默之感，如苏东坡，如袁子才，如郑板桥。他们既能洞察人间世情，又能从容不迫出以诙谐，虽无幽默之名，已有幽默之实。但是，中国人的“幽默”自有中国味的“幽深”和“诡默”，又非humor所能涵盖。不仅中国人的“幽默”，就是中国人的一笑一颦所传递的内涵也常常是当事者可感可悟，却又且朦且胧。比如说孔子思想中的“仁”到底指的是benevolence、humanity，还是manhood；“义”的含义究竟是justice、right，还是righteousness；“礼”的内涵是ritualism、courtesy，还是good-form，亦或social-order？

“幽默”一词的翻译颇具启发意义。一词、一名之译，看似简单平常，其实蕴涵至理，不可不仔细推究。然而由于文化的差异，这种推究往往使很多译者无法深入探微。如美国人詹姆斯·涟来兹在翻译儒家经典时，将孟子的“天时不如地利，地利不如人和”译为Opportunities of time (vouch safety) Heaven are not equal to advantages of situation (afforded by) the Earth, and advantages of situation (afforded by) the Earth are not equal to (the union arising from) the accord of men. 如果将其英文译文翻译成汉语，就是天所惠赐的时间上的机会不如地所提供的形势上的好处；而地所提供的形势上的好处不如人的团结一致。将译文所表达的意思与原文所蕴含的思想加以比较，差异显而易见。其实“天时不如地利，地利不如人和”的基本意思是说The weather is less important than terrain, and the terrain is less important than the army morale. 更有甚者，将孟子的这句话逐字逐句地译为Sky-times no so good as ground-situation; ground-situation not so good as human harmony. 表面上译得丝丝入扣，实则刀砍斧凿，犹如运输人员野蛮装卸货物一样。

子木在谈到这个问题时，曾有过精彩的论述。他说：“这样的硬译确如野蛮装卸一样。而翻译人员则应该像一个军队的排头兵一样，要逢山开道，遇水架桥。不能遇到险境之后自己退缩一边作壁上观，眼睁睁地看着大军开往深渊。就是开道架桥，也要仔细勘察地形，设计图纸，组织施工，而不能盲目从事。这一点翻译人员尤其要注意。”

镐京学者在谈到“中医”名称的翻译时，提到了其间所反映的各种问题。其实这些问题与上面谈到的这些翻译问题虽非同一，却也十分相似，很值得我们从事翻译的人员认真分析和思考。“幽默”的翻译想想确实幽默，许多翻译人员苦思冥想，百般搜求，哪知最终竟然为大家所接受的是所谓的“不译之译”。这真应了辛弃疾的《青玉案》：众里寻他千百度，蓦然回首，那人却在，灯火阑珊处。

（三）言归正传——百川交错海归来

关于翻译的动与机，焦村曾用《孙子》关于势与节的论述加以总括。《孙子》说：“激水之疾，至于漂石者，势也；鸷鸟之疾，至于毁折，节也。是故善战者，其势险，其节短。势如扩弩，节如发机。”湍急的水奔流而下，可以冲石而走，这就是“势”；鸷鸟迅飞猛击，捕杀小鸟，这就是“节”。善于指挥作战的人，就能造成惊险的势态，发出短促的节奏。其惊险之势如同张满的弓弩，短促的节奏就像击发弩机一样。如果我们将这里的“战”换成“译”，其“势”与“节”亦是理在其中。在全面理解原文的基础上，如何下笔行文，这就是“势”。文行至何处？笔收于何方？这就是“节”。

在翻译中这方面的例子不胜枚举。这里笔者想以“中西医结合”这个名称的翻译为例，向读者诸君介绍一下这方面的情况。

粗粗一看，也许有人觉得“中西医结合”这个名称似乎并不是很难翻译。“中医”现在一般译作 traditional Chinese medicine，“西医”自然是 Western medicine 或 modern medicine，“结合”当然要译为 combine 了。这样组合起来不就可以了吗？难道还有什么特别之处吗？

这个见解其实也是不错的，事实也的确如此。但是在实际翻译中还是引发了一些问题。这些问题主要表现在“结合”一词的翻译上，一般人很自然地将“结合”翻译成 combine，而且也不会认为有什么不妥。然而如果我们翻一下中国中西医结合学会主办的《中国中西医结合杂志》，便会发现其对“结合”的翻译并不是 combine，而是 integrate。“中西医结合”被译为 integrated traditional and Western medicine。这就引起了学术界的一些争议。

争论的焦点自然是在 combine 和 integrate 两个词的用法上。在英语语言中，combine 的意思是 cause things to join or mix together to form a whole, 即使物件结合或混合形成一个整体，如 Combine the eggs with a little flour and heat the mixture gently. 其意思是说把鸡蛋和少量面粉调匀，用文火加热。integrate 的意思是 combine something in such a way that it becomes fully a part of something else，即将某事物与另一事物结合起来，使其完全成为另一事物的一个组成部分。换句话说，combine 的意思是两者的结合，而 integrate 的意思则是合二为一。因此一些学者认为将中西医结合之“结合”译为 integrate 不符合中西医结合的实际。从目前的中西医结合的发展来看，所谓的“结合”在很大程度上是西医诊断，中医治疗。这个“结合”显然是 combine 而不是 integrate。所以认为将“中西医结合”译作 combined traditional and Western medicine 才符合中西医结合的实际。

这个看法似乎是有道理的。众所周知，中西医是完全不同的两个医学体系。两者在疾病的防治中联合使用是可能的，但两者合二为一显然是不可能的。多年来的中西医结合理论研究和临床探索也清楚地说明了这一点。将中西医合二为一，这的确是不可能的。所以那种认为应该将“中西医结合”译作 combined traditional and Western medicine 才符合中西医结合的实际的看法，听起来的确有道理。

但事实并非如此简单。

要搞清楚这个问题，首先必须了解“中西医结合”的原始含义。“中西医结合”这一概念是毛泽东 1956 年“把中医中药知识和西医西药的知识结合起来，创造中国统一的新医学、新药学”的讲话之后，在我国医药界逐步约定俗成的。随后周恩来在一次讲话中对“中西医结合”做了进一步的阐释，指出“中西医结合”指的是吸取了中医和西医的精华而创建的另外一种医学体系，即“中国第三医学”，其他两种医学分别是中医和西医。

应当指出，“中西医结合”由方针政策到医学科学概念的过渡，是一个极为复杂和严肃的医学科学问题，最终能否按照人们的初衷而构建还是个未知数。但是按照毛泽东和周恩来最初对“中西医结合”的阐述和早期医药界对其进行的理论研究，“结合”译作 integrate 无疑是恰如其分的。然而，从当前中西医结合的实际来看，“结合”译作 combine 似乎更切合实际。孰是孰非似乎还得看“中西医结合”今后的发展方向。

既然“中西医结合”的内涵还有待明确，那么其翻译究竟该如何把握呢?

子木在谈到这个问题时说：“目前关于新医学的创建问题，医学界和哲学界还在争论之中，定论短期内显然是不会有的。在这种情况下，似乎还是按照‘中西医结合’的原始含义翻译为妥。”这样看来“中西医结合”似乎应译作 integrated traditional Chinese and Western medicine 才较为完整。

有的读者也许会问，为什么要在原译语之中加上 Chinese 一词呢?

这是对概念的修饰与限定所需之故。如果没有 Chinese 的修饰，traditional 一词的语义便没有限定了。因为不但中国有传统医学，其他国家和民族也有传统医学。这里 Western 也可以改为 modern。中国人习惯上将与中医对应的现代医学称为“西医”，但现代医学并非西方所独有。它虽然源于西方，却是在世界范围内形成和发展起来的，是世界医学界和科学界共同努力的结果。所以现在国际医药界多称其为“现代医学”(modern medicine)，以别于各国固有的民族医学。

谈到这里，读者也许会问，“中西医结合”是不是一定要如此翻译呢？有没有例外的情况呢?

上面谈到的都是一般情况，例外情况和特殊情况也是常有的。比如同样是“中西医结合”杂志，中国中西医结合学会的会刊《中国中西医结合杂志》的英文名称是 *Chinese Journal of Integrated Traditional and Western Medicine*，而上海市中西医结合学会的会刊《中西医结合学报》的英文名称却是 *Journal of Chinese Integrative Medicine*。

两者有何不同呢？笔者个人的看法是，前者采用的是对中西医结合的传统翻译，而后者则综合了近年来国际结合医学的发展因素，采用了更为国际化的表述方式。但两者所表述的对象却没有什么根本的不同。这种在翻译上的不同表述倒是值得注意的一个动向。一个概念或名称的翻译固然要遵循“名从主人”的原则，但翻译的根本目的是为了促进国际间的交流，为了达到这一根本目的，翻译时就不能忽略国际间相关领域的发展。翻译的原则应该遵守，但也要灵活把握，不能一成不变，要因时、因地、因人制宜。

在翻译上，一成不变的原则或方法其实是不存在的，但一般译者有时会忽略这一点，翻译对号入座显得不够灵活。比如“中西医结合”这个概念也不总是只有 integrated traditional Chinese and Western medicine 一个翻译模式。在实际翻译中，这个概念完全可以灵活处理。比如“我们一般采用中西医结合的方法治疗慢性肝炎”这句话如果在临床教学或交流中，可以简单地译为 We usually treat chronic hepatitis with (traditional) Chinese medicine and Western medicine.“中医”一般译为 traditional Chinese medicine，但在一般的交流中，特别是在与西医作为比较或有西医相衬托的时候，可以简单地译为 Chinese medicine，因为交流的双方都很清楚其具体所指。再比如说“最好采用中西医结合的方法来治疗这种疾病”，可以译为 It's better to use both Chinese medicine and Western medicine to treat this disease. 这样的翻译便于交流双方能及时准确地了解对方所传递的信息。对于翻译者来讲，灵活处理词法与句法的关系，具体应对专业与通俗的差异，就如指挥千军万马的将帅一样，只有运筹帷幄于分寸之间，才能决胜于千里之外。

（四）举一反三——变常玄机化中来

法缘说：“译学之中，常中有变，变中有常，常变常新，常新常变。不晓此理，难明译道。”上面谈到的“中西医结合”一名的翻译，或多或少地体现出了这样一个翻译理念。但“常”与“变”的关系说起来容易，行起来其实并不容易。有译事经验者，大约都会感同身受。

的确，翻译中始终如一的情况基本是没有的。语言之妙，就在于它的变化无端，有时一个概念在一种语言中的不同场合没有什么变化，但在另外一种语言中却有各种不同的说法。在翻译时，译者当然要注意到这一点，不然就不能很好地转达原文之意。比如英语中的 play 一词翻译成汉语时，在不同的场合就应该采用不同的译法，不然就不符合汉语的习惯。play chess 是下棋，play tennis 是打网球，play football 是踢足球，

play on the piano 是弹钢琴，play on the flute 是吹笛子，play on the flames 喷水灭火，play upon words 是用双关字作诙谐语，play with a toy 是玩玩具，play with dice 是掷骰子，play ducks and drakes with one's money 是挥霍无度，play truant 是逃学，play away one's time 是虚度光阴，play guns on a fort 是向要塞发炮，play high 是豪赌，play fair 是公平竞争，play foul 是行为卑鄙，play at soldier 是假装军人，play in a drama 是演戏剧，play a part 是扮演一个角色，play one's part well 是恪尽职守，play a double game 是欺诈，the fountain plays 是说喷泉喷水了。

不仅英语如此，我们的汉语也是一样。如汉语的“上”翻译成英语时，就有很多不同的说法。体育比赛中的上半场是 first half；上半天是 morning；上苍是 Heaven；上等是 first-class, first-rate；上课是 attend class, go to class；上联是 the first line of a couplet；上层建筑是 superstructure；上年纪是 be getting on in years, be stricken in years；上任是 take up an official post, assume office；上台 go upper onto the platform, appear on the stage 或 assume power, come to power；上下文是 context；上香是 burn joss sticks (before an idol or a spirit tablet)；上刑是 put to torture, torture, severe punishment；上学是 go to school, be at school；上旬是 the first ten-day period of a month；上演是 put on the stage, perform；上瘾是 be addicted (to something), get into the habit (of doing something)；上映是 show (a film), screen；上涨是 rise, to up；上账是 make an entry in an account book, enter something in an account；上阵是 go into battle, take part in a match, pitch into the work；上肢是 upper limbs；上座是 the seat of honour；等等。

类似的情况在中医上也是很多的。如“天”在《黄帝内经》中就有许多不同的含义。在“积阴为天，积阳为地”(Accumulation of Yin forms the sky and accumulation of Yang forms the earth.)(《素问·阴阳应象大论篇》）中，“天”指 sky 或 Heaven，与“地”(earth) 相对；在“自古通天者，生之本，本于阴阳”(From ancient times it is believed that the root of life lies in the communication with Heaven-Qi and such a root itself lies in Yin and Yang.)(《素问·生气通天论篇》）中，“天”指 nature；在“承天

而行之”（Act in accordance with the movement of the celestial body.）（《素问·气交变大论篇》）中，“天”指 movement of celestial body；在“天有冬夏，人有寒热”（In the natural world there exist the seasons of winter and summer and in the human body there manifests the signs of cold and heat.）（《灵枢·邪客》）中，“天”指 weather；在“天不足西北，故西北方阴也”（The heaven is deficient in the northwest and that is why the northwest is cold.）（《素问·阴阳应象大论篇》）中，“天”指 Qi of Heaven；在“意者天之为人生风乎？”（Does it mean that the heaven produces different kinds of wind for different people?）（《灵枢·五变》）及“天之罪与？”（Is it the mistake of the heaven?）（《灵枢·本神》）中，“天”指 dominator 或 governor；在“成而登天”（When growing up, Yellow Emperor came to the throne.）（《素问·上古天真论篇》）中，“天”指 throne；在“真气者，所受于天”（The Genuine-Qi comes from the prenatal essence.）（《灵枢·刺节真邪》）中，“天”指 prenatal essence；在“腰以上为天”（The part from the waist upwards is the upper part of the body.）（《灵枢·经水》）中，“天”指 upper part of the body from the waist；在“三候者，有天有地有人也”（The three divisions includes the parts called the Heaven, the Earth and the Man respectively.）（《素问·三部九候论篇》）中，“天”指 upper region (among the three regions for pulse taking examination)；等等。

类似情况在中医中应该还有很多，这就要求译者在翻译时必须时时小心谨慎，稍有疏忽便可能酿成大错。钱锺书在其《谈艺录》中，记录了 Lessing 剧本 Emilla Galotti 第一幕第四场中的一段话：“倘目成即为图画，不须手绘，岂非美事。惜自眼中至腕下，自腕下至毫颠，距离甚远，沿途走漏不少。”这段话虽然谈论的是绘画，但对于翻译也有异曲同工之妙喻。

（五）冷眼向阳——是非曲直看未来

《尚书》说：“惟明克允。”对于司法部门来说，只有明察秋毫，才能秉公断案。对于翻译人员来说，只有明确原文之义，才能翻译准确。然而要明确原文的含义，有时仅仅考虑到有关学科现实的发展还是不够的，还要考虑到其发生发展的历史轨迹。即在翻译的过程中，需要对文本所涉及学科的历史发展过程有一个基本的了解，这样才有利于全面掌握有关概念的实际内涵。“中西医结合”名称的翻译之争，实际上在一定程度上反映了译者对这一名称的原始内涵及其演变过程的了解和理解。

法缘说：“译事不易，译人下笔需慎之又慎，如此方可消讹除误。”这确是至理之见。在《尚书》中，帝舜曾对伯夷说：“夙夜惟寅，直哉惟清。”即要求他为政早晚都要恭敬，为人正直才能心里清明。译人也应如此，要兢兢业业于译事，字斟句酌于译文，这样在翻译时才能做到心明、义明、文明。

然而要做到这一点，仅靠苦思冥想或死记硬背高深莫测的翻译理论，是没有多少帮助的。重要的是要有一个实践的环境和实践的精神。正如鲁迅在谈到文艺创作时所说的那样：“读书人家的子弟熟悉笔墨，木匠的孩子会玩斧凿，兵家儿早识刀枪，没有这样的环境和遗产，是中国的文学青年的先天的不幸。”没有这样的环境和遗产，也同样是学习翻译和研究翻译者的先天之不幸。但这样的先天不足，是可以通过自身的不断努力而得以补充的。

写到这里，想起了北宋诗人王令的《送春》：

三月残花落更开，小檐日日燕飞来。
子规夜半犹啼血，不信东风唤不回。

如果我们译者也有子规的坚定信念和不懈努力，就一定能唤回译事的“东风”，即正确理解，贴切表达和不二意境。

三、“中医”及“中西医结合”的翻译应该“形合”与“意合”

真正地理解和翻译“中医”与“中西医结合”这两大概念时，不仅要保持其形式上的相合，更应保持其意义上的同合。能做到这一点，自然比较完整准确地向西方介绍和传播了中医的基本概念和思想。下面继续按照镐京学者对此的研究予以分析和总结。

（一）破镜重圆，人圆镜难圆

如梦令·过潼关

昔日镐京年少，不解早春寒早。
策马向潼关，灞柳残阳夕照。
古道！古道！青鸟几时相报？

这首词是镐京学者当年东游海上，途经潼关时所填。其实镐京学者并不会写诗填词，只是偶尔兴之所至，信笔涂鸦罢了。这首词表面上凭吊古道，其实所表达的却是自己当时在中医翻译上无所适从的一种无奈心态。其时镐京学者正力主词素翻译（morpheme translation），以图在中医名词术语的翻译上另辟蹊径。岂料顾此失彼，引得译坛故旧一片责难。困惑中，东游海上，寻求他径。"昔日镐京年少"，指自己少不更事，略有感悟便乱点江山，自以为穷尽天地之理；"不解早春寒早"，指自己不辨译理中一般与特殊的关系；"策马向潼关"，比喻另寻他径；"灞柳残阳夕照"，比喻自省自责；"古道！古道！"比喻译事正轨；"青鸟几时相报"，比喻自己对译理译事的迷茫困惑。

听罢镐京学者的解释，焦村说："此词既涉古人，又及译事，恰合流觞吟唱所设之规。下一关，讲一事。须得事出有典，不得随意杜撰编排。"

沉吟片刻，镐京学者忽然想起了"破镜重圆"，不禁怦然心动。以前读唐人孟棨所撰的《本事诗》时，虽然如雾里看花，却也时时为之动容。其《情感》篇所记述的种种鸳鸯蝴蝶故事至今仍历历在目，"破镜重圆"尤其令人"长太息以掩涕兮"。

听罢镐京学者的讲述，焦村说："'潼关词'尚说得过去，这'破镜重圆'分明讲的是情爱之事。情确动人，可惜事不关译，如何能拈来塞责！"周家千连忙摆手替镐京学者解围："诸位莫忙。喘月兄向来文不虚说，理不假设。译事得失，最有心得。今日以'破镜重圆'谈译事，必有石破天惊之喻。先听其高见，再评判不晚。"

仗着酒兴，镐京学者以"破镜重圆"为例，对译事得失做了一番肆意发挥。末了说道："各位只要从'人圆镜不圆'上去细细着想，译事真谛便可一言以蔽之。"焦村听罢，沉思片刻，以掌击桌，震得杯酒四溢："'人圆镜不圆'，妙！奇妙之极！这可谓是对译事中'形'与'意'最出神入化的诠释。'意'圆而'形'不圆或'形'圆而'意'不圆，这恰是译事症结，实难统一。曾见有人将孟浩然的《春晓》这样翻译：

春晓（Spring Morning）

春眠不觉晓（This spring morning in bed I'sm lying），
处处闻啼鸟（Not to awake till birds are crying）。
夜来风雨声（After one night of wind and showers），
花落知多少（How many are the fallen flowers）。

《春晓》之所以情景交融，相映成趣，令人神思往返，除飘逸着笔，自然撷景外，还在于每句中的关键字：即首句的'不'，二句的'闻'，三句的'来'和四句的'落'。而这四个字除'落'在译文中有所体现外，其他三个字皆无声息。原文中的'落'是个动词，在译文中却化为形容词，其动态神韵也大为失色。因其如此，译者虽在意境上颇有雕琢之举，但似'意'未圆而'形'犹不圆。"

焦村之言确乎在理。然而要做到"形""意"俱圆，神仙亦难。个例为止尚可，通篇求之却为不易。就翻译的类别来说，科技翻译偶尔可求，文学翻译却难寻觅，诗歌翻译尤其如此。这实际涉及译事中的另外一个难题，即回译性。对回译性的追求，文学翻译似不必苛求，其他方面的翻译有时却大有追求的必要。有关回译性的要求与实现途径，镐京学者在以往的书著与文论中多有触及，此处不再赘述。只想借北游幽燕的余兴，谈谈"形"与"意"的统一与分离对译事的影响。

（二）意在笔先，笔在意端

唐人荆浩在《画山水赋》中说："凡画山水，意在笔先。"继而提出了画山水的"诀"与"法"。荆浩说："丈山尺树，寸马分人，远人无目，远树无枝，远山无石，隐隐如眉，远水无波，高与云齐。此是诀也。山腰云塞，石壁泉塞，楼台树塞，道路人塞，石看三面，路看两头，树看顶赖，水看风脚。此是法也。"荆浩虽然探讨的是山水画法，但对于翻译其实也很有参考意义。画法中的比例衬托与译法中的虚实对应，实际上是相互为用的。仔细想想荆浩所提出的山水画的"诀"与"法"，与翻译的理解和表达何其相似！

镐京学者曾与朋友们就山水之"诀"与"法"比附译事，探讨译事中"意"的深入浅出及"形"的近况远景，深感译、画有异曲同工之趣。所以子木说："画论于译事，不但颇多启迪，且可直接参之。"如荆浩在《笔法记》篇中提到画工之误时说："夫病有二：一曰无形，二曰有形。有形病者，花木不时，屋小人大，或树高于山，桥不登于岸，可度形之类也。是如此之病，不可改图。无形之病，气韵俱泯，物象全乖，笔墨虽行，类同死物。以斯格拙，不可删修。"荆浩所谓的"有形之病"与"无形之病"，在译坛上其实也颇为多见。如将"里急后重"译为 urgent inside and heavy behind；将"少商"（穴）译为 young merchant；将"失笑散"译为 Powder for Lost Smile；将"水谷"译为 water and grain 之类可谓之"有形之病"。此类译误常可一望便知。

而如下几例则属"无形之病"一类。

例一：临床证实，中药补肾健脾确有延缓衰老症状的作用。健脾法对免疫系统的作用较强，补肾法对老年内分泌和免疫系统都有影响。

译文：It has been proved clinically that some Chinese medicinal herbs can replenish the kidney and strengthen the function of the spleen and they can effectively promote the cure of aging and feebleness syndromes. Invigorating the spleen functions much stronglier on immune system while invigorating the kidney is effective for boosting the endocrine and immune system in the elderly.

法缘评论此译文时说："译文与原文不仅'行'迹未合，且'意'尤为涣散，拼写亦颇为随意。比如stronglier之说，似为译者独创。也许strong一词的使用已有新的变化，但本人孤陋寡闻，至今未见。"的确，原译文在结构上和释意上均有未尽之处。法缘根据原文的实际含义，结合英文的表达习惯，遂将此句英译改为：Clinical practice has proved that some Chinese medicinal herbs can, through nourishing the kidney and strengthening the spleen, improve symptoms and signs of aging. For instance, the spleen-strengthening therapy is helpful for reinforcing immune system and the kidney-nourishing therapy is effective for invigorating both endocrine and immune systems in the aged.

例二：不少老年人有气血虚弱的现象，气虚者必定血弱，血弱者必兼气虚，因此气血往往合治。

译文：Phenomenon of Qi and blood deficiency is a common phenomenon in old persons. The case with Qi-deficiency or blood-deficiency will certainly have both blood and Qi-deficiency at the same time so Qi and blood deficiency are often treated together.

法缘评论此译文时说："译文在词语的选用、句子的布局和照应以及语义的解读和再现等方面，均有瑕疵。如phenomenon在一简单句中出现两次。译者需要万分注意的，是对原文的理解和对译文的布局。本句译者似已领会原文之意，惜译文结构涣散，致使语意难以再现。"法缘之言甚是。译事虽重在释意，然无形意亦难立。下面是法缘对此例的改译：Deficiency of Qi and blood is common among the aged. Deficiency of Qi inevitably leads to deficiency of blood and vice versa. That is why Qi and blood are frequently treated at the same time.

例三：气功分为静功和动功两大类，而无论哪一类气功都离不开调身、调息和调心这三个方面。

译文：No matter what kinds of Qigong skills they are, none of them can be independent of the three aspects: to regulate the body, to regulate the respiration and to regulate the heart.

法缘在评论此条译文时说："译文之纰漏主要在于漏译和释意未尽。原文句首'气功分为静功和动功两大类'译文未显，许因'静功'与'动功'不易翻译之故。'静功'时下有译为static exercise of Qigong，亦有译为still exercise of Qigong；'动功'时下有译为dynamic exercise of Qigong，亦有译为motion exercise of Qigong。虽与中文原意有悬隔，窃以为尚有可取之处。'调身、调息和调心'译为to regulate the body, to regulate the respiration and to regulate the heart，'形'似丝丝入扣，'意'却未尽其善。'调身'者，adjust the states of the body或adjust the physical activities是也；'调息'者，regulate the frequency and depth of respiration是也；'调心'者，regulate the mental state是也。原译虽简约，似意犹未尽。"

每读荆浩山水"诀""法"之论，总不免沉吟半天，推窗望远，遐想无限。"凡画山水，意在笔先。"何其精辟！译人动笔之前，需得仔细阅读原文，推敲其大意，解析其主旨，在正确理解和细致把握原文意趣之后，方可下笔从译。这难道不正是"意在笔先"吗！唯有"意在笔先"，译文才能不失原文之旨。唯有"意在笔先"，译人方可避免"指鹿为马"。镐京学者在前文提到的宣传牌的译文，便不是"意在笔先"之作。译者也许主观上也是"意在笔先"，可惜客观上却错解了原文之意；或者根本就是"笔在意先"。

《难经》二十四难曰：手少阴气绝，则脉不通，脉不通则血不流，血不流则色泽去，故面黑如梨，则血先死。

一位西方学者将其翻译如下：When the hand-minor-yin [conduits] are cut off from the [movement of the] influences, the [blood] vessels are blocked. When these vessels are blocked, the blood and glossiness fade away. Hence, when the color of one's face has turned black, resembling a pear, [this is an indication that] the blood has died already.

读者可能觉得此译文有些拗口，与现行译法多有不同。的确，此文译者在翻译《难经》时基本上未采用通行译法。按照WHO颁布的针灸经穴名称国际标准化方案，"少阴"应为Shaoyin，而不是minor-yin；

“经脉”应是 meridian（或 channel），而不是 conduit；“气”应该是 Qi，而不是 influence。以“手少阴心经”为例，其规范的英语译法应为 the Heart Meridian/Channel of Hand-Shaoyin。但这些问题均属译者个人的尝试，并非是这里需要说明的主要问题。在此译文中，译者将“梨”按其字面之意译为 pear，显有不确之处。从译文对原文内涵的解读和表达来看，译者在翻译此文时也是“意在笔先”，惜“意”犹未确。其实此处之“梨”实为“黧”之异，如《古本难经阐注》即改“梨”为“黧”。“黧”者，色黑而黄之谓也。中医本有“面色黧黑”之说，“黧黑”亦作“黎黑”，其意无异。“面黑如梨”即“面色黧黑”，译为 black complexion 即可。“梨”虽有乌色之品，但常见之色为黄。硬照字面译为 pear 不但费解，也不合原文之意。由此观之，“意在笔先”固为译事之要，“意在主旨”更是译事之本。“本”失则“要”亦不存。荆浩在谈到山与树的关系时说：“山籍树而为衣，树籍山而为骨。”略通山水画技者，无不以为然。译事亦是如此，“山”即译事之本旨，“树”即译事之“风骨”。本旨以风骨为外饰，风骨以本旨为内涵，两者相辅相成，相得益彰。但说到底，本旨是第一位的，风骨是第二位的，不可本末倒置。

下面是周石对上面这段经文的翻译，通过对两位译者不同译风的比较，有助于理解在译事中如何才能“意在笔先”：Exhaustion of [the Heart Channel of] Hand-Shaoyin will cause stagnation of the Channels. Stagnation of the Channels will prevent the blood from flowing. [If] the blood cannot flow, the skin will become lusterless. That is why the face [of the patient] turns black. [It shows that] the blood is dead already.

《难经》五十六难曰：肺病传于肝，肝当传于脾，脾季夏适王，王者不受邪，肝复欲还肺，肺不肯受，故留结为积，故知肥气以季夏戊己日得之。

同一西方学者将其翻译如下：When the lung is ill, it will transmit [evil influences] to the liver, and the liver should transmit them to the spleen. In the last month of summer, however, the spleen acts as king. A king does not accept evil. Therefore, the liver wishes to return [the evil influences] to the lung, but the lung is unwilling to accept them. Hence [the evil influences] stay [in the liver] and conglomerate, causing accumulations. Hence one knows that "fat influences" are acquired in late summer on a wuchi Day.

这段经文与二十四难的经文为同一译者所译，这里不再赘述其译风。译文中值得注意的有两处：一为"脾季夏适王，王者不受邪"的翻译，一为"肝复欲还肺，肺不肯受"的翻译。译者将"脾季夏适王，王者不受邪"之"王"译为king，显属望文生义。其实这里的"王"，音意俱同于"旺"，即旺盛之意。"适王"，即恰逢旺盛之时（"适"：正好、恰好）。如《素问·至真要大论篇》中岐伯与黄帝有如下谈话：

> 帝曰："善。服寒而反热，服热而反寒，其故何也？"
> 岐伯曰："治其王气，是以反也。"
> 帝曰："不治王而然者何也？"

岐伯与黄帝问答中提及的"王"也同样指"旺"。因而张景岳在注解此经文时说："治其旺气者，谓病有阴阳，气有衰旺，不明衰旺，则治之反甚。"（The reason to control superabundance of Qi lies in the fact that disease is either Yin or Yang in nature and Qi is either declining or rising in action. If one is unclear about whether Qi is declining or rising, he will surely make serious errors in treatment.）

正是依据如上分析，周石将黄帝与岐伯的上述问答做了如下翻译：

Huangdi said: "Good! Why heat [is induced after using drugs] cold [in property] and cold [is induced after using drugs] heat [in property] ?"

Qibo answered: "[This is due to the fact that] the treatment [is only concentrated on] superabundance of Qi."

Huangdi asked: "Why such a situation [still occurs when] the treatment is not [focused on] superabundance [of Qi] ?"

这里将"王气"译为superabundance of Qi含义尚可，也有人译为hyperactivity of Qi，亦属可取。

可见译事虽要“意在笔先”，但更重要的却是“意在主旨”。否则“意在笔先”也难保译文正确无误。对于“肝复欲还肺，肺不肯受”的翻译（Therefore, the liver wishes to return [the evil influences] to the lung, but the lung is unwilling to accept them.），有人提出了不同的看法。如有评论者认为此处译文过于直质，因为读了译文使人感到“肝肺两脏似有摇头晃脑之态，故不可取”。镐京学者倒觉得如此翻译不但生动活泼，也颇合原文的风骨体态。因原文的表述即采用拟人手法，读来有栩栩如生之相，仔细品味，颇如两小儿争梨不让，憨态可掬。译文如有可能，理应尽可能保持原文风格。在一定意义上，风格本身有时就是一种精神与内涵的体现，不可随意删改。前文焦村提到的《春晓》一诗的翻译，其译体与原作就存在一定的距离，故而显得意犹未尽。

下面是周石对上面提到的《难经》五十六难经文的翻译：[Because] the lung disease [will be] transmitted to the liver and the liver [disease will be] transmitted to the spleen. In the late summer the spleen is vigorous and will not be affected by Xie (Evil) [transmitted from the liver] . The liver then desires to transmit it again to the lung, [but] the lung refuses to accept. Hence [the pathogenic factor] stays [in the liver] and builds up into accumulation. That is why it can be known that Feiqi (Fat-Qi) is caused on the days of Wu and Ji in late summer.

在这个译文中，译者将“王”译为 vigorous，意思较为接近原文。“肝复欲还肺，肺不肯受”译为 The liver then desires to transmit it again to the lung, [but] the lung refuses to accept. 保持了原文的拟人表述手法，意思较为明确。

明人唐志契在《绘事微言·画尊山水》中说，元章在题摩诘画时有“云逢石迹，迥出天然；笔意纵横，参与造化”之说，而题韩干画时则有“肖像而已，无大物色”之说。元章对摩诘与韩干绘画的评语，不但揭示了绘画之要，且也道明了译事之本。“云逢石迹，迥出天然”，指对象自然的精神实貌，落笔时不可肆意妄为；“笔意纵横，参与造化”，指着笔需出神入化，立意不可随意虚妄。译事当然也需如此。鸠摩罗什法师谈到译事根本时说，译事须得“依实出华，趣不乘本”，其说与元章之言大有异曲同工之妙。回望古今译坛，风起云涌；纵观中医翻译，潮起潮落。深感元章“肖像而已，无大物色”之论恰如栩栩如生之工笔画，浓墨重彩地为某些（主要是镐京学者）形式的翻译立此存照。

（三）非人译文，实文译人

宋代文豪苏轼在《次韵答舒教授观余所藏墨》中有“非人磨墨墨磨人”之句，细细琢磨，颇有深意。套此一说论翻译，似乎可以这样说：非人译文文译人。镐京学者曾在一篇杂感中说：“我从事中医英语翻译，实在是知其不可为而为之，所以尽管翻译得鼻青脸肿，仍然一路跟头地翻了下去。”有人问镐京学者，何为“一路跟头地翻了下去”？镐京学者想，之所以是“一路跟头地翻了下去”，除了迫不得已的塞责之举外，还有下笔从译之时，已不是镐京学者在翻译中医，而是中医在翻译镐京学者本人了。这常常使镐京学者想起隐没山高云深之处的一些文友，他们本有志于山水神韵与世外生活的探究，最终一一淡出滚滚红尘，逍遥于云山雾海之中，远离了喧嚣浮尘。细细推究起来，其实亦很自然。大凡有志于一事一业者，倘若没有深入其中难以自拔的精神，大约也只能浮浮于清流之上，难得真意。

“非人磨墨墨磨人”是一种境界；“非人译文文译人”也是一种境界。不到“墨磨人”的境界，难成书家；不到“文译人”的地步，亦难成译事。镐京学者这只是就一般发展而言，并非标榜自己已成译事。镐京学者虽然感到“文在译我”，但那是就翻译的心态而言，并不是指翻译的境界。因为在很多情况下，镐京学者所做的翻译实在是“不得已而为之”，所以才常常翻得“鼻青脸肿”“一路跟头”。

谈到“境界”，镐京学者忽然想起了自己几年前在一篇杂感中提到的中医翻译三境界。虽为个人体会，甚至可以说是戏言，但今天看来也还能说明一些问题。

“少年不识愁滋味，爱上层楼，爱上层楼，为赋新词强说愁。”此为第一境界。中医翻译目前尚缺乏统一原则可循、公认标准可依。正因为如此，中医药这座千古“名园”里一时“彩蝶飞舞”，春意甚“闹”。最

"闹"的当属本人，屡译屡错，屡错屡译。所译之作虽"同鹦鹉之言，放邯郸之步"，却终不自弃。

"寻寻觅觅，冷冷清清，凄凄惨惨戚戚。"此为第二境界。由于中西文化迥异，中医理论深奥，使得中医翻译很难"曲从方言""趣不乘本"。在缺乏对应语的情况下，尽管译者锲而不舍地"寻寻觅觅"，却始终"冷冷清清"。"名物不同，传实不易"，"硬译"之作读来莫不令人"凄凄惨惨戚戚"。

"噫吁嚱！危呼高哉！蜀道之难难于上青天！"此为第三境界。中医用语深奥难懂，将其译成现代汉语亦不免有佶屈聱牙之感，更何况译成外语？硬译之作难免有"葡萄酒之被水者也"之嫌。

荆浩在《笔法记》中说画有六要："一曰气，二曰韵，三曰思，四曰景，五曰笔，六曰墨。"其实对于翻译，这六要也是十分重要的。焦村说："气者，势也，文无势不立；韵者，质也，文无质不逸；思者，神也，文无神不秀；景者，象也，文无象不动；墨者，雕也，文不雕不丽。"以此六要分析原文，则原文的表里虚实皆可了然于胸；以此六要布局译文，则译文的神韵形意皆可大致有序。

第八章 中医名词术语英译流派研究

第一节 何谓流派

“万紫千红”是对阳春三月繁花似锦的自然美景的生动描述，“三教九流”是对中国古代各种文化、思想和学说的形象总结。所谓的“三教”和“九流”，实际上指的就是中国古代的各种教派和学派。所谓的“诸子百家”，就是对这些教派和学派的归纳总结。中华文明和中华文化之所以如此灿烂辉煌，之所以传承千秋万代而不衰，一个非常重要的原因就是“百花齐放、百家争鸣”。由此可见学派和流派对于民族文化发展的重要意义和作用。

在学术领域，学派和流派的意义和作用也是如此。如果一个学术领域缺乏学派和流派之风，即意味着该领域迂腐昏聩，停滞不前。在正常情况下，一个学术领域的发展，应该时若春风浩荡，时若烈日炎炎，时若秋高气爽，时若天寒地冻。学术领域之所以会出现这样一些春温、夏热、秋凉、冬寒的景象，自然与其不同的学派和流派之间的交融和交争密不可分。大自然万物之所以能够“生、长、化、收、藏”，当然得益于其春夏秋冬的交替。学术界虽然一直是“路漫漫兮”但大部分学者却都能“上下而求索”，自然得益于不同学派和流派之间的交流、交争和交融。

一、中医翻译流派形成的基础

中医翻译也是如此。经过300多年的努力，中医翻译终于走上了比较自然、比较健康的发展道路，终于开辟了独具特色的、自行发展的蹊径。这是其他领域的翻译所无法比拟的。比如直译之法，在其他领域的翻译中往往有别异的看法，并不将其视为可以自由使用的理想译法。但在中医翻译界，经过300年的经验积累和实际体验，却逐步将直译之法发展为中医翻译——尤其是中医名词术语翻译——的基本方法。这一独特的发展趋势并未完全是人为的操控，而是中西方语言文化交流中自然而然的发展结果。

中医翻译是将中国的语言和文化翻译介绍给西方，其难度之大可谓前所未有。除了中西方语言和文化的巨大差异以及西方各国语言中缺乏中医对应语之外，还有一个重要的原因，就是中国文化西译的历史比较短暂，经验不够丰富，甚至还比较缺乏。看看我们中国自古以来所流传下来的有关翻译的资料和文献，特别是19世纪末以来，尤其是整个20世纪，中国人的翻译经验总体上看都是外译中，而中译外的则非常稀少。这种情况当然与历史的发展密切相关，但与中国人的民族意识也不无关系。在中国的翻译史上，这样的例子可谓不胜枚举。

如1990年西北大学出版社出版了一部由张岂之和周祖达主编的《译名论集》，收录了自1916年陈独秀在《新青年》上发表的《西文译音私议》到1986年常涛等在《辞书研究》上发表的《〈简明不列颠百科全书〉的译名统一问题》等40篇研究译名问题的文章，均探讨的是如何将西方的概念和术语翻译成中文，没有一篇涉及中译外的。再如商务印书馆1984年出版的由罗新璋主编的《翻译论集》，收录了自三国时期支谦写的《法句经序》到1982年施觉怀在《翻译通讯》上发表的《翻译法律文献的几个特点》等200多篇文章，也都是谈论外译中的，几乎没有涉及中译外的。

正是由于长期以来中国学者和译者对西方文化、语言和学术的重视，对自己民族文化、语言和学术的轻视，而导致了中译外意识的缺失、实践的缺少、经验的缺乏，没有能够为中医的外译提供必要的借鉴经验，更没有能够为中医的外译奠定必要的基础。这就是导致中医翻译长期以来面临种种挑战的一个重要原因。面对这样的现实，从事中医翻译及其研究的学者和译者不得不自行探索，自寻路径，从而为中医的外译开辟了一个又一个的蹊径，也为中医翻译各种学派和流派的形成奠定了基础。

二、中医翻译流派的学术意义

对于中西方中医翻译——尤其是中医英语翻译——不同流派的梳理、总结和研究，对于我们熟悉中医翻译发展的历史轨迹、明确中医翻译发展的基本路径、把握中医翻译发展的基本方向，可谓意义非凡。同时，也将为我们开展中医名词术语英译及其标准化研究，提供颇值借鉴的宝贵经验。

所谓的中医翻译流派，指的就是中西方中医翻译界较为流行但却差异显著的一些学术潮流。这些学术潮流的持续发展，自然凝聚了一批又一批独具特色的学者和译者。这些学者和译者便成为这些流派的代言人和践行者。对于这些不同流派观点、理念和方法的比较研究，对于更深入、更广泛、更系统、更全面地了解和掌握中医翻译的历史源流、现实发展和未来走势，无疑有极其重要的指导意义。

同时，对于学习和掌握中医翻译的理法方药也具有重要的引领作用。这正如中国传统上的“诸子学说”和中医学上的“各家学说”一样，是从不同的角度、不同的层面和不同的切入点对中国文化和中医学的深入研究和准确把握，对这些不同学说和观点的学习和研究，对于我们深入、系统、完整、准确地了解和感悟中华文化的精气神韵和中医药学的理法方药，可谓意义非常，不可或缺。

在研究和探讨中医翻译问题时，国内外学术界和翻译界总有各种各样的不同声音。对同一问题，不同地域、不同背景、不同专业的人士总会有不同的看法。正是因为有这样一些不同的看法，导致了学术界不断出现激烈的论争，甚至过激、过偏的指责。对同一问题之所以有不同的观点、不同的认识，对同一术语之所以有不同的译法和不同的释义，均与不同的学派和流派有着密切的关系。如果明白了这一点，就不会因为观点的不同、理念的差异而导致激烈的争论。

“脏”和“腑”的翻译，就是比较经典的一例。在早期的翻译实践中，“脏”和“腑”曾被译为 solid organ 和 hollow organ。现在一般多将

“脏”和“腑”译为 zang-organ 和 fu-organ，或 zang-viscera 和 fu-viscera。世界中联所颁布的国际标准中，采用了 zang-organ 和 fu-organ 这一译法。WHO 西太区所颁布的标准中，则采用了 viscera 和 bowels 这一不太客观的译法。尽管如此，其在一定程度上与一般译法的相似性还是具有的。但文树德在翻译“脏”和“腑”时，则将其译作 deposit 和 palace，引起了中医翻译界极大的争议，认为如此之译完全是对号入座，与原文之意毫无关联。但如果从流派的角度出发考察文树德的如此译法，则必然会找到合情合理的依据。

三、流派的形成与文化的关系

文树德在学习和翻译中医时，非常重视对中国传统文化元素的再现。20 世纪 60 年代末期，文树德首次接触到了中医文献，从中感受到了浓郁深厚的中国文化。70 年代的时候，他即开始学习和研究中医文献，从中感知了中医文献的历史、文化和人文内涵，并撰写了首部德文的《中国本草史》。1981 年首次来到中国时，他认真考察了马王堆出土的医药文物和文献，感触到了中医药的上古天真。同时，他还走访了中国的一些中医药研究机构，参观了收藏丰富的中医文献馆，观看了千姿百态、栩栩如生的动植物中药标本，无比激动地感受到了中医药理论的博大精深、历史的源远流长和用语的寓意深远。从此他树立了一个坚定的信念，即立足于中国的历史文化，感知中医的精神真谛；按照中医的源流关系，辨析中医的精气神韵；依据中医的上古天真，明晰中医的理法方药。所以，无论从事中医文献的研究与医理的探究，还是从事中医典籍的翻译与术语的研究，文树德皆以中国文化的源与流为基础，而不是像一般研究者或翻译者那样与时俱进。

在过去 40 多年的研究工作中，文树德不仅学习了中医的理论和实践，而且还掌握了古汉语的文体和文风，从中感知了保持文化风采和传统风貌对于系统完整传承和传扬中医精神实质的重要意义。所以在研究和翻译中医的时候，他一再强调要从历史和文化发展来解读、研究和翻译中医的文献资料与基本概念和术语。通过对中西方文化、语言和医理的比较研究，文树德更加明确了原汁原味西传中医的要点和要求。谈到这一问题时，他曾指出："按照西方科技来整理研究传统医学，西洋人在20世纪初早已经拿他们本国的传统医学试验过了。事实证明现代科技并不是整理传统医学唯一的道路，还必须尊重中医的文化特质，在研究和发掘的过程中，不要走最终把传统医学改造成西洋医学的道路。"（《中国中医药报》，2003年11月10日）

从流派的角度来看，文树德显然是传统派，甚至是古典派。作为传统派或古典派的创始人，文树德在解读和翻译中医基本概念和术语时，首先考虑的当然是历史源流和文化元素，而不是简单地按照与时俱进的观念进行释义。他之所以将"脏"和"腑"译作 deposit 和 palace，当然是从"脏（藏）"和"腑（府）"的上古喻意出发进行考证，并因此而明确了这两个汉字最为原始的含义。至于其后来具体指向为人体的两大器官体系，那是"流"的发展，而非"源"的本旨。明确了文树德流派的关系以及其文化理念和学术思想，便不难理解其翻译中医的基本思路，也不难接受其独具特色的翻译方法。

由此可见，划分流派对于研究中医翻译以及中医基本名词术语英译与标准化具有重要的学术意义和文化价值。只要明确了不同流派的理念、思路与方法，就不难理解学术界普遍存在的不同观点和不同方法。

第二节 中医翻译流派形成的历史背景

流派的形成，与其成员的思想观念和意识形态有着密切的关系，但更与时代背景密不可分。不同地域、不同时代、不同群体的人，总会对同一事物和同一问题有一些不同的看法和想法，这是非常自然的。人性的差异就是如此。这样的差异，与不同人群所处的环境，所面对的现实，所传承的文化，所经历的生活，所持有的信念，所追求的理想，皆有不可分割的关系。同时，也与时代的变迁，社会的变异，人生的变化，也有密切的关系。

一、西方历史背景

在中医300多年的西传和近百年来的翻译发展中，由于时代的因素以及学者和译者个人教育背景、文化背景和地域背景的差异，形成了不少颇具影响力的流派。这些流派的形成既有客观的因素，也有主观的因素，既有文化的因素，也有社会的因素。对其综合分析和研究，则能使我们更加明晰其主旨精神，更加清楚如何对其加以借鉴和参考。

早期向西方传递中医信息的来华或来亚的传教士、医务人员和外交人员，由于当时国际交流的方式和方法比较单纯，没有太多的语言、文化和信念的冲突，所以基本上还能从正常的文化交流的角度考虑如何解读和翻译中医的基本概念和术语。此外，当时来华的传教士、外交官及其他人员，一般都具有比较深厚的中国语言和文化功底，所以都能比较好地理解中医基本概念和术语的实际含义，在释义和表达方面都比较符合原文的客观实际。比如对中医核心概念和术语采用音译的方式进行翻译，对一些直观的临床概念采用仿造的方式进行翻译，对于一些与西方医学比较接近的概念和术语采用借用西医术语的方式进行翻译。这些翻译理念和方式深深地影响了后来的翻译人员。如果对19世纪之前向西方介绍和翻译中医的传教士、外交官和其他人员的翻译方式和方法进行分析总结，完全可以将他们划分为宗教派、学术派和文化派等几大流派。

在现代的西方中医翻译界，翻译的理念和方式对其流派的形成也产生了深刻的影响。如文树德以中国的古典文化为基础学习、研究和翻译中医的典籍和文献，逐步形成了其“考据派”的风采；满晰博通过对中医玄奥理论和古奥文字的研究，通过对17世纪开始以拉丁文为主语翻译中医的做法的分析，逐步形成了其“拉丁派”的风貌；魏迺杰以便于中西沟通交流为目标，以保证英译的中医基本概念和术语具有良好的回译性为出发点，坚持直译之法，力推简朴译语，逐步形成了其“通俗派”的风格。这是西方中医翻译界最为流行，且在世界上影响最为巨大的三大流派。对这三大流派的渊源、风格和影响的研究和分析，将有助于我们了解和把握中医翻译的国际发展和走势。

二、中方历史背景

在我们国内，经过近百年的努力，也形成了一些颇具特色的翻译流派，概括起来大致有六大类，即简约派、释义派、词素派、联合派、理法派、规范派。这六个派别形成于不同的时代，影响和指导着中医翻译事业在特定时代的发展。从今天的发展来看，这六大流派一如金元时期的中医四大家（即刘完素、张从正、朱丹溪和李杲所代表的四大流派）和现在依然传承的中医各家学说一样，成为中国中医翻译界的六大支柱，从六个不同的角度引领着中医翻译事业的整体发展和综合研究。

简约派的代表人物是伍连德和王吉民等中国学者，他们的学术研究和中医翻译实践开始于20世纪初期，主要目标是以简明扼要的方式向西方传递有关中医的基本信息，为中医在西方的传播开辟路径。为此，他们在介绍和翻译中医的核心概念时，一般都采取了比较简约的方式，而不是深入细致的解释性翻译。如将《素问》译作 *Plain Questions*，将《灵枢》译作 *Mystical Gate*，将《内经》译作 *Canon of Medicine*。对于《黄帝内经》中一些经典的概念，也是采取了这样一些比较简约而简明的翻译方式。如将“天真”译作 simple life，将“生气”译作 vital air，将“应象”译作 manifestations，将“虚实”译作 weak and strong，将“标本”译作 symptoms and causes，等等。如此简约的译法，无论从释义还是表达方面皆有贴切之处，颇值借鉴。当然，由于历史的发展，其中的一些翻译方式——如"生气"和"虚实"——如今没有能够传承，但其基本观念和思维对于今日简洁化中医名词术语的翻译，却有非常重要的指导意义。

释义派的代表为欧明、谢竹藩、帅学忠等我国现代中医翻译事业的先驱。从 20 世纪 70 年代起，由于针刺麻醉术的研制成功和中美关系的改善，中医在西方再次引起了各界的关注，为中医的西传创造了良好的国际氛围。正是出于这样的考虑，中国学术界开始关注中医的对外翻译和研究。其开创者便是欧明、帅学忠、李衍文等为代表的南方学者以及谢竹藩、黄孝楷、方廷钰等为代表的北方学者。虽然中西方之间在中医界的交流从 20 世纪便较为广泛地开展起来了，但自 1949 年以后由于政治的原因导致了中西方交流的停滞，包括中医领域的交流。所以从 20 世纪 70 年代起，国内的中医翻译事业似乎像西方所谓的文艺复兴一样，完全从基础开始。

为了使西方读者能比较深入地了解和掌握中医的基本概念和术语，他们在翻译的时候对于一些核心概念和术语一般都采取了释义性的翻译。这种翻译方法也称为词典解释性翻译，主要体现在 20 世纪 70 至 80 年代出版的一些汉英中医词典中，主要包括 1980 年出版的由欧明主编的《汉英中医常用词汇》、1983 年出版的由帅学忠编译的《英汉双解常用中医名词术语》、1984 年出版的由黄孝楷和谢竹藩主编的《汉英常用中医词条》以及 1978 年出版的方廷钰参编的《汉英词典》等。这些词典中很多中医的基本概念和术语的翻译，基本上都采取的是词典解释性翻译，所以译文虽然意思明确，但结构上却显得比较冗长。

如将"杂病"翻译成 diseases of internal medicine aside from those caused by exogenous pahogenic agents，将"内钓"译作 infantile illness caused by cold and deficiency of spleen and stomach，将"化燥"译作 dryness-syndrome resulting from the consumption of fluids by evil heat，就是比较典型的译例。这样的释义性译法对于早期对外传播中医的基本信息，发挥了重要的指导作用。但随着中医国际化进程的不断加快，术语的简洁化便被提到了议事日程。在 WHO 西太区的标准中，"杂病"比

较普遍的简化译法 miscellaneous disease 得到了采用。"内钓"和"化燥"也分别被简化为 convulsion with abdominal pain 和 transform into dryness。在世界中联的标准中，"内钓"的译法为 convulsions with visceral colic，与西太区的译法从内涵到形式上都比较接近。

词素派的代表为 20 世纪 70 年代的蒙尧述等学者。他们所代表的仿造译法与前面提到的魏迺杰所力推的仿造法有相同之处，也有不同之处。相同之处在于按照中文的结构进行创造性的翻译，为英语语言中输入新的词汇，如将"麻风"译作 numbing wind（而非 leprosy）就是典型一例。这种创造性的译法在魏迺杰的翻译中，可谓俯拾即是。所不同的是，蒙尧述等学者所采用的是以词素翻译为中心进行仿造，其所仿造出的词汇完全是独立的创造。如将"血虚"译作 hemopenia，就与一般的仿造译法 blood deficiency 完全不同。

联合派的代表人物是 20 世纪 80 年代组织全国力量开展中医系列丛书翻译的张恩勤和徐象才。他们二人均为山东中医药大学的教师，既精通英语又熟悉中医，且具有丰富的中医翻译经验。当时的中医正处在亟待向西方系统传播的紧迫时期。在当时的世界上，虽然已经有一些英文版的中医典籍或中医学术著作，但系统介绍中医理法方药以及内外妇儿等各个学科教材式的系列丛书，还没有完全问世。山东中医药大学的张恩勤和徐象才敏锐地注意到这一问题，并利用他们的坚定信念、组织能力和团队意识，组织全国各中医院校和研究机构的中医专家和翻译人员编写和翻译系列中医丛书。经过他们的辛勤努力，张恩勤组织编写和翻译的 12 册《英汉对照实用中医文库》1990 年 7 月起由原来的上海中医学院出版社出版发行，徐象才组织编写和翻译的 21 册《英汉实用中医药大全》1990 年 9 月起由高等教育出版社陆续出版发行。

理法派的代表为 20 世纪 80 年代起开始中医翻译研究的学者，主要有苏志红、李衍文和镐京学者等人。李衍文 1986 年在《中国翻译》杂志上发表了《中医方剂学译名法则的探讨》一文，苏志红 1989 年在《中国翻译》上发表了《关于中医名词术语的翻译》一文，1991 年至 1993 年镐京学者在读硕士研究生期间在《中国翻译》杂志上发表了《论中医翻译的原则》《中医翻译标准化的概念、原则与方法》《还是约定俗成的好》《中医名词术语的结构及英译》等论文，同时还在《中国科技翻译》《中国中西医结合杂志》等学术刊物上发表了系列研究论文，比较系统深入地研究和探讨了中医英译的原则、标准和方法。

1993 年西北大学出版社出版了镐京学者撰写的《中医翻译导论》一书，初步构建了中医英译的理论和标准体系。1997 年人民卫生出版社出版了镐京学者撰写的《中医英语翻译技巧》一书，进一步完善了其所构建的中医英语翻译理论与标准体系，从而为中医翻译理法派的形成奠定了基础。之所以称其为理法派，主要是因为他们重视中医翻译的理论研究、实践总结和方法探讨。

规范派代表为谢竹藩、王奎、朱建平等。20 世纪 90 年代之前，国内中医翻译界基本上都采取的是具有释义性的翻译方法翻译中医的一些核心概念和术语。当时虽然以传递完整准确的信息为翻译的首要目标，但依然有些学者注意到了科技术语翻译的基本原则以及规范化发展的基本要求，并开始探索如何使比较冗长的中医术语翻译简洁化和统一化。20 世纪 80 年代到 90 年代发表的一系列研究论文和唯一的两部研究著作，均提出了简洁化和标准化的意见和建议。1992 年镐京学者在《中国翻译》上发表的《中医翻译标准化的概念、原则与方法》以及 1994 年在《中国中西医结合杂志》上发表的《关于中医名词术语英译标准化的思考》，即对此进行了较为深入的研究分析。

进入 21 世纪以来，中医名词术语英译的简洁化已经成为时代发展的潮流，特别是西方通俗派翻译方法和理念的传入，在一定程度上推进了国内有关中医名词术语英译简洁化的发展。1995 年魏迺杰的《汉英英汉中医词典》在湖南科学技术出版社出版以来，虽然一直引起国内中医翻译界的讨论，但其影响还是潜移默化的。术语翻译的简洁化成为大家的共识，就是最为典型的体现。21 世纪出版的一些汉英中医词典也充分地说明了这一点。最具代表性的词典包括谢竹藩主编的《中医药常用名词术语英译》（中国中医药出版社，2004 年出版）、朱建平主持制定的《中医药学名词》（科学出版社，2004 年出版）和王奎主持制定的《中医基本名词术语中英对照国际标准》（人民卫生出版社，2008 年出版）。

三、地缘政治背景

按照现在与时俱进的观点，中医当然属于科学。科学技术的翻译，自然是纯学术性的，与地缘和政治没有任何关系。但自 1982 年 WHO 西太区开始制定针灸经穴名称的国际标准以及 2004 年开始制定中医名词术语国际标准以来，地缘政治的因素便不断体现出来。其中最为突出的表现，就是 WHO 启动 ICD-11 和 ISO 成立 TC 249 以来所遭遇的种种冲突。这些冲突表面上看是翻译问题，实质上是政治问题，准确地说是地缘政治的问题。

所以，在研究学术流派的时候，我们必须对其所形成的时代背景和历史风貌加以梳理，以明确其形成的文化、社会、人文和学术因素，以便能更好地掌握其主旨精神，以利于去粗取精，去伪存真，为学术的综合发展开辟路径。研究中医翻译的流派，特别是中医名词术语英译及其标准化的流派，也是如此。20 世纪之前、20 世纪之间和 20 世纪之后，中西方中医翻译界对中医的一些基本概念和术语的翻译，出现了颇为明显的差异。就是在当代中医基本名词术语英译的国际标准化发展中，也出现了诸多差异显著的译法和做法。

例如，同一个“中医”概念，在中国国内居然有 traditional Chinese medicine，Chinese traditional medicine，Chinese medicine，Chinese medical science 等诸多不同的译法。在世界上的差异，则更为巨大，除了类似于中国国内这些不同的译法外，还有坚持译作 oriental medicine，traditional medicine，western pacific traditional medicine，Chinese-based traditional medicine，等等。国内这些不同的译法，除了译者自己的不同理念和思维之外，当然与时代的发展、世俗的信念密不可分。而世界上这些不同的译法，除了与译者个人的信念和思维有关外，更与民族的文化主权和国家的政治利益密不可分。如果不了解这样一些涉及民族文化主权和国家政治利益的时代背景，自然很难准确把握这些所谓流派的实质用意。

在 2015 年 6 月 1 日至 4 日 ISO/TC 249 召开的第六次全会上，针对 TC 249 名称的论辩和投票，即充分证明了这一点。TC 249 是 21 世纪初中国向 ISO 申请建立的中医药国际标准化技术委员会，既然是中医药学国际标准化的技术委员会，按照国际通用的译法，“中医药”当然应该译作 traditional Chinese medicine 或 Chinese medicine，但日、韩却坚持将其译作 traditional medicine 或 oriental medicine，并因此而引起了极大的争议，导致 TC 249 在 2010 年成立的时候竟然无法明确其具体名称。直到 2015 年最后投票的时候，日、韩依然强烈地反对使用 traditional Chinese medicine，还联系其他一些国家现场向大会提出了其他七种不同的译法：Traditional Medicine; Traditional Chinese Medicine and Other Medical Systems Derived From Chinese Medicine; Traditional Medicine Derived From Chinese Medicine Including Chinese Medicine; Kampo and Korean Medicine; Traditional Medicine: Herbs and Devices; Traditional Medicine: Herbal Formula and Devices; Traditional Herbal Medicine and Medical Devices; Traditional Medicine: Chinese Medicine, Kampo and Korean Medicine。

从实质上讲，对“中医药”的这些不同的译法，其实都是出于政治立场，而非出于学术的考虑。如果从流派划分的角度看问题，日、韩代表团成员完全可以划分为中医翻译中的“政治派”。从 WHO 西太区 1982 年启动针灸经穴名称的国际标准到 2004 年启动所谓西太区传统医学术语国际标准的研制，从 2008 年 WHO 启动 ICD-11 到 2010 年 ISO 创建 TC 249 以来，日、韩参与这几个国际组织的代表一直坚持的就是这样的立场，完全形成了其独具特色的政治流派的风采。

当然，日、韩之间的默契形成的这一“政治派”，并不能代表中医翻译在国际上的普遍走势。但对其了解和警觉，对于我们研究中医的国际化和中医翻译的国际标准化，还是有一定的参考价值的。同时，对于我们研究和梳理中医翻译流派的形成与发展，也有一定的借鉴意义。

第三节 中医翻译流派对学术发展的影响

从中医翻译的历史、现状和未来发展来看，对不同学派和流派学习和了解以及研究和分析，将会使我们对中医翻译的历史发展轨迹、现实运行机制以及未来发展走势有一个较为深入的了解、较为明确的认识、较为准确的把握。同时，也会使我们对本领域发展所涉及的诸多语言、文化和医理等基本元素以及翻译的理论、方法和标准等基本要素，能有一个更为深入、更为全面、更为具体的了解和感悟。

在任何一个学术领域，如果一个人对其他不同流派或学派的思想观念、方式方法和理论实践不够了解的话，其所做的一切往往都有闭门造车之嫌。这样的闭门造车之作，虽然也会有比较正确之处，但也难免有自说自话之举，由此而造成的误解、误达自是必然。从历史的发展和现实的走向来看，认真了解和掌握中医翻译界不同学派和流派的思想观念和方法标准，将非常有利于我们开展学术研究、融合各方力量、拓展学术视野。

一、有利于学术研究

近年来中西方译者之间，国内译者之间，因为不同的观点和理念而引起争执也时有发生。因为切入点的不同和观察视野的差异，对不同流派有比较偏颇的认识，也是比较自然的，毫不奇怪。比如 1995 年魏迺杰在中国出版了他编写的第一部汉英中医词典以来，国内中医翻译界一直对其极端的直译之法颇有看法。从21世纪初他的第二部汉英中医词典在中国出版之后，尤其是他的有关中医基本名词术语英译问题的文章在中国发表以来，在国内中医翻译界引起了更为强烈的反响。有些学者和研究人员随即在某些学术刊物上也发表了一些文章，对魏迺杰的翻译方法和主张，尤其是一些具体概念和术语的理解和翻译，提出了质疑和批评。魏迺杰本人也随之发表了文章，对此做出了激烈的回应。这种批评和回应看起来比较激烈，实际上还属于比较正常的学术论争，并没有偏颇到对其进行人身攻击和谩骂的程度。从某种意义上说，这也是不同流派之间的交流和交争。

从历史发展的轨迹来看，文化发展和学术发展的基础就是不同流派之间的不断交流和交争。正如中华文化的发展一样，之所以在春秋战国时期能够得到如此辉煌的发展，就与诸子百家的各自发展与彼此交融有着非常重要的关系。春秋战国之后，特别是秦汉以来，最有影响的道家和儒家之间的交互影响至今还在传承，道家、儒家和佛家的交融至今依然在正常进行，在自然推进。这充分体现了中华文化“海纳百川”的精神和中国人“有容乃大”的胸襟。

中医翻译也是如此。如果西方拉丁派、考据派和通俗派之间没有交互和交融，其持续不断的发展将会失去必要的学术基础和基本的学术路径。如果中方的简约派、释义派、词素派、联合派、理法派和规范派之间缺乏必要的交流和借鉴，中医名词术语的英译无论如何也无法简洁化、统一化和规范化。

二、有利于融合力量

从学术发展的角度来看，学术流派之间的交流和交争，也是对学术问题及其解决方法的公开展示和调查，从而激发了学术界对相关问题的深入思考和认真研究，并因此而使学术界的精英力量得到了进一步的凝聚，为相关学术问题的解决以及相关学术领域的发展开阔了视野、指引了方向。此前中医翻译界发生的学术争论——攻击和谩骂除外——其影响力也是如此。对魏迺杰翻译方法和理念的评论和批评，引起了国内外中医翻译界对其译法和译理的关注，激发了一些学者和译者对其编写出版的几部词典的研究和总结。经过交锋式的论辩，魏迺杰的一些比较合情合理的通俗译法还是得到了国内中医翻译界的吸收和采纳，从而丰富和完善了中国译者的翻译思路和方法。如曾经被人视为庸俗之译的 wind fire eye，如今在国内也得到了比较普遍的使用，并且也被纳入了 WHO 西太区和世界中联的国际标准之中。

由此可见，流派的特立独行，为学术界的发展开辟了一个又一个的蹊径；流派之间的交争，为相关学术问题的解决奠定了多法并举的基础；流派的传承，为相关学术领域的发展拓展了视野。所谓的学术创新，在一定意义上即意味着新学术流派的诞生。中医基本名词术语的英译之所以能从几十年前的一词多译、一名多释的混乱状态发展到今天日趋统一化、逐渐标准化的境界，一个很重要的原因就是不同流派之间的交争和交流推动了中医翻译事业的发展，普及了中医基本名词术语英译的基本原则和方法。

在 20 世纪 90 年代之前，在国内中医翻译界最为流行的便是词典解释性翻译法。比如徐象才在 1990 年翻译出版的《英汉对照实用中医文库》中的《中医基础理论》，其译文基本上还是比较简明扼要的，很多术语的翻译还是比较简单明了的。但也有很多概念和术语的翻译与当时流行的词典解释性译法保持一致。如将“肺失肃降”译作 impairment of the normal function of clarifying and sending down the qi of the lung，就显得比较冗长。在世界中联的标准中，“肺失肃降”译作 lung qi failing in purification，显然是在解释性翻译的基础上简洁化了的译法。

这一简洁化的理念是如何形成的呢？当然与 20 世纪 90 年代前后中国一些学者提出的仿造化译法以及标准化的原则、方法和标准有很大的关系。同时也与西方译者的思路与方法有一定的关系，特别是魏迺杰的通俗译法。1995 年魏迺杰的《汉英英汉中医词典》在中国出版发行之后，虽然引起了国内外中医翻译界的争议，但在争议的同时也潜移默化地影响了中国中医翻译者的翻译思路与方法。在争议的同时，中国的翻译者和研究者也充分研究和借鉴了魏迺杰的翻译理念和方法。1998 年镐京学者在《中国科技翻译》杂志上发表的《Nigel Wiseman 中医翻译思想评介》，即对魏迺杰的中医翻译思想进行了认真的总结分析，给予了充分的肯定。

在该文的总结部分，镐京学者指出："在西方中医翻译里，Nigel Wiseman 是一个后起之秀。他以其锲而不舍的精神、丰富的语言学知识及对汉语和中医医理的深入研究，在中医翻译方面独树一帜，开创了中医翻译的一代新风。他的研究从实际出发，具有很强的实用性，很多方面都值得我们借鉴。"同时，镐京学者也指出："由于学科发展所限，他的翻译和研究也并非完美无缺。事实上他的许多做法和提法都大有商榷之处。比如他提倡通俗翻译，这在一定程度上是合理的。但他将诸如'牛皮癣''鹅掌风''鹤膝风''白虎历节'等中医病名译为 oxhide lichen, goose foot wind，crane's knee wind, white tiger joint running，却很难令人接受。这实际上已不是通俗翻译了，而是庸俗翻译。"

最后，镐京学者又强调指出："然而瑕不掩瑜，对于他的翻译我们应以发展的眼光来看待，不必求全责备。更何况与他相比，我们自己还差得很远呢。"镐京学者的这一总结，就是对不同流派进行交融和借鉴的典型一例。正是各派之间的这一润物无声的交互和借鉴以及各取所需的努力和推进，才使各派的理念、思维和方法逐步得以交融，才使得中医翻译界终于潜移默化地融合了一切积极因素，有力地推进了中医翻译事业的发展。

三、有利于拓展视野

在学术界，流派意味着不同学者从不同的角度和层面对同一问题的深入研究和认真探索。在现实世界里，任何一件事物或一桩事务，都会有诸多方面，而任何一位学人或哲人，由于视野的局限、背景的影响和时代的限制，也只能从有限的角度对有关问题加以研究和分析，所形成的看法和所得出的结论也只能反映问题的某些方面。而要对其有全面的认识、分析和总结，就必须综合各个流派的观点和看法。

中医翻译也是如此。如果我们想完整地了解中医翻译发展的历史轨迹、理法观念和趋势前景，就不得不对其在发展过程中形成的各种流派的思维理念和方式方法加以概括总结，以便能梳理清楚中医翻译发展的基本路径，尤其是中医基本名词术语的翻译及其规范化和标准化发展方向。了解了这些流派的风格和特点及其对中医翻译事业的影响以及对中医西传的贡献，就不难理解其形成和发展的缘由以及与众不同的做法，更不难理解为什么中医翻译界始终存在着不同的声音。这对于中医翻译的健康发展，更具有重要的历史和现实意义。

2004 年世界中联开始组织很多国家的专家学者开始研究制定中医名词术语英译的国际标准。在讨论的过程中，中方专家和西方专家在一些名词术语的翻译上出现了较大的偏差，也引起了极大的争议。比如西方专家坚持将“风火眼”译作 wind fire eye，而中方专家则坚持借用西医术语将其译作 acute conjunctivitis。由于激烈的争论导致了中西方专家的困惑，不知该如何解决这一问题。在私下交流的时候，西方专家告诉中方专家，只有将“风火眼”译作 wind fire eye 才能比较完整地将其病因、病机和治法信息传递给西方读者。如果将其译作 acute conjunctivitis，西方读者看到之后，其思维马上就偏向西医，按照西医的病因、病机和治法去思考，而不会按中医的思路去思考。相反如果翻译成 wind fire eye，西方读者看到后就很自然地按照中医理法方药的观念去思考，而不会按照西医的思路去思考。

听了西方专家的这一解释后，中方专家的思路顿时豁然开朗，明白了西方专家坚持如此翻译“风火眼”的道理，其传播和翻译中医的视野也因此而大为拓展。这也就是中国中医翻译界与西方中医翻译界逐步趋同的一个重要原因。以前的中医翻译，基本上都是中方和西方各自独立翻译，缺乏彼此之间的合作和交流。自 20 世纪 90 年代以来，尤其是 21 世纪之后，中西方中医翻译界的交流、交往和合作不断加强，从而实现了东西合璧翻译中医的理想。WHO 西太区与世界中联各自所制定的中医名词术语国际标准的趋同性，即充分证明了这一点。两个国际标准的趋同，也充分说明了中西方合作的巨大优势。中西方合作的优势主要体现在两个方面，一是中国专家能比较深入地解读和理解中医的基本概念和术语，二是西方专家能比较好地保证译文的自然顺畅。两相结合的结果，就自然使译文既忠实又地道，从而成为最为理想的译文。

第九章

中医名词术语英译西方流派研究

自 17 世纪中医的基本信息逐渐传入西方到 19 世纪末中医基本理论和方法以及部分中医典籍被翻译介绍到西方，参与中医西传和中医西译的人员，主要是西方的传教士、医务人员、外交官和学者，很少有中国人士参加。当然，在这个过程中，一定有中国人为其提供了必要的信息、资料和解读帮助。但推进中医西传和西译的主体，则是西方人士。

所以，中医翻译界最早的流派就是在西方形成的。而西方的流派，又有时代流派之分。不同的时代当然有不同的流派。但由于 17 世纪至 19 世纪，欧洲的语言发生了很大的变化，从而为中医翻译流派的形成开辟了新的路径。17 世纪及以前，欧洲通用的雅致语言还是拉丁语。所以那一时期向西方介绍中医信息或翻译中医资料的人士，一般都使用的是拉丁语。因此可以将其归纳为拉丁派。

据王吉民和傅维康 20 世纪 60 年代的统计，17 世纪时候欧洲大约出版了 7 部有关中医的专著，其中有 4 部为拉丁语，主要为中医西传的重要人物卜弥格所译。第一部为《中国植物志》(*Flora Sinensis*)，是将中国本草介绍到欧洲的第一部专著，1656 年在维也纳出版；第二部为《医钥和中国脉理》(*Clavis Medica ad Chinarum Doctrinam de Pulsibus*)，1680 年在法兰克福出版；第三部为《中国医法举例》(*Specimen Medicinae Sinicae*)，1682 年在法兰克福出版，内载有中国脉学、中医舌诊及 289 种中药介绍，附有经络、脏腑插图 68 幅。另外一部拉丁语著作为瑞尼所著的《论关节炎》(*Dissertatio de Arthride*)，其中的第 169～191 页为针灸专论，是介绍中国针灸术到欧洲的最早的著作之一，1683 年在伦敦出版。

所以卜弥格和瑞尼可以视为当时的欧洲拉丁派的代表。而从事英语、法语和德语等其他语种翻译的西方人士，则可以笼统地归纳为非拉丁派。这些拉丁派和非拉丁派的译法和译理皆定格于 19 世纪之前的这一历史阶段，对现代和当代中医翻译事业的发展虽然也有重要的指导意义，但其实际的影响则基本局限于某些特定问题和内容。就中医的名词术语英译及其国际标准化而言，19 世纪之前欧洲拉丁派翻译的影响，大约只限于 acupuncture，moxibustion，materia medica 等概念的翻译。而对现代中医翻译影响巨大的，则是 20 世纪之后欧洲出现的一批翻译家及其所代表的翻译流派。当然，从某种意义上说，这些译者和流派也是对19世纪之前欧洲拉丁派和非拉丁派翻译经验的继承和发展。这些流派主要包括拉丁派、考据派和通俗派。

第一节 拉丁派

所谓拉丁派，指的是以拉丁语为基础翻译中医的西方学者。这样的西方学者不仅仅体现在20世纪之前的中医在西方的传播和介绍之中，也体现在20世纪之后中西方之间的交流和中医国际化的发展之中。这是目前我们在研究中医翻译的历史发展、现实基础和未来走势方面，必须要思考和深入研究的问题。

一、拉丁派的概念

当中医17世纪开始传入西方的时候，其主要用语就是拉丁语。由此可见，那时向西方介绍和翻译中医的传教士、外交官和医务人员，大多都应该属于所谓的拉丁派。但那时的翻译实践和19世纪以来，尤其是20世纪之后的翻译，从语言到理念有着天壤之别。现在所谓的拉丁派，主要指的是20世纪以来主张使用拉丁语翻译中医的学者以及使用拉丁语翻译某些中医术语的译者，与19世纪之前以拉丁语为主体翻译和介绍中医的人士，其实是没有实质关系的。

欧美20世纪的拉丁派与19世纪之前的拉丁派截然不同。19世纪之前的拉丁派主要是以拉丁语作为西传中医的媒介，而20世纪的拉丁派则主要是借用拉丁语翻译中医的基本名词术语，而不是翻译中医理法方药的所有内容。就20世纪的翻译实践和研究及目前的翻译发展来看，20世纪的拉丁派大致包括两个方面，一是完全以拉丁语为基础为中医创造规范化的术语体系，其代表人物为满晰博；二是以拉丁语为基础翻译中药名称，而不是所有的中医概念和术语。

二、拉丁派的代表

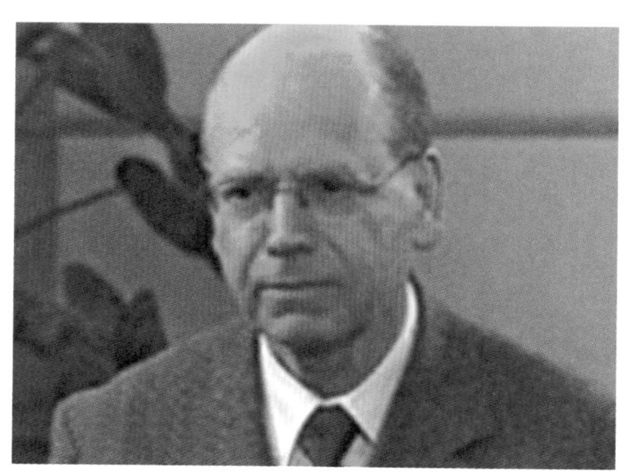

图9-1 满晰博（Manfred Porkert）

满晰博以拉丁语为基础制定中医基本名词术语体系的尝试，本书第六章“中医翻译的历史回顾”中已经做了介绍，这里不再赘述。需要强调的是，满晰博的这一研究思路和标准化理念，还是潜移默化地影响了嗣后国内外中医翻译界有关中医基本名词术语英译及其标准化的研究和探索。也进一步提醒译者在翻译中医的时候，必须严格注意对中医基本概念和术语的正确理解和翻译时的贴切选词。

20世纪80年代国内中医翻译界曾经提出的以科技英语词素为基础创造性地翻译中医基本名词术语的理念和方法，也与满晰博翻译的影响有一定的关系。虽然具体的方法不一定为后人所接受，但对中医深刻的理解、对选词认真的考虑、对术语规范的翻译，却在宏观上启发了一些学者和译者，也在一定程度上深化了中医翻译的实践和研究。这是值得肯定的。虽然满晰博自己后来也不得不以英文为基础翻译中医，但这只是时代发展的需要，并不意味着他当年的研究没有任何实际意义。

三、拉丁派的风格

虽然满晰博所创立的以拉丁语为基础的中医术语没有能够传播开来，

但以拉丁语为基础的其他一些中医术语却始终传承不断，甚至直到今天还绵延不断。从某种意义上说，满晰博当年的努力，并非没有一点实践基础。与拉丁语有关的这部分中医术语，主要体现在中药和方剂名称的翻译方面。传统上的中药包括三个方面，草药、矿物和动物。在西方，由于植物学、矿物学和动物学的命名法一直以拉丁语为核心，所以中医翻译从 19 世纪以来虽然逐渐以英语、法语及其他欧洲语言为基础，但中药的名称却一直采用拉丁语进行翻译。以下便是典型之例：

当归：*Radix Angelicae Sinensis*; root of Chinese angelica

党参：*Radix Codonopsis*; tangshen root

地黄：*Radix Rehmanniae*; root of adhesive rehmannia

灯心草：*Medulla Junci*; stem pith of common rush

杜仲：*Cortex Eucommiae*; eucommia bark

防风：*Radix Saposhniko viae*; root of divaricate saposhnikovia

佛手：*Fructus Citri Sarcodactylis*; fruit of fleshfingered citron

甘草：*Radix Glycyrrhizae*; root of ural licorice

葛根：*Radix Puerariae*; root of lobed kudzuvine; root of edible kudzuvine; root of Omei mountain kudzuvine; root of thomson kudzuvine; root of trilobedleaf kudzuvine

枸杞子：*Fructus Lycii*; fruit of barbary wolfberry

桂枝：*Ramulus Cinnamomi*; cassiabarktree branchlet

人参：*Radix Ginseng*; Ginseng root

肉苁蓉：*Herba Cistanches*; desertliving cistanche herb

以上所罗列的这几个中药名称的译文中，斜体部分均为拉丁语，其他部分为英语。20 世纪 90 年代之前，所有的中药名称一般都直接以拉丁语翻译，很少有英文翻译的做法。20 世纪 90 年代之后，由于中医英语翻译发展迅速，有些译者便开始探讨用英语直接翻译中药名称，以便于阅读。毕竟拉丁语是一种死亡了的语言，即便是在西方也很少有人能比较好地掌握和运用拉丁语。但这样的做法也一直处在探索时期，没有能够获得学术界的认可，一般比较正规的翻译依然采用的是拉丁语翻译或音译。

随着中医在西方的广泛传播和应用，中药名称的音译也逐渐地普及开来。在20世纪90年代的美国，中药名称的翻译一般采取了四保险的方式，即以音译为主，括号中再附加汉字、拉丁语和英语翻译。这一做法比较好地保证了译名不会出现混乱，因为汉语中同音字比较多。虽然自90年代以来中医翻译界一直在试图用英语翻译中药名称，但这一译法并没有能够普及开来。其中一个很重要的原因，就是英语中没有比较规范的植物命名之法，这当然与欧洲长期以来以拉丁语为主语命名植物名称的做法有关。如“葛根”的拉丁语名称只有一个，即*Radix Puerariae*，但其英语名称则有五个，即root of lobed kudzuvine; root of edible kudzuvine; root of Omei mountain kudzuvine; root of thomson kudzuvine; root of trilobedleaf kudzuvine。这说明在英语中，“葛根”就没有比较规范和统一的名称，所以，很多英译的中药名称，其实就是拉丁语的英语化而已。

从目前中药名称在西方的传播情况来看，以汉语拼音音译应该是其发展的必然趋势。ISO/TC 249第六次全体会议（2015年6月1日至5日在北京召开）术语组讨论会上，这一点已经得到了西方人士的充分肯定。尽管日、韩反对音译中药名称，但在当今世界上中药毕竟是要传入西方的，而不是传入日、韩的。所以日、韩的反对，并不能从根本上改变中药翻译的历史发展走势。

由于方剂多以相关的中药名称命名，所以长期以来在中医方剂名称的翻译方面，除了剂型（如汤decoction，丸pill，丹bolus，饮decoction，散powder，膏paste，片tablet，冲granule，煎decoction，栓suppository，露distillate等）多以英语翻译为主之外，方剂名称中的中药名称仍以拉丁语为基础进行翻译。以下是从欧明1986年出版的《汉英中医辞典》中选取的几则常见方剂名称的翻译，此译法一直持续至今：

桂枝汤：Ramulus Cinnamoni Decoction

麻黄汤：Herba Ephedrae Decoction

升麻葛根汤：Rhizoma Cimicifugae and Radix Puerariae Decoction

黄芩滑石汤：Decoction of Radix Scutellariae and Talcum

犀牛地黄汤：Decoction of Cornu Rhinoceri and Radix Rehmanniae

橘皮竹茹汤：Decoction of Exocarplum Citri Grandis and Caulis Rambusae in Taeniam

藿朴夏苓汤：Decoction of Herba Agastachis, Cortex Magnoliae Officinalis, Rhizoma Pinelliae and Poria

槐花散：Flos Sophorae Powder

桑菊饮：Decoction of Folium Mori and Flos Chrysanthemi

知柏地黄丸：Bolus of Rhizoma Anemarrhenae, Cortex Phellodendri and Rhizoma Rehmanniae

此外，方剂名称中还有一些与文化或民俗相关，没有出现药物的名称，如"温脾汤"（即以"温补脾阳，攻下冷积"之功效而命名）、"清营汤"（意即"清营透热，养阴活血"）、"交泰丸"（源自《易经》的泰卦，含有阴阳、水火相济，心肾相交之意）、"清宁丸"（源自《老子》"天得一以清，地得一以宁"）、"资生丸"（源自《易经》坤象卦"至哉坤元，万物资生，乃承顺天"）等。对于这样一些方剂名称，一般译者均予以意译。如将"温脾汤"译作 Spleen-warming Decotion，或 Decoction for Warming Spleen；将"清营汤"译作 Clearing-nourishing Decoction 或 Decoction for Clearing Heat and Nourishing Blood。

方剂名称中还有一些以君药加功效命名，如"黄连解毒丸""葛根解肌汤""半夏泻心汤""朱砂安神丸"等。这些方剂名称在一般的翻译中，均两法并用，即以拉丁语翻译药物名称，以意译之法翻译方剂的功效。如"朱砂安神丸"可译为 Cinnabaris Decoction for Tranquilizing Mind，"黄连解毒汤"可译为 Rhizoma Coptidis Decoctioin for Relieving Toxin。世界中联标准中对方剂名称的翻译，采用了音译和英译两种方式。其中的英译，即采用了这样一些译法。下面是其中的一些比较典型的例子：

三才封髓丹：Heaven, Human and Earth Marrow-Retaining Pill

生髓育麟丹：Marrow Generating Pill for Promoting Reproduction

金锁固精丸：Golden-Lock Semen-Securing Pill

安神定志丸：Spirit-Tranquilizing Mind-Stabilizing Pill

中满分消汤：Middle Fullness Separating and Dispersing Decoction

生肌玉红膏：Granulation-Promoting Jade and Red Paste

人参养胃汤：Ginseng Stomach-Nourishing Decoction

二妙散：Two Wonderful Herbs Powder

萆薢分清饮：Rhizoma Dioscoreae Decoction for Clearing Turbid Urine

除痰剂：Phlegm-Eliminiting Forumla

紫金锭：Purple Gold Troch

一贯煎：All-Along Decoction

当归饮子：Angelica Decoction

需要说明的是，方剂名称的音译在西方已逐步普及起来，成为今后方剂名称翻译的必然趋势。而拉丁语和英语的翻译，将成为方剂名称西译的一个过渡性桥梁。为了便于顺应这一过渡性阶段，我们在翻译的时候可以采取音译加附注的方式为读者提供较为完整的信息。所谓音译加附注，就是在音译的方剂名称之后以括号的形式附上意译，借以注解原文的基本含义。如“温脾汤”音译为 Wenpi Tang 或 Wen Pi Tang 之后，附以 Spleen-warming Decotion 或 Decoction for Warming Spleen 这样的音译方式作为注解。当然在一篇文章或著作的译文中，这种附注性的音译可以在这一方剂名称第一次出现的时候加以使用，其后的译文中则不必再次出现。

第二节 考据派

所谓考据，就是以中国古典文化的经籍，特别是以中医的文献典籍为基础，诠释和解读中医的基本概念和术语，并以此为依据对其进行翻译和表达。这样的理念具有比较浓郁的传统文化色彩和比较客观的忠信精神。

一、考据派的概念

在早期的中医翻译实践中，在当今的中医翻译研究中，很多学者或译者有意无意地注意从文献考察和古籍研究中，进一步明确某一特定概念或术语的原始含义及其演变情况。正如中医界在论证某个治疗方法或学术观点的时候，自然而然地从《黄帝内经》等典籍中引用一些论点和论述或从历朝历代学者的研究和评注中引用一些颇值借鉴的观点和看法加以证明。这是中医界学术研究的一个传统。这一传统在中医翻译界虽然也有一定的体现，但毕竟还比较表浅，没有达到文史研究、文献研究和文化研究的境界。中医翻译界目前的发展情况，从某种意义上恰恰说明了这一点。

如果能从考据的角度对中医的典籍和文献进行认真的考察、分析和研究，自然就能从语言、文化和医学的源流关系更加深入地理解和诠释相关概念的基本含义。这对把握其实际内涵，可谓至关重要。比如说翻译“命门”时，如果不对其在《黄帝内经》中的含义以及在《难经》中的喻意进行比较研究，如果不结合国学典籍的重要文献——如《尚书》《礼记》等——进行综合考察，便很难搞清楚此“命门”究竟指的是眼睛、右肾，还是命运。

如果我们对中医的一些核心概念和术语的源流及其与天文、地理与人文关系缺乏深入的了解，便很难理解西方有些学者为何坚持将“脏”译作 deposit，将“腑”译作 palace。在翻译《黄帝内经》时，非常令人纠结的是如何翻译“黄帝”。虽然西方比较流行的译法是 Yellow Emperor，但国内学术界和翻译界始终有不同的看法，以为如此之译显得滑稽可笑。但如果从文献考据的角度对其进行认真的考察和研究，从五行配五色、五行配五脏的角度对其进行分析和总结，便不难明白古人为何将轩辕帝尊称为“黄帝”，也不难理解将“黄帝”译作 Yellow Emperor 的缘由。

二、考据派的代表

在西方中医翻译界，对文史、文献和文化关注度比较高的，就是文树德。他对中医一些核心概念的理解和翻译，即体现了这一点，从而成为西方考据派的代表人物。在他的译著中，中医其他一些术语的翻译也体现出了他的这一理念。在《难经》译文的前言中，他对拉丁派的做法以及其他西方人士的译法提出了自己的看法，认为这些译法和理念都不符合正确解读和传递中医基本信息的要求。

他认为，西方译者翻译中医最常见的错误之一，就是用 energy 来解释中医对人体生理和病理的认识。在西方，的确有很多的学者及翻译人员将中医的“气”想象性地译作 energy 或 vital energy，虽然解释了“气”具有推动力的功能，但却忽视了“气”的温煦、保护、气化等功能。后来李约瑟等西方著名学者研究中医问题时，便将“气”音译为 qi，从而为“气”的翻译开辟了一个非常有意义的路径。从此之后，“气”的音译形式 qi 便在国际上传播开来，并且很快便成为“气”的国际标准化译法。这一翻译实例，为中医基本名词术语的翻译拓展了思路和视野。

文树德还认为，用拉丁语或希腊语翻译中医的术语是非常不妥的，使得中医的核心术语很难达到西医术语的水平。他认为这是西方人翻译中医时常见的第二个错误。通过对拉丁派和通俗派的做法及其实际作用进行了分析研究之后，他总结说：“有些中医术语似乎专门用以表达具体概念，并无通俗含义。这样的术语很难译成西方语言，特别是当它们与现行的西方概念不对应时。”（1997：184）同时，文树德对典籍中概念和术语的释义和翻译也提出了颇为严谨的意见，认为不能忽略中医典籍用语的社会和生活关联性。

将结构精美、语意深刻的中医概念和术语按照西方人的思维方式进行解读和释义，并按照西方人的习惯和传统进行翻译和表达，这是文树德所总结的西方人翻译中医时经常出现的第三个错误。实际上文树德所总结的西方译者常犯的三大错误，在中国中医翻译界其实也是颇为常见的。这是因为中国的翻译界太注重所谓的“归化”和“异化”了。虽然非常注重“归化”和“异化”，但在实际翻译中，尤其是将中国文化向西方翻译、介绍和传播时，基本上都采取的是所谓“归化”的译法。将“龙”译作dragon，就是最为令人无法理解的一例。而将Bible和Christmas译作所谓的“圣经”和“圣诞”，更是令人无法忍受的一例。

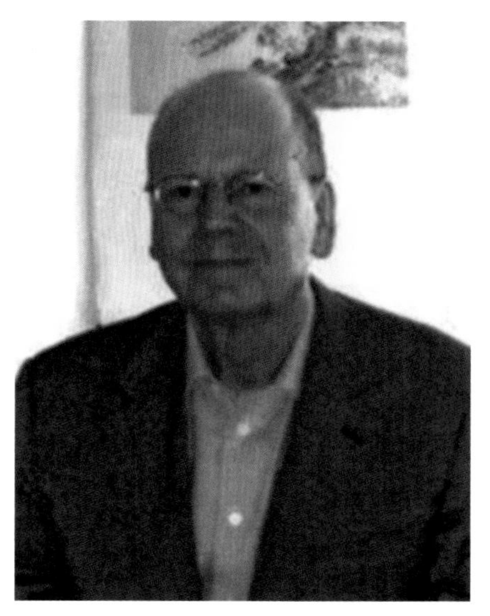

图9–2 文树德（Paul U. Unschuld）

三、考据派的风格

重视考据必然会影响翻译的理念和词语的选择，这是考据派的独有风格。文树德注重考据，重视中医学概念和术语中的文化内涵和渊源，所以在释义和翻译方面均有别于其他译者。他所翻译的《难经》就充分体现了这一点。

《难经》中常见的几个基本概念，文树德对其做了比较独特的翻译。这些概念包括盛abundance；虚depletion；实replete，repletion；经conduit；气influence；邪evil；色complexion；胜dominance；痿powerless；精essence等。下面就这些基本概念并结合其他相关术语或表达法的解读和翻译，对文树德以考据为基础翻译基本概念和术语的思路和方法加以分析总结。

1. 关于“气”的翻译　所谓人体三宝之一的“气”，最初一般多译作energy或vital energy。20世纪90年代之后，音译的qi或Qi便逐步普及开来。如今，qi或Qi已经成为“气”的国际通用译法了，其作用正如yin和yang一样，成为西方从中国引进的一个重要概念和词汇。文树德从自己考据的角度，则将其译作 influence，似乎不太符合中国远古时期赋予“气”这一概念的实际含义。所以，考据也是有非常深厚的语言、文化和历史要求的。

文树德虽然具有比较深厚的中国古典语言和文化的底蕴，但毕竟是西方人士，缺乏中华文化基因。所以，虽然非常重视考据，但并不一定对所有概念的考据都符合中国文化的历史实际。“气”的翻译，大致就是如此。《难经》中其他有关“气”的概念，文树德依次翻译如下：气街 street of influences，生气 vital influence，动气 moving influence，元气 primordial influence，血气不足 depletion of blood and influence。虽然将“气”译作 influence 不是十分贴切，但将其类别的修饰词“生”译作 vital，将“动”译作 moving，将“元”译作 primordial，还是比较合乎情理的。

此外，“气”在中国古代，也指空气和呼吸。对于这一点，文树德在翻译时还是有所考虑的。比如“气短”的“气”，就指的是呼吸。所以，文树德将其译作 short breath，还是比较符合实际的。在时下的翻译实践中，也有译者将其译作 shortness of breath，与 short breath 大体上也是一致的。

2. 关于“经”的翻译 “经络”的“经”目前比较流行的，也比较规范的，甚至可以说比较标准的译法，是 meridian 和 channel。文树德从考据的角度出发将其译作 conduit，确实值得思考。但从标准化的发展趋势来看，如此之译显然不会得到更广泛的接受。但从考据的角度来看，这样的翻译还是有其学术价值的，尤其是在经典著作的翻译方面。《难经》中其他与经脉相关的概念，文树德依次翻译为：奇经八脉 eight single-conduit vessels，任脉 controller vessel，带脉 the through-way vessel，阳蹻 yang walker vessel，阴蹻 yin walker vessel，阳维 yang tie vessel，阴维 yin tie vessel，奇经 single-conduit，经脉之根 root of conduit-vessels。

与经络循行相关的三阴三阳，文树德依次译为：少阳 minor yang，阳明 yang-brilliance，太阳 great yang，太阴 great yin，少阴 minor yin，

厥阴 ceasing-yin。从规范化和标准化的角度来说，将三阴三阳直接加以音译，可能效果更好。文树德从考据的角度，采用音意结合的方式对其加以翻译，似乎也有一定的道理。他的这一做法在中医翻译界也有一定的影响。如罗希文在翻译《伤寒论》和《金匮要略》时，即采用了这一方法翻译其中的三阴三阳。

3. 关于“脏腑”的翻译　文树德对“脏腑”的翻译，就充分地体现了作为考据派代表人物的风貌。从古代的文献中可以看出，“脏腑”的“脏”源自“藏”（即收藏之所），“腑”源自“府”（即供人居住的府邸）。这就是文树德坚持将“脏腑”译作 deposit 和 palace 的主要原因，有一定的合理性。将“腑”译为 palace，完全是从“府邸”的角度进行释义的。

相关的其他术语翻译如下：小肠者受盛之府也 the small intestine is the palace of receiving in abundance；大肠者泻行道之府也 the large intestine is a palace that constitutes a pathway for transmission of drainage；胆者清净之府也 the gall is the palace of clarity and purity；胃者水谷之府也 the stomach is the palace of water and grains；膀胱者津液之府也 the bladder is the palace of *chin* and *yeh* liquids。

“津”和“液”指的是人体的两大体液，“津”比“液”清稀，“液”比“津”稠厚。所以在以前的翻译中，“津”常译为 thin fluid，“液”则常译为 thick fluid。在 WHO 西太区制定的标准中，“津”译作 fluid，“液”则译作 humor。从标准化和区分性的角度来看，如此之译似乎也颇值借鉴。

4. 关于“邪”的翻译　在远古时期，人们不幸得病之后，感到非常困惑，不知是什么原因导致了病患的产生。追根求源，一般都认为是妖魔鬼怪作祟，其邪恶之气导致了疾病的产生。于是便将致病因素称为“邪”。从这个意义上讲，将“邪”译作 evil 还是比较合乎古人之观念的。自从《黄帝内经》问世以来，虽然中医体系中依然使用了“邪”这一概念，但已不再指的是邪恶的魔鬼了，而是指的各种致病因素。直到今天，中医学依然始终用“邪”指代致病因素。这也就是为什么今天的译者多将“邪”译作 pathogenic factor 或 pathogen 的主要原因。

作为考据派代表人物的文树德，自然首先从历史文化的角度解读“邪”的含义。所以将其与时俱退地译作 evil，还是具有历史意义的。其他相关的术语，文树德的翻译如下：心邪 evil [influences] from the heart，胃邪 evil [influences] from the stomach，肾邪 evil [influences] from the kidney，肺邪 evil [influences] from the lung，脾邪 evil [influences] from the spleen，大肠邪 evil [influences] from the large intestine，小肠邪 evil [influences] from the small intestine，膀胱邪 evil [influences] from the bladder，守邪之神 the spirit guarding against the evil。其中中括号里的 influence，指的是“气”，即相关器官中的邪气。

《难经》第五十难谈到了“虚邪”“实邪”“贼邪”“微邪”和“正邪”，文树德将气分别译作 depletion evil，repletion evil，destroyer evil，weakness evil 和 regular evil，与其全书对“虚”“实”等概念的译法一致，也与原文的基本含义比较近似，但与时下比较流行的译法还是有一定的差异。在世界中联的标准中，“虚邪”译作 deficiency-type pathogen 及 pathogen from mother-organ，“实邪”译作 excess pathogen 及 pathogen from child-organ，“贼邪”译为 thief pathogen，“微邪”译作 miild pathogen，比较直观一些。

5. 关于“脉象”的翻译　对于脉象状况的描述，中医传统上采用了比较简洁的字词，如细、微、弦等。文树德的翻译，基本上既考虑了原文的原始含义，也考虑了脉象的实际表现，所以其译文显得既朴实，又深刻。如他将“紧”译作 restricted，将“细”译作 fine，将“微”译作 feeble，将“数”译作 frequent。其他的脉象表现翻译如下：迟 slow，急 tense，缓 relaxed，浮 at the surface，石 stony，虚 deplete，实 replete，刚 hard，柔 soft，弦 stringy，大 strong，散 dispersed。如此这样的翻译，在坚持其原始含义的基础上，还是比较符合现实意义的。当然，有些译法与时下比较流行的翻译还是有比较大的差异。如“浮”“大”“弦”一般多译作 floating, large 和 taut 或 string-like。

其他综合性的脉象描述，文树德则依次翻译如下：春脉弦 in spring

the [movement] of vessels is string；夏脉钩 in summer the [movement] of vessels is hook-like；秋脉毛 in autumn the [movement] of vessels is hairy；冬脉石 in winter the [movement] of vessels is stony；缓而大 relaxed and strong；浮涩而短 at the surface rough and short；沉涩而滑 in the depth, soft and smooth；头痛目眩 headache and dizziness；胸满 fullness in one's chest；洪大 vast and strong。

对于《难经》中其他概念和术语，文树德的翻译大体上还是比较合乎实际的。《难经》中谈到了“下工”“中工”“上工”。这三个概念《黄帝内经》也已提到。这里的“工”实际上指的是医家。所以在时下的翻译实践中，“下工”“中工”“上工”的“工”一般都译作 doctor 或 physician。文树德则将“工”译作 craftsman，比较符合“工”的原始含义，如果要和现在的 doctor 或 physician 结合起来，还需要有一定的关联性思考。对于三“工”，文树德依次翻译为 inferior craftsman，mediocre craftsman，superior craftsman。总体上还是比较能够理解的。

6. 关于“三焦”的翻译　“三焦”是中医学的一个颇具特色的生理概念。对于这一概念，以前有 three turners，three warmers, three heaters 等貌似不同，实质上却是比较一致的译法。文树德将其译作 triple burner，与此前的各种形异而实同的译法还是比较一致的。但伍连德、王吉民在编写《中国医史》的时候，则将“三焦”译作 san chiao，是比较符合实际的。早年德贞在翻译《遵生八笺》的时候，也将“三焦”音译为 San Chiao。

从语言国情学的角度来看，将含有国情的“三焦”加以音译，应该是非常合乎跨文化交际的基本要求的。但到了 20 世纪中叶之后，随着中西方在中医领域交流的不断发展，随着中国学者参与中医翻译事业的努力不断加强，仿造性翻译和释义性翻译的做法逐步普遍起来，从而导致了直译和意译“三焦”，并因此而终止了音译。1982 年 WHO 西太区开始制定针灸经穴名称的国际标准时，将其译作 triple energizer，似乎与原文的实际含义有较大的差距。但由于 WHO 这一国际组织的推动，使得这一并不准确的译法目前颇为普及。这一现象颇值思考。

7. 关于“色”的翻译　对于“色”（即面色），文树德将其译作complexion，也比较符合客观实际，因为中医典籍中所谓的“色”，就是指的面容、面色。在中医翻译界，也有人将其译作 facial expression，比较符合实际，也较为流行。但 complexion 的用法，相对来讲还比较众多一些。这当然与中医翻译力求简洁的发展趋势有关。《难经》中其他与“色”相关的术语，文树德的翻译如下：色青 virid complexion，色黄 yellow complexion，色白 white complexion，色黑 black complexion，色赤 red complexion。其中的“青”，时下的中医翻译界一般译作 blue，其实不大符合“青”的实际含义。文树德将其译作 virid（即碧绿、青绿），倒比较符合原文之意。

8. 关于“证”的翻译　关于中医上的“证”，中西方中医翻译界比较流行的译法有二，一是 syndrome，二是 pattern。最早的译法即为 syndrome，1982 年欧明编写的《汉英常用中医词汇》中，即采用了这样一种译法。从此之后，这一译法颇为流行，几乎成为“证”比较规范的译法。但由于 syndrome 在西医中的含义与“证”在中医中的含义有较大的差异，从而导致了后来的其他译法。在西医中，syndrome 指的是有一系列症状表现，但病因却不明确的病变。艾滋病之所以被称为 acquired immune deficiency syndrome，就是因为当时只能观察到患者的一系列临床症状，而无法查清其病因和病机。在西医中，如果一种病变查不清其病因病机，就无法找到治疗的方法和药物。这和中医则完全不同。在中医中，任何病变的病因都是清楚的，最基本的病因就是阴阳失调。

就“证”而言，中医中的“证”指的是一种疾病在不同阶段的表现，其性质是明确的，病因是明确的，治法也是明确的，与西医的 syndrome 显然有本质的不同。正是出于这样的考虑，后来的翻译中便有了 pattern 这样一种比较切合实际的译法。但由于约定俗成的原因，syndrome 的使用依然比较普遍。这两种译法在 WHO 西太区的标准和世界中联的标准中，均被纳入，只是先后顺序有别而已。在 WHO 西太区的标准中，第一选择是 pattern，第二选择是 syndrome。世界中联的标准中，第一选择是 syndrome，第二选择是 pattern。

但在文树德所翻译的《难经》中，“证”则被译作 evidence，似乎也有些符合中医“证”的实际意义。比如，他将《难经》中的“内证”和“外证”分别译作 internal evidence 和 external evidence。虽然译作 evidence 与“证”的具体所指有一定的相近之处，但却显得有些空泛，因为 evidence 在英语中是一个比较普通的泛指单词。近年来在西医学中形成了“循证医学”这样一个新的医学体系，英语称为 evidence-based medicine。如果将中医的“证”译作 evidence，显然会引起很大的误解。为便于中西方的交流，“证”似乎还是译作 syndrome 或 pattern 比较合乎实际一些。

9. 关于“六淫”的翻译　关于中医中“六淫”（即风、寒、暑、湿、燥、火）以及其他一些天人相应的概念和术语，文树德也采取了较为朴实的译法，即将“寒”“热”等简单地译作 cold 和 heat。《难经》中与之相关的术语或表达法，文树德即采用了比较朴素的方法予以从实而译：数则为热 frequency indicates heat，迟则为寒 slowness indicates cold，诸阳为热 all yang［symptoms］are［caused by］heat，诸阴为寒 all yin［symptoms］are［caused by］cold。从这几个中文术语和表达法的翻译中可以看出，文树德不仅注重《难经》原文的内涵，而且还注重保持《难经》的行文风格。译文中不得不增加的一些词语，皆放置在中括号中，说明其并非原文之所有。

其他类似的概念和术语，文树德亦采取了同一方法予以翻译。如将“人之根本”译作 a person’s root and foundation，将“表里”译作 external and internal，其中的“根”和“本”，“表”和“里”都是借用了英语中比较对应的自然词语予以翻译，在一定程度上解释了原文的本旨要义。类似的概念和术语还有“命门”“九窍”“五味”“七疝”“瘕聚”“关格”“呼吸之门”“相生”“腠理”“皮毛”“三部九候”等，文树德将其依次译为 gate of life，nine orifices，five tastes，seven accumulation ills，concentration ill，sclosure and resistance，gate of exhalation and inhalation，mutual generation，pores，skin and hair 和 three sections and nine indicator [-levels]。其中“命门”“九窍”“五味”“关格”“相生”和“皮毛”的译法，得到了翻译界的普遍接受，并成为较为流行的通用译法。不过将“腠理”译作 pore，似乎简单化了一些。因为“腠理”指的是皮肤、肌肉的纹理及皮肤与肌肉之间的间隙，是气血流通的门户和排泄体液的途径之一，也是防御外邪内侵的屏障。所以欧明将其译为 striae，似乎更符合原文主旨一些。

10. 关于病理现象的翻译　对于人体的一些病理变化，文树德的译文虽然比较符合实际，但与比较流行的译法还是有一定的差距。比如“烦满”的“烦”一般多译作 vexation 或 restlessness 或 irritabiity，文树德则将“烦”译作 uneasiness。如“烦满”译作 uneasiness and fullness [in one's chest]，“心烦”译作 uneasiness of the heart，似乎显得有些“落伍”。对于“满”，文树德也译作 full，与现行译法比较一致，如“腹胀满”即译为 swollen and full abdomen。其中将“胀”译作 swollen，虽然有一定的道理，但与现行译法 distension 仍然有一定的差距。

《难经》中其他一些病理术语，文树德的译文还是比较合情合理的。如将“少腹急痛”译作 tensions and pain in the lower abdomen，将“谵言妄语”译作 to speak incoherently and utter nonsense，将“手足厥逆”译作 hands and feet marked by reversed [moving influences]，意思是比较清楚的，但也与较为流行的通俗译法还是有一定的距离。如“手足厥逆”在 WHO 西太区的标准中被译作 reversal cold of the extremities，显得更加简洁一些。《难经》上的“谵言妄语”，在后来的中医文献中被简化为“谵语”或“谵妄”，欧明将其译为 delirium，很简洁明了。WHO 西太区的标准中将其译作 delirious speech，更生动一些。

11. 关于生理功能的翻译　《难经》中一些有关人体生理功能的描述，文树德根据原文的实际含义并结合其对相关概念——如“虚”“实”“损”“益”等——的统一译法，对这些描述进行了较为自然的翻译，比较客观地再现了原文的喻意。如将“藏”译作 store，相应地将“肝藏魂”译作 the liver stores the hun，将“肺藏魄”译作 the lung stores the po，将“心藏神”译作 the heart stores the spirit，将“脾藏意与智”译作 the spleen stores sentiment and wisdom，将“肾藏精与志”译作 the kidney stores essence and mind。“魂”和“魄”是中医特有的两个与 soul 和 spirit 都有关联的概念，但简单地译作 soul 或 spirit，显然是无法完整表达其意的。这也是中医早期翻译者面对的挑战。

欧明在其早期出版的词典中，将“魄”译作 inferior spirit，“魂”虽然没有收入，但自然是 superior spirit 了。不过这样的译法似乎不是非常符合原文的实际。在中国文化中，“魂”和“魄”都是人体精神方面非常重要的两大活力和动力，没有什么 inferior 和 superior 之分，只有 function（作用）的不同。按照中医的理论，肝主魂，肺主魄，皆系人生至关重要的精神力量。魏迺杰根据中医的实际内涵，将“魂”和“魄”分别译作 ethereal soul 和 corporeal soul，应该是比较有实际意义的。从根本上说，“魂”和“魄”都是与 soul 密切相关的，如此之译自然比较符合客观实际。所以这一译法便很快传播开来，并被纳入 WHO 西太区的标准之中。

对于“虚”“实”“损”“益”，文树德基本将其译作 replenish，depleted，diminish 和 add，与其全文的翻译保持一致，也比较有效地揭示了原文的内涵。《难经》中一些相关的术语和表达方式，即以此种方式予以翻译，如将“实实”译作 to replenish what is replete already，将“虚虚”译作 to deplete what is depleted already，将“自己”译作 the illness will come to an end by itself，选词和结构上与原文比较一致，很有意趣。将“损不足”译作 to diminish what is not enough，将“益有余”译作 to add where a surplus exists already，属于叙述性的翻译，与术语的翻译还有一定的差距。当然，中医典籍中的一些表达方式本身，不一定就是术语，“魂”和“魄”“益有余”就是这样。但经过几千年的传播和传承，这样一些看似动宾式的结构，已经演变成了术语。

12. 关于特有术语的翻译 《难经》上还有一些中医学中特有的疾病案例，如“奔豚”“息贲”“骨痿”等。文树德将“奔豚”译作 running piglet，虽然质直一些，但还是比较形象生动的，与早期译作 running pig 的做法比较一致。此一译法也被 WHO 西太区和世界中联的国际标准所采用。“息贲”为五积之一，指的是因痰热壅阻，肺气郁结所致的右肋下包块，译作 rest and run，似乎不太符合原意。欧明早期将其译作 lumps located at right hypochondrium，属于解释性翻译，但基本意思还是比较清晰的。将“骨痿”译作 bones to weaken，意思是清楚的，但似乎与术语翻译的要求有一定的距离。此外，“痿”早期译作 flaccidity，目前依然较为流行。在西方，一些译者将其译作 wilting，也比较流行，并被 WHO 西太区的标准所采纳。

13. 关于西医术语的借用　借用西医术语，是中医翻译从最初开始且一直持续至今的一种做法。虽然中医翻译界对此明确的提法颇有看法，但在具体翻译时任何人都无法回避这一现实。毕竟中医和西医的服务对象和研究目标是一致的，因而也就有了一定的共性和同性。这就是借用西医术语翻译某些中医概念和术语的实践基础。当年西医传入中国的时候，西方人士借用中医的基本概念和术语翻译西医的概念和术语，也是出于同样的考虑。

文树德虽然注重考据，但依然借用了一些西医术语翻译某些中医概念和术语。比如中医的心、肝、脾、肺、肾等人体器官的名称，文树德的译法与现在流行的做法完全一致。只是对一些中医独有的但与生理有关的概念和术语，采用了比较质直的译法。将“命门”译作 gate of life，将“三焦”译作 triple burner，将“真心痛”译作 true heartache，将“温病”译作 warmth illness，将“热病”译作 heat illness，就属比较质直的译法。

同时，一些比较直观的病变，文树德也借用了西医的术语进行翻译。将“泄”译作 diarrhea，就是典型一例。其他与“泄”相关的术语，也按此方式进行了逐一翻译，如将“胃泄”译作 diarrhea of stomach，将“大肠泄”译作 diarrhea of large intestine，将“小肠泄”译作 diarrhea of small intestine，将“大瘕泄”译作 diarrhea of large concentrations，将“五泄”译作 five kinds of diarrhea。其他一些比较直观的疾病，也采用了同样的方法进行翻译。将“黄疸”译作 jaundice，也是比较典型的实例。

第三节 通俗派

从目前中医翻译在国内外的发展情况来看，通俗译法颇为常见，甚至早已非常流行。从这个角度来看，似乎影响最为深入广泛的，便是通俗派。尽管从早期到现在，中医翻译界的译者和研究者对通俗之译总有一些看法，但从长期以来的翻译实践来看，似乎始终是看法归看法，做法归做法。

一、通俗派的概念

所谓通俗，指的是翻译时采用普通词语和普通表达方式翻译中医学上颇有特色的一些专业概念、术语和句式。将“上工”译作 superior crafstman，将“天柱”译作 celestial pillar，将“牛皮癣”译作 oxhide lichen，将“鹅掌风”译作 goose foot wind，将“鹤膝风”译作 crane’s knee wind，将“白虎历节”译作 white tiger joint running，将“白面痧”译作 white face sand，将“百日咳”译作 hundred-day cough，就是比较典型的通俗译法。

如此通俗的翻译方式，其实并不是所谓的“通俗派”译者独有的译法，也不是其他流派从不采用的方法。从早期的翻译到现在的翻译，无论西方译者还是中国译者，从其翻译中均可以找到如此类似的翻译实例。如在翻译《难经》四十四难的时候，文树德将“唇为飞门”的“飞门”译作 flying gate，将“齿为户门”的“户门”译作 door-gate，将“会厌为吸门”的“吸门”译作 inhablation gate，将“胃为贲门”的“贲门”译作 strong gate，将“太仓下为幽门”的“幽门”译作 dark gate，将“大肠、小肠曾为阑门”的“阑门”译作 screen-gate，如此之译显然也属于比较通俗的译法。

在欧明早期编写的《汉英常用中医词汇》中，将“心火”译作 heart-fire，将“肺火”译作 lung-fire，将“肝火”译作 liver-fire，将“胃热”译作 stomach-heat，将“胃寒”译作 stomach-cold，将“肾精”译作 kidney-essence，将“命门”译作 gate of life，将“肺实”译作 sthenia of lung，将“标本”译作 the branch and the root，将“真火”译作 true-fire，将“真气”译作 true-energy，将“真阳”译作 true-yang，将“原穴”译作 source point，将“脏腑”译作 solid and hollow organs，将“推拿”译作 massage，将“虚实”译作 asthenia and sthenia，将“虚热”译作 asthenia fever，将“痰火”译作 phlegm-fire，等等。如此之译，显然也是比较通俗的，因而也引起了嗣后的一些论辩。

在伍连德和王吉民撰写的《中国医史》一书中，除音译之外“内经”也译作 Internal Classic，“脏腑”也译作 viscera，“素问”也译作 Plain Questions，“灵枢”也译作 Mystical Gate，“经脉”也译作 main vessels，“伤寒论”也译作 Essay on Typhoid，“金匮要略”也译作 Synopsis of the Golden Chamber，“千金方”也译作 Thousand Gold Remedies，“神农本草”也译作 the Herbal，“难经”也译作 Difficult Classic，“肘后备急方”也译作 Prescriptions for Emergencies，“五脏论”也译作 Essay on the Five Organs，“外台秘要”也译作 Medical Secrets of an Official，“本草纲目”也译作 the Great Herbal，“八段锦”也译作 Eight Precious Chapters，“寸关尺”也译作 inch，bar，cubit。如此之译，显然也与通俗之译可谓同途同归。此外，将“五禽之戏”译作 frolics of five animals，将“百一方”译作 101 Formularies，将“太医局”译作 Imperial Medical College，可谓既通俗易懂，又简洁明了。

在 2004 年全国科学技术名词审定委员会公布的《中医药学名词》中，“蟹睛”译作 crab eye，“乳头风”译作 nipple wind，“风热疮”译作 wind-heat sore，“鹅掌风”译作 goose-web wind，“五轮”译作 five wheels，“五色”译作 five colors，“温病”译作 warm disease，“温燥”译

作 warm dryness，“真气”译作 genuine qi，“真寒假热”译作 true heat disease with false cold manifestation，“真实假虚”译作 true excess disease with false deficient manifestation，“真心痛”译作 real heart pain，“五志”译作 five minds，“五神”译作 five emotions，“七情”译作 seven emotions，“五邪”译作 five pathogens，“胃痛”译作 stomach pain，“畏寒”译作 fear of cold，等等。如此这样之译，无论是否达旨，但从选词和表达上看，依然是通俗易懂的，依然是见词明义的。

二、通俗派的影响

从以上所列举的几则例子可以看出，无论是早期、中期还是现在的翻译，无论是西方还是中方译者的翻译，无论是纯粹的术语翻译还是文本翻译，都可以从中找出许多类似通俗之译的翻译实例。这说明通俗翻译的做法还是比较普遍的，甚至还是比较流行的。之所以比较普遍和流行，原因大致有三,一是中医基本概念和术语的来源，二是人类语言的共核，三是自然对应的追求。

中医翻译面临的首要问题，就是中医理论的深奥和语言的古奥。由于语言古奥，很多概念和术语的含义显得既明又幽，既实又虚。就像“心”一样，意思自然是明的，因为所有的人——无论东西南北哪个地区和民族——都有“心”，但又是“幽”的，因为中医中的“心”不但主血，而且还主神。“心”主血可谓“实”，但“心”主神似乎又有些“虚”。所以刘时觉 1992 年在《中医研究》第 2 期发表文章，对中医语言进行了深入研究。谈到中医的概念和词汇问题时，刘时觉指出，中医概念往往是不确定的，而且是多变的。这种不确定且多变的概念，使得东西方在交流的时候发生了严重的语言冲突，具体表现为歧义冲突、异质冲突、反义冲突和古今冲突。甚至认为中医的概念是虚化的，因而表现得名不及形和名不及实。

刘时觉的观点，有一定的客观性，但也有一定的主观性。因为中医的理论和实践所体现的并不纯粹是所谓的“科学”，而是充满了温馨而自然的文化和人文。这样的理论和实践更符合对人的生理、病理和治疗问题的探索和研究，因为人体的生理结构如机器一样是规范和固定的，但人的思想和观念却不是机器性的，人的病理变化是自然客观的，但更是心理变异的。1997 年人民卫生出版社出版的《中医英语翻译技巧》一书中，我们指出："事实上，中医语言也有其令其他用语望尘莫及的优势。比如从纯粹的语言交际要求来看，中医用语高度的语义概括性及简洁的结构特征就使其具有较高的信息密度和运载力。"谈到中医翻译问题时，我们指出："只有揭开了中医语言的语义特征，才能正确理解中医医理，才能准确地将中医语言的含义转达到译入语中去。实践证明，如果译者不对这一古老语言进行多层次的透析，那么在翻译时就很可能犯以点带面、以形取义的错误。"

从中医语言的历史发展来看，其基本概念和术语的来源有三,一是来自中国古典文化，二是来自日常生活，三是来自医学发展。来自中国古典文化是人所共知的，如"阴阳""五行""精气"等理论体系均与中国古典文化、哲学思想紧密结合，从而使"医哲交融"成为中医理论、实践的基本特征，也成为中医基本概念和术语的重要来源。来自日常生活也是较为常见的，如"六淫"风、寒、暑、湿、燥、火，"四性"寒、热、温、凉，"八法"汗、吐、下、和、温、清、消、补，"五行"木、火、土、金、水，皆是如此。来自医学发展，也是自然而然的，因为中医本身就是一门医学体系，其语言的专业性也是毫无疑问的，如"经络""脏腑""痰饮""伤寒""补泻"，等等。

对于这样一些来自文化、生活和医学的概念和术语，由于其既明又幽，既实又虚，信息密度非常之高。要想将这样一些文化色彩浓郁、医哲交融深厚、文字结构简朴的概念和术语简洁而明确地翻译成英文，难度之大可想而知。唯一可能采取的方式，就是按照其字面的结构在英语中寻找其形式上比较对应的词语，首先在形式上与其保持一致，然后再通过反复的交流和传播慢慢地将其实际内涵传递给以英语为母语的读者。刚开始的时候，这样的做法虽然很难即刻达到目标，并且还会引起很多的非议。但经过一段时间的交流和传播之后，这样的译法以及其实际含义便逐步在译文中得到了再现。将“心火”译作 heart fire，将“伤寒”译作 cold damage，将“命门”译作 gate of life，就是如此。在早期的翻译中，将“伤寒”译作 cold damage 会引起很大的质疑，所以 exogenous febrile disease 就是当时比较流行的释义性译法，且富有一定的专业术语翻译的风格和准确释义的风采。但经过几十年的中西交流和翻译实践，今天 cold damage 已经成为“伤寒”更为流行的译法，甚至成为“伤寒”更为规范的翻译了。这说明通俗译法的普遍流行与中医语言的特点及其在西方的传播和发展，有着颇为自然的关系。

三、通俗派的代表

从以上的分析可以看出，通俗之译在长期以来的中医英语翻译中，还是比较普遍流行的，无论在任何时代由任何流派的译者所翻译的中医文献资料，皆可找到通俗翻译的实例。但就通俗译法的发展而言，魏迺杰显然是最为突出的代表，因为他是第一个明确提出且系统研究、实践和推进通俗译法的译者和研究者。

（一）通俗翻译观念的形成和发展

自 20 世纪 80 年代起，魏迺杰即开始研究中医的英语翻译问题，尤其是名词术语的翻译及其标准问题。他在《中医名词术语标准的建议》（*Suggestions for Standardizing Chinese Medical Terminology*）一文中引用了孔子“必也正名乎”（其译文为 What is necessary is to rectify the names!) 的古训，强调了标准化中医名词术语英译的重要性和急迫性。他首先分析了中医语言的风格特色，并对此有颇为深刻的了解。他认为，“由于中医在很大程度上研究的是一些日常生活中的自然或社会现象，因此其用语对于一般中国人来说并不陌生。但这只是一种表面现象。其实当普通用语进入中医语言体系后，从内涵到外延都与中医千载一体的理论发生了紧密的融合，从而被赋予深刻，甚至神秘的意义和色彩。这当然不是一般人所能理解的。就是一般的中医从业人员，也未必能完全洞察入微”。

鉴于中医语言的独特风格和内涵以及长期以来的翻译体会，魏迺杰认为："英语语言虽然是世界上词汇最为丰富的语种之一，但要从中找出几个能准确、完整地再现中医原意的对应语，却十分不易。在这种情况下，人们只好创造新词，使用生僻的词或者借用古词。后一种方法似乎更为可取，因为使用古词能提高术语的专业化水平。"

魏迺杰似乎强调了使用古词翻译中医术语的重要性和必要性。这一观点似乎与通俗译法颇为不同。满晰博起初也持有这样的想法和做法，也用拉丁语这样的古语和古词制定了一套规范化的中医术语体系，但却没有能够为西方翻译者所接受。据文献记载，满晰博出版了其用拉丁语翻译中医名词术语专著的次年，瑞典学者 Argen 便采用了他的译法。从那时到现在，这位瑞典学者就成了全球唯一一位采用了满晰博用拉丁语为中医制定的术语体系的学者。由此可见，借用古语翻译中医概念和术语在西方也是很难行得通的。魏迺杰虽然是这样说的，但在翻译实践中他却极少有这样的表现。

在同一篇文章中谈到中医名词术语英译的标准化时，他提出将"温阳"译作 warming yang，将"救阳"译作 salvaging yang，将"回阳"译作 restoring yang，将"健中"译作 fortifying the center，将"运脾"译作 moving the spleen，将"安神"译作 calming the spirit，将"提升中气"译作 upraising centre qi 等，其实就是至为通俗的译法，一点也没有借用古语翻译这些语意深刻、结构独特的中医概念和术语。这说明，魏迺杰在初期研究中医翻译问题时，对存在的问题也有各种各样的思考，也综合分析了可能采取的各种各样的解决方法。但在具体的翻译实践中，他还是比较注重仿

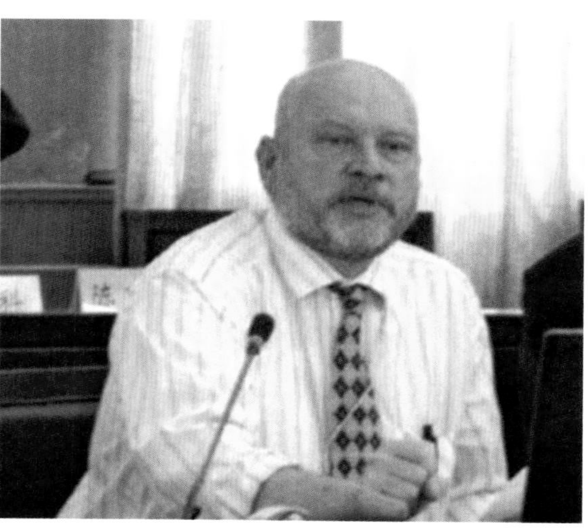

图 9-3 魏迺杰（Nigel Wiseman）

造译法的。这一译法的结果，就使得译文显得通俗易懂、表达自然顺畅。

在嗣后的研究中，魏迺杰关于中医英语翻译的思考就更加明确化了，从理论到实践均倾向于仿造化翻译法了。20世纪80年代末他即开始以仿造之法研制中医英语术语体系，所制定的《中医英语词汇》(*Glossary of Chinese Medical Terms and Acupuncture Points*) 1990年由美国标登出版社出版。之后，他又对该词汇系统进行了补充，修改为《汉英英汉中医词典》，1995年由湖南科学技术出版社出版。这是中国出版的第一部由外国人编写的有关中医英译的词典，在国内产生了很大的影响，也激发了很多的讨论。此后，他又对该词典进行了修改和补充，于2002年由人民卫生出版社再版，名为《实用英文中医辞典》。

“再版序”中，在比较分析了各种翻译方法之后，魏迺杰指出：“以仿造（即直译）为主的翻译方法最能忠实反映中医概念。”他认为：“推崇以仿造为主要翻译方法者则深信，中国医师对中医传统概念的领悟及行医经验可以并应当原原本本地传入西方，而非必须嫁接于西医以使西方人接受。”他总结说：“以仿造为主的翻译方法不与任何一种传播目标相冲突，故优于另外两种译法。镐京学者所提倡的方法不会阻碍与西医结合之新形态中医的传播，也不会阻碍中医在西方社会的融入。这种翻译方法可以确定不论中医未来在国内外的发展如何，西方人都能领略到传统中医的全貌。”

对于主张借用西医术语翻译中医的做法，魏迺杰很有自己的看法。他说：“镐京学者就中医英译所提出的以仿造为主的翻译方法，事实上正是各种专门知识在不同语言体之间传播最为常见的翻译方法，如西医中传，即是以此种翻译法传播成功的一例。举例来说，镐京学者提出将‘风火眼’直译为wind-fire eye，其道理是与将西医的acute conjunctivitis直译为‘急性结膜炎’完全相符的。这种翻译方法的运用可产生能忠实反映中医概念的词汇。主张尽量采用西医名词来翻译中医概念者（如将‘风火眼’译作acute conjunctivitis），我们的方法与其不尽相同，仿造法在介绍中西结合医学时保持了中医概念的完整性和独立性。”

自20世纪90年代以来，魏迺杰一直坚持不懈地践行、宣扬和普及仿造译法。正如他所解释的那样，所谓的仿造译法，就是直译。所谓的直译，就是通俗译法。从此之后，西方中医翻译界通俗翻译的力量便逐渐凝聚起来，通俗派便逐步形成。作为西方通俗派的代表，魏迺杰可谓当之无愧。他所推进的通俗译法不仅仅体现在中医基本名词术语的翻译方面，也体现在其对所有中医典籍文献和学术著作的翻译方面。

（二）通俗译法的普及和推广

在《实用英文中医辞典》正文之前，魏迺杰专门编写了一篇《单一汉字的英文对应语》（*Single Characters with English Equivalents*），对中医语言中700多个常见的汉字进行了逐一的仿造式的翻译，为相关术语的翻译构建了框架基础。任何一个概念或术语中只要出现了某个汉字，即按照其编写的汉字英文对应语予以直接翻译，基本上不作什么调整。如将“臌”译作drum，“臌胀”即译作drum distention，“血臌”即译作blood drum；将“炽”译作intense，“心火炽热”即译作intense heart fire；将“潮”译作tidal，“潮热”即译作tidal heat；将“闭”译作block，“热闭”即译作heat block；将“狐”译作fox，“狐臭”即译作foxy smell；将“虚”译作vacuity，“心脾气虚”即译作heart-spleen qi vacuity；将“泛”译作flood，“肾虚水泛”即译作kidney vacuity water flood；将“运”译作move，“运脾”即译作move the spleen；将“宗”译作ancestor，“宗气”即译作ancestral qi，“宗筋所聚”即译作gathering place of ancestral sinews；将“营”译作construction，“营气”即译作construction qi；如此等等。

由于汉字含义的丰富和多样，要想完全按照字对字的方式直译中医的概念和术语，并非绝对可以。虽然魏迺杰仿造的意识非常强烈、直译的观念非常坚定，但面对如此含义丰富的汉字，有时也不得不从实际出发予以慎重考虑。像“原”这个汉字，如果译作source，当然是很有道理的，将“原气”译作source qi也颇有实际意义。但若将“原则”的“原”也译作source，整个概念就不好处理了。所以魏迺杰将“原”做了两档对应翻译，即source和principle。再如“壮”，既是形容词，又是动词，还是名词，显然无法完全使用一个英语单词对其进行一对一的翻译。

所以魏迺杰按形容词将其译作 vigorous，所以“壮热”即译作 vigorous heat；又将其按动词的意思译作 invigorate，所以“壮火”即译作 invigorate fire，“壮阳”即译作 invigorate yang；又按名词将其译作 cone，所以“灸三壮”即译作 burn three cones of moxa。同时，因为作为动词的“壮”有两层含义，即壮大（含有激发的意思）和强壮（含有增强的意思），英语单词 invigorate 含有激发的意思，但表示增强还有些轻淡，所以魏迺杰将作为动词的“壮”又译作 strengthen，所以“壮筋强骨”即译作 strengthen sinew and bone。“壮筋强骨”中的“壮”和“强”意思是一样的，出于四字结构的考虑，国人才使用了两个同义的动词构建了这个术语。正是出于这样的考虑，魏迺杰将其综合性地译作 strengthen，有一定的实际意义，也突破了仿造译法的一些拘泥之举。

在魏迺杰的词典中，类似这样的处理方式还是比较多的，从而比较客观地应对了某些特定的汉字，也为其比较合理的仿造翻译奠定了基础。同时，作为一般的译者，了解这些汉字的不同含义及其相应的译法，非常有助于在译文中比较完整准确地再现原文的实际含义。现根据魏迺杰的研究将其做以简要的总结，供大家参考。

类似的汉字包括“便”，含有 stool 和 urine 之意；“病”，含有 diseases，illness 和 morbid 之意；“产”，含有 childbirth，delivery，partum 和 birth 之意；“沉”，含有 deep 和 sink 之意；“虫”，含有 worm 和 insect 之意；“臭”，含有 malodorous 和 malodor 之意；“传”，含有 pass 和 convey 之意；“刺”，含有 needle 和 insert 之意；“大”，含有 large，great, major, massive, enlarged 之意；“呆”，含有 feeble-minded，dull 和 torpid 之意；“代”含有 intermittent 和 changing 之意；“淡”，含有 pale 和 bland 之意；“毒”含有 toxin 和 venom 之意；“多”含有 copious，profuse 和 increased 之意；“恶”含有 nausea 和 malign 之意；“发”，含有 effuse 和 emerge 之意；“反”，含有 reflux 和 paradoxical 之意；“犯”，含有 invade 和 assail 之意；“泛”，含有 flood 和 upflow 之意；“肥”，含有 obese 和 fat 之意；“伏”，含有 deep-lying，latent 和 hidden 之意。

此外，“浮”，含有 float，superficial 和 puffy 之意；“关”，含有 gate，

pass 和 bar 之意；“合”，含有 combine，unite 和 connect 之意；“华”，含有 luster 和 bloom 之意；“滑”，含有 glossy，slippery，efflux 和 lubricate 之意；“缓”，含有 slack，moderate，mild 和 relax 之意；“黄”，含有 yellow 和 jaundice 之意；“急”，含有 tense，acute，urgent 和 rapid 之意；“煎”，含有 decoct 和 brew 之意；“交”，含有 interact 和 confluence 之意；“焦”，含有 parch，scorch 和 burn 之意；“经”，含有 channel，canon 和 river 之意；“客”，含有 visit，settle 和 guest 之意；“块”，含有 clot 和 lump 之意；“溃”，含有 open 和 rupture 之意；“灵”，含有 spirit 和 magic 之意；“鸣”，含有 ringing，rale 和 rumbling 之意；“纳”，含有 intake 和 absorb 之意；“捻”，含有 rotate 和 twirl 之意；“平”，含有 calm 和 balanced 之意；“气”，含有 qi，flatus 和 breath 之意；“强”，含有 strong，strengthen 和 rigid 之意；“清”，含有 clear 和 plain 之意；“濡”，含有 moisten 和 soggy 之意；“乳”，含有 breast 和 lactation 之意。

另外，“涩”，含有 rough，inhibited，dry 和 astringe 之意；“善”，含有 susceptible 和 frequent 之意；“上”，含有 up 和 ascend 之意；“食”，含有 eat，food 和 diet 之意；“时”，含有 season，period，frequent 和 intermittent 之意；“酸”，含有 sour 和 acid 之意；“通”，含有 free 和 unstop 之意；“脱”，含有 desert 和 slough 之意；“微”，含有 mild，slight，faint 和 debilitation 之意；“闻”，含有 smell 和 hear 之意；“下”，有 down，lower 和 precipitate 之意；“宣”，含有 diffuse 和 perfuse 之意；“淫”，含有 excess 和 spread 之意；“余”，含有 surplus 和 residual 之意；“约”，含有 retain，constrain 和 straiten 之意；“月”，含有 months 和 menstruation 之意；“正”，含有 right，regular，medial 之意；“止”，含有 suppress，check，allay 和 stanch 之意；“制”，含有 restrain 和 dam 之意；“治”，含有 treat 和 control 之意；“痔”，含有 hemorrhoid 和 pile 之意；“中”，含有 center 和 middle 之意；“足”，含有 foot 和 sufficient 之意。

总体来看，魏迺杰的通俗译法还是比较有实际意义的。其中的特殊情况，他也采取了技术性的措施予以解决，并未完全按照仿造之法进行僵化性的处理。比如在他制定的汉字对应性翻译中，“反”译作 reflux

或 paradoxical。但在翻译“角弓反张”的时候，“反”却无法译作 reflux 或 paradoxical，因为“角弓反张”是一个固定化的术语，其中的每一个汉字并非有独立的含义，无法予以直译。所以魏迺杰将其按照实际含义译作 arched-back rigidity，而没有考虑 reflux 或 paradoxical 的意思。在“单一汉字的英文对应语”中，对于这样的特殊性，魏迺杰专门以 nonliteral（非直译）予以标识。对于“角弓反张”，比较流行的译法还有 opisthotonus 或 opisthotonos。

类似的情况还有“食”，虽然含有 eat, meal, food，diet 之意，但翻译“嗜食异物”时，这四个英语单词都不好使用。并不是因为“嗜食异物”中的“食”不含有 eat 的意思，而是英语中有 predilection 这样一个专门表示“嗜食”的单词。所以魏迺杰将其译作 predilection，并以 nonliteral 做以说明。“带”也是如此，虽然词对词的译文是 girdle，但翻译“带下”时却无法加以应用，因为“带下”像“角弓反张”一样是一个固定性的术语，其中的“带”并无有 girdle 的含义。所以魏迺杰按照其实际含义将其译作 vaginal discharge。这种处理方式非常符合信达要求，值得肯定。在中医术语的翻译上，这样的情况应该还是比较多的，这就是人们在翻译中医名词术语时总是有意无意地借用西医术语的原因和依据。比如像“反酸”，魏迺杰将其直译为 acid upflow，其实有些过度仿造，因为英语中的 regurgitation 与中文中的“反酸”，还是比较对应的。

（三）通俗译法在典籍翻译中的应用

魏迺杰不仅仅从事中医名词术语的翻译及其标准化研究，而且也非常重视中医典籍文献的翻译。在其半生的努力下，已经完成了多部中医典籍的翻译。在典籍翻译中，他也广泛地采用了通俗译法翻译其中的概念和术语以及典籍的表达方式。下面试以其翻译的《金匮要略》为基础，分析说明通俗译法在其典籍翻译中的具体应用，尤其是基本概念和术语的翻译方面。

《金匮要略》“脏腑经络先后病脉证第一”的第一节原文如下：

问曰：上工治未病何也？师曰：上工治未病者，见肝之病，知肝传脾，当先实脾，四季脾旺不受邪即勿补之。中工不晓相，传见肝之病，不晓实脾，惟治肝也。夫肝之病，补用酸，助用焦苦益用甘味之药调之。酸入肝，焦苦入心，甘入脾，脾能伤肾，肾气微弱则水不行；水不行则心火气盛，则伤肺；肺被伤则金气不行；金气不行则肝气盛，则肝自愈。此治肝补脾之要妙也。肝虚则用此法，实则不在用之。《经》曰：虚虚实实，补不足，损有余，是其义也。馀脏准此。

魏迺杰的译文如下：

Question: “The superior practitioner treats disease before it arises. What does this mean?” The Master says: “Treating disease before it arises means for example that if you see disease of the liver, you know that it will pass from the liver to the spleen, [thus you] must first replenish the spleen. Supplementation is unnecessary [only if] the spleen is effulgent [throughout] the four seasons. The practitioner of medium proficiency does not know about the passage of disease. Thus when he sees liver disease, he does not understand the need to replenish the spleen, and treats only the liver.”

In liver disease, supplement with sourness, assist with charred and bitter [flavors], and boost with medicinals of sweet flavor to harmonize. Sourness enters the liver, charred and bitter [flavors] enter the heart, and sweetness enters the spleen. The spleen can damage the kidney. When kidney qi is weak, water fails to move; when water fails to move, heart fire becomes exuberant; when heart fire becomes exuberant, it damages the lung; when the lung is damaged, metal qi fails to move; and when metal qi fails to move, liver qi becomes exuberant. Therefore when you replenish the spleen, the liver recovers on its own. This is the main subtlety for treating the liver by supplementing the spleen. Use this method to treat liver vacuity, but not to treat repletion.

The Classic says: “To avoid evacuating vacuity and replenishing repletion, supplement insufficiency and reduce superabundance.” The other viscera follow this [scheme too] .

这部分译文，整体上比较自然顺畅，基本揭示了原文的主旨精神。其中一些重要术语的翻译，既自然又通俗，与原文的实际含义较为贴近。如将“补用酸”译作 supplement with sourness，将“焦苦”译作 charred and bitter，将“酸入肝”译作 sourness enters the liver，均体现了其通俗而简明的翻译风格。

下面试对其译文中一些主要概念和术语的翻译问题加以分析，不仅仅是为了说明其通俗的译法，也是为了展示其翻译的整体风貌，尤其是潜意识中对其他译法的综合性应用。他的实际翻译风貌，在一定意义上说明了流派之间的差异和交融。以下所分析的主要概念和术语皆选自其所译的《金匮要略》，并非完全选自上面所选录的这段译文。选录这段译文的目的，主要是向大家展示魏迺杰的翻译风格及其对原文的理解和表达。

1. 关于“上工”等概念的翻译　根据《黄帝内经》的论述，所谓“上工”，指的是最为优秀的医师。所以，“上工”的“工”就是 doctor 的意思。魏迺杰将“上工”译作 superior practitioner，似乎比译作 superior craftsman 要自然顺畅得多。当然，若译作 superior doctor 或 physician，可能更与时俱进一些。对于“上工”的含义以及与之相关的“中工”和“下工”，魏迺杰做了如下解释：In ancient China, a superior practitioner was one with a nine-out-of-ten success rate, a mediocre practitioner（中工）was one with a seven-out-of-ten success rate, and an inferior practitioner（下工）was one with a six-out-of-ten success rate.（在古代的中国，上工治愈率为 9/10，中工治愈率为 7/10，下工治愈率为 6/10。）

魏迺杰在解释中提到的上工、中工和下工的治愈率，实际上引用的是《黄帝内经・灵枢》和《难经》中关于这一问题的说明。《灵枢・邪气脏腑病形》指出：“上工十全九；行二者为中工，中工十全七；行一者为下工，下工十全六。”《难经・十三难》也指出：“上工者十全九，中工者十全七，下工者十全六。”这说明魏迺杰在学习和翻译中医基本概念和术语时，也是非常重视对其渊源和内涵的考据，也努力从经典著作的论述中揭示其主旨精神，并非完全按照字面进行释义。这也反映了西方学者一直以来比较认真负责的学习和研究精神，这也正是我们需要认真学习和借鉴的。同时，这也再次说明流派之间的确有很多彼此交互的相似之处。

2. 关于“治未病”的翻译　“治未病”是古典中医学中一个非常重要的概念和理念，将其译作 treating disease before it arises，属于解释性翻译，意思也是比较清楚的。按照《黄帝内经》的论述，“治未病”的基本意思应该是 lead people to live a healthy life and avoid contraction of any disease。魏迺杰如此翻译，也是根据上下文的实际关系而译的。虽然魏迺杰非常注重直译，但意译也并非完全排除，“治未病”的翻译其实就是意译。对于如此翻译，魏迺杰专门做了这样的解释：

治未病：To prevent disease from arising. Here it clearly means to treat bowels and viscera that are not yet affected by disease, so as to prevent the transmission and transmutation of disease. The term also means to prevent the advance of disease.（治未病的本意是预防疾病的发生，但在这里却明确地表示治疗未遭受疾病袭击的脏腑，以便能避免疾病的传入和传变。这个术语也含有预防疾病发展的意思。）

魏迺杰关于“治未病”翻译的解释，的确有一定的道理。从“治未病”这一概念的基本含义来看，应当是采取措施预防疾病的发生，将其译作 to prevent disease from arising，就基本揭示了其实际含义。但将其译作 treating disease before it arises，根据《金匮要略》“脏腑经络先后病脉证第一”上下文的分析论述来看，确如魏迺杰总结的那样，含有采取治疗措施避免疾病传入和传变的意思。从这个意义上看，根据上下文的关系和某些概念和术语的实际含义对其另加翻译，也确实是符合信达要求的，也非常有利于完整准确地再现原文的实际内涵。这也从另外一个角度上说明，作为通俗派代表的魏迺杰也并非像其一般表现的那样，完全彻底地坚持词对词的直译。

3. 关于“补”的翻译　在中医学体系中，“补”“养”“滋”等概念的意思比较接近。所以在以往的翻译中，英语中的 nourish，supplement 以及后来逐步形成的 tonify 等词语均被用来互加翻译，没有纯粹一对一的翻译处理。在后来进行的标准化研究中，一些学者和组织开始关注这一问题，并且努力将其人为地一一对应。WHO 西太区在制定标准时，即采用了这样一种方式，将“补”译作 tonify，将“养”译作 nourish，将“滋”译作 enrich。魏迺杰将“补”译作 supplement，与一般较为流行的 nourish 或 tonify 有一定的差异，但基本意思还是比较明确的。

相比较而言，supplement 似乎与“补”的含义也比较接近。在上海科学技术出版社 2003 年出版的阮继源和张光霁等人翻译的《金匮要略》中，也将“补”做了如此翻译。如将“补不足，损有余”译为 Correct treatment is to supplement insufficiency and purge excess，“补”也译作了 supplement。在其他相关术语或用语的翻译中，魏迺杰基本都将“补”译作 supplement。如将“补用酸”译作 supplement with sourness，将“治肝补脾”译作 treating the liver by supplementing the spleen，既使用了 supplement 翻译“补”，又体现了其通俗翻译的理念。

4. 关于“酸”等味觉概念的翻译　将“酸”译作 sourness，既体现了直译，也体现了俗译。这里的“酸”，其实并不完全指的是酸味本身，而是指的有酸味的药物。所以在阮继源和张光霁等人翻译的《金匮要略》中，“补用酸”中的“酸”即译为 sour herbs。这种译法虽然有一定的拓展意义，但依然显得比较质直一些。为了更为准确地表达“酸”的实际含义，有些译者将其解释性地译作 herbs with sour taste 或 herbs characterized by sour taste。

其他类似的味觉词语如“苦”“焦”“甘”“辛”等味觉概念，魏迺杰也比较质朴地将其译作 bitter, charred, sweet, acrid 等。如将“焦苦入心”译作 charred and bitter [flavors] enter the heart，将《金匮要略》“脏腑经络先后病脉证第一”中的第二节“服食节其冷热，苦酸辛甘，不遗形体有衰，病则无由入其腠理”译作 as regards clothing and diet, regulate heat and cold and the consumption of cold, hot, bitter, sour, acrid and sweet flavors，即体现了对其他相关味觉概念比较一致的通俗和质朴的翻译。这些味觉概念的翻译与一般译者的做法大致比较接近，只是与个别概念的翻译有一定的差异。如对“辛”，有的译者译作 pungent，甚至还译作 hot。相比较而言，acrid 和 pungent 还是比较符合“辛”的本意，而 hot 则有误解之嫌，因为 hot 还有“热”的意思。

关于味觉的“味”，魏迺杰将其译作 flavor，还是比较通俗易懂的，也属于比较流行的一种译法。此外，使用 taste 翻译“味”也比较普遍。这正如将“经络”普遍译作 meridian 和 channel 一样，使其成为两个并行的对应语。相比较而言，taste 比 flavor 会更通俗一些。

5. 关于“虚”和“实”的翻译　“虚”和“实”是中医上一对既独立又结合的常用概念。20 世纪 70 年代以来，这对概念的翻译一直是中医翻译界比较纠结的问题。“虚”究竟是怎样的“虚”，是 soft，weak 还是 empty？“实”到底又是如何的“实”，是 solid，hard 还是 strong？在欧明 1980 年编写的《汉英中医常用词汇》中，“虚”译作 asthenia，“实”译作 sthenia。这两个英语单词在 *Longman Dictionary of Contemporary English*（《朗文当代高级英文词典》）这样的一般词典中无法查到，因为它们是医学术语。在西方医学中，sthenia 指的是病态的亢进或兴奋，asthenia 指的是虚弱或衰弱。从这个意义上讲，如此翻译中医的“虚”和“实”似乎还是比较合理的。英国科学家李约瑟当年撰写《中国科技史》中的中医药分册时，将“实”译作 plerotic（源自希腊语，意思是充实、充满），将“虚”译作 asthenic，其对“虚”的翻译，与欧明最初的译法颇为一致。

在中医中，“虚”指的是由于人体正气不足使其抗邪能力降低，从而导致人体器官或气血津液功能的虚弱或低下。“实”则指的是病邪的亢盛。由此可见，欧明当初的翻译还是比较符合实际的。但在后来的翻译实践中，有人将“虚”和“实”分别译作 deficiency 和 excess。将“实”译作 excess，似乎还有一定的意义。但将“虚”译作 deficiency，似乎就有些偏离了原文之意。在英语中 deficiency 指的是量的减少或体积的下降，正如 *Longman Dictionary of Contemporary English* 所解释的那样，是 having none or not enough of 之意，与中医中的含义有较大的差异。所以意大利中医学家和中医翻译家 Giovanni Maciocia 在其用英文撰写出版的

《中医学基础》一书中，谈到他对中医名词术语英译的看法：

I have translated the terms "Shi" and "Xu" as either Fullness-Emptiness (or Full-Empty) or Excess-Deficiency according to the context and in order to provide a more readable style. Strictly speaking, "Excess" and "Deficiency" are not quite correct as they imply that they are two poles along the same axis, i.e. too much or too little of the same. In actual fact, they indicate two different terms of reference: "Excess" refers to excess of a pathogenic factor, whereas "Deficiency" refers to deficiency of the body's normal Qi. So while the term "Deficiency" is right, the term "Excess" does not adequately convey the Chinese idea. "Shi" means "solid", "full", and it indicates a condition characterized by "fullness" of a pahogenic factor, not an "excess" of normal body's Qi.

意思是说：

我将“实”和“虚”根据语域或译为 Fullness-Emptiness（或 Full-Empty）或译作 Excess-Deficiency，以便使译文更具有可读性。但严格地讲，将“实”和“虚”译作 Excess 和 Deficiency 是不准确的，因为在英语中这两个概念是一轴之两极，即对同样的东西拥有得太多或太少。事实上中医中的“实”指的是邪气太盛，“虚”指的是正气不足。所以当 deficiency 语义准确时，excess 几乎没有表达中文“实”的内涵。“实”指的是 solid，full，表示邪盛的状态，而不是指正气太多。

在中医中，含有“虚”的概念和术语很多，如肾虚、脾虚、血虚、气虚等，如果将其依次译为 kidney deficiency, spleen deficiency, blood deficiency, qi deficiency，似乎是说肾和脾缺损了，血和气减少了。实际上却并非如此。肾虚、脾虚、血虚、气虚等均指的是肾、脾、血和气功能的降低，与其实体的缺损或量的减少没有任何关系。所以在 20 世纪后期的讨论中，中医翻译界的很多研究人员和译者都提出了商榷意见，认为用 deficiency 翻译“虚”是不太妥当的。但令人不可思议的是，经过几十年的传播和交流，deficiency 的使用频率居然越来越高，成为“虚”最为流行的译法。这似乎反映了语言运动的自身规律，不完全是以人的意志为转移的。

经过多年的研究和探讨，西方学者和译者对于中医“虚”和“实”的含义，还是有一定的了解和把握。魏迺杰将“实”译作 repletion，虽然与流行的译法 excess 不同，但含义还是比较清楚的。在英语中，repletion 和希腊语中的 plerotic 的意思一样，也是表示充实、充满的意思。但将“虚”译作 vacuity，似乎有些太虚了。*Longman Dictionary of Contemporary English* 对此的解释是 lack of intelligent, interesting, or serious thought，即“缺乏才智、兴趣或认真思考”，似乎更多的是与人的情志和精神相关，与中医关于人体生理功能低下的界定还是有一定差距的。同时，deficiency 这个并不正确的译法已经广为流行，成为“虚”的规范译法。为了推进中医基本名词术语英译的国际标准化，翻译中还是努力趋同为好。

此外，中医的“实”也常常用作动词，表示对某个器官功能的增强，“实脾”就是一则实例。魏迺杰将“实脾”译作 replenish the spleen，还是比较达意的。不过在 WHO 西太区的标准中，replenish 被专门用来翻译中医的“益”。如将“补益气血”译作 tonify qi and replenish bood，将“补益中气”译作 tonify and replenish the middle qi，将“健脾益气”译作 fortify the spleen and replenish qi，其中的“益”均统一译作 replenish。

6. 关于“五常”等相关概念的翻译　“五常”是中国文化中的一个特有概念，尤其在儒家学说中。在中医学中，也有“五常”这一概念，但其内涵却与儒家学说中的“五常”不尽相同。《金匮要略》“脏腑经络先后并脉证第一”的第二节谈到人体的保健养生时说：“夫人禀五常，因风气而生。”魏迺杰将其译作 Human beings are endowed with the qi of the five constants and rely on wind qi for birth and growth. 其中的“五常”实际上指的是五行，将其译作 five constants，似乎与原文之意不是非常贴切。《庄子 · 天运》中说：“天有六极五常。”成玄英在注解中指出：“五常谓五行。”《素问 · 六元正纪大论篇》中说：“五常之气，太过不及，其发异也。”其中的“五常”也指的是五行。张仲景在《伤寒论·序》中指出“人禀五常，以有五脏”，其中的“五常”显然也是指的五行。

阮继源和张光霁将这句话译作 Climate greatly influences the five organs (viscera) with which the human being is endowed. 文字表达上虽然不及魏迺杰的译文自然流畅，但将“五常”译作 five organs (viscera)，显然属于深化译法，即以五行配五脏的理念对其加以释义，还是比较达意的。将“风气”译作 climate，还是比较自然的。魏迺杰将其仿造化地译作 wind qi，与其通俗译法的理念保持一致。不过在译文之后，他将 wind qi 注解为 climatic influences，还是颇为达意的。

7. 关于“元真”等概念的翻译 “元真”是中医学上一个具有综合内涵的特殊概念。《金匮要略》“脏腑经络先后并脉证第一”的第二节谈到脏气循行时说：“若五脏元真通畅，人即安和，客气邪风，中人多死。”魏迺杰将其译为 If the original true [qi] of the five viscera flows freely, the person is calm and in harmony; when the visiting qi of evil wind strikes people, they often die. 译文自然通畅，简洁明了。但所涉及的一些概念和术语的翻译，则颇值商榷。关于“五脏”的翻译，下面另做分析。这里主要就“元真”“客气”和“邪风”的释义和翻译加以分析说明。

何谓“元真”？人民卫生出版社 2014 年出版的《中医大辞典》第 2 版对其的定义是，“元真”指的是“真气”。在中医的古籍中，“真气”有时也指“元气”。如《脾胃论》卷下指出：“真气又名元气，乃先身生之精气也。”《脾胃论》的解释，似乎更符合“真气”和“元气”在中医历史发展中的交互意义。虽然现在一般将“真气”和“元气”作为独立的概念，但其内涵的交融之处还是显而易见的。在现在的翻译实践中，“真气”一般译作 true qi 或 genuine qi，“元气”一般译作 primordial qi 或 source qi。比如在 WHO 西太区的标准中，“元气”即译作 source qi，与“原气”同一。但有时也译作 original qi，似乎不够统一。

那么，“元真”究竟如何翻译才比较符合原文之意呢？是按照“真气”而译作 true qi 或 genuine qi，还是按照“元气”将其译作 primordial qi 或 source qi 呢？从对应性的角度来看，无论按“真气”译还是按“元气”译似乎都不太与原文吻合。如果是一般性的文献资料，无论按“真气”还是按“元气”进行翻译，似乎都能说明基本问题。但如果是经典著作的翻译，则在充分考虑原文基本含义的基础上，还必须考虑原文的词法、句法和文风，以便能从形到意都能展示原文的风貌。从这个意义上说，魏迺杰将“元真”译作 original true [qi] 还是比较可取的，体现了原文综合性的文风。

在传统的中医学中，“客气”与现在观念中的“客气”完全不同。在《黄帝内经》中，“客”的基本意思是侵入人体的外邪，亦称“客气”。《灵枢·小针解》中说：“客者，邪气也。”《素问·至真要大论篇》说，“客者除之”，其中的“客”也指的是邪气。同时，“客”也用作动词，表示侵犯。《素问·玉机真藏论篇》中说，“风寒客于人”，其中的“客”就是侵犯的意思。此外“客”字在中医学中也有“留止、停留”的意思。如《灵枢·邪气脏腑病形》中说，“邪气入而不能客，故还之与腑”，其中的“客”就是停留的意思。既然“客”在中医典籍中主要指的是邪气或侵入，那么“客气”当然指的是邪气。魏迺杰将其译作 visiting qi，虽然符合其仿造译法，也与其通俗之译保持一致，但却显得有些虚无，似乎没有将其实际含义表达清楚。按照现在对“邪气”比较流行的译法，“客气”似乎可以译作 pathogenic qi。但从经典著作翻译中“形意结合”的要求来看，将“客气”译作 visiting qi 似乎也有一定的道理，也比较符合词语对应性的基本要求。

此外，“客运”在《黄帝内经》中还有一层特殊的含义，即“天气”，指天的三阴三阳之气。这个意义上的“客气”为运气学说的术语，出自《素问·六元正纪大论篇》，又称为“客运”。“五运六气”是《黄帝内经》“七篇大论”中的核心思想，也是如今最难理解和翻译的学说。

所谓的“邪风”，实际上指的就是“风邪”。对于“邪”，以前西方译者比较偏向于将其直接译作 evil，欧明最初的翻译也是如此。魏迺杰常见的译法也是这样。但在他所编写的词典中，偶尔也可以看到将“邪”译作 pathogen。使用 pathogen 翻译“邪”，是比较与时俱进的译法。如此之译也得到了 WHO 西太区和世界中联标准的采用。如 WHO 西太区的标准中，“病邪”“邪气”和“邪”这三个概念均被译作 pathogen，并且做了这样的解释 an agent causing disease, also called pathogenic factor or pathogenic qi。正如其解释中所指出的那样，pathogenic qi 也是目前对“邪气”比较流行的一种译法。在谢竹藩所编写的《中医药常用名词术语英译》中，即采用了此种译法。

8. 关于“经络”的翻译　“经络”是中医学中一个非常重要且独具特色的生理概念。《金匮要略》“脏腑经络先后并脉证第一”的第二节谈到养生时说：“人若能养慎，不令邪风痏忤经络。”魏迺杰将其译作 If people can cultivate［right qi］and take precautions［against contraction of wind evil］, they can prevent wind evil from disturbing the channels and network vessels. 将“养”译作 cultivate，既有实际内涵，又有文化内涵。有些汉英词典将中文的“养生”译作 preserve health，与原文不是非常吻合。中文“养生”的“养”是动态的，不断向前推进的，而不仅仅是 preserve。

关于“经络”的翻译，现在基本上已经比较统一了，甚至比较规范了，不是什么问题了。但从魏迺杰的翻译来看，似乎还有商榷的必要。“经”现在一般比较流行，规范的译法有二，meridian 和 channel。从“经”的实际意义来讲，译作 channel 当然是比较客观实际的，因为 channel 是实际存在的通道。而译作 meridian，则有些虚化倾向，因为 meridian 是地理学上为方便研究而想象出来的线条。所以当初在讨论“经”的翻译问题时，中国学者普遍认为将其译作 meridian 有将“经”视为中医想象出来的人体线路之嫌，因此主张将其译作 channel。魏迺杰将其译作 channel，是非常符合实际的，也与现在的标准趋势是一致的。

但对“络”的翻译，却很值得商榷。在目前的翻译实践和标准化研究中，“络”比较统一的译法是 collateral。欧明 1982 年出版的《汉英常用中医词汇》中，“经络”有三种译法，首先被音译为 jingluo，然后意译为 channel and collateral，最后综合性地译作 meridian。其中的 channel and collateral 之译，后来便广泛地传播开来，尤其是“络”的译法 collateral。魏迺杰将“络”译作 network vessels，有一定的道理，因为“络”确实是“经”的 network。但以 network 修饰 vessels，似乎有些偏颇，因为“络”是“经”的分支，不是西医学上血管的分支。所以将“络”译作 network vessels，似乎有些西化中医经络之嫌。

在 WHO 西太区的标准中，“经络”采用了 meridian and collateral 这样的译法。如“经络学”的翻译为 meridian and collateral (study)，并做了这样的解释：The branch of acupuncture concerned with the study of structural connection, physiology, pathology, diagnostics and therapeutic principles, on the basis of meridian phenomena, also known as channel and networks study. 在其解释中，也指出了“经”译作 channel 和“络”译作 network 的常见译法。在世界中联的标准中，“经络”译作 meridian/channel and collateral，将“络”也译作 collateral，同时兼顾了“经”较为流行的两种译法。

9. 关于“脏腑”等概念的翻译 “脏腑”是中医学上一个非常重要的生理概念。《金匮要略》“脏腑经络先后并脉证第一”的第二节谈到“不越三条”时说：“一者，经络受邪，入脏腑为内因也。”魏迺杰将其译为 The first [category] is evil being contracted by the channels and network vessels and entering the bowels and viscera. This constitutes internal causation. 这句话涉及中医的四个常用概念，即“经络”“邪”“脏腑”和“内因”。“经络”和“邪”的翻译，此前已经做了分析讨论。“内因”的翻译一般比较简单地译作 internal cause，属于仿造性直译。此译法在方廷钰等主编的《新汉英中医学词典》、笔者主编的《简明汉英中医词典》及 WHO 西太区的标准中，均被采用。欧明在其早期的词典中，将其译作 exogenous pathogenic factor，属于解释性译法，意思是非常清晰的，只是略微冗长了一些。

“脏腑”曾经是中医翻译界论争比较多的一个重要概念。在中医早期传入西方的时候，传教士、外交人员和医务人员基本上也都采用了音译或者音意译结合的译法。比如在 19 世纪末，德贞翻译《遵生八笺》时，即将“脏”译作 viscera，而将“腑”译作 fu。如在 The internal parts are divided into the five viscera and six fu 这句译文中，“五脏”译作

five viscera，“六腑”则译作 six fu。这样的译法在以后的翻译实践中，依然得到了传承。比如“脏腑”现在比较流行的音意结合译法 zang-organ 和 fu-organ 或 zang-viscera 和 fu-viscera，就与早期的翻译实践有一定的关系。20 世纪 40 年代末期，美国学者威斯翻译《黄帝内经》时，则将“五脏”译作 five viscera，将“六腑”译作 six bowels，似乎有些不妥。在拉丁语中，viscera 指的是人体胸腔、腹腔和盆腔中所有的器官，当然也包括 bowel（肠道）。在 *Longman Dictionary of Contemporary English* 中，对 viscera 的释义为 large organs inside your body，such as your heart, lungs and stomach。在中医里，stomach 属于“腑”，说明在英语中 viscera 包括“脏”和“腑”两方面的内容。所以现在将其译作 zang-viscera 和 fu-viscera，也是极有道理的。

魏迺杰对“脏腑”的翻译与威斯一致，也是值得商榷的。在 WHO 西太区的标准中，“脏腑”的翻译也是如此，与原文之意有一定的距离。在世界中联的标准中，“脏”和“腑”分别译作 zang-organ 和 fu-organ，“脏腑”作为一个概念又综合性地译作 zang-fu organs，比较符合较为流行的译法。

10. 关于“腠理”的翻译　“腠理”是中医学中一个颇具特色的生理术语。《金匮要略》“脏腑经络先后并脉证第一”的第二节谈到“腠理”的时候说：“腠者，三焦通会元真之处，为血气所注；理者，是皮肤脏腑之文理也。”魏迺杰将其译作 The interstices are the site of the confluence of the original true［qi］of the triple burner, whereunto the blood and qi pour. Grain refers to the grain of the skin and of the bowels and viscera. 将“腠”译作 interstice，将“理”译作 grain，既与原文的实际含义比较吻合，又与翻译界的普遍译法比较接近。

但与现行的比较流行的译法相比，差异还是有的。这主要是因为国内外的译者对“腠理”理解和表达方面存在着一定的偏差。什么是“腠理”呢？一般来说，“腠理”泛指皮肤、肌肉和脏腑的纹理及皮肤、肌肉间隙交接处的结缔组织。《金匮要略》对“腠”和“理”的释义，就比较符合中医的基本原理。“腠”和“理”虽然也分别使用，但在中医学中往往综合起来作为一个术语使用。欧明在 1986 年出版的《汉英中医辞典》中，将“腠理”综合性地译作 striae（即条纹，解剖学上的“纹”），并将其解释为 the natural lines of the skin and muscles, and the spaces between the skin and muscles，释义清晰而准确。方廷钰主编的词典中将其译为 striated layer，似乎是对欧明译法的发挥。

在后来的翻译实践中，“腠理”又先后被译作 interstice 或 interstitial space。也有的将其综合性地译作 interstice，如 WHO 西太区的标准中，即采用了这一译法。世界中联标准中则将其译作 striae and interstice，考虑到了“腠”和“理”两个因素，还是有一定意义的。从“腠”和“理”的实际所指来看，似乎魏迺杰将其译作 interstice 和 grain 还是比较可取的。

从以上对仿造译法的归纳总结以及一些实际案例的比较分析来看，魏迺杰力推的通俗译法还是比较符合中西方交流的实际和需要的，也在一定意义和层次上比较深入系统地揭示了中医基本概念和术语的实际内涵，同时为中医基本名词术语英译的国际标准化开辟了颇为宽敞的路径。从分析比较中，虽然也发现了诸多值得商榷的问题，但总体而言，魏迺杰的翻译思路和方法还是值得肯定的。现在认为值得商榷的问题，并不意味着未来还是问题。这正如以前将“虚”译为 deficiency，将“实”译作 excess 一样，虽然引起了持续不断的争议，但 deficiency 和 excess 今天却成了“虚”和“实”最为普及、最为规范的英译之法。这说明，语言有其自身的运动规律，并非人为所能完全控制的。

第十章

中医名词术语英译中方流派研究

中国地域辽阔，历史悠久，文化灿烂，思维关联，思想活跃。尤其是20世纪以来，由于门户的开放，东西的互通，使得中国学者的眼界更加广阔，知识更加博大，认识更加深刻，追求更加高远。在中医翻译方面，随着时代的变迁，学术的发展，东西的交汇和水平的提高，很多学者和译者从不同的角度研究和完善中医名词术语的英译及其理论研究和实践总结，为中医翻译事业的发展和拓展开辟了一条又一条的理想路径，总结出了一个又一个特色鲜明的方式方法，从而使中医翻译从各自为政上升到了团队建设阶段，从纯粹实践上升到理论研究阶段，从翻译研究发展到学科建设阶段，为中医的对外翻译和传播事业奠定了良好的基础，为中医国际化的发展搭建了坚实的桥梁。

在不同的历史时期和发展阶段，国内中医翻译界均逐渐孵化和形成了不同的流派。在各个流派思想观念和方式方法的影响下，尤其是在其代表人物的指导和引领下，中医翻译事业得到了顺利的发展和有效的推进。从最初的个人奋斗逐步发展为集体努力，从最初的翻译实践逐步发展到研究探索，中医翻译界一代又一代的学者和译者为国内中医翻译的理论、方法与标准建设以及团队、专业和学科建设做出了巨大的贡献。对不同时期中医翻译发展轨迹的梳理，对不同流派思想观念和方式方法的总结，对长期以来存在的各种问题和挑战的分析研究，对于我们了解中医翻译的“性味归经”、掌握中医翻译的“理法方药”、明确中医翻译的“四季轮回”具有重要的历史和现实意义。

根据长期以来对国内中医翻译界历史的梳理、实践的总结、理论的研究、现状的分析和未来的展望，特别是对各种发展思潮及其对中医翻译影响的研究分析，我们对国内中医翻译的发展逐步总结出了六大流派，即简约派、释义派、词素派、联合派、理法派和规范派。下面根据其学术发展、学术影响和学术作用，对其加以概要的分析说明。

第一节
简约派

所谓简约，就是简洁、简化、简单的意思。所谓简约派，就是以简单的方式，以简洁的词语，以简化的理念翻译和介绍中医理论和方法中一些含义丰富、文化浓郁的概念和术语。这样的做法虽然在传递中医基本信息方面有一定的局限性，但在一定的条件下还是有一定的实际意义的。

一、简约派的概念

20 世纪 70 年代开始的当代中医翻译事业，其最为突出的表现，就是注重释义，努力以深入完整地揭示和再现原文的主旨精神为目标。但在此之前的译者，特别是 20 世纪初向西方介绍中医的学者和译者，却往往以简明扼要的翻译方式努力将中医的基本思想和观念介绍给西方读者，重在传递信息和说明问题，而不在结构和形式。这就是简约派形成的时代及其突出的风貌。

20 世纪初，中国学者在对外介绍中国文化的同时，对中医的理论和方法也给予了一定的重视，其目的是在系统完整地传播中国文化的时候，也为促进世界医学的发展提供可资借鉴的元素。进入 20 世纪，虽然西方医学已经得到了飞速的发展，在世界上已经得到了广泛的传播，在中国也得到了深入的普及和推广，但其临床疗效还是比较有限的。即便在中西医极端论争的 20 世纪 20 年代，中医的临床疗效依然高于西医。但当时的西医已经在科学理论、科学技术和科学发展方面突飞猛进，虽然在临床实践方面还有待于进一步的提高，但其未来发展的趋势以及在人类医学方面的主导地位已经无可置疑了。这也是导致1929年首次全国医药大会通过了“废止旧医案”的主要原因。

虽然如此，还是有很多学者从另外的角度关注中医的历史和发展，并希望将其有效的方法和合理的认识介绍给西方，以便能推进世界医学的发展。伍连德和王吉民编著《中国医史》时，即持有这样的理念。他们在系统介绍中医的历史和发展的时候，既谈到了中医值得借鉴和肯定的地方，也说明了中医发展中存在的问题。

如谈到《黄帝内经》时，充分肯定了其关于血液循环的认识，特别强调了如下几段论述：

All the blood is under the control of the heart.

The heart regulates all the blood of the body.

The twelve blood vessels are deeply hidden between the muscles and cannot be seen. Only those on the outer ankle are visible because there is nothing to cover them in these places. All other blood vesels that are on the surface of the body are “lo vessels”.

The harmful effect of wind and rain enters the system first through the skin. It is then conveyed to the “sun” vessels. When these are full it goes to the “lo” vessels and these in turn empty into the big “chin” vessels.

The blood current flows continuously in a circle and never stops.

The blood cannot but flow continuously like the current of a river, or the sun and moon in their orbits. It may be compared to a circle without beginning or end.

The blood travels a distance of three inches during inhalation and another three inches during exhalation, making six inches with one respiration.

谈到《黄帝内经》中关于血液循环的认识时，他们认为这说明中国古人还是掌握了血液循环的真谛，是值得肯定的。但同时又指出，中医对此依然缺乏进一步的研究，还是不太了解动脉和静脉的关系和人体的系统循环。正是出于这样的考虑，他们在介绍中医时主要介绍的是一般性的信息，而没有从学科的角度完整地再现其理论系统和实践方法，尤其是没有再现医哲交融的实质内涵。这也是他们以简约的方式介绍中医基本概念和术语的主要原因。

二、简约派的代表

简约派的代表人物为伍连德和王吉民。尤其是王吉民，不但始终坚持向西方介绍中医，而且一直呼吁国内学者和译者关注中医的对外翻译、传播和交流，以丰富中国文化西传的完整性。

20 世纪初，随着中西方交流的开展，中医的西传引起了王吉民极大的关注。他和伍连德合作用英文撰写出版了巨著《中国医史》，系统介绍了中医的历史发展、理论体系和临床实践。此后不久，他在《中华医学杂志》（创刊于 1916 年，伍连德为总编辑，同年 11 月第 1 卷第 1 期出版，中英文并列）第 14 卷第 2 期上发表了一篇题为《西译中医典籍考》（*A Study of Books on Chinese Medicine Translated into Foreign Languages*）的文章。

当年王吉民从之江大学校长费佩德那里借了数卷英译的中医典籍，开始研究中医西译的历史和发展情况。其中有 1735 年巴黎出版的由法国人哈尔德所著的一部名为《中国地理历史年事政治记录》的书。还有两部英文书，一部为卜罗 1736 年所译，一部为克飞 1738 年刊行的四大卷综合介绍中医脉理、药物、医方和卫生等内容的图书，由名为夏裴的一位神父所译。王吉民认为该书虽然是最早比较系统地向西方介绍中医的书，但其内容却并不完整，而且还有很多的误传。比如该书将高阳生的《脉诀》误以为是王叔和的《脉经》，将从李时珍《本草纲目》中引用的部分内容误以为选自其他图书。

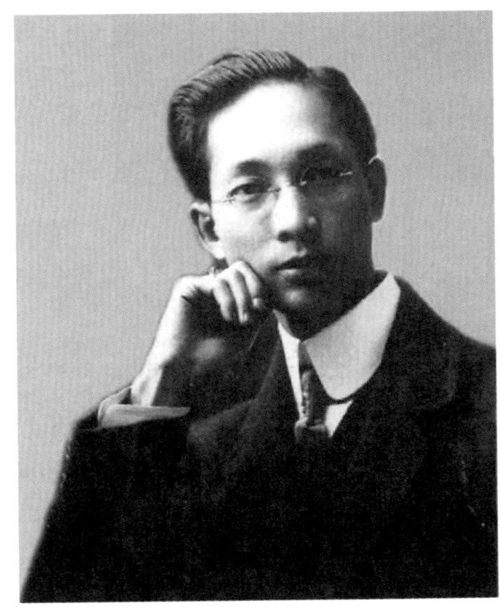

图 10-1 王吉民

当年有人认为《黄帝内经》

已经翻译成西洋文字了，比如马素撰写的《花柳病学》中就有这样的说法，认为德比理已经将《黄帝内经》翻译成西方语言了。经过认真研究和考察，王吉民发现德比理是法国人，其所撰写的《中国医药论》一书于 1863 年出版。该书是否真的全部翻译了《黄帝内经》，王吉民虽然还没有看到，但他断定肯定不是全译，充其量也只能是节译，不然为何将该书称为《中国医药论》，而不是《黄帝内经译本》。因此王吉民呼吁国人，在向西方介绍中国文化的时候，不要仅仅局限于经史子各书，而要重视中医的西译，以促进世界医学的发展。

虽然在《中国医史》一书中，王吉民对中医理论和实际存在的问题，做了明确的分析和总结，但对中医的对外传播还是非常关注的，并为此做了深入的研究和总结。1963 年，他与傅维康合编了一部题为《中国医学外文著述书目》（*Catalogue Of Publications On Medicine in China in Foreign Languages*）的小册子，罗列了东西方自 1656 年到 1962 年用西方语言编写或翻译的中医书籍等十个方面，即通论（General Medicine）、医史（Medical History）、脉学（The Pulse）、临床各科（Practical Medicine）、针灸（Acupuncture and Moxa）、药学（Materia Medica）、卫生保健（Hygiene and Health）、书刊（Books and Periodicals）、传记（Biography）和其他（Miscellaneous）。

王吉民编写的这本小册子非常重要，系统地介绍了中医在海外的传播情况，强调了中医对外传播的重要意义，为国内今天从事中医对外交流、传播和翻译的学者和译者提供了非常宝贵的文献资料。在该书的前言中，王吉民指出，中医历史悠久，内容丰富，为我国人民几千年来的医疗保健发挥了巨大作用，对其他国家亦做出了相当大的贡献。

三、简约派的风格

伍连德和王吉民在编写《中国医史》中有关中医的第一部分时，比较系统地介绍了中医的历史与发展，尤其是中医的一些基本的概念和术语。对这些概念和术语的翻译，他们也采取了直译、意译和音译三种最为常见的方法。将“经”和“络”译作 chen 和 lo，将“三焦”译作 san chiao 等，就是音译。对中医脉象的翻译，即充分体现了其对直译和意译的综合应用。

浮 superficial: a light flowing pulse like a piece of wood floating on water

沉 deep: a deeply impressed pulse like a stone thrown into water

迟 slow: a pulse with three beats to one cycle of respiration

数 quick: a pulse with six beats to one cycle of respiration

滑 slippery: like pebbles rolling in a basin

涩 small: fine, slow and short like scraping bamboo with a knife

虚 empty: slow, large and compressible

实 full: large, long and slightly tense, felt on both light and heavy pressure

长 long: neither large nor small; the stroke markedly prolonged

短 short: no volume, strikes with the finger sharply and leaves it quickly

洪 overflowing: full, bounding, forceful rising and gradual decline

微 thready: very fine and soft, easily obliterated by pressure

紧 tense: hard and full like a cord

缓 tardy: four beats to one cycle of respiration, equal strength, like willow branches swaying to a light breeze

芤 hollow: superficial, soft and hollow like an onion stalk

弦 taut: like a tremulous musical string

革 hard: tense and hollow like touching the surface of a drum

牢 wiry: deep, strong and slightly taut

濡 soft: superficial and fine, like thread floating on water

弱 feeble: very soft and deep, felt on light touch and disappearing on pressure

散 scattered: large, irregular like willow flowers scattering with the wind

细 slender: smaller than feebe but always perceptible, thin like a silk thread

伏 hidden: embedded in the muscles, only felt on strong pressure

动 tremulous: quick and jerky, pulsation covering a space no larger than a pea

促　running: rapid with occasional missing beat

结　intermittent: slow with occasional missing beat

代　irregular: tremulous, beats occur at irregular intervals

从以上所罗列的有关脉象的翻译及其释义可以看出，直译和意译之法均得到了充分的使用。将长、短、沉、迟译作 long, short, deep, slow，自然属于对应性的直译。而将结、代、促、细译作 intermittent, irregular, running, slender，当然属于意译。既然他们将此三种最为常见的方法均加以应用，为何将他们归属于简约派呢？这是因为他们在翻译中医基本概念、术语和语句时，还采用了简洁的释义之法，成为他们翻译中医基本名词术语的一大特色。正如前面对西方考据派和通俗派比较分析的发现一样，其交互和融合之处也随处可见。考据派在重视考据的同时，也使用了通俗的译法。通俗派在力推通俗译法的同时，也注意到考据对于正确解读和释义的重要性。

简约派也是如此。比如在翻译介绍《黄帝内经》的主要内容和篇章的时候，对其中一些重要章节的名称及其所包含的重要概念和术语，伍连德和王吉民即采用了简约的方式予以意译，而不是按照经典著作的翻译常规进行一对一的质直翻译。如将“皮部论”译作 Premonitory Symptoms（疾病先兆），而没有译作 Discussion on Skin Division；将“经络论”译作 Muscular System，而没有译作 Discussion on Meridians and Collateals；将“诊要经终论”译作 On Blood-letting，而没有译作 Discussion on the Essentials of Diagnosis and Exhaustion of the Twelve Meridians；将“八正神明论”译作 On Diagnosis，而没有译作 Discussion on the Mysterious Influence of the Eight Directions on Acupuncture；将“离合真邪”译作 On Acupuncture，而没有译作 Discussion on the Separation and Combination of Genuine Qi and Evil Qi；将“至真要大论”译作 Etiology of Diseases，而没有译作 Discussion on the Most Important and Abstruse Theory；等等。如此这样的翻译，可谓既简约又明确。所以，从基本信息传递的角度来看，如此简约的翻译还是非常有实际意义的，毕竟不是像现在这样非常专业化和系统化的

翻译介绍。如此之译，对于今天所谓的普及性读物和科普性读物的翻译，也有一定的参考意义。

此外，将“生气通天论”译作 Vital Air from the Sky，将“五脏别论”译作 Other Discussion on the Five Viscera，将“刺疟论”译作 Treatment of Malaria by Puncturing，将“脉解论”译作 Explanations of the Pulse，将“刺法论”译作 Principles of Puncturing，将“热论”译作 On Fevers，将“疟论”译作 On Malaria，将“咳论”译作 On Cough，将“痿论”译作 On Paralysis，则与一般常规译法比较一致。但与常见译法比较起来，其对中医上一些颇为经典的概念和术语简约式的翻译，则显得更具特色。这也是将其归于简约派的一个重要原因，目的是为了向大家展示其特色，为时下的各种翻译实践提供比较实际的借鉴。

第二节 释义派

所谓释义派，就是以词典解释性方式介绍中医基本名词术语的翻译方法。这种方法的使用有一定的学术意义和传递信息的作用，这是值得肯定的。但从名词术语的翻译及其标准化的发展要求来看，这样的做法只能局限于一定的历史时期，而不能推广应用于任何时期，尤其在全力推进中医名词术语英译标准化的今天。

一、释义派的概念

释义性翻译为 20 世纪 70 年代至 90 年代国内中医翻译的突出特

征。虽然当年的主要翻译者也采用了仿造性的翻译，但其最为突出的特点则是对中医一些核心概念和术语的解释性翻译，使得颇为简洁的中医概念和术语的英译变得冗长，甚至烦琐。这样的翻译虽然有利于读者的理解，却不符合术语翻译的基本要求，更不利于术语的正常使用。

欧明 1982 年出版的《汉英常用中医词汇》中，就有很多这样的例子。如将“九窍”译作 nine orifices，“干咳”译作 dry cough，“血海”译作 blood sea，“血虚”译作 blood deficiency，“金生水”译作 metal generates water，“虚火”译作 deficiency-fire，“散脉”译作 scattered pulse，“假寒”译作 false cold，“推罐”译作 moving cupping。如此之译，显然是比较仿造的译法，比较直接的译法。这种情况在其他各个时期、各个译者、各个流派的翻译中，都有一定的体现。这说明，多法并举是译者潜意识中均在努力发挥的一个有效的技能，是翻译界的一个常见的现象。但要总结一个时期、一个译者和一个流派的独特风貌，则须从其翻译实践中寻找与众不同的翻译风格。

20 世纪 70 年代前后，由于中医翻译事业刚刚起步，很多涉及中医基本概念和术语翻译的问题还处在探索时期。但比较一致的认识还是有的，即要按照信达的要求，将中医基本概念和术语的具体含义再现于译文。这样的理念当然是合情合理的，无可挑剔的。但在具体的操作方面，却往往出现了一定的偏颇。具体表现为忽略了术语翻译的信息要求，基本按照词典解释性方法翻译中医的一些核心的概念和术语。比如将“顺传”译作 exogenous febrile diseases transmitting from one channel to the other in due order，将“肝着”译作 feeling of oppression in the chest due to stasis of liver-energy and blood，将“肝疳”译作 infantile malnutrition due to heat-evil involving the liver channel，将“利湿”译作 promote diuresis to eliminate the wetness-evil from the lower warmer，将“肾疳”译作 infantile malnutrition due to heat of the kidney channel，将“辛凉解表”译作 expel the evil factors from the surface of the body with drugs of acrid flavour and cool nature。这就是释义性翻译的典型实例，也是释义派

的突出特点和风格。

中医术语如此释义性的翻译，意思当然是明晰的，表达也是清楚的。但就术语翻译的要求而言，尤其是信息密度而言，对中医术语释义性的翻译还存在着一定的实用障碍。特别是在实际交流中，如此冗长的英译术语很难发挥其实用价值。这就是释义性术语翻译后来逐步被简洁化的主要原因。比如“顺传”在现在的翻译实践中，一般均简单地译作 due transmission，省略了以前译文中涉及病邪和传经的解释。在 WHO 西太区 2007 年颁布的国际标准中，“肝着”“肝疳”“利湿”“肾疳”和“辛凉解表”分别被译作 liver fixity, liver (infantile) malnutrition, drain dampness, kidney (infantile) malnutrition 和 release the exterior with pungent-cool，既是对以往释义性术语翻译的简洁化，也是对中医名词术语英译简洁化发展的归纳和总结。

二、释义派的代表

中医名词术语释义性翻译，是 20 世纪 70 年代中医翻译事业起步的标志性趋势。由于当时中西方之间在中医领域缺乏广泛的交流，中医的基本信息在西方的传播非常有限。像“阴阳、气血、经络、寒热、虚实、表里”这样的基本概念和术语，在西方并不流行，了解其基本含义的人士非常有限。为了便于向西方介绍有关中医基本概念和术语的实际含义，以便能使西方人更好地了解中医，为系统全面地西传中医铺平道路，当时努力向西方介绍和翻译中医的学者和译者，无论来自北方还是南方，都不约而同地采取了词典解释性译法翻译中医的基本概念和术语，从而为释义性流派的形成和发展奠定了基础。

20 世纪 70 年代，开启中医翻译先河的学者和译者主要来自两个领域，即中医院校和西医院校。自 20 世纪 50 年代中后期开始，由于“西学中”（即从事西医研究和实践的医务人员开始学习中医）政策的实施，中西医结合已经成为中医发展的基础。中医院校不仅开设了中医的系列课程，而且也开设了西医的系列课程。当然，西医院校也开设了一些中医的基础课程，但并不像中医院校如此系统地开设西医课程。但西医院校设立中医研究机构，也还是比较普遍的，就像如今的西医医院基本都设置有中医科一样。由于这样的时代发展，中医院校有西医教师和研究人员，西医院校也有从事中医教育和研究的专家和学者，从而为中医翻译的发展在两个领域均奠定了人才基础。

所以当时从事中医翻译实践和研究的，主要是中医院校和西医院校从事中西医结合研究的专家和学者以及个别从事英语教学和翻译的老师，其代表人物在南方的有广州中医药大学的欧明、李衍文、蒙尧述、黄月中以及湖南中医药大学的帅学忠、陈大舜等，在北方的有谢竹藩、黄孝楷、马堪温、陈可冀、方廷钰等。这些中医翻译的开创者大部分都是中西医结合方面的专家和学者，个别是在中医院校从事英语教学和翻译的老师（如黄月中、帅学忠、黄孝楷、方廷钰等），但却没有任何专门从事中医教学、研究和治疗的人员。由此可见，当年首先启动中医西传历史工程的，并不是中医领域的专家，而主要是从事中西医结合研究的专家。这可能是中西医结合这一颇具争议的学科为中医走向世界做出的最大贡献。

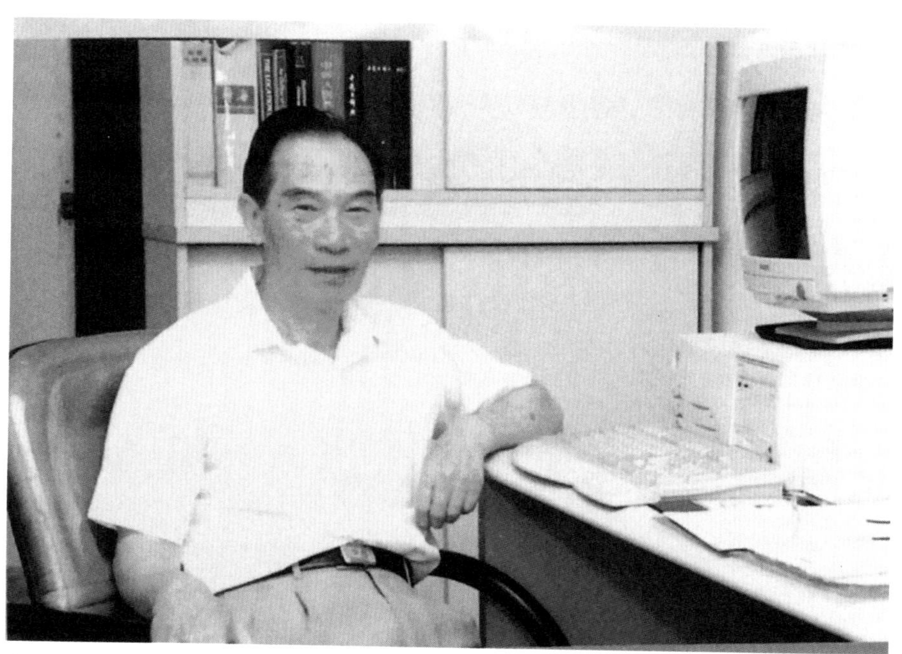

图 10-2 欧明

开创现代中医翻译事业的主要专家和学者之所以都是中西医结合专家，主要和他们的教育背景、知识结合和学术视野有极大的关系。他们中的很多人中小学是在教会学校学习的，有比较深厚的英语基础。大学时期学习的是西医专业，对西方文化有一定的了解，经常学习和阅读英文版的西医原著，英语基础又得到了进一步的提高。参加工作之后，尤其是从事学术研究的时候，经常有机会与西方学者进行交流与合作，培养了他们跨文化交流的意识和能力，同时也使他们有了对外介绍和传播民族文化的理想和抱负。作为中国传统文化不可分割的中医，自 20 世纪以来就已经逐步发展成为中国文化西传的排头兵和桥头堡，因此而引起了他们极大的重视。如何将中医翻译介绍到西方，为中西方的交流合作搭建一座理想的桥梁，成为他们努力研究和探索的一个重要课题。

如何才能搭建一座比较理想的东西交流之桥梁呢？直接对其核心概念和术语从字面的角度进行翻译，也有一定的可能性。比如将“头痛”如果不译作 headache，而译作 head pain，信息的传递还是有效的，西方读者看了也会明白的。但若将“心神”译作 heart spirit，则会使西方读者感到困惑，不知道 heart 和 spirit 之间到底存在着怎样的关系，更不知道 heat 和 spirit 组合起来要表达的是怎样的概念。所以，根据当时的客观条件和现实问题，经过对中西医理论与方法以及中西方语言和文化的比较，他们发现很难从英语中找到中医基本概念和术语的对应语。所以只好采用解释性的翻译方式，向西方读者介绍中医基本概念和术语的实际含义，以避免引起任何的误解。这是中医英译初期实践和研究所必须考虑的问题。

比如“纳气”，现在一般译作 qi absorption，很简洁，西方从事中医学习和研究的人也能理解。但 40 年前若如此翻译，则必然令西方人士困惑不解。所以那时的中国译者，一般都将其解释性地译作 improve inspiration by invigorating kidney-energy。对于这一观念，西方人不一定清楚，但如此解释性的翻译还是使他们大致明白了这一概念的基本含义。“奔豚”也是如此。现在一般译作 triple piglet，因为

图 10-3 谢竹藩（左）

图 10-4 方廷钰（右）

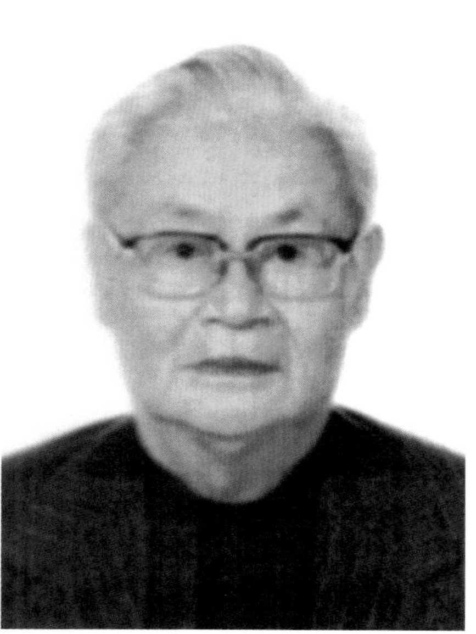

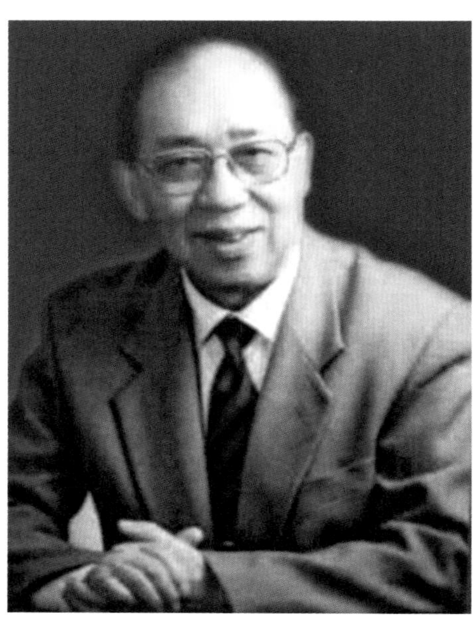

这一病名的基本意思已经逐步地介绍到了西方。但 40 年前若如此翻译，则会使西方读者感到滑稽可笑。所以那时的译者一般都将其译作 a syndrome characterized by a feeling of gas rushing up through the thorax to the throat from the lower abdomen，虽然冗长而烦琐，但基本意思的表达还是比较清晰明了的，不会令西方读者感到不可思议。由此可见，解释性翻译是中医翻译初期发展中不得不采用的一种颇为实用的翻译方法。

三、释义派的贡献

20 世纪 70 年代是中国人积极主动参与和推进中医西传事业的初期阶段。这一重大工程的启动者，就是上面所提到的那些身居南方和北方的著名中西医结合专家和学者，以及部分中医院校从事英语教学和翻译工作的老师。经过他们多年的孜孜不倦的努力实践和认真研究，系统梳理了中医英译中所涉及的各种语言、文化和医理的问题，并根据时代发展的需要深入探索了对外传播中医的基本思路与方法，为中医走向世界和中医翻译事业的健康发展开辟了一条广阔而顺畅的道路。他们的主要贡献体现在深入比较研究了中西语言文化和医学理法的差异，系统分析探索了中医名词术语英译的思路与方法以及为中医英译的顺利发展搭建了宽广而坚实的平台等方面。

（一）中西语言文化和医学理法差异的深入比较研究

中西医语言、文化和医理的差异，人所共知。但如何在中医对外交流和翻译过程中应对这一差异，始终是中医翻译界学者和译者所面对的严峻问题，尤其是在早期的中医翻译实践中。对这一问题，早期译者和研究人员，首先认真研究中医语言和医理的独特风格和内涵，其次将中西方语言和医理进行比较研究，从中努力寻找可以交互的、比较合理的对应语，努力探索如何解决无法交互的、无对应性的中医概念和术语的翻译问题。

1982 年，浙江中医学院（现浙江中医药大学）顾启欧在《中西医结合杂志》第 2 卷第 1 期发表了《中医著作的译名应该统一》一文，就中医重要典籍《黄帝内经》《金匮要略》和《伤寒论》等名称的英译及其统一问题，进行了分析研究，提出了自己的意见和建议。他认为："中医学的几部重要著作，其译名不统一，使国内英译者无所适从，也使国外读者眼花缭乱。"针对国内外对《黄帝内经》各种各样不同的译法，根据原文的实际含义以及与西医相关著作名称用词的对比，顾启欧提出应将其译作 *Yellow Emperor's Canon of Medicine*。针对很多译者将"内经"的"内"译作 internal，顾启欧认为没有必要，如此之译会使西方读者误以为《黄帝内经》是内科学专著。

针对《黄帝内经》名称的翻译问题，顾启欧指出："其实该书涉及的范围较广，对中医的理论、病机、病理、防病治病、医学教育、医德、养生等均有阐述，是中医学的经典著作，真所谓黄帝之医经，中医界尊之为典范之作。"所以他提出，《内经》之"经"可译为 Canon 或 Classic。"至于 medicine 的词意甚广，既有医药卫生之义，又可作为'内科学'解释。如美国名著 *Cecil's Textbook of Medicine*（中译名为《西塞尔内科学》或《西氏内科学》）书名中，虽无 internal，人亦知其为内科学。况且《黄帝内经》系托词黄帝于宫廷内讨论医学之作，并非单指内科而言。”

顾启欧根据其对中西语言和医理的比较研究，就《黄帝内经》名称的英语提出了颇为实际的意见和建议，对时下的翻译依然具有重要的指导意义。我们当年翻译《黄帝内经》时，将其书名译为 *Yellow Emperor's Canon of Medicine*，与顾启欧的建议可谓不谋而合。

中国人民解放军军事医学科学院周金黄在《中西医结合杂志》第二届编委会议上做了书面发言，提出中医学名词术语的英译需要讨论，并希望在中西医结合研究工作中，逐步形成中医名词术语的标准英译名，以供国内外学者借鉴。《中西医结合杂志》1984 年第 4 卷第 1 期上，发表了他的书面发言，题目为《谈中医名词术语的英译名问题》。他指出：“中医名词术语的优点是字少而意深，其英译名似应仿此，但不要与西医常用专门名词混淆。”周金黄以实例为证，以中西方语言和医理比较为基础，对中医名词术语的翻译及其信息的再现，提出了一些非常值得令人参考的意见和建议。同时，也为后来词素翻译理念的形成和发展开辟了颇具特色的蹊径。

1989 年，苏志红在《中国翻译》杂志上发表的《关于中医名词术语的翻译》一文中指出：“有的中医临床病症名、人体结构解剖名和某些脏腑功能等词汇，和西医的意思相同或相似，就完全可以采用西医的专有名词，没有必要另造一套。”如此之见，自然颇有道理，也很符合中医名词术语英译后来的发展走势。谈到中西医理的差异时，他指出：“有些阴阳五行理论、辨证论治、治则等方面的词则不能用一些神经生理、形态等方面的专有名词来表示。特别是一些用来表示脏腑功能、阴阳关系等的词，具有优美形象化的文学色彩，更不能引用一些西医其他各科的专有名词来译，也不能笼统地都用拉丁文来表示。”苏志红的分析总结以及所提出的意见和建议，可谓至为中肯，预示了中医名词术语英译未来的发展方向。

（二）中医名词术语英译思路与方法的系统分析探索

20 世纪 70 年代是国内现代中医翻译事业的起步阶段，其开启者们虽然非常注重中医翻译的实践，但依然非常重视中医名词术语英译的思路与方法的研究和总结。在广泛深入的翻译实践中，他们也一直在思考如何以较为贴切的方式翻译具有浓郁文化、哲学和医理内涵的中医核心概念和术语，并从中总结出了一些颇为合情合理的、至今依然广泛采用的翻译方法。

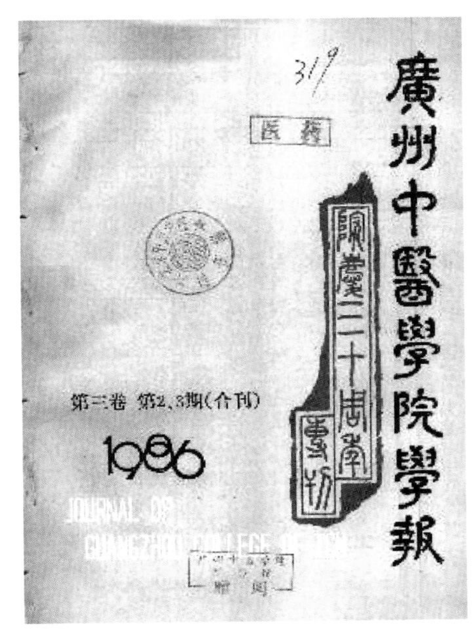

图 10-5 《广州中医学院学报》

1988 年，欧明在《广州中医学院学报》发表的《中医常用词汇英译刍议》一文中，根据国内外的翻译实践并结合自己的翻译体会，比较深入系统地分析总结了八纲、五行、脏腑、人体基本物质、病因、病证、中药四气五味、经络穴位等方面一些常用名词术语的英译问题。如对于阴阳的翻译问题，欧明指出："中医阴、阳两个术语，有其特殊的意译，不能简单地理解为 positive（正）和 negative（负）两个对立面。feminine 和 masculine 虽有'阴性'和'阳性'的意思，则一般只应用于语法上名词的词性（gender），如套用中医的阴阳，不免有些牵强。《韦氏字典》已把 yin 和 yang 正式收入，其注释是从中国古代哲学的角度来解释，其释义可供参考。"

再如对"虚"的翻译，欧明罗列了可以采用的五个英语单词，即 asthenia, deficiency, debility, weakness 和 hypofunction。欧明指出："虚是以正气虚损为主要表现的一种病理反映。它的含义较为广泛，包括气、血、津液的不足，经络脏腑的功能低下，抗病能力低下和临床上出现的一系列虚弱、衰退和不足的证候，所以要根据其具体内涵选用上述的译词。如虚证用 asthenia-syndrome，虚热用 asthenic fever，阴（阳）虚用 yin（yang）deficiency，气虚用 qi-deficiency，身体虚弱可直接用 debility 或 weakness，对经络脏腑的虚损含有某些功能低下特定含义者可选用 hypofunction，如脾失健运所致的脾虚可选用 spleen hypofunction。”

又如对于“实”的翻译，欧明罗列了三个英语单词，即 sthenia, excess 和 hyperactivity。他指出：“实是以邪气亢盛为主要表现的一种病理反映，在临床上可出现一系列病理性反映比较剧烈的证候。目前对实证有用 sthenia-syndrome 和 excess-syndrome 来表达。从机体整体反应的角度考虑，与 asthenia-syndrome 相对，用 sthenias-syndrome 似更为贴切。实热则与 sthenic fever 原意相吻合。(Dorland: fever characterized by a full, strong pulse, hot and dry skin, high temperature, thirst, and active delirium)。实邪表示亢盛的邪气，可用还有 hyperactive evil。”

从中西语言、文化和医理的差异并结合当时中医翻译的实践基础及时下的翻译趋势来看，欧明的分析、总结和建议还是颇为合乎情理、符合实际的。虽然有些提法和现在的发展有一定的差异，但这并不是说欧明当年的建议是不合理的，而是中医翻译随着时代潮流逐步发展的结果，也是受语言自身运动规律影响的结果。

1989 年，西安医科大学经络研究室张保真在《中医药研究资料》第 2 期发表了题为《试议中医药词汇汉译英的几个问题》的文章。在该文中张保真分析讨论了三个问题，一是“为避免误解宁可采用音译”，二是“同一词汇，译此译彼，因情而异”，三是“放弃难以寻求实际的音译，采用意译”。他主张将中医脏腑器官的名称，也包括像“三焦”“心包络”这样一些中医特有的生理概念，予以音译，以避免中西交流中出现误解。这一看法在当时还是比较普遍的，至今也是比较合理的。但随着约定俗成和中西交流的发展，这一问题已经逐步得以解决。他关于同一术语可以按照不同的含义予以不同翻译的建议，还是比较符合实际的，这一观念在时下的翻译实践中依然有所体现。就是在魏迺杰的翻译中，我们也可以找到这样的现象。他关于意译的建议，至今依然是中医翻译常用的译法。当然，具体意译什么样的概念和术语，张保真的见解与现在的发展，还是有一定差异的。这当然是中医翻译与时俱进的发展结果，并不意味着张保真当年的见解是偏颇的。

（三）为中医英译的顺利发展搭建宽广而坚实的平台

中西方语言、文化和医理的差异一直是中医对外交流和翻译所面临的巨大挑战，至今依然是无法回避的问题。中医的“脾”和西医的spleen，就是这样，虽然从字面上看似乎是对应的，实际上却存在着本质的不同。这种情况与当年西医传入中国时的翻译，有着直接的关系。当西医传入中国的时候，翻译人员——主要是西方的翻译人员——借用了中医的名词术语翻译相应的西医用语，将heart译作“心”，将liver译作“肝”，将lung译作“肺”，将kidney译作“肾”，虽然也有一定的差异，但基本上还是比较相近的。但将spleen译作“脾”，却有些偏颇了。在英语中，spleen是一个淋巴器官，与消化没有什么关系。但在中医学中，“脾”主运化，为后天之本，就与消化和吸收有着极大的关系。

1989年在《中医药研究资料》第2期发表的《试论中医药词汇汉译英的几个问题》一文中，张保真对“脾”和spleen的问题进行了分析研究，“为了有利于传播中医文化”，建议“音译脏象脾为Pi”。张保真的分析和建议，当然是颇有道理的。但随着中西方交流的深入开展，随着中医在西方传播和应用的推广，经过早期释义性翻译的介绍和说明，西方相关人士已经逐步理解了中医基本概念和术语的实际内涵。虽然在形式上中西医的一些概念和术语是一致的，但由于理法的差异其实际所指也是各有其实的。这一点西方人士已逐步了解了。所以在今天的西方中医界，中医的“脾”依然借用西医的术语翻译为spleen，但并没有将其直接理解为淋巴器官，而是将其与中医的“后天之本”密切结合起来。

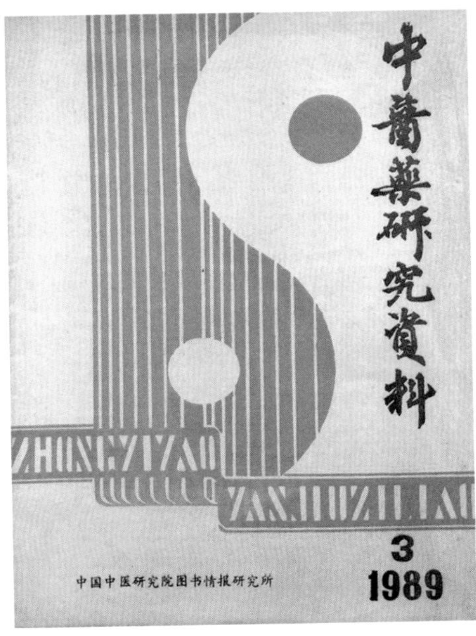

图10-6 《中医药研究资料》

经过40多年的努力，中医如今在西方已经得到了颇为广泛的传播和发展，很多非常深奥的概念和术语——如“精气神”——已经在西方得到了一定的理解和认识。但在40年前，这样的理解和认识还比较缺乏。正是因为理解和认识上存在着这样的缺陷，才使当年的翻译者不得不从解释和说明的角度对一些颇为精简的中医概念和术语做出如此冗长而烦琐的翻译。这些翻译虽然显得冗长，甚至烦琐，但在传递原文实际含义方面却发挥了无可替代的作用。如前面提到的欧明在1982年主编出版的《汉英中医常用词汇》中对“顺传”“肝着”“肝疳”“利湿”“内钓”“肾疳”等术语解释性的翻译，到了1990年左右其基本含义就在西方得到了一定的传播。这从这个时期出版的另外一些汉英中医词典中，即可看出其发展轨迹。

1994年出版的刘占文主编的《汉英中医药学词典》中，“顺传”译作 sequential transmission，“肝着”译作 liver coagulation，“肝疳”译作 liver malnutrition in infant,“利湿”译作 dispersing the dampness，“内钓”译作 infantile tic，“肾疳”译作 infantile malnutrition due to renal dysfunction，前五个术语的翻译已经非常简洁化了。之所以简洁化，就是因为这些术语的基本信息在西方已经得到了一定的传播，所以没有必要再做全面细致的解释和说明了。从此之后，释义性翻译就逐步地被简洁化翻译所替代。作为中医基本名词术语西传初期的传播桥梁，释义性翻译的历史作用已经得到了充分的发挥，已经为中医西传和中医西译奠定了扎实的文化和理法基础。这就是释义性翻译最为重要的历史贡献。当然，这样说并不意味着释义性的翻译如今已经没有任何现实意义了，而是强调其在中医西传过程中发挥的不可替代的历史作用。

在如今的中医翻译实践中，释义性翻译其实依然还存在着。不过其具体的应用与其初期所发挥的作用之间还是有一定差异的。在当代中医翻译事业中，释义性翻译主要体现在译文之后对相关概念和术语的附加性解释和说明方面，而不是直接体现在译文之内。比如我们所翻译的《黄帝内经》、魏迺杰所翻译的《金匮要略》、文树德所翻译的《难经》

等，对于每一个概念和术语或者音译，或者直译，或者简洁性意译，但译文之后均有解释性说明。这种解释性说明与当初的释义性翻译，其性质和方式基本上还是比较一致的。

第三节
词素派

所谓词素派，指的是以医学英语的词素为基础研究制定具有鲜明中医特色，但又符合科技英语词汇结构的中医术语体系。从理论的角度来看，这样的理念和方法是科学的，也是客观的。但从翻译实践的发展来看，这样的理念和方法却并没有得到充分的普及和应用。

一、词素派的概念

所谓词素派，此前归纳为仿造派，因为两者之间存在着一定的关联性。但考虑到此前在分析西方流派的时候，已经对仿造之法有所论述。比如魏迺杰的翻译理念和方法，特别是对中医基本名词术语的翻译，基本上都采用的仿造之法，也就是所谓的直译之法。在其编写的《实用英文中医辞典》的前言中，他对此做了非常具体的论述，明确地提出和倡导仿造译法。从这个意义上说，魏迺杰就是仿造派的代表。但因为以魏迺杰为代表的仿造派已经非常普及了，且其具体操作之法也显得非常的通俗，有些甚至还显得庸俗，所以特别将其归纳为通俗派。

从翻译研究的角度来看，词素派与仿造派是紧密关联的，只是层次和角度的不同而已。仿造译法一般都是词对词的直译，正如将“心火”译作 heart fire，将“心神”译作 heart spirit，将“心血”译作 heart blood 一样。虽然词素翻译也属于仿造，但其仿造的理念和方式却与一般意义上的仿造截然不同。比如将“肾虚”译作 kidney deficiency 属于一般意义上的仿造之译，但将其译作 nephropenia，则属于词素翻译，或词素层面的仿造。两者虽然都属于创新，但其创新的形式和内容之间却存在着较大的差距。将“肾虚”译作 kidney deficiency 属于原词照借，而译作 nephropenia 则属于创造新词。

在今天的中医翻译中，以词素翻译方式创造新词的做法和理念已经被淡化。比如在 WHO 西太区所制定的所谓西太区传统医学标准（即中医基本名词术语英译国际标准）中，其第二个原则是 No creation of new English words. All the English terms included in this document are those that have been collected in universally recognized English dictionaries. If there are exceptions, they are derived from available English words with some grammatical modifications. 意即“不使用新造的英语词汇。本标准中所有英语术语均选自全球公认的英语词典。如果有例外情况，一定源自一些虽有语法调整但却属于常用的英语词汇”。这实际上就是对词素翻译法的否定。

虽然词素翻译之法现在已经很少使用了，但在中医翻译的初期阶段，这样的理念和做法还是有一定实践基础的。这当然与当时的中医翻译尚处在探索阶段的现实有密切的关系，也与当时一些学者、译者和研究人员试图为中医创造一套既具有鲜明特色又比较简洁规范的术语体系的理想信念有直接的关系。同时，也与英语医学术语的结构有一定的关系。现代英语术语，很多是从词素结构的层面上发展起来的。比如 endocardioscope（心脏内窥镜），就是由 endo-（内），cardio-（心）和 scope（范围）三个词素构成。再比如 cardiodysesthesia（心脏感觉失调），即由 cardio-（心），dys（失常）和 esthesia（感觉）三个词素构成。类似这样的术语在英语医学词汇中非常普遍，就是新出现的一些医学术语也基本按照这样的方式构建。

从这个意义上看，当初采用词素翻译法为中医创造一套非常规范的且具有鲜明中医特色的英语术语体系，应该与英语一些术语体系在结构上是一致的，并非没有任何实际意义。遗憾的是，这一颇具科学意义的翻译方法在后来的实践中没有得到广泛的推进，因此而被淡化了。这似乎与当时学界对这一问题的认识，也有一定的关系。

二、词素派的代表

在初期的中医翻译实践中，有词素翻译意识的可谓大有人才。德国的满晰博以拉丁语为中医创造术语体系的做法，也属于词素翻译，只是采用了拉丁语而已。以英语为基础进行词素翻译的，在早期国内中医翻译界还是有一些学者和译者的。除了蒙尧述之外，还有周金黄等学者和译者。他们的创新性实践和研究，拓展了中医翻译实践和研究的视野，为后来学者和译者的翻译和研究开拓了一定的路径，也为今天的学者和译者从事中医翻译和研究提供了一定的思维空间。这是我们应当充分肯定的。这当然也取决于我们是否对中医翻译的发展做出了系统而深入的研究和总结。

在中医翻译的初期阶段，有词素翻译意识的学者和译者并非个别。蒙尧述的思路和方法此前已经做了介绍，这里不再赘述。当时的中医翻译界，主张采用词素翻译法翻译中医名词术语的，还有其他一些有代表性的学者和译者。他们的意见和建议既客观又实际，既有传承又有创新。虽然时代改变了，理念发展了，但他们关于中医名词术语翻译的思考和分析以及总结和建议，在后来的翻译实践中还是产生了一定的影响。就是对于今天的翻译和研究，也有一定的参考意义。笔者所撰写出版的《中医翻译导论》一书，对此也有深刻的分析和论述。限于篇幅，下面再介绍两位颇具创新意识的学者关于词素翻译的意见和建议。他们是周金黄和李平。

1984年，周金黄在《中西医结合杂志》第4卷第1期发表了一篇题为《谈中医名词术语的英译名问题》的文章。谈到中医“证”的翻译

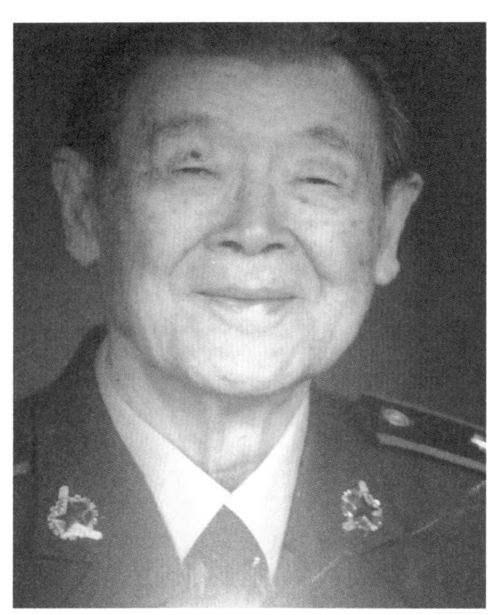
图 10-7 周金黄

问题时，指出："中医的'证'译成 syndrome，也是一个值得推敲的词，如何使译名突出中医'证'的概念，似乎也应该创造一个新译名词，才能体现中医的学术思想，又便于现代科学的理解。"如何为中医的"证"创造一个新译名词呢？周金黄没有具体说明，但谈到"气"的翻译时，他提出了颇有意义的创新译法。

由于当时西方和中方译者对"气"有多种译法，如 energy，vital energy，functional activities 等，对"气"的实际含义表达得并不深入完整。周金黄指出："'气'在中医理论中是一个最基本的概念，是宇宙和人的最本质的元素（basic elements），为了突出这一特点，是否可以创造一个新的派生字'energen'（原意为'能'，从 energy 派生），字尾加 gen 有类似氧（oxygen），氢（hydrogen），氮（nitrogen）等元素的字尾；energen 就具有中医理论'能动元素'这一概念。"从实践和理论的角度来看，周金黄根据化学元素英语名称的构成规律，采用词素翻译法将"气"译作 energen，应当是比较合情合理的。

对于如何使用 energen 这一创新性的新词，周金黄也做了一些实例分析。他指出："补气药为 energenic drugs 或 energenics，理气药为 energen modulating drugs，或 energen-modulators，气虚为 energen-deficiency，气不足为 energen insufficiency，等等。energen 均属同源派生字，原外文字根为 energein，enegos 等。"对于"气"的这一创新性翻译，周金黄也是很有见地的。其目的并不纯粹是为了推广"气"的这一译法，而是为了推进中医名词术语的词素翻译法。所以，周金黄说："提出英译新名词的设想，是为了请有关专家考虑这个问题，而不是以为把‘气’译为energen就一定可取，仅以此作为抛砖引玉之一线。”

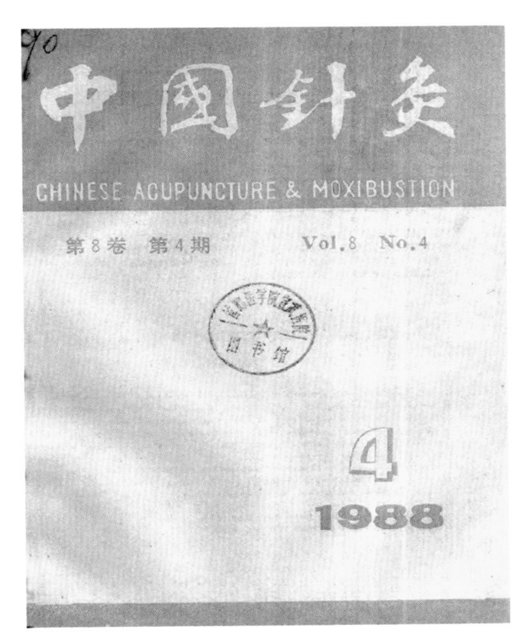

图10-8 《中国针灸》杂志

1988年，《中国针灸》杂志第5期发表了《针灸术语国际规范化的英译问题刍议》。其作者李平分析总结了针灸术语翻译规范化应注意的三个问题（一义多词、一词多义、正确释义）以及英译针灸术语时应如何准确再现原文内涵应注意的三个问题（忠实于原文、尽量音译、组合新词）。其所提出的组合新词，就与词素翻译密切相关。为什么要组合新词呢？李平指出：“有些术语在英文里找不到对应词，又不宜汉语拼音者，可用英文原有的词素组成新的合成词。在科学昌盛的今天，自然科学领域的新词层出不穷，大多数的新词都是按照一定的规律新组成的合成词。在现代医学里，这类词不胜枚举。”李平的这一论述，恰好说明了当初有学者和译者主张采用词素翻译法为中医创造新的英语术语体系的缘由和依据。

中医英语翻译中，有没有以词素翻译为基础而创造的全新术语呢？李平总结说：“在针灸学领域，Acupuncture（针）、Moxibustion（灸）、Acupoint（穴）都属于这类合成词。Acupuncture是acute（尖锐的）与puncture（穿刺）的缩合，Moxibustion是moxa（艾绒）和combustion（燃烧）的缩合，Acupoint是acupuncture（针）和point（点）的缩合。由于这些合成词比较规范，所以得到了国际上的广泛承认。”李平的这一分析和总结非常符合实际，说明了词素翻译法在中医翻译上可谓自来有之，并不是20世纪70年代才有的创新。

三、词素派的贡献

词素派对中医翻译的影响和贡献，是显而易见的。虽然在后来的中医名词术语英译和标准化研究中，词素翻译被逐步淡化了。但其产生的影响还是随处可见的。acupuncture 和 moxibustion 是 18 世纪词素翻译留下的结果，至今不仅依然广为流传，而且成为“针刺”和“艾灸”的标准化译法。此外，acupoint，electropuncture，acumox，则是 20 世纪后期留下的硕果。笔者在《中医翻译导论》一书中，对词素翻译进行了深入的总结和分析，提出了以其为指导规范化中医术语英译的设想，并制定了一套以词素翻译为基础的中医术语体系。这些术语体系虽然已经成为历史，但却记录了 20 世纪后期中医翻译的创新性思维，为后来者的实践和研究提供了一定的借鉴。

除此之外，词素派给中医翻译界留下的另外一大影响，就是术语翻译的理念以及信息密度的保持。当年的学者和译者之所以提倡以词素翻译为中医术语的翻译进行创新，目的无非有三：一是为中医创造一套既符合英语科技术语的结构要求又能体现中医固有特色的术语体系，二是为中医术语英译的简洁化开辟一条既有科学性又有民族性的独特蹊径，三是为推进中医名词术语英译的标准化夯实基础。比如蒙尧述将“得气”和“里虚”以词素翻译之法译作 acuesthesia 和 endopenia，既体现了与医学英语术语结构的一致性，又体现了中医固有的医理和医法，既使英译的中医术语简洁化，又使其具有鲜明的民族特色，更使其具有规范化的层次和力度。

蒙尧述以词素为基础翻译的这些形式简洁、内涵明确的中医术语，正如满晰博所制定的拉丁化的中医术语一样，虽然简洁而规范，但却没有能够为后来的中医翻译者所普遍接受。随着简洁化和通俗化译法的大力推广，这些颇有学术风格和文化色彩的词素翻译之法，便渐渐地被遗忘了。但当年词素翻译法的研究和推进，却增强了翻译界规范化中医术语英译的意识。当年的学者和译者之所以提倡词素翻译法，就是为了快速、有效地规范化中医名词术语的英译形式，为之后的规范化发展和标准化实现开启了先河。

第四节
联合派

一、联合派的概念

所谓联合派，指的是具有环球眼界、凝聚意识和合作能力的学者和译者。通过组织、交流和协调，他们逐步联合全国的学术和翻译力量，组建庞大的团队，开展中医系列丛书的编写和翻译，从而较为系统而完整地将中医的基本理论、临床实践、防病治病和养生保健等理法方药介绍和传播到西方。

联合开展中医翻译的意识，可谓自来有之。如20世纪70年代开始，欧明、帅学忠、谢竹藩等学者即开始组织力量编写出版了三部汉英中医词典。但他们所组织的学术力量基本局限于自己身边的同事和朋友，并没有将全国的力量凝聚起来。再如1987年外文出版社出版的《中国针灸学》（*Chinese Acupuncture and Moxibustion*），就是在国家中医药管理局的指导下，由WHO与中国合作建立的三个传统医学合作中心联合编写和翻译的。这部书的内容丰富而简洁，翻译忠实而规范，是我国现代出版的一部质量好、水平高和影响大的英文版中医专著。这大概也是首部由国家职能部门指导编写和翻译的一部中医著作，其术语翻译比较统一规范，尤其是涉及阴阳五行、经络腧穴和诊断治疗等方面的概念和术语。但从组织方面来看，学术力量的凝聚和联合还是比较有限的，仅仅局限于三个培训中心。

进入 20 世纪 80 年代之后，中医对外交流与合作得到了更大的发展，越来越多的外国学者前来中国学习中医。此时的中医培训已经不仅仅局限于针灸学，也不仅仅局限于 WHO 与中国合作在北京、南京和上海建立的三个培训中心，而在全国各中医院校普遍开展起来，从而为普及和推进中医翻译事业创造了条件，也提出了挑战。为了积极有效地应对不断发展的中医国际培训事业，各中医院校和研究机构，甚至一些中医医院，都不得不选择和鼓励一些具有中医基础和英语水平的学者和译者开展中医翻译的实践和研究工作，为推进中医国际培训事业奠定人才基础。经过几年的努力，为此而献身中医翻译和研究的学者和译者人数不断增加，从而有力地推进了中医翻译事业的发展。

为了系统全面地将中医理法方药介绍传播到西方，以加快中医走向世界的步伐，同时也为各国传播、普及和培训中医提供必要的专业资料，很有必要通过学术交流和沟通的渠道，组织全国中医界和翻译界的专家学者，讨论方案，制定规划，编写、翻译和审定中医理论与实践的系列丛书，统一出版发行。有如此组织能力和凝聚意识的学者和译者，就是联合派的创始者和推进者。

二、联合派的代表

联合派最主要的代表有二，即山东中医药大学的张恩勤和徐象才。长期以来他们在中医院校工作，不仅具有扎实的中医理论与实践基础，而且具有良好的英语功底和丰富的中医翻译经验。在长期的中医翻译实践和研究中，他们的学术能力和翻译水平不断提高，国际视野和传播领域不断拓展。同时，其组织能力和合作意识也在不断增强。经过多年的努力和实践，他们产生了凝聚全国学术力量和翻译团队的想法，并为此而进行了深入的调研和规划。

20 世纪 80 年代中期，他们即开始联系国家中医药管理局和国家中医和中西医结合学术组织，与全国各中医院校的著名学者和翻译人员交流沟通，使大家理解和赞同其系统全面向西方介绍和传播中医的设想和规划，从而逐步将全国的学术力量和翻译团队凝聚在一起，启动了编写和翻译中医系列丛书的巨大工程。为此，他们组织了全国150多位专家、学者和译者，编写和翻译了两套中医系列丛书，即《汉英对照实用中医文库》和《英汉实用中医药大全》。前者共8册，1990年由上海中医学院出版社出版，包括《中医基础理论》(上下册)、《中医诊断学》、《中药学》、《方剂学》、《中医临床各科》(上下册)、《中医养生康复学》、《中国针灸》、《中国推拿》、《中国药膳》、《中国气功》、《中国名贵药材》和《中国名优中成药》等。后者共21册，1991年起由高等教育出版社出版，包括《中医学基础》《中药学》《方剂学》《单验方》《常用中成药》《针灸治疗学》《推拿治疗学》《医学气功》《自我保健》《内科学》《外科学》《妇科学》《儿科学》《骨伤科学》《肛门直肠病学》《皮肤病学》《眼

图10-9 张恩勤主编的8部英文中医教材《汉英对照实用中医文库》部分分册

图10-10 徐象才主编的21部中医英文教材《英汉实用中医药大全》部分分册

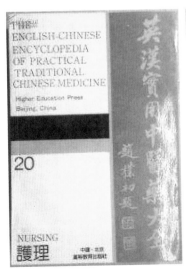

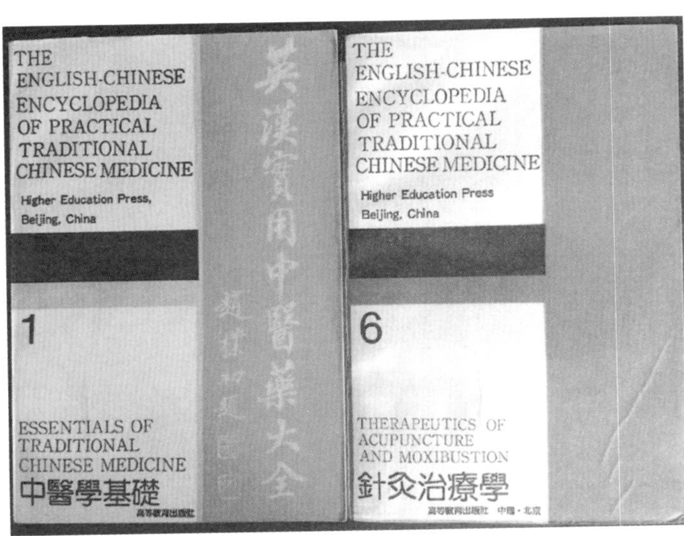

科学》《耳鼻喉科学》《急症学》《护理》《临床会话》等。

这两套汉英对照中医系列丛书，基本上涵盖了中医从理论到临床、从预防到养生的各个方面，比较系统地总结和展示了中医的理法方药的精华，为中医在西方的传播和发展提供了难得的宝贵资料。因此，这两套系列丛书便成为中医走向世界进程中第一批公开出版发行的系列国际教材，在当时的中医国际传播交流中发挥了重要的历史作用，为后来国内外编写的英文版中医系列教材探索了一条切实可行的路径。自此之后，国内学者及出版机构又组织力量编写了几套类似的中医系列丛书，虽然编写和翻译方式有一定的变化，但总体上仍与最初出版的这两套丛书相近。从某种意义上说，之后编写翻译出版的其他系列丛书，就是最初出版的这两套丛书的进一步发展。

三、联合派的贡献

联合派为中医国际传播、中医翻译发展和人才队伍建设所做出的贡献，可谓巨大。从中医翻译的历史轨迹、现实发展以及未来展望来看，当年的联合派对中医翻译和中医国际传播做出的杰出贡献，主要体现在以下五个方面。

（一）普及中医英译的基本知识

自20世纪70年代以来，中医翻译事业从起步到发展，可谓业绩卓著。当时出版的几部重要的汉英中医词典以及所发表的几篇具有广泛影响的论文，即充分说明了这一点。但由于时代和专业所限，当时有中医翻译和研究意识的，基本上都局限于从事中西医结合研究的学者。欧明、李衍文、蒙尧述、谢竹藩、马堪温、陈可冀、刘干中等当年从事或关注中医翻译问题的知名学者，就是这样。他们首先是中西医结合学家或中医文史研究者，其次才是对中医翻译和研究感兴趣的专家。当然，当年也有一些从事外语工作的专家也积极参与了中医翻译的实践和研究。黄月中、帅学忠、方廷钰等就是其中难得的几位从事英语教学和研究的专家。虽然中医院校都有外语教研室，都有一批外语教师，但真正参与到中医翻译和研究之中的外语工作者，还非常有限。

自从张恩勤和徐象才组织全国学术界和翻译界的力量开始编写和翻译汉英对照中医系列丛书以来，中医英译的意识和兴趣不但在中医界外语工作者中得到了广泛的传播，而且在整个中医界也得到了极大的普及，使得很多中医工作者和外语工作者从此后便有了参与中医翻译实践、从事中医翻译研究、推进中医翻译发展的理念和愿望，从而大大地拓展了中医翻译的领域、扩大了中医翻译的团队、普及了中医翻译的知识和技能。两套丛书出版之后，其阅读者和学习者不仅仅是外国人士，也包括中国的各方学者、研究者和翻译者。通过对这些系列丛书的学习和研究，使得很多中医界和外语界的学者对中医翻译的基本知识和方法有了一定的了解和掌握，为他们嗣后从事中医翻译的实践和研究奠定了坚实的基础。

在国外，初期出版的这两套汉英系列丛书成为普及和传播中医基本知识和方法的教材。在国内，这两套丛书则成为普及中医翻译基本知识和推进中医翻译事业发展的主要教材。自 20 世纪 90 年代起，很多中医院校外语教师已逐步具有了学习和研究中医翻译问题的意识，并积极地从事中医翻译，努力积累丰富的实践经验。在外语教学中，尤其是英语教学中，他们在向学生教授英语语言的基本知识和强化学生英语语言运用技能的同时，也潜移默化地以中医为基础锻炼学生的翻译能力。当年向学生介绍中医翻译基本方法和技巧的教师，基本上都以这两套汉英对照的中医系列丛书为教材，从中总结中医翻译的基本方法和要求，为他们的教学提供可资借鉴的文献资料。通过这样的教学，中医院校外语教师不仅锻炼和提高了自己从事中医翻译的能力和水平，而且还普及了中医翻译的基本常识，为嗣后中医翻译事业的发展奠定了学术、教育和实践基础。

（二）规范化中医基本名词术语的翻译

20 世纪 70 年代是国内现代中医翻译事业的起步阶段，很多名词术语的翻译还处在探索和讨论阶段，还没有形成比较一致的翻译理念和方法。比如 1982 年前后出版的欧明主编的《汉英常用中医词汇》、谢竹藩主编的《汉英常用中医词条》和帅学忠主编的《汉英双解常用中医词汇》，虽然基本是同一时期编译出版的，但在基本名词术语的翻译方面，尚存在着比较大的差异。有这样的差异，也是非常正常的，毕竟当时的中医翻译还处在探索阶段，还没有搭建好一个比较坚实的平台，也没有铺垫好一个宽阔的路径。

不过，在这三部并不统一的汉英中医词典的指导下，中医翻译事业在中国终于被逐步推进了，也引起了国内学术界、文化界和翻译界的关注。由于当时关注这一问题的，主要是从事中西医结合研究的学者和专家，其主要的专业和研究方向并非外语或翻译，所以对翻译的认识还是有一定的局限。但其在中医翻译方面的思考、实践和经验积累，还是为中医翻译事业后来的发展奠定了基础。早期的中医翻译实践者和研究者主要是中西医结合专家和学者，就充分地说明了这一点。张恩勤和徐象才之所以能组织全国中医界和翻译界的专业人才开展汉英中医系列丛书的编写和翻译，就是立足于早期的中西医结合专家和学者为中医翻译奠定的坚实基础。

在这个基础上，联合派的代表人物组织专家学者对中医翻译面临的问题和挑战进行了认真的总结研究，制定了较为规范的编写方案和翻译要求，从此前中西医结合专家和学者们积累的丰富经验和所总结的翻译思路和方法中，将中医基本名词术语的英译进行了研究和分析，制定了较为统一的翻译方法。从而使得中医基本名词术语的翻译不仅仅传承了前辈们宝贵的实践经验，而且还拓展了他们所努力探索的实践领域，为中医基本名词术语英译的统一化开辟了更为宽广的道路。

（三）建立中医翻译学术组织和团体

一个学术领域的发展，有许多标志性的进步。除了理论体系构建、学术专著出版和专家学者涌现的这些硬指标之外，还有一个重要的标志，就是学术组织和团体的建设。如果一个学术领域没有学术组织和团体，这个学术领域一定没有得到充分的、比较完善的发展。在国内外的学术界，任何一个学科或领域，都有自己的专业组织和专业团队，从而将其专业力量凝聚起来，为其进一步的学术发展和研究搭建一座坚实的平台。

20世纪70年代以来，中医翻译事业在国内开始起步，并逐步得到了一定的发展，专业领域基本形成。从翻译的角度来看，中医翻译当然属于科技翻译，而科技翻译的学术组织除了中国翻译工作者协会另有设定外，中国科学院还专门组建了中国科技翻译协会，并创办了《中国科技翻译》杂志。中国科技翻译学术组织和专业杂志为中医翻译事业的发展，提供了很多共享的资源，也给予了很多学术性的指导和专业性的帮助。但毕竟中医是一门医哲交融、文理结合、古今贯通的医学体系，与一般意义上的科学有很大的区别，其翻译也与一般的科技翻译存在着巨大的差异。比如英语语言中缺乏中医的对应语，这种情况在一般的科技翻译中十分罕见，几乎没有。面对这样的问题，科技翻译显然无法帮助中医翻译界开辟有效的解决渠道。

正因为这样的原因，中医翻译自身的组织建设就被提到了议事日程。联合派的组织和合作，使得全国中医界、中西医结合界、文化界和翻译界对中医翻译感兴趣、有经验、有研究的学者、译者和研究人员终于有机会形成了一个学术团队，使其学术力量得到了有效的凝聚，为中医翻译的组织建设铺平了道路。1991年12月，首届全国中医翻译学术会议在山东济南召开，其组织者就是联合派的代表徐象才。为了完成中医翻译的组织建设，为了将全国从事中医翻译的学者和译者团结起来，徐象才与中国中西医结合学会达成共识，建立中医外语专业委员会。在首届全国中医翻译学术研讨会上，中医外语专业委员会宣布成立。这是国内外成立的第一个中医翻译学术组织。

虽然名称为中医外语专业委员会，但实际上依然是探究中医翻译问题的学术组织。当初之所以如此命名，自然是充分考虑到了该学科未来发展的基本路径，即将中医与外语结合起来为中医的国际化搭建一座语言交流的平台。从此之后，中医学界就慢慢地形成了两个与外语相关的专业体系，即中医翻译和中医外语。中医翻译的发展，将为中医与外语的结合创造必要的条件，同时，为中医外语词汇的形成奠定基础，也为以外语表达中医的词法和句法创造了一些独特的风格和特色。

1996年中华中医药学会建立的中医翻译专业委员会和2008年世界

中联所建立的中医翻译专业委员会，是中医翻译学术组织的进一步发展。1991 年中国中西医结合学会所创建的第一个中医翻译学术组织，无疑为嗣后中医翻译学术组织的建设开辟了一定的渠道，奠定了一定的基础。这些均与当年联合派代表者的努力和奉献，不无关联。这是特别值得我们肯定的。

（四）推进中医走向世界的进程

联合派推进了中医走向世界的进程，这是毫无疑义的贡献。通过联合全国的学术力量，通过组织编写和出版中医系列的学术著作，不仅加快了中医翻译事业的发展，而且还有力地推进了中医在西方的传播和发展。在学术交流方面、人才培养方面、组织建设方面、中西方交流方面以及中医名词术语英译规范化方面，联合派均做出了巨大的贡献。而这些领域的快速发展，尤其是翻译人才的培养和中西方交流的加强，无疑为中医走向世界奠定了人才基础和交流基础。

此前的西方，虽然出版了一些中医著作，但系统完整的系列专著和教材还非常稀少。而且西方早期所出版的一些中医著作和教材，在解读中医和转达中医基本信息方面，还存在着巨大的不足。这从 20 世纪 40 年代美国学者威斯所翻译的《黄帝内经·素问》前 34 篇以及不同时期、不同人士所翻译或撰写的一些有关中医的图书中，即可看出其在理解中医基本概念和术语方面所存在的种种偏颇和问题。而中国人 20 世纪 80 年代开始编写的这两套汉英对照中医系列丛书，由中国人编写和翻译，虽然用词方面存在着这样那样一些值得商榷的问题，但对中医基本概念和术语的解读和释义还是比较准确的，所传递的基本信息还是比较客观实际的。这对中医在西方的正确传播，自然发挥了重要的作用。

此外，自从最初的两套汉英对照中医系列丛书出版之后，中医界很多人学习外语的热情得到了很大的提高，外语界很多人学习中医和翻译中医的兴趣也得到了进一步的提高。此后的几年中，一些曾经参与这两套系列丛书编写和翻译的专家和学者，通过中医和翻译的渠道，与西方学术界的交流不断加强，先后奔赴欧洲传播中医、发展中医，成为推进中医走向世界的生力军。这些学者在今天的西方中医界，已经成为重要的领军人物，为中医在西方的教育、研究、实践和立法做出了很大的贡献。

（五）加强中医翻译的学术研究

中医翻译的学术研究，其实从20世纪70年代就已经开展起来了。欧明、帅学忠和谢竹藩等学者在这一时期之所以能够编写出版颇具特色的汉英中医词典，除了他们具有丰富的中医翻译实践经验之外，与其认真总结、分析和研究中医翻译在国内外的开展情况也有密切的关系。如果他们没有对中医翻译在国内外的发展情况进行认真的研究和分析，自然无法梳理清楚中医基本名词术语翻译的思路和方法，也无法对中医翻译所面对的问题和挑战找出颇具实际意义的解决方法和技巧。

但从学科的发展和学术的研究方面来看，20世纪70年代对于中医翻译的研究，基本上处在资料整理、实践探索和经验总结阶段，还没有能够上升到理论研究、体系构建和标准建设阶段。这当然也是时代发展的缘故。由于20世纪70年代是中国中医翻译事业的起步阶段，不可能立即上升到理论研究、体系构建和标准建设层面。自从联合派代表组织全国学术力量对中医翻译进行系统性的总结（制定和统一基本名词术语的翻译要求）、全面性的实践（完成中医所有学科的翻译）和学术性的探索（研究分析中医翻译所面临的问题），这一工作便拉开了序幕。1991年召开的首届全国中医翻译学术研讨会，就是中医翻译从翻译实践和经验总结阶段逐步上升到理论研究和体系构建阶段的标志。

在该次学术研讨会上，除了对中医翻译的历史文献、实践经验和基本问题进行比较全面深入的总结和探讨之外，还就中医翻译的基本原则、标准和方法等问题进行了初步研究，提出了建立适应中医翻译发展的理论体系，提高了中医翻译者的学科意识、学术观念和研究兴趣。自此以来，中医翻译界的学术研究之风便有了实质性的提升，学术成果便日益显现。1993年召开的第二届中医翻译学术研讨会上，笔者撰写的第一部中医翻译研究著作《中医翻译导论》正式出版发行，标志着中医翻译已经进入到学术研究和理论建设阶段。从某种意义上说，这些学术成果就是联合派凝聚学术力量和引领学术发展的结果。

第五节
理法派

所谓理法派，指的是对中医翻译的理论和法则进行探索、研究和构建的学派。这一学派的形成和发展，意味着中医翻译学术发展的层次和学科建设的成效的提升。虽然翻译是一门实践性和应用性非常坚实的学科，但如果仅仅停留在实践的基础上，而没有从实践探索发展到理论研究的高度，其学科发展和学术水平便难以得到实质性的提高，便难以为中医基本名词术语英译规范化和标准化的实现奠定学术基础。

一、理法派的概念

这一学派的形成大致从 20 世纪 90 年代开始，但至今依然处在探索和研究阶段，基本理论体系的构成和基本法则的建设还有待进一步的完善和提高。这种状况存在的原因，大致有三个方面，一是中医翻译的学术问题还有待遇进一步研究，二是中医翻译的学术研究还有待于进一步的深化，三是中医翻译的人才培养还有待于进一步加强。

任何一个学术领域的发展，必然是从深入细致的实践探索阶段上升到广泛深刻的理论研究阶段。实践始终是发展理论的基础，而理论也始终是深化实践的基础。中医翻译也是如此。从翻译实践到翻译总结，这是自 20 世纪 70 年代起中医翻译发展的基本趋势。通过大量的翻译实践，最初的译者们积累了丰富的实践经验，并根据自己的经验和体会对中医翻译——尤其是基本概念和术语的翻译——进行了认真的总结和梳理，其总结和梳理的突出成果就是嗣后出版的几部汉英中医词典。这几部最初出版的汉英中医词典，非常深入地总结了中医基本名词术语翻译的方法和技巧，也非常清晰地梳理了中医基本名词术语翻译的思路和理念，为其嗣后的发展和推广奠定了基础。

从翻译总结到翻译思考，这是从 20 世纪 80 年代起中医翻译发展的基本态势。此前出版的几部汉英中医词典的编写，不仅仅总结了译者自己的翻译经验和体会，也总结了几百年来中医西传过程中基本术语翻译的发展情况，也从中吸取了不同时代不少业已约定俗成的译法，acupuncture，moxibustion 就是典型之例。正因为如此，最初出版的这几部汉英中医词典虽然存在着一定的差异，但也分享了许多共同之处。如对“六淫”（风、寒、暑、湿、燥、火）、“八纲”（阴、阳、表、里、寒、热、虚、实）、“五脏”（心、肝、脾、肺、肾）和“六腑”（胃、大肠、小肠、三焦、膀胱、胆）等概念所涉及的具体术语的翻译，都采取了比较一致的译法，这也是以往中医西传过程中基本的翻译方法。

当时的译者们在完成了几部汉英中医词典的编写之后，对其中遇到的问题也进行了认真的思考和分析。这些词典的读者们对各个词典的翻译方法和存在的差异也进行了比较分析，对其中存在的问题以及中医翻译所面临的问题进行了认真的思考和分析。在这一时期，《中国翻译》《中西医结合杂志》《中医药研究资料》《广州中医学院学报》等为数不多的几个学术刊物上发表的几篇文章，就充分反映了当时的翻译者和研究者对相关问题的思考和分析。当时的思考和分析主要集中在如何正确理解和准确翻译中医名词术语这些具体的翻译方法和技巧方面，还没有涉及中医翻译——包括中医基本名词术语的翻译——的基本原则和标准，更没有涉及中医翻译的理论创建和体系构建等方面。

从翻译思考和分析到翻译研究和创新，这是自 20 世纪 90 年代起中医翻译发展——尤其是中医翻译研究发展——的基本走势。之所以有这样一个基本的走势，是缘于 70 年代译者和学者对中医翻译的深入总结和梳理、80 年代译者和学者对中医翻译的认真思考和分析、90 年代译者和学者对中医翻译的启发和引领。在 70 年代译者和学者总结梳理以及 80 年代译者和学者思考分析的基础上，90 年代的一些译者和学者从理论建设和体系构建的角度开始对中医翻译问题进行深入的研究和探索，初步将中医翻译研究从实践探索和经验总结提升到了理论研究和体系建设的高度，从而为中医翻译的学术研究、学科建设和人才培养开创了一个理想的学术园地。

所谓的理法派，指的就是立足于中医翻译的实践基础和经验总结，根据中医的语言风格、理论特点和文化精神及其与西方语言、文化和医理的差异，并结合文化翻译和科技翻译的理论和方法，探索创建适应于中医翻译的理论、方法和标准体系的译者和学者。

二、理法派的代表

不同的历史时期，有不同的译者和学者就中医翻译面临的问题进行研究。无论从实践探索还是从经验总结的角度进行研究，都有一定的理论意识和法则观念。当然，在最初的时候，这样的意识和观念基本上是潜在的，而不是非常明确的。尽管如此，他们依然为中医翻译的理论研究和法则制定做了一定的探索，为其后来的深入发展和系统研究做了一定的铺垫，为理法派的逐步形成和发展奠定了一定的基础。所以，理法派在不同的历史时期，有不同的代表，有不同的表现，有不同的贡献。

20 世纪 70 年代，是中医翻译理论研究和体系构建的积淀时期。当时是现代中医翻译事业刚刚起步的阶段，其开创者在积极开展中医翻译实践活动的同时，对自己在中医翻译方面所积累的丰富经验和实践体会以及中外翻译的思路和方法进行了认真的总结，编写了几部具有划时代意义的汉英中医词典，从此开创了中医翻译总结和研究的先河。开创这一先河的代表，就是欧明、帅学忠和谢竹藩。他们在词典的编写过程中，对中医名词术语的翻译思路、方法和要求进行了深入的研究和总结，对中医翻译所面临的问题和挑战也进行了认真的总结和分析，为后来者的研究和思考开拓了视野。

欧明在《汉英常用中医词汇》的前言中指出："由于中医学具有独特的理论体系，有些词义深奥难懂，要翻译成英语，难度较大，又无既定的标准可循。"明确了中医翻译的难度、挑战和问题，为后来者明确了研究的主题。帅学忠在《汉英双解常用中医名词术语》的前言中指出："由于中医名词术语多来自中医经典著作，文字古奥，某些术语的解释至今尚不一致……中医名词术语的英译需要经历一个'百花齐放，百家争鸣'的过程，方能渐趋统一。"对中医术语的理解和释义做出了颇为深入的分析，对中医名词术语英译及其标准化的过程，做了颇具前瞻性的预见，为后来者明确了研究的思路。谢竹藩在《汉英常用中医药词条》的前言中指出："由于中医名词大多具有独特的概念，在英语中往往难以找到含义完全相当的语词来表达，加之很多中医名词目前尚无统一的现代汉语定义，致使编写本书困难倍增。"明确了中医名词术语解读的难度及其英语对应语的缺乏，为后来者明确了的研究方向。三位早期中医翻译实践者和总结者潜在的研究思路，可谓明晰可辨。

20 世纪 80 年代，是中医翻译理论研究和体系构建的铺垫时期。从事中医翻译实践和研究的学者和译者们，将中医翻译的研究从经验总结逐步上升到分析思考的高度，从词典编写拓展到论文撰写的层次。1982 年顾启欧在《中西医结合杂志》发表的《中医著作的译名应该统一》一文，率先就中医术语翻译的统一问题进行了分析和思考，提出了颇具实际意义的意见和建议。1984 年周金黄在同一杂志上发表了《谈中医名词术语的英译名问题》一文，总结了中医名词术语英译存在的问题，提出了具有创新意义的翻译方法，拓展了中医翻译研究的思路和渠道。1986 年李衍文在《中国翻译》杂志上发表了《中医方剂译名法则的探讨》一文，首次提出和分析了"法则"的概念和问题。1988 年欧明在《广州中医学院学报》发表了《中医常用词汇英译刍议》一文，就准确理解和翻译八类中医名词术语的问题进行了比较系统而深入的总结、分析和研究，提出了颇具现实意义的意见和建议。1989 年张保真在《中医药研究资料》杂志上发表了《试议中医药词汇汉译英的几个问题》一文，苏志红在《中国翻译》上发表了《关于中医名词术语的翻译》一文，就中医翻译中存在的问题以及应该采取的解决方法进行了既宏观又具体的分析和思考。20 世纪 80 年代的中医翻译者和研究者所研究和探讨的问题，所进行的分析和思考，所提出的意见和建议，不仅深入了中医翻译的实践

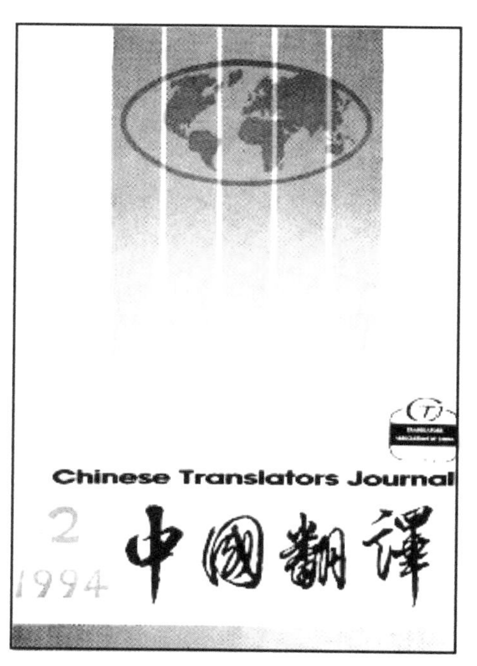

图 10-11 《中国翻译》杂志

活动，而且也开启了中医翻译理论研究的序幕。

20 世纪 90 年代，是中医翻译理论研究和体系构建的创始时期。当时的一些译者和学者在前辈们所积淀和铺垫的基础上，将中医翻译研究逐步从思考和分析提升到了创新和创建的高度，从而真正开启了中医翻译理论研究和体系构建的先河。由于中医翻译所面临的巨大挑战和困难，又由于中医界熟悉外语者和外语界熟悉中医者颇为稀少，所以能够从理论的高度研究和分析中医翻译问题——尤其是创建中医翻译的理论体系、方法体系和标准体系——的译者和学者，还是比较有限的。当时在一些重要学术刊物上发表的研究论文以及所撰写出版的研究专著，即可充分说明这一点。

在中国翻译界，《中国翻译》杂志是最为重要的学术刊物，在该刊物上发表的文章之影响力往往大于其他刊物。此外，《中国科技翻译》和《上海科技翻译》(现在改名为《上海翻译》)，则是科技翻译界的重要学术刊物。20 世纪 80 年代，李衍文和苏志红已经在《中国翻译》杂志上发表了两篇有关中医翻译的文章，引起了学术界和翻译界的关注。进入 90 年代之后，我们在该刊物上发表了一些颇具理论价值和创新意义的研究论文，在一定程度上引领了中医翻译的发展方向。1991 年，镐京学者在《中国翻译》上发表了《论中医翻译的原则》，首次提出和论证了中医翻译的三大原则，即薄文重医、依实出华，比照西医、求同存异，尊重国情、保持特色。1992 年，镐京学者在《中国翻译》上发表了《论中医翻译标准化的概念、原则与方法》，首次从理论的高度就中医翻译的标准化问题进行了深入的研究和分析，提出和论证了标准化的概念、原则和方法。1993 年，镐京学者在《中国翻译》上发表了《中医名词术语的结构及英译》，从语言、医理和文化的角度将中医基本名词术语划分为九大类，并就其具体的翻译思路和方法进行了充分的论证和分析。此外，他还在《中国翻译》上发表了《还是约定俗成的好》等两篇有针对性的文章，从语言自身的运动规律说明了标准化应遵循的基本原则。

1993 年施蕴中在《中国翻译》第 1 期上发表了《中介语和中医汉英翻译》，以中介语为切入点分析研究"辨证论治"等中医基本概念和术语英译的方法和策略，丰富和发展了中医理论研究的内涵。当时中医基本名词术语的翻译基本都属于词典解释性翻译，施蕴中将其视为"中介语"，即以词典解释性译法向西方读者介绍中医基本概念和术语的含义，而不属于术语翻译。她认为造成这种现状的原因有二，一是由于文化的差异，二是译者语言和文化的修养不足。她认为中介语的特点是不稳定，原因是多方面的，"或者由于过分繁琐冗长，或者由于不符合目标语的习惯，或者由于不同人进行了不同的尝试又缺乏交流。"虽然中介语不够稳定，不太符合术语翻译的要求，但在特定情况下的特殊作用还是值得肯定的。施蕴中认为，其特殊作用有三，一是"它在两种文化、两种语言中起着桥梁作用"；二是"因其带有原语的风格和文化特征，使用它显出异国情调，会获得特殊效果"；三是"翻译工作本身就是一个不断尝试、接触、吸取的过程，中介语常起着抛砖引玉的作用"。施蕴中对词典解释性译法的分析、归纳和总结，颇为深刻，也颇具实际意义。

1994 年王征爱、陈永萍和王宁在《中国翻译》第 4 期上发表了《中医药对外交流的当务之急》，对当时已经出版的五部汉英中医词典以及两套汉英中医系列丛书的译法进行了比较分析，认为存在的问题有三：收词不全，翻译不准，译名不一。他们对这些汉英中医词典和系列丛书的研究和总结，是非常客观实际的，所发现的问题也是当时中医翻译界面临的巨大挑战。他们所列举的一些词条的译文，即充分说明了这一点。他们认为，中医基本名词术语的翻译之所以不够准确，是因为中西医名词术语形式上虽然相近，但含义上却相差甚远，因而很难从中找出能完整表达中医术语准确含义的对应语。虽然仅仅是从中西医术语的比较进行探讨，但其发现和结论还是符合中医翻译所面临的实质问题的。关于译名不统一的问题，他们认为原因有五：一是词组与句子形式的差异，建议名词的翻译还是以单词或词组的形式为好；二是用词不一，因而导致译名不统一；三是造词不当，很可能指的是当时的词素翻译；四是表达不确，这也是比较常见的现象；五是一词多译，这也是中医翻译所面对的客观现实。

为了从根本上解决这些问题，他们提出了五点建议：一是成立编委会或小组，并建立全国性网络，广集中医名词术语，以保证收词的全面性。二是对中医名词术语逐条分析、定义或做出解释。无论如何翻译都必须遵循统一原则、简洁原则和约定俗成原则。但也应该顾及求同存异、保持特色及标准化原则。三是以中西合作为途径完善中医名词术语的英译。四是新译词尽量简明，不能以句子代词，可在词后加以解释。五是要博览外文中医书刊，已经为外国人所接受的且比较符合中文原意的译语，应该直接沿用，原译不准确或还处于“中介语”状态的应予以调整和完善。他们的这些意见和建议，与中医名词术语后来的发展趋势颇为契合，说明他们当时的研究和分析是非常深入的，也是非常客观的。

1994 年王忠亮在《中国翻译》第 5 期上发表了《关于中医中药俄译问题》的文章，虽然探讨的是俄语的翻译，但对中医翻译基本问题的分析和总结还是非常具有前瞻性的，至今依然具有重要的借鉴意义。比如他提出的“正名释义，以我为主”，反对“以西代中”，提倡“具有特殊意义的词语只能音译或直译诠释”，并建议“确定学说体系的同时创立新词语”，对嗣后的中医翻译研究，特别具有实际的指导意义。同时，他所提出的“译词应贴切传神”，即强调了民族性这一重要原则。对此，他有三点建议：一是揭示词语的深层意义，不可含糊其事；二是区分词与词素的意义交叉，词组搭配须循意而行；三是译介叙述文字既要符合科技语体规范，又要复制原文所附有的辞色。他虽然研究的是如何将中医基本名词术语翻译成俄文，但他对中医翻译的分析、研究和总结，对于英语翻译也具有非常重要的借鉴意义。他的三点建议，意义更为具体。

20 世纪 90 年代以来，镐京学者先后在《中国科技翻译》和《上海科技翻译》杂志上发表了系列研究文章，认真总结了中医对外交流和翻译的历史发展，深入研究了中医名词术语英译中所面临的问题和挑战，系统研究了不同历史时期、不同地域、不同译者的翻译思路与方法——包括对魏迺杰、李约瑟、文树德、满晰博等西方学者的研究和分析，提出和论证了中医基本名词术语英译的原则、标准和方法问题。他所提出和论证的中医名词术语英译的五大基本原则（即自然性原则、简洁性原则、民族性原则、回译性原则和规定性原则），至今依然具有现实的指导意义。此外，镐京学者还在《中西医结合杂志》上发表了系列研究论文，为构建中医翻译的理论体系、方法体系和标准体系奠定了一定的实践基础。

在长期以来的翻译实践和理论研究的基础上，我们逐步构建了适应于中医翻译的理论体系、方法体系和标准体系。这三大体系的具体内容，主要集中体现在镐京学者所撰写的《中医翻译导论》和《中医英语翻译技巧》两部学术著作中。这是国内外中医翻译界首次撰写出版的研究专著。《中医翻译导论》1993 年由西北大学出版社出版，全书内容包括导言和 12 章。导言主要总结研究了中医翻译的问题和挑战、中医翻译史概略和中医翻译的基本特点。第一章研究的是中医语言的风格与特点，第二章研究的是中医翻译工作者的修养，第三章研究的是中医翻译的原则，第四章研究的是中医翻译中的语义对比分析，第五章研究的是中医翻译的基本方法，第六章研究的是中医翻译中信息再现的基本要求，第七章研究的是中医名词术语的翻译及其标准化，第八章研究的是方剂学翻译析疑，第九章研究的是中医文章标题的翻译，第十章研究的是中医文章摘要的翻译，第十一章研究的是中医典籍翻译的问题，第十二章研究的是中医翻译中的“汉化”问题。作为国内外中医翻译界撰写出版的第一部研究专著，《中医翻译导论》在一定程度上为中医翻译理论体系、方法体系和标准体系的建设奠定了必要的基础。

镐京学者撰写的《中医英语翻译技巧》一书 1997 年由人民卫生出版社出版，是对《中医翻译导论》所提出和论证的中医翻译的基本原则、方法、标准等理论问题的进一步研究、拓展和补充，进一步丰富和完善了对相关问题的探讨，尤其是中医翻译理论体系、方法体系和标准体系的建设，至今依然发挥着重要的指导意义。《中医英语翻译技巧》的内容包括 13 个部分，第一章研究的重点是中医翻译的基本原理，第二章研究的重点是中医翻译的单位，第三章研究的重点是中医翻译的基本程序，第四章研究的重点是中医名词术语的翻译及其规范化，第五章研究的重点是西方人翻译中医名词术语的思路与方法，第六章研究的重点是中医语言常用词组、短语及表达法的翻译，第七章研究的重点是词素翻译法的基本要求，第八章研究的重点是医古文常用修辞手法的翻译，第九章研究的重点是中医翻译中的语义与词义辨析，第十章研究的重点是医古文中的词类活用与翻译，第十一章研究的重点是简洁中医译文的方法，第十二章研究的重点是中医翻译中常见错误的评析，第十三章研究的重点是中药方剂的翻译。这部长达 36 万字的学术著作，比较系统地研究了中医翻译所面临的问题和挑战，比较深入地研究了中医翻译所涉及的理论、方法与标准问题，提出和论证了许多具有前瞻性的意见和建议，比较完整地构建了中医翻译的理论体系、方法体系和标准体系。

进入 21 世纪以来，镐京学者终于完成了《黄帝内经》和《难经》这两部最为重要的中医经典著作的翻译（21 世纪初被纳入国家新闻出版总署启动的“汉英对照大中华文库”之中，先后于 2005 年和 2008 年出版发行），同时也完成了 30 多部现代中医学术著作的翻译。根据中医经典著作翻译的心得和体会以及其他学术著作翻译的经验和感受，他在国内外学术刊物上先后发表了 100 多篇研究论文，更为深入系统地研究了中医翻译所涉及的语言、文化、医理以及理论、方法和标准等问题。21 世纪初，上海创办了《中西医结合学报》（现在为全英文版，改名为 *Journal of Integrative Medicine*，即《结合医学杂志》），专门为其开设了“中医英译研究”专栏，从而使镐京学者的研究更加深入系统。上海三联书店 2013 年出版的《中医英语翻译研究》，就是对镐京学者 21 世纪以来中医翻译研究成果的汇总。

三、理法派的贡献

理论与法则的研究和建设，是任何一门学科发展的必由之路，中医翻译也是如此。由于中医理论的深奥、语言的古奥和术语的古朴，如今中国人理解都有一定的困难，更何况将其翻译成基本不具有中医术语对应语的英文以及其他的西方语言。所以，要从根本上解决中医翻译的问题，仅仅依靠翻译实践和经验体会，是很难达到目标的。因此，无论对翻译经验进行多么深入的总结，无论对翻译体会进行多么细致的分析，其研究也仅仅停留在实践的层次，很难上升到理论的层面。如果中医翻译的研究没有上升到理论层面，很难实现"跨越两极，理在其中"的目标，更难实现建立中医翻译理论体系的目标。如果没有建立一个适合中医翻译健康发展的理论体系，中医翻译的专业建设、学科发展和人才培养就难以实现。

由于不同时期不同学者和译者都具有建立中医翻译理论和法则的潜在意识或明确观念，才使得中医翻译最终由纯粹的实践探索上升到理论研究的高度，并逐步建立了比较适合于中医翻译发展的理论体系、方法体系和标准体系，为中医翻译的专业发展、学科建设和人才培养奠定了扎实的基础。20 世纪 90 年代以来，一系列专业性、学术性和理论性研究论文的发表，尤其是中医翻译研究专著的出版，为中医翻译专业和学科的建设指明了方向，开拓了路径。这就是理法派经过长期的努力，为中医翻译事业做出的具有历史意义和现实意义的杰出贡献。这一具有历史意义和现实意义的贡献，主要体现在系统研究、理论构建、学科建设、人才培养和学术发展五个方面。

（一）系统研究

要从事中医翻译的理论研究，首先必须对中医翻译所涉及的历史、文化、语言、医理以及民族心理、文化冲突和地缘政治等问题进行系统的研究分析，从而梳理清楚中医翻译面临的种种问题，面对的各种挑战。这就是理法派最初的研究目标。我们所发表的系列研究论文和所出版的研究专著，就是对这些问题比较深入细致的分析、归纳和总结；所提出的对不同历史时期、不同地域、不同译者因不同的背景和目的而采取的不同方法和渠道，介绍和翻译中医文献资料的情况进行多层次、多角度的研究分析，就是对中医翻译系统研究的充分体现。

在研究中医翻译的过程中，镐京学者不仅深入系统地研究了中国学者翻译中医的基本思路和方法，而且还研究了西方有代表性的中医翻译家的思想和观念。满晰博、文树德和魏迺杰就是他所研究的西方译者的主要代表。也正是对这些西方主要代表人物的系统研究，使他对西方中医翻译的基本趋势有了比较深入的了解，从而总结出了西方比较重要的三大流派，即拉丁派、考据派和通俗派。这三大流派的总结，为国内学者和译者了解和把握西方中医翻译界的基本思路与方法以及其基本的发展趋势提供了可资借鉴的重要信息，为国内外译者的交流与合作提供了不可缺少的重要资源。

在研究中医翻译问题时，我们努力跨越学科、跨越专业，从不同的领域、视野和切入点对同一问题进行比较研究，努力从中发现更为重要的创新思维和观念，为中医翻译界提供更为切合实际的思路和方法。镐京学者从中医翻译的视野对李约瑟学术思想的研究，就是典型一例。李约瑟是英国现代生物化学家和科学技术史专家，20 世纪 40 年代来到中国，对中国古代的科技发展极有兴趣，并制定了编写《中国的科学与文明》(即《中国科学技术史》)的宏大规划。20 世纪 50 年代起，经过 45 年的努力，李约瑟完成了《中国科学技术史》的编写，共 7 卷 34 册，第一次全面系统地向全世界展示了中国古代科技成就，内容涉及天文、地理、物理、化学、生物和医学等各个领域。

镐京学者在学习和研究李约瑟所编写的《中国科学技术史》时，对其中有关中医的一册极为重视，并从翻译的角度对其中所涉及的中医一些核心概念和术语的理解及表达进行了系统的研究分析，撰写了一篇题为《试论李约瑟的中医翻译思想》的文章，1997 年发表于《上海科技翻译》杂志 (现《上海翻译》) 第 2 期。在这篇文章中，镐京学者对李约瑟解读、翻译和表达中医基本概念和术语的思路和方法进行了颇为深入的研究，将其归纳总结为三大体系，一是由表入里，从实而译；二是组合词素，创造新词；三是灵活多样，数法并举。对李约瑟翻译思路和方法的总结和分析，对于开拓中医翻译的视野，梳理中医翻译的问题，建立中医翻译的方法体系和标准体系，无疑发挥了颇为实际的积极意义。

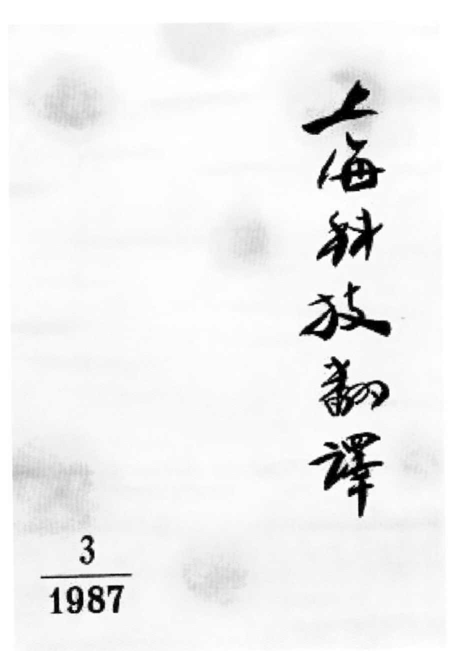

图 10-12 《上海科技翻译》杂志

镐京学者认为，在李约瑟主持编写的那部举世闻名的《中国科学技术史》中，中医药学占有很重要的地位。事实上，中医药学部分的内容也是这部巨著编写中最具挑战性的工作。因为中医药学的大部分用语在欧洲语言中都缺乏对应语，从而给翻译造成了很大的困难。为此李约瑟对中医翻译问题进行了长期的悉心研究，提出了许多切实可行的翻译方法。针对一些人对中医翻译的必要性和可行性的疑虑，李约瑟指出中医理论虽古老，内容却极为丰富，在许多方面都处于领先地位，将其介绍给西方不但是可行的，而且是非常必要的。虽然中医的基本概念很难翻译，但却不是根本无法翻译。李约瑟从哲学、语言学和词汇学入手对中医语言进行了深入的研究，提出了由表入里、从实而译，组合词素、创建新词和灵活多样、数法并举等翻译手法。同时，李约瑟对中医翻译的长期实践也进行了较为深入的研究和总结，对以德国慕尼黑大学中医基础理论研究生 Manfred Porkert 为代表的"拉丁归化法"派提出了质疑，批判了长期以来流行的那种只求字面等法，不管实际内容的表化译法，开创了中医翻译的一代新风。

镐京学者从"由表入里，从实而译"的角度考察了李约瑟对中医翻译的分析和研究。镐京学者认为中医语言是它赖以产生的那个时代哲学用语、文学用语和日常用语的混合产物。经过千百万年的演化，中医用语的外壳与其内涵之间的关系日益复杂，很多情况下都是貌合神离。许多人在翻译中医用语时只求字面对应，却不管内容实质。如将“命门”译为 the gate of life，将“髓海”译为 sea of marrow，即属此例。李约瑟认为，翻译中医时必须抓住中医语言的实际内涵，不能受其字面意思的左右，而要由表及里，努力挖掘其深层的内涵。李约瑟相信，只有揭示了深层含义，才能算是忠实的翻译。比如，围绕着中医“五脏”的翻译，众说纷纭，争论不休。许多人认为“五脏”不仅是解剖器官，更重要的是功能概念。李约瑟通过对中医经典著作的深入研究发现，中医“五脏”的原始含义绝不会超过其解剖学功能的生理学和病理学范围。李约瑟认为只要把握住这一点，就不会刻意地去臆造诸如 orbisconography（这是德国学者 Manfred Porkert 创造的一个所谓的中医对应语）之类的稀奇古怪的术语来翻译“五脏”了。

镐京学者又从“组合词素，创建新词”的角度考察了李约瑟对中医翻译的分析和研究。李约瑟认为现行中医翻译中的很多做法都值得商榷。他指出过多的音译会使西方读者感到不可容忍的单调乏味；枯燥的词典解释性翻译会使读者无法了解古人的思想，因为中国的医学家和哲学家一样，都习惯于将普通语言专业化；用西医学术语翻译中医用语会使所译术语意义不准确，甚或完全歪曲了古人的思想。李约瑟认为，用西方读者所理解的词的词根创建新词，便可用来表示中国医学家按他们同西方根本不同的传统所达到的精微水平。李约瑟觉得这样做确实可以正确地表示古代和中世纪文献的精微。例如李约瑟用 patefact 译“表”，subdite 译“里”，eremosis 译“虚”，plerosis 译“实”，algid 译“寒”，calid 译“热”，vexilla 译“标”，agmen 译“本”，hyperoche 译“盛”，elleipsis 译“衰”……他说要采用这样组合词素的译法，必须首先深入分析中医术语的内涵，认真推敲和判断有关词素的语义，决不可随意组合。李约瑟对这一译法充满信心，他说：“显而易见，这个工作极为困难，不仅是由于各种文化间的概念各异，而且由于多少世纪以来中国的专门医学术语变化缓慢。然而我们还要重申我们的信念，即术语和观念如能充分理解，并能充分应用而组成了从古典语言造出新的语词的词汇财富，则这些术语和概念在西方语言中是能协调的。此外，中国医学语言是很一致的，足以容许有极为适用的希腊和拉丁文的同义对应词与之基本近似。”（《李约瑟文集》，385～386）

镐京学者最终从“灵活多样，数法并举”的角度考察了李约瑟对中医翻译的分析和研究。李约瑟虽然提出了一些独具特色的中医翻译法，但在实际翻译中却不拘泥于此，而是具体问题具体分析，多法并举，灵活处理。例如李约瑟不赞成音译法，但在翻译诸如“道”“阴”“阳”“气”等中医基本概念时，他承认直译、意译均难达义，组合词素更不可取，因此主张音译。特别值得一提的是，李约瑟对“气”的翻译。在此之前人们一般都将“气”译作 energy 或类似形式。李约瑟认为“气”的内涵非常丰富，绝非一个 energy 所能表达得了，因此主张音译为 qi。李约瑟的这一译法很快被国际医学界接受并视为标准译法。但在语义具体的情况下，李约瑟又根据上下文将其实译。如李约瑟赞成 Porkert 将“邪气”译为 heteropathies，他自己将中药“四气”之“气”译为 property。再如，李约瑟认为比照西医法翻译中医有碍读者理解和信息的传达，但在语义明确和内涵具体的情况下，他也毫不犹豫地用诸如 heart, liver, lung, spleen, kidney 等词语来翻译相应的中医概念。这种具体问题具体分析、多法并举的方法在李约瑟的译文中随处可见，值得借鉴。

镐京学者认为，在中医翻译研究尚不发展的 20 世纪六七十年代，李约瑟的研究极大地促进了这一学科的发展。李约瑟的许多译法在今天仍有普遍的借鉴意义。需要说明的是，80 年代以来国内外对中医翻译的研究不断深入，规范化的进程日益加快。特别是 WHO 10 年前委托西太区对针灸经穴名称古籍标准的深入研究，大大加快了这一进程。其有些做法与李约瑟当年的主张并不完全一致。例如在 WHO 西太区颁布的《针灸经穴名称国际标准化》方案中，“经”译为 meridian，这与李约瑟当年的主张完全相左。

（二）理论构建

理论构建是中医翻译研究面临的极大困难。要使中医翻译的研究能够不断进取，能够不断提升，其研究的历程必须要从纯粹的实践总结、案例分析和技法探讨逐步上升到理论创建、体系构建和标准完善的高端层面。只有如此才能为中医翻译的健康发展铺平道路。但由于众所周知的原因，要使中医翻译的研究上升到理论层面，依然存在着巨大的挑战。这个挑战的主要原因就在人才建设和知识结构等方面。

由于中医独特的理论和方法体系以及西方语言对其基本概念和术语对应语的缺乏，要从中探寻出比较合情合理且有前瞻性的发展路径，研究人员不仅对中医语言文化要有比较深入的了解，对翻译的基本原理和要求要有明确的掌握，而且还要对中医和西医的理论体系、临床治疗和学科交融有比较深入细致的了解，不然就无法从中医理法方药的实际出发以及比照中西医之间的差异来研究和探讨其翻译所涉及的核心问题，其结果只能是泛泛而论，无法为中医翻译的健康发展探索具有实际意义的渠道和路径。而要使中医翻译者具有扎实的中医理论和实践功底，并且对西医的基本理论和治疗也有一定的了解，就需要不断努力地完善其知识结果并培养其跨文化、跨专业和跨学科的发展意识。

中医翻译理法派所努力的重要目标之一，就是不断完善自己的知识结构，为系统完整地研究中医翻译和构建中医翻译的理论体系奠定学术基础。20 世纪 70 年代启动现代中医翻译事业的欧明、李衍文、蒙尧述、帅学忠、谢竹藩、黄孝楷、马堪温、方廷钰等知名的学者，就是具有良好的知识结构和跨专业、跨学科、跨文化的杰出代表。正因为具有这样良好的知识结构和跨专业、跨学科、跨文化的学术素养，才使得他们在初创的时期为中医走向世界和中医翻译的健康发展奠定了坚实的基础。正如孟子将孔子评价为“圣之时者也”一样，他们也是“学之时者也”或“译之时者也”。在他们的影响和感染下，20 世纪 90 年代脱颖而出的中医翻译理法派代表，也逐步具有了这样的知识结构和学术素养，从而为中医翻译理论体系的构建奠定了人才基础和学术基础。

20 世纪 90 年代以来，经过理法派代表者的不断努力和完善，中医翻译的理论体系、方法体系和标准体系已经逐步建立起来，其实质性的内容主要体现在《中医翻译导论》《中医英语翻译技巧》和《中医英语翻译研究》等学术著作中。虽然这些理论体系、方法体系和标准体系还存在着很多需要进一步补充和完善之处，但作为初创的体系，其引领作用和指导意义自然是不言而喻的。其对中医翻译的学科建设、人才培养、标准化发展和国际化进展，始终发挥着无可替代的作用。21 世纪以来，中医基本名词术语国家标准的建设、WHO 启动的 ICD-11/ICTM 术语组的工作、ISO 所组建的 TC 249 术语方面的研究以及世界中联翻译专业委员会的发展，均在一定程度上说明了这一点。

（三）学科建设

所谓学科建设，就是将中医翻译从单打独斗式的或集体努力式的翻译实践或翻译研究活动，逐步发展成为一个特色鲜明的翻译专业，并在此基础上逐步发展成为一个体系比较完整、结构比较统一、方向比较明确的专门学科。但要从纯粹的翻译实践总结及各自为政的翻译研究，发展成为一个目标、方向和理念比较一致的，且具有较为统一指导思想和原则的翻译专业，并逐步建设成为一个独立的学科，还有很多艰巨的问题需要解决，还有很多巨大的挑战需要应对。而要应对这样的问题和挑战，就必须具有较为统一的理论指导和方法引领。

20 世纪 90 年代理法派开始认真研究中医翻译的理论与法则问题后，中医翻译界对此的认识即逐步集中，逐步凝聚。特别是《中医翻译导论》等专著将中医翻译的基本理论体系、方法体系和标准体系构建之后，在国内中医翻译界引起了广泛的讨论。通过讨论，很多核心的问题得到了较为统一的认识，很多方法得到了较为广泛的普及，很多理论元素也得到了越来越多学者和译者的重视。正是在这些初创理论体系的指导下，国内中医翻译界的力量逐步得以凝聚，认识逐步得以统一，视野逐步得以拓展，从而为中医翻译专业的发展和学科的建设奠定了必要的实践基础和学术基础。目前很多中医院校纷纷开设了中医英语专业，就是学科建设发展最为重要的标志。

1995 年，我们带领陕西中医学院中医翻译团队，在此前理论研究的基础上编写了《中医英语教程》。这是国内编写出版的第一部介绍中医英语和讲解中医翻译的教材。这部教材虽然名称为“中医英语”，但实际上主要讲解的则是中医英语翻译。因为中医英语翻译是中医英语赖以形成的基础的基础。从学术的角度来看，所谓的中医英语与中医翻译实际上是水乳交融的一个领域的两个切入点。这部教材实际上是在我们及团队从事中医英语翻译教学时所编写的教案的基础上补充完善的。在这部教材出版之前，他们已经为本科生和研究生开设了中医英语翻译课程，首次将中医翻译学科建设纳入了中医翻译的研究之中，从而为嗣后中医翻译的专业发展和学科发展开拓了一定的路径。嗣后湖北中医学院、河南中医学院等不少中医院校的老师也先后根据自己的教学经验和需要，编写出版了几部中医英语教材，大力推进了中医翻译学科建设的发展。

2002年，原上海中医学院出版社出版的镐京学者编写的《中医英语翻译技巧训练》，是一部颇具针对性的中医翻译教材，为中医翻译教学和学科建设提供了更为实用的理论与实践相结合的专业教材。同一年上海科学技术出版社出版的镐京学者主编的《中医英语》教材，得到了许多中医院校的普遍使用。该教材在其所构建的中医翻译理论和方法体系的基础上，综合了中医翻译与中医英语的发展现状与趋势，进一步提高了中医翻译教学的质量和水平，同时也进一步推进了中医翻译的学科建设。2007年该教材被评为卫生部“十一五规划教材”，在中医翻译学科建设方面发挥了更为重要的作用。

（四）人才培养

理想的中医翻译人才，不仅仅应具有较为深厚的语言功底和较为丰富的翻译经验，而且还应有较为扎实的理论基础和较为强烈的研究意识。对于语言功底和翻译经验而言，经过长时间坚持不懈的努力和实践，就一定有深厚的积淀和丰富的积累。但对于理论基础和研究意识而言，却并非仅仅依靠深厚的语言功底和丰富的实践经验就能得以实现的，更不是一朝一夕的思考和学习就能立刻获得的，而是需要不断努力地将实践探索与理论研究相结合才能逐步实现的理想目标。

在长期的中医翻译实践探索中，同一个概念和术语之所以出现了如此多种多样，甚至完全不同的译法，之所以存在着如此混乱不堪的现象和现状，就与中医翻译缺乏统一的理论体系、方法体系和标准体系的现状有着直接关系。这种现象和现状的存在，对于中医翻译界的健康发展自然会造成很大的影响，特别是在人才的培养方面。自从理法派逐步形成之后，特别是其所构建的理论体系、方法体系和标准体系形成之后，虽然还存在着许多需要进一步完善之处，但毕竟填补了中医翻译发展史上的巨大空白，毕竟为中医翻译界的发展指明了方向。毕竟为有意学习和研究中医翻译的人士提供了可资借鉴的理论和法则。如果没有一定的理论和发展作为指导，有意学习和研究中医翻译的人士，尤其是青年学者，自然无法找到理想的切入点，无法自然而然地融入中医翻译学习、实践和研究的领域之中。

20 世纪 90 年代以来中医翻译界学术的发展、人才队伍理念的形成、翻译方向的确定和翻译趋势的预见，即充分体现了理法派所构建的理论体系、方法体系和标准体系所发挥的重要作用。如果没有这些学术体系的构建，中医翻译界很有可能还处在“各吹各的号、各弹各的调”的混乱状态。在这样的背景下，翻译人才的培养会面临着更大的思维和观念的挑战。在理法派创新性研究工作的推动下，中医翻译界的研究工作终于得到了不断的深化，其努力创建的理论体系对于有志于中医翻译学习、实践和研究的青年学者无疑产生了极大的影响，使他们从一开始即融入了颇具学术氛围和文化内涵的研究园地，踏上了层次分明、方向明确、目标清晰的学术大道。

从近年来学术刊物上发表的越来越多的学术论文，近年来各中医药院校建立的中医外语和中医翻译学科以及所组建的科研团队和教学团队的发展情况来看，理法派所创建的理论体系、方法体系和标准体系发挥了重要的引领作用，强化了他们综合研究中医翻译的意识，提高了他们实践与理论相结合的水平，增强了他们合璧东西、贯通古今的能力。

（五）学术发展

中医翻译的学术发展，从现代中医翻译事业起步的 20 世纪 70 年代即有一定的发展。对中西方学者翻译中医经验的研究，对自己翻译中医体会的总结，对中医基本概念和术语翻译的思考，对中医翻译面临的种种问题的分析，均属于学术研究，而且是最为基本的学术研究。这一时期的南方和北方，先后涌现出了一批颇具良好知识结构、文化素养、语言功底和翻译经验的跨学科、跨专业的优秀学者。他们对中医翻译的总结、分析和研究，为中医翻译后来的发展奠定了重要的实践基础和学术基础。

到了 20 世纪 90 年代，随着中医对外交流的不断发展和中西方在中医领域交流的不断开展，中医翻译所面临的不仅仅是翻译的实践问题，而且是翻译的研究问题。这些问题包括翻译的理论、法则和标准的建立。如果没有一定的理论体系作指导，翻译的原则将无从得以确立。如果翻译的原则没有能够得以确立，翻译的方法和策略则无法得以合情合理的分析和归纳。如果翻译的方法和策略没有得到合情合理的分析和归纳，翻译的标准则难以客观实际地得以厘定。所以，如果没有适合于中医的翻译理论体系为指导，深入系统的实践总结、学科交叉的翻译探索、规范统一的翻译要求就难以实现。即便人为地制定了，也很难具有必要的说服力。

比如中医名词术语的翻译，音译、直译、意译以及音意结合等常见的方法均可以加以使用，但究竟哪些术语应该音译、直译、意译或音意结合式的翻译，单从经验的角度来选择显然是非常随意的，缺乏足够的学术基础。但在一定的翻译理论指导下，在一定的翻译原则规范下，按照中西方语言、文化和医理的异同关系对其进行分类，并根据中医翻译理论和方法的要求以及长期以来中西方交流的经验和体会，对中医名词术语从结构上和内涵上进行合情合理的按类分译，则会使其逐步走上规范化和统一化的道路。有了这样的意识和观念，对中医翻译方法的研究就不会仅仅地局限在技巧和技能方面，而应该拓展到文化交融和学术交互的层面，从而有效地提高中医翻译研究的层次和水平。这就是理法派一直努力为中医翻译界营造的文化氛围和学术氛围。

在理法派多年的努力推进下，今天的中医翻译界越来越多的学者和译者逐步拥有了理论联系实际的理念和意识，在理法派所创建的中医翻译理论体系的指导和启发下，一直在努力地拓展中医翻译研究的领域和视野，从不同的角度和层面努力补充和完善理法派20多年前所创建的中医翻译理论体系。要最终完善这一理论体系，还需要中医翻译界有更多的学者和译者积极加入理法派的队伍，共同努力将这一重要的研究领域进一步推向前进。但自21世纪以来，由于时代的变迁和社会的浮躁，有此学术发展意识的学者和译者依然亟待增加，其知识结构、文化素养、学术水平、实践能力和综合实力依然有待于进一步的加强。而要使更多的学者和译者的学术意识得以增强，尤其是使他们的知识结构、文化素养、学术水平、实践能力和综合实力得以加强，还有待于理法派人士继续不断的努力。

第六节
规范派

所谓规范派，就是努力推进和实现中医基本名词术语英译统一化和规范化的学者和译者。这正是21世纪以来中医翻译事业最为突出的发展，也是中医翻译始终面临的巨大挑战。这一挑战，20世纪70年代中医现代翻译事业刚刚起步的时候，实际上已经客观存在了，已经引起了当时全力推进中医翻译事业发展的学者和译者的密切关注。最初的中医翻译研究，实际上就是从如何统一和规范中医基本名词术语的英译问题开始的。无论在中国还是在西方，中医基本名词术语英译的统一和规范，一直以来都是大家极为关注的问题，也是大家一直以来努力解决但还始终没有完全解决的问题。

一、规范派的概念

规范化这一概念，早期的中医翻译者就已经有明确的认识。在其翻译实践中，也在不断地采取措施推进这一工程，甚至还以自己的实践经验和科技术语翻译的基本要求为基础，研制了一定的规范化方案，为后来者提供了诸多颇值借鉴的理念和方法。

20 世纪 50 年代西方学者满晰博之所以用拉丁语为中医制定了一套术语系统，其目的就是为中医基本名词术语英译开辟一条统一和规范的渠道。当年李约瑟在编写《中国科学技术史》（中医分册）的时候，就如何翻译和表达中医基本概念和术语所提出的三点意见，其目的也是为了统一和规范中医基本概念和术语的翻译问题。在中国，同样的问题也存在着，同样引起了许多学者和译者的关注并采取了许多措施努力加以解决。从 20 世纪 70 年代开始，随着现代中医翻译事业在中国的启动，许多学者和译者便开始认真研究如何统一和规范中医基本名词术语的翻译问题，并将国内外译者的翻译经验和方法进行了认真的归纳总结，从中梳理出了许多值得借鉴的理念和方法。20 世纪 80 年代初欧明编写的《汉英中医常用术语》，帅学忠编写的《汉英双解中医常用词汇》和谢竹藩编写的《汉英常用中医药词条》，就是当时对国内外译者翻译方法以及他们自己翻译经验归纳总结的结晶，对嗣后中医名词术语的英译及其研究发挥了重要的指导作用。

但由于中医理论的深奥、语言的古奥和内涵的多样以及西方语言中缺乏中医基本名词术语的对应语，再加上中医翻译人才的匮缺、经验的不足和研究的欠缺，导致了中医基本名词术语英译统一化和规范化的难以实现。三部首批汉英中医词典出版之后，由于编者彼此之间缺乏必要的交流和沟通，很多术语的翻译并不一致，如“五脏”和“六腑”在欧明编写的词典中被译作 five solid organs 和 six hollow organs，在帅学忠编写的词典中被译作 the five parenchymatous viscera 和 the six hollow viscera，在谢竹藩编写的词典中被译作 the Five Viscera/the Five Yin Orbs

和 the Six Bowels/the Six Yang Orbs，彼此之间的差异还是比较明显的。这样的差异在三部词典中还是比较普遍的，这也是非常自然的，因为不同的译者对于同样一个概念和术语的理解均有一定的差异，翻译方法上也有各自的选择。这也与中医基本名词术语的翻译从一开始便比较多样化有一定的关系。

由于这三部首批汉英中医词典在中医基本名词术语翻译方面存在的巨大差异，使读者和使用者产生了很大的困惑，不知该以何者之译为准。如果不同的译者以不同的词典为蓝本从事自己的翻译实践，自然会进一步地扩大彼此之间对同一概念或术语翻译的差异。同时，经过一定程度的翻译实践，很多译者对中医翻译也有了自己独到的体会和想法，在翻译中也逐步形成了自己以为比较合情合理的技法，从而使同一概念和术语的翻译方式更加多种多样。比如对“三焦”的翻译，就有 three/triple warmers, three/triple heaters, three/triple burners, triple Jiao, three Jiao, Sanjiao, triple energizer 等不同的译法。每位译者对同一概念或术语的不同释义和翻译，皆可从不同的角度做出合理的说明，但却没有人能够从统一和规范的角度对其加以有效的整合和规定。这也就是为什么有如此多的总结和分析，但却始终难以实现中医基本名词术语英译统一化和规范化的主要原因。

而要使大家统一认识和规范翻译，首先必须对有关问题进行深入系统的分析和梳理，将比较一致的加以归纳和总结，将比较偏颇的加以比较和研究，对比较合理的加以论证和推广。要做到这一点，除了学者纯粹的学术研究之外，还需要学界予以重视，还需要学会予以推进，还需要政府职能部门加以指导。这就是 20 世纪初期朱自清在《译名》一文中所提出的关于译名统一化的四点建议，即政府审定、学会审定、学者鼓吹和多数选择。但要实现这样一个既定的目标，单靠政府的规定还是远远不够的，因为这毕竟是一个学术问题，首先需要学者的认真研究和学术组织的认真推进。正是为了实现统一化和规范化中医基本名词术语英译这一远大目标，从现代中医翻译事业开始的那一时期，就有不少的学者和译者开始研究和探讨中医名词术语英译的统一化和规范化问题。在他们的艰苦努力下，统一化和规范化的概念和意识在中医翻译界得到了逐步地加强，研究的队伍也在不断地扩大，研究的领域和方向也在不断地拓展。中医翻译规范派也因此而逐步形成。

中医翻译领域规范派的形成和发展，极大地推进了中医基本名词术语英译国内标准和国际标准的发展，在一定程度上推进了中医国际化的进程，加强了中西方在中医领域的交流与合作。这是规范派为中医翻译和中医国际化发展所做出的最大贡献。

二、规范派的代表

中医基本名词术语英译的统一化和规范化问题，很早就引起了国内中医界、翻译界和中西医结合界很多学者和译者的关注。20 世纪 70 年底启动现代中医翻译事业的学者和译者，就是其中的代表，他们在 80 年代初编写出版的三部汉英中医词典，就是对这一问题总结、分析和思考的结果。所以，在不同的历史时期，皆有许多学者和译者根据已经出版的几部汉英中医词典的翻译方法，并结合自己的经验和体会，就这一问题进行了不同程度的研究和总结，从不同的角度提出了许多颇值思考和借鉴的意见和建议，在一定程度上推进了这项工作的开展。

（一）关于针灸经穴名称国际化的研制

关于中医名词术语翻译的规范化问题，国内其实从 20 世纪 50 年代就已经有所思考和推进了，只是当时仅限于针灸穴位名称的国际标准化问题，而没有涉及中医核心概念和术语的翻译问题。由于针灸在西方的传播和发展远远超过中医学的其他领域，所以针灸经穴名称的国际标准化问题很早便引起了国内外的重视。1958 年中国针灸学者就开始研究针灸经穴名称的国际标准化问题，在比较了汉语拼音与威妥玛式拼音的差异后，决定以汉语拼音为基础制定针灸穴位名称的国际标准。1959 年出版了第一部用汉语拼音音译针灸穴位名称的学术著作，在西方得到了极大的推广。1980 年中国针灸学会成立了穴位研究委员会，1982 年公布了“针灸穴名国际化方案”。这一方案的制定，对于后来 WHO 西太区主持制定的针灸经穴名称国际标准，应该发挥了一定的积极作用，但也很可能像如今 WHO 启动的 ICD-11-ICTM 工程和 ISO 建立的 TC 249 一样，一定也遭遇了某些国家的对抗。比如从 1981 年至 1982 年，在 WHO 西太区的资助下，中、日双方组团互访，商讨制定针灸经穴名称的国际标准化方案。但经过 5 次讨论，最终没有能够达成一致的意见，因为日本 1965 年成立了经穴委员会，并制定了以日语发音为基础、用罗马字母拼写针灸穴位的方案。

为了促进针灸经穴名称的国际标准化发展，中国针灸学会也组织专家对这一问题进行了认真的研究。除了以汉语拼音为基础对其进行音译外，还采取了意译的措施，并制定了一个意译的标准化方案。1983 年《中国针灸》杂志第 3 期发表了张晟星执笔、孟昭威和王雪苔审阅的文章《经穴命名的英语意译探讨》，研究和探讨了四大问题，即关于古字通义的意译问题、关于中医专门术语用字的意译问题、关于字异义同和字同义异的意译问题、关于所处解剖部位意译的问题。同时也公布了《中英（意译）穴名对照表》。对针灸经穴名称进行意译，确实是颇具创新意识的翻译，对于西方人了解和掌握针灸穴位名称的实际含义及其与穴位的定位和功效之间的关系，自然有非常重要的意义。

但由于针灸穴位名称的命名法则以及所用汉字的特殊含义及其与中国古典文化与哲学的密切关系，要想将其完全准确地再现于英文译文，其实是非常不易的。比如在该方案中，督脉上的“人中”穴被译为 Middle of Man，便显得比较滑稽。该穴位于人体上嘴唇和鼻孔之间，怎么可能是 middle of man 呢？从人体的结构来看，middle of man 最起码应该是肚脐，而不应该是上嘴唇和鼻孔中间的部分。而要准确地释义“人中”的含义，则需要将其与“天地人”这“三才”结合起来，即将其与中国人传统的宇宙观结合起来，这样才能比较客观地揭示该名称的实际含义。从这个角度来看，要以意译之法比较准确完整地揭示针灸经穴名称的含义，的确不易。

1984 年何宗禹在《中国针灸》杂志第 4 期上发表了题为《中国针灸传布外国进程中在译名与定义上所反映的问题》的文章，探讨了

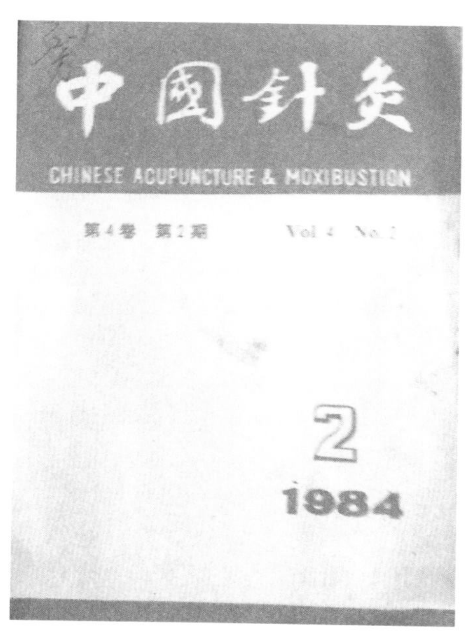

图 10-13 《中国针灸》杂志

acupuncture 和 moxibustion 两个词语的来源、构成及其含义。为了完善针灸核心概念英译的准确性、合理性和统一性，何宗禹对其提出了自己的一些看法，尤其对 moxibustion 一词的构成提出了质疑，建议将其“艾灸”译作 aibustion 而不译作 moxibustion，因为所谓的 moxa 其实是日语对“艾绒”的发音。用日语的发音翻译“艾绒”的确有些不妥，但由于历史的原因和约定俗成的规律，要将其加以改变的确非常不易。但他对“艾灸”的译文 moxibustion 的分析和考察，对于我们今天翻译和研究中医其他术语，却有非常重要的参考意义。1988 年李平在《中国针灸》杂志第 5 期上发表了题为《针灸术语国际规范化的英译问题刍议》的文章，探讨了针灸术语中一义多词、一词多义的问题以及如何正确释义、忠于原文和保证对应的问题，对针灸名词术语英译的国际标准化提出了颇具建设性的意见和建议，而且对一些具体问题也进行了颇为深入的分析和总结，至今依然具有颇值借鉴的现实意义。

（二）关于中医名词术语英译统一化的思考

中医基本概念和术语英译的统一化问题，是中医翻译从一开始便面临的一个亟待解决的首要问题。早期的译者们对此进行了认真的分析，在编写汉英中医词典时，也进行了较为系统的总结。但由于彼此之间的沟通交流还不够充分，特别是学术界的关注还不够及时，导致了同一个概念和术语的翻译出现了较大差异，引起了一些学者和译者的思考，并提出了解决这一问题的意见和建议。

1982 年顾启欧在《中西医结合杂志》上发表的题为《中医著作的译名应该统一》一文，虽然主要强调的是关于《黄帝内经》《金匮要略》和

《伤寒论》三部经典著作名称译法的统一问题，其实也是关于中医基本概念和术语翻译的统一问题，因为中医经典著作的名称也属于中医的基本概念和术语。比如“黄帝”“内经”和“伤寒”，就是中医的核心概念和术语，如何理解和翻译至今依然是值得讨论和研究的问题。在这一时期，能够公开提出和讨论“译名应该统一”这一问题，本身就是对中医基本名词术语英译规范化重要性的认真思考和明确认识，就是对学术界和翻译界的呼吁和期待。

从 1986 年到 1989 年这 3 年间，欧明、张保真、李衍文、苏志红等先后在多种学术刊物上分别发表了一些颇具针对性的文章，就中医一些基本概念和术语的翻译问题进行了分析和讨论。虽然没有明确提出统一化和规范化的问题，但对这些问题讨论和分析的目的，实际上就是为了实现中医基本概念和术语英译的统一化和规范化。他们之所以特意撰写文章讨论有关概念和术语的翻译问题，就是因为这些概念和术语在当时的翻译中存在着理解和翻译的差异。有些概念和术语虽然理解上比较一致，但在具体的选词和表达方面依然存在着较大的偏差。“五脏”和“六腑”的翻译，就是比较典型的实例。对于当时编写首批汉英中医词典的学者和译者来说，对“五脏”和“六腑”的理解应该是没有什么偏差的，但翻译时在选词和表达方面却出现了较大的偏差。如何实现从理解的一致到表达的一致，这就是那一时期的学者和译者认真思考的问题，也是他们撰写文章进行分析和思考的主要原因。所以，这些文章也可以视为最早讨论如何统一和规范中医基本概念和术语英译问题的学术文章。

（三）关于中医名词术语英译标准化的理论探索

20 世纪 90 年代，是中医翻译从实践总结上升到理论研究的关键时期。由于理论研究的深入开展，引发了理法派学者对中医基本概念和术语英译的标准化思考。而在当时，中医基本概念和术语英译的标准化问题，也是中医翻译所面临的核心问题。所以，在努力创建中医翻译理论体系的同时，理法派的创始者也开始关注中医名词术语英译的标准化问题，并对此进行了系统的分析研究，制定了颇具前瞻性的方案和程序。

1991 年镐京学者在《中国翻译》上发表的《论中医翻译的原则》一

文，所关注的重点就是名词术语的翻译问题，所提出的三大基本原则也集中在名词术语的翻译问题上。1992 年镐京学者在《中国翻译》杂志上发表的《中医翻译标准化的概念、原则与方法》一文，所针对的就是中医名词术语的标准化翻译问题。谈到标准化的概念时，镐京学者指出：“由于中医翻译起步较晚，目前又未形成一套指导其发展的理论体系，因此标准化也只能是初步的，即只能局限于‘名词术语统一、概念解释一致’这一点上。由于概念解释的一致取决于名词术语的统一，因此中医翻译初步的标准实际上就是中医名词术语的标准化。而更高一级的标准化只有在中医翻译的理论体系确立之后，才能实现。”谈到中医名词术语的特点时，他将其概括为四：一为“模糊性，具体意义与抽象意义交叉”；二为“笼统性，感情色彩与文体色彩交织”；三为“玄秘性，主观意义与客观意义交错”；四为“歧义性，原始意义与派生意义交融”。

对于中医名词术语英译标准化的原则，镐京学者提出了民族性、客观性和科学性这三大要求。所谓民族性，强调的是英译的中医名词术语应该具有鲜明的民族性，要体现中医基本理论的核心和辨证论治的要旨，而不能完全西化。所谓客观性，强调的是要从中医名词术语的实际内涵出发，努力挖却其主旨精神，摆脱其模糊性、笼统性、玄秘性和歧义性的束缚。关于标准化的方法，镐京学者根据当时的发展现状和趋势，分析总结了三点。一是“辨证分型，旧法新用”，即根据中医辨证分型和辨证论治的原则，将中医的基本名词术语分为六大体系，根据不同体系的结构和特点进行分类翻译；二是“组合词素，创造新语”，即按照词素仿造法的要求并根据中医一些基本名词术语的结构特点，对其加以颇具特色的翻译；三是“约定俗成，将错就错”，即对已经国内外较为流行的中医名词术语的译法应该予以接受。其中的第一点还是比较有现实意义的，第二点至今没有得到推进，第三点还是比较客观实际的，也是学术界和翻译界普遍理解和接受的一种观念。

1994 年镐京学者在《中西医结合杂志》上发表了《关于中医名词术语英译标准化的思考》一文，讨论了五个核心问题：一是技术问题，包括三个方面，即对名词术语的界定，对名词术语的分类，对翻译单位的确立；二是学界问题，也包括三个方面，即与中医界的关系，与语言翻译界的关系，与医学外语界的关系；三是行政问题，即国家有关部门对中医翻译及其标准化研究的指导和干预；四是国际问题，即在中医名词术语英译的标准化过程中必须注意研究国际方面的发展，因为中医翻译中的大量工作是在海外进行的；五是标准化的程序问题，即学者认真研究，学界认真关注，学术组织认真审核，政府部门最终把关。

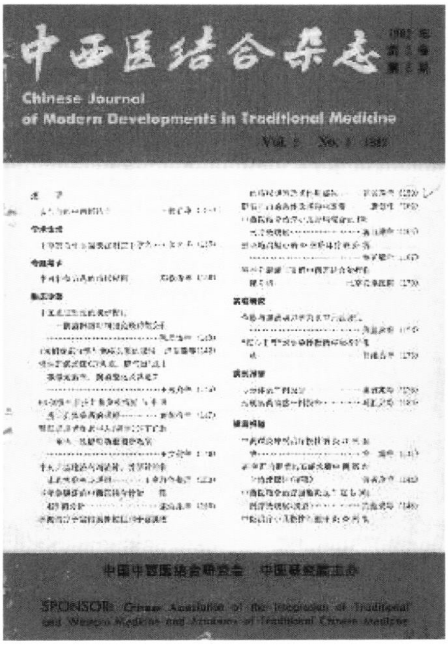

图 10-14 《中西医结合杂志》

（四）关于中医名词术语英译标准化的系统研究

进入 21 世纪以来，中医名词术语英译的标准化问题已经成为中医国际化和中医翻译学科建设所面临的重大问题。20 世纪 90 年代的研究，基本上还是偏向理论化的，还缺乏对实际问题深入细致的研究和解决。比如我们虽然对中医名词术语进行了分类研究，提出了不同类别的不同译法，但还没有完成对每一类别主要术语的具体翻译。为了完成这一巨大的任务，谢竹藩为此而做了大量的研究和探索，较为系统地推进了中医核心名词术语英译标准化的发展。

谢竹藩是我国现代中医翻译事业的创始人之一，也是我国首批汉英中医词典的主编者之一。他在认真研究中西医结合学的同时，依然坚持不懈地研究和推进中医名词术语的英译及其标准化问题。进入 21 世纪，虽然年事已高，但他依然一如既往地关心和研究中医名词术语的英译问题，尤其是统一化和标准化的问题。2003 年，外文出版社出版了他用英文撰写的一部专著 *On Standard Nomenclature of Traditional Chinese Medicine*（《中医标准命名法研究》）。

在这部学术专著中，谢竹藩首先回顾和总结了中医名词术语英译的历史发展。同时，还认真分析和思考了中医名词术语英译及其标准化所涉及的九大问题，即 Difference Between Standardized Translation and Standard Nomenclature（标准化的翻译与标准命名法的区别），Difference Between Medical Terms and Common Words（医学术语与普通词汇的区别），Differentiation of Culture-Specific Terms From Generic Terms（文化术语与一般术语的辨析），Standardization of TCM Nomenclature in Chinese（中医命名法中文的标准化），The Impact of Ancient Writings on TCM Terminology in Chinese（中医古籍术语的影响），Basic Requirements for Standard Nomenclature（标准命名法的基本要求），*Pinyin* and Romanized Chinese（拼音与罗马化的中文），Adoption of WHO's Standard Acupuncture Nomenclature（接受 WHO 关于针刺标准命名法），Use of Western Medical Terms（借用西医术语）。这九大问题的分析和思考，对于梳理和开拓中医名词术语英译标准化的思路与方法，无疑具有非常重要的指导意义。

在这部学术著作中，谢竹藩重点研究了三大块中医基本名词术语的英译及其标准化问题，即中医基础理论（包括哲学、解剖、生理、病因和病机术语）、诊断学（包括一般性诊断和诊断法术语以及证候和疾病名称）、治疗法（包括治则、药理和针灸术语）。同时还分析和研究了如何翻译中医经典著作名称的问题。根据中国文化的精神、中医的理法方药以及国内外的翻译现状，谢竹藩对中医 2 000 多个核心名词术语的解读和翻译进行了认真的比较研究和深入的分析归纳，去粗取精，去伪存真，不仅系统地研究了中医名词术语的英语及其标准化问题，而且还逐一完成了中医基本名词术语标准化的英译。这在中国中医翻译史上，可谓史无前例。其对中医翻译事业发展的贡献，可谓无与伦比。

（五）关于中医名词术语英译标准化方案的制定

1. 国家中医药管理局组织制定的标准化方案　在完成了中医 2 000 多个基本名词术语的原文分析、译文比较和标准厘定之后，谢竹藩在国家中医药管理局的支持下，开始研究和制定中医基本名词术语英译的标准化方案。1999 年国家中医药管理局委托谢竹藩组织专家开展“中医药名词术语英译标准化研究”项目，制定中医基本名词术语英译的标准化方案。该方案2004年由中国中医药出版社出版，题为《中医药常用名词术语英译》(*English Translation of Common Terms in Traditional Chinese Medicine*)。

在该方案的前言中，国家中医药管理局指出："该项目以目前国内外在版的汉英中医词典、英文中医药教材等70部专著为基础资料，按照择优和从众的原则，进行了深入细致的研究，并逐条确定了翻译方法，提出了中医药常用名词术语英译4 626条。这些词条经过两次国内外中医药专家和英文专家的审定，最终定稿。"由此可见，谢竹藩的研究是一项由国家中医药管理局确立的标准化项目，其制定的标准化方案是经过国内外中医专家和英文专家审定，并得到国家中医药管理局认可的。所以其编写出版的这部《中医药常用名词术语英译》，是国内第一部规范的汉英中医词典。

2004年WHO西太区启动了中医名词术语英译国际标准化工程，第一次会议于2004年10月20日至21日在北京召开，经过各国代表投票，谢竹藩制定的这一标准化方案被选为WHO西太区制定国际标准的蓝本。在2007年西太区发布的标准化方案前言中指出：

Given the need to standardize general traditional medicine terminology, the WHO Regional Office for the Western Pacific convened in October 2004 the 1st Informal Consultation on Development of International Standard Terminologies on Traditional Medicine, in Beijing, China. The main objective of the meeting was to identify the willingness of Member States to develop an international standard for TRM terminology, to select materials and references, and to decide working procedures to this end. During the meeting, it was established that there is a need for standard TRM terminology. To expedite the process of term selection, the Zhongyiyao Changyong Mingci Shuyu Yingyi (中医药常用名词术语英译: *English Translation of Common Terms in Traditional Chinese Medicine*: Xie Zhufan, China TCM Pub. Co., Beijing, 2004) was adopted by voting through the main reference for the development of the international standard terminology.

意思是说："为了实现传统医学基本术语的标准化，WHO 西太区 2004 年 10 月在中国北京召开了传统医学术语国际标准发展的第一次非正式研讨会，主要目的是确定各成员国是否愿意制定传统医学术语的国际标准，选择材料和参考资料，确定工作程序。会议期间，确定了标准化传统医学术语的需要。为了加快术语选择的进程，经过投票，中国中医药出版社出版的由谢竹藩主编的《中医药常用名词术语英译》被确定为制定国际标准术语的主要参考资料。"由此可见，谢竹藩所主持制定的这一标准化方案，也得到了参与西太区制定中医名词术语国际标准相关各国的认可。从西太区 2007 年公布的标准化方案来看，确实吸取了谢竹藩所制定标准的很多内容和元素。

谢竹藩主持制定的标准化方案，包括七大部分，即中医基础理论、中医诊断学、各科疾病、治则治法、针灸、中药与方剂和中医典籍。由于中医的名词术语比较众多，虽然该方案收录了 4 626 个词条，但对中医基本名词术语的涵盖还是比较有限的，不过其翻译的理念和方法却是非常明确的，完全体现了自然性、简洁性、民族性、回译性和规定性这五大原则。将"肠澼"译作 dysentery，将"急黄"译作 acute jaundice，将"石蛾"译作 chronic tonsillitis，即属于自然性翻译；将"温病"译作 warm disease，将"六淫"译作 six excesses，将"八纲"译作 eight principles，即属于简洁性翻译；将"脏"译作 zang organ，将"腑"译作 fu organ，将"丹田"译作 *dantian*，即属于民族性翻译；将"雀啄脉"译作 bird-pecking pulse，将"鱼翔脉"译作 fishi-swimming pulse，将"屋漏脉"译作 roof-leaking pulse，将"转豆脉"译作 bean-rolling pulse，将"解索脉"译作 rope-untying pulse，同样属于民族性翻译；将"脾实气"译作 spleen qi excess，将"脾胃不和"译作 spleen-stomach disharmony，将"肠道湿热"译作 intestinal damp-heat，即属于回译性翻译。至于规定性，此方案制定本身，就具有明显的规定性，因为是国家中医药管理局组织专家制定的方案，自然属于政府审定的标准。

谢竹藩负责制定的这一标准中，也在一定程度上体现了中西的合璧。比如将"外感"译作 external contraction，将"命门"译作 gate of life，将“魄”译作 corporeal soul，将“相火”译作 ministerial fire，与魏迺杰的翻译还是比较一致的。当然差异也是有的，而且还是比较明显的。比如在魏迺杰的标准中，“元气”译作 original qi，“原气”译作 source qi，有一定的区分性。虽然“元气”和“原气”有一定的相同之处，但毕竟是两个独立的术语，形式上的差异还是应该具有的。谢竹藩的标准中将其统一译作 original qi，似乎缺少了形式上的可区分性。这种情况该不该形式上有所区分，确实值得商榷。这就像“美丽”和“漂亮”一样，意思虽然是比较近似的，但毕竟是两种比喻的方式，从丰富语言和内涵的角度来看，译文中似乎还是应该有所体现的。

2. 全国科学技术名词审定委员会颁布的标准化方案　全国科学技术名词审定委员会是负责制定国家科技名词术语标准的一个重要机构。2004 年以来，该委员会已经审定颁布了三部中医名词术语的英译标准。这三部标准是在该委员会的指导下，由中国中医科学院知名专家朱建平组织中医界和中医翻译界的专家学者研究制定的，在国内外中医翻译界产生了极大的影响。

朱建平虽然是从事中医医史和文献研究的专家，但对中医翻译却一直非常关注，非常重视，尤其是中医名词术语的英译及其标准化领域。在研究中医医史和文献的同时，他在中医名词术语的英译及其标准化方面也投入了大量的时间和精力进行总结、研究和思考。他对此的关注并不仅仅局限在个人的研究方面，而是努力将其拓展到朱自清当年所提出的“多数意志选择”“学者鼓动力量”“学会审定”和“政府审定”四个层面，从而实现了标准化中医名

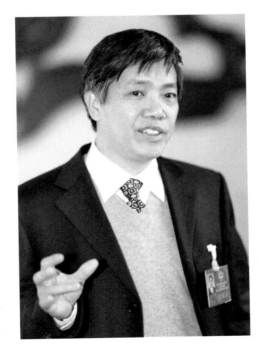

图 10-15 朱建平

词术语英译的奋斗目标。

在朱建平及其所处的中国中医研究院领导和专家的共同努力下，1998年夏开始筹备成立全国科技名词审定委员会中医药学名词审定委员会（简称“中医药名词委”）。经过2年的筹备，中医药名词委于2000年8月18日在北京正式成立，确定了中医药名词术语规范与审定的总体计划，制定了《中医药学名词审定原则及方法》，并审定了已经起草的《中医药基本名词（草案）》。对于中医翻译事业而言，中医名词委的成立，可谓具有里程碑式的重要意义。这也是朱建平等专家学者为中医翻译事业做出的重大贡献。在中医药名词委成立的初期，朱建平担任副秘书长和“中医药基本名词术语规范化研究”项目组的负责人之一。如今他是中医药名词委的秘书长和项目组的唯一负责人，更加有效地推进了中医名词术语英译的标准化工程。

2006年朱建平在《中华中医药杂志》第21卷第1期上发表的题为《中医术语规范化与中医现代化国际化》一文中，就中医名词术语的规范化问题进行了较为系统的总结、分析和研究，并提出了颇具建设性的意见和颇具现实意义的构想。他指出：“中医术语的规范，是中医药学一项重要的基础性的系统工程。它对于中医药知识的传播，国内外医药交流，学科与行业间的沟通，中医药科技成果的推广使用和生产技术的发展，中医药书刊和教材的编辑出版，特别是对中医药现代化、国际化都具有十分重要而深远的意义。”

在朱建平的努力下，在中医药名词委的推动下，全国科学技术名词审定委员会自2004年起，已经连续3次颁布了《中医药学名词》的标准化方案。2004年颁布的方案主要是中医药学的基础性名词术语，共有5 283条，涵盖了20个部分，包括总论、医史文献、中医基础理论、诊断学、治疗学、中药学、方剂学、针灸学、推拿学、养生学、康复学、内科疾病、外科疾病、妇科疾病、儿科疾病、眼科疾病、耳鼻喉科疾病、肛肠科疾病、皮肤科疾病和骨伤科疾病。该标准在基本名词术语的翻译方面，与国内外比较流行的译法基本保持一致。如对“经络”的翻译，虽然以channel为首选，以meridian为次选，但与“经络”英译的标准化走势还是基本一致的。再如将“命门”译作 vital gate，虽然与比较流行的 life gate 或 gate of life 有一定的差异，但实质上还是比较一致的，因为英语中的 vital 和 life 都指的是“生命”。

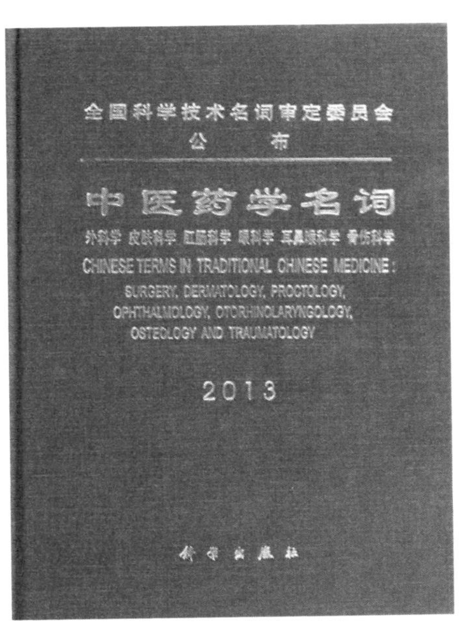

图 10-16 全国科学技术名词审定委员会公布的《中医药学名词》

此外，该方案还是比较重视民族性原则的。比如自 WHO 西太区于 1991 年颁布了针灸经穴名称国际标准以来，“三焦”的译法 triple energizer 就在国内外逐步流行起来。但这样的翻译与“三焦”的实际含义还存在着较大的差异，并没有将其主旨精神再现于译文。这就是为什么翻译界一直对此译法持有很多异议。这也是我们近年来参与 WHO 启动的 ICD-11-ICTM 工程时一直提出修改的问题。在国内现在比较流行的汉英中医词典，包括谢竹藩主持制定的标准中，“三焦”的翻译基本上都采纳了 triple energizer 这一并不妥切的译法。虽然坚持了约定俗成的理念，但却淡化了民族性原则的意识，确实是令人遗憾的。但在朱建平主持制定的标准中，“三焦”则音译为 sanjiao，“上焦”“中焦”和“下焦”则依次译为 upper jiao, middle jiao 和 lower jiao，民族性原则得到了充分的体现，是颇值肯定的。

朱建平主持制定的标准，其准确性也是比较明显的。如在谢竹藩和魏迺杰制定的标准中，“梦交”均译作 dreaming of intercourse，似乎将“梦交”中的“梦”理解成了梦想，而不是梦中。在英语中，dream of 指的是梦想、希望。如 *Longman Dictionary of Contemporary English* 对 dream of 的解释是 to think about something that you would like to happen or have（希望发生或拥有的东西），其举例为 She dreamed of becoming a chef（她梦想成为一位厨师）。在朱建平制定的标准中，“梦交”译为 sexual intercourse in dream，与原文之意颇为吻合，显然是比较贴切的译文。

2010 年全国名词委颁布了朱建平主持制定的第二部中医名词术语英译标准方案。该方案是对 2004 年所颁布方案的补充和完善。在前言中，中医药名词委指出，2004 年由全国名词委公布的《中医药学名词》“仅有内科基本名词 216 条、妇科基本名词 98 条、儿科基本名词 70 条，很难满足学科发展的需要。”为了进一步补充和完善 2004 年颁布的方案，中医名词委又启动了《中医内科妇科儿科名词规范与审定》工程。在朱建平及其团队的努力下，增加名称 2 416 条。经过认真的比较研究，对这些词条的译文进行了完善和修改，确定了标准化方案。经过国家中医药管理局科技司组织专家审定，该方案于 2010 年正式颁布，成为比较完整、规范的中医内科、妇科和儿科名词术语的英译系统。

在这个标准化方案中，有些术语的翻译与西方较为流行的译法较为接近，与国际标准化的走势保持一致。比如“风火眼”（谢竹藩的标准化方案中没有收入）在国内一些较为流行的汉英中医词典中，均被译作 acute conjunctivitis（方廷钰主编的《新汉英中医药词典》和笔者主编的《简明汉英中医词典》中均采用了这一译法），属于借用西医用语的译法。魏迺杰一直主张将其直译为 wind fire eye，此一主张也逐步得到了学界和译界的认同。所以在朱建平主持制定的第二个标准化方案中，“风火眼”即采用了 wind fire eye 这一仿造式的翻译。再如将“肝着”译作 liver fixity，也是如此。在魏迺杰主编的《实用英文中医辞典》和 WHO 西太区 2007 年颁布的标准中，“肝着”也是如此翻译。不过在谢竹藩制定的标准中，“肝着”则译作 liver stagnancy。看来中医名词术语英译的标准化，国内还需要进一步的统一化。

2013 年全国名词委又公布了朱建平主持制定的第三部标准化方案。与其颁布的第二部方案一样，是为了进一步补充和完善 2004 年颁布的第一部标准化方案的内容。中医药名词委在前言中指出，2004 年已公布的《中医药名词》:“临床各科疾病名词有限，其中内科 216 条、妇科 98 条、儿科 70 条、外科 95 条、皮肤科 50 条、肛肠科 21 条、眼科 81 条、耳鼻喉科 79 条、骨伤科 176 条，很难满足临床学科发展的需要。”为此，中医药名词委又启动了“中医外科、皮肤科、肛肠科、骨伤科、眼科、耳鼻喉科名词规范审定”工程。在朱建平的主持下，选择了 2 485 条术语，其中新增加规范名词 2 011 条。经过系统的整理、比较和分析，最终确定了这些词条的标准化译法。经过专家的审定和国家相关部门的批准，第三部标准化方案于 2013 年正式颁布，从此比较系统地完善了中医药基本名词术语英译标准化方案的制定。

经过朱建平的多年努力和国家相关部门的大力支持，中医基本名词术语英译标准化方案终于得到了较为完善的制定，从而比较有效地指导和引领了中医名词术语英译及其标准化的发展。但要实质上完成这一艰巨的任务，还需要政府有关部门强力地推进和落实。此外，还需要政府有关部门努力地协调和统筹，不然同一个国家便会出现不同的标准。这种现象的存在，必然会为标准化的最终实现造成极大的影响。

3. 世界中医药学会联合会颁布的标准化方案　世界中联创建的目的，就是推进中医国际化的进程，为世界各国人民的健康服务。要使中医真正走向世界，就必须为其搭建一个顺畅交流的平台。所以世界中联建立之后不久，便启动了制定中医名词术语国际标准工程。2004 年至今，已经完成了英语、德语、法语、俄语、西班牙语等 10 多个语种的国际标准。在这些不同语种国际标准的制定过程中，英语国际标准的制定尤为重要，也尤为不易。因为英语是世界上最为流行的国际用语，其标准的制定直接影响到中医国际化的进程以及中医在国际上传播和交流的质量和水平。

2003 年 9 月 25 日至 26 日的世界中联成立大会上，37 个国家的代表提出了研究制定中医名词术语英译国际标准的建议。根据该建议，世界中联秘书处组织各国专家研究制定了《中医基本名词术语中英对照国际标准（草案）》。之后组织召开了 3 次国际会议，对这一草案进行了讨论和修订。68 个国家和地区的 165 位专家参加了编委会，为本方案的制定提供了 100 余种参考资料。2007 年 4 月 27 日至 28 日，世界中联第一届四次理事会议及“中医基本名词术语中英对照标准”审定会议召开，经过讨论表决，决定将这一标准作为世界中联的国际标准，向其各国会员组织推荐使用，计划每 5 年修订 1 次。

代表世界中联主持制定该标准的是王奎，他是世界中联翻译部的主任，是一位学贯中西医且具有深厚英语语言功底和扎实中医翻译基础的杰出学者。他在医院从事临床治疗工作多年，后又到 WHO 西太区从事中医药的国际交流工作，从而在中医翻译方面积累了丰富的经验，在合璧东西方面奠定了良好的基础。世界中联成立之后，他出任翻译部的主任，负责中医对外翻译的理论研究、实践总结、方法探讨和标准制定。世界中联确定了制定国际标准这一既定目标之后，王奎即开始搜集资料，调查分析，整合资源，听取意见，筹备方案。经过几年的艰苦努力，终于按期完成标准的制定和发布，为中医名词术语国际标准化的实现做出了巨大的贡献。世界中联制定的标准与 WHO 西太区制定的标准均在 2007 年正式公布，成为世界上首次颁布的中医名词术语英译标准。2008 年 8 月 1 日至 3 日，世界中联在上海师范大学成立了翻译专业委员会，王奎当选为首任会长，除指导委员会成员深入开展中医翻译的理论研究和实践探索之外，仍然组织大家继续努力修订和完善世界中联所颁布的标准。

WHO 西太区办事处于 2004 年开始制定所谓传统医学（即中医学）名词术语国际标准，对世界中联启动的国际标准制定工程极为关注，并试图协调彼此之间标准的制定。该办事处官员崔晟勋（Chio Seung-Hoon，韩国人）于 2006 年 12 月 13 日及 2007 年 6 月 13 日曾经两次访问了世界中联秘书处，商讨彼此之间在国际标准制定方面的合作事宜。经过两次讨论，达成了一定的合作意向。为此，WHO 西太区向世界中联提供了其制定的标准（IST）资料。世界中联对该资料进行了慎重的研究，借鉴了其中的一些翻译方式和方法，对拟制定的标准化方案进行了一定的修订。

在该标准的简介中，世界中联提到了其借鉴 WHO 西太区标准的三种情况。一是修订，如将其原方案中的“气分”的英译 qi level 修改为 qi aspect，与 WHO 西太区的标准保持一致。二是并列，即将 WHO 西太区方案中的译法与其他通用译法并列为世界中联的标准。例如“经络之气”WHO 西太区的英译标准为 meridian qi，世界中联的英译标准为

meridian/channel qi。三是保留不同的英译方式，以确保再现中医基本名词术语的实际含义。如 WHO 西太区的标准中将“腑”译为 bowel，世界中联标准中将“腑”译作 fu-organ。

世界中联制定标准的基本原则有四：一是对应性，即英译词义尽量与其中文学术内涵相对应；二是简洁性，即在不影响清晰度的前提下，译名越简单越好，避免辞典式的解释；三是同一性，即同一概念的名词只用同一词对译；四是约定俗成，即目前已经通行的译名虽然不完全符合前三个原则，仍可考虑采用。这四个原则基本上还是比较符合术语翻译和规范要求的。按此要求制定的中医基本名词术语英译的国际标准，还是比较切合实际的，也是比较易于推广实施的。这四个原则得到了参与该标准制定的各国专家的认同，并在此基础上讨论确定了一些中医名词术语颇有争议的翻译。比如将“风火眼”译为 wind fire eye 的这一颇具争议的译法，最终之所以能被采用就是经过多次认真讨论、慎重分析和深入交流的结果。

原则确定之后，方法的选择便有了一定的依据。世界中联制定标准时所采用的方法包括五个方面：一是直译法，主要用普通英语词语作为对应语翻译中医基础理论、诊断、治则和治法的名词术语，以避免与西医学概念的混淆。如将“肾主水”译作 kidney governing water，而不译为 kidney governing water metabolism；将“活血”译作 activating blood，而不译为 activating blood circulation。这样的翻译虽然比较质直，但经过中西方长期的交流与沟通，如此词对词的直译已经得到了西方人士的认同，并且已经将其与中医的理法方药密切结合起来，成为英语语言中独特的中医对应语。事实上，这样的直译之法在西方也是颇受重视的，西方主要中医翻译者对中医基本名词术语的翻译，大致上也采用的是直译之法，甚至对有些术语的直译超出了国人的想象。

二是借用西医术语翻译中医形体关窍的名称。比如将“面王”借用西医术语译作 tip of nose，而不照字面直接译作 king of face。如此之译，当然意思是最为清楚的，不会引起什么歧义。不过在魏迺杰所制定的标准中，“面王”就译为 king of face，其目的是为了保持中医的民族文化传统和特色。2004 年魏迺杰在一次中医基本术语英语翻译标准化国际会议上做了题为“认可西方所取得成就的重要性”发言。在发言中，魏迺杰谈到了中医英语术语标准化存在的问题，特别是借用西医术语的问题。他认为中国人之所以偏向于借用西医术语翻译中医术语，是因为中国人普遍认为西方人士的思维方式受所谓科学思维模式的禁锢，无法从中医传统思维方式出发来正确地学习和理解中医。这一看法其实是中国人自己的认识，而不是西方人的认识。他指出，借用西医术语翻译中医术语这一论点是不符合客观实际的，因为以英语为母语的临床医师团体现已意识到中医具有特有的概念，而将西医化了的术语强加于中医将对其独立性和完整性构成威胁。此外，西医化的中医术语也不适合文献史料的翻译，因为它不能反映中医概念的原貌。从民族文化的角度来看，魏迺杰的这一论断，还是颇值深思的。

三是采用“三保险法”翻译中药名称，即每一个中药名称均按照拼音、拉丁语和英语三种方式予以翻译，以确保不出现任何的误解和误读，因为汉语中同义字比较多。这种做法与西方人的译法还是比较接近的。比如在美国，中药名称的翻译采用的是四保险译法，即以拼音为基础的音译，再附加汉字、拉丁语和英语翻译。实际上世界中联采用的也是四保险，因为是英汉对照，所以汉字也包括在内。由此可见，世界中联的标准在很大程度上的确体现了其作为中医的一个主要国际组织的风范。

四是采用音译和英译两种方法翻译方剂名称。音译法采用《中华人民共和国药典（2005 年英文版）》的译法。但音译单位以音节划分，以便于西方读者阅读，这样的调整非常有利于中医的国际交流。

五是直译的中医疾病名称附有相应的西医对应语，目的是帮助西方读者更好地了解直译的中医疾病名称的实际含义。比如该标准采用了 wind fire eye 这一仿造译法翻译中医的疾病名称“风火眼”，但在 wind fire eye 之后又以括号的形式附有 acute conjunctivitis 这一比较接近的西医病名。再如“四六风”之译 tetanus on 4th-to-6th day after birth（neonatal tetanus），“重舌”之译 double tongue（sublingual swelling），“小儿暑温”之译 infectious summer fever in children（epidemic encephalitis B in children），“解颅”之译 ununited skull（hydrocephalus），“伤食”之译 food damage（dyspepsia），“脏躁”之译 visceral agitation（hysteria），“肠覃”之译 lower abdominal mass in woman（ovarian cyst）等均是如此，属于翻译中的文内注解，在一定程度上有利于原文基本信息的再现。

世界中联所制定的中医名词术语英译国际标准，是世界上第一个中医的行业国际标准。在制定标准的过程中，既考虑到中国译界的长期实践（如将 syndrome 作为“证”的首选译语，就是典型一例），又考虑到东西结合的实际需要（如将“逆”译作 counterflow，将“不固”译作 insecurity，就是吸取了西方较为流行的，且在国内颇具争议的译法）。这样的做法特别具有国际化的观念和意识，非常有利于充分调动东西方的积极因素以实现中医名词术语英译国际标准化的远大目标。

4. 国家标准化管理委员会颁布的标准化方案　2006 年 5 月 25 日，中华人民共和国国家质量监督检验检疫总局和国家标准化管理委员会发布了《中华人民共和国国际标准·中医基础理论术语》（*Basic Theory Nomenclature of Traditional Chinese Medicine*）。该标准方案的引言中指出：“中医学科学术语的标准化是中医学学术建设的基础性工作。在国家中医药管理局的领导下，经过中医学界的努力，已初步建立了一些 GB（国家标准）和 ZY（中医行业标准），为中医学科标准体系的建立奠定了良好的基础。但是，迄今尚未建立中医基础理论术语标准。为了继承和发扬中医学术，为人类健康服务，满足中医教学、科学研究、医疗、管理及对外交流的需要，必须遵循中医学理论体系，建立科学、统一的中医基础理论术语标准。经过国家中医药管理局和中国国家标准化管理委员会批准立项，开展了中医基础理论术语标准研究而编制《中华人民共和国国家标准·中医基础理论术语》。”

该标准由国家中医药管理局提出并归口，起草单位为辽宁中医学院（现辽宁中医药大学），起草技术负责人为李德新。李德新是辽宁中医药大学从事中医基础理论研究的专家，也是全国知名的中医学家。他虽然从事的是中医学的教学、科研和临床治疗工作，但非常重视中医的国际化和中医名词术语英译的标准化发展。在他所主持研制的中医基础理论

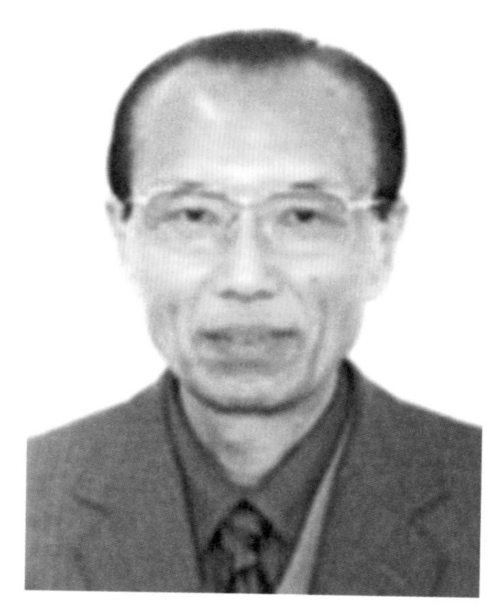

图 10-17 李德新

术语国家标准中，术语的英译问题也纳入其中，并且为中医基本名词术语的英译及其标准化发展奠定了良好的基础。

该方案包括总论、阴阳、五行、藏象、气血精津液、经络、体质、病因、病机、养生、预防、治则和五运六气等术语。每一条术语均为汉英对照，同时皆有比较简单的中文定义。从该标准的具体内容来看，大部分术语的英译都比较符合中医名词术语英译规范化发展的基本趋势。比如将“藏象”译作 visceral manifestation，将“命门”译作 life gate，将“虚实”译作 deficiency and excess，就与国内外比较流行的译法保持一致。

再如将“寒因寒用”译作 treating coldness with coldness，将“热因热用”译作 treating hotness with hotness，将“寒者热之”译作 treating coldness with heat，将“热者寒之”译作 treating hotness with coldness，与 WHO 西太区标准中的译法比较接近。在西太区的标准中，这四个术语分别被译作 treating cold with cold，treating heat with heat，treat cold with heat 及 treat heat with cold。虽然在词性的考虑方面有一定的差异，但从选词和结构方面来看，还是比较一致的，完全可以视为比较统一的译法。这说明该方案在制定的过程中，对国内外的发展还是有比较充分的调研和考虑。比如将“同病异治”译作 different treatments for the same disease，将“异病同治”译作 same treatment for different diseases，将“肾气不固”译作 insecurity of kidney qi，与 WHO 西太区标准方案的译法完全一致。

同时，该标准也采用了一些意译之法翻译中医一些颇具独特性的术语。如将“通因通用”译作 treating diarrhea with purgatives，将“塞因塞用”译作 treating stuffiness with tonic，将“肾虚水泛”译作 kidney insufficiency with water diffusion，则与 WHO 西太区标准的译法有一定的差异。在西太区的标准中，这三个术语分别被译为 treating the unstopped by unstopping，treating the stopped by stopping 和 kidney deficiency with water flood。西太区对这三个术语的翻译，主要参考的是魏迺杰的译法，所以显得比较质直。尤其是“通因通用”和“塞因塞用”的译法，虽然结构上与原文比较近似，但形式上显得有些僵直。李德新主持制定的方案对这三个术语的翻译，似乎也有进一步调整的必要。比如在其标准中，“虚”一般都译作 deficiency，这也是国内外比较流行的译法。但在翻译“肾虚水泛”时，却将“肾虚”的“虚”译作 insufficiency，一方面与“虚”的一般译法不太一致，另一方面与“肾虚”的实际含义似乎也有一定的差异。在现行的翻译实践和标准化研究中，insufficiency 主要用以表示“不足”。比如在该方案中，“肾精不足”即译为 kidney essence insufficiency，但“禀赋不足”却译作 inadequate natural endowment，意思当然是清楚的，但统一性似乎还需要进一步加强。在西太区的标准中，“禀赋不足”译作 constitutional insufficiency，所有的“不足”均统一译作 insufficiency。

当然，从中医语言和文化的角度来讲，并不是所有形式上一模一样的字词或概念在任何条件下含义都是一样的。这种情况在中医理论和实践中，一般都是比较普遍的。比如“虚”，如果用以形容身体，则自然应该是 weakness，而不应该是 deficiency。所以从再现原文实际含义的要求出发，按照不同的语境对形式上同样的字词或概念予以不同的翻译，也是自然而然的。但从规范化和标准化的要求出发，又不得不采取一些颇为质直，甚至僵直的做法对其加以统一化的翻译。

另外，英译中医名词术语时，我们也需要注意西方人的选词。虽然西方人对中医基本概念和术语的理解一般都比较表浅，无法像中国人理解得那么深入。但英语毕竟是西方语言，西方人的选词一般都会更加地自然一些。比如在李德新主持的方案中，“精血同源”译作 essence and blood from same source，“肝肾同源”译作 liver and kidney from same source，“津血同源”译作 fluid and blood from same source，意思是明确的，但结构上似乎还需要有所调整。在 WHO 西太区的标准中，这三个术语分别被译为 homogeny of essence and blood，homogeny of liver and kidney 和 homogeny of fluid and blood。选词上显然参考了西方译者的做法，所以显得比较自然一些。在英语语言中，homogeny 或 homogenity 指的是同构发生或同源发生，与中医上讲的“同源”意思比较接近。所以用 homogeny 或 homogenity 翻译“同源”，显得更自然一些，且译文的结构也显得比较完整一些。

5. 中医临床术语国家标准方案　1995 年国家颁布了《中华人民共和国国家标准・中医临床诊疗术语》（GB/T15657-1995）。这部中医临床诊疗术语国家标准只有术语，没有定义。从国家标准的要求来看，一个概念或术语不仅仅有标准的结构形式，而且必须有规范的定义。所以，此标准颁布之后，国家中医药管理局即组织专家对其进行修改、补充和完善，其中一个很重要的工作就是为每一个概念和术语确立定义，以便能展示其主旨精神。1997 年国家颁布了新修订的、有完整定义的《中华人民共和国国家标准・中医临床诊疗术语》（GB/T16751.1-1997，GB/T16751.2-1997，GB/T16751.3-1997）。但 1995 年和 1997 年颁布的中医临床诊疗术语，只有中文，没有相应的英文。

2009 年 WHO 西太区启动了 ICD-11 修订工程的同时，特别设立了第 23 章，将中医纳入其中。对于中医国际化而言，这是一个具有重要历史意义的发展。为了有效地推进该项工作，WHO 要求参与此项工程的国家提供英文的国家标准。国家中医药管理局决定将 1995 年和 1997 年颁布的中医临床术语国家标准提供给 WHO。但因这两部国家标准均无相应的英文翻译，国家中医药管理局临时委托笔者主持这两项国家标准的翻译，制定中医临床术语英译的国家标准，按期提交 WHO 以便能体现中国关于中医基本名词术语英译的原则和标准。之所以委托我们负责这两部中医国家标准英文版的制定，是因为笔者是中国参与 WHO/ICD-11-ICTM 工程的固定成员，也是 WHO 术语组的专家。

经过 2 个月的努力，这两部国家中医临床术语标准英文版的制定终于按时完成。国家中医药管理局组织专家对其进行了认真评审，最后以国家标准的形式提交 WHO。在总结这一国家标准英文版的研制过程时，我们解释说："为了按期向 WHO 提交中国中医国家标准的英文版，2010 年 6 月我受命承担这两部中医国家标准的英译工作。2010 年 8 月 26 日，国家中医药管理局组织专家对译文进行了审定。根据专家提出的意见，我对这两个中医国家标准——尤其是 1997 年颁布的国家标准——进行了全面的修改。之后不久，国家中医药管理局将修改后的译本作为中国中医国家标准英文版提交 WHO。"

由于当时时间紧迫，任务紧急，翻译的时候遇到的很多问题没有能够及时予以解决。所以在嗣后的发展中，这两部国家标准的英文版，尤其是 1997 年颁布的国家标准英文版，又做了很多的修改、补充和调整。在谈到这一问题时，我们解释说："在参加 WHO 和 ISO/TC 249 每年例行的讨论会议期间，根据国内专家的审定意见和建议以及各国专家在 ICTM 和 TC 249 会议上的观点和看法，并结合中医术语国际标准化的发展现状和趋势，我又对译文进行了多次的修改、调整和补充，并对其翻译的原则、方法和标准进行了较为深入的研究和总结。"经过不断的修改，1997 中医国家标准的英文版已经逐步得以完善，在中国参与 WHO 这项工程中发挥了一定的作用。

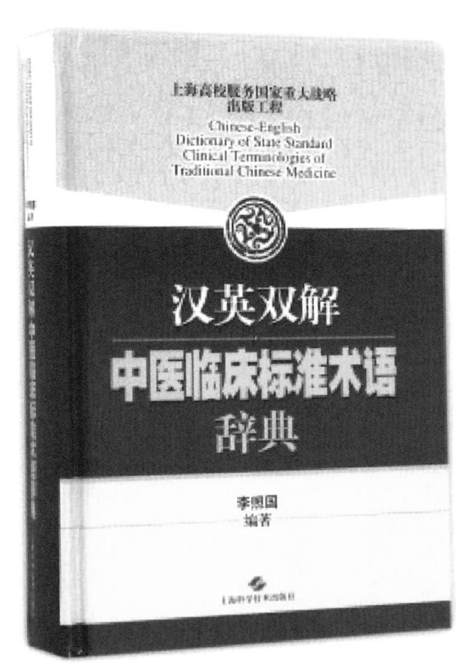

图 10-18 据 1997 中医临床术语国家标准英文版编写的《汉英双解中医临床标准术语辞典》

该标准包括中医治则、治法、证候和疾病名称等中医临床术语 2 875 条和 317 条中医术语同义词。每一词条的定义都比较完整准确，比李德新主持制定的《中医基础理论术语》的定义要深入得多。为了进一步完善中医临床术语标准体系，国家中医药管理局组织专家对 1997 年颁布的中医临床术语国家标准进行了研究和修改，其修改工作几年前已经完成。在本次对 1997 中医国家标准的修订中，术语的英译也被纳入其中，英译工作由我们担任。经过多次研讨和修改，英汉对照 1997 中医临床术语国家标准修订版终于在 2014 年底顺利完成。

由于 1997 中医临床术语国家标准英文版的研制，主要是为了配合中国参与 WHO 启动的 ICD-11-ICTM 工程，也是为了帮助 WHO 推动该项工程，所以其译文在充分考虑到中国译者的翻译理念和惯用方法的同时，也充分考虑到西方译者的理念和译法，努力中西合璧，以便能更有力地推进中医国际化的进程。WHO 西太区和世界中联 2007 年分别颁布的《西太区传统医学术语国际标准》和《中医基本名词术语中英对照国际标准》是两个已经正式颁布了的中医术语国际标准，该标准在译制时，对这两个国际标准做了较为系统的总结和分析，并在翻译中有原则性地加以应用。同时，对国内外较为流行的汉英中医辞典比较统一的译法，也充分予以采纳。

比如对“证”的翻译，该标准采用了国际上较为流行的两种译法，即 syndrome 和 pattern。在 WHO 西太区所颁布的传统医学术语国际标准中，pattern 为“证”的首选译法，syndrome 为“证”的次选译法。在世界中联所颁布的中医术语国际标准中，syndrome 为“证”的首选译法，pattern 为“证”的次选译法。在该标准中，“证”的翻译与世界中联的做法保持一致。再比如中医名词术语中常见的“养”“补”“滋”“益”“健”“壮”“培”等含义比较相近的汉字，在以往的翻译中 nourish, strengthen 等英语单词一般都笼统地用来翻译这些意思相近但形式不同的汉字。WHO 西太区在其制定的标准中，将这样一些含义比较相近的汉字完全选择不同的英语单词予以固定翻译，从而使其译文具有了显著的回译性和区分性。如将“养”译作 nourish，将“补”译作 tonify，将“滋”译作 enrich，将“益”译作 replenish，将“健”译作 fortify，将“壮”译作 invigorate，将“培”译作 cultivate，虽然有些质直，但从规范化的角度来看，还是比较有实际意义的。所以我们在主持译制 1997 中医临床术语国家标准时，即将 WHO 西太区的这一做法予以借鉴，从而使其译文整体上用词比较统一，表达比较完整。

对于中医术语中的动宾结构，国内译界长期以来采用了名词化的译法，将其翻译成“名词”。这样的做法自然是可取的，但在具体的运用中，译者却不得不从实际出发对其加以调整。西方的不少译者在编写中医术语英译词典时，则采用了“以名译名”（即以名词结构的方式翻译中医术语中的名词部分）、“以动译动”（即以动词结构的形式翻译中医术语中的动词部分）的做法，则是比较客观实际的。所以该标准即采用了动宾结构的方式翻译同类中医术语，如将“补血养肝”译作 tonify the blood and nourish the liver，将“补血养心”译作 tonify the blood and nourish the heart。从民族性原则的要求来看，这样的译法还是有一定的实际意义的，值得借鉴。

6. 中国参与 WHO/ICD-11-ICTM 工程的标准方案　WHO/ICD-11 传统医学部分内容模型（Content Model）中国推荐方案，由国家中医药管理局组织有关专家从 2009 年底开始进行研制。首先组织中医专家研究制定中文方案。中文方案制定好之后，再由术语组主要成员负责译制英文方案。在译制过程中，我们从中西语言比较的角度对中文方案提出了一些修改的意见和建议，得到了中医专家组的理解。下面根据术语组翻译的体会，就中国推荐方案的译制做以概要的说明。其中一些结构相近或含义近似的中医术语的筛选和翻译，尤其值得注意。

在汉语中，有很多貌似不同的概念，究其实质却很难有明确的区分界限。在中医名词术语中，这样的情况并不少见。有时，一些概念在用词方面确有不同，在内涵方面似乎也略有差异。但翻译成英文时，却很难明确地对其加以区分。如中医上讲的“后阴”“肛门”和“魄门”，字面上颇为不同，实质所指却完全一样。但从词义的关联性方面来看，三者又各有侧重，并不完全相同。对于这样的术语，推荐方案在选择的时候，就应该予以慎重的考虑，不然英文方案译制时就会面临很多难以解决的问题。

所谓“后阴”，是中医学中的一种委婉用语。和很多民族一样，中国古人有许多专门描述或暗示与性行为和性器官有关的词语，这些词语后来也成了医学上的专用术语。“阴阳”本来指日月的向背，引入到哲学领域后，指事物相反相成的两个方面；引入到医学领域，则用以解释人体的表里、脏腑以及功能与物质的关系；引入到两性之间，则“阳”指男而“阴”指女，同时“阴阳”又常用以喻指性事。如“合阴阳方”“阴阳早合”中的“阴阳”即暗喻性功能；“阳事不举”“阳痿”中的“阳”，则暗喻男子性行为；而“前阴”和“后阴”则暗喻人体的两个部位，“前阴”指外生殖器，“后阴”则指肛门。

“肛门”则是古人对排便孔窍的比喻性说法，“肛”字取形于“缸”，加月字旁代表人体。“取类比象”是中国古人认识问题的基本方法之一，“肛”字的结构和寓意实际上也反映了古人将其类比于“缸”之开口以倒内物的功能。从这个意义上讲，“肛门”这一说法最接近于实际，也最为形象，因此成为目前医学（包括西医学）的通用之语。但是，对于一般民众而言，看到这个词，多少有一些不太自在的感觉。因为它无论从形还是从义上看，多太直观，给人一种不太良好的联想。这就如同“出恭”和“入厕”一样，意义相同，感觉颇异。

而“魄门”，听起来似乎有些游离原物之意。但“魄门”自古以来却都是中医的专门用语，用以喻指“肛门”。如《证治要诀》中说，“肛门者……又曰魄门”。在今人看来，“魄”总是和“魄力”（daring and resolution; boldness）、“气魄”（boldness of vision; breadth of spirit; daring）等相关，怎么会和排泄不洁之物的通道有染？“魄门”一词出自《素问·五藏别论篇》，指七冲门之一的肛门。为什么用“魄”来指“肛”呢？原来“魄”在古代通“粕”，因糟粕从肛门排出，所以将肛门又称为“魄门”。由此看来，“魄门”者，“粕门”也。由于人类对于性器官和人体私密部位的避讳，“魄门”这一通假用法反而具有了某种委婉用语的特点，和“后阴”一样，成为中医学中的“雅言”。

从以上分析可以看出，“后阴”“肛门”“魄门”在中医学上尽管基本所指同一，但在结构和寓意上却各有侧重。这可能就是为什么这三个词语至今还在中医学中长期共存、互相喻指的主要原因吧。在中文中，这种现象的存在不但丰富了语言的表达能力，而且也具有一定的修辞效果。但当将其翻译成英文时，这样的作用却很难体现出来。无论是“后阴”，还是“魄门”，翻译成英语时，都是 anus。当然，在向西方人传授中医学时，可以对这三个词语的结构、语义和演变进行详细的解释说明。但作为一个临床使用的分类规范，将这三个术语都纳入其中的话，却会引起很大的混乱。既然这三个术语翻译成英语都是 anus，在推荐给 WHO 的 Content Model 中就不必将三个术语全部列出，以免引起混乱。这就像我们中国人的称谓一样，尽管我们对长自己一辈的男性有舅舅、叔叔、姨夫、姑父、伯伯等不同称呼，尽管我们对长自己一辈的女性有婶婶、姨姨、姨妈、姑姑、妗子等不同称谓，翻译成英语时却只能在 uncle 和 aunt 两者之间周旋。

所以在制定方案时，对这方面的问题必须进行细致的推敲和把握，努力剔除不少具有中国文化特色但却不利于其英文翻译的概念和术语。所以在参与草案的起草、讨论和审定过程中，需要收集整理大量资料和参考书目。这些参考资料和书目包括三个方面的内容，一是国内有关方面主持制定的国家标准，如《中华人民共和国国家标准中医基础理论术语》和全国名词委 2004 年公布的《中医药学名词》；二是有关国际组织主持制定的国际标准，如 WHO 西太区 2007 年颁布的国际标准和世界中联 2007 年颁布国际标准；三是国内外通行的一些汉英英汉中医词典，这些词典均为 WHO 西太区制定标准时所确定的参考书，如谢竹藩主编的《中医药常用名词术语英译》、魏迺杰主编的《汉英英汉中医辞典》以及笔者编写的《简明汉英中医词典》等。

在具体的翻译过程中，主要以现行的国家和国际标准为参考，以通用的汉英英汉词典为补充，尽量采用较为流行且基本符合中医相关概念和术语实际内涵的译法，避免标新立异或独辟蹊径，以免引起歧义或异议。尽管谨小慎微，在翻译过程中还是遇到了一些意想不到的问题，如“邪进正退”和“正进邪退”等一些术语，在现行的国内和国际标准和流行的一些汉英英汉中医辞典中都没有收录。对此，只好根据这些术语的实际含义并参考相关标准和词典对类似术语的处理方法，将前者翻译为 progress of pathogenic factors and recession of healthy qi，将后者翻译为 progress of healthy qi and recession of pathogenic factors。还有一些术语，从现有的词典和资料中均无法查到，如“畜门”“视衣”“准骨”“朱砂掌”“板痛”等，后经咨询专家组，方知“畜门”即“鼻孔”（nostrils），“视衣”即“视网膜”（retina），“准骨”即“鼻柱骨”（bridge of nose），“朱砂掌”指“两手掌大小鱼际处肤色红赤，压之退色，即西医学的‘肝掌’”（liver palms）。而“板痛”则比较复杂，据专家组解释，“板痛”是吴鞠通、沈金鳌、尤在泾等的著作中常见的症状，相当于牵制、重着性质的疼痛（pulling and heavy pain）。

在翻译过程中，术语组发现有些中医的概念和术语虽然在中文中有明显的形和义的区别，但在英语中却很难完全加以区分。如“舌本”和“舌根”虽然是两个颇有区别的术语，但其内涵却往往交织在一起，因此不少中医词典都将其视为同义词。专家组的解释是，“舌本”（tongue base 或 body of tongue）有舌之整体与舌根（root of tongue）两个含义，或只指舌根；“舌根”则专指舌体的后 1/3。如果将两者合并，则应以“舌本”概括较妥。从专家组的解释可以看出，“舌本”其实包含“舌根”。考虑到这一实际，术语组在翻译时既没有根据现行的中医词典将其视为同义词，也没有完全按照专家组的意见将其合并为一，两者并存，释义从异，即将“舌本”译作 base of tongue，将“舌根”译作 root of tongue，以保持中医对“舌”的独特认识。

“耳道”和“耳窍”在一些中医词典中也视为同义词，但从中医解剖学的角度来看，两者似乎还是有所区别的。为此，术语组专门请教了专家组的意见。专家组的意见有二，一是删除“耳窍”，二是认为耳道指外耳道（external acoustic meatus），耳窍可泛指耳 (ear)。从我们学习、翻译和研究中医的理论与实践的体会来看，“耳窍”既不完全是“耳道”的同义词，也不完全指“耳朵”本身。“窍”就是孔的意思，“耳窍”的直观感觉就是“耳孔”，似乎可以直接译作 ear orifice。这就如同“鼻窍”（nostrils）既不是指的“鼻道”，也不是指的“鼻子”本身一样。所以，在翻译“耳道”和“耳窍”时，术语组既参考了专家的意见，又结合了语义的实际，将其分别加以翻译，在英文方案中保留了这两个中医用语。

“小腹”和“少腹”是中医的一对独特概念，在很多词典中也都视为同义词，一概译作 lower abdomen。根据《中华人民共和国国家标准中医基础理论术语》（*Basic Theory Nomenclature of Traditional Chinese Medicine*），“小腹”和“少腹”是不同的两个概念，前者指脐以下至耻骨联合毛际处，少腹指小腹的两侧。所以我们将前者译为 lower abdomen，后者译作 lateral sides of lower abdomen，比较完满地表达了这两个概念的基本内涵，且使其在结构上有了明确的区分性。

“胞脉”和“胞络”在有些词典中也视为同义词。这是因为在中医典籍和用语中，“脉”和“经”之意常常交互关联，且“经脉”二字经常连用或表达“脉”和“经”两个概念或只表达“经”这一单一概念。比如，“奇经八脉”一词虽然既使用了“经”，也使用了“脉”，但却并非既指“经”又指“脉”，而是单指“经”。所以 WHO 西太区在制定《针灸经穴名称国际标准》时，就将“脉”误译为 vessel，故而将“督脉”译作 Governor vessel，将“任脉”译作 Conception vessel，将“冲脉”译作 Thoroughfare vessel，将“带脉”译作 Belt vessel，将“阴维脉”译作 Yin link vessel，将“阳维脉”译作 Yang link vessel，将“阴蹻脉”译作 Yin heel vessel，将“阳蹻脉”译作 Yang heel vessel。其中的“脉”统统地译作 vessel，其实，“奇经八脉”中的“经”和“脉”都指的是“经”，即 meridian 或 channel，而不是“脉”（vessels）。

“络”（collateral）和“经”（meridian 或 channel）是密切相关的，“经”是主干，“络”是分支。明确了“经”和“脉”的关系，“络”和“脉”的关系也就迎刃而解了。“胞脉”和“胞络”究竟是否是同义词呢？翻译时可否将其合二为一加以翻译呢？据《中华人民共和国国家标准中医基础理论术语》的解释，“胞脉”指分布于胞宫而属于心的脉络（uterine vessel），而“胞络”则指分布于胞宫而系于肾的脉络（uterine collateral）。这样看来，“胞脉”和“胞络”是两个概念，而不是同义词。

在推荐方案中有“烦渴引饮”“口渴引饮”两个术语。但据我们所知，中医常用的是“大渴引饮”，鲜有“烦渴引饮”“口渴引饮”之说。为此，我们将其提交给专家组解决。经过专家组研究，建议将“烦渴引饮”及“口渴引饮”删除。

在推荐方案中，还有一些含义相同或相近的术语。这样一些术语似乎不宜一成不变地纳入推荐方案之中，以免引起其他国家对此方案的疑惑。如“胖舌”和“胖大舌”、“恶心”和“恶心欲吐”、“咳血”和“咯血”、“泛酸”和“吞酸”等，其含义比较相同、相近或相似。若仔细推敲，这四组术语之间还是有细微差别的。如对“咳血”和“咯血”，专家组的解释有二,一是同义，二是非同义。认为两者非同义词的解释是，临床上咳血与咯血都是因咳嗽而出血之症状，但前者指痰中带血丝，或痰血相兼；后者指痰少血多，或大量咯出鲜血。从这个解释来看，两者似乎确有区分，但这种区分其实只体现在其定义之中。作为术语，翻译时要求简洁明快，见词明义，而不宜过多解释。这可能就是为什么许多词典和专家都将其视为同义词的原因吧。对于“泛酸”和“吞酸”，专家组的意见也有二,一些专家认为两者为同义词，另外一些专家则认为两者并非同义词。认为其非同义词的专家解释说，“泛酸”指酸水自胃中上逆，包括吞酸和吐酸；而“吞酸”则指酸水由胃中上至咽喉，未及吐出而下咽，并可感觉酸味的刺激性；“吐酸”指酸水自胃中上逆而频频吐出的表现。

从专家们的解释来看，“泛酸”“吞酸”和“吐酸”似乎确有区分，但这种机制上的细微差异在译文中其实是很难体现出来的。因为在英语中，相关的术语只有一个，即 acid regurgitation。所以，尽管我们可以从语义和病理方面对其细微差异做出细致入微的区分，但在翻译时却很难做出具体而实际的体现。

在本方案中，还有一些术语的语义似乎不是十分明晰，翻译时很难明确把握。如“夜尿”，如果直接译作 night urination 或 urination at night，似乎不是一个专业术语。如果将其视为一种疾病或症状，又缺乏病理学基础。在其他一些相关词典和资料中，我们未曾查到这一术语。据专家组解释，“夜尿”指夜间小便3次以上，或夜间尿量增加，超过全日1/4的表现。这样看来“夜尿”实际指的是“夜尿频数”，即frequent urination at night或frequent nocturnal urination。专家组也因此将“夜尿”改为“夜尿多”，比较准确地表达了该术语的基本含义。再如“颈脉”，究竟指的是颈部的血管还是经脉？经咨询专家组并查阅相关资料得知，“颈脉”实际上指的是颈部的脉管，人迎脉搏动处，故又称人迎脉，所以可以译为cervical vessel。

“滑胎”与“小产”在一些词典中也视为同义词。其实两者含义虽然时有交叉，但还是有明确区别的。一般来说，滑胎指怀孕后自然流产，连续发生3次以上，可以译为habitual abortion。而小产则以妊娠12～28周内胎儿已成形而自然殒堕为特征，可以译为late abortion。

方案中还有一些术语，其含义在中文里颇为近似，但其具体所指还是有明确区分的，翻译时似不易将其视为完全相同的概念或术语加以处理。如“目眩”与“目昏”在很多词典中都笼统地译作dizziness或vertigo。“目眩”俗称“眼花”，指眼前发黑，视物昏花、晃动，可以译为dizziness；“目昏”指即视物模糊不清，可以译为cloudy vision。

方案中还有一些术语在表述上与通行的中医教科书和词典中的用法不尽相同。如方案中有“表里同寒”“表里同虚”“表里同实”三个术语。而在通行的中医教科书和词典中，“同”皆为“俱”。这个问题虽然并不影响翻译，但作为中方推荐的中文方案，本身就应达到一定的规范要求。为此，术语组提请专家组斟酌处理。经过讨论之后，专家组同意了我们的建议，将这三个术语中的“同”改为“俱”。

通过对中方推荐方案的翻译和研究，术语组对中医基本名词术语的翻译和规范化问题有了一些新的认识。这些认识融入了术语组对相关术语的理解和翻译之中，从而使他们对相关概念和术语的理解更加深入，对翻译方法和技巧的应用更加灵活，对中医名词术语翻译及其国际标准化的概念和思路更加清晰。

三、规范派的贡献

规范派为中医国际化发展和中医名词术语英译国际标准化的贡献，可谓不言而喻。概括起来，大致有五个方面，即贯通古今中外、凝聚国际力量、拓展学术视野、规范术语翻译、建立标准体系。

（一）贯通古今中外

中医是中国固有的一门建立在中国民族文化和哲学思想基础上的传统医学体系，其基本概念和术语所反应的就是中国传统文化、哲学思想、医学理论和临床实践的综合交融，其内涵之丰富、形式之多样、结构之独特至为鲜明。经过数千年的传承和发展，中医的理论体系愈来愈丰富，临床实践亦愈来愈完善。只有贯通了古今，才能比较完整地了解和把握一个中医基本概念或术语的实际内涵。正如对“命门”的理解一样，《黄帝内经》中的“命门”和《难经》中的“命门”所指存在着很大的差异，仅仅从形式上对其进行释义，显然是不够忠信的。

为了统一中医基本名词术语的英译，规范派在研究其基本原则和方法时，也对其原始含义和现代所指进行了较为深入的比较研究，以便既能保持其传统色彩，又能反映其现代发展。比如世界中联在组织专家制定中医名词术语国际标准时，即对这一问题予以了充分考虑。如借鉴了“风火眼”的西方译法 wind fire eye 之后，又以括号的形式附有 acute conjunctivitis 这一比较相近的西医病名。再如“解颅”按仿造之法译作 ununited skull 后，也附有 hydrocephalus 这一比较相应的西医病名。这样的处理方式，可谓贯通古今，以利于今人理解相关中医术语的实际意义。

所谓贯通中外，就是在制定标准的时候，不是只考虑中国译者的习惯译法，而且必须充分考虑西方译者的常用译法。因为中医翻译的服务对象是西方读者，所以使用的翻译方法和词语一定要充分考虑到西方读者的接受度，不然就可能出现方法和思维上的偏颇，影响标准化的真正实现。1995 年魏迺杰的第一部汉英英汉中医词典在中国大陆出版之后，引起了学术界和翻译界的极大关注，其较为质直的仿造译法也激起了很多译者和研究者的思考。但他的翻译思路和方法毕竟在西方有较大的影响，在一定程度上反映了西方人理解和翻译中医的基本理念。况且他是英国人，英语是其母语，在选词和表达方面自然优于国人。作为翻译理论与方法的研究和讨论，可以有不同的意见和评论。但作为国际标准的制定，则必须对其予以充分的考虑和借鉴。

从目前国内和国际上颁布的几个中医名词术语英译的国际标准来看，这样的融合理念还是比较明显的。比如将“三焦”译作 triple energizer 的做法，国内大部分的译者虽有看法，国家标准方案还是将其予以采纳。如 wind fire eye 这样非常质直的仿造译法，也基本上都得到了充分的借鉴。正是对国外译者翻译实践和方法的充分考虑，从而才使得世界中联颁布的国际标准获得了各成员国的认可和接受，从而有力地推进了中医名词术语英译国际标准化的进程。

（二）凝聚国际力量

研究和制定标准化方案时，充分考虑和借鉴西方较为流行的译法，在一定程度上就是对国际力量的凝聚。但要从实质上凝聚国际力量，还需要搭建一定的平台，开拓一定的渠道，使得中外译者能够开展实质性的合作，从而调动积极因素，凝聚多方力量，发挥综合作用，为中医基本名词术语英译的规范化研究和中医文献规范化的翻译奠定必要的基础。

20 世纪 90 年代以来，中外译者合作的理念便逐步形成。当时的西方学者邀请中国学者参加他们关于中医文献及其翻译的研究，就是借助中西方学者的力量，从不同的渠道拓展其研究范围，聚焦其研究要点。进入 21 世纪以来，国内对中医名词术语英译标准化的研究及其标准化方案的制定，也邀请了很多国家的学者和译者参加，充分发挥他们的积极作用。特别是世界中联开始启动其标准化工程的时候，先后邀请了几十个国家的专家和学者直接参与该标准的研制工作，有效解决了标准化工程所面临的各种挑战。

从目前的发展来看，只有中西译者的结合才能比较有效地完善中医名词术语的英译及其标准化方案的制定。只有中西译者的合作，才能真正地提高中医翻译的质量和影响。作为中国学者和译者，民族文化基因一般还都是比较深厚的，所以对中医基本概念和术语的理解还是比较深入的。但毕竟母语不是英语，所以在选词和表达方面还不是非常的自然和地道。作为西方学者和译者，由于缺乏中华民族的文化基因，虽然中文学得比较扎实，但对中华文化的主旨精神的了解还是比较肤浅的，还无法从感悟的角度理解和掌握中医基本概念和术语的实际内涵。如果中西方学者和译者合作，那么翻译的结果必然是语言纯正自然，表达深刻完善，质量和水平都会有实质性的提高。

规范派在其研究过程中，比较注意中西合璧这一理想的信念，也采取了种种措施推进了这一理念的实现，从而为中医翻译事业的发展奠定了更为坚实的人才基础。这是值得肯定的。

（三）拓展学术视野

中医基本名词术语英译的标准化研究，不仅仅涉及中医翻译的方法和策略的问题，更重要的是对中医对外传播和翻译历史的系统研究、实践的深入总结、现状的综合分析、走势的预测展望。同时，对于不同时期、不同地域、不同译者介绍和翻译中医的背景、目的、方法和思维也要有比较深入的分析总结，以便对其所采取的方法和策略有一个比较客观、全面的了解。此外，要想对中医名词术语英译的标准化问题进行比较深入的分析和研究，提出比较符合实际的意见和建议，并制定出具有客观性和可行性的标准化方案，就必须要有跨专业、跨学科和跨文化的意识和能力。这也就是规范派学者和译者一直以来努力自我提高、自我完善的一个重要目标。

自20世纪70年代现代中医翻译事业启动以来，各个时期的优秀译者和学者们都具有这样的意识和追求，都在努力通过自己知识结构的完善和文化素养的提高来推动中医翻译事业的发展和中医名词术语英译标准化目标的实现。同时也感染和引领了一批又一批的青年译者和学者，为中医翻译事业的发展、中医翻译学科的建设和中医翻译人才队伍的培养开辟了宽广的道路。西方的满晰博、文树德和魏迺杰，中国的欧明、帅学忠和谢竹藩，就是最为优秀的代表。在自己一生的奋斗中，他们一直在不断完善自己的知识结构，不断丰富自己的文化素养，不断提高自己的学术水平，从而不仅极大地推进了中医翻译事业的发展，而且还极大地影响和引领了一批又一批的青年学者，为中医翻译事业的持续发展开辟了更为广阔的路径。

学术视野的开阔，不仅拓展了学术发展的领域，明确了学术发展的方向，更重要的是凝聚了各方的学术力量，综合了各方的学术资源，调动了各方的积极因素，从而使学术研究有了海纳百川的胸襟和有容乃大的胸怀。欧明、谢竹藩、马堪温、方廷钰等国内中医翻译界先辈们的学术风范和学术影响，就充分说明了这一点。这也是我国规范派学者和译者对中医翻译事业和中医名词术语英译及其标准化发展最大的贡献。

（四）规范术语翻译

规范中医名词术语的英译，是规范派一直以来努力的方向和目标。虽然这是一项非常紧迫但又非常艰巨的任务，但经过规范派的代表人物几十年持续不断的努力，已经有了明显的发展，甚至都制定和颁布了比较公认的、颇具影响的规范化方案。世界中联所颁布的标准化方案，国家中医药管理局、全国科技名词管理委员会、国家标准技术管理委员会等政府职能部门所指导制定的这些标准化方案，就在一定程度上推进了中医基本名词术语英译规范化的实现。

就是在这些标准化方案还没有制定之前，规范派学者已经通过自己或团队的不懈努力而大力推进了规范化事业的发展。早期出版的三部汉英中医词典，虽然彼此之间在翻译上存在着一定的差异，但发挥的指导作用还是显而易见的。20 世纪 90 年代，如何翻译中医生理学的基本名词术语依然是学术界和翻译界争议的话题。但经过规范派的不断努力和推进，特别是其编写的汉英中医词典、撰写的研究论文和出版的学术专著，润物无声地发挥了指导和引领作用，使得学术界和翻译界对此问题的争议逐步结束，潜移默化地完成了中医生理学名词术语英译的统一化和规范化。

同时，经过规范派学者和译者的不断努力，中医名词术语长期以来采用的词典解释性翻译终于逐步简洁化，为统一化和规范化的实现奠定了实践基础。如果中医名词术语的英译一直采用词典解释性方法进行翻译，其用词的选择和结构的调整就会遭遇很多难以协调的困难。在早期出版的三部汉英中医词典中，这样的例子可谓不胜枚举。比如"辨证论治"在欧明主编的词典中译为 determination of treatment based on the differentiation of symptoms and signs，在谢竹藩主编的词典中译为 diagnosis and treatment based on overall analysis of symptoms and signs，属于释义性翻译。在帅学忠主编的词典中译为 Bianzheng Lunzhi（planning treatment according to diagnosis），音译"辨证论治"似乎不太符合一般术语翻译的要求。将其释义为 planning treatment according to diagnosis，也忽略了"辨证"这一重要的概念。前两种词典的解释性译法在释义方面，还是比较符合实际的，但在选词和结构上却有一定的差异。若以释义性译法对其进行规范化，则有较大的难度。

规范派学者和译者首先从中选择比较一致的选词，如 differentiation，treatment。在欧明和谢竹藩主编的词典中，中医的"证"均译作 symptoms and signs，后来逐步改译为 syndrome，且很快在中医翻译界流行起来。规范派学者和译者便将这三个比较统一的选词加以统筹，将其作为"辨证论治"翻译中最为核心的三个词语，即"辨"译作 differentiation，"证"译作 syndrome，"治"译作 treatment，"论"则释义性地译作 based on。这样"辨证论治"的译文就简化为 treatment based on syndrome differentiation，比此前的译文要简洁很多。再后来，这一译法又得到了进一步的简洁，调整为 syndrome differentiation and treatment。这一简洁化的译法很快便传播开来，成为"辨证论治"既简洁又规范的译法。WHO 西太区和世界中联的标准中，即采用了这一译法。

正是通过规范派学者和译者的不断努力，中医名词术语的英译才逐步得以简洁化，为规范化和标准化的实现奠定了实践基础。

（五）建立标准体系

建立标准体系始终是规范派学者和译者的奋斗目标。为此目标，他们首先从学术的角度对其所涉及的翻译实践、传播历史、语言文化、医理译理等问题进行系统的研究总结，并努力从百花齐放、百家争鸣的中医翻译现状中寻找殊途同归的发展道路，从而为规范化的实现和标准体系的建立搭建必要的平台。他们所建立的标准体系，一般体现在学者努力、学界呼吁、学会组织、政府审定和国际统筹五个方面。

所谓学者努力，就是有规范意识的学者和译者对如何规范中医基本名词术语英译的问题进行细致的考察分析，对存在的问题进行认真的调查研究，对解决的途径进行深入的梳理探索，对可行的方案进行系统的研制设计，并以词典、论文和专著的形式予以发表和出版，同时通过学术交流和学术研究的渠道予以展示，从而引起各方的关注。20 世纪 70 年代至 90 年代，就是学者努力推进的年代，也是学者的学术影响最为广泛的年代。首批汉英中医词典的出版，首批中医翻译研究论文的发表，首批中医翻译研究著作的问世，极大地影响和促进了中医翻译事业的发展，为嗣后开展的有关中医名词术语英译及其规范化和标准化的研究和发展奠定了坚实的理论和实践基础。

所谓学界呼吁，指的是学术界对于中医名词术语英译规范化问题的关注。在规范派学者和译者的努力下，尤其在他们所编写的词典、发表的论文、撰写的专著的影响下，中医名词术语英译及其统一化、规范化和标准化问题引起了学术界和翻译界越来越多学者的关注，通过不同的渠道和层面对相关问题进行了认真的思考和研究，也提出了各种各样颇值借鉴的意见和建议，从而为这一问题的研究和解决营造了非常浓郁的学术氛围。1991 年和 1993 年中西医结合学会中医外语专业委员会召开了两次全国性中医翻译学术研讨会，参加会议的除从事中医翻译工作的部分外语界人士之外，还有很多中医界、西医界、文化界、科技界、出版界、传媒界等人士，从不同的角度对有关问题提出了颇具建设性的意见和建议，从而引起了更多人士对相关问题的关注，激发了更多学者和译者认真研究这一问题，努力解决这一问题。

所谓学会组织，指的是相关领域的学术组织对中医翻译及其名词术语的英译和规范化问题的重视，并利用学术资源和平台开展学术研讨，组织学者研究和制定方案。最初关注这一问题的，是中国中西医结合学会。正是在中国中西医结合学会的组织下，第一次全国中医翻译学术研讨会于1991年12月在山东济南召开。这次会议凝聚了全国关心、关注中医翻译以及从事中医翻译实践和研究的各界学者，创建了第一个中医翻译学术组织，从而为中医翻译事业的发展和中医名词术语英译规范化的实现奠定了学术基础和组织基础。嗣后，陕西翻译工作者协会也建立了中医翻译专业委员会，鼓励和组织了很多学者开展中医翻译问题的研究。20世纪90年代发表的第一批中医翻译理论研究论文和出版的第一批中医翻译研究专著，就是在该委员会的推动下逐步实现的。

所谓政府审定，就是针对学者的研究、学界的呼吁和学会的组织，政府职能部门进行专门的立项，组织专家学者开展专题研究，制定标准化方案，经过政府职能部门审定之后予以颁布，从而实质性地推动了中医基本名词术语英译标准化的实现。国家中医药管理局、国家标准化审定委员会、全国科学技术名词审定委员会等政府部门和机构，就是重视和推进工程的国家主要职能部门。在这些政府重要职能部门和机构的组织和领导下，21世纪以来先后有多项中医名词术语英译国家标准经审定而颁布，从而使规范派学者多年的努力和期盼终于逐步得以实现。

所谓国际统筹，指的是随着中医国际传播进程的加快及其影响的扩大，名词术语的国际标准化问题在学者的努力和学界的呼吁下，引起了一些国际学术组织的注意，特别是WHO的关注。1982年WHO委托西太区组织相关国家的学者研究和制定针灸经穴名称，就是统筹的开始。2004年WHO西太区启动中医名词术语英译国际标准化工程，又是其统筹的继续。2009年WHO总部启动ICD-11修订工作并将中医纳入其中，可谓其统筹的升华。2003年中医的国际组织世界中联成立之后，即开始组织各国的学者和专家开展中医名词术语英译国际标准化研究及其方案的制定，经成员国专家的审定，该方案2007年正式公布，成为中医的第一个国际行业标准。2010年ISO成立了中医药国际标准化技术委员会

TC 249，也对中医名词术语英译国际标准化问题给予了一定的关注，主要体现在 WG5（第五工作组）的工作中。这些国际组织之所以统筹中医名词术语英译的国际标准化问题，自然与各国规范派学者的努力和学术界的呼吁有很大的关系。如果没有各国规范派学者和译者的努力和呼吁，这些国际统筹活动显然是难以开展起来的。

由此可见，规范派学者的努力的确激发了学界对这一问题的关注，而学界的关注又为这一问题的解决营造了良好的学术氛围，从而为学会组织研讨和制定方案创造了必要的条件，更为政府启动标准化工程和审定标准化方案以及国际组织开展统筹活动奠定了基础。

第十一章

中医名词术语英译的原则研究

关于中医翻译的原则以及中医基本名词术语英译的原则，我们自 20 世纪 90 年代以来已经做了较为深入的研究总结，提出和论证了较为客观实际的原则。经过多年的实践经验、理论探索和国际交流，我们对这些原则又有了一些新的认识和体会。本章将根据中医英语翻译在国内外的发展现状和趋势，并结合我们以往的研究和目前的发现，从语言、文化和医理的角度对这些原则加以综合分析、研究和总结，努力对其加以补充和完善，使其能有效地指导和引领中医基本名词术语英译及其标准化的发展。

1982 年 WHO 西太区启动针灸经穴名称国际标准化工程以来，中医基本名词术语英译的规范化问题便被提到了议事日程。由于中医理论的深奥和语言的古奥，其基本名词术语的含义一般都比较丰富，甚至复杂。在翻译实践中，译者一般都比较自然地按照基本含义，从不同的角度和语境进行解释性的翻译，在理解、表达和选词等方面都存在着这样那样的差异，给中医基本名词术语的统一和规范造成了很大的困难。

为了解决这一问题，早期的一些译者从翻译技巧和规范方式等方面开展了一定的研究，提出了一些较为合理但却没有能够普及开来的方式和方法。如 20 世纪 50 年代德国汉学家满晰博提出以拉丁语为中医基本术语翻译唯一语言的主张并制定了规范化方案，但由于观念和方法的偏差，其主张及制定的规范化方案并没有得到翻译界的理解和应用。20 世纪 70 年代，广州中医药大学的蒙尧述根据时代发展的需要和科技英语术语结构的特点，提出了以词素翻译为基本方法规范化中医基本术语英译的主张。从理论到实践来看，这一主张其实是比较合情合理的，也是可以加以推广应用的。不过，由于一般外语工作者对英语科技词汇的基本词素掌握不多，再加上对词素式的翻译理念有一定的意见和看法，蒙尧述的这一主张也并没有得到推广和应用，只是在一些研究者的书著中有所体现而已。

但在目前中医术语英译实践中，蒙尧述的这一观念还是有所体现的。如“针灸穴位”一般译作 acupuncture point，但 acupoint 这一词素译法目前还是比较流行的，而且从简洁性和规范化的角度来看，也还是比较有实际意义的。又如“电针”，可以译作 electrical acupuncture，但 electropuncture 的译法也很普遍，也体现了词素翻译的风格。再如“针灸”，18 世纪以来一直译作 acupuncture and moxibustion，是中医基本名词术语中难得的一个统一的、规范的译语。但从简洁性的角度来看，其译文还是比较冗长的。在翻译实践和临床应用中，尤其在文章标题和单位名称的翻译上，显得特别的烦琐，占用了很大的空间。为了解决这一实际问题，我们在 20 世纪 90 年代提出，将 acupuncture and moxibustion 简化为 acumox。如此之译虽然是已有译语的重新排列组合，但从翻译的角度来看，依然有词素翻译的痕迹。这一译法也逐渐为中医翻译界所接受，在西方的一些译文中，也有采用这一译法的现象。

从早期到目前的翻译实践来看，中医基本名词术语的英译之所以一直存在规范化难度较高的问题，除了中西方语言、文化和医理的巨大差异之外，还与中医名词术语英译缺乏统一的基本原则、标准和方法有着很大的关系。如果没有具体而科学的原则指导，没有严谨客观的标准遵循、没有合情合理的方法引领，名词术语的翻译便很难统一，更难标准化。在原则、标准和方法这三大体系中，原则显然是最为重要的，既是理论与实践相结合的结晶，更是标准与方法相适应的路径。为此，20 世纪 90 年代初以来，我们一直对此进行了系统深入的探索和研究，提出和论证了中医翻译的基本原则、标准和方法，尤其是中医名词术语英译的具体原则、标准和方法。从目前的发展来看，这些原则、标准和方法还是比较切合实际的，在一定程度上引领和推进了中医翻译的发展，尤其是中医名词术语英译规范化的发展。

2004 年参与 WHO 西太区国际标准的制定、2009 年参与 WHO 总部 ICD-11-ICTM 工程以及 2010 年参与 ISO/TC 249 相关工作以来，对于中医基本名词术语英译的原则、标准和方法的问题，我们在以往研究的基础上又进行了更为深入的总结、分析和研究，在一定程度上补充和完善了相关研究。下面结合我们长期以来翻译实践的体验和近年来参与国际组织相关工程的体会，就中医基本名词术语英译的基本原则再加以分析、总结和论证，以便使其能更好地指导和推进中医基本名词术语英译标准化的实现。

当务之急是对中医英语翻译在国内外的长期实践进行系统的总结和分析，尽快确立中医英语翻译的基本原则，厘定中医英语翻译的标准，使译者有准则可循，有方法可依。而中医英语翻译的原则与标准的确立，绝不仅仅是某些条条框框的照搬，也不是抛开科学理论的闭门造车之作。而是要从中医翻译的实际出发，在总结中医翻译历史经验的基础上，根据实践的需要，按照翻译学和语言学的基本原理，建立起一套具有中医翻译特色并适应其自身发展的原则和标准，并使之逐步完善，成为一个完整的理论体系。

根据以往的研究和总结，结合目前中医基本名词术语英译的总体发展趋势，其英译的基本原则大致可以概括为六方面，即自然性、简洁性、民族性、回译性、同一性和规定性。本章将根据中医基本概念和术语的长期翻译实践并结合目前的发展趋势，对这六大原则作以具体的分析和论证，以便能为中医名词术语的英译及其国际标准化研究拓展路径。

第一节
自然对应，便于传播

所谓“自然对应”，指的就是指导中医基本名词术语英译的自然性原则。这一原则的提出，有其自然的依据、现实的意义和应用的限定。

一、自然性原则的依据

语言自然，表达自然，感受自然，这是人们在交际中、在阅读中、在书写中最为温馨的感受和体验。辞藻的堆砌、随意的说解、人为的臆造，往往都会使听者、看者感到烦琐、不适和空虚。其实，翻译也是如此。在中医名词术语的翻译方面，由于种种客观和现实的原因，再加上译者个人的性情和观念，使得很多译法显得颇为别异，不利于对原文基本含义的再现，更不利于读者对原文基本内涵的了解。比如国外有的译者将“牛皮癣”译为 oxhide（牛皮）lichen（苔藓），将“不更衣”译作 not to change one’s clothes，国内有的译者将“带下医”译作 doctor underneath the skirt，字面上看起来似乎有些自然，但实际上却显得颇为异常，oxhide 和 lichen、change 和 clothes、doctor 和 skirt 之间到底是什么关系呢？究竟要表达怎样的意思呢？

从字面上看，将“牛皮癣”译为 oxhide（牛皮）lichen（苔藓），将“不更衣”译作 not to change one’s clothes，将“带下医”译作 doctor underneath the skirt，译语与原语似乎还是一一对应的，但在实际所指上已背道而驰了，与原文之意不但存在着巨大的差异，而且基本上是风马牛不相及。所谓的“牛皮癣”，与西医学的“银屑病”（psoriasis），可谓名异而实同。这就像我们中国人传统上将国土称为“江山”而西方人称为 territory 或 land 一样，名称虽然不一，但所指却完全相同。如果我们将“江山”译作 river and mountain，字面上虽然显得比较自然，但实际上却是臆造，很不符合语言和文化交际的实际。这种现象在中医名词术语英译方面，还是比较普遍的。

既然英语语言中有 psoriasis，为何要按字面之意将其译作 oxhide lichen 呢？即便是为了体现中医的特色和英译的风格，也很可能让读者感到迷惑，不知其实际所指究竟是什么，除非有更为具体的注解说明。所谓“不更衣”，是中国古代对西医学“便秘”委婉的表达，即英文的 constipation。将其译作 not to change one’s clothes，显然有些望文生义了，没有将原文的基本意思揭示出来。所谓“带下医”指的就是西医学的“妇科医生”，即 gynecologist 或 woman doctor。译作 doctor underneath the skirt 就有些莫名其妙了，很容易让读者产生别样的曲解。当然，如此之译本身就反映了译者本人对原文的曲解和误解。

从用词自然、表达自然和感受自然的角度来看，psoriasis，constipation

及 gynecologist 不但是“牛皮癣”“不更衣”和“带下医”在英语中最自然的对应语，而且也是西医学的专用术语。借用英语中相应的概念和词语来翻译和表达中医相应的概念和词语，无疑是最为贴切和自然的翻译方式。对号入座和望文生义式的翻译，不仅无益于原文意思的表达，而且很易于引起读者的曲解和误解。正是出于这样的考虑，我们提出了中医基本名词术语英译的第一原则，即自然性原则。

二、自然性原则的意义

从上面所列举的 3 个例子来看，所谓的自然性原则，指的就是英译中医名词术语时尽量借用英语中比较自然对应的词语，而不是人工臆造的词语。这就为中医名词术语的英译提出了更为实际的要求。在英译中医基本名词术语时，当然要考虑到中医语言的固有特点和表达风貌，也要考虑到自然科学的共同之处和中英语言的某些相近之处。所以对于中医中一些与西医学较为接近的概念以及与英语中较为类似的说法，可采用英语中相应的术语或词汇加以翻译。这不但使译语具有准确性和科学性，而且还可以使其具有自然性和对应性。这样的译语才是译入语中比较自然的对应语。

比如心、肝、脾、肺、肾等中医生理体系中的基本概念和术语，虽然与西医学相应的概念和术语在内涵上依然有一定的差异，但从解剖学和生理学的角度来看，其相同之处还是比较明显的。所以，一直以来中西方的译者均将其对应性地译为 heart, liver, spleen, lung, kidney。当然，对于这样的译法，学术界——尤其是西医学领域——一直有些看法，建议将中医学上的心、肝、脾、肺、肾音译为 Xin, Gan, Pi, Fei, Shen。从客观实际的角度看，这样的建议当然有一定的道理，甚至完全是合情合理的。但从自然性和对应性的角度来看，这样的建议又是比较偏颇的。所以在 WHO/ICD-11/ICTM 的方案中，经过各国专家的讨论，还是统一将中医的心、肝、脾、肺、肾等生理概念和术语译为 heart, liver, spleen, lung, kidney。为了保持与西医学的差异，WHO 最终决定在相应的译文之上附加以 TM，即将 heart, liver, spleen, lung, kidney 变译为 heart™, liver™, spleen™, lung™, kidney™，虽然显得繁琐，但依然有一定的道理。

在翻译中医的基本名词术语时，强调其独特性和民族性是自然而然的。但需要注意的是，不能因此而忽略了自然科学之间存在某些共性，尤其是东西方在医学方面比较相似的认识和看法。毕竟医学是为人类健康服务的，所以无论何种医学体系，其服务的对象、面对的问题都是一致的。就是在解决方法上，也会有一定的相同和相近之处。在理论上中医与西医学可谓迥然不同，其不可通约性也是自然而然的，可以理解的。但其研究的方向都是人体的生理功能和病理现象，其研究的目标都是保障人类的健康生活，其努力解决的问题都是防病治病。由此可见，中医与西医学这两大体系之间在理论和实践方面就应该有一定的相似性。在人体的组织结构及各个器官的生理功能和病理变化的认识上，在许多疾病的病因、病机、预后和治疗的研究上，中医和西医学之间就有很多相同或相似之处。

在生理学上，中医与西医学的相同和相近之处，也是显而易见的，无需赘述。在一些疾病的认识方面，也存在着相同和相近之处。如中医的“疫毒痢”“寸白虫”“痨瘵”“痞积”“瘰疬”“脱肛”等病症与西医学的“中毒性菌痢”（toxic bacillary dysentery）、“绦虫病”（taeniasis）、“肺结核”（pulmonary tuberculosis）、“小儿营养不良”（infantile malnutrition）、“颈部淋巴结核”（tuberculosis of cervical lymph node）和“直肠脱垂”（prolapse of rectum, proctoptoma, proctoptosia），尽管在病理和治疗方面存在着一定的差距，但在病因和病机方面还是颇为相近的。这就像山崩地裂这样的自然灾害一样，虽然由于文化和传统的差异不同民族对其发生的原因和应对策略有不同的认识，但这些灾害的表现和性质却是一致的，因此也完全可以使用同样的名称对其加以表述。

所以在翻译相关的中医病名时，可以参照西医学相关的病名以及西方人的相应说法，而不必完全按照中医术语的结构形式进行生搬硬造式的翻译。如果将“寸白虫”译作 inch white insect，将“脱肛”译作 separation of anus，字面上虽然与原文颇为相近，但实际上却在一定程度违背了中医名词术语英译的自然性原则的要求，更虚化或误解了原文的实际内涵，实不可取。

自然性原则所强调的，还有一个重要的方面，即约定俗成。如果一种翻译的方式经过长期的使用，已经为国内外译者、学者和读者所接受，就成为具有一定自然性的译法，不应采取任何措施对其进行人为的改动。比如“中医”这一名称的英译，在国内外普遍的译法就是 traditional Chinese medicine 或 Chinese medicine。而坚持要将其改译为 oriental medicine 或 traditional medicine 的做法，不仅违背了自然性原则，而且违背了忠信的基本要求。再如中药名称和方剂名称，虽然一开始均用拉丁语翻译，但自 20 世纪 70 年代中医在西方广泛传播以来，其音译形式已经得到了西方译者、学者和读者的普遍接受，因而几乎成为国际标准化的译法。而坚决要取消音译的做法，正如拼命要改变“中医”名称的传统译法一样，既不忠，更不信。

三、自然性原则的限定

在翻译中医名词术语时，在追求其自然性的同时，还需要具体情况具体分析，不能一意孤行。因为有些中医用语虽然在形式上和内涵上都与英语中的某些术语比较接近，但因时代的变迁却使得其语意产生了某种关联性的变异。中医上的“推拿”一词就是典型一例。“推拿”与英语中的 massage（即按摩）比较接近，所以长期以来常常将 massage 作为“推拿”对应语。事实上 massage 这一治疗方式自古以来在中医中一直被称为“按摩”，但明代之后这一称谓便逐渐被“推拿”所取代。据说“按摩”只是一种放松式的调整，而“推拿”则是治疗性的手法。不管怎么说，“按摩”和“推拿”始终被国人视为两词一意。从这个意义上讲，似乎将“推拿”译作 massage 也是有一定实践基础的，而且也显得比较自然一些。

由于时代的变迁，“按摩”在国内一些娱乐场合早已不再具有医疗保健的意义了，而成了色情的代名词。正因为如此，中医界和翻译界的人士已忌讳用 massage 来翻译中医的“推拿”了，而是直接将其音译为 tuina。令人欣慰的是，这一音译之法已经在国内外得到了普遍的认同，并且已成为“推拿”的规范化译法。不过，在西方也有人使用 naprapathy 一词来翻译“推拿”。在英语中，naprapathy 的意思是“矫正疗法（一种不用药物，只靠按摩等手法治病的方法）”。以此来翻译“推拿”，虽然有一定的道理，但并没有为大家所普遍接受。

第二节 简洁明了，便于表达

简洁性是中医基本概念和术语最为突出的特点。但在中医翻译的实践中，这一特点却往往难以保持，从而使英译的中医基本概念和术语显得极为冗长，既不利于中西方学者之间的交流，也不利于西方读者对中医基本概念和术语实际含义的理解和把握。这就是我们就中医基本概念和术语的英译问题提出简洁性原则的缘由。

一、简洁性原则的依据

简明扼要是现代汉语中一个普通的成语，这个成语虽然是现代形成的，但却比较客观地揭示了汉语语言的一个突出的特点，即语言简洁、语意深刻。在古典汉语中，这一特点最为突出。中医的基本概念和名词术语均来自《黄帝内经》这样一些国学典籍，不仅语言简洁、语意深刻，而且医理深奥、哲理深厚，既是中医用语中最为亮丽的一点，也是中医用语中最为难解的一点，尤其在翻译方面。

在翻译中医基本名词术语的时候，为了传承中医的精神，中医用语的这一突出特色自然应该予以保持。也就是说，英译的中医基本名词术语也应当结构简洁、含义深刻。但从中医英译实践来看，中医名词术语言简意赅的特点在 20 世纪 70 年代的翻译中几乎丧失殆尽。很多中医名词术语翻译成英语时，已经不是术语了，更不是名词了，而变成了句子，甚至延伸成了一个段落。前文提到的“辨证论治”早期较为流行的译法是 differential diagnosis in accordance with the eight principal syndromes 或 analyzing and differentiating pathological conditions in accordance with the eight principal syndromes，与原文相比，显得非常冗长。

人民卫生出版社于 1987 出版的《汉英医学大词典》中，译文较为冗长的例子也比较多。如“虚陷”译为 deficiency type of inward penetration of pyogenic agent，“虚邪”译为 pathogenic factors taking advantage of lowered resistance，“心劳”译为 impairment of the heart caused by overstrain。这些译文的含义自然是比较明确的，但从术语结构的要求来看，还是太过冗长，用在文章或书著中还是可以的，但用在教学、临床以及日常交流中，却比较困难。

二、简洁性原则的意义

在科技名词术语的翻译上，除了注意准确地再现原文的语意之外，还需要注意译文的信息密度。对于信息密度，从不同的角度可以有很多不同的喻意。从翻译的角度来讲，所谓的信息密度，指的是“在计算机记忆中储存的单位信息所占用的空间越小，运载这一单位信息的词的信息密度就越高；一单位信息从发送者到接收者所需要的时间越少，运载这一单位信息的词的信息密度就越高”（1997 年发表）。在评估中医名词术语英译的信息密度时，可以参考如下公式来计算：

$$信息密度=\frac{原文词的意义单位（实词）数}{译文词的意义单位（实词）数}$$

这一计算公式是 20 世纪 80 年代我们在某刊物上获取的，由于时间的流逝，如今已无法查到当年阅读的文献资料了。但实践证明，这个测算公式还是比较科学的，特别有利于评估科技术语的翻译。根据这一计算公式，信息密度的标准可划分为A、B、C三个档次：A档为0.5，B档为0.25，C档为0.1。从术语的实际应用和交流效应来看，英译的中医术语最佳的信息密度应不低于A档，低于B档的应反复推敲加以调整，而低于C档的基本不符合术语翻译的基本要求，不应采用。从目前中医名词术语英译的规范化和国际标准化发展来看，这个信息密度的标准还是比较符合实际要求的，也是应当加以推广普及的。

如果用这个信息密度的标准检验20世纪70年代中医名词术语的英译，其差度还是比较大的，其中有相当大的一部分需要改译或重译。这可能就是21世纪之后不断简化英译的中医名词术语的一个重要原因。尽管很多译者并不太了解信息密度的要求，但在实际应用和交流中还是深切地感受到了冗长译文的不足，因此都在有意无意地努力简洁译文，简化用词。但在具体应用信息密度的标准和测算方法时，还应充分考虑各种实际因素，不能太过拘泥。因为汉语语言自古以来信息密度就非常高，这从中英文的译本中就可以看出。一般来说，中文书的英语译本，在厚度上总比中文原本要高出许多。主要原因就是汉字的信息密度远远高出英文的信息密度。作为中国文化不可分割的一部分，中医也是如此，其名称术语更是如此。这就是英译的中医名词术语与原语相比显得如此冗长的主要原因。虽然在翻译实践中我们无法使中英文的信息密度保持绝对的一致，但至少应将其差异尽量控制在最低限度之内，这样才更有利于中西方的交流以及中医名词术语英译的规范化。

三、简洁性原则的限定

在具体应用信息密度标准实现英译的中医名词术语简洁化的目标时，既需要考虑原文的深刻内涵，又需要把握术语翻译的基本原则，还需要有机地应用一些应对策略。比如"辨证论治"，一般情况下很难使译文和原文保持同样的信息密度，但可以通过一些技术手法使其尽量简洁。大概正是出于这样的考虑，经过几十年的努力，"辨证论治"的译文由极为冗长的表达逐步简化为 treatment based on syndrome differentiation，继而又简化为 syndrome differentiation and treatment，甚至还简化为 differentiation and treatment。虽然将"辨证论治"简化为 differentiation and treatment 似乎丧失了 syndrome 和 differentiation 这两个重要的概念，但从临床实践和专业交流的角度来看，这样的简单化并没有失去主旨，因此彼此之间的思维中还是保持着 syndrome 和 differentiation 这两个概念的，只是在表述的时候将其加以缩写而已。当年在探讨这一问题时，考虑到中英文对比和信息重组，我们将"辨证论治"重译为 differentiating syndrome to decide treatment，从信息密度和术语结构上看，似乎还是颇有新意的。

经过中外译者几十年的不断探索和改进，中医基本名词术语英译的信息密度已经有了很大的提高。如魏迺杰在《实用英文中医辞典》中，将"虚陷"译作 vacuity fall，将"虚邪"译作 vacuity evil，从信息密度标准来看，如此之译当然是比较可取的。但从语意的实际考虑，如此之译的用词还是需要慎重考虑的。"虚陷"和"虚邪"中的"虚"，指的是由于人体精气神的不足或功能低下而导致了的某些疾患，译作 vacuity 就变成了空无，与原文之意有着较大的差异。根据目前比较通行且已经为 WHO/ICD-11/ICTM 及 ISO/TC 249 所接受的译法，中医的"虚"应译作 deficiency。尽管 deficiency 也不太符合中医"虚"的实际含义，但因为已经约定俗成，可以视为"虚"将错就错的对应语。此外，"邪气"的"邪"目前较为流行的译法以及被 WHO/ICD-11/ICTM 及 ISO/TC 249 所采用的译法为 pathogenic factor 或 pathogen。

总而言之，简洁性不仅是中医基本名词术语英译信息密度的基本要求，也是其国际标准化发展的基本趋势。所以，为了完善中医基本名词术语的英译，作为其基本原则的简洁性要求，依然需要进一步推广应用。

第三节
保持特色，便于传承

哲学思想浓郁，文化内涵深厚，民族色彩鲜明，这就是中医的基本特色。这一特色也充分体现在中医基本概念和术语的形式结构和具体含义。如何在英译的中医概念和术语上保持中医的文化特色和民族精神，是中医翻译界人士一直认真思考的问题。所谓的民族性原则，就是针对这一问题而提出的。

一、民族性原则的依据

中医学是中国独有的一门传统医学体系，从理论到实践与中华文明和文化息息相关，一脉相传。自远古到如今，中医的理论体系、思维方式和诊疗方法所体现的民族精神、民族观念和民族文化，可谓如日月般辉煌灿烂，如江河般奔流不息。与西医学相比，中医学虽然也有相同的功能和目标，但从理论到实践却与西医学有着强烈的不可通约性。所以中医的基本概念和术语从结构到内涵，都充满了民族的精神和文化的底蕴。要比较完整系统地翻译好中医的基本概念的术语，其民族色彩和文化底蕴必须加以充分的考虑。所谓的民族性原则，所强调的就是这一观念。

1991 年镐京学者在《中国翻译》上发表的《论中医翻译的原则》一文，曾提出和论证了中医翻译的三原则，其中之一是“比照西医，求同存异”，强调了借用相关西医术语翻译相应中医术语的必要性和可行性。对于这一原则，虽然翻译界有些不同的看法，但在实际翻译中，还是被广泛采用了。比如对于中医生理体系中的某些术语（如心、肝、脾、肺、肾等)、诊断体系中的某些术语(如发热、哮喘、心悸等)、疾病体系中的某些术语(如痢疾、溃疡、癫痫等),皆可借用英语中相应的西医学术语加以翻译,而不必另辟蹊径予以直译、意译或音译。这是客观事实,不可否认。

但需要注意的是,中医名词术语中实际上只有一部分用语能在西医学中找到相同或相近的对应语,还有一些是找不到的。比如中医理论体系中的阴阳、五行、气等,生理体系中的三焦、命门、穴位等,病理体系中的白虎历节、消渴、奔豚等,均无法在西医学中找到比较对应的概念。而要比较客观实际的解决这一问题,民族性元素是必须慎加考虑的。

二、民族性原则的意义

在中医翻译中,为什么无法在西医学中找到比较对应的概念呢?语言国情学对此有明确的分析说明。

语言国情学是 20 世纪 60 年代俄罗斯语言学家提出和建立的一门颇具特色的语言学,主要研究的是语言和民族文化背景之间的关系,对于中医翻译和中国文化的对外翻译均有非常具体的指导意义。语言国情学的核心观念是,世界上任何一种语言中的绝大多数词语在其他国家和民族的语言中都能找到相应的对应语,这些词汇是人类语言的共核词语。这些共核词语反映了不同国家和不同民族所具有的共有认知观念和思维方式。这也是人类共性的具体反映。就医学体系而言,其共性就更为突出,如发生在中国人身上的生理现象和病理变化在其他国家和民族的人的身上也同样会出现。虽然在语言上,中国人对这些生理现象和病理变化的称谓与其他国家和民族对其的称谓不同,但其具体所指却是完全相同的。比如中国人说的"头痛",英国人称为 headache,法国人称为 mal a la tete,虽然称呼不一,但具体所指却是完全相同的,因为它属于人类共同经验宝库中的一部分。这就是人类语言中的共核词语。

但在现实世界里,一个民族和国家的词汇中,总有自己所独有的一部分，并且在其他国家和民族的词汇中是无论如何也找不到对应语的。这种现象在中国语言中表现得最为突出，儒家的“礼”、道家的“道”就是最为典型的例子。如此这样的概念和术语在中医理论和实践中亦可谓俯拾即是，毫不匮缺。正如语言国情学所指出的那样，一种语言中总有一些反映该民族特有的文化、思想和观念的词汇，甚至还有一些该民族独有的事物和事务。这种独具民族特色的词语在其他国家和民族的语言中自然找不到对应的词语。不过，这类词语在一个国家和一个民族的语言中所占的比例并不是很高。也就是说，真正具有民族文化独有特色的概念和词语在每一个国家和民族中，并不是非常众多。这些词语虽然数量不是非常众多，但其作用却非常重要，是一种文化区别于另一种文化的象征。

根据语言国情学的理论，大部分的中医用语也都应该处于人类语言的共核之中，不然就无法与其他国家和民族交流沟通了。理论上说，确实应该是这样的。但在现实交流中，处于人类语言共核之中的中医概念和术语，似乎不是非常普遍。这主要是因为中医的理论体系主要建立在中国古典文化和传统思维方式之上，所以很多概念和术语都体现了浓郁的民族文化色彩和传统思辨意识。当然，从文化深度和广度来分析，可以确定为反映中医理论核心及辨证论治要旨的，且具有纯民族文化色彩的中医概念和术语，还是比较有限的，但却是中医理论与实践中最为重要的，是中医区别于西医学以及其他民族和国家传统医学的标志。

对于中医理论和实践中的这些核心的概念和术语，按照语言国情学的理论和国际交流的惯例，可以直接借用，而不必直译或意译。在欧洲各国语言中，“原词照借”是非常方便的。因为欧洲各国的语言都属于拼音文字，虽然发音不同，拼写不一，但照借确实非常自然。但在中西方的文化交流中，“原词照借”却是无法实行的。因为中方的汉字是象形文字，与西方的拼音文字截然不同。原词无法照借，只能采用音译的方式加以传递。英语语言中的许多来自中国的词汇，就是如此这般照借过去的。如 kowtow（磕头），typhoon（台风），mandarin（官话），ginseng

（人参），gingko（银杏）等，就是在不同的时期以不同的音译形式传播到西方的。中医学中的"阴阳"和"气"等核心概念，也是通过音译的方式介绍到西方的，并且已经在全球广泛传播开来并为大家所普遍接受。所以，音译就是体现民族性的一个主要的途径。

三、民族性原则的限定

在中医的术语体系中，还有相当一部分术语虽然不是中医理论体系的核心术语，但其民族色彩和独特寓意还是非常浓郁的。比如表里、风寒、暑湿这样一些概念和术语，从字面上看似乎在英语中完全可以找到其对应语 internal and external（或 interior and exterior），wind and cold，summer and dampness。但这也仅仅是形对而实不对，因为这些英语单词并不含有这些中医概念的基本含义。

再比如英语中有 heart（心）和 fire（火），有 lung（肺）和 cough（咳嗽），有 spleen（脾）和 wind（风），但却没有 heart fire, lung cough 和 spleen wind 这样一些概念。在翻译这些中医概念和术语时，究竟该采用什么方法呢？目前常见的做法是采用词层翻译法，即借用英语语言固有的词汇，按照中医概念和术语的特定内涵重新加以组合，构成一些词汇上属于英语但结构上却属于中医的特有英文表达形式，从而使其能逐步再现和传递中医相关概念和术语的基本信息。如将"心火"译为 heart fire，将"肺咳"译为 lung cough，将"脾风"译为 spleen wind，就是仿造式的翻译，为英语语言创造了一些具有中国特色的词语。

当然，仿造式的翻译只是词对词的直译，中医原有概念和术语的实际含义还没有明确地再现出来，还需要通过中西方在医学界的不断交流和中医在西方的不断传播，才能逐步使仿造化翻译的中医概念和术语实现形意的结合、表里的如一。中医西传的历史发展，就充分说明了这一点。从中医翻译的历史发展来看，经过中西方长期的交流及中医在西方的持续传播和发展，很多仿造式翻译的中医术语已经约定俗成，为大家所广泛接受。

第四节
重视回译，便于交际

颇具特色的中医概念和术语翻译成英文后，在东西方人士的交流中是否可以起到沟通东西、贯通彼此的作用呢？比如西方从事中医工作的人士在和中国中医界人士交往的时候，当其谈到 stomachache 时，中国人士自然明白其所言为“胃痛”。但当西方人士谈到 intense heart fire 时，中国人士就很难明确其究竟说的是“心火亢盛”“心火内炽”还是“心火内焚”，因为英译的中医术语太过宽泛，或太注重意译，因而无法使中国人士将其与相关的中医概念或术语关联在一起。如何才能将英译的中医概念和术语与原文关联在一起呢？重视回译性大概是颇为实用的方法。正是出于这样的考虑，我们才提出了回译性这一基本原则。

一、回译性原则的依据

中医不仅仅需要对外翻译以便使其走向世界，而且还需要对内翻译以促进中外之间的交流。对外翻译中医的目的和任务很明确，也很容易理解。但为什么还要对内翻译呢？其目的和作用又是什么呢？对此，翻译界似乎并没有明确的认识，也没有展开任何的讨论。实际上，中医的对内翻译，也是非常重要的学术活动和跨文化的学术交流。从中医多年来的国际传播和交流发展来看，对内翻译主要体现在三个方面，即学术交流、文献研究和外语教育。

学术交流包括中西方学者之间的直接交流（如以英语为媒介进行谈话或通讯）或通过译者的桥梁进行交流（如通过译者的翻译进行交谈或通讯）。无论中西方学者直接交流或通过译者进行交流，实际上都存在着对内翻译的问题。当中西方学者用英语直接交流的时候，西方学者所讲的中医概念和术语，中方学者其实还是需要通过自己大脑的快速翻译了解的。如果西方学者使用了颇为近似的词语表达意思比较相近的中医概念，中国学者恐怕就有些困惑，不知西方学者究竟讲的是哪一个中医概念或术语。

比如谈到“心火”的时候，中医上就有两个有些近似但又颇为不同的概念，“心火上炎”“心火内炽”。在人民卫生出版社出版的《汉英医学大词典》中，这两个术语分别译为 flaring-up of the heart-fire 和 flaming of the heart fire。在这两个译文中，虽然用词有些不同，但其基本意思似乎还是颇为相近的。在交流中，如果西方学者使用了如此译法，中方学者如果不很了解翻译界的各种译法，自然无法了解 flaring-up of the heart-fire 和 flaming of the heart fire 究竟指的是“心火上炎”还是“心火内炽”。

东西方学者通过译者的渠道进行交流时，中方译者在将西方中医工作者或研究者所发表的文章或著作等文献资料翻译成中文时，以及中医院校的外语教师从事中医英语或中医翻译教学时，也会遭遇同样的问题。因为这两个译法的回译性都比较差，无法很明确地与相关中文概念对接起来。所谓的回译性，强调的就是英译的中医名词术语在结构上应与中文形式相近，以便有利于东西方学者之间的学术交流。

二、回译性原则的意义

在中医药的国际交流中，如果充分考虑到了中医基本概念和术语的回译性问题，就能较好地实现信息的双向传递，自然就有利于东西方学者之间的学术交流，以保证相互传递信息的准确性和完整性。所以 WHO 西太区在制定中医术语的国际标准时，其实就考虑到了中医术语英译的回译性问题，将“心火上炎”和“心火内炽”分别译作 heart fire flaming upward 和 internal blazing of heart fire，与《汉英医学大词典》的译法相比，显然具有较为明显的回译性，有利于东西方之间的交流和理解。

所以在从事中医英译和研究的时候，翻译人员和研究人员一定要有

"回译"的意识，这样才能使英译的中医概念和术语不仅能比较明确地再现原文的基本含义，而且还有利于东西方的交流与合作。所以这样的译法在目前的中医英译实践中，其应用还是比较普遍的。如在 WHO 西太区的标准中，"热入心包"译作 heat entering the pericardium，"痰蒙心包"译作 phlegm clouding the pericardium，"痰火扰心"译作 phlegm-fire harassing the heart，在结构上和含义上都与原文比较接近，因此都具有一定的回译性，是值得肯定的。以这种形式和理念进行的翻译，就是所谓的回译性翻译。

为了提高中医术语英译的回译性，英国汉学家魏迺杰和北京大学的谢竹藩在从事中医术语标准化研究时，就对中医一些基本概念和术语——尤其是一些重要的字——的翻译问题进行了颇为深入的研究，从英语语言中尽量寻找比较对应的单词对其加以固定性的翻译。从古典汉语的精气神韵来看，这样的做法其实显得比较呆板，但却比较有利于东西方的学术交流。汉语语言自古以来就非常地讲究修辞，多样表达其实就是汉语的修辞手法之一。在一篇文章中，如果一个概念反复地用同样一个词语来表达，这样的文章自然就显得比较低俗，不够雅致。以月亮为例，在同一篇精致的文章中，表达月亮这一概念的词语就有很多，如玉兔、玉盘、桂宫、蟾宫、嫦娥、广寒宫，等等。这当然属于文学范畴，是否在翻译时要注重回译性，其实并不重要，更重要的是要将其文采和文风予以再现。

但在中医这样既含有文化神韵又含有医学精神的概念和术语翻译中，回译性的考虑却是非常必要的。虽然这样的翻译有时显得呆滞，但在东西方的学术交流方面，还是比较有实际意义的。下面就是笔者根据 WHO 西太区颁布的中医术语国际标准以及国际流行的一些汉英中医词典，对中医基本概念和术语中一些关键汉字对应译法的总结。这个标准的蓝本就是谢竹藩编写的《中医药常用名词术语英译》，当然也借用了魏迺杰的一些翻译理念和翻译方法。其中一些主要汉字的对译，虽然有些人为的区分，但从规范化和标准化的要求来看，还是有一定的现实意义的。

比如在中医语言中，养、补、滋、培、育其实是比较同义的汉字，一般译者在翻译时，往往都比较笼统地使用 nourish, tonify（是由 tonic 这一英文单词发展而来的，仅仅使用在中医英译领域），strengthen, enrich, reinforce, cultivate 等英语单词，并没有对其加以严格的规定。但在 WHO 西太区的标准中，这样同义的汉字的英文对应译法，却做了严格的规定，即将“养”译作 nourish，将“补”译作 tonify，将“滋”译作 enrich，将“培”译作 cultivate，将“育”译作 foster。这样的规定虽然缺乏中国文化的气韵，但还是有规范化的意义的。

为了深入分析中医基本概念和词语较为流行的翻译，并对其加以归纳和总结，以指导中医基本概念和术语的规范化翻译，我们对国内外比较流行的词典和现有的几个中医国际标准进行了系统的比较研究，总结出了一些比较流行、比较统一、比较规范的译法。这些译法虽然显得比较僵硬，但从规范化和标准化的角度来看，还是颇具实用意义的。在制定标准的时候，如果能对比较流行的中医概念和术语中一些核心字词的翻译问题加以统一，无疑将非常有利于相关术语的规范化翻译。

魏迺杰在从事中医基本概念和术语的翻译及其研究的过程中，始终采取了这样一个比较生硬的处理方法。比如在其编写的《实用英文中医辞典》的卷首，他首先对数百个中医基本概念和术语中常用的汉字逐一予以翻译，正文中所有概念和术语的翻译，均按照这几百个汉字的翻译形式加以翻译。为了说明如此操作的理据，他在卷首写道：

Single Characters with English Equivalents

Folowing is a list of commonly used key single characters commonly appearing in Chinese terms. The characters are ordered by their Pinyin pronunciation. The commonly used English equivalent or equivalents are marked in bold face type. The word-class of the English term (not necessarily the same as the Chinese) is given in italic (n., vb., adj., etc.). Other forms of the same English word belonging to other word-classes appear in regular type. Example compounds in which the term appears are given in Chinese, Pinyin and English, with the English key term highlighted in *slanted roman* type.

意思是说：

单个汉字的英文对应

下面是中文中医术语中常见的关键汉字。这些汉字按照其读音依据拼音予以排序。常见的英语对应语以黑体字予以标识。英译的中医英语术语的词性（不一定与中文完全相同）用斜体形式予以标识（如 n., vb., adj., etc. 等）。属于其他词性的同一英语单词的其他形式，以常规形式出现。出现术语的复合型词语以中文、拼音和英语表达，其中英语的关键术语以斜体形式予以标示。

魏迺杰的这一做法虽然引起了学术界和翻译界的异议，在其实际运作中也的确存在着一些颇值商榷的问题，但从规范化和标准化的视野来看，依然有许多值得借鉴之处。如其将"炽""焚""盛"规定性地分别译作 intense, deglagration 和 exuberant，从而就使"心火亢盛""心火内炽"和"心火内焚"的译文有了较为明显的区别。当然，这样一些常见的汉字，并一定就只有一层含义，不一定就只能使用某一个英语单词对其加以翻译。比如说"冲"这个汉字，既可以用作动词（如"冲服"），也可以用作名词（如"中冲"），还可以用作形容词（如"冲脉"）。这种情况并非个案，而是比较常见的现象，翻译时必须慎加注意。

以下就是我们根据国内外较为流行的词典以及 WHO 西太区和 WFCMS 所颁布的国际标准，就最为常见的一些中医概念和术语中常用的汉字及其相应的翻译进行了梳理，归纳和总结了一些比较流行的译法，供中医翻译界规范化常见中医概念和术语的翻译，为今后国家标准的研制和国际标准化方案的制定提供必要的借鉴。

嗳	belching
安	tranquilize; calm
斑	macule
暴	sudden
悲	sorrow

本	root
奔	run
崩	flooding
痞	stuffiness
闭	block

蔽	clouding; covering
痹	impediment
变	change; transmute
标	tip
表	superficies; external

病	disease
搏	struggle
薄	thin
补	tonify
藏	store
常	normal
潮	tidal
炒	stir-fry
沉	deep
乘	subjugation; overwhelm
迟	slow
赤	red
炽	intense
冲	ram
充	fullness
虫	worm
粗	rough
除	eliminate
传	transmission
喘	dyspnea; panting
窜	scurry
疮	sore
代	intermittent
淡	pale
捣	pound
涤	flush
颠	vertex
锭	lozenge
动	stir
毒	toxin
煅	calcine
恶	nausea; malign
遏	trap
乏	lack
发	effuse, effusion

燔	blaze
犯	invade
泛	flooding
分	aspect
风	wind
浮	floating
伏	latent; hidden
扶	support
服	take
腐	putrefy
腑	fu-organ
甘	sweet
感	contraction
干	harassing
膏	paste
膈	diaphragm
根	root
攻	attack
孤	solitary
谷	grain
固	secure; strengthen
归	return
涵	moisten
耗	consumption
合	combine
和	harmonize
烘	bake
化	resolve; transform
华	luster
滑	slippery; glossy
缓	slack
秽	foul
魂	ethereal soul
活	activate; quicken
豁	sweep

积	accumulation
急	tense
疾	disease
剂	formula; preparation
挟	complicated by
瘕	conglomeration
坚	hardness; rigidity
兼	with
煎	decoct
健	fortify
交	interact; coordinate
焦	parch
解	resolve; release
结	bind
竭	exhaustion
津	fluid
浸	steep; soak
金	metal
筋	sinew
紧	tight
惊	fright
经	meridian; channel
精	essence
聚	aggregation
倦	fatigue
厥	syncope
亢	hyperactivity
客	retain; invade
空	void
恐	fear
枯	dryness; desiccation
块	lump
宽	soothe
狂	mania
亏	depletion

困	encumber
里	interior; internal
疬	pestilence
利	drain; disinhibit
恋	lingering
敛	constrain; astringe
两	dual; both
凌	intimidate
留	retain
瘘	fistula
烙	cauterization
络	collateral
脉	vessel
乱	derangement
满	full
蒙	clouding
糜	erode
寐	sleep
纳	receive; absorption
囊	sac
逆	counterflow; inverted
酿	brew
捏	pinch
宁	quiet
凝	congeal
脓	pus
暖	warm
排	expel
疱	blister
辟	repel
培	cultivate
痞	stuffiness
疲	fatigue
癖	addiction; mass
频	frequent

平	calm; pacify
迫	press
破	dilapidation
潜	subdue
窍	orifice
侵	intrude
青	blue; green
清	clear
驱	expel
祛	dispel
怯	timid
去	remove
扰	harass
柔	sof; emolliate
濡	moisten; soggy
弱	weak
入	enter
润	moist; moisten; lubricate
塞	congestion
散	dissipate; powder
色	color
涩	inhibited; rough; astringe
伤	damage; injury
射	ram
摄	constrain; control
神	spirit
渗	drain
生	engender; generate
升	upraise
盛	exuberance
湿	dampness
失	failing
矢	feces
实	excess
蚀	corrosion

收	withdraw
疏	disperse
俞	acupoint
腧	acupoint
舒	relax
枢	pivot
衰	debilitation
顺	normal
损	detriment
束	fetter
舒	relax
疏	disperse
衰	debilitation
酸	sour
弹	flick
痰	phlegm
溏	sloppy
汤	decoction
烫	scald
提	draw out; raise; upraise
调	regulate
通	unblock; relieve
统	command
透	outhrust
退	abatement; remove
脱	collapse
托	expel
外	exterior; external
丸	pill
亡	loss; collapse
妄	frenetic
旺	effulgence; invigorate
望	inspect
微	faint; mild
痿	wilting

味	flavor; taste
卫	defense
闻	smell; listen
问	inquire
恶	aversion to
箍	besiege
熄	extinguish
袭	assail
喜	joy
细	fine
弦	taut; string-like
咸	salty
涎	drool
痫	epilepsy
陷	sinking; invard invasion
香	fragrant
相	minister
象	sign
消	disperse
哮	wheezing
邪	pathogen; pathogenic factor
斜	oblique
泄	discharge
泻	purge; drain
辛	acrid
行	move
形	form
醒	enliven; arouse
虚	deficiency
蓄	amassment
宣	diffuse
削	whittle
穴	point
熏	fumigataion

咽	swallow
阳	yang
疡	sore
养	nourish
痒	itch
夭	perish
液	humor
腋	armpit
疫	pestilent
抑	inhibit; repress
益	replenish
溢	spill
因	cause
音	note; sound
阴	yin
喑	loss of voice
瘖	loss of voice
淫	spreading
龈	gum
饮	fluid retention; rheum
引	contract
隐	dull
营	nutrient
荥	brook
瘿	goiter
硬	hard; rigid; stiff
痈	carbuncle; abscess
壅	congestion
涌	eject
忧	anxiety
疣	wart
游	wandering
瘀	stasis; stagnation
余	remnant; residual
育	foster

郁	depression; stagnation
欲	desire
元	primordium; source
原	original
约	constrain
哕	vomit
运	transportation; move
晕	dizzy
孕	pregnant
蕴	accumulation
脏	viscus
燥	dryness
躁	agitation
曾	increase
谵	delirium
战	shiver
胀	distention
瘴	miasma
针	needle
疹	papule
诊	diagnosis; examine
震	tremor
镇	settle
真	genuine
振	vitalize
蒸	steaming
正	right; regular
证	syndrome; pattern
症	symptom
肢	limb
志	mind; will
止	check; stop; arrest
制	restrain; control
治	treat
滞	stagnation

痔	hemorrhoid
癥	mass
中	center
肿	swelling
重	heavy
逐	expel

主	govern
注	pour
壮	invigorate; vigorous
浊	turbid, turbidity
灼	scorching
着	fixed

滋	enrich
宗	pectoral; ancestral
足	foot; sufficiency
阻	obstruction
佐	assist

三、回译性原则的限定

以前在谈到中医名词术语翻译中的回译性的重要性问题时，强调了三大因素。一是中医翻译的水平和层次还有待于进一步发展，二是中医界人员的外语水平有待提高，三是国际中医药工作者业务能力有待加强。正是由于这三大因素的存在，才使得具有回译性的中医英译术语有利于准确地传递中医基本信息，有利于中国中医人员学习中医英语，有利于国际中医工作者掌握中医医理。同时，由于中西方语言和文化差异巨大，强调中医基本概念和术语英译的回译性既有利于中医走向世界，又有利于保持中医固有的民族文化特色。当然，强调中医概念和术语英译的回译性，更有利于提高中医翻译的质量，防止滥译现象的出现。

需要注意的是，强调中医基本概念和术语英译的回译性，要以不影响原文基本信息的再现为基本前提。有些中医概念和术语，由于其独特的理念、思维和结构，具有回译性的翻译却很有可能歪曲其实际意义。“开鬼门”是中医治疗学上的一个概念，也是中医独有的一个治疗方法，即以发汗之法解除表邪。其中的“鬼门”，指的是汗孔。“鬼门”的“鬼”，并不是现在人意识中的“魔鬼”，而是奇妙的意思。如果按照回译性的要求译作 opening the ghost door，不但词不达意，而且还容易引起很多的误解。其实通过发汗解除疾患的治疗方法，在西方医学中也是存在的，即 diaphoresis（发汗疗法）。按照自然性原则的要求，将“开鬼门”译作 diaphoresis 或 sweating method/therapy，显然是比较贴切的。

在考虑中医概念和术语英译的回译性时，有时还不得不关注中医名词术语英译国际标准化的发展趋势。“三焦”是中医的一个颇为重要的概念，由于其所指的多样性和语意的独特性，早期的译法可谓多种多样，如 three warmers, three heaters, three burners，等等。这些多种多样的译法，一方面体现了译者对原文风貌的努力保持，另一方面也体现了译者对其回译性的重视。尽管这些译法与原文的实际所指都有一定的差异，但回译性还是有所体现的。但 WHO 西太区在 1991 年颁布的“针灸经穴名称国际标准化”方案中，将“三焦”英译为 triple energizer。这个译语既缺乏回译性，又缺乏语义的对应性，但由于 WHO 的权威性及中医名词术语国际标准化的发展，似乎还不得不予接受。

自 2009 年 WHO 启动 ICD-11/ICTM 工程以来，历次国际会议上，中国代表团均提出将“三焦”音译为 Sanjiao，以便能将其实际含义准确地予以表达。但由于日、韩的坚决反对，使得中方的这一希望至今未能实现。这虽然反映的是一个概念或术语的翻译问题，但却与中国的民族文化主权息息相关。所以，在中医名词术语国际标准的进程中，我们必须有民族文化主权的意识。

第五节
用词同一，便于统一

对于文学创作和文学翻译来说，用词如果完全同一，其文采风貌自然就被僵化了，其精气神韵必然便被萧杀了。所以在中国传统的诗词歌赋和文学艺术中，用词一直是多样的，甚至是变幻的。还是以“月亮”一词为例，在英语中，月亮的称谓大致只有 moon 这样一个单词。但在中国传统的文学艺术中，表示月亮的词语却有很多，如玉盘、蟾宫、玉兔、广寒宫、桂宫、嫦娥，等等。中文之所以对月亮有这么多的表述方式，并不是因为中文不规范，而是因为中文重视表述方式的多样性。就文学艺术而言，表述方式的多样性意味着内涵的丰富和神韵的雅致。

但在科学技术方面，用词的多样性则往往意味着表述方式的不规范和不统一，同时也意味着学科发展的滞后和学术水平的有限。中医英译就是这样。作为一门学科，其发展还非常滞后，其学术水平还非常有限。当然，中医名词术语英译之所以不够统一，之所以比较多样，除了其学科发展的滞后和学术水平的有限之外，还与中医理论深奥、用语古奥和表达奇奥也有很大的关系。比如中医的"经脉"一词，有时指的是经络，有时则指的是经络和血脉，所以译作 meridian/channel 或 meridian/channel and vessel，虽不统一，也各有其理。但从规范化和标准化的角度来说，如此多样的翻译显然有碍东西方的交流和沟通，有碍于中医在西方的传播和发展。

正是出于对规范化和标准化发展的考虑，我们提出了同一化这一基本原则，除了强调用词同一性在中医基本名词术语英译中的重要意义之外，更是为了推进中医基本名词术语英译规范化和标准化的进程，为实现这一目标奠定必要的理论和实践基础。这一原则的提出，不是凭空想象的，而是根据科技术语翻译的要求和中医基本名词术语英译及其标准化发展的需要而总结出来的。这也是目前国内外中医界和中医翻译界的普遍认识，更是普遍希望。

一、同一性原则的依据

用词的不统一，解释的不一致，这是中医翻译长期以来存在的一个似乎难以解决的问题。20 世纪 80 年代出版的三部汉英中医词典中，这样的现象颇为普遍。"三焦"在欧明编写的《汉英常用中医词汇》中被译作 triple warmer，在谢竹藩编写的《汉英常用中医药词条》中被译作 triple burners（or heaters）及 tricaloria，在帅学忠主编的《汉英双解常用中医名词术语》中被译作 Sanjiao（the triple heater），差异颇具。再如"脏腑"，欧明将其译作 solid organs and hollow organs，谢竹藩将其译作 viscera and bowels，帅学忠将其译作 Zang and Fu（viscera），差异明显。

又如“藏象”，欧明译作 state of viscera，谢竹藩译作 organ picture，帅学忠译作 visceral manifestation，差异依然。

在目前的中医翻译界，特别是一些颇为流行的汉英中医词典以及一些颇具影响力的中医名词术语英译国际标准中，用词的不一依然存在。在 WHO 西太区和世界中联颁布的中医名词术语英译国际标准中，有不少的相同和相近之处，如将“五输穴”译为 five transport points（其中的“经穴”译为 river point，“输穴”译为 stream point，“荥穴”译为 brook point，“井穴”译为 well point，“合穴”译为 sea point），将“俞穴”译为 transport point，将“络穴”译为 connecting point，将“郄穴”译为 cleft point，将“原穴”译为 source point，将“募穴”译为 alarm point。但用词的不一也还是存在的，甚至还是比较普遍的。比如“脏腑”在世界中联的标准中译作 zang-fu organs，在 WHO 西太区的标准中则译作 viscera and bowels，差异可谓巨大。再如“邪气”在世界中联的标准中译作 pathogenic qi，在 WHO 西太区的标准中则译作 pathogen，虽然有所接近，但用词依然有异。又如“腠理”在世界中联的标准中译作 striae and interstice，在 WHO 西太区的标准中则译作 interstices，用词有的同一，有的缺少。

在中医名词术语国家标准中，类似情况依然存在。比如国家标准化管理委员会颁布的由李德新主持制定的《中医基础理论术语》和国家科学技术名称审定委员会颁布的由朱建平主持制定的《中医药学名词》，在英译中医基本名词术语时用词的同一性也是存在的。比如将“脏腑”译作 zang-fu viscera，将“藏象”译作 visceral manifestations，将“少腹”译作 lateral lower abdomen，从理解、表达到用词还是颇为一致的。但用词不一致的情况，也是比较常见的。如李德新主持制定的标准中将“经脉”译作 meridian ，将“三焦”译作 triple energizer，将“正气”译作 healthy qi。在朱建平主持制定的标准中，这三个术语则分别被译作 channel，sanjiao 和 vital qi，用词颇为不同。有些术语的译法虽然比较一致，但在用词方面依然存在着一定的差异。比如“辨证论治”“整体观念”“天人相应”三个常见的中医基础理论名词术语在朱建平主持制定的标准中分别译为 treatment based on syndrome differentiation, holism 和 correspondence between human body and natural environment。在李德新主持制定的标准中，则分别译作 treatment upon syndrome differentiation，concept of holism 和 correspondence between human and environment。两种译法虽然比较接近，但用词方面依然存在着一定的差异。从标准化的要求出发，这两种译法依然需要统一用词。只有用词统一了，规范化才能完成，标准化才能实现。

同样的情况在目前比较流行的汉英中医词典中，更是如此，尤其是谢竹藩和魏迺杰主编的两部颇具影响力的词典。两部词典用词的相似和相同之处还是有的，比如均将“精气”译作 essential qi，将“外感”译作 external contraction，将“命门”译作 life gate（或 gate of life），用词基本上都是同一的。但用词的差异，在很多中医名词术语的翻译上还是存在的，甚至还是比较巨大的。比如谢竹藩将“魂”译作 spiritual soul，将“先天”译作 innate qi，将“宗气”译作 pectoral qi。魏迺杰则将这三个术语分别译作 ethereal qi，earlier heaven，ancestral qi。当然，这种差异不仅仅是用词的不一，更重要的是理念的不同。比如“宗气”指的是蕴聚在人体胸部之气，所谓的“宗”其实是重要的意思。魏迺杰将“宗气”的“宗”与“祖宗”的“宗”关联在一起，所反映的实际上是如何感悟和理会中国文化内涵的问题。

由于中医基本名词术语英译中选词的不同，导致了译语的多样化，为标准化的实现造成了极大的困难。21 世纪以来，中医基本名词术语英译的标准化已经成为推进中医国际化进程的一项重要的任务。从学界到政府，从国内到国际，这项工作越来越引起了各方的关注，并采取了种种措施加以推进。就目前的发展状况和未来的走势而言，要完成这一艰巨的任务，要实现这一远大的目标，用词的同一性是不可忽视的重要路径。

二、同一性原则的意义

用词的同一性，对于规范化和标准化中医基本名词术语的英译，是颇具实际意义的一项重要任务。其作用和意义自不待言。如果中医翻译界在翻译中医基本名词术语的时候，在一些基本词语的选择方面能够保持一致，自然就能比较容易实现译语的统一化，为规范化和标准化的实现奠定实践基础。但要做到这一点，其实是很不容易的。事实上，不同的译者往往会从不同的角度解读和释义相关的中医概念和术语，并以不同的视角和嗜好选择不同的词语进行翻译。要使其使用同一词语翻译同一概念和术语，其实是很难办到的。

要真正实现用词的同一性，首先需要专家学者对此进行认真的总结，需要中医翻译界对此进行认真的分析，需要中医翻译学术组织对此进行认真的统筹，需要政府有关部门对此进行认真的指导。目前我国已经颁布了三部国家标准，由于颁布的部门不同，主持制定的人员不同，导致了用词的不同和释义的差异。作为国家标准，应该全国统一使用，从而使标准化得以实现。但由于三个标准从释义到用词均存在着一定的差异，从而妨碍了标准化的真正实现。从目前的发展情况来看，要真正地实现中医基本名词术语英译的规范化和标准化，用词的同一化是非常必要的，也是非常急迫的。

当然，由于中医语言自身一词多义、数词同义、概念交叉，使得其基本名词术语英译在释义的统一化和选词的同一化方面存在着一定的困难。近年来为了实现中医基本名词术语英译的统一化和标准化，从事标准化研究的学者和译者一直在努力推进对应性词语的使用。这一理念也得到了一些国际学术组织的认同。在 WHO 西太区和世界中联制定的标准中，这一观念就得到了比较充分的体现。在这两个国际标准中，这三个中医常见概念的翻译用词的对应性是非常具体的，即以 tonify 翻译“补”，以 nourish 翻译“养”，以 enrich 翻译“滋”，前后一致，从而实现了用词的同一化，为标准化的实现奠定了基础。

在中医英译的具体操作中，用词的同一化有时的确存在着一定的困难。比如在《黄帝内经》中，“道”有很多不同的含义，在不同的语境中往往有不同的所指。如果只简单地将其音译为 Dao，很难将其具体内涵表达清楚。如果将其根据实际语境加以意译，则很难实现译语的统一化。对此，翻译时不仅仅需要考虑释义和选词，还需要考虑翻译的方法和策略。在翻译《黄帝内经》时，为了保持术语的同一性，我们采取了音译加文内注解的方式对其进行翻译，即将“道”音译为Dao，将不同语境中的不同内涵以括号的形式附加在音译之后。

比如在《素问》篇一“上古之人，其知道者，法于阴阳”和篇二“从之则苛疾不起，是谓得道”中，“道”具体指的是养生方法，所以译为Dao（method for preserving health）。在《素问》篇四“非其人勿教，非其真勿授，是谓得道”中，“道”指的是传授方法，所以译为Dao（teaching method）。在《素问》篇十五“请言道之至数”中，“道”指的是诊治方法，所以译为Dao（diagnostic and therapeutic method）。在《素问》篇十四“真石，道也”中，“道”指的是治疗方法，所以译为Dao（therapeutic method）。在《素问》篇五“阴阳者，天地之道也”、篇十一“不知其道，不闻其说”和篇六十七“道之所生，不可不通也”中，“道”均指的是自然法则，所以译为Dao（natural law）。在《素问》篇二十五“道无鬼神，独来独往”和篇七十八“道之大者，拟于天地，配于四海”中，“道”指的是医学理论与方法，所以译为Dao（medical theory and method）。在《素问》篇七十一“至哉圣人之道”中，“道”指的是学说、观点，所以“道”在此可译为Dao（theory or idea）。（镐京学者，2013：98）

由此可见，在具体文本的翻译中，音译具有浓郁国情的概念和术语并加文内注解，也是实现用词同一化的一个颇具实际意义的策略，是实现译本中用词同一化的一个重要的途径。这是一般译者都可以做得到的一种切实可行的策略。但在一般名词术语的翻译上，要做到这一点，却不是随意就能完成的一项重要指标。因为这与翻译界理念的普及和方法的推广有着密切的关系，更与翻译组织的统筹和政府部门的规定有着直接的关系。

三、同一性原则的限定

用词的同一性对于统一化和标准化中医基本名词术语的英译，可谓至关重要。但由于中医语言中一词多义、数词同义、概念交叉等现象的普遍存在，使得用词在一定程度上很难完全实现同一化。上文提到的“道”的音译加文内注解，可以用在一定文本的翻译，尤其是经典著作的翻译上。但在一般名词术语的翻译中，这样的做法却很难得以普及，因为这样做既不利于中医在西方的传播，也不利于东西方之间的学界交流。这就是同一性原则在具体运用中所体现出的限定性问题。

“气”是中医理论和实践中普遍使用的一个概念，其内涵也如“道”一样非常丰富，所以在国际上已经统一地音译为 qi/Qi。但在有些情况下，“气”却不一定需要音译，而需要意译。如“四气五味”的“气”指的是药物的“性质”，即 nature 或 property。如果音译为 qi，则不利于再现原文的基本含义。所以中国译者一般均将其意译为 nature 或 property，而西方译者则从仿造化的角度出发直接将“四气”译作 four qi，有些不太达旨之嫌。而且“气”有时的含义也是非常具体的，可以指空气或气味。如果均音译其 qi，显然将具体视为宏观，不利于读者的理解。“阴阳”也是如此，除了代表中国传统哲学和中医理论中的基本概念之外，“阴阳”还作为委婉用语用以表达性别和性行为。在这种情况下，完全将“阴阳”音译为 yin and yang 显然也不利于对原文实际含义的表达。

作为中医基本名词术语英译的一个重要原则，用词的同一性是不可或缺的。所以世界中联在制定中医基本名词术语英译标准化方案时，即将其列为必须遵循的一个重要原则。而要真正地实现这一原则的要求，必要的限定性还是需要有明确认识的。而要明确化这一限定性，除了必要的学术研究之外，学术组织和政府部门的审定和规定则是至关重要。

第六节
慎加规定，便于规范

翻译是要根据原文的结构形式和实际含义从实而译，这是翻译的基本规律，中医翻译也是如此。但在中医基本名词术语的翻译及其标准化的过程中，由于不同的译者从不同的角度对原文形式的解析和原文含义的解读，使其翻译时在方法和用词的选择方面往往会出现一定的偏差，从而为中医概念和术语英译的统一和规范造成了很大的困难，尤其是那些结构比较特殊、含义比较深刻的概念和术语。

从中医翻译的历史发展和现实情况来看，要使翻译界和学术界对这些概念和术语的翻译完全进行统一化和规范化，却是非常难以实现的，因为不同的学者和不同的译者对其有不同的认识和看法。在学术界，要在观点和理念上完全统一是非常不易的，尤其是人文学科。中医名词术语的英译就是如此。如何才能使一些核心的中医概念和术语在翻译上实现完全的统一化呢？学术组织和国家职能部门的规定可能是唯一一个比较可行之法。这就是我们提出规定性原则的主要原因。

一、规定性原则的依据

就中医基本名词术语的英译及其标准化问题，之所以特别提出规定性这一原则，就是为了从根本上解决中医名词术语翻译长期以来存在的混乱情况，以便为其规范化和标准化发展奠定坚实的基础。

“各弹各的调，各吹各的号”，这是早期中医翻译的一种普遍现象，而且一直延续了很长时间，成为中医翻译的突出特点之一。就是在今天的中医翻译实践中，这种现象依然不同程度地存在着，尤其是在中医基本名词术语的翻译上。这种现象的出现和延续，除了翻译者对原文的理解、对词语的选择、对译文的组织方面各有偏颇之外，还与中医理论的深奥和语言的古奥有一定的关系，更与中西方语言、文化和思维的差异密不可分。这一点可谓众所周知，无需赘言。

但就中医理论和实践体系本身而言，对中医一些基本概念和术语的理解和阐释，也存在着各种各样的差异。这种现状自古以来便客观地存在着，而且也成为中医的独有特色之一。这就是为什么在中医院校至今还开设有“各家学说”这样一门重要的课程。尽管“各家”都立足于中医基本理论中的阴阳、五行、精气等学说，但在对一些具体问题的认识上，却有着各自的观点和看法。“命门”就是最为经典的例子之一。“命门”这个概念最早出现在《灵枢·根结》中，且意思非常明确，“命门者，目也”。国人至今所说的“眼睛是心灵的窗户”，大概就是对命门最为明确的释义吧。

但在《难经·三十六难》中，却提出了“肾两者，非皆肾也，其左者为肾，右为命门”之说。对其功能与作用，也做了颇为具体的说明，“命门者，诸神精之所舍，原气之所系也；故男子以藏精，女子以系胞”。自此以来，“命门”不仅引起了历代中医世家的重视，而且还对其部位及其生理功能形成了许多颇为不同的看法。到底何为“命门”呢？从历朝历代各个中医世家的论述和论辩来看，大致可以概括为四个方面，即右肾为命门说、两肾为命门说、两肾之间为命门说、命门为肾间动气说。就形态而言，有有形和无形之论；就部位而言，有右肾与两肾之间之辩；就功能而言，有主火与非火之争。

如此这样不同的认识在中医的各个流派之中自然而然地存在着，不但没有影响中医理论与实践的发展，而且还丰富和拓展了中医研究的领域和视野。从中医自身的发展来看，对相关概念认识的差异和释义的不同，似乎并无大碍。但对于中医翻译而言，这种现象的存在却是大碍无边的。比如对“命门”的翻译，如果从直译的角度来说，无论译作 life gate 或 gate of life，都与原文颇为契合。但若从意译的角度翻译，则一定会出现巨大的差异，至少会有四种颇为不同的翻译。即便是直译，也需要有一定的释义，那又该以何种认识为基础呢？确实不是译者本人就能决定的，毕竟这是专业的问题，而不是翻译技法的问题。

即便是像“五脏”和“六腑”这样一些似乎部位和功能都比较显而易见的概念，因中医语言、文化和医理的差异，翻译中至今依然有 five zang-organs 和 six fu-organs，five zang-viscera 和 six fu-viscera 以及 five viscera 和 six bowels 这样一些颇有差异的译法。从标准化的发展趋势来看，five zang-organs 和 six fu-organs 以及 five zang-viscera 和 six fu-viscera 这样的译法，似乎是“五脏”和“六腑”两种比较规范的翻译。这就像 meridian 和 channel 一样，虽然完全不同，但却是“经络”最常见的两种译法，所以可以视为“经络”的两种比较规范的译法。但将“五脏”和“六腑”译作 five viscera 和 six bowels，似乎与其标准化的发展趋势颇为有异。对于中医基本概念和术语翻译中出现的这种比较混乱的现象，究竟该如何应对呢？究竟该由谁来解决呢？这就是我们特别提出规定性原则的重要依据。

二、规定性原则的意义

19 世纪西学东渐的时候，尤其是西方科学技术东传的时候，术语的统一和规范也是中国翻译界和学术界面临的一大问题。清同治七年（1868），英国学者傅兰雅（John Fryer）受雇于上海江南制造局，从事翻译 28 年，曾就科技术语的翻译及其标准化问题进行了颇为深入的研究，提出和制定了颇为科学的翻译和标准化方法，对中国科技术语体系的建立奠定了颇为良好的基础。但翻译中术语的不统一现象，并非完全终止。随着科技的不断发展，新概念和新术语也不断出现，统一和规范始终是翻译界和科技界面临的一个重要问题，引起了学术界的密切关注。

20 世纪 20 年代，朱自清就对此做了颇为深入的研究和分析，认为译名的统一需要四方面的力量，即“政府审定、学会审定、学者鼓吹的力量、多数意志的选择”。朱自清关于译名统一的建议，当然是非常合情合理的。就翻译长期以来的发展来看，要想实现译名的统一，学者给予学术研究的意见和建议当然是十分重要的，学界和译界比较一致的认识和实践也是非常重要的，因为这是约定俗成的基础。在此基础上，学术组织应对有关问题进行认真的审定，综合各方的意见和建议，制定标准化的方案和程序，指导和引领标准化发展的方向。但标准化的最终实现，还取决于政府对学术组织所制定的标准化方案的审定和颁布，从而形成官方认定的标准。只要是官方认定的标准，就一定会很快地得到普及和应用，因为这是官方的规定。这就是我们提出和强调规定性原则的基本缘由。

对于中医翻译而言，规定性原则指的就是对中医名词术语的翻译在结构上和内涵上加以明确的限定，以避免其他形式的翻译和解释。提出这样一个原则主要是为了解决中医名词术语翻译形式上的不统一和内涵上的不对等。由于西方语言中一直缺乏中医对应语，所以英译的中医名词术语常常使人觉得“言不尽意”。为了从根本上解决这一问题，在翻译中医名词术语时可以对其译语的内涵加以规定。这样可以保证其内涵的一致性，从而消除误解和误释。正如前文所提到的“辨证论治”中的“辨证”，尽管一般多译为 syndrome differentiation，但争议依然存在。如果学术组织和政府能从“名”与“实”的辩证关系出发，将 syndrome differentiation 这一译法加以规定，即规定其只能表达中医上的“辨证”，而不能做其他解释，这样译语与原语的内涵便趋对应。正如荀子所言，“名无固宜，约之以命，约定俗成谓之宜，异于约则谓之不宜。名无固实，约之以命实，约定俗成谓之实名”。

在约定俗成的力量作用影响下，在学术组织和政府的规定下，译语的统一性和规范性便会日趋完善。就像对于“虚”的翻译一样，自早期的多种译法以来，至今依然有多样的做法。但随着约定俗成作用的影响，再加上一些国际和国内学术组织的规定，特别是国家标准委和国家中医药管理局就有关问题的规定，使得 deficiency 这一并不十分对应的词语最终成为“虚”的统一译语和标准化译法。“经络”“三焦”“穴位”等译法，也是如此。如果从专业和文化的角度将其译名与原文加以比较，自然会发现诸多并不相应之处。但由于对其形式和内涵加以规定，使其在实际交流中并没有导致严重的偏差和混乱。这就是规定性原则意义和作用的具体体现。

三、规定性原则的限定

对于规定性原则，并不是任何人都可随意加以应用的。这一原则的使用，是有先决条件的。首先可以应用的是学术组织和国家有关部委。对于经过长期使用且较为流行但却有一定争议的中医术语的翻译，相关学术组织和国家有关部委应适时地组织专家进行讨论，制定标准方案，最终以官方的名义予以颁布，使其逐步规范化，从而消除不必要的混乱。

中医名词术语的翻译现在之所以还没有完全统一化、规范化和标准化，一个很重要的原因就是有关的学术组织和部委还没有完全推进这项工作，还没有将规定性原则加以广泛的应用。如果相关的学术组织和部委按照规定性原则的要求，根据中医名词术语英译规范化发展的趋势，对其加以规定和引导，就能使其沿着标准化的方向健康地发展。

对于翻译者个人而言，规定性原则也是可以应用的，但也有一定的条件。如果某位译者有幸首次翻译某个中医概念或术语，就可以在深入理解原文之意、慎重选择翻译方法、贴切选用译文词语的基础上，对这一概念或术语加以较为忠信而顺畅的翻译，并对形式和内涵加以规定。这样就为翻译界提供了一种颇值借鉴的译法，也为其未来规范化的发展奠定了非常实际的基础。欧明、帅学忠、谢竹藩等中医翻译界的老前辈们，在其早期编写汉英中医辞典时，即具有规定性的意识，为许多中医名词术语的英译及其规范化发展开辟了一定的路径。

第十二章 中医名词术语英译的方法研究

“有法可依”，这里的“法”，当然指的是法律的意思。如果法律不全，有时就无“法”可依。如果执法不严，有时就无“法”可循。其结果就会使社会变得混乱，人心就会散乱。翻译也是如此，如果无“法”可依，翻译就会混乱；如果无“法”可循，表达就会散乱。这种情况在中医翻译方面，表现得最为突出，尤其是中医名词术语的翻译。翻译中所谓的“法”当然指的是方法。虽然中医翻译已经有了2个多世纪的历史了，其研究也已经开展了半个多世纪了，但在原则和方法方面一直没有形成一个比较统一的认识。进入21世纪之后，这方面的认识才开始逐步有所升华。

由于中西方语言、文化、思维和医理的巨大差异，西方语言中一般都缺乏中医对应语，给翻译造成了很大的困难，尤其在中医名词术语的翻译方面，其难度之大可谓不可想象。从理法方药四个方面来看，中医和西医学之间几乎没有什么对应之处。中医以阴阳、五行、精气学说为理论，以望、闻、问、切为诊断之法，以汗、吐、下、和、温、清、消、补为治疗之法，以君、臣、佐、使为构方之要，以原生态的植物、矿物和动物的某些部分为药物。西医学则以人体的生理和病理为理论基础，其诊断、治疗和制药皆以现代科学的研究和发明为基础。中医和西医学的差异，可谓一目了然。

当然诊断、治疗和药物这三个概念，在中医和西医学方面都是客观存在的，都是可以一一对应的。所以，中医的诊断、治疗和药物这三个概念在英语中还是有对应语的，即 diagnosis, treatment 和 medicine（或 drug）。但其具体内涵和方法，却与西医学截然不同，在英语中也很难找到对应语。虽然“望、闻、问、切”的“望”在英语中可以找到 look, inspect, see, observe 等意思似乎比较相近的词语，但由于“望”在中医上有着独特的喻意和含义，因此和这些形式上似乎比较相近的英语词语是很不对应的。即便是人体的具体器官，虽然在形式上与西医学比较相近，但在内涵上与西医学还是有巨大差异的。中医的“心”就是典型一例，形式上与西医学的 heart 颇为对应。但中医的“心”除了“主血脉”这一与西医学相近的功能之外，还“主神”，这是西医学所没有的功能。

“肝”也是这样。中医的“肝”除“藏血”这一与西医学相近的功能之外，还“藏魂”，这也是西医学所没有的功能。“脾”“肺”和“肾”也是如此。中医学的“脾”是“后天之本”“主运化”，西医学完全无此功能，当然这与当年将英语中的spleen误译为汉语的“脾”，也是有一定关系的。中医的“肺”除“主气司呼吸”这一与西医学比较相近的功能之外，还“藏魄”，还“朝百脉”，这也是西医学所没有的功能。中医的“肾”除“主水”这一与西医学比较相近的功能之外，还“主骨生髓”“主藏精”，这也是西医学所没有的功能。

对于中医这些形式上与西医学相近但内涵上与西医学别异的概念和术语，究竟该如何翻译呢？尤其是像心火、肝火这样一些从形式到内涵都与西医学毫无相应之处的概念和术语，更应该如何翻译呢？对此，国内外的译者和研究人员已经做了很多的研究和探索，提出了很多意见和建议，使得中医翻译在方法探索方面已经有了一些较为实际的发展趋势。下面我们试以中医翻译的历史发展、时代发展和标准化发展为基础，结合中西文化交流的经验和体会，就中医基本名词术语的英语翻译方法问题做以总结和分析，以期为方法体系的构建寻求合情合理的路径。

关于翻译的方法，古今中外可谓趋同，无非是直译、意译、音译以及音意结合等几种比较普遍采用的方法。但在具体运用方面，还是有很多问题值得研究的。比如说中医的基本名词术语，哪些可以直译，哪些可以意译，哪些可以音译，哪些可以音意结合，确乎值得深入研究，综合分析，系统分类。只有这样，才能比较好地完善中医基本名词术语的英译。

第一节
借用西语，求同存异

关于借用西医用语的问题，我们在20世纪90年代初研究和论证中医翻译的原则时，根据中医翻译的历史和现实发展，就提出了这一方法。这一建议虽然在中医翻译界有一定的争议，但在中医的实际翻译和中西方的实际交流中，这一方法还是得到了普遍的应用。如WHO西太区2004年启动、2007年颁布的传统医学（即中医）基本名词术语国际标准中，也遵循了这样一个原则，也借用了一定的西医学术语翻译相应的中医概念。在其前言中，该标准指出：

Since both traditional and modern medicines aim at maintaining health and treating diseases, there must be some overlap between the two systems of medicine in concept and hence in terminology. On such occasions, the only difference exists in wording. When a traditional term in Han character has a corresponding Western medical term expressing the same concept, use of that Western medical term is not only reasonable but also necessary. Otherwise, creation of a new English term from the original term in Han character would cause confusion. On the other hand, improper use of Western medical terms is misleading and therefore is excluded from this document.

意思是说：

既然传统医学和现代医学的目标都是维持健康和治疗疾病，那么在这两个医学体系中一定会有一些彼此相应的医学概念和术语。在这种情况下，唯一的差异就是在表达方面。如果传统医学术语中的汉字与西方医学术语所表达的概念相同，借用这一西方医学概念不仅合理，而且必须。不然的话，根据汉字创造新的英语术语会造成混乱。另一方面，对西方医学术语不当的借用也可能引起误解，因而也应从本文件中加以排除。

尽管 WHO 西太区所制定的这一标准，总体上有去中国化的倾向，但这一观点确实比较客观实际，因而也是值得借鉴的。在长期的中医英译实践中，借用一定的西方医学术语翻译相应的中医概念和术语，主要体现在以下几个方面。

一、如何借用西医用语翻译中医的解剖概念和术语

正如上文所指出的那样，中医的解剖概念和术语形式上虽然与西医学比较相近，但内涵上却与西医学有着一定差距，甚至巨大的差异。所以 20 世纪后期，翻译界，尤其是医学界，有人坚决反对以英语中的 heart, liver, spleen, lung and kidney 翻译中医的心、肝、脾、肺、肾这样一些解剖概念，甚至主张将其音译为 Xin, Gan, Pi, Fei, Shen。

从语言国情学的角度来看，他们的这一看法当然是颇有道理的。从中西医的比较来看，他们的建议似乎也是合乎情理的，因为中医的心、肝、脾、肺、肾这些名称并非仅仅是解剖概念，而是功能概念。所以从理论上说，借用西医学的概念来翻译中医的这些功能概念是不太合乎实际的，因而会造成很大混乱。但在中西方有关中医的实际交流中，人们还是倾向于借用西医学的词语来翻译中医的相关概念。一开始当然会引起西方读者的误解和困惑，就像当年旁特等人将中医的经络理解为血管一样。但经过多年的交流和了解，西方人对中医的基本理论和方法逐步有了比较明确的认识，不会将其完全与西医学对应起来，因而也没有引起中西医混淆不清的现象。

相互借用其实也是语言发展的一个基本方向。不管是语际交流还是

语内交流，这样的情况都是普遍存在的。语言之间的相互借用，一方面是语言交际功能的正常发挥，另一方面也是语言自身发展的一种体现。语际间的语言互借现象，其实是普遍存在的，尤其在当代这个地球村的时代里。像英语中的 OK、PK 和 bye-bye，已经被中国大众普遍借用。语内词语的借用，更是普遍。比如汉语中的“道”这个概念，自古以来就深入广泛地应用到中国的各个学科和各个领域，其含义从宇宙之源到自然之法，从治国安邦到衣食住行，可谓变化非凡。这种现象在英语中也是普遍存在的。如 transmission 在工程学、动力学、物理学、计算机和医学上皆有广泛应用，但其含义却各有不同，但这并没有影响该词语在各个学科中的具体应用。这说明，同一概念在同一语言中也存在着相互借用的现象。

鸦片战争之后，西方医学开始逐步传入中国。当初译者将西医的教材和资料翻译为中文时，自然懂得其从理论到实践与中国固有医学的不同。但他们在翻译时并没有将西医的基本概念——尤其是人体解剖方面的术语——予以音译，而是借用中国固有医学的概念和术语对其加以翻译。中国西医学所使用的“心、肝、脾、肺、肾”这些概念，就是当年的译者直接借用中医的概念。虽然中西医在中国使用着这样一些同一的概念和词汇，但却各具其意，而且并没有在理论和方法上引起任何的混乱。因为概念和术语的所指并非由形式的结构所决定，而是由一定的理论和专业所决定。这就是为什么中西医之间在理论和方法上存在着如此巨大的差异，但所使用的形式上相同的术语却没有造成任何混乱的原因。20 世纪 90 年代在论证中医翻译的原则时，我们曾就当年西医传入中国时借用中医术语的译法做过一些假设性的分析。假设早期的翻译人员因中西医的差异而将西医术语 spleen 音译为“斯普理”，将 kidney 音译为“肯德尼”，将 pancreas 音译为“盘克累斯”，虽然很有特色，但必然会妨碍西医在中国的传播，因为这会引起中国人很大的误解，以为西方人的人体结构与中国人完全不同。

所以在分析当年西医传入中国时以借用中医术语为翻译的基本方

法时，我们曾做了这样的总结："借用中医用语来翻译西医概念的尝试，不但没有妨碍西医在中国的传播，相反，促进了其在中国的发展。因为这样做使西医获得了同中国传统医学相联系的捷径，使它一开始便扎根在中国文化的土壤里，从而得到了吸收营养的可靠保证。"从西医百年来在中国的发展历史来看，这样的总结还是比较符合实际的。同时，这样的历史经验对于中医今天的对外传播，也是有实际借鉴意义的。

所以，今天在英译中医——尤其是与人体解剖相关的概念和术语——的时候，借用西医术语，还是有一定的实践基础和实际意义的。完全拒绝这一做法，显然无益于中西方在中医领域的交流与合作。虽然WHO在推进ICD-11/ICTM工程的过程中，为了明确区分中医与西医对人体各个器官的不同认识，主张借用西医概念翻译中医里与人体解剖相关的概念时，需要标注TM（即traditional medicine），但还是承认了借用西医术语翻译中医相关解剖概念的必要性和可行性。

二、如何借用西医用语翻译中医的病症名称

中医在理论与方法上与西医有着巨大的差异，但在疾病的认识上还是有许多相同或相近之处的，因为疾病属于客观存在的现象，不管称谓如何，其症状和体征以及患者的感受还是比较一致的。比如中国人说的"头疼""胃痛""牙痛"，英国人称为headache，stomachache和toothache，在结构和语意上与中文完全一致，翻译时当然可以借用。有些疾病名称字面上虽然并不一致，但其含义及具体所指却是完全同一的。如因受寒而发烧头痛的疾患，中国人称之为"感冒"，西方人称之为common cold，虽然称谓不一，但其具体所指却是比较一致的。

所以在现实生活中，以同样的原因发生在一个民族身上的生理现象和病理变化也同样地会发生在其他民族的身上。因此一个民族对

人类某个生理现象和病理变化的称谓在其他民族的语言中，也应该能找到相应的说法，因为它属于人类的共同经验和感受。这就是借用西医术语翻译某些中医疾病名称的依据。虽然中医和西医对待某一具体疾病的病因、病机和治疗有着颇为不同的认识，但其所应对的疾病、症状和体征则都是客观存在的，所以在名称上是可以相互借用的。如中医所说的“纳呆”“癃闭”“黄疸”“呃逆”“心悸”“水肿”“中风”“发颐”等疾病和证候在名称上颇具中式色彩，但与西医学 indigestion, retention of urine, jaundice, hiccup, palpitation, edema, apoplexy, suppurative parotitis 的具体所指，却是比较一致的。所以在将中医的这些疾病和证候的名称翻译成英文时，完全可以借用西医学相应的疾病名称。

需要说明的是，中西医之间在名称上相互比较对应的疾病和证候，还是比较有限的，并不是所有的疾病和证候的名称都是可以相互借用的。如中医学的“春温”“风温”“阴暑”“阳暑”“中经”“脏结”“肝着”“关格”等疾病名称，从命名到病因、病机到治疗方面，均立足于中医的理论与实践，在西医学中很难找到比较相同或相近的说法。因此翻译这样一些疾病和证候名称的时候，只能按照中医的术语结构和实际所指将其加以翻译。如上面所提到的这些中医疾病名称，谢竹藩在其主编的《中医药常用名词术语英译》中，将其分别译作 spring warm（disease）, wind-warm（disease）, yin summer-heat, yang summer-heat, meridian stroke, visceral accumulation, liver stagnancy 和 anuria with vomiting，基本揭示了原文的实际含义。在西医学，中医的这样一些疾病名称显然是无法找到的，因此只能采用直译、意译或音译的方式加以翻译。

三、如何借用西医用语翻译中医治疗方法的概念和术语

由于理法方药的不同，中西医在治疗方法上的巨大差异也是显而易

见的。这就像中药和西药一样，一个是天然植物、矿物和动物器官的直接应用或略加炮制，一个则是对其化学成分的提取，两者之间有着本质的不同。

所以客观地说，中西医之间在治疗学上总的来说是缺乏相同和相近之处的。但在某些具体疾病的处理方面，由于传统的缘故还是可以发现某些相近之处。比如中医上的“放血疗法”“驱虫疗法”“正骨疗法”“止痛疗法”“止血疗法”“止泻疗法”“按摩疗法”等，与西医学的 bloodletting, anthelmintic treatment, reduction, hemostasis, analgesia, antidiarrhea, massotherapy，还是比较接近的，因此在翻译上也是可以加以借用的。从医学发展史来看，这七种治疗方法在人类早期的医疗保健事业中，都得到了普遍的使用，因为这是比较直观的治疗方法。比如“按摩”虽然中医现在已经习惯称其为“推拿”，且已经形成了自己独有的治疗手法，但其基本功能、作用和喻意与其在其他民族和地区的应用还是颇为相近的。比如在希波克拉底的时代，按摩疗法在西方就非常的普及，且也得到了医学界的特别重视。所以在英语中至今还存在着一些有关按摩手法的词汇，如 pertrissage（揉捏法），effleurage（摩擦法），friction（摩法），tapotement（轻叩式按摩），vibration（振动按摩）等。

由此可见，虽然中西医之间在理法方药等方面存在的差异是巨大的，但由于其服务对象和研究目标是一致的，所以在一些比较客观实际的方面——尤其是生理、疾病和治疗等方面——还是有很多相近或相同之处的。所以在研究中医翻译问题时，不仅需要从语言和文化的角度对相关概念和术语进行比较研究，而且还需要从临床诊断和治疗的角度对其进行分析比较，努力从中梳理相同或相近之处，按照自然性原则对其加以对应性的翻译。前面提到的这几个中医术语的翻译，就是比较典型的实例。在中西方各个流派的翻译实践中，这样的例子可谓随处可见。这说明，无论理论上赞成还是反对，借用西医术语的做法在翻译实践中都是普遍存在的，也是无法回避的。

第二节
常见之法，分类使用

一、如何使用直译之法翻译某些中医名词术语

所谓直译，就是按照原文的结构和字面之意直接翻译。在正常的翻译实践中，直译之法往往会引起大家的非议，认为这是一种不负责任的随意翻译。的确，在很多情况下，直译并不能很好地表达原文之意，因为不同的语言和文化对同一概念会有不同的解读和描述。比如中文的"聪明"二字，字面上指的是"耳聪目明"，正如《周易·鼎》所言："巽而，耳目聪明，柔进而上行。"但其实际所指，则是头脑清楚，目光敏锐，颇有智慧。

所以将"聪明"翻译成英文时，一般译者自然会将其意译为 intelligence, wise 或 clever，这也是常态化的译法。如果将其加以直译，大概就译成了 have good ears and eyes，或 able to see and hear clearly，或 can hear and see well。如此这样的直译似乎也有一定的意义，但却不如意译的 intelligence, wise 或 clever 那么意思清楚，表达清晰。这就是一般译者对直译都自有看法的原因。

但在中医翻译方面，直译的用法如今却非常的普遍，并且得到了国内外中医界和中医翻译界的广泛认可。在早期的中医翻译实践中，中方的翻译人员一般都不太采用直译之法翻译中医的基本概念和术语，而是采用意译之法，目的就是为了更明确地揭示相关中医概念和术语的实际含义。如在 1982 年出版的欧明编写的《汉英常用中医词汇》中，"八纲

辨证”译为 analyse and differentiate pathological conditions in accordance with the eight principal syndromes，属于词典解释性译法。在谢竹藩编写的《中医药常用名词术语英译》和魏迺杰编写的《实用英文中医辞典》中，则分别直译为 eight-principle syndrome differentiation 和 eight-principle pattern identification，虽然“辨”和“证”翻译的用词不同，但直译的思路和方法还是相同的。再如“风火眼”，欧明译为 acute conjunctivitis，即借用了西医的词语将其释义为“急性结膜炎”，属于意译，而魏迺杰则将其译为 wind fire eye。

魏迺杰是比较重视直译中医术语的，在他编写的辞典中，大部分的中医术语基本上都属于直译。以“风”为例，如“风水”“风心痛”“风癣”“风嗽”“风消”等在人民卫生出版社 1987 年出版的《汉英医学大词典》中分别被意译为 wind edema, epigastric pain due to wind-cold pathogen, tinea corporis, cough due to common cold 和 emacidation due to emotional upset。而在魏迺杰编写的词典中，这些中医术语则分别直译为 wind water, wind heart pain, wind lichen, wind cough 和 wind dispersion。魏迺杰强力地直译中医名词术语，曾经引起了国内译者的关注，并发表了很多不同的意见。但随着中医在国际上的传播，特别是随着中医名词术语国际标准化的发展，直译之法的应用越来越普遍了，几乎成为中医基本名词术语比较畅行的翻译之法。

当然，对于魏迺杰的直译之法，也需要慎加分析和总结，有些术语的直译的确是合情合理的，但有些术语的直译却依然颇值商榷。如所谓的“风水”就是因风邪而引起的水肿，《汉英医学大词典》将其译作 wind edema 已经比较简洁，而且也比较达意。但译作 wind water，虽然字面上与原文非常对应，但含义上却显得比较偏颇。因为“风水”的“水”指的是水肿，而不是清水。从中西方长期以来在中医领域的交流来看，比较合情合理的直译，一方面具有较好的回译性，另一方面也比较有利于彼此之间的交流和理解。但若使用不当，则会使译文显得生硬或不合英文的词法和句法。

在中医名词术语的翻译上，直译之法究竟该如何使用？究竟该使用在哪些方面？这是颇值思考的问题。将这一问题梳理清楚了，不仅有利于较好地在译文中再现原文之意，而且还比较有利于译语的规范化和标准化。现根据中医名词术语长期以来的翻译实践、翻译研究以及规范化和标准化的发展情况，就这一问题做以简要的归纳总结，供中医翻译界的译者和研究人员参考。

（一）中医基础理论的概念和术语

中医基础理论的核心为阴阳、五行、精气等含义深刻、特色鲜明、影响深远的概念和术语。“阴阳”和“气”一般音译为 yin yang 和 qi，“五行”和“精”一般意译 five elements 或 five phases 和 essence。“五行”和“精”的翻译虽为意译，但由于长期的使用已经使其逐渐转化为“五行”和“精”的对应语了。而“五行”的“木、火、土、金、水”则一直采用直译的方式译为 wood, fire, earth, metal 和 water。

在中医术语体系中，与阴阳、五行和精气相关的术语数量极众。对于这样一些术语的翻译，从长期的翻译实践和发展趋势来看，一般都可采用直译之法予以翻译。如“阳中之阳”和“阴中之阴”在欧明早期的词典中，被意译为 a component part of yang within yang 和 a component part of yin within yin。在谢竹藩和魏迺杰编写的词典中，则将其简化为 yang within yang 和 yin within yin。这样的译法，实际上属于直译。

又如“培土生金”，人民卫生出版社 1987 年出版的词典将其译为 strengthening the lung（metal）by way of reinforcing the spleen（earth），按照现在流行的直译之法，则可调整为 reinforcing earth to strengthen metal。如果直意结合，则可以将其调整为 reinforcing spleen to strengthen lung。这种直意结合的译法，一般可以应用在临床实践和科普译文之中。在一般的学术交流和教育实践中，还是直译为 reinforcing earth to strengthen metal 比较有内涵一些。再如“补肾纳气”，欧明译为 improving inspiration by invigorating the kidney，属于意译。魏迺杰则将其译为 supplementing the kidney to promote qi absorption，有一定的直译成分，尤其在译文的结构和逻辑关系方面。

不过，从直译的一般常理来看，上面所列举的几个中医名词术语的直译，还是有一定的意译成分的。如将“补肾纳气”译作 supplementing the kidney to promote qi absorption，其中的 to promote，就体现了意译的因素。再如将“培土生金”译作 reinforcing earth to strengthen metal，也有一定的意译成分，因为在英语中可以用以解释和表达“培”和“生”的词语还有很多，如 cultivate, bank up, foster, strengthen, reinforce, invigorate 等皆含有“培”的意思，而 promote, engender, produce, generate 等也都含有“生”的意思。无论采用 strengthen 和 promote，还是 cultivate 和 produce 等翻译“培”和“生”，都含有一定意译的因素。但从结构上看，还属于直译的范畴，还是具有回译性和相应性这一基本特点的。

（二）中医生理方面的概念和术语

中医学在生理方面与西医有一定的契合之处，毕竟中西医的生理均涉及人类的身体结构以及各个器官的基本功能和作用。因为人体的结构及其器官的功能和作用是客观存在的，也是人人皆可体会和感受得到的，因此在认识方面皆有一定的相同和相近之处。如中医认为“心主血”（the heart controls the blood）与西医认为心是泵血的器官（an organ that pumps the blood），在功能认识上还是比较一致的。当然，中医还认为“心主神”，这是中医对心的概念和功能的拓展和发挥。再如中医认为“肺司呼吸”，与西医对肺的认识是完全一致的。当然，中医还认为“肺主气”，这里的“气”与“吸气”和“出气”等西医概念中的“气”是完全不同的，指的是中医理论中的“精、气、神”之“气”。

所以中医生理上的基本概念和术语，其实也无法完全借用西医的术语加以翻译。但还是可以采用直译之法从结构和含义上对气加以翻译，以便使其能具有回译性，并能为其规范化和标准化的实现奠定基础。同时，采用直译之法翻译中医生理上的基本概念和术语，还有利于保持中医的基本特色。例如“心开窍于舌”，是中医根据经络学说的理论对心与舌关系的界定，欧明将其意译为 tongue is the orifice to the heart，有一定的意义。也有人将其译为 the heart opens into the tongue，也较好地再现了原文的含义，且具有一定的直译之意。因为英语中的 open into 指的就是

"通向"的意思，而"心开窍于舌"中的"开窍"，也是"通向"的意思。

再如"脾主运化"，欧明将其意译为 spleen is responsible for food digestion and fluid transportation，即将"运化"译为 food digestion and fluid transportation，对原文之意的阐释还是比较具体深入的，但结构上却显得有些冗长。在此后的翻译发展中，此译逐步调整为 the spleen controls transportation and transformation，即将"运化"简单地直译为 transportation and transformation，这一译法逐步在中医翻译界得以普及，几乎成为其标准译法。魏迺杰在他的词典中，将"脾主运化"译为 spleen governs movement and transformation。将"运"译为 movement，也有一定的道理，但在翻译界却没有得到普及应用。如 WHO 西太区在 2007 年颁布的国际标准中，"运化"即译为 transportation and transformation。

其他的中医生理概念和术语，皆可以采用如此之法加以翻译。如"肝藏血"可以译为 the liver stores blood；"肾藏精"可译为 the kidney stores essence。如此之译在早期的翻译实践中，就得到了较为广泛的应用。在欧明早期编写的词典中，在魏迺杰后来编写的词典中，这样的译法都得到了充分的应用。这也在一定程度上体现了直译中医生理概念和术语的必要性、实用性和可行性。

（三）中医病理方面的概念和术语

中医对人体病理现象的认识，与其哲理鲜明的理论和天人相应的理念有着密切的关系，这也是中医理论与实践体系中颇具特色的一面，所以在英语中很难找到对应语，给翻译造成了很大的困难。在早期的翻译实践中，为了比较深入细致地再现原文的实际含义，中医病理方面的概念和术语一般都采用意译之法加以翻译。在早期的翻译实践中，这样的译法是颇为普遍的。

如欧明在其早期的词典中，将"脾主升清"译作 spleen transports nutrients upwards，将"主"译作 transport，将"清"译作 nutrients，显属意译。《汉英医学大词典》将其译作 the spleen is in charge of sending up essential substances，更属意译。魏迺杰则将其译作 spleen governs upbearing of the clear，将“主”译作 govern，将“升”译作 upbearing，将“清”译作 the clear，确乎有些直译的感觉，其回译性自不待言。

此外，将“阴阳失调”译作 incoordination between yin and yang 或 imbalance between yin and yang 或 disharmony between yin and yang，一定程度上亦属于直译，只是用词不够统一，结构上与原文相比亦有一定的变化。魏迺杰将其译为 yin-yang disharmony，结构上和语意上与原文比较接近。此一译法也被 WHO 西太区所颁布的国际标准所采用。所以中医英译实践中，直译法的使用不仅仅体现在术语的翻译和词语的选择上，而且还体现在句法结构上，从而形成了“汉化”句式，为中国文化的传播和中医英语的形成，奠定了一定的基础。将“脾主运化”译作 the spleen controls transportation and transformation，将“心开窍于舌”译作 the heart opens into the tongue，就是典型之例。

二、如何使用意译之法翻译某些中医的概念和术语

所谓意译法，顾名思义，就是根据原文的基本意思进行翻译，而不是根据原文的结构形式逐字逐句的翻译。在翻译界，从文学到科技，从概念到术语，意译之法的使用颇为普遍。中医翻译亦是如此，大多数情况下都以揭示和再现原文的基本意思为翻译的基本方法。即便是一贯提倡直译之法的译者，有时也不得不使用意译之法来应对某些结构特别、语意特殊的中医概念和术语。魏迺杰的翻译就是如此。

（一）硬译之误

在长期的中医翻译实践中，硬译的做法还是比较普遍的。这一做法虽然在一定程度上体现了中医的特色，但也妨碍了基本信息的传递。

在从事中医翻译的几十年中，魏迺杰始终大力提倡和推进直译之法，将很多中医概念和术语直译得不可思议。如将“风水”（即因风邪而导致的水肿）译为 wind water，将“肾虚”译作 kidney acuity，将“不更衣”（即便秘）译作 not to change one’s clothes，将“痛风”译作 pain wind，将“天行赤眼”译作 heaven-current red eye，将“先天”译作 earlier heaven，将“五不男”译作 five unmanlinesses，将“五不女”译作 five unwomanlinesses，直译得显然有些偏颇了。在目前比较流行的汉英中医词典以及 WHO 西太区和世界中联的标准中，这些中医术语一般皆被意译为 wind edema，kidney deficiency，constipation，gouty/wind arthralgia，epidemic red eye/epidemic conjunctivitis，innate，five types of female sterility, five types of male sterility。

尽管魏迺杰一直大力提倡直译中医的概念和术语，但在有些情况下意译还是有所体现的。如“乌轮赤晕”是中医上一个有关眼睛病变的术语，按照魏迺杰的通行译法，大概应该译作 black wheel red dizziness，但他在自己的辞典中则将其译作 red areola surrounding the dark of the eye，颇为明确地再现了原文的实际含义，显然属于意译，而不是直译。可见在实际翻译中，意译之法并不是完全可以排除不用的，尤其是中医名词术语的翻译。

（二）误译之因

由于中医理论和实践与西医学差异巨大，很多概念和术语在结构上和字词的选择上特别具有民族文化的色彩。如西医学的“颈椎骨”，在中医学中被称为“天柱骨”。如此称谓与“天人相应”的理念和对人体结构的认识，自然有着密切的关系。

在中国人看来，所谓的“颈椎骨”就像“天柱”一样重要，一旦倒塌就会导致天崩地陷。但将其翻译成英文时，如果译作 elestial pillar，似乎有一定的道理，但又显得有些虚无缥缈，不知所指为何。因为“天柱骨”毕竟指的是人体的一个具体的结构部分，所以欧明将其译作 cervical vertebra，还是颇为符合实际的，就像如今将中医五脏直接译作 heart, liver, spleen, lung, kidney 一样。同样的，“天柱骨倒”指的是颈椎骨虚弱（即项软），译作 flaccidity of cervical vertebra 显然意思是清楚的，表达是明确的，且符合自然性原则的基本要求。魏迺杰将其译作 tumbled celestial pillar，便显得有些空虚，其具体语意还需要做进一步的阐释。

从这个角度来看，所谓的误译不仅与语言因素相关，而且在更大程度上与文化的元素相关。因此，为了避免信息的误传和误导，在翻译时不仅仅要注意相关语言的表达方式和相关文化元素的体现，而且要注意交流的对象和背景。交流的对象不同、背景不同，所采用的表达方式和选择的切入之点也需要根据实际情况来确定，而不是简单地按照翻译的一般程序和常规范式予以操持。

（三）综合之见

就经典著作的翻译而言，一般来说直译之法还是比较有利于保持原文的语言特色、修辞风格和医学原理，有利于再现中国传统的关联性思维、文理结合的学术理念和天人相应的哲学观念，有利于向西方输入中医独特的概念和表达方式。

魏迺杰将“天柱骨”译作 celestial pillars，在一般的译文中显得比较空泛，不知所云。但若在翻译《黄帝内经》等中医古典著作时，如此之译显然更有利于再现中国医学在远古时期的基本理念和观念。所以在翻译《黄帝内经》等中医古典著作时，基本概念的音译和直译应该是最为理想的翻译之法。当然，在具体的翻译实践中，每一个经过音译或直译的概念，都需要附加既简明扼要，又深入系统的注解和说明。就像将“黄帝”译作 Yellow Emperor 一样，如果不附加五行配五方、五行配五色的关联性说明，很难使西方读者理解中国人为何将轩辕氏恭称为“黄帝”。

在中医长期的对外翻译和交流中，意译之法得到了比较普遍的使用，其目的就是为了更好地再现原文的语意，因为翻译的基本要求就是表达清楚原文的意思，即 translation is to translate the meaning。所以在中医的对外翻译中，为了保持译文的回译性以利于中外的交流，能直译的还是直译为好。如果直译有碍于对原文基本意思的表达或容易引起读者的误解，当然还是意译为妥。如将“风水”直译为 wind water，就有碍于对原文实际含义的表达，也不利于读者对原文实际所指的了解。在这种情况下，还是将其意译为 wind edema 比较符合实际一些，比较有利于再现原文的语意，比较有利于读者对原文所指的了解。

三、如何使用音译之法翻译某些中医的概念和术语

（一）音译的必要性

在谈到中医用语的翻译方法时，我们强调了借用西医学用语的必要性以及使用直译法与意译法的重要性。但在实际翻译时便会发现，只强调这三点是很不够的。因为在中医语言中，还有一部分用语在西医学既没有对应语，在西方各国语言中也没有类似的说法。为什么会出现这种情况呢？答案在语言国情学里。

语言国情学是研究语言和民族文化背景之间关系的一门新兴学科。其理论核心是世界上任何一种语言中的绝大多数词语在别国的语言中都能找到相应的词汇，这些词汇是全人类语言的共核，反映了世界各民族共有的事物和现象。这就是我们通常讲的对应语。但是语言国情学还认为，一种语言中总有一些反映该民族特有事物、思想和观念而在别国语言中找不到对应语的词语。如中国儒家信奉的"礼"，中医的"阴阳"等。所幸的是，这类词语在一国的语言中所占的比例很小。但是尽管如此，它们的作用却是极为重要的。因为它们反映着一个国家和民族的文化特色，是一种文化区别于另一种文化的象征。

对于中医语言来说，大部分用语也都处于人类语言的共核之中，但也有一小部分词语是中医所独有的。一般来讲，这类词语反映着中医基本理论的核心及辨证论治的要旨，所以应该加以音译，以便保持中医的文化特色和医理特色。

（二）音译的范围

在中医基本名词术语的翻译上，无法直译或意译的术语范围是非常具体的，即中医理论与实践的核心概念和术语以及中药、方剂和穴位的名称。此外，还有一些中医特有的疾病名称、治疗方法和生理概念，如"丹田""推拿"等。

对于独具民族文化和语言特色的概念或术语，欧洲各国在交流中一

般都采用原词照借的方式予以解决。由于众所周知的原因，我们在进行英汉或汉英翻译时，显然不能采用原词照借的办法，而只能采用音译法，如将“阴阳”音译为 yin and yang 或 yinyang，把“气”音译为 qi 等。这样，就避免了理解上的偏差。

在我国的古代，人们很早就注意到了语言中的民族性问题。如唐代翻译家玄奘（602—664）在翻译佛经时，就提出了“五种不翻”的观点。《翻译名义集》序中对这“五种不翻”做了概括：秘密故，如陀罗尼（真言、咒语）；含多义故，若薄伽梵具六义（自在、炽盛、端言、名称、吉祥、尊贵）；此无故，如阎浮（胜金）树，中夏实无此木；顺古故，如阿耨菩提（正偏知）……皆掩而不翻；生善故，如般若尊重，智慧轻浅。

玄奘这里说的“不翻”实际上就是音译，音译就是不翻的翻法。长期以来人们对于玄奘的观点多有指责。从中医翻译的实践来看，这种指责显然是片面的。在中医翻译上，“五种不翻”是完全符合翻译实际的。我们之所以音译阴阳、气等概念，就是因为这些概念“含多义故”。如气，从中医上讲，有功能之气，也有物质之气，有先天之气，也有后天之气，有元气、宗气、营气、卫气，等等。这么多气该如何翻译呢？过去一直译为 vital energy，但总感到意思不清、概念不明，不如干脆译成 qi。这样元气可以译为 primordial qi，营气可以译为 nutrient qi，卫气可以译为 defensive qi，等等。

（三）音译的限定

总的来看，某些具有民族性的用语予以音译是比较合理的。需要说明的是，这样的词语在中医语言中所占比例很小。不可将音译当成权宜之计，凡遇到不会翻译的地方，音译便随意使用。这种现象的出现，不但没有体现民族的文化色彩和中医的医理特色，而且还妨碍了基本信息的传递和再现，影响了读者对相关问题的理解和感受。

从中医对外翻译 3 个多世纪以来的发展来看，需要音译的中医基本概念和术语的范围基本已经确定，而已经为国内外所普遍接受的音译的中医基本概念和术语也基本得到了明确的限定。在翻译实践中只要遵循了这样一个发展的趋势，就可以避免音译的滥用。当然，在具体的翻译实践中，音译也是可以根据实际需要而略加发挥的，但这样的发挥也是有先决条件的，而不是随意就可操控的。比如说我们在翻译一篇论文或著作的时候，对于其中一些独特的概念或术语，尤其是作者赋予新意的概念或术语，也可以加以音译。但在音译的同时，也必须附有一定的注解和说明，以便于明确其意。若仅仅是单纯的音译，显然无法向读者传递必要的信息，也因此而失去了翻译的意义。

就翻译的实质性而言，音译其实是不得已而为之的办法，即不是办法的办法。如果有一定的办法可以加以翻译，又何必采用音译这一无法之法呢？从跨文化的交流来看，一般的音译总会给读者的理解造成很大的困难，总会影响原文基本信息的传达，总会增加不同民族之间交流的隔膜。而且从语言的角度来看，音译显然无法使读者见词名意，所以对读者学习和记忆相关学科和专业的理法会造成一定的困难。同时，对推广和普及相关学科和专业也产生很大的妨碍作用。因此，除非万不得已，一般还是少用音译为好。

第三节
音意结合，多法并举

在中医用语的翻译上有一种现象，一个词语翻译成英语时一半是音译一半是意译，如 five zang-organs（五脏），six fu-organs（六腑），primordial qi（元气），Jing-Well（井穴），等等。这类用语的翻译就属于音意结合。

音意结合式的翻译并不是中医翻译上的独创，实际上这种译法在其他领域的翻译中也使用得很普遍。如在现代汉语中，英语中的 rifle, jeep, tango, flannel, card, beer, cigar, truck 被分别译作来复枪、吉普车、探戈舞、法兰绒、卡片、啤酒、雪茄烟、卡车，即为典型之例。在我们的日常生活中，这些词语天天都在使用，几乎将其看作我们汉语固有的词汇。其实这些词语都是外来语，其翻译方式就是音意结合，即前面一部分是音译，后面一部分是为了便于理解而加的注解，可以看作是意译。如“吉普车”中的“吉普”是 jeep 的音译，而“车”则是对 jeep 功能的注解。再如“啤酒”中的“啤”是 beer 的音译，而“酒”则是对 beer 属性的解释说明。

在中医翻译上，音意结合式翻译也是经常使用的，也是中医翻译颇具特色的译法之一。这样的译法不仅仅是现代译者的偏好，在 20 世纪之前西译的中医文献资料中，这样的做法也是比较普遍的。从目前对中医翻译实践的总结来看，音意结合的译法主要体现在以下几个方面。

一、以音意结合之法翻译中医脏腑的概念和术语

脏腑在中医上有其特定的内涵，特别是“五脏”“六腑”等概念。以前人们多将“五脏”译作 five solid organs，将“六腑”译作 six hollow organs。这种译法在一定意义上揭示了这两类脏器的结构特点，但并不十分准确。

正因为如此，近年来人们逐步采用音意结合的方式将“五脏”译为 five zang-organs，将“六腑”译作 six fu-organs。也有人将“五脏”译为 five zang-viscera，将“六腑”译为 six fu-viscera。但前者较为普遍。这种译法显然是为了体现中医的特色，为了便于读者理解，在音译的 zang 及 fu 后加上了 organ 或 viscera。至于音译部分是大写还是小写，主要取决于译者的翻译理念。大写自然是为了突出该词语的源外性。

不过从实践的角度来看，大写、小写均可，小写显得更自然一些。不过国外有些学术刊物和出版机构要求将音译的中医用语，甚至是直译或意译的中医特有用语首字母大写，这又另当别论。目前的情况是大写

和小写均很流行，平分秋色。

二、以音意结合之法翻译与“气”相关的概念和术语

“气”现在已基本统一音译为 qi 或 Qi，但与其相关的用语或术语基本上都是音意结合式的翻译。如元气（primordial qi, original qi, congenital qi）、正气（healthy qi, right qi, genuine qi, vital qi）、宗气（pectoral qi, thoracic qi, ancestral qi）等。

从上面的翻译可以看出，这类译语很不统一（各脏器之“气”的翻译除外）。这就是音意结合中“意”的灵活性的体现。只要意译，那么译者都可以根据自己对原文的理解来释义。另外，由于语言中同义词的大量存在，为意译者提供了较大的选择余地。这样音意结合中的“意”就很难统一起来。例如“元气”中的“元”究竟译为 primordial 好，还是译为 original 佳，还是译为 congenital 具体？可以说都不错。但作为一个专业术语，应该有比较一致的说法。

从长期的翻译探索和交流实践来看，像这样一些术语还是音译为好。事实上现在已经有人开始使用 yuan-qi, zheng-qi, zong-qi, ying-qi, wei-qi 等音译形式了。这应该看作是一个发展方向。至于各脏器之气，因其一般较为确定，易于统一，所以仍可采用音意结合式翻译法予以翻译。如 kidney qi（肾气），heart qi（心气），liver qi（肝气），spleen qi（脾气）。

有时我们还可看到 renal qi（肾气），splenic qi（脾气）等形式的译法。在音译各脏器之气时，究竟使用有关脏器英语名称的名词形式还是形容词形式呢？这其实没有实质性的区别。使用形容词形式有时是为了修饰的自然，有时是为了读音的流畅。例如，将“肺气”译作 pulmonary qi 就比译作 lung qi 读起来要流畅得多。但从目前的发展情况以及标准化的发展趋势来看，还是采用名词修饰名词的方式进行翻译比较妥当，不必以形容词修饰名词。

三、以音意结合之法翻译经脉及特定经穴的名称

按照传统的译法，经脉名称的翻译一般都采用音意结合法。但中方的音意结合法与西方的音意结合法，却不尽相同。中方在翻译时，均将三阴三阳予以音译，“手”“足”及“经”三个字予以意译。而西方则将三阴三阳即采用了音意结合法予以翻译。这样在结构上中西方就存在着一定的差异。

比如人民卫生出版社在 1987 年出版的《汉英医学大词典》中，十二经脉的名称翻译如下。

手厥阴心包经：The Pericardium Channel of Hand-Jueyin

手少阳三焦经：The Tri-jiao Channel of Hand-Shaoyang

手少阴心经：The Heart Channel of Hand-Shaoyin

手太阳小肠经：The Small Intestine Channel of Hand-Taiyang

手太阴肺经：The Lung Channel of Hand-Taiyin

手阳明大肠经：The Large Intestine Channel of Hand-Yangming

足厥阴肝经：Liver Channel of Foot-Jueyin

足少阳胆经：Gall Bladder Channel of Foot-Shaoyang

足少阴肾经：Kidney Channel of Foot-Shaoyin

足太阳膀胱经：Urinary Bladder Channel of Foot-Taiyang

足太阴脾经：Spleen Channel of Foot-Taiyin

足阳明胃经：Stomach Channel of Foot-Yangming

方廷钰在 2013 年主编出版的《新汉英中医学词典》中，对十二正经名称的翻译依然采用了同样的译法，只是将“经”译为 meridian 而已。这说明，这样的音意结合译法在中医翻译界还是普遍使用的。在谢竹藩 2004 年主编的《中医药常用名词术语英译》中，十二经脉名称的译法与方廷钰的译法保持一致，只是将音意结合部分置于括号之中，其目的大约是为了与 WHO 西太区的译法基本保持一致。

西方中医翻译界代表人物魏迺杰编写出版的《实用中医英文辞典》中，十二正经名称的翻译虽然也采用音意结合法，但却体现在三阴三阳方面，因而与中国译者的普遍译法存在着一定的差异。其具体翻译如下。

手厥阴心包经：hand reverting yin pericardium channel

手少阳三焦经：hand lesser yang triple burner channel

手少阴心经：hand lesser yin heart channel

手太阳小肠经：hand greater yang small intestine channel

手太阴肺经：hand greater yin lung channel

手阳明大肠经：hand yang brightness large intestine channel

足厥阴肝经：foot reverting yin liver channel

足少阳胆经：foot lesser yang gallbladder channel

足少阴肾经：foot lesser yin kidney channel

足太阳膀胱经：foot greater yang bladder channel

足太阴脾经：foot greater yin spleen channel

足阳明胃经：foot yang brightness stomach channel

魏迺杰将“经”译作 channel，是很有道理的，说明他对中医主旨精神的认识还是比较深入的。但将三阴三阳予以音意结合式的翻译，却是值得商榷的。不过他的这一译法在中国中医翻译界，也是有先例的。比如罗希文在翻译中医典籍时，对三阴三阳也采取了音意结合式的翻译。此外，魏迺杰完全采用词对词的直译，似乎有些从质直发展为僵直了。如此翻译的十二正经名称，读起来有些拗口，逻辑关系上似乎不太符合名词术语的基本结构。不过在世界中联制定的国际标准中，魏迺杰的这一译法得到了采纳。

在 WHO 西太区所制定的标准中，十二正经的名称则采取了简单化的译法，目的是取消了三阴三阳，以避免使用音译。这显然是受日、韩影响的结果。比如，手厥阴心包经、手少阳三焦经、手少阴心经、手太阳小肠经、手太阴肺经、手阳明大肠经只简单地分别译作 pericardium meridian, triple energizer meridian, heart meridian, small intestine meridian, lung meridian, large intestine meridian。中医经脉命名法中的三大元素——

手足、阴阳、经脉——被删除了两个，非常遗憾。某种意义上讲，这也是地缘政治影响的结果。

在 WHO 西太区所制定的针灸经穴名称国际标准中，穴位均采用音译加代码，但特定穴位采用了直译或意译之法。如此译法实际上与国际上流行的译法也是有一定差距的。这种情况的出现如对十二正经名称的翻译一样，存在地缘政治之嫌。在传统的翻译实践中，特定穴的翻译一般都采用了音意结合法。例如，五腧穴一般译为 Jing-Well（井穴），Xing-Spring（荥穴），Shu-Stream（输穴），Jing-River（经穴），He-Sea（合穴）；“原穴”一般译作 Yuan-Primary point 或 Yuan-Source point，但也有人将其意译为 source point；“络穴”一般译作 Luo-Connecting point，但也有人采用意译法将其译为 collateral point 或 network point；“郄穴”一般译作 Xi-Cleft point，也有译作 cleft point 的；“募穴”一般译作 Front-Mu acupoint，国外也有译作 alarm point 的。

在方廷钰主编的词典中，特定穴位的翻译与传统的译法保持一致。在刘占文、笔者等所编写的汉英中医词典中，特定穴的翻译也与传统的译法保持一致。近年来，随着中西方交流的深入开展，国内一些学者在研究制定中医名词术语英译标准时，也借鉴了西方的一些译法，将特定穴名称的翻译由音意结合转变为纯粹的意译。在 WHO 西太区和世界中联的标准中，特定穴位名称的翻译基本保持一致，即将“五输穴”译为 five transport points（其中的“经穴”译为 river point，“输穴”译为 stream point，“荥穴”译为 brook point，“井穴”译为 well point，“合穴”译为 sea point），将“俞穴”译为 transport point，将“络穴”译为 connecting point，将“郄穴”译为 cleft point，将“原穴”译为 source point，将“募穴”译为 alarm point。这一译法与魏迺杰和谢竹藩主编的词典中的译法基本一致，唯一的不同就是对“荥穴”的翻译。魏迺杰和谢竹藩将“荥穴”的“荥”译作 spring，是比较传统的译法。

音意结合翻译特定穴位的名称，除了体现中医特色外，也是为了将其与一般穴位加以区分。按照 WHO 的规定，采用汉语拼音音译的穴位名为国际标准穴位名称。如果特定穴名不增加意译的成分，很难将其与一般穴位区分开来。但如果不采用音意结合法进行翻译，似乎既未与传统译法保持一致，又使其失去了中医文化色彩。但如果此简化译法逐步成俗，也只能顺其自然了。

第四节
简洁之法，适加应用

所谓简洁法就是指对采用其他翻译法翻译的中医用语进行简洁化的一种方法，主要体现在简化、缩写和合并三个方面。

一、简 化 法

在中医翻译的发展过程中，尤其是在中期阶段（即20世纪的翻译中），为了便于西方读者准确了解中医基本概念和术语的含义，也为了比较完整地在译文中再现中医基本概念和术语的信息，中国译者多采用词典解释性翻译之法，将颇为简洁的中医概念和术语翻译得颇为冗长，甚至极为繁琐，不利于中西方之间的实际交流。

前面所提到的“辨证论治”的翻译就是如此。将如此简明扼要的中医概念译作 diagnosis and treatment based on the overall analysis of symptoms and signs，虽然含义可能是比较明确的，但由于其形式的冗长繁琐，却不利于实际的应用，更不利于中西方人士之间的实际交流。“奔豚”也是颇为典型的一例。作为中医特有的一个疾病名称，其表达方式和实际含义的确比较特殊，如果不详加说明，读者显然无法理解，基本信息自然也无法传达。但将其译作 a syndrome characterized by a feeling of gas rushing up through the thorax to throat from the lower abdomen，显然又太过冗长，缺乏实用性。“虚胀”此前的翻译，也存在着同样的问题。将其译作 flatulence due to yang-deficiency of the spleen and kidney，意思还是比较明确的，但形式上也显得比较繁琐，无助于实际交际。

正是由于这些问题的存在以及对中西方交流的影响，20 世纪 90 年代以来，中医基本概念和术语英译的简洁化逐步在中医翻译界形成共识，为简洁化中医基本概念和术语的英译奠定了基础。从此之后，此前翻译的比较繁琐的中医概念和术语便逐步被简洁化。如“辨证论治”的译文被简洁化为 treatment based on syndrome differentiation 或 syndrome differentiation and treatment，“奔豚”的译文被简洁化为 running piglet，“虚胀”的译文被简洁化为 deficiency flatulence。这样的简洁化译法在目前的国内外中医翻译界，已经得到了普遍的认同，成为中医基本概念和术语英译的有效方法。

二、缩 写 法

在中医学的理论和实践中，有些概念和术语在翻译时既不能借用西医用语，又不能采用其他简洁的译法，而只能采用常规手法加以翻译。如将“中医”译作 traditional Chinese medicine，意思是明确的，而且也在国际上得到了普遍的应用。特别是在 2015 年 6 月 1 日至 4 日的 ISO/TC 249 第六次全体会议上，经过各国的投票，最终决定以 traditional Chinese medicine 为 TC 249 的名称。这一决定，实际上也标志着 traditional Chinese medicine 成为“中医”的国际标准译法。

将“中医”译为 traditional Chinese medicine，当然也是我们国家最为理想的译法，是我国在 WHO 和 ISO 中一直努力的方向。但从结构上看，traditional Chinese medicine 所占用的空间（space）远远大于“中医”的原文，显得有些冗长。如何简化“中医”的这一译法呢？国内有些译者和机构将“中医”的译文简化为 Chinese medicine，虽然形式上有些简洁了，但翻译上却不是特别准确。因为 Chinese medicine 是一个颇为宏观的概念，指的是在中国所有的医学体系，包括中医、西医、中西医结合、藏医、蒙医、壮医等。同时，由于中、日、韩在WHO和ISO中的观点不统一，是否将“中医”译作traditional Chinese medicine已经不仅仅是翻译的问题，而是政治问题，特别是与民族文化主权密切相关的问题。所以将“中医”译作traditional Chinese medicine，虽然有所冗长，但却必须保持，一点也不能改变。

但从技术化的角度来看，虽然将“中医”译作traditional Chinese medicine不可改变，将其简洁化还是可以予以技术性的操作。所谓技术性的操作，就是缩写。现在普遍流行的TCM，就是traditional Chinese medicine的缩写。“中医”的英译形式最早是谁先缩写为TCM的（也许是无意间完成了这个创举），目前还没有什么文献资料可以证明，但这一缩写形式却很快在国内外传播开来。我们虽然至今仍不了解这个缩合词由谁首创，但却知道这一缩合形式具有极强的生命力。它是中医基本概念和术语英译中最为难得的一个早已规范化了的译语。

除了TCM之外，中医名词术语英译方面还有其他的缩写形式吗？除了一些比较流行的学术组织和学术刊物的名称外（如WFCMS，即World Federation of Chinese Medicine Societies的缩写；WFAMS，即World Federation of Acupuncture and Moxibustion Societies的缩写；JIM，即Journal of Integrative Medicine的缩写），似乎还没有像TCM这样完全普及的缩写形式。但在一般的翻译实践中，缩写的自行做法还是比较普遍的。这种自行做法虽只体现在某一特定文章或著作的翻译中，但对该文章或著作的翻译而言，无疑也起到了一定的简洁作用。如某一篇文章若专门研究的是“心血不足”，并在该文中反复出现，译文首次翻译时可以将其明确地译为insufficiency of heart blood，可以将其缩写为IHB（abbreivated as IHB in the following analysis），并在以下的译文加以应用。

三、合并法

所谓合并法，就是将一些理解比较准确、表达比较完整、翻译比较流行，但形式却比较冗长的英译的中医概念或术语加以合并，以便使其能简洁化。在目前的翻译实践中，比较流行的合并中医英译术语有两个，一个是针灸，一个是穴位。

针灸的英译方式 acupuncture and moxibustion 有着悠久的历史，且为全球所普遍采纳，也是中医基本概念和术语英译中最早统一起来的规范译法。与中医的原文“针灸”比较起来，acupuncture and moxibustion 就显得比较冗长。特别是出现在文章的标题和单位的名称中，如此之译就会使标题或名称显得太过冗长。若将其缩写为 AM，则显得比较简单，但不够完整。一般来说，缩写的名称如果有三个字母，则显得比较平衡一些。所以 WHO 西太区 2007 年所颁布的所谓西太区传统医学标准中，由于将 traditional Chinese medicine 改为了 traditional medicine，因而将缩写由 TCM 改为 TRM。之所以将 traditional medicine 缩写为 TRM 而不是 TM，就是为了平衡缩写。

21 世纪初，我们就将 acupuncture and moxibustion 合并为 acumox，以便使其既简洁，又明确。如果缩写为 AM 或 ACM，一般读者看了很难立刻将其与 acupuncture and moxibustion 联系在一起。但如果看到了 acumox 这个合并的词语，自然就会将其与 acupuncture and moxibustion 关联在一起。后来在翻阅英国的针灸文献资料时，我们发现一部名为 *The Journal of Chinese Medicine*（《中医杂志》）的杂志。该杂志在 2000 年 10 月的一期中发表了 Franz Zehentmayer 与 Cinzia Scorzon 撰写的一篇题为 *Famous Contemporary Chinese Physicians Professor Li Ding*（《当代著名中医家李鼎》）的文章。该文介绍了针灸学家李鼎的学术思想，将 acupuncture and moxibustion 合并为 acumoxa，与我们此前的合并比较一致。这样合并的英译中医术语如果能在学术界和翻译界广泛传播开来，无疑非常有益于中医术语英译的简洁化进程。

在国内外的中医翻译界，比较流行且能为许多译者接受的合并中医英译术语，是穴位的译法 acupoint。穴位一直以来较为流行的译法为 acupuncture point，虽然文树德等人对此译法有一定的看法，但如此之译还是比较符合中医原文的实际所指。随着针灸学在全球的广泛传播和发展，acupuncture point 这一译法也越来越普及起来。但在实际应用中，这一译法正如针灸的译法 acupuncture and moxibustion 一样，显得不够简明。不知从什么时候开始，由谁率先将其合并为 acupoint，但其在中西方中医界和翻译界的应用，还是比较普遍的，值得借鉴的。这一译法在世界中联的标准中已被采用，但在 WHO 西太区的标准中，则没有采用。

从简洁化的发展趋势来看，如此合并的简洁译法在其他一些比较重要但译文却比较繁琐的中医名词术语中，也能加以推广应用，从而使英译的中医基本概念和术语不但简明，而且经济。“脾主运化”中的“运化”一词就是典型一例。“运化”一词目前在国内外比较流行的译法是 transportation and transformation，虽然属于仿造译法，但由于长期的交流和运用，已经逐步成为“运化”的英语对应语了。但正如 acupuncture and moxibustion 一样，虽然对应，但却冗长。目前 acupuncture and moxibustion 已经合并为 acumox 了，有一定的实践基础。但 transportation and transformation 目前还没有成功的合并。其中一个重要的原因，就是 transportation 和 transformation 两个英语单词在结构上比较接近，开头都是 trans，结尾也都是 ation，只有中间的 port 和 form 不同。所以很难像 acumox 那样将其合并在一起。

简化、缩写和合并这三种简洁之法，对简洁化中医英译——尤其是中医基本名词术语英译——具有一定的实际意义和指导作用，应该引起中医翻译界译者和学者的重视。在现有实践的基础上，如果能借用这三种简洁译法对一些重要的中医概念和术语的英译加以调整，一定会使其成为简洁明了的中医概念和术语，一定会有益于中西方的交流和合作。

第十三章

中医名词术语英译的标准化发展研究

中医名词术语英译的标准问题，一直是翻译界和中医界关注、思考的问题。但这一问题，目前似乎还没有完全形成定论。这就是为什么在目前的中医翻译领域，基本概念和术语的翻译还存在着这样那样的差异。从文化和学术的角度来看，出现这样的差异其实也是非常正常的，因为任何一个事物和现象总是具有多面性的，而不是单一性的。所以不同的学者和译者，总会从不同的角度、以不同的切入点对同一个问题进行别样的思考和分析，因而也就会形成一些颇有差异的看法和颇具偏差的结论，尤其是在文科领域。这也是学术研究得以持续发展的重要缘由。

就中医名词术语英译的标准而言，虽然目前还没有最终形成一个完全统一和系统的标准体系，但标准的观念和标准的实践，还是普遍存在的，还在宏观上指导和影响着中医英译事业的发展。如果没有这样的观念和实际，中医英译就不可能顺利地发展起来，中西方在中医领域的交流也不可能有效地推动起来。从历史发展来看，在不同的发展时期，中医名词术语英译标准的概念和实践还是比较明确的，也是比较实际的。所以在探讨中医名词术语英译的标准时，必须以其发展的历史背景为基础，以当前的发展趋势为方向，努力梳理思路，明确目标。只有这样，才能对未来的发展有一个既理想又客观的展望和规划。

第一节 初期标准

所谓初期标准，指的是20世纪之前的传教士、医务人员和学者翻译介绍中医时秉持的基本理念及坚持的基本方法。为了简化翻译研究，为了明确中医翻译的发展历程，从中医对外交流的历史发展来看，中医翻译的初期阶段，大致起始于17世纪中叶、终结于19世纪末。以下所总结的中医初期翻译标准，大致就是以此阶段的翻译史料为基础，从中分析、归纳和综合早期中医翻译者的翻译理念、标准和方法。

无论从事任何领域的翻译，从最初的翻译实践开始，任何译者都有一个规范或标准的意识或概念，尽管这样的希望和要求都存在着很大的困难和挑战，尤其是中医名词术语的翻译。18 世纪荷属东印度公司的旁特等医务人员想了解中医并向西方传递有关中医的信息时，都有正确理解、规范表达和完整再现其基本概念和术语的意识，采用词素翻译法将“针刺术”和“艾灸术”分别译作 acupuncture 和 moxibustion，就充分体现了这一点。

一、正确理解

正确理解是中医名词术语早期翻译中最为基本的要求。实际上这样的要求自始至终都是中医翻译以及其他任何领域翻译的基本原则和标准。尽管在早期很多译者翻译的资料和撰写的有关著作中，并没有明确提出和论证如何正确理解中医基本概念和术语的要求，但其解读、表达和选词方面却皆有明确的体现。

1683 年，荷属东印度公司医务人员旁特编写出版了一本名为《针刺术》的专著。该书在介绍有关针灸的信息时，之所以将“针刺术”“艾灸术”这两个重要的中医概念分别译作 acupuncture 和 moxibustion，就是以词素翻译、形象结构和音译结合来体现其独特性和语意性。“经络”的翻译也是如此。旁特等人从日本首次接触到有关中医的文献资料时，感到非常困惑，以为中国人不了解人体的血管体系。经过多年的交际和了解，西方人终于对“经络”有了一定的认识，明白这是中国人对人体气血津液循行路线的综合而独特的认识。虽然“经络”和西医学的血管有一定的联系，但毕竟有其独特的含义和实际所指，显然不可以像翻译“脏腑”一样直接借用西医术语将其译作 vessel，而是将其译作 meridian。这样的译法虽然在内涵上还不是十分准确，因为 meridian 是地理学上想象出来的经线，但用其表达中医的“经络”还是在一定程度上体现了中医的独特性，因为西医学是没有这样一个概念的。

在20世纪初中国学者伍连德和王吉民撰写《中国医史》时，首先总结、分析和归纳了自伏羲以来中国医学的发展史。在介绍中国医学的历史、理论和方法的时候，自然涉及为数众多的中医概念和术语。如何正确、完整、系统地理解和表达这些概念和术语，自然是伍连德和王吉民努力的目标。从他们对中医基本概念和术语的理解、翻译和解释方面，即可看出他们是认真努力地全面再现中医原貌。

二、规范表达

在早期的中医翻译实践中，由于中西方交流的有限和翻译实践的不足，很少能够看到有学者或译者对如何翻译和表达中国基本名词术语的分析、总结和要求。但从其译文和介绍，还是可以看出规范表达的理念和举措。在时下的很多中医译文和译著中，不同程度存在着译语的不统一、表达的不一致。但在早期译者的翻译实践中，这种情况相对而言还是比较少见的。这当然与早期学者治学严谨的精神有着很大的关系，伍连德和王吉民编写的《中国医史》，就充分说明了这一点。

清代后期来华的西方人德贞（J. Dudgeon）先后翻译介绍了多部有关中医药的书籍和资料，其中包括清代学者王清任撰写的《医林改错》和明代学者高濂撰写的《遵生八笺》。其译文不仅严谨，而且忠信。如谈到“七情”时，译作 the Seven Ch’ing 情［emotions or passions］，既采用音译又采用文内注解，比较客观、规范地表达了原文的含义。在谈到“七情”伤身的问题时，将“喜伤心、怒伤肝、悲伤肺、思伤脾、恐伤肾”等分别译作 joy injures the heart; anger, the liver; grief, the lungs; doubt, the spleen; fear, the kidneys，从结构到语意不仅较为清楚地揭示了原文的含义，而且还比较规范地翻译了原文的概念和术语，全文上下系统一致。这正是现代译者所要认真学习和继承的早期译者的翻译精神。

2015年6月1日至5日，ISO/TC 249第六次全体会议在北京召开，WG5（第五工作组）在讨论中医术语的翻译问题时，美国和德国的两位代表在发言中表示，将“本草”译作 materia medica 是不妥当的。他们指出，无论用拉丁语还是英语翻译“本草”，西方人都很难接受，原因是西方人都习惯使用音译的 Bencao 了。他们的这个提议，非常有利于中国在 ISO 和 WHO 就术语翻译问题与日、韩之间的斗争。在这两个国际组织中，日、韩始终反对音译，因为音译能比较好地保持中医的文化特色和渊源，不利于日、韩从中谋取中国医学的民族文化主权。从这一点出发，我们自然对上述两位代表的发言感到温馨。

但从历史的发展来看，似乎还不得不采用 materia medica 翻译“本草”。对“本草”的如此翻译，不仅仅是为了约定俗成，而且还在一定意义上体现了其比“草药”更经典、更雅致的文化内涵。事实上将“本草”译作 materia medica 并不是现代译者的主张，而是从 19 世纪传承至今的传统译法。如 1871 年美国人史密斯（FP Smith）编译了一部书，其英文名称为 *Contributions towards the Materia Medica & Natural History of China*（《中国药料品物略释》）。在其英文名称和具体内容中，凡谈到“本草”这一概念时，均使用了 materia medica 这一译法。1911 年司徒柯德（GA Stuart）撰写了一部有关中医药的著作，书名为 *Chinese Materia Medica: Vegetable Kingdom*（《中国药物草木部》），“本草”这一概念的译法也是 materia medica。由此可见，早期的译者对术语翻译规范化的追求，还是非常明确的，非常值得今天的翻译者认真借鉴。

三、完整再现

所谓完整再现，指的是对原文基本含义和相关信息在译文中的完整再现。这也是任何时期译者都必须要认真考虑、努力完善的工作。这项工作在早期译者的翻译实践中，体现得最为深刻，最为系统。这也是当代学者需要向早期学者认真学习的一个重要方面。

德贞 19 世纪中叶翻译《遵生八笺》时，就非常重视对原文基本含义和相关信息的再现，如对“苟日新，日日新，又日新”的翻译，就充分地体现了这一点。其译文为 The founder of the Shang Dynasty (c. 1766 B.C.) had engraved in the bathtubs: “Renew thyself each day completely;

make it anew, still anew, and always anew."如此之译，不仅在语意上较为完整地再现了原文的基本含义，而且还在结构上较为形象地体现了原文的精神。更为重要的是，还在译文中充实了一些与原文相关的信息，以利于读者更好地理解原文的主旨精神。"苟日新，日日新，又日新"见于《盘铭》，是商汤王在器皿（即浴盆）上刻制的一句箴言，成为后人的励志之言。所以在译文中，德贞就附加了 The founder of the Shang Dynasty (c. 1766 B.C.) had engraved in the bathtubs 这样一句话，为读者提供了这一箴言来源的基本信息，比较完整地再现了原文之意。

在翻译人体三宝"精、气、神"时，德贞不仅将其直接音译为 Ching, Ch'i 和 Shen，而且还将其进一步地加以解释：The Chinese acknowledge three principles or forces upon the regular arrangement of which human life depends—the vital spirits Ching 精 , or organic forces, produce the animal spirits Ch'i 气 , or forces, and from these two springs a finer sort, free from matter and designed for the intellectual operations, termed Shen 神。音译中医的核心概念，无疑是非常合乎实际的，也非常符合语言国情学的基本要求，但必要的解释和注释却是不可或缺的，这样更有利于读者完整准确地了解原文的基本含义。

在概述中，德贞将"阴阳"音译为 yin 和 yang，同时也附有这样的解释：The forces or spirits ... have two organic principles, which pervade all parts of the body, from the union of which the human being is made and life depends. The one is yang, vital heat, light, the male principle; the other is yin, radical moisture, darkness in nature, the female principle. 对"命门、三焦"等也采用了同样的译法，首先将其音译为 Ming-men 和 San Chiao，然后又做了必要的解释。如对"命门"的释义为：The left kidney is the real one, and mates with the five viscera. The right kidney is called the Ming-men 命门 or "Gate of Life," and in the male secretes the semen, in the female the fetal membrane. 这一解释不仅仅是对其语意的阐释，而且还对其渊源进行了比较客观的说明。

在中医学上，"命门"有两层含义。《黄帝内经》对其释义为，"命门者，目也”。而《难经》则认为：“肾两者，非皆肾也。左者为肾，右为命门。”《难经》的这一发挥对后来者影响巨大。所谓的“命门学”，就是依据《难经》的发挥而构建的。德贞的这一注解，即立足于《难经》，颇具深意。对“三焦”，德贞的释义为 San Chiao, the three divisions or functional passages，也比较完整地再现了这一概念在中医学中的实际所指。

从以上各例可以看出，完整再现原文的基本信息，是早期译者最为基本的理念和追求，也应该是今天的译者努力发扬光大的精神。

第二节 中期标准

20 世纪为中医翻译的中期发展阶段。这是中医对外传播和交流以及中医走向世界的极其重要的一个历史转折时期。中医翻译的实践总结、理论研究、方法探讨以及术语翻译的标准化发展，都是在 20 世纪得以全面开展和深入拓展。

进入 20 世纪以后，随着中医在西方的传播和交流，翻译问题便被提到了议事日程，尤其是术语的翻译及其准确性、明确性、统一性和规范性问题。为了解决术语翻译的问题，国内外学界和译界均对此进行了较为深入的讨论，提出了较为明确的意见和建议，制定了较为实际的规划和方案。

一、约定俗成

约定俗成是荀子谈到“名”和“实”的关系问题所总结出的语言发展的基本规律。这一规律始终在影响和指导着语言的发展和术语的规范，也是人们使用语言和运用术语时所具有的一种潜在的意识。旁特等人18世纪时所翻译的“针刺术”和“艾灸术”，一直使用到今天，便是典型一例。从原文的含义以及术语的背景来看，将“艾灸术”译作moxibustion，显然是非常不妥当的，因为“艾草”或“艾绒”并不是moxa，而是日本人对其的发音。所以1984年何宗禹在《中国针灸》杂志第4期上发表了一篇题为《中国针灸传布国外进程中在译名与定义上所反映的问题》的文章，建议将moxibustion改为aibustion，因为“艾灸术”源自中国，而不是日本。

从理论上讲，何宗禹的这一建议是非常合情合理的。但却一直没有得到学术界和翻译界的响应，就连中国的学界和译界也没有接受。主要的原因是，这一译法已经约定俗成，为大家所普遍接受了。如果对其加以修改，可能会妨碍中西方的交流。这样的分析当然也是很有道理的，完全符合约定俗成这一语言基本规律。20世纪80年代出版的一些英译的针灸学著作或论文中，也有学者和译者将“针灸学”创造性地译作zhenjiuology，以便体现“针灸学”的中国特色和文化渊源。但在后来的发展中，这一译法也没有能够在学术界和翻译界得以应用，而science of acupuncture and moxibustion及其类似译法却颇为流行。其主要原因也与旁特等人早期的翻译及其广泛的流传有着密切的关系。

当然，约定俗成并不是钢打铁铸的大法，并非不可动摇的规则，其例外情况也是屡见不鲜的。从现代的标准化发展来看，尤其是从中医术语翻译的规定性原则的要求来看，如果政府有关方面规定将“艾灸术”译作aibustion，将“针灸学”译作zhenjiuology，并将这一规定告知世界各国，是完全可以突破约定俗成这一基本原则的。今天的“首尔”，就是如此。作为韩国的首都，“汉城”这一名称从古代一直传承到现代，自然是约定俗成的中文名称。但是，为了将其与中国文化的历史渊源加以区隔，韩国政府宣布将“汉城”中文译名改为“首尔”。“首尔”其实就是“汉城”英译名Seoul的音译。

从“汉城”到“首尔”，这是韩国人以规定性原则为跳板突破约定俗成规律的经典一例，对于我们今后规范化中医名词术语的翻译以及其他重要概念和名词的译法，也有非常现实的指导意义。如果在 WHO 启动 ICD-11 修订版和 ISO 成立 TC 249 之前，中国政府明确通告世界各国，“中医”必须译作 traditional Chinese medicine，简称为 TCM，那么其后发生的诸多论争，可能就会因之而淡化，为中国在国际上的话语权注入极大的能量。

二、简洁明了

在早期的翻译中，为了比较完整准确地再现中医基本概念和术语的深刻内涵，一般译者——尤其是中国的译者——大多都采用了词典解释性译法，将简明扼要的中医概念和术语翻译得比较冗长，影响了其实际应用。如 20 世纪 70 年代的时候，中国的译者一般将“气郁”译作 depressive syndrome due to disorder of vital energy，将“气肿”译作 edema due to disorder to vital energy，将“气泻”译作 diarrhea due to disorder of vital energy。类似概念和术语中的“气”均译为 disorder of vital energy，含义是非常清晰的，因为造成“郁”“肿”和“泻”等症状，是由于“气”的运行失常（即 disorder）而造成的。

这样的翻译虽然意思是比较清楚的，表达也是比较完整的，但文字却太过冗长，不利于实际应用，更不利于中西方之间的实际交流。为了解决这一问题，译语的简洁化便日益提到议事日程。为了解决这一问题，翻译界首先对“气”的翻译进行了广泛的讨论，并逐步采用了音译法将其译为 qi 或 Qi。如此翻译“气”不但简化了此前的译法，而且还充分考虑到了其深刻的内涵和多层的语意。将“气”译作 energy 或 vital energy 也是早期译者为了明确揭示“气”的具体含义而采用的惯常译法。如此翻译“气”当然有一定的道理，但也仅仅揭示了“气”具有推动作用的一面，其温煦、护卫、运化和固摄的作用却没有能够体现出来。

此外，对于早期译文中对“气”的运动失常所造成的病变机制的阐释，也做了简洁化处理。早期译文中的 disorder due to，就是为了明确阐释相关病变的机制问题。如此阐释非常有利于读者对原文的理解，但却使译文冗长而繁琐，不利于其实际应用。所以在嗣后的简洁化过程中，翻译界逐步将“气郁”改译为 qi depression，将“气肿”改译为 qi edema，将“气泻”改译为 qi diarrhea，可谓简洁之至。20 世纪 90 年代，如此简洁化的译法在国内翻译界还有一定的争议。但在目前中医英译及其国际交流中，如此简洁译法已经为国内外翻译界所普遍接受，并已经成为相关术语几乎国际标准化的译法。

由此可见，20 世纪后期开始逐步推动的简洁化中医术语译法的理念，还是颇为符合中医国际交流发展需要的，也客观地顺应了中医术语翻译简洁化和规范化的发展趋势。当然，这一发展趋势与中医在西方的普遍传播和广泛使用也有密切的关系。中医术语翻译之所以能简洁化，就是与其基本理论和方法逐步得到西方人士的普遍理解有一定的关系。如果西方人不了解“气”这一概念，不明白“气”的运动失常对人体的危害，当然无法理解 qi depression, qi edema 和 qi diarrhea 的实际含义。

三、统一规范

统一和规范中医名词术语的英译，是 20 世纪中医对外传播、交流和翻译所面对的重要任务。20 世纪初期，这一问题就引起了西方人士的关注，并采取了一定的措施试图加以解决。针灸穴位就是其面对的首要问题。由于语言的差异问题，穴位的名称很难比较自然地翻译成西方语言。如将“足三里”译作 three miles of foot 或 foot three miles，将“人中”译作 the middle of man 或 man middle，不但无法将原文的实际含义揭示出来，还容易引起读者的种种误解。从文化交流的角度来看，比较实际的译法自然还是音译为佳。

所以欧美的许多国家，19 世纪以来都采用音译之法翻译针灸穴位。随着时代的发展和中医在西方的传播，音译的穴位名称在西方各国均得到了一定的普及应用。西方人规范化的意识一直比较强烈，音译的针灸穴位名称在各国均得到了一定统一化和规范化，形成了各自的标准体系。但到了 20 世纪之后，各国之间的交流不断深入，针灸穴位名称的国际标准化也逐渐被提到了议事日程。虽然西方各个国家皆有自己的音译标准，但却由于各自的发音不同，同一名称的音译还存在着很大的差异。显然，音译的统一只能在语内，而不能在语际。

为了解决这一问题，西方人开始探索采用编码的形式翻译针灸穴位的名称。从学术交流的角度来看，这样的做法还是很有实际意义的，有利于国际标准的制定。但从文化交流的角度来看，这样的做法却显得比较肤浅，缺乏文化内涵。从文化、翻译、交际和科学的角度来看，比较理想的做法是编码和音译并举，以免因编码而淡化了其文化内涵和医学渊源。1982 年 WHO 西太区受 WHO 总部的委托，组织各国专家制定针灸经穴名称的国际标准时，由于日、韩的反对，使得编码成主流，音译被淡化，影响了中医文化在国际上的传播。

20 世纪初，中医基本名词术语翻译及其统一化和规范化问题，也引起了中西方学术界和翻译界的关注。虽然这方面的研究文献目前还比较罕见，但从不同译者的翻译实践及其对中医术语翻译的具体做法方面，还是可以展现出其基本的理念和方法的。如在《中国医史》"中国医学"部分的第七章"Medical Conditions During the Chou Dynasty"中，伍连德和王吉民将中医的"痢"译作 dysentery，并做了如下解释：

The word for dysentery is *li* (痢). It is an old character and shows that the disease has been prevalent for five thousand years. This also is composed of the radical for disease (疒), and inside is a symbol which indicates the cutting of grain with a reaping hook, *li* (利). The original meaning of this phonetic was to cut or to reap with a hook, an operation which did violence to the standing grain; and, as dysentery is very painful and destructive, this phonetic was adopted. Dysentery is spoken of generally as *li chi* (痢疾). The second character also has the radical for disease, and the symbol of an arrow beneath it, (矢). A *Chi* disease was one that came suddenly, like an arrow wound. It also means a serious ailment. The two terms, *li chi* (痢疾), together describe the disease very properly.

如此这样的解释，一方面说明了“痢”在中医上的确切含义，另一方面也说明了如此翻译“痢”的合理性和规范性。对于“药”“病”“医”“瘴”“痘”“癫”“狂”等概念的翻译，伍连德和王吉民也做了同样的分析和说明，非常有利于读者了解这些概念的历史渊源、实际含义及规范翻译。这样的译法和做法深刻地体现了译者的翻译理念和方法，非常有利于统一和规范相关概念和术语的翻译，为嗣后中医名词术语翻译的统一化和规范化奠定了实践基础。

到了 20 世纪 50 年代，中医名词术语翻译的统一化和规范化得到了进一步的推进。译者不仅仅从个人翻译的角度努力使相关概念和术语的翻译统一化和规范化，而且从中医名词术语整体翻译的角度对其进行分析、总结和研究，并且提出了颇具引领作用的意见和建议，甚至还制定出了划时代的统一方案。满晰博采用拉丁语为中医所制定的术语系统，就是最为经典、颇具影响的一例。虽然由于使用了拉丁语而没能普及开来，但对嗣后开展的中医名词术语英译标准研究，还是非常有启发意义的。后来的词素翻译提倡者，就在一定程度上受到了满晰博标准方案的影响，并因此而为中医名词术语的英译独辟了蹊径。蒙尧述 20 世纪 70 年代所提出的以词素翻译法规范中医名词术语的英译，就是最值得思考的一例。

进入 20 世纪 70 年代，中医翻译获得了实质性的发展。随着中西方在中医领域交流的逐步拓展，中国学者参与中医翻译的力度不断加强，思考中医翻译问题的意识不断增强，研究中医翻译理念和方法的能力不断提高。其代表人物南有欧明、李衍文、蒙尧述、帅学忠等，北有马堪温、谢竹藩、黄孝楷、方廷钰等。他们先后编写了多部汉英中医词典，系统总结了几个世纪以来中医对外翻译和传播的经验和方法，以词典的形式提出和论证了中医基本名词术语英译的思路和方法。同时，还以论文和介绍的形式分析和总结了中医名词术语英译的基本原则和方法，极大地影响和推进了中医英译事业的发展。

进入20世纪80年代，中医英语翻译事业又有了进一步的发展，其突出表现有三：一是WHO委托西太区制定针灸经穴名称的国际标准化方案，为其后中医基本名词术语国际标准化发展开辟了一条颇为理想的路径。二是中医英译研究有了一定的发展。在《中国翻译》《中国中西医结合杂志》《广州中医学院学报》等刊物上，先后发表了几篇总结翻译经验、思考翻译问题、论证翻译方法的文章。虽然数量不多，但影响巨大。正是这些为数不多的经验总结性文章，开辟了中医英译翻译研究的先河。三是汉英对照系列中医著作的问世，将中医的基本理论和临床治疗比较完整、系统地介绍到了西方国家。其代表即为山东中医药大学的张恩勤和徐象才。他们先后组织了国内各中医院校有一定中医翻译经验和能力的学者和专家，商讨和制定了中医基本名词术语英译的理念和方法，翻译出版了两大系列汉英对照中医著作，为中医的西传和中医名词术语的英译奠定了良好的实践基础和传播桥梁。尽管当时人们对中医基本名词术语的英译问题还存在着这样那样的不同看法，但在翻译这两大系列中医著作时，两大团队则基本形成了比较一致的看法，采取了比较一致的译法，基本实现了中医名词术语英译的统一化，为其进一步的规范化奠定了一定的基础。

进入20世纪90年代，中医英译事业有了更为深入的发展。其突出表现，就是中医英译研究论文和论著的出版，提出了中医英译的原则、方法和标准，初步构建了中医英译的理论体系和标准体系。其代表作就是镐京学者1991年起在《中国翻译》《中国科技翻译》《上海翻译》《中国中西医结合杂志》《中医管理杂志》以及*Translato*等国内外学术刊物上发表《论中医翻译的原则》等系列研究论文，比较系统深入地研究和论证了中医英译的理法方要，开辟了中医翻译理论研究的先河。西北大学出版社1993年出版的《中医翻译导论》是国内外出版的第一部中医翻译研究专著。人民卫生出版社1997年出版的《中医英语翻译技巧》是国内外出版的第一部理论与实践相结合的中医翻译学术著作。镐京学者撰写出版的这两部学术著作，为中医英语翻译的理论体系、标准体系和学术体系建设奠定了基础。

第三节 未来标准

中医英译的所谓未来标准，就是理想标准，更是现实标准。不过，由于历史的原因和时代的因素，这一标准在目前的中医对外交流和翻译中还没有完全得以实现。但是，这一标准的理念和趋势，还是比较统一，颇具意义的。这正如WHO西太区制定针灸经穴名称的国际标准时，虽然将meridian作为“经络”首译之法，但channel之译依然非常流行，且语意与原文更为接近。虽然完全标准化的理想并没有完全实现，但标准化的趋势却是明确无误的。因此，meridian和channel即成为“经络”概念英译的两个并行的对应语。

与“经络”的英译标准化相比，其他中医概念和术语英译的标准化距离似乎还更为遥远一些。比如“五脏”“六腑”的英译，学术界和翻译界比较统一的做法有二：一是采用笼统译法，将其简单地译作viscera或internal organs。这一译法也有一定的道理，但具体应用时需要考虑相应的语境。如果只是非专业的学术交流或通俗的文化交流，如此之译还是比较简明扼要，有利于一般读者或听众理解的。二是采用音译结合之法，将其或者译为five zang-viscera和six fu-viscera，或者译为five zang-organs和six fu-organs。虽然意译部分采用了viscera和organ两个形式不同的单词，但基本意思的表达还是比较一致的，因而也可以视为“五脏”“六腑”的两个并存的对应译法。但在WHO西太区2007年颁布的所谓西太区传统医学术语国际标准中，则将“五脏”译作five viscera，将“六腑”译作six bowels，颇为别异，与比较流行的、有一定实践基础的译法颇为不同。

如何才能从理论到实践——尤其是实践方面——比较理想地实现中

医基本名词术语英译的标准化呢？如何才能使中医基本名词术语英译的标准化由理想而变为现实呢？对此，三大领域的引领至关重要。这三大领域包括学术界的研究、国家的指导和国际的合作。

一、学界标准

学界标准的统一、学者的鼓吹和学会的审定是译名统一的基础，因为译名的统一是学术问题，需要学者和学术组织从理论到实践加以研究、探索和推动。中医翻译领域也是如此。20 世纪 70 年代以来，中国的学者就中医英译问题从理论到实践已经做了较为深入的研究和探索，提出和论证了中医翻译的基本原则、标准和方法，归纳和总结了中医翻译的历史发展，分析和研究了中医翻译存在的问题和挑战，尤其是中医基本名词术语的翻译，从不同的侧面和切入点对中医翻译所涉及的语言、文化和医理等问题进行了较为深入的研究和探索，初步形成了不同的理念和流派，为中医翻译的学科建设和学术研究奠定了理论和实践基础。

对于中医名词术语的英译而言，这些不同的理念和流派似乎有碍于其标准化的实现。但就学术而言，不同的理念和流派意味着从不同的角度所提出的意见和建议。对其综合分析和应用，无疑将有益于从更广阔的视野研究和制定中医名词术语英译标准化的方法和方案。而要实现对不同理念和流派的综合分析和应用，需要相关的学术组织和团体积极发挥其主导和引领的作用，团结和凝聚各方力量，去粗取精，去伪存真，完成标准化方法和方案的制定，并努力将其在学术界加以推广和应用。只要获得了学术界的认可，只要得到了学术组织的推广，相关方法和方案就会得到有效的推广和应用。这也是全球学术领域发展的基本趋势。

但在中医翻译界，其学术组织的作用和影响还有待于进一步的发展。由于中医翻译的特殊性，中医翻译界始终没有形成一个完整的学术组织和学术团体。从 1991 年中国中西医结合学会建立的中医外语专业委员会，到1996年中华中医药学会建立的翻译专业委员会，再到2008年世界中联建立的翻译专业委员会，中医翻译界的学术组织从国内组织发展到了国际组织，应该是一个比较重大的突破。但就翻译的理论研究、实践探索和体系建设等学术而言，这些组织还存在着巨大的差异，还没有能够进入到实质性的发展时期。参加这些学术组织的人员，有中医工作者、有外语工作者、有翻译工作者，但将中医与外语和翻译密切结合在一起，并因之而形成具有既统一又独特的学术思想、学术观念和学术成就观念的人员，还不是很普遍，从而使这些学术组织的学术发展还处在初创时期。这一现实状况使得这些学术组织在学术发展方面始终面临着各种的困惑和挑战，更使得其在推动中医基本名词术语英译标准化方面遭遇了各种困难和阻力。

从目前的发展来看，中医翻译界首先要发展的是合格翻译人员的培养、杰出翻译人才的选拔以及科研水平与能力的孵化。只有培养和选拔出了合格的中医翻译人员和杰出的中医翻译人才，并成功孵化了中医翻译者的研究水平和能力，才能为学术组织的发展奠定学术基础。只要奠定了坚实的学术基础，学术组织就能发挥好其引领和指导的作用，从而为中医翻译——尤其是名词术语翻译的标准化——开辟理想的路径。在目前的发展中，只有世界中联组织国内外专家和学者研究制定和颁布了《中医基本名词术语英译中英对照国际标准》，在国内外产生了重要的影响，充分发挥了学术组织的引领和指导作用，成为中医翻译界学术标准的标志。

总而言之，学术标准要想得到较好的发展，三方面的因素必须慎加注意，一是学者的认真研究，二是学术界的积极响应，三是学术组织的大力推进。只有学者认真研究了，深入探索了，才能从不同的角度和不同的层面对中医名词术语的翻译及其规范化和标准化问题有客观的认识，有清醒的思考，有综合的分析，有全面的总结。只有这样，才能为中医名词术语英译及其标准化的研究和探索奠定学术基础。学者的研究，尤其是个别学者的深入研究和认真分析，如果得到了学术界的关注和重视，并因此而激发了更多学者的研究和探索，无疑将为相关疑难问题的解决开辟更为宽广的路径，为相关标准的制定奠定更为坚实的基础。在学术界关注学者研究和响应学者意见和建议的基础上，学术组织更应采取积极措施，凝聚学界力量，综合各方研究成果，组织学者和专家研究中医基本名词术语英译及其标准化的原则和要求，并在此基础上制定出标准化的方案，为国际标准的制定奠定基础。

二、国家标准

学界标准经学术领域的各级专家论证和学术组织审定之后，最终需要国家有关职能部门根据学术界和学术组织的研究和审定，在国家的层面上重新组织专家学者进行综合研究，制定方案，并对其进行评审和颁布，从而确定国家标准，成为中医基本名词术语英译的法定标准。国家各个学科、各个领域、各个行业的法定标准，就是这样确立的，中医基本名词术语的英译标准，也理应如此。

20 世纪末以来，国家中医药管理局和国家标准委就已经开始关注中医基本名词术语的英译问题，并以不同的方式指导和推动专家学者以及相关的学术组织开展标准化研究。经过多年的努力，这方面的研究终于得到了一定的发展，并在 21 世纪初形成了系列的国家标准。从理论上说，中医基本名词术语英译的这一系列国家标准的颁布，应当成为法定的国家标准，直接引导着学术界和翻译界的理论研究和实践探索，并从此解决了中医基本名词术语英译长期不统一、不规范、不完善的问题，也从此解决了中医翻译领域所谓的历史问题。但从目前的翻译实践来看，这样的理想依然没有能够完全实现。基本原因大致有三，一是不同部门制定不同标准，二是不同标准有不同的观念，三是不同观念造成了同一术语翻译的不统一。

为了推进中医名词术语英译的标准化发展，1998 年全国科学技术名词审定委员会开始筹备成立中医药学名词审定委员会。经过 2 年多的酝酿准备，该委员会于 2000 年 8 月 18 日在北京成立，并依托中国中医药研究院及中国医史文献研究所开始研究制定中医基本名词术语英译的标准化方案。这一研究项目得到了国家科技部的大力支持。2003 年 12 月 23 日，国家科技部组织专家评审验收后，2004 年正式颁布了《中医药学名词》(*Chinese Terms in Traditional Chinese Medicine and Pharmacy*)，每个名词均附有相应的英文翻译，所以可以视为首部中医名词术语英译的国家标准。该标准的简介中指出："内容包括总论及医史文献、中医教材理论、诊断学、治疗学、中药学、方剂学、针灸学、推拿学、养生学、内科疾病、外科疾病、妇科疾病、儿科疾病、眼科疾病、耳鼻喉科疾病、肛肠科疾病、皮肤科疾病、骨伤科疾病 18 个部分，共 5 283 条。这些名词是科研、教学、生产、经营以及新闻出版等部门应遵照使用的中医药学规范名词。"嗣后该项目组又于 2010 年和 2013 年颁布了中医外科和中医各科的基本名词术语标准。经过 10 多年的研究和总结，该项目组基本完成了中医理论和临床各科核心概念和术语及其英译标准的制定，并得到了国家相关职能部门的审定和批准，可谓中医国际交流发展史上划时代的重要成果。

2006 年，中华人民共和国国家治疗监督检验检疫总局和中国国家标准化管理委员会颁布了《中医基础理论术语》(*Basic Theory Nomenclature of Traditional Chinese Medicine*)。该标准在其简介中指出："中医基础理论术语国家标准 GB/T20348-2006 界定了中医基础理论中阴阳、五行、藏象、气血精津液、经络、体质、病因、病机、养生、预防、治则、五运六气等的术语及定义。适用于中医教学、医疗、科学研究、管理、出版及国内外学术交流。"该标准的提出单位、归口单位和主管部门是国家中医药管理局，起草单位为辽宁中医学院（现辽宁中医药大学）。该标准的每个词条也都附有相应的英文翻译，也可视为中医基本理论术语英译的国家标准。

作为国家的系列标准，从理论上说应该是前后统一的，完全规范的，从而成为中医名词术语中文和英文的法定标准，并因此而成为翻译界必须严格遵守的标准，不可以有任何的偏差。但在目前的翻译实践中，这些标准的具体应用还非常的有限，甚至翻译界很多人都不太了解这些标准，因而随意翻译的现象依然比较普遍。为什么会出现这样的现象呢？自然与该系列标准制定的机制、颁布的程序和推进的方式有很大的关系。

从机制上看，作为国家的系列标准，无论是哪个部门组织制定的，无论是哪个单位主持起草的，无论是哪个机构组织评审的，都应该遵循同样的原则、方法和标准，这样才有利于国家标准的发展和完善。但从目前所颁布的这一系列标准来看，这样的目标似乎还未达到。从时间上看，后来颁布的相关标准的相关内容应与先前颁布了的相关标准的相关内容保持一致，这样国家的系列标准才能自成一体，才能对中医名词术语及其英译标准化的实现铺平道路。但从目前已经颁布的系列标准来看，彼此之间的差异还是比较明显的。这些差距的存在，自然影响了国家标准的完善，也影响了其对翻译实践的指导和引领。

在《中医药学名词》中，“中医基础理论”的译文为 basic theory of traditional Chinese medicine，“天人相应”的译文为 correspondence between human body and natural environment，“辨证论治”的译文为 treatment based on syndrome differentiation，“理法方药”的译文为 principle-method-recipe-medicines，“阴阳对立”的译文为 opposition of yin-yang。在《中医基础理论术语》中，这几个基本概念的译文分别是 fundamental theory of TCM; correspondence between man and environment; treatment upon syndrome differentiation; theory, principle, prescription and medicinal; opposition between yin and yang。整体来看，两个标准对这几个基本概念的翻译还是比较接近的，但在用词方面还是存在着一定的差异。从标准化的要求来看，两个标准之间还存在着不统一、不完整的问题。

在《中医药学名词》中，“生之本”的译文是 root of life，“阴阳互根”的译文为 mutual rooting of yin-yang，“阴阳转化”的译文为 mutual convertibility of yin-yang，“阴平阳秘”的译文为 relative equilibrium of yin-yang，“五行”的译文为 five-phase theory，“三焦”的译文为 sanjiao，

“肺开窍于鼻”的译文为lung opening at nose，“养生”的译文为health maintenance。在《中医基础理论术语》中，这几个基本概念的译文则依次为origin of life; interdependence of yin and yang; inter-transformation of yin and yang; sound yin and firm yang; five-element theory; triple energizer; lung being window of nose; health preservation。在这两个标准中，这几个基本概念的英译显然存在着较大的差异，自然会给译者带来很大的困惑，不知应该以何者为准。

就这两大系列标准本身来看，似乎也存在着诸多需要进一步完善之处。如在《中医药学名词》的“总论”部分中，“温病学”的译文为science of epidemic febrile disease of traditional Chinese medicine, 即将“温病”译作epidemic febrile disease。但在“医家”部分，“温病学派”的译文为school of warm diseases，即将“温病”又译作warm disease，不同于“总论”部分中“温病”的译法。再如在“医史文献”部分，“黄帝内经”的译文为Huangdi Neijing, Inner Canon of Huangdi, Inner Canon of Yellow Emperor。同一个术语居然有三则译文，似乎缺乏了标准化的意识。在时下的翻译实践中，由于一般译者对“黄帝”的“黄”和“内经”的“内”的实际含义缺乏了解，因而使“黄帝内经”这个名称出现了各种各样不同的译法，这是事实。但作为国家标准，则应该根据“黄帝内经”的实际含义并结合翻译实践中较为流行的译法，最终确定一个比较合情合理的译法作为其标准翻译。关于“黄帝内经”这一名称的翻译问题，笔者在《中医英语翻译研究》中做了较为深入的研究分析，这里不再赘述。

当然，从学术发展的角度来看，这两个标准体系还是极大地推进了中医名词术语英译的规范化发展，还是为国家标准的实现开辟了道路。在这两个标准体系中，虽然存在着这样那样一些差异，但相同和相近之处还是颇为显著的。如在《中医药学名词》和《中医基础理论术语》中，“中医”皆译为traditional Chinese medicine，“整体观念”皆译为(concept of) holism，“消长”皆译为waxing and waning，“藏象”皆译为visceral manifestion (s)，“脏腑”皆译为zang-fu viscera，“湿热”皆译为

dampness-heat，“虚实”皆译为 deficiency and excess。这些比较统一的译法，显然是对长期以来中医基本名词术语英译较为流行译法的总结和借鉴，反映了标准制定者基本理念的一致。其他一些术语的翻译之所以出现各种各样的差异，可能与领导和主持标准化方案制定者的组织和审定有一定的关系。如果组织者对此能慎加把握和严格要求，这样的差异一定会大为减少。这一现象的出现，也为下一步国家标准的制定和完善提出了更为规范的要求。

从目前颁布的中医名词术语系列国家标准来看，其英译部分仅仅局限于术语本身，其定义则没有任何相应的译文。从术语英译的标准化要求来看，这样做似乎是理所当然的。但从标准化深层次的发展来看，尤其是中医国际化的发展来看，规范化和标准化中医基本概念和术语的定义也是极为必要的。所以为了参与 WHO/ICD-11/ICTM，国家中医药管理局委托我们翻译并向 WHO 提交的国家 1995 年和 1997 年颁布的中医临床术语，即包括对所有术语定义的英文翻译，这样才能比较完整地、系统地、规范地介绍中医基本的理论体系和临床体系。希望在以后所制定的中医基本名词术语英译国际标准中，各个概念和术语定义的英译也能包含其中。

总的来说，国家标准的制定必须注意三个问题，一是统一性，二是完整性，三是普及性。作为国家的标准，无论任何一个部门管理，无论任何一个单位主持，无论任何一位专家评审，都必须与此前颁布的国家标准保持一致，至少是对此前颁布标准的修订和完善，而不是纯粹的创新。这样就能实现国家标准的统一性。其次，作为国家标准，其对中医核心概念和术语的筛选和定义，必须根据相应的原则和要求使其完整准确，前后一致，或者至少是对此前颁布标准的补充完善，而不是自主所为。这样就能实现国家标准的完整性。国家标准颁布之后，有关职能部门应制定一定的政策、提出一定的要求对其加以具体的落实，推动其在各界的实际应用。这样国家标准的权威性就会充分体现出来，就能充分发挥其引领的作用，就能有效地指导学术界的理论研究、实践探索和文化交流。这样就能实现国际标准的普及性。

三、国际标准

就中医名词术语英译的标准化发展而言，学术标准是最为基础的发展，国家标准是最为核心的发展，国际标准是最为广阔的发展。随着中医国际化进程的不断加快，中医基本名词术语英译的国际标准化成为中医走向世界亟待搭建的重要桥梁。没有这样一座坚实而明确的桥梁，中医的国际化和中西方的交流与合作皆面临着巨大的影响。正是由于这样一个重要的原因，中医基本名词术语英译的国际标准化问题很早便引起了中西方学术界的注意、学术组织的关注和相关国家的重视。

作为国家标准，最终需要国家特定的职能部门——如国家标准化管理委员会、国家名词术语审定委员会等——审定和颁布。只有国家特定职能部门审定和颁布的标准，才是国家标准，才具有法律效力，才可能得到了普遍的执行和运用。作为国际标准，最终则需要相关的国际学术组织——如 WHO 和 ISO 等——审定和颁布。从这点来看，要使中医基本名词术语国际标准化，首先必须引起相关国际学术组织的重视，并利用其平台和资源努力加以推进。当然，这一问题也要引起相关国家的重视。只有相关国家重视了这一问题，才能积极参加相关国际组织启动的相关工程，才能有效地帮助相关国际组织顺利完成相关任务。中医名词术语的国际标准化从过去到现在的发展，即充分证明了这一点。

20 世纪 80 年代初，WHO 既密切关注了中医在西方的传播，也关注了中医术语英译的国际标准化问题，并想方设法对其加以积极推进。1982 年，WHO 委托西太区启动针灸经穴名称国际标准化工程以来，中医基本名词术语英译的国际标准化已就此而被逐步提到了议事日程。1991 年 WHO 西太区颁布了针灸经穴名称国际标准之后，极大地促进了针灸的国际化，也为中医走向世界拨开了迷雾。尽管这一标准中依然存在着许多需要进一步完善和充实的问题，但毕竟开启了中医基本名词术语英译国际标准化的先河，非常值得思考、分析和总结，以便为中医基本名词术语英译的国际标准化开辟更为平坦而宽广的道路。正是出于这样的考虑，国内外中医翻译界的学者和译者就此问题展开了颇为深入的研究和探讨，发表了大量的文章，从不同的角度和层面提出了各种颇具实际意义的意见和建议。20 世纪 80 年代，蒙尧述以词素翻译为基础提出的中医基本名词术语英译国际标准化方法，就是颇具创新意义的意见和建议。1994 年，镐京学者在《中国中西医结合杂志》第 3 期上发表的《关于中医名词术语英译标准的思考》一文，提出和论证中医名词术语英译标准化的基本概念、原则与方法，进一步拓展了其在《中国翻译》《中国科技翻译》和《上海翻译》等杂志上所发表的系列研究论文的思路和理念。

在西方，中医基本名词术语的英译及其标准化问题，也引起了很多学者的重视和研究，并发表了一系列重要的研究论文，提出了颇具影响力的方法和要求。其代表人物，就是英国的汉学家魏迺杰。魏迺杰在 20 世纪 80 年代，即对中医英译问题进行了较为深入的研究和分析，在西方发表了大量的研究文章，提出了独具特色的译理和译法。我们在思考和探索中医基本名词术语英译及其标准化问题时，认真学习和研究了魏迺杰的论述，从中颇受启发和影响。1998 年，镐京学者曾在《中国科技翻译》发表了一篇题为《Nigel Wiseman 的中医翻译思想评介》的文章，总结和介绍了魏迺杰的中医翻译思想，分析和研究了他的翻译思路和方法，提出和说明了值得我们借鉴的方法和方略，同时也指出了一些值得商榷的译例和译法。

在国内外学术界和翻译界学者和译者的不断探索和呼吁下，中医名词术语英译的国际标准化问题再次引起了国际学术组织的关注。WHO 西太区曾在 1991 年颁布的针灸经穴名称国际标准的基础上，2004 年启动了中医基本名词术语英译国际标准工程，其首次研讨会议在北京召开。在这次会议上，中方提交了两个方案，日、韩双方没有提交方案，其他国家的代表只是作为参与者出席了会议，也没有提交方案。作为中医翻译在世界上最具影响力的魏迺杰也出席了会议，其发言也在一定程度上影响了这次会议的议题。最后经过投票，以谢竹藩为主制定的标准化方案获得了通过，成为 WHO 西太区制定标准化方案的蓝本。这个结果应该是非常有意义的，非常有利于其最终方案的系统性、完整性和规范性。作为该次会议的应邀参加者，我们对此结果极为振奋，也极为感慨，曾在《中西医结合学报》发表文章，欢呼这一重大工程的启动和中国推荐方案的入选。

2007 年 WHO 西太区在北京召开新闻发布会，颁布了其最终制定的标准化方案。这一方案在一定程度上吸收借用了谢竹藩为主制定的方案，但也纳入了日、韩的汉方和韩医的一些名词术语，并因此而将 TCM 改为 TM，从而达到了日、韩一直以来所期盼的目标。在该标准的前言中，西太区的主持者指出：

In the Western Pacific Region, the major system of traditional medicine which originated from ancient China has continued to develop not only in China but also in neighbouring countries and areas, particularly in Japan, the Republic of Korea and Viet Nam, with certain variations in accordance with local conditions, i.e. availability of natural resources, indigenous culture and political climate. Different names have been designated for this system of traditional medicine as it developed in various countries, such as Oriental medicine, traditional Chinese medicine, traditional Korean medicine, Kampo medicine and traditional Vietnamese medicine. They are collectively called traditional medicine (TRM) in the Western Pacific Region.

意思是说：

在西太区，其主要传统医学来自古代的中国，不仅仅在中国得到了持续的发展，而且在其邻国——尤其是日本、韩国和越南——均与当地的环境（如自然资源、当地文化和政治气候）结合而有了独特的发展。这一传统医学在这些国家也有不同的称谓，如东方医学、中医学、韩医学、汉方和越医学等，因而在西太区综合性地将其称为传统医学（TRM）。

这一分析确有一定的道理，但也为日、韩“去中国化”提供了口实。这从 WHO 西太区制定的标准中所提出的一个主要原则，即可看出几分潜在的用意来。这个主要的原则，就是排除音译，即消除掉中国的元素，去中国化。该原则的原文如下：

Avoidance of pinyin (Romanized Chinese) use:

For certain TRM terms, it is extremely difficult to determine English equivalents, and many publications use pinyin. However, it should be stressed that Romanized Chinese is still Chinese and pinyin is not a real translation. In addition, Han characters are similar in Chinese, Japanese and Korean, but the pronunciation differs greatly. The titles and author names of classical texts are described in the original pronunciation.

意思是说：

避免使用拼音（罗马字母化的中文）：

对于很多的传统医学术语而言，很难在英语中找到对应语，所以很多出版物都使用了拼音。但是，需要强调的是罗马字母化的中文依然是中文，采用拼音音译根本不是真正的翻译。另外，汉字在中文、日本和韩文中虽然是相似的，但发音是不同的。古典文献的题目和作者的名字即按照原有的发音描述。

这一原则听起来似乎也是很有道理的，但实际上却似是而非。语言国情学的基本理论、名从主人的国际惯例、翻译学的基本法则、音译的中医核心概念以及中药和方剂在西方的广泛传播和普遍应用，即明确地证明了这一点。作为 WHO 的一个重要的机构，在制定有关中医的国际标准时，将排除音译作为其重要的原则，那么其制定的所谓标准符合客观实际吗？能正确地引导中医在国际上的正常传播和发展吗？比如 yin, yang, qi 等音译的中医概念，不仅仅在西方的中医界广为传播，而且还纳入到了英语的普通词汇之中。如果取消其音译，不但西方中医界无法接受，就是西方的普通读者也无法理解。在 ISO/

TC 249 的第六次全体会议上，西方代表在发言中反对以英语或拉丁语翻译中药名称，就是因为音译的中药和方剂名称在西方已经得到了普遍的接受。

从这个角度来看，日、韩要求取消音译的中医概念和术语，完全是为了去中国化而采取的政治策略。近年来日、韩在 WHO/ICD-11/ICTM 工程中以及 ISO/TC 249 的项目评审中的用意，可谓无人不知，无人不晓。在这两个国际组织有关中医标准的未来发展中，这一状况必将持续，必将激起中国与日、韩之间更大的争议。对此，中国翻译界——尤其是中医翻译界——务必予以充分的应对。

所以，作为中医名词术语的国际标准，三大要素必须慎加考虑，一是遵守约定俗成的语言规律，二是遵循标准化发展的历史轨迹，三是尊重概念和术语的文化内涵。比如“三阴三阳”（即太阴、少阴、厥阴、太阳、少阳、阳明）的音译，早已成为约定俗成的国际通用译法，但在 WHO 西太区的标准中，则采用音意结合的方式将其另外加以翻译，如将“太阴”译作 greater yin 及 big yin，将“少阴”译作 lesser yin 及 small yin。如此之译，显然违背了约定俗成这一语言学的基本原则。

中医名词术语英译的国际标准化问题，东西方学者对此都进行了长期的研究和总结，提出并论证了许多的方法和方案。作为国际标准的制定者，理应充分考虑到国际学术界的长期研究结果和实践基础，而不要太多遭受某些政治因素的影响。作为中医的基本概念和术语，其基本的含义和所指与中国的传统文化和价值观念有些密切的关系，在对这些术语和概念进行解读和翻译时，不能不客观地考虑中国文化的元素，否则对其释义就会出现这样那样的偏差，影响到相关概念和术语实际内涵的再现。比如在 WHO 西太区 1991 年所颁布的针灸经穴名称国际标准中，“三焦”被译为 triple energizer，与中医的实际含义有着较大的差异。 在 WHO 启动 ICD-11 修订工程后，在多次有关 ICTM 的讨论会中，中方代表多次提出将“三焦”的译法加以修订，以便更完整地表达其实际含义，但都因日、韩的反对而搁置。2011 年在日本东京召开的会议上，韩国代表团团长崔晟勋主动提出音译“三焦”，并得到了会议的通过。但在嗣后的会议上，韩国方面的反悔又使这一建议付诸东流。

由此可见，国际标准的制定，在一定的意义上，并不纯粹是学术的问题，更不完全是翻译的问题，而是涉及民族文化的主权问题。对此，国内的学者和译者必须要有这样的意识，不然就无法理解这样一种说法："从某种意义上讲，中医名词术语英译的国际标准化不是学术问题，而是政治问题。"

第十四章

中医对外翻译传播标准化方案研究

中医基本名词术语大致可以分为基本理论、临床治疗和中药方剂三大类。所谓基本理论术语，即能反映中医基本理论与实践要旨的概念和用语。这方面的中医基本概念和用语主要体现在阴阳五行学说、藏象理论、气血津液、经络腧穴和病因病机等方面。临床治疗方面的术语主要体现在疾病名称、诊疗手段和治疗方法等方面。而中药方剂方面的术语则主要体现在药剂名称、性味用制和配伍剂型等方面。

本章将根据中医相关理论和实践的基本要求并结合目前中医基本概念和术语英译的发展，特别是 WHO 西太区和世界中联所颁布的中医名词术语国际标准以及国家中医药管理局组织制定的 1995 和 1997 中医国家标准的英文版，按照中医基本名词术语英译的原则、方法和标准，对不同类型中医术语的结构、语义及其英译等问题进行分析研究，并在此基础上制定中医基本名词术语英译的标准化方案。

第一节
中医基本概念和术语的翻译

一、中医学科名称的翻译

中医学科名称涉及中医理论体系中的几个基本概念，对其的理解和翻译一直存在着一些值得探讨的问题。这些概念包括“中医”“中医学”“中医基础理论”“中药”“中药学”及其他临床各科名称，根据其目前在国内外的翻译以及存在的争议进行分析研究。

1. 中医：traditional Chinese medicine; traditional Chinese physician

“中医”有两层含义，一是指中医这门传统医学体系，二是指中医师。中医是起源、形成和发展于中国的医学体系，它以整体观念和辨证论治为诊疗特点，是在古代的唯物论和辩证法思想的影响和指导下，通过长期的医疗实践，逐步形成并发展成为独特的医学理论体系。

This Chinese term means two things in China: one is traditional Chinese medicine and the other is the practitioner of this traditional medical system. Traditional Chinese medicine, under the guidance and influence of classic Chinese materialism and dialectics, through long-term clinical practice, has gradually evolved and developed into a complete system of medicine with unique theory.

作为一门传统的医学体系，"中医"习惯上译作 traditional Chinese medicine，也有人将其译作 Chinese medicine。后一种译法在内涵上与"中医"略有出入，这个问题将在"中医学"名称的翻译中讨论。

作为"中医师"的"中医"来讲，习惯上将其译为 traditional Chinese doctor 或 traditional Chinese physician。

2. 中医学：traditional Chinese medicine; TCM

中医学是以中医药理论为指导，研究人的生命、健康及疾病的预防、诊断、治疗、康复的一门医学科学。

Traditional Chinese medicine, usually abbreviated as TCM, is a medical system that studies, under the guidance of traditional Chinese medical theory, the life and health of human beings as well as the prevention, diagnosis, treatment and rehabilitation of diseases.

"中医"传统上译为 traditional Chinese medicine，简称为 TCM。这个译法据说是中国中医药研究院资深研究员马堪温于 20 世纪 60 年代首次使用。随后逐步为大家所普遍接受。目前 traditional Chinese medicine（TCM）已经作为中国官方对中医的正式译语。

在中国政府与众多外国政府所签订的各种有关中医药的合作协议中，均使用 traditional Chinese medicine 这一名称，如中国国家中医药管理局的官方英文名称就是 State Administration of Traditional Chinese Medicine。当然，对这一译法译界向来存有争议。作为学术问题，我们当然还可以继续进行讨论。但在翻译实践中，却必须严格遵守国家的法定标准。目前在中国国内，的确存在着对“中医”的一些其他译法，如有些研究机构和中医院校受某种思潮的影响，在其名称中将“中医”译为 Chinese medicine，而不是 traditional Chinese medicine。这种做法，其实是颇值商榷的。关于这个问题，笔者曾在一些论著和论文中有过详细的介绍和论述，这里不再赘述。

3. 中医药学：traditional Chinese medicine and pharmacy

“中医药学”是中医学和中药学的合成，说明中医学和中药学密不可分。

Traditional Chinese medicine and pharmacy is actually a combination of traditional Chinese medicine and traditional Chinese pharmacy, indicating close relationship between the two specialties.

在翻译“中医药学”时，目前有两种译法：一种是将其直接译作 traditional Chinese medicine，即将其视为“中医学”的一种较为完整的表述方式。另一种是将其中的“药”这一概念在译文中表达出来，即译作 traditional Chinese medicine and pharmacy。那么，究竟哪种译法更为贴切呢？

和“中医学”比较起来，“中医药学”（有时也称作“中国医药学”）这个概念中出现了“药”这个字，是否在翻译时一定要将“药”体现出来呢？其实，从某种意义上说，“中医”“中医学”就是“中医药学”的简称。也就是说“中医”或“中医学”即包括“医”和“药”两个方面。如没有升格为“中医药大学”以前的中医高等教育机构都统一称为“中医学院”，而这些“中医学院”其实都包括“医”和“药”两个方面。目前升格为“中医药大学”的中医高等教育机构的英文名称中，也只是将 college 改为 university 而已。当然，如果一定要加上 pharmocology 似乎也未尝不可。

需要明确的是，“中医”和“中医药学”及“中国医药学”在实践中其实是一个概念。有时人们也将中医颇为动情地称为“祖国医学”，翻译成英文时，仍然是 traditional Chinese medicine，而不是 motherland medicine。

4. 中医基础理论：basic theory of traditional Chinese medicine

中医基础理论指的是研究和阐发中医学基本概念、基本理论和基本规律的学科。

The basic theory of traditional Chinese medicine studies and explores the essential concepts, theoryand principles of TCM.

"中医基础理论"是中医学的一门主干课程。这一名称并不难理解和翻译。但在翻译时，有时还是有一些细微的差异，如有的译者将"基础"译作 basic，有的译者则将其译作 essential。

严格地讲，basic 和 essential 之间并没有实质的区别。另外，大部分译者将"理论"译作 theory，但也有一些译者将其译作 doctrine。一般来讲，英语中的 doctrine 一词似乎有宗教之意。但实际上在目前的英语之中，以 theory 和 doctrine 表示中文中的"理论"一意，似乎并无实质区别。从这个意义上讲，无论将"中医基础理论"译作 basic theory of traditional Chinese medicine 还是译作 essential doctrine of traditional Chinese medicine，都基本表达了原概念的实际内涵。

此外，在西方，也有译者和研究人员将"中医基础理论"译作 essentials of traditional Chinese medicine 或 essentials of Chinese medicine。将 essential 名词化并以复数形式翻译"中医基础理论"之"理论"，还是较为贴切的。而且这一译法比较简洁明快，从翻译经济学方面来看，也有其积极的一面。

5. 中药：Chinese materia medica

中药指在中医理论指导下应用的药物。

Chinese materia medica refers to medicinals used under the guidance of traditional Chinese medical theory.

中药包括三个方面，即植物药（herbs）、动物药（animal parts）和矿物药（minerals）。由于中药主要是应用植物药，所以中药有时也被人们简单地称为 Chinese herbs。Materia medica 是一个拉丁词语，意思是 medical material。因其古色古香，这个拉丁词语常被用以翻译中医中的"本草"这一概念。如《神农本草经》即被译作 *Canon of Shennong's*

Materia Medica。事实上在目前的中医翻译中，人们习惯上将临床用以治疗疾病的药材称为 herbs 或 Chinese herbs，而将 materia medica 用以翻译“本草”。

6. 中药学：traditional Chinese pharmacy

中药学研究的是中药基本理论和各种药材的来源、采集、性能、功效和临床应用的一门学科。

Chinese pharmacy is a science that studies the basic theory of Chinese pharmacy as well as the origin, collection, properties, action and clinical application of Chinese materia medica.

作为一门学科，“中药学”名称的翻译自然要按照学科名称的要求来进行。在英语语言中，表示学科名称的词语，往往以 -ology（如生理学 physiology，病理学 pathology，病因学 etiology，肿瘤学 oncology，等等）或 -tics（如数学 mathematics，诊断学 diagnostics，声学 acoustics，航空学 aeronautics，美学 aesthetics，营养学 dietetics，遗传学 genetics，等等）为后缀。在英语中，研究药物的学科称为 pharmacy，而研究药理的学科则称为 pharmcology。中药学既然是研究理论和各种药材的来源、采集、性能、功效和临床应用的一门学科，其相应的英语名称自然应该是 Chinese pharmacy。若译作 Chinese pharmacology，则过于现代化和数理化，不符合传统中药学的研究领域和方法。当然，现代中药学的研究西化程度越来越高，真的有些趋向于 pharmacology 了。但这是另外一个问题，超出了本项研究的范围。

在现行的一些汉英中医词典，甚至在国家有关方面主持制定的一些标准中，“中药学”被译作 Chinese material medica，与“中药”混为一谈，不利于概念之间的在形式和内涵上的区分，似不宜提倡。

7. 中西医结合：integrated traditional Chinese and western medicine

“中西医结合”是以西医学等现代科学技术和手段来研究中医药学，并以之诊断和治疗疾病的医学体系。这种诊疗方式使得中西医学互相补充，取长补短，充分发挥了各自的优势。

Integrated traditional Chinese and western medicine is a medical system that studies traditional Chinese medicine with the knowledge and technology of modern medicine and other modern sciences, and treats diseases by making use of the advantages of both traditional Chinese medicine and western medicine.

“中西医结合”是我国特有的一种医学体系，曾经作为我国的第三医学（其他两种医学分别为中医学和西医学）而加以研究和发展。

关于“中西医结合”名称的英语翻译问题，中国中西医结合学会一直将其译作 integrated traditional and western medicine。笔者曾撰文指出，在这个译文中，traditional 一词之后一定要加上 Chinese 一词，不然 traditional 就没有限定了，因为世界上大多数民族和国家都有自己的传统医学。后来 WHO 西太区在其主持制定的西太区传统医学（即中医药学）名词术语国际标准时，采用了笔者的建议，将“中西医结合”译为 integration of traditional Chinese and western medicine。应该说这个译法是比较客观准确的。

至于“中西医结合”中的“结合”一词，究竟是译作 integrated 好还是译成 combined 好，一直存有争议。有学者认为，目前大的“中西医结合”仅仅是“西医诊断、中医治疗”，因此这里的“结合”只能是 combined，而不能是 integrated。对此，笔者曾经撰文进行了较为详细的讨论，认为对这个问题的解决还是要尊重历史事实和学科发展的实际来进行。因为当初提出和构建“中西医结合”这门学科的时候，学界和医界均是将其作为中国的第三医学来研究、实践和推广的。根据当初有关领导和学者对“中西医结合”的定义，该学科是吸取了中医和西医的精华而创建的一门新医学。根据当初的这一认识和论述，将“中西医结合”中的“结合”译作 integrated 无疑是客观实际的。至于说目前“中西医结合”仍然停留在“西医诊断、中医治疗”的水平上，那又是另外一个医学发展的问题，还不能完全称为据以界定“结合”内涵的事实。

8. 中医诊断学：diagnostics of traditional Chinese medicine

“中医诊断学”是根据中医学的基本理论和实践研究诊断病情、判断病种、辨别证候的基础理论、基本知识和基本技能的学科。

Diagnostics of traditional Chinese medicine is a science that, based on the theory and practice of traditional Chinese medicine, studies the essentials for diagnosing, classifying and identifying diseases.

"中医诊断学"名称的英语翻译一般比较统一，差异只在对"中医"一词的具体翻译方面。西方译者常常简单地使用Chinese medicine来对译"中医"。

9. 中医方剂学：science of traditional Chinese formula

"中医方剂学"是研究治法与方剂配伍规律及其临床应用的一门学科。

Science of traditional Chinese formula is a subject that studies therapeutic methods and the rules of the concerned compatibility of herbs as well as their clinical application.

对于"中医方剂学"这门学科名称的翻译，目前还不是非常统一，主要问题是"方剂"一词的翻译目前还不太一致。有的译者将"方剂"译作prescription，有的译作formula。

就"方剂"的语义来看，无论是prescription还是formula都在一定程度上解释了该术语的基本内涵。从长期以来的翻译实践来看，用prescription和formula翻译中医的"方剂"，都是比较流行的做法，且都能较好地再现原语的内涵。所以在不少汉英英汉中医词典中，均将prescription和formula作为"方剂"并行的两个英语译法。但在WHO西太区和世界中联分别主持研制和发布的两个有关中医药名词术语的国际标准中，均采用了formula一词来翻译"方剂"。

为了顺应中医名词术语国际标准化发展的趋势，我们在翻译实践中似乎应该逐步将formula作为"方剂"的首选译语，将prescription作为"方剂"的补充译语。

10. 中医内科学：internal medicine of traditional Chinese medicine

"中医内科学"是研究外感温病、内伤杂病等内科疾病的诊治与预防的一门临床医学。

Internal medicine of traditional Chinese medicine is a clinical specialty that studies the diagnosis, treatment and prevention of warm diseases with external contraction and miscellaneous diseases with intenal damage.

“中医内科学”名称的译法因“内科学”的固有英文名称和“中医”名称日渐统一的翻译而逐渐趋同，成为争议较少的中医译名之一。

11. 中医外科学：external medicine of traditional Chinese medicine

“中医外科学”是研究疮疡、瘿、瘤、岩（癌）、乳房病及外科杂病的诊治与预防的临床学科。

External medicine of traditional Chinese medicine is a specialty that studies the diagnosis, treatment and prevention of carbuncles, goiter, cancer, breast disease and other miscellaneous diseases in external medicine.

“中医外科学”名称的翻译目前不是很统一，主要问题是对“外科学”的理解问题。在现行的翻译实践中，也有不少人将中医的“外科学”译作 surgery。如全国科学技术名词审定委员会颁布的《中医药学名词》（*Chinese Terms in Traditional Chinese Medicine and Pharmacy*），就将“中医外科学”译作 surgery of traditional Chinese medicine。但这种译法往往引起一些歧义。

中医的内科学译作 internal medicine，自然是极为贴切和实际的，而外科学译作 surgery，就会使人产生种种疑虑。surgery 虽然是一个与 internal medicine 相对的概念，但因其是一个西医概念，因此总是和 operation 联系在一起。这可能就是为什么人们有时不大喜欢用 surgery 翻译中医外科学的一个主要原因吧。在西医学中，和 internal medicine 相对应的，就是 surgery。为了和西医学的 surgery 加以区分，人们便将中医的“外科学”硬译作 external medicine。而且这一用法在目前的中医名词术语国际标准化研究中，还有一定的体现。如世界中联所主持制定和颁布的《中医基本名词术语中英对照国际标准》（*International Standard Chinese-English Basic Nomenclature of Chinese Medicine*）中，“中医外科学”的首选译语便是 Chinese external medicine，而 surgery of Chinese medicine 则作为选译语。

12. 中医皮肤病学：dermatology of traditional Chinese medicine

“中医皮肤病血”是研究皮肤病的诊治与预防的一门临床学科。

Dermatology of traditional Chinese medicine is a clinical specialty that studies the diagnosis, treatment and prevention of dermatosis.

“中医皮肤病学”名称的两个组成成分（中医和皮肤病）的含义都比较具体，且其翻译业已统一，没有太大的争议。

13. 中医肛肠病学：proctology of traditional Chinese medicine

“中医肛肠病学”是研究肛肠疾病诊治与预防的临床学科。

Proctology of traditional Chinese medicine is a clinical specialty that studies the diagnosis, treatment and prevention of anal and intestinal diseases.

“中医肛肠学”名称的内涵具体明了，所以其翻译一般也比较统一。

14. 中医妇科学：gynecology of traditional Chinese medicine

“中医妇科学”是研究妇女生理、病理特点和经、带、胎、产等疾病的诊治与预防的临床学科。

Gynecology of traditional Chinese medicine is a clinical specialty that studies the physiological and pathological features of women as well as the diagnosis, treatment and prevention of women diseases related to menstruation, leucorrhea, pregnancy and labor.

“中医妇科学”名称的内涵比较具体，英语中有相应的对应语，所以其翻译亦较为统一。

15. 中医儿科学：pediatrics of traditional Chinese medicine

“中医儿科学”是研究小儿生长发育和麻、痘、惊、疳等疾病的诊治与预防的一门临床学科。

Pediatrics of traditional Chinese medicine is a clinical specialty that studies the physical development of infants as well as the diagnosis, treatment and prevention of meales, pox, convulsive diseases and infantile malnutrition.

“中医儿科学”名称的翻译目前也比较简单，因为西医学也有儿科一学，有现成的英语对应语可以借用，所以易为统一。

16. 中医眼科学：ophthalmology of traditional Chinese medicine

“中医眼科学”是研究眼与眼的附属器官生理、病理及其相关疾病诊治与预防的一门临床学科。

Ophthalmology of traditional Chinese medicine is a clinical specialty that studies the physiology and pathology of the eyes and the concerned organs as well as the diagnosis, treatment and prevention and the related diseases.

“中医眼科学”名称的翻译目前也较为统一，但其关于眼睛的生理和病理认识，特别是关于眼睛解剖部位和功能的术语和概念的阐发，使得其与西医学的 ophthalmology 有着巨大的差异。如其中的“五轮”和“八廓”等的翻译问题，就一直是困惑译界的问题之一。关于这方面的问题，笔者将在相关章节详细阐释。

17. 中医耳鼻喉科学：otorhinolaryngology of traditional Chinese medicine

“中医耳鼻喉科学”是研究耳、鼻、喉、口齿、唇舌疾病的诊治与预防的一门临床学科。

Otorhinolaryngology of traditional Chinese medicine is a clinical specialty that studies the diagnosis, treatment and prevention of the diseases related to ears, nose, mouth, tooth, lips and tongue.

“中医耳鼻喉科学”译名中所使用的 otorhinolaryngology 一词，是西医学的相关学科的名称，所以用在这里显得那么的前卫，与古老的中医学似乎有点时空差。所以在时下的翻译实践中，有的译者便将其通俗地译作 science of ears, nose and throat，或 study on ears, nose and throat，以便与古老的中医学体系相互映衬。

18. 中医骨伤科学：orthopedics and traumatology of traditional Chinese medicine

“中医骨伤科学”研究的是骨关节伤折，肌肤、筋肉、脏腑、经络损伤疾病的诊治与预防的一门临床学科。

Orthopedics and traumatology of traditional Chinese medicine studies injury and fracture of bones and joints as well as the diagnosis, treatment and prevention of diseases caused by injury of skin, muscles, sinews, viscera and meridians and collaterals.

“中医骨伤科学”名称的内涵比较具体，但其翻译却存在着一定的争议。将“中医骨伤科学”中的“骨伤”译作 orthopedics and traumatology 虽然比较流行，但也存在很多异议。众所周知，orthopedics 在西医学中是“矫形外科学”或“矫形学”，似乎与中医的“骨伤学”还有一定的差距，因为西医学的 orthopedics 侧重在“矫”，而中医的“骨伤科”却侧重在“伤”，两者显然不够对等。所以，在全国科学技术名词审定委员会颁布的《中医药学名词》(*Chinese Terms in Traditional Chinese Medicine and Pharmacy*)中，“中医骨伤科学”的“骨伤科学”便被译作 osteology and traumatology。但这种译法也引起了译界的激烈争论，因为 osteology 是“骨骼学”，与“骨伤”存在着概念上的明显差异。既然两种译法均存在瑕疵，那么我们在实际翻译和进行规范化研究时，就应该采用相对较为流行且广为大家所接受的译法。相比较而言，orthopedics and traumatology 的译法较为流行，且在 WHO 西太区和世界中联所主持制定和颁布的两个国际标准和国内外较为流行的汉英英汉中医词典中，均采用了 orthopedics and traumatology 这一译法。有鉴于此，我们似乎应该接受这一虽然不够贴切但却较为流行的译法，不必另行其事，以免造成更大的混乱。

19. 针灸学：acupuncture and moxibustion

“针灸学”是研究经络、腧穴、操作技能、治疗法则、作用机制及防治疾病的中医学科。

Acupuncture and moxibustion is a specialty in traditional Chinese medicine that studies meridians and collaterals, acupuncture points, needling techniques, therapeutic principles and mechanism of action as well as the prevention and treatment of diseases.

针灸学是中医学中率先走出国门，传播世界的一门中医学科。对“针灸”一词的翻译，可以追溯到 17 世纪。那时一些来华和来亚的西方传教士、医学家和博物学家在其传教、旅行和研究过程中，接触到了中医药学，特别是针灸学。于是他们将这一独特的医疗方式介绍到了西方。

由于他们的努力，中医的一些基本概念被翻译到了西方语言中。如我们现在普遍使用的 acupuncture（针刺），moxibustion（灸法），moxa（艾绒）以及由 moxa 衍生出来的 moxa roll 等词语，都是他们当年在翻译介绍中医时所创造的词语，一直沿用到现在，并且给后来的翻译人员以极大的启迪。他们对中医基本概念翻译的潜意识推敲（因为他们并没有刻意地去研究和探讨中医的翻译问题），深刻地影响了中医西译的发展。

20. 中医推拿学：traditional Chinese tuina

"中医推拿学"是研究推拿治疗原理及其应用的临床中医学科。

Traditional Chinese tuina is a clinical specialty that studies the mechanism of tuina in treating diseases and its clinical application.

"中医推拿学"名称的翻译曾经一度比较混乱。在早期的翻译中，中医的"推拿"常常译作 massage。这种译法不能说不对，但目前看来颇为不妥。的确，在中医的发展过程中，"推拿"亦曾称为"按摩"。但自明代形成一门完整的治疗体系之后，就以"推拿"命名。就其实质而言，"按摩"可能仅仅是一种放松手段，并不一定具有医疗的效果，而"推拿"却是以治疗疾病为目的的手法疗法。有鉴于此，自 20 世纪 90 年代以来，人们逐步终止了用 massage 翻译"推拿"或中医"按摩"疗法的做法，开始用音译的方式翻译"推拿"。经过几十年来的国际交流，音译的 tuina 已逐步为海内外中医界和翻译界所普遍接受。在目前流行的汉英英汉中医词典和中医的国内和国际标准中，均采用了音译的 tuina 来翻译"推拿"。唯一的区别在于对"推拿学"中的"学"一字的翻译。

在全国科学技术名词审定委员会颁布的《中医药学名词》（*Chinese Terms in Traditional Chinese Medicine and Pharmacy*）中，"中医推拿学"被译为 science of tuina of traditional Chinese medicine，结构上显然比较冗长拗口。将"学"译作 science，自然是可以的，但一个学科名称中连用了两个介词 of，就显得不够简洁。其实，这里的"中医"似乎不必一定按常规译出。如在 WHO 西太区所制定和颁布的标准中，"中医推拿学"被译作 traditional Chinese tuina，没有将"中医"完全译出，而是将其内涵化转在了 traditional Chinese 两词之中，所以就显得比较简洁紧凑。另外，“学”一字也没有直接翻译出来，因为tuina本身就是一个学科的名称，traditional Chinese对其起到了一个内涵和外延上的限定作用。在这样的情况下，“学”的意义可谓不言自明。

在世界中联所颁布的国际标准中，“推拿学”只简单地音译作tuina，未有其他任何的修饰和限定之词，因此显得有些单薄。相比较而言，WHO西太区标准中的译法，倒是非常值得我们借鉴。

21. 中医养生学：traditional Chinese life cultivation

“中医养生学”是研究中国传统保健理论与方法及其应用的学科。

Traditional Chinese life cultivation is a specialty that studies the theory, methods and application of traditional Chinese ways of life cultivation.

“中医养生学”及其常用方法目前在海内外都很受欢迎。但对于这门学科名称的翻译，目前还很不统一。如在我国科技名词审定委员会所颁布的中医术语标准中，“养生”译为health maintenance；在世界中联所颁布的国际标准中，“养生”被译为health preservation；在WHO西太区所颁布的国际标准中，“养生”则译为life nurturing，具有一定的回译性。之所以有这样一些不同的翻译，主要原因在于人们对中国传统医学中“养生”这一概念的理解不尽相同。中国人讲的“养生”是一个动态观念，并非卧病之后才临时抱的佛脚。相比较而言，WHO西太区将其译作life nurturing，还是比较可取的，至少比health preservation要深入得多。

在以往的研究中，笔者曾提出将“养生”译为life cultivation，这样才可能比较完整地表达中国人“养生”观念的基本内涵。在英语中，cultivation含有“培养、修炼、磨炼”的意思。据吴伯平介绍，目前这一译法在西方也得到很多人的理解和接受。

22. 中医康复学：traditional Chinese rehabilitation

“中医康复学”是研究康复医学基本理论、方法及其应用的一门中医学科。

Traditional Chinese rehabilitation, a branch of traditional Chinese medicine, studies the basic theory, methods and application of rehabilitation.

“中医康复学”名称中的基本成分的英文翻译均较为便当，只是对于“学”的处理，中西方各有不同。中国译者一般多将“学”翻译为science，如在全国科学技术术语审定委员会所颁布的中医术语国家标准中，“中医康复学”被译作 science of rehabilitation of traditional Chinese medicine。这一译法在结构上显然有待推敲。西方译者在翻译类似“中医康复学”这样的学科名称时，多将“学”略而不译。如 WHO 西太区在其所制定的标准中，将“中医康复学”译作 traditional Chinese rehabilitation，“学”没有单独译出，但其意却显然蕴含在译文之中。在世界中联所制定的标准中，“中医康复学”则译作 rehabilitation of Chinese medicine，结构上似乎有失均衡，以 of 将两者连接在一起，似乎有些逻辑问题。相比较而言，将“中医康复学”译作 traditional Chinese rehabilitation 还是比较可取的。

23. 温病学：warm disease study

“温病学”是研究温病的发生、发展规律及其诊治和预防的一门临床学科。

Warm disease study is a clinical specialty that studies the occurrence and progress as well as the diagnosis, treatment and prevention of warm diseases.

“温病学”的英语翻译一直不是非常统一，且有较大的差异。早期的译者——尤其是中国译者——往往从解释其实际内涵入手来翻译“温病”。“温病”在中医学中有三层含义，一是指多种外感急性热病的总称，二是指伤寒病五种疾患之一，三是指春季发生的温热病。要想在英语译文中将这三层意思完全纳入其中，显然是不现实的。所以，早期的译者多从“外感热病”释义，将其译作 seasonal febrile disease。这样的翻译，从语义上看似乎是比较准确的，但在形式和结构上与原文有较大的差异，使得译文缺乏回译性。

在国外，中医的“温病”多表化性地被译作 warm disease。这种译法除看起来似乎不太符合原文之意，且显得过于通俗，不像一个医学专门术语。经过多年来的国际交流，这样通俗的译法的使用范围越来越大，远远超出了 seasonal febrile disease 的使用频率。这一现象也引起了翻译界的注意，并在对中医名词术语国际标准化研究中对其有意识地加以借鉴或接受，这也符合约定俗成的语言发展规律。在现有的两个中医名词术语国际标准中，均采用了 warm disease 这一译法来翻译“温病”。对此，我们似乎也应该予以接受，而不必再做他译。在全国科学技术术语审定委员会所颁布的中医术语国家标准中，“温病学”被译作 science of epidemic febrile disease of traditional Chinese medicine，与传统的译法也较为相左。从目前国内外的使用情况来看，以 warm disease 翻译“温病”似乎已经具有了相当坚实的实践基础。

24. 中医各家学说：theories of different schools

“中医各家学说”指以历代医学家的学术思想为研究对象的中医学科。

Theories of different schools in traditional Chinese medicine is a specialty that studies the academic ideas of doctors in different dynasties in Chinese history.

“各家学说”是中医药学中独有的一门学科。“各家学说”的翻译，似乎也有些“各家学说”的色彩。如世界中联的标准中将其译作 various schools of traditional Chinese medicine，全国科学技术名词审定委员会所颁布的国标中则将其作 theories of schools of traditional Chinese medicine。前者的译文中，其实只译出了“家”（即 schools），而没有译出“学说”（即 theories）。后者将两者都译了出来，但结构上似乎比较累赘，有待精简。需要注意的是，“各家学说”中的“各”一字在两个译文中均没有揭示出来。什么是“各”呢？根据该学科的特点和体系，所谓的“各家”，就是“不同之家”（即 different schools）。这一点在翻译时似乎不宜忽视。由此可见，将“各家学说”译为 theories of different schools 似乎才比较完满地表达了“各家学说”之基本含义。需要说明的是，“各家学说”本是中医特有的一门学科，在其译名中似乎可以将 traditional Chinese medicine 三个单词加以省略，这样不但可以简洁译文，而且也符合中医在西方的传播实际。

25. 中药炮制学：processing of Chinese herbal medicinals

“中药炮制学”是研究中药炮制理论、工艺、规格标准的中药学科。

Processing of Chinese herbal medicinals is a specialty that studies the theory, technology and standards concerning the processing of Chinese herbal medicinals.

“中药炮制学”中的“炮制”二字的意思是加工，所以一般均译作processing。而所“炮制”的中药，自然是用于临床治疗疾病的药物，且多为草药，所以这里的“中药”也一般译作Chinese herbs或Chinese herbal medicinals。在国内外目前的几个标准中，“中药炮制学”的翻译各有千秋，有同有异。相同的是都将“炮制”译作processing，不同的是“中药”有的译作materia medica，有的译作Chinese medicinals，有的则译作herbal medicinals。从内涵上看，将此处的“中药”译作Chinese herbal medicinals似乎是较为准确的。

以上简要地对24门中医学科名称的内涵及其翻译问题进行了比较分析。事实上，在中医学中，还有很多其他的学科，如中药化学、中药药理学等。由于这些学科是现代科学在中医研究中的应用，在西医学或现代科学中均有对应名称，所以这里就不再对其相加讨论了。

二、阴阳学说基本概念和术语的翻译

中国古典哲学是中医的理论基础，特别是阴阳学说和五行学说，更是中医理论的理论、基础的基础。这方面的概念和术语很多，且含义均较为抽象和玄密，在英语汇总很难找到对应的词语，一般多采用意译、直译或音译结合的方法加以翻译。如“阴阳学说”（theory of yin and yang）中“阴中求阳”（obtain yang from yin）、“阴平阳秘”（yin is harmonious while yang is compact）、“阴阳偏盛”（exuberance of yin and yang）等术语的翻译，“阴阳”即采用的是音译，相关术语中的“求”“平”“秘”“盛”则采用的是意译，整个术语在翻译形式上是直译，内涵上是意译，结构上是音意结合。

“阴阳”是中国古代哲学中的一对概念，很早就传入了西方。最初，人们曾试图以意译之法对其翻译，如将其译为masculine and feminine（男女），或negative and positive（阴极与阳极），等等。英语中的

masculine and feminine 和 negative and positive 所反映的品性和特点自然也包含在"阴阳"之中，但却并不能涵盖"阴阳"的所有寓意。事实上，阴阳的内涵非常丰富，外延亦非常宽泛，绝不是一两个英语单词所能涵盖得了的。

在中国古典哲学中，阴阳既可代表相互对立的事物，又可用以分析一个事物内部所存在着的相互对立的两个方面。同时阴阳二气对立统一的结果，又是物质世界形成的原动力。宇宙间的任何事物都可以概括为阴和阳两大类，任何一种事物内部又可分为阴和阳两个方面，而每一事物中的阴或阳的任何一方，还可以再分阴阳，这种事物既相互对立而又相互联系的现象，在自然界是无穷无尽的。由此可以看出，阴阳之含义是多么的丰富而多样，无论是 masculine and feminine 还是 negative and positive，其实都无法准确完整地揭示阴阳的主旨内涵。这就是为什么阴阳被逐步音译为 yin and yang 且广为人们所接受的根本原因。这一做法，其实也颇符合语言国情学的理论要求。目前"阴阳"的音译形式 yin and yang 已普遍为海内外学者所接受并已收入《韦氏大词典》(*Webster's Dictionary*)。

当然，采用音译之法翻译诸如阴阳这样的中医基本概念，必要的解释和定义是必不可少的，不然就无法准确地在译入语中再现原文的实际内涵。事实上在现行的翻译实践中，音译加注已经成为中医基本概念对外翻译的一种常规做法，在实际翻译中已逐步形成了一定的规范。WHO 西太区在 2007 年所颁布的《WHO 西太区传统医学国际标准术语》(*WHO International Standard Terminologies on Traditional Medicine in The Western Pacific Region*) 中即采用了这一做法。下面这一组有关阴阳的术语，即选自该标准，从中可以看出音译加注这样的译法在中医术语英语中的具体应用。

阴 阳：Yin and yang—the general descriptive terms for the two opposite, complementary and inter-related cosmic forces found in all matter in nature. The ceaseless motion of both yin and yang gives rise to all changes seen in the world.

阴中之阳：Yang within yin—the yang aspect of the yin category, for example, the night is regarded as yin in relation to daytime, the period between midnight and dawn is the yang part within yin.

阴中之阴：Yin within yin—the yin aspect of the yin category, for example, the night is regarded as yin in relation to daytime, the period from nightfall to midnight is the yin part within yin.

阳中之阳：Yang within yang—the yang aspect of the yang category, for example, the daytime is regarded as yang in relation to night, and the period between dawn and noon is the yang part within yang.

阳中之阴：Yin within yang—the yin aspect of the yang category, for example, the daytime is regarded as yang in relation to night, and the period between midday and nightfall is the yin part of yang.

阴阳对立：Opposition of yin and yang—the mutually opposing, repelling relationship between yin and yang and contending.

阴阳互根：Mutual rooting of yin and yang—the mutually dependent relationship between yin and yang, the same as interdependence between yin and yang.

阴阳消长：Waxing and waning of yin and yang—alternation of strength and prevalence between the paired yin and yang, the same as natural flux of yin and yang or inter-consuming-supporting relationship of yin and yang.

阴阳平衡：Yin-yang balance—the state in which yin and yang are balanced.

阴阳调和：Yin-yang harmony—the state in which yin and yang are in harmonious coordination.

阴阳转化：Yin-yang conversion—the property of the same thing can be transformed between yin and yang, also called inter-transformation of yin and yang.

上面这些概念虽深奥玄密，但其核心成分皆为“阴”“阳”。由于“阴”“阳”目前统一音译为 yin 和 yang，相关概念中其他成分的翻译皆可按照直译与意译之法加以处理。事实上，只要遵循阴阳二字的音译形式，相关术语中其他成分的处理便可迎刃而解。如“阴中求阳”之

"求"，无论译作 obtain 还是 get，均不影响整个概念的理解、表达和统一。当然，从标准化的要求出发，这些概念和术语中的其他相关部分的翻译一般也需统一，以便符合规范化实践的基本要求。但在具体操作时，特别是文本翻译的处理上，也可灵活变通，不必亦步亦趋。

三、五行学说基本概念和术语的翻译

所谓五行，指的是木、火、土、金、水五种物质的运动。这一学说的形成，与我国古代人民长期的生活和生产实践密切相关。在日常生活中，古人认识到木、火、土、金、水是其生活中不可缺少的五种最为基本的物质。这就是五行最初称作五材的历史原因。有关这方面的发展，古代文献亦有记载。

"五行学说"的基本概念"木""火""土""金""水"，现一般直译作 wood, fire, earth, metal, water。与其理论相关的概念和用语较多，如"相生""相克""相乘""相侮""相须"等。这部分概念和用语多采用意译法译之，但一般均有两个以上的流行译法，如"相生"既可译作 mutual promotion，也可译作 mutual generation（刘占文，1994：277）。两种译法均揭示了"相生"的基本内含，标准化时很难强加取舍。较为可取的做法是两相兼顾，暂作并列。这种现象在西医用语中也是较为常见的。

WHO 西太区 2007 年颁布的《WHO 西太区传统医学国际标准术语》中，基本采用了时下较为流行的一些译法翻译与五行学说相关的概念和术语，如"木""火""土""金""水"，现一般直译作 wood, fire, earth, metal, water 等。当然在 WHO 西太区的标准中，也采用了一些中国译者不太常用但在西方却较为流行的译法，如将"相生"之"生"译作 engender，将"相乘"之"乘"译作 overwhelm（中国译者多译作 subjugation 或 over restriction），将"相侮"之"侮"译作 rebellion（中国译者则多译作 reverse restriction 或 counter-restriction）。

另外，"五行"较为流行的译法是 five elements，但在该标准中，"五行"则被译作 five phases。虽然将"五行"译作 five elements 并不准确

（关于这个问题，冯友兰在《中国哲学史》一书中专门有过分析），但似已约定俗成。当然，将"五行"译作 five phases 也不是什么新的创造，此译法也早已有之，但似不如 five elements 之流行广泛。需要说明的是，five phases 其实也没有准确地揭示"五行"的基本含义。按照中国古典哲学的理论，"五行"之"行"是"运动"的意思，即 movement 或 interaction。所谓"五行"，即木、火、土、金、水五种物质之间彼此相生、相克、相乘、相侮的运动关系，即 the movement of wood, fire, earth, metal and water，或 the interaction of wood, fire, earth, metal and water。由此看来，无论将"五行"译作 five elements 或 five phases，其实都是不准确的。在这种情况下，以约定俗成之法取之，似乎还是比较合理的。

此外，"相克"之"克"，中国译者常常 restrict 和 restrain 并用，而 WHO 西太区标准中则只选用了 restrain 一词对译"克"。从标准化的角度来讲，WHO 西太区的做法显然是较为可取的。但由于 restrict 和 restrain 是意义相近之词，在实际翻译中，似乎仍然可以交替使用，特别是在非术语的翻译过程中。同时，在翻译诸如"木生火""火生土"等词语时，中国译者往往将其视为一个术语，将其按照术语的要求译作 wood restricting/restraining fire 和 fire restricting/restraining earth。但在 WHO 西太区的标准中，这样的词语皆视为句子，所以均按照句子的结构译作 wood restrains fire 和 fire restrains earth。

从上面这些词语的中文结构来看，显然均属句子，且是主、谓、宾齐全的句子。由于在中医数千年的学术发展和临床实践中，这些句子被人们不断地反复使用，已经具有了名词术语的功能，所以在中医中常常将其视为术语，而不是句子。这就是为什么中国译者倾向于将其译作术语而不译作句子的原因。从交流和理解的角度来看，将其译作句子可能更有利于西方读者了解和把握这些独特的词语中各个成分之间的关系。

下面这一组有关五行学说的概念和术语，即选自 WHO 西太区的标准，从中可以看出该标准在制定过程中东西兼顾、常异并举的基本理念和做法。其对相关概念和术语的解释和定义，虽然简单，但却明了，值得我们在研制相关标准时参考。

五行学说：Five phase theory—one of the philosophical theories of medical practice in ancient China, concerning the composition and evolution of the physical universe, epitomized by the nature and the inhibition-generation relationships of the five phases, wood, fire, earth, metal and water, serving as the guiding ideology and methodology of physiology, pathology, clinical diagnosis and treatment, also known as five elements theory.

五行：Five phases—the five phases: wood, fire, earth, metal and water, and their movements and changes, also known as five elements.

木：Wood—one of the five phases, with which the season spring, the color blue or green, the taste sourness, and the liver and gallbladder in the body are associated.

火：Fire—one of the five phases, with which the season summer, the color red, the taste bitterness, and the heart and small intestine in the body are associated.

土：Earth—one of the five phases, with which the season of late summer, the color yellow, the taste sweetness, and the spleen and stomach in the body are associated.

金：Metal—one of the five phases, with which the season autumn, the color white, the taste acridity-pungent, and the lung and large intestine in the body are associated.

水：Water—① one of the five phases, with which the season winter, the color black, the taste saltiness, and the kidney and bladder in the body are associated; ② pathologic aspect of body fluid.

相生：Engendering—the relationship in which each phase and its associated phenomena give rise to or promote another sequential phase, also the same as generating.

相克：Restraining—the relationship in which each phase and its associated phenomena restrict/check/control another phase.

相乘：Overwhelming—abnormally severe restraining of the five phases in the same sequence as normal restraining, also known as over-acting.

相侮：Rebellion—restraining opposite to that of the normal restraining sequence of the five phases, also known as insulting.

五常：Five constants—a collective term referring to wood, fire, earth, metal and water in normal movement.

制化：Inhibition and generation—the engendering and restraining for maintaining a relative balance coordination in the five phase theory relationships and normal.

所谓的“五常”，仍然指的是“五行”。为便于理解和交流，似乎直接译作 five elements 或 five phases 即可。当然按照其字面之意译作 five constants，从表达法的多样性方面来看，似乎也有一定的意义。但对于一般读者而言，恐怕很难通过字面的翻译完全理解“五常”和“五行”的内在联系，很可能将其理解成另外一个完全不同的概念。所以为了便于读者的理解，还是应该将“五常”视为“五行”的同义词。

此外，五行学说中还有“母子”之说，指的是具有“我生”和“生我”关系的两“行”。具体到五行配五脏的关系来说，所谓的“母子”则指的是具有“我生”和“生我”的两脏。在汉语中虽然使用的是“母”和“子”两个字，但因为语境和文化的原因，读者并不难理解其实际内涵和具体所指。但将其翻译成英文时，由于语言、文化和语境的差异，读者很难感悟到其实际内涵和具体所指。在这种情况下，必要的文内注解就显得至关重要。这就是为什么译者习惯上在翻译时均在 mother 和 child 之后缀以 element, phase, organ 或 viscus。

由此可见，WHO 西太区标准中五行学说有关术语的翻译——尽管大部分是客观实际的——仍然有进一步提高和深化的必要。

四、生理方面基本概念和术语的翻译

中医生理学方面的基本概念和用语主要体现在藏象学说、气血津液和经络腧穴等方面，反映着中国人对人体结构、脏器功能及其相互关系的独特认识。中医生理学方面的概念和术语可以分为三类，即名异实同、名同实异、独有概念。下面试对这三类术语的特点及其翻译问题加以简要的分析说明。

（一）名异实同

所谓名异实同，指这类术语的名称与其实际内涵相互对应。如中医对人体肌肤、肢体和孔窍的认识和命名，即是如此。虽然这些术语名实俱同，但在汉英两种语言中的表述方式和结构特点却不尽相同。如“筋”，可以译作 tendon 或 sinew。但与之相关的“宗筋”“经筋”的翻译，却颇费思量，不是按部就班就可以解决得了的。

再以“眼”或“目”为例，翻译成英语时自然可以简单地译作 eye。与之相关的“白睛”和“黑睛”也可以通俗地译作 the white of eye 和 the black of eye。但其他与之相关的概念——如气轮、血轮、风轮、水轮、肉轮——的翻译，却不那么容易解决，因为这既涉及对相关概念的解读，也涉及对相关译法的选择。

对于这样一些概念和用语，翻译时有些需要直译，有些需要意译，有些则需要酌译。所谓酌译，指的是对一些内涵比较具体但表述却比较独特的中医概念和用语，需要根据语义特点、结构特色和翻译习惯加以规范。比如中医上的“毛孔”和“汗孔”，当然可以直接译作 sweat pore。但其同义词“气门”和“玄府”究竟该如何翻译呢？直接译作 sweat pore，自然是可取的，但原文所包含的文化内涵，却丧失殆尽。但如果按照原文可能包含的文化特点将其译作 qi gate 和 mysterious mansion，似乎也显得过于玄密。

下面试根究 WHO 西太区和世界中联标准所收录的有关术语，对这类术语的理解和翻译加以分析说明。

1. 与肌肤相关的术语

形体：Body constituent—a collective term for skin, vessels, flesh, sinews and bones.

所谓“形体”，实际上指的就是“人体”，似乎译作 body 即可，无须译作 body constituent。如果一定要将“体”译出来，似应译作 body and constituents 才较为妥当。

皮毛：Skin and (body) hair—a collective term for the skin and its fine hair.

“皮毛”一般译者多直接译作 skin and hair。但中文里的皮毛实际上指的是皮肤和体毛，所以译作 skin and body hair 是准确的。在英语中，hair 还指头发。但在汉语中，“发”用以指“头发”，而“毛”则指“体毛”。为了笼统地表达“体毛”和“头发”这两个概念，汉语常常使用“毛发”这一词语。

腠理：Interstices—a term referring to the striae of the skin, muscles and viscera, and also to the tissue between the skin and muscles.

所谓“腠理”，指的是皮肤、肌肉的纹理及皮肤与肌肉之间的间隙，是气血流通的门户和排泄体液的途径之一。其翻译不是很统一，有的词典译作 interstitial space，有的则译作 striae。世界中联将其译作 striae and interstice，综合了两种较为流行的译法，不失为一种值得关注的尝试。

玄府：Mysterious mansion—another name for sweat pore. It is so named because it is too minute to be visible.

所谓“玄府”，即汗孔的另外一个说法，似乎可以直接译作 sweat pore，这也是世界中联的译法。之所以称其为“玄府”，是因为 it is too minute to be visible。但若直接译为 sweat pore，感觉又很苍白，原文所蕴含的神韵气质便无从再现。从这个意义上说，WHO 西太区的译法倒是值得回味的。

气门：Qi gate—another name for sweat pore.

所谓“气门”，也是汗孔的一个特别的说法，若也译作 sweat pore，似乎减损了中医丰富的语言表达体系，但直译作 qi gate，目前似乎又缺乏必要的关联性。所以世界中联还是将其直白地译作 sweat pore。

赤白肉际：Border between the red and white flesh—the skin boundary between the palm or sole (red in color) and the back of the hand or foot (white in color), respectively.

筋：Sinew—tough band or cord of tissue that joins muscle to bone.

正如 WHO 西太区注解中所说的那样，“赤白肉际”有明确的所指，所以也常译作 dorsoventral boundary of the hand or foot。从语义上看，WHO 西太区的译法略显笼统。

2. 与胸腹部相关的术语

胃脘：Stomach duct—① stomach cavity and adjoining section esophagus; ② epigastrium of the stomach.

正如 WHO 西太区的注解文字所说的那样，“胃脘”实际上指的是胃的空腔，其体表部位相当于上腹部（the cavity of the stomach with the superficial position corresponding to the epigastrium），译作 stomach duct 似乎有些偏离原文之意。

胸胁：Chest and hypochondrium—the portion of the body between the neck and the abdomen and the superolateral regions of the abdomen, overlying the costal cartilages.

脐傍：Para-umbilical region—that part of abdomen lateral to the umbilicus.

脐下：Infra-umbilical region—that part of abdomen inferior to the umbilicus.

其实在一般的翻译中，“脐傍”“脐下”也常简单地译作 beside the navel/umbilicus 和 below the navel/umbilicus。因为“脐傍”“脐下”实际上是 common expression，而不是像“五脏”“六腑”这样的 technical，所以翻译时可以 free 一些。

3. 与骨骼相关的术语

骸，百骸：Skeleton—the supportive structure or framework of the body.

眉棱骨：Eyebrow bone—the upper ridge of the orbital bone.

“眉棱骨”在世界中联的标准中译作 supraorbital ridge，似比 eyebrow bone 更专业一些。但通俗的 eyebrow bone 可能更便于一般交流。

颈骨：Cervical vertebrae—a collective term for the cervical vertebrae.

脊：Vertebrae—a collective term of the thoracic, lumbar and sacral vertebrae, the same as spine.

腰骨：Lumbar vertebrae—lumbar bone.

辅骨：Assisting bone—the bony prominences on the sides of the knee, namely, the condyles of femur and the condyles of tibia.

高骨：High bone—any bony process of the body surface, particularly referring to the styloid process of the radius.

在世界中联的标准中，“腰骨”译作 lumbar bone。“辅骨”释作：① fibula and radius；② condyles at knee。“高骨”释作：① protruding bone；② lumbar vertebra。这些译法都是“从实而译”，含义很具体。相比较而言，WHO 西太区的译法不但通俗，而且与中文字面相应，可能更符合目前中医名词术语翻译通俗化这一基本趋势。

胂：Prominent muscle—① paravertebral muscle; ② the muscle below the iliac crest.

在 WHO 西太区标准中，其实“胂”只是指高起丰满的肌肉群而已，脊椎两侧的肌肉（paravertebral muscle）和髂骨部髂脊以下的肌肉（the muscle below the iliac crest）只是两个例子而已，并不意味着其为“胂”的两个含义。

4. 与头面五官相关的术语

脑户：Back of the head—the occipital region.

官窍：Orifice of sense organ—a general term for the external opening of organs sense.

五官：Five sense organs—a collective term of the nose, eyes, mouth, tongue and ears, associated with five phase theory.

七窍：Seven orifices—a collective term of the two ears, two eyes, two nostrils and the mouth.

上窍：Upper orifices—the eyes, ears, mouth and nose.

下窍：Lower orifices—the anus and genito-urinary openings.

大眦：Inner canthus—the canthus closer to the nose, the same as greater canthus.

锐眦，小眦：Outer canthus—the canthus closer to the temple, the same as lesser canthus.

泪堂：Lacrimal orifice—the opening from which tears flow.

世界中联将“泪堂”译作 lacrimal punctum。punctum 是拉丁语，意

思是“点”或“尖”，其复数是 puncta。相比较而言，WHO 西太区的译法似乎更为通俗易解。

白睛：White of the eye—the white opaque part of the outer surface of the eyeball.

黑睛：Dark of the eye—the transparent membranous structure forming the central anterior part of the eye, i.e. the cornea.

对于一些名称较为玄密，但内涵较为具体的形体概念，WHO 西太区的标准多采用了意译之法，即按照术语的含义进行翻译。如将“百骸”译作 skeleton，将“太阳”译作 temple，将“泪堂”译作 lacrimal orifice，将“白睛”译作 white of the eye，将“黑睛”译作 dark of the eye，等等。这些译法基本揭示了原语的实际内涵，所以是可取的。

瞳神：Pupil—the opening at the center of the iris, posterior to the cornea, through which light enters the eye.

神水：Aqueous humor—the fluid produced in the eye, occupying the space between the crystalline lens and cornea.

神膏：Vitreous humor—the clear eyeball colorless transparent jelly that fills the.

“瞳神”“神水”“神膏”三词中都有“神”字，这反映了中国古人对这三个概念所指之实的认识。在 WHO 西太区与世界中联的标准中，这三个词的翻译都是“从实而译”，没有按字面之意将“神”译作 spirit 或 magic 或 mysterious，反映了中医翻译中的“虚实”观，值得探究。

目系：Eye connector—the cord connecting the eye with the brain.

目眶，目眶骨：Eye socket—the bony cavity that contains the eye.

目上网：Sinew mesh above the eyes—upper palpebral musculature.

目下网：Sinew mesh below the eyes—lower palpebral musculature.

世界中联将“目上网”和“目下网”分别译作 meridian/channel sinew mesh above eye 和 meridian/channel sinew mesh above eye。这里所谓的“目上网”和“目下网”实际上就是中医上的“目上纲”和“目下纲”，指上、下眼睑的意思，也就是 upper eyelid 和 lower eyelid。

"纲"是"网维"的意思，有约束之意。所以与其将"目上纲"和"目下纲"翻译得如此繁琐，还不如直截了当一些为好。

另外，中医上还有"目上弦"和"目下弦"之说，指上、下眼睑缘，即 margin of upper eyelid 和 margin of lower eyelid。在有些汉英中医辞典中，将目之纲和弦视为同一，这是不妥的。

明堂：Bright hall—an ancient term for nose, especially the apex of the nose.

"明堂"在世界中联的标准中释义有四：① nose; ② tip of nose; ③ acuipoint chart; ④ another name of Shangxing (GV 23)。

鼻准：Tip of the nose—the most distal portion of the nose, the same as apex nasi.

山根：Root of the nose—the upper portion of the nose, which is situated between the eyes, the same as radix nasi.

頞，鼻茎：Bridge of the nose—that part of the nose formed by the junction of its lateral surfaces, the same as dorsum nasi.

真牙：Wisdom tooth—the third molar tooth.

蒂丁，小舌：Uvula—the pendular fleshy lobe in the middle of the posterior border of the soft palate, usually referring to uvula palatina.

喉核：Throat node—faucial or palatine tonsil, a pair of prominent masses that lie one on each side of the throat.

喉关：Throat pass—that part of the throat formed by the tonsils, uvula and back of the tongue.

喉嗌：Pharynx—the part of the throat through which food or drink is swallowed.

喉底：Retropharynx—the posterior part of the pharynx.

世界中联将"喉核"译作 tonsil，是准确的，因为"喉核"是生理之物。而 WHO 西太区将其译作 throat node，则有别生他意之嫌，因为 node 给人的印象总是"结节"之类的赘生物。"喉关"和"喉底"在世界中联的标准中被分别译为 isthmus of fauces 和 posterior laryngeal wall。

前者似乎有些生僻，不及 throat pass 通俗直观，后者倒颇能见词明意。

颃颡：Nasopharynx—the upper part of the pharynx continuous with the nasal passages.

5. 与前后阴相关的术语

睾：Testicle—the male reproductive organ where the sperms are produced.

前阴：Anterior yin—the external genitalia including the external orifice of the urethra.

后阴：Posterior yin—the anus, the posterior opening of the large intestine.

“前阴”译作 anterior yin，“后阴”译作 posterior yin，似乎比译作 external genitalia 和 anus 要婉转许多，但总有些意犹未尽。但从委婉语的要求考虑问题，则“前阴”和“后阴”译作 anterior yin 和 posterior yin 似乎又是很有必要的。所以在翻译一个概念的时候，我们既要考虑实际内涵，也须考虑情境、意境之趣。

（二）名同实异

所谓名同实异，指的是有些中西医概念和术语的名称虽然相同，但实际所指并不相同。中医对五脏六腑的认识，即属典型之例。中西医均有心、肝、脾、肺、肾五脏，但却名同而实有异。如在中医学中，心除了“主血脉”之外，还“主神志”，具有思维的功能；而在西医学中，心却只有泵血的功能，与思维无关。再如脾，根据中医理论，“脾主运化”（即与饮食的消化与营养物质的输布有着直接关系），为人体的“后天之本”，缺失不得；而在西医上，脾则只是个淋巴器官，与饮食消化无关，病变后可以切除。所以译界一直有人反对采用相应的西医用语翻译这些中医概念（李照国，1997：44～45）。

从目前的发展来看，借用西医用语对译此类中医概念，似已约定俗成，且为海内外医界学人所普遍接受。但从 WHO/ICTM 的研制情况来看，借用西医术语的传统做法受到了一定的质疑，并有逐步终止的倾向。西方译者长期以来倾向于用意译或直译之法翻译此类中医概念。关于这方面的概念和术语，五脏六腑可能是比较典型的实例。关于这些概念和术语的翻译，本书的有关章节中有专门的探讨，这里不再赘述。

（三）独有概念

对于人体生理结构的认识，中西医基本一致。但在长期的发展中，中医也形成了一些独具特色的理论和见解，“三焦”“命门”“经脉”“气血”等即是如此。这些概念为中医理论所独有，在西医中缺乏对应之语。对这部分概念的翻译，有的采用直译，如将“命门”译作 life gate，但易生歧义；有的采用意译，如将“经脉”译作 meridians，虽有瑕疵，却较为流行；有的采用音译，如将“气”译作 qi，虽然拗口，却已成俗。

在这些概念的翻译上，争议最大的是第三类。因其内含丰富、外延宽泛，故而直译、意译均难达意。如“三焦”曾被译作 three burners，three heaters，three warmers 等，颇不合原文之意。在 WHO 西太区制定的针灸经穴名称国际标准化方案中，又被译作 triple energizer，语义亦不甚确。根据语言国情学的理论，此类概念最好音译，以免引起不必要的混乱。下面试根据 WHO 西太区和世界中联所颁布的标准，举例对其翻译问题加以讨论。

宗筋：Ancestral sinew—a collective term for sinews/male external genitalia.

“宗筋”在中医上有两层含义，一指阴部（the external genitals），二指阴茎（penis）。所以早期曾将其音译为 zongjin。这里直译作 ancestral sinew，仔细推敲，也蛮有意味。在世界中联的标准中，“宗筋”翻译：① all tendons; ② penis and testes，比较具体化。

溪谷：Muscle interspace—the gap junction or depression between two muscles.

“溪谷”指肢体肌肉之间相互接触的缝隙或凹陷部位。大的缝隙处称“谷”，小的凹陷处称“溪”。正如《素问·气穴论篇》所言：“肉之大会为谷，肉之小会为溪。”所以这里将“溪谷”译作 muscle interspace，是比较笼统的。如果加以区分的话，那么“溪”应该是 small muscle interspace，而“谷”则应是 large muscle interspace。另外，“溪谷”也泛指经络腧穴。“谷”相当于十二经脉循行的部位，而“溪”则相当于三百余个经穴的部位。正如《素问·五脏生成篇》所言：“人有大谷十二分，小溪三百五十四，少十二俞。”

精室：Essence chamber—the part of the body where the semen is stored in a male.

精窍：Essence orifice—the external orifice of the male urethra, from which the semen is discharged.

“精室”和“精窍”，前者译作 essence chamber，后者译作 essence orifice，均不甚确切。“精室”指的既然是 the part of the body where the semen is stored in a male，其“精”自然不是 essence，而是 semen。“精窍”指的既然是 the external orifice of the male urethra, from which the semen is discharged，其“精”显然也不是 essence，而是 semen。

藏象：visceral manifestation

藏象学说：visceral manifestation theory

“藏象”之“藏”指藏于人体内部的内脏，“象”指表现于外的生理和病理现象。“藏象”在 20 世纪 80 年代出版的汉英中医辞典中译为 state of viscera，也有的译作 phase of viscera 或 picture of viscera，似未明了“象”的实际内涵。之后译界逐步将其译作 visceral manifestation。因此译法基本揭示了“藏”与“象”的实际内涵，故逐渐为大家所普遍接受。

脏腑：viscera and bowels

“脏腑”的翻译一直不是很统一，从最初的 solid organs and hollow organs 到 zang-organs and fu-organs/zang-viscera and fu-viscera，再到目前 WHO 西太区标准中所使用的 viscera and bowels，其发展可谓一波三折。这似乎与译界的总体实践和研究者的个人偏爱有些关联。

“脏腑”的翻译出现如此巨大的跳跃，令身处一线的翻译实践者不禁有些瞠目结舌。其实，出现这种情况并不奇怪，因为翻译和翻译实践既紧密相关，又独立行事。换句话说，翻译实践和翻译研究是两回事。作为研究者，我们尽可以对已经约定俗成的译法进行不同角度、不同层次的理论研究，但这些研究并不意味着要对现行译法立刻进行“正本清源”，而是要为今后的翻译实践提供指导和借鉴。如果翻译研究者不明白这一点，那么其研究工作本身就可能对翻译实践活动造成某种程度的干扰。在标准化的研究中，尤其应该注意这一点。

三焦：triple energizer

以上各有关脏腑的翻译，自然十分对应，没有什么问题。唯“三焦”的翻译颇值一论。“三焦”的译法曾一度比较混乱，常见的译法有three warmers, three heaters, three burners, tri-jiao，等等。WHO西太区在1991年颁布的针灸经穴名称的国际标准化方案中，将“三焦”译为triple energizer。虽不准确，但已基本为大家所接受。WHO 2010年12月在日本东京召开的ICTM第二次会议上，决定终止triple energizer这一译法，以音译的Sanjiao取而代之。但后来又因韩国的反对而搁置。

奇恒之腑：extraordinary organs

“奇恒之腑”包括脑、髓、骨、脉、胆和女子胞（a collective term for the brain, marrow, bones, blood vessels, gallbladder and uterus）。“奇恒之腑”的翻译不是很统一，一般译作extraordinary fu-organs或extraordinary fu-viscera，也有的译作peculiar hollow organs或extraordinary organs。这些译法虽各有不同，但用extraordinary对译“奇恒之腑”中的“奇恒”却基本一致。这主要是因为WHO西太区在针灸经穴名称的国际标准化方案中采用extraordinary对译“奇经八脉”中的“奇”字。在世界中联的标准中，“奇恒之腑”的译法也是extraordinary fu-organ。

髓海：sea of marrow

“髓海”指大脑，中医认为脑为诸髓之海，所以称其为“髓海”。正因为如此，在实际翻译中，有的译者就将其简单地译作brain。这种译法看似正确，其实疏漏很大。因为“髓海”所反映的是中医对脑本质的一种认识，而brain却不承载有这方面的信息。比较恰当的译文也许就是sea of marrow，这也是目前比较流行的译法。

血室：blood chamber

“血室”的翻译与“髓海”的翻译一样，虽然指的是uterus，但若直白地译作uterus，则中医关于uterus的基本认识便无从再现。需要说明的是“血海”在中医学有三层含义：一指冲脉，如《素问·上古天真论篇》说：“冲脉者，为十二经之海。”王冰注：“冲为血海。”二指肝脏，《素问·五脏生成篇》注：“肝藏血，心行之，人动则血运于诸经，人静则血归于肝脏，何者？肝主血海故也。”三指足太阴脾经上的一个穴位。

心血：heart blood

肝血：liver blood

在“五脏”之中，只有“心”和“肝”与血直接相关，因为“心主血”“肝藏血”。所以习惯上将“心血”译作 heart blood，将“肝血”译作 liver blood。世界中联的译法也是如此。

膻中：Chest center—the center of the chest between the nipples.

“膻中”有两层含义，一指左右两乳的正中部位（the center of the chest between the nipples），一是指穴位。若指前者，译作 chest center 也算达意。

募原，膜原：Membrane source—①pleurodiaphragmatic interspace; ②interior-exterior interspace where the pathogens of epidemic febrile disease tends to settle.

把“膜原”译作 pleurodiaphragmatic interspace，倒是很具体。早期译者将“膜原”多音译为 moyuan，因为这个概念其实并不非常具体。在《素问·举痛论篇》中，有这样的记载“寒气客于肠胃之间，膜原之下”，首次提出了“膜原”这个概念，但并未明确其具体位置。唐人王冰在注解时说，“膜，谓膈间之膜；原，谓膈肓之原”。日本人丹波元简在《医剩附录·膜原考》中认为，“盖膈幕（膜）之系，附着脊之第七椎，即是膜原也”，说得非常具体。另外，“膜原”在温病辨证中指病邪在半表半里的位置，如《温疫论》说，“其邪去表不远，附近于胃……邪在膜原，正当经胃交关之所，故为半表半里”。《中医辞典》综合各家之论，将“膜原”定位于“胸膜与膈肌之间”。WHO 西太区和世界中联对“膜原”的翻译，大约是按此一说而释义。

膏肓：Cardiodiaphragmatic interspace—the space inferior to the heart and superior to the diaphragm.

“膏肓”一般多采用音译，因为其含义并不十分确切。按照中医的说法，“膏”指心下之部，“肓”指心下膈上之部，主要用来说明病位的隐深，形容病情慎重。译作 cardiodiapharagmatic interspace，自然十分具体。但过于具体则有“水清无鱼”之虞。

小腹，少腹：Lower abdomen—the part of abdomen between the umbilicus and the upper margin of pubic bone.

“小腹”和“少腹”是中医上的一对独特概念，在很多词典中也都视为同义词，一概译作 lower abdomen。根据《中华人民共和国国家标准中医基础理论术语》(*Basic Theory Nomenclature of Traditional Chinese Medicine*)，“小腹”和“少腹”是不同的两个概念，前者指脐以下至耻骨联合毛际处，后者指小腹的两侧。所以镐京学者将前者译为 lower abdomen，后者译作 lateral sides of the lower abdomen，比较完满地表达了这两个概念的基本内涵，且使其在结构上有了明确的区分性。

丹田：Cinnabar field—three regions of the body to which one's mind is focused while practicing qigong: the lower cinnabar field—the region located in the upper 2/3 of the line joining the umbilicus and symphysis pubis; the middle cinnabar field—the xiphoid area; and the upper cinnabar field—the region between the eyebrows.

“丹田”的内涵比较复杂，所以一般多将其加以音译。按照中医学的理论，“丹田”有三层含义：一为穴名，即石门穴的别称，但阴交、气海、关元穴也有称为丹田的，而通常关元穴则多称丹田。二为气功意守部位的名称，共分 3 处，脐下部称下丹田，心窝部称中丹田，两眉之间称上丹田。三为道家用语，道家称人身脐下 3 寸为丹田，是男子精室和女子胞宫所在之处。由此看来，无论如何翻译“丹田”，都很难达意。倒是西方译者将其想当然地译作 cinnadar field，给人们的理解留下了很大的想象空间，值得品味。

卫分：Defense aspect—the most superficial stratum of the body apt to be invaded at the initial stage of an acute febrile disease, often referring to the lung.

气分：Qi aspect—the second stratum of the body deeper than the defense aspect, often referring to the lung, gallbladder, spleen, stomach and large intestine.

营分：Nutrient aspect—that stratum of the body between the qi and blood aspects.

血分：Blood aspect—the deepest stratum of the body involved in the severest stage of an acute febrile disease.

“卫分”“气分”“营分”和“血分”之“分”也常译作 phase 或 level。在翻译实践中，也有词典和译者将这四个概念加以音译，以便能保持其内涵的原质性。但随着对外交流的深入开展，意译之法的使用已日趋广泛。

精明之府：House of bright essence—an expression referring to the head.

“精明之府”自然指的是头部，所以有时人们就将其简单地译作 head。这样的译法实际上没有揭示出“精明之府”丰富的文化内涵。《素问·脉要精微论篇》说：“头者，精明之府。”《医部全录·头门》对此的注解是：“诸阳之神气，上会于头，诸髓之精，上聚于脑，故头为精髓神明之府。”根据这一解释，“精”指“精髓”（essence of marrow），“明”指“神明”（mentality 或 mind）。这里将“明”译作 bright，显属字面释义，内涵不够。在世界中联的标准中，“精明”的释义有三：① eye; ② vision; ③ Jingming (BL 1)。但作为穴位，Jingming (BL 1) 指的是“睛明”，而不是“精明”。

苗窍：Sprout orifices—the sense organs that reflect the change of qi, blood, yin and yang, also known as signaling orifices/sense organs.

所谓“苗窍”，就是指五官。因五官是五脏的外候，就像从内向外发出的枝苗一样，所以称为“苗窍”，一般常简单地译作 sense organs。这里按字面译为 sprout orifices，倒也别具一义。从内涵上讲，将“苗窍”译作 sprout orifices 比译作 sense organs 更具关联性和对应性。世界中联将“苗窍”译作 signal orifices，亦颇有新意。

五轮：Five wheels—five regions of the eye from the outer to the inner: the flesh wheel, blood wheel, qi wheel, wind wheel and water wheel, also the same as five orbiculi.

“五轮”之说见于《秘传眼科龙木论》，是肉轮、血轮、气轮、风轮和水轮的合称。肉轮指上、下眼皮部位，属脾；血轮指两眦血络，属心；气轮指白睛，属肺；风轮指黑睛，属肝；水轮指瞳孔，属肾。five wheels 是“五轮”比较常见的直观译法，在 20 世纪 80 年代出版的《汉英中医辞典》中，即采用了这样的直译之法。世界中联将“五轮”译作 five orbiculi，也不失为一种更为专业化的尝试。

如果从原文的质与意出发考虑问题，似乎将“五轮”之“轮”译作 wheel 比译作 orbiculu 要生动一些。在 WHO 西太区的标准中，“气轮”“水轮”“血轮”“风轮”“肉轮”分别翻译为 qi wheel（the bulbar conjunctiva and sclera），water wheel（the pupil），blood wheel（the canthus），wind wheel（the cornea），flesh wheel（the eyelids）。世界中联对以上五轮的翻译依次为 qi orbiculus，water orbiculus，blood orbiculu，wind orbiculus，flesh orbiculus。

八廓：Eight belts—a collective term of the eight external ocular regions.

“八廓”见于葆光道人《眼科龙术集》，指外眼划分的 8 个部位或方位，历代命名繁多，一般多用自然界八种物质现象或八卦名称来命名。由于历代医家对于“八廓”的位置、内应脏腑以及临床意义认识不一，它在临床上的应用远不如五轮普遍。世界中联将“八廓”译作 eight regions。就释义的明晰度而言，无论将“八廓”之“廓”译作 belts 或 regions，若不修饰以 ocular，则意义便不甚明确。

娇脏：delicate viscus

“娇脏”指肺，因其易遭外邪侵袭，故称“娇脏”（referring to the lung which is the viscus most susceptible to invasion by external pathogens），译作 delicate viscus 倒是比较流行的做法。

贮痰之器：receptacle that holds phlegm

“贮痰之器 ”亦指肺脏，因其与痰的生成与排泄有密切的关系（the organ where phlegm collects, referring to the lung），将其译作 receptacle of phlegm 也许更简洁一些。

水之上源：upper source of water

“水之上源”指肺，因其位于上焦，而三焦具有通调水道之用（an

expression referring to the lung, which is situated in the upper energizer regulating water metabolism)，所以称其为“水之上源”，译作 upper source of water 与原文在形式和内涵上都较为对应。

天癸：heavenly tenth

“天癸”来源于肾精，是调节人体生长、生殖功能，维持妇女月经和胎孕所必需的物质（that upon which development of the reproductive organs and maintenance of reproductive function depends, derived from the kidney essence when it is abundant），长期以来多采用音译之法译之，意译是近些年的尝试，但还不甚流行。如有的译作 sex-stimulating essence，很不确切。WHO 西太区将其按“天干”译作 heavenly tenth，有些费解。“天癸”之“癸”与“天干”的“癸”确属同一个字，但却未必是同一个义。世界中联将其译作 reproduction-stimulating essence，倒有些可取之处。不过像这样具有典型中国文化特质的中医概念，最好按阴、阳、气的翻译方法，还是加以音译为妥。

先天：innate

“先天”有两层含义，一是指源于父母之精，对个体生长、发育起重要作用，一般译作 innate 或 innateness，也有的译作 inborn 或 congenital；二是指出生之前，即 prenatal stage。

先天之本：root of innate endowment

“先天之本”指肾，但若直接译作 kidney，则原文的意趣所指便大为别样。“先天之本”一般译作 prenatal base/function of life，带有一定的解释性。WHO 西太区的译法与国内近年来出版的一些词典的翻译基本一致。在世界中联的标准中，“先天之本”则译作 innate foundation，译得简洁而明确。

开窍：open into

这里的“开窍”不是指治疗学上的“开窍”疗法，而是指内脏的生理和病理状况在体表某个特定部位的反映，如心开窍于舌。用“开窍”来比喻内脏与外官之间的联系，实在是中国医学的一大发明。但翻译为英语时，却难得统一。早期将“开窍”译作 the orifice of，如将“心开窍于舌”译作 the tongue is the orifice of the heart。但也有人不赞同这一译法，因为 tongue 显然不是一个 orifice。

以后“开窍”又逐渐译作 open into，如将“心开窍于舌”译作 the heart opens into the tongue，将“肝开窍于目”译作 the liver opens into the eyes，等等。相比较而言，这种译法比较直观，在一定意义上表达了中医的“开窍”之意，所以这一译法渐渐流行开来。

但也有人觉得将“开窍”译作 open into 太直。于是建议将其译作 as the window of, as the orifice of, specific body opening to 等。但从使用情况来看，这些不同的译法均不如 open into 应用得广泛深入。这一译法与 WHO 西太区的译法基本接近，差异只在 into 和 at 之间。就 open 在英语中的使用情况来看，open 和 at 的搭配比较少见。就“开窍”的含义而言，open into 显然比较贴切。在 WHO 西太区的标准中，与“开窍”相关的概念包括心开窍于舌、肺开窍于鼻、脾开窍于口、肝开窍于目、肾开窍于耳，可依次分别译作 heart opens at the tongue，lung opens at the nose，spleen opens at the mouth，liver opens at the eyes，kidney opens at the ears。

经络：meridian and collateral

在中医药的对外交流中，针灸是率先走出国门并为西方世界所接受的中医疗法。其传入西方的历史远远早于中医药学的其他领域。正因为如此，其用语的英语翻译在国际上相对比较一致。WHO 西太区方案中收录有关经络学说的术语 43 条，世界中联的标准则收录了 87 条。

传统上“经脉”译为 channel 或 meridian，“络脉”译作 collateral。当然还有其他一些译法，例如文树德将“经脉”译作 conduits，将“络脉”译为 network-vessels。不过这些译法都仅仅是个人的实践，不代表中医翻译发展的大趋势。

在 WHO 西太区 1991 年所颁布的针灸经穴名称国际标准化方案中，“经脉”译作 meridian，但事实上 meridian 和 channel 这两种译法都很流行。从规范化的发展来看，我们似应逐步终止使用 channel 而改用 meridian。但从实际运用情况来看，这两种译法并驾齐驱，很难说孰优孰劣。因此从长远的发展来看，这两个译语很可能成为“经脉”的两个并行的对应语。

“络脉”译作 collateral，一般比较统一。亦曾见过有人译作 branch channel 等，但均属个别现象。当人们将“经络”作为一个概念使用时，多以 meridian 统而谓之，只有特别强调“络脉”的情况下才使用 collateral。

欧明于 1986 年编写出版的《汉英中医辞典》中，“经脉”译作 channel，而“经络”则译作 meridian。显然，作者试图将“经脉”和“经络”加以区分。这种区分有无道理呢？这是一个不太好回答的问题。

上海中医药大学李鼎在 1984 年主编的高等医药院校统编教材《经络学》开篇指出，脉的本义是血管。而“经”和“络”的概念出现得较晚，是对“脉”的进一步分析，并按“脉”之大小、深浅的差异分别称作“经脉”“络脉”和“孙脉”。之后，“经脉”和“络脉”又简称为经络，并按气血虚实和阴阳部位将其分为“虚经”“盛经”“阴经”“阳经”“阴络”“阳络”“大络”“浮络”等。这许多名词的出现，主要是为了分析各种各样的气血运行通道。而最为具体而直观的通道就是血管，也就是“脉”。但古人由此而扩展出许多概念，实际上已大大超出了“脉”的应有范围。

从李鼎的分析可以看出，“经”和“脉”其实早已“水乳交融”，难分彼此了。从而使我们在翻译“经”和“脉”时感到棘手不已，不知如何布局方妥。特别是当“经”和“脉”合而为一时，则更不知如何释义。在世界中联的标准中，“经脉”即直接译作 meridian，channel，“脉”的意味似乎被淡化掉了。而在 WHO 西太区的标准中，“经脉”则译作 meridian vessel，初看起来似乎有“多此一举”之感，但仔细琢磨，竟颇有几分道理。

手与足的三阴经和三阳经的英语翻译，国内外的译法大致与 WHO 西太区的做法相同，差异之在 meridian 和 channel 的选用之间。“十四经”“十二经”又称“十四正经”“十二正经”，所以经常译作 fourteen regular meridians/channels 和 twelve regular meridians /channels。这里的

"正"，指的是正常的循行路线。

十二经的英语名称曾由有关的脏器名称 + 经脉名称 +of+ 手或足 + 阴阳所构成，如"手太阴肺经"即译为 the lung meridian of hand-taiyin。以后逐步作了简化，将经脉英文名称中的手足和阴阳部分略去，只保留脏器和经脉名称。特别在一般交流中，这种简洁化的翻译方法使用得十分普遍。上面所罗列的这些经脉英文名称，即是简化的结果。各经脉的代码也经历了一些发展变化，如在 1982 年的代码中，肺经为 L，胃经为 S，心经为 H, 膀胱经为 B，肾经为 K，心包经为 P，胆经为 G，肝经为 Liv。1989 年 WHO 西太区对经穴代码做了进一步的调整，均采用二字母制，这样肺经改为 LU，胃经改为 ST，心经改为 HT，膀胱经改为 BL，肾经改为 KI，心包经改为 PC，胆经改为 GB，肝经改为 LR。

"正经"与"奇经"相对而言，常见的译法是 regular meridian。但若从主从的关系来考虑，将"正经"译作 main meridian 也是可以的。

奇经：extra meridian

"奇经"是"奇经八脉"的简称，一般译作 extra meridian。但这里的 meridian 最好用复数，因为"奇经"有 8 条之多。

"奇经八脉"常译作 eight extra meridians，包括督脉、任脉、冲脉、带脉、阴蹻脉、阳蹻脉、阴维脉、阳维脉，依次分别被译作 governor vessel，conception vessel，thoroughfare vessel，belt vessel，yin heel vessel，yang heel vessel，yin link vessel，yang link vessel。

按照 WHO 西太区在 1991 年颁布的针灸经穴国际标准化方案，"奇经八脉"之"脉"译为 vessel。这一做法一直存有争议，因为"奇经八脉"虽称为"脉"，其实还是"经"。世界中联的标准沿用了 WHO 西太区的做法，只是增加了其他六脉的代码，冲脉为 TV，带脉为 BV，阴蹻脉为 Yin HV，阳蹻脉为 Yang HV，阴维脉为 Yin LV，阳维脉为 Yang LV。

络脉：collateral vessel

每条正经皆有一个络脉，此外脾经尚有一个大络，总共为十五络脉 (a collective term referring to the main collaterals derived from the fourteen meridians and together with the great collateral of the spleen, fifteen in all), 一般译作 fifteen collaterals 即可，似不必一定加上 vessel。“脾之大络”起于大包穴（SP21），散于胸胁（the major collateral of the spleen emerges from the Dabao point and spreads over the thoracic and hypochondriac regions ），有时也译作 the major spleen collateral。

孙络：tertiary collateral vessel

“孙络”指经脉的细小分支（small branches of the collateral/network ），所以也译作 minute collaterals 或 fine collaterals，国外还有的直接译作 grandchild collateral vessel。WHO 西太区和世界中联标准中的 tertiary collateral vessel，是从分级的角度对其进行翻译的，因为 tertiary 是第三级的意思。这样处理似乎也有一定的道理。

浮络：superficial collateral vessel

“浮络”指浮现于体表的络脉（collateral/network vessels in the superficial layers of the body ），直接译作 superficial collateral 即可，vessel 似可略去不用。

第二节 中医临床诊疗基本概念和术语的翻译

中医对疾病的发生、发展与预后，形成了自己独具特色的理论和观点。与之相关的概念和用语虽在西方语言中多有其形，但却鲜有其实，“虚实”“寒热”“风火”等便是如此。英语中有“虚”（empty）、“实”（solid）、“风”（wind）、“火”（fire）等词语，但却没有“肾虚”“胃实”“心火”“肝风”等说法。

如何翻译这些中医特有概念，曾是困惑中医翻译界的一大难题。早期将“心火”译作 heart fire 时，曾使西方读者颇感困惑，不知 heart 之中的 fire 从何而来。经过几十年来中医在西方的传播和应用，西方读者现在基本上理解了“心火”“肝风”等概念的实际含义，也接受了 heart fire, liver wind, kidney deficiency 这样一些不同寻常的概念（谢竹藩，2004：32～34）。于是直译此类用语，逐渐在海内外形成共识。

中医临床用语为数甚众，依其名实关系，大致可分三类，即疾病名称、诊疗手段和治疗方法。

一、疾病名称的翻译

中医的疾病名称与西医既有名实俱同的，也有名异实同的，还有名同实异的以及名实俱异的。对这些术语的翻译进行标准化时，须从实制宜，明辨异同。

（一）名实俱同

所谓名实俱同，即有些中西医疾病的名称相同，所指也一致，如感冒（common cold）、麻疹（measles）、痛经（dysmenorrhea）、腰痛（lumbago）、胃痛（stomachache）、牙痛（toothache）、水痘（variola）、痢疾（dysentery）、疟疾（malaria）、夜盲（night blindness）、脚气（beriberi）、心悸（palpitation）、腹痛（abdominal pain）、黄疸（jaundice）、水肿（edema）、遗尿（enuresis）、发热（fever）、骨折（fracture）、鼻衄（epistaxis）、呕吐（vomiting）、尿血（hematuria）。

对于这样一些名实与西医俱同的中医疾病名称，翻译时常规的做法就是借用相应的西医疾病名称来翻译相关的中医疾病名称，如将水肿译作 edema，等等。这种做法也一直存有争议，特别是对一些西医色彩过浓的疾病名称，翻译时还是慎加借用为好。如与其将中风译作 apoplexy，似乎不如译作 wind stroke 更具传统色彩。

（二）名异实同

所谓名异实同，即某些疾病的名称在中西医上虽然不尽相同，但其具体所指之疾患在病理上却基本一致，如时行感冒（influenza）、瘰疬（scrofula）、瘿（goiter）、噎膈（dysphagia）、疠风（leprosy）、痄腮（mumps）、痉证（convulsion）、产后痉（puerperal tetanus）、劳瘵（pulmonary tuberculosis）、缠腰火丹（herpes zoster）、脏躁（hysteria）、瘾疹（pruritus）、桃花癣（pityriasis simplex）、阴蚀（ulcus vulvae）、鼻渊（sinusitis）、乳蛾（tonsillitis）、白喉（diphtheria）、雪口（thrush/aphtha）。

对于这类与西医相关疾病名称相异，但所指却基本相同的中医疾病名称，以往的翻译实践中常常采取两种方法予以处理，即借用相应的西医疾病名称，或按照中医疾病名称之意予以直译或意译。相比较而言，国内译者一般习惯借用相应的西医疾病名称翻译此类中医疾病名称。但西方的一些译者，却不大赞同借用西医疾病名称翻译中医疾病名称的做法。

如“缠喉风”相当于急性喉部感染，所以国内译者多译作 acute laryngeal infection，而西方一些译者则将其译作 throat-entwining with wind。再如“风瘾疹”相当于荨麻疹，所以国内译者多译作 urticaria，而西方一些译者却更愿意按字面之意译作 wind dormant papules。

（三）名同实异

所谓名同实异，指有些中西医疾病的名称虽然相同，但其实质并不相同。对于这类疾病名称，亦须据实而译，切忌对号入座。如中医上的“伤寒”与西医学的“伤寒”名虽同，但实际所指却大相径庭。中医上的“伤寒”有三层含义，一为多种外感热病的总称，二为感受寒气而引发的病症，三指冬季受寒（欧明，1986：167）。而西医学的“伤寒”（typhoid），则指的是因伤寒杆菌而引起的病症。所以，中医的“伤寒”不可译作 typhoid。以前中医的“伤寒”多译作 seasonal febrile disease（即季节性温热病），因其在形式上与中文的“伤寒”相去甚远，故已逐步为更简洁的译法 cold attack 或 cold damage 而取代。

（四）名实俱异

所谓名实俱异，指有些中医疾病的名称和实质与西医皆不相同。这类中医上的疾病，多反映中医特有的病理观念，直译很难达意，故以前多用意译。如“肾咳”指的是由肾脏病变影响到肺而引起的咳嗽，过去常意译为 cough due to disorder of the kidney。但因过于冗长，现多直译为 kidney cough，体现了中医用语英译简洁化的发展趋势（魏逎杰，2002：325）。

二、诊疗手段基本概念和术语的翻译

中医诊断疾病的传统手段，无非望、闻、问、切“四诊”而已，外加按、压、抚、扣等辅助手法。这些方法一般都比较具体直观，并不难译，但要完全统一，却非易事。因为这些诊疗手段的名称皆属普通用语，在英语中一般都有两个以上的对应之语。

“四诊”在国内常译作 four diagnostic methods，但在西方则多译作 four examinations。从语义上讲，两种译法均较为清晰地表达了中文的意思。但从结构上看，后者显然较前者简洁。所以在 WHO 西太区所制定的国际标准中，即采用了后者。

中医的临床诊断，是在“八纲”的指导下进行的。所谓“八纲”，指的是辨证的八个纲领（guiding principles of pattern identification/syndrome differentiation, that is, yin and yang, exterior and interior, cold and heat, deficiency and excess）。“八纲”的译法以前不是很统一，有译作 eight principal syndromes，也有译作 eight parameters 等。随着中医名词术语英译简洁化进程的发展，eight principles 逐步取代了其他一些较为别异的译法。这一发展自然是值得肯定的。在 WHO 西太区所制定的国际标准中，即采用了这一译法。

就“四诊”的具体内容而言，“望诊”译作 observation 或 inspection 均可，医患交流中甚至可以直接用 look。从近年来的国际交流来看，inspection 的使用频率渐高于 observation。

“问诊”曾译作 interrogation，且使用得较为普遍。但由于 interrogation 含有审问、质问之意，与“问诊”之“问”不尽相同。所以“问诊”现一般多译作 inquiry。

“闻诊”的翻译比较复杂。在汉语中，“闻”含有“听”和“嗅”两层意思，即医生通过听患者发出的声音和嗅其所散发的气味来辨别疾病。所以翻译“闻诊”时，两层意思均须表达。以前曾经将“问诊”译作 auscultation and olfaction，但由于过度“西化”，现多为 listening and smelling 这样的通俗译法所取代。通俗化亦是目前中医英语翻译的一个发展趋势。

“切诊”也有两层含义，即“切脉”和“触诊”。“切脉”一般多译作 take the pulse 或 feel the pulse，而“触诊”一般则译作 palpation。

围绕着四诊手段，衍生了许多相关概念和术语。以“望诊”为例，相关的术语有“望精神”“望形态”“望颜色”“望恶露”“望指纹”等。但只要“望”的翻译准确统一，其他相关术语的翻译及其标准化亦可迎刃而解。

和“四诊”相关的，还有一个重要的概念，即“四诊合参”，comprehensive consideration of the data obtained from the four examinations (inspection, listening and smelling, inquiry, and palpation) for making diagnosis。中医对疾病的诊断，往往是多种手法并用。所谓“四诊合参”，就是将通过望、闻、问、切四种方法所获得的有关患者基本情况的信息加以综合分析，从而保证诊断的准确性。在其他一些辞典中，这一概念则被译作 comprehensive analysis by four methods of examination 或 comprehensive diagnosis by four methods。辞典解释性译法则有 synthetic analysis of the data collected through the four diagnostic methods，可谓不一而足。

就语义的明晰性而言，“四诊合参”的内涵无疑是清楚而明确的。但在具体翻译时，不同译者往往有不同的译法。即便在现行的国际标准中，这一概念的翻译也是如此。如在 WHO 西太区的标准中，“四诊合参”被译作 correlation of all four examinations。而在世界中联的国际标准中，这一概念则被译作 comprehensive analysis of four examinations。相比较而言，将“合参”译作 correlation 倒是别出心裁的。

关于诊疗手段，还有其他一些相关的术语，这里也一并加以论述。

这些术语包括“诊籍”“揆度奇恒”“司外揣内”等。

所谓“诊籍”，指的是中医传统使用的医案，即 case record traditionally used。而“揆度奇恒”则是源自《黄帝内经》的一个古典概念。在 WHO 西太区的标准中，这一概念被译作 assessment of the normal and abnormal。关于“揆度奇恒”的基本内涵，镐京学者在英译《黄帝内经·素问》时，根据历代注家的阐释，对这一概念做了如下注解：There are different explanations about Kuiduo (揆度 measure) and Qiheng (奇恒 extraordinary). One explanation is that Kuiduo (揆度 measure) and Qiheng (奇恒 extraordinary) are the names of two ancient books. The other explanation is that Kuiduo (揆度 measure) means to measure or to consider and Qiheng (奇恒 extraordinary) means to be different from the normal.

所谓“司外揣内”，也是源自《黄帝内经》的一个经典概念，意思是根据外在的表现推断内脏的变化，即 to understand the internal changes of the body according to the external manifestations 或 making judgment of the condition inside the body based on the signs observed from the outside。这是中医的一个传统的重要诊法。在 WHO 西太区的标准中，这一概念被译作 judging the inside from observation of the outside。而在世界中联的标准中，这一概念则被译作 inspecting exterior to predict interior。相比较而言，世界中联的译法似乎更为可取一些，但结构上似仍有进一步调整的必要。如在 exterior 和 interior 前加上定冠词，可能结构上会更完整一些。

三、中医治则治法基本概念和术语的翻译

（一）治则

所谓治则，指的是治疗疾病的法则。中医治疗疾病的方法灵活多样，其治则自然也颇为众多，概括起来大致有治病求本（to focus treatment on the primary aspect of diseases）、扶正祛邪（to reinforce healthy qi to dispel pathogenic factors）、调整阴阳（to adjust yin and yang）、调整脏腑功能

（to adjust the functional states of the viscera）、调整气血关系（to adjust the relationship between qi and blood）、因时因地因人制宜（to decide treatment according to seasonal, regional and individual factors）等几个大类。下面试对与治则相关的一些概念和术语的翻译问题，加以概要的分析说明。

治则：常直译作 therapeutic principle，也有的译作 treatment principle。相比较而言，前者的使用频率远高于后者。WHO 西太区和世界中联的标准即采用了后者。

标本：指的是疾病的主要矛盾和次要矛盾。“本”指的是疾病的主要矛盾或内在原因，常译作 primary aspect 或 root aspect；“标”指的是疾病的次要矛盾或外在表现，常译作 secondary aspect 或 tip/branch aspect。在 WHO 西太区的标准中，“治本”和“治标”被分别译作 treat the root 和 treat the tip，显然是直译。但从目前的发展情况来看，直译已逐渐成为中医术语英译的基本方法。

正治：指的是常规治疗方法，所以常译作 routine treatment。中医的“正治”法包括“寒者热之”（to treat disease cold in nature with herbs heat in nature）、“热者寒之”（to treat disease heat in nature with herbs cold in nature）、“虚则补之”（to treat disease marked by deficiency with tonifying methods）、“实则泻之”（to treat disease marked by excess with purging methods）。在 WHO 西太区的标准中，这四个术语分别被译作 treat cold with heat, treat heat with cold, treat deficiency by tonification, treat excess by purgation。相比于现行译法，WHO 西太区之译显然要简洁和直观一些。

除此之外，中医上还有其他“正治”之法。如“留者攻之”“微者逆之”“坚者削之”“客者除之”“盛者泻之”“结者散之”“燥者濡之”“急者缓之”“散者收之”“损者温之”“逸者行之”“惊者平之”“劳者温之”等。在世界中联的标准中，这十几个术语分别被译作 treating retention with purgation，treating mild syndrome with counteraction，hardness should be whittled，exogenous pathogen should be expelled，treating excess with purgataion，treating pathogenic accumulation with dissipation，treating dryness with moistening，treating spasm with relaxation，treating dispersion with astringent，treating impairment with warming，treating stagnation by moving，treating fright by calming，treating overstrain with warming。从结构上看，这些术语有的译为短语，有的译为句子，似乎不够统一。虽然这些中医术语在汉语中都是主谓结构，译为句子似乎更为自然一些，而译为名词短语，则显得不够完整。

反治：指的是与常规治疗方法相反的治法，是疾病出现假象且对正治法产生抵抗时所采用的一种治疗方法，所以常译作 contrary treatment。比如，热性病的常规治法是使用寒凉之法。其本质属寒却表现为热，则可采用温热之法治疗。这一治疗方法即属于反治之法。在 WHO 西太区的标准中，“反治”被译作 paradoxical treatment，似不及 countrary treatment 直观明确。“反治”包括“寒因寒用”“热因热用”“通因通用”“塞因塞用”等几个方面。在以往的翻译中，“寒因寒用”常被译作 treating false cold syndrome with herbs cold in nature 或 using herbs of cold nature to treat pseudocold syndrome，“热因热用”常被译作 treating false heat syndrome with herbs heat in nature 或 using herbs of heat nature to treat pseudoheat syndrome，“通因通用”常被译作 treating diarrhea with catharics 或 treating incontinent syndrome with dredging method，“塞因塞用”常被译作 treating the obstruction-syndrome with tonics 或 treating obstructive diseases by tonification 等。这些译法在揭示原文内涵方面，可谓各有千秋。在 WHO 西太区的标准中，这四个反治之法被分别译作 treating cold with cold, treating heat with heat, treating the unstopped by unstopping, treating the stopped by stopping。“寒因寒用”与“热因热用”的翻译似可理解，但“通因通用”与“塞因塞用”的翻译，就有些费解了。

在世界中联的标准中，“寒因寒用”与“热因热用”的译法与 WHO 西太区标准之法相同，但“通因通用”与“塞因塞用”的译法却与 WHO 西太区的译法不同。所谓“通因通用”，指的是对某些本质属实的疾病，即便有泄泻等通利症状，仍使用通利之法进行治疗的方法。所谓“塞因塞用”，指的是对某些本质属虚的疾病，即便有闭塞不通的症状，仍使用补法进行治疗的方法。在世界中联的标准中，这两个反治之法分别译作 treating incontinent syndrome with dredging method 和 treating obstructive syndrome with tonics。相比较而言，世界中联对“通因通用”与“塞因塞用”的翻译，语义似乎更明确一些。而 WHO 西太区的译法，结构似乎更直观一些。

病治异同：指的是“同病异治”和“异病同治”的方法。这两种治疗方法常被译作 treating different diseases with the same method 和 treating the same diseases with different methods。在 WHO 西太区标准中，这两个术语分别被译作 same treatment for different diseases 和 different treatments for the same disease。WHO 西太区对这两个术语的翻译，语义上似不如现行译法清晰明确。而世界中联的标准中，则没有收录这两个术语。

（二）治法

中医治法甚众，概括起来不外乎“汗”（sweating）、“吐”（vomiting）、“下”（purgation）、“和”（harmonizing）、“温”（warming）、“清”（clearing）、“消”（resolving）、“补”（tonifying）八种方法，即众所周知的八法（eight therapeutic methods）。这八法其实是指导中医临床治疗的八个纲要。

对这八个基本治法的翻译，目前基本采用直译之法。其中“温”“清”“和”“吐”“下”五法的翻译目前比较统一，一般多译作 warming，clearing，harmonizing，vomiting 和 purgation。其他三法的翻译却不很统一，如“汗”法有 sweating 和 diaphoresis 之译，“消”法有 resolving 和 dispelling 之译，“补”法有 nourishing 和 tonifying 之译。这些译法在揭示原文的实际内涵方面，各有侧重。在对这些治法的翻译进行标准化时，需从实际出发，既要考虑其语义的明晰度，也要注意其实际应用情况。如果使用频率很高，且为中外译者所普遍接受，则应酌加采用。

在长期的临床实践中，在“八法”的指导下，中医发展了许多颇具特色的治疗方法。这些疗法因其直接由“八法”发展而来，从结构到内含都比较明晰具体，常可直译为英文。下面试根据 WHO 西太区和世界中联标准中所收录的与八法相关的术语及其翻译，以“清”“温”和“补”法为例，概要介绍与之相关的一些常见疗法及其现行译法。WHO 西太区和世界中联的译法基本上与现行译法一致。在以下所选录的译理中，个别术语的翻译根据其实际内涵做了必要的调整和修改。

在以往的翻译实践中，“清”多译作 clear away，“清心火”习惯上译作 clear away heart fire，“清热”习惯上译作 clear away heat。但在近来的翻译实践中，人们逐渐省略了 away，只用 clear 对译“清”。这从 WHO 西太区和世界中联的标准中即可看出几分端倪。下面是一组与“清”法相关的常见疗法及翻译。在这组术语中，clear 都是动词。

清气凉营：clear the qi aspect and cool the nutrient aspect

气营两清：clear and cool both the qi aspect and the nutrient aspect

清营凉血：clear the nutrient aspect and cool the blood aspect

清营透疹：clear the nutrient aspect and promote eruption

清热凉血：clear heat to cool the blood

清营祛瘀：clear the nutrient aspect and eliminate stasis

清热生津：clear heat and engender fluid

在世界中联的标准中，“清营祛瘀”译作 clearing nutrient aspect and dispelling stasis，“清热生津”译作 clearing heat and promoting fluid production, 与 WHO 的译法略有出入。

与“清”法之译相比，“温”法的翻译就比较统一一些，从过去到现在，“温”法基本上都直译作 warm。下面是一组与“温”相关的常见疗法及其翻译，在这组术语中，warm 都是动词。

温里散寒：warm the interior to dissipate cold

温里祛寒：warm the interior to dispel cold

温中散寒：warm the middle and dissipate cold

温中祛寒：warm the middle and dispel cold

温中和胃：warm the middle to harmonize the stomach

温中止呕：warm the middle to check vomiting

温肺散寒：warm the lung and dissipate cold

温阳行水：warm yang to move water

温经止痛：warm the meridian to relieve pain

温经散寒：warm the meridian to dissipate cold

温经回阳：warm the meridian to restore yang

温经扶阳：warm the meridian to support yang

温经行滞：warm the meridian to remove stagnation

温经养血：warm the meridian to nourish blood

与“清”和“温”法比较起来，“补”法的翻译相对复杂一些。这是因为在汉语中，和“补”同义或近义的字词比较多。如中医上使用的“滋”“养”“育”等，都含有“补”的意思。所以，英语中的 nourish 常用来翻译“补”“滋”“养”。这些字词在汉语中其实是有细微差异的，但统一翻译成 nourish 后，其差异便消失殆尽。为此，WHO 西太区在制定标准时，对这些意义相同或相近的汉字，专门进行了区分性地翻译。如将“补”统一译作 tonify 即是其所采取的措施之一。下面是一组与“补”法相关的疗法及其翻译。

大补元气：greatly tonify the original qi

补气壮阳：tonify qi and invigorate yang

补气生血：tonify qi and engender blood

补益气血：tonify qi and replenish blood

温补命门：warm and tonify the life gate

补益中气：tonify and replenish the middle qi

补养心血：tonify and nourish heart blood

补火助阳：tonify fire and assist yang

补肾益气：tonify the kidney and replenish qi

调肝补肾：regulate the liver and supplement the kidney

由于中医理论具有医哲交融的特点，其用语也深深打上中国古典文化的烙印。这一特点在其名词术语上也有一定的体现。上面所罗列的各种疗法，其名称从结构到语义都比较具体，易于理解和翻译。但中医治则和治法中，还有一些以典故命名，或以比喻之法命名，如“釜底抽薪”“逆流挽舟”。这些治法之名，因使用了比喻之法，所以从字面上是很难明确其实际含义的。

所谓“釜底抽薪”，指的是用性寒且具有泻下作用的药物清泻大便以消除实热的治疗方法。若采用意译，则不具有回译性，很难将其与原术语关联在一起，不利于中外交流。而直译作 take away firewood from under the cauldron，又显得过于直白，不像一个医学术语。但经过多年的交流和实践，这一直译之法竟渐渐为译界所接受，其使用频率亦愈来愈高。“逆流挽舟”也是如此，指用解表、清热、利湿和消滞药物治疗痢疾初起的方法，意译难免冗长，且缺乏回译性，现多采用直译之法译作 save a boat in adverse current 或 haul the boat upstream。与原文相比，这样的译文显然雅致不够。但从目前的翻译实践来看，这看似佶屈聱牙的译法，已逐步为译界所接受。

中医治法中，还有一部分与五行学说有着密切的关系，如“培土生金”“滋水涵木”“泻南补北”等。这些治疗方法的名称看似怪异难解，其实不然。只要明白了其与五行学说的关联性，便不难理解其实际寓意。

所谓“培土生金”，指的是通过补脾（脾在五行属土）达到补肺（肺在五行属金）的方法，可意译作 tonify the spleen to nourish the lung，亦可直译、意译结合译作 bank up earth to generate metal 以使其具有回译性。所谓“滋水涵木”，指的是通过养肾（肾在五行属水）达到补肝（肝在五行属木）的方法，可意译作 nourish the kidney to tonify the liver，亦可直译、意译结合译作 enrich water to nourish wood 以使其具有回译性。所谓“泻南补北”，指的是通过泻心火（心在五行属火，南在五行配五方中亦属火）达到补肾水（肾在五行水，北在五行配五方中亦属水）的方法，可意译作 reduce heart fire to tonify kidney water，亦可直译、意译结合译作 reduce the south to tonify the north 以使其具有回译性。

第三节
中药方剂基本概念和术语的翻译

中药和方剂是中医学中的两门基础学科，与这两门学科相关的概念和术语比较多。与中医基础学科的概念和术语比较起来，中药和方剂的概念和术语一般内涵都比较具体，语义比较单一，易于翻译。但在实际操作中，由于不同方法的采用和不同理念的影响，其翻译还是存在着一定的差异，仍有待进一步的统一和规范。

一、中药名称的翻译

中药一般包括三个方面，即植物药（medicinal herbs），如甘草（Radix Glycyrrhizae）等；矿物药（medicinal minerals），如硫黄（Natrii Sulfas）等；动物药（animal parts），如蛇胆（Fel Sperpentis）等。

在中医学中，植物、矿物和动物药有千余种之多，历代医家所研制的方剂有上万之众。以我国明代医药学家李时珍（1518—1593）所撰之《本草纲目》为例，即可略见一斑。该书共52卷，约200万言，收中药1 892种（新增374种），附方剂11 000余首。

中药名称和方剂名称的翻译，曾经是一个颇为棘手的问题。但经过译界长期艰苦的努力和中西方在中医药领域交流的不断深入，其翻译目前已日渐统一。在过去很长一段时间，中药名称一直采用拉丁语翻译。以植物药为例，其拉丁语名称来源于植物学名，是由学名中的属名或种名（有时也用全称）附其根花、叶实、茎块等药用部分组成，如天麻Rhizoma Gastrodiae（用属名），枳壳Fructus Aurantii（用种名），秦艽Radix Gentianae Macrophyllae（用全称名）。

中药名称的翻译不同于其他自然科学名称的翻译，因为中药名称在翻译时必须按照药源和入药部分名称来进行。在生药方面，应体现同物异名（如 Radix Isatidis 板蓝根与 Folium Isatidis 大青叶）与同名异物（如 Bulbus Frityllaviae Cirrhosae 川贝母与 Bulbus Frityllariae Thunbergii 浙贝母）的译名区别。对入药部分比较笼统的名称应予以具体化。例如，“二花”其实是“忍冬”的花蕾入药，所以只有译成 Gemma Lonicerae 方能体现其原意，而不能译成 Flos Lonicerae。对于临床上常用的一些炮制或加工的中药，在原有名称的基础上还需予以界定，如麦芽 Fructus Hordei Germinatus，阿胶 Gelatina Corii Asini，神曲 Massa Medicata Fermentata，焦三仙 Massa Trimedicata Usta，饴糖 Oryzanosum Cum Malto，鸡黄 Ovum Centracithale Galli 等。从上面所举各例可以看出，用拉丁语翻译中药名称结构复杂，难写难认。

拉丁语翻译中药名称虽然易于规范、易于区别，但却难以辨认、难以上口。拉丁语是一种逐渐消亡了的语言，就是在西方也很少有人能熟练地应用拉丁语。所以，虽然过去人们多采用拉丁语翻译中药名称，但在实际交流中却阻力重重。于是人们开始尝试使用英语翻译中药名称，即采用英语植物名称对译中药名称，如将大黄译作 rhubarb，将代代花译作 bitter orange flower，将鸡冠花译作 cockscomb flower，将蒲公英译作 dandelion herb，将贯众译作 basket fern。

其实，英语中很多植物名称源自拉丁语。也就是说，很多英语植物名称其实就是其拉丁名称的英语化，如栝楼的英文名称是 trichosanthes fruit（其拉丁语名称为 Fructus Trichosanthis），黄芩的英文名称是 scutellaria root（其拉丁语名称为 Radix Scutellariae），黄芪的英文名称是 astragalus root（其拉丁语名称为 Radix Astragali seu Hedysari），黄连的英文名称是 coptis root（其拉丁语名称为 Rhizoma Coptis）。这几个常见中药的英文名称，其实同其拉丁语名称一样，仍然存在着难读、难认、难记的问题。另外，英语中一个植物的名称可能包括中医上的几种药物，因此容易造成混乱。

由于以上所述各种原因，学界和译界近年来逐步开始推广音译中药名称的做法。这一译法目前已为海内外所普遍接受，为其翻译的国际标准化开辟了一条新的途径。为了使中药名称由拉丁语和英语翻译转为汉语拼音音译的这一过程转轨顺利，现在一般采用汉语拼音加拉丁语或英语的办法进行过渡，如厚朴 Houpo（magnolia bark; Cortex Magnoliae Officinalis），甘草 Gancao（licorice root; Radix Glycyrrhizae Uralensis），半夏 Banxia（pinella rhizome; Rhizoma Pinelliae Ternatae），当归 Danggui（Chinese angelica root; Radix Angelicae Sinensis）。

在西方，为了保证中药名称翻译的准确性，不但在音译的名称之后以括号形式附上其英语和拉丁名称，而且还附上汉字，这就是所谓的"四保险"译法。作为中药名称国际标准化过渡时期的举措，这一做法自然是值得提倡的。

二、方剂名称的翻译

中医方剂数量十分庞大，仅《本草纲目》就收录了万余种。一则药方无论含有多少味药物，总不外乎四个大类，即君、臣、佐、使。方剂名称的来源各种各样，其构成亦较为复杂，概括起来，大约有以下十种。

1. *以所含诸药的名称命名* 如"麻杏石甘汤"即是由该方所含的麻黄（Herba Ephedrae）、杏仁（Semen Armeniacae Amarum）、石膏（Gypsum Fibrosum）、甘草（Radix Glycyrrhizae）四味药物的名称组合而成，"甘麦大枣汤"即是由该方所含的甘草（Radix Glycyrrhizae）、小麦（Fructus Tritici Levis）和大枣（Fructus Ziziphi Jujubae）三味药物组合而成，"良附丸"即是由该方所含的高良姜（Rhizoma Alpiniae Officinarum）和香附（Rhizoma Cyperi）组合而成。

2. *以方中君药命名* 如"桂枝汤"以该方君药桂枝（Ramulus Cinnamoni）命名，"香薷散"以该方君药香薷（Herba Elsholtziae seu Moslae）命名，"黄连汤"以该方君药黄连（Rhizoma Coptidis）命名。在有些方剂中，君药有两味并列同时出现在方名中，如"竹叶石膏汤"即是以该方的两味君药竹叶（Herba Lophatheri）和石膏（Cypsum

Fibrosum）命名的。有些方剂名称中所出现的两味药，其实并不都是君药，而是一君一臣，如“升麻葛根汤”中的升麻（Rhizoma Cimicifugae）为君药，葛根（Radix Puerariae）为臣药。这类方剂名称的翻译比较简单，传统上采用直译之法即可行之，如将“桂枝汤”译作 Ramulus Cinnamoni Decoction，将“黄连汤”译作 Rhizoma Coptidis Decoction。

3. *以所含诸药的数量命名* 如“四物汤”之所以如此命名，是因为该方含有当归（Radix Angelicae Sinensis）、川芎（Rhizoma Ligustici Chuanxiong）、白芍（Radix Paeoniae Alba）和地黄（Rhizoma Rehmanniae Praeparatae）四味药物。类似的还有“四君子汤”“八珍汤”等。这类方剂名称的翻译，一般多采用意译之法行之，如欧明主编的《汉英中医辞典》即将“四物汤”译作 Decoction of Four Drugs，将“四君子汤”译作 Decoction of Four Mild Drugs（亦有人译作 Four Gentlemen Decoction），将“八珍汤”译作 Eight-Ingredient Decoction for Tonifying Energy and Blood（亦有人译作 Eight-Treasure Decoction）。

4. *以功效命名* 如“温脾汤”（Decoction for warming the spleen）即以“温补脾阳，攻下冷积”（warm and tonify spleen yang and purge cold accumulation）之功效而命名；“清营汤”（Decoction for clearing the nutrient aspect）即以“清营透热，养阴活血”（clear the nutrient aspect to dissipate heat and nourish yin to activate blood）之功效而命名。

5. *以君药加功效命名* 如“黄连解毒丸”即是以其方中君药黄连（Rhizoma Coptidis）加上其泻火解毒的功效而命名之。类似的还有“葛根解肌汤”“半夏泻心汤”“朱砂安神丸”等。这类方剂名称，多可以采用直译加意译之法予以翻译，即中药名称采用直译，功效表述采用意译。如“黄连解毒丸”“葛根解肌汤”“半夏泻心汤”“朱砂安神丸”可采用此法依次译为 Rhizoma Coptidis for Removing Toxin, Radix Puerariae Decoction for Relieving Muscles, Rhizoma Pinelliae Decoctin for Purging Heart, Cinnabaris Pill for Tranquilizing Spirit。

6. *以君药加其余诸药数目命名* 如“当归六黄汤”之所以如此命名，是因为该方中当归（Radix Angelicae Sinensis）为君药，其他六味药分别为生地黄（Rhizoma Rehmanniae）、熟地黄（Rhizoma Rehmanniae Praeparatae）、黄柏（Cortex Phellodendri）、黄连（Rhizoma Coptidis）、黄芩（Radix Scutellariae）、黄芪（Radix Astragali seu Hedysari）。

7. *以方中所含诸药数目加炮制法命名* 如“十灰散”之所以如此命名，是因为该方含有大蓟（Herba seu Radix Cirsii Japonici）、小蓟（Herba Cephalanoploris）、侧柏叶（Cacumen Biotae）、茜根（Radix Rubiae）、大黄（Radix et Rhizoma Rhei）、栀子（Fructus Gardeniae）、棕榈（Petiolus Trachycarpi）、丹皮（Cortex Moutan Radicis）、荷叶（Folium Nelumbinis）、茅根（Rhizoma Imperatae）十味药组成。使用时，将此十味药烧灰存性，然后研成细末备用。这就是其名称中“灰”的基本含义。

8. *以使药命名* 如“十枣汤”之所以如此命名，是因为该方在使用时，需加十枚大枣作为使药。以这种方式命名的方剂名称不是很多，但颇为独特，故另加归类，以示其特。

9. *以比喻之法命名* 如“舟车丸”以“舟车”命名，喻其行气逐水之功效。再如“疏凿饮子”以“疏凿”命名，喻其泻下逐水，疏风发表之功效。又如“金锁固精丸”，以“金锁”命名，喻其强力固精之功效。这类方剂名称语义清晰，比喻生动，便于理解和记忆。但翻译时若加直译，则不免别生他意。例如若将“舟车丸”译作 Boat and Cart Pill，在英语中恐怕很难产生中文原有的关联意义，难免会使读者感到莫名其妙。

10. *以《易·卦》作方名* 如“交泰丸”取义于地天泰卦，“清宁丸”（又名乾坤得一丸）取《老子》“天得一以清，地得一以宁”之义，“资生丸”取义坤象卦辞“至哉坤元，万物资生，乃承顺天”等。这类方剂名称文化气息浓郁，但翻译时却很难表达清楚。如“交泰丸”之“交泰”，在翻译时该如何再现其内涵呢？再如“清宁丸”之“清宁”，似乎可以译作 clear and calm，但和“天得一以清，地得一以宁”之义比较起来，显得过于轻浅。而“清宁”所蕴含的“一”之哲理，则更难揭示。所以，无论采用直译还是意译之法，这类方剂名称的实际内涵都很难明确地再现出来。根据语言国情学的理论，这类方剂名称大概只能音译。

此外，还有些方剂是以方中所含诸药数加功效命名，如“三物备急汤”，或以方中所含诸药数加君药命名法，如“六味地黄丸”。

在以往的翻译实践中，方剂名称多采用直译或意译之法加以翻译。如“麻杏石甘汤”以前译作 Decoction of Herba Ephedrae, Semen Armeniacae Amarum, Radix Glycyrrhizae and Gypsum Fibrosum， 除 decoction 和 and 两个英语单词外，其他均为拉丁语，既冗长又难念。后来又逐渐将其英译为 Decoction of Ephedra, Apricot Kernel, Gypsum and Licorice，虽有所简化，但仍然拗口。因为除杏仁外，其他三味药物的英文名称，其实都是英语化的拉丁语。

采用直译之法翻译方剂名称时，其翻译方式如下：以方中君药命名的方剂，多采用主药名 + 剂型名的结构方式进行翻译，如“麻黄汤”即译为 Herba Ephedrae Decoction 或 Ephedra Decoction；以主治病证命名的方剂，多采用病证名 + 剂型名的结构方式进行翻译，如“疝气汤”即译为 Hernia Decoction；以动物命名的方剂，多采用动物名 + 剂型名的结构方式进行翻译，如“白虎汤”即译为 White Tiger Decoction，“青龙汤”可译为 Blue Loong（不能译为 Dragon）Decoction；以借喻法命名的方剂，多采用借喻物 + 剂型名的结构方式进行翻译，如“碧玉散”即译为 Jasper Powder，“玉女煎”可译为 Jade Maiden Decoction；以服药时间命名的方剂，多采用时间 + 剂型名的结构方式进行翻译，如“鸡鸣散”即译为 Rooster-Crowing Powder，“鸡苏散”即译为 Rooster-Waking Powder；以颜色命名的方剂，多采用颜色 + 剂型名的结构方式进行翻译，如“桃花汤”即译为 Peach Blossom Decoction，“紫雪丹”即译为 Purple-Snow Bolus；以加减方式命名的方剂，多采用君药 + 剂型名 +plus（加）或 minus（减）+ 加上或减去的药物名称的结构方式进行翻译，如“桂枝加（减）芍药汤”即译为 Ramulus Cinnamoni（或 Cinnamon Twig）Decoction Plus Radix Paeoniae（或 Peony）。

采用意译之法翻译方剂名称时，多使用主药 + 剂型名 +for+ 功效的结构方式进行翻译，如“朱砂安神丸”即译为 Cinnabaris（或 Cinnabar）

Decoction for Tranquilizing the Mind，“黄连解毒汤”即译为 Rhizoma Coptidis（或 Coptis）Decoctioin for Relieving Toxin；以功效命名的方剂，多采用功效 + 剂型名的结构方式进行翻译，如“温脾汤”即译为 Spleen-Warming Decoction 或 Decoction for Warming the Spleen；以方中所含诸药数加功效命名的方剂，多采用所含诸药数 + 剂型名 + for + 功效的结构方式进行翻译，如“五味消毒饮”即译为 Five-Ingredient Decoction for Eliminating Toxin。

为了使方剂名称的翻译简洁化，以往人们虽采用拉丁语翻译中药名称，但却采用英语翻译方名中出现的中药名称。如将“银花解毒汤”译作 Honeysuckle Decoction for Relieving Toxin，将“栀子干姜汤”译作 Gardenia and Dry Ginger Decoction，将“大黄甘草汤”译作 Rhubarb and Licorice Decoction。如果完全采用拉丁语翻译方剂名称中出现的中药名称，必然会使方剂的译名结构繁琐。例如“大黄甘草汤”若采用拉丁语翻译，就不得不译为 Radix et Rhizoma Rhei and Radix Glycyrrhizae Uralensis Decoction，既拗口，又繁琐。

从目前的翻译实践和标准化的发展趋势来看，音译已经成为方剂名称翻译的基本形式，且已为译界所广泛接受。如“麻黄汤”可译为 Mahuang Decoction，“桂枝汤”可译为 Guizhi Decoction。从目前的发展来看，方剂的剂型（如汤、散、煎、丸、丹等）也可以音译。采用音译的方式翻译方剂名称，不但有利于统一，而且还能保持中国文化的特质，可谓一举两得。总的来说，方剂名称的翻译，大致经历了一个由拉丁语翻译到英语翻译，再到音译这样一个变化过程。了解这样一个发展过程，对于我们研制翻译的标准化方案，不无借鉴意义。

三、其他相关术语的翻译

与中药方剂相关的术语较多，大致可以分为以下六类。

1. 性（property of herbs） 指的是中药的药性，一般分为寒（cold）、热（heat）、温（warm）、凉（cool）四种，通称为“四气”（four

properties)。“四气”的“气”指的是药物的性质（nature 或 property），与“气血”之“气”不同。西方译者常将“四气”译作 four Qi，是值得商榷的。

2. 味（taste） 指中药的气味，一般分为辛、甘、酸、涩、苦、咸、淡七类。大概受五行学说的影响，中医习惯上将中药的气味归纳为五类，即“五味”（five tastes 或 five flavors）。就翻译而言，甘、酸、苦、咸、淡四味的翻译目前还是比较一致的，一般分别译为 sweet, sour, bitter, salty, bland。但“辛”和“涩”的翻译则不是很统一。有的译者将“辛”译作 acrid，但也有的译作 pungent。有的译者将“涩”译作 astringent，但也有的译作 puckery。相比较而言，用 puckery 翻译“涩”还是比较可取的，因为 puckery 表示的就是口感的涩滞。而 astringent 的意思是“收涩”，不是涩滞的口感之味。

3. 用（action） 指的是中药升、降、浮、沉四种作用趋势。“浮”“沉”一般较为统一地译作 floating 和 sinking。但“升”和“降”的翻译则比较多样，有的译作 lifting 和 lowering，有的译作 ascending 和 descending，还有的译作 upbearing 和 downbearing（魏迺杰，2002：145，638）。

4. 制（processing） 指的是中药的炮制之法，包括“修制”（purified processing）、“水制”（water processing）、“火制”（fire processing）、“水火之制”（water and fire processing）和“他制”（other processing methods）。

5. 配伍（compatibility） 指的是中药的配合使用，包括相须（mutual reinforcement）、相使（mutual assistance）、相畏（mutual restraint）、相杀（mutual suppression）、相恶（mutual inhibition）、相反（incompatibility）。

6. 剂型（forms of drugs） 中医的药物剂型既有与西医相同的丸（pill）、散（powder）、膏（ointment）、片（tablet）等，更有其独有的汤（decoction）、饮（beverage）、丹（bolus）、露（syrup）、霜（frost）等剂型。中药剂型比较多，除了上面所提到的几种外，还有很多其他形式的剂型，如酒剂（vinum）、茶剂（medicinal tea）、锭剂（lozenge, pastille, troche）、糖浆剂（syrup）、冲服剂（granule）、针剂（injection）、栓剂

(suppository)、胶囊剂(capsule)。此外，有的剂型还可再加细分，如丸剂还可分为蜜丸(honeyed bolus)、水丸(water pellet)、糊丸(paste pill)、浓缩丸(condensed pellet)；膏剂还可分为流浸膏(liquid extract)、浸膏(extract)、煎膏(decocted paste)、软膏(ointment, paste)、硬膏(plaster)等。

第四节 针灸穴位名称的命名方式、基本含义及其英译

针灸穴位是中医用针和施灸的重要部位，其名称含有浓厚的中国古典文化色彩。由于经络学说创立于远古时代，其穴位命名独特，寓意深奥，给翻译造成了很大困难。在以往的中医翻译实践中，针灸穴位名称一般均采用音译和编码。这种做法在目前的国际标准中均被采用。但在中国针灸界20世纪80年代制定的针灸经穴名称英译标准中、在魏迺杰编写的汉英中医词典中，针灸穴位的名称均予以意译，以便能将其实际喻意传达给西方的读者。从中西方的交流来看，这样的译法的确很有文化内涵。本节根据古典医籍的记载并结合作者自己的长期研究，对针灸穴位的命名方式、基本含义及其翻译方法等问题进行了分类研究，探讨了穴位名称翻译的基本思路与方法。

一、问题的提出

穴位是中医药学特有的一个解剖概念，指人体脏腑经络气血输注于体表的部位。针灸疗法就是通过在人体的一定穴位施以针刺或艾灸以预防和治疗疾病的一种方法。

20 世纪 70 年代以来，随着中国针刺麻醉术的研究成功，中国古老的针灸疗法逐步为西方世界所认识。由于中医理论古奥玄密，基本概念晦涩难解，将其翻译成西方语言颇为不易。穴位名称的翻译就是其中一个较为棘手的问题。因其富含中国古典文化色彩，寓意极为深刻，很难准确地翻译成西方语言。为了省却翻译之劳，西方各国早期在传播和运用针灸疗法时，一般都采用代码的形式处理穴位名称。如“中府”是肺经的第一个穴位，于是就标为 LU 1，LU 代指肺经（即 lung meridian），1 指肺经的第一号穴位。

由于西方各国语言的差异和编码原则的不同，使得穴位代码在国际上一度极为混乱。有鉴于此，WHO 20 世纪 80 年代初委托西太区研究制定国际标准化穴位名称。经过近 10 年的努力，WHO 最终于 1991 年颁布了针灸经穴名称的国际标准化方案。在这个方案中，针灸穴位名称一律采用国际代码，并辅以汉语拼音。如“睛明”穴是膀胱经的第一个穴位，于是就标记为 BL 1 Jingming。其中 BL 是膀胱经 Bladder Meridian 的缩写，1 指膀胱经第一号穴位，Jingming 为汉语拼音（WHO，1991：9）。

WHO 所颁布的针灸经穴名称国际标准化方案，对于规范针灸的国际传播和交流，发挥了积极作用。但其沿用代码的形式处理经穴名称的翻译，却在实际应用中造成了诸多不便，使读者无法根据其名称了解相关穴位的定位、主治和用法。同时，代码使得穴位名称所包含的文化、生理和诊治意义丧失殆尽。如“睛明”穴的名称表明，此穴是治疗眼疾的要穴，是保证目光精锐的关键。如果西方针灸医师了解了“睛明”穴名称的含义，这对于其准确便捷地掌握该穴的主治和用法，无疑是大有裨益的。

此外，音译的穴位名称虽然在一定程度上保留了穴位名称的中国特色，但却很难见词明意。并且由于汉语同音字较多，也使得一些穴位名称的音译有些混淆不清。例如“伏兔”穴与“扶突”穴的音译均为 Futu，“腕骨”穴与“完骨”穴的音译悉为 Wangu，“中渚”穴与“中注”穴的音译皆为 Zhongzhu。这种似是而非的音译，非常不利于中医学的国际交流。

由于穴位代码存在着这样一些弊端，人们在采用代码和音译穴位名称的同时，也对其加以意译，以便能为西方读者和学者提供理解和掌握相关穴位主治与功用的必要信息。

由于针灸穴位的命名年代久远、方式多样、内含丰富，有时很难准确把握其真实含义，翻译时难免望文生义，造成亥豕之讹、鱼鲁之误。而医学又是性命攸关之学，稍有疏忽，便有性命之虞。有鉴于此，以下试根据中国古典文献的记载和作者自己的长期研究，对针灸穴位的命名方式、实际内含及其翻译原则与方法等问题加以分析研究，借以抛砖引玉。

需要说明的是，由于中医属于中国固有的医学体系，其理论和用语与西方医学迥然不同。为了保持中医理论和用语的传统特色，经过长期的翻译实践和国际交流，中外译者逐步形成一致共识，即中医基本概念的翻译宜直译不宜意译，宜通俗不易古奥。穴位名称的翻译亦当如此。正是基于这一考虑，笔者提出了穴位名称翻译的三个原则，即尊重历史，保持原貌；简洁明了，便于交流；多法并举，明确寓意。这三个原则符合穴位名称翻译的实际，有一定的实践指导意义。

二、穴位名称的命名方式、基本含义及其英语翻译

根据中医学的理论，人体共有 14 条正经（regular meridians）和 8 条奇经（extraordinary meridians），每条正经和部分奇经上都有数量不等的穴位。据记载，人体共有穴位 361 个。这些穴位的命名有一定的规则和含义。所以孙思邈在《千金翼方》中说："凡诸孔窍，名不徒设，皆有深意。"（王德深，1988：41）有关穴位命名的含义，《素问·骨空论》中有明确解释，如谈到"譩譆"穴名称的意义时，它说："譩譆在背下侠脊旁三寸所，厌之令病者呼譩譆，譩譆应手。"（杨甲三，1984：4）隋唐时期，杨上善著《黄帝内经太素》时，对十五络穴穴名的意义，也做了较

为完整的解释，如谈到“通里”一穴的名称含义时，他说：“里，居处也，此穴乃是手少阴脉气别通为络居处，故曰通里也。”（杨甲三，1984：4）唐人王冰注解《素问》时，也对穴位的名称进行了必要的解释，如谈到“鸠尾”穴时，他说：“鸠尾，其正当心蔽骨之端，言其垂下，如鸠鸟尾形，故以为名也。”（杨甲三，1984：4）

这些记载都说明，穴位名称具有生理、解剖和主治意义，对其正确的理解和翻译有助于读者掌握相关穴位的功能和主治。根据古典文献的总结和笔者的研究，穴位名称的命名方式大致可以分为天文、地理、物象、解剖、方位和其他六大类。了解穴位命名的方式，有助于我们准确理解其实际内含并将其恰当地加以翻译。

（一）天文类

古人根据天人相应的理论，将人置于天地之间，以象征的手法解析人体的生理功能和病理变化。如对一些位于人体上部并具有特殊功能的穴位，按照日月星辰在天空的分布规律加以命名。类似这样的穴位很多，大致可以分作星象与天象两类。

1. 星象　就是以日月星辰之名而命名的穴位，如日月、上星、紫宫等。

“日月”为胆经之穴，是治疗肝胆疾病的要穴。根据五行配五脏的理论，胆在五行属阳，阳为日；肝在五行属阴，阴为月。因此此穴主治肝胆疾病，所以命之为“日月”，可直译为 Sun and Moon。

“上星”为督脉之穴，位于头部。根据中医取类比象的理论，人头为圆形，且居于人体之上，就像浑圆的苍天一样。而“上星”穴又位于头上，所以命之为“上星”，可直译为 Upper Star。

“紫宫”是任脉之穴，位于心脏部位。心为“君主之官”，“紫宫”代表帝王在天庭的居所，故该穴以“紫宫”命之，可译为 Purple Palace。

2. 天象　就是以天象比喻有关穴位的功能和主治，如华盖、太乙、天枢等。

“华盖”属任脉之穴，位于肺部，肺居心之上，如心之华盖。因此“华盖”穴可译为 Canopy。

“太乙”属胃经之穴，位于腹部中央。古时“太乙”指“中央”，即《河图》中的“中宫”。若按方位之意翻译，此穴之名当可译作 Center。若按《河图》之论翻译，则可译作 Central Palace。有人将“太乙”译作 Supreme Unity，颇值商榷（魏迺杰，2002：741）。

“天枢”穴的位置与人体脐部平行。按照阴阳学说的理论，脐部是人体阴阳的分水岭，脐部以上为天属阳，脐部以下为地属阴。“天枢”穴位于人体阴阳的分界线上，所以被看作是天地阴阳的枢纽，因此命之为“天枢”，可译作 Heaven Pivot。

（二）地理类

在古书上，很多穴位都是以大地的形态并结合穴位的位置来命名的。大地形态复杂，以其命名的穴位也异彩纷呈，大致可以分作四类。

1. 山脉　这一类穴位主要以山、陵、丘、墟等地理名称而命之，借以形容有关穴位的结构特点。这类穴位很多，较为典型的如承山、大陵、丘墟等。

“承山”穴为膀胱经之穴，位于高突如山的腓肠肌之二肌腹，有承受山脉重压之势，故命之曰“承山”，其名可译为 Mountain Supporter。

“大陵”为心包经之穴，位于手掌根部突起处，势若丘陵，故命之曰“大陵”，可译为 Great Mound。

“丘墟”为胆经之穴，位于外踝与跟骨滑车之间突起如丘处，有大有小，小者称“丘”，大者称“墟”，故命之曰“丘墟”，可译为 Mound and Hill。

2. 水域　这类穴位主要以海、泽、泉、渊、渠等水域名称而命名，借以形容其生理功能及主治特点，如血海、涌泉、太渊等。

“血海”穴位于脾经，善治各种血证，犹如聚血归海，故命之为“血海”，可直译为 Blood Sea。

“涌泉”穴是肾经的起始穴，肾主水，该穴位于足心陷中，经气自下而上，如涌出之水泉，故命之为“涌泉”，可译为 Gushing Spring。

“太渊”穴位于肺经，因此处脉气旺盛如深渊，故命之“太渊”，可译为 Great Abyss。

3. 沟壑　这类穴位主要以溪、谷、沟、渎等而命之，借以比喻有关穴位的外在形态，如陷谷、水沟、中渎等。

“陷谷”为胃经之穴，位于第二跖骨间凹陷中，其处凹陷若谷，故命之曰“陷谷”，可译为 DeepValley。

“水沟”为督脉穴，又称“人中”，位于鼻唇沟之中。因鼻唇沟形似水沟，故称该穴为“水沟”，可以按字面译作 Water Trough，亦可按实际内含译作 Middle Philtrum。曾见有人将“人中”穴译作 Middle of Man，显属误解。

“中渎”为胆经穴，位于股外侧两筋之间，如在沟渎之中，故名“中渎”，可译为 Middle Ditch。有些西方书籍将“中渎”译为 Central River，似不确切。

4. 道路　这类穴位主要以街、道、市、冲等名而命之，借以描述有关穴位的通路或处所，如灵道、太冲、风市等。

“灵道”为心经之穴，位于尺侧腕屈肌腱桡侧沟，犹如通向神灵之道，故以“灵道”命之，可译为 Spirit Pathway。

“太冲”为肝经之穴，位于足背，脉气盛大，为肝经之要穴，故以“太冲”命之，“冲”指重要部位。所以“太冲”穴可译为 Supreme Pass。

“风市”为胆经穴，是疏散风邪的要穴，故命之为“风市”，可直译为 Wind Market，因其像市场一样有聚有散。

（三）物象类

古人以取象比类（analogy）之法认识自然和人体，常借助于周围物体的形态来揭示其生理功能和临床主治，并以此命名穴位。以此法命名的穴位很多，大致可以分为三类。

1. 宫府　这类穴位主要以宫、堂、府等名称命名，借以强调有关穴位的主治和功能，如劳宫、神堂、中府等。

“劳宫”属心包经之穴，位于手掌之中，手主劳作，故名“劳宫”，可译作 Labor Palace。此处之“宫”实指中心之意，因“宫”居“京都”之中。

“神堂”属膀胱经之穴，因其与心俞平列，如心神所居之殿堂，故命之为“神堂”，可译为 Spirit Hall。

“中府”位于中焦，为肺经的起始穴，是中焦脾胃之气汇聚肺经之处，故命之为“中府”，可译为 Middle Mansion。

2. 庭廊　这类穴位主要以房、屋、庭、廊等名称命名，如库房、屋翳、步廊等。

“库房”为胃经之穴，位于锁骨下，呼吸之气由此进入肺中，犹如肺气储存之库，所以命之为“库房”，可译为 Storehouse。

“屋翳”胃经之穴，位于胸之中部，呼吸之气至此如深藏幽室之中，故命之为“屋翳”（“翳”是深藏的意思），可译为 House Concealment。

“步廊”为肾经之穴，位于中庭旁，经气至此如步行于庭堂之廊，故命之曰“步廊”，可译为 Corridor Walk。

3. 门户　这类穴位主要以门、户、窗、牖等名称命名，比喻其通畅调达的主治功能，如云门、天牖、目窗等。

“云门”为肺经之穴（“云”指肺气），位于胸之上部，如肺气出入的门户，故命之为“云门”，可直译为 Cloud Door。

“天牖”为三焦经之穴，位于颈部侧上方，能开上窍，故命之曰“天牖”，可译为 Heaven Window。

“目窗”为胆经之穴，位于目之上方，善治目疾，犹如眼目之窗，故命之为“目窗”，可译为 Eye Window。

（四）方位类

这类穴位主要根据其位置的上下、内外、前后等方位所命名，比较直观，易于理解和把握。这类穴位比较多，如上廉与下廉，外关与内关，前谷与后溪等。

“上廉”和“下廉”指位于前臂背面近桡侧缘之上下穴，位置相对，都属大肠经之穴，所以可以分别译作 Upper Edge 和 Lower Edge。

“外关”和“内关”分属于不同的经脉，彼此在位置和功能上没有联系。“外关”是三焦经穴，位于前臂外侧，如外侧之关隘，可直译为 External Pass；“内关”属心包经穴，位于前臂内侧，犹如内侧之关隘，可译为 Internal Pass。

“前谷”和“后溪”均为小肠经之穴，分别位于第五掌指关节前后凹陷中，前凹陷貌似峡谷，后凹陷形如沟溪，可分别译为 Front Valley 和 Back Brook。

（五）解剖类

这类穴位主要以人体的生理特点、形态结构及脏腑器官而命名，形象生动，见词明意。这部分穴位大致可以分为三种，即形态、骨骼和脏腑。

1. 形态　这类穴位的名称看似深奥玄密，琢磨不定，其实所指非常具体，描述十分客观。略加深究便会发现，这些名称实际上就是对相关穴位位置形象而关联的描述。迎香、命门、神阙就是典型之例。

“迎香”属大肠经之穴，从其名称可以知道，其位置必然在鼻旁，事实亦是如此。该穴位于鼻旁，主治鼻病，改善嗅觉，谓之能迎来香气，故可译作 Fragrance Reception。

“命门”为督脉之穴，位于肾俞之间，为肾气出入之门，而肾又为生命之源，故称其为“命门”，可译作 Life Gate。

“神阙”为任脉之穴，位于脐中，而脐为胎儿气血运行之要道，如神气出入之宫门，故命之为“神阙”（“阙”是宫门的意思），可译作 Spirit Gate。

2. 骨骼　这类穴位往往根据其所在位置的骨骼之形或名而命之，便于明确定位和主治，非常实用，如腕骨、髀关、缺盆等。

“腕骨”为小肠经穴，位于腕部骨间，故命“腕骨”，可译为 Wrist Bone。

“髀关”属胃经穴位，位于股关节部位，故命之为“髀关”（“髀”指股，“关”指节），可译为 Femoral Joint。

“缺盆”为胃经之穴，位于锁骨上窝凹陷中，故称之为“缺盆”（“缺”指凹陷，“盆”指上窝），可形象地译为 Basin Depression。国外有人将其译作 Empty Basin，误解了“缺”的含义。

3. 脏腑　有些穴位与人体脏腑直接关联，故以相关脏腑的名称而命名，如肝俞、心俞、脾俞、肺俞、肾俞、胃俞、胆俞、大肠俞、小肠俞、三焦俞等。

这里的“俞”是“输注”的意思，可译为 transport。这些穴位多位于背部，是相关脏腑之气转输于体表的部位，可依次译为 Liver Transport, Heart Transport, Spleen Transport, Lung Transport, Kidney Transport, Stomach Transport, Gallbladder Transport, Large Intestine Transport, Small Intestine Transport, Triple Energizer Transport。

有些经外奇穴直接以主治之脏器命名，如髋骨、阑尾、胆囊、子宫等，可以直接译为 Hipbone, Appendix, Gallbladder, Uterus。

（六）其他类

在针灸穴位中，还有很多穴位是以其他方式命名的，有的以动物命名，有的以器物命名，有的以音乐命名，有的以色彩命名，有的以阴阳命名，有的以神灵命名。

1. *动物*　以动物命名的穴位如伏兔、犊鼻等。“伏兔”属胃经之穴，位于肌肉隆起之处，形如俯伏之兔，故命“伏兔”，可译为 Crouching Rabbit。“犊鼻”为胃经之穴，位于髌骨下两侧凹陷中，形似牛鼻孔，故命“犊鼻”，可译为 Calf Nose。

2. *器物*　以器物命名的穴位如天鼎、悬钟等。“天鼎”为大肠经之穴，位于耳下。头在身体上部，故视为天；头形圆实，故喻为鼎。所以此穴之名可译为 Heaven Tripod。“悬钟”为胆经之穴，位于外踝上，是古时小儿悬挂脚铃之处，故命之为“悬钟”，可译为 Suspended Bell。

3. *音乐*　以音乐命名的穴位如少商、商丘等。以前有人将“少商”译作 Young Merchant，将“商丘”译作 Merchant Hill，曲解了“商”之含义。此处之“商”是五音徵、角、宫、商、羽之“商”，在五行属金，与“商人”没有关系。“少商”是肺经之穴，肺属金，系肺经之末穴，其气少而不充，故称其为“少商”。此穴名翻译较为复杂。若按五音之名翻译，则“商”只能音译。若安五行配五音翻译，“商”则可译作 Metal。从此穴的位置、功能和主治来看，按五行配五音之法译作 Lesser Metal 似较为妥当。“商丘”为脾经之穴，位于内踝下方，在五行属金，故可仿

“少商”翻译之法译作 Metal Hill。

4. 色彩　以色彩命名的穴位多与白色相关，因为古人常常根据肌肉的赤白之色来确定穴位的位置，如隐白、太白等。“隐白”为脾经首穴，穴居隐蔽之处，其色为白，可译作 Hidden White。“太白”亦属脾经之穴，位于大趾宽阔的白色肌肉之处，故名“太白”，可译为 Great White。

5. 阴阳　以阴阳命名的穴位为数不少，主要表示穴位的位置方向，外侧的以阳命之，内侧的则以阴命之。如“阴谷”穴位于膝关节内侧，局部凹陷如谷，故命之为“阴谷”，可译为 Medial Valley。而“阳谷”穴位于腕骨外侧凹陷中，其势如谷，故命之为“阳谷”，可译 Lateral Valley。这里的“阴”和“阳”表示的是方位走向，不是阴阳学说之“阴”和“阳”，所以不宜采用音译。

6. 神灵　以神灵命名的穴位，主要表示相关穴位与脏腑功能之间的关系，并无鬼怪灵异之意。这类穴位为数较多，如本神、灵墟等。“本神”为胆经之穴，位于脑部，而脑为元神之府，故命之为“本神”，可译为 Primordial Spirit。“灵墟”为肾经之穴，此穴内应心脏，外居肌肉隆起之处，可译为 Spirit Mound。“墟”的意思是土堆，而不是 ruin，有人将“灵墟”译作 Spirit Ruins，显属误解。

穴位是中医用针、施灸、敷药的重要部位，其名称含有浓厚的中国古典文化色彩。对其准确和恰当的翻译，有助于西方读者了解和把握有关穴位的定位、功能和主治。由于经络学说创立于远古时代，其穴位名称用词玄密，内含深奥，很难准确把握其意。

要译好这些古老的穴位名称，就必须了解穴位的命名方式及其文化内涵和诊疗意义。只有准确把握了其具体寓意，才能从实而译，才能为读者提供准确的信息。若非如此，则不免望文生义，误解作者，误导读者。

正是基于这一考虑，我们根据古典文献的记载并结合自己的研究，对穴位名称的翻译进行了初步的分类研究和比较分析，提出了一些建设性的意见和建议。

第五节
“中华思想文化术语传播工程”中的术语翻译

为了努力推进中国文化“走出去”以及中医国际传播和发展，自 20 世纪 70 年代以来，国家一直在认真努力推进这一重任。自 21 世纪以来，国家中医药管理局、国家标准化管理委员会和全国科技名词术语审定委员会一直在努力制定中医名词术语英译的国家标准。由于全国有 3 个领域制定中医名词术语英译的国家标准，使得中医名词术语英译的国家标准至少有 3 种标准。有 3 种中医名词术语英译的国家标准，这说明真正的中医名词术语英译国家标准尚未实现。为了向大家说明中国文化“走出去”和中医国际传播和发展的重要意义，向大家介绍意义特别的一种国家标准。

2013 年，国务院委托教育部启动了“中华思想文化术语传播工程”。之所以启动这样一个工程，是因为对华友好的汉学家裴德思发表了一篇文章，认为中华文化在国际传播中存在着一些问题，希望中国自己能努力解决好这些问题。裴德思是德国的著名汉学家，他在发表的这篇文章中指出：“中华文明的专属词汇应该普及‘天下’，常见的做法是在翻译时几乎完全抛弃中文原意而采用外国表达。如果中国不把她的专属词汇摆到台面上来，所谓文明之间的对话，将永远是西方的独白。比方说，‘麒麟’该怎么说？我们就叫它‘unicorn’（独角兽）吧；‘龙’又该怎么说？嗯，就叫它‘dragon’（龙）吧！伊斯兰世界有他们独特的词汇如 Ayatollahs（阿亚图拉），Imams（伊玛目），bazaars（集市），kebabs（烤肉串）；印度教世界里也有独有的词汇如 dharma（佛法），karma（因果报应），yoga（瑜伽）和 avatar（降凡），等等。如果所有的历史学家都为了迎合西方权威而简单地在西方的概念前面加一个前缀‘Chinese’（中国式），比如‘Chinese capitalism’（中国式资本主义），‘Chinese philosophy’（中国哲学）等，那么外国人们还有什么理由与动机来关心文化中国的传承呢？‘圣人’被译成‘sage’或者‘philosopher’，但含义其实并不一样。中国的圣人是如何败给西方文化帝国主义的呢？中文词汇‘圣’在《淮南子》中出现了260次，《孟子》中出现了48次，《春秋繁露》中出现了132次，《荀子》中出现了157次，《老子》中出现了33次，《庄子》中出现了149次，《易经》中出现了40次，《论语》中出现了8次，《史记》中出现了185次。”

国家领导人看到了裴德思的这篇论文，认为他分析总结得非常正确，中国应该努力地解决好这些问题。于是国务院便委托教育部启动了“中华思想文化术语传播工程”。国务院和教育部的领导一直明确地认识到，中医是中华文化不可分割的重要的领域，尤其是在中华文化淡泊的时期，只有中医在点点滴滴地传播和发扬中华文化。这一重要的工程启动之时，就把中医纳入其中。但该工程一开始便有很多专家坚决反对将中医纳入“中华思想文化术语传播工程”之中，认为中医只是扎针用药的一种简单的技巧，与中华思想文化没有什么关系。由此可见，当今时代仍有诸多学者和研究专家，其实都缺乏了中华文化的意识和基础。如果真正有中华文化的意识和基础，怎么可能认为中医只是扎针用药的简单技巧，怎么可能认为中医与中华思想文化没有任何关系？2016年国务院颁布了中医的白皮书，确定中医是“中华文明的杰出代表”，“实现了自然科学与人文科学的融合和统一，蕴含了中华民族深邃的哲学思想”。从此之后，中医才真正地纳入“中华思想文化术语传播工程”之中。在我们团队的努力下，在国家的关怀和指导下，我们已经完成了第一册《中医文化关键词》的研究和翻译，并正式出版。

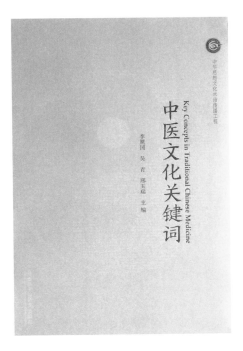

图14-1 《中医文化关键词》

这一册出版后几个月，就得

到了几个国家的重视。这几个国家马上向我国教育部申请，希望能在他们的国家出版，以便将其传播到他们的国家。现在我们受教育部工程的要求，一直在努力地继续完善其内容，尽快提交给这些国家，由他们自己在该国出版使用。根据教育部工程的要求，每一册只有100个术语。之所以只有100个术语，就是因为其内容非常丰富，每一个术语都有深刻的定义和经典的例句。而中医术语的要求比其他术语的要求更深刻，更全面。其他如文化、哲学、思想等的术语，只是定义和经典例句，但中医的术语除了定义和经典例句之外，还有“曾经译法”“现行译法”“标准译法”和“翻译说明”。我们特意将第一册的术语设置为110个，原因就是想充分发挥110的实际含义。在前言中，我们特别指出：

中医是中国医药学的简称，是中国特有的一门与天文、地理和人文密切交融的古典医学体系。中医以中国的传统文化、古典哲学和人文思想为理论基础，融合诸子之学和百家之论，综合自然科学和社会科学的理论与实践，构建了独具特色的理论体系、思辨模式和诊疗方法。中医重视人与自然的和谐共处，强调文化传承的一以贯之，提倡人与社会的和谐发展，为各地医药的创建、文化的传播和文明的发展开辟了广阔的路径。这正如2016年国务院颁布的《中国的中医药》白皮书为中医的文化定位，中医是“中华文明的杰出代表”，“对世界文明进步产生了积极影响”，“实现了自然科学与人文科学的融合和统一”，“蕴含了中华民族深邃的哲学思想”。

中医是目前世界上历史最为悠久、文化最为深厚、体系最为完整、疗效最为显著、应用最为广泛、发展最为迅速的一门传统医学体系。早在先秦时期，中医就已经传入朝鲜等周边地区。汉唐时期，中医传入日本、东南亚地区。18世纪之后，中医传入欧洲并在19世纪中期得到了较为广泛的传播。20世纪70年代之后，随着针刺麻醉术的研制成功，中医很快传遍全球，为世界医药的发展，为各国民众的健康，为中华文化的传播做出了巨大的贡献。由于理法先进、文化深厚、方药自然、疗效神奇，中医这门古老的医学体系虽历经千秋万代而始终昌盛不衰，为中华民族的繁衍、为中华文明的发展、为中华文化的传播开辟了独特的蹊径。

中医的四大经典——《黄帝内经》《难经》《神农本草经》《伤寒杂病论》——不仅代表着中医的核心理论和方法，而且还蕴涵着中华文化的核心思想和精神，特别是《黄帝内经》，几乎涉及中国古代自然科学、社会科学和语言文化等各个方面。其在世界各地的传播已经成为中国文化走向世界的康庄大道。阴（yin）、阳（yang）、气（qi）等中国文化重要概念的音译形式已经成为西方语言中的通用语，这就是中医为中国文化"走出去"做出的一大贡献，为中国文化"走出去"奠定了坚实的语言基础。

中国文化要西传，要走向世界，自然需要有一个各国学术界、文化界及民间人士共同关注的领域。汉唐时期西域佛界人士千里迢迢到中原地区宣扬佛教，明清时期西方传教士远渡重洋到中国传播基督教，医药一直是他们凝聚人心和人力的一个重要的路径。作为中国传统文化不可分割的一个重要组成部分，中医对于推进中国文化走向世界不仅具有凝聚异国他乡人心和人力的作用，而且还是直接传播和传扬中国传统文化的重要桥梁。任何一位想要学习、了解和借鉴中医理法方药的外国人士，首先必须要学习和掌握阴阳学说、五行学说和精气学说等中国传统文化的基本理论和思想，这已经成为国际上的一个共识。

由此可见，要使中国文化全面、系统地走向世界并为世界各国越来越多人士心诚意正地理解和接受，中医的对外传播无疑是一个最为理想而独特的坚实桥梁。

一、8 个基本术语的翻译

下面试向大家简单地介绍人体三宝"精、气、神"及其相关的 8 个术语在本册中的翻译、定义、例句和其他四个方面的总结。

精 jīng（Essence）

禀受于父母的生命物质与后天水谷精微融合而成的一种有形的精微物质，是生命的本源，构成人体和维持人体生命活动的最基本物质。精的含义有广义与狭义之分：广义之精，是指构成人体和维持人体生命活动的一切有形的精微物质，包括血、津液、髓以及水谷精微等；狭义之精，是指肾所藏之精，即肾精，包括禀受于父母的先天之精和后天水谷之精，具有繁衍后代、促进生长发育等作用。

Essence is derived from the innate life substance, a tangible and nutrient substance from parents, and nutrient substances that are acquired later from food and drinks. It is the origin of life and the most basic substance constituting human body and maintaining life activities. Essence could be understood in either a broad or a narrow sense. The former refers to all types of tangible and nutrient substances including blood, body fluids, marrow, and the nutrients from food and drinks, which are believed to constitute human body and maintain life activities. The latter refers to what is stored in the kidney, i.e., kidney essence, including prenatal essence from conception and postnatal essence from food and drinks, which is believed to produce offspring and promote growth and development.

曾经译法：essence; essence of life; vital essence; sperm; semen

现行译法：essence; essence of life

标准译法：essence

翻译说明：许多中医汉英字典都采用essence对应翻译“精”。考虑到“精”虽有其他含义，但其基本含义是“构筑身体结构和维持身体功能的基本物质，包括先天之精和后天之精”，因此，按照约定俗成原则，采用essence为英译术语。

引例：

夫精者，身之本也。（《素问·金匮真言论》）

（精是人体生命的根本。）

Essence is the foundation of life. (*Plain Conversation: Discussion on Important Ideas in the Golden Cabinet*)

两神相搏，合而成形，常先身生，是谓精。（《灵枢·决气》）

（男女交媾，合和生成新的形体，这种产生形体的物质在形体之先，叫做精。）

A baby is conceived when the reproductive substances of a male and a female are combined. The reproductive substance that exists from conception is named essence. (*Spiritual Pivot: Differentiation of Qi*)

是故五脏主藏精者也。（《灵枢·本神》）

（所以五脏是主贮藏精气的。）

Five *zang*-organs are where essence is stored. (*Spiritual Pivot: Basic State of Spirit*)

气 qì（Qi）

气的含义可以概括为三个方面：一是中国古代哲学概念，指构成宇宙万物的实在本元，也是构成人类形体与化生精神的实在元素。二是构成人体、维持人体生命活动的物质、能量、信息的总称。人体生命之气随其性质有阳气、阴气之分，随其转化有元气、宗气、营气、卫气之别，随其功能活动有胃气、心气、肝气、肾气、肺气、脾气、脏腑之气等的称谓。三是指导致人体发病的因素，即邪气。

The concept of qi includes three levels of meaning: ① an ancient philosophical concept, referring to the origin of everything in the universe and the substantial element that constitutes the soma and psyche. ② the substance, energy, and information that constitute the human body and maintain the life activities. Qi of human can be divided into yin qi and yang qi based on the nature; original qi, pectoral qi, nutrient qi, and defense qi based on the transformation; stomach qi, heart qi, liver qi, kidney qi, lung qi, spleen qi and visceral qi based on its function. ③ Qi refers to pathogenic qi, a type of qi that causes diseases.

曾经译法：refined substance; vital energy; chi; influence

现行译法：qi; Chi

标准译法：qi

翻译说明：目前国内外对“气”的翻译比较统一，即将其音译为 qi。以往将“气”意译为 energy 或者 vital energy 虽然表达了“气”作为动力的含义，却没能表达出“气”具有防御、温煦、气化、固摄等作用。经过国内外中医翻译工作者的长期探索，发现只有音译才能较好地保留“气”的多元内涵。

引例：

气始而生化，气散而有形，气布而蕃育，气终而象变，其致一也。(《素问·五常政大论》)

（气自形成就产生变化，气散开就能造就物体的形质，气流布就可生长繁殖，气终结时物象也会发生质变，万物本质上都是如此。）

Qi begins to generate and transform upon origination. Things begin to configure when qi spreads, and to develop and multiply when qi distributes. All will be altered when qi stops transformation. This applies to everything. (*Plain Conversation: Major Discussion on the Administration of Five-Motions*)

上焦开发，宣五谷味，熏肤，充身泽毛，若雾露之溉，是谓气。(《灵枢·决气》)

（从上焦开发，发散五谷精微，温养皮肤，充实形体，润泽毛发，像雾露滋润草木一样，这就叫气。）

The upper energizer initiates to open and disperse. It distributes the nutrients from food and drinks to all parts of the body, nourishing the skin, body, and hair like diffusion of dew and mist. That is what qi means. (*Spiritual Pivot: Differentiation of Qi*)

三部之气，所伤异类……气有定舍，因处为名。(《灵枢·百病始生》)

(上、中、下三部之邪气伤人，情况各不相同……邪气侵袭人体有固定的部位，根据邪气停留的部位来命名。)

The pathogenic qi that attacks the three regions (the upper, middle and lower part of the body) is different ... When pathogenic qi attacks the body, it resides at a certain region and is named accordingly. (*Spiritual Pivot: The Occurrence of All Diseases*)

神 shén (Spirit)

神有三种不同的含义：其一，指天地万物以及人体生命的创造者、主宰者和原动力。其二，指人体的生命活动，包括生理功能与心理活动。其三，指人的意识、心理活动，包括认知、情感与意志等活动。就人体生命活动而言，神主要指人的生理功能与心理活动，由心主管，而分属于五脏。神以精、气、血、津液作为物质基础，是脏腑精气运动变化和相互作用的结果。

Spirit has three different meanings: ① the creator, master, and original source of everything in the universe; ② life activities including physiological functions and mental activities; ③ consciousness and mental activities such as cognition, emotion, and will. Governed by the heart, spirit is primarily involved in human physiological functions and mental activities that pertain to five *zang*-organs respectively. Essence, qi, blood, and body fluids are the substantial foundations for spirit which is the result of movements, changes, and interactions among the essential qi of zang-fuorgans.

曾经译法：vitality; mental activity; spirit; Shen; mind

现行译法：mind; spirit; shen

标准译法：spirit

翻译说明：大多数中医汉英字典都将“神”翻译为 spirit。考虑到中医的“神”有三种不同的含义，但其基本含义是人体的生命活动，包括生理功能与心理活动，因此，按照约定俗成原则，将其译作 spirit。

引例：

阳气者，精则养神，柔则养筋。(《素问·生气通天论》)

(人的阳气，养神则精，养筋则柔。)

Nourished by yang qi, spirit will be refreshed and sinews will be flexible. (*Plain Conversation: Discussion on Interrelationship between Life and Nature*)

气和而生，津液相成，神乃自生。(《素问·六节脏象论》)

(脏气和谐而具有生化功能，津液随之而成，神气也就自然产生了。)

The harmony of zang-qi ensures the production of body fluids and then spirit. (*Plain Conversation: Discussion on Six-Plus-Six System and the Manifestations of the Viscera*)

心者，生之本，神之处也，其华在面，其充在血脉，为阳中之太阳，通于夏气。(《素问·六节脏象论》)

(心，是生命的根本，为神之居处，其荣华表现于面部，其充养在血脉，为阳中之太阳，与夏气相通。)

The heart is the root of life and the storehouse of spirit. Its condition is manifested in the luster of the face, and its vigor in the blood vessels. It pertains to *taiyang* (greater yang) within yang and is related to summer-qi. (*Plain Conversation: Discussion on Six-Plus-Six System and the*

Manifestations of the Viscera)

精气　jīng qì　（Essential Qi）

精气是一种精灵细微之气，是人体生长发育及各种功能活动的物质基础，包括生殖之精、饮食化生的精微物质和自然界的清气等。

Essential qi, a type of fine qi, is the material basis of human growth, development, and various functional activities. It includes reproductive essence, essence transformed from food and drinks, and the fresh air in nature.

曾经译法：refined energy; health energy; essence; essential qi

现行译法：essence; essential qi

标准译法：essential qi

翻译说明："精气"是"精"与"气"的合称，某种程度上可以认为"精"就是"气"，"气"就是"精"。"精"强调偏属阴的物质基础，"气"强调偏属阳的能量。在"精气"这一概念中，虽然"精"的含义是主体，但在目前的翻译实践中，人们基本都采用 essential qi 来翻译。国内外中医术语标准也推荐如此译法。

引例：

邪气盛则实，精气夺则虚。(《素问·通评虚实论》)

（邪气亢盛，就是实证；精气不足，就是虚证。）

Predominance of pathogenic qi is defined as excess, whereas insufficiency of essential qi is deficiency. (*Plain Conversation: General Discussion on Deficiency and Excess*)

所谓五脏者，藏精气而不泻也。(《素问·五脏别论》)

（所谓五脏，是贮藏精气而不泻的。）

Five zang-organs store essential qi and do not discharge it. (*Plain Conversation: Different Discussions on Five Zang-organs*)

夫五味入口，藏于胃，脾为之行其精气。(《素问·奇病论》)

（饮食入口，贮藏在胃中，经过脾转输胃所化生的精气。）

When food and drinks ingested, their nutrients are stored in the stomach. The transformed essential qi is then transmitted by the spleen. (*Plain Conversation: Discussion on Special Diseases*)

元气　yuán qì　(Original Qi)

元气又称原气，是人体最基本、最重要的气，是人体生命活动的原动力，由先天之精所化，赖后天之精所滋养，通过三焦输布全身，内达五脏六腑，外至肌肤腠理，推动和激发人体各脏腑、经络等组织器官正常的生理活动。元气的生理功能主要有两个方面：其一，推动和调节人体的生长、发育和生殖。当父母的生殖之精结合形成胚胎时，即产生了胚胎个体内部的元气。其二，推动和调控脏腑、经络等组织器官的生理活动。元气通过三焦，流布周身，可推动和激发人体各脏腑、经络等组织器官正常的生理活动。

Original qi, also known as primordial qi, is the source qi that serves as the driving force for the activities of zang-fu organs. Transformed from the prenatal essence and nourished by the postnatal essence, it is distributed throughout the body via triple energizer (sanjiao). It internally permeates five zang-organs and six fu-organs and externally reaches the skin, striae, and interstices, promoting and stimulating the physiological functions of all organs and meridians. Original qi performs two physiological functions. First,it promotes and regulates growth, development, and reproduction. When the reproductive essence from parents combines and develops into an embryo, original qi comes into being. Second, original qi propels and regulates the physiological activities of zang-fuorgans, meridians, as well as other organs and tissues when it flows to every part of the human body via triple energizer (sanjiao).

曾经译法：primordial energy; primordial qi; original *qi*; body resistance; source qi; right qi

现行译法：original qi; primordial qi; source qi

标准译法：original qi

翻译说明："元气"又称原气，是人体生命活动的原动力。从这个意义上讲，original 更符合术语要表达的意义，因为 original 的意思是"原始的；最初的"。

引例：

命门者，诸神精之所舍，原气之所系也。（《难经·三十六难》）

（命门，是全身神气与精气汇聚的部位，也是原气维系的地方。）

Life gate is where spirit and essence reside and where original qi is maintained. (*The Classic of Difficult Issues: The Thirty-Sixth Difficult Issue*)

肾受五脏六腑之精，元气之本，生成之根。（《素问·宣明五气》王冰注）

（肾接受贮藏五脏六腑的精气，为人身元气的本始，生成的根源。）

The kidney receives and stores the essential qi from five zang-organs and six fu-organs, thus it is where original qi is rooted and engendered. (*Plain Conversation: Discussion on the Elucidation of Five-Qi* Annotated by Wang Bing)

蛤蚧散，治元气虚寒，上气咳嗽，经年不瘥（chài）。（《三因极一病证方论》卷十二）

（蛤蚧散，用于治疗元气虚寒、气逆咳嗽而多年不愈的病症。）

Gejie (Tokay Gecko) Powder is used for deficiency cold of original qi as well as chronic cough persisting for years due to the adverse rising of qi. (*Discussion of Pathology Based on Triple Etiology Doctrine, Volume 12*)

宗气 zōng qì （Pectoral Qi）

宗气聚积于胸中，由水谷精微之气与肺吸入的大气汇聚而成。宗气的主要功能有二：一是走息道而行呼吸，推动肺的呼吸运动；二是贯心脉以行气血。宗气贯注于心脉之中，促进心脏的血液运行。所以宗气之盛衰与人体的气血运行、寒温调节、肢体活动以及呼吸、声音的强弱均有密切关系。

Pectoral qi refers to the qi in the chest transformed from the absorbed nutrients of food and drinks and the inhaled fresh air. It performs two functions: ① facilitating breathing in the airway and promoting the breathing function of the lung; ② permeating the heart and vessels to promote the flow of qi and blood and assist the blood circulation of the heart. Therefore, the exuberance or debilitation of pectoral qi is closely related to the circulation of qi and blood, the regulation of body temperature, the movement of limbs, and the strength of breath and voice.

曾经译法：initial energy; pectoral *qi*; gathering qi; ancestral qi

现行译法：ancestral qi; pectoral qi; thoracic qi; zongqi

标准译法：pectoral qi

翻译说明：WHO 专家认为“宗气”的译文首选是 ancestral qi（ancestral 意思是“祖先的”），备选是 pectoral qi。宗气聚积于胸，pectoral 和 thoracic 都有“胸部的”的意思，后者是解剖学术语，使用频率较低。故此将其译作 pectoral qi。

引例：

故宗气积于胸中，出于喉咙，以贯心脉而行呼吸焉。(《灵枢·邪客》)

（宗气积聚在胸中，上出喉咙，贯通心脉，而推动人的呼吸运动。）

Pectoral qi concentrates in the chest, goes through the throat, and permeates the heart and vessels to promote breathing. (*Spiritual Pivot: Invasion of Pathogenic Factors*)

乳之下其动应衣，宗气泄也。(《素问·平人气象论》)

（如果乳下虚里跳动剧烈振衣，这是宗气外泄的现象。）

If the pulse beats fast below the breast (at *xuli*), it means a leakage of pectoral qi. (*Plain Conversation: Discussion on the Pulse Conditions of Healthy People*)

宗气留于海，其下者，注于气街，其上者，走于息道。(《灵枢·刺节真邪》)

（宗气留积于胸中而为气之海，其下行灌注于气街穴处，其上行走向呼吸之道。）

Pectoral qi stays in the chest and forms the sea of qi. The part of pectoral qi that flows downwards infuses into *qijie* (ST30) and the part that flows upwards reaches the traches. (*Spiritual Pivot: Discussion on the Five Sections in Needling and Comments on the Genuine-Qi and Pathogenic Factors*)

营气 yíng qì （Nutrient Qi）

营气又称荣气，指流动于脉中富有营养作用的气，由脾胃运化的水谷精微所化生。营气循行于经脉之中，与血液并行，通过十二经脉和任、督二脉运行全身各个部分。其主要生理功能为化生血液及给全身提供营养。营气富含营养成分，与津液相结合而化生血液，是生成血液的主要物质基础。营气随血液运行于全身，输布于各脏腑经络等组织器官，发挥营养作用，维持正常的生理功能。

Nutrient qi, also known as *rong* qi, flowing in the vessels with the function of nourishing, is extracted from the essence of food and drinks transformed and transported by the spleen and the stomach. It circulates in channels with blood and flows in the entire body via twelve regular meridians, conception vessel, and governor vessel. It is primarily involved in producing blood and nourishing human body. Nutrient qi, abundant in nutritive components, can produce blood when combined with body fluids; hence it is the primary substance for blood engenderment. It circulates in the body with blood and distributes nutrients to zang-fuorgans and meridians, maintaining the normal physiological function.

曾经译法：*ying*-energy; construction qi; nutritive *qi*

现行译法：nutrient qi; nutritive qi

标准译法：nutrient qi

翻译说明：将“营”译作construction不能完全体现“营”的主要含义。“气 ”的英译文“qi”（非斜体）已被《新牛津英汉双解大词典》收录。“营气”是偏正结构，用形容词nutritive修饰名词qi，与原文更贴切。WHO、世界中联等所颁布的中医名词术语英译国际标准，采用了nutrient qi这一译法，说明这一译法已经约定俗成。

引例：

营气者，泌其津液，注之于脉，化以为血，以荣四末，内注五脏六腑。(《灵枢・邪客》)

（营气分泌津液，渗注到脉中，化为血液，向外给四肢提供营养，向内灌注五脏六腑。）

Nutrient qi with body fluids infuses into the vessels and transforms into blood to externally nourish four limbs and internally permeate five zang-organs and six fu-organs. (*Spiritual Pivot: Invasion of Pathogenic Factors*)

营气不从，逆于肉理，乃生痈肿。(《素问・生气通天论》)

（营气不能顺利地运行，阻逆于肌肉之间，就会发生痈肿。）

If nutrient qi fails to flow normally and stagnates in the muscular interstices, carbuncle and ulcer will occur. (*Plain Conversation: Discussion on Interrelationship Between Life and Nature*)

故卫气已平，营气乃满，而经脉大盛。（《灵枢·经脉》）

（[络脉充盛了]，则卫气盛满，营气亦满，所以经脉大盛。）

If the stable flow of defense qi is assured, nutrient qi will be abundant and meridian qi will then be exuberant. (*Spiritual Pivot: Channels and Collaterals*)

卫气 wèi qì （Defense Qi）

卫气生于水谷，源于脾胃，出于上焦，行于脉外，其性刚悍，运行迅速流利，具有温养内外，护卫肌表，抗御外邪，滋养腠理，开阖汗孔等功能。卫气是产生热量的主要来源，其流布于体表乃至周身，对肌肉、皮毛和脏腑发挥着温养作用，使肌肉充实，皮肤润泽，并维持人体体温的相对恒定。通过控制汗孔开合，可调节汗液的排泄。

Defense qi, interpid and swift, is transformed from the nutrients of food and drinks, and originated from the spleen and the stomach. It reaches the upper energizer and flows swiftly outside the vessels. It is primarily involved in warming and nourishing the interior and the exterior of human body, protecting skin from exogenous pathogenic factors, nourishing interstices, and controlling the opening and closing of sweat pores. Being the primary source of heat, defense qi permeates the whole body, warms the skin, hair, muscles, and zang-fuorgans to keep them lustrous and healthy, and maintains constant body temperature. It regulates sweat discharge by controlling the opening and closing of sweat pores.

曾经译法：*wei*-energy; defense qi; defensive *qi*

现行译法：defense qi; defensive qi; protective qi

标准译法：defense qi

翻译说明："气"的英译文"qi"（非斜体）已被《新牛津英汉双解大词典》收录。"卫气"常常翻译为"defensive qi"。但在 WHO 和世界中联所颁布的中医名词术语英译国际标准中，则采用通俗译法，将其译作 defense qi。为了便于国际标准化发展，国内制定标准时也采用了这一译法。

引例：

卫气者，所以温分肉，充皮肤，肥腠理，司开阖者也。(《灵枢·本脏》)

（卫气，是温养肌肉，充养皮肤，肥盛腠理，管理皮肤汗孔开合的。）

Defense qi is to warm the muscles, nourish the skin, fill in the striae and interstices as well as control the sweat pores. (*Spiritual Pivot: The Viscera as the Foundation of Human Beings*)

卫气者，出其悍气之慓疾，而先行于四末分肉、皮肤之间而不休者也。昼日行于阳，夜行于阴，常从足少阴之分间，行于五脏六腑。(《灵枢·邪客》)

（卫气是水谷化生的慓悍之气，首先循行于四肢肌肉、皮肤之间，从不休止。白天行于阳分，夜间行于阴分，常从足少阴部位入里，循行于五脏六腑。）

Defense qi, the intrepid and swift qi transformed from the nutrients of food and drinks, first flows incessantly in the four limbs, muscles, and skin. In the daytime it flows in the yang phase, whereas at night it flows in the yin phase. It usually begins to flow from the Kidney Meridian of Foot-*Shaoyin* and then into five zang-organs and six fu-organs. (*Spiritual Pivot: Invasion of Pathogenic Factors*)

天寒日阴，则人血凝泣（sè），而卫气沉。(《素问·八正神明论》)

（气候寒冷，日光阴暗，人的血行也凝滞不畅，卫气沉伏于里。）

In cold and cloudy days, blood tends to stagnate and defense qi tends to remain dormant in the body. (*Plain Conversation: Discussion on the Mysterious Influence of the Eight Directions on Acupuncture*)

二、《黄帝译经》

为了落实习近平总书记提出的“全面恢复中华文化”重要指示，与笔者相交甚好的几位学界前辈建议笔者尽快出版《黄帝译经》，以便落实好中华文化与中华医药的对外传播和翻译。《黄帝译经》很快由上海三联书店出版社出版了，并完全按照中华典籍的写作方式出版。

《黄帝译经》一共2卷，第1卷的大部分主要介绍的是中华民族自远古以来至宋代所创建的翻译理论、理念、方法和技巧。在此基础上，通过黄帝及大臣岐伯和雷公讨论的形式，比较深入、系统地分析、总结和研究了中医翻译的基本原则、标准和方法。比如第一章“聪明文思篇第一——译事何以成功”，基本分析和思考了如何对外传播和翻译中医，如何才能培养好中医翻译人才。第一章翻译为白话文，其原文如下：

黄帝升坐九霄宫，岐伯、雷公侍于左右。

黄帝说：“昔时与卿等明堂之上谈论药医、明辨经络之际，朕十分羡慕上古之人。他们皆能寿达百岁，却健康如常，无有衰老迹象。”

岐伯说：“臣等对上古之人，亦深为仰慕。因其心神淳朴，行举自然，故而能真正与天相应，与天合一。”

黄帝说：“上古之人，确实如此。卿等之感，亦朕之体验。朕当时之所以与臣等讨论医药，就因为当时之人，年过半百，即神疲体弱，四肢不便，脏腑衰退。”

岐伯说：“诚如陛下所训。那时之下界，百业萧条，民众萎靡，世风日下。尘世之人从此不

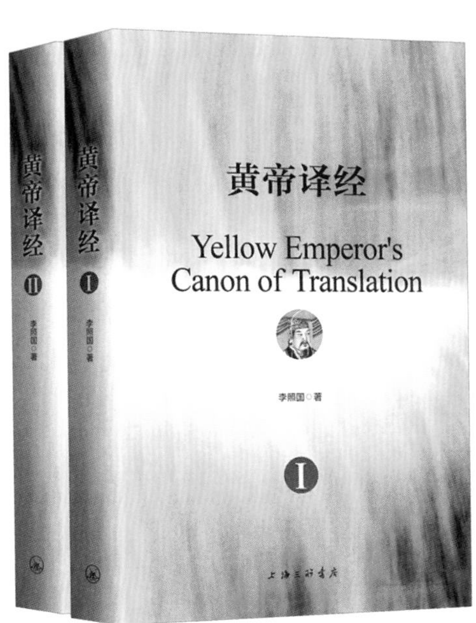

图14-2 《黄帝译经》

仅不再寿过百岁，而且心神时常异变，身体更难常健。”

黄帝说：“现实确实如此。面对此势，朕深感疑惑，时时问难问道，激发卿等深思、深析、深辨。卿等引经据典，释其原由，确其理法，正其方药。朕闻之，既深以为望，亦深以为虑。随之与卿等观日望月，辨医论药，确立针经，明立治理，希望能藉此解除民众之苦，使人人能健康长寿。”

岐伯说：“臣等至今铭记陛下当年之训，一直在努力落实医道，朴实尘世，康健万民。”

黄帝说：“时光如梭，物换星移。朕与卿等名堂之上论辩医药，恍若昨日，而人间已过数千春秋。不知尘世当今如何？不知尘人康寿如何？”

岐伯回答说：“感谢陛下关怀！当今尘世，山还高，水还长，地还厚。现时之人，无论登千山还是行万水，皆远远超越历朝历代之民，此确乎其长，亦确乎其力，令臣等颇为震撼，颇为激奋。然关乎其人生，则令臣等颇为不解。岁岁年年，时时刻刻，仍以酒当水，滥饮无度，好逸恶劳，几成习惯。醉酒行房，竭尽阴精，耗散真气。”

黄帝说：“唐人孙思邈在《千金要方》中说：‘人命至重，贵于千金。’今时之人科研确实至重至要，创新确实千山万水。但就人生而言，竟然如此不知珍惜千金之体、万金之命，确实令朕痛心万分！”

岐伯说：“陛下勿忧。今时之人虽不知保持精气充满，不懂调理精神，但大多却能颐养天年，百岁之人亦不罕见。某种意义上说，这确实是今世之人远远高于历朝历代之处。臣等讨论之时，皆觉得庸俗之时亦有超凡之处。”

黄帝问道：“为什么有这样的变化呢？既然三宝不保，为何亦能长寿？既然庸俗如潮，为何亦能超凡？”

岐伯回答说：“这是天下太平、民众安康、医学发展、科技创新的结果。天下太平，邪气就逐步消散了。邪气逐步消散，民众就安康了。民众的安康，自然也与医学的发达和科研的发展，有着密切的关系。正是由于医学的发达和科技的发展，民众的生活水平就逐步提高了，在一定程度上可以防患于未然了。据臣等了解，七十年前，全国民众的平均寿命只有三十六岁。如今，全国民众的平均寿命已经达到七十六岁，太令臣等感动了！”

黄帝：“此实不幸之万幸也！自朕与卿等乘龙升天以来，下界烽火不断，连年征战，百姓生活水深火热，国家民族分崩离析，令朕寝食不安。”

岐伯说：“臣等亦为之痛心疾首。所谓之历朝历代，某种意义上也是连年征战的体现。为了夺取前朝的权威，后朝自然要拼命地与其争斗，自然影响民众的生活。这大概也是华夏民族历史的特色吧。但最令臣等难以忍受的，是异族对华夏民族的攻击，尤其是清代后期西方八国和东亚日本对华夏民族的侵略和掠夺。在那些令臣等痛苦万分的时刻，陛下特别给臣等很多重要的指示。臣等遵陛下之命点风化雨，调理下界时运，安宁神州大地。”

黄帝问道：“如今下界情势如何？”

岐伯回答说：“虽历经百年丧乱，华夏古国根基固然。虽经夷国侵略攻打，华夏民族依然步步向前。今幸有明主贤臣，治国有方，安民有道，才使天下太平，百姓安居。”

黄帝说：“如此甚好！乱世兴兵，治世兴医。不知现时华夏古国医学发展如何，百姓健康怎样？”

岐伯回答说：“华夏古国现时盛行之医药理法，正是当年陛下与臣等所创立之医学体系。春秋医家据此撰写了《黄帝内经》一书，一直流传于今。今人所谓之‘岐黄之术’，即《黄帝内经》所阐述之理、法、方、药。”

黄帝说：“昔时之论，皆大要而已。若用之于实际，须深加创造，以明其治法治则，以利其治病救民。”

岐伯说：“自汉唐以来，历代皆有名医研究医理、修正医法、拓展医道，从而构建了时下所谓之中国医药学的理论体系、临床体系和教育体系。”

黄帝说：“如此甚好！其目下情势如何？”

岐伯回答说：“中华文化之所以传承千秋万代而不绝，其主要原因就与陛下所创建的理法方药密不可分。中华医学历经千载而不衰，确保华夏民族之繁衍与发展。如今，这门古老医学，仍然焕发着勃勃生机。虽然清末民初以来某些所谓的杰出学者坚决否定和排斥中华传统医学，但神州大地真正的国人还是非常重视传统医学，还是充分发挥传统医学的作用和意义，从而为民族的兴旺发达开辟了广阔的路径。”

黄帝问道：“果然如此？天下幸矣！”

岐伯说：“确实如此！中华传统医学，现代的国人将其称为‘中医’，主要是和‘西医’相对而言。如今的中华传统医学，在时代精神的鼓舞下，博采时学之长，吸取异域之彩，不断丰富和完善自己的理论与实践，在预防和治疗疾病方面发挥着越来越重要的作用。在世界各国的传统医学中，中华传统医学可谓出乎其类，拔乎其萃，为华夏古国之昌盛、民众之健康贡献巨大。”

黄帝说：“朕与卿等创立医学，为的是救助天下万民，并非单为我华夏一族所虑。朕平素观天察地，牵挂人间冷暖，担心百姓虚弱，希望百姓健康。正是出于如此考虑，朕一直期望当年与卿等所创立之医学能广播四方，造福天下。”

岐伯说：“陛下当年所创立之医学，乃保障国家兴旺发达和民众健康幸福之根本大法。陛下当年为医学的定位是，‘医学者，仁学也’，令臣等至为敬慕。陛下当年教导臣等，‘仁学者，当无国界之囿，应无时空之限，定然传于四方，造福天下’。臣等一直牢记在心。”

黄帝问道：“能否传于四方？如何造福天下？”

岐伯回答说：“自《黄帝内经》问世以来，华夏医学于汉唐之际东传高丽、扶桑，南传交趾诸岛，北传朔方之域，西传吐蕃高原，对周边国家民族之繁荣昌盛，可谓善莫大焉。”

黄帝说：“周边国家民族与华夏古国语言不通，风俗各异。中华医学如何传播其地？”

岐伯回答说：“那时华夏古国周边之国家与部族，皆未创立文字体系，医学知识缺乏。因此选派聪慧子弟跋山涉水，不远万里来到中土上国，潜心学习中文华医。学成之后，携典籍回国，以中文在其国传播上国之学，努力发展其文明、文化、语言和医理。”

黄帝说：“这是华夏古国对其他国家和民族发展的巨大贡献！”

岐伯说：“是的。所以如今之日文多杂以华字。朝鲜、韩国和越南等国，过去也完全使用中文，大力推行儒学，全面普及中华文化。如今其文字虽然已经改变，但其基本思想和精神，却始终与中华文化密融密合。尤其是中华传统医学，如今依然全面、系统、深入地传承在这些邻国之中。”

黄帝问道：“吐蕃呢？”

岐伯回答说：“吐蕃即今日之西藏，为华夏上国之一部。”

黄帝说：“藏文与中文不同，其医学如何？”

岐伯回答说：“藏文虽与中文不同，但其医学却由中土传入，理法方药基本一致。所差异的，只是个别概念和药理。”

黄帝问道：“这是否与唐王朝文成公主和金成公主入藏有关？”

岐伯说：“是的。正是两位唐朝公主的入藏，给吐蕃高原带去了华夏医药。从其现行的《四部医典》可以看出，藏医学在理论与实践上与华医极为相似，其受中土医学之影响一目了然。”

黄帝说：“古时的吐蕃、西域及朔方现在都属中国之地；高丽、扶桑、交趾一直也都属儒学昌盛之邦。华夏医道传播其地应无语言、文化和民族心理等障碍。朕所担忧的是西方诸国。西方诸国与华夏远隔重洋，语言、文化和医药迥然不同。华夏医学如何才能传播到彼？”

岐伯说：“古人说，名物不同，传实不易。要使西方诸国能了解和掌握华夏医术，只能通过翻译这一唯一途径。”

黄帝说：“但西方诸国的语言与中华语言之间存在着天壤之别，如何翻译？”

岐伯回答说：“诚如陛下所言，中西方语言文化迥异，使得翻译常常词不达意。所以在目前的中华医学对西方诸国的翻译中，误译、错译现象十分普遍，从而严重影响了中华医学对外的传播和发展，引起了国内外学界、医界和译界的密切关注。”

黄帝说：“医学乃性命攸关之学，岂可恣意妄为？”

岐伯说："陛下圣明！医学不同于其他学科，翻译须十分仔细，差之毫厘，便谬之千里。误左为右，生即为杀。臣等仔细查看了清末民初以来国内外译者对中华医学基本理论和方法的翻译和释义，发现其中存在着各种各样的问题。可见，将中华医学翻译为西文，确实不易。"

黄帝说："西方诸国语言与我中华语言泾渭分明，几无相同之处。当此之际，如何而译？"

岐伯回答说："要将中华医学翻译成西方文字，需要既精通华夏医术又精通西方语言的聪慧之士潜心研究，认真比较和精心辨析，才能确定翻译的基本原则、标准和方法，使译者有则可循、有法可依，才能消除讹误，才能较为准确地将华夏医学翻译成西方语言。"

黄帝问道："这样的贤能之士到哪里去找呢？"

岐伯回答说："今日的华夏之国，政通人和，重教兴学，教育事业发展迅速。这样的贤能之才应该可以寻找得到。"

黄帝问道："如何寻找呢？"

岐伯回答说："陛下不妨派遣一位天官到下界走访一番，特别与学界和译界的人士多多接触，仔细了解情况，把握现状。如果遇到了真正的贤能之才，即可诏命其精研译理，将华夏医药翻译成西方语言，为中华医学和中华文化的对外传播和发展开辟蹊径。"

黄帝说："卿言极是。雷公听旨。"

雷公跪而拜道："微臣接旨！"

黄帝说："今派卿速往下界，遍访华夏古国，访求精通医术、熟谙西语的贤能之士，诏命其研究翻译，将华夏之医译成西方之文，造福天下，安康万民。"

雷公再拜道："微臣谨旨！"

《黄帝译经》中，最重要的就是对中华民族自远古以来到宋代对翻译理论、概念、方法和技巧的分析总结，非常值得当今的国内译者了解和掌握。只有深入系统地了解和懂得中华民族传统的翻译理论、概念、方法和技巧，才能成为对外翻译中华文化和对内翻译西方文化的真正译者。

《黄帝译经》第四章“允恭克让篇第四——译者三代感怀”，就是对夏、商、周三代中华民族翻译理论、概念和方法的回顾和总结，颇值当今国人了解。全文如下：

黄帝说：“知所先后，则近道矣。欲知翻译，必知其源。其源如何，臣等知否？”

雷公回答说：“陛下圣明！微臣以为，从民族的历史发展来看，翻译活动的起源，总是与不同民族、不同地域的往来与交流有密切的关系。在当今的时代里，不同国家和民族的友好往来和交流，翻译更是不可或缺的渠道。今日之人要真正地做好翻译，就必须有丰富的实践经验和深入的研究水平。正如荀子所言：‘故不登高山，不知天之高也；不临深溪，不知地之厚也；不闻先王之遗言，不知学问之大也。’今日的译人如果学习和借鉴前人的翻译实践和翻译研究，显然也无法做好今天的翻译工作和翻译发展。”

黄帝说：“卿等之见，符合实际。”

雷公说：“感谢陛下鼓励！荀子关于教育的论述，既形象又具体，不仅对古人颇有指导，对今人更有引领。臣等一定努力引导国人继承和发扬中华民族自远古以来所形成的民族文明、文化和思想，一定认真启发国人学习和借鉴前人的翻译实践和研究，充分吸取营养，为今天的中医对外翻译奠定实践基础、研究基础和理论基础。”

黄帝说：“诚若如此，朕无忧。”

雷公说：“臣等定将殚精竭虑，为陛下分忧。自清末民初以来国人思想西化的程度愈来愈深，民族意识淡漠的状况愈来愈明显，甚至有人彻底地否定民族文化、拼命地消灭民族文字、坚决地废除民族医学。这种现状不仅令真正的国人难以忍受，就是西方的学者也无法理解。今日民间的世界卫生组织和世界标准化组织一直在努力地研究和制定中医国际标准化的问题，这说明虽然国内有人始终要消灭中医，国际上却始终在努力地传播和发展中医。特别是在当今的时代里，国家负责人有深厚的民族意识、民族文化和民族精神，一直在努力地落实全面恢复中华文化的重要战略。在当今国家负责人的领导下，国人淡漠了的民族意识、民族文化和民族精神一定会全面恢复。这一定会推进中医的发展及国际传播。”

黄帝说：“神州终于神州了，大地终于大地了！”

雷公说：“陛下圣明！诚如陛下说示，神州大地真的是神州了，真的是大地了！在当今国家领导人的引领下，华夏民族一定会‘贯通古今’，一定会‘合璧东西’，一定能做到‘古为今用，洋为中用’。在这样的基础上，国人一定会成为真正的国人，一定会与全世界各个国家、各个民族进行友好的交流。上古之时，神州大地各民族之间的交流非常活跃。这种活跃的交流不仅仅是在春温和秋凉的温馨时期，就是在夏热和冬寒的非常时期也从未间断。在这个交流过程中，当时的译人积累了丰富的实践经验，并对此做了一定的总结分析和理论探讨。这些都很值得今人努力挖掘，认真思考，努力借鉴，从而深化自己的实践经验，提高自己的研究水平。这就是古为今用的道理啊！”

黄帝说：“唯古为今用，方洋为中用！”

雷公说：“陛下英明！臣等当牢记圣训，不仅自己努力从译，更要启发国人认真从译，实现民族文化走出去的理想，完善中医国际化的发展。按照今日的国人理念来说，华夏古国是一个多民族的国家，与夷族的交往可谓无处不在处处在。除了周边散居的一些外族和部落外，华夏王国内部也存在着不少的其他民族。正如当今的神州大地一样，已经有五十六个民族了。无论在古代还是在现代，神州大地各民族大多有自己的语言，甚至还有自己的文化，彼此交往中自然缺少不了翻译。微臣曾注意到几十年前，中原地区已经将藏族传统医学的《四部医典》翻译成国语了。当然，按照时代的发展和各民族的大融合，所谓的‘国语’确实应该称为国语或中文了，这个问题以后再向陛下汇报。考虑到中华文化‘走出去’和中华医药国际化的国家战略，微臣先向陛下汇报华夏古国时期的翻译发展吧。”

黄帝说：“唯明古方能晰今，唯实今方能向前。”

雷公说：“陛下圣明！微臣刚才向陛下汇报的问题确实是时下民族

发展所面临的重要问题。非常期待有机会向陛下汇报，聆听陛下的指示。关于华夏古国的翻译问题，时下的神州学界也有一定的分析研究。比如有深厚民族文化和意识的学人罗新璋，半个多世纪以前曾编写了《翻译论集》这部重要的书，将华夏民族远古时期的翻译做了颇为全面和深入的总结、分析和研究。他认为：‘大概在远古时期，我国就有了传译之事。’看了很令微臣感动。”

黄帝问道：“今人有此意识，确乎不易！”

雷公回答说：“诚如陛下所言，今时之人能达到这样一个层次，可真不容易啊！从历史的角度来看，罗新璋的总结和分析是很有道理的。由于民族文字的起源远远晚于语言的出现，所以早期先民交往中的翻译基本上都是无籍可考了，只能凭借人类发展的客观历程深思和推测了。只有到了夏、商两代时期，华夏民族的一些史料才留传下来了。在这些史料中，某些内容在一定程度上说明了当时翻译活动的情况，为今人传递了一些有关当时翻译活动的点滴信息。这些信息虽然只是点滴，但其意义却是非常。”

黄帝问道：“哪些史料？内容如何？”

雷公回答说：“微臣向陛下汇报。臣等在查阅古籍史料的时候，对此也有一定的发现。如《册府元龟》里的《外臣部·朝贡》中，有这样一段颇有历史意义的话：夏后即位七年，于夷来宾。少康即位三年，方夷来宾。

在今人看了，这完全是简单的日期和事件。但从这个事件的背景来看，从这个事件的终始来分析，还是能感受到翻译问题的。”

黄帝问道：“是的。‘于夷’和‘方夷’是什么意思呢？解释解释吧。”

雷公回答说：“遵旨！‘于夷’和‘方夷’是两个部落的名称，显然与夏和商的华夏民族不是同一个部族。既然‘于夷’和‘方夷’与华夏民族不是一个部族，语言显然不同，彼此之间的交流自然需要通过翻译。当然，远古时期的翻译只能是口译，而不是笔译。所以，这两个部族派使来朝交流或朝贡，当然需要通过翻译才能实现。但由于历史久远，又缺乏必要的文献资料，那时的翻译活动现在已很难考证，只能根据合理的想象来推测了。”

黄帝说：“历史当如此，思维亦如此。”

雷公说：“感谢陛下指教！历史确实就是如此，国人的思维也应该如此。唯有如此之思维，境界才能拓展。这也是时下的历史学家所面临的最大挑战。在远古时期，特别是在夏、商、周这三代时期，华夏民族在治理国家的同时，也比较重视与外族的交流和交融，以确保王国的安全与发展。从民族所保留的文献资料来看，周朝在这方面的发展可能更深入，更广泛。谈谈周人与外族的交往吧。”

黄帝说：“民族之大融合，即民族交往之圣果。”

雷公说：“陛下英明！华夏民族与其他民族的大融合，就是彼此仁道交往的结果。就三代来看，周代确实比夏、商两代的发展更辉煌，更值得今人认真学习和研究。但夏、商两代也为华夏民族的发展做出了应有的贡献，也值得今人认真学习和研究。从历史文献来看，不但周代重视与周边外族的交流和联系，商王朝对此也十分重视。夏代也应该是如此。这些周边外族虽然与华夏民族在文化与经济方面存在着较大的差异，但他们一般都比较能征善战，且体格健壮，秉性强悍，所以经常扰边华夏王国。这就使得商、周两代不得不谨慎地处理与周边外族的关系。当时在商、周王国里，还有不少的异族，如山戎、犬戎、姜戎、白狄、赤狄、戎蛮子、鲜虞等，就像现在的神州大地一样。在华夏王国的边远地区，还生活着许多其他异族。这些异族的语言与华夏民族不同，生活习惯各异，彼此之间的交流和交往自然存在很大的困难，只能通过掌握双方语言的人士进行。按照现代的说法，只能通过翻译来实现彼此之间的交流和交往了。”

黄帝说：“译事之要，史有先例。”

雷公说：“诚如陛下所示，事实确实如此。既然这些外族和异族的语言与华夏民族完全不同，生活习惯也完全各异。那么，他们与华夏民族是通过什么方式进行交流和交往的呢？用今天的话来说，虽然说他们是通过翻译进行交流和交往的，但毕竟与今日的翻译不尽相同吧。虽然语言和生活习惯不同，但毕竟生活在同一个王国里，在日常生活和交流中，他们要么相互学习对方的语言，要么依靠熟悉彼此语言的人进行沟通，不然王国政令就无法下达，各部族间也无法往来。如今神州大地不同民族与华夏民族的交流和交往，就是这样。”

黄帝问道：“关于此类问题，有无文献记载？”

雷公回答说：“微臣查到了有一些文献资料，但还不是很多。关于远古时期各民族之间的交往，微臣可从《左传》等的有关记载中了解一二。据《左传·襄公十四年》记载，戎族酋长戎子驹支曾经说过：‘我诸戎饮食衣服，不与华同，贽币不通，言语不达。’意思是说，戎族不仅饮食和衣服与华夏民族不同，礼物和言语更不同。戎族酋长的这段话在一定程度上反映了周王朝不同民族、不同语言、不同生活方式的现状。虽然戎族酋长没有说‘唯象胥，可通达’这样的话，但这样的意思还是蕴含其中的。戎族酋长的这段话确实很能说明这一问题。唐代以来的佛教翻译者曾经说‘名物不同，传实不易’，对此的分析和说明更准确。从远古的文献资料来看，华夏民族与异族在语言与文化上的确存在着如此巨大的差异，彼此之间要进行交流沟通，显然必须依靠翻译，这是毫无疑问的。”

黄帝问道：“三代时期的王国政府对翻译活动是如何组织安排的呢？卿等对此是否有所了解？”

雷公回答说：“微臣此前查阅了很多远古时期的文献资料，也思考和推测了远古时期华夏民族发展的历程和进程，对此确实有一定的了解和理解。华夏民族远古时期文化的发展和对外的交流，主要体现在夏、商、周三代时期，特别是周王朝时期。周当时一直要与众多的异族交往，以保持王国的和平和疆界的稳定。要实现这样的一大理想，自然要依靠翻译这个桥梁了。从现有的资料看，周王朝对当时的翻译活动非常重视，政府专门设置了协调和管理翻译活动的机构并委派专门官员特别负责这一重任。”

黄帝问道：“这样的设置确实非常重要。负责这一重任的官员的官职是什么呢？”

雷公回答说：“是的。所以周代的文化底蕴和文化氛围一直是华夏民族最为深刻和最为浓郁的时代。周代问世的《周礼·秋官》中说，'大行人，属象胥，谕语言'。所谓'行人'，就是周代负责接待四方使节与宾客的官员的官职，类似于当今国家政府礼宾司的司长。所谓'象胥'，既是指负责接待四方节使和宾客的官员，也是那时翻译人员的称谓。可以说，负责接待四方使节和宾客的官员，一定熟悉对方的语言，一定负责翻译任务。"

黄帝问道："应该是这样的。他们的具体职责是什么呢？"

雷公回答说："他们的具体职责既具体，又重要。《周礼·秋官》说，'掌蛮夷闽貉戎狄之国，使掌传王之言而谕说焉，以和亲之'。这就是对他们具体职责的要求和说明。既要求他们掌握对方的语言以便与其进行交流和交往，更要通过这一路径与他们保持密切的联系和友好的关系。其作用之重要由此可见一斑。周王朝建国八百余载，其经济、文化和科技的发展都是华夏民族千万年来最为辉煌的时期。之所以有如此辉煌的发展，这与其重视翻译工作有一定的关系。只有通过翻译才能使其与远邦和近邻交流密切，最终实现了其他民族与华夏民族的大融合。正是因为百族的大融合，才使华夏民族的文明和文化传承上下千万年而不绝。由此可见，实现百族的融合与翻译的实践不无关系。"

黄帝说："事实如此，颇为客观。"

雷公说："陛下指示，至真至诚！历史事实，确实非常客观，并非完全想象。孔子说：'郁郁乎文哉，吾从周。'对后世影响巨大的周代民族文化和思想，通过翻译不仅将其传播到了四方四海，而且还在一定程度上综合了百族之长，使华夏民族得到了最为繁荣昌盛的发展。诚如陛下指示，不仅史实的确如此，现实更是如此！"

黄帝说："民族梦想，自古愿望。若能实现，奉献无限。"

岐伯、雷公长拜道："陛下所训，至真至理！臣等一定协助国人，努力实现民族梦想！"

中华民族传统的翻译理论和方法发展最为完整和系统的，就是自汉代到宋代对佛教典籍的翻译和研究。《黄帝译经》的第六章"格与上下篇第六——佛典译而成名”，就是对汉代到宋代佛典翻译的分析和总结，全文如下：

黄帝说：“翻译这个称谓的变迁，就像民族文化和体制的变化一样，既是自然的，也是人为的。庄子在《齐物论》中说：‘道行之而成，物谓之而然。’就是说世间的大道是人走出来的，事物的名称是人叫出来的。明白了这个道理，自然有利于研究人类历史的发展，有利于解读古籍文献的内涵。”

雷公说：“臣谨遵圣训，既重视自然，也注意人为。人世间的一些说法和做法虽然是人为的，但其意义却是非凡的。陛下此前提到了欧洲人写的《文明与历史》，微臣认真看了看，感受却是不凡。其中有关人类文明和发展的形象描述，颇有实际意义。陛下所提到的庄子《齐物论》直说，颇有实际意义。其全句是这样的：‘道行之而成，物谓之而然；有自也而可，有自也而不可；有自也而然，有自也而不然。’意思是说，‘路是人走出来的，事物名词是人叫出来的。可有其可的原因，不可有其不可的原因；是有其是的原因，不是有其不是的原因’。林语堂将其译为：Tao operates, and the given results follow; things receive names and are said to be what they are. Why are they so? They are said to be so! Why are they not so? They are said to be not so?”

黄帝问道：“其实际意义体现在哪里呢？其形象描述的是什么呢？”

雷公回答说：“微臣向陛下汇报。其实际意义体现在对人类文明发展和挑战的分析研究。其形象描述的也是人类文明的发展和挑战。其中有一段是这样说的：从进化论的观点来看，人类还正处于幼年时期，事实上，才只有几个月大。科学家们推算，地球上大约在12亿年前开始出现了生命。人类的出现才仅仅有一百多万年，而文明人的出现至今最多不超过八千年。这些数字不好理解，让我们将其缩小一下吧。假设我们将地球上生物存在的历史设定为一百年，那么人类的整个历史也只有一个月那么长。而在这一个月的历史中，其文明史仅仅只有七八个小时。显然，人类用以学习的时间实在太少。但在未来无限的时间里，人类一定会学得更好。将人类的文明史设定为七八小时，我们便可以预测其辉煌的未来。这就是说，从现在开始到太阳逐步寒冷得不能维持地球生命存在的整个过程，大约还有一百万年的时间。所以，人们的文明史才刚刚开始，正如我所说的那样，不要对人类要求太过。人类的整个过去，就是一部相当野蛮的历史，充满了打斗杀戮、以强欺弱、你争我夺。对文明人我们不要奢望太过，因为他们也会干这些勾当。我们所能希望的，就是他们在干这些勾当之外，还能做点别的有益的事情。

如此形象地分析、研究和展望人类文明发展的过去、现在和未来，确实值得认真思考。西方人的这番论述，既形象又客观。对于古代翻译称谓的变迁，也可以借此形象分析法予以深入研究。"

黄帝说："有一定的道理。西方的说法可以借鉴，但自己民族的思维更需重视。继续谈谈翻译称谓的变迁及其最终的定位吧。"

雷公回答说："微臣遵旨！按照《礼记·王制》所载，古代不同地方的人对翻译都有不同的称谓。这个问题微臣是有所了解了。但为什么人们后来放弃了'寄''象''狄鞮'等称谓，而统一采用了'译'呢？'译'是哪个民族的称谓呢？为什么最终成为统一的概念了呢？微臣也一直在思考。关于这个问题，宋代僧人法云（1088—1158）在其所编的《翻译名义集》自序中对此做了简要的解释。法云是宋时平江景德人，即现在的江苏苏州人，很有文化底蕴。在解释这个问题的时候，他说：周礼掌四方之语，各有其官。东方曰寄，南方曰象，西方曰狄鞮，北方曰译。今通西言而云译者，盖汉世多事北方，而译官兼善西语故。摩腾始至，而译《四十二章》，因称译也。

意思是说，周代有官员掌管四方百族的语言。东方的翻译人员叫寄，南方的叫象，西方的叫狄鞮，北方的叫译。如今熟悉西方语言的人都叫译人看，这是因为自汉代以来华夏民族主要与北方的其他民族交流，甚至谈判。之所以后来统一以'译'取代了'寄''象''狄鞮'等，就是因为自汉代以来华夏民族主要与北方的民族进行沟通、交流和谈判的缘故。这也说明，远古时期真正努力学习其他民族语言的只有其他民族，而不是华夏民族。因为华夏民族文明和文化太先进了，而其他民族则颇为欠缺，只好努力向华夏民族学习了。大概因为华夏民族当时无需向任何其他民族学习和借鉴，因而就没有形成现在所谓的‘翻译’这一理念。而华夏民族自汉代以来所形成的‘译’这一概念，其实是从北方少数民族那里通过音译借鉴过来的。”

黄帝问道：“法云的这个说法大概就是宋代之前或宋代以后形成的观念吧。这个见解符合历史事实吗？”

雷公回答说：“据微臣所知，这个说法还是比较客观的。根据法云的解释，后世之所以统一采用了‘译’这个称谓，主要是因为自汉代以来，华夏政府主要设置在北方，全国的政治、文化、经济活动的中心也设立在北方，所以当时政府的外交主要涉及北方的少数民族。”

黄帝说：“事实确实如此。自汉代以来，除了南宋和明代初年以外，华夏民族的中央政府都设立在北方，主要的外交活动也多是与北方少数民族的政权周旋。在这种情况下，对翻译活动的称呼也就自然采用了北方的称谓。但‘译’为什么又加上了‘翻’这个‘前缀’，从而变成了现在通用的‘翻译’这个概念了呢？”

雷公回答说：“微臣经过考察，从一些资料中看到了一些说明。据说这个变化与佛经的翻译有关，是佛经翻译人员在‘译’之前加上了‘翻’这个字。目前微臣还没有找到具体的文献资料，但从佛经翻译的史料中，似乎可以找到相应的蛛丝马迹。这些蛛丝马迹既有些客观事实，也有些合理想象。”

黄帝说：“朕可以理解。现在人对史学的研究，有时不得不掺杂一些合理的想象。但这个想象一定要立足于客观事实，不可妄测。虽然自唐代以来，华夏民族的史学逐步脱离了春夏秋冬这样的客观历程，但对于佛教传播和译事发展的记录还是比较客观的。”

雷公说：“微臣遵旨。正如陛下所示，唐代之前的史学基本上都是从实际出发的，司马迁的人生经历就充分证明了一切。但唐代之后的史学确实存在着是与不是的问题，不过像佛教传播和佛典翻译的记载，确实是比较客观的。所以通过佛典翻译来分析和总结‘译’的拓展还是可取的。根据现有的史料可以看出，佛经翻译人员开始时基本上单用一个

'译'字，后来在'译'前加上一个'传'字或'转'字，有时甚至省略'译'而单用'传'表示翻译。再后来，又单用一个'翻'字表示'译'。再后来又将'翻'和'译'并用，构成'翻译'一词，并逐步固定下来作为一个专业名称，一直使用至今。这大致就是对'译'的拓展以及对'翻译'形成的印证。"

黄帝说："应该是这样的。从'译'到'翻译'的演变应该有一个较为漫长的过程，不会一下子就从'译'转化为'翻译'吧？"

雷公回答说："陛下所训极是，情况的确是这样的。从早期有关佛经翻译的文献中可以看到，译者提到翻译活动时均以'译'代之，未有其他修饰之词。这是最早翻译佛经的做法。在这些文献中，这样的实例还是比较多的，所以就充分证明了这一点。比如三国人支谦在《法华经序》中提到翻译时均使用'译'，而没有在'译'之前后增补任何一个字。比如在《法华经》的序言中，支谦说'偈义致深，译人出之颇使其浑漫''译胡为汉，审得其体，斯以难继'等。再如东晋、前秦高僧道安（314—385）在其所译之各种经文的序言中提到翻译时，也均使用了'译'这一概念，没有使用'翻'这个字。如在《摩诃钵罗若波罗蜜经钞序》中，道安说'译胡为秦，有五失本也'。在《道行经序》中，道安说'桓灵之世，朔佛赍诣京师，译为汉文'。也都是但用'译'这一个字，没有任何形式的变化。这说明从汉代到三国时期，从东西晋到南北朝时期，'译'这一概念一直没有实际的变化，'翻'这个字并没有具体与'译'结合起来。"

黄帝说："现有的文献资料大概只能提供这样一些信息吧。除了'译'和'翻'这个问题之外，佛教的翻译历史上还出现过其他说法吗？"

雷公回答说："根据臣所看到的资料，应该还有其他的一些说法。不过由于历史久远，再加上文献所限，具体情况已很难考察了。虽然很难考察，但微臣在翻阅古代文献中，有时能发现一些蛛丝马迹，偶尔还发现了一些相关的点滴信息，可以为今天了解过去的历史提供某些线索。当今的国人在分析和研究远古时期的历史时，想象的成分还是比较多的。

我经常翻阅今人的研究资料，感到颇有启发，但也感到有些虚无。如果能从远古文献和文物结构上仔细考察，一定会有更为实际的分析和结论。比如国内外一直有很多学者认真研究，为什么全球只有中华文化传承千秋万代而不绝。如果仔细考察分析远古文献和文物结构，一定会有明确结论。比如今日所谓的繁体字，就特别能为今人提供很多重要的信息。繁体的‘聖’就是典型的一例。‘聖’由‘耳’‘口’和‘王’所构成，本身就很明显地告知众人，中华文化之所以在远古时期就能传承千秋万代而不绝，就是因为代代都有很多的人通过自己的‘耳’从上一代那里了解和掌握民族文明、文化等方方面面的发展，通过自己的‘口’将民族文明、文化等方方面面的发展完整系统地告知下一代，这就是他们为人类文明和文化发展做出的一大贡献。远古时期的‘王’就是顶天立地引领人的意思，并非今日所谓的权利的意思。”

黄帝说：“如此分析，颇有意义。”

雷公说：“非常感谢陛下的鼓励！臣在查阅三国前后有关佛经翻译的文献时，就发现了一个有趣的现象，很值得今人参考。那时的译者谈到译事时，有时在‘译’前增加一个‘缀词’，大概是为了丰富其内涵吧。常用的‘缀词’是‘传’。如道安在《道行经》的序言中说，‘善出无生，论空持巧，传译如是，难为继矣’，使用了‘传’这一‘缀词’。僧睿（？—438？）在《思益经》的序言中说：‘详听什公传译其名，翻覆展转，意似未尽。’也使用了‘传’这一‘缀词’。这说明在这个时期对‘译’这一概念已经有所调整了，其目的大概是为了丰富其结构和内涵，为了体现其方式和方法吧。”

黄帝说：“这的确是一个有趣的现象。还有其他的‘缀词’吗？”

雷公说：“应该还有的。刚才微臣向陛下汇报了‘传’与‘译’的结合，这自然是一种创新。但更为创新的是，有时佛经的译者直接以‘传’取代了‘译’。在一些佛经翻译的资料中，微臣注意到有的译者谈到翻译时，没有用‘译’而单用了‘传’。如道安在《鞞婆沙序》中说‘唯传事不尽，乃译人之咎耳’‘遂案本而传，不令有损言游字’等，所说的‘传’其实就是‘译’。再如支谦在《句法经序》中说‘其传经者，当令易晓，勿失厥义，是则为善’‘今传胡义，实宜径达’等，其中的‘传’也指的是‘译’。这一表达法对后世译者颇有影响。在后世的一些文献资料中，都可以看到这一表达方式。”

黄帝说：“由缀词而变为主词，其间定有一个演变过程，不会一说即成吧。”

雷公说：“诚如陛下所言。微臣在查看佛经翻译的文献资料时，注意到有的佛经译者在谈到翻译时，不用‘传’而用‘转’。从某种意义上说，这也是另类的‘缀词’。如东晋高僧惠远在《三法度》的序言中说‘提婆于是自执胡经，转为晋言’。这里的‘转’显然指的就是‘译’。将‘译’从‘传’变换为‘转’，也反映了同一时期对‘译’的不同的解读和表达吧。”

黄帝说：“对的。从语义上看，‘传’和‘转’的含义是比较相近的。正因为比较相近，自古以来似乎一直都在发挥其作用。比如‘传’字目前似乎在尘世间的翻译上还在使用，如有时人们还将翻译称之为‘传译’。‘转’好像现在也在使用，如有的人将翻译活动概括为‘将一种语言转换成另一种语言而不改变其基本意义的语际交流活动’。这里的‘转换’实际上还包含了佛经翻译者赋予‘转’的特定含义吧。在当今的时代，华夏民族的政府一直在努力推进中华文化的对外传播。所谓‘传播’，其实就是以翻译为桥梁对外介绍和普及中华文化。也就是说‘传播’的‘传’依然是‘译’的意思。”

雷公说：“陛下之论甚为精辟！在当今的尘世间，‘传’‘转’这两个概念还在翻译界广泛应用，只是其含义在一定程度上有所变化，即其内涵比佛经翻译者当时赋予它们的意义更丰富了，体现了翻译活动中‘与时俱进’的时代精神。从某种意义上说，这也是民族文字不断发展、不断深化的体现。虽然自清末民初以来，国内有人强烈要求取缔中华文化和中华文字，但毕竟是背离人类文明发展轨迹的。虽然在一定时期扰乱了民族的发展历程，但最终还是在民族发展的进程中被剔除了。臣子之所以想说这样的话，就是为了向陛下汇报历朝历代文化——包括译业——的发展对民族还是起到了积极的推动作用。”

黄帝说："卿等之论颇有道理。从'译'到'翻译'的基本过程朕大致了解清楚了。朕想知道'翻译'作为一个统一概念，是在什么时候由何人在何时首次提出和使用的呢？为什么从此就成为民族译业的统一标准了呢？"

雷公回答说："陛下之问颇为重大！微臣对此还不是非常清楚。虽然此前查阅了很多零零散散的古籍文献，但具体的资料还非常少见。所以微臣如今很难说清楚谁第一个将'翻'和'译'联合起来使用并使之成为一个固定的概念。从历史资料来看，'翻译'二字也曾经过了几个反复代指的过程，然后才逐渐合而为一成为一个固定的概念了。这就像如今的国人研究'华夏'和'中华'中的'华'一样，对其来源与具体所指有很多不同的说法。"

黄帝问道："对于这个反复指代的过程，文献资料中有没有具体的反映呢？"

雷公回答说："微臣在查阅文献资料时，大致有所发现。如到了南北朝时期，佛经译者已开始用'翻'字指代'译'了。这里的'翻'其实与'传'和'转'比较近意。当时之所以有这么一些不同的表达方式，很有可能与不同地域有直接的关系。因为不同地域的国人对同样一个事物的称谓既有比较相同的说法，也有比较近似的说法，更有比较不同的说法。比如对于父亲，陕西人称为'达'，河南人称为'爹'，南方人的称谓更多样，只能表音，无法表字。如梁代高僧惠皎在《僧睿传节要》中说'什所翻经，睿并参正'，即将'译'称为'翻'。到了唐代，'翻'和'译'开始并用，成了一个词。如唐代僧人道宣在《大恩寺释玄奘传论》中开篇便道，'观夫翻译之功，诚远大矣'，显然将'翻'和'译'结合起来统称'翻译'。唐人有时也将'翻'与'传'并用，指代'译事'。如道宣在同一篇文字中，既用了'翻译'一词，也用了'翻传'一词，如'翻传梵本，多信译人，事语易明，义求罕见'。'翻传'一词当时虽然用了，但后来并没有得到普及，如今也基本没有人再使用，但'传译'还是有所应用的。"

黄帝说："好！翻译概念发展的轨迹，至此逐渐已经明晰了。"

雷公说："诚如陛下所训。到了宋代，'翻译'作为一个指代译事活动的专门用语已基本得以确定了，没有人再予以改变了，这说明译事称谓的标准化终于形成了。如法云在《翻译名义集自序》中，不但以'翻译'作篇名，而且开篇也说，'夫翻译者，谓翻梵天之语转成汉地之言'。自此以后，'翻译'一词便约定俗成了，神州大地已经普遍通用了。"

黄帝说："好！卿等对民族文化发展的分析一直都很透彻。'翻译'名称的演变不仅仅是用词的改变，这在一定程度上也反映了人们对翻译问题的认识和对翻译方法与程序的解析。如果从民族文化交流的角度来研究分析这个演变，则会使人们对华夏古国多民族的融合与发展有一个更为清晰的了解。诚如庄子所言：'知天之所为，知人之所为者，至矣。'"

岐伯、雷公跪拜道："陛下英明！臣等非常感谢陛下的关怀和指导！"

在《黄帝译经》的后记中，通过黄帝和岐伯、雷公的分析和总结，特意说明了西方人翻译中医的重要意义，原因颇有道理，值得关注。其原文如下：

黄帝说："协和国人，至为重要。合璧东西，亦为重要。"

岐伯说："陛下圣明！臣等一定协和国人，一定合璧东西。"

黄帝说："协和国人易，合璧东西难。谈到中医翻译时，卿等虽然也谈到了西方个别译者的翻译，但更主要的是谈国内译者的翻译。朕以为国内翻译重要，国外翻译亦重要，甚至更重要。毕竟翻译的目的是向西方传播中医的理法方药，不是向国人自己传播。而要向西方传播，就必须真正地理解、掌握和运筹西方的语言、文化和习俗。生活在神州大地的国人，虽然学习和掌握了西方的语言和文化，但这种掌握基本上是文法上的，不一定是应用上的。如果仅仅从文法上进行表达，恐怕并不符合西方人实际应用的语言风采，并不能为西方人所理解和接受。这种情况，不知是否存在。"

岐伯长跪道："陛下伟大！陛下英明！陛下所提到的问题，确实是现实问题。非常抱歉，臣等只重视国人自己的学习、翻译和传播，而忽视了西方人对中华文化和中医的学习、翻译和传播。确如陛下对臣等的警示，中医翻译在西方和世界各地的影响最大的，的确是西方译者，而非国内译者。”

雷公长跪道：“确如陛下警示，确如天师所言，中医翻译目前在西方影响最大的，确实是微臣此前向陛下汇报时所提到的威斯、魏迺杰、文树德等译者。虽然他们对中医经典著作的理解和表达确实存在着这样那样的问题，但这些问题只是国内学者和译者自己阅读时所注意到的，而西方人阅读时却意识不到，因为他们自己并不了解中华文化和中医。即便是想学习中医的西方人，基本上都是通过阅读西方人自己的翻译来学习和了解中医的。正如陛下所提出的那样，西方译者翻译的中医经典虽然不够完整，但其用自己语言的表达自然远远地优于国内译者的翻译，所以最为西方读者所重视。国内译者虽然对中医了解得比较深厚，翻译得也比较准确，但毕竟是按照自己学习西方语言的方式方法进行表达的，却不一定按照西方人实际运用的方式方法进行表达。微臣在下界考察的时候，也到一些院校观看外语教育，感到其教育给学生的都是比较正规的外语文法和语法，而不一定是西方人常规的说法和用法。微臣也听到有些学者说，他们英语讲得很好、很规范，但英美人有时却听不懂，令他们感到非常奇怪。按照陛下的警示论之，他们所学习的只是根据教科书上语法、词法和句法的表述方式，并非英美人士常规的用法和说法。”

黄帝说：“卿等所言，确属事实。真正对外传播和翻译中华文化和中医，仅仅协和国人显然不够客观，不够完善，只有合璧了东西才能真正实现卿等的理想和希望。卿等查看翻译史时，亦应注意这一问题。”

雷公说：“陛下英明！微臣翻阅中国翻译史时，的确注意到了这一问题，但却没有将其与中华文化和中医翻译结合起来，实在遗憾。”

岐伯问道：“雷公当时所注意到的究竟是什么问题呢？请向陛下汇报。”

雷公说：“谢谢天师提醒！微臣查看中国翻译史时，注意到佛教在汉代时期传播到中国时，虽然有西域的高僧在为国人翻译佛教典籍，但只是口头翻译的‘译主’而已，而笔头翻译的‘笔受’‘度语’‘证梵’‘润文’‘证义’‘总勘’，则是国内人士。鸠摩罗什就是典型一例。他虽然中文说得非常好，完全可以与国内人士交流，但毕竟只掌握了中文一般的表述方式，并没有完全掌握好中文字面的表述风格和风采。所以组织团队进行翻译时，鸠摩罗什只是将佛典的基本内容口头传述给大家，具体文字整理和校正则完全依靠国内人士完成。明清时期基督教传入中国的时候，在华的西方传教士对中文和古文也学得比较完好，但与国内学者自己所掌握的中文和古文比较起来，还有很大的差别。所以当时在华传教士用中文写的文章和书，国内学者基本上都不会翻阅，主要原因是他们对书面中文掌握得还是比较有限，用中文写的文章和书不仅不太符合古文的要求，而且还显得不够顺畅。在这种情况下，国内的学者怎么可能认真阅读其撰写的文章和书呢？”

黄帝说：“这是典型实例，举例说说吧。”

雷公说：“遵旨！微臣在下界考察期间曾与大家多次谈过中西方的交流。但在查阅翻译史的时候，却发现了中西交流的不易。比如明清时期来华的传教士，先在我国澳门认真学习了中文。当时西方在澳门设立了中国语言文化教育学堂，主要是为西方来华人士教中文，尤其是古文。意大利人利玛窦是明末来华的天主教耶稣会传教士。利玛窦就在澳门学习了中文和古文，尤其是四书五经，后来完全可以用中文与国人沟通交流了，也可以用古文书写文字了。所以利玛窦曾主张将孔孟之道与天主教融合起来。为了配合传教之需要，利玛窦也努力通过翻译向中方介绍西方的自然科学知识。但这项翻译任务根本不是他个人所能完成的，而是与中方的学者徐光启等结合起来共同翻译了《几何原本》等。

实际上利玛窦完全与当年的鸠摩罗什一样，只是作口头翻译而已，徐光启等中国学者才真正地负责文字翻译。在明清时期，传教士用中文写了不少的文章和书籍，今天看了颇有意义，但当时却几乎没有国人阅读，就是因为其用中文撰写的文字还不够完善，与国人自己的表达法相差甚远。微臣曾注意到利玛窦写的一些文字，虽然在今人看来十分敬佩，毕竟是用古文写的，但在当时的国人看来，他写的文字却颇不正规，甚至完全是随意而言。比如他谈到《几何原本》的翻译时，写了序言。微臣念一段，请陛下和天师听听：窦自入中国，窃见为几何之学者，其人与书，信自不乏，独未睹有原本之论，既阙根基，遂难创造，即有裴然述者，亦不能推明所以然之故，其是者已亦无从别白，有谬者人亦无从辨正；当此之时，遽有志翻译此书，质之当世贤人君子，用酬其嘉信旅人之意也，而才既菲薄，且东西文理，又自绝殊，字义相求，仍多阙略，了然于口，尚可勉图，肆笔为文，便成艰涩矣。今此一家已失传，为其学者皆暗中摸索耳。既遇此书，又遇子不骄不吝，欲相指授，岂可畏劳玩日，当吾世而失之。呜呼，吾避难，难自长大；吾迎难，难自消微；必成之。

在当今的国人看来，利玛窦当年写的古文实在太伟大了，因为当今的国人基本上都不懂古文了，更不会写古文了。但明清时期的国人可不是这样，只要曾经读过书、学过文的人，几乎都至真至诚地学习好、掌握好了古文。与此相比，利玛窦当时写的虽然看似古文，但基本上还没有达到当时国文的基本要求。”

黄帝说：“如此史实，确需关注。”

岐伯说：“陛下圣明！雷公所谈到的这些问题，完全可与现实结合起来。今日的国内学者几乎人人都认真地学习外语，都基本掌握了某些外语，尤其是国际上影响最大的英语。但真正用英语撰写文章，恐怕与西方人的表达方式还有一定的差别，这就像当年在华传教士所面临的问题那样。所以，要真正地用英文表达好中华文化思想或自己的专业理念，恐怕还需与西方人士结合起来，除非自己完全移居西方，成为西方的华人了。”

雷公说：“天师说得对。完全移居西方的华人，对英语的掌控很快就达到了西方人自己的水平。这是因为英语这样的西方语言与中文的结构和内涵颇有差异。所以当年在中国待了几十年的西方传教士最终还没能完全掌握好中文的表达方式和修辞文采。但移居西方的华人学者很快就基本上掌握好了西方的语言。如果在西方待了几十年，语言上就完全成了西方人了。所以，就中医翻译来说，国内译者认真努力很重要，与国际人士合作推进更重要。镐京译者其实一直都保持这一观点。就外语教育而言，他所提出的‘合璧东西，贯通古今，融合百川，铸造英才’的这一理念，就充分说明了这一点。”

黄帝问道：“既有此理念，为何译中医？”

雷公回答说：“微臣在下界与镐京译者座谈的时候，他说自己之所以翻译《黄帝内经》完全是为了认真学习好、理解好、掌握好《黄帝内经》。他认为，要真正学好《黄帝内经》，就必须通过翻译这座桥梁来逐步实现。因为只有在翻译的时候，才能真正地了解和掌握其核心概念和词语的含义以及其表达法的用意。”

黄帝问道：“有例可查吗？”

雷公说：“微臣当时也询问过镐京译者这个问题。他举例说，‘阴阳者，天地之道也’这句话中医界人人皆知，人人都在说。但很少有人会真正思考，‘天地之道’的‘道’究竟是什么含义。只有在翻译的时候，才会对此深刻思考。虽然翻译时采用了音译法译‘道’，但译文之后还需提供简明扼要的注解。而要真正地注解好，就必须深刻地了解和掌握‘道’的实际含义。微臣翻阅镐京译者所翻译的《黄帝内经》时，发现文后的注解有时比译文的文字还要多、还要长，内容还要丰富、还要全面。正是通过翻译，才使其真正地理解好、掌握好《黄帝内经》的精气神韵。所以在外人看来他是一位翻译家，但在他自己看来他只是通过翻译学习中医的跨界人。”

黄帝说：“很有道理。翻译之义，并非唯一。”

雷公说：“陛下圣明！微臣之所以非常重视镐京译者所翻译的《黄帝内经》等中医四大经典，就是因为他既重视民族文化的传承，亦重视民族文化的传播。对于国内翻译界的人士来说，要真正地传承好民族文化，翻译就是其学习、理解和掌握民族文化精神的渠道。只有真正地学习好、理解好、掌握好民族文化，才能成为真正的国人，才能将民族文化的思想传播到国外。当然，要真正将民族文化思想传播到国外，还必须与国外的学者密切配合，彼此合作。所以镐京译者一直强调，要真正地将中医传播到西方，就必须与西方的译者结合起来共同努力。”

黄帝说：“能做到这一点，颇为不易。”

雷公说：“陛下圣明！事实确实如此。据微臣最近考察，真正在西方影响巨大的中医翻译者，并不是国内的译者，而是西方的译者。由此可见，要真正地将中医传播到西方，翻译重任还需西方的译者承担。而西方译者要真正承担好这一重任，还需国内的译者与其密切配合，否则西方译者怎么可能真正地理解好和掌握好中医的思想文化和理法方药呢？”

岐伯说：“雷公说得对。事实就是这样。此前臣等之所以特别重视国内翻译中医的历史与现状，就是因为国内学界和译界淡化了中华文化，淡化了中华文化的学人和译人，怎么可能真正做到合璧东西、贯通古今呢？怎么可能真正做到与西人合作翻译和传播中医的理法呢？这就是臣等一再重视国内学界和译界翻译中医的主要原因。也是因为中华文化的淡化，使得臣等的思维和视野都有些偏颇了，没有能够实现陛下的重要指示和要求，非常抱歉。”

黄帝说：“无论国人还是夷人，都是人类子孙，都是人类同道，既要有发展自族之意识，也要有发展共族之意愿。”

岐伯说：“感谢陛下指导！臣等确实不仅应有民族的理想和愿望，也应有人类的梦想和追求。今后一定关注西方人士对华夏民族文化和医学的学习、翻译和传播。这些西方人士对华夏民族文化和医学的翻译虽然存在着这样或那样的问题，但只要有民族意识和文化的国人学者和译者能与其紧密合作，就一定能真正实现中华文化‘走出去’及中医国际化的发展。”

雷公说：“天师说得对啊！微臣在下界考察的时候，由于感受不到自己民族文化的传承和发扬而紧迫不已，所以总是关注国内学界和译界对中华文化和中医的翻译和传播，没有非常关注西方译者对中华文化和中医的翻译和传播，非常遗憾。今后与下界学人和译人交流的时候，微臣一定努力引导他们多与西方学者和译者合作，努力将中华思想文化和中医的理法方药传播到西方。”

黄帝说："真正做到这一点，就为民族文化和医药的传承和传播做出了突出的贡献。今后在总结、分析和研究中医翻译问题时，既要关注国内学者和译者的实践和发展，也要重视西方译者的实践和影响。只有如此，才能真正地总结好、分析好、研究好中医翻译的历史、现状与走势，才能真正地协助好国内学界和译界努力推进自我发展，才能真正地发挥好国外学界和译界的作用和影响。要真正地做好中华文化和中医药的翻译和传播，绝不可局限于国内的学界和译界，必须合璧好国内外的学界和译界。"

岐伯、雷公长跪长拜道："陛下圣明！臣等遵旨！"

第十五章

中医典籍对外翻译传播研究

一、中医典籍翻译与国际传播的重要意义

对外传播中医，其核心内容就是介绍、释义和说明中医历朝历代的典籍语义、内涵和精神。而要真正地对外介绍、释义和说明好中医历朝历代的典籍，自然需要通过翻译，因为当今时代中国的语言和文化还没有像英国的语言和文化那样普及全世界。而要对外通过翻译介绍中国历朝历代的中医典籍，颇为不易，因为当今时代的中国学界、译界和医界人士，真正懂得中华传统语言和文化的人，可谓少之又少。而西方所谓的汉学家和中医家虽然学习了一些中国传统的古文和典籍，但要真正地理解和掌握好其实际内涵和意义，非常不易。仔细观察国内外不仅仅对中医典籍的翻译，就是对中华文化典籍的翻译，都存在着这样那样的严重问题。

在春秋战国问世的诸子学说中，儒家的学说其实是最简单、最易明的学说。老子当年所创建的道家学说，基本是"天地之学"，自远古以来所形成的"天人相应""天人合一"的精神以及"三才"和"三宝"都深入自然地体现在老子所流传下来的《道德经》之中。《道德经》的语言不仅至为经典，其内涵更至为深淳。比如《道德经》开篇的第一句话就是"道可道，非常道；名可名，非常名"，其实际寓意和精神，至今还基本无人能真正地理解和明确。但儒家所传承至今的《论语》，其语言却至为简朴，其内涵更至为简易。比如《论语》开篇的第一句话就是"有朋自远方来不亦说乎"，这是孔子对弟子所说的一句话，语言自然简朴，含义自然简易。

虽然《论语》的语言如此的简朴，含义如此简易，但当今时代真正懂得其含义和语言的，却极少极少。比如国内翻译《论语》的人，都将孔子说的"有朋自远方来不亦说乎"以及孔子的弟子曾子说的"有朋友交而不信乎"中的"朋"和"友"都翻译为 friend。从春秋战国到清末时期，中国人所说的"朋"和"友"都是所谓的 friend 吗？当然不是的，但当今时代几乎无人真正懂得中华民族自远古以来强调的"朋"和

"友"。春秋时期问世的《礼记》这部重要的经典，对中华民族自远古以来形成的核心概念给予了明确的定义。比如对"朋"和"友"的定义就是"同门谓之朋，同志谓之友"，也就是说只有与同一位教师学习的人才是"朋"，只有志向和信仰相通的人才是"友"。

《黄帝内经·素问》第一章"上古天真论"中指出，中华民族自远古以来有四大伟人，第一类是"真人"，第二类是"至人"，第三类是"圣人"，第四类是"贤人"。其中只有"真人"和"至人"才是人类中真正最伟大的人，而"圣人"和"贤人"只是俗人中的佼佼者，顶多只能活到百岁。在黄帝时代，真正的"真人"和"至人"其实已经没有了。到了春秋战国时期，真正的"圣人"和"贤人"也没有了。所以孔子在《论语》中一直拼命地寻找和培养所谓的"君子"，根本无法寻找"圣人"和"贤人"了。孔子所努力寻找和培养的"君子"，就是当时中华民族中最优秀的人才，其优秀之处自然首先与"仁、义、礼、智、信"密切相关，而不仅仅是在所谓学术方面有明确的水平。而我们国内翻译《论语》的所谓优秀人才，都将"君子"译为 gentleman。什么是 gentleman？在英语中，无论是好人还是邪人，只要是男人，都是所谓的 gentleman，与"仁、义、礼、智、信"有何关系？将"君子"译为 gentleman 的男士，

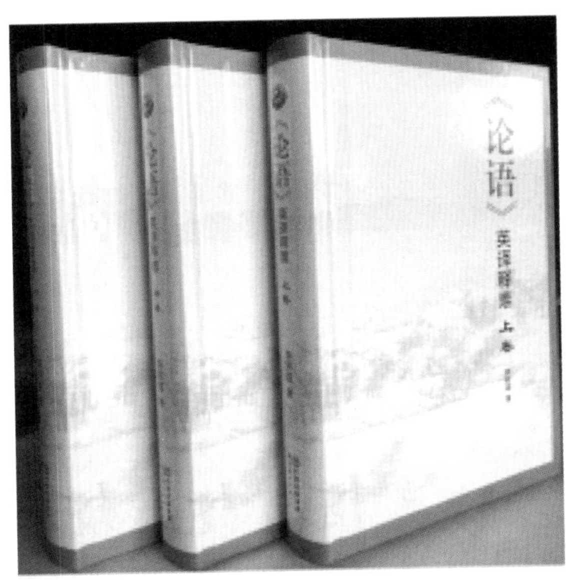

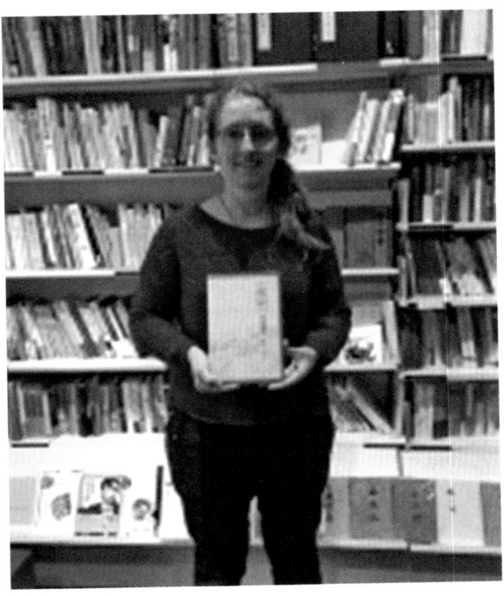

图 15-1 《〈论语〉英译释难》

自然自己就是gentleman，但绝不是“君子”。将“君子”译为gentleman的女士，自然自己就是lady，但也绝不是“君子”。

为了向当今的国人说明《论语》基本概念、用语和精神的实际意义，为了让翻译《论语》的翻译人才能真正地懂得《论语》基本概念和用语的含义，几年前我们特别认真地解读和说明了《论语》500多句话的实际意义，撰写了3卷《〈论语〉英译释难》。

中医典籍的解读和翻译，也与《论语》的翻译存在着同样的问题。为了向大家介绍和说明中医典籍对外传播和翻译的发展状况，我们特意根据不同时期、不同地域、不同人士从不同的理念、目的和方法对中医典籍释义和翻译。虽然中医典籍的翻译与《论语》的翻译存在着同样的问题，但毕竟对中医的对外传播和发展有突出的贡献，非常值得肯定。其中所存在的问题，也是中医国际传播中所一直面临的困惑和挑战。

（一）中医典籍翻译对推进中国文化走向世界的重要意义

1. 中医典籍是中国传统文化的传承和发展　中医典籍指的是自春秋战国到明清时期，历朝历代学识渊博、思想深邃的学者和医家所撰写的一些影响巨大的中医学术著作。这些影响巨大的中医典籍大致包括三个方面，一是春秋战国时期问世的中医最为经典、最为核心的典籍，如《黄帝内经》《难经》《神农本草经》等；二是秦汉至明清时期一些杰出的医家所撰写的学术著作，如汉代张仲景撰写的《伤寒杂病论》将中医从理论医学发展为临床医学，明代李时珍撰写的《本草纲目》不仅系统而深入地完善了《神农本草经》，而且还在一定程度上取代了《神农本草经》；三是历朝历代一些知名医家和学者所撰写的颇具影响力的学术著作，如西晋皇甫谧编写的《针灸甲乙经》和明代杨继洲编写的《针灸大成》等。

从古至今，《黄帝内经》《难经》《神农本草经》《伤寒杂病论》一直被视为中医学最为重要的四大经典，是四部影响深远的中医典籍。《黄帝内经》由《素问》和《灵枢》两部典籍所构成。明代李时珍撰写的《本草纲目》于1590年出版，共190多万字，载有药物1 892种，收集医方

11 096 种，是中国古代医药的集大成者。《伤寒杂病论》被后世编辑为《伤寒论》和《金匮要略》，成为中医临床医学的两大重要典籍。

中医的四大经典不仅代表着中医最为核心的理论和方法，而且还代表着中华文化最为核心的思想和观念。特别是《黄帝内经》，几乎涉及中国古代自然科学、社会科学和语言文化的各个方面。除深入论述医药的基本理论、方法和要求以及疾病的发生、发展与防治等重大问题之外，《黄帝内经》还系统地探讨了人与自然、人与社会、人与自身的关系，记述了大量古代天文、气象、物候等学科的基本知识，为各有关学科的研究提供了重要的文献史料。所以中医典籍也是我国国学典籍和中华文化不可分割的一个重要组成部分。

由于秦代“焚书坑儒”和汉代“罢黜百家，独尊儒术”，基本上将中国自文明圣祖伏羲和文化圣祖黄帝时期以及夏、商和周时期所创建的认知学完全失落了。如今在所有的诸子学说，如道家的《道德经》、儒家的《论语》等经典著作中，都无法找到中国远古时期所创建的认知学，只有在《黄帝内经》中还能真正地看到中国远古时期的认知学。比如《黄帝内经·灵枢·本神》中，黄帝问岐伯曰：“凡刺之法，先必本于神。血、脉、营、气、精、神，此五脏之所藏也，至于淫泆离藏则精失、魂魄飞扬、志意恍乱、智虑去身者，何因而然乎？天之罪与？人之过乎？何谓德、气、生、精、神、魂、魄、心、意、志、思、智、虑？请问其故。”意思是说：凡是针刺的根本法则，必须以患者的神作为根本。而血、脉、营、气、精、神五脏各有所藏，如果嗜欲太过，任意耗伤，则五脏精气失藏，甚至魂飞魄扬，意志恍乱，失去正常的理智思维，为什么会这样呢？是上帝的惩罚，还是人自身的过错呢？什么叫德、气、生、精、神、魂、魄、心、意、志、思、智、虑？请问其中的道理。

岐伯回答黄帝说：“天之在我者德也，地之在我者气也，德流气薄而生者也。故生之来谓之精，两精相搏谓之神，随神往来者谓之魂，并精而出入者谓之魄，所以任物者谓之心，心有所忆谓之意，意之所存谓之志，因志而存变谓之思，因思而远慕谓之虑，因虑而处物谓之智。故智者之养生也，必顺四时而适寒暑，和喜怒而安居处，节阴阳而调刚柔。

如是则僻邪不至，长生久视。”意思是说：天赋予人的是德，地赋予人的是气。天地阴阳，上下交感才有了生命，所以生命的原始物质叫做精，阴阳两精互相运动结合叫做神，随神往来的叫魂，随精出入的叫魄，担当支配事物功能的中枢是心，心对往事的回忆叫意，意久存向往来是为志，为实现志向，反复思考斟酌的叫做思，在思考的基础上，对未来成败的思考叫作虑，经深谋远虑而巧妙处理事物的叫作智。所以明智的人养生，既能适应四时气候变化，又能及时调节喜怒，避免过于激动，安定日常生活，合理调节机体阴阳刚柔，如果这样，邪气不可侵袭机体，才能健康长寿。

岐伯在回答黄帝的提问时，所提出的“所以任物者谓之心，心有所忆谓之意，意之所存谓之志，因志而存变谓之思，因思而远慕谓之虑，因虑而处物谓之智。”这就是对中国远古时期所创建的认知学的总结，至为重要。

2. 中医典籍翻译为中国文化“走出去”奠定了坚实的历史和文化基础　作为中国文化一个重要组成部分的中医典籍，从夏、商、周三代到秦、汉、唐三朝，已经系统完整地传播到了我国的周围区域，特别是东南亚地区，为汉文化圈的形成奠定了坚实的历史和文化基础。自 17 世纪以来，中国文化逐步传入西方，其突出代表就是中医的理法方药。明清时期，通过西方来华的传教士、外交人员和医务人员的努力，在中国学者的帮助和指导下，中医典籍的基本思想和理论已经逐步介绍到了欧美国家，阴阳学说、五行学说、精气学说等中国传统哲学的基本理论和思想也因此而在西方广泛传播开来。今天，中国文化的重要概念阴（yin）、阳（yang）、气（qi）等音译形式已经成为西方语言中的通用语，这就是中医典籍西译和西传为中国文化“走出去”做出的一大贡献，也为今天我国大力推进中国文化“走出去”奠定了坚实的历史、文化和语言基础。从《黄帝内经》等中医经典和典籍专著来看，中华文化、思想和精神自然完全、系统、深入地发扬和传承着中华文化。

3. 中医典籍翻译是中国文化走向世界的独特桥梁　中国文化要西传，要走向世界，自然需要有一个各国学术领域、文化领域和民间人士所关注的方向，借以引导各教人士关注中国文化。汉唐时期西域佛教人士千里迢迢到中原地区宣扬佛教，明清时期西方传教士远赴重洋到中国传播基督教，医药一直是他们凝聚人心和人力的一个重要的路径。作为中国传统文化不可分割的一个重要组成部分，中医典籍翻译对于推进中国文化走向世界不仅是凝聚异国他乡人心和人力的一个重要渠道，而且是直接传播和传扬中国传统文化的一个重要的桥梁。任何一位想要学习、了解和借鉴中医理法方药的外国人士，首先必须要学习和掌握阴阳学说、五行学说、精气学说等中国传统文化的基本理论和思想，同时也必须认真地学习中华民族的传统语言和文字，也就是古文和经典，这已经成为国际上的一个共识。由此可见，要使中国文化全面、系统地走向世界并为世界各国越来越多人士心诚意正地理解和接受，中医典籍的翻译和传播无疑是一个理想而独特的坚实桥梁。如今在世界各地，真正要学习和发扬中医的外国人士，首先必须努力地学习好中华传统语言和文化，必须认真地学习和掌握好诸子学说，只有这样才能真正地学习好、理解好和发扬好如《黄帝内经》这样的中医经典以及《针灸甲乙经》这样的中医典籍。

（二）中医典籍翻译对完整准确地对外传播中医理论与实践的重要作用

1. 中医典籍是构成中医药理论和临床体系的基础　中医典籍，尤其是中医的四大经典，是对远古到秦汉时期中国思想文化以及中国医药理法的系统总结、分析和研究，从而构建了一个博大精深、传承至今的理论和方法体系，今天依然是国内外中医院校教学和实践的基础。对其准确地理解、释义和翻译对于完整、准确地对外传播中医基本理论和临床实践具有至为重要的意义。中医的基本理论和方法完全形成与远古时期，其理论体系、思想体系、养生体系和治疗体系完全构建于《黄帝内经》《难经》《神农本草经》和《伤寒杂病论》等中医经典著作之中。完全、系统、深入地构建了中医的理法方药系统的，主要是《黄帝内经》。比如对古今中华民族养生精神的总结，黄帝说：“上古之人，春秋皆度百岁，而动作不衰；今时之人，年半百而动作皆衰者。”岐伯说：“上古之人，其知道者，法于阴阳，和于术数，食饮有节，起居有常，不妄作劳，故能形与神俱，而尽终其天年，度百岁乃去。”

在分析和总结上古时期中华民族淳诚而仁道的精神时，岐伯说：“夫上古圣人之教下也，皆谓之虚邪贼风避之有时，恬惔虚无，真气从之，精神内守，病安从来。是以志闲而少欲，心安而不惧，形劳而不倦，气从以顺，各从其欲，皆得所愿。故美其食，任其服，乐其俗，高下不相慕，其民故曰朴。是以嗜欲不能劳其目，淫邪不能惑其心，愚智贤不肖，不惧于物，故合于道。所以能年皆度百岁而动作不衰者，以其德全不危也。”

谈到春三月的人生发展基础时，“四气调神大论”篇指出：“春三月，此为发陈。天地俱生，万物以荣，夜卧早起，广步于庭，被发缓形，以使志生，生而勿杀，予而勿夺，赏而勿罚，此春气之应，养生之道也；逆之则伤肝，夏为实寒变，奉长者少。”意思是说：春季的三个月，谓之发陈，是推陈出新，生命萌发的时令，天地自然，都富有生机，万物显得欣欣向荣。此时，人们应该入夜即睡眠，早些起床，披开头发，放宽步子，在庭院中漫步，使精神愉快，胸怀开畅，保持万物的生机，不要滥行杀伐，多施予，少掠夺，多奖励，少惩罚，这是适应春季的时令，保养生发之气的方法，如果违逆了春生之气，便会损伤肝脏，提供给夏长之气的条件不足，到夏季就会发生寒性病变。

谈到夏三月的人生发展基础时，“四气调神大论”篇指出：“夏三月，此为蕃秀。天地气交，万物华实，夜卧早起，无厌于日，使志勿怒，使华英成秀，使气得泄，若所爱在外，此夏气之应，养长之道也；逆之则伤心，秋为痎疟，奉收者少，冬至重病。”意思是说：夏季的三个月，谓之蕃秀，是自然界万物繁茂秀美的时令，此时，天气下降，地气上腾，天地之气相交，植物开花结实，长势旺盛，人们应该在夜晚睡眠，早早起身，不要厌恶长日，情志应保持愉快，切勿发怒，要使精神之英华适应夏气以成其秀美，使气机宣畅，通泄自如，精神外向，对外界事物有浓厚的兴趣。这是适应夏季的气候，保护长生之气的方法。如果违逆了夏长之气，就会损伤心脏，提供给秋收之气的条件不足，到秋天容易发生痎疟，冬天再次发生疾病。

谈到秋三月的人生发展基础时，“四气调神大论”篇指出：“秋三月，此谓容平。天气以急，地气以明，早卧早起，与鸡俱兴，使志安宁，以缓秋刑，收敛神气，使秋气平，无外其志，使肺气清，此秋气之应，养收之道也；逆之则伤肺，冬为飧泄，奉藏者少。”意思是说：秋季的三个月，谓之容平，自然景象因万物成熟而平定收敛，此时，天高风急，地气清肃，人应早睡早起，和鸡的活动时间相仿，以保持神智的安宁，减缓秋季肃杀之气对人体的影响；收敛神气，以适应秋季容平的特征，不使神思外驰，以保持肺气的清肃功能，这就是适应秋令的特点而保养人体收敛之气的方法。若违逆了秋收之气，就会伤及肺脏，提供给冬藏的条件不足，冬天就会发生飧泄病。

谈到冬三月的人生发展基础时，“四气调神大论”篇指出：“冬三月，此谓闭藏。水冰地坼，无扰乎阳，早卧晚起，必待日光，使志若伏若匿，若有私意，若已有得，去寒就温，无泄皮肤，使气极夺，此冬气之应，养藏之道也；逆之则伤肾，春为痿厥，奉生者少。”意思是说：冬天的三个月，谓之闭藏，是生机潜伏，万物蛰藏的时令，当此时节，水寒成冰，大地龟裂，人应该早睡晚起，待到日光照耀时起床才好，不要轻易地扰动阳气，妄事操劳，要使神志深藏于内，安静自如，好像有个人的隐秘，严守而不外泄，又像得到了渴望得到的东西，把它秘藏起来一样，要躲避寒冷，求取温暖，不要使皮肤开泄而令阳气不断损失，这是适合冬季的气候而保养人体闭藏功能的方法，违逆了冬季的闭藏之气，就要损伤肾脏，提供给春天之气的条件不足，春天就会发生痿厥之疾。

2. 中医典籍翻译是完整准确对外传播中医的桥梁　自汉唐以来，中医药已经全面系统地传播到了东亚和东南亚地区。由于东南亚地区处于汉文化圈之内，中医典籍的传播基本上不存在翻译和释义的问题，因为当地的一些国家——如朝鲜、日本和越南等——完全使用的是中华文化和中华文字。

17 世纪以来，中医开始逐步地传播到西方，由于中西方语言、文化和思维方面存在的巨大差异，为中医基本理论和方法的西传造成了极大的困难。这也是导致目前中医在西方传播中存在的种种差异和变异的主要原因。医学是与人体健康和生命密切相关的一门学科，其翻译和传播中出现的任何差异和变异都可能造成直接影响健康和生命的严重后果。之所以会出现这样的差异和变异，与中医典籍未能系统完整的翻译以及未能客观准确的理解和释义有着密切的关系。要使中医的理论和方法能够完整准确地传播到西方及世界各地，对其典籍完整系统的翻译及其深入准确的释义至为重要。只有将中医典籍完整准确地翻译为西方及世界各地的语言，才能为中医真正走向世界搭建一个坚实的桥梁。所以要真正理解和掌握中医，自然首先要学习和传播《黄帝内经》等中医经典。只有真正地学习和传播了中医的经典著作，才能真正地理解和掌握好中医的理法方药。

3. 中医典籍翻译是加快中医药国际化进程的动力　中医典籍是中医理法方药的凝聚，是中华思想文化的结晶。中医典籍完整准确的翻译，必将成为中医国际化的理想渠道和桥梁。目前世界上很多国家，尤其是欧美各国，均建立有很多中医院校、研究机构和学术组织。要使这些国际中医院校、研究机构和学术组织能够凝聚力量，拓展思路，联合发展，中医典籍准确的翻译和完整的传播不仅将为其奠定文化、学术和交流的基础，而且也将成为国际中医界统一理论、统一认识、统一方法、统一标准的一个重要依据。比如在美国的许多中医学院中，都设有中医经典学院，其教学和传承中医，就是以中医的四大经典为基础，而不是以现代化的中医教材为基础。

（三）中医典籍翻译对中医与中国文化国际传播战略与策略的重要影响

1. 中医典籍翻译对推进中医国际化的重要意义　从古到今，中医典籍始终是构建中医基本理论和临床实践体系的基础。要使中医在国际上得到全面系统的传播和推广，典籍翻译及其学习和应用将是一个重要的先决条件。在中医界，对中医从理论到方法进行了全面系统的研究、分析和构建的，只有中医的四大经典。四大经典之后的任何一部重要的学术著作，基本都是从某个角度对某些问题进行较为深入的研究、分析和总结。汉代之后历朝历代的国人学者对中医的研究和发展，基本都是根据时代的风采充分发挥中医四大经典理法方药的功能和作用。汉代之后历朝历代的中医典籍，基本上都是对中医四大经典的充分发挥和实践，完全不是独自的创新。在当今时代，要使中医真正地走向世界，真正地实现中医的国际化，完整准确的翻译、介绍和传播中医的重要典籍，尤其是中医的四大经典，无疑是至为重要的战略和策略。这就像当年马克思主义传入中国一样，首先必须将《资本论》完整准确地翻译成汉语，为中国共产党的创建和中国革命的发展奠定理论基础和思想基础。因此，要真正地对外传播中医，要真正地国际化中医，就必须以中医的四大经典为基础。如果中医的四大经典没有完整、准确地介绍到世界各地，认真学习中医的人怎么可能真正地了解和掌握好中医的理法方药。

2. 中医典籍翻译对维护中医文化主权的重要意义　从先秦到汉唐，从 17 世纪到 20 世纪 50 年代，中医在国际上的传播和推广一直处于自然和谐的状态。但自 20 世纪 70 年代 WHO 委托西太区制定针灸经穴名称的国际标准到 2009 年 WHO 总部启动 ICD-11 修订工程将中医纳入其中以及 2010 年世界标准化组织成立 TC 249 以来，中医翻译就与民族文化主权密切关联在一起了。WHO 总部虽然开始明确制定的是中医的国际标准，但由于韩国和日本一直反对保持“中医”的“中”字，即将英译的“中医”traditional Chinese medicine 的 Chinese 这个词取消。经过多次的论争和讨论，WHO 最终还是按照韩国和日本的要求，将 Chinese 这个词取消了。从此之后，所谓的“中医”国际标准，就是 traditional medicine 标准，跟中国实际上就没有关系了。

为了谋取中医的文化主权，韩国和日本联合欧美一些国家一直在与中国进行明争暗斗，不仅在一定程度上影响了中医的国际传播，实际上夺取了中国的主权，将中国的传统医学完全作为韩国和日本的传统医学，而不仅仅是中国的。韩国“四象医学”、日本“汉方”，实际上就是中国传统医学自先秦到汉唐以来在其国的传承和传播。但韩国却一直通过各种方式向世界传递这样一个信息：即中国的中医是从韩国传入的。韩国曾经向 WHO 提交一份文件，强调所谓的“韩医”在韩国有 4 332 年的记载史，实际上就是想说明中国的中医是从韩国传入的。中国向 WHO 提交的一份材料则明确表示，中国有文字记载的中医是公元前 8 世纪。如果 WHO 承认韩国的所谓传统医学有 4 332 年的记载史，那就明确认为中国的中医确实是从韩国传入的，而不是中国自己发明创造的。

为了使世界各国明确中医与中国历史和文化密不可分的关系，不仅要将中医的重要典籍完整准确地翻译成世界上各种影响最为广泛的语言，以便能为中医在国际上以正视听，而且更要明确国际传播中的中医和国际标准化的中医必须是中国的传统医学，而非所谓的其他国家和民族的传统医学。2010 年以来，WHO 所制定的中医国际标准，其名称就成了 traditional medicine，即 TM，而不是 TCM。TM 怎么可能与中国有关系！只有 TCM 才是属于中国的传统医学。所以，对于中医重要典籍完整准确的翻译，不仅能系统深入地在国际上传播中医，而且能使各国人士认识到中医与中国历史和文化是不可分割的，中医的文化主权是属于中国的，而不是日、韩或其他国家的。同时，中医国际标准的制定，也必须与中国密切地联系在一起，绝不可将“中医”的“中”字除掉。

3. 中医典籍翻译对中国文化国际传播的重要意义　作为中国传统文化不可分割的一个重要组成部分，中医的对外传播和交流就是中国文化走向世界的突出体现。20 世纪 70 年代以来，中医在国际上的传播越来越广泛，越来越深入，越来越全面。而中华文化的“走出去”，还面临着这样那样的问题，还没有像中医这样真正地传播和发展到世界各地。比如世界卫生组织和世界标准化组织都在努力地制定中医的国际标准，说明中医在国际间的传播和发展非常深入广泛。只有中医如此广泛深入地在国际上传播和发展，才真正地使中华文化走向了世界。

据天津中医药大学张炳立等的调查总结，目前亚洲各国（除中国之外）有 125 个中医教育研究机构，欧洲有 126 个，美洲有 80 个（其中美国有 54 个），大洋洲有 12 个，非洲有 5 个。这说明在中国文化的国际传播和交流中，中医最为突出，也最为普及，且其发展趋势越来越显著。中医是中国传统文化的重要组成部分，传承和发扬着中国传统文化的精气神韵。要推进中国文化走向世界，中医是一个最为理想的桥梁，中医典籍的翻译更是一个最为重要的渠道。中医对中华文化的突出贡献，国务院颁布的白皮书指出："人类在漫长发展进程中创造了丰富多彩的世界文明，中华文明是世界文明多样性、多元化的重要组成部分。中医药作为中华文明的杰出代表，是中国各族人民在几千年生产生活实践和与疾病作斗争中逐步形成并不断丰富发展的医学科学，不仅为中华民族繁衍昌盛做出了卓越贡献，也对世界文明进步产生了积极影响。中医药在历史发展进程中，兼容并蓄、创新开放，形成了独特的生命观、健康观、疾病观、防治观，实现了自然科学与人文科学的融合和统一，蕴含了中华民族深邃的哲学思想。随着人们健康观念变化和医学模式转变，中医药越来越显示出独特价值。"

国务院颁布的中医白皮书中明确指出，"中医药作为中华文明的杰出代表"，"蕴含了中华民族深邃的哲学思想"。

二、中医典籍翻译与国际传播的历史与发展

（一）17—19 世纪：中医典籍翻译与国际传播的探索阶段

1. 17 世纪：中医典籍基本信息的传播　所谓基本信息的传播，指的是将中医基本概念向西方的初步介绍以及将中医文献原本向西方的传入。17 世纪至 19 世纪，能真正做到这一点的，主要是西方在中国的传教士、医务人员和外交人员。明清时期在中国的传教士、医务人员和外交人员，按照当今的说法，都是最为优秀的汉学家。因为他们来中国之前，必须要认真地学习好中国的语言和文化。而当时学习的中国语言，主要是所谓的古文。而对中华文化的学习，则主要学习的是诸子学说，所以他们基本都具有比较良好的中国语言和文化基础。

（1）传教士的贡献：明清时期，西方不少传教士先后来到中国。在向中国传播西方宗教的同时，也将中国的一些信息介绍到西方，其中就

包括一些中医的信息，但却没有特意向西方介绍中医，更没有翻译中医的经典著作。17 世纪中后期，西方来华的一些传教士逐步学习和了解了中医的基本理论和方法，撰写和出版了一些介绍中医药的书籍。如 1682 年德国法兰克福出版社出版的《中国医法举例》(*Specimen Medicine Sinicae*)，为波兰耶稣会来华的传教士卜弥格用拉丁文所撰写，其中介绍了中医舌苔及 300 种中药，附有经络和脏腑插图 68 幅。其内容比其他任何人所介绍的中医与中药的内容都更为丰富一些。1656 年维也纳出版的《中国植物志》(*Materia Medica*)，也是卜弥格用拉丁文所撰写，选译了部分中医药典的内容，比明清时期其他传教士对中医的介绍都要更丰富一些。在明清时期，真正对西方介绍了中医核心内容的传教士，只有卜弥格。卜弥格不仅向西方介绍了中医舌苔和 300 多种中药，而且还向西方介绍了经脉、舌诊、脉诊等很多方面，内容非常丰富。

（2）医务人员的贡献：除传教士之外，一些在亚洲的西方医务人员也向西方传递了一些有关中医的信息。他们在荷属东印度公司及日本期间，接触到了中医，发现中医虽然和西医完全不同，但其疗效却比西医更显著。于是他们便开始认真地了解和学习中医，努力掌握中医的基本理法。如 1676 年德国马尔堡出版了 B. W. Geilfusius 以德文撰写的《灸术》(*De Moxa*)，1683 年又出版了 J. A. Gehema 以德文撰写的《应用中国灸术治疗痛风》(*Eroberte Gicht durch die Chinesische Waffen der Moxa*)，介绍了中国灸术，在一定程度上传递了中医典籍中有关灸术的基本信息。1676 年英国伦敦出版了 H. Busschof 用荷兰文撰写后又翻译为英文的《痛风论文集》(*Treatise of the Gout*)，也介绍了中医的灸法。1683 年伦敦出版社出版了瑞尼撰写的《论关节炎》(*Dissertatio de Arthride*)，首次向西方介绍了中国的针刺术。1684 年荷兰阿姆斯特丹出版社出版了 S. Blankaart 用荷兰文撰写的《痛风专论》(*Verhandelinge van bet podagra en Vliegende Jicht*)，再次介绍了中国的针灸术，其德文译本 1690 年在莱比锡出版，对中国针灸术在西方的传播发挥了一定的作用。

（3）传播特点：据现有的史料记载，17 世纪西方来华的传教士和来亚的医务人员先后出版了 8 部涉及中医的书籍，分别以拉丁文、德文、英文和荷兰文撰写，首次向西方传递了一些中医、中药和治法的基本信息，开辟了中医西传的先河。这一时期中医典籍及其相关信息在西方介绍、传播和翻译时，大致有五大特点。

特点一：重视草药的介绍和传播。当年传教士在向西方介绍中医药典籍的基本信息时，主要介绍的就是中草药以及相关植物的特点、作用和应用，而没有介绍中医的基本理论和思想。由于中西方文化的巨大差异，当时的西方人很难理解中医的基本理论和方法，但对于草药还是有一些直观的认识，因为西方早期的传统医药中也有草药的概念。虽然当时在华的传教士都认真地学习了中华的语言和文化，但其对中华文化的了解和掌握还是非常有限的。在中国历朝历代的教育中，任何会读书、会写字的人都会扎针用药治百病，因为中国传统教育是通百家的。而西方的传统教育与中国还是有所区别的，其所重视的所谓专家在中国传统教育中则是最为落后的教育。

特点二：重视治法的介绍和传播。医务人员所关注的，就是临床治法和疗效。当年在荷兰东印度公司工作的一些医务人员接触到中医后，对针灸疗法及其疗效颇有兴趣，搜集了很多相关资料，并以专著的形式将其介绍到了欧洲。为针灸在西方的传播发挥了重要作用，尤其是 19 世纪中叶西方的第一次针灸热，就与当年西方在亚的医务人员向西方介绍中国的针灸学有直接的关系。

特点三：对典籍缺少完整的翻译。据史料记载，16 世纪中医的一些典籍资料即被来华的传教士带回了欧洲，但还缺乏对其完整的翻译和介绍。17 世纪在华的传教士虽然开始向西方翻译介绍了中医典籍的一些核心内容，但也并未对其进行完整系统的解读和翻译。这样做也是出于现实的考虑，因为当时需要向西方介绍的就是中医的一些基本的观念、药物和疗法，而不是中医系统的理法方药。况且当时的传教士和医务人员也才开始学习和研究中医，并未对中医有深入系统的了解和掌握。在这种情况下，他们只能向西方介绍一些具体的药物和针刺的疗法，而无法向西方介绍中医的基本理论和法则，更无法向西方介绍《黄帝内经》这样的核心经典。

特点四：信息传递有一定的偏差。来华的传教士和来亚的医务人员虽然对中医颇感兴趣，但因为了解不够系统，认识不够全面，感悟不够深刻，所以在向西方介绍中医时显然有不少的偏差。如来亚医务人员在向西方介绍针灸学时，将中医的经络误解为血管，不清楚针刺和灸法与穴位的关系，更不懂得灸法与艾绒的关系。19 世纪中期西方首次“针灸热”的严重后果，就与中医基本信息的误传有很大的关系。当时向西方介绍了中国针灸学的传教士和医务人员，基本都没有明确经络的实际意义，都以为经络就是血管。因此 19 世纪中期，针灸虽然在西方广泛使用了，但毕竟使用针灸的人并不懂得经络和穴位的实际意义，完全是随意乱用，所以很快就导致了针灸在西方的消除。

特点五：翻译方法有一定的创新。西方传教士和医务人员在向西方介绍中医、中药和治法的基本信息时，对中医典籍中一些基本概念和术语的翻译大致采取了音译法（如阴、阳、气、精、神）和仿造法（如将针刺译为 acupuncture，将灸法译为 moxibustion）。这两种译法深刻地影响了嗣后中医西译的发展，对于今天的中医西译，特别是中医基本名词术语国际标准化，依然有重要的借鉴意义。尤其是对针灸的翻译，acupuncture 和 moxibustion 完全是创新，完全值得当今的翻译界努力考察和借鉴。

（4）数据分析：17 世纪是中医典籍基本信息初次传入西方的时期。西方当时出版了 10 部涉及中医典籍基本思想和方法的书籍，其中 5 部为拉丁语，2 部为德语，2 部为荷兰语，1 部为法语。在这 10 部著作中，7 部涉及针灸学，3 部涉及脉学，2 部涉及药物学。从这个数据可以看出，当时的西方人士对中国的针灸学比较感兴趣，并特意将其基本的信息和方法介绍到西方，为 19 世纪中期以及 20 世纪 70 年代以来针灸在西方的广泛传播和发展奠定了基础。就语言而言，17 世纪中医传入西方的主要桥梁是拉丁语，19 世纪中期以后广为流行的则是英语，当时的影响还不如德语、法语和荷兰语。因为当时的英国并不重视中医在西方的传播，只有法国、德国和荷兰比较重视中医在西方的传播。

2. 18 世纪：中医典籍基本知识的传播　所谓中医典籍基本知识的传

播，指的是西方传教士和医务人员在向西方介绍中医基本常识和方法的时候，引用了中医一些重要典籍的部分内容，从而介绍和传递了中医典籍中的某些基本理论和基本知识。比如明代在华传教士卜弥格就非常重视李时珍所研究和撰写的《本草纲目》，特意将其中最重要的一些中药的名称和作用介绍给了西方，并附有很多的图片，以便让西方人真正明确每一种中药是哪种植物。

（1）在东方的传播：进入 18 世纪之后，东亚各地——如朝鲜、日本、越南等——依然延续着中国文化的传统，继续以中医为自己的民族医学，依然以中医典籍作为学习和发展民族医学的基础。所以在东南亚这些地区，中医和中国文化虽然一如既往地传播和发展，但依然无需任何形式的翻译，因为东亚的这些国家当时就一直完全使用中文的字，根本不需要翻译中国的典籍。此时中国与非洲等地的交往还比较稀少，也不存在翻译的问题。当时中国的国际交流依然以西方为基础，中医的传播也是如此。虽然俄罗斯当时是中国的邻国，但却一直不关注中华文化和中国的医学，直到 20 世纪中期中华人民共和国成立之后，俄罗斯才开始逐渐地关注中华文化和中国的传统医学。

（2）在西方的传播：自明清以来，在中西方的交流过程中，中医依然是一个最为重要的领域。来华的传教士在向西方介绍中国文化时，继续传递着有关中医理法方药的基本知识。如 1776—1791 年法国巴黎出版的 15 卷拉丁文版《在北京的传教士关于中国科学和艺术的记录》，其中第 13 卷和第 15 卷介绍的就是中国医学的理法方药的基本知识。这些介绍虽然不是对中医典籍的翻译，却是对中医典籍基本精神的介绍，依然有传递中医典籍基本信息的意义。1788 年瑞典乌普萨拉出版社出版 J. G. Hallman 撰写的《灸灼在医学上的应用》（*De Moxae Atque Ignis in Medicina Rationali Usu.*），1799 年英国伦敦出版 S. A. Witthoff 撰写的《灸术的应用》（*De Usu Moxae*），就进一步介绍了中医典籍记载的针灸术。

1781 年法国巴黎出版的由 Buchoz 撰写的《中国药用植物标本》（*Herbier ou Collection das Plantes Medicales de la Chine*），向西方进一步

传递了来自《神农本草经》和《本草纲目》的一些重要知识，特别是一些重要的药物。因为西方人所关注的，还是药物。在介绍药物的同时，向西方介绍中医的传教士、医务人员和外交人员也在一定程度上向西方介绍了中医点滴的理法方药，使西方人在一定程度上理解中医与西医有本质的区别。所以，18 世纪西方学者和传教士对中医典籍基本知识的传播，为中医嗣后在西方的发展奠定了一定的基础。

（3）传播特点

特点一：中医基础理论有了一定的传播。17 世纪，西方来华的传教士和来亚的医务人员在向西方介绍中医时，比较注重的是药物和治法，很少涉及中医的基本理论知识。因为当时在华和在亚的传教士和医务人员，虽然非常关注中医的临床治疗及其特别的疗效，但对中医的基本理法方药则一直缺乏了解，所以向西方介绍中医时只能主要介绍药物和疗法以及针术和灸术，却无法比较明确地向西方介绍中医的理论和法则。18 世纪时期，传教士和医务人员虽然在西方出版的有关中医的书籍并不多，但中医的基本理论已经有了一定程度的传播，从而提高了中医西传的层次和深度。毕竟 18 世纪，在华的传教士以及在亚的医务人员对中国的传统文化和中医的基本知识的了解比 17 世纪的人员要较为广泛一些。比如长达 15 卷的《在北京的传教士关于中国科学和艺术的记录》，其中有 2 卷专门介绍中医的理法方药，将中医基础理论在一定的程度上比较有效地介绍到了西方，颇有实际意义。但要真正完整准确地向西方介绍中医的理法方药，颇为不易，至今依然有难度和挑战。

特点二：中医典籍知识有了一定的介绍。17 世纪，西方来华的传教士和来亚的医务人员在向西方介绍中医时，虽然也涉及中医典籍中的一些基本概念，但中医典籍的基本知识还是比较缺乏的，因为他们对中医的核心理法还缺少了解。在他们看来，中国的医学与西方的医学不仅形式和方法不同，理论与依据更不同。但他们还是注意到当时的中医疗效比西方医学的疗效要显著得多。实际上，一直到 20 世纪 30 年代，中医的临床疗效一直比西方医学的疗效要显著。18 世纪，在华的传教士和来亚的医务人员传入西方的中医药信息，已经开始包含有一定的中医典籍的基本知识。当然，其所介绍的中医典籍的基本知识还是比较具体的，还缺少实际的理论和法则。其所介绍的中医典籍的基本知识，主要还是药材。

特点三：中医学术研究有了一定的发展。在华和在亚的传教士和医务人员特别关注中国医学中的针术和灸术。虽然西方从来没有针术和灸术，但在华的传教士和在亚的医务人员观察到针术和灸术的显著疗效和特别功能，于是便特意将其介绍到欧洲。18 世纪，西方出版了几部专门介绍针刺术和艾灸术临床应用原则和方法的专著，有一定的学术意义和实用价值。西方出版的这几部针术和灸术著作，是西方首次撰写出版的专门分析、总结和介绍中医特有诊治方法的专著，比较深入地传播了中医治疗学的基本知识，为针灸学在西方的传播和发展，尤其是 19 世纪中期西方首次“针灸热”的出现奠定了基础。当然，从中医学理法方药的基本原理、方法和要求来看，这些学术著作对中医相关诊疗方法的介绍，还有很大的局限，甚至还有很大的偏差，这也是导致西方首次“针灸热”严重后果的主要原因。毕竟当时在华的传教士和在亚的医务人员对中国针灸学的了解还是比较有限的，对其理法的掌握还是颇为缺乏的。

（4）数据分析：从现有资料来看，18 世纪西方出版的有关中医典籍的书籍比较少，其中 4 部为拉丁语，1 部为法语，在一定程度上传播了点滴的中医典籍的基本知识，尤其是针灸学和中药学的基本内容。虽然出版的书籍比较有限，但对某些中医典籍基本知识的传播还是比较有益的，尤其是《神农本草经》和《本草纲目》这样的重要经典和典籍。但像《黄帝内经》这样的核心经典著作，当时的传播还是非常有限的，这可能与其对真正中华传统文化的掌握和对中医理法方药的了解有一定的关系。比如由于《黄帝内经》的思想极其深刻、语言极其深奥、理论极其玄秘，在华的传教士虽然认真学习中华语言和一定的文化，但还是无法真正地理解和掌握《黄帝内经》的基本思想、理论和修辞。

3. 19 世纪：中医典籍基本理论的传播　所谓中医典籍基本理论的传播，指的是对中医理法方药基本原理、方法和要求较为有效和有益的介绍和传播。

（1）中医在西方较为全面的传播：19 世纪，是中医在西方的传播和发展比较重要的一个阶段。从现有的资料来看，19 世纪中医在西方得到了较为全面的传播。王吉民和傅维康于 20 世纪 60 年代初，广泛收集整理了从 1656 年到 1962 年西方和东方出版的大量外文版的有关中医的书籍和刊物。这些书籍和刊物大部分是有关传教士、医务人员和学者根据自己的体会和感受所编辑而形成的，其中也引用了一些中医典籍的重要内容，可以视为对中医典籍重要概念、思想和方法的介绍性节译。这样的节译虽然与典籍的传播和翻译还有一定的差异，但毕竟是在 19 世纪，能略有传播和翻译已经非常不易了。

从现有的文献资料来看，19 世纪东西方出版的西文版的有关中医的书籍中，中医通论性介绍有 11 部，医史介绍有 9 部，临床各科介绍有 9 部，针灸介绍 46 部。如 1858 年德国柏林出版的德文版《中国医学》（*Die Chinesischen Medizin*），1868 年法国巴黎出版的《中国医学》（*La Medicine chez les Chinois*），1882 年莫斯科出版的俄文版《中国人的生活状况和疾病治疗》，从理论到实践对中医典籍的基本知识和方法做了一定的介绍。由于当时针灸在西方的广泛传播，与针灸有关的一些中医古籍的部分内容被译作西文。如 1863 年法国驻中国领事达布理（P. Dabry）所著的《中国医学大全》，其中就节译了明代杨继洲所著的《针灸大全》。这样的节译，实际上只是作者论述、分析或介绍有关问题时对中医典籍的引用，并不完全属于对中医典籍的翻译。但这种引用式的翻译，对于嗣后中医典籍的翻译，也有一定的参考意义。

（2）中医基本知识首次传入俄国：俄罗斯虽然毗邻中国，但中医的传入却晚于西方。16 世纪，中医的一些典籍原文就被在华的传教士带回了西方，中医的基本概念和知识也在一定程度上被介绍到了西方。从现有的文献记载来看，直到 1876 年，俄罗斯才出版了第一部介绍中医的书《论中国的卫生条件和医学》（*О Санитарных Условиях И Медицине Китая*），1878 年出版了一部介绍中国医史的书《关于中国医学的一些史料》（*Материалы Для Истории Китайской Медицины*），1882 年出版了一部介绍中医治疗学的书《中国人的健康状况和疾病治疗》（*Как Живуг И Лечатся Кнтайцы*），从而将中医的基本概念和知识传入了俄国，为中俄嗣后的医学交流开辟了一定的蹊径。但所传入的概念和知识，还是非常有限的，更是非常简要的，并没有真正地引起俄罗斯人对中国医学的关注，更没有俄罗斯人将其予以学习和应用。直到20世纪50年代之后，俄罗斯才开始关注了中医，才在一定程度上将中医传播到俄罗斯。

（3）传播特点

特点一：介绍比较全面。从现有资料来看，19世纪中西方出版的众多有关中医基本知识和方法的书籍，在一定程度上向西方传播了中医理论思想、临床实践和养生保健的基本知识和体系，既有通论，又有专论，还有史论。同时，还将中医药的历史传承和发展与中国人的生活状况和社会发展结合起来，探索中医学对中国人生活与健康以及对社会现状与发展的影响，体现了中国人传统上将医学视为仁学的基本理念。当时的西方人虽然关注了中国的针术和灸术，也曾努力地应用和发挥针术和灸术的作用，但并没有完整准确地了解和掌握中医的理论思想、临床实践和养生保健的基本知识和体系，因此很快就导致了“针灸热”的衰退和消亡。

特点二：侧重针术、灸术。针刺术和艾灸术是中国医学中的两大绿色疗法，不用吃药，也不同敷药，从而摆脱了人类一直面临的“是药三分毒”的巨大挑战。这两种绿色疗法引起了西方人士的极大关注。19世纪东西方出版的西文版的中医书，很大一部分就是专门介绍针灸学的，即比较充分说明了这一点。17世纪，西方来亚医务人员向西方介绍的中国医学，也主要是针灸的疗法。19世纪中期，在西方广泛传播和应用的也是针灸疗法，缺乏中药疗法。直到现在，针灸疗法依然是在西方传播最为广泛、应用最为普遍、影响最为深远的中国医学。当今在世界各地，中医的真正传播和应用，依然主要是针法和灸法。比如WHO最初制定中医名词术语的国际标准，完全是针灸学的十四经脉和三百多个穴位，而没有涉及任何其他的中医名词术语。这说明中医的国际传播，从当初到现在主要还是针灸学。

特点三：影响颇为广泛。19 世纪中医在西方的广泛传播，影响极为深远，使得越来越多的西方人士——包括普通民众——对中医学产生了极大的兴趣，特别是针灸术。所谓的“针灸热”就开始在欧洲问世了，很多人都在努力地发挥针灸术的疗效和作用。中医学后来传入到俄罗斯，在一定程度上也是中医在西方广泛传播影响的结果。日本明治维新启动之后，即全盘接受了西医，完全放弃了中医。其自唐代以来所努力学习、使用和研究的中医论著以及从中国引入的很多典籍，明治维新时期基本都放弃了。当时在日本的中国人，在日本的大街和垃圾站，就惊讶地看到很多中医典籍和专著都作为垃圾而扔掉了。后来在与西方的交流沟通中，日本人发现中医在西方得到了越来越广泛的传播和应用，引起了日本学界和医界的关注，从而又逐步地恢复了日本对中医的传承和应用。

（4）数据分析：19 世纪西方出版的与中医典籍基本思想和方法相关的书籍有 43 部，拉丁语 6 部，法语 16 部，英语 12 部，德语 4 部，俄语 3 部，意大利语 2 部。这些书籍所涉及的主要内容为针灸学、中药学、脉学以及医术和医史，依然是 17 世纪以来西方所关注的问题。就语种而言，法语在中医的西传过程中依然发挥着重要的作用。英语的影响力虽然也在不断上升，但其对中医的关注还是比较缺乏的。俄文版的中医书籍虽然比较简单有限，但还是在一定程度上将中医典籍的基本理念和思想首次介绍到了俄国。

（二）20 世纪：中医典籍翻译与国际传播的发展阶段

1. 20 世纪初期：中医典籍翻译的起步时期

（1）中医典籍翻译和传播观念的形成：所谓中医典籍翻译的起步时期，指的是翻译中医典籍的观念开始产生，并有了一定的进步。在此之前，西方传教士和医务人员在传播中医的过程中，虽然引用了中医典籍的一些概念、思想和内容，但还没有产生完整翻译中医典籍的观念。进入 20 世纪之后，传播和翻译中医典籍的这一观念不但产生，而且已经体现在一些学者编写和翻译的著作中。那时虽然中国在经济和军事方面远远落后于西方，但在医药方面却依然具有明显的优势和特色。据史料记载，虽然当时西医在理论和技术上有了突飞猛进的发展，但在临床效果上还不及中医。所以中医在西方依然在继续传播，不仅有大量有关中医的书籍和刊物在西方出版，而且中医的一些重要的典籍也得到了一定程度上的译介，从而开启了中医典籍外译的先河。

（2）中医典籍翻译和传播的重要成果：20 世纪初中医典籍的西译和传播在东西方均有了一定的发展，所翻译出版的学术著作对于嗣后中医在西方的传播和发展，具有重要的指导意义。如 1911 年上海美华印书馆出版了 G. A. Stuart 编写的《中国药物：草木部》（*Chinese Materia Medica: Vegetable Kingdom,* Extensively revised from Dr. F. Porter Smith's Work），大致译介了《本草纲目》第 12～37 卷的药物，按照拉丁字母次序排列，有中、英文及植物名称三种索引。这是首次对《本草纲目》主要内容的译介。从 1928 年到 1941 年，北平出版社先后出版了 Read 翻译的《本草纲目》中的《金石部》《麻黄部》《兽部》《禽部》《鳞部》《麟部》《介部》和《虫部》等多卷译本，首次以比较完整的方式对中医典籍进行翻译。但这一时期对中医典籍的翻译，基本上还集中在《本草纲目》等药物学著作方面，对《黄帝内经》《难经》和《伤寒杂病论》等核心典籍的翻译，还仅仅停留在基本信息的传递和重要内容的介绍方面，还没有系统完整的翻译。

1929 年德国莱比锡出版了柏林大学许保德（F. Hubotter）翻译的德文版《难经》。该译文刊行于其所著的《中华医学》（*Die Chinesisehe Hedizin*）第 195～238 页。这是西方对《难经》的首次完整的翻译。王吉民 1936 年在《中华医学杂志》第 22 卷第 12 期上发表的《西译中医典籍重考》一文中指出，广州孙逸仙医学院院长黄雯曾经翻译了《黄帝内经》的两章，刊登于《中华医学杂志》，属于中国学者首次翻译《黄帝内经》。王吉民也曾经翻译了《黄帝内经・素问》的第一章“上古天真论”，但因事务繁杂，没能实现翻译《黄帝内经》的梦想。所以黄雯是中国真正翻译了中医经典著作的第一位学者，虽然只翻译了《黄帝内经・素问》的前两章，但毕竟是第一次完整准确地翻译了《黄帝内经》的部分内容。在欧洲，第一次完整翻译了《黄帝内经》中的某一章的，就是美国的威斯。在第二次世界大战期间，威斯翻译出版了《黄帝内经·素问》中的前 34 章。虽然没有将《黄帝内经·素问》81 章完全翻译，但能认真地翻译和释义前 34 章已经非常不易。

（3）传播特点

特点一：典籍翻译正式启动。19 世纪，中医的基本概念、思想和方法在西方已经得到了一定程度的介绍和传播，引起了西方很多人的关注和了解，更有一些人士开始对其进行研究和分析。通过认真的研究和分析，最终形成了一定的创新，为中医也做出了很大的贡献。比如今天东西方普遍使用的电针疗法，就是 19 世纪法国学者在介绍、传播和应用针灸疗法时的创造发明。中国医院的针灸科在治疗患者的时候，自然也一直在使用电针疗法，说明电针疗法还是颇有疗效的。进入 20 世纪之后，中医典籍的翻译和介绍就成为中医在西方进一步传播和发展的重要基础。正是出于这一考虑，东西方的学者便开始考虑和探索如何西译中医典籍的问题，并在其编写和翻译的中医著作中有了明显的体现。通过认真阅读德国汉学家文树德关于中医典籍的论著以及英国汉学家魏迺杰的论著，我们可以了解其对中医典籍的认识及其翻译的理念，颇值借鉴。

特点二：中西译者均有创新。20 世纪之前，向西方介绍和传播中医典籍的基本概念和思想以及中医的基本理论和方法的，主要是西方的传教士和医务人员，中国的学者和医生几乎没有主动参与。这主要是因为当时的中国学者极少有人学习西方的语言，自然就无法将中医及中国文化通过自己的翻译介绍和传播到欧洲。进入 20 世纪以后，不仅西方学者继续积极地推进中医在西方的传播和发展，而且中国的学者也逐步产生了西传中医的理念，并为此而投入了大量的精力和时间。清末时期中国政府就首次安排中国的青年学者到欧洲学习，更有很多中国人自行前往欧洲学习。因为当时的中国人终于注意到西方在科技方面比中国先进。王吉民、伍连德和黄雯当时都在西方读书学习，主要学习的是西医，但却始终具有深厚的中华文化的基础，是最为杰出的代表。他们的翻译理念和方法对嗣后的译者产生了极大的影响，比如将“黄帝”译作

Yellow Emperor，将“内经”译作 Canon of Medicine，就是最为显著的体现。

特点三：个别典籍首次全译。20 世纪初，虽然中医典籍翻译的观念已经形成，翻译工作正式开始，但由于中国相关学者时间和精力的不足以及西方学者对中医典籍思想体系的了解和掌握不够深刻，所以翻译工作进展比较缓慢，像《黄帝内经》这样的最为核心的中医经典只有部分内容被收入到相关学术著作之中，并没有得到完整的翻译。中国学者黄雯虽然只翻译了《黄帝内经·素问》的前两章，但比较完整的典籍翻译还是有所体现。西方学者翻译的《中国药物：草木部》，基本将《本草纲目》中的一些重要内容译入其中，为《本草纲目》在西方的传播开辟了独特的蹊径。更为重要的是中医四大经典之一的《难经》，首次完整地翻译为德文并在西方出版，开启了向西方系统、完整翻译和传播中医典籍的先河。

2. 20 世纪中期：中医典籍翻译的开创时期

（1）中医典籍翻译的尝试：20 世纪中期，是世界各国政治、经济、文化交流的一个非常时期。随着第二次世界大战的爆发，东西方很多国家均处在炮火连天的危急时期。在这一危急时期，各国常规的学术研究和文化发展都受到了极大的影响。但在这一危急时期，中医典籍的翻译却出人意料地被提到了学界的议事日程，尤其是对中医最为重要的典籍《黄帝内经》的翻译。据史料记载，首次完整系统翻译《黄帝内经》的是美国化学家林达沃（J. W. Lindau）。林达沃在 20 世纪 30 年代接触到了中医和《黄帝内经》，对其产生了浓厚的兴趣并进行了系统的学习和研究。经过认真的学习，林达沃认为《黄帝内经》是一部非常重要的学术著作，是中医在西方传播和发展的重要桥梁，很有必要将其翻译为英文，供西方人学习。遗憾的是，1942 年去世前，林达沃基本上完成了《黄帝内经》的翻译，但还没有来得及修改、补充和完善，更没有得到出版。他的译稿嗣后被家人公布，引起了西方学者的注意，毕竟这是西方第一次对《黄帝内经》的认真学习和翻译。

（2）中医典籍翻译的推进：20 世纪中期，中医典籍的翻译得到了美国某些学术机构的支持和某些基金会的赞助，从而推进了中医典籍的翻译和出版。比如林达沃家人将其所翻译的《黄帝内经》译稿公布之后，美国约翰斯·霍普金斯大学医学史研究所所长亨利·西格里斯（Henry E. Sigerist, 1891—1957）建议其研究所的博士生威斯在林达沃译稿的基础上，重新翻译《黄帝内经》。这一建议得到了威斯的赞同，同时也得到了洛克菲勒基金会的赞助。威斯以宋刻本《黄帝内经》为基础，经过2年时间的努力，翻译了《黄帝内经·素问》前34章，但仍然以《黄帝内经》的名称（*The Yellow Emperor's Classic of Internal Medicine*）出版。虽然仅仅只翻译了《素问》的前34章，但因为是基于翻译的理念对这34章做了系统完整的翻译，因此成为世界上第一部《黄帝内经》的译本，在西方产生了极大的影响。自此以来，中医典籍翻译的历史进程才真正地开启起来。

此外，1954—1961年，法国先后出版了4卷由A. Chamfrault et Ung Kan Sam翻译的《中国医学大纲》（*Traite de Medicine Chinoise*）。1957年出版的第2卷共575页，主要译述了《黄帝内经·素问》及《脉学》的部分内容。1959年出版的第3卷主要记述了中国历朝历代的本草，其中也涉及《神农本草经》和《本草纲目》的一些基本内容。对《黄帝内经·素问》及《脉学》部分内容的介绍和释译，在一定程度上有传播中医理法方药的基础，颇为不易。在此之前，法国最关注的是中医的

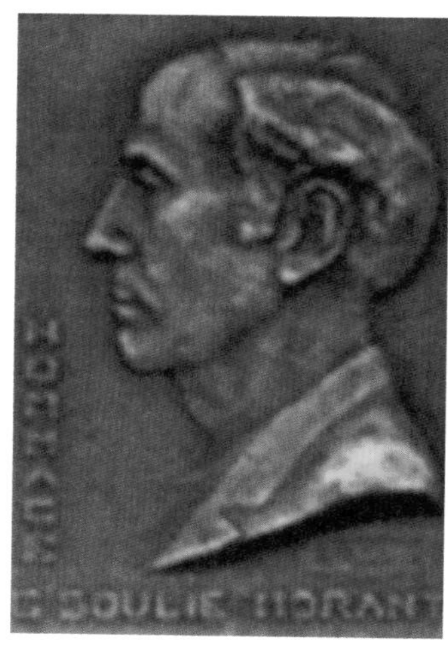

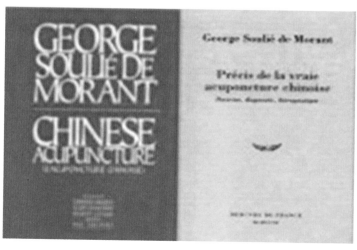

图15-2　苏理耶及其译著

针灸学，缺乏对中医经典著作及其理法方药的关注。清末民初在中国的外交人员苏理耶接触到针灸，发现针灸的疗效最为显著，于是便认真地学习针灸学，翻译针灸学，但却没有学习和翻译《黄帝内经》这样的中医经典。

（3）传播特点

特点一：重视典籍。17 世纪中医在西方的传播主要是基本概念和药物使用，19 世纪中医在西方的传播主要是基本理论和方法，20 世纪——特别是中期——中医在西方传播的重点是中医典籍的翻译和介绍。对中医典籍的重视，说明中医在西方的传播和发展已经到了一定的高度和层次，同时也说明西方对中医理法方药基本思想和精神有了较为明确的认识，从而为中医今天在西方的广泛传播和深入发展奠定了理论和文化基础。

特点二：翻译创新。20 世纪中期翻译出版的中医典籍的部分内容，比以往中西方出版的外文版的中医著作中所引用的中医典籍的部分内容更全面，即对相关章节做了全面系统的翻译，没有任何筛选或删减，表达方面更完整，即对相关章节中所有的概念、术语、句子都进行了完整的直译、意译或释译。释义方面更深入，即在译文之前以较大的篇幅对相关中医典籍的历史和传播以及思想和精神做了深入细致的分析、总结和探讨，同时对相关章节中的某些重要的概念、术语和词语做了必要的注释和说明。从此真正启动了中医典籍的对外传播和翻译。只有中医典籍通过翻译介绍到了西方，才能将中医真正的理法方药的精气神韵传播给西方，才能引领西方人渐渐地了解中医与中华文化的精神。

特点三：挑战巨大。20 世纪中期中医典籍翻译所面临的巨大挑战，主要体现在三个方面：一是对中国文化的理解不够深入，二是对中医理论的理解不够全面，三是对中医概念的理解不够完整。美国学者威斯在翻译《黄帝内经》时，对其中的一些基本概念和术语的理解，存在着“误解作者，误达读者”的现象，这种现象也比较普遍。对一些重要概念的误解，导致了对全文理解的偏差。这种情况从那时到现在，一直存在于中医西传的现状之中。

黄帝：民族梦想要实现！
岐伯：民族文明要发展！
雷公：民族文化要传承！
应龙：民族精神要发扬！
力牧：民族传统要继承！
天女：民族融合要完善！
仓颉：民族圣贤要尊敬！
风后：民族意志要坚持！
伶伦：民族基因要培育！
常先：民族意识要加强！
大鸿：民族视野要开阔！
陆吾：民族胸怀要博大！
英招：民族思维要拓展！
风伯：民族交流要自然！
雨师：民族教育要求真！
鬼臾区：民族发展要务实！

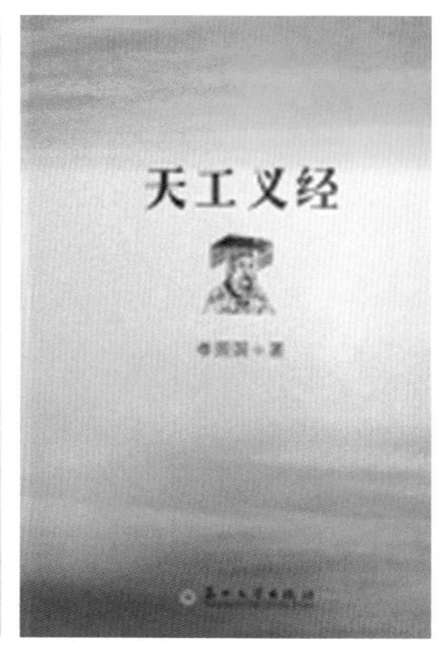

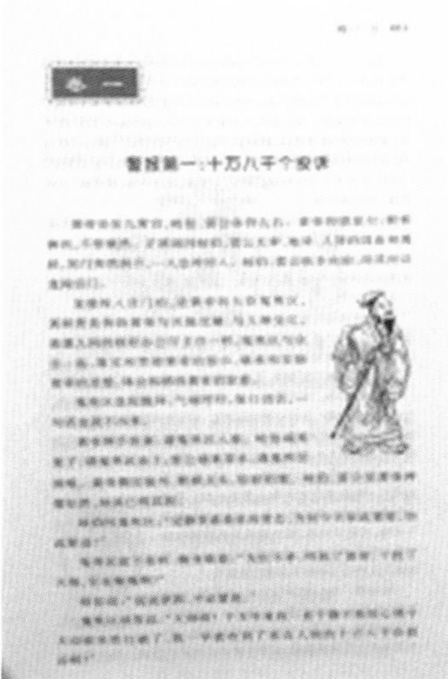

图15-3 《天工义经》

我们只要认真地读一读、想一想西方人和中国人对中医典籍——尤其是中医经典著作——的翻译，类似情况可谓无处不有。这就像中国人翻译中华文化的典籍一样，误解、误达的现状可谓处处皆有。正是出于这一原因，受有识之士的启发，笔者曾撰写了《天工义经》这部特别的专著，为神州大地真正的国人提出意见和要求，希望大家能逐步地形成中华的意识，努力地具有中华文化的基础。

上述的有识之士，他们有一种特殊使命，他们继承了自春秋战国到清末时期历朝历代所存在的一个重要使命。但民国之后，这个特殊使命完全消失了。直到20世纪80年代之后，这种特殊使命才逐步恢复了。但20世纪80年代所恢复的只有不多的几位国人，直到21世纪，也只有9位真正的国人加入了这一领域。而加入这一领域的国人，始终都没有与社会中的任何人接触和交流，因为当今时代神州大地各个领域的人基本都没有中华的意识了，更没有中华文化的基础了，他们自然无法与其接触和交流。由于一个非常特殊的原因，20世纪90年代一个意外的机会，笔者与他们接触了，得到了他们的理解和希望，于是便一直就中华文明、中华文化、中华思想的传承和发扬与他们讨论和分析。笔者所写的《天工义经》这部特别的书，就是关于与他们多年讨论和分析中华文化为何无处传承、无处发扬的问题。也是按照他们的希望，以这样一部书向国内的学界人士培养中华的意识。只有大家有了中华的意识，才可能逐步具有中华文化的基础。

3. 20 世纪后期：中医典籍翻译的发展时期

（1）中医典籍翻译在中西方的发展：20 世纪 70 年代以来，随着中国针刺麻醉术的研究成功和中美关系的逐步改善，中医在西方的传播更加迅速地开展起来。其突出表现有三：一是“针灸热”在欧美再次兴起，二是 WHO 关注中医并在世界各地建立起传统医学国际合作中心，三是中医典籍翻译工程全面启动，特别是中医的四大经典的翻译。这一时期翻译中医典籍的，既有西方的译者，也有东方的译者。

在西方，很多德国学者开始学习和翻译中医典籍，有的用德语翻译，也有的用英语翻译。德国学者克劳斯·C·施诺伦贝格（Claus C. Hrsg. Schnorrenberger）所翻译的《黄帝内经·灵枢》（*Des Gelben Kaisers Klassiker der Akupunktur Huang-ti-nei-ching-ling-shu*）1987 年由德国弗莱堡（布莱斯高）高校出版社出版。德国学者沃尔夫冈·海因克（Wolfgang Heinke）翻译的《黄帝内经·素问》第 1 卷（*Hoang-ti-nei-king-so-ouenn Band 1*）和第 2 卷（*Hoang-ti-nei-king-so-ouenn Band 2*）1977 年由约尔岑医学文献出版社出版。1993 年德国学者彼得·楚丁（Peter F. Tschudin）翻译的《本草纲目》（*Bencao-kangmu: Grosse Pharmakopöe des Li Shizen 1596*）由德国三多姿化学有限公司出版。1998 年德国学者沃尔夫冈·施密特（Wolfgang G. A. Schmidt）翻译的《黄帝内经·灵枢》（*Lingshu oder die wundersame Türangel im Klassiker des Gelben Kaisers zur Inneren Medizin*［*Mikroform*］*: der älteste Therapieklassiker zur traditionellen chinesischen Medizin*）由韩泽尔-霍亨豪森出版社出版，1999 年德国学者沃尔夫冈·施密特（Wolfgang G. A. Schmidt）翻译的《难经》由德国维阿德米卡出版社出版。1986 年德国著名汉学家文树德英译的《难经》由美国加利福尼亚大学出版社出版，成为《难经》英译的一个经典译本。另外，《难经》俄文译本 1991 年前由苏联科学出版社出版，译者为杜勃罗文，这也是《难经》首次被译为俄文并传播到苏联。

此外，在西方的一些华人和在东南亚的其他一些学者也在 20 世纪后期开始翻译中医典籍。其中有代表性的是加拿大华人学者吕聪明，在美国的华人吴连胜、吴奇父子和来自中国台湾的 Maoshing Ni（倪懋兴）以及在法国的越南学者阮文。吕聪明 1973 年所翻译的《黄帝内经·灵枢》英译本及 1978 年翻译的《〈黄帝内经〉与〈难经〉全集》(*The Yellow Emperor's Classic of Internal Medicine and the Difficult Classic: Complete Translation of Nei Jing and Nan Jing*）由东方文化学院出版。吴连胜、吴奇父子所翻译的《黄帝内经》英译本（*Yellow Emperor's Canon Internal Medicine*）于 1997 年由中国科学技术出版社出版。阮文所翻译的《黄帝内经》法文版（*Hoang Ti Nei King*）于 1975 年在法国出版，后又在此基础上转译为德文版和其他语种版本。

（2）中医典籍翻译在东南亚的开展：20 世纪，中医典籍翻译另外一个值得注意的现象，就是东南亚语种的翻译，尤其是韩语和日语的翻译。从先秦到汉唐，中医典籍全面系统地传入了朝鲜、日本和越南等东南亚地区。由于这些东南亚地区完全接受了中国语言和文化，所以中医典籍不存在翻译的问题。但第二次世界大战之后，韩国、越南和日本由于各种原因而努力发展了自己的文字。从此之后中医典籍的翻译便被韩国、越南和日本提到了议事日程。

据文献记载，铃木真海、白井光太郎等于 1929—1934 年翻译了 15 卷《本草纲目》，题为《頭註国訳本草綱目》，由春阳堂书店出版。该书以金陵本为底本，将原书译成日语，附校注、解说及索引，成为最为完善的一部《本草纲目》日语译本。1974 年又对该译本重新进行了校注，再次出版，题为《新註校定国訳本草綱目》。同样的情况也出现在韩国。韩国人朴明熙所翻译的《本草纲目》韩文版，1985 年由汉城高文社出版。蔡仁植所翻译的《金匮要略》韩文版，1965 年由东洋通信大学出版社出版。从此开启了中医典籍日文翻译和韩文翻译的先河。

（3）传播特点

特点一：中医典籍的完整翻译。20 世纪后期，完整系统的中医典籍翻译终于在西方问世，尤其是中医的核心典籍《黄帝内经》以及《难经》。同时，《本草纲目》比较完整的译本也在西方问世。中医的这三大核心典籍分别以英语、德语和法语三大全球最为普及的语种传播到欧洲，同时也传播到全球。这些首次系统完整的翻译版本，不仅为中医典籍的翻译开辟了道路，更重要的是坚实了中医完整系统西传的基础。当时在欧洲翻译的中医这几大典籍，不仅仅是欧洲人自己的翻译，也有很多在欧洲的华人翻译。当时在欧洲的一些华人，自己本身就是中医领域的人士。其基本译本如下。

华人学者吕聪明翻译了《黄帝内经·灵枢》（*The Yellow Emperor's Book of Acupuncture*），1973 年由东方文化出版社出版；其翻译的《黄帝内经及难经全集》（*The Yellow Emperor's Classic of Internal Medicine and the Difficult Classic: Complete Translation of Nei Jing and Nan Jing*）1978 年也由东方文化出版社出版。华人学者徐鸿源翻译的《伤寒论》（*Shang Han Lun: Wellspring of Chinese Medicine*）1981 年 在 Keats 出版。麦克奈特（B. McKnight）所翻译的《洗冤录》（*The Washing Away of Wrongs: Forensic Medicine in Thirteenth-century China*）1981 年 在 美国密歇根出版。黄焕松（Hoc Ku Huynh）翻译的《濒湖脉学》（*Pulse Diagnosis*）1985 年由标登出版社出版。德国人文树德用英语翻译的《难经》（*Medicine in China: NAN–CHING*）1986 年由加利福尼亚大学出版，文树德翻译的《医学源流论》先后于 1990 年和 1998 年由美国加利福尼亚大学出版。Dean C. Epler 翻译的《伤寒论》（*The Concept of Disease in an Ancient Chinese Medical Text, the Discourse on Cold-Damage Disorders "Shang-han Lun"*）1988 年由《医学和相关科学史》杂志（*The Journal of History of Medicine and Allied Science*） 出 版。Richard Berrschinger 翻译的《针灸大成》（*The Golden Needle and Other Odes of Traditional Acupuncture: Book Two of Yang Jizhou's "Grand Compendium"*）1991 年由 Churchill Livingstone 出版。在美国的华人学者倪懋兴翻译的《黄帝内经·素问》（*The Yellow Emperor's Classic of Medicine: A New Translation of the Neijing Suwen with Commentary*）1995 年由 Shambhala：Boston and London 出版。著名的中医翻译家、英国汉学家魏迺杰翻译的《伤寒论》（*Shang Han Lun-On Cold Damage*）1999 年由标登出版社出版。

特点二：中国译者的深入参与。20 世纪后期中医典籍的对外翻译，中国学者终于有了实质性的参与，并且做出了突出的贡献。国内虽然还没有完整系统的译本问世，但翻译界已经有些译者开始认真的研究和翻译，个别译者已经将中医院校的教材《内经选读》翻译为英文。在西方，很多华人学者 20 世纪 70 年代和 90 年代已经完成了《黄帝内经》的翻译和出版，开辟了中国人对外翻译出版中医典籍的先河，更完整、系统和准确地向西方传播了中医典籍的思想和精神。其基本译本如下。

中国学者杨守忠翻译的《脾胃论》1993 年在海外蓝罂粟出版社出版。杨守忠翻译的《脉经》(*The Pulse Classic: A Translation of the Mai Jiing*) 1993 年由蓝罂粟出版社出版。杨守忠翻译的《针灸甲乙经》(*The Systematic Classic of Acupuncture and Moxibustion: Huang-Ti Chen Chiu Chia I Ching*) 1994 年由蓝罂粟出版社出版。在美国的华人父子吴连胜、吴奇翻译的《黄帝内经》(*The Yellow Emperor's Canon of Internal Medicine*) 1997 年由科学出版社出版。中国学者杨守忠翻译的《神农本草经》(*The Divine Farmer's Materia Medica: A Translation of the Shen Nong Ben Cao*) 1998 年由蓝罂粟出版社出版。Bob Flaws 翻译的《濒湖脉学》1998 年由蓝罂粟出版社出版。中国学者罗希文翻译的《金匮要略》(*Synopsis of Prescriptions of the Golden Chamber*) 1985 年由新世界出版社出版。罗希文翻译的《伤寒论》(*Treatise on Febrile Diseases Caused by Cold*) 1986 年由新世界出版社出版。

特点三：中医典籍的日、韩翻译。自先秦和汉唐以来，中医的理法方药即以中国的语言文字系统地传入日、韩，从来没有翻译的需要。20 世纪之后，特别是第二次世界大战之后，日、韩开始注重自己民族语言和文字的发展，韩国全面放弃了汉字的使用，日本保留了为数不多的部分汉字，从而使其民族对汉字和汉语的了解和掌握越来越少，中医典籍的翻译也从此被提到了议事日程。从 20 世纪 60 年代开始，中医典籍《本草纲目》和《金匮要略》便被翻译为日、韩的文字出版，成为中医在日、韩传播的一个现代桥梁。其基本译本如下。

日本人铃木真海翻译的《本草纲目》(《頭注国訳本草纲木》) 1929—

1934 年由东京春阳堂书店出版。日本人丸山清康翻译的《伤寒论全译》(《傷寒論全訳》) 1965 年在日本的明德出版社出版。日本的一位无名氏翻译的《针灸甲乙经》(《鍼灸甲乙經》) 1967 年由中国台北艺文印书馆出版。日本中医学概论翻译委员会翻译的《中国汉方医学概论》(《中国漢方医学概論》) 1974 年在东京中国汉方出版社出版。日本人浅川要、池上正治翻译的《针灸学》(《鍼灸学》) 1977—1979 年在刊刊堂出版社出版。日本人中泽信三、铃木达也翻译的《伤寒论》(《傷寒論》) 1978 年由中国汉方出版社出版。日本人牟田光一郎翻译的《诸病源候论》(《諸病源候論》) 1989 年由绿书房出版。

韩国人程文圃翻译的《医述》(《의술》) 1949 年由中医医药出版社出版。韩国人蔡仁植翻译的《金匮要略》(《금궤요략》) 1965 年由汉城东洋通信大学出版社出版。韩国人朴明熙翻译的《本草纲目》(《본초강목》) 1985 年由首尔高文社出版。韩国人广成翻译的《脉经》(《매경》) 1988 年由江苏古籍出版社出版。

(4) 数据分析：20 世纪全球翻译出版了 60 多部与中医典籍相关的书籍，其中 55% (33 部) 是对中医核心典籍《黄帝内经》《难经》《神农本草经》《伤寒论》《金匮要略》和《本草纲目》等系统完整的翻译。完整系统翻译中医重要典籍的译者除了德国汉学家文树德等西方学者之外，主要是中国的学者（如杨守忠、罗希文等）和在西方的华人学者（如吕聪明、徐鸿源、吴连胜、吴奇、倪懋兴等）。除西方出版社出版由西方译者、华人译者和中国译者翻译的中医典籍外，中国的新世界出版社和科学出版社首次出版了华人译者和中国学者翻译的《黄帝内经》和《伤寒论》。其主要译本此前已经向大家介绍了。

(三) 21 世纪：中医典籍翻译与国际传播的辉煌时期

1. 中医典籍翻译的普及时期　21 世纪是中医在西方发展的辉煌时期，也是中医典籍翻译的大力推进时期。19 世纪的时候，中医在西方的传播总是以传递信息为基础，虽然很多中医核心典籍的基本思想都有一定的传播，但整体的翻译则一直没有得以实现。20 世纪中后期，中医典籍翻译在西方逐渐开展起来，《黄帝内经》《难经》《本草纲目》(包括

《神农本草经》）等中医经典均有一定的译本，但《伤寒杂病论》的两个分册《伤寒论》和《金匮要略》的完整译本，还没有问世。进入 21 世纪，中医典籍翻译全面开展起来，中医的四大经典在不同的地域以不同的语种先后问世，为中医国际化的发展开辟了宽阔的路径。除此之外，历朝历代中医名家编写的一些重要文献或撰写的另外一些重要著作也先后被译为西方语言，进一步丰富了中医西传的内容。同时，我国中医院校不同时期出版的各种规划教材的重要部分，也先后被译为西方语言，以推进中医教育事业在西方的发展。

21 世纪中医典籍翻译值得注意的一个现象，就是积极推进中医典籍外译的不仅仅是西方的汉学家和在异国他乡的华人，也包括中国学者。事实上，20 世纪 80 年代以来，很多中国的学者就已经积极加入了推进中医走向世界的队伍。在从事日常翻译活动的同时，他们也在认真地学习和翻译中医的四大经典。经过多年的努力，他们所翻译的中医经典终于在 21 世纪先后问世，为中医走向世界做出了应有的贡献。其代表人物有罗希文、镐京学者和朱明。罗希文英译的《本草纲目》2004 年由北京外文出版社出版，英译的《伤寒论》和《金匮要略》2007 年由新世界出版社出版。镐京学者英译的《黄帝内经·素问》和《黄帝内经·灵枢》本分别于 2005 年和 2008 年由世界图书出版公司出版。镐京学者英译的《难经》作为一个分册附在《黄帝内经·灵枢》英译本之后。朱明英译的中医院校五版教材《内经讲义》（该教材选择了部分《黄帝内经》的原文，并非《黄帝内经》全文）以《黄帝内经》的名称 2001 年由北京外文出版社出版。

经过多年的努力，中国学界终于完成了中医四大经典的英译，为准确、完整、系统地对外传播中医提供了重要的文献资料，也为培养中国中医翻译队伍发挥了一定的引领作用。但目前中国还缺乏将中医典籍翻译成其他语种的译者，这是中医走向世界所面临的另外一个颇值关注的问题。需要说明的是，除了中医的四大经典之外，还有一部中医特殊的经典，即《黄帝外经》。《黄帝外经》也是问世于春秋战国到秦汉时期的一部重大、丰富的中医经典著作。据《汉书·艺文志》记载，

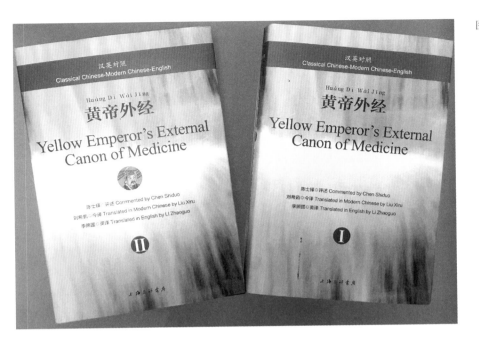

图 15-4 《黄帝外经》英译本

《黄帝内经》共有 18 卷，《黄帝外经》共有 37 卷。这说明《黄帝外经》的内容要比《黄帝内经》多一半。据史料记载，《黄帝外经》自汉代之后亡佚，历朝历代均未发现，但在民间则一直颇有流传。20 世纪 50 年代，天津一家图书馆收藏的明代学者陈士铎的文献中，发现了《黄帝外经》。这部《黄帝外经》很可能是明代中医家根据其他古籍中零散的记载，并结合中医在明代的发展而重新撰写的。这部《黄帝外经》有浓郁的道家思想，理论上以后世的阴阳五行学说为基础，对诸多问题进行了深入的分析和系统的阐述，对于当今的学界和医界有一定的参考价值和借鉴意义。在完成了《黄帝内经》的翻译之后，镐京学者开始学习、研究和翻译《黄帝外经》，2017 年正式出版，这是国内外唯一一部对《黄帝外经》的翻译。

2. 中医典籍翻译的完善时期　中医典籍的翻译 19 世纪已经有所启动了，20 世纪已经有所完成了。进入 21 世纪之后，由于中医在西方的广泛传播和应用，使得中医典籍的翻译更为深入和系统了。系统和深入的中医典籍翻译主要体现在以下几个方面。

（1）结构完善：所谓结构的完善，指的是在译文中对中医典籍从内容到形式较为完整的再现。在以往的中医典籍翻译中，有些译者采取的是信息介绍的方式，有的译者采取的是内容选择的方式，有的译者采取的是解释性翻译。这些翻译方式虽然均在一定程度上传播了中医典籍的基本理论和方法，但还没有从内容到形式完整地再现中医典籍的理法方药和精气神韵。21 世纪的译者，在以往译者翻译实践的基础上，为了完整再现中医典籍的思想和风貌，大多严格恪守中医典籍的语言风格和思辨方式，在译文中充分体现原文的结构形式、表达方式和分析模式，较好地在译文中保持了原文的精神风貌。

要真正完善中医典籍的翻译，除了完整地翻译其内容和保持其表达风格之外，还必须要有较为详细的注解，说明其核心的概念、观点和术语的确切含义和实际所指。以往的译本中，这样的注解比较缺乏，甚至比较随意。21 世纪出版的一些中医典籍译本，注解比较系统全面，有利于读者比较客观地了解和掌握中医经典的实际含义。我们所翻译的《黄帝内经》，注解就比较系统。为此还专门编译了《简明汉英〈黄帝内经〉词典》（人民卫生出版社 2011 年出版），非常有利于读者学习和了解《黄帝内经》的基本理论和方法。

（2）体系完整：中医的四大经典皆有独具特色的内容和体系，要想完整、准确地翻译中医的核心典籍，就必须深刻地把握好其内容和掌握好其体系。《黄帝内经》由《素问》和《灵枢》两部经典著作构成，但在以往的翻译中，很多译者只关注了《素问》的全文或部分原文，而缺少对《灵枢》的翻译。21 世纪中外译者翻译的《黄帝内经》，基本上都包括了《素问》和《灵枢》。如德国汉学家文树德 2001 年完成了《黄帝内经·素问》英文版的翻译（2003 年由美国加州大学出版社出版），嗣后又完成了《黄帝内经·灵枢》的翻译（由德国柏林崔格努斯出版社出版，2013 年出版其中的第 1 卷、第 2 卷，2015 年出版了其中的第 3 卷）。德国学者沃尔夫冈·施密特翻译的德文版《黄帝内经·素问》《黄帝内经·灵枢》以及《难经》（*Der Klassiker des Gelben Kaisers zur inneren Medizin* [*Suwen & Lingshu*] *und Der Klassiker der schwierigen Fragen* [*Nanjing*]），从 2004 年到 2014 年先后由德国柏林维阿德米卡出版社出版。

在中国，译者在翻译中医典籍时，也努力保持了内容和体系的完善。以往的译者在翻译和介绍《本草纲目》时，基本上都采取的是选择性翻译，完整系统的翻译则比较缺乏。罗希文在翻译《本草纲目》时，按照原文的结构和体系，逐一加以翻译和介绍，保持了原文的完整性和系统性。我们在翻译《黄帝内经》时，也完整系统地翻译和注解了《素问》和《灵枢》，同时也将《素问》因遗失而由后人补充的第 72 章"刺法论篇"和第 73 章"本病论篇"纳入其中，从而使《素问》的内容充实，结构完整。

（3）语种多样：17 世纪西方介绍中医典籍思想的文章和书籍，主要是拉丁语、英语、法语和德语等西方语言，虽然偶尔也有个别其他语种，但一直非常稀少。如 1640 年至 1899 年，西方出版的 19 部有关中医典籍思想的书籍，5 部为拉丁语，5 部为法语，4 部为英语，4 部为德语，1 部为荷兰语。1900 年至 1948 年，西方出版了 200 部有关中医的书籍和刊物，其中 160 部为英语，16 部为法语，16 部为德语，6 部为俄语，2 部为拉丁语。1949 年至 1975 年，西方出版了 91 部有关中医的书籍和刊物，其中 21 部为英语，32 部为法语，16 部为德语，21 部为俄语，1 部为越南语。但就中医典籍的翻译而言，依然是以英语、德语和法语为主体。21 世纪以来，随着中医在国际上的广泛传播及其国际化进程的不断加快，中医已经被翻译成世界上很多种语言。中医典籍翻译的语种也在不断增加，其中甚至还包括了日语、韩语和越南语这样一些处于汉文化圈的异国语言。

（4）传播特点

特点一：汉英中医词典编写规范化。17 世纪中医开始传入西方以来，向西方介绍和传播中医的传教士、外交官和医务人员，都面临着如何在外国语言中比较准确地再现中医基本概念、理论和方法的问题。但从医学和翻译的角度，从语言和文化的层面对其进行分析、研究和探索的学者，则比较稀少。尤其是为此专门撰写论文和论著的学者，则更少。20 世纪 90 年代以来，国内外的专家和学者开始关注这一问题，并为此进行了较为深入的研究和探讨，编辑出版了首创性的汉英中医词典，发表了一系列的研究论文，撰写出版了填补空白的研究著作。

中国学者欧明、帅学忠、谢竹藩等是中国中医翻译事业的奠基人，他们先后在20世纪70年代编写、80年代出版了三部影响深远的汉英中医词典。这是国内外中医翻译界首次编辑出版的汉英中医词典。1993年撰写出版的《中医翻译导论》，1997年撰写出版的《中医英语翻译技巧》，是国内外中医翻译领域首次出版的研究专著。在海外，也有很多的学者开始研究中医典籍思想和中医理论方法的翻译问题。英国汉学家魏迺杰20世纪90年代的时候，先后在欧美和中国出版了独具特色的汉英英汉中医词典，深刻地影响和引领了中医翻译事业在国际上的发展。

进入21世纪之后，20世纪70年代以来在中医翻译研究的基础上，国内外的学者进一步深化了中医翻译的研究内涵，尤其注重对中医典籍翻译的研究和总结。2002年我们编译的《简明汉译英中医词典》出版，比较全面地总结了中医名词术语在国内外的翻译发展，成为WHO西太区制定中医名词术语国际标准的参考书。2004年谢竹藩编译出版了《中医药常用名词术语英译》词典，对中医基本名词术语的英译进行了系统地规范化，成为WHO西太区制定中医名词术语国际标准的蓝本。德国汉学家文树德2003年出版的《黄帝内经·素问》(*Huang Di Nei Jing Su Wen*)，从本质、知识和想象的角度，对其核心概念和思想进行了深入的分析和总结，为中医典籍的理解和翻译开辟了跨文化交流的独特蹊径。美国加州大学出版社2008年出版的由文树德和Hermann Tessenow编写的《〈黄帝内经·素问〉词典》(*A Dictionary of Huang Di Nei Jing Su Wen*)，更加深入地比较和研究了《素问》基本概念和术语的语意和翻译。英国汉学家魏迺杰2002年在中国人民卫生出版社出版的《实用英文中医辞典》(*A Practical Dictionary of Chinese Medicine*)的前言中，将中医核心概念和术语中所涉及的800多个汉字逐一进行语意分析，提出了颇为实际的翻译原则，制定了颇为完整的翻译方法。这些核心概念和术语基本上都来自中医的四大经典，对其严谨的分析、比较和研究，非常有利于中医典籍的翻译和释义。

特点二：中医典籍翻译语料库建设。国内学者对中医典籍翻译的研究，则更加的深入和广泛。为此不少中医院校的学者开始研究建立中医典籍翻译语料库，撰写发表了大量的研究论文，比较分析了国内外有关中医典籍翻译的实践，提出了颇具建设性的意见和建议，对未来中医典籍翻译的开展非常有借鉴意义。如南京师范大学外国语学院倪传斌曾就中医翻译语料库建设的原则和方法等问题进行了较为深入的研究，发表了《中医英语语料库建设原则》《浅谈中医英语语料库及其教学意义》《中医英语中的词汇教学探讨》等颇具影响力的文章。南京中医药大学施蕴中组织团队致力于《黄帝内经》汉英语料库建设，在《结合医学杂志》(*Journal of Integrative Medicine*) 发表了系列研究论文。上海师范大学 2010 年将“中医典籍多译本平行语料库”建设作为该校的一项重大文科数据库建设项目，目前已经完成了中医四大经典的语料库建设，2015 年又与上海科学技术出版社联合申报了“中医英语标准化语料库”建设项目，获得了上海市的批准。此外，2011 年人民卫生出版社出版的《简明汉英〈黄帝内经〉词典》是国内外首部对《黄帝内经》所有概念、术语和表达法的完整分析、总结和翻译。上海三联书店 2013 年出版的《中医英语翻译研究》一书，是对中医典籍翻译研究的汇总，充分体现了中国学者从中国文化和历史的角度对中医典籍的理解、分析和表达。

(5) 数据分析：21 世纪是中医典籍对外翻译及其国际传播最为辉煌的时期。21 世纪初的 15 年间，全世界一共出版了 41 部中医典籍译本，12 部为英文版，9 部为德文版，7 部为韩语版，4 部为法语版，4 部为俄语版，4 部为西班牙语版，1 部为波兰语版。其中《黄帝内经》的《素问》有 12 个译本，《灵枢》有 8 个译本，《难经》有 8 个译本，《伤寒论》有 4 个译本，《本草纲目》有 3 个译本，《金匮要略》有 2 个译本，《神农本草经》有 1 个译本。其他的主要是《脉经》《针灸大成》和《针灸甲乙经》的译本。这些译本表明，中医的四大经典是对外翻译和传播的最为重要的中医典籍。

三、中医典籍翻译与国际传播的特征与现状

(一)中医典籍翻译的品种

1. 四大经典 中医的四大经典，即《黄帝内经》《难经》《神农本草经》(明代之后以《本草纲目》取代之)和《伤寒杂病论》(包括《伤寒论》和《金匮要略》)，其主要的思想和观点从17世纪中叶开始已经通过各种途径传播到了西方。其传播者的代表人物，就是波兰传教士卜弥格。卜弥格1645年来到中国，在中国的14年间，传播基督教的同时，也撰写了《中国植物志》《中国医药概说》和《中国诊脉秘法》。这些书中引用和介绍了中医四大经典的基本理论和方法，向西方传递了中医的基本知识和文化。

20世纪初期，随着中西方交流的不断拓展，中医典籍的翻译便被提到了议事日程。一些东西方学者开始尝试将其核心内容翻译成西语。如柏林大学的许保德(Hubotter)20世纪初撰写了《中华医学》(*Die Chinesische Medizin*)一书，其中就有《难经》的译文以及明代李时珍撰写的《濒湖脉学》的部分内容的译文。在民国初年，中国也有一些学者开始关注中医典籍的翻译。1948年王吉民在《中华医学杂志》第40卷第2期上发表了《西译中医典籍考》一文，感慨地说："考吾国经史各书，大都有译作。即小说一类，如《三国志》《红楼梦》《西游记》《聊斋志异》《今古传奇》等，亦有译本。独关系人类消长之医书，尚不多见。同志中有欲振兴中医，发扬国粹者，尽秉生花之笔，选重要之书，亟为迻译，以供西方学者之研究，而促世界医学之进步，是以吾辈应负之责也。"

如前所述早在民国初年，王吉民已经与伍连德联合撰写了《中国医史》(*History of Chinese Medicine*)一书，上卷为中医史，比较系统全面地介绍了《黄帝内经》等中医典籍，对其最为核心的概念、观点和论点进行了翻译和介绍。在撰写该书期间，他决定亲自翻译《黄帝内经》，但由于事务繁忙，也仅仅翻译了《素问》的第1章。当时广州孙逸仙医学

院院长黄雯也欲翻译《黄帝内经》，由于种种原因也只完成了《素问》前2章的翻译。到了20世纪中后期，经过几代学人的努力，中医典籍翻译终于系统深入地开展起来。到了20世纪90年代的时候，《黄帝内经》等中医重要的典籍已经被完整系统地翻译为较为流行的欧洲语言，并在全球广泛地传播开来，为中医走向世界奠定了理论和实践基础。特别值得注意的是《神农本草经》的翻译。由于《本草纲目》的逐步取代，《神农本草经》的外文译本一直比较少见，尤其是国内的中医翻译界。1998年，美国蓝罂粟出版社出版了中国学者杨守忠英译的《神农本草经》，可谓填补了中医典籍翻译的空白。

2. 历代医籍　自汉唐到明清，历朝历代都有很多中医师撰写了不少颇有学术思想和医疗水平的著作，编辑整理了不少颇为经典的文献研究。这些学术著作和文献研究，均是对中医四大经典的继承和发扬。如对《黄帝内经》的分类研究，始于晋代王叔和的《脉经》和皇甫谧的《针灸甲乙经》，后有唐代杨上善的《太素》，元代滑寿的《读素问钞》，明代徐春甫的《医经旨要》、张介宾的《类经》、李中梓的《内经知要》，以及清代汪昂的《素问灵枢类纂约注》、薛雪的《医经原旨》、黄元御的《素问悬解》和《灵枢悬解》等。其中《脉经》和《针灸甲乙经》的基本思想很早就传入西方，其完整外文译本20世纪之后就已经问世。

历朝历代的中医学术著作很多，药王孙思邈所撰写的《千金方》和《千金翼方》，李时珍撰写的《本草纲目》，影响最为深远。作为《神农本草经》的代表，《本草纲目》已经有了完整的外文译本。此外，李时珍撰写的《濒湖脉学》的主要内容也被翻译介绍到了国外，《千金方》等学术著作也是如此。为了将药王的学术思想完整系统地介绍到国外，罗希文曾经将《千金方》翻译为英文，但至今尚未出版。随着中医在海外的传播，宋元明清时期很多医学的著作也相继被译为外文。如明代杨继洲著的《针灸大成》的主要内容很早就被译为英、法、德等多种语言，民国初年的时候法国汉学家苏理耶将其翻译为法文，嗣后又转译为英文和德文。1991年Richard Berschinger翻译由Churchill Livingstone出版社出版的《金针》（*The Golden Needle and Other Odes of Traditional Acupuncture:*

Book Two of Yang Jizhou's "Grand Compendium"），也是对杨继洲《针灸大成》中歌赋部分的翻译。

清代医师所撰写的论著，有些也被译为西方语言。如王清任撰写的《译林改错》出版于道光十年（1830），1893 年在华英国伦敦教会传教士德贞将其上卷有关人体脏腑的知识和图谱翻译为英文，发表于 1893 年 12 月第 4 期和 1894 年 3 月第 1 期的《博医会报》上。清代薛生白所撰写的《湿热病篇》，近期被希腊汉学家秦济成翻译为英文。类似这样的例子还有很多。虽然这些医学著作是汉唐之后历代医师所著，但从理论到实践都是对中医四大经典的传承和发展。所以对这些学术著作的翻译，也是对中医四大经典翻译事业的补充和拓展。从某种意义上说，历朝历代医家所撰写的学术著作，不仅是对中医典籍的继承和发扬，也是中医典籍不可分割的一个重要的组成部分。

3. 现代论著　所谓现代论著，指的是现代学者对中医典籍理法方药整理、总结和研究的成果。为了继承和发扬基于中医典籍而创建的中医理论和临床体系，20 世纪 50 年代以来我国先后在每个省、自治区和最初设立的三个直辖市分别建立一所中医院校，同时在每个县也建立一所中医医院，为发展民族传统医学开辟了一条宽广的道路。为了深化和普及中医的理论研究和临床实践，各中医院校和中医医院的专家和学者利用现代科学技术，对基于中医典籍思想和体系的传统理论与临床实践进行了多层次、多角度的研究和分析，编写了多种规范化的教材，撰写了大量的研究著作，成为推进中医国际化和现代化的桥头堡。对这些现代教材和学术著作进行翻译，不仅以更加通俗易懂的方式向全球传播了中医的理论和方法，而且也以更加清晰明了的方式向全球阐释了中医典籍的基本思想和学说。所以，对现代中医研究著作的翻译，也是从另外一个角度对中医典籍更为宽泛的介绍和传播。目前在全球流传最为广泛的，就是现代中医教材和学术著作的译本。

（二）中医典籍翻译的语种

1. 拉丁语　17 世纪中医开始传入西方的时候，拉丁语是西方通用的学术用语，所以很多介绍中医的文章和书籍都是用拉丁语撰写的。其中所涉及的一些中医典籍的内容，也是用拉丁语翻译的。如 17 世纪在华传教士卜弥格编写的《中国医法举例》《中国植物志》《中国医药概说》和《中国诊脉秘法》，都是用拉丁语编写的，其中也涉及对中医四大经典主要内容的翻译和介绍。从 17 世纪到 18 世纪，西方出版的 19 部中医书籍汇总，有 5 部为拉丁语。从 18 世纪到 19 世纪，西方出版的 137 部中医书籍，其中有 21 部为拉丁语。

20 世纪之后，拉丁语的翻译基本终止。从 20 世纪初期到中期，西方出版的 291 部中医书籍和刊物中，只有 2 部为拉丁语。20 世纪中期以后，再也没有任何学者完全用拉丁语翻译中医典籍或中医学术著作了。在目前中医典籍的翻译中，拉丁语的使用仅仅局限在中药名称的翻译方面（中药名称翻译的基本走势是，以拼音的音译为主，拉丁语和英语翻译为辅）及个别中医概念的翻译方面（比如由于传统的习惯，“本草”比较通行的译法依然是拉丁语 materia medica）。

2. *法语*　17 世纪中医开始传入西方的时候，西方出版的很多介绍中医的文献资料和书籍即为法语版。从 17 世纪到 18 世纪，西方出版的 19 部中医书籍汇总，有 5 部为法语，占总数的 26%。从 18 世纪到 19 世纪，西方出版的 137 部中医书籍，其中有 46 部为法语，占总数的 34%，有很大的上升。20 世纪 60 年代之前西方出版的 291 部中医书籍中，有 48 部为法语，占总数的 16%，有较大的下降。这说明在中医西传的历史过程中，法语曾经发挥了重要的桥梁作用。

17 世纪到 18 世纪西方出版的有关中医书籍中，法语版与拉丁语版一致，但略多于英文版。从 18 世纪开始到 19 世纪，法语在中医西传中发挥了更大的作用。由于 18 世纪之后，特别是 19 世纪以来，英国逐步发展成“日不落帝国”，英语的普及逐步超越了法语。所以从 18 世纪到 19 世纪西方出版的有关中医的书籍中，法语版略少于英文版。从 19 世纪末到 20 世纪 60 年代，西方出版的有关中医的书籍中，超过 1/2 为英文版，只有 1/6 为法语版。从文献记载来看，自 19 世纪以来，由于法语在西方的影响以及法国住华外交官对中医的推崇，法语即成为中医在西方传播的重要桥梁。如 19 世纪中叶法国驻华领事达布理用法语编著的

《中国医学大全》，对中医典籍中有关针灸的理论和方法做了较为系统的介绍，其中也译述了杨继洲《针灸大成》的部分内容。

20世纪初，法国驻华使节苏理耶成为推进中医在西方传播的代表人物。在中国的20年间（1907—1927），苏理耶认真学习中医，特别是针灸。1934年出版了《真正的中国针刺术》（*Traite d'Acupuncture*），在法国和欧洲产生了很大的影响，先后被转译为欧洲其他多种语言。此外，他还出版了数部有关中国针灸的书籍，成为在西方传播中医的核心人物。在他的影响下，法国的一些学者以及在法的一些来自亚洲的学者也开始研究和翻译中医的四大经典以及历朝历代中医大家所撰写的其他书籍。1982年，Van Nghi Nguyen, Viet Dzung Tran, Recours 和 Nguyen Christine 等翻译的法文版《针灸大成》（*Art et pratique de l'Acupuncture et de la Moxibustion*）出版。1998年，Yazhou Han 和 Chuncai Zhou 翻译的法文版《黄帝内经》（*Bible Medicale De La Chine Ancienne*）出版。2002年，Nguyen Van Nghi 翻译的法文版《脉经》（*Classique des Pouls*）出版。2004年，Constantin Milsky 翻译的法文版《针灸甲乙经》（*Classique Ordonné de l'Acupuncture*）出版。2012年，Tuan Anh Tran 翻译的法文版《难经》（*Classique des Difficultés Traduction et Commentaires*）出版。

这些法文版的中医典籍以及其他中医古籍，不仅有力地推进了中医在法国的发展，也推进了中医在以法语为官方语言的其他国家的传播，如卢森堡、比利时（部分）、瑞士（部分）、加拿大（部分）、海地、摩纳哥、科特迪瓦、乍得、卢旺达、中非、多哥、加蓬、几内亚、马里、布基纳法索、刚果（金）、喀麦隆、刚果（布）、贝宁、尼日尔、布隆迪、塞内加尔、吉布提、马达加斯加、科摩罗、塞舌尔、瓦努阿图等。

3. 英语　英语是世界上使用最为广泛的国际性语言，也是中医走向世界所凭借的最为宽广的平台。自中医开始传入西方的17世纪起，英语就成为对外介绍中医理法方药和翻译中医典籍的基本用语。17世纪到18世纪西方出版的19部中医书籍中，有4部为英语版本，占总数的21%，虽然略微少于拉丁语和法语版本，但也有了一定程度的传播。18世纪到19世纪西方出版的137部中医书籍中，其中有50部为英语版本，占总数的 36%，超过了拉丁语和法语版本。20 世纪 60 年代之前西方出版的 291 部中医书籍中，有 181 部为英语，占总数的 62%，远远超过了拉丁语和法语。由于英国 19 世纪已经逐步发展成为“日不落帝国”，其母语英语在全球得到了广泛的传播，从而成为中医西传的主要用语。进入 20 世纪之后，特别是 20 世纪 70 年代以来，英语基本上成为中医走向世界的主要桥梁。中医的四大经典以及历朝历代中医大师所撰写的学术著作和所编辑整理的中医文献资料，均通过英译而传播到世界各地。

即便是其他国家的学者，在翻译中医典籍时也往往借助英语这一广泛流行的国际用语。如意大利中医学家马万里（Giovanni Maciocia）的《中医诊断学》（*Diagnosis in Chinese Medicine*），就是用英语撰写的。德国汉学家文树德翻译的《难经》《黄帝内经》和编写的《黄帝内经・素问》词典也是用英文。出生于捷克、供职于德国的汉学家满晰博出版的不少中医书，也是用英语撰写和翻译的。这些异国他乡的学者之所以使用英语翻译和撰写中医书籍，目的就是为了使其译著和专著能得到更为广泛的传播和应用。

目前在世界很多国家，之所以还没有使用自己的民族语言翻译中医典籍和书籍，原因就是由于英语的普及而借用了英译的中医文本来学习、传播和研究中医。由此可见，英语语言在中医国际化进程中的确发挥着无可替代的作用。20 世纪 70 年代以来，中医在国际上的翻译和研究，特别是其名词术语的国际标准化发展，一直以英语为核心。

4. 德语　德语也是中医自 17 世纪以来西传的一种重要语言。17 世纪到 18 世纪西方出版的 19 部中医书籍中，有 4 部为德语，占总数的 21%，与英语相同。18 世纪到 19 世纪西方出版的 137 部中医书籍中，其中有 10 部为德语，占总数的 7.2%，有比较大的下降。20 世纪 60 年代之前西方出版的 291 部中医书籍中，有 32 部为德语，占总数的 11%，略有上升。20 世纪后期到 21 世纪的今天，中医的四大经典及其历朝历代的一些重要中医古籍已经完整系统地被译为德文，在德国和以德语为官方语言的国家（如奥地利、瑞士、比利时、列支敦士登、卢森堡等）也得到了较为广泛的传播。从 1974 年克劳斯・施诺伦贝格和江景林（Claus

C. Schnorrenberger u. Kiang Ching-Lien）翻译出版《灵枢经 · 中国传统针灸：黄帝内在医学教科书（第二部）》（[*Ling-shu ching*] *Klassische Akupunktur Chinas: des gelben Kaisers Lehrbuch d. inneren Medizin, 2. Teil*）到 2015 年文树德翻译《中国医学古代经典（第三部）黄帝内经灵枢：完整中文原文配以注释性德语译文》（*Antike Klassiker der Chinesischen Medizin. Teil: 3. Huang Di Nei Jing Ling shu: der vollständige chinesische Text mit kommentierter deutscher Übersetzung*），中医的四大经典在德国已经出版了多种译本。

5. 俄语　中国与俄罗斯为邻国，但中医在俄罗斯的传播却似乎晚于欧洲其他国家。17 世纪到 18 世纪欧洲出版的 19 部中医书籍中，没有一部俄语版本。直到 19 世纪中后期，俄罗斯才出版了 4 部有关中医的书籍，内容都比较肤浅。如 1879 年出版的《论中国的卫生条件和医学》，1882 年出版的《中国人的生活状况和疾病治疗》，都属于一般性介绍，基本上没有涉及中医典籍的基本理论和方法。直到 20 世纪以后，中医在俄罗斯才逐步传播开来，相继翻译出版了多部中医书籍。如 1959 年出版的《中国医学》一书，对中医的基本理论和临床实践做了一定的介绍；1961 年出版的《中医学简述》，比较系统地介绍了中医典籍所创建的理论体系和临床体系，为中医在俄罗斯的发展创造了必要的条件。20 世纪 60 年代之前西方出版的 291 部中医书籍中，有 27 部为俄罗斯语。

20 世纪后期，更多的中医书籍被译为俄文，同时中医典籍翻译在俄罗斯也逐步开展起来。1991 年杜勃罗文翻译的《难经》（*Нань цзин*）在俄罗斯科学出版社出版。《难经》原文总共只有 12 000 多个汉字，该俄语译本共有 227 页，说明译者对译文做了许多必要的注解和说明。21 世纪以来，中医典籍在俄罗斯的翻译得到了更大的发展。2007 年，维诺格罗斯基翻译的《黄帝内经》（*Трактат Жёлтого Императора О Внутреннем*）在莫斯科普罗菲特–斯达伊尔出版社出版。同一年，维诺格罗斯基翻译的《针灸大成》（*Чжэнь Цзю Да Чэн*）也在莫斯科出版。2011 年，杜勃罗文和哈尔穆拉特翻译的《伤寒论》（*Шан Хань Лунь*）在俄罗斯信息技术出版社出版。

6. 荷兰语 17 世纪最早向西方介绍中医基本信息的语言，就是荷兰语。据文献记载，最早了解中医并向西方介绍中医的，是在荷属东印度公司工作的医师旁特、布绍夫和瑞尼。旁特 1658 年出版的一部有关印度自然史和医药的书，介绍了中国针刺术对疾病的治疗和效果。布绍夫用荷兰语撰写文稿，介绍了中医的灸术。他的文稿后来编辑成《痛风论集》并译成英文，1676 年在伦敦出版。瑞尼 1673 年在日本搜集了大量中医文献，将其译为荷兰文。在此基础上又用拉丁语撰写了《论针刺术》，这是西方第一部详细介绍中医针灸学的著作，于 1683 年出版。18 世纪以来，由于英国、法国和德国在欧洲和全球影响的扩大，荷兰语的使用便逐步淡化。但其在 17 世纪时对中医西传所做出的贡献，还是值得纪念的。

7. 西班牙语 西班牙语在中医西传的历史上，一直处于空白状态。但进入 21 世纪以后，西班牙语对中医典籍的翻译却日益加快。2007 年西班牙学者胡里奥·加西亚（Julio García）翻译的《难经》（*Canon de la Difuculdades*）由 JG 出版社出版。胡里奥·加西亚翻译的《黄帝内经·灵枢》[*Eje Espiritul*（*Huang Di Nei Jing: Ling Shu*）] 和《黄帝内经·素问》[*Canon de Medicina Interna de Emperador Amarillo*（*Huang Di Nei Jing: Su Wen*）] 分别于 2009 年和 2014 年由 JG 出版社出版。爱德华·赫尼斯·索尔（Eduard Genil Sol）翻译的《本草纲目》（*Pequeño compemdio de materia médica china*）、《伤寒论》（*Tratado Sobre Enfermedad Febriles*）和《针灸甲乙经》（*Tratado Clasico de Acupunturay Moxibustion*）的西班牙语译本也相继出版。

8. 日语 自汉唐时期中医已经传入日本。由于日本当时继承了中国文化，使用了汉字，还没有发展自己的文字，所以根本不需要翻译中医的典籍。19 世纪后期，特别是 20 世纪以来，日本对汉字的使用非常有限，中医典籍的日语翻译也就被提到了议事日程。为了更好地让一般的日本学者熟悉和了解中医典籍的基本思想和学说，20 世纪以来中医典籍便逐步被译为现代日文。如铃木真海翻译的《本草纲目》（《頭注国訳本草纲目》），在 1929 年到 1934 年由东京春阳堂书店出版。丸山清康翻译的《伤寒论》(《傷寒論全訳》)，1965 年由明德出版社出版。中沢信三和铃木达也翻译的《伤寒论》1978 年由中国汉方出版社出版。

9. 韩语　与日本一样，韩国在 1945 年之前虽然已经发展了自己的文字，但依然在继续使用汉字，所以中医典籍也一直没有翻译成韩语。第二次世界大战之后，处于民族独立发展的考虑，韩国逐步废除了汉字，全面推进自己民族文字的使用。经过半个多世纪的发展，现在的韩国中青年人懂汉字的极少。为了推进传统医学在韩国的发展，韩国的学者自 20 世纪后期以来，便开始将中医的典籍翻译为韩语。1965 年，蔡仁植翻译的《金匮要略》(《금궤요략》) 由汉城东洋通信大学出版社出版。1985 年，朴明熙翻译的《本草纲目》(《본초강목》) 由汉城高文出版社出版。1988 年，广成翻译的《脉经》(《매경》) 由江苏古籍出版社出版。2002 年，池田政翻译的《难经》(《남경》) 由清潭出版社出版。2004 年，全勇民翻译的《黄帝内经》由东元文化出版社出版。2006 年，棚桥黄峰翻译的《神农本草经》(《신농본초경》) 由象声堂出版社出版。

10. 其他语种　由于英语、法语和德语在世界各地的流行，特别是英语的普及，使得很多其他的语种至今依然很少翻译中医典籍。目前能够找到的中医典籍翻译的其他语种，大约只有波兰语和越南语。自中医传入西方以来，中医典籍几乎从未译为波兰文。近年来，随着中医在世界各地广泛地传播和发展，波兰学术界也开始关注中医典籍的翻译问题。该国波兹南大学人类学博士 Agnieszka Krzemińska 经过多年的努力，用波兰文翻译的《黄帝内经》(*Kanon medycyny chińskiej Żółtego Cesarza*) 于 2012 年出版，填补了中医典籍在波兰的空白。越南与日本和韩国一样，曾经全面传承中国文化，广泛使用汉字，所以自古以来就无需翻译中医典籍。1945 年 8 月之后，越南用拼音文字取代了汉字。自此以来，越南认识汉字的人越来越少，翻译中医典籍就成了越南发展传统医学的必备条件。

(三) 中医典籍翻译的现状

20 世纪之前，中国基本上还拥有一些合璧东西、贯通古今的中医翻译人才，如广州中医药大学的欧明、北京大学的谢竹藩和北京中医药大学的方廷钰。如今这些颇具国际影响力的专家年事已高，而能继承和发扬他们翻译能力和水平的后来者却非常稀少，在很大程度上影响了中医对外翻译事业的发展以及中医国际化进程的推进。这是我国目前推动中医走向世界所面临的严峻问题之一。

经过国内外学者多年的努力，中医四大经典翻译已经得到了系统完整的发展，历朝历代中医大师所撰写的学术著作也在逐步译为外文，推进了中医的对外传播，加快了中医的国际化进程。这是特别值得肯定的。由于中外语言、文化和思维方式的差异，中医典籍翻译始终面临各种各样的挑战，亟待分析、研究和解决。

1. 值得肯定的发展

（1）译本增加，风格多样：20 世纪之前，西方传教士、外交官和医务人员以不同的方式向西方介绍了中医典籍的基本思想和学说，也引用和翻译了其中的部分内容。自 20 世纪 40 年代以来，中医典籍翻译逐步开展起来，且译本也在不断增加。20 世纪 50 年代前后，先后有 3 个节译本出版，Dawson 的节译本于 1925 年以论文形式发表在《医学史通报》（*Annals of Medical History*），有一定的学术意义，但还缺乏系统性和完整性；威斯的节译本 1949 年由威廉姆斯・威尔金斯出版社出版，该节译本翻译了《素问》的前 32 章，有一定的完整性，但仍然缺乏系统性；黄雯的节译本于 1950 年发表在《中华医学杂志》第 68 卷第 1 和第 2 期上，但只节译了《素问》原著的前 2 章，系统性和完整性依然缺乏。虽然如此，这些并不完整、系统的节译本却为中医典籍翻译的发展奠定了基础。正是在这些节译本的引领下，中医典籍的翻译才逐步地在国际上开展起来。截至目前中医最核心的典籍《黄帝内经》，就有数十种完整系统的西文译本，英文译本就有十多部。

20 世纪 70 年代以来，《黄帝内经》的完整译本逐渐问世。加拿大华人吕聪明英译的《黄帝内经・灵枢》和《黄帝内经和难经全集》（*The Yellow Emperor's Classic of Internal Medicine and the Difficult Classic: Complete Translation of Nei Jing and Nan Jiing*）分别由东方文化学院于

1973 年和 1978 年出版，2004 年又由温哥华中医药国际学院出版社再版。美国华裔中医师倪懋兴的《黄帝内经 · 素问》英译本（*The Yellow Emperor's Classic of Medicine: A New Translation of the Neijing Suwen with Commentary*）1995 年出版，美籍华裔吴连胜和吴奇父子的《黄帝内经》完整译本 1997 年出版，美籍华裔吴景暖的《黄帝内经 · 灵枢》（*Ling Shu: The Spiritual Pivot*）英译本 2002 年由夏威夷大学出版社出版。国内译者我们英译的《黄帝内经》全译本先后于 2005 年和 2008 年出版。这些译本的译者，有的是中医专家，有的是翻译专家，有的是文化专家，所以其翻译的风格，理解的深度，表达的方式，也有一定的差异。在深入理解原文含义的基础上，中医专家注重的是临床效应，翻译专家注重的是方法策略，文化专家注重的是历史文化。

20 世纪 70 年代之后的《黄帝内经》译本，依然有一些节译本和解释性译本。如中国学者朱明 2001 年出版的《黄帝内经》译本就是对中医院校《内经讲义》的翻译。2009 年中国中医药出版社出版的罗希文翻译的《黄帝内经》，主要节译了《素问》的前 22 章，并对其学术思想和理论体系进行了较为系统的介绍。德国汉学家文树德 2003 年出版的《黄帝内经 · 素问》（*Huang Di Nei Jing Suwen: Nature, Knowledge, Imagery in an Ancient Chinese Medical Text*），除了引用和翻译《素问》原文之外，主要是对其源流、内容、书名含义以及历代相关著作的评述和注解。

（2）语种增多，传播广阔：20 世纪后期，特别是 21 世纪以来，除了多种英文译本之外，中医四大经典的多语种译本也先后问世。在欧洲，德语译本、法语译本、波兰语译本、西班牙语译本、俄罗斯语译本皆有出版，甚至同一语种也有多种译本。在亚洲，曾经无需翻译中医典籍的韩国、日本和越南，由于放弃了汉字而不得不开始翻译中医典籍，各种译本也相继出现。中医典籍多语种译本的问世对于推进中医国际化的发展，有着至为重要的意义。但从五大洲的民族语言和文化的角度来看，中医典籍的译本虽然语种已经增多，但大体上还是国际上比较流行的西方语言。要使中医典籍翻译的语种有实质性的增多，要使中医的理法方药真正全面地传播到整个世界，地域性语言译本还需要努力加以推进。

比如非洲、美洲和阿拉伯世界目前还缺乏用当地语言翻译中医典籍的译本，从而影响了中医在这些地区的实质性传播。

（3）内容丰富，解读深入：经过多年的努力，不同地区、不同领域的不同译者以不同的方式和目的先后翻译出版了中医的四大经典及其他相关著作。无论是节译本还是全译本，均在译文中有丰富和完善原文内容的举措。大部分译者在翻译中医典籍时，对其基本概念的含义和历朝历代颇有差异的释义，均有较为深入的分析和总结，为读者学习和了解其实际意义提供了重要的文献资料。有的译者不仅仅是翻译，更重要的是对中医典籍的分析、总结和介绍，以利于读者能更深入系统地了解中医典籍的思想、思维和思辨，为有效传播中医典籍所创建的基本体系、方法体系和标准体系创造条件。德国汉学家文树德和中国学者罗希文对《素问》的译介目的和方法，就是如此。

（4）质量提高，影响深远：随着中国文化在世界各地的传播，中医在国际上发展的路径不断拓展，越来越多的外国学者对中医基本理论和方法的了解更加全面，对中医典籍理法方药的掌握更加深入，从而逐步提高了中医典籍的翻译水平。从威斯对《素问》的节译本和文树德对《素问》的节译和分析介绍来看，文树德的节译本和分析介绍显然远远优于威斯的译本，因为文树德对中国文化的了解、对中医理法的掌握、对中医典籍的感悟，显然高于威斯。英国学者伊博恩翻译的《本草纲目》（20 世纪 30 年代分卷出版）和中国学者罗希文翻译的《本草纲目》也存在着同样的问题。伊博恩翻译《本草纲目》，四气、五味、采集、功效、主治、炮制以及附方等内容均未翻译，只从药物分析的角度对《本草纲目》中的中药用英文加以说明。2003 年出版的罗希文翻译的《本草纲目》，共 6 卷，600 多万字，对其原文做了全面系统的翻译和分析说明，不但完善了《本草纲目》的翻译，还大大提高了质量和水平，从而使《本草纲目》这样的中医典籍在国际上有了更为深远的影响。

（5）逐步普及，不断拓展：中医典籍翻译的逐步普及包括三个方面，一是译者，二是语种，三是地区。由于中医国际传播的不断发展，使得国内外医学界很多学者开始认真学习外语和翻译，外语界很多学者开始学习中医和翻译，翻译界很多学者开始研究如何翻译中医，从而使得中医典籍翻译的实践逐步在医学界、外语界和翻译界得到了一定的普及和发展。目前在国内各中医院校中，中医翻译和中医外语已经成为最具特色的创新型学科，成为培养外向型中医人才和推进中医国际化进程的重要渠道。随着中医在世界各地的传播，中医典籍的翻译涉及的语种越来越多，从而拓展了中医典籍翻译的领域。此外，由于英语等欧洲语言在世界各地的普遍流行，其中医典籍译本也因此而在世界各地得到了广泛的传播和发扬。

2. *亟待完善的方面*　经过百年来的发展，中医典籍翻译在世界各地得到了较为理想的发展，但依然存在着很多亟待解决的问题，主要体现在人才培养、翻译研究和语言扩展等方面。

（1）人才培养，亟待加强：从中医典籍翻译的发展及其水平来看，目前国内外中医翻译界，尤其是国内中医翻译界，亟待培养知识结构完善、文化底蕴深厚、翻译经验丰富以及跨学科、跨专业和跨文化的杰出人才。在目前国内外的中医翻译界，具有如此高素养、高水平的译者还比较缺乏。国外从事中医典籍翻译的一些专家或对中国文化有一定的了解，或对中医有一定的研究，但对中医典籍所融汇的百家之学以及所体现的天人相应之精神，还缺乏深入的感悟，因此其翻译往往会出现各种各样的偏差。

（2）翻译研究，亟待深化：要完善中医典籍的翻译，要培养中医翻译的杰出人才，也需要对中医典籍现有译本从语言、文化和医理等方面进行深入、系统的比较研究，从中梳理思路，总结经验，发现问题，为进一步完善中医典籍的翻译开辟路径。目前在国内外，有不少的学者很早便开始比较研究中医典籍翻译的不同译本，也总结出很多具有实际意义的经验和方法，发现了很多值得研究和分析的问题和现象，但由于研究者在一定程度上缺乏理想的中医典籍翻译者所必须具有的文化素养、知识结构和翻译能力，所以其所总结的经验和所发现的问题也是非常值得商榷的。

（3）语言扩展，亟待推进：要使中医典籍真正地传播到世界各地，为中医的国际化奠定理论和实践基础，在充分利用国际上较为流行的西方语言——如英语、德语、法语等——的同时，还必须努力将中医典籍翻译为更多的语种，以便能将中医思想和文化更加广泛地传播到世界各国。比如在非洲、阿拉伯世界和除了日、韩、越之外的亚洲其他国家和地区，目前似乎还没有学者用自己的母语翻译中医典籍，基本上都是借用国际上流行的英、法、德等语种的译本。如果能有非洲和亚洲地方语言以及阿拉伯语的译本，无疑将会更加有效地推进中医在该地区的传播和发展。为了推进这一工程，中国政府可采取措施尽快培养中国在这方面的人才，帮助这些国家和地区用其母语翻译和传播中医典籍。

3. 需要思考的问题

（1）合璧中外，提高质量：从目前中医典籍翻译在国际上的发展来看，国内译者和国外译者均有其优势，但也均有不足。相比较而言，国内译者在揭示原文的实际内涵方面较国外译者更深入一些，更明确一些。而国外译者在语言表达方面，则比国内译者更自然一些，更顺畅一些。所以目前在世界各地比较流行的中医典籍译本，大多是国外译者的翻译。这些译本尽管流行，但在揭示原文实际内涵方面依然存在着诸多的不足，因为国外的译者无论多么熟悉中国文化和文字，无论多么了解中医的理论和方法，但毕竟缺乏中国文化基因，所以对中医典籍核心概念、术语和字词的理解，往往会出现一定的偏差。要从根本上提高中医典籍的翻译水平，中外译者的精诚合作应当是最为理想的途径。中外译者合作的译本，在理解和表达方面一定会优于中外译者独自的翻译。

（2）贯通古今，完善素养：由于中医典籍，尤其是中医的四大经典，主要成书于秦汉前后，语言古奥，理法玄秘。作为翻译人员，除了了解中医常规的理法方药、熟悉外国语言文化、具有丰富的翻译经验之外，还需要熟悉中国古典文化和诸子学说，特别是文言文，不仅要熟悉其文法、句法和修辞，而且还要能熟练地运用。只有具有了这样的古典文化素养，只有达到了这样的古文文化水平，才能比较客观地了解中医典籍核心概念和词语的实际含义，才能比较完整地掌握中医典籍的基本理法方药，才能比较深入地感悟中医典籍的精气神韵，从而才能保证中医典籍翻译的准确性和完整性。而这方面的素养，正是目前国内外中医典籍翻译者需要努力完善之处。

（3）交融学科，丰富知识：以《黄帝内经》为代表的中医典籍，不仅体现的是中国传统医学的理法方药，而且也是对中国秦汉前后从语言到文化、从人文到自然、从政治到学术等各个领域理论和实践发展的汇总。比如清代徐大椿在《医学源流论》中谈到的“用药如用兵”，就是中医典籍将药学与兵学相结合基本观念的体现。所以，要真正完整准确地理解和掌握中医典籍的基本精神，就必须熟悉和了解中国古代各个领域的核心思想和发展理念。只有如此，才能保证中医典籍翻译理解的准确性、表达的完整性。目前国内外中医翻译界，具有如此完整知识结构和文化素养的译者，还是相当缺乏的。

（四）中医典籍翻译传播的国家和地区

1. 亚洲：从古传播至今，始终传承不断　亚洲，尤其是东亚，是中医自古以来传播最为系统和深入的地域。自秦汉以来，中医主要的典籍就已经传入朝鲜和越南等周边区域，隋唐时期传入日本等东南亚地区。由于自古以来朝鲜、日本和越南等地区完全传承了中国语言文化，所以基本上不存在中医典籍的翻译问题。第二次世界大战之后，韩国和越南放弃了汉字，日本减少了汉字，从而才开启了中医典籍翻译的先河。20世纪中后期以来，中医典籍的韩语、日语和越南语译本相继问世。其他亚洲国家目前流行的中医典籍，基本上是英语译本，依然缺乏本国语言的译本。

2. 欧洲：传入400余年，影响不断增强　欧洲是亚洲之外中医传播最为持久和深入的地区。17世纪以来，中医典籍的基本信息和知识已经通过传教士、外交官和医务人员传播到了欧洲。20世纪中后期以来，中医典籍不同语种的完整译本在欧洲相继问世。目前在欧洲比较流行的中医四大经典以及历朝历代传承下来的其他一些中医古籍，主要是英语、德语和法语译本。而且同一个中医典籍在同一种欧洲语言中，目前已经出现了不同的译本。这些不同时代、不同译者的译本，在一定程度上相互补充和推进了中医典籍在欧洲的翻译和传播。

3. 美洲：以美国为基地，逐步传遍全球　在美洲，中医传播得比较深入广泛的地区是美国和加拿大。中医典籍在美洲的翻译和传播，主要起源和发展于美国和加拿大。在美国，世界其他地区译者对中医典籍的翻译，也经常在美国相关出版社出版。如德国汉学家文树德翻译和研究的《黄帝内经·素问》、中国学者杨守忠翻译的《神农本草经》、英国汉学家魏迺杰翻译的《金匮要略》等中医典籍，就是通过美国一些出版社的出版而传播于全球。虽然中医在美洲其他一些国家也有一定的传播，但中医典籍在这些国家至今还没有译本出现，这说明中医在这些国家的传播还十分有限，还有待于通过中医典籍的翻译和传播加以推进。

4. 大洋洲：以英语为基础，传播最为深入　中医在大洋洲很多国家和地区均较为普及，尤其是澳大利亚和新西兰。这些国家和地区多以英语为官方语言，所以虽然一直没有学者翻译中医典籍，但中医典籍的英文版本在这些国家和地区还是比较流行的，从而有效地推进了中医在这些国家和地区的传播和发展。澳大利亚是世界上第一个为中医立法的国家，说明中医在该国得到了深入的发展，具有巨大的影响。这与英译的中医典籍在该国的广泛传播有一定的关系。

5. 非洲：传播比较有限，有待帮助推进　中医在非洲的传播大约起始于 20 世纪 60 年代。由于种种的客观原因，中医在非洲大部分国家的传播还是比较有限的，远不如欧美等地区那么的广泛和深入。在非洲，中医典籍的非洲语言译本至今还未出现。但由于非洲的不少国家以英语或法语为其官方语言，中医典籍的英语译本和法语译本在这些国家的相关领域还是有一定程度的传播，这对于未来中医在这些国家和地区的发展，也有一定的推动作用。

（五）中医典籍翻译的人员结构

1. 中方人员结构

（1）中西医结合专家，开启典籍翻译事业：在中国，最早翻译中医典籍的，是中西医结合专家。如民国初年伍连德和王吉民用英语撰写《中国医史》时，即对中医四大经典核心内容做了一定的介绍和翻译。王吉民嗣后开始翻译《黄帝内经》，但由于事务繁杂仅完成了《素问》第1章“上古天真论”的翻译。在同一时期，广州孙逸仙医学院院长黄雯也翻译和发表了《黄帝内经·素问》前2章的译文。他们虽然是西医专家，但对中医也非常熟悉，与1949年之后中国培养出的中西医结合专家颇为一致，特别是如20世纪70年代中国中医翻译事业的奠基人欧明、谢竹藩、马堪温等中西医结合专家。

（2）外语界翻译专家，完善典籍翻译事业：中国外语界开始学习和翻译中医及其典籍，大约起始于20世纪70年代。随着中医在世界各地的广泛传播和发展，世界各地来华学习中医的人士越来越多，特别是欧美等地。为了推进中医的对外传播和教育，中医院校和研究机构的外语教学和翻译人员便开始学习和翻译中医，进而探索翻译中医典籍的途径。先后翻译出版《本草纲目》《伤寒论》《金匮要略》的罗希文，翻译出版《神农本草经》《针灸甲乙经》《脉经》的杨守忠，翻译出版《黄帝内经》《难经》的李照国，均来自外语界。目前更多外语界的学者加入了中医翻译队伍之中，努力探索和研究如何翻译中医典籍。

（3）中医界研究专家，深化典籍翻译事业：20世纪80年代之前，由于历史的原因，国内中医界熟悉某种外语、具有一定翻译经验的人士非常缺乏，所以当时有能力参与中医和中医典籍翻译的中医界人士极为罕见。20世纪80年代之后，由于中医界对外语教育的重视，特别是中医界与西方交流与合作的深入，为中医界培养具有良好外语基础和翻译能力的专业人士开辟了路径。自此以来，中医界具有中医翻译能力的人士不断增加。于2001年翻译出版《内经讲义》的湖南省中方县中医医院负责人朱明，2003年翻译出版《金匮要略》的浙江中医药大学的阮继源、张光霁等就是其中的代表。

2. 外方人员结构

（1）汉学专家，典籍翻译主力军：17世纪开始将中医信息传入西方到19世纪将中医典籍介绍到西方的，大致有三类外方人士，即来华的传教士和外交官以及来亚洲的医务人员。从今天的视角来看，当时在华的传教士和外交官都是杰出的汉学家，因为他们都具有深厚的中国文化和语言基础，尤其是古典文化和文言文。正是在他们的努力下，中医典籍所构建的中医理论和临床体系才被介绍到了西方。20世纪之后，将中医典籍系统完整地翻译介绍到西方的，主要也是西方各国著名的汉学家，德国的文树德、满晰博，英国的魏迺杰，美国的威斯等，就是其中杰出的代表。

（2）中医专家，典籍翻译辅助者：在西方，汉学家学习和翻译中医，但却很少从事中医临床实践，所以对中医的理解主要基于理论层面，缺乏实践基础。20世纪以来，西方逐步培养出了一些具有深厚中医理论基础和实践基础的中医专家，法国的苏理耶就是其中的突出代表。苏理耶不仅在西方学习和传播中医，而且也在悬壶济世，通过针灸疗法有效治疗了哮喘患者。20世纪70年代以来，由于国内中医界留学人员的不断增加以及国外中医院校的建立，培养出了许多既能从事中医临床实践又能翻译和传播中医文献和典籍的中医师。比如在目前的美国，已经建立了50多所中医院校和教育机构，为西方培养了越来越多的中医师。意大利中医专家马万里和希腊中医专家秦济成就是20世纪70年代之后西方与中方合作培养的杰出中医师。他们不仅研究和实践中医，而且也在认真地翻译和传播中医的典籍。

（3）华人学者，典籍翻译推进者：在国外的华人中医师越来越多，其中有一部分在中医国际传播和发展中也发挥了重要的作用。由于他们既熟悉中西方语言，又精通中医理法方药，更具有中华文化基因，因此能比较完整准确地理解和翻译中医典籍和文献。加拿大翻译《黄帝内经》的吕聪明、美国翻译《黄帝内经》的吴连胜、吴奇父子、倪懋兴、吴景暖以及澳大利亚翻译《濒湖脉学》的黄焕松等，就是其中最具影响力的代表。20世纪70年代以来，国内中医界很多学者先后移居世界各地，其中一些学者不仅以中医为谋生的手段，而且也利用一切途径和机会介绍、传播和翻译中医，从而成为海外传播和翻译中医及其典籍的重要力量。

四、中医典籍翻译与国际传播的问题与策略

（一）中医典籍翻译与国际传播存在的问题

1. 语言文化差异，影响典籍释义　由于中外语言、文化和思维方式的巨大差异，尤其是中医独具特色的语言表达方式和融合诸子百家学说的理论和方法，使得其核心概念和术语在汉文化圈外的其他国家语言中，几乎无法找到比较接近的对应语。即便是像“心、肝、脾、肺、肾”这样一些常用的普通解剖概念，中外语言之间依然存在着颇为巨大的差异，使得中医典籍在翻译中无法客观准确地再现其实际内涵。比如在西方医学中，“心”的基本功能是泵血。但在中医，“心”不但“主血脉”，而且还“主神志”。因此，中医独特的术语体系是目前中医典籍对外翻译中面临的最大问题，就是像“三焦”“命门”“经脉”这样一些颇具解剖性质的术语，都无法完整准确地译为外文。

2. 理解表达差异，影响典籍传播　中医典籍翻译中理解和表达的差异，主要体现在五个方面，即不同流派、不同专业、不同文化、不同时代和不同目标所造成的一定差异。

（1）不同流派，不同方法：经过200多年的译介传播，中医翻译在国内外形成了不同的流派（西方包括拉丁派、考据派和通俗派，中方包括简洁派、解释派、联合派、词素派、理法派、标准派等）。不同流派的译者往往从不同的角度理解和表达中医基本概念和术语的含义，从而在选词和释义方面存在较大的差异。这是导致目前中医典籍对外翻译同一概念、同一术语出现各种各样颇具差异的译法的一个重要原因，也是目前中医基本名词术语国际标准化所面临的最大挑战。要从根本上解决这一问题，就需要政府和学术组织宏观统筹，微观掌控。

（2）不同专业，不同理念：所谓不同专业，指的是译者自己的专业背景不同。专业背景不同的译者，翻译的理念和方法也有一定的差异。如具有中医理论研究背景的译者，在翻译中医典籍时注重的是中医概念和术语文化内涵的揭示和表达；具有中医临床实践背景的译者，在翻译

中医典籍时注重的是中医概念和术语实际意义的释义和表达；具有外语专业背景的译者，在翻译中医典籍时注重的是中医概念和术语结构方式的风格和表达。

（3）不同文化，不同观念：所谓不同文化，指的是译者自己文化背景的不同。从目前的翻译实践和现状来看，具有不同语言和文化背景的译者，其翻译的理念和方法存在着较大的差异。如具有西方语言和文化背景的译者，在翻译中医典籍时注重以直译或音译的方式直截了当地再现中医基本概念和术语的字面含义，达到见词明义的目的；具有中国语言文化背景的译者，在翻译时注重的是以意译或借用西医术语的方式翻译中医基本概念和术语，以利于西方读者理解和掌握中医典籍的基本思想。

（4）不同时代，不同目的：在中医 200 多年的对外传播过程中，尤其是 20 世纪 70 年代中医典籍完整系统的翻译工程启动以来，时代的不同与理解和表达的差异日益突显出来。20 世纪之前西方来华的传教士和外交官在向西方介绍中医理法方药时，经常会引用和翻译中医典籍中的一些重要内容。他们在翻译时对中医核心概念和术语的翻译往往采取音译和汉字并用，并做了较为客观的分析和介绍，从而比较有效地再现了中医基本概念和术语的实际含义。因为那时在华的传教士和外交官对中国诸子学说和文言文都比较熟悉，且能实际应用，所以都是杰出的汉学家，对中医典籍的理解和表达明显优于今天西方的汉学家。

进入 20 世纪之后，中国学者开始翻译中医典籍。20 世纪初期和中期的译者——如伍连德、王吉民、黄雯等——虽然从事西医工作，但由于其具有深厚的民族文化底蕴和民族思想观念，所以对中医的理法方药依然理解深入。同时，由于他们精通西方语言，熟悉西方文化所以在翻译中医典籍时对一些核心概念和术语的表达也比较完整和准确。他们虽然仅仅翻译了中医典籍的部分内容，但其理解的深入性、释义的准确性和表达的完整性，还是非常值得肯定的，也非常值得现在的译者学习和借鉴。现在中国的译者，虽然具有中国的语言和文化背景，但由于时代的变化使得他们民族文化的底蕴和民族思想的观念比较淡薄，从而影响了他们对中医典籍基本思想和观念的准确理解和完整表达。

（5）不同目标，不同效果：由于目的和需求的不同，中医典籍的翻译往往也会出现一定的差异。就中医典籍翻译的历史发展来看，有的译者是为了传播中国文化，所以往往从文化的角度对中医典籍的思想和观念进行译介；有的译者是为了推广中医的实际应用，所以常常从临床实践的角度对中医典籍的理论和方法进行解释和表达；有的译者是为了研究中国人的传统思想和观念，所以一般皆从思维和思辨的角度对中医典籍的基本思想和观念进行分析和说明；有的译者为了普及中医的基本理论和疗法，所以经常从通俗的角度对中医典籍进行译介，现在流行的一些中医典籍外文图解就是如此。

3. 古代与现代的差异，影响典籍理解

（1）古籍之间的概念差异：由于历史的发展，中医典籍在不同时期，也会出现一些变化。这些变化所体现的，显然是中国传统文化的发展和中医理论与方法的发展。比如《黄帝内经》中谈到“命门”时指出：“命门者，目也。”（即“命门”指的是眼睛）但《难经》在“三十六难”中则指出：“肾两者，非皆肾也，左者为肾，右为命门。”由于中医典籍对同一概念和术语的释义存在着一定的差异，使得译者在翻译时必须对其有明确的认识和深入的研究，否则就会导致典籍翻译中概念的混乱。

（2）历代医家的诠释差异：在中国，历朝历代的学者都从不同的角度对中医典籍——特别是中医的四大经典——进行深入研究、分析和释义。他们的研究、分析和释义有力地推进了中医典籍的传承和中医理论和方法的发展，但也导致了学界对中医典籍统一概念和方法理解的差异。这种差异也是中医的传统特色。现在中医院校颇为重要的学科“各家学说”，就是对中医界这种颇具特色的差异的总结和传承。这种差异虽然对中医的内涵建设颇具意义，但却给中医典籍的外译造成了很大的困难，因为一般的译者是很难对中医的“各家学说”融会贯通的，因此在翻译时就很难对中医典籍中一些颇具争议的概念和术语做出符合实际的释义和表达。

（3）现代学者的理解差异：由于时代的发展，现代学者对中医典籍理解的偏差比以往更大，主要原因有三，即古今有待贯通、医译有待贯通、中外有待贯通。

差异一：古今有待贯通，释义有待深化。即从事中医典籍翻译的学者，其古典文化的底蕴有待深厚。对中国古典文化了解不够深入，显然无法准确地解读和翻译中医典籍，因为中医典籍是中国古典文化的集大成者。这种情况不仅仅存在于中国的学界，也普遍地存在于国际汉学界。国外现在的汉学家和20世纪之前在华的汉学家比较，对中国古典文化和语言掌握的深度和广度依然有较大的差距。这是目前从事中医和中医典籍翻译的学者亟待完善的一面。

差异二：译医有待贯通，专业有待跨越。即从事中医典籍翻译的学者不仅要认真学习中医的理论和方法以便掌握中医典籍的基本思想和观念，更重要的是要与中医界的学者和临床医师保持密切的联系，随时向他们请教中医典籍中一些重要概念、术语的实际含义，并且要利用一切机会到临床上去体验中医一些基本方法的实际操作程序和要求。只有如此才能比较客观地掌握中医典籍基本概念和方法从理论到实践的实际寓意。这是目前从事中医和中医典籍翻译的学者亟待重视的一点。

差异三：中外有待贯通，翻译有待完善。即从事中医和中医典籍翻译的中外学者，需要寻找一切机会和途径彼此合作。这样才能比较好地完善中医典籍的翻译。外国从事中医和中医典籍翻译的学者虽然精通其母语，熟悉其民族文化，具有翻译实践经验，且具有一定的中医和中国语言文化的基础，但毕竟缺乏中国文化的基因，所以对中医典籍核心概念和思维方式的理解还是比较肤浅的。中国从事中医和中医典籍翻译的学者虽然具有坚实的民族文化基因、良好的外国语言基础和丰富的翻译实践经验，但对某一外国语言和文化的掌握毕竟不如该国的学者那么自然顺畅。所以，中外学者的密切合作，必将是有效提高中医典籍翻译质量和水平的必由之路。

（二）中医典籍翻译与国际传播面临的挑战

1. 中医在国际上的传播亟待深化　经过200多年的努力，中医在世界各地已经得到了普遍的传播，大部分国家和地区都建立了中医学术组织、学术团体和学术结构。但从学术发展和临床应用的角度来看，中医在世界各国普遍接受的程度还比较有限，还有待于进一步的提高。只有中医在各国的接受度提高了，其实际应用范围才会拓展，其学术研究水平才会提高，才能为中医典籍的翻译和国际传播奠定必要的理论和实践基础，才能有效地加快中医的国际化进程。

2. 中医国际标准的制定亟待完善　中医要真正地走向世界，中医典籍要有效地在世界各地得以翻译和传播，在一定程度上取决于用不同的语言对中医基本名词术语国际标准的制定。为了推进这一重要工程，WHO 西太区 1982 年启动、1989 年完成了针灸经穴名称国际标准的制定，2004 年启动、2007 年完成了亚洲传统医学（即中医）术语国际标准的制定；WHO 总部 2009 年启动了 ICD-11 修订工作，将传统医学（即中医）纳入其中，目前正在研制标准体系；世界中联 2004 年启动、2007 年之后先后完成了中医基本名词术语英文、法文、俄文、德文、西班牙文等国际标准的制定；2010 年世界标准化组织建立了中医国际标准化技术委员会（即 TC 249），研制与中医相关的各类标准。

经过这些国际组织的努力，中医基本名词术语国际标准已经逐步形成，但各组织所制定的标准彼此之间依然存在一定的差异。这些标准在一定程度上推进了中医基本名词术语国际标准的发展，但也在一定程度上影响了中医名词术语国际标准化的实现。要从根本上解决这一重大问题，除了深入的学术研究之外，还需要这些国际组织彼此之间的密切合作和协调。中医基本名词术语国际标准化的真正实现，对于中医典籍的翻译和国际传播，无疑将会起到重要的推进作用。

3. 中医在法律上的认定亟待推进　尽管中医在世界各地传播了几百年，但各国法律上对中医的认可度还是非常有限的。除了一些亚洲国家和大洋洲的澳大利亚之外，中医在其他国家和地区还缺乏法律上的认可，从而严重影响了中医及其典籍在这些国家和地区的传播和影响。只有获得法律的认可，中医才能在这些国家和地区得到深入的传播和发展，才能为中医典籍的翻译和传播开辟更为现实的路径。目前很多在外国的华人和从事中医传播和研究的外国学者，正在努力推进中医在该地的立法。

中国政府与相关国家和地区的合作与交流，无疑是从根本上推进中医在该地区立法的重要渠道。

（三）中医典籍翻译与国际传播的应对策略

1. 制定中医药“走出去”的国家战略　中医走向世界一直以来是国家努力推进的一项重要工作。正是在国家的努力推进下，中国目前已经与180多个国家和地区签署了合作协议，为中医国际化奠定了坚实的基础，也为中医典籍的外译和传播铺平了道路。

为了更加有效地推进这项工程，国家可在中医国际传播和发展的现有基础上，进一步制定深化和拓展中医走向世界的战略方针和政策策略，以精诚合作的渠道推进中医在世界各国的教育和发展。在国家战略方针的指引下，中医典籍翻译可以“大中华文库”工程为借鉴，以中外合作为基础，规范化、系统化、统一化地完善中医上古、中古和晚古典籍的翻译和传播，为中医走向世界奠定完善的文化、理论和实践基础。要比较理想地做到这一点，应该注意以下几个问题。

（1）对外宣传方面以中医药界为渠道：国家有关方面可通过中医药界——尤其是中医学术组织、学术机构和学术团体——以不同的专业途径对外宣传中医国际化的目标、任务和意义。国家职能部门，尤其是文化部和宣传部，当然需要重视中医走向世界这一具有重要意义的工程。国家职能部门在中医国际化进程中，可通过以润物无声的方式来对其加以推进，以扎实的举措对其加以强化，同时，也要尽量避免被对中国存有偏见的外国人士所干扰。

（2）对外推进方面以造福人类为前提：在推进中医走向世界的过程中，除了强调中医的专业特色和医疗效果之外，更应该强调其对推进人类医疗保健事业和全球医学发展的实际意义。

（3）对外传播方面以优秀传统为中心：现代化早已成为国内中医发展根深蒂固的现状和趋势。现代化当然有利于中医与时俱进的发展，当然有利于补充和完善中医的理论与实践。但从现状来看，现代化的结果基本上是西化中医，淡化传统。而在全球各地，特别是欧美各国，最重视的则是中医优秀的传统理法方药，禁止将其与西医合二为一。这种情况在我国港、澳、台地区也同样存在。尽管西方这样做有种种的考虑，但对传承中医优秀的传统理论和方法，还是有一定现实意义的。所以在对外传播中医的时候，应该重视中医的优秀传统。

（4）对外交流方面以民族文化为核心：由于中医在国际上的影响越来越大，传播越来越广泛，引起了密切关注。在世界卫生组织和世界标准化组织中，将国际流行的“中医”的译法 TCM（即 Traditional Chinese Medicine）改为 TM（即 Traditional Medicine），就是最为典型的一例。对此，我们在对外传播和交流中医的时候，必须慎加注意。所以，在推进中医对外传播和交流的过程中，我们必须将其与中华民族的历史和文化紧密地结合在一起。

（5）对外合作方面以学术发展为目标：国际合作办学是中国教育界极为重视的一项重要工程，但这项重要工程的目的应该是促进中国教育事业的发展和中国语言文化的对外传播，而不纯粹是为了某些经济及其他利益。中医的国际合作办学和合作研究，亦应如此。只有这样，才能从根本上提高中医对外传播交流的质量和水平，才能充分地调动世界各地的积极因素，将中医系统、完整、准确地传播到全球。

2. *完善中医药基本术语国家标准* 要实现中医典籍翻译和传播的规范化、系统化和统一化，中医基本概念和术语国际标准的制定和完善至为重要，而中国国家标准的制定和完善则更为重要，因为中国是中医及其典籍形成和发展的发源地。中国所制定的中医名词术语外译国家标准对于中医国际标准的制定和完善，无疑将会发挥重要的指导作用。目前的中医名词术语外译——特别是英译——国家标准已经制定和颁布，但其中依然有很多值得完善之处，尤其是以下三个方面。

（1）国家标准需要统一制定：中医基本名词术语外译国家标准应该是唯一的和统一的。但目前中医名词术语外译的国家标准却有多种，有国家中医药管理局主持制定的标准，有全国科技名词审定委员会主持制定的标准，还有国家标准化管理委员会主持制定的标准。这些标准虽然都是国标，但由于是不同部门组织不同的专家和学者所制定的，所以对同一概念和术语的翻译却存在着一定的差异，从而影响了国家标准的发展和推进。

（2）国家标准需要统一选审：中医基本名词术语的选择和释义，需要国家统一组织中医理论与临床的专家和学者进行筛选和审定，制定统一规范的中医基本名词术语体系，并为每个概念和术语提供简洁而完整的定义，为其外译标准化的实现奠定学术基础。目前已经颁布的中医基本名词术语国家标准，由于管理部门的不同，筛选和审定的专家和学者也有不同，使得各个标准对术语的选择、定义的确定和标准的制定皆有一定的差异。

（3）国家标准需要深入研究：国家在制定中医基本名词术语标准时，需要统一组织国内外中医翻译界颇具学术影响力和翻译经验丰富的学者和译者，就目前中医基本名词术语的翻译现状和存在的问题进行系统深入的分析和研究，在此基础上制定比较符合实际的、具有前瞻性的标准体系，统一颁布，统一执行。这对于推进中医走向世界和中医典籍翻译及其国际传播，无疑将奠定重要的语言基础。

3. *培养多元化中医典籍翻译人才* 人才培养是中医典籍翻译目前面临的最大问题和最大挑战。要从根本上实现中医典籍翻译的完整性、准确性和规范性，并使其在国际上得到广泛的传播和发展，多元化中医典籍翻译人才的培养至关重要，而这也是目前国内外中医翻译界最为缺乏的人才。比如对《黄帝内经》中的"黄帝"一词的理解和翻译，从明清时期到现在，依然显得非常不易。对此，笔者曾经特意对此做了说明。

宋人刘季孙曾写有一首《题屏》诗："呢喃燕子语梁间，底事来惊梦里闲。说与旁人浑不解，杖藜携酒看芝山。"每读"说与旁人浑不解，杖藜携酒看芝山"这两句，颇感神机玄化，皆在言外。仔细想来，竟只有"举杯邀明月，对影成三客"可与之情景交融。笔者曾以"说与旁人浑不解，杖藜携酒看芝山"为题探讨《黄帝内经》译事，友人读后，深感意犹未尽。但却只能到此为止，再论便是狗尾续貂了。

明人冯梦龙《广笑府》卷二载有诗僧咏伞一闻，读来煞是有趣：吴下一诗僧，牵累被讼，官信近习之谮，僧受屈称冤。官指厅中伞，令赋诗面试实学，僧信口答曰："万骨攒来一柄收，行藏长得近诸侯。轻轻撑向马前去，真个有天无日头。”

诗僧不愧其号，冤情如此居然心志不乱，借景诉情，批得唯亲者哑口无言。“万骨攒来”不易，却被“一柄收”拢；虽然平常伞一把，因其“行藏长得近诸侯”，便也如鸡犬之类，因主人得道而一并升天；于是只须“轻轻撑向马前去”，便会弄得“有天无日头”。

这种“伞”样景象其实无处不在，一不留意，便生“有天无日头”之恙。译事虽为笔墨之事，亦难逃如此忧患？思维其实亦有“习近之谮”，先入为主即属其类。译人若存先见之相，下笔行文便难得客观实际，信马由缰便会大行其道。“黄帝”尊号的翻译所引发的种种争议，亦根由于此。

翻译《黄帝内经》，首要难题是翻译“黄帝”尊号。“黄”与“帝”二词本身并无难解之处，亦无难译之理。二词合一，意味顿异。如何翻译，大有讲究。认为其易者，不假思索，信笔道出；认为其难者，“求之不得，寤寐思服；悠哉游哉，辗转反侧”（《诗经·南风·关雎》）。译法之争，向为激烈，尘埃飞扬，难以落定。有主张译为 Yellow Emperor，有主张去 Yellow 存 Emperor，亦有主张按照人名译法音译为 Huangdi。每见此等论争，总不免想起元人王大学士的小曲《哪吒令》：“一个向瓜田里坐树乱扯，一个向枣树上胡飑乱打，一个向古墓上翻砖弄瓦。一个扯着衣衫，一个揪住棍把，一个播土扬沙。”真可热闹非凡！

对“黄帝”名号翻译之争，其实反映了译人对中国传统文化的不同理解和解读。不少人以为“黄帝”译为 Yellow Emperor 颇为滑稽。“黄”与“帝”在汉语中究竟何意？ Yellow Emperor 为何不能对译“黄帝”？要梳理这些问题，须得循径中国古典哲学。

在中国古典哲学五行学说中，“五方”中之“中”与“五色”中之“黄”相匹配。帝轩辕居于中原，中原之土为黄色，帝轩辕有土瑞之德，故称其为“黄帝”。其实在中文里，“黄帝”之“黄”亦首先表示色彩，只是这个色彩之中蕴含着丰富而深刻的中国古典哲学和文化之原质。而这个原质在英语翻译中，也应该以相应的方式或途径予以再现，使西方人对 Yellow 在中国文化中所赋予的独特内涵有所认识。从理论上讲，内容和形式应该是统一的。但这个统一并不是没有条件的，只有在一定的条件下，内容和形式才能实现统一。脱离了特定的条件，内容和形式原有的统一就不复存在。

明人冯梦龙所著之《古今谭概·杂志部》有一则“禽兽相争”的故事，似能说明一二：逆濠有鹤带牌者，民家犬噬之。濠牒府欲捕民抵罪。南昌守祝瀚批曰：“鹤虽带牌，犬不识字，禽兽相争，何与人事？”

逆濠（指朱宸濠，明代藩王，宁王权之玄孙，性情娇纵，阴结党羽，正德十四年起兵叛乱，兵败被杀，故称逆濠）状告得离奇，祝瀚批得更为新奇。字是写给人看的，犬不识字，鹤即便带着金铸之字，也难为犬所识，起不到传情达意的作用。用这个故事说明语境的变迁对语义的影响，也许并不妥当，但以此来强调表意对象，却还说得过去。

在中国文化背景下，“黄帝”之“黄”的形式与它所承载的文化内涵，经过千秋万载的磨合，达到了完满的统一。译人须得明白，这个统一是经过千万年文化的孕育和交融后才得以实现的，并非一蹴而就。而在西方文化背景下，Yellow 的形式与其在中医翻译上应该承载的中国文化内涵尚未实现统一。从表面上看，Yellow 在英语中仅仅反映的是一个色彩概念，与 Emperor 搭配在一起尚缺乏文化因素的交融。基于这样的认识，似乎将“黄帝”译为 Yellow Emperor 不够妥当。其实并非完全如此。人们之所以觉得 Yellow Emperor 这种译法滑稽，实在是形式与内容的脱节所造成的。如果中国文化比较系统深入地介绍到了西方，如果西方人对中国文化有了比较深刻的了解和认识，那么英译的中国文化的概念形式与其所承载的文化内涵就会在西方文化的背景下逐步实现统一。现在还没有实现统一，这只能说明对外翻译介绍中国文化还有很长的路要走，不能简单地否定了某种译法了事。

《历代诗话续编》谈到杜牧时，载有如下一则趣闻：杜舍人牧，弱冠成名。当年制策登科，明振京邑。尝与一二同年城南游览，至文公寺，有禅僧拥褐独坐，与之语，其玄言妙旨咸出意表。问杜姓字，具以对之。又云：“修何业？”旁人以累捷夸之，顾而笑曰：“皆不知也。”杜惊讶，因题诗曰：“家在城南杜曲傍，两枝献桂一时芳。禅师都未知名姓，始觉空门意味长。”

杜牧自以为名气很大，禅师却“皆不知也”，说明其名气尚不足大，尚须继续努力。译人自以为笔下传情如日明月亮，达意若春暖秋凉，读者却难以感悟，说明其译尚不足以传情达意，尚须努力精研推敲。一则故事，两个推论，皆有所然。假以时日，假以蹊径，终能“等闲识得东风面，万紫千红总是春”。

其实国内译人对 Yellow Emperor 译法的非议，很多都是从自身的理解出发考虑问题，未必完全符合西人看待中国文化的心态。了解这一点至为重要。因为翻译时不仅仅要从译者的角度来解读原文，更要从读者的角度来理解文意。翻译介绍中医和中国文化时，当然需要考虑海外读者的理解能力和接受能力，但更应该考虑的是如何在翻译时努力保持中国文化的系统性、完整性和原质性。切忌削足适履，自毁其质。

鉴于“黄帝”尊号在国内外的翻译实际，尤其考虑到约定俗成的原则，笔者在翻译《黄帝内经》时，斟酌再三，综合了意译和音译两种看似相反、实则相成的翻译方法，将音译的 Huangdi 作为正名，以保持其内涵的原质性；将意译的 Yellow Emperor 作为副名，对正名起补充说明的作用，以利于读者理解原文的基本含义。翻译上如此处理，原因有二：一是随着中国文化和中国医药学西传的不断发展，越来越多的西方读者开始了解和熟悉“黄帝”其名的基本含义及其实际所指；二是在西方，Yellow Emperor 的译法较为流行，为不少人所熟知。音译加意译，将有利于西方读者更好地了解“黄帝”的真正含义。但这样一种处理方法其实并不能从根本上解决“黄帝”的翻译问题，因为并没有给出读者一个完整的概念或足以帮助读者理解此概念具体、实际内涵的信息来。

这一问题翻译本身是无法解决的，只有通过文后注解给读者提供必要的信息，以帮助读者完整准确地理解这一概念的基本内涵。这样做很烦琐，但却比较有效。笔者在翻译《黄帝内经》时，就采用了文后注解之法，给读者提供必要的资料信息，使读者能较为完整地理解有关概念的实际内涵。实践证明，文后注解是一个很好的补助手段。但这需要译者在翻译古典文化典籍时，非常熟悉有关典籍的内容和相关的背景知识，正确解读有关概念和用语的实际内涵并以恰当的方式在译文中予以表达，必要时还需采用有效的辅助手段将文内难以充分表达的信息通过文后注解的方式提供给读者。

实际上在翻译古典文化典籍时，要做到正确解读概念和系统掌握内容并不容易。紧扣经文、比较古今、综合诸家、多法并举、取常存异、文不加饰，这是笔者翻译《黄帝内经》时努力遵循的方法原则，分寸之间谨小慎微，但译文仍难尽人意。笔者曾在致友人的信中说："每临译事，如履薄冰、如临深渊，惟恐有失。究竟失否，只有天知。"

古籍翻译中，基本概念的翻译尤难把握。中医概念十分灵活，同一概念在不同的情况下即有不同内涵。如"血海"即有三层含义：一指冲脉，如《素问·上古天真论篇》说"冲脉者，为十二经之海"，王冰注"冲为血海"；二指肝脏，《素问·五脏生成篇》注"肝藏血，心行之，人动则血运于诸经，人静则血归于肝脏，何者？肝主血海故也"；三指足太阴脾经上的一个穴位。再如"血室"，也有三层含义：一指冲脉，如《妇科经纶》说"冲为血海，诸经朝会，男子则运而行之，女子则停而止之，谓之血室"；二指肝脏，《伤寒来苏集·阳明脉证》说"血室者，肝也，肝为藏血之脏，故称血室"；三指子宫，如《类经附翼》说"故子宫者，医家以冲任之脉盛于此，则月经以时下，故名血室"。有不同的内涵就会有不同的译法。这给译名的统一造成很大困难。

在翻译中医典籍时，译名的统一自然非常重要。但对译名的解释有时却很难求得统一。因为同样一个概念或词语在此处之所指与在彼处之所指有时并不完全一样，甚至截然不同。例如"阴阳"一般均可音译为 Yin and Yang，但在马王堆出土的帛书"合阴阳方"中，"阴阳"却不宜直接音译为 Yin and Yang，因为此处的"阴阳"有具体的内涵，即指男女，"合阴阳方"实际上讲的是"性医学"。类似情况在《黄帝内经》的翻译上也时常出现。对于这样一些形源于生活实际而意却源于人们对周围世界的认识和推测的概念，依其参照物直译显得直白而幼稚，依其实际内涵翻译则显得冗长而烦琐，且不利于译名的统一。

为了比较好地解决这一问题，笔者在翻译时采取了音译加文内注解的方法进行翻译。这样做虽然有点烦琐，却也有两点好处，一是译名始终如一，便于统一；二是注解随语境而行，有利于揭示该概念在不同情况下的特殊所指。

在中国文化和中医典籍中，概念的内涵一般都非单一，翻译时若不随机应变，便很难揭示其实际含义。西方人翻译中国文化典籍时，常对基本概念仅仅作字面处理了事，这种做法显然是不宜提倡的。比如说中文的“天”，在英文里通常被译为 heaven，即“上天”，也有时译为 nature，即“自然”。这两种译法自有其可取之处，但有时也未必尽释其意。例如用这种译法翻译董仲舒哲学思想中的“天”，就显得不够确切。

在董仲舒的哲学著作中，在不同的场合“天”有着不同的含义。比如他认为人是天的一部分，所以人的所作所为应该符合天的所作所为。他说：“天亦有喜怒之气，哀乐之心，与人相符。以类合之，天人一也。”在他看来，人在身心两个方面都是天的复制品。他在《春秋繁露》中说：“天、地、人，万物之本也，天生之，地养之，人成之。”因此将董仲舒所论述的“天”一概译为 heaven 或 nature，含义就显得不够明确。而且英语中的 heaven，总是与宗教有关。

金岳霖说：在中国哲学里，“天”的含义既包括自然，又包括君临自然的上苍。人们使用这个词语时，有时着重在“自然”，有时则着重在“上苍”。这样来理解“天”的含义，可能较为恰当。用金岳霖的观点解析董仲舒对“天”的论述是有道理的，但在理解老、庄的哲学思想时，却不一定适用。因为“天”的含义在老、庄的哲学著作中，却并非或此或彼。

明人王守仁《王文成公全书·传习录》载有王阳明看花轶闻，颇能说明物与感之关系：先生游南镇，一友指岩中花树问曰：“天下无心外之物。如此花树，在深山中自开自落，于我心亦何相关？”先生曰：“你未看此花时，此花与汝心同归于寂；你看此花时，则此花颜色亦时明白起来，便知此花不在你的心外。”

（1）人才培养面临的问题：人才培养所面临的问题，主要是人才缺乏、人才断层和难以培养三个方面。

问题一：人才严重缺乏。人才缺乏，这是目前中医典籍翻译和中医对外传播交流所面临的最大的问题。与20世纪70—90年代相比，现在各中医院校从师资队伍到本科生、研究生和博士生的人数，早已翻倍的增长，从研究机构到课程设置都有越来越多与时俱进的创新性发展，但中医翻译人才队伍却越来越匮乏。谈到这一问题时，镐京学者特意写了《猪的哲学》，即是向大家说明真正的问题与挑战。

猪的哲学

猪的哲学，哼哼而已。

行也哼哼，卧也哼哼，不行不卧仍哼哼。

喜也哼哼，悲也哼哼，不喜不悲还哼哼。

总之，哼哼复哼哼，哼哼何其多，一生在哼哼，万事皆哼通。

所以，这哼哼学，其实很不简单呢。不亲自领教一番，不晓其透顶厉害！

倘若以为这哼哼学哼得不很中听，于是断喝一声：不许哼哼！

那么

哼！

哼哼！

哼哼哼！

你可小心着！

问题二：人才已经断层。由于翻译人才的匮乏，国内中医翻译界断层的现状非常严峻。目前能够继续从事中医典籍翻译和研究的只有为数不多的出生于20世纪50—60年代的学者，几乎很难有中青年学者具有这样的能力和水平。甚至能够从事一般性中医翻译及其研究的中青年学者，也极为稀少。目前在国际上最具影响力的中医重要典籍及中医一般文献译者，主要是西方各国的学者。而20世纪70—90年代，这方面的译者则主要是中国的学者。镐京学者特意写《风》这首奇文，就是为了说明这一问题。

风

今天，很冷，因为有风。

有风的夏天，是惬意的。而有风的冬天，却是冰冷的，甚而——恕我直言——很有些趁火打劫的味道呢。

把领子直直地竖起来，严严地裹住脖子。将肩抖抖地耸起来，紧紧地托住脑袋。然而，风，还是灌了进来，直刺脊梁。

这无形而有声的风，据庄子说，是地之意气。很有些来头呢！

然而，这来头，似乎，又专门冲着衣衫褴褛者。很有些欺软怕硬的作风呢。而我，虽还不至于衣不遮体，但在这冰封的隆冬时节，到底还是抵挡不住寒风的步步紧逼。

所以，只好低了头，缩了脖，耸起肩，搓起手，抖起身来。

有什么办法呢?

问题三：人才培养困难。面对这样现状和问题，国内中医教育机构和学术组织，一直在努力培养急需人才，但问题至今还难以解决。由于时代的原因，如今的中青年学者很少能静心安神地认真学习中医翻译者所必须掌握的民族传统语言和文化以及必须了解的中医翻译历史与发展，更难以挤出足够的时间努力实践，积累经验。镐京学者特意写的《指头之主》，就是对这个问题和困难的分析。

指头之主

读鲁迅先生《南腔北调集》题记，很为先生“自己觉得笑了一笑”而哑然失笑。

“指头一拨，君子就翻一个筋斗”，先生之言实在形而有象，生而能动，颇能设身处地为“指头之主”筹划。大凡有过“翻一个筋斗”经历之“君子”，大约无不然先生之说吧。

在北方民间口语中，是不大说“筋斗”的，倒是常说“跟头”。“跟头乱窜”便是乡民们的口头禅，喻“连滚带爬”。据《西游记》讲，孙行者一个“筋斗云”能翻出十万八千里，因其作者吴承恩乃江浙之人，故云“筋斗云”。

因了能翻“十万八千里筋斗云”的壮举，孙行者自感十分了得，于是便自称齐天大圣，“欲与天公试比高”。可惜，如来“指头一拔”，行者便黔驴技穷了。纵有天大本事，也翻不出如来的手心。如此看来，这《西游记》中的佛祖如来呢，真可谓天上人间的“指头之主”呵！

我曾在《译海心语》中说，我从事翻译实在是“知其不可为而为之”。所以，尽管“翻”得“鼻青脸肿”，仍然一路跟头地“翻”了下去。

比喻得可谓悲壮，表白得可谓慷慨，辞陈得可谓激昂。

可惜，在我“一路跟头”的感验中，这“指头之主”却并非如来——自然，如来是不屑动其佛指来拔一拔如我之流的浅薄无识者——而是九斤老太太的子孙们，还有茂源酒店店主赵七爷的世徒们。

幸而没有赵家的狗，不然，这万载明月如何照得到松间，这千秋清泉如何流得到石上。

所谓不幸中之万幸，大约就是如此这般吧。

（2）人才培养面临的挑战：人才培养面临的挑战，主要涉及知识结构、文化素养和实践能力三个方面。

挑战一：知识结构有待完善。完善的知识结构是从事中医翻译，尤其是中医典籍翻译，所必须具备的基本条件。中医翻译不仅仅涉及西方语言和汉语语言的问题以及翻译的方法和策略的问题，还涉及中医与西医的问题，更涉及文言文与白话文以及与诸子百家的问题。所以要从事中医典籍翻译，就必须具备这样一些古今中外的语言、文化和专业知识。对于现在的中青年学者而言，要做到这一点确实是非常严峻的挑战，除了与青年学者自身的理想和抱负有关之外，更与现代的教育体制和教育理念密切相关。

挑战二：文化素养有待充实。学习外语的目的，就是将国外优秀的科学技术和文化知识引进国内，并将民族优秀的文化思想传播到国外。从事翻译实践和研究的目的——尤其是从事中医典籍翻译及其研究——亦应如此。只有具有深厚的民族文化素养和良好的民族文化意识的学者，在学习外语和从事翻译实践和研究的时候，才会具有这样的理念，才会懂得这样的道理。如今由于教育界对民族文化的淡化，尤其是外语教育界越来越根深蒂固的西化，导致了外语和翻译领域的中青年学者基本缺乏民族文化素养。没有深厚的民族文化素养和良好的民族文化意识的学者，是根本无法深入了解和掌握中医典籍基本概念和思想的，因为中医的理论基础就是民族传统的思想文化，中医的实践基础就是诸子百家的学说。在当今时代，要真正有中华文化的基础，要真正地理解中华文字的含义，却颇为不易。镐京学者的一首杂文，就颇能说明一切。

王八蛋的来源

据考证，所谓之“王八蛋”，其实是“忘八端”之音变。

何谓“八端”？“八端”者，做人的八大准则是也，即仁、义、礼、智、信，外加忠、孝、悌。这是古来做人的八大要件。如果一个人为人处世不合此八端之要，则被人斥之为“忘八端”，即忘记了做人的八大准则。

后来在传播的过程中，由于方言发音之故，“忘八端”竟然演变成了“王八蛋”，从一个批评之言活脱脱地转化成了骂人之语。这种神奇的演变，可能与河南方言有关。因为用河南话读“忘八端”，其发音与“王八蛋”很接近。不管怎样，“忘八端”最终进化成了“王八蛋”，丰富了语言，恶心了词源。

“龟孙子”是一个和“王八蛋”并驾齐驱的词语，不但是小人的常规武器，也是君子的非常手段。“龟孙子”的来源如何？是否也有和平演变史？对此，我没有仔细研究，不敢妄断。但人们习惯上总是将两者相提并论。如在电视剧《亮剑》中，李云龙和楚云飞合作袭击鬼子宴会时，李云龙开玩笑地说，将这群鬼子作为礼物送给楚云飞。楚云飞则一边扫射一边骂道：“谁要这群乌龟王八蛋！”

乌龟和王八并用，关系肯定绝非一般。

由斯例看来，将乌龟和王八相提并论，有着悠久、广泛和现实的语用学基础。但两者是否同类，却武断不得。四年前，我曾就此问题写过一篇小文，题目是《絮语》，收录在《译海心悟——中国古典文化翻译别论》一书中，今读斯文，仍不禁一吟三叹。

挑战三：实践能力有待提高。翻译重在实践，没有丰富的实践经验，是很难真正感悟到翻译的真谛，更难以提高翻译的能力和水平。要从事中医翻译，在不断完善知识结构和提高文化素养的同时，还必须努力实践，丰富经验。如今的中青年学者由于面临着很多的生活和工作挑战，很难有足够的时间、精力和意识坚持翻译实践，因而往往都缺实践经验，无法为自己发展中医翻译事业奠定必要的实践基础。在当今时代，要真正提高实践的能力，颇为不然。镐京学者曾写了《话说“中国”》一文，就是提醒当今的国人，要真正地有中华意识。

话说“中国”

去年听了一个讲座，讲座者辩称，“中国”一词是民国时期的创造，民国之前的历朝历代都无“中国”这一词及这一概念。其论点是，中国历朝都是以朝代之名作为国名的，并无以“中国”自称者。

近日阅读《红楼梦》第五十二回“俏平儿情掩虾须镯，勇晴雯病补雀金裘”，却发现，现代意义上的“中国”一说，并非始于民国时期，其实《红楼梦》中就已经有此用法了。在该回中，宝钗的堂妹宝琴说，“我八岁时节，跟我父亲到西海沿子上买洋货，谁知有个真真国的女孩子，才十五岁……有人说他通中国的诗书，会讲五经，能作诗填词”。这里讲的“中国”，显然与我们现在讲的“中国”一脉相承。

据宝琴说，那真真国的女孩子写的中国诗如下：

昨夜朱楼梦，今宵水国吟。

岛云蒸大海，岚气接丛林。

月本无今古，情缘自浅深。

汉南春历历，焉得不关心。

该回写到，“众人听了，都道‘难为他！竟比我们中国人强。’”这一句中的“中国人”跟我们现在说的“中国人”可谓别无二致。由此看来，至少在《红楼梦》时代，“中国”和“中国人”的现代用法就已经出现了，并非晚至民国时期才出现。

《红楼梦》中或明或暗地隐藏着许多反清复明的思想和言论，这首所谓的“真真国”女孩子写的“中国”诗，其实就暗含有这样的反清思想。我直观地感到，这里所谓的“真真国”的“女孩子”，似乎暗指“女真国”，因为满人的前身，就是女真人。满人入关后，其子弟很快就被汉化。他们讲汉语，习汉文，写汉诗，也出现了不少诗坛巨手。如康熙朝的权臣明珠的儿子纳兰性德，就是代表人物之一。不仅清代有“中国”这一词语和这一概念，明代及其之前的历朝历代其实都有“中国”这一词语和这一概念。

在这首“真真国”女孩子的诗中，“昨夜朱楼梦”一句，似暗指朱氏所建立的大明王朝已经被清代取代，成了“昨日”一梦。“今宵水国吟”中的“水国”，似指“大清国”，因“大清国”的国名中的“清”子旁有水。从测字的角度来看，“清”者，自然是“水”也。

“汉南春历历”之“汉南”，当喻“大汉王朝”，因满人发祥之地在东北，而汉民族的固有国土在其南。“春历历”，表达的自然是汉民族对故土故国的怀念之情，所谓“历历在目”是也，暗含“国破山河在”之意。“焉得不关心”所表达的，当然是“光复故国”的梦想。至于中间四句，当然也别有所寓，这里不做详细解释，留待“真学者们”旁征博引，深加剖析。

（3）人才培养推进的策略：要从根本上解决中医人才培养的问题，要真正实现培养多元化中医翻译人才的远大目标，国家有关方面应该对此加以关注，并制定出必要的政策和策略，努力推进人才培养工程。

策略一：设立人才培养机构。要实现人才的培养目标，一些重点中医院校和研究机构（如中国中医科学院）应制定培养方案，与国外相关院校和学术机构建立类似于外语院校高级翻译学院一样的培训机构，重点培养既熟悉中国传统文化和中医理法方药，又熟悉某一外国语言和文化，并具有丰富的翻译实践经验和跨学科、跨专业和跨文化交际能力的中医翻译者。如此理想的多元化中医典籍翻译人才的培养，无疑将为中医典籍的翻译和国际传播奠定人才基础，从而成为中医和中医典籍国际化的排头兵。

策略二：制定人才培养方案。要培养优秀的中医翻译人才，尤其是中医典籍翻译人才，需要制定既合乎实际又具有创新意识的培养方案。方案包括课程设置、专业培训和考核要求三个方面。课程设置上，除设置常规的语言文化和翻译课程外，应特别设置中国古典语言、文化和思想课程以及中医基本理法方药课程。专业培训上应包括一般性翻译实践、西医翻译实践和中医翻译实践。一般性翻译可为中医翻译奠定实践基础，西医翻译可为中医翻译搭建桥梁，因为中医翻译可以借用部分西医的概念和术语。中医翻译实践包括了解中医翻译的历史、现状与发展趋势，掌握中医术语翻译、文法翻译和古籍翻译的原则、方法和策略。为实现这样的培训目标，在建立实验基地和选择人员培训之外，还应有具体的考核指标，以便有效地推进优秀人才的培养。

策略三：建立人才培养体制。为了鼓励一定的中青年学者从事中医翻译及其研究工作，国家有关职能部门和各中医院校和研究机构可根据时代发展的需要、专业发展的需要及国际交流的需要，选择知识结构较为完好、翻译经验较为丰富和文化素养较为良好的中青年学者进行文化性、专业性和应用性培训，经过一定时间的培养和训练，将其铸造成较为优秀的中医翻译人才。同时，根据需要和规划，确定其岗位、职责和待遇，以便鼓励其认真学习、努力实践和积极发展，为中医翻译多元化人才队伍的建设和中医翻译事业的传承和发展奠定基础。

4. 推进中医典籍翻译的学术研究　深入系统的研究中医典籍翻译，将为完整准确的对外传播中医奠定良好的语言和文化基础，从而加快中医国际化的进程。要深入系统地研究中医典籍的翻译，研究的理念、研究的思路和研究的方法尚需努力完善。

（1）研究理念：中医典籍翻译研究的基本理念，包括以下八个方面。

理念一：语言风格研究。中医典籍语言风格、修辞特点与语义特征的研究，是正确理解其理论与实践的有力保障。能做到这一点，非常不易。要真正地了解和掌握中医典籍的语言风格，就必须了解和掌握中医典籍的修辞风格。首先必须要了解其修辞的比喻。比喻又有明喻和隐喻之分。明喻一般由本体、喻体和喻词组成，常用的喻词有如、若、犹、譬、似、像等。而隐喻则常常以貌似判断句的方式出现，但实际上体现的是比喻之法，只是这种比喻不似明喻那么直接，所以称之为隐喻。

《黄帝内经》常用明喻和隐喻的方法来阐述医理、医法。这其实与中国古代学者认识事物和分析事物的基本方法有着密切的关系。事实上在中国古代，人们在进行理论探讨或思想论辩时，常常借助于比喻之法来阐明事物的原理和揭示问题的本质。这种论述的方式在诸子百家著作中，可谓屡见不鲜。《黄帝内经》中属于明喻的例子很多，如：

例 1：目裹微肿，如卧蚕起之状，曰水。（《素问·平人气象论篇》）

这句话的意思是说，眼睑微肿，如卧蚕之状，即为水病。将眼睑之肿比喻为“卧蚕”，可谓形象之至。美国人威斯将其译作 When within the eye there is a minute swelling, as though a dormant silkworm were beginning to take shape, it is said to have been caused through water. 美籍华裔吴连胜、吴奇父子将其译作 When the eyelid is swelling like the silkworm lying torpid, it is also the disease associated with water. 两者均采用“化比喻为比喻”之法翻译“卧蚕”，大致符合原文之意。但就整句话的理解和翻译来看，两者均似未尽其善。如所谓“曰水”，就是“水病”（edema）的意思，不是什么 caused through water 或 associated with water。

例 2：夫善用针者，取其疾也，犹拔刺也，犹雪污也，犹解结也，犹决闭也。（《灵枢·九针十二原》）

在论述针刺治疗疾病的神奇疗效时，原文以“犹”为喻词，一连使用了四个比喻，说明了针刺治病的原理。吴氏父子将其译为 A physician who is good at acupuncture can cure the disease, even it is a protracted disease, just like pulling a sting, removing a stain, untie a knot or clear away the silt in the river flow. 译文的意思是清楚的，但句式结构似乎不够简洁明了。若调整为 Those who are good at acupuncture treat diseases just as simple as pulling a sting, removing a stain, untying a knot or clearing away silt in a river. 似乎更为紧凑一些。

例 3：天之道也，如迎浮云，若视深渊。(《素问·六微旨达论篇》)

本例通过比喻之法，将“天道”(law of nature) 的幽深和神秘进行了形象的描述，认为对于常人而言，“天道”犹如浮云一样捉摸不定，恰似深渊一样幽不可探。吴氏父子将其译为 How profound is the principle of heaven: it is like the floating cloud above, and the deep abyss below. 这个译文与原文在语义和形式上还是比较接近的。但若将“天道”译作 law of nature，可能更符合原文之意。

《黄帝内经》隐喻的例子亦很多，如：

例 4：太阳为开，阳明为阖，少阳为枢。(《素问·阴阳离合论篇》)

在这句话中，以“为”作隐喻词，一共使用了三个隐喻。威斯将其译作 The Great Yang acts as opening factor, the “sunlight” acts as covering factor, and the lesser Yang acts as axis or central point. 将“为”译作 act as，可谓达旨。“太阳”“阳明”和“少阳”现多音译为 taiyang, yangming, shaoyang。也有的将其分别译作 greater yang, bright yang, lesser yang，但使用范围远不及音译者广泛。此外，“开”“阖”和“枢”现一般多译作 opening, closing, pivoting。

例 5：阴阳者，血气之男女也。(《素问·阴阳应象大论篇》)

本例貌似判断句，实际上却是隐喻，即以“男女”比喻“血气”的阴阳属性。若对此判断不明，则必然释义含混。威斯将其译为 Yin and Yang [the two elements in nature] create desires and vigor in men and women. 可谓南辕北辙矣。另一位海外译者倪懋兴将其译为 The masculine and feminine principles, the qi and the blood, all reflect the interplay of yin and yang. 释义不明。吴氏父子将其译为 For human being, those who draw support from Yang energy abundantly are men and are of vital energy, those who draw support from Yin energy abundantly are women and are of blood, so the Yin and Yang are the man and woman of energy and blood. 更是毫厘之失。

实际上这句话的意思是以阴阳来区分血气的属性，则血为阴，气为阳。所以这句话的恰当释义应该是 If yin and yang are used to differentiate the nature of blood and qi, blood pertains to yin while qi to yang.

例 6：胃者，水谷之海，六腑之大源也。(《素问·五脏别论篇》)

本例也是一个看似判断、实则隐喻的句子，即将“胃”比作饮食之“海”和“六腑”之“源”。威斯将其译作 The stomach acts as a place of accumulation for water and grain and as a source of supply for the six bowels. 这个译文基本揭示了原文的隐喻之意。但在有关概念的翻译上，却颇值商榷。如将“六腑”译作 six bowels，语义即显局促。事实上，bowel 只是六腑之一，而不是全部。“六腑”现一般多译作 six fu-organs 或 six fu-viscera。另外，“水谷之海”现一般多直译为 sea of water and grain。

理念二：术语结构研究。中医典籍术语结构特点、语义层次和逻辑关系的研究，是揭示其能指与所指的基本路径。要掌握中医典籍的术语特点和结构方式，就必须明确其比喻。所谓借喻，即以彼作此，只言喻体，不言本体。此一修辞手法虽然新颖，但若不解其本体之实，便难晓其实际所指。

例 1：开鬼门，洁净府，精以时服，五阳已布，疏涤五脏。(《素问·汤液醪醴论篇》)

在本例中，“开鬼门”“洁净府”就是借喻，借“鬼门”和“净府”来比喻“汗孔”和“膀胱”。不了解这个借喻，便难明其实。威斯在翻译这句话时，因不解其喻，便信笔曲意旁解。其译文为 One should restore their bodies and open the anus so that the bowels can be cleansed, and so that the secretions come at the proper time and serve the five viscera which belong to Yang, the principle of life. One should put in order the five viscera which were remiss and cleanse and purify them.

在这个译文中，译者将“鬼门”(sweating pores)理解为 anus(肛门)，将“净府”(bladder)理解为 bowels(肠道)，乃指鹿为马之误。所谓“开鬼门”，即 inducing sweating；所谓“洁净府”，即 promoting urine discharge。其他内容的理解和翻译，也颇为南辕北辙，不合原意。如“精以时服”指“水精得以正常运行”(normal flow of water essence)，不是 the secretions come at the proper time；“五阳已布”指“五脏的阳气

得以敷布”（distribution of yang from the five zang-organs）而不是 serve the five viscera which belong to Yang，因为以阴阳分“脏腑”，则“五脏”从来都属阴而不属阳；“疏涤五脏”指“五脏郁积得以疏通涤除”（removing stagnation in the five zang-organs），而不是 put in order the five viscera which were remiss and cleanse and purify them。

例 2：观权衡规矩，而知病所主。（《素问·阴阳应象大论篇》）

在本例中，“权”（the sliding weight of a steelyard）指秤锤，“衡”（steelyard）指秤杆，“规”（compasses）指圆规，“矩”（carpenter's square）指曲尺。《黄帝内经》用“权”“衡”“规”“矩”比喻四时脉象。这里所谓的“观权衡规矩”，就是诊察四时脉象的常变（carefully examining the normal states and variations of the pulse in the four seasons）。威斯在翻译时，疏忽了这里的借喻关系，所以对原文做了别样解译。其译文为 One should examine irregularities which must be adjusted according to custom and usage, and then the location where the disease prevails will become known.

将“权衡规矩”理解为 custom and usage（习俗和用法），实属奇谈怪论了。

例 3：论言治寒以热，治热以寒，而方士不能废绳墨而更其道也。（《素问·至真要大论篇》）

“绳墨”指木工测量木材时所使用的线绳和墨斗，本例借以比喻规则和原则。吴氏父子将这句话译为 It was stated in the treatise that one should treat cold disease with the hot medicine, treat hot disease with the cold medicine and a physician must not annul this rule to treat in some other ways. 译文虽然略嫌逶迤，但基本意思还是明确的。

理念三：学科交叉研究。研究文理结合，学科交叉，是揭示中医典籍基本概念和术语表层与深层关系的基本钥匙。明确中医典籍的修辞和语义，首先必须了解其比拟。比拟又有拟人和拟物之分。所谓拟人，就是将自然事物按照人的情态予以刻画描述，从而使所描述对象显得生动活泼。所谓拟物，就是以物拟物的修辞方式。拟人和拟物这两种修辞手法在《黄帝内经》中都比较常见，这也是《黄帝内经》语言显得生动活泼的原因之一。

例1：肝恶风，心恶热，肺恶寒，肾恶燥，脾恶湿，此五脏气所恶也。(《灵枢·九针论》)

"恶"（音 wù），是厌恶、憎恶的意思，常用来表示人的情态感受。这里用"恶"表述五脏的生理特点，就属拟人之用。这里的"恶"可以译为 detest 或 dislike。吴氏父子在翻译这句话时，即采用了这一译法，其译文为 The liver detests the wind, the heart detests the heat, the lung detests the cold, the kidney detests the dryness, the spleen detests the wetness. These are the five detestations of the viscera to the various energies.

译文中的 wind, heat, cold, dryness, wetness 之前似不必加定冠词，因其属泛指。此外，"湿"译作 wetness 有程度太过之虞，现一般多译为 dampness。"五脏气"即"五脏"，"气"暗含"功能"之意，译作 five zang-organs 或 five viscera 即可，不必硬译为 the viscera to the various energies。

例2：气有余则制己所胜而侮所不胜，其不及则己所胜侮而乘之，己所胜轻而侮之。(《素问·五运行大论篇》)

"侮"是侮辱、欺侮的意思，常用以描绘人的不当之为。本例中用"侮"描述五行运动中因气有余而引起的"恃强凌弱"的现象。这句话的意思是说"五运之气太过，不仅加重克制它所能克制的气，而且还欺侮本来克制它自己的气。但若五运之气不及，则原属于自己所克制的气，却轻视自己反而加以侵犯"（If the motion is excessive, it will controls the one inferior to it and subjugate the one superior to it; if the motion is insufficient, it will be subjugated by the one normally inferior to it.）。有些较为流行的注解本，对这句话的解释似乎有误。如山东中医学院和河北中医学院编写的《黄帝内经素问校释》（人民卫生出版社 1982 年版）对这句话恰好做了相反的解释。在一些流行的英语译本中，这句话的翻译也常常似是而非。吴氏父子将其译作 When the element's motion arrives at the time when it should not arrive, it shows the energy is excessive, not only it will invade the element's energy which it can subjugate (such as wood subjugates earth), but will also subjugate reversely the element which can overcome itself (such as wood subjugates metal reversely). When the element's motion is not arriving when it should arrive, it shows the energy is insufficient, when it is insufficient, it will not only be subjugated by the element which can overcome itself (such as wood being subjugated by the metal), but also will be subjugated reversely by the element which can not overcome itself (such as earth subjugates wood reversely).

原文颇为简洁，译文却显得烦琐晦涩，且不易理解。

例 3：谷味酸，先走肝，谷味苦，先走心，谷味甘，先走脾，谷味辛，先走肺，谷味咸，咸走肾。(《灵枢·五味》)

用“走”来描述五味的趋向，颇有拟人之味。所谓“走肝”“走心”等，就是“入肝”“入心”的意思。这里的“走”可以译为 enter，吴氏父子之译就是如此。其译文为 The sour taste tends to enter into the liver first; the bitter taste tends to enter into the heart first; the sweet taste tends to enter into the spleen first; the acrid taste tends to enter into the lung first; the salty taste tends to enter into the kidney first.

译文与原文之意基本吻合。但 enter 宜取其及物之用，删去 into 似乎更为妥当。

理念四：实践总结研究。对古今中外不同历史时期、不同地域、不同译者的翻译实践总结、分析和研究，是中医典籍翻译的研究立足之点。要真正地明确这一点，要真正地掌握好这一点，也必须了解其修辞的对偶。对偶是汉语特有的修辞方式，这种修辞方式可使文句形式上工整，结构上匀称，视觉上醒目，听觉上悦耳，有很强的感染力。这种修辞格式在六朝时发展到极致，从而形成了重视声韵和谐、辞藻华丽的骈体文体。《黄帝内经》中对偶修辞法的运用，则比较灵活多样，不似六朝骈体那样讲究辞藻。

例 1：拘于鬼神者，不可与言至德；恶于针石者，不可于言至巧。(《素问·五脏别论篇》)

本例是一则典型的对偶句式，字数相同，结构一致，表述一体。

这里的“拘”是“拘守”的意思，所谓“拘于鬼神者”（those who are superstitious and believe that diseases are caused by ghosts or spirits）就是迷信鬼神的意思，以为疾病是由鬼神作祟而引起的；“至德”（abstruse theory of medicine）指“至深的道理”，所谓“不可与言至德”（it is improper to talk about the abstruse theory of medicine with them），就是不能与之讨论至深的医学道理；“至巧”（excellent therapeutic methods）指精巧的医疗技术，所谓“不可与言至巧”（it is improper to discuss excellent therapeutic methods with them），就是不可以与之讨论精巧的医疗技术。

海外一些翻译人员不了解此句之寓意，翻译时按字释义，往往使译文文理浑漫不清。威斯将这句话翻译为 Those who would restrain the demons and the gods (good and evil spirits) cannot attain virtue by speaking about it; and those who dislike acupuncture cannot achieve ingenious results by speaking about them. 比较原文和译文，未尽之意不言自明矣。

例 2：草生五色，五色之变，不可胜视；草生五味，五味之美，不可胜极。(《素问・六节藏象论篇》)

本例既使用了对偶，也使用了联珠的修辞格式。关于联珠修辞格，下文将详加介绍。这里所谓“不可胜视”（unable to observe all）指看也看不尽的意思；所谓“不可胜极”（unable to taste all）指尝也尝不尽。海外译者对此之理解，常有背于原意。威斯将其译为 Grass and herbs bring forth the five colors; nothing that can be seen excels the variations of these five colors. Grass and herbs also produce the five flavors; nothing excels the deliciousness of these five flavors. 整个译文的意思还是比较清楚的，但对“不可胜视”和“不可胜极”的翻译，却不大符合原文之意，因之颇值商榷。

倪氏将其翻译为 In the plant kingdom there are the five colors. Within the five colors there are variations in tone. The plants have five flavors. Though distinct, there are also variations of the flavors. 比较原文，译文的意思似乎更加难以琢磨。

例 3：故积阳为天，积阴为地。阴静阳躁，阳生阴长，阳杀阴藏。阳化气，阴成形。寒极生热，热极生寒。寒气生浊，热气生清。清气在下，则生飧泄；浊气在上，则生䐜胀。(《素问·阴阳应象大论篇》)

这段论述所采用的，也是典型的对偶修辞格。除“阴静阳躁，阳生阴长，阳杀阴藏”在结构上略有出入外，其他各部分均属对偶句法。整段话的含义非常清楚，理解起来并不困难。但从海外译者的翻译实践来看，却并非如此。下面是威斯对这段话的翻译 Heaven was created by an accumulation of Yang, the element of light; Earth was created by an accumulation of Yin, the element of darkness. Yang stands for peace and serenity, Yin stands for recklessness and turmoil. Yang stands for destruction and Yin stands for conservation. Yang causes evaporation and Yin gives shape to things. Extreme cold brings forth intense heat (fever) and intense heat brings forth extreme cold (chills). Cold air generates mud and corruption; hot air generates clarity and honesty. If the air upon the earth is clear, then food is produced and eaten at leisure. If the air above is foul, it causes dropsical swellings.

在这个译文中，“故积阳为天，积阴为地。阴静阳躁，阳生阴长，阳杀阴藏。阳化气，阴成形。寒极生热，热极生寒”的翻译，还是比较达意的。但“寒气生浊，热气生清。清气在下，则生飧泄；浊气在上，则生䐜胀”的翻译，却颇为浑漫不清。如“寒气生浊”（coldness produces turbid yin）指寒气凝结可以产生浊阴，而不是产生 mud and corruption；“热气生清”（hotness ascends to produce lucid yang）指热气升腾可以产生清阳，而不是产生 clarity and honesty；“清气在下，则生飧泄”（failure of lucid yang to rise up causes undigested diarrhea）指清阳应升而不升则可引起的飧泄，“飧泄”即完谷不化之泄泻，而不是 food is produced and eaten at leisure；“浊气在上”（failure of turbid yin to descend）指浊阴之气该降不降，不是 the air above is foul；“则生䐜胀”（abdominal distension and fullness）指引起胀满，译作 dropsical swellings 似意犹未尽。

理念五：翻译技法研究。多法并举，辨证论治，是解决中医典籍翻译所面临的各种问题与挑战的有效方法。要实现这一理想，也必须以中华文化中医典籍的修辞为基础。必须明确中医典籍修辞的联珠。联珠也叫顶真或顶针，就是用前一句话的结尾词作为后一句话的开首词，使两句话首尾相贯，丝丝入扣，从而加强语气。有人统计，《黄帝内经》中使用联珠修辞手法的有200多处，这为《黄帝内经》物理与医理的论述，增色不少。联珠还分直接蝉联、简介蝉联和交错蝉联等不同形式。

例1：寒气化为热，热胜则腐肉，肉腐则为脓，脓不泻则烂筋，筋烂则伤骨，骨伤则髓消。(《灵枢·痈疽》)

本例属典型的联珠修辞格，各分句首尾用词完全一致。由于中英语言的差异，中文这种独特的修辞格一般都很难在译文中得以保持。吴氏父子的译文，就很能说明问题。其译文为 The cold-evil can turn into heat, and when heat is excessive it will corrupt the muscle, and when the muscle is corrupted, it will change into pus, when the pus is not eliminated, it will corrupt the tendon, when the tendon is corrupted, it will injure the bone, when the bone is injured, it will consume the marrow.

整个译文的意思还是比较清楚的，但结构似乎不够精练。若采用分号对有关内容进行分割处理，各部分之间的关系会更加清晰，整个句子的逻辑关系也将更加明确。

例2：东方生风，风生木，木生酸，酸生肝，肝生筋，筋生心。(《素问·五运行大论篇》)

本例亦属典型联珠修辞格，每一分句和下一分句之间首尾相贯，密切相关。本句谓语虽只用一个动词“生”，但其意却各有不同，不能一概译作 generate 或 produce。“东方生风，风生木，木生酸”之“生”可以译作 generate 或 produce。但“酸生肝，肝生筋，筋生心”之“生”却不宜译作 generate 或 produce，而应译作 nourish 或 promote。

威斯将本例翻译为 The East creates the wind; wind creates wood; wood creates the sour flavor; the sour flavor strengthens the liver; the liver nourishes the muscles; the muscles strengthen the heart.

威斯对本例的翻译，无论从结构和内涵上看，都和原文比较接近，十分难得。特别是对“生”一字的翻译，更是可圈可点。虽然本例一连使用了六个“生”，以表达相关概念之间的关系。但威斯却使用了三个不同的英语单词进行翻译，将“筋生心”和“酸生肝”之“生”译作strengthen，将“肝生筋”之“生”译作nourish，皆属可取。但将“东方生风”“风生木”“木生酸”之“生”一概译作create，却颇值推敲。其实“风生木”之“生”，含有promote或invigorate或resuscitate之意。

例3：故清阳为天，浊阴为地。地气上为云，天气下为雨。雨处地气，云出天气。(《素问·阴阳应象大论篇》)

本例所体现的，就是交错联珠修辞法。句首尾字“天”与第四句的句首之字相关联，第二句的尾字“地”与第三句的句首相关联，第三句的句尾字“云”与第六句的句首相关联，第四句的句尾字“雨”又与第五句的句首字相关联。也就是说，在这段话中，两组联珠修辞格交错相贯，巧妙结合，形成了一种交互关联、珠联璧合的修辞效果。

这种珠联璧合的修辞格式虽然美妙绝伦，但却难化转到译文之中。这从现行的几个《黄帝内经》英译本中，即可看出几分端倪。如威斯将这段话译为The pure and lucid element of light represents Heaven and the turbid element of darkness represents Earth. When the vapors of the earth ascend they create clouds, and when the vapors of Heaven descend they create rain. Thus rain appears to be the climate of the earth and clouds appear to be the climate of Heaven.

这个译文自然无法再现原文的交错联珠修辞法，这是可以理解的。除此之外，译文对原文的解析，亦存在诸多值得商榷之处。如将“地气”和“天气”译为climate of the earth和climate of Heaven，显属失当。“清阳为天”指“清阳之气升腾而为天”，“浊阴为地”指“浊阴之气下降凝聚而为地”，译作the pure and lucid element of light represents Heaven和the turbid element of darkness represents Earth，与原文颇不吻合。

《黄帝内经》虽然成书于秦汉之际，但其修辞手法不但至善至美，而且灵活多样，丰富和发展了我国古代修辞学。限于篇幅，这里仅举数例以示其貌。虽然这些修辞手法在目前的翻译实践中还无法一一化转到译文之中，但对其系统而深入的了解，有利于我们完整准确地掌握《黄帝内经》的语言特点和行文风格，从而更好地理解其实际内涵并将其以较为贴切的方式传达到译文之中。

理念六：版本比较研究。通过对不同译者和译本的比较研究，博采众长，依实出华，为提高中医典籍翻译质量拓展了路径。要做到这一点，首先必须明白中医典籍的语言古奥。只有明白了其语言古奥的方式和方法及其内涵和风貌，才能了解其意，才能掌握其要。由于《黄帝内经》的思想形成于远古，体系构建于春秋，编撰成书于秦汉，其文字颇具远古形质和先秦风韵。因此远在隋唐时期，这部经籍已颇不易解。再加上古时无有印刷之业，文字多写于锦帛之上或刻于木竹之简。而锦帛和木竹又易于损坏，不易保存。所以经籍常常因此而字迹不清或文辞含混。

如《素问·脉要精微论篇》有“反四时者，有余为精，不足为消”（If the conditions of the pulse are contrary to the changes of yin and yang in the four seasons, superabundance indicates excess while insufficiency indicates consumption.）之说，其中“精”字颇不易解。

唐人王冰注解《黄帝内经》时，将此处之“精”解为“精气”（essential qi）。明人张介宾在注《类经》时，则认为此处之“精”，实指“邪气”（pathogenic factor）。明清之际学人张志聪在《素问集注》中蹊径另辟，以为此处之“精”，为肾藏之精（essence stored in the kidney）。日本人丹波元简在《素问识》中，则疑其为错简，因为“精”“消”二字，其义不明。其后各家皆有见解，但何者为正，何者为误，至今仍需慎加剖析。

《黄帝内经》语言之古奥难解，由此可见一斑。海外译者往往很难辨析《黄帝内经》的字词结构及其喻义特点，翻译时便难免猜测揣度，甚至张冠李戴。如威斯将“反四时者，有余为精，不足为消”译为those who act contrary to the laws of the four seasons and live in excess have insufficient secretions and dissipate their duties，便属望文生义之举。

就词语而言，古汉语中单纯词最为常见，复合词较为少见，《黄帝内经》也是如此。《黄帝内经》中的单纯词有时也由两个汉字组合而成，但却不是复合词。这一点非常独特，如果稍加疏忽，就可能误解其意。《黄帝内经》中的此类单纯词大致包括联绵词、叠音词、偏义复词和单纯复音词四个方面。

联绵词方面一般来讲，这类单纯词中的两个汉字只是代表两个音节，因此不能按照有关字形的表层之意去解读。事实上，这样的联绵词是一个整体，只能表达一个意思，而不是两个字的表层意思之和。在《黄帝内经》中，这样的联绵词又可以分作两类，即双声联绵词（如“洒淅”“密默”“凛冽”“恍惚”等）和叠韵联绵词（如“招尤”“逡巡”“从容”等）。

对这样的联绵词若缺乏认识，则必然影响对《黄帝内经》经文的理解和释义。如《素问·五脏生成篇》“徇蒙招尤，目冥耳聋，下实上虚，过在足少阳、厥阴”（ dizziness, tremor, dim vision and deafness are caused by excess in the lower and deficiency in the upper due to disorder of the meridians of Foot-Shaoyang and Foot-Jueyin）一句中有“招尤”（tremor）一词，就是一个叠韵联绵词。唐人王冰在注解《素问》时，忽略了叠韵联绵词这一修辞现象，对这个词语做了不太贴切的解释，以为“招”是“掉”（shaking）之意，“尤”是“甚”（severe）之意。根据东汉人许慎所著的《说文解字》及后世学人的研究和分析，这里的“招尤”其实就是“招摇”（tremor）之异，属叠韵联绵词。

威斯在翻译斯句时，将“徇蒙招尤”译作 lack of discernment causes evil，即将“招尤”理解为动宾结构，显属误解。

叠音词方面，即由两个音节相同的字所构成的词语。这类词语仍然属于单纯词，如《素问·脉要精微论篇》中“浑浑革革，至如涌泉，病进而危；弊弊绵绵，其去如弦绝者死”（ large and rapid pulse that beats like gushing of a spring indicates critical progress of a disease; weak and indistinct pulse that beats a like musical string on the verge of breaking indicates impending death）中的“浑浑”“革革”“弊弊”“绵绵”就是叠

音单纯词。“浑浑”指脉大（large pulse），“革革”指脉急（rapid pulse），“弊弊”指脉微（indistinct pulse），“绵绵”指脉弱（weak pulse）。威斯将这句话译为 When the pulse of the pulse is turbid and the color disturbed like a bubbling well, it is a sign that disease has entered the body, the color has become corrupted and the constitution delicate. And when the constitution is delicate it will be broken up like the strings of a lute and die. Therefore, it is desirable to understand the force of the five viscera.

仔细推究便可发现，译文中对有关词语的理解颇显表化。如将“浑浑”译作 turbid，而“革革”“弊弊”“绵绵”等叠音词译文皆无体现。其他概念的翻译，也很值得商榷。如将“病进”（progress of disease）译作 disease has entered the body，即属字面之译。此外，“浑浑”“革革”“弊弊”“绵绵”都描述的是脉动之象，译文却和 constitution（体质）无端地加以关联，似有凭空杜撰之嫌。

对于这样的叠音词，翻译时应根据具体的语言环境去理解，而不能按照有关字的本义去解读。

偏义复词方面，就是由意义相反的两个字构成的词。但该词的含义却不是两个字意义之和，而是只取其一。《黄帝内经》中常见的偏义复词包括“逆从”“死生”“虚实”等。如《素问·上古天真论篇》“辩列星辰，逆从阴阳”（to differentiate the order of constellations and to follow the law of yin and yang）中，“逆从”只表示“从”（abide by），而不表示“逆”（deviate from）。

但“逆从”一词在《黄帝内经》并不总是偏义复词，有时也是并列词组。如在《素问·平人气象论篇》“脉有逆从四时”（Pulse either corresponds to or differs from climatic changes in the four seasons.）一句中，“逆从”就表示的是“逆”与“从”两层含义，而不是只“逆”不从或只“从”不“逆”。

“死生”也是《黄帝内经》中常见的一个偏义复词。如在《素问·阴阳别论篇》“别于阳者，知病忌时；别于阴者，知死生之期”（Differentiation of yang enables one to know where the disease is located while differentiation of yin enables one to know when death will occur.）一句中，“死生”就是一个偏义复词，只指“死期”，不含“生期”。再如《素问·三部九候论篇》说“戴阳者太阳已绝，此决死生之要，不可不察也”（Patient with the manifestations of floating yang indicates exhaustion of taiyang, which is a critical sign of death and should not be overlooked.），此句中的“死生”也是偏义复词，只表示“死期”，不含有“生期”。

要对《黄帝内经》中诸如“死生”这样的偏义复词之内涵做出准确的判断，并不是一件容易的事情，需要根据诸多因素进行综合分析。如《素问·移精变气论篇》中“余欲临病人，观死生，决嫌疑”（I want to inspect patients to decide favorable and unfavorable prognosis so as to make correct diagnosis.）中的“死生”一词，学界多以为是偏义复词，单指“死期”。但据镐京学者观之，此处之“死生”却应包括“死”与“生”两个方面，即良与不良之预后。这从上下文之论述，即可明了一二。

威斯将这句话译作 I should like to be near a sick person and to observe when death strikes. The sudden end of life fills me with curiosity and doubts. 对“生死”的理解，对“嫌疑”的释义，均失之偏颇。

这样的例子在《黄帝内经》中并非个别。如《素问·脉要精微论篇》说“观五脏有余不足，六腑强弱，形之盛衰，以此参伍，决死生之分”（A synthetic analysis of the conditions of the five zang-organs, which may be either deficiency or excess, the six fu-organs, which may be either hypoactive or hyperactive, and the body, which may be either strong or weak, will enable one to know whether the disease in question is curable or incurable.）。此句中的“死生”也是既指“死”，又指“生”，威斯将其译作 to decide upon the share of life and death，倪氏将其译作 determine the life and death of the patient，均较为符合原文之意。

对于《黄帝内经》中诸如“逆从”“生死”这样一些独特的偏义复词，翻译只有根据上下文意慎加辨析，方可准确把握实际内涵，才能避免按字释义之误。

单纯复音词方面，基本由两个单独的汉字构成，但两个汉字各自的含义在该复音词中并不存在。也就是说，该复音词不能拆开理解。若拆开解读，便是望文生义，曲解原文。

《黄帝内经》中的“祝由”一词，便是典型之例。如《素问·移精变气篇》说“余闻古之治病，惟其移精变气，可祝由而已”（I have heard that in ancient times diseases were cured by sorcerers through transforming essence and changing qi.）。隋唐学人杨上善在注解“祝由”时，以为古人治病，“祝为去病之所由”，即认为“祝由”是“祝说病由”。唐人王冰在解读这句话时，也以为如此。

其实按照《说文解字》等经籍解，“祝由”是一个单纯的复音词，意即通过诅咒消除疾病，不能将“祝由”拆开分解。类似“祝由”这样的单纯复音词在《黄帝内经》中还有不少，如表示穴位名称的“天窗”“扶突”“委中”等皆是如此。其他的如药石名谓、疾病名称等，亦是如此。翻译时，此等词语皆不可拆分理解。若强加拆分，虽可以训得大意，但却难免穿凿附会，曲解文义。

威斯将这句话翻译为 I understand that in olden times the treatment of diseases consisted merely of the transmittal of the Essence and the transformation of the life-giving principle. One could invoke the gods and this was the way to treat.

威斯的译文比较透迤晦涩，尤其是将“变气”译作 life-giving principle，显得语义不明。但将“祝由”译作 invoke the gods，似乎在一定程度上揭示了其基本内涵。

倪氏将这句话翻译为 I have heard that in ancient times, when the sages treated, all they had to do was employ methods to guide and change the emotional and spiritual state of a person and redirect the energy flow. The sages utilized a method called zhu yuo, prayer, ceremony, and shamanism, which healed all conditions.

倪氏之译显属意释，所以译文较为冗长，但基本揭示了原文的实际内涵。尤其是将“祝由”音译为 zhu yuo（应为 zhu you），附加文内注解，是比较可取的。

理念七：中外合作研究。中医典籍翻译及其研究的目的，是将中医传播到世界各地。中外译者和研究者的积极合作，无疑会实现求同存异、取长补短的理想目标，从而为实现完整准确翻译中医典籍搭建一个广阔的国际平台。要建设好这一平台，就必须理解中医典籍的用词讲究。只有掌握好中医典籍的用词讲究，才能为国外译者提供求真务实的基础，才能使东西真正合璧，才能真正建立中医典籍翻译的国际平台。

《黄帝内经》用词讲究，语言方面极其优美。无论是理论阐发、是非论辩，还是客观陈述，都字斟句酌，且以常见胜，以平见奇，以陈见新。要做到这一点，首先必须贴切准确。《黄帝内经》词语的运用，可谓精雕细琢，恰到好处，因景设喻，因意遣词，错落有致，妙得其趣。

如谈到"清浊"问题时，《素问·阴阳应象大论篇》说"故清阳出上窍，浊阴出下窍；清阳发腠理，浊阴走五脏；清阳实四支，浊阴归六腑"（Thus the lucid yang ascends to flow through the orifices in the upper part of the body while the turbid yin descends to be discharged from the orifices in the lower part of the body; the lucid yang penetrates through the muscular interstices while the turbid yin moves into the five zang-organs; the lucid yang fortifies the four limbs while the turbid yin nourishes the six fu-organs.）。此文之述，对仗工整，平仄相应，文词呼应，妙趣横生。其中"出""发""走""实""归"五字皆为普通词语，但与"清阳""浊阴"相配，神机顿生，细微而贴切地表达了两者之不同走向、作用特点和循行大势。纵观上下文意之布陈，其字词的选择可谓恰如其分，贴切之极。

威斯将这句话翻译为 The pure and lucid element of light is manifest in the upper orifices and the turbid element of darkness is manifest in the lower orifices. Yang, the element of light, originates in the pores. Yin, the element of darkness, moves within the five viscera. Yang, the lucid element of life, is truly represented by the four extremities; and Yang, the turbid element of darkness, restores the power of the six treasuries of nature.

威斯的译文，除"走"之外，基本没有能够揭示"出""发""实""归"四字的基本内涵，原文的实际含义自然无法再现于译文。同时对一些基本概念的理解和翻译，也大有商榷之处。如将“清阳”（lucid yang）译作 the pure and lucid element of light，将“浊阴”（turbid yin）译作 the turbid element of darkness，喻义未明；将“腠理”译作 pores，释义偏狭；将“六腑”（six fu-organs）译作 six treasuries of nature，显属误译。

再如《素问·脉要精微论篇》说“夫精明者，所以视万物，别黑白，审长短；以长为短，以白为黑，如是则精衰矣”（The eyes function to observe things, distinguish white from black and differentiate long from short. If the eyes take long as short and white as black, it is a sign that essence is declining.）。其中的“视”“别”“审”三个动词的使用，自然而贴切，形象而准确地描绘了眼睛的基本功能，即观察事物、分辨黑白、审视长短。翻译时只有对其别加分析，慎加转换，方能较为准确地表达原文之意。但这样的细细分析和慎慎转换，有时似乎并不易为。如威斯将此句经文译作 But those who are skilful and clever in examination observe every living creature. They distinguish black and white; they examine whether the pulse is short or long. When they mistake a long pulse for a short one and when they mistake white for black or commit similar errors, then it is a sign that their skill has deteriorated.

将原文与译文详加比较便可发现，译文和原文可谓南辕北辙。原文中的“精明”指的是眼睛，而译者却将其误以为是 those who are skilful and clever in examination。如此一来，其他部分的翻译自然是“离题万里”了。

倪氏将这句话译作 Healthy organs will manifest a healthy luster. Without this expression of the five colors, the jing/essence of the organs is departing and coming to the surface. These colors give the physician the basis for a prognosis. The lustrous colors indicate a better prognosis than the dull colors. However, even the lustrous colors must not be obvious. When obvious, even the healthy colors can indicate an extreme consequence.

与原文相比，这个译文也使人读来如坠云海雾山之感，不知其所云者何。

又如《素问·离合真邪论篇》"必先扪而循之，切而散之，推而按之，弹而怒之，抓而下之，通而取之，外引其门，以闭其神"（Feel and press the acupoint first in order to disperse meridian qi. Then push, press and flick the acupoint so as to dilate the meridian. Finally nail the acupoint and insert the needle into it. When qi has arrived, the needle should be removed. After the needle is withdrawn, the needled region should be immediately pressed to prevent leakage of qi.）一句，连用"扪""切""推""弹""抓""通"六个动词，表达了针刺前后医者所采取的一系列连续动作。威斯的译文为 One must first feel with the hand and trace the system of the body. One should interrupt the sufficiencies and distribute them evenly, one should apply binding and massage. One should attack the sick part and allow it to swell, one should pull it and make it subside, one should distribute it and get hold of the evil.

这个译文开句与原文还较为吻合，但很快便偏离主题，另行其说了。翻译这句经文时，译者必须明确，这一系列的动作都是和"穴位""经络"和"针刺"手法密切相关的，必须围绕这个三点一线的主题来释义。若偏离了这一主题，便难循其意。另外还需要明确生动。《黄帝内经》作者在描写人体生理功能、病理变化以及自然现象和天人关系时，用词往往精细而生动，使有关概念内涵深刻、语义鲜明、形象生动，读来引人入胜。

如《素问·藏气法时论篇》谈到心病的发展时说，"心病者，日中慧，夜半甚，平旦静"（Heart disease tends to be improved in the noon, worsened at middle night and stable in the morning.）。文中使用了"慧""甚""静"三个形容词，将心病的特点和临床表现刻画得可谓淋漓尽致。特别是"慧"字的运用，有出神入化之功，形象地刻画了患者因病情减轻而产生的爽快之感。威斯将这句话译为 Those who suffer from a sick heart are animated and quick-witted at noon, around midnight their spirits are heightened, and in the early morning they are peaceful and quiet.

译文将“慧”译作 animated and quick-witted，将“甚”译作 their spirits are heightened，颇不合原文之意。“慧”的意思是“病人感觉清爽”，与“智慧”（wit）没有关系；“甚”的意思自然是“病情加重”，译作 their spirits are heightened 便不知所云了。

又如《素问·离合真邪论篇》谈到自然界与人体经脉的关系时说，“天地温和，则经水安静；天寒地冻，则经水凝泣；天暑地热，则经水沸溢”。该段文字，用词颇为讲究。其中“天地温和”“天寒地冻”“天暑地热”对仗工整，前后呼应，层层递进，环环紧扣。而“安静”“凝泣”“沸溢”，则形象地描述了“经水”在不同季节和气候情况下的形态变化。

威斯将这段精辟的论述翻译为 When Heaven and Earth are warm and gentle, then the main arteries of the water are peaceful and quiet. When Heaven is cold and the Earth is icy (frozen), then the main arteries of water are stiffened and frozen. When Heaven is very hot and the Earth is heated, the arteries of water boil over.

这个译文基本上还是达意的，但就文趣而言，显然过于质直。所谓“天地温和”，即 when it is warm；所谓“天寒地冻”，即 when it is cold；所谓“天暑地热”，即 when it is hot。原文中的“天”和“地”，实际上指的就是自然或气候，不必逐字照译。同时也必须明确音韵和谐。古人著文，非常重视音韵节奏。所以南宋人陈骙在其所著的《文则》一书中说，“夫乐奏而不和，乐不可闻；文作而不协，文不可诵”。《黄帝内经》的文体也是如此，不但注意“文协”，而且注意平仄。虽然《黄帝内经》并非骈文，但字里行间却时时激荡着优美的旋律与合和的韵律。

如《素问·调经论篇》“其生于阳者，得之风雨寒暑；其生于阴者，得之饮食居处”一句中，“风雨寒暑”和“饮食居处”的平仄对仗颇合律诗要求，其平仄格式为“平仄平仄，仄平仄平”。这种优美的韵律，译文往往很难再现。

美籍华裔吴氏父子将此句译为 The infections from yang are due to the invasion of wind, rain, cold and wetness, and those from yin are due to the intemperance of taking food and drink, abnormal daily life.

美籍华裔倪氏将此句译为 A yin condition typically arises from improper diet, a lack of regularity in lifestyle, excess sex or lack of harmonious emotions. A yang condition is typically brought on by exposure to rain, wind, cold, or summer heat.

两则译文均在一定程度上传达了原文之意，但原文之韵律对仗却无有体现。由于中西语言和文化的差异，此般缺憾自然是可以理解的。此外，对一些具体概念的翻译，两则译文皆有未尽之意。如这里的“阴”和“阳”，实际上指的是“阴经”（yin meridian）和“阳经”（yang meridian），直接音译作 yin 和 yang，意思不甚明确。所以若将“其生于阳者”与“其生于阴者”译作 diseases involving the yang meridians 和 diseases involving the yin meridians，似乎较为妥当。

再如《素问·四气调神大论篇》说，“秋三月，此谓容平；天气以急，地气以明；早卧早起，与鸡俱兴；使志安宁，以缓秋刑；收敛神气，使秋气平；无外其志，使肺气清”。此段文字对仗工整，韵脚前后一致，颇有诗家风韵。威斯将此段韵味十足的文字翻译为 The three months of Fall are called the period of tranquility of one’s conduct. The atmosphere of Heaven is quick and the atmosphere of the Earth is clear. People should retire early at night and rise early (in the morning) with [the crowing of] the rooster. They should have their minds at peace in order to lessen the punishment of Fall. Soul and spirit should be gathered together in order to make the breath of Fall tranquil; and to keep their lungs pure they should not give vent to their desires.

在这个译文中，由于可以理解的原因，原文之神形气韵自然荡然无存。一些基本概念的理解和表达，也略嫌不足。如“容平”（full maturity of all things in nature）指自然界万物形态稳定，不再继续生长，译作 tranquility of one’s conduct 便费解了；“天气以急”（wind blows violently）指天空的风气劲急，译作 the atmosphere of Heaven is quick，似乎未明其要；“收敛神气”（moderate mental activity）指思维活动适中，译作 soul and spirit should be gathered together 显然喻义不明；“使秋气平”（adapt to the changes of weather in autumn）指的是适应秋季的气候变化，译为 in order to make the breath of Fall tranquil 便有些不知所云了。

又如《素问 · 四气调神大论篇》“水冰地坼，无扰乎阳，早卧晚起，必待日光”一句，前后押韵，一韵到底，读来琅琅上口，如词文诗语一般。威斯将其翻译为 Water freezes and the Earth cracks open. One should not disturb one’s Yang. People should retire early at night and rise late in the morning and they should wait for the rising of the sun.

这则译文基本揭示了原文的实际内含，语义还是比较明确的。只是在音韵和节奏上稍逊于原文。这也是翻译中国古典文献时无法突破的一个瓶颈。这个问题的存在自然与中国语言和文字的独有神韵密不可分。

理念八：理论建设研究。构建理论体系，是研究中医典籍翻译面临的问题与挑战及创建中医翻译学的理论保障。要做到这一点，非常不易，因为真正了解和掌握中医典籍理论、思想和精神的译者，几乎欠缺。如果要想真正地理解和掌握中医典籍的理论和思想，首先必须明确其语言的修辞风格。《黄帝内经》各篇，行文工整，讲究修辞，音韵协和，文采飞扬。

如谈到养生的原理和要旨时，《素问 · 上古天真论篇》说“志闲而少欲，心安而不惧，形劳而不倦，气从以顺，各从其欲，皆得所愿”（People in ancient times lived in peace and contentment, without any avarice and fear. They worked, but never exhausted themselves, making it smooth for qi to flow in its own way. Everything was satisfactory to their wishes and that was why they could achieve whatever they wished. ）。

整段文字，文简趣深，气韵相调，精妙至诚。若将其翻译成英语，则很难在译文中保持如此典雅的形质神韵。纵观海内外现有的几种《黄帝内经》译本，能使译文与原文形神相应、音韵相合者，实在是可望而不可及，可期而不可许。这是英译《黄帝内经》时译者不得不面对的一大现实难题。

《黄帝内经》语言精美卓绝，其修辞手法灵活多样，且常常互参并举，为其理论体系的构建和理法方药的推演开辟了广阔的思辨空间，成为《黄帝内经》学术思想体系不可分割的一个重要组成部分。同时也为中国修辞学嗣后的发展奠定了实践基础。这从庄子的《养生主》到孟子的《公孙丑章句》，从《红楼梦》到《聊斋志异》，即可看出几分端倪。《黄帝内经》常见的修辞手法除了较为通行的比喻、比拟、借代、对偶等外，还有诸如联珠、辟复、互文、讳饰，等等，且均使用得自然天成，毫无刻意雕琢之痕。

（2）研究思路：中医典籍翻译研究的总体思路，包括以下八个方面。

思路一：文化分析。即从中国传统文化入手对中医典籍基本概念和术语的结构与内涵进行分析解读，明确其能指与所指。只有如此，才能真正地具有文化分析的基础和方向。如果缺乏中华文化的基本意识和常识，自然无法真正地了解中医典籍的基本概念和术语的基本内涵和意义。为此，镐京学者曾以经典语言特意向中医翻译界和文化翻译界提出了一些自然的意见和建议：

华夏民族，秉性敦厚，胸怀四海，意着天地，气惯九霄。故能兼纳百川，融合万族。然乾嘉以降，国势渐趋衰微。而彼时之泰西，中古陈腐之气已消，文化复兴之业已就，科技发展之势已成，财富聚集之力已巨，坚船利炮之械已精。故伴之而兴者，乃海外强取豪夺，甚则掠城陷国，殖民外邦。

华夏古国，因循祖制，固守定势，其时竟至裹足不前矣。初时列强尚存疑惑，不敢贸然进之。然一经交战，则虚实自显。泱泱上国，虽有孙子之兵法、孙膑之韬略，终因时不利兮、将不良兮、兵不锐兮、士不愤兮而一触即溃。闭关之国门，自此洞开矣。

国门既开，风潮汹涌，泰西文典法技，悉数传入神州。而赤县之显学，若百家之学，若诸子之论，亦渐次译介欧美。彼时虽上国衰微，泰西强盛，然文化之交互，实心神之感验，非坚船利炮所可左右耳。故上国虽屡受城下盟约之辱，然其传承千载之典籍，却颇受泰西学人敬重推崇。自此以往，汉学之气渐起，中学之势日成，诸子文论，儒道典籍，悉数译为泰西诸语，传播海外。此等译介，于沟通东西，其益可谓大矣。

然，观夫泰西所行之华夏经籍译本，与其原文之意趣神韵，可谓去之远矣。何也？译人传之不精故。此等译务，无问华夷，其举皆一。究其根由，悉因于华夏之文与泰西之语泾渭两色之故耳。而传译之士于诸子之学，或失之于疏，或失之于粗，或偏之于表，或偏之于狭，因之而未得其要，难窥其全。其译也，揣度而已也。故观夫其译与其原，意趣大相径庭矣。偶虽得大意，却失其文趣，“有似嚼饭与人，非徒失味，乃令人呕秽也”。

俱往矣！然可正本清源之译者，今几绝世矣！幼时诵张载之“四为”说（为天地立心，为万民立命，为往圣继绝学，为万世开太平），慨然久之，且以为他日必将为之继也。而立始知，往圣之绝学，于今果已绝矣！

昔闻屈原“长太息以掩涕兮”，颇不以为然。自忖大丈夫行于六合之间，被日月光华，受天地精瑛，感五岳灵秀，行仁守义，岂有自暴自弃之理！

待寒霜飞头之际，秋气惯目之时，竟日步屈公之尘，太息频作。幸遇同道诸公于华亭，心智得启，迷雾得拨，惑困得释。几度春秋，风雨兼程，五行六合，尽得大数。今循其道，著以为文，编以为册，上感天高，下戴地厚，中传圣道。多舛人生，不亦幸哉！

孔子曰：“学而时习之，不亦说乎？有朋自远方来，不亦乐乎？人不知而不愠，不亦君子乎？”此可谓圣人之三悦也。

孟子曰：“君子有三乐……父母俱存，兄弟无故，一乐也；仰不愧天，俯不怍于人，二乐也；得天下英才而教育之，三乐也。”此乃亚圣之三乐也。

幼得长存、少得进益、中得业授，则为吾辈平生之三幸也！

思路二：语言分析。即从文字学和语言学的角度对中医典籍的语言风格、修辞特点和语义特征进行分析研究，解析其表层与深层的逻辑关系。在中国历朝历代的教育中，这样的能力和要求都非常自然，非常明确。但在当今时代，这样的能力则颇为缺乏了，令真正的国人学者至为遗憾。

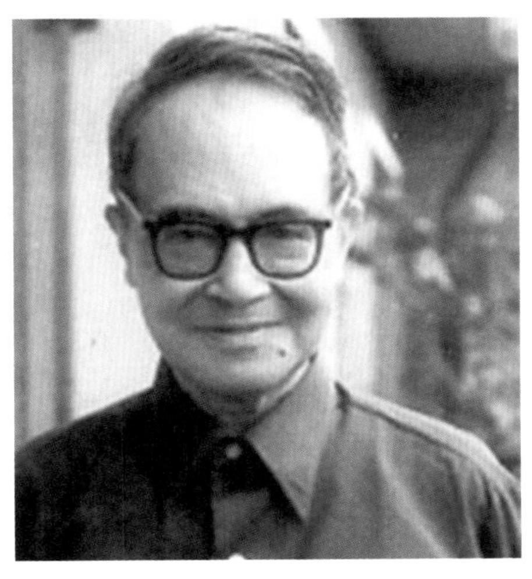

图 15-5 钱锺书

戈培尔说过，有人和我谈文化，我就拔出手枪来。现在要是有人和我谈中西文化比较，如果我有手枪的话，我也一定要拔出来！——钱锺书

20 世纪 90 年代，钱锺书就无法认可当时的中国外语专家，因为他们基本都缺乏了中华意识和中华文化。没有中华意识和中华文化，怎么可能真正地比较中西文化呢？镐京学者在与国内学界、文界和译界交流沟通的时候，曾说过这样一段话，值得今人仔细思考：

历经廿载寒暑，《黄帝内经》译稿草就，忆及历经之春寒秋凉，颇有隔世之感。甲申孟春，应长安故旧之约西游太白，参拜轿山初祖圣陵，祭奠耀州药王神洞，感慨万千，遂与友人击石高歌《归去来兮辞》。返回长安，友人问及《黄帝内经》译感，遂信手改《归去来兮辞》以赠之，自言译感皆在其中矣。其辞曰：

归去来兮田将芜，胡不归兮向何处？心为形役风卷云，惆怅独悲空伤神。

已往不谏随风去，来者可追长流水。迷途知返去不远，今是昨非犹未晚。

扁舟轻扬山水摇，夜风吹拂衣带漂。探问征夫以前路，晨光熹微难识途。

远望衡宇心欢畅，僮仆稚子迎门旁。三径就荒松菊存，携幼入室酒盈樽。

引壶举觞以自斟，眄庭顾柯自欢欣。倚凭南窗寄傲情，审顾容膝易

安宁。

漫步庭园惬意深，门虽设而常关紧。手把扶老常流憩，矫首遐观烟云急。

云彩无心出岫巅，鸟倦犹知还林间。夕阳渐昏入西山，抚松盘桓忘回返。

归去来兮以绝游，世与我违复何求。亲戚情话开心颜，乐琴书画消忧患。

农人告之春已至，西畴耕耘将有时。巾车孤舟随心意，山水沟壑任目极。

欣欣向荣木竞春，娟娟溪流泉激韵。万物复苏化机稠，可惜吾生行将休。

寓行宇内复几时，曷不委心任去留。化裁玄机无是非，遑遑不定欲何为？

荣华富贵非吾意，仙山帝乡不可期。良辰以怀孤身往，垄上植杖耘耔忙。

独登东皋长舒啸，悠临清流赋诗谣。聊乘化机以归尽，乐夫天命复奚疑！

如此改《归去来兮辞》，其意何在？一则借景生情，诉说心路历程；二则转换文体，旁释“译古如古”之法。将古典文献译为白话文，常称之为“今译”，“今译”亦是译，其理无异。改《归去来兮辞》赠友人，其意亦在此。

自长安返沪不久，同事郭小民拟为教师节谱一新曲，向我索词。我因经年翻译中医，教授中医翻译，深感为师之不易，遂以韩愈之《师说》为本，杂以圣贤之教，草拟《为师歌》一首，与师友共勉：

古之学者必有师，今之学者亦如是。为师之道当如何？传道授业并解惑。

仰观吐曜传天机，俯察含章铺地理。古来圣贤出人远，犹且从师问道焉。

三人行者必有师，择其善者而从之。学而不厌勤补拙，诲人不倦继绝学。

世人闻道有先后，各自术业有专修。弟子不必不如师，师岂常贤于弟子？

冰成于水比水寒，青出于蓝胜于蓝。学知不足敏以求，教知所困近以思。

有教无类素王训，教学相长礼学论。为师当今应如何？请君听我为师歌。

素王者，孔子也。古人云：人生识字糊涂始。鲁迅亦说："人生识字忧患始。"我却幸运有加，识字以来既不糊涂，亦无忧患。若问何能尔？常读圣贤书，所以夜若昼。

天下之书可谓多矣，一生不食不睡，又能读得几何？况人生苦短，纵有百年亦若草木一秋。一秋之时，当读何书？自然须读圣贤之书。不读圣贤书，犹盲者蹒跚于长夜，终不知其所向、所往、所归、所终。泛舟译海数载，风雨飘摇，不得要领。及至精研圣贤之教，方才心明而眼亮。今人以仲尼之教老矣，故不再习。岂不知孔子乃"圣之时者也"！为学者，不仅须读今，还应读古。知今不知古，若知来不知去，终陷迷途。

所以王充说："知古不知今，谓之陆沉。知今不知古，谓之盲瞽。"此言古雅，恐不易解，试以英语释之，方易诸明：He who knows the past but not the present is a pedant. He who knows the present but not the past is blind.

思路三：历史分析。即通过对中医药对外翻译传播史的研究，考察语言、文化和民族心理对中医药翻译的影响。在当今时代，能做到这一点，非常不易，因为真正有中华意识和中华文化的学者，比 20 世纪 90 年代的学者更缺乏。钱学森在 21 世纪初，就向国家提出了两大问题：要真正地实现中华意识和中华文化基础的这一重要理想，就必须认真学习掌握中华文化和中华历史。同时也必须明确古今的关系。

今人解读和翻译中国经籍时，在先入为主观念的影响下，很容易以今释古，把今作古。其结果是完全按照今人的思维方式解读古人的思想和观念。中国有文字记载的历史可以按甲骨文追溯到殷商时期，而有明确纪年的历史则可以追溯到公元前 841 年的西周共和时期。但从那时到现在，中华民族的历史、文化和语言都发生了巨大的变化。同一个字、同一个词、同一个概念，在不同的历史时期则完全可能有不同的含义和用法。对此我们必须要有充分的认识，不能一味地按照今人的思想去理解古人的观念。

如《黄帝内经》中有“百姓”一词，但该词与我们今天所讲的“百姓”是不是一回事呢？对此我们还须慎加分析，绝不可随意妄断。在《黄帝内经》中，我们可以看到这样一些话语“百姓闻之，以为残贼”“使百姓昭著，上下和亲”“余子万民，养百姓”“百姓人民皆欲顺其志也”等。在这些话语中，“百姓”与“人民”及“万民”同时使用。难道他们具有同样的意思吗？特别是在“余子万民，养百姓”（这里的“子”是动词，是爱护的意思）这句话中，“万民”和“百姓”显然是两个不同的概念。他们的区别究竟在哪里呢？

要了解这个问题，就必须沿着历史的长河逆流而上，追本求源，探询这几个概念的本始之意。根据历史文献的记载，古代的时候只有贵族才能有姓，普通民众则只有名而没有姓。可能到了春秋战国晚期，随着社会变革的兴起和传统观念的崩溃，普通民众才开始像贵族一样拥有姓了。所以当黄帝说“余子万民，养百姓”的时候，他所谓的“百姓”实际上指的是百官，他所谓的“万民”“人民”，才是我们今天意义上的“百姓”。明白了这一点，我们在翻译“养 百姓”时才不会按今天的观念将其译作 support the people。

在《黄帝内经》中，还有一个听起来挺时髦的概念“美眉”。如《灵枢》中便有“美眉者，足太阳之脉气血多”“美眉者，太阳多血”等说法。前些年“美眉”一词极为流行，用以指美貌年轻的女子。如果有人将《灵枢》这两句话里的“美眉”理解为 beautiful girl，自然是典型的以今释古，张冠李戴了。但这样的例子在目前的中国经籍翻译中，却并不罕见。如《素问》第 32 章有“其刺而反者，三周而已”一句，有人将其译为 If the treating is in an adverse way, the disease will last for three weeks.（吴连胜、吴奇，1999 年）此处的“三周”之“周”究竟是什么意思，我们暂且不去探讨。仅从将其译作 week 这一做法来看，即可判明其属误译无疑。因为 week 是一个欧洲概念，传入中国也不过百年左右，何以会出现在成书于秦汉之际的《黄帝内经》之中呢?

关于“三周”这一概念，历来认识不一。如《类经》第 15 卷第 44 注说：“三周者，谓三遇所胜之日而后已。”唐人王冰注解说：“三周，谓三周于三阴三阳之脉状也。”《素问经注节解》注释说：“三周，言重复也。”高士宗则解释说：“三周，三日也。”纵观各家之注解，似乎《类经》之说较为实际。作为一般译者，是很难判断“三周”究竟所指为何。遇到这样的情况，比较稳妥的做法是结合诸家之论，对“三周”进行解释性翻译。威斯在翻译这句话时，即按照《类经》的说法进行了解释性翻译，基本还是可取的。她的译文为 If the disease is treated at the opposite region [from where it arose], it takes three cycles of the celestial stems to cure it.

翻译中国经籍的时候，最容易导致的错误便是以今释古。如果译人在下笔之时若能充分把握相关概念和词语的时代原貌与历史演变，便可明了其古时之意与今时之喻。当然，要做到这一点是非常不易的。这不仅要求译人有高度的责任感，而且要有扎实的古典文化功底和系统的专业知识。

思路四：实例分析。即对中医典籍长期以来的翻译实践，特别是近年来的研究进展，进行系统的归纳总结。能做到这一点，首先必须要有中华意识和文化基础，其次必须要有认真学习中医的经验，特别有深入学习中医典籍的基础。同时也必须明确其传变关系。

中国经籍的成熟年代一般都比较久远，传说中的“三坟五典”据说是三皇五帝时期的典籍，《尚书》据传是上古时期流传下来的历史文献，而流传至今的诸子学说和百家之论则基本形成于春秋战国到秦汉时期。这些经籍上承远古圣王之说，中继先贤哲人之论，下传黎民百姓之声，具有鲜明的历史继承性、时代开创性和未来预见性。

然而，由于历史的演变、思想的发展和时代的需要，不同历史时期的人们对这些经籍的解释和阐发都深深地打上了时代的烙印。有时为了时运之济，人们甚至对这些传颂千古的经籍进行有意的篡改或别解。这种情况的出现，导致了后世对同一经典、同一概念的不同见解。今天我们在翻译这些经典时，在理解相关概念和学说时，就需要正本清源，明确其原始内涵和历史演变，以便能客观准确地把握其旨，理解其意。

在学习诸子百家时，镐京学者常常为后人对先贤思想的误读和衍化而惋惜。以前在批判孔子时，一个很流行的说法是孔子提倡"读书做官"，其根据是孔子曾经说过"学而优则仕"。这实在是对孔夫子历史性的误会，因为"学而优则仕"只是孔夫子所讲之话的后半句，其前半句是"仕而优则学"。"仕而优则学，学而优则仕"讲的是"读书做官"吗？当然不是。孔子的意思是说，"做官的人有空闲的话应该去学习，而读书人有空闲的话也应该去做做管理工作"。这里的"优"其实不是"优秀"的意思，而是指"空闲"。如苏洵在《心术》中提出国君应该奖励兵士，加强国防。他说："丰犒而优游之，所以养其力。"意思是说，要犒劳奖励兵士，使他们悠闲自在地生活。这里的"优"即"悠闲"之意，而不是"优秀"。

再如《大学》中的"大学之道，在明明德，在新民"中的"新民"，原作"亲民"，宋代朱熹以为此处存在烂简现象，即"新民"因烂简而变为"亲民"，因此改"亲民"为"新民"。自此以来，诸多版本均改"亲民"为"新民"。朱氏之说似乎有理，但恐与当时政务之需有些关系。其实"亲民""新民"内涵与意境截然不同。"亲民"含有"仁者爱人"之意，而"新民"则含有"上智下愚"之喻。前者强调的是和谐，后者则强调的是教化。从孔孟的一贯思想来看，"亲民"似乎更合乎他们的道德要求。

所以在翻译古典经籍时，我们不得不对有关经籍基本概念的流传解释与其原始内涵的关系有所了解，以便尊重历史，从实而译。镐京学者在翻译《黄帝内经》时之所以提出的"与时俱退"之原则，就是为了尊重历史事实，按照历史的本来面目来诠释相关经籍的思想和观点。

思路五：版本分析。即对不同时期、不同地域、不同译者所翻译的中医典籍版本进行比较研究，梳理脉络，总结经验，发现问题。要做到这一点，就必须对明清以来不同时期、不同地域、不同人士因不同的背景和目的对中医的对外进行介绍和翻译。同时也必须明确其翻译的目的、方法和影响。为此，必须要有源流关系。

枝叶繁茂的参天大树，其势源于一根；波澜壮阔的民族文化，其流源于一宗；博大精深的古典学说，其质源于一本。明晰这些道理，对于我们理解和翻译中国经籍，可谓至关重要。

以《黄帝内经》为例，其学说虽然奠定了中国医药学的理论基础和实践规范，但其基本理论的来源却是诸子之学和百家之论。因此要完整准确地理解《黄帝内经》的基本思想，就必须了解相关的诸子之学。如《黄帝内经》的阴阳学说，即来源于阴阳家，其五行学说则源于方士，其物候学说则源于农家，其天人关系学说则源于星相家，其用药之法则源于兵家。

所以，要了解一种学说的本旨精神，就必须了解其源流关系。源是流赖以形成和发展的源泉和动力，而流则是对源的发展和补充。两者之间的关系是母与子的关系，是相互依托但又彼此分异的关系。所以我们在理解源的本旨问题时，可以借鉴流的寓意，但却不能完全以流释源，否则就可能犯以标释本的错误。

《黄帝内经》中有“命门”一说。如《灵枢·根结》说：“太阳根于至阴，结于命门。命门者，目也。”这里明确说明，“命门”指的是眼睛。但在《难经·三十六难》谈到命门时却说：“肾两者，非皆肾也。其左者为肾，右为命门。”由于《难经》的这一发挥，便衍生了后世所谓的“命门学说”，但同时也使“命门”这一概念的寓意大为改变。今天国医所谈到的“命门”，大多指的是《难经》所谓的“命门”，而不是《黄帝内经》的“命门”。所以我们在翻译《黄帝内经》和《难经》时，便需明辨“命门”在两者之中的传承和发展关系，不可等同视之。也就是说，翻译《黄帝内经》的“命门”时需循其源，而翻译《难经》的“命门”时，则需顺其流。

思路六：归纳分析。即对总结的经验及发现的问题进行系统的归纳分析，并在此基础上提出和论证指导中医典籍翻译及其术语规范化的原则和方法，构建适应其健康发展的理论体系。能做到这一点，除了具有一定的中华文化的意识以及中医理法方药的基础之外，还必须要有丰富的实践经验。在此基础上，必须要明确其常异关系。常异关系是经籍解读中时常遇到的棘手问题。所谓“常”，指的是一般情况；所谓“异”，则指的是特殊情况。在经籍的诠释方面，“常”与“异”关系的表现是多方面的，既有常理与时喻之用，也有正体与异体之别。

所谓常理，就是指常见之理，即 general reference。所谓时喻，指的是权宜之用，即 temporary reference。在中国经籍中，基本概念总是有其基本的寓意和常规用法，但在特定情况下因修辞、文理和表达的需要，又会发生一定的变化。这种变化的产生，主要是为了更好地论述某一特定内容。所谓正体与异体，则指的是汉字常规与变异的书写方式。这种情况在中国经籍中普遍存在，稍有疏忽便有毫厘之差、千里之谬。

如《黄帝内经》中的“气”，指的是构成世界万物的本原，所以常音译为 Qi 或 qi。但在“四气五味”中，“气”则指的是药物“升、降、沉、浮”的四种特性。国外译者一般按“气”的常规用语对其进行释义，故将“四气”译作 four qi。这自然是望文生义之作，因为这里的“气”已经变“常”为“异”了，因此应从实而译为 property 或 nature。

再如《黄帝内经》中的“阴阳”，指的是事物内部正反两个方面，所以常音译为 yin and yang。但在《素问》第 1 章“阴阳合，故能有子”一句中，“阴阳”却指的是男女。所谓“阴阳合”，则指的是 sexual intercourse，因此不能按“阴阳”的常规之意译作 combination of yin and yang。

又如《黄帝内经》中的“父”与“母”，其基本含义是人父、人母，即 father and mother。但也常常因表达和修辞之需而指代别物。如在《素问》第 5 章“阴阳者，天地之道也，万物之纲纪，变化之父母，生杀之本始，神明之府也”中，“阴阳”则指的是事物变化的根源，故当译作 cause 或 origin，而不宜直接译作 parents。在《素问》第 52 章“鬲肓之上，中有父母”一句中，“父母”却指的是心、肺，因为心属阳为父，肺属阴为母。所以这里的“父母”也不宜直接译为 parents，而应译作 liver and lung。如果需要对其深层寓意加以解释，似可将其译作 liver, which pertains to yang and acts as a father, and lung, which pertains to yin and serves as a mother。

像这样的常异之变，在经籍中时常出现。翻译时务必审慎，以明其常法和异用。至于经籍中字体的正与异，亦颇为常见。如《论语》开篇说：“学而时习之，不亦说乎！有朋自远方来不亦乐乎！”这里的“说”和“乐”均读 yuè，是“悦”的意思，属于假借，也可谓“悦”之异形。这种情况在《黄帝内经》中也时常出现。如《灵枢》第 12 章有“其藏之坚脆，府之大小”之说，其中的“藏”和“府”就是“脏”和“腑”的假借形式。除假借之外，《黄帝内经》中还有不少的异体字的存在。如《素问》第 12 章有“其民嗜酸而食胕”，其中的“胕”就是“腐”的异体字。所以在翻译诸如《黄帝内经》这样的经籍时，辨其字之正异也是正确理解和表达的重要前提。

思路七：语料分析。即根据语料库语言学的原理对中医典籍翻译的本版进行系统的收集整理，建设中医典籍汉外对照多译本平行语料库。建立语料库并不困难，真正困难的，就是必须认识清楚不同译者对中医典籍的不同理解、释义和翻译，必须明确究竟何人对中医典籍的理解、释义和翻译是比较符合实际的。虽然任何人对任何方面的翻译都存在一定的问题，但最核心的问题必须明确。要做到这一点，就必须要有虚实的关系。

所谓虚实关系，指的是经籍叙述中的比兴关系。中国古人在思辨和论辩时，常常喜欢采用比喻和提示之法，而不是直接点破主题。所以我们在读《庄子》《韩非子》等典籍时，就常常遇到各种各样的寓言和故事。这些寓言和故事的作用就是帮助和引导读者理解作者所要阐发的道理或所要论证的要点，而不是作者所要论述的核心。

这就如同民歌中的起兴手法一样，目的是为了引起人们对下文内容的关注。如陕北民歌《翻身道情》开首的歌词是这样的：一道道山来，一道道水，咱们中央红军到陕北。句首的“一道道山来，一道道水”就是起兴，就像《刘三姐》对歌中开口必然是“哎……”一样，也是为了起兴。句末的“咱们中央红军到陕北”才是要歌唱的主要内容。

《论语》开篇“学而时习之，不亦说乎！有朋自远方来，不亦乐乎！人不知而不愠，不亦君子乎！”中，也同样存在着比兴的问题。中国古人在进行论辩的时候，总是喜欢将最重要的内容放在最后，而前面的相关论述则发挥着比兴的作用。在这段话中，孔子由“学而时习之，不亦说乎”的学习精神和“有朋自远方来，不亦乐乎”的友朋关爱而引申出了君子自我修养中一个至关重要的方面，那就是“人不知而不愠”。正因为能在“人不知”的时候“而不愠”，才使孔子虽政治上终生不得其志而能泰然处之，并因此而成就了他千古圣人的事业。

除上面提到的比兴手法之外，《黄帝内经》等经籍中还有一种称为偏义复词的修辞手法。这是汉语里特有的一种构词现象。如《史记·仓公传》有“生子不生男，缓急无可使者”一句，其中的“缓急”意义相反，但这里却只取“急”的意思，不取“缓”之意。再如《出师表》“宫中府中，俱为一体，陟罚臧否，不宜异同”一句中，“异同”只取“异”而不取“同”。

在解读以这种修辞手法所表达的相关概念时，就必须仔细体味其虚实之喻，以防误解原意。这种修辞手法的具体表现，就是一个词由意义相反的两个字所构成。但该词的含义却不是两个字意义之和，而是只取其一。我们生活中常说的“是非”一词就是这样。如在“搬弄是非”这个俗语中，实际上只强调的是“非”，而不是“是”。

中国古典文集中有不少这样的偏义复词，常见的有“逆从”“死生”“虚实”等。如在《素问》第1篇“辩列星辰，逆从阴阳”（to differentiate the arrangement of constellations and to follow the law of yin and yang）中，“逆从”只表示“从”（follow），而不表示“逆”（deviate from）。再如《素问》第21章中，黄帝问岐伯：“决死生奈何？”其中的“死生”究竟指的是“死”还是“生”呢？根据偏义复词的修辞格，这里的“死生”只取“死”而不取“生”。这从岐伯的回答也可以看出。岐伯回答说：“形盛脉细，少气不足以息者危，形瘦脉大，胸中多气者死。”

思路八：理论分析。即将中医典籍翻译及其术语规范化所涉及的诸多问题加以理论研究，确立其翻译及其术语规范化应遵循的原则、标准、方法和程序，建立中医翻译学的理论体系。能做到这一点，非常不易。20 世纪以来，国内外很多从事中医翻译的学者都曾经发表了不少的论文，分析和探讨中医翻译的方法和技巧，但对中医翻译的基本理论、原则和标准的研究，却非常缺乏。至今中医翻译的特殊理论体系还没有完全建立，自然影响了中医翻译的发展以及中医人才的培养和中医翻译学科的建设。要努力做到这一点，还必须要有表里关系的意识。

所谓表里关系，指的是有关经籍基本概念、论述方式和行文风格与其所承载的内容之间的关系。套用现在语言学界使用的一个术语，就是表层与深层之间的关系。对于谙熟中国经籍行文特点和古汉语修辞风格的学人来说，这一点并不难理解，也不难判别。但对于不甚了解这些问题的人来说，要理解这一点却是困难的，因此也就无法正确判断其能指与所指。

海外人士翻译中国经籍时所引发的种种问题，很大程度上都与其对古汉语字词间的表里关系缺乏足够的认识有着直接的关系。汉语字性和词性及其用法非常灵活，其意也常常随之而发生变化。如果认识不到汉语词语的这种用法的灵活性，便很难准确把握其要义。下面试举中医典籍中的几个常见字加以说明。

“前”：“前”一般用以表示方位或次第。但在“前大后小，即头痛目眩；前小后大，即胸满短气”（《伤寒论》）中，“前”不再指方位或次第，而是指脉的寸部；在“伤寒哕而腹满，视其前后，知何部不利”（《伤寒论》）中，“前”指的是小便；在“发汗则声乱咽嘶，舌萎声不前”（《医宗金鉴》）中，“前”则指的是提高。

“荣”：“荣”一般用以表示茂盛或荣耀。但在“刺必中其荣”（《素问》）中，“荣”则指的是穴位，即五输穴中的“荥”穴；在“荣卫不和，五脏不通”（《素问》）中，“荣”则指的是“营气”；在“故脉弗荣，则筋急”（《灵枢》）中，“荣”指的是“营养”；在“阴气太盛则阳气不能荣也”（《灵枢》）中，“荣”指的是“运行”；在“风寒气郁于皮毛，致血不荣于肌表”（《外科正宗》）中，“荣”指的是“显现”。

“亡”：“亡”的一般意义是死亡或逃跑。但在“小便与汗，皆亡津液”（《脾胃论》）中，“亡”指的是“消耗”；在“有亡，忧知于色”（《素问》）中，“亡”指的是“失意”；在“不知此道，失经绝理，亡言妄期，此谓失道”（《素问》）中，“亡”指的是“乱说”。

有时要了解一个词的含义，还须弄清楚它的原始内涵，然后再根据有关经籍的基本精神来判断该词在某一句话中的实际意义。比如《黄帝内经》等中医学经典中有“地道”一词，其一般含义是具体的，但在实际应用中却有多种引申，须得仔细审辨。《黄帝内经素问集注》说：“地道，下部之脉道也。”也就是说“地道”指的是人体下部之“脉道”。中医将人体分为天地两部：上半身为天，属阳；下半身为地，属阴。因而有“天道”“地道”之说。但在具体的语境中，“地道”的实际所指仍需仔细辨析。如在“天癸竭，地道不通，故形坏而无子”（《素问》）中，“地道不通”指的是“绝经”（menopause）；在“今地道不通如此，非独燥胜，直是火胜矣”（《世补斋医书》）中，“地道不通”则指的是“大便不通”（constipation）；在“大黄通地道，又解巴豆毒”（《医宗金鉴》）中，“通地道”指的是“通利大便”。

由以上各例可以看出，要准确理解中国经籍中概念的具体所指，但望其形有时是很难判断的，只有结合其表里关系及上下文趣对其慎加分析，才有可能明了其意。

（3）研究方法：中医典籍翻译研究的方法，不仅仅是翻译专业的研究，而且应该是中华文明、中华文化和中华思想的学习、研究和总结。其研究方法可谓无处不有处处有，但在当今时代，只能求一望二。所以对其研究方法，我们只能设置八个方面，相对来讲也是比较充分的。

方法一：文化分析法。学习和研究中医的人，首先必须认真地学习和掌握中华传统文化的精神和思想。学习和翻译中医的人士、研究和分析中医翻译的人士，都必须认真地学习和掌握中国传统文化的基本精神和思想，否则就根本无法真正地懂得中医翻译的基本理念和方法，更无法明确中医翻译的技术和技巧。为了真正地研究中医典籍语言的风格特点及其术语的结构和语义，真正地分析中医典籍基本概念和术语的文化内涵和人文特色，并努力地剖析其深层结构与表层结构的逻辑关系，就必须根据中华文化的基本精神，同时也要根据中医文献学的基本理论，对中医典籍术语的内含及其历史演变进行分析总结，客观地揭示其实际内涵，探讨其翻译及其规范化时应注意的问题及应采取的策略。只有能做到这一点，才能真正地翻译和研究中医翻译的问题和挑战。在翻译《黄帝内经》时，镐京学者曾以经典之言特意提出了这样一些意见和建议：

《内经》者，华夏古国医家之祖，医典之宗，虽成书于秦汉，然绵延千秋未绝，至今仍为国医之根，临症之本。唐人王冰《黄帝内经素问注·序》赞之曰："其文简，其意博，其理奥，其趣深；天地之象分，阴阳之候列，变化之由表，死生之兆彰；不谋而遐迩自同，勿约而幽明斯契；稽其言有征，验之事不忒。"

是故欲习岐黄之术者，必得精修《内经》之学。自古医家，莫不如此。悬想习医之初，遵师之教，日诵百言，揣摩词义文旨，考究天数地理，虽常昏然不解，心却时有所动，以至弃文从医，步入岐黄大道。

其时中西冰释，交往日繁。国医之术，渐为人识，赴华习修者，与日俱增。传译之务，别为一业。然岐黄之术乃华夏上古医技之传承，泰西诸国鲜有相当之理法方药以应之，遂使译事词不达意，举步维艰。我因旧曾研习西文，故于修医之余，常为师友翻书译文，由此而深感译华医于西文之不易，因之而萌发精研译理、传译《内经》之愿。

《内经》之译，始于丁卯年春，终于丁丑年夏。风雨十载，未有片刻之废。其文古雅简博，其理玄奥趣深，常不易解。不得已，闭门苦读，沉思冥想，遍览诸子，探求门径。虽字斟句酌，惜难尽善。故译文向未刊印，仅作译技雕琢耳。辛巳年秋，友人张公来沪，欲与沪上朱公协作出版英译之《内经》。张朱协约，先出古、今、西对译本于长安，后出西文译本于海上。按此协约，《内经》之古、今、西对译本甲申年春版于长安。嗣后三载，译本经师友披阅修正，再邀西士麦琪笔度，今于沪上付梓古、西对译文本，以践前约。为方便阅者计，译篇之外附以经文，经文之上，配以拼音。

《内经》译事，非比寻常。千古经典，万世训示，字字珠玑，句句天言，名实之辨，实难释然。为求忠实，字斟句酌，亦步亦趋，不敢有分毫之违。所循之大道常法，乃"译古如古，文不加饰"。或云此法迂腐，此行昏聩。惜译人生性笨拙，只能缩手如此，不敢有非分之举，惟恐失之旁门，谬传圣教。从译之际，悬悬于心者，惟此而已。廿载春秋，殚精竭虑者，忠信二字。

紧扣经文，比较古今，综合诸家，多法并举，取常存异，文不加饰，分寸之间，谨小慎微。此即我译《内经》之法技。老子曰："天得一以清，地得一以宁，神得一以灵，谷得一以盈，万物得一以生。"一者，道也。万物得道则生，译事亦然。循一守意，成之以诚。

《内经》译事，追本求源，"一言以蔽之，思无邪"！

方法二：历史考查法。对中医药长期对外传播和翻译的历史发展进行梳理研究，在广泛收集、整理和总结国内外现存文献资料的基础上，考察中医药在不同的历史时期和不同的地域传播和翻译的进展情况、表现特点及存在问题，分析时代背景、社会环境、文化冲突和译者主体意识对中医典籍翻译及其信息传变的影响，总结中医药对外传播和翻译的经验和教训，要做到这一点，就必须要有中华的意识和中华文化的基础，必须真正地懂得历朝历代中华文化的传承和发展。同时也必须明确自明清以来中医对西方的传播和发展，尤其是不同时期、不同地域、不同人士以不同的目的、背景和方法对中医典籍的学习和翻译。如果没有中华的意识和中华文化的基础，如果不懂得明清以来不同时期、不同地域、不同人士对中医的介绍和传播，怎么可能真正地从历史考察的角度分析和研究中医典籍的翻译?

十多年前镐京学者翻译了《黄帝内经》之后，李鼎为此写了一首诗。在这首诗中，李鼎对当今时代中国人的中华意识也做了客观实际的总结，即“众皆称希腊，不记有羲皇”。意思是说大家满脑子都是西洋的文化和思想，而不记得中华文化和中国的历史了。“希腊”就指的是西方，“羲皇”就指的是中华文明圣祖伏羲。李鼎对当今时代中国的教育和人才的培养也提出了明确的要求，即“通贯古今中外，华夏出奇方”。意思是说只有学好了中华传统的文化和语言，并学好了西方文化和语言，并实现中西合璧的愿望，才能培养出真正优秀的人才。

水调歌头

七曜行新运，黄帝坐明堂。雷公岐伯问难，时世何彷徨？启请天师告白：四海语言阻隔，医理费周章。众皆称希腊，不记有羲皇。

天行健，人增寿，道康庄。《内经》一帜，人天参应论阴阳。谁与译成西语？通贯古今中外，华夏出奇方。喜得李家子，黄老发馨香。

翻译《伤寒杂病论》时，镐京学者曾以经典之言提出了同样的意见和建议：

国学者，天人相应之积成，天人交融之精诚，天人合一之大成。盘古开天，国学与天地并生；伏羲造易，国学与六合并韵；炎黄树人，国学与三才并举；三代立本，国学与百族并融；秦汉统制，国学与万邦并荣。今日之高丽、扶桑、交趾，即其明证是也。

此非鄙人之见也，实乃历朝学人之志也、历代国人之意也。其志者，非梦也，非幻也，实乃春华秋实之景也；其意者，非妄也，非狂也，实乃天晴日明之象也。自三代以至汉唐，国学之神韵、国文之形意、国体之本末，皆悉传入中土之邻邦。其传者，非国人之意也，实异族之愿也。岁岁年年，高丽、扶桑、交趾，遣汉使、遣唐使、遣宋使、遣明使，跋山涉水，奔波神州。其行者，非劫财也，非谋利也，皆潜心研国学，习国文，求国典，由此而开辟夷人传承国学之坦途、光大国文之路径、珍储国典之宝库。

今日高丽所谓之韩医，扶桑所谓之汉方，交趾所谓之越医，皆随国学国文而传入之国医国药也。值此所谓之现代世界，国医于夷地，其形神意趣，则依然如故。其纯真，其淳朴，一如千秋万代之国学、国文与国医。自夏至清，中土虽时有改朝之举，虽偶有亡国之恨，然国学、国文与国医，则始终未因之而易，更未因之而亡。此态此势，非国人以命守之，实夷人以心继之。夷人既亡大汉之国，既立本族之邦，何以“继”大汉“往圣之绝学”？“木铎起而千里应，席珍流而万世响”，即其绝世之因由也。国学既“写天地之辉光”，既“晓生民之耳目”，自然感夷人而化夷邦，融百族而合万国。

惜哉！大明亡而大汉崩，大清衰而大汉衰！自鸦片之战，泰西列强，一如六淫七邪，借大清衰亡之际，侵入中土，劫江河，毁山川，破原野，欲攻赤县而灭神州。华夏之三才，由此而崩裂，炎黄之子孙，因此而昏聩。自此以来，反孔者，疑道者，日千千而年万万。时至今日，崇洋者，媚外者，已非千千万万，实乃举国上下。何以见之？“洋装”谓之“正装”，可谓不言自明矣。“洋装”谓之“正装”，“国装”何以谓之？“斜装”也？“邪装”也？何人可以告知？何人可以明之？

国医于高丽、扶桑，至今依然淳朴，依然纯真，此与其“国装”为“正装”之心境，自然一一而相应，时时而对应。国人以“洋装”为“正装”，其国医自然难以淳朴，难以纯真。其国学，自然难以传承，难以光大，甚或亦趋绝矣。国学之绝，何以见之？所谓“正装”者，皆系形之以形者也。而以夷人之教代之以儒道，则系神之以神者也。夷人之形，自有“直方大”之趣矣。其直形，其方形，其大形，可鉴可取，自然而然。荀子所谓之“善假于物”，即言此矣。夷人之教也，乃其祖之传，其宗之缘，国人理应知之，理应明之，此乃彼此相尊相敬是也。恰如邻人之父母，彼此知之敬之，共和同合。所谓“远亲不如近邻”，即言此举之要也。彼此虽相尊相敬，然彼之父母皆彼之父母，绝非此之父母，岂能取而代之！此理可谓人人知之，然其理之上者，其理之深者，却并非人人知之，更非人人明之。

如今中土之国医，皆遍布泰西之盗汗；神州之国药，皆洞穿西洋之涎沫。其历来之精气神韵，皆若寒冬腊月之日辉，明而无温，亮而无暖。此皆系传夷人之教、行夷人之理、遵夷人之道之故尔。国学乃国医之根，国文乃国药之本。国学绝矣，国医何以行健？国文异矣，国药何以载物？今日之神州，仰观而无吐曜，俯查而无含章。其故不辩自明矣。倘若“君子终日乾乾”，国人何以至此？“黄河之水天上来”，其水虽黄矣，必自然矣。所谓“天聪明，自我民聪明”，即言此矣。倘若“黄河之水泰西来”，其水虽清矣，然必毒矣。之所以毒矣，皆因化学元素变幻之故尔。今日闹市所售之诸水，即化学变幻之象尔，其毒矣，可谓无人不知，无人不晓。

自明晰天理以来，鄙人常告知友人学子，人人皆有两系基因，一则生理，与生俱来，无需求索。二则文化，全凭自力，仅求索而不可得，唯修身而方可具。惜哉！此理虽可人人知之，然身处物化时代，何人甘愿自修、自取、自得？

以译事观之，则学界国之意识、民之见识、我之胆识，可谓淡而无象矣。国人之“龙”，谓之始祖。“龙之传人”，即谓此矣。然不知何人、何时、何因、何意，竟以泰西之 dragon 对译国人之“龙”。泰西所谓之 dragon，非华夏始祖之“龙”矣，实乃恶邪也，豺狼也。西人所谓之 monster，即喻 dragon 是矣。故而以 dragon 译“龙”，即以恶邪之喻神州也；以 descendants of dragon 译“龙之传人”，即以鬼魅之喻国人也。若神州为邪恶，若国人为鬼魅，岂能善乎夷人？岂能和乎异族？

自鸦片之战至今，泰西之言、文、学、教，一如今日之雾、霾、沙、尘，铺天盖地攻九州，山呼海啸陷神州。如今之举国上下，皆谓泰西之 Bible“圣经”，皆谓西洋之 Christmas“圣诞”，即其明证是也。某冬日时节，我为台胞授课，恰逢西洋之 Christmas，课间学子拱手谓之曰：“耶诞快乐！”吾闻之不禁慨然，随问之曰：“何以谓 Christmas 耶诞矣？”学子曰：“吾等皆国人也。国人之圣诞，唯孔子之诞辰是也。”吾闻之，面红而耳赤，心酸而气滞。课后离席，魂销魄散，愧羞难已。

惜哉！惜哉！

《淮南子》曰："以中制外，百事不废；中能得之，则外能收之。"此"中"若喻之"中土"，此"外"若喻之"外夷"，则国人将因之而"知所先后，则近道矣"。此乃鄙人译解《内经》《难经》之所感也，译释《伤寒》《金匮》之所悟也。此感此悟，非偏异之见也，实举目之望也，侧耳之闻也，扪心之问也，刻骨之切也。

方法三：实践总结法。对中医典籍翻译在国内外的长期实践进行系统的归纳总结，梳理其发展脉络和走向，研究影响中医药对外传播翻译的语言、文化和医理等诸多因素，总结不同时期、不同地域、不同译者所积累的丰富经验，分析其翻译和传播过程中所存在的理解和表达问题以及术语的规范和统一问题，为其理论体系和规范化体系的建设提供实践基础，能做到这一点，首先必须明确自明清以来西方不同地域、不同时期、不同人士对中医的学习、了解和传播，而要明确这一方面，则必须要有深厚的中华意识，否则怎么可能真正地了解清楚中医对外翻译的长期实践和影响？怎么可能明确中医对外翻译和传播的目标、方向和路径？

魏迺杰是英国的汉学家和中医家，更是西方中医翻译通俗派的创始人，其一直认为中医翻译难，很少有人愿意翻译中医。不仅是国外很少有人能够学好中医、翻译好中医，国内基本更是如此。要学好中医和翻译好中医，首先必须要有真正的中华文化和语言的基础，其次必须要明确不同时代、不同地域、不同人士对中医的翻译和影响，最好还必须清楚目前中医在国际上的传播和发展的方向和路径。如果缺乏这三个方面的知识和思维，自然很难翻译好中医。翻译《黄帝外经》时，镐京学者曾以经典之言表达了其同样的感受：

《黄帝内经》者，古人知之，今人晓之，夷人明之。其精气神韵，若日月叠璧，以应人之阴阳表里；其理法方药，似山川焕绮，以合人之寒热虚实。其传承者，千秋万代而不绝；其传扬者，天高地厚而不竭；其传播者，五洲四海而不尽。

善哉乎？尽善也！至哉乎？止至也！

然则矣，其不善者，有之；其不至者，亦有之。何以言之？《汉书·艺文志》曰："《黄帝内经》十八卷，《外经》三十七卷；《扁鹊内经》九卷，《外经》十二卷；《白氏内经》三十八卷，《外经》三十六卷；旁篇二十五卷。右医经七家。"然自秦汉以降，《黄帝外经》《白氏内经》《白氏外经》《扁鹊内经》《扁鹊外经》，皆亡矣。如此绝圣之经，何以亡之？天地翻覆乎？乾坤倒转乎？无人知之，无人晓之。

鄙人幼时学国语，习国学，童子之功虽弱，炎黄基因尚强。弱冠之年，入长安夷学之府，学夷文，习夷语，方知夷之夷者也。四度春秋，夷学终矣，夷业成矣。随之赴秦都，入国医学府，教夷语，学国医，习译理。此时之国人，虽重工商，亦重文理。故而国医之传承，依如往昔，无争无异。鄙人既学国医，亦译国医，尤以《内经》之学而时译之为重。可谓"学而时译之，不亦说乎！"

学国医、译《内经》之时，鄙人即知《外经》之亡矣，且无可觅之。虽感诧异，亦无可奈何。某日寻觅《针灸释难》，偶遇中医古籍社所刊之国医典籍，名曰《外经微言》，即《黄帝外经》是也，惊诧之至！

此《外经微言》，乃天师岐伯所传也，明人陈士铎所述也。古籍社刊本云，本世中叶，《外经微言》偶现天津某书馆，近年始得问世。然《外经》问世至今，皆若秋风落叶，无人问津。医界皆云其"伪者是也"，故而几无学者，亦无习者。鄙人译释《内经》之余，亦研读《外经》，感触可谓至深。以医者言之，则《内经》重治已病，《外经》重治未病，两向合一，则天人相应也。其理法之意，不言而喻。

然以史学观之，则《外经微言》之疑，确非风言风语也。《汉书·艺文志》曰："《黄帝内经》十八卷，《外经》三十七卷。"然陈公所述之《外经》，仅九卷而已，非三十七卷。由此观之，则医界所谓之"伪者是也"，确非妄言。然以医理观之，则陈公所述之《外经》亦具"东方生风，风生木，木生酸，酸生肝"之佳径。若实为陈公之托名，其所论所道，亦为明时医家之卓见卓识，可补《内经》之理法，可充《内经》之方药。其医理医哲，自不待言。鄙人欲译《外经》，其意何为？亦不待言矣！

鄙人译《内经》之时，时疑时惑，时茫时困。然译《外经》之时，则时定时静，时安时虑。历经三载，《外经》之释译，今晨毕矣。回望三春三秋，悟感可谓多矣！

今之国人，皆欲传中土文化于泰西，时而宣之，时而论之，且言且幻，如日升天。然仰观天文，俯察地理，确乎传入泰西者，惟国医是也。而《黄帝内经》，则为国医外传之坦途、国学外扬之蹊径。此行此势，夷人明之，国人异之；夷人求之，国人厥之。此情此景，天知地晓，无须赘言。所期以待者，惟《黄帝外经》之传是也。此乃鄙人释《外经》之意也，译《外经》之趣也，传《外经》之志也。

方法四：批评比较法。按照文化学、语言学和翻译学的基本原理，对现行中医典籍翻译及其术语规范化的实践和研究进行总结分析，对不同历史时期、不同地域的发展以及不同译者的理念和不同译本的特点进行比较研究，分析影响中医典籍翻译及其术语规范化的各种主观和客观因素及其成因，为中医典籍翻译及其术语的规范化研究提供理论依据，能做到这一点，首先必须有深厚的中华文化、中医理法、翻译经验、交流体会。没有这一基础，自然无法对任何方面进行客观准确地批评比较。几年前为了完善中医翻译和人才的培养，镐京学者曾应一个特殊领域的九位贤人的要求，特意以经典之言为中医翻译界提出了这样一大要求：

感乎以神，动乎以心，心神交互，学在其中矣。感者，耳目口心共济，日月不辍。如此则由感而动，由动而悟，由悟而慧。慧者，聪而明，知而识，文而化。由此更进一步，则超凡脱俗，斯为圣矣。

行知一体，而行为之先。行而有感，感而能悟，悟而能得，斯为知也。《小窗幽记》曰："花看水影，竹看日影，美人看帘影。"仿此一说论习学，则"晨听书声，午听笔声，夜听心声"。三声具，则滴水石穿；三声息，则鬼神无计。学问之道，犹日月之行，虽有不彰之时，却无停滞之理，一日不习，一日不进。明人陈继儒曰："多读一句书，少说一句话。"此言可谓实然。

古人云，勤苦从来动天。孟浩然欲语惊人，苦吟落眉；裴佑伏案奋读，深思穿袖。其诗赋之工，岂云偶得？读书向需宁心凝力，岂有长风当歌之洒脱？"不是一番寒彻骨，怎得梅花扑鼻香。"此言于学尤然。

孟子曰："梓匠轮舆能与人规矩，不能使人巧。"读书亦然。师所授者，惟规矩而已矣。而操行之力，却非为师者所能手传心授，皆在习学者勤苦精练。所谓明理而精业者，非教之力，实习之功。

明人吴从先云："赏花须结豪友，登山须结逸友，泛水须结旷友，对月须结冷友，待雪须结艳友，饮酒须结韵友。"读书亦须结友。何友可结？学而用心者、习而用功者、博而多才者、勤而好问者、尊师明道者、志高目远者，皆可结之友。汤之《盘铭》曰："苟日新，日日新，又日新。"此乃行修之道，习学大法，悉心循之，方为正轨。

海市蜃楼，奇观总属乌有；高谈阔论，大言多为虚说。为学者，倘能记取，必有所悟。读书者须知，闭户即是溪山，何须远涉苦求？学问皆在手下，奈何怨天尤人？但凡有心，天门自然洞开；倘能行习，天涯即在足下。

方法五：归纳论证法。利用现代技术，建立中医典籍汉英对照多译本平行语料库，对中医典籍翻译的历史发展进行系统的考察、总结和比较，对考查出来的结果、总结出来的经验及比较发现的问题进行系统的归纳论证，确立中医典籍翻译及其术语规范化所应遵循的原则、标准、方法、策略和程序，构建中医典籍的理论体系和规范化体系。对于这样的意见和建议，镐京学者曾以经典之言向中医翻译界提出，要向孔子学习，学习的意见如下：

孔子十五而志于学，学而时习之，明德于天下，终成大成至圣先师，为人万世师表。人皆知孔子为圣人，而不知其何以为圣。孔子曰："我非生而知之，好古，敏以求之者也。"通达古今，博学善思，志在天下，此即圣人为学之道。孔子“发愤忘食，乐以忘忧，不知老之将至云尔。”故能“苟日新，日日新，又日新”。

《礼记》曰：“玉不雕，不成器；人不学，不知道。”孔子深知其道，故能孜孜不倦，潜心向学。其传授弟子之“六言六蔽”，宣德明义，诚为至言大要，莘莘学子，不可不知。“蔽”者，弊端也。好仁而不好学，易被欺愚；好智而不好学，行必放荡；诚信而不好学，反受其害；率直而不好学，其言必苛；勇猛而不好学，必闯祸乱；刚强而不好学，必肆意妄为。放眼尘世，学者如云，然识得圣人为学之道者，又有几人？

孔子“学而不厌”，故能尽悉本末，洞晓天下。学贵在力行致用，勤于思考。诚如孔子所言：“学而不思则罔，思而不学则殆。”此乃孔子为学之精神，古今学人，皆当效法，顺之则进，逆之则退，学思并举，不可偏废。学习在于志诚，所以孔子曰：“知之为知之，不知为不知，是知也。”毛泽东亦曰：“学习上来不得半点虚假。”在致其师徐特立之信中，毛泽东曰：“有些人只有半桶水，却偏要淌得很。”此亦圣人警世之言，为学者不可不慎。

为学必先知礼。《左传·隐公十一年》说：“礼，经国家，定社稷，序民人，利后嗣者也。”礼有如此之用，不可不知，更不可不行。孔子重礼，处世待人，温良恭俭让，言行合德，故能为人师，为世范。帝舜命以典乐教胄子，使其“直而温，宽而栗，刚而无虐，简而无傲。”孔子治学为人，恰合帝命。后人尊孔为素王，盖因有圣王之德，“钦明文思，允公克让，光被四表，格于上下”（《尚书·尧典》）。

《论语》曰：“子绝四：毋意，毋必，毋固，毋我。”孔子从不凭空揣测、绝对肯定、拘泥固执、自以为是。此四者，恰今之学者所不能禁绝者，学界也因此狼烟四起，风云滚滚，不亦哀哉！《礼记》说：“君子有三患：未之闻，患弗得闻也；既闻之，患弗得学也；既学之，患弗能行也。”学无止境，学行一致，永不自满，为学者当以之为训，时时自省。“学如不及，犹恐失之。”圣人尚且如此，况乎寻常之辈！

孔子治学，重在博思，从不生吞活剥。诚如子夏所言：“博学而笃志，切问而近思，仁在其中也。”死记硬背，人云亦云，专志本本，此乃市侩功利巧取，绝非圣贤为学之道。孔子曰：“君子不器。”为学者当无囿为器，博览群书，学以致用。如此，则近于至道。孔子学为天下，志在克己复礼，寻求安邦治世之道。“朝闻道，夕死可矣”，即其心志。仁人志士，当努力效法遵行，须臾不离其轨。

方法六：综合分析法。根据翻译学的基本理论，采用多法并举的策略，以传统的归化和异化翻译法为基础，结合现代的翻译理念，从阐释、译写和规范的角度，对中医典籍翻译及其术语的规范化问题进行综合分析研究，总结其自身的发展规律、运动机制和表现特点，分析影响其发展的诸多因素及其成因，建立适应其健康发展的理论和方法，厘定其规范化的原则、标准和程序。对其意义和希望，镐京学者曾在一次特别的讨论中以经典之言对其也做了这样的论述：

孔安国序《尚书》曰：“伏羲、神农、黄帝之书，谓之三坟，言大道也。”中医理法方药，秉《内经》之学，承百家之论，源远可谓流长。《内经》虽托黄帝之名，然其理法之要，却可上溯三坟之论、八索之理、九丘之趣，至精至诚，了无虚议。

其论也，穷天地之道，别日月之序；其理也，明六合之极，辨阴阳之向；其趣也，达性命之旨，通荣枯之机。岐黄大道，《内》《难》启之，《伤寒》发之，《千金》继之，千古一脉，万世一统，若江河东流，似春风化雨，佑民安邦，咸宁天下。其德也，与天地共生；其道也，与日月同辉。

中医理法，博大而精深，非一语所能尽之；《内经》旨要，理奥而趣深，非一言所能明之。今人所悬悬于心者，乃养生长命之务。今试以之立论，撷上林奇葩，述修心之要、养性之旨、长命之法，以供世人遵之、习之、行之。

《内经》所言养生大要者，一言以蔽之，“恬淡虚无”也。《大学》有“治国、安邦、平天下”之论，此亦养生之道也。“治”“安”“平”三者，尤以“安”为难。所谓“安”者，“恬淡”也，“虚无”也。所谓“安”为难者，即安心为难也。心若能安，则无所不安。故而历代学人，无不密探安心之术。

心安而后身安，身安而后天下安。古人云：不妄求则心安，不妄作则身安。妄求者未必求得，精神却因之亏虚；妄作者未必作成，资财却因之耗损。此言道尽蠢蠢欲动之俗尘世态，不啻惊世之木铎，利人之舟楫。多一事哪如少一事安宁？多一言哪似少一言清净？善养生者，不行无益之事，免得劳神费力；不道无益之言，免得是非横生。

白乐天《吾土》诗云：“身心安处为吾土，岂限长安与洛阳。”《出城别留》诗亦云：“我生本无乡，心安是归处。”《重题》诗又云：“心泰身宁是归处，故乡可独在长安？”《种桃杏》诗复云：“无论海角与天涯，大抵心安即是家。”白氏之见，颇不同俗。

明人黄宗羲《明儒学案》论安心，有安心不若忘心之说，超凡脱俗，深得养生之旨，其境甚高。黄氏曰：“能心忘则心谦，胜心忘则心平，侈心忘则心淡，躁心忘则心泰，嫉心忘则心和。”

人若能心谦、心平、心淡、心泰、心和，则可通达庄子《养生主》所论之全生大道。循此以为经，则“可以保身，可以全生，可以养亲，可以尽年”。恰如黄宗羲所言：“谦以受益，平以称施，淡以发智，泰以明威，和以通知，成性存存，九德咸事。”

谦虚内守可以使人受益无穷，身体舒健可使精气顺畅，恬淡自然可以开启心智，胸襟坦荡则无所畏惧，心底平和则增慧强智。循此而行，则身心双修，近于至道，万业可成。

“忘”字去心，可消除日夜奔劳；“淡”字化水，能散发无边辛苦。人总以为前头春光无限，岂不知春色恰在指边；总以为心外乾坤朗朗，岂不知银汉即在胸中。唐代一比丘尼所撰之《悟道诗》，即云此景：

尽日寻春不见春，芒鞋踏破岭头云。

归来偶把梅花嗅，春在枝头已十分。

俗语云：踏破铁鞋无觅处，得来全不费功夫。心境安泰，身即清凉山中，费何功夫？神定气爽，春光即在眼前，觅何佳境？知此，则无所不安；不知此，则惶惶难安。古人云：尽心则无愧，平心则无偏。心尽则职亦尽，自无愧怍于己；心平则事亦平，自无偏私于人。又云：立身当高一步，处人当下一步。此乃处世真经，行事妙法，君子当谨慎行之。

译罢《黄帝内经》，心得稍安。重读《文心雕龙》，悟得世间第一养生安心秘笈，今节录于此，以飨诸君：

春来仰观吐曜，秋至俯察含章。
心若日月迭璧，意似山川焕绮。
神犹云霞雕色，气如泉石激韵。
不负五行之秀，虚怀天地本心。

方法七：合璧中西法。对中医药长期在西方的传播和翻译进行系统的总结分析，总结其积累的丰富经验，分析其存在的诸多问题，吸收其合理的方法，借鉴其成功的经验，结合中医典籍翻译及其术语规范化的发展现状和趋势，综合中西方的成功经验和合理做法，探索实现中医典籍翻译及其术语规范化的路径和方法。就中西合璧的问题，镐京学者曾经特意以轩辕黄帝及其大臣岐伯和雷公的讨论，以经典之言进行了分析和总结：

黄帝升坐紫微宫，岐伯、雷公各侍左右。

黄帝曰："昔时与卿等于明堂之上谈医论药、明经辨络，朕深慕上古之人春秋皆度百岁，而动作不衰；哀叹当时之人，年半百而动作皆衰。卿等引经据典释其缘由，朕闻之深以为虑。遂与卿等明辨医道、确立针经，欲慈惠天下万民。时光如梭。明堂论辩恍若昨日，人间已过数千春秋。不知今时之人寿将几何？"

岐伯对曰："今时之人虽以酒为浆，以妄为常，不知持满，不时御神，然多能颐养天年，春秋度百岁者亦不为罕。"

黄帝问曰："如何而然？"

岐伯对曰："天下太平，医道广兴。是故今时之人可防患于未然，消邪于未彰。”

黄帝曰：“自朕与卿等乘龙升天，下界烽火不断，狼烟时起。民生之艰辛、国运之多舛，令朕寝食不安。今幸得明主贤臣，治国有方，生民有道，遂使天下得治，百姓得养。古人云：乱世安之以武，治世修之以医。不知今时之医，其势若何？”

岐伯对曰：“今时之医本于陛下与臣等昔时之论。春秋医家据此撰成《黄帝内经》，传世于今。时人所谓之‘黄岐之术’，即此书所论之医理、医术。自汉唐以降，代有名医发挥注正。华夏医道千脉万络之炜炜大系概基于此。华夏医道，佑民安邦，历千载而不衰，史无前例。今博采时学之长，吸取异域之彩，出乎其类，拔乎其萃，为华夏国之昌运、民之安康，慈惠无穷。”

黄帝曰：“惜时与卿等谈医论药，旨在救天下万民于忧患，非单为我华夏一族所计。朕观日月交辉，忧人世多艰。愿昔时所厘之医道广播四海，咸宁万国。”

岐伯曰：“陛下所立之医道乃兴国生民之大法。医者，仁术也。仁者无界之囿，无时之限。故当传于四方，惠及愚智贤不消。自《黄帝内经》问世，华夏医道于汉唐之际东传高丽、扶桑，南播交趾诸岛，北及朔方之域，西入吐蕃高原，于各族各部之繁荣昌盛，善莫大焉。”

黄帝曰：“四异之邦与我华夏言语不通，嗜欲不同。华夏医道，何以传之于彼？”

岐伯对曰：“诸四异之邦文在初创，医道未立。故遣其聪慧之士远涉千山，前来中土，潜习中文，精修医术。及谙熟之，并携医经药典还国，以中文传于其地，故今之日文多杂华字。朝、韩、越诸国，旧亦书中文，行儒学。吐蕃者，其文虽异于华，其医实由中土传之。观其《四部医典》，所论之理概出于华医之论。”

黄帝曰：“吐蕃、西域及朔方之大部今属中国之地；高丽、扶桑、交趾皆为儒学昌盛之邦。华夏医道传之其地当无山隔水断之忧。朕所虑者，乃泰西之国。其国与华夏远涉重洋，言语迥异。华夏之医，如何传之于彼？”

岐伯曰："古人云：名物不同，传实不易。欲使泰西之人晓谕华夏医术，须经翻译之径。然泰西之语与华夏之文契合者少，遂使翻译词不达意，谬误广布。"

黄帝曰："医者，性命攸关之术。岂可恣意妄为？差之毫厘，谬之千里。反左为右，生即为杀。然泰西之语与我华夏之文泾渭两色，如之奈何？"

岐伯对曰："必得精于华夏医术、谙于泰西言语之士潜心较之、辨之，方可厘定传译之序，通达医道之旨，消讹除误，交通东西。"

黄帝问曰："此等贤士，何处可得？"

岐伯对曰："华夏之国，今恰政通人和，重教兴学。此等贤才，当可访寻。陛下即可遣一天官到下界走访一番，若遇此等贤才，即诏命其精研译道，传译华夏医药于泰西诸国。"

黄帝曰："卿言极是。雷公听旨。"

雷公拜曰："谨听圣言。"

黄帝曰："今差汝速往下界，遍访华夏古国，悉求精通医术、熟谙西语之贤士，诏命其精研译道，传译华医于泰西，以使万国咸宁，天下安康。"

雷公稽首再拜曰："谨遵圣意。"

方法八：学科交融法。中医药是我国古代自然科学和社会科学水乳交融的产物，以文理结合的方式对其语言和翻译问题进行多学科交融的研究，可以有效地揭示中医典籍基本概念和术语的结构特点、语义层次和文化关联，有利于解析其在不同语境中的实际内涵，对于中医典籍的翻译实践及其术语的规范化研究在方法论方面具有重要的指导意义。在教育部开启的"中华思想文化术语传播工程"中，镐京学者曾就中医翻译以及国学翻译，以经典之言提出了同样的意见和建议：

何为"中"？何为"华"？何为"思"？何为"想"？何为"文"？何为"化"？当今学人，自知自识者可谓常矣，自痔自弑者可谓众矣。

所谓“自知”者，皆以泰西之目而仰观吐曜；所谓“自识”者，皆以泰西之心而俯察含章。所谓“自痔”者，皆以大可耳止焚华夏之三才；所谓“自弑”者，皆以丁口耳止坑华夏之三宝。

何以焚华夏之三才？何以坑华夏之三宝？海上所谓之优秀人才，其邪论《祭奠黄帝陵违背宪法》，即其“自消自灭”“自残自亡”之明证是也。海上开启“反中医联盟”之工程，皆系自消自灭华夏之三才，自残自亡华夏之三宝。如此之所谓“人才”，神州可谓无处不有处处有，海上亦可谓重其行而行其行。崇华之泰西学士告知国人，如今之神州大地，华夏文化已无处可觅，颇令国人至为震撼，故而开启“中华思想文化术语传播工程”。

所谓传播，即为异国传授“中华思想文化”。欲为异国传授“中华思想文化”，必明其明而诚其诚，必本其本而根其根。所谓“其”也，非谓传授者之形与象，实谓华夏文化思想之精与神。所谓“根”与“本”者，喻华夏文化之本基与华夏思想之根源。无其本而无其根者，其所传播之“中华思想文化”，实乃西化之赤县时风、时潮与时萧，非千秋万代而不绝之华夏文明、文化与思想。

鄙人教授“国学典籍翻译”，曾告知学子：“国学者，天人相应之积成，天人交融之精诚，天人合一之大成。盘古开天，国学与天地并生；伏羲造易，国学与六合并韵；炎黄树人，国学与三才并举；三代立本，国学与百族并融；秦汉统制，国学与万邦并荣。”望其学博习正，明乾定坤。然时时之望，日日皆亡。当今神州，铸造“优秀外语人才”可谓时时春耕夏种、处处秋收冬藏。然真正之外语人才，神州何处可觅？何处可鉴？鄙人译春秋战国之国医经典，感验可谓至深至愧。自“中华思想文化术语传播工程”开启，鄙人之感可谓山高水长。“春来仰观吐曜，秋至俯察含章。心若日月迭壁，意似山川焕绮。神犹云霞雕色，气如泉石激韵。不负五行之秀，满怀天地本心。”此乃鄙人之望也。为此而时时“惊回首”，常常“看今朝”。故而告知同道同仁：“合璧东西，贯通古今，融汇百川，铸造英才。”惟如此，方学而教之，习而行之，求而从真，务而从实。

五、中医典籍译介和译著出版书目（17 世纪中期—2015 年）

（一）1656—1899 年中医典籍译介书目

17 世纪至 19 世纪，中医典籍外传尚未出现完整的译本，但在一些介绍和传播中医的图书中依然引用和翻译了部分中医典籍的内容，从而成为中医典籍西传最初的文献资料。

1. 拉丁语中医典籍译介书目

（1）书名：《中国植物志气》（*Flora Sinensis*）（第一部向西方介绍中国本草的图书）

译介者：卜弥格

出版地：维也纳

出版时间：1656 年

（2）书名：《医钥和中国脉理》（*Clavis Medica ad Chinarum Doctrinam de Pulsibus*）

译介者：卜弥格

出版地：法兰克福

出版时间：1680 年

（3）书名：《中国医法举例》（*Specimen Medicinae Sinicae*）（内有关于中国脉学、药学、针灸学等古典内容的译介）

译介者：卜弥格

出版地：法兰克福

出版时间：1682 年

（4）书名：《论关节炎》（*Dissertatio de Arthride*）（是最早向西方介绍中国针灸术的著作之一）

译介者：W. Ten Rhyne

出版地：伦敦

出版时间：1683 年

（5）书名：《针术》（*De Acupunctura*）

译介者：C. A. L. Scheider

出版地：柏林

出版时间：1825 年

（6）书名：《针术》（*De Acupunctura*）

译介者：A. Laurent

出版地：伦敦

出版时间：1826 年

（7）书名：《针术》（*De Acupunctura*）

译介者：G. G. Von Der Heyden

出版地：波恩

出版时间：1826 年

（8）书名：《灸术》（*De Moxa*）

译介者：C. F. Heymann

出版地：柏林

出版时间：1826 年

（9）书名：《针术》（*De Acupunctura*）

译介者：I. Turk

出版地：Trajecti ad Rhenum

出版时间：1828 年

（10）书名：《针术》（*De Acupunctura*）

译介者：A. Lancer

出版地：佩斯

出版时间：1830 年

2. 法语中医典籍译介书目

（1）书名：《中国秘典（脉学）》（*Les Secrets de la Medicine des Chinoise Consistant en la Parfaite Connaissance du Pouls*）

译介者：R. P. Harvieu

出版地：格勒诺布尔

出版时间：1671 年

（2）书名：《脉搏分析》(*Essai sur le Pouls*)

译介者：H. Fouquet

出版地：蒙彼利埃

出版时间：1767 年

（3）书名：《灸灼与内外科》(*Dissertation Medico-Chirurgicale sur le Moxa ou Cautere Actuel*)

译介者：C. J. B. Cothenet

出版地：巴黎

出版时间：1808 年

（4）书名：《中国医史研究》(*Recherches Historiques sur Medicine des Chinoise*)

译介者：A. Remusat

出版地：巴黎

出版时间：1813 年

（5）书名：《论针术》(*Notice sur l'Acupuncture*)

译介者：P. Pelletan

出版地：巴黎

出版时间：1825 年

（6）书名：《针术大全》(*Traite d'Acupuncture*)

译介者：J. Cloquet

出版地：巴黎

出版时间：1826 年

（7）书名：《针术》(*Sur l'Acupuncture*)

译介者：P. Remusat

出版地：巴黎

出版时间：1829 年

（8）书名：《中国药物》(*La Matiere Medicale chez les Chinois*)

译介者：L. Soubeiran Et Dabry

出版地：巴黎

出版时间：1847 年

（9）书名：《公元三世纪初因公冷水治疗疾病的中国式疗法》（*L' hydrotherapie, ou Traiement des Maladies par l'eau Froide, Pratiquee en Chine, au Commencement du III Siecle de notre ere*）

译介者：S. Julien

出版地：巴黎

出版时间：1849 年

（10）书名：《灸术》（*Du Moxa*）

译介者：P. C. A. dit Duperron Lapierre

出版地：巴黎

出版时间：1851 年

（11）书名：《中国药物与药物学简述》（*Essai sur la Pharmacie et la Matiere Medicale des Chinois*）

译介者：J. O. Debeaux

出版地：巴黎

出版时间：1863 年

（12）书名：《关于中国医学和医生的记录》（*Notice sur la Medicine et less Medecins en Chine*）

译介者：Grasse

出版地：格腊斯

出版时间：1863 年

（13）书名：《中国医学的研究》（*Etude sur la Medicine Chinoise*）

译介者：A. Larivere

出版地：波尔多

出版时间：1863 年

（14）书名：《中国医学》（*La Medicine chez les Chinoise*）

译介者：P. Dabry

出版地：巴黎

出版时间：1863 年

（15）书名：《中国内科外科记录》（*Notes sur l'Art Medico-Chirurgical chez Chinois*）

译介者：L. M. M. Toye

出版地：蒙彼利埃

出版时间：1864 年

（16）书名：《中国药物》（*La Matiere Medicale chez les Chinois*）

译介者：L. Soubeiran

出版地：巴黎

出版时间：1873 年

（17）书名：《中国医术》（*L'Art Medical en Chine*）

译介者：Meyner's d'Extrey

出版地：巴黎

出版时间：1882 年

（18）书名：《略论中国人种学、医学和卫生学》（*La Chine; Essai Ethnographique, Medical et Hygienique*）

译介者：A. Le Tellier

出版地：巴黎

出版时间：1899 年

3. 英语中医典籍译介书目

（1）书名：《医生诊脉表》（*The Physician's Pulse-Watch*）

译介者：John Floyer

出版地：伦敦

出版时间：1707 年

（2）书名：《中国医学史》（*The History of Medicine in China*）

译介者：Pearson

出版地：伦敦

出版时间：1820 年

（3）书名：《针灸全书》（*A Treatise on Acupuncturation*）

译介者：J. M. Churchill

出版地：伦敦

出版时间：1821 年

（4）书名：《中国外科》（*Surgical Practice among the Chinese*）

译介者：P. Parker

出版地：Sutherland & Knox

出版时间：1846 年

（5）书名：《中国医学随笔》（*Medical Notes on China*）

译介者：J. Wilson

出版地：伦敦

出版时间：1846 年

（6）书名：《标准中药书目录》（*List of Chinese Medicines from a Standard Chinese Materia Medica*）

译介者：B. Hoboson

出版地：广州

出版时间：1854 年

（7）书名：《中国药物注解》（*Notes on Chinese Materia Medica*）

译介者：D. Hanbury

出版地：伦敦

出版时间：1863 年

（8）书名：《从医学观点看中国，1860—1861》（*China from a Medical Point of View in 1860 and 61*）

译介者：C. A. Gordon

出版地：伦敦

出版时间：1863 年

（9）书名：《医学在中国》（*Medicine in China*）

译介者：J. G. Kerr

出版地：广州

出版时间：1869 年

（10）书名：《中国药物书籍的研究和价值》（*On the Study and Value of Chinese Botanical Works*）

译介者：E. V. Bretschneider

出版地：福州

出版时间：1870 年

（11）书名：《中国药料品物略释》（*Contribution towards the Materia Medica and Natural History of China*）（大部分取材于《本草纲目》）

译介者：F. P. Smith

出版地：上海

出版时间：1871 年

（12）书名：《中国的病症》（*The Diseases of China*）

译介者：J. Dunn Dudgeon & Wright. Glasgow

出版地：苏格兰格拉斯哥

出版时间：1877 年

（13）书名：《中国植物学》（*Botanicon Sinicum*）

译介者：E. V. Bretschneider

出版地：上海

出版时间：1882 年（第 1 卷）、1892 年（第 2 卷）、1895 年（第 13 卷）

4. 德语中医典籍译介书目

（1）书名：《灸法》（*De Moxa*）

译介者：B. W. Geilfusius

出版地：马尔堡

出版时间：1676 年

（2）书名：《中国灸法治疗痛风》（*Eroberte Gicht durch die Chinesische Waffen der Moxa*）

译介者：J. A. Gehema

出版地：汉堡

出版时间：1683 年

（3）书名：《针术研究》（*Versuche uber die Acupunctur*）

译介者：D. Beck

出版地：慕尼黑

出版时间：1828 年

（4）书名：《中国医学》（*Die Chinesischen Medizin*）

译介者：A. A. Tatarinov

出版地：柏林

出版时间：1858 年

（5）书名：《张机脉学》（*Die Pulslehre Tschang-Ki's*）

译介者：A. Pfizmaier

出版地：维也纳

出版时间：1866 年

（6）书名：《中国病理学中的兴奋剂》（*Analecta aus der Chinesischen Pathologie*）

译介者：A. Pfizmaier

出版地：维也纳

出版时间：1866 年

5. 俄语中医典籍译介书目

（1）书名：《论中国的卫生条件和医学》（*О Санитарных Условиях И Медицине Китая*）

译介者：П.Я. Пясеций

出版地：莫斯科

出版时间：1876 年

（2）书名：《关于中国医学的一些史料》（*Материалы Для Истории Китайской Медицины*）

译介者：П. А. Корниевский

出版地：梯弗里斯

出版时间：1878 年

（3）书名：《中国人的健康状况和疾病治疗》（*Как Живуг И Лечатся Кнтайцы*）

译介者：П. Я. Пясецкий

出版地：莫斯科

出版时间：1882 年

6. 意大利语中医典籍译介书目

（1）书名：《论针术》（*Sulla Agopuntura, con Alcuni Cenni sulla Puntura Elettrica*）

译介者：F. Da Camin

出版地：威尼斯

出版时间：1834 年

（2）书名：《针术操作方法和注意事项》（*Dell'Ago-puntura e della Galvano-punctura; Osservazioni*）

译介者：F. S. Da Camino

出版地：威尼斯

出版时间：1847 年

7. 荷兰语中医典籍译介书目

（1）书名：《痛风论文集》（*Treatise of the Gout*）

译介者：H. Busschof

出版地：伦敦

出版时间：1676 年

（2）书名：《痛风专论》（*Verhandelinge van bet podagra en Vliegende Jicht*）

译介者：S. Blankarrt

出版地：阿姆斯特丹

出版时间：1690 年

（二）1900—1969 年中医典籍译介书目

20 世纪 70 年代之前，中医典籍翻译工程已经启动。但由于种种原因，完整系统的中医典籍译本尚未出现。但一些节译本已经开始问世，为嗣后中医典籍完整系统的翻译奠定了基础。在其他一些国家和地区，中医典籍翻译虽然一直没有开展，但在一些介绍和传播中医的书籍中，也引用和翻译了部分中医典籍的内容，可以视为中医典籍的节译本。

1. 英语中医典籍译介书目

（1）书名：《中国药物：草木部》（*Chinese Materia medica: Vegetable Kingdom, Extensively revised from Dr. F. Porter Smith's Work*）

译介者：G. A. Stuart

出版地：上海

出版时间：1911 年

（2）书名：《黄帝内经·素问》（*Su Wen, the Basis of Chinese Medicine*）

译介者：Dawson

发表刊物：《医学史通报》（*Annals of Medical History*）

发表时间：1925 年

（3）书名：《本草纲目：金石部》（*The Pen Ts'ao Minerals and Stones*）

译介者：B. E. Read & C. Pak（卜柱秉）

出版地：北京

出版时间：1928 年

（4）书名：《本草纲目：兽部》（*Chinese Materia Medica: Animal Drugs*）

译介者：B. E. Read

出版地：北京

出版时间：1931 年

（5）书名：《本草纲目：禽部》（*Chinese Materia Medica: Avian Drugs*）

译介者：B. E. Read

出版地：北京

出版时间：1932 年

（6）书名：《本草纲目：麟部》（*Chinese Materia Medica: Dragon and Snake Drugs*）

译介者：B. E. Read

出版地：北京

出版时间：1933 年

（7）书名：《本草新注》（*Chinese Medicinal Plants from the Pen Ts'ao Kang Mu*）

译介者：B. E. Read & J. C. Liu（刘汝强）

出版地：北京

出版时间：1935 年

（8）书名：《本草纲目：介部》（*Chinese Materia Medica: Turtle and Shellfish Drugs*）

译介者：B. E. Read

出版地：北京

出版时间：1937 年

（9）书名：《本草纲目：鳞部》（*Chinese Materia Medica: Fish Drugs*）

译介者：B. E. Read

出版地：北京

出版时间：1939 年

（10）书名：《本草纲目：虫部》（*Chinese Materia Medica: Insect Drugs*）

译介者：B. E. Read

出版地：北京

出版时间：1941 年

（11）书名：《黄帝内经》（*The Yellow Emperor's Classic of Internal Medicine*）

译者：Ilza Veith

出版地：美国

出版时间：1949、1966、1972、2002 年

（12）书名：《黄帝内经》（部分内容的翻译介绍）

译者：黄雯

发表刊物：中华医学杂志（*Chinese Medical Journal*）

发表时间：1950 年

2. 俄语中医典籍译介书目

（1）书名:《中国医学》(*китайская медицина*)

译介者：Э. С. Вяэьмеский

出版地：дисс. канд.

出版时间：1948 年

（2）书名:《中国针灸疗法》(*Китайская Чжэнцэю-Терапия*)

译介者：Иэлательство Литерагуры на Иностранных

出版地：北京

出版时间：1959 年

（3）书名:《中国针刺疗法》(*Кнтйский Метод ЛечебнотоИглоукалывания*)

译介者：И. И. Русецкий

出版地：喀山

出版时间：1959 年

（4）书名:《中医的主要药物》(*Основные Лекарсгвенные Средства Китайайской Меди-цины*)

译介者：Ф. И. Ибрагииов，В. С. Ибрагимова

出版地：莫斯科

出版时间：1960 年

（5）书名:《中国针灸疗法的原理》(*Основы Китайското Лечебного Метода Чжень-Цэю*)

译介者：В. Г. Вогралик

出版地：高尔基市

出版时间：1961 年

（6）书名:《中医学简述》(*Очерки Китайской Медицины*)

译介者：В. Г. И. Вогрлик, Э. С. Вяэьменский

出版地：莫斯科

出版时间：1961 年

3. 德语中医典籍译介书目

（1）书名：《中国药物学》（*Chinesische Pharmakologie*）

译介者：F. Hubotter

出版地：柏林

出版时间：1913 年

（2）书名：《中华医学》（*Die Chinesische Medizin*）

译介者：许德宝（F. Hubotter）

出版地：莱比锡

出版时间：1929 年

（3）书名：《中药和"本草纲目"的意义》（*Der Arzneipflanzen-Und Drogenschatz Chinas und die Bedeutung des Pen-Ts'ao Kang-Mu*）

译介者：A. Mosig Und G. Schramm

出版地：柏林

出版时间：1955 年

4. 法语中医典籍译介书目

（1）书名：《中国的针与灸》（*Les Aiguilles et les Moxas en Chine*）

译介者：P. Ferreyrolles Et G. Soulie de Morant

出版地：巴黎

出版时间：1930 年

（2）书名：《中国针术》（*L'Acupuncture Chinoise*）

译介者：G. Soulie de Morant

出版地：巴黎

出版时间：1932 年

（3）书名：《真正的中国针术》（*Precise de la Vraie Acupuncture Chinoise*）

译介者：G. Soulie de Morant

出版地：巴黎

出版时间：1934 年

（4）书名:《中国医学大纲》(*Traite de Medicine Chinoise*)

译介者：A. Chamfrault Et Ung Kan Sam

出版地：Coquemard Angouleme

出版时间：1954年（第1卷）、1957年（第2卷）、1959年（第3卷）、1961年（第3卷）

（5）书名:《中国医道》[*La "Voie Rationelle"*(*Tao*) *de la Medicine Chinoise*]

译介者：J. Choain

出版地：里尔

出版时间：1957年

（6）书名:《欧洲以外的医学》(*Medicines Extra-Europeennes*)

译介者：P. Huard

出版地：巴黎

出版时间：1957年

（7）书名:《中国古典医学》(*La Doctrine Classique de la Medicine Chinoise*)

译介者：P. Hard

出版刊物：*Biologie Medicale*

出版时间：1957年

（8）书名:《中国古典医学概论》(*Quelques Aspects de la Doctrine Classique de la Medicine Chinoise*)

译介者：P. Huard

出版刊物：*Biologie Medicale*

出版时间：1957年

（9）书名:《中医的组成》(*Structure de la Medicine Chinoise*)

译介者：P. Huard

出版地：巴黎

出版时间：1957年

（10）书名：《中医》（*La Medicine Chinoise*）

译介者：P. Huard Et M. Wong（黄光明）

出版地：巴黎

出版时间：1959 年

（11）书名：《中医序论》（*Introduction A L'etude de la Medicine Chinoise*）

译介者：P. Huard

出版地：巴黎

出版时间：1960 年

（三）1970—2015 年中医典籍外译书目

20 世纪 70 年代开始，完整系统的中医典籍译本才开始出现，为今天中医典籍翻译的发展积累了丰富的经验，奠定了实践基础，成为引领中医典籍翻译发展和国际传播的桥梁。

1. 英文中医典籍译著书目

（1）书名：《黄帝内经·灵枢》（*The Yellow Emperor's Book of Acupuncture*）

译者：吕聪明

出版社：东方文化出版社

出版时间：1973 年

（2）书名：《内难全集》（*The Yellow Emperor's Classic of Internal Medicine and the Difficult Classic: Complete Translation of Nei Jing and Nan Jing*）

译者：吕聪明

出版社：东方文化出版社

出版时间：1978 年

（3）书名：《伤寒论》（*Shang Han Lun: Wellspring of Chinese Medicine*）

译者：徐鸿源

出版社：Keats

出版时间：1981 年

（4）书名：《洗冤录》（*The Washing Away of Wrongs: Forensic Medicine in Thirteenth-century China*）

译者：麦克奈特（B. McKnight）

出版地：密歇根

出版时间：1981 年

（5）书名：《濒湖脉学》（*Pulse Diagnosis*）

译者：黄焕松（Hoc Ku Huynh）

出版社：标登出版社

出版时间：1985 年

（6）书名：《金匮要略》（*Synopsis of Prescriptions of the Golden Chamber*）

译者：罗希文

出版社：新世界出版社

出版时间：1985 年

（7）书名：《难经》（*Medicine in China: Nan-Ching*）

译者：文树德

出版社：加利福尼亚大学出版社

出版时间：1986 年

（8）书名：《伤寒论》（*Treatise on Febrile Diseases Caused by Cold*）

译者：罗希文

出版社：新世界出版社

出版时间：1986 年

（9）书名：《伤寒论》（*The Concept of Disease in an Ancient Chinese Medical Text, the Discourse on Cold-Damage Disorders "Shang-han Lun"*）

译者：Dean C. Epler

发表刊物：《医学和相关科学史杂志》（*The Journal of History of Medicine and Allied Science*）

发表时间：1988 年

（10）书名:《医学源流论》

译者：文树德

出版社：加利福尼亚大学出版社

出版时间：1990 年、1998 年

（11）书名:《针灸大成》（*The Golden Needle and Other Odes of Traditional Acupuncture: Book Two of Yang Jizhou's "Grand Compendium"*）

译者：Richard Berrschinger

出版社：Churchill Livingstone

出版时间：1991 年

（12）书名:《脾胃论》

译者：杨守忠

出版社：蓝罂粟出版社

出版时间：1993 年

（13）书名:《脉经》（*The Pulse Classic: A Translation of the Mai Jiing*）

译者：杨守忠

出版社：蓝罂粟出版社

出版时间：1993 年

（14）书名:《针灸甲乙经》（*The Systematic Classic of Acupuncture and Moxibustion: Huang-Ti Chen Chiu Chia I Ching*）

译者：杨守忠

出版社：蓝罂粟出版社

出版时间：1994 年

（15）书名:《黄帝内经·素问》（*The Yellow Emperor's Classic of Medicine: A New Translation of the Neijing Suwen with Commentary*）

译者：倪懋兴

出版社：Shambhala：Boston and London

出版时间：1995 年

（16）书名：《黄帝内经》（*The Yellow Emperor's Canon of Internal Medicine*）

译者：吴连胜、吴奇

出版社：科学出版社

出版时间：1997 年

（17）书名：《神农本草经》（*The Divine Farmer's Materia Medica: A Translation of the Shen Nong Ben Cao*）

译者：杨守忠

出版社：蓝罂粟出版社

出版时间：1998 年

（18）书名：《濒湖脉学》

译者：Bob Flaws

出版社：蓝罂粟出版社

出版时间：1998 年

（19）书名：《伤寒论》（*Shang Han Lun-On Cold Damage*）

译者：魏迺杰

出版社：标登出版社

出版时间：1999 年

（20）书名：《黄帝内经》（*The Medical Classic of the Yellow Emperor*）

译者：朱明

出版社：外文出版社

出版时间：2001 年

（21）书名：《黄帝内经・灵枢》（*The Spiritual Pivot*）

译者：吴景暖

出版社：夏威夷大学出版社

出版时间：2002 年

（22）书名：《黄帝内经・素问》（*Huang Di Nei Jing Su Wen*）

译者：文树德

出版社：加利福尼亚大学出版社

出版时间：2003 年

（23）书名：《本草纲目》

译者：罗希文

出版社：外文出版社

出版时间：2003 年

（24）书名：《伤寒论》（*Introduction on Treatise on Exogenous Febrile Disease*）

译者：黄海

出版社：上海中医药大学出版社

出版时间：2005 年

（25）书名：《黄帝内经·素问》（*Yellow Emperor's Canon of Medicine: Plain Conversation*）

译者：李照国

出版社：世界图书出版公司

出版时间：2005 年

（26）书名：《难经》（*Huangdi Bashiyi Nanjing: Yellow Emperor's Canon on Eighty-one Difficult Issues*）

译者：李照国

出版社：世界图书出版公司

出版时间：2005 年

（27）书名：《难经》

译者：Bob Flaws

出版社：蓝罂粟出版社

出版时间：2006 年

（28）书名：《黄帝内经·灵枢》（*Yellow Emperor's Canon of Medicine: Spiritual Pivot*）

译者：李照国

出版社：世界图书出版公司

出版时间：2008 年

（29）书名：《伤寒论》

译者：Greta Young Jie De

出版社：Elsevier Australia

出版时间：2008 年

（30）书名：《黄帝内经·素问》（*Introductory Study of Huang Di Nei Jing*）

译者：罗希文

出版社：中国中医药出版社

出版时间：2009 年

（31）书名：《黄帝内经素问新译本》

译者：杨明山

出版社：复旦大学出版社

出版时间：2015 年

（32）书名：《伤寒论》（*On Cold Damage*）

译者：李照国

出版社：上海三联书店

出版时间：2017 年

（33）书名：《金匮要略》（*Essentials Of the Golden Cabinet*）

译者：李照国

出版社：上海三联书店

出版时间：2017 年

（34）书名：《神农本草经》（*Agriculture God's Canon of Materia Medica*）

译者：李照国

出版社：上海三联书店

出版时间：2017 年

（35）书名：《黄帝外经》（*Yellow Emperor's External Canon of Medicine*）

译者：李照国

出版社：上海三联书店

出版时间：2017 年

2. 德语中医典籍译著书目

（1）书名:《灵枢经·中国传统针灸：黄帝内在医学教科书（第二部）》（[*Ling-shu ching <dt.>*] *Klassische Akupunktur Chinas: des gelben Kaisers Lehrbuch d. inneren Medizin, 2. Teil*）

译者：克劳斯·C·施诺伦贝格和江景林

出版社：德国斯图加特希波克拉底出版社（Stuttgart: Hippokrates-Verlag）

出版时间：1974 年

（2）书名:《黄帝内经·素问（第 1 卷）》（*Hoang-ti-nei-king-so-ouenn Band 1*）

译者：沃尔夫冈·海因克

出版社：约尔岑医学文献出版社

出版时间：1977 年

（3）书名:《黄帝针灸经典·黄帝内经灵枢》（*Des Gelben Kaisers Klassiker der Akupunktur Huang-ti-nei-ching-ling-shu*）

译者：克劳斯·C·施诺伦贝格

出版社：德国弗莱堡（布莱斯高）高校出版社

出版时间：1987 年

（4）书名:《本草纲目：李时珍 1596 年大药典》（*Bencao-kangmu: grosse Pharmakopöe des Li Shizen 1596*）

译者：彼得·F·楚丁

出版社：德国三多姿化学有限公司

出版时间：1993 年

（5）书名:《黄帝内经·素问（第 2 卷）》（*Hoang-ti-nei-king-so-ouenn Band 2*）

译者：沃尔夫冈·海因克

出版社：约尔岑医学文献出版社

出版时间：1997 年

（6）书名：《黄帝内经医学经典中的灵枢或神奇门轴（袖珍版）：中国传统医学最古老的治疗经典》（*Lingshu oder die wundersame Türangel im Klassiker des Gelben Kaisers zur Inneren Medizin* [*Mikroform*] *: der älteste Therapieklassiker zur traditionellen chinesischen Medizin*）

译者：穆罕默德·沃尔夫冈·G·A·施密特

出版社：韩泽尔–霍亨豪森出版社

出版时间：1998 年

（7）书名：《难经：黄帝内经经典中的 81 个问题》（*Nanjing: die 81 schwierigen Fragen im Klassiker des Gelben Kaiser zur Inneren Medizin*）

译者：穆罕默德·沃尔夫冈·G·A·施密特

出版社：德国维阿德米卡出版社

出版时间：1999 年

（8）书名：《黄帝内经医学经典——素问、灵枢和难经全本·含中文和德文（袖珍版）》[*Der Klassiker des Gelben Kaisers zur Inneren Medizin Vollständige Gesamtausgabe mit den Teilen Suwen, Lingshu und Nanjing. Mit deutschem und chinesischem Text*（*Mini Version*）]

译者：穆罕默德·W·施密特

出版社：德国法兰克福伊克萨米库斯出版社

出版时间：2004 年

（9）书名：《素问集：黄帝内经医学经典（第 1 卷）》（[*Suwen-ji /dt.*] *: Der Klassiker des Gelben Kaisers zur inneren Medizin / Bd. 1.*）

译者：穆罕默德·沃尔夫冈·G·A·施密特

出版社：德国柏林维阿德米卡出版社

出版时间：2004 年

（10）书名：《素问集：黄帝内经医学经典（第 2 卷）灵枢或神奇的门轴》（[*Suwen-ji /dt.*] *: Der Klassiker des Gelben Kaisers zur inneren Medizin / Bd. 2. Lingshu oder die Wundersame Türangel*）

译者：穆罕默德·沃尔夫冈·G·A·施密特

出版社：德国柏林维阿德米卡出版社

出版时间：2004 年

（11）书名：《素问集：黄帝内经医学经典（第 3 卷）81 个疑难问题》（[*Suwen-ji /dt.*]*: Der Klassiker des Gelben Kaisers zur inneren Medizin / Bd. 3. Die 81 schwierigen Fragen*）

译者：穆罕默德·沃尔夫冈·G·A·施密特

出版社：德国柏林维阿德米卡出版社

出版时间：2004 年

（12）书名：《素问集：黄帝内经医学经典（第 4 卷）》（[*Suwen-ji /dt.*]*: Der Klassiker des Gelben Kaisers zur inneren Medizin / Bd. 4.*）

译者：穆罕默德·沃尔夫冈·G·A·施密特

出版社：德国柏林维阿德米卡出版社

出版时间：2010 年

（13）书名：《素问集：黄帝内经医学经典（第 5 卷）》（[*Suwen-ji /dt.*]*: Der Klassiker des Gelben Kaisers zur inneren Medizin / Bd. 5.*）

译者：穆罕默德·沃尔夫冈·G·A·施密特

出版社：德国柏林维阿德米卡出版社

出版时间：2010 年

（14）书名：《中国医学古代经典（第一、二部）·黄帝内经灵枢：完整中文原文配以注释性德语译文》（*Antike Klassiker der Chinesischen Medizin. Teil:* [*1/2*]*. Huang Di Nei Jing Su wen, Nan jing: der Text vollständig und unkommentiert in deutscher Übersetzung*）

译者：文树德

出版社：德国柏林崔格努斯出版社

出版时间：2013 年

（15）书名：《黄帝内经医学的经典（素问和灵枢）以及疑难问题的经典（难经）》[*Der Klassiker des Gelben Kaisers zur inneren*

Medizin (*Suwen & Lingshu*) *und Der Klassiker der schwierigen Fragen*(*Nanjing*)]

译者：穆罕默德·沃尔夫冈·G·A·施密特

出版社：德国柏林维阿德米卡出版社

出版时间：2014 年

（16）书名:《中国医学古代经典（第三部）· 黄帝内经灵枢：完整中文原文配以注释性德语译文》(*Antike Klassiker der Chinesischen Medizin. Teil: 3. Huang Di Nei Jing Ling shu: der vollständige chinesische Text mit kommentierter deutscher Übersetzung*)

译者：文树德

出版社：德国柏林崔格努斯出版社

出版时间：2015 年

3. 法语中医典籍译著书目

（1）书名:《针灸大成》(*Art et pratique de l'Acupuncture et de la Moxibustion*)

译者：Van Nghi Nguyen,Viet Dzung Tran, Recours, Nguyen Christine

出版地：巴黎

出版时间：1982 年

（2）书名:《黄帝内经》(*Bible Medicale De La Chine Ancienne la classique de la médecine interne de l'Empereur Jaune Illustré*)

译者：Yazhou Han，Chuncai Zhou

出版社：海豚出版社

出版时间：1998 年

（3）书名:《脉经》(*Classique des Pouls*)

译者：Nguyen Van Nghi

出版社：友峰书店

出版时间：2002 年

（4）书名:《伤寒论》(*Traité des Blessures dues au Froid*)

译者：Abel Glaser, Frédéric Breton

出版社：中医药学院

出版时间：不明

（5）书名：《针灸甲乙经》（*Classique Ordonné de L'acupuncture*）

译者：皇甫谧

出版社：Edituer Guy Tredaniel

出版时间：2004 年

（6）书名：《难经》（*Classique des Difficultés Traduction et Commentaires*）

译者：Tuan Anh Tran

出版社：友峰书店

出版时间：2012 年

4. 俄语中医典籍译著书目

（1）书名：《难经》（*Нань цзин*）

译者：杜勃罗文

出版社：科学出版社

出版时间：1991 年

（2）书名：《医述》（*Изложение Ктайской Медицины*）

译者：维诺格罗斯基

出版地：莫斯科

出版时间：2002 年

（3）书名：《黄帝内经》（*Трактат Жёлтого Императора О Внутреннем*）

译者：维诺格罗斯基

出版地：普罗菲特–斯达伊尔（莫斯科）

出版时间：2007 年

（4）书名：《针灸大成》（*Чжэнь Цзю Да Чэн*）

译者：维诺格罗斯基

出版地：莫斯科

出版时间：2007 年

（5）书名：《伤寒论》（*Шан Хань Лунь*）

译者：杜勃罗文，哈尔穆拉特

出版社：信息技术出版社

出版时间：2011 年

5. 波兰语中医典籍译著书目

书名：《黄帝内经》（*Kanon medycyny chińskiej Żółtego Cesarza*）

译者：阿格涅施卡・克热明斯卡

出版地：华沙

出版时间：2012 年

6. 西班牙语中医典籍译著书目

（1）书名：《难经》（*Canon de la Difuculdades*）

译者：胡里奥・加西亚（Julio García）

出版社：JG 出版社

出版时间：2007 年

（2）书名：《灵枢》[*Eje Espiritul*（*Huang Di Nei Jing: Ling Shu*）]

译者：胡里奥・加西亚

出版社：JG 出版社

出版时间：2009 年

（3）书名：《伤寒论》（*Tratado Sobre Enfermedad Febriles*）

出版社：JG 出版社

出版时间：2013 年

（4）书名：《素问》[*Canon de Medicina Interna de Emperador Amarillo*（*Huang Di Nei Jing: Su Wen*）]

译者：胡里奥・加西亚

出版社：JG 出版社

出版时间：2014 年

（5）书名：《小本草纲目》（*Pequeño Compemdio de Materia Médica China*）

译者：爱德华・赫尼斯・索尔

出版社：JG 出版社

出版时间：2014 年

7. 日语中医典籍译著书目

（1）书名：《本草纲目》(《頭注国訳本草纲木》)

译者：铃木真海

出版社：东京春阳堂书店

出版时间：1929—1934 年

（2）书名：《伤寒论全译》(《傷寒論全訳》)

译者：丸山清康

出版社：明德出版社

出版时间：1965 年

（3）书名：《针灸甲乙经》(《針灸甲乙經》)

译者：不明

出版社：台北艺文印书馆

出版时间：1967 年

（4）书名：《中国汉方医学概论》(《中国漢方医学概論》)

译者：中医学概论翻译委员会

出版社：中国汉方出版社

出版时间：1974 年

（5）书名：《针灸学》(《針灸学》)

译者：浅川要、池上正治

出版社：刊刊堂出版社

出版时间：1977—1979 年

（6）书名：《伤寒论》(《傷寒論》)

译者：中泽信三、铃木达也

出版社：中国汉方出版社

出版时间：1978 年

（7）书名：《诸病源候论》(《諸病源候論》)

译者：牟田光一郎

出版社：绿书房

出版时间：1989 年

8. 韩语中医典籍译著书目

（1）书名：《医述》（《의술》）

译者：程文囿

出版社：中医医药出版社

出版时间：1949 年

（2）书名：《金匮要略》（《금궤요략》）

译者：蔡仁植

出版社：首尔东洋通信大学出版社

出版时间：1965 年

（3）书名：《本草纲目》（《본초강목》）

译者：朴明熙

出版社：首尔高文出版社

出版时间：1985 年

（4）书名：《脉经》（《매경》）

译者：广成

出版社：江苏古籍出版社

出版时间：1988 年

（5）书名：《难经》（《남경》）

译者：池田政

出版社：清潭出版社

出版时间：2002 年

（6）书名：《千金方》（《천금방》）

译者：不明

出版社：太乙出版社

出版时间：2003 年

（7）书名：《黄帝内经》（《황제내경》）

译者：全勇民

出版社：东元文化出版社

出版时间：2004 年

（8）书名：《针灸甲乙经》（《침구갑을경》）

译者：编辑整理

出版社：人民卫生出版社

出版时间：2004 年

（9）书名：《伤寒论》（《상한논》）

译者：朴秉熙

出版社：医方出版社

出版时间：2004 年

（10）书名：《针灸大成》（《침구대성》）

译者：朴斗熙

出版社：人民卫生出版社

出版时间：2006 年

（11）书名：《神农本草经》（《신농본초경》）

1）译者：棚桥黄峰

出版社：象声堂出版社

出版时间：2006 年

2）译者：义教堂编辑部

出版机构：义教堂出版社

出版日期：2012 年

3）译者：朴钟熙

出版机构：新日书籍出版社

出版日期：2014 年

附：李汉平翻译的《中国医史》前16章

第一版序言

编写一部中国医学史的想法早在至少15年前就有了。其内容上迄最初中医作为本土秘术的时期，下至后期传入中国的所谓“西医”及其稳定发展之过程。这一著作创作伊始，便遭受了许多未曾预料的困难。

首先，可用的信息来源极为困乏与分散。笔者必须查阅与爬梳流布于多个国家、以各种语言写就的海量杂志、书籍与报道，并重点考察其中所需之信息。从下面的例子中不难窥见其困难程度：《中华医学杂志英文版》（*China Medical Journal*）自其1887年创刊以来，在上海现存的完整版仅有一套——保存于中华医学传教士联合会的办公室内。

其次，本书的两位作者直到最近都相距甚远，这无疑耗费了额外的精力与大量宝贵的时间。此外，就本书的性质而言，由于其包含了大量的中文以及中国的人名、地名，要将其在欧洲或美洲出版势必困难重重。

一部中国医学史不仅要包含源远流长的传统医术之理论与实践，也要囊括20世纪有着长足发展的现代医学之成就。要使中国医学为人理解，并使其重要性为人所尊崇，则必须要将其视为一个整体加以研究。鉴于中医根植于4 000年来经验医学的土壤之中，若要使其获得建设性的发展，则必须要借鉴观测、实验以及协同工作等现代医疗科学的特征，否则任何进步都是无稽之谈。在这个国度，尚未有其他研究领域像医学一样，其实验性方法实现了如此具体与深远的成果。

读者们或许会注意并困惑于这部书上、下两卷涵盖范围之差异。第1卷囊括了自有记录以来直至18世纪为止中国医学的全貌，却只占了全书 1/4 的篇幅；而第 2 卷仅涉及过去的 130 余年，却有 400 页之多。对此的解释颇为简单。除了第 1 卷所涵盖时期的医疗发现之记录其收集与保存具有内在困难之外，中国的医学研究在 17 世纪末以前长时期处于实际上停滞的状态。欧洲在哈维发现血液循环后医学蓬勃发展，而在这期间中国医学仍裹足不前，直到医疗传教活动的到来才有所复苏。

本书的主旨有二：一方面，传统中医的学者在传播与继承古典医学为世人所公认的种种美德方面做出了令人赞叹的不懈努力，对他们而言，本书对于现代医学中预防与治疗疾病的概念如何立足于这一传统土地的解释将会颇具启发性，并会提醒他们世界（尤其是医学领域）自华佗以来并非是一成不变的。另一方面，实验医学的拥趸主张将科学研究之精神介绍给广大民众的努力同样值得赞赏，但本书督促他们不要把古代的经验置若罔闻，而要把旧传统视为当代种种伟大成就所赖以成长的土壤，而非其摒弃对象。

随着这一工作的进行，有必要将收集的材料集中于一位比作者们在这一任务的合理应用上能付出更多的时间的同事名下。作者们幸运地得到了 Robert Pollitzer 博士（维也纳大学毕业）的帮助，他在超过 10 年时间里一直是其中一位作者（伍连德）在科学与文献工作上的左膀右臂。若没有他的合作与不懈努力，这部医史的完成势必要大为延后。

两位作者同样想要表明，尽管他们多年来就本书的出版彼此咨询对方，但仍对各自撰写之部分负有全部责任。

在本书的准备工作中，《中华医学杂志英文版》（*China Medical Journal*）、《中华医学杂志》（*National Medical Journal*）、《教务杂志》（*Chinese Recorder*）和其他出版物中的文件，以及中国古典文献和许多中外朋友的个人叙述都帮助颇多。书中的插图也经过精心挑选，其中许多都取自古画与作者私人收藏的版画。来自北平医学院的 Bernard Read 教授友好地展示了他所收藏的珍贵照片以供参考。本书尽可能地在每幅插图下方标明其出处。

第二版序言

再版的呼声距离第一版发行如此之近，这使得作者们相信这本关于中国医学史的著作迎合了一个长久以来的迫切需求，即对中国人民发展历程中这项最为吸引人的主题的简明而权威的解释。近来越来越多的兴趣被投注于中国以及中国事物之上。本书囊括了所有关于传统医术发展和现代医疗科学影响的典型范例，谨希望其出版能受到比原版更为热烈的欢迎。

再版的修订工作颇为繁重。每一处改动均校正了初版中所暴露出的不足之处。整部书焕然一新，许多史实得以添加，而不重要的细节则或被删减，或移至附录。许多章节被完全重写，并增加了一些新的篇章。例如，囊括传统医术演变与发展的第 1 卷从 21 章扩充到 26 章。其中关于古代药物、中古时期文化领域、本土实践的衰退、清代名医以及新旧力量之斗争等章节全部是新加的，而许多增补内容则并入正文或附录之中。对于涉及现代医学传入与发展的第 2 卷，其各个章节都得以彻底修正，同时过去 8 年的重大事件也被陈述在独立的一章之中，即政府主导下的医疗事业的整合工作。

尽管作者不遗余力地删削冗余的细节以及仅在初版时热门的时事话题，但出于对医学进展的不懈探索而增加的内容却绰绰有余地抵消了前者所省下的篇幅。就结果而言，第二版增加了 200 页之多。

显然没有热诚的同事们的帮助，这样涉及上千处参考文献的考订、大部分书籍内容的重写以及近千页铅字的校对的大规模修订是无法完成的。对于承担了校对本书主要任务的 C. Y. Wu 博士及 R. Pollitzer 博士，两位作者致以最高的谢意。同样要感谢帮助考订无数中文文献的 Sung

Chih-ai 博士，以及兼具细致与耐心，精心出版本书的 Mercury Press。为汉字设计的现代字体颇为美观，也是对初版字体的一种改良。

初版中的大多数插图基于其历史价值得以保留，但新版也添加了许多新插图以更新其内容。初版中独立出现的主题索引如今得以整合并加以扩大，谨希望此举能使本书对读者而言具有更高的价值。

二位作者

中国上海

1936 年 10 月 10 日（民国二十五年）

第一卷简介

中国是世界上幅员最为辽阔，历史最为久远的国家之一。当欧洲与美洲的先民衣不蔽体地四处游荡，居于森林而渔于木舟之上时，中国人已经穿上了丝绸并享有高度的文化。早在摩西带领以色列人走出荒蛮之前，中国人已创造了比埃及人先进的法律、文学及宗教知识。当荷马编纂与吟诵《伊利亚特》时，中国的诗人们也在歌颂东方的古代英雄，后者的坟墓距离当时已有约 1 300 年之久。在北风拨动大卫王的琴弦的 100 年前，中国的周文王便编纂了《易经》，今日民国的优秀学者无不将之牢记在心。中国的文学早在诺曼底公爵入侵英格兰之前便已发展成熟。中国人在施瓦兹之前许久就发明了轻武器，在卡克斯顿之前 500 年就掌握了印刷技术。火药、指南针、瓷器都是中国人率先发明的。比耶稣降生于伯利恒早 220 年造就的长城，其包含的材料若用来建造五六英尺高的土墙，足以绕地球一周，堪称史上最为宏大的建筑工程之一。作为周边国家崇拜与效仿的对象，无怪乎她在东方世界享有“中央之国”的尊称并绵延至今。

华人的真正起源至今仍是未解之谜。尚不明确其先祖是谁或从何而来。有人认为华人的祖先最早居住在今新疆地区西南部的和阗河畔的绿洲。[1] 其他人断言他们起源于富饶的幼发拉底河盆地这一一切种族的共同源头，并且其文明主要从古迦勒底部落衍化而来。另有他人声称，基于语言、举止、习俗中的共通之处，华人的先祖源自古巴比伦。[2] 这些理论多少基于宗教迷思，并未得到科学证实。据如今可掌握的信史来看，黄河流域是孕育华人及其祖先的摇篮，早在五六千年前，先民从亚洲西北部迁移至此并定居在如今的陕西省。基于 1929 年 3 月在周口店发现的北京猿人 [3] 以及其他近年来的考古及人类学研究，有充分的理由相信史前人类早在远古时期便在这一特定区域繁衍兴盛。

如今被称为“华人”的种族复合体由许多异质的元素构成。他们并非这片土地最初的占有者，而是逐步地把土著部族驱逐出去，在中国南方及西南尚有大片地区为这些部落所占据。华人的先祖最初如同迦勒底人与以色列人一样以游牧为生，但在他们从原始的蛮夷手中攫取土地后，很快就从事了农业生产。以此为中心绵延无数的时代，中国逐渐成长并向外发展。最终她扩张到了长江流域，通过其天才而优越的文化，中国同化了其他部落，到了忽必烈治下的元代，其疆域达到顶峰——北至朝鲜，南至安南、暹罗，最远可达缅甸。如今之中国领土覆盖 500 万平方公里 [4]，为世界第二大国，并养育了 4 万万人民，约占世界人口 1/5。[5]

---

1 Baron von Richthofen: China, Vol. 1, p. 48; quoted by Hirth in *The Ancient History of China.*

2 Lacouperie: *Western Origin of the Early Chinese Civilization,* London, 1804.

3 Davidson Black: *A Preliminary Report on the Discovery of a Skull of Adult Sinanthropus pekinensis at Chou Kou Tien*; The China Journal, Missing Link Number, March, 1930. Also see Chinese Medical Journal, Vol. 48, No. 12 (Davidson Black Memorial Number). 实际村庄位于北京西南 32 英里处。

4 译者按：现我国实际领土为 960 万平方公里。

5 Giles 在《中华文明》(*The Civilization of China*) 中说：如果中国人排成一列通过一个指定地点，这一过程将会永不停止。因为当这 3 亿人中的最后一位通过的时候，新的一代又出生了。波乃耶（Dyer Ball）在《中国风土人民事物记》(*Things Chinese*) 中也有类似陈述：中国人首尾相连地通过某个指定地点，要整整 12 年之久。

从历史的角度我们发现了许多重要的事实，这也构成了本研究的主要旨趣。中国历史在多个方面是独一无二的。首先，它是地球上最古老民族的历史。其他曾与中国同时代的古代帝国诸如古埃及、古巴比伦、亚述，盛极一时却又昙花一现，唯有中国傲然屹立于东方。中国历史的第二个显著特征是它讲述了一个民族早在 3 000 年前就达到高度文明，却在此后裹足不前的故事。就如人们常说的一样，中国为科学家所谓的"停滞发展"（arrested development）提供了一个鲜明的案例。在某个时间节点之前，中国在行政学、艺术、制造业、文学、宗教等领域有着长足的进步，此后便陷入长时期的停滞状态，直至最近才稍有复苏之迹象。第三个显著特征在于，这是一部关于一个直至最近，鲜少为世界影响的国度之历史。长期以来中国人受其孤立的地理位置所限，并未与其他大陆的民族有紧密往来。孤立的结果便是他们发展出了其特有的文明模式，以及其本性中对于外族根深蒂固的排斥与蔑视。[1]

研究中国历史困难重重。中国史学家并未书写真正意义上的历史，而将它们隐藏在了大量的史实背后，并未探求其间任何程度的因果关系。在他们笔下，最琐碎与最重要的史料往往被等量齐观。他们对历史的概念只是一种简单的记录，而非某种艺术品。换言之，他们书写的是编年纪事而非历史。这些史料汗牛充栋，其规模可从卷帙浩繁的《二十四史》中窥见一斑，总计有 3 266 部、16 330 卷之多。除此以外，尚有野史、年表、实录、散史、杂史、官文、史录、时文、方志、奏章、史论，等等。这样浩如烟海的史料引发了一个问题，我们要如何估量其价值？医学史尤为困难，因为迄今尚无专门研究这一领域的任何著作。转移与整理这些海量资料，以及追溯其相互之间关系的艰巨任务，还有待未来的史学家来完成。

与其他国家的传统一样，中国历史也被主要分为神话时期、古代时期，以及现代时期。然而其间并没有明确的界限。传说结束与信史开端

---

1 Hawks Pott：《中国历史梗概》（*A Sketch of Chinese History*）.

之间的分界尚颇为模糊。有些汉学家传说时代的开端定在公元前 3 000 年，其他人则把周代视为历史的起源并拒绝承认此前的一切事物。在近 20 年来，考古学界的重大进展为古代史的许多问题提供了新的线索。其中最为重要的是在殷墟中发现的甲骨文字、敦煌塞上及西域各地之简牍、千佛洞之六朝唐人所书卷轴、内阁大库之书籍档案。基于上述重要发现，出现了一种研究中国历史的新方法与新学派。大量相关文章及书籍业已出版。当这些研究者的结果如今为人所知之际，人们或许会期待他们在不远的将来获得更大的成就。[1]

有鉴于中国史书的书写方式以及医学实践在中国已经有数千年不曾改变这一事实，有些人匆忙地下结论说中国医学的历史缺乏任何实际的进步。然而细致的研究表明，在医学思想及活动方面有不计其数的变革都足以被清晰地追根溯源并加以区分。中国医学史可以被分为下列四个重要时期：古代传说时期（公元前 2697—公元前 1122）、信史[2]或黄金时期（公元前 1121—公元 960）、中古[3]或争议时期（961—1800）、现代或转型时期（1801—1936）。

传说时代上迄文明诞生之初，下至商代末期。其间留下了无数的神话与传说，虽然在史学家看来并无太多价值，但对于研究神话的学者而言意义非凡。此后传说时期步入信史时代，其记载也就更为可信。类似地，信史时期上迄周初，下至唐末。上下跨越近 2 000 年，涵盖三个各具特色的大一统王朝。周代以其理论思辨而著称，当时的医学尤其受到哲学学说的影响。汉代被视为中国医学史上最辉煌的时代，因其产生了仓公、张仲景、华佗这三位伟大的名医而备受纪念。这一时期医疗实践的重点往往在于直接观察，进而使医学更有科学依据。迄今为止，中国的医疗技术或许被视为是完全本土的。但在唐代，广为流传的佛教引入

1　进一步的信息参见王国维、顾颉刚、郭沫若及其他学者的著作。

2　译者按：此处原文为 historical period，若翻译为上古史时期，则与一般认为的上古（夏初至秦末）差距过大，故译作信史，但并不表示之后的时期不是“信史”。

3　译者按：国内一般把汉初至宋末称为中古。不过本书以唐末作为中古时期（mediaeval period）的开端。

了印度思想及其治疗方式。同时道教活跃起来并创造了系统性治愈疾病的符咒。其结果是开创了大量的治疗方案，同时形态各异的疗法得以投入使用。一言以蔽之，周代或可称为哲学时代，汉代为科学时代，而唐代则是迷信时代。

从 11 世纪到 17 世纪中国医学思想经历了一个显著的变化。这一时期出版的医书不再盲目崇拜古人，而在攻击前人论述及互相指摘方面颇具争议。医学研究愈加细化，出现了许多重要专著。在金元时期，医学观点之间分歧愈加明显并逐渐发展出四个学派。之后的医家论述无不围绕上述学派。这段时期可称为中古或争议时期。自“西方”医学传入以来，中国医学进入了现代或转型时期。这段时期最为显著的特征就是传统医学与现代医学两股势力对主导权的争夺。尽管如此，现代医学仍在稳健地逐渐为人所接受，纵然尚需时日，但另一个黄金时代的朝霞终将照入中国医学的未来。

本书正如副标题所示，是一部记载中国从上古时期直到当代医学变革的编年史。它分为上、下两卷。第 1 卷讨论纯粹的传统中国医术及医疗实践，第 2 卷则关乎西方医学传入之后的医学发展。两位作者对此书倾注了 16 年的心血，查阅了百余部中英书籍及文献，另有多位传统中医的医生鼎力相助。在编写参考书目时，作者深感我国图书馆藏之匮乏。没有任何一个机构藏有适用的中医文献。因此把各种史料汇拢起来便耗费了大量的时间、资源以及研究工作。现在作者所收集的相关文献可能是国内最为完整的一份。

下面的凡例解释了本书编纂主要事项时所遵循的一些规则。

1. 除给出中文词汇及短语的罗马拼音外，也一并列出中文原文以供参考。

2. 罗马拼音基于威氏拼音法，除了一些地名诸如 Hangchow（杭州）、Swatow（汕头）、Canton（广东）、Soochow（苏州）等，以约定俗成的方式拼写。

3. 为了使外国读者更好地标记年代，本书提供了一份简短的中国王朝及其对应阳历年份对照时间表。

4. 上述日期主要基于 Liu Ta-Pa 出版的 *Chinese Chronological Tables*，商务印书馆，上海，1929。

5. 所有专有名词均为标准正体，书名为斜体。

第一章
中国医术的肇始

早期中国历史富于神话与传说。据说人间第一个生物是盘古，他在画中被描绘成手持斧凿，将鸿蒙混沌的宇宙开天辟地的人物。有人把他描绘成一个矮人，披着熊皮或树叶，抑或仅以树叶遮蔽下身，头顶双角。另一个与他有关的传说记载，盘古龙首蛇身，他的呼吸形成了风，他一睁眼便创造了白天。盘古也有描述说他在开天辟地时有四位神兽相伴——麒麟、凤凰、玄武、青龙；其他人把他画成一手握住太阳，一手握住月亮的模样，日月是其开天辟地最初的成果之一。据说盘古以天地为父母，因此被称为天子。[1] 创世论者又对盘古进行了炫目的额外润色，以改进这位人类始祖的形象。他开天辟地的任务耗费了一万八千年，而当他终于完成时却甘愿放弃自己的生命以馈赠世界。他的头颅变作群山，呼吸变作风云，声音变作雷电，左眼变作太阳，右眼变作月亮，肌肉及血管化为地层，血肉化为泥土，肌肤表面的发须化为泥土上的植物与树木，牙齿与骨头化作金属，骨髓化作珍珠和宝石，身体的汗水化作雨水，上天孕育在他体内的寄生之物变成了如今的人类。[2]

1　详见［明］王世贞《风洲纲鉴》。

2　详见［明］董斯张《广博物志》。

这份道教徒的说明与佛教徒所给出的不同。然而盘古传说的创造却颇为晚近，约在公元4世纪。根据任昉所说，这一神话是由6世纪从暹罗返回的一些使者带回中国的，并在11世纪才首次被刘恕记载在《外记》当中。

在盘古开天大约50万年后，华夏民族的人文先祖伏羲诞生了。在这段广阔的时间里，有不计其数的神话传说来描述这一民族在礼仪、习俗、医学、艺术以及产业等各种方面的起源。然而人类学家告诉我们全世界的早期人类都具有实际上同一种神话、习俗、信仰及迷信，只是在一些无关紧要的细节上有所不同。正是通过极长的时间与空间跨度，当人类从较低级朴素的生活向更高级繁复的文明发展时，其不同种族及种族习俗之间才产生差异。就像其他种族的先民一样，早期的华夏民族居住在洞穴中，以野果为食，茹毛饮血，腰披兽皮。他们冒着受伤的风险与野兽搏斗。其食物粗糙未经烹饪，身体暴露在各种天气之下，胃病及其他疾病随之而来。作为疾病最为普遍的症状，身体器官稍有不适的最初迹象就是疼痛，为之探寻与采用疗法也是人类最为基本的原始本能。受伤的狗会舔舐自己的伤口或在生病时寻找某种草或草药；幼儿伸展麻痹的躯干或剐蹭烦躁的身体，展现其天性是如何试图摆脱这些病魔的。这些本能反应是明确的治疗系统的起源，后者演化自每个社群之中。

为了举例说明，我们可能会提到推拿，它由人们试图缓和受伤或僵硬的四肢时所本能地揉搓、轻抚与按摩等方式演化而来。中国人把这一方法发展到了相当完善的高度，几乎任何其他种族都难以与之媲美。手术的开端则可追溯到人们把日常用具用于医疗之时。借由荆棘、鱼骨、贝壳、燧石等物件，脓疮可以被弄破并放出血来。早在石器时代，中国人就把艾草、拔火罐、熨引与灸刺投入实际应用。《素问》说："形乐志苦，病生于脉，治之以灸刺；形乐志乐，病生于肉，治之以外石；形苦志乐，病生于筋，治之以熨引。"灸刺时使用了"针"。它们最初由燧石制成，得益于青铜与黄铜时代器具生产的改良，针随后改由金属制造。这种方法的遗风如今还能在乡村地区看到，那里用陶瓷碎片而非剪刀来割断脐带。"针刺"在古代扮演了一个相当重要的角色。它发展成为如今已然高度专业的针灸学，成为中医的一个颇具特色的部分。

随着原始人从生活经验中逐步积累知识，他们自然地意识到物理手段并不能治愈一切病症，特别是身体内部的损伤。凭借经验及运气，他们尝试把各种植物及食物作为医疗用品并逐渐发现了大量的可供使用的药材。《尚书》《诗经》《周礼》《山海经》这些经典都包含了许多作为药材的动植物名称，但这些材料并不精确，因其名称往往并不明确。《山海经》列举了超过 80 种这种物质，包括品类各异的鱼、飞禽、动物的肉、草本植物、蔬菜、树皮，等等。其中有两点值得注意：① 这一时期的人民刚刚从渔猎阶段转入方兴未艾的农业社会，因为大多数前面列举的药材都出自动物世界——与草药占据主导地位的神农时期形成鲜明反差。② 尽管绝大部分药物都是内服的，然而也有相当一部分需要患者佩戴在身上，由此可见当时人们深受巫医之术的影响。

古希腊与古罗马作家流传下来了大量寓言，记载了许多动物如何医治自己的方法。中国人也传有大量此类故事。例如鹿生病时会吃薇衔；狗如果吃得过多，会寻找稻叶；老鼠中毒之后会喝泥水；猫和蝙蝠被蜜蜂蜇伤后会吃瓦松这种长在屋顶的草以解毒；[1] 鸟在嘴巴沾染了有毒的果实后会啄食升麻的根部；老虎在受伤时吃泥土；猴子则把树叶卷成球状填充伤口。这些传说中有些篇幅甚长，下面的记录可能会让研究医学民俗学的学者感兴趣。《异苑》告诉我们一位农夫曾经看到一条受伤的蛇躺在地上，而另一条蛇口中衔着一片草叶将之放到伤口上。一天后两条蛇消失不见。农夫收集了蛇留下的树叶并把它放到伤口上，灵验如故。此后这种草就被称为蛇草。另一个关于蛇试图医治自己的故事见于《宋书》。刘宋的开国皇帝名为刘裕，小名为寄奴，据说在他功成名就之前，他曾经在砍柴时看到一只巨蛇并射伤了它。第二天当他再经过那里的时候，看到几个青衣童子在灌木丛中捣药。问他们为何在此捣药，童子说

1 《中国医学变迁史》，范天磐著，第一章"原始医学"。

他们的大王为刘寄奴所伤，因此要准备药物治愈伤口。刘问他们为何不杀了刘寄奴，童子们答复道他是天命所归，不得加害。刘寄奴听罢赶走童子，抢走了草药。其后无论何时使用此药，都应验如神。此后人们就把这种草药称为“刘寄奴”。[1] 从上述故事中或许可以推定，某些原始治疗基于动物的医疗方法。

但是在史前医疗中最为重要的因素是对超自然力量的信仰。此时人类的知识对原始人而言极为匮乏，他们对物理定律，事物的起因或影响一无所知，却要为大自然的运转寻求解释，就不得不按照对他们而言唯一可能的方式加以描绘。他们在所有没有生命的物体上投注了自己的情绪与热情，设想他们以同种方式受到同样事物的影响。这种将世间万物人格化或赋予其生命倾向普遍存在于原始人之中；早期哲学思想把世间一切现象视为有生命的，并且本质上与人类无疑。他们惊恐于电闪雷鸣与地震爆发。日月星辰和风雨水火对他们而言是神鬼邪灵或其他超自然存在的外在表现。健康与疾病也被认为归这些超自然的存在所管，尤其是疾病更被视为是邪魔或人体内暂时的邪气所引起的。因此只能通过使用适当的咒语，符咒及其他迷信行径来把入侵体内的邪气彻底驱逐出去。

事实上这些邪魔的数量从古到今不断上升，已经增加到一个颇为惊人的地步：如今中国传统中几乎每种疾病对应一个专门的邪魔的地步。例如，噩梦被认为是由狐狸精导致的，肚子疼则由马神导致。引起神经痛的邪魔把一个铁箍放在人头上以使其产生剧烈的疼痛感。雷神手持铁锤并向下击打以产生雷电。水中有妖精引诱人落水；有邪恶的妖怪试图夺走小孩的魂魄；而引发疟疾的妖魔共有三个，一个手拎一桶冷水带来寒气，另一个带着一个火炉引发热病，第三个则拿着锤子敲打患者的头以制造头痛。[2] 因此伴随着早期的迷信活动，原始的医术并未采取天然的

1 《异苑》《述异记》《鬼遗方》提供了这则传说的不同版本。Stuart 的《中国本草》（*Chinese Materia Medica*）把这种植物归为一枝黄花属（golden rod）。

2 王吉民，《中国医学迷信》（*Chinese Medical Superstitions*），《国家医学杂志》（Nat. Med. Jl），中国，卷 2 及卷 3。

草药疗法，而是变成了充斥着魔法、符咒、咒语以及祭品的活动。并且除此之外还有巫医、凭借信仰与自然行医的人，以及其他号称自己能通过任何神奇的设备治愈疾病的庸医。

第二章
中医的始祖

正如中国上古史源自五帝时代一样，这些传说人物中有些也自然被视为是中医的始祖。他们其中三人——伏羲、神农与黄帝——总被归为一类，形成了一个医学的三位一体。他们在中国各处的药王庙中都受人供奉。

伏羲，又名庖牺，生活在公元前2953年前后。他以太昊为其王朝的称号（dynastic appellation），是这一传说时期中的五帝的第一位。他的母亲据说是奇迹般地怀孕并且怀胎整整12年之久。他发明了文字符号，建立了婚姻制度，并制作了多种乐器等。但他与医学史的关联主要是由于他创造了八卦，后者成为《易经》以及中医哲学理论的基础。

然而，中医最公认的始祖却是神农，他在位时间为公元前2838—公元前2698年。据《三皇本纪》记载，他的母亲是一位名为安登的公主。她受到天龙的感应而怀孕，并在姜水河畔（她的姓氏“姜”也因姜水而来）产下了未来的人君。神农也被称为烈山氏，因其所居住的山被称为烈山。他的统治具有火德，因此被称为炎帝。他第一个把木材制作成犁，并传授人们农业技术。他发现了植物治病的功能，并设立制度来建设市场，从而交易商品。把伏羲的八卦扩充到六十四卦也同样源于他的天才。如同本都的国王Mithridates因试毒的技术而闻名一样，神农也据称在一天内尝了 70 多种毒药从而奠定了医学的基础。[1]

人们通常把《本草经》归于他的名下，这也是中国最早的医学专著。毫无疑问，古人了解许多植物的性能与用途，但这本书不可能是神农所著，因为“本草”这一术语直到汉平帝时期（公元 1—5[2]）才被首次使用。本书的书写风格及参考对象都表明它是一部 1 世纪的作品。

《本草经》篇幅很短，只有 3 卷。其最初版本已无从得知，除了在后人的批注中偶尔能窥见一鳞半爪的引文。在书中列举的 365 种药物中，有 240 种属于植物界。它们被分为三类，其中 120 个为上品，120 个为中品，125 个为下品，其总数恰好是一年的天数。上药被认为“主养命以应天，无毒，久服不伤人”，中药“主养性以应人，无毒有毒，斟酌其宜”，下药“主治病以应地，多毒，不可久服”。

神农被地方上的药品协会尊奉为其守护神。每月的初一和十五他的神龛前要供奉香火和祭品。在这些时期药品也往往九折出售。在大部分城市中，都设有一座药王庙用以铭记神农的贡献。他被奉为医学之祖。

黄帝，在位于公元前 2698—2598 年，是中国医学中另一位著名人物。在他的一位大臣及良医岐伯的帮助下，黄帝据称写下了著名的《黄帝内经》。因此医学这门职业有时也被称为岐黄之术。但是历史研究表明，这一作品并非出自黄帝之手，而最有可能是周代晚期的作品。关于他的各类传说尽管在大体上较为一致，但在关于其起源以及许多细节上仍存在差异。据说他的母亲附宝是与上天感应而孕，出生在姬水河畔，因而以姬为姓，而轩辕这个名字则源于他住所附近的山名。他同样因其血统以“公孙”为姓；同时又由于他继承了有熊国，因此被称为有熊氏。当蚩尤发动叛乱并推翻有熊国国王榆罔时，王子们便推举黄帝继承王位。黄帝的统治符合土德，因此他就开始以土所对应的颜色（黄）而为人所知。在他的指导下，大挠制定了名为甲子的循环周期，而容成建造了天文仪器并编写历法，隶首为黄帝发明了数学计算，伶伦在他的要求下从

1 语见［西汉］刘安，《淮南子·修务训篇》。

2 原文时间有误，应为公元前 9 年至公元 6 年。

大夏以西获得竹子，并发明律吕据以制乐，荣猿被黄帝派去制作十二钟以指示季节，而大容编写了一部名为咸池的乐曲。

黄帝规范服饰，教授子民如何生产木质、陶制及金属器皿。他命令共鼓来建造船舶及有轮车，建造宫殿并发明了流通货币。他制定出国家的各个省份，并把土地划分规整。

其他神话记载他拜访了大部分仙人并从他们那里获取了医疗知识。中皇真人传授他“九茄散方”，黄盖童子交付他“金银方十九首”。他前去金谷拜见了玄素两位神女，随后写下了关于诊断与把脉的章节。黄帝发明了针灸所用的“九针”并著有《内外术经》十八卷。最终他得到了制作“九鼎神丹”的方法，架好火炉以制药。[1] 上千只老虎与蜥蜴前来保护黄帝不受火伤。当药丸最终炼成，一条黄龙从天而降，背负黄帝升天。大约有 70 位他最为忠诚的大臣与妃子同他一起飞升，较为次要的官员则留在原地。黄帝享年 111 岁。[2]

有许多能臣与黄帝的医学工作相关，下面可能会涉及的是：

1. 僦贷季是岐伯的老师，他专长把脉。

2. 岐伯是黄帝最为著名的助手，他考察药性，治愈患者，并书写了关于药物与疗法的书籍。

3. 鬼臾区与黄帝的问答构成了《黄帝内经》中的《天元纪大论篇》。据说黄帝也在得到宝鼎时征求他的意见。

4. 雷公是黄帝的学生。《黄帝内经》中从《至教论》开始的 7 章据说都来自他的笔下。一本关于配药的《雷公药对》也托名于他。

---

1 详见［南宋］张杲，《医说》：（黄帝）东到青丘，见紫府先生，受三皇天文，以效万神；至具茨，而见大隗君，而受神芝图；至盖上，见中皇真人，受九茄散方；至罗霍，见黄盖童子，受金银方十九首；适崆峒，而问广成子，受以自然经；造峨眉山，并会地黄君，受以《真一经》；入金谷，问导养，而质玄素二女；着体诊，则问对雷公、岐伯。伯高少俞之论，备论经脉，傍通问难，以为经教。制九针，著内外术经十八卷。陟王屋山玉阙之下，清斋三日，乃登于玉阙之上，入琼琳台。于金机之上，得玄女九鼎神丹飞香炉火之道。乃于茅山，采禹余粮，烹之，得铜。遂还荆山之下、鼎湖之上，参炉定药。

2 ［南宋］刘泌，《路史》。

5. 桐君调配了药用春药并探究了炼金术的奥秘。

这一时期神话中的医生还有：

俞跗，一位技艺高超的外科医生。他治病并不煎药，而是“割皮解肌，诀脉结筋”，甚至“湔浣肠胃”。[1]

巫咸，商朝的一位丞相。他也是尧帝的医生。他可以治愈疾病，并用咒语为人们祈福。他的咒术颇为骇人，据称“祝树树枯，祝鸟鸟坠”。[2]

马师皇，一位兽医外科医生。他是治疗马的专家。曾经有一只“垂耳张口”的龙向他寻求治疗。他针刺了龙的唇口，并为之熬制了药汤，龙因此而痊愈。此后许多龙找马师皇寻医，最终有一天他们背负他飞升，不知所踪。[3]

伊尹，成汤身边可靠且能干的宰相，也是于公元前 1783 年所建的商朝的奠基人之一。他因首先创立汤液而备受赞誉。

关于谁是中医始祖的问题引发了一些讨论。传统中医的医生天然地支持神农开创中医的说法，不过现代作家如卢鎌[4]、范天磐[5]、李涛[6]和钟敬文[7]则持有异议，因为神农是一个未经任何历史论据证明的虚构人物。在中国传统文献中至少有三个人——伏羲、神农和黄帝——均被称为是第一个测试植物药性并建立医学的奠基人。据《帝王世纪》所称，伏羲在

1 详见［西汉］司马迁，《史记 · 扁鹊仓公列传》：臣闻上古之时，医有俞跗，治病不以汤液醴酒，镵石蹻引，案扤毒熨，一见病之应，因五藏之输，乃割皮解肌，诀脉结筋，搦髓脑，揲荒爪幕，湔浣肠胃，漱涤五藏，炼精易形。

2 详见［先秦］《世本》：巫咸，尧帝时臣，以鸿术为尧之医，能祝延人之福，愈人之病。祝树树枯，祝鸟鸟坠。

3 详见［西汉］刘向，《列仙传》：马师皇者，黄帝时马医也。知马形生死之诊，治之辄愈。后有龙下，向之垂耳张口，皇曰：“此龙有病，知我能治。”乃针其唇下口中，以甘草汤饮之而愈。后数数有龙出其波，告而求治之。一旦，龙负皇而去。师皇典马，厩无残驷。精感群龙，术兼殊类。灵虬报德，弥鳞衔辔。振跃天汉，粲有遗蔚。

4 详见卢鎌，《明辨医话》。

5 详见范天磐，《中国医学变迁史》，《国医评论》卷 1，第 1 期。

6 详见李涛，《中国医学之起源》，《国学周刊集》卷 6，第 1 期。

7 详见钟敬文，《我国古代民众关于医药学的智识》，《民众教育季刊》卷 2，第 1 期。

发明文字及八卦后，便直接将其注意力转向五脏六腑、五运六气、阴阳五行、四季更迭、水火消长以及疾病理论之上。他进一步考察了各种草药并发明了九针来治疗民众。《路史》中的记录与此相差不大。《史记纲鉴》称神农尝百草为医学之始。《淮南子·修务训》则说，神农教育民众，考察植物的药性，每天尝试70种毒物，自此医学得以开始发展。但是据《通鉴外记》所说，由于民众在生病时苦于无方可医，炎帝（即神农）开始试尝草类及树皮。他每天尝试12种毒物，为治病写下了各种药方，因而奠定了医学的基础。《史记·三皇本纪补》记载，神农用一根木棒捣碎植物，测试其药性，而这就是医学的开端。《帝王世纪》称生于姜水之滨的炎帝神农氏，是第一个教授百姓如何种植谷物及蔬菜作为食物的，从而最大限度地减少杀生。他考察树木及植物，发现其治疗作用，并撰写了4卷《本草经》。这段记述与《搜神记》中的记载分毫不差。《帝王世纪》同样也称黄帝与岐伯尝试了不同草药，编写《本草经》并为治愈民众的疾病撰写药方。

在上述参考文献中，关于中医的创始人，六部归功于神农，两部归为伏羲，只有一部认为是黄帝。然而重要的并非是谁赢得了最多的认可，而是这些记录究竟可信与否。研究表明所有上述引文都并非出自信史。《帝王世纪》由皇甫谧这位热诚的道教徒编写而成，他的作品从历史学的角度价值很低。南宋刘泌所著的《路史》成书更要晚近地多，也同样具有上述问题。《搜神记》是一部纯粹的神话集，而《淮南子》其本质更接近于哲学专著而非广为认同的史书。诚然，《三皇本纪》收录于《史记》之中，但前述仅是司马贞的《补三皇本纪》而非太史公亲笔所写。此外，神农每天尝试“70种毒物”而不因其毒性而死是不可能的。因此，后世作家如刘恕便将其数目削减至12个。[1] 被称为“毒物”的东西在现代意义下不一定具有毒性。

上面讨论的是那些可能被称为传统上中国医术始祖的人物。他们多少是身份存疑的传说人物。每个国家的早期历史都存在类似的情况。

1 ［北宋］刘恕,《通鉴外纪》。

Lecius 这位公元前 4 世纪的形而上学家说得很好："谁能讲明白史前发生的事情呢？"《列子》说："太古之事灭矣，孰志之哉？三皇之事，若存若亡；五帝之事，若觉若梦。"[1] 或许需要注意的是没有任何系统或制度可以被一个人在短时间内建立。它们通常都是长期发展进程下集体努力的成果。某些传奇人物或许才华远超诸跻，毕其功于一人，但要形成某种制度仍然需要大量百姓的支持。因此把任何成就归为一人是不合理的，特别当其信息来源尚且存疑的时候。孟子曾提出这样一个优秀的原则"尽信书则不如无书"。这足以作为研究任何国家古代史的正确态度。

第三章
宗教与医学的关系

在原始社会中任何事物，无论公私，都与宗教密切相关。部落首领同时也担任大祭司，被其族民奉为维系天人关系的仲裁。人们把掌控风雨鬼神，祈福招灾的能力也归于他。传说中黄帝能够召集百位神灵并命令千位魂灵相聚明堂。他也能变换身体并腾云驾雾。关于商汤的故事里给出了另一则例子。在他取得王位后，有一场持续 7 年之久的大旱。商汤于是把自己的身体作为祭品，减掉头发及指甲，身披麻衣，头顶白帽。他在桑林乞求上天因而天降大雨。[2] 哲学家墨子及荀子认为这些君王利用他们所谓的超能力来愚弄百姓，从而稳固自己的政权。[3]

---

1 详见［先秦］列御寇，《列子·杨朱篇》：太古之事灭矣，孰志之哉？三皇之事，若存若亡；五帝之事，若觉若梦；三王之事，或隐或显，亿不识一。当身之事，或闻或见，万不识一。目前之事或存或废，千不识一。

2 详见［西汉］司马迁，《史记·封禅书》。

3 详见［先秦］墨子，《墨子·兼爱篇》，［先秦］荀子，《荀子大略篇》。

这些巫师或祭司在早期时代里占据了最为重要的位置。鉴于当时知识极度匮乏且人们之间的关系非常简单，当时可能只有两种为人承认的职业——抄书吏与巫师。商朝所有的政府、祭拜、牺牲、观星、预言、治疗等事物都经由祭司或巫师之手。他们的权利没有限制，其影响也漫及当时的各个阶层。事实上，古代史并未只是关于这些人的编年史。到了周代晚期，随着文明的进步，他们的重要性也逐渐衰落，并被抄书吏取而代之。

早期医术充斥着预言、咒语、牺牲、饶恕、魔法、祝祷以及其他迷信活动。这一职业，如果可以称之为职业的话，全然由巫师所掌控，这从“巫医”这个词便可见一斑。如下所示，“巫”与“医”这两个字常被并用：

人而无恒，不可以作巫医。——《论语》

故巫医毒药，逐出治之。——《吕览》

巫彭，初作医。——《说文》

巫咸，尧帝时臣，以鸿术为尧之医。——《世本》

巫咸以鸿术为帝尧医。——《巫咸山赋》

忧以巫医，匍匐以救之，汤粥以方之。——《说苑》

上恃龟筮，好用巫医。——《管子》

武王既胜殷……乡立巫医。具百药以备疾灾，畜五味以备百草。——《周书大聚解》[1]

开明东有巫彭、巫抵、巫阳、巫履、巫凡、巫相，夹窫窳之尸，皆操不死之药以距之。——《山海经》

因此宗教与占星术融入医疗之中，正如所有早期文明所展现的一般，第一个医生往往是巫师，而第一个巫师同样也是医生。

直到公元前1140年[2]的周代，这两个职业的功能才被官方区分开来。

---

1 英文原文指出引文出处为《周书》第8章《大武解》(*Chou Shu Ta Wu Chieh*)，然而实际上出自《周书》第40章《大聚解》。此外，“武王既胜殷”与“乡立巫医”之间相隔数段。

2 原文时间有误，应为公元前1046年。

从周代流传下的《周礼》规定，大巫师应当率领次级巫师在干旱的时候提供祭品，[1]而医生则掌管所有与医学有关的事物，并应收集药物以供医用。[2]然而这一区分，在现实实践中难以严格实现，因为大部分人仍然对巫师的魔力报以极大的信任。即便连声名远播的名医扁鹊也曾被患者拒绝并以巫师取代之。这个故事为《贾陆新语》所记载，当时扁鹊居住在宋国，但因获罪于国君而逃至卫国。扁鹊听说卫国有将要病死的人，便到他家要给他治病。患者的父亲对扁鹊说："我儿子的病很重，要请一位著名的巫师来治疗，这不是你能医治的。"患者最终病死。这个经历想必令扁鹊印象深刻，因为在他著名的"六不治"之中，有一条与之直接相关："信巫不信医，六不治也。"

中国古代汉字"毉"的出现及其发展出医生的含义，为医学艺术提供了一个有趣的插曲。它由三个部分组成。在左上角基本上是一个装了箭（矢）的箭鞘或武器的容器"医"，右上角是一只握武器的手"殳"，下方是象征巫师或祭祀的符号"巫"。这个完整的字符表明巫师使用有力的武器来杀死或驱逐病魔。然而在后世，下方的"巫"被代表酒的"酉"所代替。这表明医学实践已不在为巫师所独有，而越来越多医生开始参与这一领域，他们向患者提供汤剂或药酒。现代的正体写法是"醫"。

这些巫医被声称具有超凡的魔力。苗父治病时，仅仅是面朝北方，口诵十字真言，患者便应声而愈。[3]俞柎并不用草药，而是用一块木头做成头颅状，用一捆稻草做成人身。他向这个稻草人吹一口气，死人便能复生。[4]巫咸法力高强，其咒语能让大树枯萎，让飞鸟坠落。[5]信念疗法也被广为使用。据《素问》所说，治疗的基本方法主要由转

1 详见［先秦］周公，《周礼春官宗伯・司巫 / 神仕》：司巫掌群巫之政令。若国大旱，则帅巫而舞雩。

2 详见［先秦］周公，《周礼天官冢宰・亨人 / 兽医》：医师掌医之政令，聚毒药以共医事。

3 ［西汉］刘向，《说苑》：吾闻上古之为医者曰苗父，苗父之为医也，以菅为席，以刍为狗，北面而祝，发十言耳，诸扶而来者，举而来者，皆平复如故。

4 ［西汉］韩婴，《韩诗外传》：吾闻中古之为医者曰俞柎，俞柎之为医也，搦脑髓，束肓莫，炊灼九窍而定经络，死人复为生人，故曰俞柎。

5 ［先秦］《世本》：巫咸，尧帝时臣，以鸿术为尧之医，能祝延人之福，愈人之病。祝树树枯，祝鸟鸟坠。

移患者的情致以及改变其外部环境组成，而这些效果则只能经由祝祷来实现。[1]古时的巫师了解疾病的本质，当疾病侵袭的时候，便用信念来抵御病邪。[2]这一方法甚至也被知识阶层所依赖。《尚书》记载，武王病重的时候，周公在其先祖的灵位前祈祷将自己供奉给神明，以换取其兄长的康复。[3]当孔子生重病时，其弟子想要为他祈祷。《论语》中说道："子疾病，子路请祷，子曰：有诸。子路对曰：有之。诔曰：祷尔于上下神祇。子曰：丘之祷，久矣。"[4]因此，上古时期的医疗实践，主要关乎神明和鬼怪、符咒和密语，以及植物知识与精神疗法。

第四章
疾病的哲学

可靠的历史至少可以追溯到周代中期，即公元前722年。这也是中国历史上最为璀璨的时期之一。文学、艺术、宗教、哲学、政府，以及所有通常被归为文明名下的事项都在此时百花齐放，并发展到了相当的高度。这一时期堪称哲学的黄金时代，其间浮现出诸如管子、庄子及列子等大部分知名的哲学家。在他们之上的是老子、孔子和孟子这三位中国最伟大的人物。如此多天才人物同时出现在同一有限的时空之内，这在中国历史上也是前无古人后无来者。他们对后世影响颇为深远，漫及古代文献的各个分支。因此我们可以看到，医学不再

---

1 详见《素问・移情变气篇》。

2 详见《素问・贼风篇》。

3 详见［先秦］《书经・金縢》。

4 详见［先秦］《论语・子路篇》。

是一门基于观察与知识的有效而实际的技术，尽管它仍然受到一定约束。相反我们看到，自命不凡的医疗体系徒有其名，充斥着长篇累牍的荒谬与夸张。日趋复杂的理论体系其内涵却并未提升，在实践中愈发变得无用。在医学研究领域，一味空谈的哲学家们枯燥地咬文嚼字占据了主导地位，并且以盲目地崇拜权威、僵硬的形式主义，以及迂腐地卖弄学识为特征。作为各种理论思考以及探寻疾病原因的结果，两种学说奠定了整个中医的基础。

其一是阴阳学说。太阳底下的一切事物都被视为由阴阳所生。《易经》称由一个圆点所表示的“太极”，来源于不具形态的“无极”。太极生两仪，后者又被分为阴阳。阳仪由一条连续的直线表示，阴仪由一条虚线表示。从两仪中生出四象，分别是太阳、太阴、少阳和少阴。把四象结合起来，就产生了八卦。八卦名为乾卦、兑卦、离卦、震卦、巽卦、坎卦、艮卦，以及坤卦。

下面的图示更清晰地展示了上述关系。

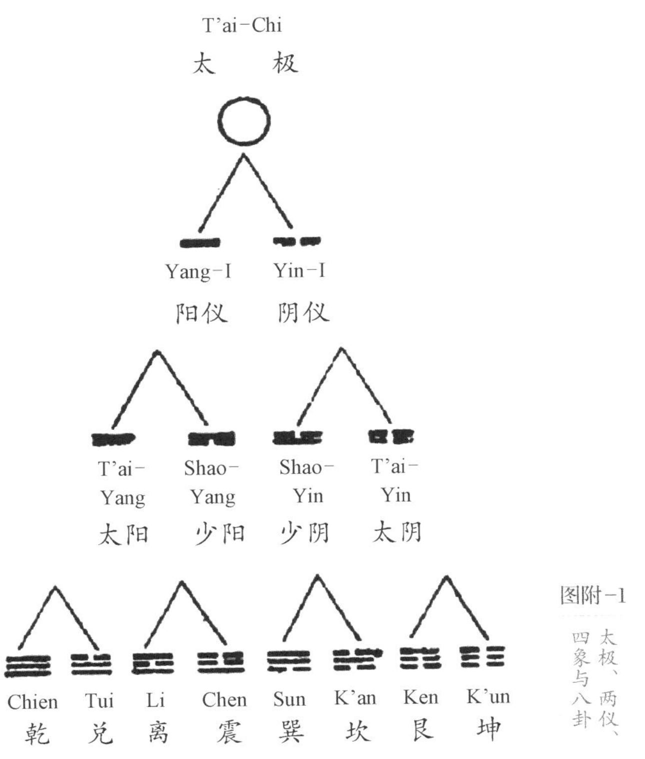

图附-1 太极、两仪、四象与八卦

八卦据说起源于伏羲。当时有一种叫龙马的神物从黄河出现，伏羲按照其身上的纹路绘制了八卦。这种图案被称为河图，以与大禹所发现的洛书相区分。大禹则是在治水时发现有神龟从落水出现，其背后的图案构成了洛书的基础。伏羲绘制的八卦是《易经》的核心。据说文王在被囚禁时，为《易经》写下了64篇经文。解释其卦名以及卦辞的《彖》，以及进一步注释卦名及爻辞的《象》，是文王的儿子周公所作，也是《周易》的一部分。孔子在此基础上又写了注释性的《大传》，最终形成了为所有中国人推崇备至的《易经》之全貌。八卦至少被使用了2 000年之久，来诠释自然演变的过程，也构成了中国哲学、观星学、占卜学以及医学理论的基本特征。它也被视为数学与书面文字的起源。

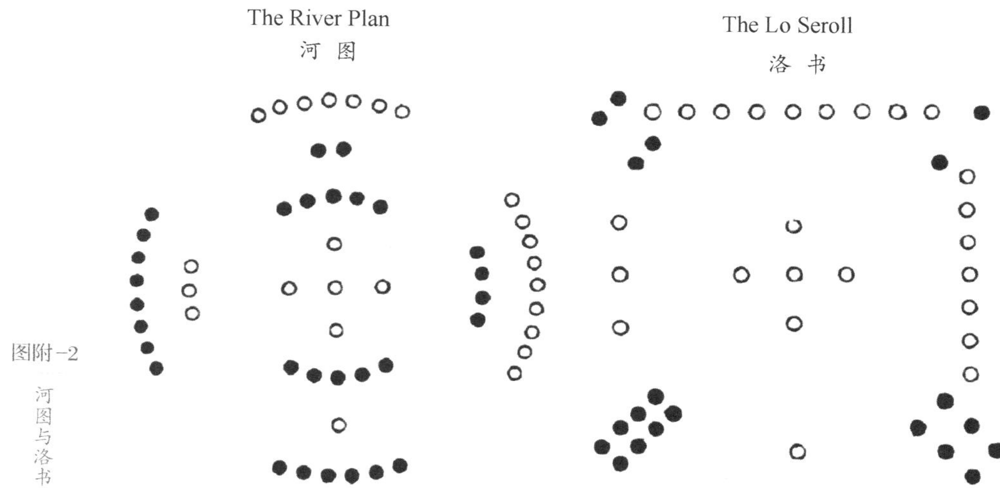

图附-2 河图与洛书

如今使用的八卦与其最初的排列有所不同。它主要由一个圆表示，而被一条弯曲两次的曲线分割成两个梨状部分。在这一图案周围是八个卦象的符号，它们是一系列或直线，或虚线构成的三条线，彼此并不重复。这就形成了通常所用的护身符和法宝，以供各种驱魔辟邪之用。

这些卦都有自己独特的名字以及一个象征意义的复杂含义。每个时代的学者都投身于探索解读这些神秘的图案，但尽管他们留下了数以千计的阐述，这些符号的内涵依旧含糊不清。孔子对这些图形颇为着迷，曾说如果能花50年来研究它们，他可能会从中获得智慧。这些卦象主要被诠释成下列含义。

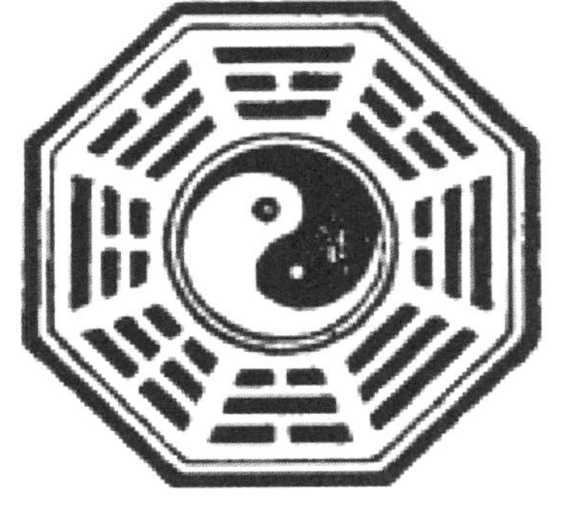

图附-3 八卦盘

⚊ 阳仪，代表阳的符号，对应光亮、天、男性等。

⚋ 阴仪，代表阴的符号，对应黑暗、地、女性等。

⚌ 太阳，对应太阳、炎热、心理倾向、眼睛、最初或最伟大的、至高无上者。

⚏ 太阴，对应月亮、寒冷、奉献精神、耳朵、辅佐圣君的人。

⚎ 少阳，对应恒星、白天、外表、鼻子、循环往复、正直的王子。

⚍ 少阴，对应行星、黑夜、躯干、嘴巴、连绵不绝、好战的君主。

☰ 乾，本性为阳或积极的，对应上天、苍天、罗盘的西北方。

☱ 兑，对应水、喷泉、向上的蒸汽、明亮、西方。

☲ 离，对应火、阳光、热量、温暖、生命、南方。

☳ 震，对应雷、火山喷发、自然界突如其来的力量、东方。

☴ 巽，对应风、宽广的能量、灵活性、东南方。

☵ 坎，对应水、液体元素、刚毅、寒冷、北方。

☶ 艮，对应山、支撑、坚硬、严肃、安静、东北方。

☷ 坤，本性为阴或消极的，对应大地、疾病、一致、干旱、西南方。

因此阴阳代表两种伟力——分别对应男性与女性——但以一种无所不包的形式得以呈现。它们分别象征天地、日月、昼夜、热冷、生死、积极与消极、强弱、精神与物质、酸碱、左右、宽窄、直曲、能量与惰性、主动与被动、红黑、质朴与复杂、喜忧、公正与怜悯、高低、正邪、幸与不幸、圆方、长短、轻重等，就如同琐罗亚斯德教（Zoroastrians）的善神阿胡拉·马兹达与恶神阿里曼，埃及人的司阴府之神欧西里斯和繁殖女神伊希斯，毕达哥拉斯眼中的偶数与奇数。在医学中一切都被归为这两个主要范畴名下。就人的身体而言，皮肤或表面属阳，其内部属阴；背部属阳，腹部属阴；空的器官属阳，实的器官属阴。在五脏中，心、肝属阳，脾、肺、肾属阴。阳中也有部分为阴，阴中也有部分为阳。因此尽管背部属阳，肺却属阴，它是阳中之阴。腹部属阴，肝部却属阳，这是阴中之阳。此外，背部属阳，心也属阳，此为阳中之阳。类似的，腹部属阴，脾也属阴，因此是阴中之阴。疾病由外部引起时，称为阳病；由内部引起时，称为阴病。因此发烧、上半身不适、呼吸系统疾病、发病迅速、无法弯曲身体等，都属于阳病。感到寒冷、下半身不适、循环系统疾病、发病迟缓、无法躺直身体等，都属于阴病。阳脉强健、跳动有力、振幅较大，阴脉虚弱、脉动较小。阴盛阳衰时，患者会得阳病；阳盛阴衰时，阴病也就由之产生。阳盛导致发烧，阴盛引发感冒（寒邪）。连药物也有阴阳之别。刺激性的、溶解性的、化痰的、辛辣的以及热服的药物被归为阳药。止血剂、泻药、血清药、苦的物质以及冷服的药物被归为阴药。因此在治疗时上述知识都应被牢记在心。

第二个学说关乎五行，即金、木、水、火、土。人体结构被认为协调地混合了这些原始物质。只要保持这种协调，人体就会健康；但一旦打乱其平衡，疾病也就随之而来。五行也会相互作用，彼此间有着五种相生相克的关系：

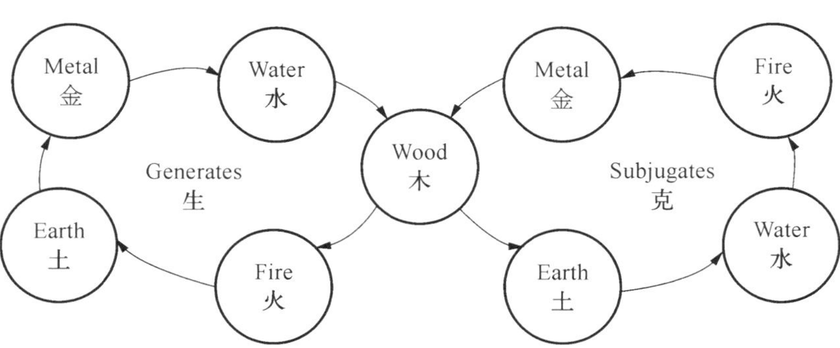

图附-4 五行相生相克图

木 生 火	木 克 土
火 生 土	土 克 水
土 生 金	水 克 火
金 生 水	火 克 金
水 生 木	金 克 木

与五行对应的有五脏：脾、肝、心、肺、肾，以及下列与五行对应的行星、颜色、味觉、气候等更为复杂的系统：

表附-1 器官及其他事物与五行的对照表

		心	肝	脾	肺	肾
1	元素	火	木	土	金	水
2	行星	火星	木星	土星	金星	水星
3	颜色	红	青	黄	白	黑
4	味觉	苦	酸	甘	辛	咸
5	气候	热	风	湿	燥	寒
6	方向	南	东	中	西	北
7	五臭	焦	臊	香	腥	腐
8	情感	喜	怒	思	悲	恐
9	动物	马	鸡	牛	狗	猪
10	数字	七	八	五	九	六
11	水果	杏	李	枣	梨	栗
12	声音	笑	呼	歌	哭	呻
13	谷物	稷	麦	黍	麻	菽

身体的每个脏器都被认为与其他面部器官有所联系，心主舌，肝主眼，脾主口，肺主鼻，肾主耳。

中国人在医学的任何方面都应用了一套类似于毕达哥拉斯学派的数术之学。例如，人有三魂，在脑中、腹部和脚上有三“尸”。有四种诊断方法——望、闻、问、切。“五”则是迄今应用最广的数字。除了上述与五有关的事物外，还包括下面的情况。五种苦难：哑、聋、跛、残、矮；五种折磨：生、老、病、死、离。许多疾病诸如淋病、痔疮、黄疸以及消化不良都各自对应五种变化。受伤也分为五种：即久视伤血，久卧伤气，久坐伤肉，久立伤骨，久行伤筋。[1]天气也被分为五种：云、晴、风、雨、雾。感情分为七种：喜、怒、忧、思、悲、恐、惊。女子七岁时更换牙齿，十四岁来月经，二十一岁发育基本完成，二十八岁身体发展到顶峰，三十五岁开始衰退，四十二岁已经展现老态，四十九岁绝经。男子经历类似的固定时期，不过以八年为一个周期。[2]

为阴阳这种双重力量所支配的宇宙是一个宏观系统。人则是一个微观系统，堪比一个微观的宇宙。因此我们看到正如天圆地方，人的头是圆的而脚是方的。正如天有日与月，按秩序分布的星辰、风与雨、雷与电。人也有双眼、整齐排列的牙齿以及喜与怒，声与音。地上有群山和峡谷、岩石与石块、树木与灌木、野草与青草。人体上对应的部位是肩膀与腋窝、关节与结节、肌腱与肌肉、头发与绒毛。四肢对应四季，十二关节对应十二个月。天下有九州，人也有九窍，即两耳、两眼、两鼻孔、口、前阴尿道和后阴肛门。又有气海、血海、谷海和髓海，对应四海。[3]经脉有十二条，以对应十二经水。[4]心有七窍，因为北斗星由七星组成，而人之所以有 360 个骨头，因为圆形有 360 度。

---

1 语见《素问·宣明五气篇》：久视伤血，久卧伤气，久坐伤肉，久立伤骨，久行伤筋，是谓五劳所伤。

2 语见《素问·上古天真论》：女子七岁。肾气盛，齿更发长；二七而天癸至，任脉通，太冲脉盛，月事以时下，故有子；三七，肾气平均，故真牙生而长极；四七，筋骨坚，发长极，身体盛壮；五七，阳明脉衰，面始焦，发始堕；六七，三阳脉衰于上，面皆焦，发始白；七七，任脉虚，太冲脉衰少，天癸竭，地道不通，故形坏而无子也。丈夫八岁，肾气实，发长齿更；二八，肾气盛，天癸至，精气溢写，阴阳和，故能有子；三八，肾气平均，筋骨劲强，故真牙生而长极；四八，筋骨隆盛，肌肉满壮；五八，肾气衰，发堕齿槁；六八，阳气衰竭于上，面焦，发鬓斑白；七八，肝气衰，筋不能动，天癸竭，精少，肾藏衰，形体皆极；八八，则齿发去。

3 语见《灵枢·海论篇》：黄帝曰：以人应之奈何？岐伯曰：人有髓海，有血海，有气海，有水谷之海，凡此四者，以应四海也。

4 语见《灵枢·经水篇》：黄帝问于岐伯曰：经脉十二者，外合于十二经水，而内属于五脏六腑。

第五章
古代名医

除了前述学说外，尚有其他关于疾病成因的理论。下面是几则古代医生的逸闻，由同时期的作家所写，将为我们揭示更多当时的医疗思想。

医缓：

公（晋侯）疾病，求医于秦。秦伯使医缓为之。未至，公梦疾为二竖子，曰："彼，良医也。惧伤我，焉逃之？"其一曰："居肓之上，膏之下，若我何？"医至，曰："疾不可为也。在肓之上，膏之下，攻之不可，达之不及，药不至焉，不可为也。"公曰："良医也。"厚为之礼而归之。[1]

医和：

晋侯求医于秦。秦伯使医和视之，曰："疾不可为也。是谓：'近女室，疾如蛊。非鬼非食，惑以丧志。良臣将死，天命不佑。'"公曰："女不可近乎？"对曰："节之。先王之乐，所以节百事也。故有五节，迟速本末以相及，中声以降，五降之后，不容弹矣。于是有烦手淫声，慆堙心耳，乃忘平和，君子弗德也。物亦如之，至于烦，乃舍也已，无以生疾。君子之近琴瑟，以仪节也，非以慆心也。天有六气，降生五味，发为五色，征为五声，淫生六疾。六气曰阴、阳、风、雨、晦、明也。分为四时，序为五节，过则为灾。阴淫寒疾，阳淫热疾，风淫末疾，雨淫腹疾，晦淫惑疾，明淫心疾。女，阳物而晦时，淫则生内热惑蛊之疾。今君不节不时，能无及此乎？"出，告赵孟。赵孟曰："谁当良臣？"对曰："主是谓矣！主相晋国，于今八年，晋国无乱，诸侯无阙，可谓良

1　语见［先秦］左丘明，《左传·成公十年》。

矣。和闻之，国之大臣，荣其宠禄，任其宠节，有灾祸兴而无改焉，必受其咎。今君至于淫以生疾，将不能图恤社稷，祸孰大焉！主不能御，吾是以云也。”赵孟曰：“何谓蛊？”对曰：“淫溺惑乱之所生也。于文，皿虫为蛊。谷之飞亦为蛊。在《周易》，女惑男，风落山，谓之《蛊》三。皆同物也。”赵孟曰：“良医也。”厚其礼归之。[1]

医卢：

杨朱之友曰季梁。季梁得疾，七日大渐。其子环而泣之，请医。季梁谓杨朱曰：“吾子不肖如此之甚，汝奚不为我歌以晓之？”杨朱歌曰：“天其弗识，人胡能觉？匪祐自天，弗孽由人。我乎汝乎！其弗知乎！医乎巫乎！其知之乎？”

其子弗晓，终谒三医。一曰矫氏，二曰俞氏，三曰卢氏，诊其所疾。

矫氏谓季梁曰：“汝寒温不节，虚实失度，病由饥饱色欲。精虑烦散，非天非鬼。虽渐，可攻也。”季梁曰：“众医也，亟屏之！”

俞氏曰：“女始则胎气不足，乳湩有余。病非一朝一夕之故，其所由来渐矣，弗可已也。”季梁曰：“良医也，且食之！”

卢氏曰：“汝疾不由天，亦不由人，亦不由鬼。禀生受形，既有制之者矣，亦有知之者矣，药石其如汝何？”季梁曰：“神医也，重贶遣之！”

俄而季梁之疾自瘳。[2]

扁鹊，是古代名医中最为著名的一位，也是第一位被史家所记载的医生。太史公司马迁在《史记》中为他作传。和他同时代的作家同样对他惊人的医术有所记录。作者们对他的姓名争论不休。有人认为扁鹊是郑国渤海郡人，姓秦名越人；其他人认为他来自卢国，姓扁名鹊；也有人认为他长了鸟喙和蝠翼，因此名为扁鹊。[3] 据说他：

少时为人舍长。舍客长桑君过，扁鹊独奇之，常谨遇之。长桑君亦知扁鹊非常人也。出入十余年，乃呼扁鹊私坐，间与语曰：“我有禁方，

1 语见［先秦］左丘明，《左传·昭公元年》。

2 语见［先秦］列御寇，《列子·力命》。

3 也有其他人认为扁鹊并非中国人，而是印度人，详见《古史研究》中的讨论。

年老，欲传与公，公毋泄。”扁鹊曰：“敬诺。”乃出其怀中药予扁鹊：“饮是以上池之水，三十日当知物矣。”乃悉取其禁方书尽与扁鹊。忽然不见，殆非人也。扁鹊以其言饮药三十日，视见垣一方人。以此视病，尽见五藏症结，特以诊脉为名耳。[1]

关于扁鹊惊人医术及其精确诊断的传说，在这一时期的书籍中屡见不鲜。下面是其中的例子：

当晋昭公时，诸大夫强而公族弱，赵简子为大夫，专国事。简子疾，五日不知人，大夫皆惧，于是召扁鹊。扁鹊入视病，出，董安于问扁鹊，扁鹊曰：“血脉治也，而何怪！昔秦穆公尝如此，七日而寤。寤之日，告公孙支与子舆曰：‘我之帝所甚乐。吾所以久者，适有所学也。帝告我：晋国且大乱，五世不安。其后将霸，未老而死。霸者之子且令而国男女无别。’公孙支书而藏之，秦策于是出。夫献公之乱，文公之霸，而襄公败秦师于殽而归纵淫，此子之所闻。今主君之病与之同，不出三日必闲，闲必有言也。”居二日半，简子寤，语诸大夫曰：“我之帝所甚乐，与百神游于钧天，广乐九奏万舞，不类三代之乐，其声动心。有一熊欲援我，帝命我射之，中熊，熊死。有罴来，我又射之，中罴，罴死。帝甚喜，赐我二笥，皆有副。吾见儿在帝侧，帝属我一翟犬，曰：‘及而子之壮也以赐之。’帝告我：‘晋国且世衰，七世而亡。嬴姓将大败周人于范魁之西，而亦不能有也。’”董安于受言，书而藏之。以扁鹊言告简子，简子赐扁鹊田四万亩。

其后扁鹊过虢。虢太子死，扁鹊至虢宫门下，问中庶子喜方者曰：“太子何病，国中治穰过于觽事？”中庶子曰：“太子病血气不时，交错而不得泄，暴发于外，则为中害。精神不能止邪气，邪气畜积而不得泄，是以阳缓而阴急，故暴蹷而死。”扁鹊曰：“其死何如时？”曰：“鸡鸣至今。”曰：“收乎？”曰：“未也，其死未能半日也。”“言臣齐勃海秦越人也，家在于郑，未尝得望精光侍谒于前也。闻太子不幸而死，臣能生之。”中庶子曰：“先生得无诞之乎？何以言太子可生也！臣闻上古之

1 语见［西汉］司马迁，《史记·扁鹊仓公列传》。

时，医有俞跗，治病不以汤液醴洒，镵石挢引，案扤毒熨，一拨见病之应，因五藏之输，乃割皮解肌，诀脉结筋，搦髓脑，揲荒爪幕，湔浣肠胃，漱涤五藏，练精易形。先生之方能若是，则太子可生也；不能若是而欲生之，曾不可以告咳婴之儿。”终日，扁鹊仰天叹曰：“夫子之为方也，若以管窥天，以郄视文。越人之为方也，不待切脉望色听声写形，言病之所在。闻病之阳，论得其阴；闻病之阴，论得其阳。病应见于大表，不出千里，决者至觽，不可曲止也。子以吾言为不诚，试入诊太子，当闻其耳鸣而鼻张，循其两股以至于阴，当尚温也。”中庶子闻扁鹊言，目眩然而不瞚，舌挢然而不下，乃以扁鹊言入报虢君。虢君闻之大惊，出见扁鹊于中阙，曰：“窃闻高义之日久矣，然未尝得拜谒于前也。先生过小国，幸而举之，偏国寡臣幸甚。有先生则活，无先生则弃捐填沟壑，长终而不得反。”言末卒，因嘘唏服臆，魂精泄横，流涕长潸，忽忽承跌，悲不能自止，容貌变更。扁鹊曰：“若太子病，所谓‘尸蹷’者也。夫以阳入阴中，动胃缠缘，中经维络，别下于三焦、膀胱，是以阳脉下遂，阴脉上争，会气闭而不通，阴上而阳内行，下内鼓而不起，上外绝而不为使，上有绝阳之络，下有破阴之纽，破阴绝阳，色废脉乱，故形静如死状。太子未死也。夫以阳入阴支兰藏者生，以阴入阳支兰藏者死。凡此数事，皆五藏蹷中之时暴作也。良工取之，拙者疑殆。”扁鹊乃使弟子子阳厉针砥石，以取外三阳五会。有间，太子苏。乃使子豹为五分之熨，以八减之齐和煮之，以更熨两胁下。太子起坐。更适阴阳，但服汤二旬而复故。故天下尽以扁鹊为能生死人。扁鹊曰：“越人非能生死人也，此自当生者，越人能使之起耳。”

扁鹊过齐，齐桓侯客之。入朝见，曰：“君有疾在腠理，不治将深。”桓侯曰：“寡人无疾。”扁鹊出，桓侯谓左右曰：“医之好利也，欲以不疾者为功。”后五日，扁鹊复见，曰：“君有疾在血脉，不治恐深。”桓侯曰：“寡人无疾。”扁鹊出，桓侯不悦。后五日，扁鹊复见，曰：“君有疾在肠胃间，不治将深。”桓侯不应。扁鹊出，桓侯不悦。后五日，扁鹊复见，望见桓侯而退走。桓侯使人问其故。扁鹊曰：“疾之居腠理也，汤熨之所及也；在血脉，针石之所及也；其在肠胃，酒醪之所及也；其在骨髓，虽司命无奈之何。今在骨髓，臣是以无请也。”后五日，桓侯体病，使人召扁鹊，扁鹊已逃去。桓侯遂死。[1]

对此司马迁评论道：使圣人预知微，能使良医得蚤从事，则疾可已，身可活也。人之所病，病疾多；而医之所病，病道少。故病有六不治：骄恣不论于理，一不治也；轻身重财，二不治也；衣食不能适，三不治也；阴阳并，脏气不定，四不治也；形羸不能服药，五不治也；信巫不信医，六不治也。有此一者，则重难治也。[2]

在《列子》中也记载了关于扁鹊的一则神奇故事：

鲁公扈赵齐婴二人有疾，同请扁鹊求治。扁鹊治之。既同愈。谓公扈齐婴曰："汝曩之所疾，自外而干府藏者，固药石之所已。今有偕生之疾，与体偕长；今为汝攻之，何如？"二人曰："愿先闻其验。"扁鹊谓公扈曰："汝志强而气弱，故足于谋而寡于断。齐婴志弱而气强，故少于虑而伤于专。若换汝之心，则均于善矣。"扁鹊遂饮二人毒酒，迷死三日，剖胸探心，易而置之；投以神药，既悟如初。二人辞归。于是公扈反齐婴之室，而有其妻子，妻子弗识。齐婴亦反公扈之室，有其妻子，妻子亦弗识。二室因相与讼，求辨于扁鹊。扁鹊辨其所由，讼乃已。[3]

《难经》是在《黄帝内经》的基础上提出81个问题，进行讨论并归纳成书。《难经》号称为扁鹊所著，体现出扁鹊对于内科和外科都颇为精通：

扁鹊名闻天下。过邯郸，闻贵妇人，即为带下医；过洛阳，闻周人爱老人，即为耳目痹医；来入咸阳，闻秦人爱小儿，即为小儿医，随俗为变。秦太医令李醯自知伎不如扁鹊也，使人刺杀之。至今天下言脉者，由扁鹊也。[4]

扁鹊还有两个哥哥，也都是医生。《鹖冠子》引用扁鹊的话说：

魏文王问扁鹊："子昆弟三人其孰最善为医？"

扁鹊曰："长兄最善，中兄次之，扁鹊最为下。"

---

1 语见［西汉］司马迁，《史记·扁鹊仓公列传》。

2 同上。

3 语见［先秦］列御寇，《列子·汤问》。

4 语见［西汉］司马迁，《史记·扁鹊仓公列传》。

魏文王曰："可得闻邪？"

扁鹊曰："长兄于病视神，未有形而除之，故名不出于家。中兄治病，其在毫毛，故名不出于闾。若扁鹊者，镵血脉，投毒药，副肌肤，闲而名出闻于诸侯。"[1]

扁鹊受到药师与医生的崇拜，药师在每年农历四月二十八日向他敬香并奉之为药王。道教典籍则封他掌管天医院。[2]

不难发现，上述关于扁鹊的逸闻横跨400年之久，并且在同一时期内扁鹊出现在许多相距甚远的地方，这点很难解释。造成这一困惑的原因，可能是因为当时有不止一位"扁鹊"。扁鹊最初是上古时期一位传说医生的名讳，在周代这一头衔逐渐被用到所有名医身上，因此带来了种种不一致之处。司马迁从各种古代著作中收集了所有归为扁鹊名下的传说，将之编成一个完整的故事，却并未意识到这些故事对应的是不同的医生。例如，在扁鹊从长桑君处获得禁方以及他让虢国太子起死回生的故事中，扁鹊都被称为秦越人；然而在预言桓侯死亡、赵简子康复以及他被人刺杀的故事中，主人公都是另一个完全不同的扁鹊。

第六章
《黄帝内经》

《黄帝内经》的出版为医学界做出了划时代的贡献，它是中国最古老，也是最伟大的医学经典。《黄帝内经》之于医者，犹如《四书》之于儒生。中国大部分医学著作都基于《黄帝内经》而作，即便在其成

1　语见［先秦］鹖冠子，《鹖冠子·世贤》。

2　详见《太上无极洞慈真元天心室忏》。

书 3 000 年之后，《黄帝内经》依然被奉为无上权威。这部书由两个独立的部分组成，分别是《素问》和《灵枢》。关于《黄帝内经》的成书年代及作者，历来没有明确的信息。传统上把《内经》归于黄帝（公元前 2698—公元前 2598）名下，但缺乏清晰的历史论据。

司马光在给范景仁的一封信中说：谓《素问》为真黄帝之书，则恐未可；黄帝亦治天下，岂可终日坐明堂，但与岐伯论医药针灸耶？此周汉之间，医者依托以取重耳。[1]

王炎曾说，《素问》在先秦时期已编纂完成，[2] 而刘向则认为《素问》出自韩非子之手。[3] 第二个论点显然是错的，因为刘向把《太素》和《素问》搞混了。以桑悦的观点来看，《素问》乃先秦战国之书，非黄岐手笔。其称上古、中古，亦一佐证。[4]

宋代的聂吉甫则认为《素问》是西汉淮南王刘安的作品：《素问》既非三代以前之文，又非东都以后语，断然以为淮南王作。[5]

杭世骏则暗指《素问》中十二经脉的名称与《灵枢》中十二经水之名相似，因此《黄帝内经》不可能成书于传说时代，因此时尚无这些河流的名称。[6]

基于地名、文风、历史典故以及其他因素可以推定，《黄帝内经》的问世大约在周末秦楚之间。其内容自然还要更古老一些。显然，其成书绝非一己之力，而是许多作家共同创作的结果。它集合了之前历代的

---

1 语见［北宋］司马光，《传家集·与范景仁第四书》。

2 语见［明］程敏政，《新安文献志·运气说》，引自［南宋］刘炎：夫《素问》乃先秦古书，虽未必皆黄帝、岐伯之言，然秦火以前，春秋战国之际，有如和、缓、秦越人辈，虽甚精于医，其察天地阴阳五行之用，未能若是精密也。则其言虽不尽出于黄帝、岐伯，其旨亦必有所从受矣。

3 语见［西汉］刘向，《别录》：言阴阳五行，以为黄帝之道，故曰《太素》。

4 语见［明］桑悦，《素问抄序》。

5 语见［日］丹波元胤，《中国医籍考》。

6 语见［清］杭世骏，《道古堂集·灵枢经跋》：至宋绍兴中，锦官史崧乃云家藏旧本《灵枢》九卷，除已具状经所属申明外，准使府指挥依条申转运司选官详定，具书送秘书省国子监。是此书至宋中世而始出，未经高保衡、林亿等校定也。其中“十二经水”一篇，黄帝时无此名，冰特据身所见而妄臆度之云云。

经验、心理学以及理论知识。《黄帝内经》是第一部尝试把上古时期医学思想加以系统化整理的著作。

构成《黄帝内经》的《灵枢》与《素问》，其书名的含义尚不明确。人们据此提出了许多诠释，但尚未有哪一种得到普遍认同。在字典中，"素"这个字有白、朴素、简单、常见、通常、起源、蔬菜或丝绸等多重含义；"问"则表示疑问或对话。因此看起来最为合理的解释是，"素问"代表着黄帝与岐伯之间的日常对话。另一部书《灵枢》的含义则相对明朗："灵"表示精神的或神秘的，"枢"表示途径或入口。

关于《黄帝内经》确切的卷数还有很大的不确定性。通常的说法是18卷，9卷《素问》、9卷《灵枢》。但是最为流行的版本包含了24卷《素问》和12卷《灵枢》，各分为81章。这本书的编排颇为新颖。它采用了问答体——由一系列黄帝及其大臣们的对话组成。其内容包罗万象，涉及诸如疾病理论、星象对人体器官之影响、五行之气的传播、体液病理学、脉诊、解剖推断、健康会谈、治疗原则以及针灸等。这部著作的医疗思想可以从下列内容目录及摘录中窥见一斑。

《素问》的目录

第一卷
上古天真论篇第一
四气调神大论篇第二
生气通天论篇第三
金匮真言论篇第四
第二卷
阴阳应象大论篇第五
阴阳离合篇第六
阴阳别论篇第七
第三卷
灵兰秘典论篇第八
六节藏象论篇第九
五藏生成篇第十
五藏别论篇第十一
第四卷
异法方宜论篇第十二
移精变气论篇第十三
汤液醪醴论篇第十四
玉版论要篇第十五
诊要经终论篇第十六
第五卷
脉要精微论篇第十七
平人气象论篇第十八
第六卷
玉机真藏论篇第十九
三部九候论篇第二十

第七卷

经脉别论篇第二十一

藏气法时论篇第二十二

宣明五气篇第二十三

血气形志篇第二十四

第八卷

宝命全形论篇第二十五

八正神明论篇第二十六

离合真邪论篇第二十七

通评虚实论篇第二十八

太阴阳明论篇第二十九

阳明脉解篇第三十

第九卷

热论篇第三十一

刺热篇第三十二

评热病论篇第三十三

逆调论篇第三十四

第十卷

疟论篇第三十五

刺疟篇第三十六

气厥论篇第三十七

咳论篇第三十八

第十一卷

举痛论篇第三十九

腹中论篇第四十

刺腰痛篇第四十一

第十二卷

风论篇第四十二

痹论篇第四十三

痿论篇第四十四

厥论篇第四十五

第十三卷

病能论篇第四十六

奇病论篇第四十七

大奇论篇第四十八

脉解篇第四十九

第十四卷

刺要论篇第五十

刺齐论篇第五十一

刺禁论篇第五十二

刺志论篇第五十三

针解篇第五十四

长刺节论篇第五十五

第十五卷

皮部论篇第五十六

经络论篇第五十七

气穴论篇第五十八

气府论篇第五十九

第十六卷

骨空论篇第六十

水热穴论篇第六十一

第十七卷

调经论篇第六十二

第十八卷

缪刺论篇第六十三

四时刺逆从论篇第六十四

标本病传论篇第六十五

第十九卷

天元纪大论篇第六十六

五运行大论篇第六十七

六微旨大论篇第六十八

第二十卷

气交变大论篇第六十九

五常政大论篇第七十

第二十一卷

六元正纪大论篇第七十一

刺法论篇第七十二（遗篇）

本病论篇第七十三（遗篇）

第二十二卷

至真要大论篇第七十四

第二十三卷

著至教论篇第七十五

示从容论第七十六

疏五过论篇第七十七

征四失论篇第七十八

第二十四卷

阴阳类论篇第七十九

方盛衰论篇第八十

解精微论篇第八十一

《黄帝内经》中对解剖学的论述，认为人体的内部器官被分为两种：五脏和六腑。五脏是心、肝、脾、肺、肾，六腑是胆、胃、小肠、大肠、膀胱、三焦。这两组器官功能的区别在于：所谓五脏者，藏精气而不泻也，故满而不能实；六腑者，传化物而不藏，故实而不能满也。[1]

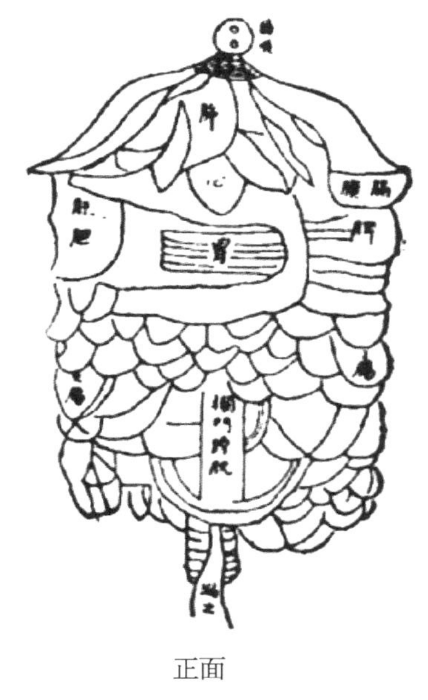
正面

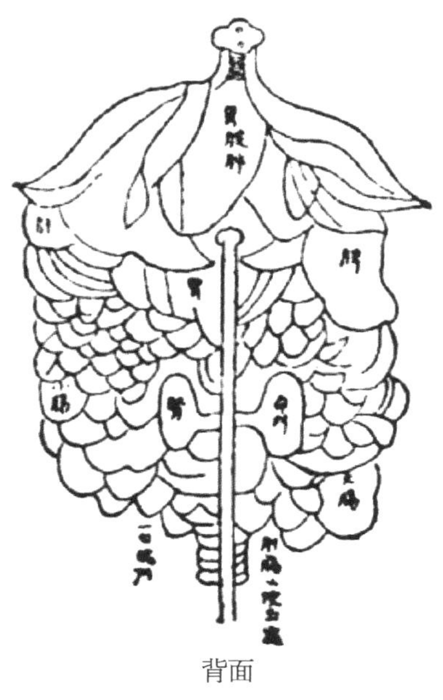
背面

图附-5 人体内部器官

1 语见《素问·五藏别论篇》。

上图摘自《疮痈经验》，康熙五十六年（1717）出版的外科专著。原版被认为是宋代的窦汉卿所著。

从岐伯的叙述来看，他很可能具有人体解剖的经验。

岐伯答曰：善哉问也！天至高不可度，地至广不可量，此之谓也。且夫人生于天地之间，六合之内，此天之高、地之广也，非人力之所能度量而至也。若夫八尺之士，皮肉在此，外可度量切循而得之，其死可解剖而视之。其藏之坚脆，府之大小，谷之多少，脉之长短，血之清浊，气之多少，十二经之多血少气，与其少血多气，与其皆多血气，与其皆少血气，皆有大数。其治以针艾，各调其经气，固其常有合乎！[1]

下面给出一些《黄帝内经》中对消化道的测量，可能会引起人类学家的兴趣。

黄帝问于伯高曰：余愿闻六腑传谷者，肠胃之小大长短，受谷之多少奈何？伯高曰：请尽言之。谷所从出入浅深远近长短之度：唇至齿长九分，口广二寸半。齿以后至会厌，深三寸半，大容五合。舌重十两，长七寸，广二寸半。咽门重十两，广一寸半，至胃长一尺六寸。胃纡曲屈，伸之，长二尺六寸，大一尺五寸，径五寸，大容三斗五升。小肠后附脊，左环回周叠积，其注于回肠者，外附于脐上，回运环十六曲，大二寸半，径八分分之少半，长三丈二尺。回肠当脐，左环回周叶积而下，回运环反十六曲，大四寸，径一寸寸之少半，长二丈一尺。广肠傅脊，以受回肠，左环叶脊，上下辟，大八寸，径二寸寸之大半，长二尺八寸。肠胃所入至所出，长六丈四寸四分，回曲环反，三十二曲也。[2]

此外，古代中国的解剖者，除了上述测量以外，对测量骨头、动脉等的身体标准也抱有极大的兴趣。

血液系统由十二对经脉及其对应的支脉组成。它们把血液和空气输送到身体的不同部分。关于经脉在何处起始与终止的介绍有颇为精简的

1 语见《灵枢·经水》。

2 语见《灵枢·肠胃》。上述是中国古时的测量，与如今的有所不同。可惜的是，古时的测量标准如今已经遗失，因此我们不能断定上述测量单位的具体长度。

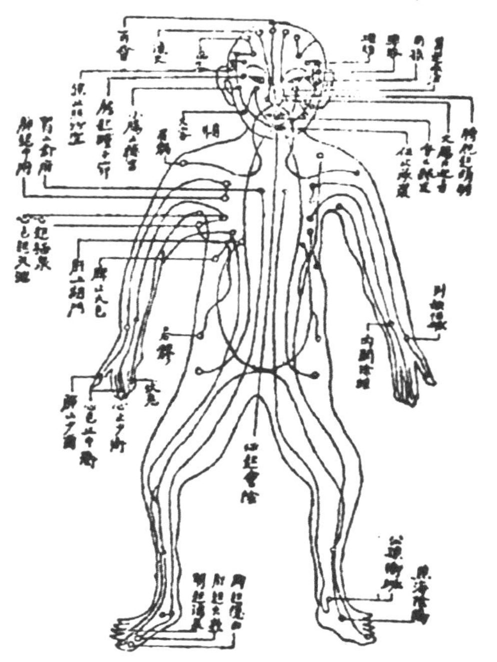

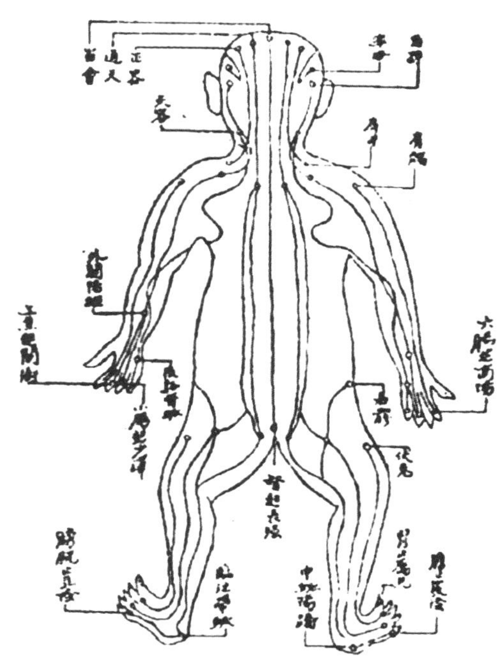

图附-6 人体十二经

介绍。“经”“络”和“孙”被用来描述经脉的类型。宽泛地说，它们分别对应动脉、静脉和毛细血管。但上述区分并不严格。沿着这些经脉分布着 365 个穴位，也是针灸行针的重要位置。它们各自有着奇特的名字，针刺也应当针对这些位置以疏导脉气。沿着血管同样也有十二对经筋。

上图摘自《医宗金鉴》，1742 年由太医院右院判吴谦奉乾隆之命编纂而成。[1]

如同解剖学一样，《黄帝内经》的生理学部分也几乎完全基于想象。不同器官的功能被如下描述：心者，君主之官也，神明出焉。肺者，相傅之官，治节出焉。肝者，将军之官，谋虑出焉。胆者，中正之官，决断出焉。膻中者，臣使之官，喜乐出焉。脾胃者，仓廪之官，五味出焉。大肠者，传道之官，变化出焉。小肠者，受盛之官，化物出焉。肾者，作强之官，技巧出焉。三焦者，决读之官，水道出焉。膀胱者，州都之

1 此处原文有误，原文为医官奉康熙之命 1749 年编纂（Compiled by a staff of physicians at the order of Emperor Kang His in 1749 A.D.）。

官，津液藏焉，气化则能出矣。[1]

《黄帝内经》中关于神经系统的知识几乎为零。尽管它知道大脑位于头颅之中，不过却认为大脑的材质近乎于骨髓。据《灵枢》所云，脑为髓之海……髓海有余，则轻劲多力，自过其度；髓海不足，则脑转耳鸣，胫酸眩冒，目无所见，懈怠安卧。[2]

据说哈维的划时代发现（血液循环）早在2 000年前就为中国人所知。但支持这一论调的证据颇为牵强。尽管如此，必须承认中国古人还是做了非常接近的猜测，因为下面《黄帝内经》中的段落表明了血液循环的重要性。

诸血者，皆属于心。[3]

心主身之血脉。[4]

夫十二经脉者，内属于腑脏，外络于肢节。[5]

风雨之伤人也，先客于皮肤，传入于孙脉，孙脉满则传入于络脉，络脉满则输于大经脉。[6]

经脉流行不止，环周不休。[7]

气之不得无行也，如水之流，如日月之行不休。[8]

故人一呼脉再动，气行三寸。一吸脉亦再动，气行三寸，呼吸定息，气行六寸。[9]

由上可见，中国古人确实部分理解了血液循环的原理。全身的循环以及肺部的循环尚未被发现。根据《黄帝内经》的一段文字，血液先从足底流入，接着依次流经肾、心、肺、肝、脾，然后从脾开始反过来一

---

1 语见《素问·兰台秘典论篇》。

2 语见《灵枢·海论》。

3 语见《素问·五藏生成篇》。

4 语见《素问·痿论篇》。

5 语见《素问·海论篇》。

6 语见《素问·调经论篇》。

7 语见《素问·举痛论篇》。

8 语见《灵枢·脉度》。

9 语见《灵枢·五十营》。

直流向肾，从而构成一个完整的循环。《黄帝内经》在静脉与动脉之间没有合适的区分。“经”和“络”这两个术语在使用时并无二致，表明当时尚缺乏对于这些脉管的明确知识。“血液在一次呼吸之间行动六寸”这一论调是一种实验生理学的尝试，尽管其结论相较于现代科学的成果而言是错误的。

《黄帝内经》中其他关于解剖学与生理学的知识分布得颇为散乱。谢恩增对此给出了一份优秀的总结，他的一些结论如下：[1]

肝，其嗅臊，其味酸，其色青，主怒。心，其嗅焦，其味苦，其色红，主喜。脾，其嗅香，其味甘，其色黄，主思。肺，其嗅腥，其味辛，其色白，主悲。肾，其嗅腐，其味咸，其色黑，主怒。

肝主筋，生心，主肺。心主血脉，生脾，主肾。脾主肉，生肺，主肝。肺主皮毛，生肾，主心。肾主骨，生肝，主脾。

五脏主五感，以至周身。肝开窍于目，其华在爪，在体合筋，在液为泪。心开窍于舌，其华在面，在体合脉，在液为汗。脾开窍于口，其华在唇，在体合肌肉，主四肢，在液为涎，主运化，升清，统血。肺开窍于鼻，其华在毛，在体合皮，在液为涕。肾开窍于耳，其华在发，在液为唾，主前后二阴，在体为骨，主骨生髓。[2]

五脏六腑，两相应候。肺合大肠，大肠者，皮其应也；心合小肠，小肠者，脉其应也；肝合胆，胆者，筋其应也；脾合胃，胃者，肉其应也；肾合三焦、膀胱，三焦、膀胱者，腠理豪毛其应也。[3]

夫胸腹，脏腑之郭也。膻中者，心主之宫城也；胃者，太仓也；咽喉、小肠者，传送也；胃之五窍者，闾里门户也。[4]水谷者，常并居于

1 此处原文为英文，出自谢恩增 1920 年在美国著名解剖学杂志《解剖记录》（*Anatomical Record*）上第 97—127 页发表的《古代中国解剖学回顾》（*A Review of Ancient Chinese Anatomy*）。这里引述的原文多基于《黄帝内经》，内容涉及《素问·五藏生成篇》《素问·六节藏象论篇》《灵枢·本输论》《灵枢·本藏论》《灵枢·胀论》《灵枢·营卫生会》《灵枢·忧恚无言》。此处译文为译者结合语意及《黄帝内经》原文后总结翻译。

2 语见《素问·六节藏象论篇》。

3 语见《灵枢·本脏论》。

4 语见《灵枢·胀论》。

胃中，成糟粕，而俱下于大肠而成下焦，渗而俱下。[1]口唇者，声音之扇也。舌者，声音之机也。悬雍垂者，声音之关者。颃颡者，分气之所泄也。横骨者，神气所使主发舌者也。[2]

从上述记载可以看出，中国的解剖学最初是基于实际观测而来的，因其对内部器官的描述相当准确。不幸的是，这种直接观测的方法很快就被一种基于推测或纯粹猜想的系统哲学所代替。因此也造成了许多奇怪的假说，其中一些重要器官遭到忽视，而却推断出了许多臆想中的器官。Lockhart 在审视了一些解剖图表后，做出如下总结：“它们看起来就是某人在看过身体内部的一些不完善的解剖后，依循记忆所草草绘制的器官图。其中记忆模糊的地方则全凭其想象加以填充。他的描述基于其个人认为器官应当如何，而非器官的真实状态！”

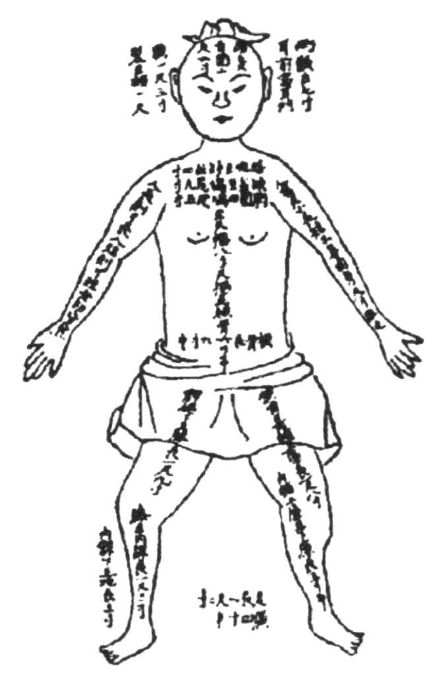

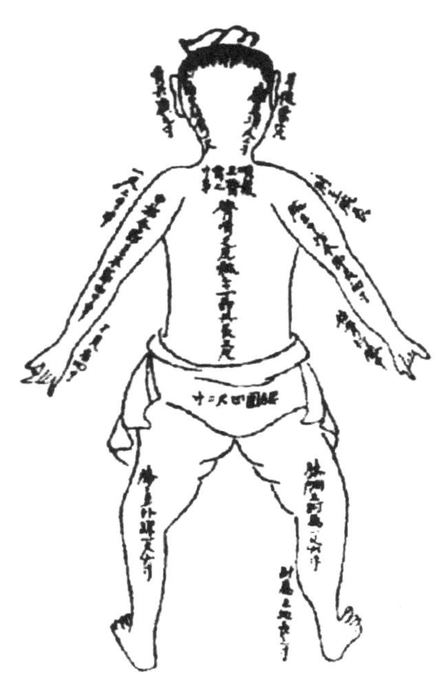

图附-7 骨度测量图

1 语见《灵枢·营卫生会》。

2 语见《灵枢·忧恚无言》。

上图描绘了对骨头的测量，摘自《医宗金鉴》。

《黄帝内经》中对病理学的论述，认为疾病通常被分为两类，一类是受外部影响而起如风、寒、燥、湿等，另一类是受内部情绪所激发如喜、忧、怒、恐等。其他分类则依据地区或受感染的器官。然而在这些病因中，风被认为是最主要的致病性因素。它的负面效果可以通过多种途径展示出来。当风侵入身体系统中时，它诱使每个器官产生其特有的症状。例如，肺风之状，多汗恶风，色皏然白，时咳短气，昼日则差，暮则甚，诊在眉上，其色白。心风之状，多汗恶风，焦绝善怒吓，赤色，病甚则言不可快，诊在口，其色赤。肝风之状，多汗恶风，善悲，色微苍，嗌干善怒，时憎女子，诊在目下，其色青。脾风之状，多汗恶风，身体怠堕，四肢不欲动，色薄微黄，不嗜食，诊在鼻上，其色黄。肾风之状，多汗恶风，面然浮肿，脊痛不能正立，其色炲，隐曲不利，诊在肌上，其色黑。胃风之状，颈多汗，恶风，食饮不下，膈塞不通，腹善满，失衣则䐜胀，食寒则泄，诊形瘦而腹大。[1]

对于四季的大气变化，《黄帝内经》也给予相当程度的重视。春天易失血，夏天易腹泻，秋天易疟疾与发烧，冬天易瘫痪与痉挛。同样应当直接注意到季节变化的诱因，以避免其负面效应。所谓：冬伤于寒，春必病温。春伤于风，夏生飧泄。夏伤于暑，秋必痎疟。秋伤于湿，冬生咳嗽。[2]

精气应当与季节、五行、阴阳和其他因素和谐一致。如若这些秩序被打乱，疾病便随之而来。

《黄帝内经》对疾病症状的描述通常颇为简略与模糊，因而往往难以明确病证。但是对疟疾、糖尿病、肾炎、胃溃疡和支气管炎的定义却相当明确，关于这些疾病的实际性质并无模糊地带。

纵观《黄帝内经》全书，甚少提及针灸以外的诊断手段，而针灸则被视为是一种治疗方法。事实上，《灵枢》多少是一部关于针灸的专著。

---

1 语见《素问·风论篇》。

2 语见《素问·阴阳应象大论篇》。

其内容大多是关于针灸的技术、表征、预后以及结果。其他形式的治疗还包括刺络、艾灸、煎药以及推拿。但《黄帝内经》只描述了这些方法的大体原则，并未给出具体的说明。诊断与预诊涉及了各种复杂精妙的因素。身体性情、一般情况、心理状态、气氛影响、一年或一天中所处的位置、星象、地点、肤色以及其他客观标记都被纳入考量。但其中最为重要的是脉搏，它被认为足以体现每一种疾病的本质及其病发位置。这一诊断过程颇受重视，引发了医家诸多注意及研究，并最终使这一医学分支演变出一套完整的诊断体系。本卷其他部分将会对此给出更为具体的阐释。

上述是关于这部伟大的医学经典的一份简单摘要。这部书如今通行的版本，出自唐代王冰之手。历代医家最为经久不衰的主题便是给《黄帝内经》作注或加以评论。在每个朝代，至少有 6 本这样的著作面世。到了清末，其总数已经高达 49 种，其中 23 种已然遗失，另有 3 种下落不明。

第七章
周代的医疗条件

中医在周代发展到了相当的高度，尤其是在医学组织、卫生保健和公共健康方面。《周礼》区分了四种医生，即食医、疾医、疡医、兽医。他们分工明确。疾医只处理内部疾病如内科病例，疡医则治疗外部疾病如创伤、骨折、溃疡等，食医照料饮食，兽医则负责动物的疾病：

医师掌医之政令，聚毒药以共医事。凡邦之有疾病者，疕疡者，造焉，则使医分而治之。岁终，则稽其医事，以制其食。十全为上，十失一次之，十失二次之，十失三次之，十失四为下。

食医掌和王之六食，六饮、六膳、百羞、百酱、八珍之齐。凡食齐眡春时，羹齐眡夏时，酱齐眡秋时，饮齐眡冬时。凡和，春多酸，夏多苦，秋多辛，冬多咸，调以滑甘。凡会膳食之宜，牛宜稌，羊宜黍，豕宜稷，犬宜粱，雁宜麦，鱼宜苽。凡君子之食恒放焉。

疾医掌养万民之疾病。四时皆有疠疾：春时有痟首疾，夏时有痒疥疾，秋时有疟寒疾，冬时有嗽上气疾。以五味、五谷、五药，养其病；以五气、五声、五色，眡其死生。两之以九窍之变，参之以九藏之动。凡民之有疾病者，分而治之。死终，则各书其所以，而入于医师。

疡医掌肿疡、溃疡、金疡、折疡之祝药劀杀之齐。凡疗疡，以五毒攻之，以五气养之，以五药疗之，以五味节之。凡药，以酸养骨，以辛养筋，以咸养脉，以苦养气，以甘养肉，以滑养窍。凡有疡者，受其药焉。

兽医掌疗兽病，疗兽疡。凡疗兽病，灌而行之以节之，以动其气，观其所发而养之。凡疗兽疡，灌而劀之，以发其恶，然后药之，养之，食之。凡兽之有病者、有疡者，使疗之，死则计其数，以进退之。[1]

医疗部门也组织得颇为完善。计有：医师，上士二人、下士四人、府二人、史二人、徒二十人。食医，中士二人。疾医，中士八人。疡医，下士八人。兽医，下士四人。[2]下图更为清晰地展示了其人员结构。

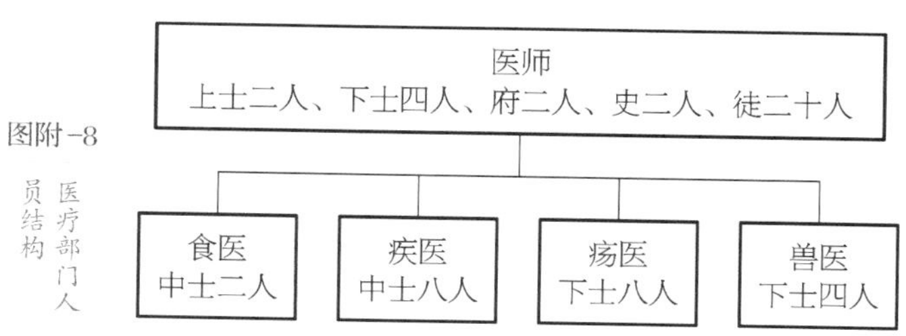

图附-8 医疗部门人员结构

就和其他国家一样，中国古代也把外科医师置于内科医生之下。只有下士才被分配到外科部门担任疡医。值得注意的是，食医被赋予了相

1 语见《周礼・天官冢宰》。

2 同上。

当高的地位。按照排列的先后顺序，他们甚至位列疾医之前。

尽管在这一时期巫师与医生的功能有所区隔，但对于后者能力与品性的普遍不信任则是不可否认的。《论语》说“人而无恒，不可以作巫医”。《礼记》警告人们“医不三世，不服其药”。《淮南子》认为“为医之不能自治其病”。孔子对于医学也抱有怀疑的态度。有一次季康子送药给他，孔子拜而受之，说“丘未达，不敢尝”。[1] 据《礼记》所言：“君有疾，饮药，臣先尝之；亲有疾，饮药，子先尝之。”前者的理由不言自明，后者则是孝道的标志。

对于药物价值的看法也众说纷纭。《孔子家语》称：“良药苦口利于病。”《尚书》则称：“药不瞑眩，厥疾勿瘳。”管仲认为不应该仅仅因为某些人服药而死，就禁止所有的行医行为。庄子则断言汤药会加剧病情。孟子说人只有充分了解病因，才能驱走病魔。以文中的观点来看，有能力的医生“先寝食而后针药”。[2]《神鉴》(*Shen Chien*）则劝告人们在身体并无不适时不要吃药，因为药物只有在治疗疾病时有用。

古人似乎颇为理解预防优于治疗的道理。下列引文选择不同作家，都值得参考：[3]

圣人不治已病，治未病。——《素问》

良医者，常治无病之病，故无病。——《淮南子》

上工治未病，中工治已病。——《难经》

上医医国，其次疾人，固医官也。——《国语》[4]

卫生保健和公共健康在周代的发展水平也相当先进。孔子、淮南子、庄子、周公以及其他人的著作中包含了大量涉及这些领域的文字。子曰：“食不厌精，脍不厌细。食饐而洁，鱼馁而肉败不食，色恶不食，恶臭不

1 语见《论语·乡党》。

2 语见［隋］王通，《文中子》。

3 要参阅这些引文的全部目录，参见 K. C. Wong《中国医学谚语与成语》，《中国医学杂志》，1925 年 12 月。

4 此处原文引自北宋苏辙的《古史》(*Ancient History*)，但其出处可上溯至先秦时期的《国语》。

食，不时不食。”[1]孔子也意识到不洁之食物与疾病的关系。《论语》还说“病从口入”[2]“失饪，不食”“沽酒市脯，不食”。字面意义上广义的禁酒遭到拥护。根据一句古时的谚语，酒是穿心毒物，扰乱心智。国家设有禁酒的法律，任何人被发现有酿酒及蒸馏酒的设备，均将立即受到控诉。饮食中的节制与规律性也颇受重视。孔子说：“自取之也。居处不理，饮食不节，劳过者，病共杀之。”[3]管仲则指出作息规律与饮食节制会带来健康与长寿。[4]孟子则说：“饮食之人，则人贱之矣，为其养小以失大也。”[5]《论语》也说：“君子食无求饱，居无求安。”奢靡的食物遭到谴责。《国语》甚至称它们是有毒之物。《淮南子》则称强烈的味道会破坏口感，坏人胃口。尽管它们并未提出严格的素食食谱，但也并不推荐肉类。《左传》说：“肉食者鄙，未能远谋。”[6]孔子所立下的一个规矩就是肉的量不能超过米饭的适当比例。这一时期人们广泛参与体育运动。《周礼》的“六艺”中包含了“射”与“御”；其他的是“礼”“乐”“书”“数”。周人也知晓深呼吸的益处。《淮南子》称深呼吸可清醒神志，延长寿命。哲学家庄子说：“吹呴呼吸，吐故纳新，熊经鸟申，为寿而已矣。”[7]他们十分赞赏储存能量。庄子的两个格言是：“毋劳女形，毋摇女精，可以长

---

1 语见《论语·乡党》，本章生动描述了孔子私人生活的饮食、着装等方面。

2 实际上“病从口入，祸从口出”出自［晋］傅玄，《口铭》。此处原文为 The *Analects* says: “Diseases enter by the mouth.” 译者才疏学浅，不知《论语》有此一言，私认为原作者笔误，将傅玄所言归为孔子名下。

3 语见［西汉］韩婴，《韩诗外传》。

4 详见［先秦］管仲，《管子·戒》。

5 语见《孟子·告子章句上》。

6 此处原作者的解读有误。“肉食者鄙，未能远谋”出自《左传·曹刿论战》，意思是肉食者（当权者）见识短浅。春秋时期一般人家吃不起肉，因此以肉食者指代当权者。这是曹刿一句抨击时弊的批评，与素食肉食何者健康无关。我们甚至可以想见，如今人民生活富足，吃肉不是问题，相反精英阶层越来越多开始吃素以寻求健康，倘若曹刿再世，他或许会说“素食者鄙，未能远谋”，但意思却与“肉食者鄙，未能远谋”是一样的。此外，《淮南子》中也有“食草者善走而愚……食肉者勇敢而悍”的相反论断。

7 语见《庄子·刻意》。

生。”[1] 和“安时而处顺，哀乐不能入也。”管子说担忧与焦虑会引发疾病。淮南子则说如果内心平和，身体的每个关节都会舒适。《黄帝内经》在提到悲伤阻碍呼吸、喜悦加快气血流通时，陈述了一个生理学事实。[2] 孟子说过一句著名的话：“养心莫善于寡欲。”[3] 仁被视为健康的奥秘。子曰：“仁者寿。”[4]《书经》列举了五福：“一曰寿，二曰富，三曰康宁，四曰修好德，五曰考终命。”[5]

周人也非常了解纵欲过度的负面效应。彭祖堪称中国的玛士撒拉，[6] 据他称：“故有上士别床，中士异被。服药百裹，不如独卧。”[7] 孔子所说的人们不应该躺着睡觉，是基于可靠的观察。早婚也遭到反对，《论语》称男性 30 岁、女性 20 岁是最佳的结婚年龄。[8]《周礼》同样也说：“三十曰壮，有室。”[9] 血亲通婚的危害同样为人所知。因此同姓不得通婚。人们为产前护理制定了许多明智的规矩。《列女传》记载：古者，妇人妊子，

1 语见《庄子·在宥》。

2 语见《素问·举痛论篇》：怒则气逆，甚则呕血及飧泄，故气上矣。喜则气和志达，荣卫通利，故气缓矣。悲则心系急，肺布叶举，而上焦不通，荣卫不散，热气在中，故气消矣。恐则精却，却则上焦闭，闭则气还，还则下焦胀，故气不行矣。寒则腠理闭，气不行，故气收矣。炅则腠理开，荣卫通，汗大泄，故气泄。惊则心无所依，神无所归，虑无所定，故气乱矣。劳则喘息汗出，外内皆越，故气耗矣。思则心有所存，神有所归，正气留而不行，故气结矣。

3 语见《孟子·尽心章句下》。

4 语见《论语·雍也》。

5 语见《书经·洪范》。

6 玛士撒拉（希伯来语 מתושלח，מְתוּשֶׁלַח，现代希伯来文 Mətušélaḥ，Mətušálaḥ，英语 Methuselah），天主教圣经思高本译为默突舍拉，在希伯来语旧约《圣经》的记载中，亚当第 7 代的子孙，是最长寿的老人，据说他在世上活了 969 年。

7 语见［东晋］葛洪，《神仙传·彭祖》。

8 《论语》中查无此言，不过在《礼记》《尚书》中有类似规定，《论语》之说似为作者笔误。另，《孔子家语·本命》中记载：“公（鲁哀公）曰：‘男子十六精通，女子十四变化，是则可以生民矣，而礼三十有室，而女子二十有夫也，岂不晚哉？！’孔子曰：‘夫礼，言其极也，不是过也；男子二十而冠有为人父之端，女子十五而许嫁有通人之道。’”可见这是周礼的规定，只是官方倡导的最高标准，而孔子认为民间因事制宜的变通做法也不是过错。

9 语见《礼记·曲礼》。

寝不侧，坐不边，立不跸，不食邪味，割不正不食，席不正不坐，目不视于邪色，耳不听于淫声。[1]

基于经验，他们学到了一些优生学的规律，尽管并未恰当掌握其正确含义。看起来周人也推测到了遗传在民族文化中扮演的重要角色。[2]中国思想的一个典型特征是对后代的强烈愿望。这与古代祖先崇拜的想法是密切相关的。如孟子所说，“不孝有三，无后为大”。因此无怪乎不孕对于古人而言如此可怕。出于众所周知的原因，重男轻女的现象相当普遍。由于有五个女儿却没有儿子，名医仓公曾哀叹自己命运不公：“生子不生男，缓急无可使者。”[3]

周人也提到了医院。管子说：凡国都皆有掌养疾、聋盲、喑哑、跛躄、偏枯、握递、不耐自生者，上收而养之疾，官而食衣之，殊身而后止。[4]

在周以降的历代著作发现了许多此类文献。这些机构充当慈善中心，赤贫者前去获得食物和庇护，而患者则寻求药物与照料。鉴于现存的史料过于匮乏，我们无从得知他们是如何供给与运营这些慈善机构。可能其慈善标准非常低，这些机构在现代意义下可能也很难称得上是医院。在唐代这些机构主要由宗教当局经手运营，但在其他时期它们则由中央政府或地方当局负责。

官妓制度的设立同样也归功于管仲。据记载，为了商人行乐方便，管仲设有300个女闾。女闾类似于如今的“红灯区”，妓女在其中提供性服务。在汉武帝时期（约公元前40[5]），妓女被提供给军营中的士兵。在唐宋两代妓院则被颁发营业执照，并被称为“教坊”。

中国古代的三个典型的医疗方法是针刺、艾灸和推拿。针刺据说由

---

1 语见《列女传·母仪传·周室三母》。

2 许多相关的参考文献发现于秦汉时期的著作中。史伯说血亲通婚会感染后代。叔詹也指出同姓的父母，其子嗣不会很多。

3 语见《史记·扁鹊仓公列传》。

4 语见《管子·入国》。

5 原文时间有误，应为公元前156年至公元前87年。

黄帝所发明。《黄帝内经》中与之相关的描述数不胜数。名医扁鹊就擅长针刺之法。唐代针灸形成了医学七个分支中的一支，并设有专门的“针博士”一职。[1] 但是直到宋代针灸才变为一门科学，并且第一本针灸专著得以出版。在公元 1027 年，宋仁宗诏令翰林医官王惟一制作了两个针灸铜人，上面绘有标记以阐释针刺原理及其穴位。穴位共有 365 个，每个都有各自的名称，并被认为与内部器官有所关联。

针刺具体的操作指的是用大小、长度不一的针刺进人体的特定穴位。针具共分为九种：镵针、圆针、鍉针、锋针、铍针、圆利针、毫针、长针和大针。它们由钢、铜或银制成，在上古时期则用燧石。针被刺入肉中，深浅不一，抑或由一个小锤钉入。有时用的针是热的，有时是冷的，偶尔也会把针留在患者身上数日之久。在这一过程中，患者通常被要求咳嗽。下针之穴位、行针之方向、用针之数量、针刺之深度以及留针时间之长短，都取决于患者个案的性质与严重程度。针刺被广泛使用，并被视为是万能的治病良方。它主要被用于霍乱、疝气、咳嗽、风湿病、扭伤、关节肿痛以及各种久坐带来的疼痛。

针灸在很早的时候便从中国传至日本。它传入欧洲是经由一位名为 Ten Rhyne 的荷兰外科医生之手，他于 1683 年在伦敦发表了一篇介绍文章。Kaempfer 于 1712 年在《异域采风记》(*Amoenitates Exoticae*) 的第 3 册发表了一篇关于针灸的文章。针灸一度在西方引起人们极大的兴趣，特别是在法国。Remusat 就 20 世纪初发表的支持与反对针灸的著作，出版了一部长篇分析。最近 James Cantlie 先生[2] 成功地在多个风湿病案例中使用针灸疗法，Fereyrolles and Morant 则为针灸的历史和应用贡献了一篇文献回顾。

艾灸是另一种历史悠久，为中国所独有的医疗方法。它是把可燃的

---

1 语见［后晋］刘昫，《旧唐书·职官志》：针博士一人，(从八品下) 针助教一人，(从九品下) 针师十人，针工二十人，针生二十人。针博士掌教针生以经脉孔穴，使识浮、沉、涩、滑之候，又以九针为补泻之法。其针名有九，应病用之也。

2 James Cantlit. *Needling Painful Spots as Practiced by the Chinese*. China Med, Journ., Vol. 20.

艾卷或普通的艾蒿应用在皮肤的特定位置并加以点燃。这些艾卷被放置成某种几何形状，通常放置的部位包括上腹部、胸骨上半部分以及耳朵前部。艾草熏烧所产生的火焰灼烧皮肤，会形成一个水泡。其效果类似于一种反刺激药（counter-irritation）或烧灼疗法（cauterisation），[1] 但要更加疼痛一些。艾灸产生的伤口常常会被感染，进而引发比原先更为严重的症状。《灵枢》说针刺无效时可以使用艾灸。唐代的王焘相较于针刺，更倾向于艾灸，因为前者是门失传已久的秘术，通常会伴随很大的风险。据 Thomson 所说，早期的葡萄牙航员把艾灸带到西方，并曾在一时间掀起了电灸的热潮。

日本人在推拿方面展现出惊人的才智。他们学习的对象是中国，后者在远古时期就长期进行推拿实践。在他们的书中孟子与扁鹊都提到了这点。《汉书・艺文志》中还记载了 10 卷的《黄帝岐伯按摩》。推拿逐渐发展出推、拿、提、捏、揉等手法，以产生最为愉悦的感受，并消除疲劳。推拿被应用在各种条件下，但主要是治疗肌肉疲劳、风湿病、焦虑、失眠、头痛、中风、腰痛等。其价值受到广泛认同，并在唐代被提升到科学的程度，从而形成医学的 7 种分支之一。在宋代之后，推拿地位开始衰落。如今推拿主要由理发师和盲人负责。推拿最早在欧洲引起注意是在 18 世纪，经由 Jesuit 兄弟的出版物介绍，它得到了各种形式的广泛应用，如电动推拿按摩师、蒸汽推拿操纵杆等。

中国汉字的建构与发展形成了一个重要且饶有趣味的研究分支。关于这些汉字古代形式的知识，对我们窥见当时的医学思想与医学条件不无裨益。在之前的章节，我们已经给出了关于“醫”这个字的阐释，介绍这个字是如何书写的，其各个组成部分的意义，以及其随后的变革。这次我们会引用更多的例子，以对这一方面给出更为清晰的概念。Ingram 博士为这一题材写了一篇非常好的文章，题为《与解剖术语有特

---

1 反刺激药（counter-irritation）：某种敷在皮肤上的药物，会激起痛楚，以减轻他处更强烈的痛苦。烧灼疗法（cauterisation）：通过烧灼身体来降低病情，如阻止感染扩散等的医疗方法。

殊关联的篆体》，以下是引自该文的一份概要。

表示疾病的“病”，包含一个表示床的“疒”，在其上方的这条水平线代表患者所处的位置。在这个字内部是一个（丙），代表十个天干中的第三个。丙喻示着火。按照篆书的写法，这是一个被火焰烧穿屋顶的房子（）。因此这对于疾病不失为一个准确的描述——一张床、一个躺着的患者，以及象征发烧的火焰。位于字上方的小点是抄写员在抄录过程中随意添加的。

表示痢疾的字是“痢”。这是一个古字，意味着这一疾病已经在中国盛行了 5 000 年之久。它的外部同样由一个病字旁（疒）构成，里面包含的字符（利）象征着用镰刀谷物。这个象声词的最初的含义是用镰刀切割或收获庄稼，这一行为对庄稼本身是残暴的，犹如痢疾对患者而言是痛苦和破坏性的，因此被引申为痢疾。痢疾的第二个字“疾”同样也表示疾病，它下方是一个弓箭的符号（央）。“疾”通常指突如其来的病症，就像为弓箭所伤一样。它同样也表示严重的疾病。这两个字，“痢”和“疾”，在一起很好地描述了这种疾病。

表示药物的字是“藥”，它源于表示音乐的“樂”。中国人的音阶只有五个音（宫、商、角、徵、羽），“樂”这个字便由五口钟组成，分别对应五个音符。中间的钟是最大的，在其两边各有两口小钟。这五口钟由一个架子所支撑，字的下部就是它的底座。药是调和身体，使其恢复健康的草本（艹）植物。

我们接下来要考察表示疟疾（瘴气）的字“瘴”。这里我们又看到了病字旁（疒）。在病字旁内部是一个表示章节的“章”。“章”由“音”和“十”组成。根据中国人的理解，十弦构成了完整的音乐作品。因此“章”这个字最早被用来表示一段或一首乐曲。此后它被用来描述任何类型写作的一个章节。鉴于疟疾看起来都要经历一个相同的发病过程，即从寒颤、发热、出汗到康复，因此它被视为是随着章节（）循序渐进而来的。

描述天花的术语，痘（）表明这一疾病同样也在中国肆虐了千年之久。它也有病字旁，在其下方是一个表示盘子的古代写法（豆）。最古老的写法是一个盘子中盛了一些东西，而这种写法非常容易让人联想到天花所产生的脐状脓包，也是这个疾病最为典型的病征之一。

表示孩子的字“兒”表述了一个囟门尚未闭合的孩子。起初，笔者认为这个字可以用来描述男孩或女孩，但后来发现它主要限于前者。篆体（兒）依然把囟门描述成打开的状态。

“癲”被用来描述心智失衡的状态。在它的篆体（癲）中，左半部分（眞）表示真实，右半边则是代表头颅的（頁），其解释是个体的真实本性从囟门中逃脱了，因此他变得精神错乱。

表示疼痛的字是“疼”。在古老的书写中，它由夂（夂）组成，即一束妥善包扎好的线，等待出售。它代表一个制作完成的产品。描述冬天的也是同一个字符，只是多了表示冰雪（仌）的符号。在每年年末，河流冰封，冬（冬）的季节就到了。字面意思来看，疼痛就是冬天加上病字旁（疒）。还有什么比严寒的刺痛更让人感到痛苦的呢？这就是用来描述疼痛的汉字。

表示发狂的字是“狂”，表明狂犬病自有书面文字以来就为中国人所知。这个字由表示狗的反犬旁（犭），加上一个表示田野中杂乱生长的草丛（㞷）。王，这个形声字使用的字符表示无目的地到处漫步。因此这个字（狂）的古意是表示一只患狂犬病的狗，但现在被用来描述任何种类的精神失常。

第八章
伟大的三重奏：仓公、张仲景与华佗

中医在汉代步入正轨，其科学进步主要集中在仓公、张仲景与华佗这三位历史上伟大的医者身上。仓公的真名为淳于意，他是第一位对临床案例记下个人观察的医生。他曾担任太仓长，因而出于尊敬被人们称为仓公，这个名字自此成了他的代称。仓公生于临淄，据称在其少年时期便投身于医学，在公元前180年时于公乘阳庆这位年近七十的名医门下学习。在汉文帝四年（公元前176），他被指控在行医时有所冒犯，被责令西至长安以受罚。仓公膝下无子，只有五女围在他身旁哭泣。仓公在愤怒之中骂道："生子不生男，缓急无可使者。"[1]最年幼的女儿缇萦为父亲的话所触动，与他一同到京。她向文帝提交了一封请愿信，表示愿意以自己担任官婢的方式为父亲赎罪。文帝为缇萦所感动，赦免了仓公。

在《史记·扁鹊仓公列传》中收录有一份仓公医案的详细记录，从中我们可以窥见当时的医学思想。在他留给我们的25个医案中——几乎是接下来的1 500年中唯一的医案——在十起医案记载中，患者最终不治身亡。与盖伦和大部分夸大成功案例以抬高自己的医学作家不同，仓公以令人赞赏的诚恳，颇为坦率地承认自己的失败。他承认自己的诊断并未总是正确无误，并且除非脉象有一线生机，否则他无法治愈任何疾病。他保留这些医案有两重目的，一是估计治疗成功与失败的比例，二是为以后的预诊提供指导。这些医案与希波克拉底留下的医疗记录没有可比性，因为它们没有很高的科学价值。这些医案的病征与病症往往语焉不详，而却把大量笔墨放在了诊脉方面，后者太过模糊以至于能从中汲取的经验有限。他还有一个偏好就是预测疾病的结果，并且尝试提出各种理论以与其预言相吻合。在25个医案中，6起是妇女与儿童。这些医案中罗列出的疾病是胃癌、各种类型的消化不良、尿潴留、膀胱炎、无月经、肠内蠕虫、风湿病、中风、动脉瘤、牙痛、咳血、肾病等。在治疗中他主要使用药物，但有时也会采用针刺或水疗。他教了5个学生，不过无一有医名传世。仓公死后并未留下著作。

仓公之后，撰写医案的习俗就中断了，直到宋代医家才再次兴起编

1 语见《史记·扁鹊仓公列传》。

纂医案的热情，并且至今尚未消退。

张仲景，三重奏的第二位，是中国迄今为止最伟大的医生。他通常被称为中国的希波克拉底，并被尊为“医圣”。张仲景出生于南阳，在张伯祖门下学医。对于张仲景的生平知之甚少，只知道他在灵帝时期举孝廉（168），并担任过一段时期长沙太守。奇怪的是，在全面辑录当时所有重要人物之生平的《汉书》中，却没有关于他的任何记录。我们关于这位伟大医生的记录不是基于任何他写的自传，而来自陆九芝的凭借其博闻广记所拼凑出来的历史材料。据说他非常热衷学习，并且因其节俭与孝道而闻名。张仲景很快在医术上超越了老师，并在当地广为人知。其后他前往京城，并很快在那成为最为知名的医生。

张仲景对于后世最大的影响是其编写的《伤寒论》。作为最重要的中医经典之一，《伤寒论》的地位足以与《黄帝内经》并驾齐驱。这部书并非如书名暗示的一般，只涉及伤寒，它同样也论及热病。全书共有10卷，由在晋代享有盛名的诊脉大家王叔和编辑而成（280）。关于这本书的最初形式，历来众说纷纭。据作者在其自序中所述，全书标题为“伤寒杂病论合十六卷”。但在任何书目中都找不到关于这一著作的记录。《隋经籍志》中提到《张仲景辨伤寒十卷》。此外，《新唐书·艺文志》中录有《伤寒卒病论十卷》。而《宋史·艺文志》则记有《伤寒论十卷》。最后《宋史》中收录的正是如今流传下来的版本。对于现存所有相关书目的研究表明，最初张仲景可能以《伤寒杂病论》的名义出版了这部16卷的医书，但随后其内容被分拆为两部，即《伤寒论》和《金匮要略》。前者10卷，后者则是剩余的6卷。

许多学者批评王叔和在编辑此书的时候擅加改动。公元1580年前后的方中行，是第一个质疑王叔和编纂方式的人。他写了《伤寒论条辨》。喻嘉言也同样对王叔和抱有怀疑，他更进一步，写了《伤寒论重编》。这部书在公元1853年得以出版。程郊青在其《伤寒论后条辨》中对王叔和的批评更为激烈，他的文字充斥着谩骂与痛斥，是这些人中最不得体的。然而此后，公论又走向另一个极端，即把王叔和的工作吹捧到了其实难副的地步。在这些争议之中涌现了不计其数的评注，每一部都自称是对《伤寒论》的准确解释，并还原了其本来面目。

然而必须要注意的是，王叔和是他那个时期最为知名的医生。他生活的时代距离张仲景只有200余年，因此相较于此后一两千年间出现的医生们，王叔和有着更为优越的条件来掌握可考的史料，从而编辑此书。无论王叔和的编辑存在怎样的纰漏，事实是在战乱频仍的三国时期张仲景的大部分著作都散轶或只落得只言片语。即便现今的版本为人诟病，但若非王叔和的耐心爬梳及研究，这部珍贵的医学著作，很可能永远无法为后世所见。

至于这部书本身，它被公认为最有价值的医学著作。中国医生对这部书的尊崇可以从下述几位著名医家的言论中窥见一斑。据《甲乙经》的作者皇甫谧称："汉张仲景论广《汤液》，为数十卷，用之多验。近世太医令王叔和，撰次仲景遗论甚精，皆可施用。"[1] 本草方面的权威陶弘景曾说："惟张仲景一部，最为众方之祖。"[2] 名医华佗曾经将《伤寒论》表述为"真活人书"。[3]《千金方》的作者孙思邈则视之为最为深刻的医学著作。这部书的声名因其古雅的文风而进一步受到推崇，因为中华民族历来欣赏优美的文字。《伤寒论》通常被奉为医家之《四书》，而《黄帝内经》则对应《五经》。它的受欢迎程度从《历代医学书目提要》中可见一斑：其中收录了115种已出版的《伤寒论》的评注、索引或不同版本，并且这一数字如今仍在逐年上升。

现存最好的版本由金代成无已所编，共有14卷。其中前10卷即最

1 语见［晋］皇甫谧，《甲乙针经序》。

2 语见［晋］陶弘景，《神农本草经序录》。

3 这一说法始作俑于宋代治平年间，高保衡、孙奇、林亿等人为《金匮要略》所作的序言。《金匮要略方论序》曰："臣奇尝读《魏志·华佗传》云：出书一卷曰：'此书可以活人。'每观华佗所疗病，多尚奇怪，不合圣人之经。臣奇谓活人者，必仲景之书也。"但孙奇仅是根据华佗诊疗方法的学术渊源作出推测，认为乃仲景之书也，并无确据，亦未作出华佗读过仲景之书的断论。章太炎曾考证指出，所谓华佗赞叹《伤寒论》的记载，乃是后人附会之说，不足为据。

初王叔和所编之10卷，后4卷为成无己自己编纂而成。书中收录了22篇文章，397条治病规则，以及113个药方。这些药方是中医中最早采用这种形式的，它们的构成也颇为科学，只包含了几种药效显著的成分，而非后世“乱枪打鸟（shotgun）”式的动辄在药方中添加一二十味无效的药材。书中针对感冒的退烧疗法既包含吃药，也包括用冷水。发汗，还是不要发汗？这是《伤寒论》中一个极为重要的问题，关于这一点的讨论占据了整整一章。作者给出了许多病症，分别对应着应该或不应该诱导患者发汗的情况。张仲景最喜欢使用的药材是桂枝和柴胡，它们构成了他大部分药方的基础。其配方如下所示：

桂枝汤方

桂枝（去皮）	三两
芍药	三两
甘草（炙）	二两
生姜（切）	三两
大枣（劈）	十二枚
水	七升

［用法］右五味，以水七升，煮取三升，去滓，温服一升，须臾啜热粥一升，以助药力，覆取微似汗。

小柴胡汤方

柴胡	八两
黄芩	三两
人参	三两
甘草（炙）	三两
生姜（切）	三两
半夏（洗）	半升
大枣（劈）	十二枚
水	十三升

［用法］右七味，以水一斗二升，煮取六升，去滓，再煎，取三升，温服一升，日三服。

张仲景可能是第一个用灌肠剂疏通肠道的人。他写道："阳明病，自汗出，若发汗，小便自利者，此为津液内竭，虽鞕不可攻之。须自欲大便，宜蜜煎导而通之。若土瓜根及猪胆汁，皆可为导。"[1] 准备灌肠药的步骤如下："猪胆一枚。取汁，入醋少许，用竹筒长三四寸，以一半纳谷道中，将胆汁灌入肛中。"[2]

前文已经提及，张仲景另一部著作是《金匮要略》，也被奉为中医经典。它涉及了许多杂病，但知名度略逊于《伤寒论》。清代徐彬所编的版本被认为是最令人满意的。其他张仲景名下的著作还有《黄素方》25 卷、《伤寒身验方》1 卷、《评病要方》2 卷、《疗妇人方》2 卷、《张仲景方》15 卷、《脉经》《五脏荣卫论》《五脏论》《疗黄经》《口齿论》各 1 卷。但这些书并不如《伤寒论》和《金匮要略》重要，如今也都不幸散轶。

在汉代之前，医疗主要限于针刺、艾灸、推拿和汤药这几类。当时的医学著作都是完全哲学化的。张仲景的出现拉开了新时代的序幕。自此医家开始以更为客观的角度研究疾病，强调体征、病症、病因以及治疗方法和药物作用，而非之前时代中空泛的疾病理论。张仲景个人在研究发热，尤其是伤寒的临床表现时，遇到了很不寻常的机会。据其《伤寒论》的序言所说，在他当地村落的 200 多居民当中，有 2/3 在 10 年之内病逝，其中七成死于伤寒。他深深地为这种传染病的严重性所震惊，于是在这种特定疾病上耗费了大量时间与精力。其结果便是这部不朽杰作，《伤寒论》得以问世。他能够在众医家中脱颖而出，不仅仅是因为其敏锐的观察力，更是因为其理想之崇高。他赋予医生这一职业高贵的尊严以及一生中崇高的使命。他感叹于大众对于医疗事务的无知

1 语见［东汉］张仲景，《伤寒论·辨不可下病脉证并治》。

2 语见［清］汪昂，《医方集解》，本书以《黄帝内经》理论学说为指导，以仲景学说为基础。这段话之前有"（仲景）治证同前"，即此方法取自张仲景。

与盲从。或许可以说，在他死后科学化的医学依然退化为教条的形式主义。截至将近1 000年后的宋代之前，后世再也没有出现任何有价值或有原创性的著作。

三重奏的最后一位是与张仲景同时代的华佗。作为中国古代最著名的外科医生,他被奉为“医神”。[1]他约在公元190年前后活动[2],生于东汉末年。华佗是沛国谯县人，曾在徐州一代游学。陈珪当沛国国相时，华佗被举荐为孝廉。尽管被官府多次征辟，但华佗都一一拒绝，仍以行医为业。

据《华佗临症秘传》称：相传先生性好恬淡，喜味方书，多游名山幽洞，往往有所遇。一日因酒，息于公宜山古洞前，忽闻人论疗病之法。先生讶其异，潜逼洞窃听。须臾有人云：“华生在迩，术可付焉。”复有一人曰：“是人性贪，不悯生灵，安得付也。”先生不觉愈骇，跃入洞。见二老人，衣木衣，顶草冠，先生躬趋左右而拜曰：“适闻贤者论方术，遂乃忘归。况夙所好，所恨者未遇一法，可以施验，徒自不足耳。愿贤者少察愚诚，乞与开悟，终身不负恩。”首坐者云：“术亦不惜，恐异日与子为累。若无高下，无贫富，无贵贱，不务财贿，不惮劳苦，矜老恤贫为急，然后可脱子祸。”先生再拜谢曰：“贤圣之语，一一不敢忘，俱能从之。”二老笑指东洞云：“石床上有一书函，子自取之。速出吾居，勿示俗流，宜秘密之。”先生时得书，回首已不见老人。乃慑怯离洞，忽然不见，云崩雨泻，石洞摧塌。既览其方，论多奇怪，从兹诚施，靡不神效。[3]

此外，据载华佗用药精准，行针准确：精方药，其疗疾，合汤不过数种，心解分剂，不复称量，煮熟便饮，语其节度，舍去，辄愈。若当灸，不过一两处，每处不过七八壮，病亦应除。若当针，亦不过一两处，下针言“当引某许，若至，语人”。病者言“已到”，应便拔针，

1　乡间有部分庙宇被称为“华佗神庙”，即被建来纪念华佗之用。

2　华佗在世期间约为公元145年至公元208年。

3　语见［清］徐大椿，《华佗神医秘传·序》。本书原作者称引文引自《魏志》，查《魏志·华佗传》并无此文。经译者爬梳，实为清人徐大椿所著。

病亦行差。[1]

作为冷水疗法的先驱，华佗曾经将之应用在一个寒热已久的患者身上，并大获成功：有妇人病经年，世谓寒热注病。十一月，华佗令坐石槽中，平旦用冷水灌，云当至百。始灌七十，冷颤欲死，灌者惧，欲止。佗不许。灌至八十，热气乃蒸出，嚣嚣然高二三尺。满百灌，乃使燃火温床，厚覆而卧，良久冷汗出，以粉扑之而愈。[2]

他也是第一个系统性锻炼的倡导者。他观察到，锻炼的价值在于能够保持健康。在他对于一个弟子的教育中充分展现了这一观点。佗语普曰："人体欲得劳动，但不当使极尔。动摇则谷气得消，血脉流通，病不得生，譬犹户枢不朽是也。是以古之仙者为导引之事，熊颈鸱顾，引輓腰体，动诸关节，以求难老。吾有一术，名五禽之戏，一曰虎，二曰鹿，三曰熊，四曰猿，五曰鸟，亦以除疾，并利蹄足，以当导引。体中不快，起作一禽之戏，沾濡汗出，因上著粉，身体轻便，腹中欲食。"[3]

可惜的是，现在这些锻炼的具体方法已不可考。如今仍然流传下来的两部相关专著是《易筋经》与《八段锦》。前者由达摩，一位著名的北魏拳师所著。[4]它所谈的更像是气功而非积极的身体锻炼。后者据说是由宋代一位不具姓名的作者所著，包含了十二课关于肢体伸展动作的讲解，一般被视为拉伸运动。

但华佗的盛名主要来自他发现麻醉药的用法，以及他作为外科医生的超凡技艺。需要指出的是，在华佗之前400年，扁鹊便使用了这些方法。相关记录详见《列子》。[5]然而通常还是把麻醉归为华佗名下，因为

1　语见［西晋］陈寿，《三国志・魏书・华佗列传》。

2　语见［刘宋］裴松之，《三国志注・华佗别传》。

3　语见［西晋］陈寿，《三国志・魏书・华佗列传》。

4　原文如此，但达摩更为知名的身份是把禅宗传入中国的始祖。

5　语见［先秦］列御寇，《列子・汤问》：鲁公扈、赵齐婴二人有疾，同请扁鹊求治。扁鹊治之。既同愈。谓公扈、齐婴曰："汝曩之所疾，自外而干府藏者，固药石之所已。今有偕生之疾，与体偕长，今为汝攻之，何如？"二人曰："愿先闻其验。"扁鹊谓公扈曰："汝志强而气弱，故足于谋而寡于断。齐婴志弱而气强，故少于虑而伤于专。若换汝之心，则均于善矣。"扁鹊遂饮二人毒酒，迷死三日，剖胸探心，易而置之；投以神药，既悟如初。

据称他实施了与麻醉有关的各种手术。据《后汉书》记载：若疾发结于内，针药所不能及者，乃令先以酒服麻沸散，既醉无所觉，因刳破腹背，抽割积聚。若在肠胃，则断截湔洗，除去疾秽，既而缝合，傅以神膏，四五日创愈，一月之间皆平复。[1]

《华佗传》给出了另一则华佗使用麻醉术进行手术的病例：有人病腹中半切痛，十余日中，鬓眉堕落。佗曰："是脾半腐，可刳腹养治也。"使饮药令卧，破腹就视，脾果半腐坏。以刀断之，刮去恶肉，以膏傅疮，饮之以药，百日平复。[2]

关于扁鹊的麻醉药酒及华佗的麻沸散的成分，如今不得而知。然而后世医家使用曼陀罗、羊踯躅、茉莉根以及各种种类的乌头来实现麻醉的效果。

《后汉书》《三国志》以及其他这一时期的历史著作记载了许多华佗治愈疑难杂症的传奇事例。其中涉及各种各样的手术，从刺络与针刺到剖腹，切除脾、肠、肝。有时他做手术时不借助任何麻醉剂，例如他为关公刮骨疗伤的时候。[3] 在另一则传说中，他甚至要求通过开颅的方式治疗曹操的头痛病，当然遭到了拒绝。

华佗治疗过当时的许多名人，其中魏王曹操便任命他为自己的私人医生。曹操性格急躁多疑，难以相处。据《三国志》记载：然（华佗）本作士人，以医见业，意常自悔。后太祖亲理，得病笃重，使佗专视。佗曰："此近难济，恒事攻治，可延岁月。"佗久远家思归，因曰："当得家书方，欲暂还耳。"到家，辞以妻病，数乞期不反。太祖累书呼，又敕郡县发遣，佗恃能厌食事，犹不上道。太祖大怒，使人往检；若妻信病，赐小豆四十斛，宽假限日；若其虚诈，便收送之。于是传付许狱，考验首服。荀彧请曰："佗术实工，人命所悬，宜含宥之。"太祖曰："不忧，天下当无此鼠辈耶？"遂考竟佗。佗临死，

1　语见［刘宋］范晔，《后汉书·方术列传》。

2　语见［刘宋］裴松之，《三国志注·华佗别传》。原文误作《后汉书·方术列传》，查《后汉书》并无此文，应当是与上一则引文混淆所致。

3　语见《襄阳府志》。

出一卷书与狱吏，曰："此可以活人。"吏畏法不受，佗亦不强，索火烧之。[1]

传说中他的著作有几页被从灰烬中挽救了回来。那几页描述的是阉割之法，这也是如今唯一被中国人所实施的手术。作为养生术的伟大倡导者，他即便"年且百岁，犹有壮容，时人以为仙"。[2]在他的弟子中，吴普和樊阿有医名传世。吴普学习了华佗治病的全部技巧。他勤奋地练习五禽戏，最终到了90多岁，依然"耳目聪明，齿牙完坚"。[3]樊阿专长针刺，其针术在同辈医家中无人可及。有两部书号称为华佗所著，分别是《内照图》和《中藏经》。它们显然是托名之作，但其成书时间也很早。《中藏经》中的一个药方，最早介绍了内服甘汞（中医称为轻粉）的疗法。

毫无疑问，华佗是中国迄今最为伟大的外科医生。令人深感遗憾的是，尽管华佗发现了麻醉药的用途，中国的外科从未有过发展的机会，这是因为儒家伦理认为身体发肤受之父母，不可毁伤。在这种传统下很难期望解剖学和生理学会有任何突破。而没有这种基础知识，即便连最简单的手术也无法真正成功地实施。因此这位最伟大的外科医生之死，也标志着中国外科医学的终结。因为从此历史上没有任何使用麻沸散或其他物质来充当麻醉药的记录，抑或提及任何一位敢于尝试大型手术的外科医生。

中国历史上第一位被记录的女医出现在汉代。她名为淳于衍，据说在被传唤入宫治疗皇后时，使用了包含乌头的药丸。[4]另一则记录表示她是一位产科医师。[5]

1 语见［西晋］陈寿，《三国志·魏书·华佗列传》。

2 语见［刘宋］范晔，《后汉书·方术列传》。

3 语见［西晋］陈寿，《三国志·魏书·华佗列传》。

4 语见［东汉］班固，《汉书·外戚传》。

5 语见［东汉］班固，《汉书·霍光传》。

第九章
脉学的原理

诊脉之术在中国是一门最为神秘，也是最常被人误解的学问。中国医生宣称，医学实践的全部上层建筑都建构在脉学的理论之上——每个疾病的性质、发病位置、发病过程和治疗方式都仅仅取决于脉诊的结果。据医学经典《黄帝内经》所称，诊断共有四诊，即望、闻、问、切。望表示注意脸部的肤色与表情；闻是听声音与气息；问是询问患者的病史、病征、病因以及胃口和排便情况；切是检查脉象。起初四诊的相对重要性依照它们排列的顺序，但是随着时间推移前三种方式都逐渐不被采用，而完全依赖于第四种。

通过诊脉来定位疾病的方式在中国究竟起源于何时，目前尚不得而知。《古史》中记载生于公元前255年前后[1]的扁鹊是第一个提倡脉诊的医生。但是此后，晋人王叔和（约280）则逐渐树立了他在这一领域的无上权威。他著有《脉经》10卷，被视为是医学领域的权威著作之一。大概在五代时期（907—960），出现了同样署名王叔和所著的《脉诀》。然而研究表明，这部书很可能是高阳生托名所著的伪作。其形式与文风颇为鄙陋，其中一些教义也与经典不同。这也是它在后世医家中引起诸多争议的原因所在。

对于最初的《脉经》的翻印仍然存在，尽管数量极少。在此或许有必要，对这份珍贵著作在接下来几个朝代中的各种不同版本的历史，做一个简单的介绍。《脉经》最初出版于晋朝，在接下来的两个朝代中其形式都保持不变。《隋书》《唐书》《千金方》和甘伯宗的《名医传》都

1　原文时间有误，扁鹊在世期间约为公元前407年至公元前310年。

记载了这部著作。正如前面所说，五代时期《脉诀》的出现引起了人们很大的困惑，这部伪作在当时颇为流行，以至于《脉经》本身则逐渐被人遗忘。宋代林亿等人（1068—1078[1]）奉圣旨编辑宫中医书，也把《脉经》收入其中。嘉定年间，陈孔硕获得了一份建阳本，将之重刻于广西漕司。元代（1327），龙兴路医学教授谢缙翁重刊了陈孔硕的版本。明代吴勉学将之收录于其《医统正脉》之中。不幸的是其中印刷错误过多，可读性甚差。明万历三年（1576[2]），福建按察使徐中行委托袁表重新修订吴勉学版本，并在必要处加以更正。到了清代，嘉定的王鋐乃结合了元、明的多种版本，以及他自己的一份古代的手抄本和居敬堂的印本，较好地还原了《脉经》的本来面貌。他小心校正文字，并出版这份珍贵的版本。这本书也被收入周学海1891年出版的《医学全书》中。

关于脉学的专著浩如烟海，其数量完全压倒了医学的其他分支。从相关书籍的数目中可以公允地估计出传统中医的重视程度。从《医学百科全书》《医书出版综录》等书以及其他私人藏书中可以发现至少156种关于脉学的医书，这对于单一主题而言是颇为惊人的。其中大多数是关于前述《脉经》的评注，若以西医学知识的视角加以审视，则都没有任何价值。

一、脉学的理论

中国的脉学知识颇为复杂，并且在实际操作中构成了详尽繁复的过程，近乎一个庄严的仪式。诊脉是用手按患者左腕和右腕以考察病情，医生以右手按诊患者的左手，以左手按诊患者的右手。首先用中指按在掌后高骨内侧关脉部位，接着用示指按关前的寸脉部位，无名指按关后的尺脉部位，拇指则放在手腕的背部。诊脉的最

1 原文时间有误，林亿等人在熙宁年间奉旨修书，为1068年至1077年。

2 原文时间有误，万历三年为1575年。

佳时间是每天太阳升起的时候。医生需要保持平静镇定，首先要保证自身的呼吸平稳。一呼一吸称为一息。正常的脉搏频率是在一息之间跳动四次。

二、脉象的区分

根据《黄帝内经》或《难经》所称，脉象的范围为一寸九分，并分为寸、关、尺三部。其中每一部均对应两条截然不同的经络，一条为表、一条为里，形成了一共十二条经络，左右各六条。并且这十二经络中每一条都对应了十二个明确的内部器官，以及它们因经络导致的正常或异常状况。因此，据王叔和所述，右手的寸脉解释了肺和大肠的状况，左手的寸脉则对应心和小肠。右手的关脉对应脾和胃，左手的则对应肝和胆。右手的尺脉对应命门及三焦，左手的则对应肾与膀胱的情况。然而关于脉象与确切器官之间的关系历来说法不一。在众多体系中有四个最为知名。下面的表格将详细地加以阐释。

表附-2　脉象与器官的关系

	王叔和	《黄帝内经》	《金匮要略》	李时珍
左寸	沉取候心 浮候小肠	左外以候心 内以候膻中	膻中 心	心 膻中
左关	沉取候肝 浮候胆	左外以候肝 内以候鬲	鬲和胆 肝	肝 胆
左尺	沉取候肾 浮候膀胱	尺外以候肾 尺里以候腹中	小肠与膀胱 肾	肾 小肠
右寸	沉取候肺 浮候大肠	右外以候肺 内以候胸中	胸中 肺	肺 胸中
右关	沉取候脾 浮候胃	右外以候胃 内以候脾	胃 脾	胃 脾
右尺	沉取候命门 浮候三焦	尺外以候肾 尺里以候腹中	大肠 肾	肾 大肠

这一阶段的中医脉学知识最为混乱，因为没有两种解释是完全一致的，人们常常无所适从，不知该遵照哪家之言。同样难以理解的是，为什么同一点的脉象可以给出两个截然不同的指征，以解释两个不同器官的状态。需要大加注意的是脉象之间的变化。不仅要考虑频率、品性、律动、容量、张力等需要精密考察的参数，更要注意患者的年龄、性别、脾气、体格、体重、身高，以及时辰、季节和天象的影响等。然而这些细微的差别只是纸上谈兵，因为没人能给出令人满意的展示。

三、脉象的种类

脉象主要分为四种。浮脉，一种轻微流动的脉象，有如木头浮在水中；沉脉，一种重按才可感到的脉象，有如石头沉入水中；迟脉，一息不足四至的脉象；数脉，一息五至以上的脉象。除了这些大类以外，还有一系列子类的脉象，其定义因不同的作者而异。下面的分类引自李时珍，他是《本草纲目》的作者，也被奉为是这一领域的权威。

滑脉：往来前却，流利辗转，替替然如珠之应指，漉漉如欲脱。

涩脉：细而迟，往来难，短且散，或一止复来，叁伍不调，如轻刀刮竹，如雨沾沙，如病蚕食叶。

虚脉：迟大而软，按之无力，隐指豁豁然空。

实脉：浮沉皆得，脉大而长，微弦应指愊愊然。

长脉：不大不小，迢迢自若。朱氏，如揭长竿末梢，为平；如引绳如循长竿，为病。

短脉：不及本位，应指而回不能满部。

洪脉：下极大，来盛去衰，来大去长。

微脉：极细而软，按之如欲绝，若有若无，细而稍长。

紧脉：来往有力，左右弹人手，如转索无常，数如切绳，如纫箄线。

缓脉：去来小驶于迟，一息四至，如丝在经，不卷其轴，应指和缓，往来甚匀，如初春杨柳舞风之象，如微风轻飐柳梢。

芤脉：浮大而软，按之中央空，两边实，中空外实，状如慈葱。

弦脉：端直以长，如张弓弦，按之不移，绰绰如按琴瑟弦，状若筝弦，从中直过，挺然指下。

革脉：弦而芤，如按鼓皮。

牢脉：似沉似伏，实大而长，微弦。

濡脉：极软而浮，细如帛在水中，轻手相得，按之无有，如水上浮沤。

弱脉：极软而沉细，按之乃得，举手无有。

散脉：大而散，有表无里，涣漫不收，无统纪无拘束，至数不齐，或来多去少，或去多来少，涣散不收如杨花散漫之象。

细脉：小于微，而常有细直而软，若丝线之应指。

伏脉：重按著骨，指下裁动，脉行筋下。

动脉：乃数脉，见于关上下，无头尾，如豆大，厥厥动摇。

促脉：来去数时，一止复来，如蹶之趣，徐疾不常。

结脉：往来缓，时一止，复来。

代脉：动而中止，不能自还，因而复动，脉至还入尺，良久方来。[1]

四、脉象的指征

脉象的指征是非常重要的。每一种或多种脉象的结合都揭示了一种对应的疾病。因此属于阳性的浮脉，对应的病症是受到风、寒、湿、热、旱、暑这六种因素感染而来的：浮而有力多风热，无力而浮是血虚。浮迟中风，浮数风热。浮紧风寒，浮缓风湿。[2] 浮虚伤暑，浮芤失血。浮洪虚热，浮微劳极。浮濡阴虚，浮散虚剧。浮弦痰饮，浮

1 语见［明］李时珍，《濒湖脉学》。

2 同上。

滑风痰。[1]

沉脉属阴，表示由喜、怒、忧、思、悲、恐、惊这七情所致的外症：沉迟虚寒，沉数热伏。沉紧冷痛，沉缓水畜。沉牢锢冷，沉实热极。沉弱阴亏，沉细虚湿。沉弦饮痛，沉滑食滞。沉伏吐利，阴毒积聚。[2]

中国的解剖学把内脏分为两类：五脏和六腑。前者为心、肝、脾、肺、肾，后者为胆、胃、大肠、小肠、膀胱和三焦。其中尺脉与数脉分别对应脏、腑。

迟脉主脏，阴冷相干。有力为痛，无力虚寒。数脉主腑，主吐主狂。有力实热，无力虚疮。[3]

此外，滑脉则对应与黏液有关的疾病：滑司痰饮，右关主食。尺为畜血，寸必吐逆。[4]

微脉则暗示身体虚弱与衰竭：气血微兮脉亦微，恶寒发热汗淋漓，男为劳极诸虚候，女作崩中带下医。寸微气促或心惊，关脉微时胀满形，尺部见之精血弱，恶寒消瘅痛呻吟。[5]

弦脉：弦应东方肝胆经，饮痰寒热虐缠身，浮沉迟数须分别，大小单双有重轻。寸弦头痛膈多痰，寒热癥瘕察左关，关右胃寒心腹痛，尺中阴疝脚拘挛。[6]

紧脉与洪脉：紧主寒痛，洪为阴伤。[7]

动脉：动脉专司痛与惊，汗因阳动热因阴，或为泄痢拘挛病，男子亡精女子崩。[8]

---

1 语见［明］李中梓，《新著四言脉诀》。

2 同上。

3 同上。

4 同上。

5 语见［明］李时珍，《濒湖脉学》。

6 同上。

7 语见［明］李中梓，《新著四言脉诀》。

8 语见［明］李时珍，《濒湖脉学》。

长脉、短脉、实脉和涩脉都对应着呼吸系统的紊乱。濡脉、弱脉、微脉、散脉、革脉、牢脉和芤脉的情况如下：濡阳虚病，弱阴虚疾。微主诸虚，散为虚剧。革伤精血，半产带崩。牢疝癥瘕，心腹寒疼。芤主失血，随见可知。[1]

五、脉象的诊断

我们如今要考虑这一研究的另一个有趣的特征，即脉象的诊断。传统中医声称他们能够通过疾病的各种指征预测其结果。例如：中风之脉，却喜浮迟，坚大急疾，其凶可知。伤寒热病，脉喜浮洪，沉微涩小，证反必凶。疟脉自弦，弦迟多寒，弦数多热，[2]代散则难。泄泻下痢，沉小滑弱，实大浮数，发热则恶。呕吐反胃，浮滑者昌，沉数细涩，结肠者亡。霍乱之候，脉代勿讶，舌卷囊缩，厥伏可嗟。嗽脉多浮，浮濡易治，沉伏而紧，死期将至。喘息抬肩，浮滑是顺，沉涩肢寒，切为逆证。火热之证，洪数为宜，微弱无神，根本脱离。骨蒸发热，脉数而虚，热而涩小，必殒其躯。失血诸证，脉必见芤，缓小可喜，数中堪忧。蓄血在中，牢大却宜，沉涩而微，速愈者稀。三消之脉，数大者生，细微短涩，应手堪惊。小便淋闭，鼻色必黄，实大可疗，涩小知亡。癫乃重阴，狂乃重阳，浮洪吉象，沉急凶殃。痫宜浮缓，沉小急实，但弦无胃，必死不失。心腹之痛，其类有九，细迟速愈，浮大延久。疝属肝病，脉必弦急，牢急者生，弱急者死。黄疸湿

1 语见［清］吴谦，《医宗金鉴·四诊心法要诀》。需要指出的是，关于濡脉、弱脉的性质，李时珍的《濒湖脉学》、［清］李延昰的《脉诀汇辨》、［清］徐灵胎的《脉诀启悟注释》等都持相反意见，认为濡脉是阴虚，弱脉才是阳虚。译者采用《医宗金鉴》的说法是为了与作者原文对应，特此说明。

2 这里作者的英文似乎与中医理论相反，写成了 If it be taut and slow it indicates heat; if taut and quick it indicates chills. 查其他文献，如《金匮要略》："弦数者多热，弦迟者多寒。"《脉经》："弦数多热，弦迟多寒。"可见这里是作者误把弦数及弦迟的迹象弄反了。

热，洪数便宜，不妨浮大，微涩难医。肿胀之脉，浮大洪实，细而沉微，岐黄无术。五脏为积，六腑为聚，实强可生，沉细难愈。中恶腹胀，紧细乃生，浮大为何？邪气已深。鬼祟之脉，左右不齐，乍大乍小，乍数乍迟。痈疽未溃，洪大脉宜，及其已溃，洪大最忌。肺痈已成，寸数而实，肺痿之证，数而无力。痈痿色白，脉宜短涩，数大相逢，气损血失。肠痈实热，滑数相宜，沉细无根，其死可期。[1]

除了上述脉象以外，还有七种绝脉：脾绝雀啄，又同屋漏，覆杯水流，四日无救。肺绝维何？如风吹毛，毛羽中肤，三日而号。肾绝伊何？发如夺索，辟辟弹石，四日而作。肝绝之脉，循刃责责，新张弓弦，死在八日。心绝之脉，如操带钩，转豆躁疾，一日可忧。命脉将绝，鱼翔虾游，至如涌泉，莫可挽留。[2]

六、脉象的变化

还有一个需要考虑的重要事项，即诊脉是随着生病的季节、患者的年纪、体格和性别等因素而导致脉象发生的常态变化。正所谓：春弦夏洪，秋涩冬石。各随时令而见，此为平也。肥盛之人，气居于表，六脉常带浮洪；瘦小之人，气敛于中，六脉常带沉数。性急之人，五至方为平脉；性缓之人，四至便作热医。身长之人，下指宜疏；身短之人，下指宜密。北方之人，每见实强；南方之人，恒多软弱。少壮之脉多大，老年之脉多虚。酒后之脉常数，饭后之脉常洪。远行之脉必疾，久饥之脉必空。室女尼姑多濡弱，婴儿之脉常七至。[3]

不同性别之间的脉象同样也有差异：男左大顺，女右大宜，男尺恒虚，女尺恒实。[4]

脉学理论家声称把脉具有令人惊叹的诊断价值。据说人们可以只通

---

1 语见［清］吴谦，《医宗金鉴·四诊心法要诀》。

2 语见［清］吴谦，《医宗金鉴·四诊心法要诀》，但作者的顺序与原文稍有更换。

3 语见［明］李中梓，《医宗必读》。

4 语见［清］吴谦，《医宗金鉴·四诊心法要诀》。

过这些诊断就断言妇女是否怀孕，甚至预测生男生女以及胎儿的生长状态。例如，在女性没有明显症状而月经不来时：脉滑疾，重以手按之散者，胎已三月也。脉重手按之不散，但疾不滑者，五月也。妇人妊娠四月，欲知男女法，左疾为男，右疾为女，俱疾为生二子。又法：左手沉实为男，右手浮大为女。左右手俱沉实，猥生二男，左右手俱浮大，猥生二女。又法：尺脉左偏大为男，右偏大为女，左右俱大产二子。大者如实状。又法：左右尺俱浮，为产二男，不尔则女作男生。左右尺俱沉为产二女，不尔则男作女生也。[1]

此外若左右腕脉象均平滑一致，也可能意味着三胞胎。她们都将是女孩。但若脉象体现了相反的特征，他们都将是男孩。

而另一个被称为“太素脉”的脉象则更为奇怪，据说它可以解释一个人的命运与未来。据明代彭用光所著《太素脉诀》，这一方法源自东海冯真人。在宋代（约963），他出洞游行，这个秘术才传之于世。下面两个例子将描绘出这个方法具体的功用所在：

诊男子贵贱寿夭脉：男子左手为主肾，主寿夭。故男子以肾为一身之本，主子孙根基。此脉沉而有力，往来息匀分明，异乎常格者，此主平生贵显，衣禄丰盈；又应一身之根基，兼审寿数。若脉来去无力，乃是根基不耐，末年贫寒，沉深匀滑，寿跻耄耋期颐。

诊贫富脉：脾脉为财禄，若得生旺往来息数匀缓，既贵且富；往来无凭据者，则财不聚，终难发达。先大后小，先富后贫；先小后大，先贫后富。此脉缓大，常人主巨富，为官至一品；沉缓而涩，主巨富极而悭吝也。[2]

除此以外，太素脉称还可以预示一个人是僧人还是道士，聪明还是蠢笨，何时招致疾病，当官的位阶，甚至妻子的能力如何！[3]

这些基本上就是中国人对于脉学的总体认知。然而外国医家往往谴

1 语见［晋］王叔和，《脉经·平妊娠分别男女将产诸证第一》。

2 语见［明］彭用光，《太素脉诀》。

3 语见李涛，《中国的脉学》，《大公报·医学周刊》。

责它为一种彻头彻尾、煞有其事的骗子行径。[1] 可能对于拥有如此多医疗器械来佐助诊断的西医生而言，他们已经失去了许多观察，特别是触诊的才能。通过不断实践以及集中精力，中医生可能发展出一种体察普通人所无法感知的事物的能力。话虽如此，如今科学医疗以及取得了长足的进步，其化学与器械的各种测试已足够精确可靠，因此把脉作为一种诊断手段如今已失去了部分价值。如今我们不得不把这些中国古代的脉学知识归为医学史的范畴，并只能将之视为中国古代的医学贡献之一。[2]

第十章
道教与佛教对医学的影响

由于治疗与宗教紧密相关，因此它们自然在诸多方面互相影响。中国主要有三个宗教，即道教、儒教和佛教。前两个是本土宗教而第

1 Hobson 博士在 1860 年 11 月的《医学时代公报》(*Medical Times and Gazette*)、Henderson 博士在 1864 年的《中国医学与医疗实践》(*The Medicine and Medical Practice of the Chinese*) 以及 Arlington 在 1924 年的《中国神秘的诊脉之学》(*The Mystic Art of Pulse Feeling in China*) 中都毫无保留地抨击了这一医疗实践的错误主张。此外需要指出的是，有相当数量的中国有识之士也并不笃信脉诊之法是全然无误的。例如，王海藏观察到："病人拱默，惟令切脉，试其知否。夫热则脉数，寒则脉迟，实则有力，虚则无力，可以脉知也。若得病之由，及所伤之物，岂能以脉知哉！故医者不可不问其由，病者不可不说其故。"也有其他人仅把把脉视为诊断的方式之一，而非如今流行地把其他诊断完全排除在外。扁鹊说："望而知之谓之神，闻而知之谓之圣，问而知之谓之工，切而知之谓之巧。"张仲景说在《伤寒杂病论》的序言中表示上等的医生望而知之，普通的医生通过问诊，而普通的医生则不得不借助触诊。孙思邈说："上医听声，中医察色，下医诊脉。"

2 本章的主要材料选自王吉民，《古代中国的脉学知识》，《中国医学杂志》，1928 年 12 月 (*The Pulse Lore of Cathay*, China Med. Journ., Dec. 1928)。语见李涛，《中国的脉学》，《大公报·医学周刊》。

三个则来自印度。道教的最初形式是纯粹的哲学思辨，后来扩展为一套宗教信仰。据传说记载，道教的创始人老子是一位最不可思议的人物。他据称以不同的名字、在不同时期出现在世间，教育或指导君王和盛世的改革者们，尽管世界并未意识到他的存在。他的诞生也是颇具奇迹色彩的。

当商十八王阳甲之十七年，岁在庚申，其母昼寝，梦太阳化流珠入口，因吞而有娠，凡八十一年，极太阳九九之数。乃从左腋而生。生而白首，故号老子，老子即老君也。[1]

或云母怀之七十二年乃生，生时，剖母左腋而出。生而白首，故谓之老子。[2]

这些传说都由老子的信徒所编造，旨在把他推上神坛。尽管历史并未给出关于老子的确切信息，但有一点是相对肯定的：根据司马迁的记载，老子约生活在公元前6世纪末。

老子者，楚苦县厉乡曲仁里人也，姓李氏，名耳，字聃，周守藏室之史也……老子修道德，其学以自隐无名为务。居周久之，见周之衰，乃遂去。至关，关令尹喜曰："子将隐矣，强为我著书。"于是老子乃著书上下篇，言道德之意五千余言而去，莫知其所终。[3]

老子留给尹喜的书被称为《道德经》，是中国最伟大的经典著作之一。[4]

后世的道教徒把他们的学说分为秘传和显传，即玄妙的和魔幻的一面。《列子》与《庄子》是其玄妙思想的重要组成部分，把老子的学说发展为完整系统的哲学；但其他人如张道陵则诉诸神秘主义和炼金术，从而创立了一个由江湖医生和江湖术士组成的宗派，他们把自己局限在道符的写作，驱鬼和各种迷信活动之中。

---

1 语见［宋］贾善翔，《犹龙传》。

2 语见［东晋］葛洪，《神仙传》。

3 语见［西汉］司马迁，《史记·老子韩非列传》。

4 《道德经》已经被译成多种语言，其中著名的英译本有：J. Chalmers，Paul Carus；德译本：V. von Strauss, Franz Hartmann, Wilhelm；法译本：Stanislas Julien, Alexandre Ular；荷译本：Henri Borel。

毫无疑问，驱魔之术在中国已经有颇为久远的历史。在《礼运》中我们读到，在周代（公元前1122—公元前225[1]），周王经常倚仗巫师来保护他们免受邪灵侵害。在春秋两季还会举办防止瘟疫的特殊法事。[2]在孔子的时代这些仪式颇为普遍。据《论语》记载："乡人傩，朝服而立于阼阶。"[3]秦代（公元前221—公元前200[4]）的始皇帝就是道教的狂热信徒。出于对迷信的恐惧，他多次向方士谋求长生不老之术。汉武帝同样也迷恋此道。上有所好下必甚焉，道教的宗教崇拜由此获得了巨大的推动。

然而直到汉顺帝时期（126—145[5]），道教才演化出一套完整的关于符咒和秘语的系统。道教的第一任天师张道陵，编写了一部关于治病驱鬼的道符的著作。Mayers这样总结他的一生：张道陵出生于公元34年，据称是张良的第八世孙，道教神话中的不朽人物之一，也是其守护神。他传说中出生在如今浙江省内的天目山[6]，在7岁时已经熟读老子的著作以及与占卜相关的最为深奥的书籍。张道陵全身心投入到钻研与冥想中，坚定地拒绝了汉和帝与汉殇帝请他做官的要求，后者希望能让他辅佐朝政。张道陵隐居在中国西部的山寨之中，投入炼金术的研究之中。在一次神迹中，他得到老子本人亲授的一部仙书，从中成功炼出了长生不老药。张道陵晚年居于江西的龙虎山，在此提炼并服下了大丹，从而得以飞升。或许是模仿西藏的继承模式，据说张天师的继承模式是通过历任继任者的灵魂在其死时轮回到其家族的婴儿或年轻成员身上得以实现。后者在这一轮回神迹显现的瞬间，即刻拥有下一任天师的继承权。[7]

与欧洲在15世纪和16世纪的情况类似，寻找贤者之石和长生不老药的活动在唐代达到了高峰。到处都是方士、医生和炼金术师在用草药及

---

1 原文时间有误，应为公元前1046年至公元前256年。

2 详见《礼记·月令》，第4卷。

3 语见《论语·乡党》。

4 原文时间有误，应为公元前221年至公元前207年。

5 原文时间有误，应为公元125年至144年。

6 这里应该是外国学者解读有误。史载，张道陵在天目山得道而非出生。张出生于沛国丰邑（今江苏丰县）。

7 语见Mayers，《汉语读者手册》（*Chinese Reader's Manual*）第11页。

矿物质进行实验，以寻求能使服用者长生不老、永葆青春的仙丹。这一时期的 21 位皇帝中，有 7 位尝试过这类仙丹并死于其毒性。在这种无谓的追寻中，不计其数的时间、健康与财富遭到浪费。然而这些迷信的实验确实传授了我们许多关于多种植物的功能及用途的知识，不过其中不包括矿物质药，因为中国人对此知之甚少。

在所有被认为能让人长生不老的草药中，柏树和松树居于首位。它们的种子和树脂受到高度重视。其他植物如黄精、茯苓、天门冬、菖蒲[1]、甘菊、某些蘑菇，甚至常见如枣子和莲花子都被认为具有这种功能。在矿物王国中朱砂、金、银、玉、云母、竹黄和提炼汞都被奉为足以延年益寿的宝物。制备这些混合物的处方通常颇为复杂且含糊不清。服用这些药物的要求也非常荒诞，通常需要一段相当长的时间。

道教另一个对医学有影响的产物是吐纳之术。吐纳对于健康的正面效应得到了充分肯定。《道德经》中提供这一行为的理论基础：载营魄抱一，能无离乎？专气致柔，能如婴儿乎？涤除玄鉴，能无疵乎？爱民治国，能无为乎？天门开阖，能为雌乎？明白四达，能无知乎？生之畜之，生而不有，为而不恃，长而不宰，是谓玄德。[2]

庄子则称：吹呴呼吸，吐故纳新，熊经鸟申，为寿而已矣；此道引之士，养形之人，彭祖寿考者之所好也。[3]

淮南子也说："食气者神明而寿。"[4]《抱朴子》则对吐纳之法给出了一份更为具体的描述：初学行炁，鼻中引炁而闭之，阴以心数至一百二十，乃以口微吐之，及引之，皆不欲令己耳闻其炁出入之声，常令入多出少，以鸿毛著鼻口之上，吐炁而鸿毛不动为候也。渐习转增其心数，久久可以至千，至千则老者更少，日还一日矣。[5]

第二个对医学产生重大影响的是公元 67 年佛教从印度传入中国。有

---

1 菖蒲（学名：Acorus calamus）。原文为 *Acrous calmus*，疑似为作者拼写错误。

2 原文注释"语见《道德经》第 6 章"，依照现行主流版本此为第 10 章。

3 语见［先秦］庄周，《庄子・外篇・刻意》。

4 语见［西汉］刘安，《淮南子・地形训》。

5 语见［东晋］葛洪，《抱朴子・内篇・释滞》。

人相信中国早在公元前 217 年就知晓佛教，但权威版本是东汉明帝在位期间（58—76[1]），他梦到了象征诸佛的金人：后孝明帝夜梦金人，项有白光，飞行殿庭，乃访群臣，傅毅始以佛对。帝遣郎中蔡愔、博士弟子秦景等使于天竺，写浮屠遗范。[2]

汉明帝的信史在公元 63 年离开首都（洛阳，今河南府[3]），穿越中亚直至于阗。关于汉明帝做梦的时间以及其使者的归期历来众说纷纭。使者们带回了佛像、佛经以及两位佛僧，他们的中文名分别为摄摩腾和竺法兰。竺法兰来自印度。[4]

起初这个宗教在中原地区并未取得太多进展，但到了唐代它逐渐获得了强力支持并开始繁荣发展。由于许多热诚的中国佛教徒前去印度朝觐，加上许多印度僧人也来中国传教，印度的医术、科学以及其他文化领域纷纷传入中国。随着时间推移，对中国人的生活和思想形成了深远影响。此前中国的医学是完全本土化的，但随着印度与中华文明的交汇，开始逐渐发生变化。值得注意的是，中医的病原学和病理学受到了佛教思想的影响。身体受到轻视而重视精神方面。“人类受两种疾病所苦——肉体上的和精神上的。对于身体疾病扁鹊之药足以生效，但对于精神疾病则只有依靠佛教疗法。”[5]佛曾经对耆婆说：

1　此处时间有误，应为公元 57 年至 75 年。

2　语见［北齐］魏收，《魏书·释老志》。

3　此为民国时行政区划，洛阳当时为河南府治，设有专员公署。如今已无河南府，其辖区多属洛阳境内。

4　语见 Couling，《中国百科全书》（*Encyclopedia Sinica*）第 67—68 页。

5　原作者此处引文并未注明出处，不过佛教确实有“心病虽扁鹊亦难疗矣”的说法，例如唐石头希迁禅师赠李宓《心药方》：慈悲心一片，好肚肠一条，温柔半两，道理三分。信行要紧，中直一快。孝顺十分，老实一个。阴骘全用，方便不拘多少。此药用宽心锅内炒，不要焦，不要燥，去火性三分，于平等盆内研碎，三思为末，六波罗蜜为丸，如菩提子大。每日进三服，不拘时候，用和气汤送下。果能依此服之，无病不瘥。切忌言清行浊，利己损人，暗中箭，肚中毒，笑里刀，平地起风波。以上七件，须速戒之。以上十味，若能全用，可以致上福上寿，成佛作祖。若用其四五味者，亦可灭罪延年，消灾免患。各方俱不用，后悔无所补。虽扁鹊卢医，所谓病在膏肓，亦难疗矣。纵祷天地，祝神明，悉徒然哉。况此方不误主雇，不费药金，不劳煎煮，何不服之？偈曰：此方绝妙合天机，不用卢师扁鹊医，普劝善男并信女，急须对治莫狐疑。

“汝宿命时，与我约誓，俱当救护天下人病。我治内病，汝治外病。”[1]据说信仰疗法、催眠术、自我暗示以及其他心理治疗的方法都主要起源于佛教。除此之外还出现了坐禅。这是一套分等级的精神锻炼的方法，旨在达到精神休眠或放松的状态。这一方法所声称的益处颇为惊人。它被奉为健康乃至长生的不二法门。许多受教育阶级的精英都求诸这些活动，以脱离尘世的苦难。

佛教的另一个贡献是系统的身体锻炼，通常称为武术。搏击在中国早在远古时期便已出现，但正是僧人使它发扬光大，成为武术。菩提达摩是“好身体寓于好体魄”的热忱拥护者。他说：“精神应该平静警惕，但身体应该强健活跃。心不静人们无法获得智慧乃至成佛；身体不健康则无法良性循环和呼吸。因此身体应当加以适当锻炼，以使肌肉和肌腱保持柔软，而这样精神也不会再受身体脆弱之苦。”菩提达摩在公元527年来到中国，他首先拜访了梁武帝，接着到了北魏，最终在洛阳定居。据说他面壁9年，苦心冥想。“十八罗汉手”这种特殊的拳术，据说是他所传。察觉到少林寺僧人身形憔悴后，达摩传授他们武术。他的方法颇为成功，少林寺因而逐渐形成了一套被称为“少林武术”的武学体系。

在佛教看来，共有六种病因，即四大不顺、饮食不节、坐禅不调、鬼神得便、魔神相扰、恶业所起。

对应的治疗方式：最后两类——魔、神和恶业——需要使用咒语，若无神明加持则无药可医。对于鬼神得便，需要承认罪孽并真诚悔改；对于坐禅不调，需要改正修行的错误。如果病因是四大不顺或饮食不节，则要听取医生的建议。四大指的是地、水、火、风。其中四大失调的影响及疗法：初则地大增令身沉重，二则水大积涕唾乖常，三则火大盛头胸壮热，四则风大动气息击冲，即当神州沉重痰癊热黄气发之异名也。若依俗论病，乃有其三种，谓风热癊，重则与癊体同，不别彰其地大。凡候病源旦朝自察。[2]

1 语见［东汉］安世高，《佛说柰女耆婆经》。

2 语见［唐］义净，《南海寄归内法传·进药方法》。

四大各有 101 种病，地与火可发热病 202 种，水与风可发寒病 202 种，合为 404 种病。针对这些病症，禁食被封为是最佳疗法：若觉四候乖舛，即以绝粒为先，纵令大渴，勿进浆水，斯其极禁，或一日二日，或四朝五朝，以差为期。[1]

即便道教的著述也经常受到佛教思想的影响。因此当陶弘景补齐葛洪《肘后备急方》的遗篇时，他将全书扩充为 101 个药方并改名为《补阙肘后百一方》。孙思邈在《千金方》中同样说道：地水火风，和合成人。凡人火气不调，举身蒸热；风气不调，全身僵直，诸毛孔闭塞；水气不调，身体浮肿，气满喘粗；土气不调，四肢不举，言无音声。火去则身冷，风止则气绝，水竭则无血，土散则身裂。然愚医不思脉道，反治其病，使脏中五行共相克切，如火炽然，重加其油，不可不慎。凡四气和德，四神安和。一气不调，百一病生。四种动作，四百四病俱发。又云一百一病，不治自愈；一百一病，须治而愈；一百一病，虽治难愈；一百一病，其死不治。[2]

第十一章
汉代与唐代的文化层面

中医可以说在汉代及唐代发展到了顶峰，其声名无远弗届。南至安南、暹罗，东至朝鲜、日本，其影响随处可见。这一时期的中国犹如希腊曾经在欧洲的地位一般，是一切道德与文化的源头。其周边国家直接或间接地从对中国的学习中开始科学、宗教与艺术的萌芽。

1 语见［唐］义净，《南海寄归内法传·进药方法》。

2 语见［唐］孙思邈，《千金方》。

中国与日本之间最早的交流是在公元前221年至公元前210年[1]的秦代。修建了万里长城的秦始皇[2]，一直渴求长生不老，派遣方士徐市[3]率领一支探险队伍，去东海的蓬莱仙岛寻找青春之泉。此后，随着中日两国之间建立了直接的交流，中医也开始传入日本。7世纪初日本政府派遣许多精力旺盛的年轻人来中国学习医术。公元608年，惠日和倭汉直福及其他人来到中国并定居15年之久。他们返日时带回了许多医书。其中《诸病源候论》和《千金要方》这两本尤为重要，对日本产生了强烈的影响。9世纪日本完全摒弃了本地的医学并以中医取代了朝鲜医学。中医在日本尽管并未有进一步发展，但始终维持了其至高无上的地位，直到19世纪被欧洲医学所取代。

徐之才对于药物功能的新分类为药理学做出了宝贵的贡献。他把它们分为十类：宣、通、补、泻、涩、滑、燥、湿、轻、重。其后的医家又增加了寒、热两类，使其总数达到12种。

隋代（589—610[4]），政府首次设立了种植药物的药园。[5]它们坐落于首都，有300亩最为肥沃的土地以供使用。16岁至20岁的年轻人在其中担任“药园生”。在他们掌握这一职业后，如有缺额便被提升为农场的管理者。[6]这些管理者被收入太医署的官员名单中，称为“药园师”。他们的职责是种植药用植物，在正确的季节收集它们，并把它们储存在合适的地方。[7]

---

1 秦代为公元前221年至公元前207年，此处作者特指始皇在位时期。

2 秦始皇另一则值得记忆的事件是公元前213年的焚书坑儒。他决心打破一切“可能对社会进步有害的旧传统”，命令销毁所有经典著述，并坑杀了460名文人。所幸的是，关于医学、天文学与农学的书籍不在焚烧之列，否则此前的医学知识将不复为后人所知。由于这一臭名昭著的行为，尽管秦始皇做了许多利在千秋的伟大贡献，他仍被视为一位暴君。

3 即徐福。

4 此处时间有误，隋代为公元581年至618或619年。

5 详见［唐］魏徵，《隋书·百官志》。

6 详见《中国医学史》(*Chinese Medical History*)第39页。

7 详见［后晋］刘昫，《旧唐书·职官志》：药园师，以时种莳收采。

尽管在周代只有 4 种医学分支受到认可，在唐代这一数目上升到 7 种。它们是成人疾病、少儿疾病、耳目疾病、口齿疾病、火罐、推拿和驱魔。[1] 又设有 4 类医生，分别是医师、针师、按摩师和禁咒师。其中每一科由对应的“博士”进行管理。[2]《新唐书·百官志》中描述太医署的组织形态如下：医博士一人，正八品上；助教一人，从九品上。掌教授诸生以《本草》《甲乙》《脉经》，分而为业，一曰体疗，二曰疮肿，三曰少小，四曰耳目口齿，五曰角法。针博士一人，从八品上；助教一人，针师十人，并从九品下。掌教针生以经脉、孔穴，教如医生。按摩博士一人，按摩师四人，并从九品下。掌教导引之法以除疾，损伤折跌者，正之。咒禁博士一人，从九品下。掌教咒禁祓除为厉者，斋戒以受焉。[3]

中国文人们时而褒扬医生这一职业，时而加以嘲讽。汉代的贾谊曾说：“吾闻古之圣人，不居朝廷，必在卜医之中。”[4] 程伊川说：“父母病卧于床，委之庸医，比之不孝。事亲者亦不可不知医。”[5] 唐代宰相陆贽将良相与良医并论，[6] 这也使得宋代的范文正公留下千古名言，“不为良相，则为良医”。[7] 医学本身被称作“仁术”，而医师则被尊为“国手”。尽管受到如此赞誉，医学从业者却从未在社会中取得任何特殊地位。据《吕氏

---

1 这个说法是不准确的，查［唐］张九龄、张说所编《唐六典》可知，唐代太医署下辖医师、针师、按摩师、禁咒师四类，各有博士。其中医博士传授的内容又分五类：“一曰体疗，二曰疮肿，三曰少小，四曰耳目口齿，五曰角法。”这里“体疗”“少小”“耳目口鼻”“角法”分别对应原文“成人疾病”“少儿疾病”“耳目疾病”“口鼻疾病”“火罐”。此外另有针博士、按摩博士和禁咒博士。所以严格来说唐代医学分支应该有 9 种，原作者忽略了其中“疮脓”“针刺”2 类。

2 详见［后晋］刘昫，《旧唐书·职官志》。

3 详见［北宋］宋祁、欧阳修等，《新唐书·百官志》。

4 详见［西汉］司马迁，《史记·日者列传》。

5 语见［清］张英、王士祯、王惔等，《渊鉴类函·卷二七二不孝》。

6 据载陆贽的父亲曾勉励他“或为良相，或为良医”，并亲自编辑了《陆氏集验方》50 卷。宋人徐钧有诗赞曰：“锄奸抗疏反招疑，一斥忠州势亦危。只集名方无著述，不为良相且良医。”

7 语见［宋］吴曾，《能改斋漫录》。

春秋》记载：夫以汤止沸，沸愈不止，去其火则止矣。故巫医毒药，逐除治之，故古之人贱之也，为其末也。[1]

《新唐书》也同样轻视医生：凡推步、卜、相、医、巧，皆技也。能以技自显地一世，亦悟之天，非积习致然。然士君子能之，则不迂，不泥，不矜，不神；小人能之，则迂而入诸拘碍，泥而弗通大方，矜以夸众，神以诬人，故前圣不以为教，盖吝之也。[2]

不过最为致命的打击是有“中国希罗多德”之称的司马迁，把医生与算命的、占星师和看手相的人归为一类。自此人们便不屑于把医学实践视为一份正当职业。因此著名的理学家朱熹曾如此暗示医生的社会地位：“（孙）思邈为唐名进士，因知医贬为技流，惜哉！”[3]

从下列引文和谚语中或可推知古人对于医生能力与品性大体上的不信任。

为医之不能自治其病。——《淮南子》

良医之子，多死于病；良巫之子，多死于鬼。——《深虑论》[4]

有病不治，常得中医。——《汉书·艺文志》

药补不如食补，食补不如水补。——（俗语）

庸医杀人不用刀。——（俗语）

医不三世，不服其药。——《礼记》

学医不明，暗刀杀人。——（俗语）

说真方，卖假药。——（俗语）

汉代与唐代迷信活动达到了顶峰。道教天师张道陵发明了新的“治疗方式”，即以道符、咒语和魔法治病。他的追随者被称为“五斗米贼”，因为他们总是索取五斗米作为其医疗服务的报酬。佛教僧人看到这种伎俩赚得盆满钵满，也很快发明出他们自己的符咒系统。其结果是市面上充斥着佛、道二教的商品与治疗方法，各自声称自己能够包治

---

1 语见［北宋］宋祁、欧阳修等，《新唐书·方技列传》。

2 语见［先秦］吕不韦，《吕氏春秋·尽数》。

3 语见［南宋］朱熹，《小学笺注》。

4 此处作者原文标注为“古文”（*Ancient Essay*），查知出自［明］方孝孺，《深虑论》。

百病。

《医学祝由十三科》中的传说记载了符咒的起源：太古先贤，治传医家十三科，内有祝由科，乃轩辕氏秘制符章，以治男女大小诸般病疾。凡医药针灸所不及者，以此佐治，无不投之立效，并能驱邪缚魅。有疾病者，对天祝告其由，故名曰祝由科。医术流传世多习见，惟此科罕见罕闻。不知者或目为妖妄之说，异端之教。岂知上古圣人之一派遗流也哉。宋淳熙戊申冬十月，节度使雒奇成命修理黄河堰土，掘出一石碑，上勒符章，莫之能辨，宣谕民间招能识之者，以辨其故。因有关内云外道人张一搓独识此符。辨之曰，此轩辕氏之制作也。其神言曰，蕴雒公遂得其传。凡疗人疾病，其应如神，治之即愈。至明景泰宗临清徐景辉得受而传之，其验如神，百发百中，广行济世。又辑神验诸符于内，诚善道也。若有利己私心，则毫无验矣。[1]

符章被认为能够对精神世界发挥作用。它可以由任何物质构成。严格来说它通常写在纸上，构成了僧侣道士所经营的最重要的商品。医学方面的符咒主要使用书写的方式，由黄、白或红纸上的一个字、一句话、一串巧妙交织起来的密文，抑或某些神秘文字的画符组成。其形状往往是椭圆形的，大小不一。上面的字符通常由朱砂写就，但有时也使用墨汁。手写的符咒通常更贵，而由天师书写的权威手迹则被视为极为珍贵且有效。后者通常被写在丝绸上，并被装裱在墙上。一般人家往往购买商店以雕版印刷而成的符咒，但懂得如何阅读和书写符咒的人有时也自行制作符咒。下文给出了五点在制作符咒时必须严格遵守的事项。若有下列情况符咒便会失效：心不敬或心不诚、亵渎神明、迟疑不决、视钱财重于生命、未能按照正确的方式画符。

符咒烧毁后，患者将其灰烬混合茶、热水、酒或其他汤药一起服下。有些情况下符咒中只包含一些字符；其他情况则只包含一句需要被多次吟诵的咒语。更多时候则既含字符，又含咒语。除了内服以为，符咒也可以被贴在门外、挂在墙上、簪在头发上、挂在脖子上、

1　语见涵谷山人体真子，《轩辕碑记医学祝由十三科·序》。

系在外套上、放在口袋里、缝在床罩中，甚至刺在身体上！它们应对任何人所难免的疾病。下文给出了几个不同符咒的例子。[1]

大众的医药之神是吕洞宾，人们经常在生病时向他求药。吕洞宾被点化成仙的故事颇为有趣，可以视为是此类传说的源头。他有第二等的功名（举人），据说生活在 8 世纪，据《东游记》记载：洞宾姓吕名岩，字洞宾，号纯阳子，乃东华真人之后身也。原因东华度化钟离之时，误有寻你作师之语。故其后降凡，钟离果为其师，而度之。一云其为华阳真人后身，以其喜顶华阳中也。洞宾，唐蒲州永乐县人。祖渭，礼部侍郎，父谊，海州刺史。贞元十四年四月十四日巳时生。初母就妊时，异香满室，天乐并奏，白鹤自天而下，飞入怀中不见。真人生而金形玉质，道骨仙风；鹤顶猿背，虎体龙腮；凤眼朝天，双眉入鬓；颈修颧露，身材雄伟；鼻梁耸直，面色白黄。左眉有一点黑子，足下纹如龟。少聪明，日记万言，矢口成文。身长八尺二寸，顶中阳巾，衣黄襕衫，系八皂绦，状类处子，年二十不娶。始在襁褓，异人马祖相之曰："此儿生相非凡，自是风尘外物，他时遇庐则居，见钟离采和，牢心记取。"后游庐山，遇大龙真人。传授遁剑祛魔。会昌中，两举进士不第，时年六十四岁。还长安，酒肆见一羽士，青巾白袍，偶书三绝于壁。

其一曰：坐卧常携酒一壶，不教双眼识皇都；乾坤许久无名姓，疏散人间一丈夫。

其二曰：传道真仙不易逢，几时归去愿相从；自言住处连东海，别是蓬莱第一峰。

其三曰：寞厌追欢笑话频，寻思离乱可伤神；闲来屈指从头数，得到清平有几人。

---

1 更多信息详见 Dudgen，《中国的治疗艺术》（*Chinese Arts of Healing*），《教务杂志》（*Chinese Recorder*），1868 年；王吉民，《中国的医疗迷信活动》（*Chinese Medical Superstitions*），《中华医学杂志》（*National Medical Journal of China*），第 2 卷，1916 年 12 月以及第 3 卷，1917 年 3 月；Dore，《关于中国迷信活动的研究》（*Researches into Chinese Superstitions*），第 2 卷，1915 年。

洞宾讶其状貌奇古，诗意飘逸，因揖问姓氏，且延羽士坐下。士曰："可吟一绝，余欲观子之志。"洞宾援笔书之。其诗曰：生在儒家遇太平，悬缨垂带布衣衿；谁能世上争名利，欲事天宫上帝神。

羽士见诗曰："吾云房先生也。居在终南鹤峰顶上，子能同我游乎？"洞宾未应。云房知其意，因与同煮黄粱，云房自为执炊。洞宾忽就店中昏睡，梦以举子赴京，状元及第，始自节署擢台谏翰苑秘阁，及指挥使，无不备历；两娶富贵家女，生子婚嫁早毕，孙甥云绕，簪笏满门。如此几四十年。又独相十年，权势颇赫。偶被重罪，抄没家资，分散妻孥，流于岭表。一身孑然，辛苦憔悴，立马风雪中，方兴浩叹。忽然梦觉，炊尚未熟。

云房笑吟曰：黄粱犹未熟，一梦到华胥。

洞宾谓曰："先生知我梦乎？"云房曰："子这来之梦，千形万状，荣悴多端，五十年间一瞬耳。得不足喜，丧何足悲。世有人乐，而后知人世一大忧也。"洞宾感情，遂向云房求度世之术也。云房试之曰："子骨肉未完，须待数世可也。"云房别去，洞宾暗想云房之言，遂弃儒归隐，云房自是设十难以试之。[1]

据 Mayers 所说，吕洞宾出生在公元 755 年[2]，是道教著名的领袖之一。在担任德化县令时，他遇到了在庐山修行的钟离，自此开始探寻点石成金的奥秘以及长生不老之术。他开始经历了一系列考验——总共 10 个——并顺利通过。从此他被赐予了仙术和一柄神剑，借此云游全国，斩杀蛟龙，驾驭各种邪魔，纵横 400 年之久。在 12 世纪，为了纪念他，建立了许多庙宇，以他的道号"纯阳"命名。他也被称为吕祖，在这个名号下他以某种模糊的原因，被中国的剃头匠奉为祖师爷。[3]

---

1 语见［明］吴元泰，《东游记·洞宾店遇云房》。

2 此处时间有误，现在一般认为吕洞宾出生于唐德宗贞元十四年（798）四月十四日。

3 语见 Mayers，《汉语读者手册》第 157 页。译者注：民间传说明太祖朱元璋由于头上有痢疾疮，经常在理发时迁怒于剃头匠，处以极刑。吕洞宾知晓后，幻化剃头匠，解决了朱元璋的剃头问题，此后便被剃头匠奉为祖师爷。

第十二章
信史时期的权威著作

中国的医学著作浩如烟海，可以追溯到远古时期。据说有些书早在公元前3000年前就已写就，然而缺乏确凿的证据。[1]在黄帝命令其大臣仓颉创造象形符号之前，中国还未发明文字。仓颉创造的汉字被以涂写在竹子或棕榈叶的纹路上。据说这些字符之所以采用从上至下的书写方式，是因为这样要比在竹子上横过来写容易得多。纸笔要在很晚以后才出现。许多字符都是精心设计的。这些设计出来的符号代表了在不同位置打结的长短不一的绳子。那些只由一条短绳上的一个结对应的符号被称为“蝌蚪文”。这些字符很快被加以精心修改。

在秦代初年（公元前225[2]）汉字经历了明显改观。李斯极大地改进了汉字的形式，并把它们分为大篆和小篆。小篆随后又称为秦篆。不久以后程邈设计了隶书，它受到秦始皇的青睐并被要求在全国范围使用。在这段时间中，纸张也首次被王伦[3]所发明。

---

1 据一位编纂者说，已知医书的总数约有1 500种，共12 600卷左右。*Imperial Catalogue* 收有190种共2 424卷。然而这些只是截至清初的权威著作，还有不计其数的通俗作品未被收纳其中。王吉民，《中国的医疗文学》（*Chinese Medical Literature*），《中华医学杂志英文版》（*China Medical Journal*）1918年3月。（译者注：*Imperial Catalogue* 意义不明。《四库全书》共含医书104种约1 700卷，且后文把《四库全书》译作 *Four Literary Treasuries*，因此可以排除《四库全书》；此外作者又说本书内容“截至清初”，可见亦非《永乐大典》。这一问题留待方家解答。）

2 此处时间有误，秦代始于公元前221年。

3 此处作者原文为“Wang Lun（王伦）”，鉴于下文作者提到西汉的贾鲂等人改进造字术，此王伦应非东汉蔡伦之误，而系秦代人物。

在汉代（始自公元前206[1]），书写方式进一步得到了贾魴、三仓、蔡邕、石经等人的改进，他们创造了汉隶。在晋代（始自265[2]），钟繇与王羲之把书法字体变成了与今日颇为接近的形式。[3]

鉴于中文书写的发展过程之缓慢，以及其书写方式之笨拙，书籍的生产自然是非常零星的。直到笔、纸，特别是最重要的印刷术被发明之后，书籍才开始大量发行。下列是一份截至唐代权威医学著作的名录。

《神农本草经》3 卷，一般归于神农氏名下，后者传说中于公元前 2838—公元前 2698 年统治中国。本书约在公元前 1 世纪写就，内含 365 种草药的描述。尽管本书一般被视为中医经典之一，但其科学价值甚低。

《黄帝内经》是中医最为重要的著作。它由两个部分组成：第一部分《素问》主要涉及生理学和病理学，第二部分《灵枢》则涉及解剖学和针刺。本书以对话体的形式展现。关于其作者抑或出版时间目前尚无定论。它可能在约公元前 1000 年写就。

《难经》为周代的扁鹊所著，共 2 卷。这部篇幅较小的著作由 81 则对《黄帝内经》中疑难问题的解释或注解组成。《汉书·艺文志》中并未记载此书，《隋书》和《唐书》则称此书为扁鹊所著，而书上的注释由东吴太医令吕广所写。由此可以推知，本书成书于三国时期之前。历代有无数医家为《难经》撰写评注，但大都已经遗失。现存最好的版本是元代滑寿所著，名为《难经本义》。在明代正德年间（1506—1521），张世贤出版了一版包含图解与注释的《图注八十一难经》，至今仍颇受欢迎。如今 Hübotter 博士已将《难经》译为德文。

足以与《难经》相提并论的另一部著名作品是《伤寒论》。它由医圣张仲景所著，出版于公元 217 年。最初版本已经散轶，如今流传下来的是由脉学大家王叔和所编纂的版本。王叔和在世时间约在公元 265 年至

1　此处时间有误，汉代始于公元前 202 年。

2　此处时间有误，晋代始于公元前 266 年。

3　以上描述摘自谢恩增 1921 年在美国著名解剖学杂志《解剖记录》（*Anatomical Record*）上发表的《中国解剖学回顾》（*A Review of Chinese Anatomy*）。

317 年之间[1]。这部著作共 10 卷，尽管名为“伤寒论”，它也涉及除了伤寒之外的其他疾病。去除重复内容外，本书收录了 22 篇文章、397 条治疗守则以及 113 个药方。历代对本书评价极高，各种评注本书的作品总数过百。一般认为成无己编纂的版本是最佳版本。

张仲景所写的另一部名著是《金匮要略》。这是一部讨论杂病的小册子，只有 3 卷。尽管本书也被视作经典，但远不如《伤寒论》知名。徐彬对本书的评注于 1671 年出版，被收录在著名的《四库全书》之中。

《甲乙经》是公元 215 年至 282 年之间的皇甫谧所著。《隋书》误把本书归为黄帝名下。这是一部关于针刺和艾灸的特殊专著，提供了许多关于古代解剖学的信息。

《肘后备急方》由著名的道教徒葛洪（281—361[2]）所著。是一部关于治疗学的专著，共 8 卷。南梁的陶弘景把本书的药方扩充至 101 个，并改称之为《补阙肘后百一方》。其材料被分类置于 51 个标题之下。为了提高它作为便携参考书的实际效用，书中只收录了最为常见的疗法。本书相较于其他作品，包含了对于天花最为真切的描述——可能是关于天花最早的记录。[3] 作为一个热诚的道教徒，葛洪把大部分时间用于实验长生不老药。他在 81 岁隐居广东罗浮山继续炼丹。[4] 他以“抱朴子”的笔名写了《神仙传》以及其他一些哲学著作。[5]

约在公元 265—317 年[6]，西晋太医令王叔和出版了一部脉学的著名作品：《脉经》。此书共 10 卷，对传统的把脉方法以及脉学知识进行了

---

1 此处时间有误，一般认为王叔和生于建安六年（201），卒于公元 280 年前后。

2 此处时间有误，一般认为葛洪生卒年为公元 284 年至 364 年。

3 详见［东晋］葛洪，《肘后备急方》：比岁有病时行。仍发疮头面及身，须臾周匝，状如火疮，皆戴白浆，随决随生，不即治，剧者多死。治得瘥后，疮瘢紫黑，弥岁方减，此恶毒之气。世人云，永徽四年，此疮从西东流，遍于海中，煮葵菜，以蒜齑啖之，即止。初患急食之，少饭下菜亦得，以建武中于南阳击虏所得，仍呼为虏疮。

4 详见［唐］房玄龄，《晋书·葛洪传》。

5 详见［明］徐春甫，《古今医统大全》。

6 如前所述，此处时间有误，一般认为王叔和生于建安六年（201），卒于公元 280 年前后。

总结，并结合了作者自身的观察体会。五代时期（907—960）出现了一部伪作，称为《脉诀》，经常被误认为王叔和的真迹。在这种错误印象之下，一位法国传教士 Hervieu 在 1735 年把《脉诀》的大部分译成法语，杜赫德（Du Halde）也将之收入其《中华帝国全志》（*Description geographique, historique, chronologique, politique de l'Empire de la Chine*）之中。Brookes 在 1736 年重新翻译了此书的英译本。明代的张世贤未能发现《脉诀》是伪作，出版了《图注脉诀》，至今仍广为流传。原版的《脉经》如今仍有翻印，只是为数甚微。由于中国医生颇为重视脉诊，《脉经》也被奉为中医的权威著作。

上古的《本草经》只罗列了 365 种药物。南梁的陶弘景于公元 502 年在本书的基础上又增加了 365 种汉魏之际常用的药方，并编纂了《名医别录》。他将此书上呈皇帝并获准出版。这据说是中国最早的官方药典。陶弘景同样也是一位知名的道教徒，并死于 85 岁高龄。

公元 610 年，一部病理学的名著得以出版，即《巢氏诸病源候总论》，通常称为《巢氏病源》。它由巢元方等医生奉敕编纂而成，巢元方为主编。本书共 50 卷，其内容分为 67 门，下有 1 720 条疾病证候。在隋代它被用作国家医学考试的教材。[1] 对于巢元方，我们只知他在隋朝担任太医令，其余生平知之甚少。[2]

《千金要方》是一部医学百科全书，共 30 卷，由唐代的孙思邈编纂而成。除了普通的药物治疗外，本书还收录了一系列其他方法如针刺、艾灸、推拿、节食、体育、拳击，甚至春药也有提及。此外还有 30 卷增补内容，称为《千金翼方》，收录了多章与符咒和驱鬼相关的内容。看起来在孙思邈早年他并未读过张仲景的《伤寒论》，因为《千金要方》中未看到任何参考《伤寒论》的地方。然而在 30 卷后所写的《千金翼方》中，有整整 2 卷与伤寒有关。作为一名杰出的道士，孙思邈的医学著作受宗教论述的影响很深。他也被塑造成道教诸神之一，称为“孙真人”，

---

1 详见［南宋］真德秀，《西山先生真文忠公读书记》。

2 详见［明］徐春甫，《古今医统大全》。

并在北方被奉为药王。孙思邈死于公元 682 年。[1]

《银海精微》是一部仅有 2 卷的关于眼科疾病的专著，也归于孙思邈名下。但是《隋书·艺文志》和《唐书·艺文志》都未提及此书，也未出现在《唐书·孙思邈传》中。它显然是一部宋代的作品。作为眼科的第一部专著，它也被奉为权威书目。

另一部著名的医学百科全书式的作品是王焘的《外台秘要》。全书共 40 卷，出版于公元 752 年。其材料被分为 1 140 门，每一门都描绘了一种疾病，主要选自《巢氏病候》，并附以不同医家所开出的各种药方。在书中也能发现许多关于驱散妖魔附体、猫鬼以及其他邪魔侵袭的药方。值得注意的是，本书刻意回避了针刺之术，因其失传已久，贸然尝试既困难又危险。王焘并非职业医生，他学习医术部分是通过照料其疾病缠身的母亲，部分是通过他的医生朋友们。决心勉励学医后，他在大部分空余时间里都置身于弘文馆（当时的皇家图书馆）中，因为那里有大量藏书。《外台秘要》正是其不辞辛劳地辛勤研究的结果。[2] 这部书相较于其他医书，关于传染病的介绍极其详尽，书中称之为“天行”。其中收录了伤寒、咽喉痛、支气管炎、斑疹伤寒、天花、痢疾、黄疸、疟疾、霍乱等多种传染病，构成了全书的前 6 卷。以下展示了本书其余章节的编排及其主题。

第 7、8 卷	胃病
第 9、10、13 卷	肺病
第 11 卷	糖尿病
第 12 卷	肠胃疾病
第 14 卷	中风
第 15 卷	精神错乱
第 16、17 卷	肺结核
第 18、19 卷	脚气病
第 20 卷	水病

1 与这位名医相关的更多神话故事，详见 E. T. C. Werner，《中国神话字典·艺术篇·药王》（*A Dictionary of Chinese Mythology, art, Yao Wang*）。

2 语见［北宋］宋祁、欧阳修等《新唐书·王珪传》。

第 21 卷	眼部感染
第 22、23 卷	眼、鼻、口、咽喉、牙齿疾病
第 24、29、40 卷	外科病
第 25、26 卷	痢疾和肠道寄生虫
第 27 卷	淋病、便秘和尿道感染
第 28 卷	猝死：上吊、溺死、昏厥、猫鬼附身
第 30 卷	麻风病
第 31 卷	采集草药、古今诸方、解毒
第 32 卷	美容养颜
第 33、34 卷	妇科病
第 35、36 卷	小儿科疾病
第 37、38 卷	长生不老药
第 39 卷	艾灸之术

《千金方》和《外台秘要》是唐代两部杰出的医书。它们是当时医学学说和医疗方法的集大成者。然而两书尽管内容广博，其选材却并不精审。其中收录了许多严格来说并不属于实际治疗学范畴的超自然事物。不过从另一个角度来看，这些看似无关的东西也保存了许多留待民俗学和历史学研究的珍贵信息，从中我们也能窥见当时人对于医学的观点与想法，而不至于失传后世。

第十三章 学科细化的时期

如前所述，中国人对权威报以极大的尊重。古人所说的往往被奉为不容置疑的金科玉律。这种对传统的尊重近乎崇拜，构成了中医缺乏原创性著作、发展僵化的主要原因。在宋初这一局面产生了显著的变化。医学实践变得更为深入与细化。关于特定类型疾病的专书开始出现。许多宋代的出版品都颇具原创性，其数量与种类也超过之前历代之和。

在内科方面，庞安时、朱肱、许叔微、韩祗和等为伤寒和其他方面的研究做出了杰出贡献。陈言的病理学著作《三因极一方》介绍了一种对于疾病基于病因学的新型分类。病因被分为“内因”“外因”和“不内外因”三种。内因意味着七情（喜、怒、忧、思、悲、恐、惊）的紊乱，从而影响了身体健康。外因则表示受到六淫（寒、暑、燥、湿、风、热）的侵袭。不内外因则指其如饮食饥饱、叫呼伤气、尽神度量、疲极筋力、阴阳违逆，乃至虎狼毒虫、金疮踒折、疰忤附着、畏压溺等、有悖常理，为不内外因。[1]

在治疗学领域，则有王贶的《全生指迷》、严用和的《济生方》、吴彦夔的《传信适用方》、董汲的《旅舍备要方》、许叔微的《类证普济本事方》、夏德的《卫生十全方》和沈括与苏轼合编的《苏沈良方》。最后一部是沈括所搜集的一些有用的药方，加上著名诗人苏轼提供的额外材料，因此此书以二人姓氏为名。

产科与妇科在这一时期也受到了医家的关注，因为出版了许多相关著作。这一领域的第一部专书是唐代昝殷的《产宝》，然而如今只能从《永乐大典》中觅得其只言片语。另一个关于产科的著作是李诗圣的《产育宝庆方》，仅有2卷，也收入《永乐大典》。妇科的主要作品是24卷的《妇人良方》，出版于1237年，由建康府明道书院医谕陈自明所著。其中收录了260篇文章，分属调经、众疾、求嗣、胎教、妊娠、坐月、产难、产后这8门，内容涉及各种相关疾病及其对应的药方。王肯堂著《证治准绳》时，仍然把《妇人良方》的大部分内容归纳吸收到了其《妇科》一章之中。

关于儿科疾病最早的专著是《颅囟经》，共2卷，作者不详，成书

1　详见［南宋］陈言，《三因极一病症方论·三因论》。

于唐末宋初。据说著名的儿科专家钱乙之所以成功，就是由于精通此书。[1] 当时的文献中还记录了关于儿科的许多其他著作，但可惜它们大都不存于世。下面是这些儿科医书的一份名单：《小儿卫生总微论方》《小儿病方》《婴儿宝镜》《小儿灵秘方》《小儿至诀》《小儿医方妙选》《小儿斑疹论》。

外科以东轩居士的《卫济宝书》为代表，李迅的《集验背疽方》关乎背疽，王惟德的《铜人针灸经》关乎针刺和艾灸。针刺之术在中国早在远古时期就为人所知，然而直到宋代关于针刺的实操指南才得以首次出版。在北宋天圣五年（1027），宋仁宗敕令制作了两个基于人体解剖的针灸铜人以供阐释针刺之用。一尊置于北京的太医院中，一尊在开封大相国寺的仁济殿内。[2] 铜人表面标有对应针刺的穴位，并在穴位处凿穿小孔。铜人表面涂有黄蜡，而内部则注满水。学生们被要求针刺这些被黄蜡遮住的穴位。[3]（译者注：在针灸考试中，会以黄蜡封住铜人的穴位。若扎准穴位，则会有水流出，反之说明认穴不准。）

《圣济总录》是一部里程碑式的著作，共 200 卷。它由医官奉敕编修而成，出版于 1111 年。此书涵盖了医学的所有分支，从医疗占星术、情绪病理学到针刺、符咒、节食以及长生不老药。这部巨著在 1300 年得以重印。然而随着时间推移，此书的藏本逐渐稀缺，到了明代只存有少部分章节。在清代人们花了许多精力尝试补足此书的遗失部分，但是成果有限。著名的《四库全书》仅录有此书概要共 26 卷。

宋代皇帝看来对本草学颇感兴趣，因为关于本草的许多著作都发表于宋代。973 年，宋太祖敕令刘翰等人出版《开宝本草》。1057 年，宋仁宗要求太医修订并评注旧本草，出版了《嘉祐补注本草》。数年后，仁宗

1 详见［明］李濂，《李濂医史》。书中记录了许多钱乙精于儿科的医学案例，其患者主要来自皇室。

2 详见［南宋］周密，《齐东野语》。

3 伍连德在《北京的太医院》（*College of Imperial Physicians in Peking*），《中华医学杂志》（*National Medical Journal*）第 5 卷，第 1 期曾说，原版的铜人在清末被外国军队掠夺而去，如今展示的是相对较新的铜人。

为了使其更为完整，敕令医官为本草绘图，因而出版了《图经本草》。另一个重要贡献是唐慎微的《证类本草》。全书共31卷，包含了所有前人著作中的主要内容，并增加了许多新材料。

上述著作，其内容多少与一般意义上的医学相关。然而除此之外，还有一些医书其研究对象更为罕见。据记载有两部关于卫生保健的书。这一领域最早的专著是陈直的《养老奉亲书》，一部介绍如何照料与扶养老人的小册子。元人邹鋐为此书增添了3卷内容并改名为《寿亲养老新书》。另一部保健之书是祁虞世的《养生必用》，但就医学价值而言并不重要。

董汲的《脚气治法总要》是一部有趣的专著。这个病在《黄帝内经》中被称为"厥疾"。如今所用的术语"脚气"始见于唐朝，并自此流行至今。此书被分为两部——第一部分包含12篇讨论脚气病病因学和病理学的文章，第二部分则给出了46个治疗的处方。这是关于脚气最早也是唯一的一部专著。

张杲的《医说》共10卷，是一种医学杂记。其中包含了许多有用之余，读来还饶有趣味的史料。

《太医局程文》收录了医学考试的考场作文。这部书最初由何人在何时所编，如今已不得而知。从中我们或许可以推知，宋代定期举办国家范围的医学考试，并且颇为重视医学教育。此书共9卷，如今市场仍有销售。

第十四章
宋代的名医

据《宋史·方技列传》记载：钱乙，字仲阳，本吴越王俶支属，祖从北迁，遂为郓州人。父颖善医，然嗜酒喜游，一旦，东之海上不反。

乙方三岁，母前死，姑嫁吕氏，哀而收养之，长诲之医，乃告以家世。即泣，请往迹寻，凡八九反。积数岁，遂迎父以归，时已三十年矣。乡人感慨，赋诗咏之。其事吕如事父，吕没无嗣，为收葬行服。

乙始以《颅囟方》著名，至京师视长公主女疾，授翰林医学。皇子病瘛疭，乙进黄土汤而愈。神宗召问黄土所以愈疾状，对曰："以土胜水，水得其平，则风自止。"帝悦，擢太医丞，赐金紫。由是公卿宗戚家延致无虚日。

广亲宗子病，诊之曰："此可毋药而愈。"其幼在傍，指之曰："是且暴疾惊人，后三日过午，可无恙。"其家恚，不答。明日，幼果发痫甚急，召乙治之，三日愈。问其故，曰："火色直视，心与肝俱受邪。过午者，所用时当更也。"王子病呕泄，他医与刚剂，加喘焉。乙曰："是本中热，脾且伤，奈何复燥之？将不得前后溲。"与之石膏汤，王不信，谢去。信宿浸剧，竟如言而效。

士病咳，面青而光，气哽哽。乙曰："肝乘肺，此逆候也。若秋得之，可治；今春，不可治。"其人祈哀，强予药。明日，曰："吾药再泻肝，而不少却；三补肺，而益虚；又加唇白，法当三日死。今尚能粥，当过期。"居五日而绝。

孕妇病，医言胎且坠。乙曰："娠者五藏传养，率六旬乃更。诚能候其月，偏补之，何必坠？"已而母子皆得全。又乳妇因悸而病，既愈，目张不得瞑。乙曰："煮郁李酒饮之使醉，即愈。所以然者，目系内连肝胆，恐则气结，胆衡不下。郁李能去结，随酒入胆，结去胆下，则目能瞑矣。"饮之，果验。

乙本有羸疾，每自以意治之，而后甚，叹曰："此所谓周痹也。入藏者死，吾其已夫。"既而曰："吾能移之使在末。"因自制药，日夜饮之。左手足忽挛不能用，喜曰："可矣！"所亲登东山，得茯苓大逾斗。以法啖之尽，由是虽偏废，而风骨悍坚如全人。以病免归，不复出。

乙为方不名一师，于书无不窥，不靳靳守古法。时度越纵舍，卒与法会。尤邃《本草》诸书，辨正阙误。或得异药，问之，必为言生出本末、物色、名貌差别之详，退而考之皆合。末年挛痹浸剧，知不可为，召亲戚诀别，易衣待尽，遂卒，年八十二。[1]

李濂的《医史》中引用了许多钱乙的医案，其中都令人叹为观止。钱乙的预后诊断颇为精准，赢得众人叹服。他既是儿科专家，也是一位杰出的内科医生。钱乙著有《小儿药证直诀》《伤寒指微》《婴孩论》等书，享年82岁，被誉为中国最伟大的儿科医生。

庞安时是宋神宗（1068—1085[2]）时期的名医。少时"为气任侠，斗鸡走狗，蹴鞠击球，少年豪纵，事无所为，博弈音技，一工所难而兼而能之"。[3]据《宋史·方技列传》记载：庞安时，字安常，蕲州蕲水人。儿时能读书，过目辄记。父，世医也，授以《脉诀》。安时曰："是不足为也。"独取黄帝、扁鹊之脉书治之，未久，已能通其说，时出新意，辩诘不可屈，父大惊，时年犹未冠。已而病聩，乃益读《灵枢》《太素》《甲乙》诸秘书，凡经传百家之涉其道者，靡不通贯。尝曰："世所谓医书，予皆见之，惟扁鹊之言深矣。盖所谓《难经》者，扁鹊寓术于其书，而言之不祥，意者使后人自求之欤！予之术盖出于此。以之视浅深，决死生，若合符节。且察脉之要，莫急于人迎、寸口。是二脉阴阳相应，如两引绳，阴阳均，则绳之大小等，此皆扁鹊略开其端，而予参以《内经》诸书，考究而得其说。审而用之，顺而治之，病不得逃矣。"又欲以术告后世，故著《难经辨》数万言。药有后出，古所未知，今不能辨，尝试有功，不可遗也。作《本草补遗》。

为人治病，率十愈八九。踵门求诊者，为辟邸舍居之，亲视、药物，必愈而后遣；其不可为者，必实告之，不复为治。活人无数。病家持金帛来谢，不尽取也。[4]

虽然他只收取患者部分的谢礼，但他自己的花费却颇为大手大脚。在出诊时，他通常雇佣四艘船，一艘载歌女、一艘载厨师和仆人、一艘载同伴，还有一艘作多重用途。由于过于奢靡无度，他很快就破

1 详见［元］脱脱等，《宋史·方技列传》。

2 此处时间有误，宋神宗为1048年至1085年。

3 详见［明］李濂，《医史》。

4 详见［元］脱脱等，《宋史·方技列传》。

产了。[1]

（庞安时）年五十八而疾作，门人请自视脉，笑曰："吾察之审矣。且出入息亦脉也，今胃气已绝。死矣。"遂屏却药饵。后数日，与客坐语而卒。[2]

庞安时写了《难经辨》《主对集》和《伤寒总病论》6卷。他与苏东坡是至交好友，经常有书信往来。《伤寒总病论》的最后一卷就是庞安时与这位大诗人的书信往来。

陈言，字无择，是著名的《三因极一方》的作者，书中包含了一种基于疾病病因的新分类法。他专长病理学，作为一名优秀的诊断医生，他可以精确估计患者的死亡时间。《三因极一方》共18卷，出版于公元1174年。

许叔微，字知可，曾任翰林学士。有人说他是真州（今江苏仪征）人，也有人认为他是毗陵人。在他11岁时，父母便双双过世。《武进县志》记载了一则关于许叔微如何走上医学之路的异闻：许叔微，字知可，毗陵人。尝举乡荐，省闱不第，归舟次吴江平望，夜梦白衣人曰：汝无阴德，所以不第。叔微曰：某家贫无资，何以与人？白衣人曰：何不学医？吾助汝智慧。叔微归，践其言，果得卢扁之妙。凡有病者，无问贵贱，诊候与药不受其直，所活不可胜计。赴春官，舣舟平望，复梦白衣人相见，以诗赠之曰：施药功大，陈楼间处。殿上呢胪，唤六作五。叔微不悟其意。绍兴壬子，叔微以第六人登科，因第二名不录，遂升第五，其上则陈祖言，其下则楼材，方省前梦也。晚岁，取平生已试之方，并记其事实以为《本事方》；又撰《伤寒歌》三卷，凡百篇，皆本仲景法。又有《治法》八十一篇及《仲景脉法》三十六图，《翼伤寒论》二卷，《辨类》五卷。[3]

第一个编纂妇科疾病教科书的是陈自明。陈自明字良甫，建康人。其著作《妇人良方》是有记载以来这一领域最早的专著。据其自述：仆

---

1 详见［明］陈继儒，《书蕉》。

2 详见［元］脱脱等，《宋史·方技列传》。

3 详见［清］王祖肃修，虞鸣球纂，《武进县志》。

三世学医，家藏医书若干卷。既又遍行东南，所至必尽索方书以观。暇时闭关净室，翻阅涵泳，究极未合，采摭诸家之善，附以家传经验方，秤而成编。始自调经，讫于产后，凡八门，门数十余体，总二百六十余论。论后有药，药不惟其贵贱，惟其效。纲领节目，灿然可观。庶几病者随索随见，随试随愈。[1]

陈自明（1190—1270）活跃的时代为南宋嘉熙年间（1237—1240），曾担任建康府明医书院医谕。

严用和，字子礼。据其自述，他在 8 岁就开始阅读医书，12 岁开始跟随名医刘开（字复真）学医，17 岁尽得其传。在经历了 30 年的医学实践后，他编纂了《济生方》以阐释其医学经验。此书共有 8 卷，[2] 包含 80 篇文章和 400 个处方。据说此书以陈言的《三因极一方》为本。严用和行医颇为谨慎，只使用广为认可的疗法。后来他又增补而成了《济生续方》。

另外两人，唐慎微和苏颂，也值得一提。并非因为他们作为医生的声名，而是鉴于他们对于本草的贡献。唐慎微，字审元，出身于医学世家。他是家族中医术最为精湛的，尤其精通治疗学。公元 1086—1093 年间他在成都行医，由于他行医不要酬金，只向患者询问秘方作为回报，因此广受百姓爱戴。他不辞辛劳地搜寻记载有用之药物及药方的文献，把它们抄录在笔记中。日积月累，唐慎微所收集的材料最终形成了《证类本草》31 卷。公元 1108 年，他将此书上呈宋徽宗，并被改名为《大观本草》。

苏颂，字子容。他是一位官员而非医生。苏颂是泉州人，不过住在丹阳。宋仁宗时期（1023—1063）进士及第后，他在宋哲宗时期（1086—1100）担任右仆射兼中书门下侍郎（宰相）。他编纂了《图经本草》，其中的图像是奉敕从不同省份收集而来。苏颂死于靖国元年，公元 1101 年，享年 82 岁。[3]

1 详见［南宋］陈自明，《妇人良方・自序》。

2 此处数目有误，《济生方》共 10 卷，严用和后来增补的《济生续方》为 8 卷。

3 详见［元］脱脱等，《宋史・苏颂传》。

第十五章 医学学校与国家考试

中国的国家医学考试最早可以追溯到公元前10世纪。据《周礼》记载：岁终，则稽其医事，以制其食。十全为上，十失一次之，十失二次之，十失三次之，十失四为下。[1]

在唐代这一制度并未发生根本改变，对医生的评定依然基于成功治愈患者的比例。[2]但是到了宋代，随着正规医学学校的建立，政府设立了三场规模宏大得多的考试，几乎接近于官员的科举考试。

如前所述，医学教育首先出现在唐代。然而，其范围主要限制于太医署，这一机构的主要职责在于满足皇帝的需求而非训练职业医师。宋代开始组织常规学校，[3]首先出现在京城，随后扩散到国家其他地方。其简略的发展史如下。

医学，初隶太常寺，神宗时始置提举判局官及教授一人，学生三百人。设三科以教之，曰方脉科、针科、疡科。凡方脉以《素问》《难经》《脉经》为大经，以《巢氏病源》《龙树论》《千金翼方》为小经，针、疡科则去《脉经》而增《三部针灸经》。常以春试，三学生愿与者听。崇宁间，改隶国子监，置博士、正、录各四员，分科教导，纠行规矩。立上舍四十人，内舍六十，外舍二百，斋各置长谕一人。其考试：第一场问三经大义五道；次场方脉试脉证、运气大义各二道，针、疡试小经大义三道，运气大义二道；三场假令治病法三道。中格高等，为尚药局医师以下职，余各以等补

1 详见［先秦］周公旦，《周礼·天官》。

2 详见［后晋］刘昫，《旧唐书·职官志》。

3 详见［元］脱脱等，《宋史·职官志》。

官，为本学博士、正、录及外州医学教授。

绍兴中，复置医学，以医师主之。翰林局医生并奏试人，并试经义一十二道，取六通为合格。乾道三年，罢局而存御医诸科，后更不置局而存留医学科，令每举附省闱别试所解发，太常寺掌行其事。淳熙十五年，命内外白身医士，经礼部先附铨闱，试脉义一场三道，取其二通者赴次年省试，经义三场一十二道，以五通为合格，五取其一补医生，俟再赴省试升补，八通翰林医学，六通祗候，其特补、荐补并停。绍熙二年，复置太医局，铨试依旧格。其省试三场，以第一场定去留，墨义、大义等题仿此。[1]

根据另一份史料，医学被分为九类，而学生依照下列比例进行划分。

太医局九科学生额三百人：大方脉一百二十人，风科八十人，小方脉二十人，眼科二十人，疮肿兼折疡二十人，产科十人，口齿兼咽喉科十人，针兼灸科十人，金镞兼书噤科十人。[2]

其教材为《素问》《难经》《伤寒论》《巢氏病源》和《太平圣惠方》。[3]

医官、医师和其他医学人员被任命到各个府县，其数目视地方的规模和重要性而定。这些职位通常由医学考试选拔出的人才担任。因此这一时期的医疗服务其组织颇为完善。太医院负责医学教育，翰林医官院负责总务管理，御药院则出则皇室的医疗需要。[4]

此后数年的制度变化不大，不过医学学院逐渐开始衰落并最终遭到废弃。直到景定三年（1262）[5]才在皇帝的敕令下得以恢复。元代对这些学校有更为详细的记录。[6]下文描述了它们的一些主要特征。

---

1 详见［元］脱脱等，《宋史・选举志》。

2 出自《元丰备对》，作者不详。原作者标注本段出自宋史，实际上《宋史・职官志》只记载了“太医局有丞，有教授，有九科医生，额三百人”。具体每科多少人实际上是由《元丰备对》补充说明而来。

3 详见［南宋］吴自牧，《梦粱录》。

4 详见谢观，《中国医学大辞典》，（上海：商务印书馆），1921 年，第 4404 页。

5 译者注，前述《宋史・选举志》表明宋代重新设置太医局是在绍熙二年（1191），不知原文为何把这一时间延后至 1262 年。

6 详见［元］《元典章》。

元代医学分成10科，其科目及教材如下。程试太医合设科目：大方脉杂医科、小方脉科、风科、产科兼妇人杂病（科）、眼科、口齿兼咽喉科、正骨兼金疮科、疮肿科、针灸科、祝由书禁科。

各科合试经书：

1. 大方脉杂医科：《素问》一部、《难经》一部、《神农本草》一部、张仲景《伤寒论》一部、《圣济总录》八十三卷（第二十一至一百卷，一百八十五至一百八十七卷）。

2. 小方脉（科）：《素问》一部、《难经》一部、《神农本草》一部、张仲景《伤寒论》一部、《圣济总录》一十六卷（第一百六十七至一百八十二卷）。

3. 风科：《素问》一部、《难经》一部、《神农本草》一部、张仲景《伤寒论》一部、《圣济总录》一十六卷（第五至二十卷）。

4. 产科兼妇人杂病科：《素问》一部、《难经》一部、《神农本草》一部、张仲景《伤寒论》一部、《圣济总录》一十七卷［第一百五（十）至一百（六）十六卷］[1]。

5. 眼科：《素问》一部、《难经》一部、《神农本草》一部、张仲景《伤寒论》一部、《圣济总录》一十三卷（第一百二至一百一十二卷）。

6. 口齿兼咽喉科：《素问》一部、《难经》一部、《神农本草》一部、张仲景《伤寒论》一部、《圣济总录》八卷（第一百一十七至一百二十四卷）。

7. 正骨兼金疮科：《素问》一部、《难经》一部、《神农本草》一部、张仲景《伤寒论》一部、《圣济总录》四卷（第一百三十九至一百四十卷，并一百四十四至一百四十五卷）。

8. 疮肿科：《素问》一部、《难经》一部、《神农本草》一部、张仲景《伤寒论》一部、《圣济总录》廿一卷（第一百一卷，又一百一十四

1 查陈高华点校版《元典章》，此处“第一百（十）至一百（六）十六卷”的（十）和（六）为原文脱字。本书原作者误以为是第一百〇五卷至一百一十六卷，但这与眼科和口齿兼咽喉科的数目均有所重叠，故矛盾。

至一百一十六卷，并一百二十五至一百三十八卷，又一百四十一至一百四十三卷）。

9. 针灸科：《素问》一部、《难经》一部、《神农本草》一部、《铜人针灸经》一部、《圣济总录》四卷（第一百九十一至一百九十四卷）。

10. 祝由书禁科：《素问》一部、《千金翼方》二卷（第二十九至三十卷）、《圣济总录》三卷（第一百九十五至一百九十七卷）。[1]

医学官罚俸例：医官需对学生的学习进度负责。大德九年（1305），颁布了两道敕令以惩罚能力有限或未能尽职的医官：

各处学校应设大小学生，今后其有仍前不令坐齐隶业、有名无实者：初次，教授罚俸一月，正、录各罚中统钞七两；再次，教授罚俸两月，正录视前例倍罚；三次，教授、正、录取招别议，仍各标注过名。其提调官视学官例减等，初次罚俸半月，再次一月，三次两月。

各处学校若有大小生员在学，而训诲无法，课讲鲁莽，苟应故事者：初次，教授罚俸半月，正、录各罚中统钞五两；再次，教授罚俸一月，正、录各罚中统钞七两；三次，教授、正、录取招别议，仍各标注过名。其提调官初次罚俸十日，再次半月，三次一月。[2]

延祐三年（1317），元代重新引入了国家医学考试，其法令内容如下："科举"，依着先奏的圣旨，三年一遍依旧例试呵，今年秋里教外路乡试，来年秋里这里会试。赴试人员，从路府州县医户并诸色内，选举三十以上，医明行修，孝友信义著于乡间，为众所称，保结贡试。倘举不应，监察御史、廉访司体察。俺与省部家文书，行将各处去。乡试不限员数，教各科目通取一百人，赴都会试。取中的三十人，所课医义，照依至元十一年例量减二道。第一场本经义一道、治法一道、第二场本经义一道、药性一道，不限字数。候有成效，别议添设。于试中三十人内，第一甲充太医，二甲副提举，三甲教授。[3]

---

1 详见陈高华等点校，《元典章》，中华书局、天津古籍出版社出版，2011 年 3 月第 1 版，第 1110—1112 页。

2 同上书，第 1114—1115 页。

3 同上书，第 1119 页。

也正是在元代，女医第一次获得了官方的认可。她们先由政府官员在民间选拔，再进入司礼监经过御医会试方能通过。其中佼佼者获准将其姓名记录在册，以供预约。[1]

第十六章
金元四大家

宋代以后医学研究的趋势再度为之一变。独立的医学思辨逐渐崭露头角。医学著作开始具有争议性，它们攻击前朝的作品，或彼此互相抨击。其中又有四个学派最受认可。刘守真提出疾病多因火热而起，提倡“六气皆从火化”之说，治疗多用寒凉药，世称“寒凉派”。张子和认为“治病应着重驱邪，邪去则正安，不可畏攻而养病”，发展和丰富了应用“汗、吐、下”三法，世称“攻下派”。李东垣强调脾胃的重要性，认为“人以胃气为本”“内伤脾胃，百病由生”，他采取了一套以“调理脾胃”“升举清阳”为主的治疗方法，世称“补土派”。朱丹溪认为阴阳不调是一切疾病的根源，提出了著名的“阳常有余，阴常不足”的观点，临症治疗上提倡滋阴降火之法，世称“滋阴派”。上述四人被称为“金元四大家”。后世医家不过是围绕其中某家阐发议论罢了。

四大家中的第一位刘守真，字完素，河间人。《金史》中对其生平有一段简略介绍。在刘守真所著《素问病机》的序言中，他说：余二十有五，志在《内经》，日夜不辍。殆至六旬，得遇天人，授酒美饮，若橡斗许，面赤若醉，一醒之后，目至心灵，大有开悟，衍其功疗，左右逢源，

1 详见［明］蒋一葵，《长安客话》。

百发百中。[1]

他的"六气皆从火化"之说受到颇多攻击，其中张介甫的批评尤为严厉：完素，字守真，河间人，事迹具《金史方伎传》。是书原《素问·至真要大论》，详言五运六气，盛衰胜复之理。而以病机十九条中，采一百七十六字，演为二百七十七字，以为纲领，而反复辨论以申之。凡二寓余言，大旨多主于火，故张介宾作《景岳全书》，攻之最力。然完素生于北地，其人秉赋多强，兼以饮食醇醲，久而蕴热，与南方风土原殊。又完素生于金时，人情淳朴，习于勤苦，大抵充实刚劲，亦异乎南方之脆弱。故其持论，多以寒凉之剂，攻其有余，皆能应手奏功。其作是书，亦因地因时，各明一义，补前人所未及耳。医者拘泥成法，不察虚实，概以攻伐戕生气，譬诸检谱角抵，宜其致败，其过实不在谱也。[2]

如上文所述，刘守真与张介甫的观点差异，或许是时代与地域（北人、南人体质不同）所致，在恰当的条件下刘守真的医疗方式并非如张介甫所批评的那样一无是处。

在李涛看来，（刘守真）把所有疾病的病因都归为五运六气之下。例如，他把风病、头晕、晕眩等病归为木肝；把疼痛、发痒、溃疡、创伤归为火心；水肿、肿胀、胃灼热归为土脾；呼吸障碍等归为金肺；寒颤和感冒归为水肾。他进一步把疾病独断地归为六气之下，即风、热、暑、湿、燥、寒。而这一理论在现代医学看来，并没有太大价值。他的其他著作也遵循着同样的思路，因此没有什么新的创见。看起来他沉迷于这些学说之中，并未对医学做出任何实质贡献。[3]

下面是刘守真传世著作之名录：《运气要旨论》《医方精要》《伤寒直格方》《宣明论》《素问玄机原病式》。

四大家的第二位是张子和，名从正，睢州考城人。他曾被太医院聘

---

1 详见［日］丹波元胤，《中国医籍考》。

2 详见［清］纪昀等编，《四库全书提要》。

3 详见李涛未刊行的著作，《世界医史》。

任（1217—1221）。不过张子和无意于官宦生涯，很快辞职而与其友人麻知己、常仲明等人私下研究医学。在众人努力下，《儒门事亲》得以成书。这部书的标题取“惟儒者能明理，而侍亲者当知医”之意。全书共15卷，其中收录了张子和著名的“汗、吐、泻”三法。他同样把处方按照六气分类，即风、热、暑、湿、燥、寒。即便同时代的医家也有许多人不同意张子和的观点，因此他的许多著作都在为自己的观点辩护。

张子和反对时下补药的概念，称：“若果欲养气，五谷、五肉、五菜，非上药耶？亦安在枯草死木之根核哉？”[1]他花了一整章回应这一问题，指出通常不加辨别使用补药之谬误以及这些补品是完全无效的。《儒门事亲》文采斐然，在描述一个疾病时张子和通常援引一些医案来佐证其观点，这比其前辈仅仅对疾病进行理论分析要进步许多。他是一位真正的临床医师，其学说基于客观观察。毫无疑问，他比同时代任何人都更接近现代意义上的医生典范。

李东垣（1180—1251），是四大家中的第三位，其本名李杲，字明之，真定人，自号“东垣老人”。

关于他有一则传说：元时李杲，字明之，其祖贫时夜读书，有一女子从室西地中出，与杲祖坐谈，甚美，少顷渐以身亲，杲祖屹然不动。将告去，杲祖问曰：“汝是何神何鬼耶？”女子取笔书于几上曰：“许身愧比双南。”遂复入地中。已而阅子美诗，始悟其为金也，掘之得金一笥，笥上压一石，石面刻云：金一笥畀李氏，孙以医名后世。后杲果从张元素学医术，尽得其业，号东垣先生。[2]

据《元史·李杲列传》记载[3]：东垣老人李君，讳杲，字明之。其先世居真定，富于金财。大定初，校籍真定河间，户冠两路。受《论语》

1 详见［金］张从正，《儒门事亲·杂记九门》。

2 详见《嘉莲燕语》。

3 这里原作者给出的出处有误，《元史·方技列传·李杲传》其内容与作者引文并不一致。查知下述引文出自［明］李濂，《医史》第5卷。鉴于《医史》也是本书常用参考书目，此处应为作者笔误。

《孟子》于王内翰从知，受《春秋》于冯内翰叔献。宅有隙地，建书院，延待儒士。或不给者，尽周知。泰和中，岁饥，民多流亡，君极力赈救，全活者甚众。

母王氏寝疾，命里中数医拯知。温凉寒热，其说异同，百药备尝，以水济水，竟莫知为何证而毙。君痛悼不知医而失其亲，有愿曰："若遇良医，当力学以志吾过！"闻易水洁古老人张君元素，医名天下，捐金帛诣之。学数年，尽得其法。进纳得官，监济源税。彼中民感时行疫疠，俗呼为大头天行。医工变阅方书，无与对证者，出己见，妄下知，不效；复下知，比比至死。医不以为过，病家不以为非。君独恻然于心，废寝食，循流讨源，察标求本，制一方与服之，乃效。特寿知于木，刻揭于耳目聚集之地，用之者无不效。时以为仙人所传，而鋻之于石碣。

君初不以医为名，人亦不知君之深于医也。君避兵汴梁，遂以医游公卿间，其明效大验，具载别书。壬辰北度，寓东平，至甲辰还乡里。一日，谓友人周都运德父曰："吾老，欲遗传后世，艰其人，奈何？"德父曰："廉台罗天益谦父，性行敦朴，尝恨所业未精，有志于学，君欲传道，斯人其可也。"佗日，偕往拜知。君一见曰："汝来学觅钱医人乎？学传道医人乎？"谦甫曰："亦传道耳。"遂就学，日用饮食，仰给于君。学三年，嘉其久而不倦也，予之白金二十两，曰："吾知汝活计甚难，恐汝动心，半途而止，可以此给妻子。"谦甫力辞不受。君曰："吾大者不惜，何吝乎细？汝勿复辞。"君所期者可知矣。临终，平日所著书检勘卷帙，以类相从，列于几前，嘱谦甫曰："此书付汝，非为李明知、罗谦甫，盖为天下后世，慎勿湮没，推而行知。"行年七十有二，实辛亥二月二十五日也。君殁，迄今十有七年，谦甫言犹在耳，念知益新。意嘻！君知学，知所托矣。[1]

李东垣的中心思想是每种疾病究其根本，都是消化器官失调所致。他进而把大肠、小肠和五脏都归为胃的统辖之下。当胃变得衰弱时，其

1 详见［明］李濂，《医史》第5卷。

下辖的整个系统随之受损，从而导致疾病。他认为“汗、吐、泻”是很危险的医疗方法，因此倡导以芳香之物来增强人体活力。他的主要贡献之一是补中益气汤。这个著名处方的材料如下：

黄耆（病甚，劳役热者一钱）

甘草（以上各五分，炙）

人参（去节，三分，有嗽去之）

当归（三分，酒焙干，或日干，以和血脉）

橘皮（不去白，二分或三分，以导气，又能益元气，得诸甘药乃可，若独用泻脾胃）

升麻（二分或三分，引胃气上腾而复其本位，便是行春升之令）

柴胡（二分或三分，引清气，行少阳之气上升）

白术（三分，降胃中热，利腰脐间血）[1]

李东垣被广泛奉为“补土派”的始祖。他传世之作中著名的有《医学发明》《脾胃论》《内外伤辨惑论》《兰室秘藏》《此事难知》和《药象论》。

四大家中最后一位是朱丹溪（1281—1358），名震亨。人们敬称其为“丹溪翁”。据《丹溪翁传》记载：丹溪翁者，婺州义乌人也，姓朱氏，讳震亨，字彦修，学人尊之曰丹溪翁。翁自幼好学，日记千言。稍长，从乡先生治经，为举子业。后闻许文懿公得朱子四传之学，讲道八华山，复往拜焉。益闻道德性命之说，宏深粹密，遂为专门。一日，文懿谓曰：“吾卧病久，非精于医者不能以起之。子聪明异常人，其肯游艺于医乎？”翁以母病脾，于医亦粗习，及闻文懿之言，即慨然曰：“士苟精一艺，以推及物之仁，虽不仕于时，犹仕也。”乃悉焚弃向所习举子业，一于医致力焉。时方盛行陈师文、裴宗元所定大观二百九十七方。翁穷昼夜是习，既而悟曰：“掺古方以治今病，其势不能以尽合。苟将起度量，立规矩，称权衡，必也《素》《难》诸经乎。然吾乡诸医鲜克知之者。”遂治装出游，求他师而叩之。乃渡浙

1 详见［金］李东垣，《脾胃论》。

河，走吴中，出宛陵，抵南徐，达建业，皆无所遇。及还武林，忽有以其群罗氏告者。罗名知悌，字子敬，世称太无先生，宋理宗朝寺人，学精于医，得金刘完素之再传，而旁通张从正、李杲二家之说。然性褊甚，恃能厌事，难得意。翁往谒焉，凡数往返，不与接。已而求见愈笃，罗乃进之曰："子非朱彦修乎？"时翁已有医名，罗故知之。翁既得见，遂北面再拜以谒，受其所教。罗遇翁亦甚欢，即授以刘、张、李诸书，为之敷扬三家之旨，而一断于经，且曰："尽去而旧学，非是也。"翁闻其言，涣焉无少疑滞于胸臆。居无何，尽得其学以归。乡之诸医，泥陈裴之学人，闻翁言，即大惊而笑且排。独文懿喜曰："吾疾其遂瘳矣乎！"

文懿得末疾，医不能疗者余十年。翁以其法治之，良验。于是诸医之笑且排者，始皆心服口誉，数年之间，声闻顿着。翁不自满足，益以三家之说推展之，谓刘、张之学，其论脏腑气化有六，而于湿热相火三气致病为最多。遂以推陈致新，泻火之法疗之，此固高出前代矣。然有阴虚火动，或阴阳两虚，湿热自盛者，又当消息而用之。谓李之论饮食劳倦，内伤脾胃，则胃脘之阳不能以升举，并及心肺之气，陷入中焦，而用补中益气之剂治之，此亦前人之所无也。然天不足于西北，地不满于东南。天，阳也；地，阴也。西北之人，阳气易于降；东南之人，阴火易于升。苟不知此，而徒守其法，则气之降者固可愈，而于其升者亦从而用之，吾恐反增其病矣。乃以三家之论，去其短而用其长，又复参之以太极之理，《易》《礼记》《通书》《正蒙》诸书之义，贯穿《内经》之言，以寻其指归。而谓《内经》之言火，盖与太极动而生阳，五性感动之说有合；其言阴道虚，则又与《礼记》之养阴意同。因作《相火》及《阳有余阴不足》二论以发挥之。[1]

朱丹溪提出"阳常有余，阴常不足"，强调滋阴降火。因此人们把他奉为"滋阴派"的首要人物。他写了《格致余论》《局方发挥》《金匮钩元》《伤寒辨疑》《本草衍义补遗》和《外科精要发挥》。朱丹溪死于

1　详见［元］戴良，《丹溪翁传》。

1358 年，享年 77 岁。

除了上述四大家之外，下面将回顾这一时期其他几位颇为杰出的医家。其中最为重要的是张元素，字洁古。他大胆地提出，鉴于古今条件不同，用古代方法医治当代的疾病是不可能的。他因此放弃了陈旧的医学准则，而创立了自己的医学体系。许多金元时期的医生都深受其学说的影响。据说刘守真也曾得到张元素的指点：刘守真病伤寒八日误下证，头疼目紧，呕恶不食，门人侍病，未知所为，请洁古诊之。诊其脉，谓之曰：脉病乃尔，初服某药犯某味乎？曰：然。洁古曰：差之甚也。守真遽然起曰：何谓也？曰：其药味寒，下降，走太阴，亡阳，汗不彻故也。今脉如此，当以某药服之。守真首肯，大服其能，一服而愈。自是名满天下，与刘守真齐名，世号刘张法。[1]

李东垣同样是张元素的弟子。他跟随张元素学医多年，耗费千金。张元素的另一个弟子是罗知悌，后者成了朱丹溪的老师。因此金元四大家中的三位都直接或间接地是张元素的弟子。《金史》对于张元素的生平只给了一份非常简略的介绍：张元素，字洁古，易州人。八岁试童子举。二十七试经义进士，犯庙讳下第。乃去学医，无所知名，夜梦有人用大斧长凿凿心开窍，纳书数卷于其中，自是洞彻其术。[2]

接下来便是前述张元素治愈刘守真的故事，在此不再赘述。张元素著作有：《洁古珍珠囊》《洁古本草》《医学启元》《病微气宜保命集》《洁古注叔和脉诀》。

成无己因其《注解伤寒论》而著称，本书被视为是对《伤寒论》的注解中最为杰出的。他一生投入《伤寒论》的研究之中，于 78 岁完成《名理论》，80 岁完成传世名作《注解伤寒论》。在人们在 1155 年还遇到过他，成无己当时已 90 余岁。[3] 因此可以推知他应当出生于嘉祐或治平

1 详见［明］李濂，《医史》。

2 详见［元］脱脱等，《金史・张元素列传》。

3 详见［南宋］张孝忠，《注解伤寒论・跋》。

年间（1062—1065[1]）。

葛乾孙，字可久，长洲人。据《明史·方技传》记载：葛乾孙，字可久，平江人也。生而负奇气，仪状伟特，膂力绝伦。未冠，好为击刺之术，战阵之教，百家众技，靡不精究。及长，遂更折节读书，应进士举所业，出语惊人。主司方按图索骏，不能识呵弛之士，把玩不忍舍，置君亚选。君曰："此不足为也。吾宁龌龊从谀，离析经旨以媚有司意乎！"遂不复应试。犹时时指授弟子，皆有可观。金华黄公溍尤奇其文，劝之仕，不应。世传药书方论，而君之工巧，独自天得，治疾多奇验。自丞相以下诸贵人得奇疾，他医所不能治者，咸以谒君，无不随愈。有士人患伤寒疾，不得汗，比君往见，则发狂，循河而走，君就捽置水中，使禁不得出。良久出之，裹以重茧，得汗解，其治他疾多类此。[2]

葛乾孙也是《医学启蒙》《论十二经络》和《十药神书》的作者。

1 此处时间有误，嘉祐年间为1056年至1063年，治平年间为1064年至1067年。这一关于成无己生年的推断亦出自张孝忠之《注解伤寒论·跋》：成公当乙亥丙子岁，其年九十余，则必生于嘉祐、治平之间。

2 出自［元］徐显，《稗史集传》。

参考文献

[1] World Health Organization Western Pacific Region. WHO International Standard Terminologies on Traditional Medicine in the Western Pacific Region. Philippines: Manila, 2007.

[2] World Health Organization Western Pacific Region. Standard Acupuncture Nomenclature Part 2 Revised Edition. Philippines: Manila, 1991.

[3] World Health Organization Western Pacific Region. Standard Acupuncture Nomenclature Part 1 Revised Edition. Philippines: Manila, 1991.

[4] Ilza Veith. The Yellow Emperor's Classic of Internal Medicine. University of California Press. California: Berkeley and Los Angeles, 2002.

[5] Paul U. Unschuld. Medicine in China Nan-Ching. Berkeley and Los Angles, California: University of California Press, 1988.

[6] Hermann Tessenow, Paul U. Unschuld. A Dictionary of Huang Di Nei Jing Su Wen. Berkeley and Los Angles, California: University of California Press, 2008.

[7] Wong, Wu. History of Chinese Medicine. Shanghai, China: National Quarantine Service, 1936.

[8] Caraig Mitchell, Feng Ye and Nigel Wiseman. Shang Han Lun. Brookline, Massachusetts: Paradigm Publications, 1999.

[9] Zhang Ji, Nigel Wiseman and Sabine Wilms. Jin Gui Yao Lue. Taos, New Mexico USA: Paradigm Publications, 2013.

[10] Nigel Wiseman, Feng Ye. A Practical Dictionary of Chinese Medicine. 北京：人民卫生出版社，2002.

［11］欧明. 汉英常用中医词汇. 广州：广州科学技术出版社，1980.

［12］欧明. 汉英中医辞典. 广州：广州科学技术出版社，香港：三联书店香港分店，1986.

［13］谢竹藩，黄孝楷. 汉英常用中医药词条. 北京：北京中医学院印制，1980.

［14］谢竹藩. 新编汉英中医药分类词典. 北京：外文出版社，2002.

［15］谢竹藩. On The Standard Nomenclature of Traditional Chinese Medicine. 北京：外文出版社，2003.

［16］谢竹藩. 中医药常用名词术语英译. 北京：中国中医药出版社，2004.

［17］帅学忠. 汉英双解常用中医名词术语. 长沙：湖南科学技术出版社，1983.

［18］吴景荣. 汉英词典. 北京：商务印书馆，1978.

［19］程莘农. Chinese Acupuncture and Moxibustion. 北京：外文出版社，1978.

［20］王德深. 针灸穴名国际标准化手册. 北京：人民卫生出版社，1988.

［21］王吉民，傅维康. 中国医学外文著述书目. 上海：上海中医学院医史博物馆印制，1963.

［22］《中国翻译》编辑部. 中译英技巧文集. 北京：中国对外翻译出版公司，1992.

［23］张恩勤. 英汉对照实用中医文库. 上海：上海中医学院出版社，1990.

［24］汉英・汉法・汉德・汉日汉俄医学大词典编纂委员会. 汉英医学大词典. 北京：人民卫生出版社，1987.

［25］徐象才. 汉英实用中医药大全. 北京：高等教育出版社出版，1991.

［26］罗希文. 大中华文库・汉英对照《金匮要略》. 北京：新世界出版社，2007.

[27] 罗希文. 大中华文库·汉英对照《伤寒论》. 北京：新世界出版社，2007.

[28] 阮继源，张光霁. 汉英对照《金匮要略》. 上海：上海科学技术出版社，2003.

[29] 方廷钰. 新汉英中医学词典. 北京：中国医药科技出版社，2013.

[30] 全国科学技术名称审定委员会. 中医药学名词. 北京：科学出版社，2004.

[31] 全国科学技术名称审定委员会. 中医药学名词. 北京：科学出版社，2010.

[32] 全国科学技术名称审定委员会. 中医药学名词. 北京：科学出版社，2013.

[33] 国家标准化管理委员会. 中医基础理论术语. 北京：中国标准出版社，2006.

[34] 李振吉. 中医基本名词术语中英对照国际标准. 北京：人民卫生出版社，2008.

[35]《中医大辞典》编辑委员会. 简明中医辞典. 北京：人民卫生出版社，1979 .

[36] 刘占文. 汉英中医药学词典. 北京：中医古籍出版社 ,1994.

[37] 李照国. 中医翻译导论. 西安：西北大学出版社，1993.

[38] 李照国. 中医英语翻译技巧. 北京：人民卫生出版社，1997.

[39] 李照国. 简明汉英中医词典. 上海：上海科学技术出版社，2002.

[40] 李照国. 简明汉英《黄帝内经》词典. 北京：人民卫生出版社，2010.

[41] 李照国. 中医英语翻译研究. 上海：上海三联书店，2012.

[42] 李照国. 门外译谈. 苏州：苏州大学出版社，2012.

[43] 李照国，张登峰. 中医英语教程. 西安：西北大学出版社，1995.

［44］李照国. 中医英语. 上海：上海科学技术出版社，2002.

［45］李照国，朱忠宝. 中医英语翻译技巧训练. 上海：上海中医药大学出版社，2002.

［46］李照国. 大中华文库·汉英对照《黄帝内经·素问》. 西安：世界图书出版公司西安分公司，2005.

［47］李照国. 大中华文库·汉英对照《黄帝内经·灵枢》. 西安：世界图书出版公司西安分公司，2008.